W0262755

# HANDBUCH DER KINDERHEILKUNDE

HERAUSGEGEBEN VON

## H. OPITZ
HEIDELBERG

## F. SCHMID
HEIDELBERG

# VIII/2

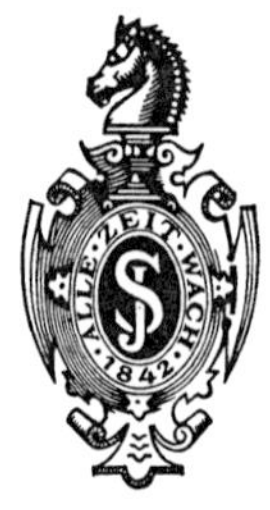

SPRINGER-VERLAG BERLIN · HEIDELBERG · NEW YORK 1972

# TUMOREN IM KINDESALTER

REDIGIERT VON

## F. SCHMID

BEARBEITET VON

K. D. BACHMANN-MÜNSTER/WESTF.
H. BACKMUND-MÜNCHEN
K. BERNHAUER-FRANKFURT/M.
K. BÜHLMEYER-MÜNCHEN
K. D. DIETEL-KARL-MARX-STADT
E. ECKLER-ECKERNFÖRDE
D. GUTZEIT-BRAUNSCHWEIG
H.-M. HEINISCH-KÖLN
F. HILGENBERG-MÜNSTER/WESTF.
W. HÜTHER-NORDHORN/NIEDERS.
W. KAHLKE-HEIDELBERG
D. KNORR-MÜNCHEN
B. KORNHUBER-FRANKFURT/M.
H. KROPP-FRANKFURT/M.

D. KUNZE-MÜNCHEN
F. LAMPERT-MÜNCHEN
P LOMMATZSCH-BERLIN
J.-D. MURKEN-MÜNCHEN
G. NAUMANN-HAMBURG
M. NEIDHARDT-MAINZ
G. NEUHÄUSER-ERLANGEN
J. OEHME-BRAUNSCHWEIG
D. VON RAUCHHAUPT-ASCHAFFENBURG
F. SCHMID-ASCHAFFENBURG
W. SCHUSTER-ERLANGEN
G. SEILER-ERLANGEN
E. STRAUB-MAINZ
H. TRUCKENBRODT-ERLANGEN

MIT 301 ABBILDUNGEN

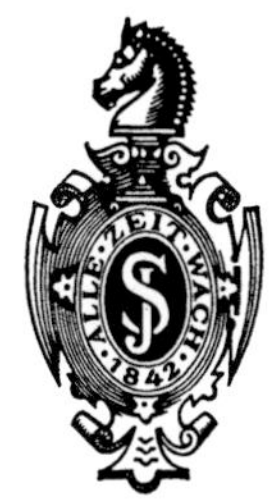

SPRINGER-VERLAG BERLIN · HEIDELBERG · NEW YORK 1972

ISBN-13: 978-3-642-95205-0       e-ISBN-13: 978-3-642-95204-3
DOI: 10.1007/978-3-642-95204-3



Gesamtherstellung Universitätsdruckerei H. Stürtz AG Würzburg

# Vorwort

Über Tumoren im Kindesalter liegt ein umfangreiches Schrifttum vor; sucht man jedoch nach einer Übersichtsdarstellung mit möglichst umfassender Aussage zu diesem soziologischen und klinischen Problemkreis, so wird man sich vergeblich bemühen. Statistische, epidemiologische, symptomatologische und therapeutische Perspektiven zu einzelnen Tumorgruppen und Tumorarten — und dies oft noch aus der Sicht von Subspezialrichtungen — liegen in reicher Fülle vor, vermitteln aber kein Gesamtbild.

Aufgabe des hier vorliegenden Bandes des Handbuches der Kinderheilkunde war eine universelle Behandlung des Tumorproblems im Wachstumsalter. Fragen der absoluten und relativen Häufigkeit, dispositioneller Faktoren, der histologischen Ordnung und Diagnostik, der Einteilungsprinzipien, der Nomenklatur, der klinischen Symptomatologie, verschiedener therapeutischer Ansätze, Verfahren und der Prognose waren zu berücksichtigen und wurden nach der dem Handbuch eigenen Systematik behandelt. Dadurch entstand das wohl repräsentativste und inhaltsreichste Werk, das bisher über die Tumoren im Kindesalter vorliegt.

Die Pädiatrie hat gegenwärtig in der wissenschaftlichen und in ihrer reich differenzierten klinischen Problematik zwei Hauptaufgaben: die Bewältigung des Komplexes angeborener Fehl- und Mißbildungen und die Verbesserung der Tumorbehandlung. Für den letzten Problemkreis bietet dieser Handbuchband eine solide Orientierungsbasis in Form einer Bestandsaufnahme unseres gegenwärtigen Wissens — und ärztlichen Handlungsvermögens. Die an diesem Band mitarbeitenden Autoren standen bei der Abfassung ihrer Beiträge oft vor recht schwierigen Aufgaben des Sammelns von seltenen Beobachtungen und vor allem der ordnenden Wertung. Ihnen allen gebührt der Dank für das Gelingen dieses Handbuchbandes.

Der Band VIII/2 „Tumoren im Kindesalter" erscheint als letzter und beschließt damit nach zehnjähriger Arbeit das aus 12 Einzelbänden bestehende Gesamtwerk, das die umfassendste Übersicht über die Kinderheilkunde ist und wohl auch lange bleiben wird.

Heidelberg, im Herbst 1971 F. Schmid, Aschaffenburg

# Inhaltsverzeichnis

# Mitarbeiterverzeichnis

BACHMANN, K. D., Prof. Dr., Universitäts-Kinderklinik, D-4400 Münster/Westf., Robert-Koch-Str. 31

BACKMUND, H., Dr., Klinisches Institut für Psychiatrie, Max-Planck-Institut, D-8000 München 23, Kraepelinstr. 10

BERNHAUER, KARIN, Dr., D-6000 Frankfurt/M., Rembrandtstr. 27

BÜHLMEYER, K., Prof. Dr., Universitäts-Kinderklinik, D-8000 München 15, Lindwurmstr. 4

DIETEL, K. D., Dozent Dr., Bezirkskrankenhaus, DDR-90 Karl-Marx-Stadt, Dresdener Str. 78

ECKLER, E., Dr., Kreiskrankenhaus Eckernförde, Kinderabteilung, D-2330 Eckernförde, Schleswiger Str. 114/116

GUTZEIT, D., Dr., Städtische Kinderklinik, D-3300 Braunschweig, Holwedestr. 16

HEINISCH, H.-M., Prof. Dr., Universitäts-Kinderklinik, D-5000 Köln-Lindenthal, Lindenburg

HILGENBERG, F., Prof. Dr., Abteilung für pädiatrische Kardiologie der Universitäts-Kinderklinik, D-4400 Münster/Westf., Robert-Koch-Str. 31

HÜTHER, W., Prof. Dr., Kreis- und Stadtkrankenanstalten, D-4460 Nordhorn/Niedersachsen

KAHLKE, W., Priv.-Doz. Dr., Ludolph-Krehl-Klinik, D-6900 Heidelberg, Bergheimer Str. 58

KNORR, D., Prof. Dr., Universitäts-Kinderklinik, D-8000 München 15, Lindwurmstr. 4

KORNHUBER, B., Priv.-Doz. Dr., Universitäts-Kinderklinik, D-6000 Frankfurt/M. 70, Ludwig-Rehn-Str. 14

KROPP, HILDEGARD, Dr., Universitäts-Kinderklinik, D-6000 Frankfurt/M. 70, Ludwig-Rehn-Str. 14

KUNZE, D., Dr., Universitäts-Kinder- und Poliklinik, D-8000 München 15, Pettenkoferstr. 8a

LAMPERT, F., Priv.-Doz. Dr., Universitäts-Kinderklinik, D-8000 München 15, Lindwurmstr. 4

LOMMATZSCH, P., Dr., Universitäts-Augenklinik der Charité, D-1000 Berlin

MURKEN, J.-D., Dr., Universitäts-Kinder- und Poliklinik, D-8000 München 15, Pettenkoferstraße 8a

NAUMANN, G., Priv.-Doz. Dr., Universitäts-Augenklinik, D-2000 Hamburg 20, Martinistr. 52

NEIDHARDT, M., Prof. Dr., Universitäts-Kinderklinik, D-6500 Mainz, Langenbeckstr. 1

NEUHÄUSER, G., Priv.-Doz. Dr., Universitäts-Kinderklinik, D-8520 Erlangen, Loschgestr. 15

OEHME, J., Prof. Dr., Städtische Kinderklinik, D-3300 Braunschweig, Holwedestr. 16

RAUCHHAUPT, D. VON, Städtische Kinderklinik, D-8750 Aschaffenburg, Am Hasenkopf 1

SCHMID, F., Prof. Dr., Städtische Kinderklinik, D-8750 Aschaffenburg, Am Hasenkopf 1

SCHUSTER, W., Priv.-Doz. Dr., Universitäts-Kinderklinik, D-8520 Erlangen, Loschgestr. 15

SEILER, G., Dr., Universitäts-Kinderklinik, D-8520 Erlangen, Loschgestr. 15

STRAUB, E., Prof. Dr., Universitäts-Kinderklinik, D-6500 Mainz, Langenbeckstr. 1

TRUCKENBRODT, H., Priv.-Doz. Dr., Universitäts-Kinderklinik, D-8520 Erlangen, Loschgestr. 15

# Allgemeine Grundlagen
## Terminologie und Biostatistik

F. Schmid und D. von Rauchhaupt, Aschaffenburg

Während die Tumoren in früheren Jahrhunderten und den ersten 50 Jahren dieses Jahrhunderts in der klinischen Problematik und der wissenschaftlichen Interessensphäre eine nachgeordnete Rolle gespielt haben, stellen sie heute ein erstrangiges Problem der Klinik, der Praxis und der Sozialmedizin dar. Diese Entwicklung wird häufig auf eine Zunahme der Tumoren, speziell auch im Kindesalter, zurückgeführt. Geht man von der oft vordergründigen Argumentation weg auf den Boden objektivierbarer Kriterien, so läßt sich zunächst einmal unter vergleichbaren Bedingungen eine Zunahme schlecht belegen, da die Zahlenangaben des letzten Jahrhunderts kaum zur Gegenüberstellung geeignet sind. Es dürfte vielmehr die Entwicklung der Medizin mit ihren therapeutischen Möglichkeiten sein, die durch Zurückdrängen ganzer Krankheitsgruppen, wie Tuberkulose und anderer Infektionen oder der Säuglingssterblichkeit, die Tumoren sozusagen passiv in den Vordergrund gezogen hat.

Welche quantitative Rolle den Tumoren schon wenige Jahre nach der allgemeinen Einführung der Antibiotica und der gleichzeitig sich durchsetzenden Konsolidierung der sozialen Verhältnisse in den höher zivilisierten Staaten zukommt, wird bereits aus der „Chronique de l'Organisation Mondiale de la Santé" in den Jahren nach 1950 sichtbar (Tabelle 1).

Wertet man diese Angaben aus Ländern mit relativ hohem Lebensstandard und einigermaßen vergleichbaren Gesundheitsstatistiken, so zeigt sich, daß in diesen Ländern bei Kin-

Tabelle 1. *Die häufigsten Sterbeursachen in 10 verschiedenen Staaten. Die malignen Tumoren stehen bei 0—19jährigen in den hochzivilisierten Staaten in der Regel an 2. Stelle der Todesursachen*

| Land | 1. | 2. | 3. | 4. |
|---|---|---|---|---|
| Australien | Unfälle 34% | maligne Tumoren 7,8% | Pneumonie 6,9% | Mißbildungen 5,9% |
| Canada | Unfälle 36,7% | Pneumonie 7,9% | maligne Tumoren 7,4% | Tuberkulose 6,8% |
| England und Wales | Unfälle 25,2% | maligne Tumoren 10,8% | Tuberkulose 8,4% | Pneumonie 8,2% |
| Frankreich | Unfälle 19,1% | Pneumonie 8,3% | Tuberkulose 7,3% | maligne Tumoren 6,3% |
| Japan | Entzündliche Magen-Darm-Erkrankungen | Unfälle 12,8% | Dysenterie 12,0% | Tuberkulose 10,8% |
| Niederlande | Unfälle 33,1% | maligne Tumoren 9,1% | Mißbildungen 6,7% | Pneumonie 5,4% |
| Schweden | Unfälle 36,4% | maligne Tumoren 11,1% | Pneumonie 6,8% | Mißbildungen 5,5% |
| Schweiz | Unfälle 34,4% | maligne Tumoren 9,5% | Mißbildungen 5,6% | Tuberkulose 5,0% |
| USA | Unfälle 37% | maligne Tumoren 9,1% | Pneumonie 7,3% | Mißbildungen 5,6% |
| Deutsche Bundesrepublik 1952/53 | Unfälle 33,7% | maligne Tumoren 7,2% | Pneumonie 5,4% | Tuberkulose 5,1% |

dern und Jugendlichen die Tumoren bereits an zweiter Stelle der Todesursachen liegen. Diese statistische Tendenz verstärkt sich zur Zeit noch laufend. Parallel dazu scheint sich aber auch der Abstand zur häufigsten Ursachengruppe kindlicher Sterbefälle, den Unfällen, eher noch zu vergrößern.

Um einleitend eine Vorstellung über die medizinische und soziologische Bedeutung der Tumoren zu vermitteln, wird im Vorgriff auf die biostatistischen Angaben zum Tumorproblem hier eine Zusammenstellung der Todesfälle an Tumoren gegeben. In einem Zeitraum von 15 Jahren (1952—1966) starben in der Bundesrepublik Deutschland insgesamt 20 533 Kinder und Jugendliche bis zum 20. Lebensjahr an Neoplasmen. Davon waren 11 609 männlichen und 8 924 weiblichen Geschlechtes. Von den Todesfällen entfielen auf bösartige Neubildungen 17 212 (9 798 Jungen, 7 414 Mädchen), auf gutartige 651 (318 Jungen, 333 Mädchen), auf unklassifizierte Tumoren 2 646 (1 469 Jungen, 1 177 Mädchen). Umgerechnet ergibt sich damit in einer Bevölkerung von ca. 60 Millionen eine jährliche Tumormortalitätsrate von 1 300 bis 1 400 bei Kindern und Jugendlichen.

## Terminologie

Der Begriff „*Tumor*" hat sich im Zuge der medizinhistorischen Entwicklung immer mehr eingeengt in Richtung auf die heutigen Definitionen. Ursprünglich wurde als Tumor (= Geschwulst) jede Anschwellung, d.h. jede Gewebsvolumenvermehrung bezeichnet, ohne die Genese zu berücksichtigen. Celsus z.B. legt die bis in die Neuzeit gebräuchliche Charakterisierung der Entzündung mit den 4 Kardinalsymptomen Rubor, Calor, Dolor und Tumor fest. Aus dieser geschichtlichen Entwicklung heraus laufen auch heute noch die Begriffe für Tumoren neoplastischer, entzündlicher oder traumatischer Genese teilweise parallel, auch wenn die Tendenz, *Tumor gleich Neoplasma* zu setzen, zunehmend Boden gewinnt.

Die Terminologie wird noch dadurch kompliziert, daß manche Neoplasmen — wie die Leukämien und malignen Retikulosen — nicht durch „Anschwellungen" oder „Geschwülste" im engeren Sinn gekennzeichnet sind. Rein formal würden diese Krankheitsbilder wegen Fehlens des Hauptsymptoms nicht zu den Tumoren gehören, obwohl sie diesen in allen biologischen und klinischen Wesenszügen entsprechen.

Das charakteristische Leitmerkmal eines Tumors ist deshalb nicht die Geschwulst, sondern das *autonome, eigengesetzliche Wachstum*. Je nach Grad der Eigengesetzlichkeit — d.h. des Wachstums ohne Rücksicht auf die biologischen Belange des Trägerorganismus — richtet sich die wertende Einteilung in „*benigne*", „*semimaligne*" und „*maligne*" Tumoren. Bei den benignen Tumoren wird es schon wieder fraglich, ob überhaupt ein eigengesetzliches Wachstum, d.h. ein Wachstum, das unabhängig vom ökonomischen Verband des Organismus abläuft oder gar diesem schadet, vorliegt.

Aus den skizzierten Gründen überschneiden sich die Begriffe und werden uneinheitlich gebraucht. In den vorliegenden Abhandlungen stehen die Bezeichnungen „*Tumor*", „*Neoplasma*", „*Blastom*" und „*Geschwulst*" gleichrangig nebeneinander, wobei in den einzelnen Kapiteln noch detailliert zu Begriffs- und Einteilungsfragen sowie zu diagnostischen Kriterien Stellung genommen wird.

## Einteilung

Für die Einteilung und Klassifizierung der Tumoren können verschiedene Gesichtspunkte herangezogen werden. Kein Einteilungssystem erfüllt die Voraussetzung für eine lückenlose Einordenbarkeit der Vielfalt an Tumorformen. Während der Kliniker mehr das durch den Tumor veränderte Lebensschicksal des Kranken zum Parameter seiner Einteilung machen möchte, geht der Pathoanatom aus seiner histologischen Perspektive vorwiegend von den feingeweblichen Veränderungen aus.

Die wohl verbreitetste Einteilung ist die in *gutartige (benigne)* und *bösartige (maligne) Neoplasmen*; da die Grenzen bei verschiedenen Formen und in gewissen Stadien nicht zweifelsfrei zu ziehen sind, bestehen daneben die Begriffe der *semimalignen* oder *semibenignen* Tumoren. Für die bösartigen Geschwülste hat die Bezeichnung „*Malignom*" relativ weite Verbreitung gefunden. Im allgemeinen Sprachgebrauch und auch in vielen Statistiken werden die bösartigen Tumoren unter dem Dachbegriff

„*Krebs*", „*Krebskrankheit*", „*Cancer*" subsummiert, obwohl dieses Vorgehen begrifflich nicht korrekt ist.

Für die malignen Neoplasmen werden als Leitsymptom das schnelle, infiltrierende, gesunde Gewebsformationen zerstörende Wachstum und die Neigung, *Metastasen (Tochtergeschwülste)* zusetzen, herausgestellt. Je höher die Eigengesetzlichkeit des Neoplasmas ist, um so höher pflegt die Malignität zu sein. Benigne (gutartige) Neoplasmen wachsen relativ langsam — meist expansiv —, nicht infiltrierend und beeinträchtigen die biologischen Vorgänge des Gesamtorganismus nicht schwerwiegend und meist nur durch lokale Konkurrenz zu den Nachbargeweben.

Klinischen Gesichtspunkten entspringt die Einteilung der Tumoren in „*systematisierte*" und „*lokalisierte*" Tumoren. Von Organsystemen ausgehende Neoplasmen — wie z.B. Leukosen, Leukämien, Retikulosen, Lymphogranulomatose, Neurofibromatose — sind primär über den Körper verteilt, dabei auf ein Organsystem oder eine bestimmte Gewebesorte beschränkt, systematisiert. Lokalisierte Tumoren pflegen primär von einem Organisationszentrum innerhalb des Organismus aus zu metastasieren, d.h.

Systeme zu befallen. Dieser als *Metastasierung* oder bei ausgedehnter Herdsetzung im ganzen Körper als „*Generalisierung*" bezeichnete Prozeß geht in der Regel über das lymphoretikuläre oder histiocytäre Bindegewebe und symbolisiert das Versagen der körpereigenen Abwehr.

Aus der histologischen Diagnostik heraus hat sich eine Einteilung entwickelt, welche genetische Gesichtspunkte in den Vordergrund stellt. Danach werden *Tumoren des Binde- und Stützgewebes* (mesenchymale, Bindegewebstumoren), *epitheliale Tumoren* und *Mischgeschwülste* (Teratome, teratoide Tumoren) unterschieden.

Diese verschiedenartigen Einteilungsprinzipien — Benignität-Malignität, Lokalisation-Systematisierung, mesenchymal-epithelial — finden sich in bunter Mischung in den gebrauchten Unterteilungen und den Einzeldiagnosen wieder. Berücksichtigt man dazu noch historisch gebrauchte und zum Teil noch erhaltene Nomenklaturen oder terminologische Fragmente, so ergibt sich daraus die nomenklatorische Vielfalt, die bei einer enzyklopädischen Behandlung des Tumorproblemes in Kauf genommen werden muß.

## Häufigkeit, Morbidität, Mortalität

Aus der Tatsache, daß den Tumoren im Wachstumsalter in den letzten Jahren eine zunehmende Beachtung geschenkt wird, wird sehr häufig die Folgerung abgeleitet, daß die Tumoren auch im Wachstumsalter im Zunehmen begriffen sind. Diese Deutung wird unterstützt durch die Todesursachenstatistiken, die in den hochzivilisierten Ländern die Tumoren an der zweiten Stelle der Todesursachen bei Jugendlichen ausweisen (Tabelle 1, 2). Die Verschiebungen, die in den letzten Jahrzehnten hier eingetreten sind, werden aus einer Gegenüberstellung der Todesursachenfolge bei 1—15jährigen aus den Jahren 1933, 1960 und 1966 deutlich. 1933 standen die bösartigen Neubildungen an 5. Stelle der Todesursachen der Reichsstatistik, 1960 an 3. Stelle, 1966 an 2. Stelle in den Sammelstatistiken der Bundesrepublik Deutschland.

In den Niederlanden stehen die Tumoren in der Mortalitätsstatistik bei Kindern an 2. Stelle, in Ungarn 1963 noch an 4. Stelle mit einem prozentualen Anteil von 8,3%.

| 1933 | 1960 | 1966 |
|---|---|---|
| Lungenentzündung | Unfälle | Unfälle |
| Unfälle | Lungenentzündungen | bösartige Neubildungen |
| Tuberkulose insgesamt | bösartige Neubildungen | angeborene Mißbildungen |
| Herzerkrankungen | Herzerkrankungen | |
| bösartige Neubildungen | Tuberkulose insgesamt | |

Die Todesursachenstatistiken, geordnet nach Häufigkeit für die 1—15jährigen geben für England und die USA im Jahre 1964 folgende Zahlen an:

| | England und Wales | USA |
|---|---|---|
| Unfälle | 1579 | 12490 |
| Tumoren | 800 | 4348 |
| Erkrankungen der Atmungsorgane | 681 | 3702 |
| Angeborene Mißbildungen | 339 | 2820 |

1*

Tabelle 2. *Sterbefälle nach Altersgruppen und Todes-ursachen, angegeben in Prozent ihres Anteils an den Sterbefällen insgesamt. (Nach der Mortalitätsstatistik der BRD des Jahres 1966)*

| Alters-gruppe, Jahre | Todesursachen | % |
|---|---|---|
| 0—1 | bösartige Neubildungen | 0,25 |
| 1—5 | Unfälle | 32,3 |
| | angeborene Mißbildungen | 12,6 |
| | bösartige Neubildungen | 9,1 |
| | Pneumonie | 5,6 |
| | Infektionskrankheiten | 4,6 |
| 5—10 | Unfälle | 49,5 |
| | bösartige Neubildungen | 14,8 |
| | angeborene Mißbildungen | 7,4 |
| | Infektionskrankheiten | 2,5 |
| 10—15 | Unfälle | 41,4 |
| | bösartige Neubildungen | 14,5 |
| | angeborene Mißbildungen | 6,1 |
| | Selbstmord | 3,7 |
| 15—20 | Unfälle | 56,0 |
| | Selbstmord | 8,8 |
| | bösartige Neubildungen | 8,7 |
| | angeborene Mißbildungen | 2,4 |
| 0—20 | Erkrankungen des frühen Säuglingsalters | 46,3 |
| | Unfälle | 15,9 |
| | angeborene Mißbildungen | 14,0 |
| | bösartige Neubildungen | 3,7 |
| | Pneumonie | 2,9 |
| | Infektionskrankheiten | 1,4 |
| 1—20 | Unfälle | 44,0 |
| | bösartige Neubildungen | 10,9 |
| | angeborene Mißbildungen | 7,6 |
| | Selbstmord | 3,3 |
| | Pneumonie | 3,2 |
| | Infektionskrankheiten | 2,9 |

(Bösartige Neubildungen = bösartige Neubildungen einschließlich Neubildungen der lymphatischen und blutbildenden Organe.)

Aus Mittel- und Ostdeutschland liegt aus dem Jahre 1955 eine Zusammenstellung nach 5-Jahres-Gruppen von Wildner vor, die die Morbidität und Mortalität sowie die Letalität an Malignomen wiedergibt (Tabelle 8).

Die nach den Angaben des Statistischen Bundesamtes, ergänzt durch die Jahre 1933 und 1938 zusammengestellte Tabelle 3 enthält für die Jahre 1933, 1938, 1951, 1952, 1960 und 1966 die Sterbefälle an bösartigen Neubildungen ohne jene der blutbildenden Organe. Eine Übersicht über die durchschnittliche jährliche Häufigkeit maligner Tumoren auf 100 000 Einwoh-

ner in verschiedenen Ländern enthält die Tabelle 4.

So sehr Einigkeit darüber besteht, daß die Tumoren auch im Kindesalter in den Vordergrund des klinischen und biostatistischen Interesses gerückt sind, so umstritten ist die Frage, ob die Tumoren in den letzten Jahrzehnten tatsächlich zugenommen haben. Ein vergleichbares Material über längere Zeiträume, d. h. in diesem Fall über mehrere Generationen zu erhalten, das allein in der Lage wäre, diese Frage einwandfrei zu beantworten, ist nicht möglich, da zu viele Faktoren sich im Laufe der Jahrzehnte geändert haben. Auf das gesamte Lebensprofil

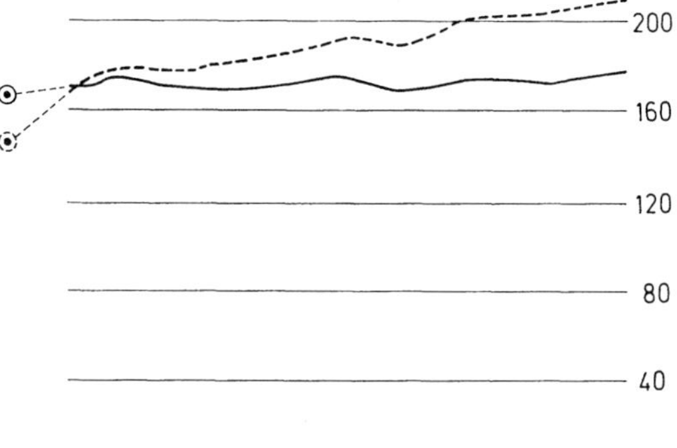



Abb. 1. Sterbefälle an bösartigen Neubildungen auf 100 000 Einwohner in den Jahren 1938 und 1951 bis 1963. ---- = Krebs und andere bösartige Neubildungen, allgemeine Sterbeziffern. —— = Krebs und andere bösartige Neubildungen, Sterbeziffern standardisiert auf die Bevölkerung von 1950

gesehen, hat sicher die absolute Zahl der Erkrankungs- und Todesfälle an Tumoren zugenommen, gleichzeitig hat sich aber die Bevölkerungsstruktur zugunsten der höheren Altersgruppen verschoben, so daß rein biologisch eine Zunahme der Tumoren daraus resultieren mußte. In Abb. 1 wird deutlich, daß sich die Zahl der Sterbefälle an bösartigen Neubildungen auf 100 000 Einwohner von 1938—1963 wohl deutlich erhöht hat; schaltet man die Änderungen im Altersaufbau aus, indem man aus der tatsächlichen Sterbehäufigkeit die Sterblichkeit errechnet, die sich ergeben würde, wenn die Bevölkerung in allen Jahren einen einheitlichen Altersaufbau gehabt hätte, so sieht man, daß die Sterbeziffern seit 1938 nahezu konstant sind.

In den letzten Jahrzehnten hat sich die diagnostische Rationalität erheblich verbessert,

Tabelle 3. *Sterbefälle an bösartigen Neubildungen — ohne Neubildungen der lymphatischen und blutbildenden Organe — auf 100000 Einwohner des jeweiligen Alters und Geschlechtes. (Nach Angaben des Statistischen Bundesamtes, ergänzt durch die Jahre 1933 und 1938)*

| 0—1 Jahr | 1—15 Jahre | 15—30 Jahre | 30—60 Jahre | >60 Jahre | Insgesamt | |
|---|---|---|---|---|---|---|
| 3,2 | 2,7 | 5,7 | 102,1 | 833,6 | 129,8 ♂ | 1933 |
| 1,5 | 2,3 | 6,1 | 140,7 | 746,5 | 146,3 ♀ | |
| 2,4 | 2,5 | 5,9 | 122,6 | 786,9 | 138,3 ♂ + ♀ | |
| 2,6 | 2,5 | 5,7 | 94,3 | 827,1 | 136,3 ♂ | 1938 |
| 0,8 | 2,0 | 6,1 | 134,2 | 738,9 | 153,4 ♀ | |
| 1,7 | 2,3 | 5,9 | 115,3 | 780,0 | 145,1 ♂ + ♀ | |
| 2,8 | 3,0 | 6,3 | 119,8 | 961,6 | 175,0 ♂ | 1951 |
| 1,6 | 2,4 | 6,9 | 132,7 | 778,8 | 171,8 ♀ | |
| 2,2 | 2,7 | 6,6 | 126,9 | 859,9 | 173,3 ♂ + ♀ | |
| 2,3 | 2,9 | 5,3 | 121,3 | 982,4 | 178,8 ♂ | 1952 |
| 2,4 | 2,9 | 6,4 | 132,9 | 782,1 | 175,1 ♀ | |
| 2,4 | 2,9 | 5,8 | 127,7 | 870,2 | 176,9 ♂ + ♀ | |
| 3,8 | 3,2 | 7,0 | 133,0 | 1083,0 | 205,0 ♂ | 1960 |
| 3,2 | 3,0 | 5,3 | 134,0 | 749 | 189 ♀ | |
| 3,3 | 3,1 | 6,2 | 133 | 887 | 197 ♂ + ♀ | |
| 2,3 | 3,5 | 7,7 | 118,4 | 1163 | 225,7 ♂ | 1966 |
| 3,0 | 3,5 | 5,8 | 134 | 760 | 210,2 ♀ | |
| 2,6 | 3,5 | 6,8 | 127,3 | 920 | 217,6 ♂ + ♀ | |

Tabelle 4. *Durchschnittliche jährliche Häufigkeit maligner Tumoren auf 100000 Einwohner in verschiedenen Ländern. (Modifiziert nach* R. DOLL, P. PAYNE, J. WATERHOUSE: *Cancer Incidence in Five Continents)*

| Land | Knaben | | | Mädchen | | | m + f |
|---|---|---|---|---|---|---|---|
| | 0 bis 5 Jahre | 5 bis 10 Jahre | über 10 Jahre | 0 bis 5 Jahre | 5 bis 10 Jahre | über 10 Jahre | 0 bis 15 Jahre |
| Mozambique | 8,3 | 11,1 | 63,8 | 15,6 | 3,6 | 23,5 | 20,9 |
| Nigeria | 10,7 | 26,0 | 23,8 | 3,3 | 12,9 | 10,9 | 14,6 |
| Südafrika | 7,7 | 10,2 | 12,1 | 9,7 | 1,8 | 8,1 | 8,3 |
| Uganda | 8,8 | 13,6 | 9,7 | 5,1 | 10,4 | 4,8 | 8,7 |
| Kanada | 16,3 | 10,3 | 7,9 | 11,4 | 8,3 | 8,8 | 10,5 |
| Chile | 6,4 | 6,5 | 7,7 | 5,4 | 4,3 | 5,9 | 6,0 |
| Kolumbia | 13,0 | 13,5 | 13,3 | 11,5 | 6,2 | 10,1 | 11,3 |
| Jamaica | 12,9 | 7,9 | 7,8 | 9,4 | 4,2 | 8,1 | 8,4 |
| Puerto Rico | 12,0 | 8,4 | 8,6 | 9,5 | 5,9 | 5,7 | 8,4 |
| Connecticut | 17,0 | 11,7 | 14,5 | 18,5 | 7,9 | 11,2 | 13,5 |
| New York | 14,0 | 12,3 | 9,9 | 12,8 | 9,6 | 7,6 | 11,0 |
| Israel | 23,0 | 19,9 | 18,7 | 16,9 | 16,1 | 16,8 | 18,6 |
| Japan | 13,3 | 5,3 | 4,0 | 11,5 | 5,5 | 4,6 | 7,4 |
| Dänemark | 18,1 | 9,4 | 10,1 | 12,8 | 7,8 | 8,8 | 11,2 |
| England und Wales | 14,6 | 8,8 | 9,7 | 12,2 | 7,4 | 8,4 | 10,2 |
| Finnland | 17,9 | 9,0 | 10,9 | 13,4 | 6,9 | 10,4 | 11,6 |
| Island | 16,8 | 8,4 | 14,1 | 10,9 | 8,8 | 5,1 | 10,7 |
| Niederlande | 10,4 | 8,0 | 5,4 | 9,4 | 9,8 | 7,5 | 8,4 |
| Norwegen | 15,8 | 15,2 | 10,4 | 12,4 | 12,0 | 7,6 | 12,2 |
| Schweden | 17,8 | 9,9 | 11,4 | 14,3 | 10,0 | 9,4 | 12,1 |
| Jugoslavien | 9,7 | 8,3 | 8,4 | 7,7 | 7,3 | 8,6 | 8,3 |
| Neuseeland | 16,8 | 12,2 | 12,8 | 12,9 | 12,7 | 8,4 | 12,6 |
| Hawaii | 13,3 | 8,1 | 6,1 | 12,6 | 5,6 | 10,4 | 9,4 |

zugleich wurde durch die Sozialversicherung und die öffentlich-gesundheitspolitischen Maßnahmen zur Früherkennung des Krebses Voraussetzung geschaffen, daß Tumoren vollzähliger und früher erfaßt werden. Aus diesen Allgemeinmaßnahmen ergibt sich eine höhere Erfassungsquote von Tumoren, die zu einer Steigerung der absoluten Zahl entsprechender Beobachtungen führt, aber nichts darüber aussagen kann, ob die Tumoren tatsächlich zugenommen haben.

Als weitere Schwierigkeit kommt hinzu, daß eine Mortalitätsstatistik über die Häufigkeit eines Tumors, also über die Tumormorbidität nichts aussagen kann. Mortalitätsstatistiken wären nur dann dazu in der Lage, wenn die Erkrankungen eine 100%ige Letalität hätten, Morbidität also = Letalität zu setzen wäre. Auch wenn bei manchen Tumorformen die Mortalität hoch ist und in einzelnen Tumorkategorien nahe an 100% herankommt, sind in keinem Falle diese Voraussetzungen gegeben. Eine Tumorart, die in den Morbiditätsstati-

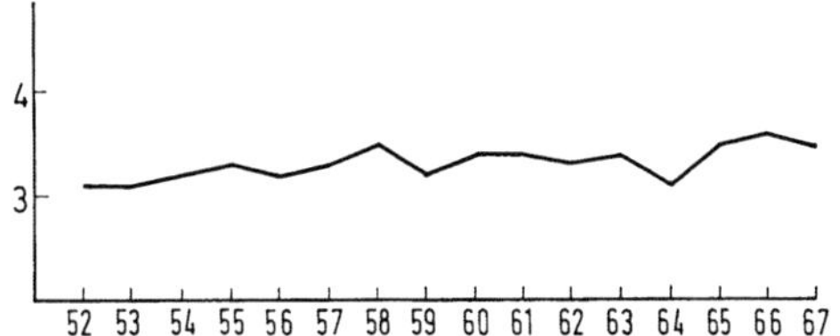

Abb. 2. Sterbefälle der 0—20jährigen an bösartigen Neubildungen (ohne Neubildungen der lymphatischen und blutbildenden Organe) 1952—1967 (auf 100000 Einwohner des jeweiligen Alters)

stiken unter den häufigsten erscheint — wie z.B. die Hämangiome —, kann in der Mortalitätsstatistik eine untergeordnete Rolle spielen bzw. dort überhaupt nicht erscheinen.

Zur Frage der Zunahme der Tumorhäufigkeit wird deshalb bis in die letzten Jahre hinein recht differierend Stellung genommen. Nabawy und Gabr heben eine allgemein zu verzeichnende Zunahme maligner Tumoren bei Kindern hervor. Schweisguth erwähnt, daß in Frankreich die Zahl der an Malignomen verstorbenen Kinder im Alter bis zu 14 Jahren innerhalb von 20 Jahren (1936—1956) auf etwa das 6fache angestiegen sei, in England habe sich im gleichen Zeitraum die Tumorhäufigkeit dagegen nur verdoppelt. Aus einer Übersicht über 33 Jahre (1932—1964) ergibt sich bei Kindern unter 15 Jahren in England und Wales zwar eine Häufigkeitszunahme, der größte Anstieg fällt jedoch in die Jahre 1946—1953. Die Deutung liegt nahe, daß die in diesem Zeitraum stark verbesserte pädiatrische Betreuung eine höhere Erfassungsquote zur Folge hatte, und nicht eine echte Zunahme vorliegt. Während in Florenz von 1890 bis 1950 keine Zunahme von malignen Tumoren bei Kindern unter 10 Jahren in der Autopsiestatistik gefunden wurde, nimmt Sansotta eine Verdoppelung der Zahl der malignen Tumoren als Todesursache für Italien an.

Die Verhältnisse in der Bundesrepublik Deutschland zeigen die Tabelle 3 und Abb. 1

auf. Orientiert man die Todesfälle infolge maligner Tumoren an den Sterbeziffern der Jahre 1938 und 1966, so hätte sich in diesem Zeitraum eine Steigerung von 52% in 28 Jahren ergeben. Vergleichsweise betrug die Zunahme bei Kindern unter 15 Jahren in England (1932—1964) nur 13,6%. Die Sterbeziffern bei 0—20jährigen an bösartigen Neubildungen, einschließlich der Malignome der lymphatischen und blutbilden-

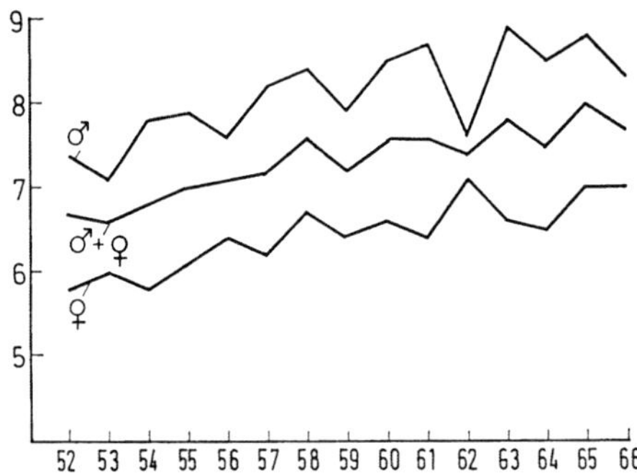

Abb. 3. Sterbeziffern der 0—20jährigen an bösartigen Neubildungen einschließlich der lymphatischen und blutbildenden Organe 1952—1966 (auf 100000 Einwohner des jeweiligen Geschlechts und Alters)

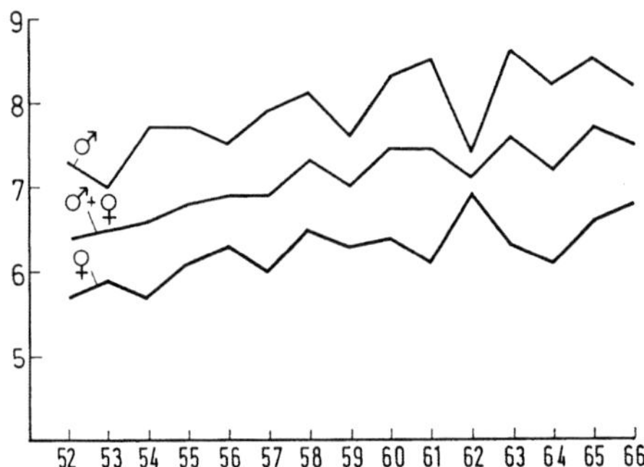

Abb. 4. Standardisierte Sterbeziffern der 0—20jährigen an bösartigen Neubildungen und Neubildungen der lymphatischen und blutbildenden Organe 1952 bis 1966 (auf 100000 Einwohner des jeweiligen Geschlechts und Alters bei Altersgliederung 1950)

den Organe, haben sich zwischen 1952 und 1966 um 15% erhöht (Abb. 2).

Um evtl. stärkere zahlenmäßige Verschiebungen innerhalb der einzelnen Altersgruppen der 0—20jährigen auszuschalten, wurden für diese Jahrgänge auch die standardisierten Sterbeziffern errechnet (Abb. 4). Der Vergleich des Kurvenverlaufes mit dem der rohen Sterbeziffer (Abb. 3) zeigt, daß beide Kurven in ihrem Verlauf nahezu identisch sind und Verschiebungen in der Bevölkerungsstruktur bei

Kindern und Jugendlichen vernachlässigungs-
wert sind.

Auch vom klinischen Material ausgehend
wurde versucht, die Frage einer Zunahme der
Tumorhäufigkeit zu beantworten. FAZIO und
MINICUCI geben für die Kinderklinik Messina
(1926—1951) eine Tumorhäufigkeit von 0,80%,
zwischen 1951—1959 dagegen eine von 1,9%
an. Die Aufstellung wird aber dadurch beein-

Am deutlichsten werden wohl die Verhältnisse aus den Erhebungen der Kinderklinik
Heidelberg zwischen 1938 und 1958. Sie zeigen
nämlich, daß wohl die absolute Zahl der Tumorfälle, die 1938—1948 zwischen 20 und 30 jährlich schwankte, zwischen 1950 und 1958 zeit-
weise auf über 40 Fälle pro Jahr anstieg. Bezieht
man jedoch diese absoluten Zahlen auf die
stationären Aufnahmen insgesamt und errech-

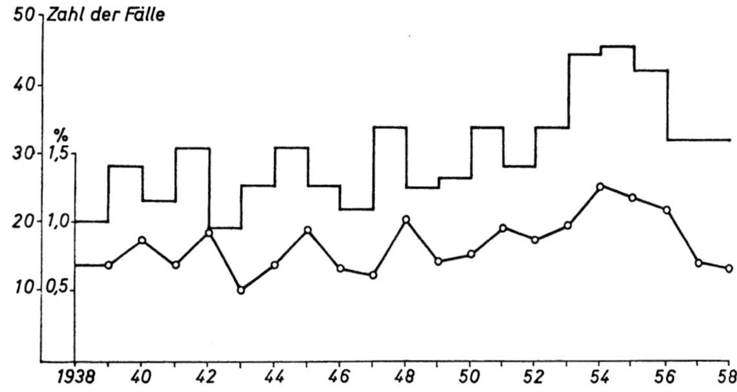


Abb. 5. Tumorhäufigkeit in den Jahren 1938—1958 an der Univ.-Kinderklinik Heidelberg. Säulenkurve =
Zahl der Fälle; Kreise = prozentualer Anteil in den einzelnen Jahren

trächtigt, daß im erstgenannten Zeitabschnitt
30%, im zweiten Zeitabschnitt 50% der Tumoren „Angiome" waren. FALCHI und GERLINI
verglichen den Anteil der tumorkranken an den
insgesamt klinisch aufgenommenen Patienten
von 1944—1951 und 1951—1958. Die beiden
in Rom gewonnenen Werte waren nahezu gleich
und betrugen 0,82 bzw. 0,84%. Für die Kinderklinik Budapest zwischen 1947 und 1967 konnten ERDŐS und SZŐKE keine Zunahme der Tumoren feststellen, ebenso wie OLIVIERI und
SORGE für die Kinderklinik Modena zwischen
1949 und 1960.

net dadurch den prozentualen Anteil der Tumoren, so zeigt sich, daß die Tumorhäufigkeit
auch im klinischen Krankengut innerhalb der
Beobachtungszeit von 30 Jahren konstant geblieben ist (Abb. 5).

Zusammenfassend kann festgestellt werden,
daß bei Berücksichtigung aller Kriterien eine
Zunahme der Tumorregistrierung auch innerhalb des Kindesalters festgestellt werden kann,
Beweise für eine tatsächliche Zunahme der
Tumorfrequenz bei Kindern und Jugendlichen
liegen jedoch nicht vor.

## Altersdisposition

Maligne Tumoren sind vorwiegend Erkrankungen der höheren Lebensabschnitte. Geht
man von der Mortalitätsstatistik der Bundesrepublik Deutschland aus — als Beispiel sei das
Jahr 1966 herausgegriffen —, so starben bei den
1—15jährigen 3,5 und bei den Altersgruppen
über 60 Jahre dagegen 920 auf je 100000 Einwohner dieser Altersklassen an Tumoren. Von
einem anderen statistischen Blickwinkel aus
gesehen, entfallen von den insgesamt an Malignomen (einschließlich der blutbildenden Or-

gane) Verstorbenen auf die Altersgruppe der
0—20jährigen

| Männlich und weiblich | Männlich | Weiblich |
| --- | --- | --- |
| 1,04% | 1,22% | 0,90% |

Dagegen beträgt der Anteil der 0—20jäh-
rigen an der lebenden Bevölkerung

| Männlich und weiblich | Männlich | Weiblich |
|---|---|---|
| 29,5% | 32,0% | 27,2% |

Die Zahl der an Malignomen verstorbenen Kinder und Jugendlichen beträgt damit nur $^1/_{30}$ (3,4%) des Wertes, den man aufgrund der Bevölkerungszusammensetzung erwarten würde, wenn alle Altersstufen in gleicher Häufigkeit betroffen wären.

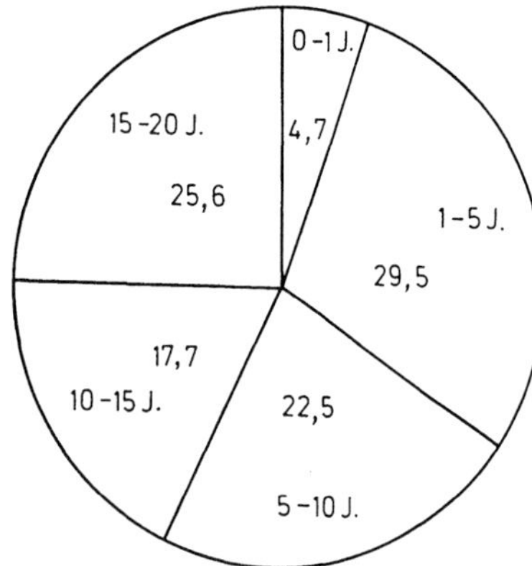


Abb. 6. Prozentuale Aufteilung der bösartigen Neubildungen und der Neubildungen der lymphatischen und blutbildenden Organe der 0—20jährigen in Altersgruppen. (Nach einer Zusammenfassung der Mortalitätsstatistiken der BRD der Jahre 1952—1966)

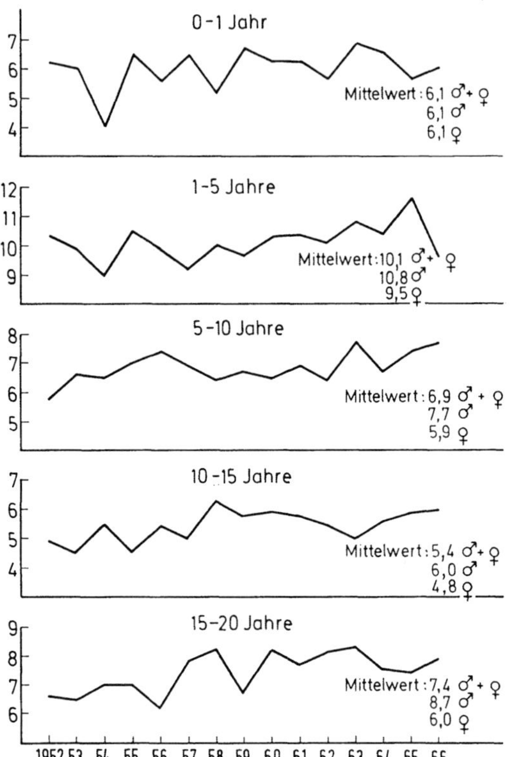


Abb. 7. Sterbefälle an Tumoren in den Altersklassen 0—20 Jahre auf je 100 000 Einwohner der jeweiligen Altersklasse berechnet (Stat. Bundesamt 1952—1966)

In Rumänien lag der Anteil der Todesfälle durch Tumoren bei 0—14jährigen bei 1,73% und bei den Adoleszenten (15—19 Jahre) bei 0,51% aller Tumortodesfälle. Die höchsten Prozentsätze werden in Venezuela bei Kindern mit 4,15% und in Ägypten bei Adoleszenten mit 1,52% angegeben. Aus Norwegen berichtet Bjelke, daß die Tumorhäufigkeit in den Altersklassen zwischen 65 und 74 Jahren etwa 100mal größer sei als bei den 5—14jährigen.

Innerhalb des Kindes- und Jugendalters ist die Verteilungsfrequenz der Tumoren unterschiedlich. Die Tabelle 5 enthält die Altersverteilung aller bösartigen Neubildungen einschließlich derjenigen der blutbildenden und lymphatischen Organe in der Bundesrepublik Deutschland zwischen 1952 und 1966. Aus die-

Tabelle 5. *Von den insgesamt an bösartigen Neubildungen und Neubildungen der lymphatischen und blutbildenden Organe 1952—1966 in der BRD verstorbenen 0—20jährigen entfallen auf die Altersgruppe:*

| | | 0—1 Jahr % | 1—5 Jahre % | 5—10 Jahre % | 10—15 Jahre % | 15—20 Jahre % |
|---|---|---|---|---|---|---|
| | ♂ + ♀ | 4,7 | 29,5 | 22,5 | 17,8 | 25,6 |
| | ♂ | 4,2 | 28,3 | 22,8 | 17,8 | 27,0 |
| | ♀ | 5,3 | 31,2 | 22,2 | 17,8 | 23,6 |
| Prozentuale Aufteilung der lebenden Bevölkerung: | | | | | | |
| | ♂ + ♀ | 5,6 | 21,2 | 24,0 | 23,9 | 25,2 |
| Quotient | ♂ + ♀ | 0,84 | 1,39 | 0,94 | 0,74 | 1,02 |
| Tu | ♂ | 0,75 | 1,34 | 0,95 | 0,74 | 1,07 |
| Bevölkerung | ♀ | 0,95 | 1,47 | 0,93 | 0,74 | 0,94 |

sen Zahlen, deren Maximum in der Altersklasse der 1—5jährigen liegt, wurde der Quotient zur Bevölkerungszahl berechnet. Auch hier steht die Altersgruppe der 1—5jährigen deutlich an der Spitze mit 1,47%. Synoptisch sind die Verteilungsrelationen in der Abb. 6 festgehalten. Rund $^1/_3$ aller bösartigen Neubildungen innerhalb der ersten 20 Lebensjahre entfallen damit

diese Altersklasse entfallen. Aus den Morbiditätsstatistiken ergibt sich das gleiche Verteilungsbild (Tabellen 4, 6, 8). Selbst wenn die Tumoren des lymphatischen und blutbildenden Systems ausgeklammert sind, wie in den beiden folgenden Übersichten, liegt der Anteil der 0—5jährigen Kinder über 50%. Unter 177 malignen Tumoren der Chirurgischen Universitäts-

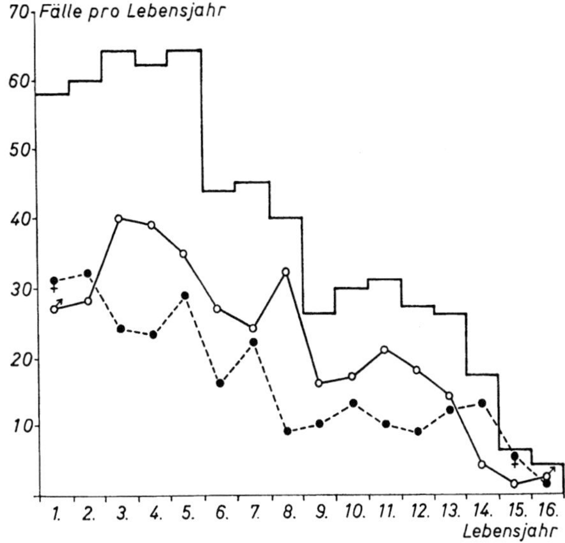


Abb. 8. Alters- und Geschlechtsdisposition von 602 malignen Tumoren im Kindesalter

auf die Zeitspanne der ersten 5 Lebensjahre (34,2%).

In klinischen Aufstellungen ist der Anteil der 0—5jährigen in der Regel noch höher. So fanden KVAPIL und VICH unter 393 Kindern der radiologischen Klinik in Prag folgende Altersverteilung:

| | |
|---|---|
| 0— 1 Jahr | 6,6%, |
| 2— 5 Jahre | 50,8%, |
| 6—10 Jahre | 25,2%, |
| 11—14 Jahre | 20,4%. |

Eine Analyse der Geschlechts- und Altersdisposition unter 602 Fällen der Heidelberger Kinderklinik (1938—1958) ergibt einen Anteil der ersten 5 Lebensjahre von 51%. Die Häufigkeit nimmt gegen das Schulalter und die Pubertät hin deutlich ab (Abb. 8). Die Altersklasse der 11—15jährigen zeigt wohl allgemein die geringste Tumormorbidität, da nur 13% auf

klinik Heidelberg entfielen auf die Altersklasse 0—5 Jahre 38,5%, 6—10 Jahre 28,3%, 11 bis 15 Jahre 33,4%. Unter 129 Tumoren des Zentral-Kinderkrankenhauses von Barquisimeto (Venezuela) entfielen auf die 0—2jährigen 30,3%, die 2—4jährigen 17,1%, die 4—6jährigen 25,6%, die 6—12jährigen 27,2%.

Von 165 japanischen Kindern mit Malignomen (NAGAI et al.) waren ca. 50% weniger als 5 Jahre alt. SQUARTINI und BOLIS stellten unter 579 Tumorfällen einen Häufigkeitsgipfel im 1. Lebensjahr fest, den sie auf die embryonalen Tumoren und Mißbildungsgeschwülste zurückführen und einen zweiten zwischen dem 14. und 16. Lebensjahr, der auf Tumoren der Gonaden, Brustdrüsen und epitheliale Tumoren mit anderem Sitz zurückgeführt wird. ERDŐS und SZŐKE fanden bei 271 Kindern das 1. sowie das 6.—9. Lebensjahr am häufigsten betroffen.

## Geschlechtsverteilung

Aus den biostatistischen Erhebungen über Tumoren ergibt sich im Wachstumsalter für das männliche Geschlecht ein höheres Morbiditätsrisiko als für das weibliche Geschlecht. Die Relationen der verschiedenen Autoren und verschiedener regionaler und überregionaler Statistiken schwanken zwischen 1,2:1 und 1,8:1. Für die Bundesrepublik ergibt sich aus den Jahren 1952 bis 1966 für alle Malignome bei 0—20jährigen ein Geschlechtsverhältnis von männlich:weiblich = 1,32:1, während das Verhältnis bei der lebenden Bevölkerung dieser Altersgruppen 1,05:1 beträgt.

Sansotta fand bei 51 Kindern mit malignen Tumoren einschließlich Leukämie im Alter von 0 bis 14 Jahren in den Krankenanstalten von Arezzo ein Geschlechtsverhältnis von 1,8:1, Marcer bei 80 Patienten aus dem Kinderhospital in Verona ohne Leukämie ein Geschlechtsverhältnis von 1,5:1. Das gleiche Verhältnis geben Vaerenbergh und Simons für eine 10-Jahres-Übersicht an der Strahlenklinik an.

Die meisten Untersucher fanden jedoch ein etwas ausgeglicheneres Geschlechtsverhältnis in der Größenordnung von 1,2—1,3:1, so Voyatzis et al. bei 96 malignen Tumoren ohne Leukämien und Hirntumoren mit 1,2:1; Virág und Modan bei 594 Kindern in Israel mit malignen Neubildungen einschließlich der Leukämie (1,2:1); Falchi und Gerlini bei 173 Kindern mit bösartigen Tumoren ohne Leukämie (1,3:1); Erdős und Szőke bei 271 Kindern mit gut- und bösartigen Tumoren (1,3:1).

Ebenso hoch liegen die Relationen bei Delgado, der bei 129 Kindern mit gut- und bösartigen Tumoren eine Relation von 1,3:1 fand, Kvapil und Vich kamen auf ein Verhältnis von 1,46:1, und aus der klinischen Übersicht über 602 maligne Tumoren der Heidelberger Kinderklinik ergab sich ein Geschlechtsverhältnis von 1,5:1 (Schmid).

Das erhöhte Krankheitsrisiko der Knaben im Verhältnis zu den Mädchen wird im wesentlichen bestimmt von einigen Tumorarten, wie z.B. der Lymphogranulomatose, die überwiegend beim männlichen Geschlecht auftreten. Werden in die statistischen Betrachtungen neben den bösartigen auch die gutartigen Tumoren einbezogen, wird die Geschlechtsrelation etwas ausgeglichener. Am deutlichsten wird dies vielleicht aus einer Krankheitsstatistik der Allgemeinen Ortskrankenkasse (Tabelle 6), wo sich bei den 15—20jährigen Mädchen ein deut-

lich höheres Tumorrisiko abzeichnet als bei den gleichaltrigen Jungen. Noch aussagekräftiger ist die Geschlechtswendigkeit der Tumoren, wenn man den Geschlechtsverteilungsquotienten der Tumoren in das Verhältnis setzt zum Geschlechtsverteilungsquotienten der entsprechenden Altersgruppen in der Bevölkerung (Tabelle 7). Mit Ausnahme des 1. Lebensjahres, in welchem der Tumorquotient mit 1,05 identisch ist mit dem Bevölkerungsgeschlechtsverteilungsquotienten, überwiegen in allen folgenden Altersgruppen Knaben und Jungen mit

Tabelle 6. *Auf 1000 versicherungspflichtige Mitglieder im Alter von 15—20 Jahren entfielen in den Jahren 1957—1962 Tumoren nach einer Krankheitsstatistik der Allgemeinen Ortskrankenkasse*

|      | Männlich | Weiblich |
|------|----------|----------|
| 1957 | 1,3      | 1,7      |
| 1958 | 1,6      | 1,5      |
| 1959 | 1,56     | 2,44     |
| 1960 | 1,3      | 2,5      |
| 1961 | 1,94     | 2,58     |
| 1962 | 1,68     | 1,73     |

Tabelle 7. *Geschlechtsverteilungsquotient der Tumoren im Vergleich zum Geschlechtsverteilungsquotienten der Bevölkerung. (Berechnet nach Angaben des Statistischen Bundesamtes 1952—1966)*

| Altersgruppe | An bösartigen Neubildungen und Neubildungen der lymphatischen und blutbildenden Organe Verstorbene | Lebende Bevölkerung |
|--------------|-----|-----|
| 0—1 Jahr     | 1,05 | 1,05 |
| 1—5 Jahre    | 1,20 | 1,06 |
| 5—10 Jahre   | 1,36 | 1,05 |
| 10—15 Jahre  | 1,32 | 1,04 |
| 15—20 Jahre  | 1,52 | 1,04 |
| 0—20         | 1,32 | 1,05 |

Tabelle 8. *Morbidität, Mortalität (auf 100000 Lebende), Letalität (auf 100 Erkrankte) an Malignomen in Mittel-/Ostdeutschland 1955. (Nach Wildner)*

| Alter | Morbidität | | | Mortalität | | | Letalität | | |
|-------|---|---|---|---|---|---|---|---|---|
|       | ♂ | ♀ | ♂+♀ | ♂ | ♀ | ♂+♀ | ♂ | ♀ | ♂+♀ |
| 0—5 Jahre   | 8,6  | 8,7 | 8,6 | 9,9 | 10,6 | 10,3 | —    | —    | —    |
| 5—10 Jahre  | 7,7  | 4,4 | 6,1 | 7,9 | 5,0  | 6,5  | —    | —    | —    |
| 10—15 Jahre | 7,0  | 6,0 | 6,5 | 6,8 | 4,8  | 5,8  | 97,9 | 80,0 | 89,8 |
| 15—20 Jahre | 10,7 | 8,3 | 9,5 | 8,1 | 5,7  | 6,9  | 75,9 | 68,2 | 72,5 |

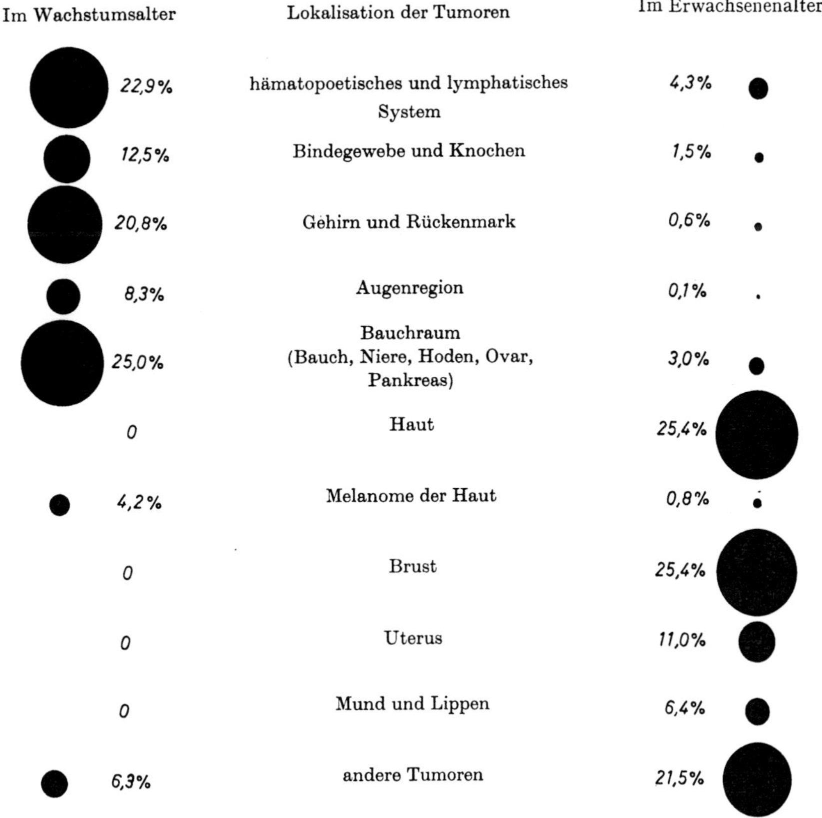


Abb. 9. Unterschiede in der Tumorlokalisation zwischen Wachstums- und Erwachsenenalter

einem Anteil zwischen 0,14 und 0,48% ; auf die ersten 20 Lebensjahre bezogen ergibt sich eine Tumorrelation des männlichen zum weiblichen Geschlecht von 1,32 gegenüber einem Bevölkerungsgeschlechtsverteilungsquotienten von 1,05 für die gleichen Altersklassen. Aus der Übersicht von WILDNER (Mittel-Ostdeutschland 1955) über die Morbidität, Mortalität und Letalität von Tumoren ergibt sich ebenfalls eine deutliche Disposition des männlichen Geschlechtes mit Ausnahme der Altersgruppe der 0—5jährigen. Hier zeichnet sich für die Morbidität und die Mortalität ein geringes Überwiegen des weiblichen Geschlechtes ab (Tabelle 8).

Gliedert man die *Geschlechtsverteilung* nicht nach größeren Altersgruppen, sondern *nach einzelnen Jahren* auf, so ergeben sich aus der allgemeinen Tendenz eines Überwiegens des männlichen Geschlechtes kleinere Korrekturen. Fast übereinstimmend werden im 1. Lebensjahr bei Mädchen mehr Tumorfälle gefunden als bei Knaben, vom 3. bis zum 12. Lebensjahr überwiegen die Tumorerkrankungen bei Knaben

recht deutlich, während in der Präpubertät und Pubertät wieder eine leichte Mehrerkrankung an Tumoren bei Mädchen gefunden wird (Abb. 8). Dieses erhöhte Morbiditätsrisiko der Mädchen ist in manchen Ländern im 1. Lebensjahr erheblich, so ergibt sich (Tabelle 4) in Mozambique bei den 0—5jährigen ein Geschlechtsverhältnis von Knaben:Mädchen = 8,3:15. In Südafrika beträgt das Geschlechtsverhältnis in der gleichen Altersgruppe 7,7:9,7, in Connecticut 17:18,5. Von den insgesamt an bösartigen Neubildungen einschließlich der lymphatischen und blutbildenden Organe zwischen 1952 und 1966 in der Bundesrepublik verstorbenen 0—1jährigen betrug das prozentuale Verhältnis Knaben:Mädchen = 4,2:5,3, bei den 1—5jährigen Knaben:Mädchen 28,3:31,2 (Tabelle 5). Berechnet man den Quotienten der prozentualen Tumorhäufigkeit zum prozentualen Bevölkerungsanteil so ergibt sich bei den 0—1jährigen bei Knaben ein Quotient von 0,75, bei Mädchen von 0,95, bei den 1—5jährigen bei Knaben von 1,34, bei Mädchen zu 1,47; bei den 15—20jährigen beträgt das Verhältnis von Jungen zu Mädchen 1,07:0,94; hier ergeben sich also Unterschiede zu den klinischen Morbiditätsübersichten.

## Verteilung der Tumorformen

Das den malignen Tumoren zugrundeliegende Prinzip eines abnormen, eigengesetzlichen Wachstums bringt es mit sich, daß die Tumoren im Wachstumsalter erhebliche Unterschiede zu den Formen und Verläufen im Erwachsenenalter aufweisen. Diese Unterschiede treffen sowohl für die Lokalisation als auch für die Art des Tumors und den zeitlichen Ablauf zu. In bezug auf die Lokalisation entfallen — wie die nach Zahlenangaben von Pedersen erstellte Abb. 8 veranschaulicht — auf Tumoren des hämatopoetischen Systems 22,9%, des Gehirns und Rückenmarks 20,8%, des Bauchraumes 25%, des Bindegewebes und Knochens 12,5%, der Augenregion 8,3%. Während diese Tumorlokalisationen beim wachsenden Menschen zusammen rund 90% aller Tumoren umfassen, ent-

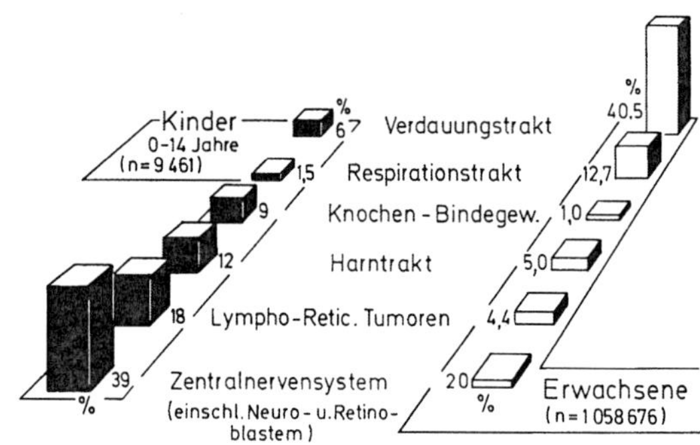


Abb. 10. Organverteilung der wichtigsten malignen Tumoren im Kindesalter ($n = 9461$) und beim Erwachsenen ($n = 1058676$). Da nur die wichtigsten Tumoren aufgeführt sind, fehlen dem Gesamtkollektiv (100%) im Kindesalter 14,4% und beim Erwachsenen 34,4%, die auf „sonstige", hier nicht angegebene Geschwülste entfallen. (N. Bachmann)

Tabelle 9. *Die häufigsten Tumoren im Kindesalter (Schrifttumsübersicht nach* Cocchi*)*

| Autoren (Jahr) | 1. Stelle | 2. Stelle | 3. Stelle | 4. Stelle |
| --- | --- | --- | --- | --- |
| Helmholtz (1931) | Intrakranial | Leukämien | Knochen | Nieren |
| Christie-Spital-Manchester (1941–1945) | intrakranial | Leukämien | Knochen | Nieren |
| Wilams (1946) | Knochen | intrakranial | Augen | Leukämien |
| Drageon (1947) | Knochen | Nieren | Augen | Leukämien |
| Kinderspital Birmingham (1937 and 1947) | Leukämien | intrakranial | Nieren | |
| Kinderspital Manchester (1943–1947) | Leukämien | intrakranial | Nieren | |
| Kinderspital Great-Ormond-Str. (1947) | Leukämien | intrakranial | Nieren | |
| Steiner (1947) | Leukämien | intrakranial | Nieren | |
| Denoix (1948) | Verdauungstrakt | Nieren | | |
| MacDonald (1948) | Leukämien | Knochen | intrakranial | Nieren |
| Videbaek (1950) | Leukämien | Weichteile, intrakranial | Haut | Nieren |
| Anderson (1951) | Leukämien | intrakranial | Weichteile | Lymphsystem |
| de Toni (1952) | Leukämien | intrakranial | Nieren | Lymphogranulomatose |
| Lawrence u. Donlan (1952) | Leukämien | Knochen, Weichteile | Harnwege | Auge, Lymphsystem |
| Bufkin u. Davison (1953) | intrakranial | Knochen | Leukämien | Harnwege |
| Metropolitan Lebensversicherung | Leukämien | intrakranial | Harnwege | Knochen |

fallen auf die gleichen Lokalisationen und Arten beim Erwachsenen nur 9,5%. Diese prozentualen Werte haben keine absolute Gültigkeit, sind aber repräsentativ für die Lokalisation. Wie wenig diese Lokalisationen, die zugleich auch einen gewissen Indicator der Tumorarten darstellen, von geographischen und Populationsfaktoren abhängen, geht aus einer Zusammenstellung von COCCHI hervor, der eine Übersicht über die 3 oder 4 häufigsten Tumorlokalisationen im Kindesalter erstellt hat (Tabelle 9). Diese verschiedenen Angaben in eine tabellarische Übersicht erbracht (Tabelle 10) ergeben als repräsentativen Durchschnitt folgende Lokalisationsreihenfolge:

Tabelle 10

1. Leukämien-Retikulosen
2. Gehirntumoren
3. Tumoren des Bauchraumes
4. Tumoren der Weichteile
5. Knochentumoren
6. Tumoren der Augenregion
7. Lymphogranulomatose
8. Tumoren des Brustraumes
9. Sympathogoniome
10. Neurofibromatose

Faßt man mehrere klinische Statistiken zusammen — wobei zu berücksichtigen ist, daß das Krankengut dieser Kliniken nicht einheitlich war — so ergibt sich aus der Auswertung von 12 Klinikstatistiken mit insgesamt 2897 Fällen folgende prozentuale Verteilung:

| | |
|---|---|
| Leukosen | 27% |
| Tumoren des Zentralnervensystems | 21% |
| Nierentumoren | 9% |
| Tumoren des Skeletes | 8% |
| Tumoren der Weichteile | 8% |
| Sympathogoniome | 0,5% |

Einige größere klinische Erhebungen sollen nachfolgend als Beispiele für die Verteilung, aber auch für die unterschiedliche Unterteilung der Tumoren detailliert aufgeführt werden.

Die 393 Fälle der von 1945—1960 an der Prager radiologischen Klinik beobachteten malignen Tumoren bei Kindern bis zu 14 Jahren gliedern sich auf nach der Lokalisation:

| | |
|---|---|
| Zentrales und peripheres Nervensystem | 128 Fälle = 32,6% |
| Hämatopoetisches und Lymphsystem | 90 Fälle = 23% |
| Uropoetisches System | 71 Fälle = 18% |
| Knochensystem | 25 Fälle = 6,4% |
| Genitalorgane | 16 Fälle = 4,1% |
| Haut | 14 Fälle = 3,6% |
| Weichteile | 13 Fälle = 3,3% |

Auffällig ist hier der relativ hohe Anteil an Malignomen des Nervensystems und der Haut.

An den 334 Tumoren der Radiotherapeutischen Klinik Zürich von 1920—1957 waren beteiligt (COCCHI):

| | |
|---|---|
| Nervensystem | 157 Fälle = 47,0% |
| Leukämien und Lymphsystem | 71 Fälle = 21,2% |
| Skelet | 46 Fälle = 13,7% |
| Urogenitalsystem | 33 Fälle = 9,9% |
| Obere Luft- und Speisewege, Speicheldrüsen | 8 Fälle = 2,4% |
| Weichteile | 7 Fälle = 2,1% |
| Darm und Leber | 5 Fälle = 1,5% |
| Haut | 3 Fälle = 1,0% |
| Schilddrüse | 2 Fälle = 0,6% |
| Pleura | 2 Fälle = 0,6% |

Auch hier stehen die Tumoren des Nervensystems an erster Stelle, während sie sonst meist hinter den Neubildungen des lymphatischen und blutbildenden Gewebes rangieren. Beide Statistiken stammen aber aus radiologischen Kliniken, deren Patientengut gemäß der beson-

Tabelle 11. *Die einzelnen Tumorformen unter 602 malignen Tumoren des Kindesalters (Univ.-Kinderklinik Heidelberg 1938—1958)*

| Systematisierte Tumoren | | | Lokalisierte Tumoren | | |
|---|---|---|---|---|---|
| 231 | Fälle | % | 371 | Fälle | % |
| Leukosen | 165 | 27,4 | Zentralnervensystem | 148 | 24,58 |
| Retikulosen | 12 | 1,99 | Bauchraum (davon 33 Nierentumoren) | 82 | 13,95 |
| Lymphogranulomatose | 32 | 5,31 | Weichteile | 51 | 7,97 |
| Sympathogoniome | 12 | 1,99 | Brustraum | 32 | 5,31 |
| Neurofibromatose | 10 | 1,6 | Skelet | 29 | 4,81 |
| | | | Nasen-Rachen-Raum | 9 | 1,49 |
| | | | Geschlechtsorgane | 6 | 0,99 |
| | | | Drüsen | 3 | 0,49 |
| | | | Haut | 1 | 0,16 |
| | | | andere Lokalisationen | 10 | 1,6 |

Tabelle 12. *Prozentuale Verteilung der Tumorformen unter 994 Fällen aus dem Bezirk Manchester (1953—1963)*

| | |
|---|---|
| Leukämien | 29,5% |
| Sonstige reticuloendotheliale Tumoren | 8,6% |
| Gliome | 17,0% |
| Tumoren des lymphatischen Nervensystems | 7,5% |
| Retinoblastome | 3,1% |
| Tumoren des Bindegewebes | 11,8% |
| Wilms-Tumoren | 5,4% |
| Andere Tumoren des Urogenitalsystems | 1,0% |
| Teratome | 4,1% |
| Epitheliale Tumoren | 3,8% |
| Ewing-Tumoren | 2,4% |
| Andere Tumoren | 3,4% |
| Histologisch nicht bestimmbare Tumoren | 2,2% |

Tabelle 13. *Unter den in den Jahren 1952—1966 bei den 0—20jährigen zum Tode führenden bösartigen Neubildungen und Neubildungen der lymphatischen und blutbildenden Organe waren am häufigsten vertreten:*

*Bei Knaben und Mädchen:*

| | |
|---|---|
| Leukämie | 43,0% |
| Neubildungen des Gehirns und sonstiger Teile des Nervensystems | 11,4% |
| Neubildungen der Knochen | 7,0% |
| Neubildungen der Niere, Harnblase und sonstiger Harnorgane | 6,2% |
| Lymphogranulomatose | 5,3% |
| Lymphosarkom und Reticulosarkom | 5,1% |

*Bei Knaben:*

| | |
|---|---|
| Leukämie | 43,6% |
| Neubildungen des Gehirns und sonstiger Teile des Nervensystems | 11,1% |
| Neubildungen der Knochen | 6,9% |
| Lymphogranulomatose | 5,9% |
| Lymphosarkom und Reticulosarkom | 5,8% |
| Neubildungen der Niere, Harnblase und sonstiger Harnorgane | 5,3% |

*Bei Mädchen:*

| | |
|---|---|
| Leukämie | 42,0% |
| Neubildungen des Gehirns und sonstiger Teile des Nervensystems | 11,6% |
| Neubildungen der Niere, Harnblase und sonstiger Harnorgane | 7,5% |
| Neubildungen der Knochen | 7,2% |
| Lymphogranulomatose | 4,5% |
| Lymphosarkom und Reticulosarkom | 4,1% |

Tabelle 14. *Unter den in den Jahren 1952—1966 bei den 0—20jährigen zum Tode führenden gut- und bösartigen Neubildungen waren am häufigsten vertreten:*

*Bei Knaben und Mädchen:*

| | |
|---|---|
| Leukämie | 35,9% |
| Neubildungen des Gehirns und sonstiger Teile des Nervensystems | 21,6% |
| Bösartige Neubildungen der Knochen | 5,9% |
| Bösartige Neubildungen der Niere, Harnblase und sonstiger Harnorgane | 5,2% |
| Lymphogranulomatose | 4,5% |
| Lymphosarkom und Reticulosarkom | 4,3% |

*Bei Knaben:*

| | |
|---|---|
| Leukämie | 36,7% |
| Neubildungen des Gehirns und sonstiger Teile des Nervensystems | 21,1% |
| Bösartige Neubildungen der Knochen | 5,8% |
| Lymphogranulomatose | 5,0% |
| Lymphosarkom und Reticulosarkom | 4,9% |
| Bösartige Neubildungen der Niere, Harnblase und sonstiger Harnorgane | 4,5% |

*Bei Mädchen:*

| | |
|---|---|
| Leukämie | 34,8% |
| Neubildungen des Gehirns und sonstiger Teile des Nervensystems | 22,0% |
| Bösartige Neubildungen der Niere, Harnblase und sonstiger Harnorgane | 6,2% |
| Bösartige Neubildungen der Knochen | 6,0% |
| Lymphogranulomatose | 3,8% |
| Lymphosarkom und Reticulosarkom | 3,4% |

(Nach den Mortalitätsstatistiken der BRD 1952 bis 1966.)

1938 und 1958 registriert wurden, sind in der Tabelle 11 unterteilt in systematisierte und lokalisierte Tumoren; der höchste Prozentsatz entfällt auf die Leukosen mit 27,4%, an zweiter Stelle stehen Tumoren des zentralen Nervensystems mit 24,5%.

Unter den zwischen 1953 und 1963 bei Kindern unter 15 Jahren im Bezirk Manchester registrierten 994 Fällen ergab sich folgende Verteilung (Tabelle 12).

Geht man nicht von klinischen Beobachtungen aus, d. h. den Morbiditätszahlen an den Kliniken, sondern von den Todesfällen, so ergibt sich ein anderes Verteilungsmuster der Tumoren. Wie die Tabelle 13 zeigt, ist der Anteil der Leukämien an den Todesfällen der 0—20jährigen mit rund 43% wesentlich höher als in den klinischen Erhebungen; selbst wenn man gut- und bösartige Tumoren zusammenrechnet, beträgt der Anteil der Leukämien an den Todesfällen noch rund 36% (Tabelle 14). Rechnet man

deren Ausrichtung dieser Kliniken schon einer gewissen Auslese unterworfen ist. Und es ist einleuchtend, daß sich in anderen Kliniken, je nach dem zur Verfügung stehenden Krankengut, die Akzente verschieben können.

Die 602 malignen Tumoren, die an der Universitäts-Kinderklinik Heidelberg zwischen

den Neoplasmen des hämatopoetischen Apparates noch jene der lymphatischen Gewebe hinzu, so entfallen auf die lymphoretikulären Gewebe rund 50 % aller Todesfälle an bösartigen Neubildungen bei 0—20jährigen. Optisch am eindrucksvollsten kommt dieses Überwiegen von Tumoren mesenchymaler Provenienz in der Abb. 10 zum Ausdruck, aus welcher sich ein Anteil von 54,6 % für die Tumoren der lymphoretikulären Gewebe ergeben (BACHMANN).

Tumorarten und Tumorlokalisationen sind nicht gleich auf beide Geschlechter verteilt. Sowohl bei den Jungen als auch bei den Mädchen stehen die Leukämien und die Tumoren des Nervensystems an den ersten beiden Stellen der Verteilungs- und Lokalisationsfrequenz. Beim männlichen Geschlecht liegen die Knochentumoren an 3. Stelle und werden gefolgt von Geschwülsten des lymphatischen Gewebes (Lymphogranulomatose, Lympho- und Reticulosarkom). Bei den Mädchen dagegen stellen Tumoren der Harnorgane die dritthäufigste Tumorlokalisation vor den Knochentumoren dar. Die geringere Beteiligung des lymphatischen Apparates an den Tumoren des weiblichen Geschlechtes im Wachstumsalter ist der markanteste Geschlechtsunterschied überhaupt.

## Literatur

ABATH, E. C., LIRA, V., LINS, F. M., RIBEIRO, N.: Tumoren im Kindesalter. Pediat. prát. (S. Paulo) 32, 203 (1961).

BACHMANN, K. D.: Bösartige Tumoren. Dtsch. Arzt 20, 794 (1970).

BALOCCO, A.: Considerazioni sulla patologia tumorale nella casistica della Clinica Pediatrica Universitaria di Torino nel decennion 1952—1961. Minerva pediat. 14, 1035 (1962).

BESUCHIO, S. C.: Problèmes posés par la pathologie néoplasique infantile en Argentine. Ann. Chir. plast. 4, 313 (1963).

BJELKE, E.: Malignant neoplasms in children and young adults. Nord. Med. 70, 770 (1963).

COORAY, G. H., PERERA, R.: The pattern of neoplastic disease in Ceylonese infants and children. An analysis of six hundred and sixty tumours. Brit. J. Cancer 20, 1 (1966).

CURTENAU, G., COSTA, A., VLAD, I., PAPILIAN, V. V., CALUSERU, I.: Klinisch-anatomische Aspekte aus der onkologischen Pathologie der Kinder. Klinisch-anatomisches Studium über 157 verifizierte Fälle. Pediatria (Buc.) 13, 421 (1964).

DELGADO, J. L.: Tumores en el niño. Revision sobre los casos habidos en el Hospital Central de Barquisimeto desde su apertura en 1955 hasta 1960 inclusive. Arch. venez. Pueric. 26, Nr 89, 98 (1963).

DÉNES, J.: Maligne Geschwülste im Kindesalter. Orv. Hetil. 104, 1836 (1963).

DLUHOS, M., HABANEC, B., SCHEJBAL, V.: Tumors of childhood in our practice. A statistical analysis of the necropsy material of the Second Institute of Pathological Anatomy, Medical Faculty, J. E. Purkyne University, Brno, autopsied in the years 1955—1961. Neoplasma (Bratisl.) 10, 75 (1963).

DOLL, R., PAYNE, P., WATERHOUSE, J.: Cancer incidence in five continents. Berlin-Heidelberg-New York: Springer. Bd. I: 1966; Bd. II: 1970.

ERDÖS, Z., SZÖKE, L., SZEDER, M., TÖRÖK, A.: Über die Tumoren des Säuglings- und Kindesalters. Gyermekgyógyászat 19, 174 (1968).

FALCHI, G., GERLINI, F.: Rilievi clinico-statistici sulle forme tumorali osservate nel corso degli ultimi quindici anni alla Clinica pediatrica dell'Università di Roma. Arch. ital. Pediat. 19, 391 (1959).

FAZIO, N., MINICUCI, P.: Considerazioni su 144 casi di tumori infantili. Riv. pediat. sicil. 15, 118 (1960).

GEORGESCU, D. C.: Die bösartigen Geschwülste im Verhältnis zum Alter und ihre Bedeutung bei Kindern und Halbwüchsigen. Oncol. Radiol. 5, 1 (1966).

HAMPERL, H.: Lehrbuch der Allgemeinen Pathologie und Pathologischen Anatomie. Berlin-Göttingen-Heidelberg: Springer 1960.

HECKER, W. CH., DÖRR, D.: Maligne Tumoren im Kindes- und Jugendalter. Klinik und Prognose. Dtsch. med. J. 15, 570 (1964).

HEINISCH, H. M.: Vergleichende Untersuchungen über die Abhängigkeit von Todesalter und Grundkrankheit bei 2- bis 15jährigen Kindern auf Grund der Ergebnisse von 1262 Sektionen. Mschr. Kinderheilk. 108, 485 (1960).

KONSTANTINOVA, B., KASABOVA, L. L.: Tumours in childhood. Pediatria (Sofia) 5, 597 (1966).

KRAUZE, M., ZAREBA, J.: Die Neoplasmen bei Kindern auf Grund 12jähriger Beobachtung. Kinderärztl. Prax. 33, 371 (1965).

KVAPIL, F., VICH, Z.: Tumours in childhood observed at the radiological Clinic Prague in the years 1945—1960. Neoplasma (Bratisl.) 8, 601 (1961).

LIPPERT, H. TH.: Disposition von Neoplasmen im Kindesalter. Inaug.-Diss., Heidelberg 1960.

MARCER, V.: Le neoplasie maligne osservate all'Ospedale Infantile Alessandri di Verona dal 1947 ad oggi. Fracastoro 60, 318 (1967).

MARSDEN, H. B., STEWARD, J. K.: Tumours in children. Berlin-Heidelberg-New York: Springer 1968.

MUIR, C. S.: Cancer in Singapore children. Cancer (Philad.) 14, 534 (1961).

NABAWY, M., GABR, M.: Incidence of malignant disease in infancy and childhood. J. Eygpt. med. Ass. 42, 203 (1959).

NAGAI, H., TOMURA, H., MIKAWA, H., OKUBO, Y., WATANABE, Y., FUKUHARA, F.: Some observations on the incidence and course of neoplastic diseases in Japanese children. Ann. paediat. jap. 6, 195 (1960).

OLIVIERI, V., SORGE, A.: Sui tumori maligni dell'infanzia. Contributo statistico e terapeutico. Arch. Med. interna (Parma) 14, 161 (1962).

Ramakumar, L., Prakash, C., Sood, S. C., Singh, H.: Chronic myeloid leukaemia in childhood. Indian J. Pediat. **30**, 81 (1963).

Ramos, J. L. A., Sulva, J. A., Cabral, A. D.: Malignant abdominal tumours in infancy and childhood: incidence and clinical diagnosis. Rev. Hosp. Clin. Fac. Med. S. Paulo **21**, 32 (1966).

Sansotta, S.: Rilievi statistici sui tumori maligni della infanzia accertati negli Spedali Riuniti di Arezzo nel ventennio 1939—1958. Pediatria (Napoli) **68**, 1114 (1960).

Schmid, F.: Maligne Tumoren im Kindesalter. In: Linke, A., Früherkennung des Krebses. Stuttgart: Schattauer 1962.

Schweisguth, O.: Les tumeurs malignes chez l'enfant. Ann. Pédiat. **35**, 439 (1959).

Squartini, F., Bolis, G. B.: Tumori dell'infanzia e dell'adolescenza: analisi statistica e classificazione di 579 casi. Lav. Ist. Anat. Univ. Perugia **26**, 59 (1966).

Stas, F., Pijpers, P.: Maligne Hämatome bei Kindern. Maandschr. Kindergeneesk. **34**, 14 (1966).

Statistisches Bundesamt Wiesbaden: Fachserie A: Bevölkerung und Kultur. Reihe 7: Gesundheitswesen. 1952—1966. Stuttgart u. Mainz: Kohlhammer.

Stout, A. P.: Tumeurs d'origine mésenchymateuse chez l'enfant. Ann. Anat. path., N. S. **5**, 433 (1960).

Szava, I., Geambazu, E., Hirsch, E., Kelemen, A.: Über das Problem der malignen Tumoren bei Kindern. Chirurgia (Buc.) **13**, 501 (1964).

Torres Marty, L.: Problemas medico-sociales que promueven los canceres y leucosis del niño. Arch. Pediat. (Barcelona) **10**, 241 (1959).

Vaerenbergh, P. M. van, Simons, M.: Therapie der Tumoren im Kindesalter. Strahlentherapie, Sonderbd. **66**, 190 (1967).

Virág, I., Modan, B.: Epidemiologic aspects of neoplastic diseases in Israeli immigrant population. I. Malignant neoplasmas in childhood. Cancer (Philad.) **23**, 137 (1969).

Volkov, M. V., Brzhezovsky, M. M.: Neoplasms in childhood. Pediatriya **37**, Nr 11, 46 (1959).

Voyatzis, N., Korres, G., Sarantis, G., Emmanuel, G.: Contributions à l'étude des tumeurs malignes chez les enfants. Arch. Un. méd. balkan. (Bucarest) **5**, 141 (1967).

Wildner, G. P.: Zit. nach Freudenberg, K., Krebsstatistik. In: Linke, A., Früherkennung des Krebses. Stuttgart: Schattauer 1962.

Williams, I. G.: Cancer in children. Ann. roy. Coll. Surg. Engl. **41**, Suppl. 71 (1967).

# Diagnostik (Übersicht)

M. Neidhardt, Mainz

## Anamnese

Die Aufnahme der Vorgeschichte bei Patienten mit Tumoren weist gegenüber den allgemeinen Grundsätzen, wie sie Hellbrügge (siehe dieses Handbuch, Bd. II/1, S. 3ff.) dargestellt hat, keine Besonderheiten auf. Eine spezifische Symptomatik der Krebserkrankung gibt es nicht (Bartelheimer und Maurer).

Gerade bei Kindern sind die angegebenen Beschwerden — wie Blässe, Appetitlosigkeit, Antriebsarmut, Fieberschübe usw. — sehr oft uncharakteristisch. Zahlreiche, auch bereits fortgeschrittene Tumoren sind überhaupt asymptomatisch und werden rein zufällig durch Angehörige oder Arzt entdeckt.

Andererseits geschieht es immer wieder, daß stark tumorverdächtige Zeichen wie Zunahme des Bauchumfanges, Nüchternerbrechen o. ä. über längere Zeiträume hinweg verkannt werden. Angesichts der hervorragenden Bedeutung der Frühdiagnose kommt gerade in der Onkologie einer ausführlichen Erhebung und sorgfältigen Wertung der Anamnese besondere Bedeutung zu.

## Klinische Untersuchung

Da Tumoren auch im Kindesalter bereits zahlreiche Organe befallen können, ist eine Darstellung klinischer Einzelbefunde im Rahmen dieser Übersicht nicht sinnvoll, sondern wird in den Spezialkapiteln erfolgen. Wie immer muß sich der Pädiater bei der Untersuchung aller seiner Sinne bedienen, die kindliche Abwehrreaktion — z.B. bei der Bauchpalpation — zu beruhigen wissen, notfalls eine zweite Untersuchung unter günstigeren Bedingungen vornehmen und sich überhaupt ausreichend Zeit nehmen, um alle vorhandenen Befunde vollständig erfassen zu können. Allerdings sind alle traumatisierenden Maßnahmen wegen der damit verbundenen Gefahr der Auslösung von Metastasen auf ein Minimum zu beschränken. Aus dem gleichen Grund sollen Patienten mit Tumorverdacht nur von wenigen Ärzten untersucht und nicht zu Demonstrationszwecken herangezogen werden.

## Spezialuntersuchungen

Hat die klinische Untersuchung die Verdachtsdiagnose „Tumor" ergeben, so sind Art und Umfang der weiteren diagnostischen Maßnahmen individuell festzulegen. Oberster Grundsatz sollte dabei eine hinreichend genaue Klärung von Tumorsitz und -ausbreitung innerhalb möglichst kurzer Zeit sein. Es erscheint uns nicht zweckmäßig, an dieser Stelle normierte „Untersuchungsgänge" anzuführen. Vielmehr muß je nach den klinischen Gegebenheiten und den örtlich vorhandenen Möglichkeiten eine sinnvolle Auswahl aus den zur Verfügung stehenden Untersuchungsverfahren getroffen werden. Die Anwendung einer diagnostischen Methode lediglich zur Bestätigung eines bereits bekannten und gesicherten Befundes ist insbesondere bei malignen Tumoren um so weniger zu verantworten, als jeder bis zum Therapiebeginn verstreichende Tag die Gefahr einer Metastasierung in sich birgt. Stehen zwei gleichwertige Verfahren zur Verfügung, so ist dem weniger belastenden und traumatisierenden der Vorzug zu geben. Besonderes Augenmerk ist wie immer der Frage zu widmen, welche Strahlenexposition eine röntgenologische oder nuclearmedizinische Untersuchung mit sich bringt.

## Klinisch-chemische Untersuchungsmethoden

Leider lassen die Routineverfahren des klinischen Laboratoriums wie *Blutbild, Urinuntersuchung* und *Blutkörperchensenkungsgeschwindigkeit* in der Tumordiagnostik meist im Stich; vor allem sind sie nicht zur Frühdiagnose zu verwerten (KULPE). Pathologische Veränderungen fehlen entweder überhaupt oder sind überaus vieldeutig.

Der *Gesamteiweißwert* ist in der Regel erst in weit fortgeschrittenen Krankheitsstadien erniedrigt, das *Pherogramm* uncharakteristisch. Die sog. Leberfunktionsproben können auch bei weitgehendem primärem oder sekundärem Tumorbefall dieses Organs noch normal sein. Neuerdings konnte bei Leberzellcarcinomen ein spezifisches fetales Protein im Serum nachgewiesen werden (HOUSTEK et al.). Bei der Lymphogranulomatose hat sich die Fibrinogenbestimmung als Aktivitätsparameter bewährt (TEILLET).

Von den *Fermenten* hat am ehesten noch die Lactatdehydrogenase praktische Bedeutung. SITZMANN fand sie bei 21 Tumorfällen verschiedenster Art deutlich gesteigert, TAGUCHI et al. bei 16 von 21 Fällen. Auch die Glutamat-Oxalat-Transaminase war bei den von SITZMANN untersuchten Fällen meist mäßig erhöht; die übrigen Fermente zeigten kein charakteristisches Muster.

*Hormonbestimmungen.* Bei innersekretorisch aktiven Tumoren hat die Bestimmung der sezernierten Hormone bzw. ihrer Metaboliten große diagnostische Bedeutung erlangt. Nicht immer ergeben sich jedoch Parallelen zwischen biochemischer und biologischer Aktivität. Praktisch am wichtigsten sind die Katecholaminbestimmungen im Urin bei Neuroblastomen und Phäochromocytomen (vgl. Beitrag BACHMANN, sowie SCHWENK, siehe dieses Handbuch, Bd. II/1, S. 606ff.). Dabei ist allerdings zu berücksichtigen, daß manche Sympathicustumoren Stoffwechsel „nebenwege" bevorzugen und weder Vanillinmandelsäure noch Homovanillinmandelsäure ausscheiden, so daß zu ihrem Nachweis weitere Metaboliten, insbesondere Dopamin, bestimmt werden müssen (KÄSER et al.).

Bei den Nebennierenrindencarcinomen und den seltenen Leydigzelltumoren des Hodens sind die 17-Ketosteroide und 17-Hydroxysteroide im Urin vermehrt (vgl. SCHWENK, dieses Handbuch, Bd. II/1, S. 591ff.). Teratome mit chorionepitheliomatösen Bestandteilen bedingen eine erhöhte Gonadotropinausscheidung, Sertolizelltumoren beim Knaben und Granulosazelltumoren beim Mädchen eine Oestrogenvermehrung im Urin (vgl. Beiträge STRAUB, bzw. ECKLER.

## Transillumination

Die Durchleuchtung von Körperteilen mit einer Lichtquelle (Transillumination = Diaphanoskopie), eine einfache und ungefährliche, wenn auch nur orientierende Methode, kann in der Tumordiagnostik zur Abgrenzung solider Massen von flüssigkeits- bzw. luftgefüllten Hohlräumen mit herangezogen werden. Außer bei Schädelprozessen (vgl. MATTHES. dieses

Handbuch, Bd. II/1, S. 81) kommt sie auch im Abdominalbereich (MOFENSEN u. GREENSHER) und bei unklaren Hodenschwellungen zur Anwendung.

## Röntgenuntersuchung

### Leeraufnahme

Grundsätzlich sollte jede Röntgenuntersuchung mit der Übersichts- oder Leeraufnahme — meist in zwei Ebenen — begonnen werden. Sie erlaubt sowohl bei Skelet- als auch bei Weichteiltumoren oft bereits eine recht gute Abgrenzung. Verkalkungen als Folge von Nekrosen können die Diagnose bei bestimmten Tumorarten erleichtern, sind jedoch nicht geschwulstspezifisch.

### Tomographie

Bei der Tomographie (Schichtaufnahmetechnik) führen Röntgenröhre und Kassette eine gekoppelte,

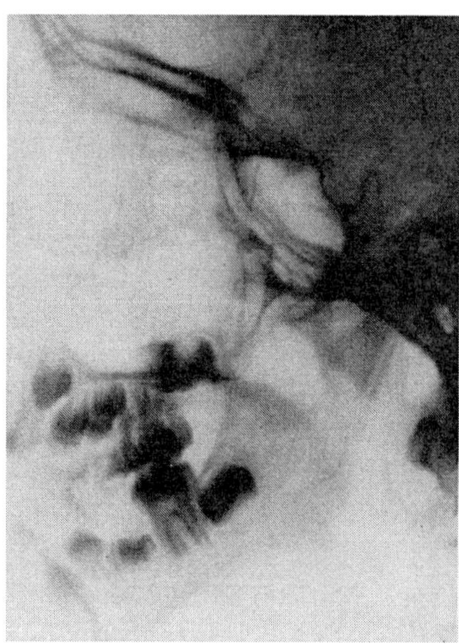

a

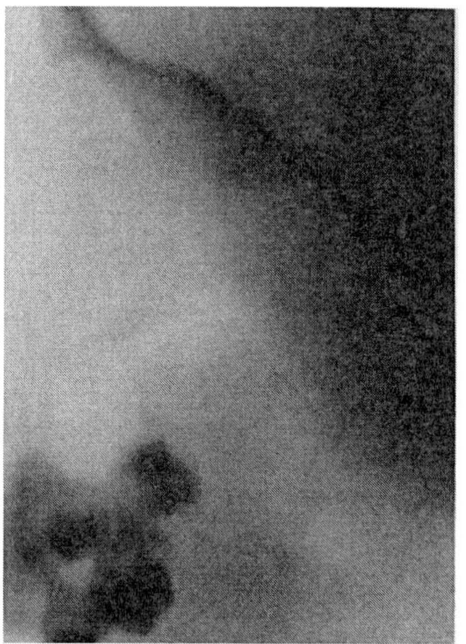

b

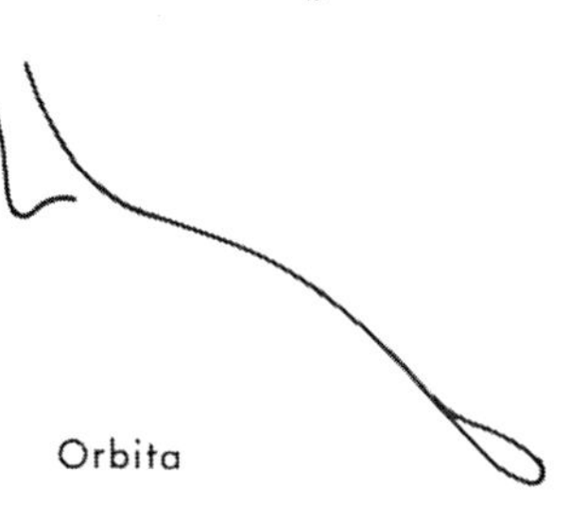


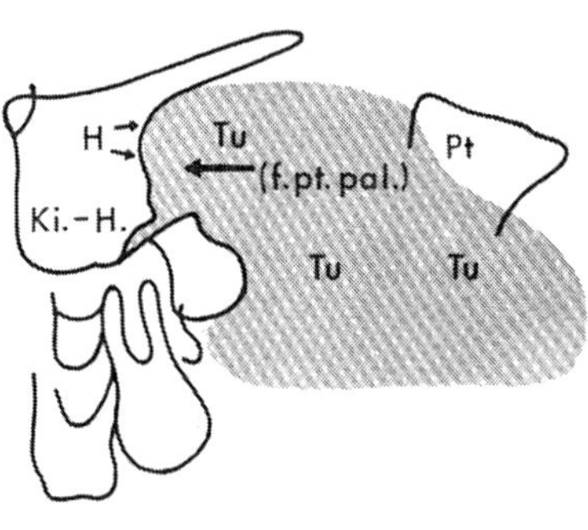


c

gegensinnige Bewegung durch, wobei alle außerhalb der Achse dieser Bewegung liegenden Ebenen des aufgenommenen Objekts einem Verwischungseffekt unterliegen. Dadurch können Strukturen, die sich in einem bestimmten Abstand von der Kassettenebene befinden, deutlicher hervorgehoben und Überlagerungseffekte ausgeschaltet werden (Abb. 11a—c).

Sowohl als isoliertes Verfahren als auch in Kombination mit den Kontrastmitteluntersuchungen (s. S. 19) kommt der Tomographie in der Tumordiagnostik eine erhebliche Bedeutung zu (REISNER u. GOSEPATH). Allerdings sollte bei der Indikationsstellung berücksichtigt werden, daß die Strahlenbelastung um 1 bis 2 Zehnerpotenzen höher liegt als bei einer Übersichtsaufnahme (HARTUNG).

Abb. 11a—c. Bedeutung der Tomographie in der Diagnostik von Schädeltumoren. 6jähriges Mädchen, embryonales (Rhabdomyo-) Sarkom des Oberkiefers. a Übersichtsaufnahme: kein sicher pathologischer Befund. b u. c Schichtaufnahme mit zugehöriger Schemazeichnung: großer Tumor (*Tu*) in der Fossa pterygopalatina (*f.pt.pal.*), der die lateralen Anteile der hinteren Kieferhöhlenwand (*H*) nach vorne verdrängt und den Processus pterygoideus (*Pt*) z.T. arrodiert hat. (Aufn. Doz. Dr. REISNER, Institut für Klinische Strahlenkunde der Universität Mainz)

### Hartstrahltechnik

Durch Erhöhung der Röhrenspannung auf Werte über 100 kV (FRIK, 1961) lassen sich vor allem Tumoren in der Nähe des Bronchialbaums

### Kymographie

Die röntgenographische Aufzeichnung von Bewegungsabläufen mittels des Rasterprinzips (SABAT,

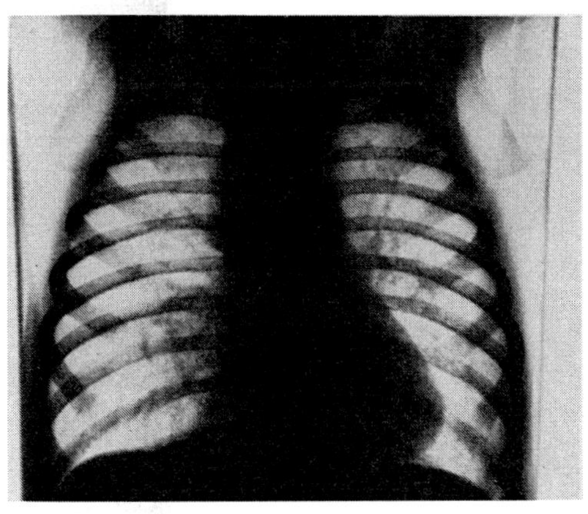

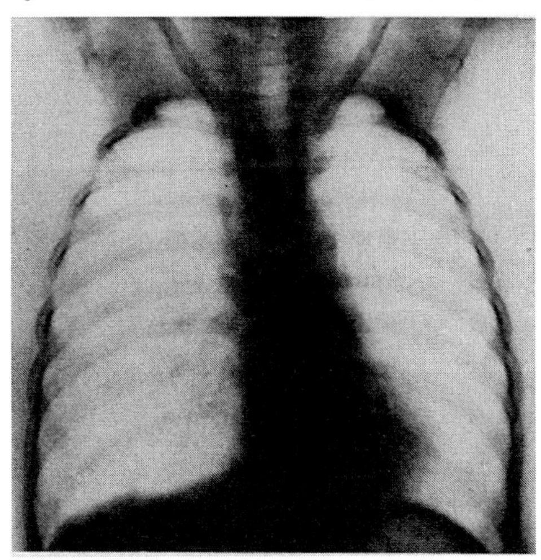

a

b

Abb. 12a u. b. Bedeutung der Hartstrahltechnik in der Diagnostik von Mediastinaltumoren. 1jähriger Knabe, thorakales Lymphosarkom. Die Übersichtsaufnahme (a) zeigt lediglich eine Verbreiterung des oberen Mittelschattens nach beiden Seiten. Auf der Hartstrahlaufnahme (b) läßt sich eine Einengung und Verlagerung der Trachea durch paratracheal liegende vergrößerte Lymphknoten gut erkennen

besser abgrenzen (Abb. 12a u. b). Trotz verkürzter Belichtungszeit ist mit dieser Technik eine Erhöhung der Streustrahlung verbunden (Gonadenschutz!).

1911) hat in der Onkologie insbesondere bei der Differentialdiagnose von Mediastinalverbreiterungen noch eine gewisse Bedeutung. Sie erlaubt eine sichere Unterscheidung zwischen mitgeteilten und Eigenpulsationen, deren Trennung bei der Durchleuchtung zuweilen Schwierigkeiten bereiten kann. Die Entwicklung der Röntgenkinematographie hat der Anwendung der Kymographie allerdings einigen Abbruch getan.

## Untersuchungen mit positiven Kontrastmitteln

### Intravenöse Urographie

Die i.v. Urographie (Technik siehe ZAPP, dieses Handbuch, Bd. II/1, S. 381ff.) nimmt eine zentrale Stellung in der Diagnose abdominaler, vor allem retroperitonealer Tumoren ein. Bei Geschwülsten dieses Bereiches wird sie in der Regel als erste, oft als einzige Röntgenuntersuchung vorgenommen. Renale Tumoren können durch eine Vergrößerung und Deformierung des Organs, durch Kippung der Achse, durch eine röntgenologisch partiell oder total „stumme" Niere oder durch Verzerrung des Pyelons bzw. mangelnde Darstellung einzelner Kelche oder Kelchgruppen in Erscheinung treten. Darüber

hinaus erlauben Verlagerungen sowie Kompressions- und Impressionseffekte an den harnbereitenden und -ableitenden Organen Rückschlüsse auf benachbarte Raumforderungen, z.B. Sympathicustumoren und paraaortale Lymphknotenmetastasen.

Die *Infusionsurographie* (SCHENCKER et al.), Früh- und Spätaufnahmen sowie die Kombination mit der Tomographie (REISNER u. VAN DE WEYER) und den vasographischen Verfahren (s. S. 29ff.) vermögen die Aussagekraft der Methode noch weiter zu erhöhen.

### Magen-Darm-Passage und rectaler Kontrasteinlauf

Die Kontrastmitteldarstellung des Magen-Darmkanals (Technik siehe WOLF, dieses Handbuch, Bd. II/1, S. 318f.) ist vor allem bei der

Diagnose intraperitonealer Geschwülste wertvoll. Schleimhauttumoren können charakteristische Füllungsdefekte bedingen oder im Dop-

2*

pelkontrastverfahren direkt dargestellt werden. In fortgeschrittenen Stadien bedingen sie eine Einengung des Darmlumens. Mesenteriale Geschwülste können zu Pelotteneffekten, Raumforderungen der Nachbarorgane zu Impressionen und Verlagerungen des Gastrointestinaltrakts führen (Abb. 13).

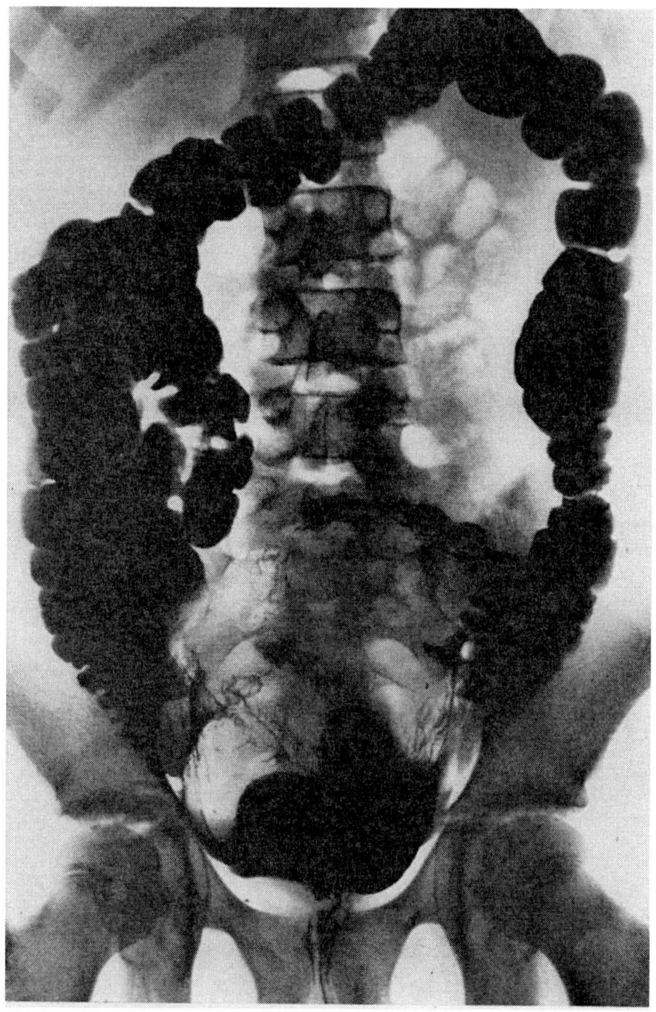

Abb. 13. Rectaler Kontrasteinlauf. 10jähriges Mädchen, Lymphosarkom der Ileocöcalgegend. Ausgeprägter Pelotteneffekt im Bereich des Sigmoids

## Myelographie

Die Darstellung des spinalen Liquorraums mit positiven Kontrastmitteln (SICARD u. FORESTIER, 1922) wird heute am häufigsten mit Jodestern vom Typ des Pantopaque durchgeführt. Die Substanz, welche spezifisch schwerer als Liquor ist, wird lumbal oder suboccipital eingegeben und ihr Weg durch den Subarachnoidalraum nach Umlagerung des Patienten unter Durchleuchtungskontrolle verfolgt. Tumoren können sich als partieller oder kompletter Stop (Abb. 14) oder auch nur als Einengungen des Liquorraums darstellen. Durch gute Technik sind sie recht sicher zu erfassen.

Bei versehentlicher Injektion in eine Vene ist es zu Fettembolien gekommen (STEINBACH u. HILL), weshalb die Untersuchung bei blutiger Punktion abgebrochen werden sollte. Auch sollte man stets bemüht sein, soviel Kontrastmittel wie möglich bei der Operation oder durch Punktion wieder zu entfernen, da eine Resorption nur in sehr geringem Umfang stattfindet. Die Verträglichkeit von Restdepots ist zwar im allgemeinen gut, jedoch treten im Tierexperiment regelmäßig reaktive Arachnoideaproliferationen auf (Schober), und auch beim Menschen ist es in Einzelfällen zu Meningitiden, Fremdkörpergranulomen, Hirnnervenparesen und Wurzelirritationen gekommen (Literatur bei Zeitler u. Dietz). Die Indikationsstellung muß daher streng erfolgen.

Versuche mit Kontrastmittelsuspensionen und wasserlöslichen Kontrastmitteln sind, weil mit schweren radikulären Reizerscheinungen und zuweilen heftigen Allgemeinsymptomen verbunden, bisher insgesamt unbefriedigend verlaufen.

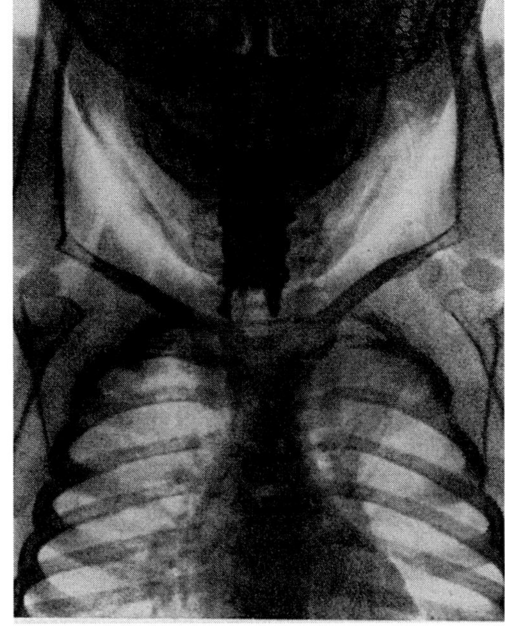

Abb. 14. Myelographie mit positivem Kontrastmittel. 2jähriges Mädchen, thorakales Neuroblastom (Sanduhrtumor). Kompletter Stop in Höhe von $Th_1$. Der craniale Tumoranteil zeichnet sich ab

## Ventrikulographie mit positiven Kontrastmitteln

In seltenen Fällen, insbesondere bei „volumenschwachen Hohlräumen" (Geile), gelingt es auch bei optimaler Technik nicht, mittels Luftfüllung eine sichere Tumordiagnose zu stellen. In dieser Situation kann die Anwendung jodhaltiger Kontrastmittel (Jacobaeus u. Nord, 1924) analog dem Verfahren bei der Myelographie zum Ziel führen.

Hauptindikation des Verfahrens sind Prozesse im Bereich des 3. und 4. Ventrikels sowie des Aquädukts ohne nennenswerte Hydrocephalusbildung (Decker, 1960; Lincke).

*Technik.* Von einem frontalen Bohrloch aus (bei Säuglingen durch die große Fontanelle) werden 3 bis 5 ml Kontrastmittel in das Vorderhorn des Seitenventrikels instilliert. Durch Umlagerung des Kopfes unter Bildwandler- bzw. Fernsehkontrolle bewirkt man den Übertritt des Kontrastmittels in den 3. und anschließend das „Abtropfen" über den Aquädukt in den 4. Ventrikel. Die Befunde werden durch Serienaufnahmen oder Kineradiographie festgehalten und haben den Vorteil großer Deutlichkeit (Abb. 15a u. b).

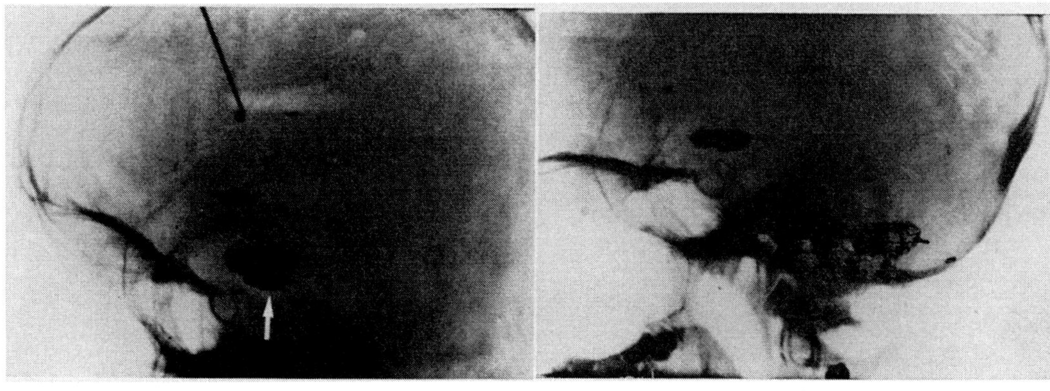

a            b

Abb. 15a u. b. Ventrikulographie mit positivem Kontrastmittel. 9jähriges Mädchen, Rezidiv eines Medulloblastoms. a Einbringung des Kontrastmittels über Seitenventrikel und Kontrolle der Tropfenfolge, die direkt durch das Foramen Monroi den Boden des 3. Ventrikels erreicht. Dieser zeigt eine Ausweitung in die Cisterna pontis (Pfeil). b Nach Lageänderung ist ein Anhalt des Kontrastmittels am Ausgang des erweiterten 4. Ventrikels zu sehen. (Aufn. Prof. Dr. Decker, Nervenklinik der Universität München)

Wegen der grundsätzlichen Bedenken gegen die Einbringung einer nicht resorbierbaren Substanz in den Liquorraum (vgl. Myelographie, S. 20) hat sich die Methode jedoch vielerorts bisher nicht durchgesetzt.

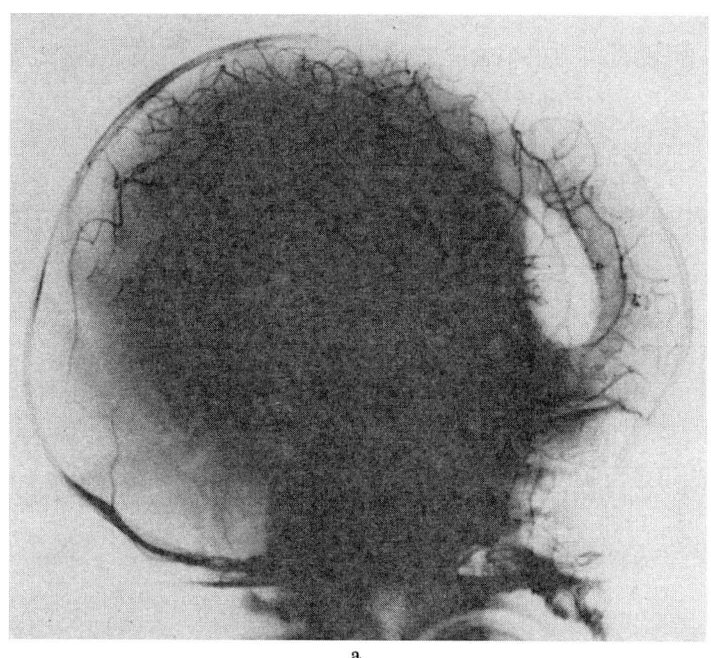

a

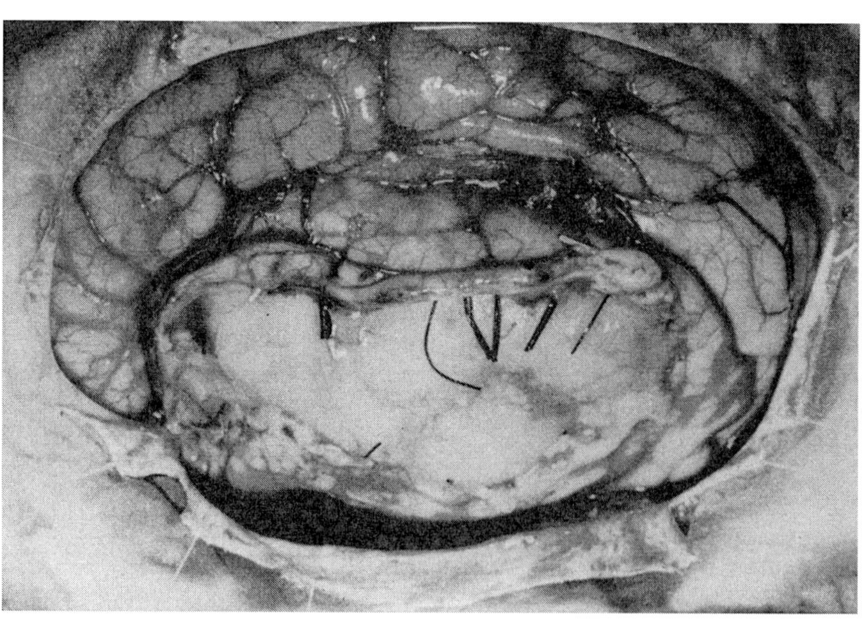

b

Abb. 16a u. b. Cerebrale Arteriographie. 9 Monate alter Knabe, riesiges temporo-parietales Spongioblastom links. a Gefäßarmer Bezirk temporo-parietal, Streckung und Verlagerung der normalen Hirngefäße nach oben und vorne. Zustand nach Pneumoencephalographie. (Aufn. Doz. Dr. van de Weyer, Institut für Klinische Strahlenkunde der Universität Mainz.) b Zugehöriger Operationssitus. (Aufn. Doz. Dr. Dietz, Neurochirurgische Universitätsklinik Mainz.) (Selber Fall wie Abb. 25)

## Angiographie

**Cerebrale Arteriographie.** Die cerebrale Arteriographie kann percutan oder nach Gefäßfreilegung, mit oder gegen den Blutstrom, über die A. carotis oder die A. brachialis bzw. femoralis erfolgen (vgl. dieses Handbuch, Bd. II/1, S. 453).

Bei Verdacht auf supratentoriellen Prozeß wird das Versorgungsgebiet der A. carotis, bei Veränderungen in der hinteren Schädelgrube das der A. vertebralis dargestellt. Rechts lassen sich auch beide Gefäßbereiche gemeinsam durch Gegenstrom- oder durch Katheterangiographie füllen.

Bei der angiographischen Diagnostik im cerebralen Bereich ist auf den Vascularisierungsgrad suspekter Bezirke sowie auf die Verlagerung normaler und die Ausbildung pathologischer Gefäße zu achten. Als Zeichen der Bösartigkeit einer Raumforderung können auch eine frühzeitige (durch arteriovenöse Kurzschlüsse bedingte) Venenfüllung sowie unruhige, nur unscharf von der Umgebung abgesetzte Kontrastmittelanreicherungen gelten. Die topographische Treffsicherheit der Methode ist größer als die artdiagnostische. Multiple Prozesse (z. B. Hirnmetastasen, deren Verlagerungseffekte auf die Hirngefäße sich gegenseitig aufheben) können der Erfassung entgehen. Leider sind die häufigsten infratentoriellen Tumoren des Kindesalters, Medulloblastome und Spongioblastome, nur indirekt durch Gefäßverlagerungen angiographisch faßbar (Abbildung 16a u. b); in der Mehrzahl der Fälle reichern sich diese Tumoren nicht mit Kontrastmittel an (DECKER u. BACKMUND). Vielfach wird daher für dieses Gebiet die primäre Durchführung einer Pneumoencephalographie, evtl. kombiniert mit Tomographie, vorgezogen.

Bei optimaler Technik hat die cerebrale Angiographie eine niedrige Komplikationsrate. Sie sollte allerdings bei Kindern grundsätzlich in Narkose durchgeführt werden.

**Subtraktionsverfahren.** Durch die Subtraktionsmethode (ZIEDSES DES PLANTES) wird der störende Überlagerungseffekt durch Knochenstrukturen mittels technischer Kunstgriffe vermindert bzw. völlig beseitigt, so daß verdeckte kleinere Tumoren besser oder überhaupt erst erkannt werden können. Das Verfahren hat besonders bei der cerebralen Angiographie Bedeutung erlangt (Abb. 17a u. b).

**Aortographie.** Die *thorakale* Aortographie kann in Einzelfällen bei der Differentialdiagnose von Mediastinaltumoren weiterhelfen (Literatur siehe BURGEMEISTER, dieses Handbuch, Bd. VII/1, S. 395). Wesentlich größer ist in der pädiatrischen Onkologie die Bedeutung der *abdominellen* Aortographie (BRINSFIELD et al.; DEBRUN et al.; KÜFFER et al.). Sie sollte jedoch als nicht ganz ungefährliche Methode erst dann zur Anwendung kommen, wenn einerseits die weniger belastenden Verfahren keine endgültige Klärung bringen konnten, andererseits schwerwiegende Entscheidungen wie Vorbestrahlung, Operabilität usw. von dieser abhängen.

*Technik.* Die direkte, translumbale Aortographie (DOS SANTOS et al., 1931) ist heute wegen der damit verbundenen Gefahren weitgehend verlassen und durch die indirekte Kathetermethode von der A. femoralis aus nach der Seldinger- bzw. Hettler-Technik ersetzt worden.

Nur bei Säuglingen ist die operative Freilegung des Gefäßes stets erforderlich; vom 3. Lebensjahr an gelingt die percutane Arterienpunktion bei entsprechender Übung nahezu immer. Kleine bzw. unruhige Kinder müssen eine Allgemeinnarkose bekommen, bei älteren genügt Sedierung und Lokalanaesthesie.

Nach Einführung des Katheters wird dieser unter Bildverstärker-Durchleuchtungskontrolle bis in Höhe des 1. Lendenwirbelkörpers vorgeschoben. Dann werden unter hohem Druck 15—50 ml eines wäßrigen, trijodierten Kontrastmittels injiziert und Serienaufnahmen angefertigt. Üblicherweise kommen Stamm und alle größeren Äste der Bauchaorta zur Darstellung.

Bei besonderer Indikation ist auch eine *selektive* Arteriographie mittels abgewinkelter Katheter möglich, gelingt jedoch nicht regelmäßig und ist bei jüngeren Kindern wegen der Gefahr von Gefäßspasmen auch nicht ganz harmlos.

Man unterscheidet 3 Füllungsphasen: die arterielle, die capilläre (oder Parenchym-) und die venöse Phase. Die Ausscheidung des Kontrastmittels erfolgt über die Niere, so daß man im selben Untersuchungsgang auch eine Urographie erhalten kann.

Tumoren können eine Verlagerung, Ausziehung oder Kompression der Gefäße, in der Parenchymphase je nach Vascularisierung Kontrastmittelanreicherungen oderFüllungsdefekte bedingen. Bei manchen malignen Prozessen finden sich typische wirre Gefäßneubildungen mit pseudoaneurysmatischen Erweiterungen (Abb. 18a u. b). Infolge arteriovenöser Kurzschlüsse kann es zu frühzeitiger Venenfüllung kommen. Gutartige Raumforderungen dagegen (z. B. Cysten) weisen keine pathologischen Gefäße auf und zeigen in der Regel nur bogige

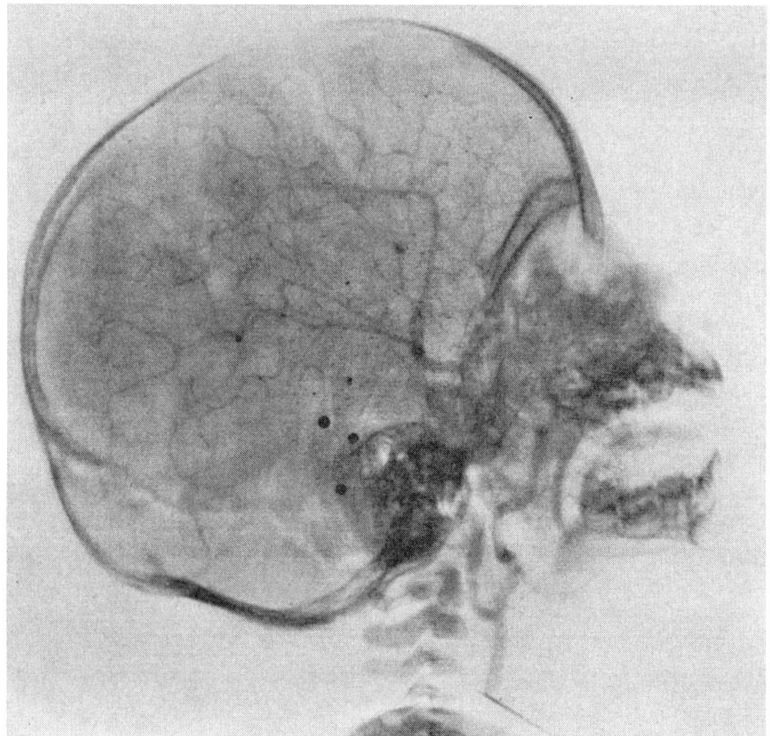

a

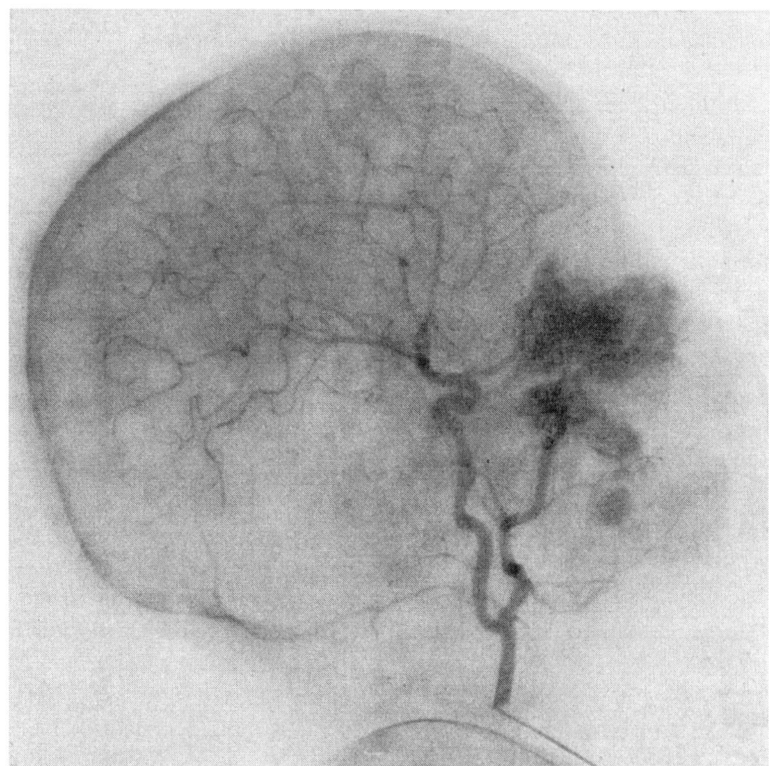

b

Abb. 17a u. b. Subtraktionsverfahren. 5jähriges Mädchen. Großes Hämangiom im Versorgungsbereich der A. carotis ext. a Standardtechnik. b Nach Subtraktion der überlagernden Knochenstrukturen wesentlich deutlichere Darstellung des Krankheitsprozesses. (Aufn. Prof. Dr. Ziedses des Plantes, Akademisch Ziekenhuis, Univ. Amsterdam)

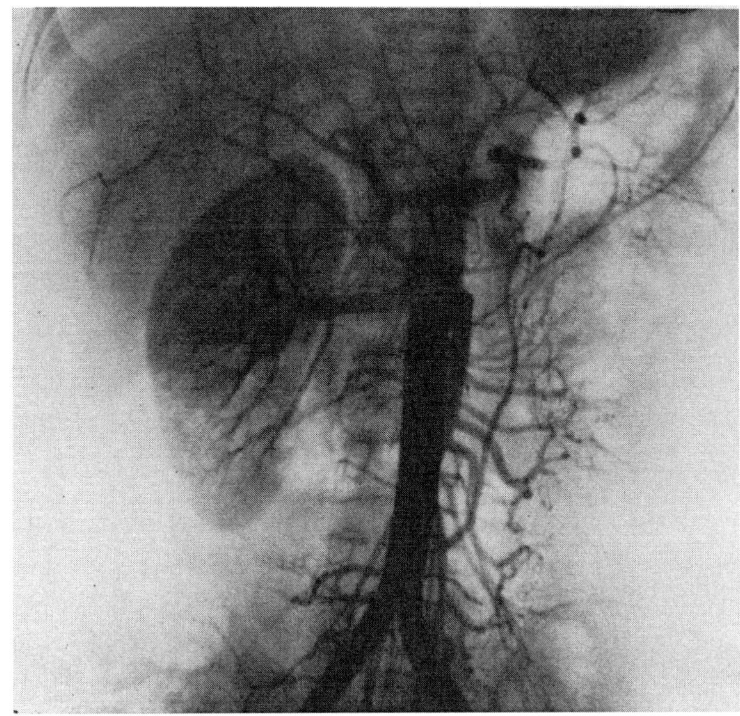

a

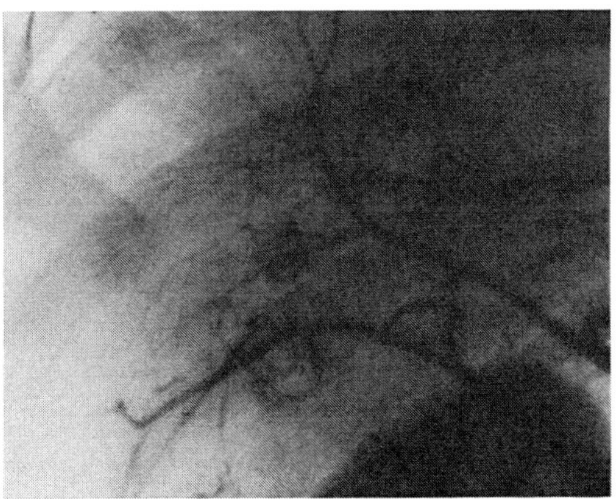

b

Abb. 18a u. b. Abdominale Aortographie. 12jähriges Mädchen, Zustand nach Entfernung der linken Niere und Nebenniere wegen Nebennierenrindencarcinoms. Deutliche Ausbildung pathologischer Gefäße im Leberbereich (s. Ausschnitt). Selber Fall wie in Abb. 26. (Aufn. Doz. Dr. van de Weyer, Institut für Klinische Strahlenkunde der Universität Mainz)

Gefäßverlagerungen. Irrtumsmöglichkeiten sind u. a. bei zentraler Nekrosenbildung gegeben (Boijsen und Folin).

*Komplikationen* sind bei richtiger Technik auch bei jüngeren Kindern selten (Kerk et al.). Die Hauptgefahr ist ein thrombotischer Verschluß der A. femoralis, weshalb Heparinisierung (100 E/kg) sowie die Eröffnung des Gefäßes distal vom Abgang der A. femoralis profunda (zur Erhaltung einer ausreichenden Kollateralzirkulation) empfohlen werden.

### Arteriographie der Knochen und Weichteile.

Tumoren der Knochen und Weichteile können je nach ihrem Sitz von der A. axillaris, brachialis, femoralis oder poplitea aus angiographisch dargestellt werden. Grundsätzliche Schwierigkeiten bei Kindern bestehen nicht (Castellanos), allerdings wird man bei kleineren Kindern die operative Freilegung des Gefäßes oft nicht umgehen können.

Knochenprozesse können schon dann Veränderungen des Gefäßbildes bedingen, wenn sie sich mit den übrigen Röntgentechniken noch nicht darstellen. Allerdings sind zentral gelegene Tumoren weniger gut erfaßbar als randständige, die auf die parossalen Weichteile übergegriffen und ihre Gefäßversorgung z.T. über diese bezogen haben. Als weitere Indikation der Methode werden die exakte Abgrenzung der Tumorausdehnung und die Überprüfung des strahlentherapeutischen Erfolges genannt.

Malignitätszeichen sind neben vorzeitiger Venenfüllung vor allem wiederum die Ausbildung „pathologischer" Gefäße (vgl. oben). Demgegenüber kommt eine einfache Verlagerung, Streckung, Kompression oder Vergröße-

*Technik.* Während beim Erwachsenen die V. femoralis als Zugang dient, empfehlen ALLEN et al. wegen der durch Extravasate im Femoralisbereich bedingten unangenehmen Nebenerscheinungen, die Untersuchung bei Kindern über die V. saphena magna auszuführen. Das Gefäß wird in Höhe des Malleolus tibialis mit einer abgewinkelten Kanüle percutan punktiert; bei kleineren Kindern ist eine Venaesectio erforderlich. An beiden Oberschenkeln dicht unterhalb der Leistenbeugen legt man Staubinden an. Unter hohem Druck wird das wasserlösliche Kontrastmittel (Dosierung wie zur Urographie) so rasch wie möglich injiziert. Wenn nur noch $^1/_4$ der Gesamtmenge in der Spritze verblieben ist, löst man die Staubinde am Bein der Injektion. Auf einer sofort nach Beendigung der Injektion angefertigten Abdomenübersichtsaufnahme stellt sich dann die V. cava caudalis mit ihren Neben-

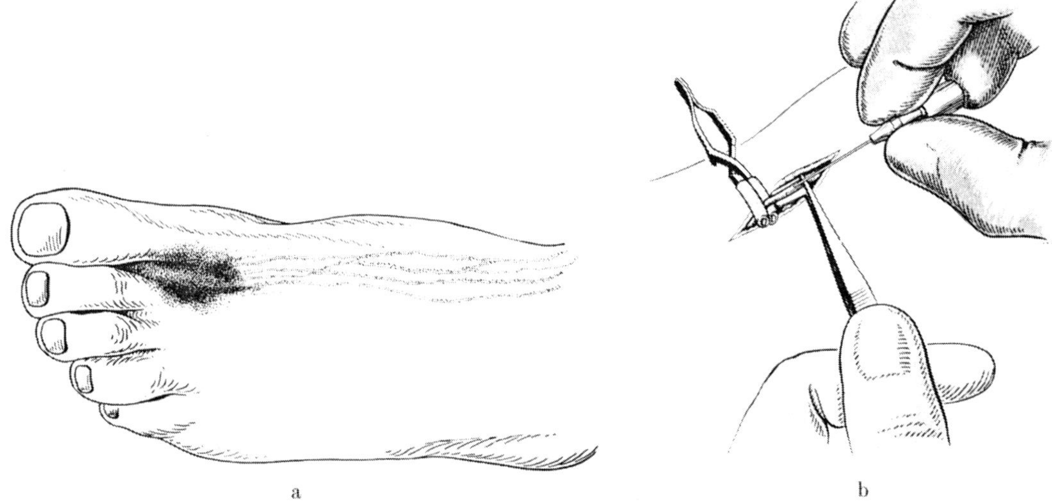

Abb. 19a u. b. Technik der Lymphographie. a Nach Injektion von Patentblau in den 1. Intercarpalraum werden die Lymphgefäße als feine hellblaue Streifen sichtbar. b Nach operativer Freilegung wird ein Lymphgefäß punktiert. (Nach DE ROO)

rung des Gefäßkalibers auch bei gutartigen Prozessen vor. Eine Artdiagnose ist nicht möglich. Auch kann die Angiographie keinesfalls die Probeexcision ersparen (VOGLER u. DEU). Da Knochen- und Weichteilveränderungen andererseits dem chirurgischen Eingriff meist relativ leicht zugänglich sind, tritt die praktische Bedeutung der Angiographie dieser Regionen hinter der des Bauchraums zurück.

**Cavographie.** Die Darstellung der *venösen* Hauptgefäße des Bauchraumes ist technisch einfacher, dafür aber auch in ihrer Aussage weniger ergiebig als die Arteriographie. Immerhin ergibt sie in vielen Fällen zusätzliche Informationen und bietet sich zur Kombination mit der i.v. Urographie bei der Beurteilung von Ausdehnung und Operabilität retroperitonealer Raumforderungen an.

ästen dar. Serienaufnahmen sind in der Regel entbehrlich.

Tumoren können eine Verlagerung bzw. Deformierung und gelegentlich eine Verlegung des Hauptstammes der V. cava bewirken. Die Beurteilung der Seitenäste ist wegen der starken physiologischen Schwankungen und des im Einzelfalle unterschiedlichen Füllungsgrades (verstärkte Füllung beim Pressen!) weniger ergiebig.

**Kontrastmittel-Lymphographie.** Die röntgenologische Darstellung der Lymphgefäße (Lymphangiographie) und Lymphknoten (Lymphadenographie) wurde von KINMOTH (1952) in die Klinik eingeführt. Sie hat vor allem zur Darstellung der pelvinen und retroperitonealen Lymphbahnen praktische Bedeutung erlangt, wo sie auch im Kindesalter zu-

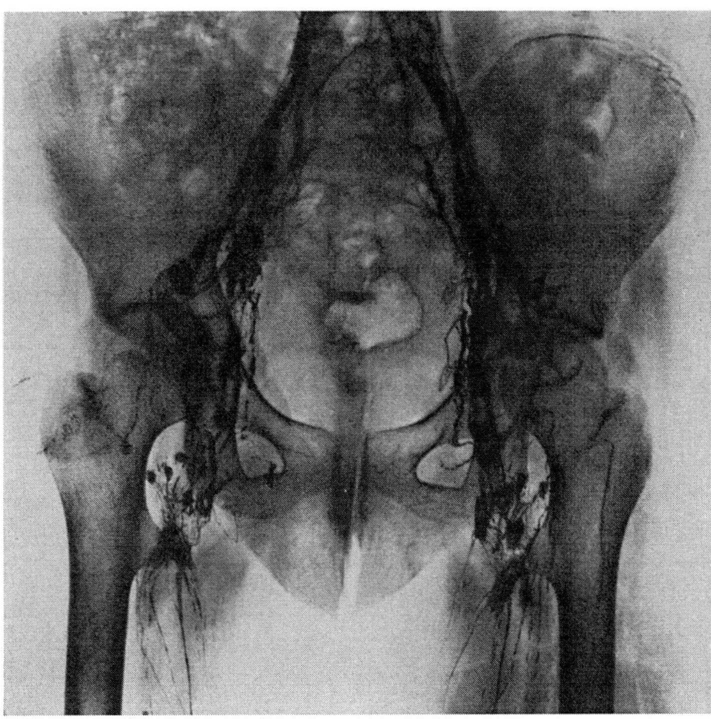

Abb. 20. Lymphographie. Normale Füllungsphase (13jähriges Mädchen). (Aufn. Doz. Dr. HAAS, Institut für Klinische Strahlenkunde der Universität Mainz)

nehmend angewendet wird (ALTMAN et al.; GASQUET et al.; GOUGH).

Die Lymphographie anderer Regionen (obere Extremität, Hals) ist technisch schwieriger; Erfahrungen bei Kindern liegen hiermit kaum vor.

*Technik.* Bei Kleinkindern ist eine Narkose zwecks besserer Immobilisierung ratsam, bei Schulkindern genügt Lokalanaesthesie. Durch subcutane Injektion eines Farbstoffes (Patentblau) in den 1. und 4. Intercarpalraum werden die Lymphbahnen des Fußrückens dargestellt (Abb. 19a). Anschließend muß ein Gefäß freipräpariert und mit einer Spezialkanüle anpunktiert werden (Abb. 19b). Die intravasal liegende Nadel wird gut fixiert und über ein Schlauchsystem mit der Injektionsspritze verbunden. Meist werden Injektionsapparate mit konstanter langsamer Geschwindigkeit (0,1 ml/min) verwandt; bei kleinen Kindern kann die Injektion von Hand zweckmäßiger sein. Als Kontrastmittel dient dünnflüssiges Jodöl. Wenn möglich, füllt man beide Seiten gleichzeitig; durch Kollateralen kann es jedoch auch bei nur einseitiger Füllung wenigstens teilweise zu einer Darstellung der Gegenseite kommen. Das Fortschreiten des Kontrastmittels im Lymphsystem wird unter Bildwandler-Durchleuchtungskontrolle verfolgt. Wenn die Lymphknotenstationen bei $L_4/L_5$ erreicht sind, kann die Injektion beendet werden. Normalerweise werden die retroperitonealen Lymphknoten bis zum Zwerchfell sowie der Ductus thoracicus dargestellt.

Im Kindesalter ist wegen der kleinen anatomischen Verhältnisse mit erhöhten technischen Schwierigkeiten zu rechnen. Die untere Altersgrenze scheint bei Einjährigen zu liegen. Die Verträglichkeit ist bei Kindern nicht schlechter als bei Erwachsenen, wenn man die Kontrastmittelmengen nicht zu hoch wählt (2—6 ml je nach Alter).

*Beurteilung.* Man unterscheidet 2 Phasen der Darstellung: die Füllungsphase während und kurz nach der Injektion (Abb. 20) sowie die Speicherphase 24—48 Std danach. Die Auswertung von Lymphogrammen erfordert größere Erfahrung. Von Bedeutung bei der Erfassung pathologischer Prozesse sind: Lymphstauung, Verlagerung und Abbruch der Lymphgefäße, Kollateralkreisläufe sowie Vergrößerung, Formveränderungen, Füllungsdefekte oder ausbleibende Füllung von Lymphknoten (Abb. 21a u. b).

Wäßrige Kontrastmittel ergeben nur eine Füllungsphase der Extremitäten- bis hinauf zu den Leistenlymphknoten, während sich die höheren Lymphknotenstationen nicht zuverlässig

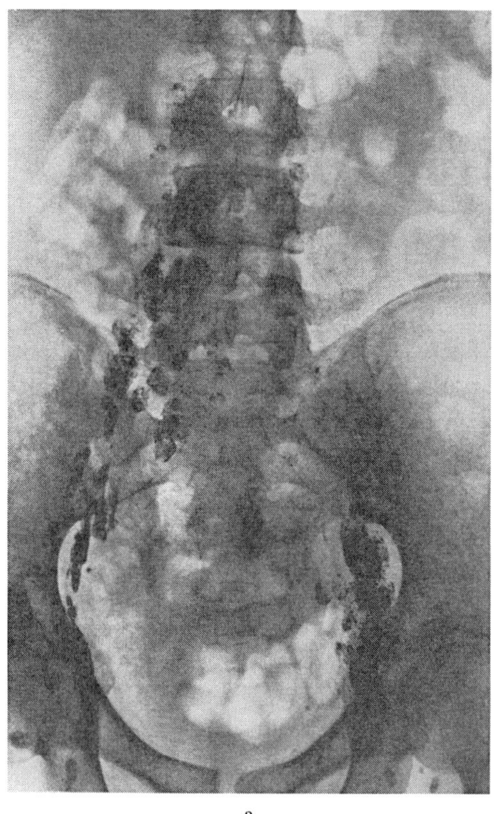
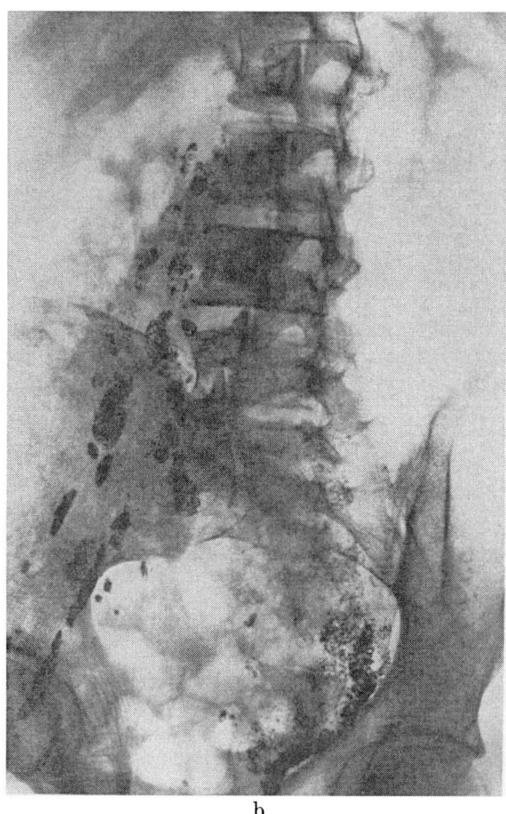

a            b

Abb. 21a u. b. Lymphographie. 18jähriger Knabe, Lymphogranulomatose mit abdominaler Ausbreitung. Befall fast aller iliacalen und paraaortalen Lymphknoten, die sich z.T. vergrößert, mit unregelmäßigen Konturen und zahlreichen Speicherdefekten darstellen. (Aufn. Doz. Dr. HAAS, Institut für Klinische Strahlenkunde der Universität Mainz)

darstellen. Außerdem kommt es rasch zur Extravasation; eine Speicherung findet nicht statt. Wäßrige Kontrastmittel haben daher bei der Lymphographie aus onkologischer Indikation keine praktische Bedeutung.

Das ölige Kontrastmittel ist für gewöhnlich 3—6 Monate, maximal bis 10 Monate lang in den Lymphknoten nachweisbar. Im Laufe dieser Zeit wird es allmählich resorbiert. Wahrscheinlich ist mit der Speicherung auch eine gewisse Funktionsbeeinträchtigung dieses Teils des Lymphsystems verbunden. Wiederholte Lymphographien derselben Region sind möglich.

*Indikationen* sind neben den malignen Lymphomen vor allem die Sympathicustumoren sowie Hoden- und Ovarialtumoren. Die Methode erlaubt eine Beurteilung der Operabilität, eine genauere Abgrenzung von Operations- und Bestrahlungsfeld sowie die Beurteilung des Therapieerfolgs und die Früherfassung von Rezidiven und Metastasen.

*Komplikationen.* Kollapserscheinungen sind durch zu rasche Injektion bedingt und daher vermeidbar. Häufig kommt es zu passagerem Temperaturanstieg am Abend des Untersuchungstages, gelegentlich zu Kopfschmerzen und anderen subjektiven Beschwerden meist leichterer Art. Allergische Reaktionen sind wie bei jedem jodhaltigen Kontrastmittel möglich. Wundinfektionen und Lymphangitiden heilen unter entsprechender Behandlung meist rasch ab. Ölembolien in der Lunge kommen infolge des Kontrastmittelabflusses über den Ductus thoracicus ins Venensystem regelmäßig vor, sind aber in der Regel flüchtig und harmlos. Als gefährlichste Komplikation kann sich daraus in seltenen Fällen eine sog. Lipoidpneumonie entwickeln (Abb. 22). Todesfälle sind beschrieben worden (KOEHLER). Lungenerkrankungen (auch Zustand nach ausgiebiger Lungenbestrahlung), Herzinsuffizienz und stark reduzierter Allgemeinzustand gelten daher als Kontraindikationen.

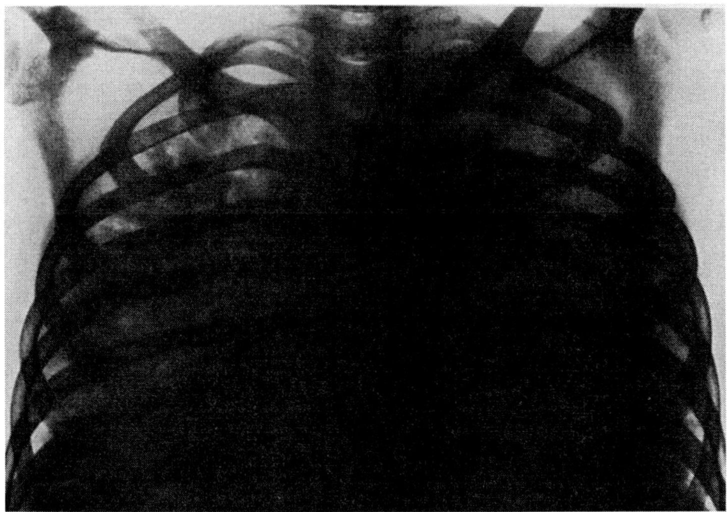

Abb. 22. Lipoidpneumonie nach Lymphographie. 16jähriger Knabe. (Grundkrankheit Lymphogranulomatose, Zustand nach Hilusbestrahlung)

**Sonstige positive Kontrastmitteluntersuchungen.** Bezüglich der *Cystographie* sei auf den Abschnitt von Zapp (siehe dieses Handbuch, Bd. II/1, S. 385), bezüglich der *Bronchographie* auf das Kapitel von Schmidt-Rohr (siehe dieses Handbuch, Bd. II/1, S. 304ff.) verwiesen. Dort wurden die Tumoren bereits unter den Indikationen dieser beiden Untersuchungsverfahren angeführt.

Die *Cholecysto-* und *Cholangiographie* haben wegen der Seltenheit kindlicher Gallenwegstumoren im Rahmen der Onkologie nur geringe Bedeutung. Auch die *retrograde Pyelographie* wird angesichts der Entwicklung der Angiographie bei Tumoren kaum mehr angewendet.

## Untersuchung mit negativem Kontrast

### Pneumoencephalographie

Die Gasinsufflation in die Liquorräume (vgl. dieses Handbuch, Bd. II/1, S. 453) erfolgt nach Möglichkeit auf lumbalem Weg, wobei allerdings im Falle erhöhten intrakraniellen Drucks wegen der Gefahr der Tonsilleneinklemmung Vorsicht geboten ist. Das Überdruckverfahren, bei dem man nur eben soviel Liquor abläßt, um die sichere Lage der Nadel im Lumbalkanal zu überprüfen, und dann unter erhöhtem Druck die erforderliche Luftmenge eingibt, erlaubt auch bei Stauungspapillen leichteren bis mittleren Grades noch eine lumbale Luftfüllung, sollte jedoch dem Neurochirurgen bzw. Neuroradiologen vorbehalten bleiben. Anderenfalls ist eine Füllung als Ventrikulographie möglich. Nach erfolgtem Fontanellenschluß ist hierfür die Anlegung eines Bohrloches in Narkose erforderlich.

Tumoren treten im Pneumoencephalogramm durch eine Deformierung bzw. Verlagerung der Ventrikel- und Subarachnoidalräume in Erscheinung. Daher ist eine möglichst vollständige Erfassung der intra- und extracerebralen Liquorräume anzustreben. Diese wird durch geeignete Füllungstechnik, am besten unter Durchleuchtungskontrolle, erleichtert.

Bei Verlegung der Liquorzirkulation kann sich auch lediglich ein Okklusivhydrocephalus darstellen.

Da die Überlagerung der verschiedenen Liquorräume gelegentlich Deutungsschwierigkeiten bereitet, hat sich die zusätzliche *Tomographie* (Thiébaut et al., Samii et al.) an vielen Stellen durchgesetzt.

### Gasmyelographie

Die Darstellung des spinalen Liquorraums mittels Gasinsufflation analog der Pneumoencephalographie (Jirout, Wende u. Beer) vermeidet die Nachteile der positiven Kontrastmittel (s. o.), ergibt allerdings nicht immer ausreichenden Kontrast. Häufig erlaubt die Zuhilfenahme der Tomographie eine ausreichende diagnostische Klärung, so daß dieses schonendere Verfahren bei der Suche nach Raumforderungen im Bereich des Rückenmarks und seiner

Häute an erste Stelle gerückt zu werden verdient (Abb. 23).

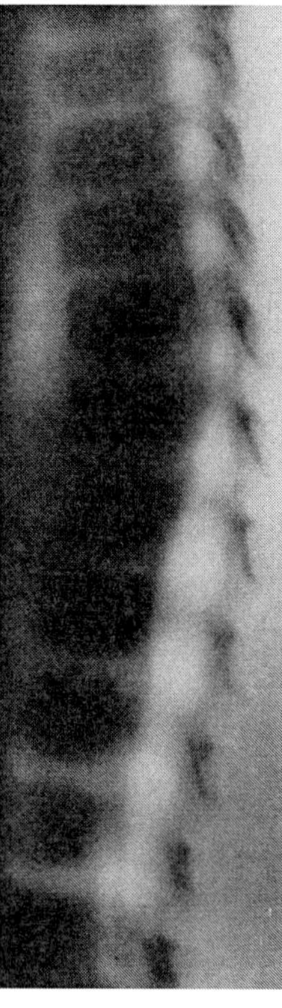

Abb. 23. Gasmyelographie. 14 Monate alter Junge. Intramedullärer Tumor (Spongioblastom) in Höhe von $Th_{12}$—$L_2$. (Aufn. Prof. Dr. Wende, Neuroradiologische Abteilung der Neurochir. Univ.-Klinik Mainz)

## Retropneumoperitoneum

Durch die Insufflation von Gas oder Luft auf perinealem Wege in das lockere subseröse Gewebe des Retroperitonealraumes (Cocchi) stellen sich die Konturen der dort gelegenen Organe (insbesondere Niere und Nebenniere) kontrastreich dar. Auch Tumoren können auf diesem Wege besser abgegrenzt werden (Abb.24).

Meist werden gleichzeitig Schichtaufnahmen angefertigt. Bei guter Technik ist die Untersuchung risikoarm und subjektiv wenig belästigend. Bei Phäochromocytomen können allerdings Blutdruckkrisen ausgelöst werden.

## Pneumoperitoneum

Die Einbringung von Gas in den Peritonealspalt (Technik s. Frik, 1965) ermöglicht eine Darstellung der Zwerchfellunterfläche, der Bauchwand sowie der intraperitoneal gelegenen Organe, insbesondere der Leber und des weiblichen Genitale. Auf diese Weise können auch an diesen Stellen befindliche Tumorknoten erfaßt werden.

## Pneumomediastinum

Zur Anlage eines Pneumomediastinums wird transtracheal Luft in den hinteren Mediastinalraum gegeben; durch Vermehrung des Gasvolumens läßt sich von hier aus auch das vordere Mediastinum darstellen (Condorelli et al., 1951). Der negative Kontrast erlaubt eine bessere Abgrenzung von Thymus, Gefäßen, Bronchien und Lymphknoten. Die Kombination mit der Tomographie wird dringend empfohlen.

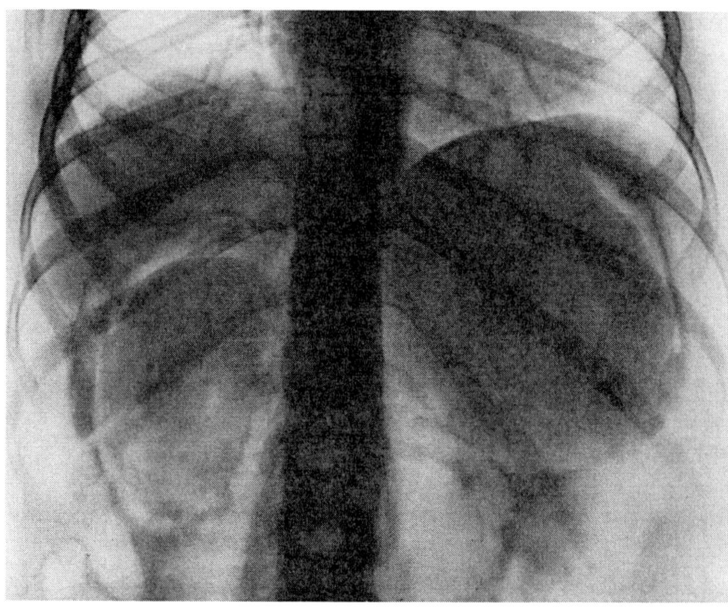

Abb. 24. Retropneumoperitoneum. 13jähriges Mädchen, großes linksseitiges Nebennierenrindencarcinom

Erfahrungen mit der Methode bei kindlichen Tumoren wurden u.a. von LEBEDEVA u. OSIPKOVA sowie STEPANOV u. POKROVSKAIA mitgeteilt; danach soll die Komplikationsrate auch bei Säuglingen niedrig sein.

## Nuclearmedizinische Untersuchungsverfahren

### γ-Encephalographie

Bei der sog. γ-Encephalographie (PLANIOL, 1959; OBERSON; WENDE) wird ein sich im Tumorgewebe gut anreichernder γ-Strahler ($^{131}$J-Albumin, neuerdings auch 99m-Technetium) intravenös verabfolgt und die Aktivität über eine Reihe konstanter, symmetrischer Meßpunkte quantitativ erfaßt. Seitenunterschiede von über 25% der registrierenden Impulszahl sprechen für einen Herdbefund. Durch Wiederholung der Untersuchung in bestimmten zeitlichen Abständen kann man Aufschluß über die Speicherungs- und Entspeicherungsgeschwindigkeit des Prozesses erhalten, die abhängig von der Tumorart ist. Mittellinienprozesse

Sogenannte Szintillationskameras, welche die sofortige Aufnahme des gesamten szintigraphischen Bildes gestatten, sind bisher noch sehr kostspielig und daher auf wenige Zentren beschränkt geblieben.

### Hirnszintigraphie

Bei der Szintigraphie des Gehirns (Abb. 25) sind die Quecksilberpräparate in zunehmendem Maße von den strahlensparenden Technetiumderivaten verdrängt worden (HARPER et al.;

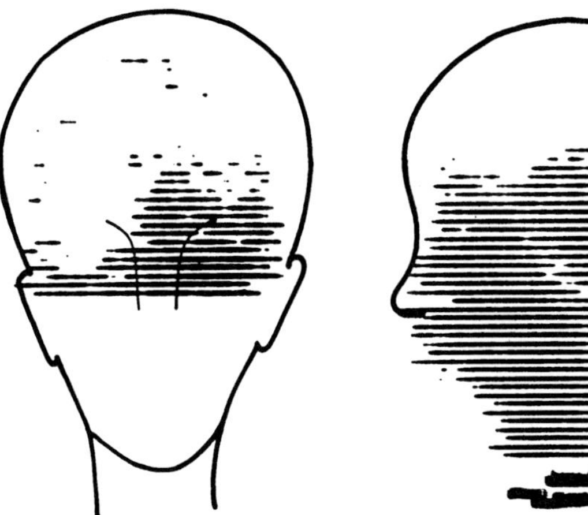

Abb. 25. Hirnszintigraphie mit Technetium-Eisen-Komplex. 9 Monate alter Knabe, großes temporoparietales Spongioblastom links. Selber Fall wie Abb. 16. Deutliche Anreicherung des Isotops im Tumor

können nur schwer, solche der hinteren Schädelgrube wegen der Aktivitätsüberlagerung durch die Nackenmuskulatur in der Regel nicht erfaßt werden.

### Isotopennephrographie

Mit dem Isotopennephrogramm (vgl. HÖR u. FREY, dieses Handbuch, Bd. II/1, S. 427) können Abflußstörungen infolge Kompression der harnableitenden Organe sowie Restsekretionsaktivitäten bei röntgenologisch stummen Nieren nachgewiesen werden (ZUM WINKEL). Die Befunde sind jedoch auch bei zahlreichen nichttumorösen Erkrankungen anzutreffen, weshalb der Methode in der Onkologie bei der Diagnosestellung nur orientierende Bedeutung zukommt. Sie kann jedoch für Verlaufskontrollen z.B. bei Strahlentherapie praktisch wichtig sein.

### Szintigraphie

Das Prinzip der Szintigraphie besteht in einer zeilenweisen Abtastung und diagrammatischen Darstellung der Impulsfrequenz (vgl. dieses Handbuch, Bd. II/1, S. 429 u. 584).

SCHMIDT et al., 1968). Obwohl die szintigraphische Abtastung in mehreren Ebenen erfolgt, kann die Trennung einer pathologischen Aktivitätsanreicherung von der „Untergrundaktivität" besonders bei basisnahen Prozessen oft schwierig sein. Auch sind die „Anfärbungen" nicht tumorspezifisch, sondern kommen auch bei Gefäßmißbildungen, Infarkten, Blutungen und Abscessen vor. Die Treffsicherheit der Methode hängt von der Tumorart sowie vom Malignitätsgrad ab. Sie ist gerade für die im Kindesalter häufigen Medulloblastome, Spongioblastome und Ependymome relativ ungünstig, beträgt aber immerhin noch rund 70%. Vorteile gegenüber den Kontrastmitteluntersuchungen sind die einfache Durchführbarkeit und das Fehlen von Komplikationen, ein Nachteil ist die Strahlenbelastung auch extrakranieller Organe, die sich beim Technetium allerdings in vertretbaren Grenzen hält (bei einem 5jährigen Kind Darm 400 mRad, Gonaden 80 mRad, Ganzkörper 60 mRad (Ball und Wolf).

Die Kombination mehrerer, auf unterschiedlichen Anreicherungsprinzipien beruhender Isotopenverfahren, z.B. der Technetiumszintigraphie mit der intraarteriellen Verabfolgung $^{131}$J-markierter Albuminmakroaggregate (Haas et al., 1968a) kann die diagnostische Aussage erhöhen, vermehrt jedoch dementsprechend auch das Strahlenrisiko und sollte daher auf Ausnahmefälle beschränkt bleiben.

## Leberszintigraphie

Zur szintigraphischen Darstellung der Leber in der Tumordiagnostik bevorzugt man radioaktiv markierte Kolloide, die in den Kupffer-

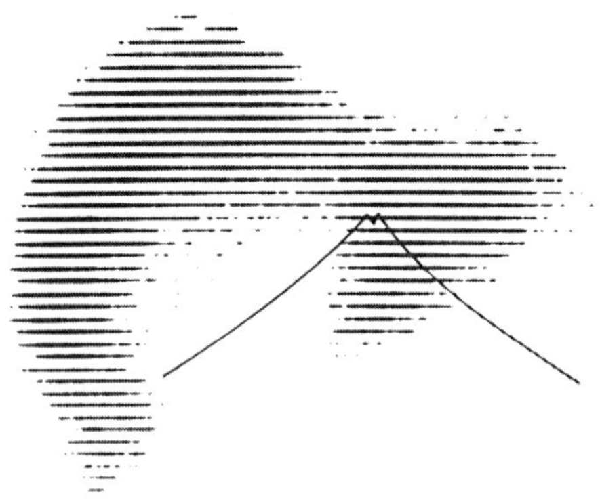

Abb. 26. Leberszintigraphie mit Technetium-Schwefel-Kolloid. 12jähriges Mädchen, Lebermetastase eines Nebennierenrindencarcinoms. Selber Fall wie Abb. 18. Große Aktivitätsaussparung am Leberunterrand

schen Sternzellen gespeichert werden. Auch hier ist ein Technetiumderivat, das 99m-Tc-Schwefelkolloid, im Begriff, dank der geringeren Strahlenbelastung das bisher übliche $^{198}$Au-Kolloid zu verdrängen (Haas et al., 1967). Ferner wird Indium-113 empfohlen, das gleichfalls eine niedrige Halbwertzeit und gute Verträglichkeit besitzt (Fridrich u. Spindel).

Tumoren und Metastasen mit einem Durchmesser von 2 cm und mehr stellen sich als aktivitätsarme Bezirke dar (Abb. 26), oberflächliche besser als tiefsitzende. Derartige Aussparungen sind jedoch nicht tumorspezifisch und werden z. B. auch durch Cysten verursacht. Eine Deutung ist daher nur im Zusammenhang mit dem klinischen Befund und den Ergebnissen anderer Spezialuntersuchungen, insbesondere der Angiographie möglich.

## Nierenszintigraphie

Die Nierenszintigraphie (vgl. Hör u. Frey, dieses Handbuch, Bd. II/1, S. 429) wird heute aus Strahlenschutzgründen bei Kindern am besten mit einem 99m-Tc-Eisenkomplex ausgeführt (Gottschalk et al.; Schmidt et al.; 1967). Tumoren stellen sich als Aktivitätsaussparungen dar, sind jedoch von Cysten und Infarkten nephroszintigraphisch nicht zu unterscheiden (Abb. 27).

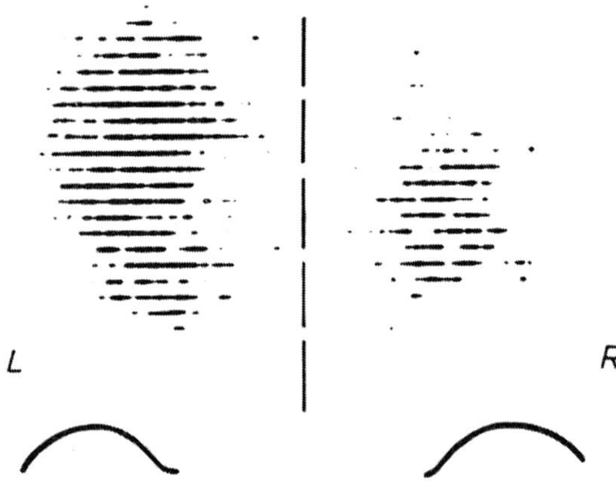


Abb. 27. Nierenszintigraphie mit Technetium-Eisen-Komplex. 2jähriger Knabe, Wilms-Tumor des rechten oberen Nierenpols. Deutlich verminderte Aktivitätsanreicherung rechts, vor allem cranial

## Schilddrüsenszintigraphie

Die Methodik der Schilddrüsenszintigraphie mit $^{131}$J wurde von Frey und Hör (siehe dieses Handbuch, Bd. II/1, S. 584ff.) dargestellt. Börner et al. sowie Haas et al. (1968b) haben inzwischen Erfahrungen mit 99m-Tc-Pertechnetat mitgeteilt. Dieses strahlensparende Isotop scheint sich in Metastasen eines Schilddrüsencarcinoms allerdings weniger gut anzureichern als $^{131}$J. Im übrigen kann bezüglich der praktischen Anwendung der Methode bei den Tumoren der Schilddrüse auf das Kapitel von Knorr verwiesen werden.

## Milzszintigraphie

Zur Milzszintigraphie werden vorwiegend $^{51}$Cr-markierte, wärmealterierte Erythrocyten verwendet (Fischer), während sich die Markierung mit 99m-Technetium (Fischer et al.) wegen methodischer Unzulänglichkeiten bisher nicht durchsetzen konnte. Tumoren, welche die Milz in Mitleidenschaft ziehen (z.B. Lymphogranulomatose und Retothelsarkom), bewirken eine — palpatorisch oft weniger gut faßbare — Organvergrößerung sowie gelegentlich Speicherdefekte. Interessant sind Verlaufskontrollen

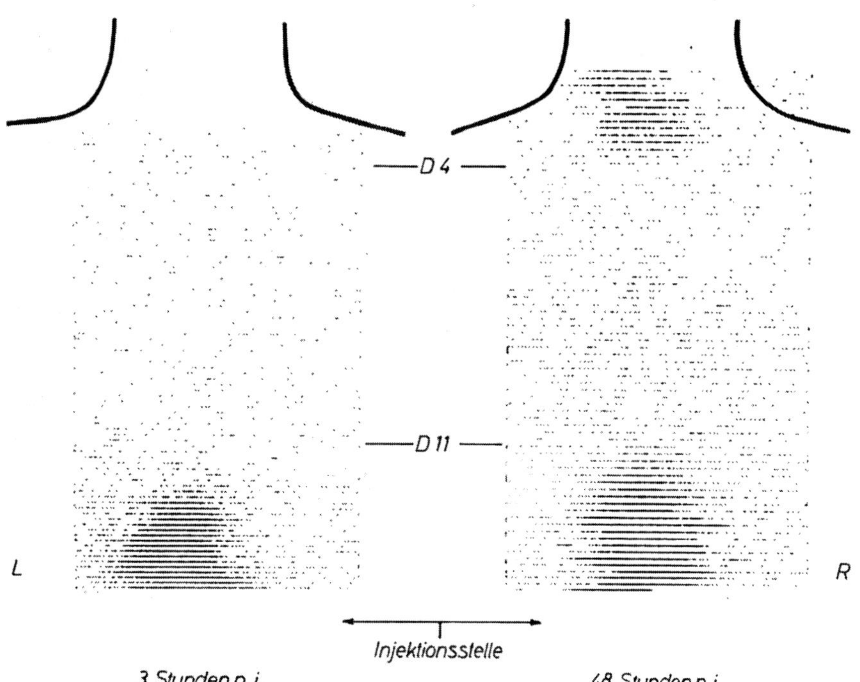



Abb. 28. Myeloszintigraphie. 1jähriges Mädchen, thorakales Neuroblastom (Sanduhrtumor). Nach lumbaler Injektion von 60 µC RIHSA stellt sich nach 3 Std in Höhe von $Th_{12}/L_1$ ein Stop dar. Nach 48 Std ist der Tumor überwandert und läßt sich in seiner Höhenausdehnung erkennen. (Alle Szintigramme Doz. Dr. HAAS u. Dr. SCHMIDT, Institut für Klinische Strahlenkunde der Universität Mainz)

unter Chemo- und Radiotherapie. Die Strahlenbelastung der Milz liegt nach BALL und WOLF bei einem 5jährigen Kind in der Größenordnung von 10 Rad.

### Knochenszintigraphie

Zur Szintigraphie des Skelets wurde bisher in der Regel Strontium-85 verwendet, welches wie Calcium in die Knochen eingebaut wird und sich an Stellen erhöhten Umsatzes anreichert (FREY et al.; FASSBENDER et al.). Gelegentlich können sich Umbauprozesse (u.a. Tumoren) szintigraphisch bereits darstellen, wenn die Röntgenmethoden noch im Stich lassen. Auch erlaubt manchmal die Szintigraphie eine genauere Erfassung der Ausdehnung pathologischer Prozesse als die konventionelle Diagnostik. Allerdings können maligne Tumoren nicht von benignen und auch nicht von einer Osteomyelitis unterschieden werden. Außerdem ist die Strahlenbelastung infolge der langen Halbwertzeit des $^{85}Sr$ vergleichsweise sehr hoch. Wesentlich vorteilhafter ist $^{87}Sr$, welches nur eine Halbwertzeit von 2,8 Std besitzt, keine Betastrahlung emittiert und insgesamt nur $^1/_{100}$ der Strahlenbelastung des $^{85}Sr$ mit sich bringt. Auch günstige

Erfahrungen mit Fluor-18 sind neuerdings mitgeteilt worden. Die Indikationen der Knochenszintigraphie in der Pädiatrie sind dennoch bisher sehr begrenzt.

### Myeloszintigraphie

Die szintigraphische Darstellung des spinalen Liquorraums mit lumbal oder suboccipital appliziertem RIHSA[1] (DIETZ et al.; WACKENHEIM) ist technisch einfacher durchzuführen als die Myelographie mit Kontrastmitteln, dieser jedoch hinsichtlich der Detailerkennbarkeit deutlich unterlegen. Allerdings hat das Isotop die Eigenschaft, auch bei weitgehendem Liquorstop die Raumforderung zu „überwandern", so daß nur *eine* Punktion für die Beurteilung der Höhenausdehnung des Prozesses erforderlich ist (Abb. 28). Ein Nachteil ist die nicht unerhebliche Strahlenbelastung (3—6 rad für den gesamten Liquorraum).

Auf eine Besprechung nuclearmedizinischer Untersuchungsmethoden weiterer Organe, wie des Pankreas und der Lunge, soll verzichtet werden, da sie bei Kindern nur überaus selten zur Anwendung kommen.

## Untersuchungsverfahren mit Ultraschall

### Echoencephalographie

Im Echoencephalogramm (Grundlagen s. JACOBI, dieses Handbuch, Bd. VIII/1, S. 30ff.)

können supratentorielle Tumoren eine Seitenverlagerung des Mittelechos hervorrufen (Bei-

---

[1] "radio-iodinated human serum albumin".

trag Jacobi, Bd. VIII/1, S. 32, Abb. 14b).
Temporal gelegene Tumoren bedingen die
stärkste, frontal gelegene die relativ geringste

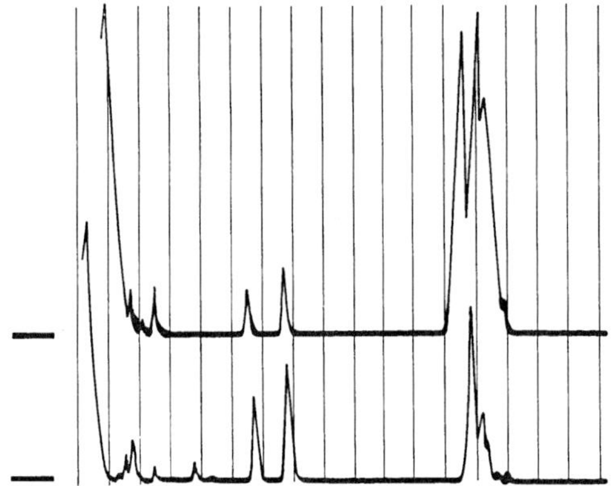

Abb. 29. Echoencephalogramm bei einem 3jährigen Knaben mit einem Tumor der hinteren Schädelgrube. Deutliche Verbreiterung des Mittelechos durch Hydrocephalus internus

Verschiebung. Nur Verlagerungen von 3 mm und mehr sind bedeutsam. Gelegentlich kann man auch ein eigenes „Tumorecho" in Form multipler pathologischer Reflexionen registrieren.

Infratentorielle Raumforderungen können nur bei Obstruktion des Liquorabflusses und sekundärer Hydrocephalusbildung erfaßt werden. In diesem Fall findet sich eine Verbreiterung des Mittelechos über den Grenzwert von 3—6 mm hinaus (Abb. 29).

Da die Ableitung eines Echoencephalogramms unschädlich, schmerzlos und beliebig oft wiederholbar ist, kann sie an den Anfang einer Durchuntersuchung gestellt werden und eignet sich gut für Verlaufskontrollen. Andererseits besitzt sie nur orientierenden Charakter und muß bei hinreichendem klinischem Verdacht durch die eingreifenderen Verfahren ergänzt werden.

### Ultraschalldiagnostik des Abdomens

Während die Ultraschallverfahren in der Geburtshilfe schon eine große Bedeutung erlangt haben, sind Mitteilungen über ihre Anwendung bei Abdominaltumoren bisher nur vereinzelt erschienen (Blauenstein und Müller; Levick). Danach können solide Tumoren und Cysten im Leber- und Nierenbereich recht gut erfaßt und auch voneinander unterschieden werden. Das Auflösungsvermögen soll dem der Arteriographie und Szintigraphie nicht nachstehen.

### Thermographie

Bei der Thermographie (Schwamm, 1959; Gros u. Bourjat; Mörsdorf u. Kärcher) wird die Wärme-(Infrarot-)abstrahlung verschiedener Körperbereiche mittels spezieller Detektoren erfaßt und als Kurve oder nach dem Scanningprinzip als Temperatur„bild" aufgezeichnet. Nahe der Körperoberfläche liegende Tumoren, auch Metastasen, können sich infolge des Temperaturunterschiedes von der (meist kälteren) Umgebung deutlich abheben.

Spezielle pädiatrische Erfahrungen mit diesem Verfahren sind uns nicht bekannt geworden.

### Das Elektroencephalogramm bei Tumoren
#### (vgl. Beitrag Matthes, dieses Handbuch, Bd. II/1, S. 443ff.)

Die bekannte Tatsache, daß das Elektroencephalogramm lediglich eine Hilfsmethode darstellt und nur im Zusammenhang mit den übrigen Untersuchungsbefunden verwertet werden sollte, gilt für die Diagnostik cerebraler Raumforderungen in besonders hohem Maße. Dennoch sollte die Ableitung eines oder besser mehrerer EEGs bei jedem Verdacht auf Hirntumor zum Standarduntersuchungsprogramm gehören, denn immerhin stellte Adams bei 22 von 162 gesicherten Tumorfällen die Diagnose ausschließlich auf Grund der Hirnstromkurve, während die neuroradiologischen Techniken zunächst versagt hatten.

Grundsätzlich sind rindennahe Prozesse leichter mit dem EEG zu erfassen als basisnahe, Hemisphärentumoren leichter als solche der Mittellinie, frontale leichter als occipitale oder gar infratentorielle. Die Treffsicherheit schwankt dementsprechend zwischen 67 und 92% (Dumermuth). Je nach Tumorstadium, Wachstumsgeschwindigkeit und Lokalisation können sehr unterschiedliche Veränderungen auftreten, wobei wie immer die für das Alter des Kindes physiologische Aktivität gebührend berücksichtigt werden muß. Eine Artdiagnose mittels des EEG ist nicht möglich.

Tumoren im Frühstadium können im allgemeinen leichter lokalisiert werden als fortgeschrittene. Es findet sich hierbei eine herdförmige Verlangsamung der Grundfrequenz, im günstigsten Fall mit Maximum über dem Tumorsitz, leider auch relativ häufig an entfernten Orten, was mit Durchblutungsstörungen und

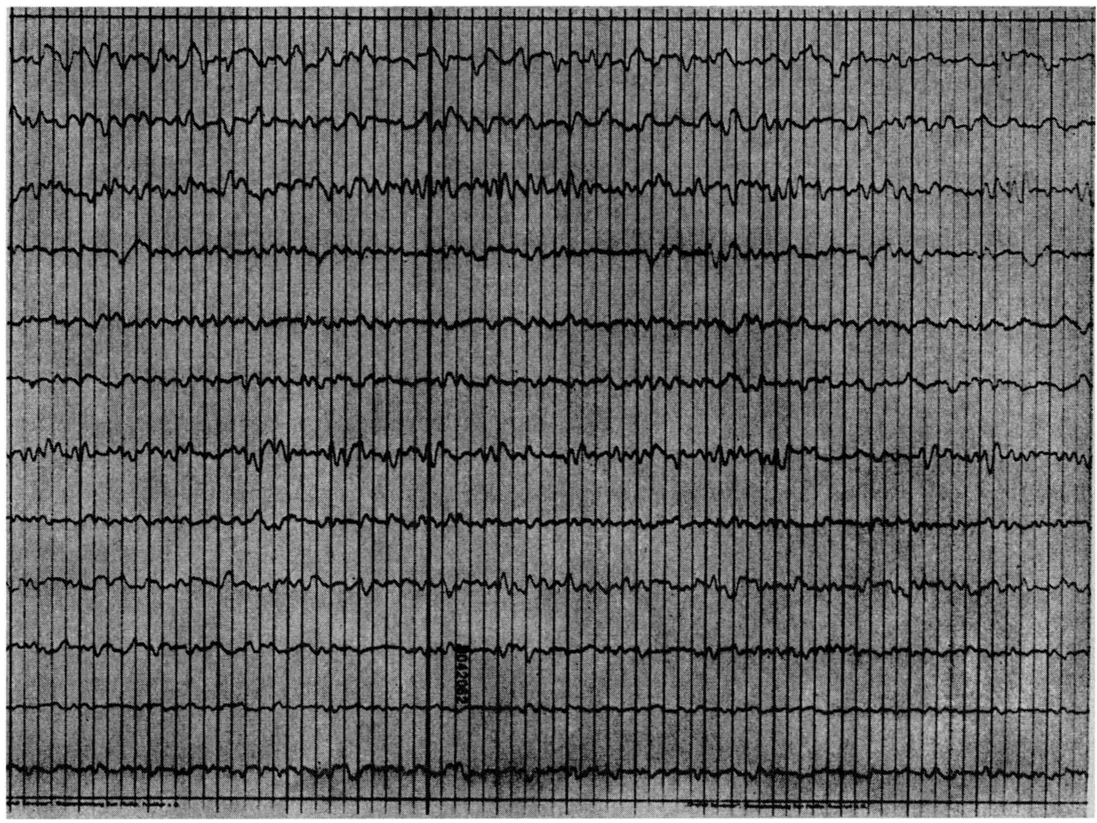

a

Druckschädigung infolge der Massenverschiebung zusammenhängt. Charakteristisch sind intermittierende Deltafoci (Abb. 30); auch fokale hypersynchrone Aktivität kann auftreten.

Tumoren der Hirnbasis und der hinteren Schädelgrube einschließlich des Hirnstammes bleiben oft lange Zeit ohne Auswirkung auf das Kurvenbild. Erst wenn durch Verschluß der Liquorwege ein Hydrocephalus entstanden ist, treten Allgemeinveränderungen im Sinne einer diffusen Verlangsamung der Grundaktivität auf. Ihr Maximum liegt meist parieto- oder temporo-occipital.

Alle genannten EEG-Veränderungen sind nicht tumorspezifisch, sondern werden auch bei Abscessen, Blutungen, Erweichungsherden u. ä. beobachtet.

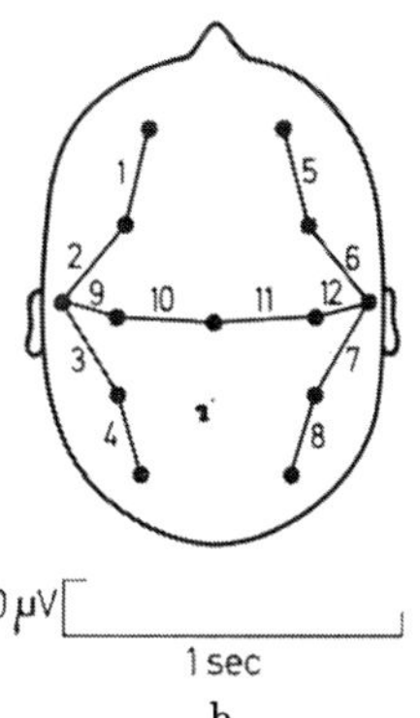

b

Abb. 30a u. b. EEG bei linksseitigem parieto-temporalem Hirntumor. 4¹/₂jähriger Knabe. Intermittierender polymorpher $\delta$-Focus linksseitig fronto-präzentral. Intermittierende polymorphe $\delta$-Wellen links temporal und rechts fronto-präzentral. $\Theta$-Aktivität links parieto-occipital langsamer als rechts und häufiger von $\delta$-Wellen unterlagert. (Ableitung Dr. G. Schönig, EEG-Abteilung der Univ.-Kinderklinik Mainz)

## Endoskopische Untersuchungsmethoden

Wegen der relativen Seltenheit epithelialer Tumoren im Kindesalter haben *Laryngoskopie,* *Bronchoskopie, Gastroskopie, Rektoskopie* und *Kolposkopie* in der pädiatrischen Onkologie nur geringe Bedeutung. Eine *Cystoskopie* (vgl. ZAPP, dieses Handbuch, Bd. II/1, S. 387 ff.) mit ausgiebiger Gewebsentnahme kann zuweilen die Frühdiagnose von Harnblasentumoren erleichtern. Die *Laparoskopie* (vgl. WILDHIRT, dieses Handbuch, Bd. II/1, S. 365 ff.) ermöglicht die Inspektion und gezielte Biopsie aus Bauchorganen ohne größere Belastung für den Patienten; sie kann insbesondere bei primär inoperablen, auch diffus metastatischen Tumoren zur Klärung der Diagnose indiziert sein.

Falls noch eine Aussicht auf Operabilität besteht, ist die Laparotomie vorzuziehen.

Bei der *Mediastinoskopie* (CARLENS, 1959) wird ein Spezialinstrument von einem suprajugulären Hautschnitt aus in den vorderen oberen Mediastinalraum eingeführt. Hierdurch ist die Betrachtung und bioptische Untersuchung der dort gelegenen Organe, insbesondere vergrößerter Lymphknoten möglich. Die Methode ist weniger eingreifend als eine diagnostische Thorakotomie, erfaßt jedoch nur einen begrenzten Raum.

## Die Gewebsentnahme

In allen Fällen, in denen es durch die indirekten Untersuchungsmethoden nicht gelingt, die Natur eines Tumors endgültig aufzuklären, muß versucht werden, durch eine Gewebsentnahme und histologische bzw. cytologische

Nutzen des Eingriffs (Sicherheit und Schnelligkeit der Diagnose) abgewogen werden.

Die Biopsie ist zuweilen technisch nicht schwierig und kann auch vom Pädiater vorgenommen werden. Dies gilt z. B. für die *Leber-*

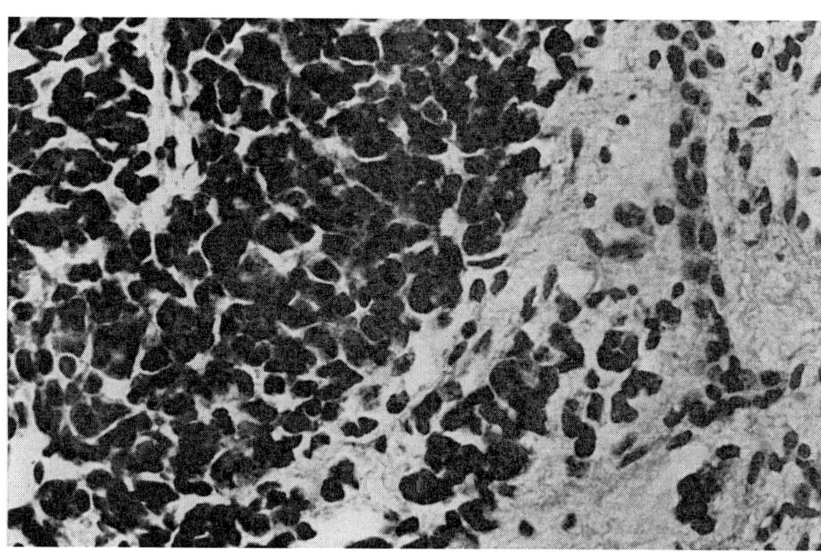

Abb. 31. Diagnose eines Neuroblastoms aus dem Leberpunktat. 3 Monate altes Mädchen mit hochgradiger Lebervergrößerung. Im Punktionszylinder findet sich kein Leberparenchym, sondern Tumorgewebe aus kleinen Zellen mit kompakten, mäßig polymorphen Kernen. Hin und wieder angedeutete Pseudorosettenbildung. (Hämatoxylin-Eosinfärbung, 550×, Präparat Doz. Dr. KÖSSLING, Pathologisches Institut der Universität Mainz)

Untersuchung die Entscheidung herbeizuführen. Ist der Tumor gut zugänglich, so wird man die Gewebsentnahme zuweilen auch recht bald im Ablauf des Untersuchungsganges vornehmen.

Allerdings stellt jede Probeentnahme zu diagnostischen Zwecken, wie auch ALNOR u. WANKE betonen, einen Eingriff in die Unversehrtheit des menschlichen Körpers dar. Die damit verbundenen Gefahren (Narkosezwischenfälle, Verletzung gesunden Gewebes, Infektion, Tumordisseminierung) müssen gegenüber dem

*punktion* (Technik s. WILDHIRT, dieses Handbuch, Bd. II/1, S. 355), die als Blindpunktion besonders in fortgeschrittenen Fällen (Metastasenleber) auch ohne Laparotomie die Diagnose sichern kann (Abb. 31).

Die *Lymphknotenpunktion* wurde von LEIBER (siehe dieses Handbuch, Bd. II/1, S. 508) ausführlich dargestellt. Sie eignet sich besonders zur Schnelldiagnose und für Verlaufskontrollen bei bereits bekannter Grundkrankheit.

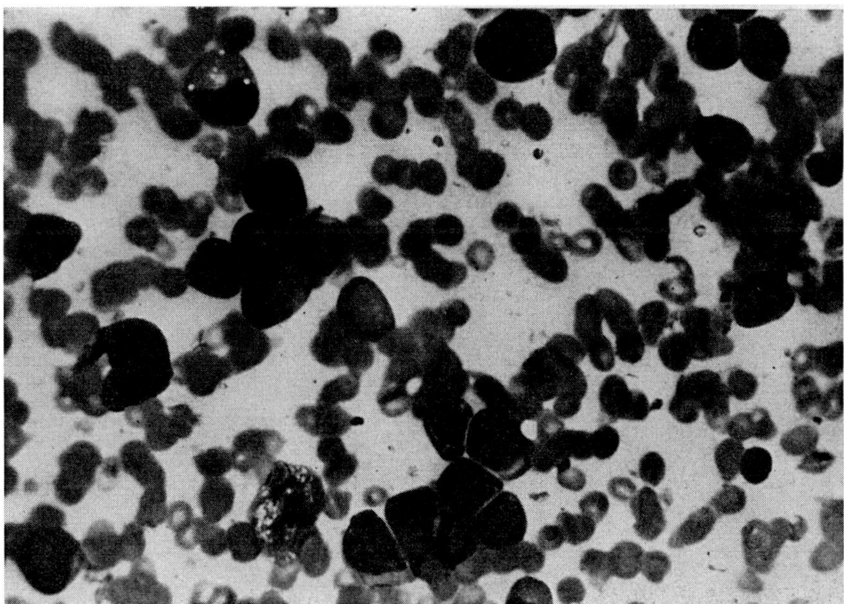

Abb. 32. Diagnose eines Neuroblastoms aus dem Knochenmarkspunktat. 3jähriger Knabe. Zahlreiche 15 bis 20 µ große, teils einzeln, teils in Gruppen liegende rundkernige Zellen mit schmalem Cytoplasmasaum ohne Granula. Sichere Differenzierung von Paraleukoblasten nur im Zusammenhang mit dem klinischen Bild (Nachweis des Primärtumors, Katecholaminausscheidung) möglich. Pappenheim-Färbung. 900×

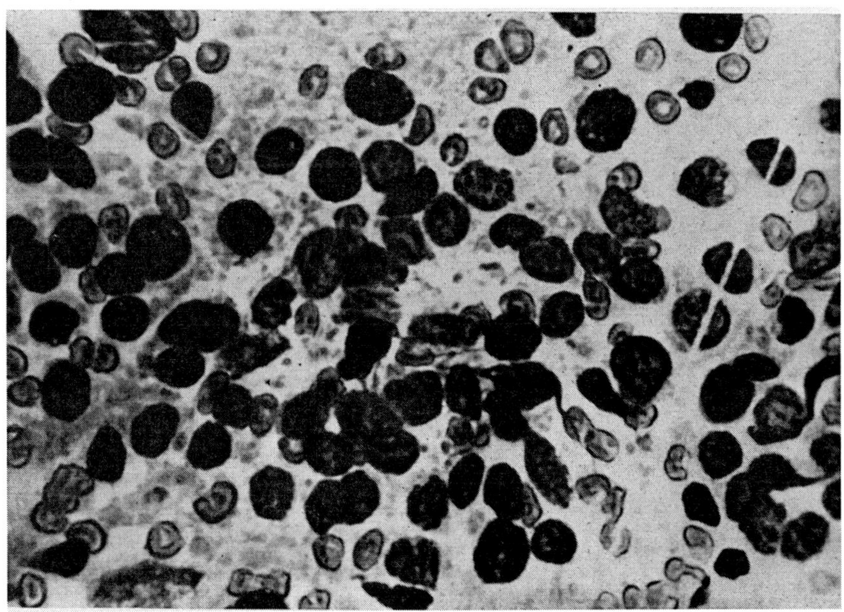

Abb. 33. Diagnose einer Wilms-Tumormetastase aus dem Lungenpunktat. 4jähriges Mädchen, pleuranaher Rundherd rechts. Im Ausstrichpräparat finden sich eindeutige Tumorzellen. Pappenheim-Färbung. 900×

Auch aus subcutanen Tumorknoten kann mit derselben Technik Material gewonnen und cytologisch oder (bei Verwendung der Vim-Silverman- bzw. der Menghini-Nadel) auch histologisch untersucht werden. Für die Erstdiagnose ist die chirurgische Exstirpation eines oder mehrerer ganzer Lymphknoten zu bevorzugen.

Die Bedeutung der *Knochenmarkspunktion* (Technik s. Ambs, dieses Handbuch, Bd. II/1, S. 518) in der Tumordiagnostik beruht vor

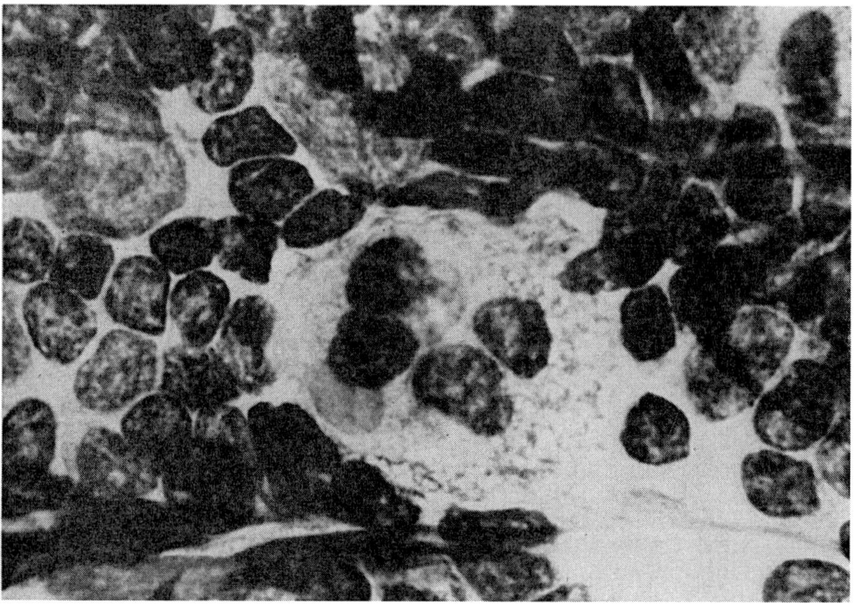

Abb. 34. Diagnose einer Lymphogranulomatose aus dem Abklatschpräparat nach Lymphknotenexstirpation. 10jähriger Knabe. Mehrkernige Riesenzelle vom Sternberg-Typ. Pappenheim-Färbung. 1100×

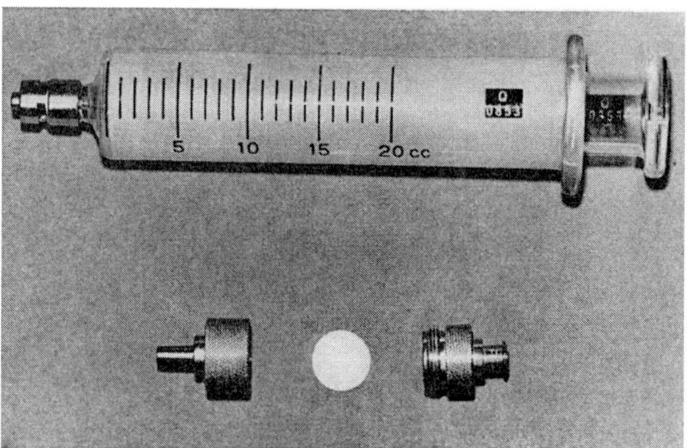


Abb. 35. Mikrofilter-Besteck zur cytologischen Untersuchung von Körperflüssigkeiten. (Fa. Millipore-G.m.b.H., Neu-Isenburg)

allem auf dem Nachweis von Neuroblastommetastasen (Abb. 32). Auch andere ins Skelet metastasierende Geschwülste wie Rhabdomyosarkome sind auf diese Weise nachweisbar (DELTA u. PINKEL), während man bei primären Knochentumoren die chirurgische Biopsie vorziehen sollte (HELLNER).

Eine diagnostische *Lungenpunktion* wird nur in Ausnahmefällen einmal zur Anwendung kommen, um eine Thorakotomie zu umgehen. Sie erfordert Kooperation des Kindes oder Allgemeinnarkose und erfolgt unter Bildverstärkerkontrolle. Je nach Wahl der Kanülenart kann wie bei der Lymphknotenpunktion

Material zur histologischen oder cytologischen Diagnostik gewonnen werden (Abb. 33). Eine Tumorzellverschleppung wurde bei 2000 Fällen der Literatur nur zweimal nachgewiesen (FRENZEL et al.). Komplikationen sind Blutungen, Hämoptoe, Pneumothorax und Hautemphysem. Sie treten nach GRUNER (bei Erwachsenen) in 2—5% der Fälle auf und sind in der Regel gut beherrschbar. Immerhin zwingen sie zu sehr sorgfältiger Indikationsstellung.

*Nierenpunktionen* gelten bei Tumoren wegen der guten Vascularisierung dieses Organs als kontraindiziert.

Die *chirurgische* Biopsie sollte nur ein erfahrener Operateur ausführen, dem alle klinischen

Daten und die Fragestellung genau bekannt sind. Es muß ausreichend Material von der richtigen Stelle, evtl. von mehreren Stellen entnommen werden. Dabei sollte man die Traumatisierung oder anderweitige Alteration des Tumorgewebes, z. B. durch Elektrocoagulation, tunlichst vermeiden. Als Idealfall empfiehlt HELLNER die Hinzuziehung des Pathologen in den Operationssaal, damit dieser die Ent-

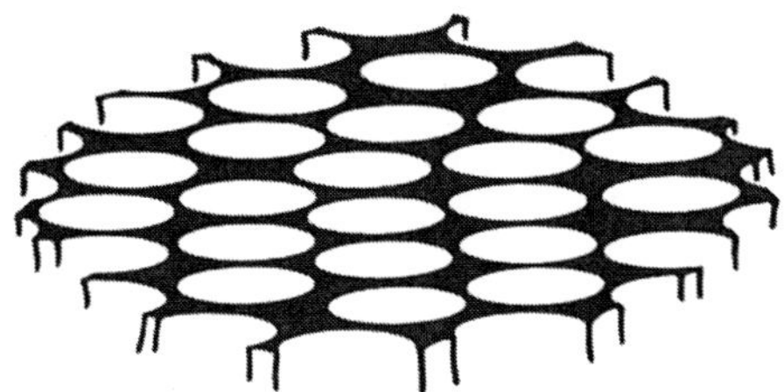

Abb. 36. Schemazeichnung der Filteroberfläche. Das Maschenwerk macht nur etwa 20% der Gesamtoberfläche aus. (Mit freundlicher Genehmigung der Herstellerfirma)

nahmestelle(n) mitbestimmen und gleichzeitig ein Bild des Gesamtprozesses gewinnen kann.

Wenn irgendwie möglich, sollten allerdings Biopsie und möglichst radikale Entfernung bei Geschwülsten in derselben Sitzung zusammenfallen.

Die Aussagekraft sog. *Schnellschnitte* ist trotz Verbesserung der Aufbereitungsmethoden, insbesondere dank der modernen Gefrierschnittechnik, problematisch geblieben. SCHWEISGUTH et al. empfehlen dennoch die Anfertigung eines Schnellschnittes in *jedem* Fall, um zumindest die Fragen: „suffiziente Gewebsentnahme?" und „gut- oder bösartig?" beantworten zu können. Die genaue histologische Klassifizierung kann dann den Paraffinschnitten und Spezialfärbungen vorbehalten bleiben.

Durch Herstellung von *Abklatschpräparaten* aus bioptisch bzw. operativ gewonnenem Material kann in vielen Fällen auch *cytologisch* die Diagnose bereits gestellt werden (Abb. 34). *Schleimhautabstriche* haben in der pädiatrischen Tumordiagnostik wegen der Seltenheit epithelialer Geschwülste bei weitem nicht dieselbe große Bedeutung wie in der Erwachsenenmedi-

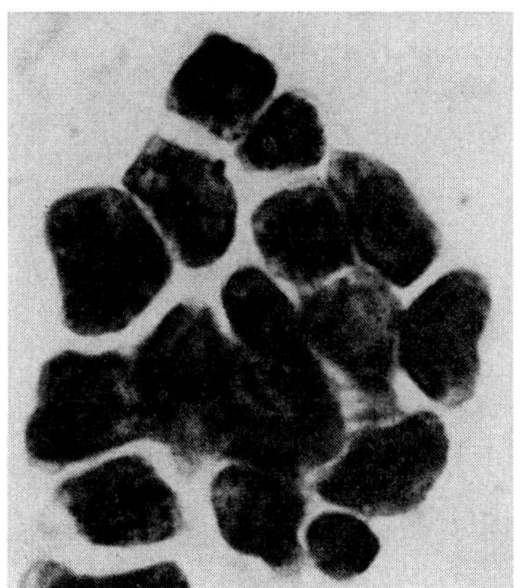

Abb. 37. Nachweis von Medulloblastomzellen im Liquor mit der Millipore-Filtertechnik. (Präparat Dr. BRUNAT, Centre Léon Bérart, Lyon)

zin. *Körperflüssigkeiten* (Pleuraergüsse, Ascites, Liquor) können vorsichtig zentrifugiert und der Bodensatz in Plasma resuspendiert ausgestrichen werden. Zellschonender ist die Aufbereitung im Sedimentationsverfahren (SAYK) oder mittels Filtertechnik (Abb. 35—37). Der theoretisch interessante *Tumorzellnachweis im strömenden Blut* hat mangels optimaler Anreicherungsmethoden bisher keine praktisch-klinische Bedeutung erlangt (CHRISTOPHERSON).

Die *histologische* und *cytologische Technik* einschließlich der *Gewebekultur* kann in diesem Rahmen nicht abgehandelt werden; es sei auf die einschlägigen Spezialwerke (z. B. v. ALBERTINI; GRUNZE; PAUL) verwiesen.

## Literatur


ADAMS, A. E.: Das frühzeitige EEG bei Hirntumoren. Med. Klin. **63**, 2003 (1968).

ALBERTINI, A. VON: Histologische Geschwulstdiagnostik. Stuttgart: Thieme 1955.

ALLEN, J. E., MORSE, T. S., FRYE, T. R., CLATWORTHY, H. W.: Vena cavagrams in infants and children. Ann. Surg. **160**, 568 (1964).

ALNOR, P. C., WANKE, R.: Die Probeentnahme von Gewebe. In: Diagnostik der Geschwulstkrankheiten, hrsg. von H. BARTELHEIMER u. H.-J. MAURER. Stuttgart: Thieme 1955.

ALTMAN, D., SHAVER, W., VIAMONTE, M.: Lymphangiography in children. Amer. J. Dis. Child. **104**, 335 (1962).

BALL, F., WOLF, R.: Zur Frage der Strahlenexposition bei der Anwendung von Radioisotopen im Kindesalter. Mschr. Kinderheilk. **115**, 581 (1967).

BARTELHEIMER, H., MAURER, H.-J.: Diagnostik der Geschwulstkrankheiten. Stuttgart: Thieme 1962.

BLAUENSTEIN, U. W., MÜLLER, H. R.: Beitrag zur Differentialdiagnose tumoröser Leberprozesse mittels Ultraschall. Schweiz. med. Wschr. 98, 1716 (1968).

BÖRNER, W., MOLL, E., BAYER, H.: Schilddrüsenszintigraphie mit 99m-Technetium. Med. Welt (Stuttg.) 1965, 1151.

BOIJSEN, E., FOLIN, J.: Angiography in the diagnosis of renal carcinoma. Radiologe 1, 137 (1961).

BRINSFIELD, D., BLAND, J. A., SYBERS, R. G.: Aortography in children with abdominal masses. J. Pediat. 73, 203 (1968).

CARLENS, E.: Mediastinoscopy: a method for inspection and tissue biopsy in the superior mediastinum. Dis. Chest 36, 343 (1959).

CASTELLANOS, A.: Angiography in children. In: Vascular roentgenology, ed. by R. A. SCHOBINGER and F. F. RUZICKA. New York: Macmillan 1964.

CHRISTOPHERSON, W. M.: A re-evaluation of the significance of circulating cancer cells in the peripheral blood. In: Recent advances in the diagnosis of cancer. Ninth annual clinical conference of cancer, M. D. Anderson Hospital and Tumor Institute, Houston, Texas. Chicago: Year Book Publ. 1966.

COCCHI, U.: Retropneumoperitoneum und Pneumomediastinum. Stuttgart: Thieme 1957.

CONDORELLI, L., TURCHETTI, A., PIDONE, G.: Il pneumomediastino posteriore. Ann. Radiol. diagn. (Bologna) 23, 33 (1951).

DEBRUN, G., MICHEL, J. R., LEFEBVRE, J., PELLERIN, D., KLISZOWSKI, H.: Explorations aortographiques de certaines tumeurs abdominales de l'enfant. Ann. Radiol. 10, 513 (1967).

DECKER, K. (Hrsg.): Klinische Neuroradiologie. Stuttgart: Thieme 1960.

— BACKMUND, H.: Angiographie des Hirnkreislaufs. Stuttgart: Thieme 1968.

DELTA, B. G., PINKEL, D.: Bone marrow aspiration in children with malignant tumors. J. Pediat. 64, 542 (1964).

DIETZ, H., ZEITLER, E., WOLF, R.: Die szintigraphische Darstellung der Liquorräume mit $^{131}$J-markiertem menschlichem Serumalbumin (RIHSA). Methodik, Indikationen, Ergebnisse. Fortschr. Röntgenstr. 105, 537 (1966).

DOS SANTOS, R., LAMAS, A. C., CALDAS, J. P.: Artériographie des membres et de l'aorte abdominale. Paris: Masson 1931.

DUMERMUTH, G.: Elektroencephalographie im Kindesalter. Einführung und Atlas. Stuttgart: Thieme 1965.

FASSBENDER, C. W., HIPP, E., HÜHN, E. A.: Die Bedeutung nuklear-medizinischer Methoden in der Diagnostik von Erkrankungen der Knochen und Gelenke. Fortschr. Med. 86, 693 (1968).

FISCHER, J.: Die Milzszintigraphie. Radiologe 5, 372 (1965).

— WOLF, R., LEON, A.: Milzszintigraphie mit 99m-Tc-markierten, wärmealterierten Erythrocyten. Fortschr. Röntgenstr. 106, 51 (1967).

FRENZEL, H., TRESKE, U., WICHERT, P. v.: Ergebnisse und zytologische Befunde bei der intrathorakalen Punktionsdiagnostik. Med. Klin. 63, 1758 (1968).

FREY, K. W., SCHEYBANI, M. S., SONNTAG, A., FUCHS, P.: Die Knochenszintigraphie mit Strontium 85 und ihre klinische Bedeutung. Med. Klin. 62, 978 (1967).

FRIDRICH, R., SPINDEL, A.: Zur Szintigraphie der Leber mit Indium 113m. Schweiz. med. Wschr. 98, 1928 (1968).

FRIK, W.: Hartstrahltechnik. Stuttgart: Thieme 1961.

— Pneumoperitoneum. In: Lehrbuch der Röntgendiagnostik, hrsg. v. H. R. SCHINZ, W. E. BAENSCH, W. FROMMHOLD, R. GLAUNER, E. UEHLINGER u. J. WELLAUER, Bd. I, S. 487. Stuttgart: Thieme 1965.

GASQUET, C., SCHWEISGUTH, O., DEBRUN, G., GROSDEMANGE, M., MARCOVITS, P.: Lymphangiography in malignant diseases of childhood. Amer. J. Roentgenol. 103, 1 (1968).

GEILE, K.: Die Pantopaque-Ventrikulographie in der Diagnostik von raumfordernden Prozessen der hinteren Schädelgrube. Dtsch. Röntgenkongr. 1967, Teil A. Stuttgart: Thieme 1968.

GOTTSCHALK, A., LATHROP, K. A., HARPER, P. V.: 99m-Tc-iron complex as a renal scanning agent. J. nucl. Med. 7, 373 (1966).

GOUGH, M. H.: Lymphangiography in children. Arch. Dis. Childh. 39, 177 (1964).

GROS, CH., BOURJAT, B.: Klinische Anwendung der Thermographie. Röntgen-Bl. 20, 441 (1967).

GRUNER, H. J.: Die perkutane Lungenpunktion. Dtsch. med. Wschr. 43, 2077 (1968).

GRUNZE, H.: Cytologische Geschwulstdiagnostik. In: Diagnostik der Geschwulstkrankheiten, hrsg. von H. BARTELHEIMER u. H.-J. MAURER. Stuttgart: Thieme 1962.

HAAS, J. P., BROD, K. H., WOLF, R., SCHMIDT, K. J.: Szintigraphie und Durchblutungsmessung der Leber mit 99m-Tc-Schwefelkolloid. Picker-Bull. 34, 1 (1967).

— DIETZ, H., SCHMIDT, K. J., DOERR, F., BROD, K. H., WOLF, R.: Comparaison des résultats de la scintigraphie des tumeurs cérébrales avec trois substances différentes: 99m-Tc-Pertechnétate, 99m-Tc-Fe-II-Complexe et macroaggrégats d'albumine marqués à l'$^{131}$ I. Colloque sur la Scintigraphie médicale au moyen de radioisotopes. Agence Internationale de l'Energie Atomique (Salzburg 1968 a).

— SCHMIDT, K. J., WOLF, R. E.: Erfahrungen mit der Schilddrüsenszintigraphie unter Verwendung von 99m-Tc-Pertechnetat. Übersicht über 2000 Fälle. Fortschr. Röntgenstr. 109, 222 (1968 b).

HARPER, P. V., LATHROP, K. A., JIMENEZ, F., FINK, R., GOTTSCHALK, A.: Technetium 99, a scanning agent. Radiology 85, 101 (1965).

HARTUNG, K.: Strahlenbelastung und Strahlenschutz in der pädiatrischen Röntgendiagnostik. Stuttgart: Thieme 1959.

HELLNER, H.: Die Biopsie. Notwendigkeit, Fehler, Grenzen. Chirurg 34, 385, 438, 498, 540 (1963).

HOUSTEK, J., MASOPUST, J., KITHIERAND, K. K., RADL, J.: Hepatocellular carcinoma in association with a specific fetal $\alpha_1$-globulin: fetoprotein. Pediatrics 72, 186 (1968).

JACOBAEUS, H. C., NORD, F.: Air and Lipiodol as contrast agents for roentgen diagnosis within the central nervous system. Acta radiol. (Stockh.) 3, 367 (1924).

JIROUT, J.: Pneumomyelography. Springfield, Ill.: Charles C. Thomas 1969.

KÄSER, H., WAGNER, H. P., KÜFFER, F.: Maligne, sekretorisch anscheinend inaktive Sympathikustumoren im Kindesalter. Helv. paediat. Acta **24**, 128 (1969).

KERK, L., BUSCHMANN, O., WILLICH, E.: Die Renovasographie im Kindesalter. Fortschr. Röntgenstr. **103**, 675 (1965).

KINMOTH, J. B.: Lymphangiography in man. Method of outlining lymphatic truncs at operation. Clin. Sci. **11**, 13 (1952).

KOEHLER, P. R.: Typical fatal reactions after lymphography. Cancer Chemother. Rep. **52**, 113 (1968).

KÜFFER, F., WAGNER, H. P., FUCHS, W. A., BETTEX, M.: Die Bedeutung der Angiographie in der Diagnose ausgewählter kindlicher Tumoren. Z. Kinderchir., Suppl. zu Bd. **6**, 132 (1969).

KULPE, W.: Klinisch-chemische Untersuchungen zur Krebsdiagnostik. In: Diagnostik der Geschwulstkrankheiten, hrsg. von H. BARTELHEIMER u. H.-J. MAURER. Stuttgart: Thieme 1962.

LEBEDEVA, A. P., OSIPKOVA, T. A.: The value of gas contrasting in the roentgenological diagnosis of mediastinal tumors in children. Ref. Zbl. Kinderheilk. **98**, 319 (1965).

LEVICK, R. K.: Radiology and ultrasound in Wilms tumour diagnosis. Sixth Annual Meeting of the European Society of Pediatric Radiology, Warsaw 1969.

LINCKE, H. O.: Besonderheiten der positiven Ventrikulographie bei der Diagnostik von Raumbeschränkungen der hinteren Schädelgrube im Kindesalter. Dtsch. Röntgenkongr. 1967, Teil A. Stuttgart: Thieme 1968.

MÖRSDORF, D., KÄRCHER, K. H.: Die medizinische Anwendung der Infrarotdiagnostik mit Hilfe des Scanning-Verfahrens. Med. Welt (Stuttg.) **19**, 2825 (1968).

MOFENSEN, H. C., GREENSHER, J.: Transillumination of the abdomen in infants. Amer. J. Dis. Child. **115**, 428 (1968).

OBERSON, R.: La gamma-encéphalographie chez les enfants. Premiers résultats. Ann. Radiol. **10**, 197 (1967).

PAUL, J.: Cell and tissue culture, 3rd ed. Edinburgh and London: Livingstone 1965.

PLANIOL, T.: Diagnostic des lésions intracraniennes par les radio-isotopes (gamma-encéphalographie). Paris: Masson 1959.

REISNER, K., GOSEPATH, J.: Die Tomographie raumfordernder und destruierender Prozesse im Retromaxillarraum und maxillo-ethmoidalen Winkel. Fortschr. Röntgenstr. **110**, 667 (1969).

— WEYER, K. H. VAN DE: Die Leistungsfähigkeit der Nephrotomographie unter Kontrastmittelinfusion. Fortschr. Röntgenstr. **104**, 289 (1966).

ROO, T. DE: Eine einfache Technik der Lymphographie. Radiologe 8, 197 (1968).

SABAT, B.: Über ein Verfahren der röntgenographischen Darstellung von Bewegungen. Lwówski Tygodnik lék. **6**, 28 (1911).

SAMII, M., WEYER, K. H. VAN DE, SCHÜRMANN, K.: Die Cisterno-Tomographie in der Diagnostik infratentorieller Raumforderungen. Radiologe 8, 373 (1968).

SAYK, J. (Hrsg.): Symposium über die Zerebrospinalflüssigkeit. Jena: VEB Fischer 1960.

SCHENCKER, B., MARCURE, R. W., MOODY, D. L.: Simplified nephrotomography. The drip infusion technique. Amer. J. Roentgenol. **95**, 283 (1965).

SCHMIDT, K. J., BROD, K. H., WOLF, R., HAAS, J. P.: Grundlagen und Technik der Nierenszintigraphie mit einem 99mTc-Eisenkomplex. Fortschr. Röntgenstr. **107**, 713 (1967).

— HAAS, J. P., BROD, K. H., WOLF, R., DIETZ, H.: Erste Erfahrungen in der Hirntumordarstellung mit dem Tc99m-Eisen-II-Komplex. 49. Dtsch. Röntgenkongr. 1968.

SCHOBER, R.: Morphologische Veränderungen am Gehirn nach intrathekaler Anwendung von Röntgenkontrastmitteln (Jodester). Fortschr. Röntgenstr. **101**, 55 (1964).

SCHÖLER, H.: Über Thermographie. Med. Welt (Stuttg.) **1966**, 1710.

SCHWAMM, E.: Zit. nach SCHÖLER.

SCHWEISGUTH, O., SARRAZIN, D., NACCACHE, G., LEMERLE, J.: Diagnostic et traitement des réticulo-sarcomes osseux (sarcome d'Ewing) de l'enfant. Z. Kinderchir. **6**, Suppl. 363 (1969).

SELDINGER, S. I.: Catheter replacement of the needle in percutaneous arteriography. Acta radiol. (Stockh.) **39**, 368 (1953).

SICARD, J. A., FORESTIER, J. E.: Méthode générale d'exploration radiologique par l'huile jodée (Lipiodol). Bull. Soc. méd. Hôp. Paris **13**, 463 (1922).

SITZMANN, F. C.: Die Enzymdiagnostik bei Erkrankungen im Kindesalter. Arch. Kinderheilk. (Beih.) **57** (1968).

STEINBACH, H. L., HILL, W. B.: Pantopaque pulmonary embolism during myelography. Radiology **56**, 735 (1951).

STEPANOV, E. A., POKROVSKAIA, E. M.: Pneumomediastinography in the diagnosis of neoformations of the thoracic cavity in children. Ref. Zbl. Kinderheilk. **98**, 16 (1965).

TAGUCHI, N., SUZUKI, M., DOBASHI, S.: Serum lactic dehydrogenase and malic dehydrogenase activity in infants and children with leukemia and malignant tumor. Paediat. Univ. Tokyo **1964**, 23.

TEILLET, F.: Zur gegenwärtigen Therapie des Morbus Hodgkin. Münch. med. Wschr. **110**, 2993 (1968).

THIÉBAUT, F., WACKENHEIM, A., VROUSOS, C.: Radioanatomie normale et pathologique de la fosse postérieure. La pneumostratigraphie médiane. Ann. Radiol. **3**, 773 (1960).

VOGLER, E., DEU, W.: Der Wert der Angiographie in der Tumordiagnostik der Extremitäten. Fortschr. Röntgenstr. **83**, 158 (1955).

WACKENHEIM, A.: Isotopen-Myelographie. Radiologe **5**, 484 (1965).

WENDE, S.: Technik und Wert der Gamma-Encephalographie. Fortschr. Röntgenstr. **98**, 466 (1963).

— BEER, K.-H.: The diagnostic value of gas myelography. Amer. J. Roentgenol. **104**, 213 (1968).

ZEITLER, E., DIETZ, H.: Über den diagnostischen Wert der Myelographie mit Suspensionen. Radiologe **5**, 489 (1965).

ZIEDSES DES PLANTES, B. G.: Die Bedeutung der Subtraktion für die Neuroradiologie. Radiologe 8, 333 (1968).

ZUM WINKEL, K.: Die Isotopennephrographie bei abdominellen Tumoren. Fortschr. Röntgenstr. **93** (Beih.) (1960).

# Prinzipien der Tumorbehandlung im Kindesalter

F. LAMPERT, München

Das Prinzip der Tumorbehandlung ist die Vernichtung der Tumorzellpopulation so vollständig und so früh wie möglich!

Wir wollen uns hier auf die Methode der Tumorzellvernichtung durch Chemotherapie beschränken, die gerade bei Tumoren des Kindesalters Erfolge gezeigt hat. Voraussetzung für eine optimale Tumorbehandlung ist erstens, daß man seinen Gegner, nämlich die Krebskrankheit im allgemeinen und im besonderen kennt, und zweitens, daß man seine Waffe, das Krebspharmakon und seine klinische Anwendung, beherrscht.

## Wesen der Krebskrankheit

Solange die Ursache der Tumorentstehung noch nicht geklärt ist, wollen wir nur die Erscheinungsgesetze bzw. die Kriterien des Krebses beschreiben (VIRCHOW, 1847; ROUS, 1967).

Im Mittelpunkt der Krebsforschung und -therapie steht die erkrankte Zelle, die Krebszelle. Durch fortlaufende, unkontrollierbare Zellvermehrung, als Fleisch vom eigenen Fleische, bewirkt der Krebs den Tod des Wirtes.

Die einzige *Funktion*, die die Krebszelle ausübt, ist die der irreversiblen, kontinuierlichen Zellteilung.

*Histologisch* definiert man das Krebszellgewebe als ein Gewebe, das ohne Ordnung, infiltrierend-destruierend und metastasierend wächst.

*Cytologisch* ist der Krebs erkennbar am Zellkern: der Kern der Krebszelle hat ein größeres Volumen als das Cytoplasma, er zeigt ein aufgelockertes Chromatingerüst und weist oft Nucleolen auf. Auch an der Oberfläche sind die Zellen verändert: Die Krebszellen kleben aneinander durch Verlust der Kontakthemmung (ABERCROMBIE u. AMBROSE, 1962). Abb. 38 a—g zeigt das cytologische Bild einiger Krebskrankheiten im Kindesalter.

*Biochemisch* ist der Stoffwechsel der Krebszelle charakterisiert durch intensive anaerobe und auch aerobe Glykolyse mit bilanzmäßig mehr Gärungsstoffwechsel als Oxydationsstoffwechsel (WARBURG, 1925).

Die Normalzelle des differenzierten Ausgangsgewebes ist kein Vergleichsobjekt für die Krebszelle, sondern nur die ebenso schnell sich teilende und ähnlich aussehende Embryonalzelle. Aber während die Embryonalzelle sich stets in einem bewundernswert regulierten Prozeß der Ausdifferenzierung befindet, äußert sich die krebsige Entartung der Zelle in einem irreversiblen Verlust der Differenzierungsfähigkeit und einem verlängerten, nur noch der Zellteilung dienenden Leben. Die die Zelltransformation auslösenden Initiatoren (z.B. Viren, ionisierende Strahlung, chemische Substanzen) brauchen, im Unterschied zu den Infektionskrankheiten, im späteren, autonomen Ablauf der Krankheit nicht mehr im Körper aktiv vorhanden zu sein.

## Krebschemotherapeutica

Aus diesen Erscheinungsgesetzen des Krebses ergibt sich nur eine therapeutische Konsequenz: die Vernichtung der Krebszellen! Dies geschieht entweder durch operative Entfernung, lokalisierte Bestrahlung und/oder Chemotherapie.

Von vielen Übersichtsarbeiten über Krebschemotherapeutica in ihrer klinischen Anwendung und Wirkungsweise seien nur wenige erwähnt: NYHAN (1959), SCHMIDT (1966), GÖBER (1966), MATHÉ (1967), LAMPERT (1967a).

Als Regel für den klinischen Therapeut gilt: Es ist besser, wenige, aber ihm gründlich hinsichtlich Wirkung und Nebenwirkung vertraute, Chemotherapeutica intensiv anzuwenden, als kritiklos jedes neue Cytostaticum auszuprobieren.

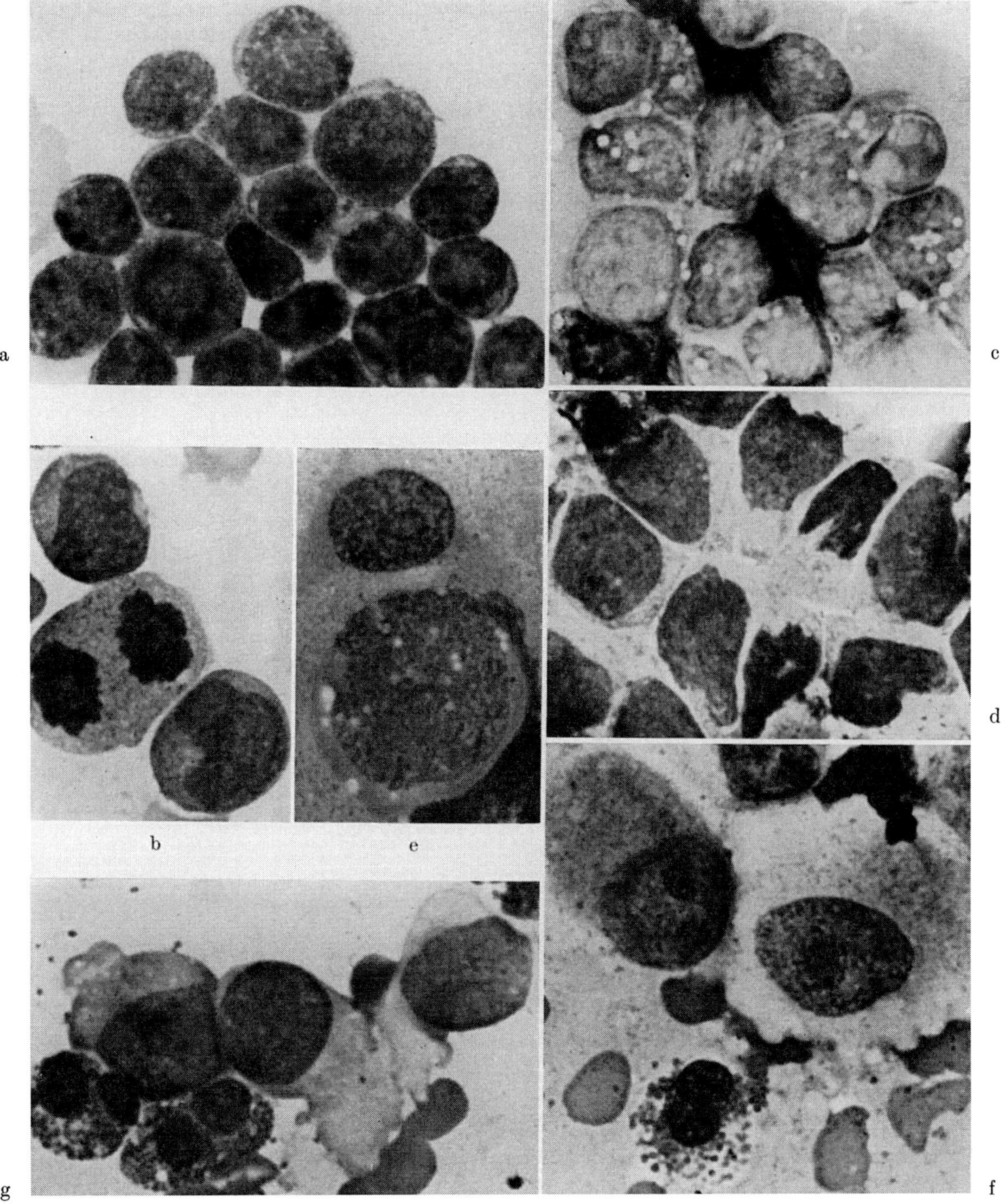

Abb. 38a—g. Krebszellen. Pappenheim. 1 300:1. a Akute lymphoblastische Leukämie (Knochenmarksausstrich); b akute myelo-monocytäre Leukämie (Knochenmarksausstrich); c Neuroblastom (Tupfpräparat); d Retinoblastom (Tupfpräparat); e Nephroblastom (Wilms-Tumor) (Tupfpräparat); f Lymphogranulomatose (M. Hodgkin) (Punktionspräparat); g Histiocytose X (M. Hand-Schüller-Christian) (Punktionspräparat)

Die für die pädiatrische Onkologie wichtigsten und im Handel befindlichen Chemotherapeutica sind in kurzer, übersichtlicher Weise mit Strukturformel, Handelsform, Dosierung, Toxicität, Wirkungsweise und Indikation nachfolgend aufgeführt. Bei in kleinen Mengen stark wirksamen Mitteln dosiert man genauer und gefahrloser nach Quadratmeter Körperoberfläche des Patienten (PINKEL, 1958). Die Körperoberfläche kann man aus Körpergröße und -gewicht bestimmen (SENDROY u. CECCHINI, 1954).

### 1. Alkylierende Substanzen

*Cyclophosphamid*

Cyclophosphamid

*Handelsform:* Endoxan (Asta), Cytoxan (Mead Johnson); Stechampulle zu 200 bzw. 500 mg (mit 10 bzw. 20 ml Aqua dest. auflösen); Dragees zu 50 mg (50 Dragees-Flasche = DM 18,85).

*Dosierung:* 600 mg/m² ($\sim$30 mg/kg)/wöchentlich i.v.; 3 mg/kg/täglich p.o.

*Toxicität:* Übelkeit und Erbrechen, Leukopenie (=Dosismodifizierender Faktor), Alopecie, hämorrhagische Cystitis.

*Wirkungsweise:* Keine Wirksamkeit *in vitro*; Aktivierung *in vivo* (durch Lebermikrosomen?) zu hochwirksamen alkylierenden Zwischenprodukten.

*Indikation:* Bei fast allen Malignomen mit Erfolg einsetzbar!

### 2. Antimetabolite

*a) Amethopterin*

Amethopterin

*Handelsform:* Methotrexat (Lederle); Stechampulle zu 50 mg = DM 58,50 (mit 20 ml Aqua dest. auflösen; Haltbarkeit der angemachten Lösung bis zu 2 Wochen im Kühlschrank); Stechampulle zu 5 mg (mit 2 ml Aqua dest. auflösen); Tabletten zu 2,5 mg (100 Tabletten-Flasche = DM 74,30).

*Kurzbezeichnung:* MTX.

*Dosierung:* 2,5 mg/kg/14täglich i.v., oder 30 mg/m² ($\sim$1.0 mg/kg)/2mal wöchentlich p.o.; 0,5 mg/kg/intrathecal (12 mg/m²).

*Toxicität:* Orale und gastrointestinale Ulcerationen, Übelkeit und Erbrechen, Leukopenie und Thrombopenie, Hautpigmentationen.

*Wirkungsweise:* Hemmung der Folsäurereductase, einem Enzym, das die Umwandlung

der Folsäure zu Citrovorumfaktor bewirkt. Der Citrovorumfaktor gibt einzelne Kohlenstoffbruchstücke an die 2- und 8-Position des Purinringes und an die Methylgruppe des Thymins. Die Amethopterinwirkung kann daher durch Gabe von Citrovorumfaktor als Antidot blokkiert werden.

*Indikation:* Akute (=unreifzellige) Leukämie, Lymphosarkom.

*b) 6-Mercaptopurin*

6-Mercaptopurin

*Handelsform:* Puri-Nethol (Burroughs Wellcome), Mercaptopurine; Tabletten zu 50 mg (25 Tabletten-Flasche = DM 47,—).

*Kurzbezeichnung:* 6-MP.

*Dosierung:* 2,5 mg/kg/täglich p.o.

*Toxicität:* Leukopenie (= Dosismodifizierender Faktor).

*Wirkungsweise:* Wahrscheinlich Blockierung des Einbaus von Purinen (Nucleoside oder Nucleotide) in die Nucleinsäuren.

*Indikation:* Akute und chronische Leukämie, Lymphosarkom mit leukämischer Transformation.

### 3. Antimitotica

*a) Vinblastinsulfat*

Vinblastin

*Handelsform:* Velbe (Lilly), Velban; Stechampulle zu 10 mg = DM 70,20 (mit 10 ml physiologischer Kochsalzlösung auflösen, Kühlschranklagerung, Haltbarkeit der angemachten Lösung bis zu 4 Wochen).

*Kurzbezeichnung:* VLB.

*Dosierung:* 4 mg/m² ($\sim$0,15 mg/kg)/wöchentlich i.v.

*Toxicität:* Leukopenie ($=$ Dosismodifizierender Faktor). Neuromuskuläre Störungen, Obstipation, Durchfall.

*Wirkungsweise:* Zellarretierung in Metaphase (Spindelapparatgift).

*Indikation:* Lymphogranulomatose, Histiocytose X.

### b) Vincristinsulfat

Vincristin

*Handelsform:* Vincristin (Lilly), Oncovin; Stechampulle zu 1 mg $=$ DM 87,50 (mit 70 ml physiologischer Kochsalzlösung auflösen, Kühlschranklagerung, Haltbarkeit der angemachten Lösung bis zu 2 Wochen).

*Kurzbezeichnung:* VCR.

*Dosierung:* 2 mg/m$^2$ ($\sim$0,075 mg/kg)/wöchentlich i.v.

*Toxicität:* Neuromuskuläre Störungen: Areflexie, Paresen, Alopecie, Paraesthesien, Fieber. Gastrointestinale Störungen: Obstipation, Durchfall, Koliken.

*Wirkungsweise:* Zellarretierung in Metaphase (Spindelapparatgift).

*Indikation:* Akute lymphoblastische Leukämie, Nephroblastom, Lymphosarkom.

### 4. Antibiotica

*Actinomycin D*

Actinomycin D $=$ C$_1$

*Handelsform:* Lyovac-Cosmegen (Merck Sharp & Dohme); Stechampulle zu 0,5 mg (mit 2 ml Aqua dest. auflösen). Actinomycin D $=$ C$_1$ auch enthalten in Sanamycin (Bayer).

*Dosierung:* 0,6 mg/m$^2$/4mal i.v., Gesamtdosis 2,4 mg/m$^2$ innerhalb 1 Woche oder 0,015 mg/kg an 5 aufeinanderfolgenden Tagen i.v. Mehrfache Wiederholung dieser Kur jeweils nach 4 Wochen.

*Toxicität:* Erbrechen und Durchfall, starke Knochenmarksdepression mit Leukopenie, Thrombopenie, Anämie, Hauterythem über röntgenbestrahlten Flächen, Alopecie.

*Wirkungsweise:* DNS-Komplexbildung, dadurch Blockierung der DNS-abhängigen M-RNS-Synthese.

*Indikation:* Nephroblastom, Rhabdomyosarkom.

### 5. Hormone

*Prednison*

Prednison

*Handelsform:* Decortin (Merck) 5 mg Tabletten (100 Tabletten $=$ DM 52,80), Hostacortin (Höchst) 5 mg Tabletten (20 Tabletten $=$ DM 13,40), Urbason (Höchst) 40 mg Tabletten (10 Tabletten $=$ DM 65,40).

*Dosierung:* 2—4 mg/kg/täglich in 3 Teildosen.

*Toxicität:* Hypercorticismus (Cushing-Syndrom), Flüssigkeitsrentention, Hypertonie, Diabetes, Magenulcera, Osteoporose, Hypokaliämie, Infektionsempfänglichkeit, Psychosen.

*Wirkungsweise:* Wachstumshemmung oder Zerstörung gewisser Mesodermzellen (Lymphocytolyse).

*Indikation:* Akute lymphoblastische Leukämie, Lymphosarkom, Lymphogranulomatose.

### Therapiekonzept

Die heute gültigen Vorstellungen von einer wirksamen Tumorbehandlung gründen sich auf Versuche mit Tumoren, die experimentell leicht auf Mäuse, Ratten oder Hamster transplantiert

**Kinderklinik der Universität München**
Abteilung für pädiatrische Hämatologie

# MYELOGRAMM

Name    *U. K.*      Alter   *4 Jahre*    Datum   *26. 8. 66*

Klin. Diagnose   *Leukämieverdacht*    Arzt   *Dr. La*    Station   *Ambulanz*

Punktionsort   *Spina iliaca dorsalis sinistra*   Punktionsverlauf   *wenig Material bei starker Aspiration*

| Granulopoese | % | Erythropoese | % | Retikulum | % |
|---|---|---|---|---|---|
| Myeloblasten | | Proerythroblasten | | Lymphocyten | 10,5 |
| Promyelozyten | | Bas. Erythroblasten | 1,0 | Prolymphocyten | |
| Myelocyten | | Polychr. Erythroblasten | 3,0 | Plasmazellen | |
| Metamyelocyten | 0,5 | Orthochr. Erythroblasten | 0,5 | Monocyten | |
| Stabkernige | 1,5 | | | Promonocyten | |
| Segmentkernige | 1,0 | Bas. Megaloblasten | | Retikulumzellen | |
| | | Polychr. Megaloblasten | | Fibroblasten | |
| Basophile | | Orthochr. Megaloblasten | | | |
| Eosinophile | | | | Megakaryocyten   ↓ | |
| Eos. Vorstufen | | Jolly-Körper | | Mitoseindex   1,8 % | |
| | | | | Undiff. Blasten | 82,0 |
| Summe | 3,0 | Summe | 4,5 | | |

Beschreibung: *Hypercelluläres Mark mit nur ganz vereinzelt Megakaryocyten. Stark verdrängte Granulo- und Erythropoese durch eine monotone Population bestehend aus klein- bis großkernigen Zellen mit spärlichem, hellblauem, teils vacuolisiertem Cytoplasma. In dem aufgelockerten Chromatin der Kerne finden sich oft 1–2 große Nucleoli.*

Beurteilung:

*Akute lymphoblastische Leukämie !*
*(M₃ – Mark)*



Abb. 39 a

werden können. Schon lange ist bekannt, daß die Mäuseleukämie durch eine einzige Leukämiezelle übertragen werden kann (FURTH u. KAHN, 1937). Dieser Befund ist nicht nur von der Arbeitsgruppe SKIPPER et al. (1964) bestätigt worden, es ließen sich auch solide Tumoren durch eine einzige Zelle überpflanzen (WILCOX, 1967). Die Überlebenszeit der Mäuse hängt ab von der Anzahl der übertragenen Leukämiezellen (SKIPPER et al., 1964). Die Größe des Leukämie-Inoculums beeinflußt die Therapie (GOLDIN et al., 1956). Am Modell der L 1210-Mäuseleukämie läßt sich nachweisen, daß es nach wirksamen Cytostaticadosen bei einer

**Kinderklinik der Universität München**
Abteilung für pädiatrische Hämatologie

# MYELOGRAMM

Name  *U. K.*     Alter *4 Jahre 1 Mon.* Datum *23. 9. 66*

Klin. Diagnose  *ALL*     Arzt *Dr. La*  Station *Ambulant*

Punktionsort *Spina ilica dorsalis*  Punktionsverlauf *Sofort rotes Material bei Aspiration*

| Granulopoese | % | Erythropoese | % | Retikulum | % |
|---|---|---|---|---|---|
| Myeloblasten | | Proerythroblasten | *1,5* | Lymphocyten | *25.0* |
| Promyelocyten | | Bas. Erythroblasten | *10,0* | Prolymphocyten | |
| Myelocyten | *2,0* | Polychr. Erythroblasten | *49,0* | Plasmazellen | |
| Metamyelocyten | *3,5* | Orthochr. Erythroblasten | *3,0* | Monocyten | |
| Stabkernige | *0,5* | | | Promonocyten | |
| Segmentkernige | *1,0* | Bas. Megaloblasten | | Retikulumzellen | |
| | | Polychr. Megaloblasten | | Fibroblasten | |
| Basophile | | Orthochr. Megaloblasten | | | |
| Eosinophile | | | | Megakaryocyten | |
| Eos. Vorstufen | *0,5* | Jolly-Körper | *(+)* | Mitoseindex *3,7%* | |
| | | | | Undiff. Blasten | *3,5* |
| Summe | *7,5* | Summe | *63,5* | | |

Beschreibung: *Normozelluläres Mark mit vielen Megakaryocyten. Stark vermehrte, gering megaloblastisch veränderte Erythropoese. Noch verminderte Granulocytopoese. Maligne Zellpopulation praktisch verschwunden. Mitoseindex 37 %oo !*

Beurteilung: *Vollremission !*
*( M₁ – Mark )*



b

Abb. 39 a u. b. Knochenmarksbefund vor (a) und nach (b) 4 Wochen Therapie bei akuter Leukämie

Übertragung von $10^3$ Zellen oder weniger zu Heilungen kommt, während eine Übertragung von $10^6$ Leukämiezellen trotz verlängerter Überlebenszeit durch die cytostatische Behandlung zu 100% zum Tode führt. Die verlängerte Lebenszeit ist proportional der Anzahl der durch Chemotherapie vernichteten Leukämiezellen (SKIPPER et al., 1964). Eine Heilung gibt es nur nach Vernichtung aller Zellen. Auf den Menschen angewandt, bedeutet dieses „Log-Kill"-

Konzept folgendes: Ein 30 kg schweres Kind mit akuter Leukämie hat etwa $2 \times 10^{12}$ (2 Billionen) Leukämiezellen im Körper. Die wirksamste Chemotherapie vernichtet aber nur 99,7% der Leukämiezellen (Wilcox, 1967). Bei unserem Kind wird dadurch die Zahl der malignen Zellen auf $6 \times 10^9$ (6 Milliarden) reduziert. Klinisch besteht eine Remission ohne Symptome und ohne nachweisbare maligne Zellen in Blut und Knochenmark. Vereinzelt übriggebliebene Zellen an therapeutisch weniger zugänglichen Stellen wie ZNS-Raum, Hoden, Niere, Leber, Milz u.a. (Mathé et al., 1966) vervielfältigen sich wieder, und bei einer Zellzahl von $10^{12}$ Leukämiezellen zeigt sich erneut das Rezidiv.

Das Tiermodell der L 1210-Leukämie zeigte sich ebenfalls sehr wertvoll, um die beste Dosierung und Anwendungsweise eines Mittels wie z.B. Methotrexat herauszufinden. Es ergab sich nämlich, daß Methotrexat bei intermittierender Anwendung mehr Leukämiezellen eines geringen Anfangsdepots vernichtete als eine tägliche Dosis (Venditti u. Goldin, 1964). Beim Menschen konnte diese Vorstellung mit Erfolg eingesetzt werden. Methotrexat in der Dosierung von 30 mg/m² Körperoberfläche/2mal wöchentlich i.m. während der Remission gegeben, verlängerte die mittlere Remissionszeit von Kindern mit akuter lymphoblastischer Leukämie auf über 14 Monate, während bei täglicher oraler Gabe von Methotrexat die Leukämiekinder nur eine Remissionszeit von 3,3 Monaten hatten (Selawry et al., 1965). Die überlegene Wirksamkeit einer „Stoßtherapie" mit hohen Dosen in entsprechend längeren Zeitabständen an Stelle der verzettelten, täglichen Gabe kleiner Dosen hat sich besonders bei soliden Tumoren, z.B. mit Endoxan, erwiesen (Druckrey et al., 1963).

Das Ziel des heutigen Behandlungskonzeptes besteht also darin, durch eine sinnvolle Kombination von intensiver Chemotherapie soviel wie möglich Tumorzellen zu vernichten, eine Resistenzentstehung der Zellen zu unterbinden und durch eine Verlängerung der Überlebenszeit über Jahre hinaus einer möglichen Heilung näherzukommen.

### Klinisch-pharmakologische Methodik

Die Wirksamkeit einer Krebschemotherapie kann man nur an der Größe der vorhandenen bzw. vernichteten Tumorzellpopulation feststellen. Die objektive *Messung der Tumorgröße* ist daher entscheidend zur Beurteilung des Therapieerfolges und zur Verlaufskontrolle. Bei soliden Tumoren geschieht dies entweder durch direkte Messung in cm oder indirekt durch Röntgendiagnostik, Echoencephalographie, $\gamma$-Encephalographie oder andere Verfahren. Bei der Leukämie wertet man den quantitativen Leukämiezellbefall von Knochenmark, Blut und Organen. Die klinischen Symptome sind ebenfalls ein Maßstab für die Tumorgröße, allerdings der unsicherste.

Bei soliden Tumoren gilt als *Kriterium der Remission* ein Rückgang der Tumormasse um 50—100%. Bei der akuten Leukämie gilt als Kriterium der Vollremission (VR) ein Knochenmarksbefund mit weniger als 5% Parablasten ($=M_1$-Knochenmark) und ein Verschwinden der Parablasten aus Blut und Organen. Ein Leukämierezidiv (Krankheitsschub $=$ KS) ist gekennzeichnet durch ein Knochenmark mit über 25% Parablasten ($=M_3$-Knochenmark), ein Blutbild ($H_3$-Hämogramm) mit über 5% Parablasten/mm³, weniger als 500/mm³ Granulocyten, weniger als 25000/mm³ Thrombocyten und weniger als 7 g-% Hämoglobin, eine die Nabelhöhe überschreitende Hepatosplenomegalie, sichtbare Lymphknotenbeteiligung oder andere leukämische Infiltrate (Kriterien der Acute Leukemia Cooperative Group B bei Lampert, 1966). Die entscheidende Rolle bei der Verlaufsbeurteilung der akuten Leukämie spielt die im Abstand von 4—6 Wochen ambulant durchgeführte Knochenmarkspunktion mit Auszählung von mindestens 200 kernhaltigen Zellen. Das Beispiel eines Knochenmarksbefundes vor und nach Therapie zeigt Abb. 39a u. b. Man kann durch diese genaue Diagnostik den Verlauf der akuten Leukämie im Kindesalter in 2 sich jeweils abwechselnde Krankheits- bzw. Therapiephasen einteilen: die Behandlungsphase I zur Erzielung der Remission und die Behandlungsphase II, in der die Remission erhalten wird. Die Chemotherapeutica werden entsprechend ihrer Wirkungen und Nebenwirkungen eingesetzt, z.B. Prednison, Vincristin, Rubidomycin nur in Phase I; 6-Mercaptopurin, Amethopterin besser in Phase II.

Zur *Dokumentation des Krankheitsverlaufes* werden die Befunde jedes Patienten in Zahlen auf einheitlichen Formblättern festgehalten. In Abb. 40 als Beispiel sind Therapie, Dosis, Kno-

Name, Vorname, geb.: U. K.,* 21. 8. 62
Klinik:

| | Nr. | Bezeichnung | 1966 | 26. 8. | 2. 9. | 9. 9. | 16. 9. | 23. 9. | 30. 9. |
|---|---|---|---|---|---|---|---|---|---|
| | 1. | Datum | 1966 | 26. 8. | 2. 9. | 9. 9. | 16. 9. | 23. 9. | 30. 9. |
| | 2. | Behandlungstag | | 1. | 8. | 15. | 22. | 29. | 36. |
| THERAPIE | 3. | CYTOSTATIKUM (mg) | VCR | 1, 2 | 1, 2 | 1, 2 | 1, 2 | | |
| | 4. | | | | | | | | |
| | 5. | | 6-MP | | | | | 50 | 50 |
| | 6. | Corticosteroide (mg) | | 35 | 35 | 35 | 35 | 5 | |
| | 7. | Antibiotika | | | | | | | |
| | 8. | Gamma-Globulin | | | | | | | |
| | 9. | | | | | | | | |
| | 10. | TRANSFUSIONEN (ml) | | | | | | | |
| M - KNOCHENMARK | 11. | Zellgehalt (N - ↑ - ↓) | | ↑ | | | | N | |
| | 12. | Megakaryocyten (+, —) | | — | | | | + | |
| | 13. | Erythropoese (%) | | 4, 5 | | | | 63, 5 | |
| | 14. | Granulopoese (%) | | 3, 0 | | | | 7, 5 | |
| | 15. | Lymphocyten (%) | | 10, 5 | | | | 25, 0 | |
| | 16. | (%) | | | | | | | |
| | 17. | BLASTEN (%) | | 82, 0 | | | | 3, 5 | |
| | 18. | Promyelocytoide (%) | | | | | | | |
| | 19. | Monocytoide (%) | | | | | | | |
| | 20. | WERTUNG M | | 3 | | | | 1 | |
| H - HÄMOGRAMM | 21. | Hämoglobin (g%) | | 9, 0 | 8, 5 | 8, 8 | 10, 0 | 11, 0 | 11, 8 |
| | 22. | Hämatokrit (%) | | | | | | | |
| | 23. | Erythrocyten (Mill./mm³) | | 1, 70 | 2, 50 | 2, 82 | 2, 80 | 3, 42 | 3, 48 |
| | 24. | Retikulocyten (⁰/₀₀) | | 14 | 17 | 138 | 51 | 40 | 28 |
| | 25. | Thrombocyten (10³/mm³) | | 80 | 215 | 280 | 140 | 390 | 170 |
| | 26. | Leukocyten (10³/mm³) | | 48 | 3, 2 | 3, 0 | 3, 4 | 3, 6 | 3, 0 |
| | 27. | Neutrophile (Jgd. + Stab. + Seg., %) | | 2 | 22 | 34 | 44 | 22 | 24 |
| | 28. | Lymphocyten (%) | | 30 | 65 | 58 | 49 | 67 | 74 |
| | 29. | Monocyten (%) | | | 5 | 5 | | 1 | 1 |
| | 30. | | | | | | | | |
| | 31. | BLASTEN (%) | | 68 | 8 | 0 | 0 | 0 | 0 |
| | 32. | Promyelocytoide (%) | | | | | | | |
| | 33. | Monocytoide (%) | | | | | | | |
| | 34. | WERTUNG H | | 3 | 2 | | | 1 | 1 |
| K - KÖRPERL. BEF. | 35. | Temperatur (° C) | | 38, 4 | 37, 7 | 37.8 | 37, 0 | 37, 9 | 38, 1 |
| | 36. | Körpergewicht (kg) | | 16, 9 | 17, 0 | 18, 2 | 18, 0 | 18, 6 | 19, 2 |
| | 37. | Körperlänge (cm) | | 104 | | | | | |
| | 38. | Leber (cm) | | 0 | 4 | 6 | 5 | 6 | 4 |
| | 39. | Milz (cm) | | 4 | 0 | 0 | 0 | 0 | 0 |
| | 40. | Lymphknoten (Ort, Größe) | | cervical 1cm Ø | 0 | 0 | 0 | 0 | 0 |
| | 41. | Mund (z. B. Ulcera, Soor) | | | Soor | Soor | 0 | | |
| | 42. | Magen-Darm | | | | | | | |
| | 43. | Infektion (Art, Erreger) | | | | | | | |
| | 44. | Blutung (Ort) | | Tibia bds | — | 0 | | | |
| | 45. | Haut, Haar | | Sugillationen | — | 0 | | | |
| | 46. | ZNS - Leukämie | | | | | | | |
| | 47. | Knochen u. weitere Manifest. | | | | | | | |
| | 48. | WERTUNG K | | 3 | 1 | | | 1 | |
| B - BEFINDEN | 49. | Körperliche Aktivität | | 2 | 1 | 1 | 1 | 1 | 1 |
| | 50. | Appetit | | 3 | 2 | 1 | 1 | 1 | 1 |
| | 51. | WERTUNG B | | 3 | | | | 1 | |
| LABOR | 52. | Serumenzyme (I. E.) | | | | | | | |
| | 53. | Bilirubin (mg%) | | | | | | | |
| | 54. | Gesamt-Eiweiß (g%) | | | | | | | |
| | 55. | | | | | | | | |
| | 56. | KRANKHEITSZUSTAND | | (KS) | | | | (VR) | |

Abb. 40. Verlaufskontrollbogen bei akuter Leukämie

## Verlaufs-Übersicht

Klinik:                      Krankenblatt Nr.: *2226/66*    Behandlungsschema: *D*

**Patient:** *U. K.*          Geb.-Datum: *21. 8. 62*   Nationalität: *Deutsch*   Geschlecht: *♂*

Körpergewicht: *16,9* kg         Körperlänge: *104* cm         Körperoberfläche: *0,6* m²

**Diagnose (√):**   √ Paraleukoblasten L. *(ALL)*      Weitere wesentl. Krankheitsdiagnosen:
                 Promyelocytoide L. *(AML)*
                 Monocytoide    L. *(MoL)*
                 Andere

Organbeteiligung: (√): Leber *√*    Milz *√*      Lymphknoten *√*       ZNS *√ 4 X*
                 Lungen      Haut        Knochen            Niere
                 Hoden *√ 2 X*   Andere

**Anamnese**

Wichtige Vorkrankheiten:

|  | T | M | J |
|---|---|---|---|
| Symptome: | 6 | 8 | 66 |
| Diagnose: | 25 | 8 | 66 |
| Behandlungsbeginn: | 25 | 8 | 66 |
| Verstorben am: | 7 | 2 | 68 |

**Cytostatika** (√):   MTX *√*   6-MP *√*   VCR *√*   PRED *√*   END *ARA-C √ DNR √*
                 *0,616g   8,675   0,0132   9,255    1,53   0,1*

Nebenwirkungen d. spezifischen Therapie:

*Pneumonitis nach ARA-C*

Zusatztherapie (Menge): Transfusionen *keine!*
                           Antibiotika
                           γ-Globulin
                           Anabolika
                           ε-Aminocapronsäure

**Therapieerfolg** (VR, TR, KS)

1. Schub:    *VR* nach       *28* Tagen *PRED + VCR*
1. Remission (Dauer):       *83* Tage *6 - MP*
2. Schub:    *VR* nach       *42* Tagen *PRED + VCR*
2. Remission (Dauer):      *108* Tage *MTX*
3. Schub:    *VR* nach       *28* Tagen *PRED + ARA-C*
3. Remission (Dauer):       *75* Tage *ARA-C*
4. Schub:    *VR* nach       *35* Tagen *PRED + DNR*    Röntgentherapie:
4. Remission (Dauer):      *109* Tage *6 - MP*

**Gesamtüberlebenszeit:**   *530* Tage

Klinikaufenthalt:   *2* Tage

Klinische Todesursache: *Ileus bei akuter Gastroenteritis*

Autopsie (√): ja       nein *√*

Organbefall:

Erreger:

Weitere Untersuchungen:

Zahl der Knochenmarkpunktionen: *8*        1. Untersucher (Name, Klinik):       2. Untersucher (Name, Klinik):

Verschlüsselt von:                          am:

Abb. 41. Verlaufsübersicht eines Kindes mit akuter Leukämie nach einer Überlebenszeit von 530 Tagen

chenmark, Blutbild, körperlicher Befund, Symptome, übrige Labordaten eines Patienten auf einem Formblatt der Deutschen Arbeitsgemeinschaft für Leukämieforschung und -behandlung im Kindesalter e.V. eingetragen. Die *Auswertung der Befunde* (Remissionsdauer, Überlebenszeit, Art und Menge der Chemotherapie) erfolgt abschließend auf einem Übersichtsblatt für jeden Patienten (Abb. 41).

### Erfolge der Chemotherapie

Heilungen bzw. Überlebenszeit über 5 Jahre hinaus ohne Anzeichen der Krankheit wurden durch alleinige Chemotherapie nur bei 2 Malignomen erzielt: bei *Choriocarcinom* mit Methotrexat (HERTZ et al., 1961; HERTZ, 1965) und bei dem malignen Lymphom afrikanischer Kinder, dem *Burkitt-Syndrom*, mit Endoxan (BURCHENAL, 1968).

Bei der *akuten Leukämie* im Kindesalter begannen vor 20 Jahren durch die Einführung des Folsäureantagonisten Aminopterin in die Therapie erste Erfolge sich abzuzeichnen (FARBER et al., 1948). Seitdem werden die chemotherapeutischen Möglichkeiten ständig weiterentwickelt durch Neueinführung weiterer antileukämisch wirksamer Cytostatica und deren optimaler Anwendung. Abzulesen ist der Erfolg am Prozentsatz der induzierten Remissionen, an der Zeitdauer der erhaltenen Remissionen und an der verlängerten Überlebenszeit. Die beste bis jetzt berichtete Therapie zur Remissionsinduktion bei der akuten lymphoblastischen Leukämie scheint die Dreierkombination von Prednison, Vincristin und Rubidomycin (Daunomycin) mit einer Remissionsquote von über 90% zu sein (MATHÉ et al., 1967). Durch intensive Weiterbehandlung mit einem Antimetaboliten, z. B. Methotrexat,, nach einer eingetretenen Remission kann die Remission bis 14 Monate und länger erhalten werden (SELAWRY et al., 1965). Die Gesamtüberlebenszeit eines Kindes mit akuter Leukämie als Resultante der induzierten und erhaltenen Remissionen hat sich durch die heutige intensive Chemotherapie von durchschnittlich 4 Monaten bei unbehandelten Kindern (TIVEY, 1952) auf über 17 Monate bei behandelten Kindern steigern lassen (ZUELZER, 1964; SELAWRY et al., 1965). Langzeitremissionen über 5 Jahre hinaus wurden in einer weltweiten Suche bei 157 Patienten mit akuter Leukämie gefunden. 103 dieser Patienten leben ohne Anzeichen der Krankheit und z. T. ohne Chemotherapie bereits 5 bis 17 Jahre nach Diagnosestellung (BURCHENAL, 1968). Diesen etwa 0,1—1% betragenden Anteil von Langzeitremissionen bei der akuten Leukämie könnte man als geheilt durch Chemotherapie betrachten.

Bei dem *Lymphosarkom*, das in 40% der Fälle im Kindesalter mit Knochenmarksbefall einhergeht und dann nicht von einer akuten Leukämie unterscheidbar ist, konnte durch Chemotherapie mit Prednison und 6-Mercaptopurin eine mittlere Überlebenszeit von 11 Monaten erreicht werden (JONES et a., 1967).

Bei dem *Nephroblastom* (Wilms-Tumor) haben sich die Überlebenschancen durch routinemäßigen Einsatz von Actinomycin D und Nachbestrahlung zur Rezidivprophylaxe bei frühzeitiger Operation erheblich verbessert. Die Zweijahresüberlebensquote vergrößerte sich durch diese Behandlung von 43% auf 92% (FERNBACH u. MARTYN, 1966). Alleinige Chemotherapie mit Vincristin bringt sogar Lungenmetastasen dieses Tumors völlig zum Verschwinden (SUTOW et al., 1963; LAMPERT, 1967a). Durch Vincristinbehandlung an Stelle der Röntgenvorbestrahlung kann ein inoperabler Wilms-Tumor in kurzer Zeit so verkleinert werden, daß eine Operation möglich ist (SULLIVAN et al., 1967).

Bei den häufigsten soliden Tumoren im Kindesalter, den *Hirntumoren*, besonders beim Medulloblastom, bringt nicht nur die Strahlenbehandlung, sondern auch die ungefährliche Chemotherapie mit Methotrexat intrathecal objektive und subjektive Verbesserungen der Symptome, die monatelang anhalten (NEWTON et al., 1968). Die routinemäßige Anwendung von 1—2 Methotrexatgaben intrathecal postoperativ zur Rezidivprophylaxe wäre daher zu befürworten.

Bei der *Lymphogranulomatose (Morbus Hodgkin)* werden vereinzelt Heilungen bei lokalisiertem Stadium I und II allein durch intensive Radiotherapie erzielt (EASSON u. RUSSELL, 1963; MUSSHOFF et al., 1967). Bei generalisiertem Stadium können die Remissionszeiten durch die Kombination der Bestrahlung mit intensiver Mehrmittelchemotherapie verlängert werden (MOXLEY et al., 1967).

Bei der *Histiocytosis X*, einer malignen Erkrankung des reticulohistiocytären Systems mit gemeinsamem proliferierendem Element bei drei unterschiedlichen Verlaufsformen (Morbus Letterer-Siwe, Morbus Hand-Schüller-Christian, eosinophiles Knochengranulom), lassen sich langdauernde Remissionen durch Vinblastin herbeiführen (SIEGEL u. COLTMAN, 1966; LAMPERT, 1967a).

4*

### Komplikationen der Chemotherapie

Die Behandlung des krebskranken Patienten ist ein Weg zwischen Szylla und Charybdis. Dem Patienten droht nicht nur Gefahr von der Krebskrankheit, sondern manchmal auch von seiten der Behandlung. Jedes Cytostaticum ist ein Zellgift, das nicht nur die Tumorzellen an-

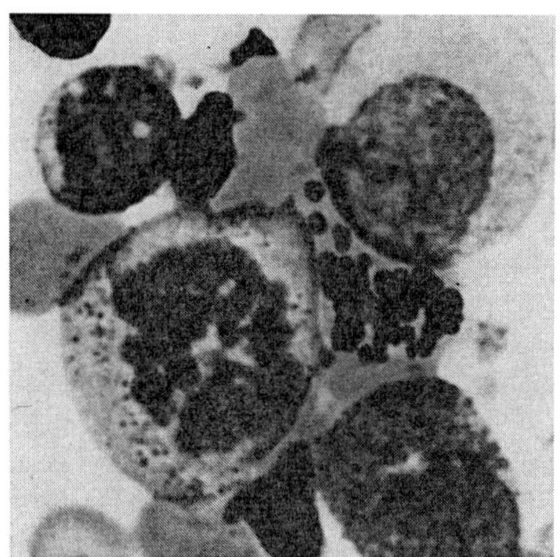

a

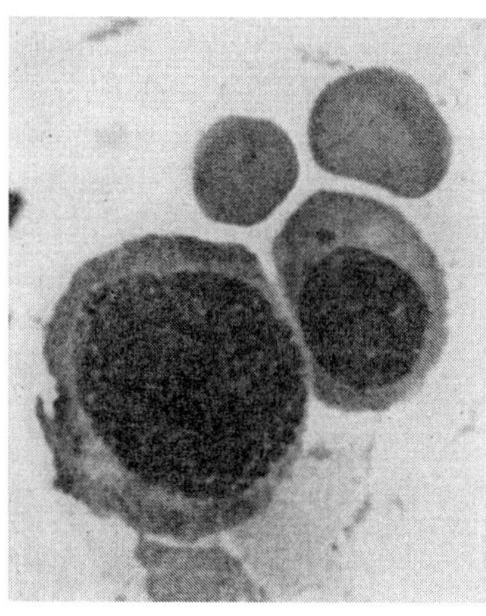

b

Abb. 42a u. b. Verklumpte und „pulverisierte" Metaphasen 12 Std nach Vincristintherapie (a) und megaloblastische Veränderung 7 Tage nach Vincristintherapie (b). Pappenheim. 1300:1

greift, sondern auch die normalen sich ständig erneuernden Zellpopulationen des Körpers wie Knochenmark, Magen-Darmepithel, Haut und Haar beeinflußt.

Die *Knochenmarksveränderung* mit Verminderung von Leukocyten, Erythrocyten und Thrombocyten im peripheren Blut ist die häu-

figste Nebenwirkung der cytostatischen Dauerbehandlung, die in einigen Fällen zur tödlichen *Knochenmarksaplasie* führen kann. Morphologisch sind die cytostatisch bedingten Zellveränderungen schon frühzeitig im Knochenmark, besonders an der Erythropoese, erkennbar (Lampert, 1967b), bevor es zum Darniederliegen der Zellregeneration kommt. Vincristin bewirkt über eine Metaphaseblockierung eine megalo(makro)blastische Veränderung der Erythropoese (Abb. 42a, b). Nach Therapie mit dem Antimetaboliten 6-Mercaptopurin und Amethopterin sieht man megaloblastische Veränderungen an der Erythropoese, Howell-Jolly-Körper und Makrocyten (Abb. 43a, b). An der Granulopoese werden ebenfalls Ausreifungsstörungen mit Riesenmetamyelocyten, Riesenstabkernigen und hypersegmentierten Neutrophilen beobachtet. Dieser Störung des Zellcyclus mit einer Kerngrößenzunahme, die nach Behandlung mit Alkylantien, Antimetaboliten und Mitosegiften beobachtet wurde, liegt eine Verdoppelung des Desoxyribonucleinsäuregehaltes zugrunde (Lampert u. Sandritter, 1966; Lampert, 1967b).

*Harnsäurenephropathie* ist eine akut auftretende Gefahr zu Beginn einer intensiven Chemotherapie, besonders bei der akuten lymphoblastischen Leukämie. Eine Erhöhung des Harnsäurespiegels im Serum wird oft bei malignen Erkrankungen beobachtet (Frei et al., 1963). Bei Kindern mit akuter Leukämie, besonders solchen mit großem Tumorzelldepot wie ältere Schulkinder und solchen mit deutlicher Milz- und Lebervergrößerung, kann es durch den raschen Zerfall der chemotherapeutisch sensiblen Leukämiezellen zu einer Harnsäurekonzentration im Serum bis zu 50 mg-% kommen. Die Niere ist nicht mehr fähig, die Harnsäure auszuscheiden. Die Harnsäure präcipitiert in den Tubuli und verursacht eine tubuläre obstruktive Nephropathie mit allen klinischen Anzeichen und Gefahren einer Urämie (Erbrechen, Bewußtseinstrübung, Anurie, Reststickstofferhöhung, Kaliumerhöhung). Abb. 44 zeigt an 2 Kindern mit akuter lymphoblastischer Leukämie eine lebensbedrohliche, durch die antileukämische Therapie herbeigeführte, Uricämie mit Serumharnsäurewerten von über 40 mg-% und Reststickstoffwerten von 250 bzw. 150 mg-%. Die reichliche intravenöse Zufuhr von alkalisierender Flüssigkeit und dem Xanthinoxydasehemmer Allopurinol

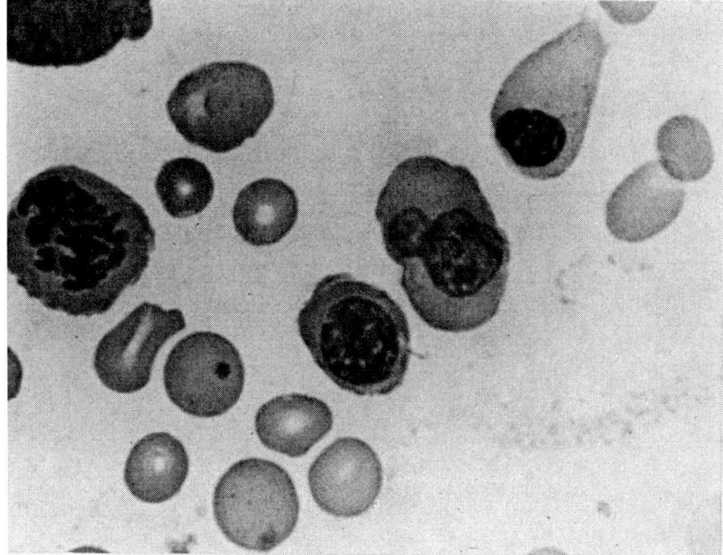

a

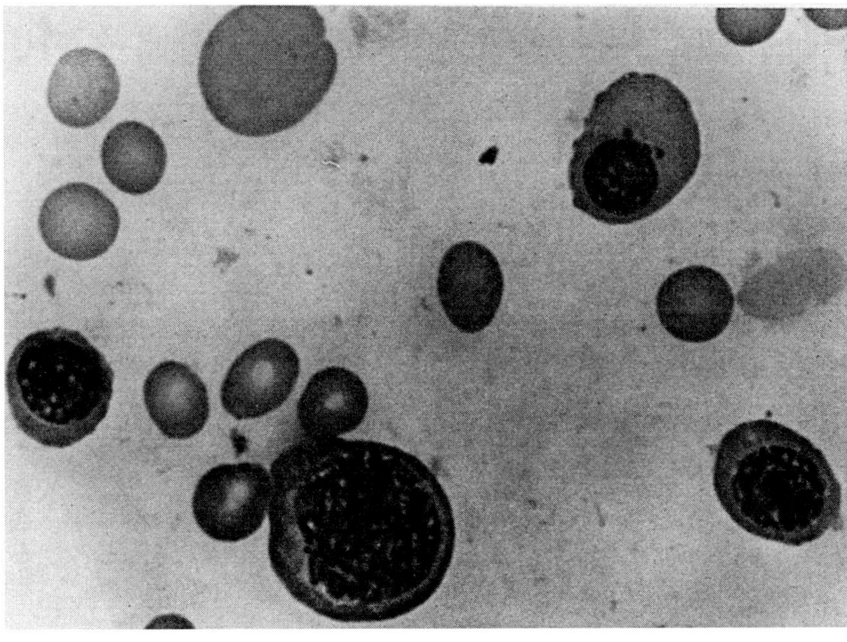

b

Abb. 43a u. b. Ausreifungsstörungen der Erythropoese nach mehrwöchiger Therapie mit 6-Mercaptopurin (a) oder Amethopterin (b). Pappenheim. 1300:1

(Zyloric) in der Dosierung von 10 mg/kg/täglich kann diesen gefährlichen Zustand verhindern (KRAKOFF u. MURPHY, 1968). Kinder mit akuter lymphoblastischer Leukämie mit Hepatosplenomegalie, Lymphadenopathie und massenhaft Paralymphoblasten im Blut sollten gleichzeitig mit der beginnenden antileukämischen Behandlung Allopurinol während der ersten Woche bekommen (HOLLAND u. HOLLAND, 1968).

Zur *interstitiellen Pneumonie*, hervorgerufen durch Pneumocysten oder Fungi, mit oft tödlichem Ausgang, kann es in der Endphase des Leukämieverlaufes nach langdauernder Behandlung mit Cytostatica und Prednison kommen (LAMPERT, 1968b).

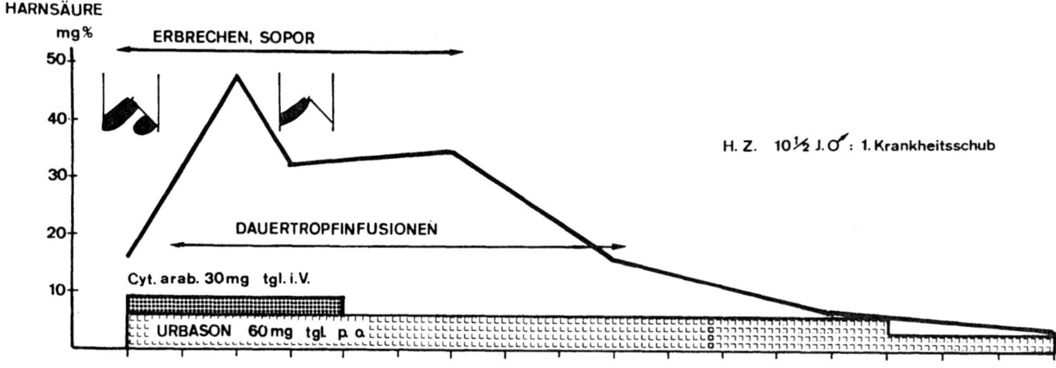



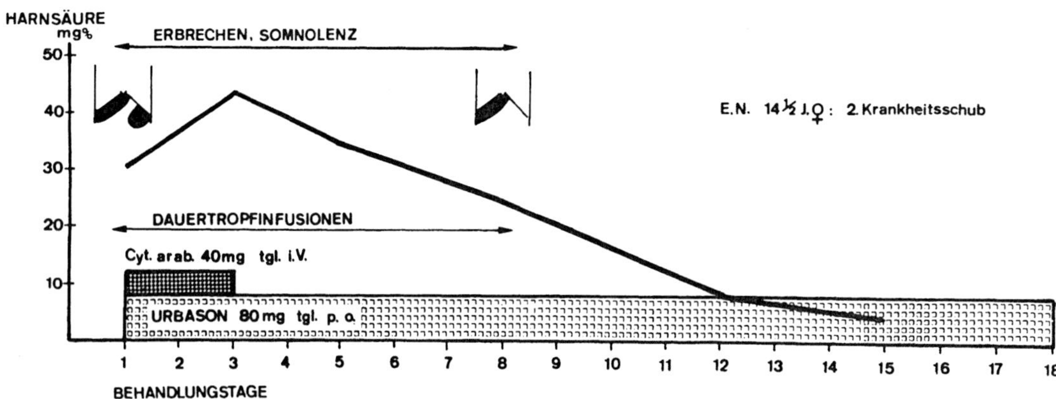



Abb. 44. Lebensbedrohliche Hyperuricämie durch intensive Chemotherapie zur Remissionseinleitung bei der akuten Leukämie im Kindesalter

## Seelische Führung

Bei der, vornehmlich ambulanten, Behandlung krebskranker Kinder geht es nicht nur um das Körperliche. Auf keinem anderen Gebiet der Medizin entwickelt sich ein so enges Verhältnis zwischen Arzt, Kind und Eltern. Man kann die psychologischen Aspekte dieser langdauernden Behandlung (ALBY et al., 1967) oder das Verhalten der Eltern vor dem Tode ihres Kindes (FRIEDMAN et al., 1965) beschreiben; man kann Regeln aufstellen, was man dem leukämiekranken Kind sagen oder nicht sagen soll (AGRANOFF u. MAUER, 1965; VERNICK u. KARON, 1965), aber helfen wird hier nicht das Geschriebene, sondern nur das Gefühl des einzelnen Arztes, der um die große Verantwortung weiß. In diesem gemeinsamen Weg von 1 bis 2 Jahren, einem Leben im Angesicht des Todes, sieht der Arzt — er soll immer derselbe sein — Kind und Eltern wöchentlich, 14täglich oder monatlich in der Poliklinik. Man diagnostiziert Rezidive und Remissionen, gibt Injektionen und punktiert Knochenmark und Rücken-markskanal — alles im Beisein der Eltern. Dabei soll man ein Kind nie belügen, sondern im voraus genau sagen, was man tut, auch wenn es weh tut. Man erlebt so die Fülle des Lebens, die Angst, die Hoffnung, die Freude, das Leid und den Schmerz, aber auch den Mut und die Tapferkeit und weiß nicht, wen man mehr bewundern soll, das kranke Kind oder die Eltern. Diese Eltern muß man als Arzt führen, man muß ihnen die Verantwortung abnehmen, man muß Zeit für ihre Sorgen haben, sie anhören und ständig erreichbar sein. Die Eltern müssen das Gefühl bekommen, daß alles für das Kind getan wird, daß man als Arzt das Kind nie aufgibt; denn sonst treibt man die verzweifelten Eltern Quacksalbern in die Arme, die Geld für falsche Hoffnungen nehmen.

Am Anfang dieses gemeinsamen Weges steht die Diagnose, die man schonend, aber offen und ehrlich, ohne Beisein des Kindes, den Eltern sagen soll. Dann folgt die Aufklärung über die Krankheit und die Therapie, ohne Mystik und medizinischen Heiligenschein. Dabei soll man einen winzigen Funken Hoffnung lassen: ,,Die Krankheit ist zwar unheilbar, aber heute behandelbar!`` — Es ist gut, wenn die Eltern der betroffenen Kinder im Wartezimmer zusammenkommen, denn das gemeinsame Schicksal stärkt und tröstet. Diese Eltern sind auf der ganzen Welt gleich, ob in Amerika oder in Deutschland, gemeinsam ist allen das bangende Würgen an der Kehle. Viele, besonders die jungen Eltern, ziehen die einzig richtige Konsequenz: eine neue Schwangerschaft!

Am Ende dieses Weges, der für das Kind kein Krankenhausleben sein soll, sondern ein gutes Leben mit Schule, Kindergarten und Elternhaus, soll der Tod kurz und friedlich als Erlösung kommen, oft auch zu Hause, geborgen bei den Eltern.

### Historische Daten

Die Chemotherapie der malignen Tumoren ist ein junges Gebiet und wahrscheinlich erst am Anfang einer noch nicht überschaubaren Entwicklung. Aus der Fülle der experimentellen Tatsachen sind nur wenige historisch wichtige Marksteine in der Anwendung chemischer Mittel zur Behandlung menschlicher Tumoren herausgegriffen:

1940 setzte CHARLES B. HUGGINS von der Universität Chicago erstmals Hormone (Diäthylstilboestrol) erfolgreich zur Behandlung des Prostatacarcinoms ein. 1966 erhielt er dafür den Nobelpreis für Medizin.

Wenige Jahre später wurden die Stickstofflostpräparate klinisch erprobt, deren Knochenmarksgiftigkeit bereits seit der Anwendung als Kampfgas im ersten Weltkrieg bekannt war (KRUMBHAAR u. KRUMBHAAR, 1919). 1946 berichtete RHOADS über die klinischen Erfahrungen mit Stickstofflost bei 160 Patienten mit Hervorhebung der günstigen Wirkung bei Morbus Hodgkin.

1948 erzielten FARBER et al. erstmals temporäre Remissionen bei Kindern mit akuter Leukämie mit einem Folsäureantagonisten, Aminopterin. WHITESIDE et al. wandten den heute gebräuchlichen Folsäureantagonisten Amethopterin bei den neurologischen Manifestationen der akuten Leukämie erstmals 1958 intrathecal an.

1950 zeigte sich Cortison als vorzügliches Mittel zur Behandlung der akuten Leukämie (PEARSON et al.).

1952 berichtete SCHULTE über klinische Erfahrungen mit dem cytostatisch wirksamen Antibioticum Actinomycin C. Actinomycin $C_1$ = D wird als Cytostaticum bei Wilms-Tumor seit 1959 (TAN et al.) angewandt.

1953 wurde 6-Mercaptopurin in die Therapie der akuten und chronischen Leukämien von BURCHENAL et al. eingeführt.

1953 wurde Myleran als das Mittel der Wahl bei der chronischen myeloischen Leukämie von HADDOW u. TIMMIS herausgestellt.

1958 wurde das von ARNOLD et al. (1958) aus der Gruppe der cyclischen N-Lost-Phosphamidester entwickelte Cyclophosphamid (Endoxan) erstmals klinisch eingesetzt (GROSS u. LAMBERS, 1958) und hat sich seitdem als das universellste Krebschemotherapeuticum aus der Reihe der alkylierenden Substanzen erwiesen.

1960 stellten JOHNSON et al. antimitotisch wirkende Alkaloide aus dem tropischen Immergrün Vinca rosea Linn. her, wobei sich Vinblastinsulfat besonders wirksam bei Morbus Hodgkin (HODES et al., 1960), Vincristinsulfat bei der akuten Leukämie (KARON et al., 1962) und bei Wilms-Tumor (SUTOW et al., 1963) zeigten.

1961 wurde von EVANS et al. die cytostatische Wirksamkeit von Cytosinarabinosid beschrieben und von HOWARD et al. (1966) erfolgreich bei akuter Leukämie geprüft.

1963 wurden die antitumorösen Eigenschaften der Methylhydrazine nachgewiesen (BOLLAG u. GRUNBERG) und damit Remissionen bei Morbus Hodgkin erzielt (D'ALLESSANDRI et al.)

1963 wurde unabhängig voneinander das cytostatisch wirksame Antibioticum Rubidomycin bzw. Daunomycin von DUBOST et al. und DIMARCO et al. entdeckt und 1966 mit Erfolg bei der akuten lymphoblastischen Leukämie erprobt (JACQUILLAT et al.).

1963 begann die Ära der Kombinationschemotherapeutica auf Grund des ,,Maximal Kill``-Konzeptes bei der akuten Leukämie.

1967 wurden Remissionen bei Leukämie erzeugt durch ein neues Tumorbehandlungsprinzip, der krebszellspezifischen Enzymtherapie, mit L-Asparaginase (HILL et al., OETTGEN et al.).

### Ausblick

Wenn auch heute noch jede generalisierte Krebskrankheit praktisch unheilbar ist, ist für die Zukunft jedoch zu hoffen, daß in der Behandlung maligner Tumoren weitere Fortschritte erzielt werden

1. durch Einführung neuer tumorwirksamer Cytostatica,

2. durch Weiterentwicklung der klinisch-pharmakologischen Methodik,

3. durch immunotherapeutische Möglichkeiten (Leukämievaccine, Lymphocytenübertragungen) und

4. durch ein Tiefereindringen in die Besonderheiten der Krebszelle, die Chemotherapie und Prognose entscheidend beeinflussen können (Lampert, 1967 c, 1968 a).

## Literatur

Abercrombie, M., Ambrose, E. J.: The surface properties of cancer cells: A review. Cancer Res. **22**, 525 (1962).

Agranoff, J. H., Mauer, A.: What should the child with leukemia be told? Amer. J. Dis. Child. **110**, 231 (1965).

Alby, N., Alby, J. M., Chassigneux, J.: Aspects psychologiques de l'évolution et du traitement des leucémiques, enfants et jeunes adultes, dans un centre spécialisé. Nouv. Rev. franç. Hémat. **7**, 577 (1967).

Arnold, H., Bourseaux, F., Brock, N.: Neuartige Krebs-Chemotherapeutika aus der Gruppe der zyklischen N-Lost-Phosphamidester. Naturwissenschaften **45**, 64 (1958).

Bollag, W., Grunberg, E.: Tumour inhibitory effects of a new class of cytotoxic agents: Methylhydrazine derivatives. Experientia (Basel) **19**, 130 (1963).

Burchenal, J. H.: Long-term survivors in acute leukemia and Burkitt's tumor. Cancer (Philad.) **21**, 595 (1968).

— Murphy, M. L., Ellison, R. R., Sykes, M. P., Tan, C. T. C., Leone, L. A., Karnofsky, D. A., Craver, L. F., Dargeon, H. W., Rhoads, C. P.: Clinical evaluation of a new antimetabolite, 6-Mercaptopurine, in the treatment of leukemia and allied diseases. Blood 8, 965 (1953).

D'Allessandri, A., Keel, H. J., Bollag, W., Martz, G.: Erste klinische Erfahrungen mit einem neuen Cytostatikum. Schweiz. med. Wschr. **93**, 1018 (1963).

Druckrey, H., Steinhoff, D., Nakayama, M., Preussmann, R., Anger, K.: Experimentelle Beiträge zum Dosisproblem in der Krebschemotherapie und zur Wirkungsweise von Endoxan. Dtsch. med. Wschr. 88, 651, 715 (1963).

Dubost, M., Gauter, P., Maral, R., Ninet, L., Pinert, S., Prend'homme, J., Werner, G.-M.: Un nouvel antibiotique à propriétés cytostatiques: la rubidomycine. C. R. Acad. Sci. (Paris) **257**, 1813 (1963).

Easson, E. C., Russell, M. H.: The cure of Hodgkin's disease. Brit. med. J. **1963** I, 1704.

Evans, J. S., Musser, E. A., Mengal, G. D., Forsblad, K. R., Hunter, J. H.: Antitumor activity of 1-$\beta$-D-arabinofuranosylcytosine hydrochloride (26335). Proc. Soc. exp. Biol. (N.Y.) **106**, 350 (1961).

Farber, S., Diamond, L. K., Mercer, R. D., Sylvester, R. F., Jr., Wolff, J. A.: Temporary remissions in acute leukemia in children produced by folic acid antagonist 4-aminopteroylglutamic acid (aminopterin). New Engl. J. Med. **238**, 787 (1948).

Fernbach, D. J., Martyn, D. T.: Role of Dactinomycin in the improved survival of children with Wilms' tumor. J. Amer. med. Ass. **195**, 1005 (1966).

Frei, E., III, Bentzel, C. J., Rieselbach, R., Block, J. B.: Renal complications of neoplastic disease. J. chron. Dis. **16**, 757 (1963).

Friedman, S. B., Chodoff, P., Mason, J. W., Hamburg, D. A.: Behavioral observations of parents anticipating the death of a child. Pediatrics **32**, 610 (1963).

Furth, J., Kahn, C. M.: The transmission of leukemia of mice with a single cell. Amer. J. Cancer **31**, 276 (1937).

Göber, B.: Krebschemotherapeutica. Eine Übersicht unter besonderer Berücksichtigung der Wirkungsmechanismen. Pharmazie **21**, 325 (1966).

Goldin, A., Venditii, J. M., Humphreys, S. R., Mantel, N.: Influence of the concentration of leukemic inoculum on the effectiveness of treatment. Science **123**, 840 (1956).

Gross, R., Lambers, K.: Erste Erfahrungen in der Behandlung maligner Tumoren mit einem neuen N-Lost-Phosphamidester. Dtsch. med. Wschr. **83**, 458 (1958).

Haddow, A., Timmis, G. M.: Myleran in chronic myeloid leukemia: chemical constitution and biological action. Lancet **1953** I, 207.

Hertz, R.: Eight years experience with the chemotherapy of choriocarcinoma and related trophoblastic tumors in women. Proceedings, UICC conference on the chemotherapy of choriocarcinoma (Bagnio 1965). Berlin-Heidelberg-New York: Springer 1967.

— Lewis, J., Jr., Lipsett, M. B.: Five years experience with the chemotherapy of metastatic choriocarcinoma and related trophoblastic tumors in women. Amer. J. Obstet. Gynec. **82**, 631 (1961).

Hill, J. M., Roberts, J., Loeb, E., Khan, A., MacLellan, A., Hill, R. W.: L'Asparaginase therapy for leukemia and other malignant neoplasms. Remission in human leukemia. J. Amer. med. Ass. **202**, 116 (1967).

Hodes, M. E., Rohn, R. J., Bond, W. H.: Vincaleukoblastine. I. Preliminary clinical studies. Cancer Res. **20**, 1041 (1960).

Holland, P., Holland, N. H.: Prevention and management of acute hyperuricemia in childhood leukemia. J. Pediat. **72**, 358 (1968).

Howard, J. P., Cevik, N., Murphy, L. M.: Cytosine Arabinoside (NSC 6 3878) in acute leukemia in children. Cancer Chemother. Rep. **50**, 287 (1966).

Huggins, C.: Control of cancers of man by endocrinologic methods. Cancer Res. **16**, 825 (1956).

JACQUILLAT, C., BOIRON, M., WEIL, M., TANZER, J., NAJEAN, Y., BERNARD, J.: Rubidomycin, a new agent active in the treatment of acute lymphoblastic leukemias. Lancet **1966 II**, 27.

JOHNSON, I. S., WRIGHT, H. F., SVOBODA, G. H., VLANTIS, J.: Antitumor principles derived from Vinca rosea Linn. I. Vincaleukoblastine and Leurosine. Cancer Res. **20**. 1016 (1960).

JONES, B., KUNG, F., NYHAN, W. L., HANANIAN, J., BLOM, J., BURGERT, E. O., MILLS, S. D., TREAT, C., WOLMAN, I. J., CHEVALIER, L., DENTON, R., SHECHE, P., GLIDEWELL, O., HOLLAND, J. F.: Chemotherapy of the leukemic transformation of lymphosarcoma. J. Pediat. **70**, 442 (1967).

KARON, M. R., FREIREICH, E. J., FREI, E., III: A preliminary report on vincristine sulfate—a new active agent for the treatment of acute leukemia. Pediatrics **30**, 791 (1962).

KRAKOFF, J. H., MURPHY, M. L.: Hyperuricemia in neoplastic disease in children: Prevention with Allopurinol, a xanthine oxidase inhibitor. Pediatrics **41**, 52 (1968).

KRUMBHAAR, E. B., KRUMBHAAR, H. D.: Blood and bone marrow in mustard gas poisoning: changes produced in the bone marrow of fatal cases. J. med. Res. **40**, 497 (1919).

LAMPERT, F.: Die Gruppenchemotherapie bei der akuten Leukämie im Kindesalter. Med. Klin. **61**, 187 (1966).

— Die Chemotherapie der „Krebskrankheiten" im Kindesalter. Therapiewoche **17**, 1070 (1967a).

— Morphologische und quantitativ-cytochemische Veränderungen der normalen menschlichen Knochenmarkszellen durch Cytostatika. Z. ges. exp. Med. **144**, 189 (1967b).

— Cellulärer DNS-Gehalt und Chromosomenzahl bei der akuten Leukämie im Kindesalter und ihre Bedeutung für Chemotherapie und Prognose. Klin. Wschr. **45**, 763 (1967c).

— Kerntrockengewicht, DNS-Gehalt und Chromosomen bei akuten Leukämien im Kindesalter. Virchows Arch. Abt. B Zellpath. **1**, 31 (1968a).

— Lungenveränderungen bei der akuten lymphoblastischen Leukämie. Radiologe **8**, 308 (1968b).

— SANDRITTER, W.: Die Wirkung von Tryptophan-N-Lost auf DNS- und Histonproteingehalt isolierter Tumorzellkerne. Klin. Wschr. **44**, 895 (1966).

MARCO, A. DI, GAETANI, M., DORIGOTTI, L., SALDATTI, M., BELLINI, O.: Studi experimentali sull'attivita antineoplastica del nuovo antibiotico, Daunomicina. Tumori **49**, 203 (1963).

MATHÉ, G.: Les orientations nouvelles de la chimiothérapie anticancéreuse. Rev. franç. Étud. clin. biol. **12**, 425 (1967).

— HAYAT, M., SCHWARZENBERG, L., AMIEL, J. L., SCHNEIDER, M., CATTAN, A., SCHLUMBERGER, J. R., JASMIN, C.: Acute lymphoblastic leukemia treated with a combination of Prednisone, Vincristine, and Rubidomycin. Lancet **1967 II**, 380.

— SCHWARZENBERG, L., MERY, A. M., CATTAN, A., SCHNEIDER, M., AMIEL, J. L., SCHLUMBERGER, J. R., POISSON, J., WAJENER, G.: Extensive histological and cytological survey of patients with acute

leukemia in "complete remission". Brit. J. med. **1966 I**, 640.

MOXLEY, J. H., III, DEVITA, V. T., BRACE, K., FREI, E., III: Intensive combination chemotherapy and X-irradiation in Hodgkin's disease. Cancer Res. **27**, 1258 (1967).

MUSSHOFF, K., BONTIS, L., STRICKSTROCK, K.-H., MERTEN, D.: Behandlung der Lymphogranulomatose. Dtsch. med. Wschr. **92**, 1603 (1967).

NEWTON, W. A., JR., SAYERS, M. P., SAMUELS, L. D.: Intrathecal methotrexate (NSC-740) therapy for brain tumors in children. Cancer Chemother. Rep. **52**, 257 (1968).

NYHAN, W. L.: Approaches to the chemical therapy of tumors. J. Pediat. **55**, 337 (1959).

OETTGEN, H. F., OLD, L. J., BOYSE, E. A., CAMPBELL H. A., PHILIPS, F. S., CLARKSON, B. D., TALLAL, L., LEEPER, R. D., SCHWARTZ, M. K., KINN, J. H.: Inhibition of leukemias in man by L-asparaginase. Cancer Res. **27**, 2619 (1967).

PEARSON, O. H., ELIEL, L. P., TALBOT, T. R., JR., BURCHENAL, J. R., PETRO, A. T., POPPELL, J. W., CRAVER, L. F.: Use of ACTH and cortisone in acute leukemia. Blood **5**, 786 (1950).

PINKEL, D.: The use of body surface as a criterion of drug dosage in cancer chemotherapy. Cancer Res. **18**, 853 (1958).

RHOADS, C. P.: Nitrogen mustards in treatment of neoplastic disease, official statement. J. Amer. med. Ass. **131**, 656 (1946).

ROUS, P.: The challenge to man of the neoplastic cell. Science **157**, 24 (1967).

SCHMIDT, C. G.: Klinische Aspekte der Chemotherapie bösartiger Tumoren und maligner Systemerkrankungen. Naunyn-Schmiedebergs Arch. exp. Path. Pharmak. **253**, 176 (1966).

SCHULTE, G.: Erfahrungen mit neuen cytostatischen Mitteln bei Hämoblastose und Carcinomen und die Abgrenzung ihrer Wirkungen gegen Röntgentherapie. Z. Krebsforsch. **58**, 500 (1952).

SELAWRY, O. S., HANANIAN, J., WOLMAN, I. J., ABIR, E., CHEVALIER, L., GOURDEAN, R., DENTON, R., SAWITSKY, A., BURGERT, E. O., JR., MILLS, S.D., BLOM, J., JONES, B., PATTERSON, R.B., McINTYRE, O. R., HAURANI, F. I., MOON, J. H., HOOGSTRATEN, B., KUNG, F. H., SHEEHE, P. R., FREI, E., III, HOLLAND, J. F.: Superiority of intermittent parenteral over daily oral Methotrexate for maintenance of remission in children with acute lymphocytic leukemia. J. Amer. med. Ass. **194**, 75 (1965).

SENDROY, J., JR., CECCHINI, L. P.: Determination of human body surface area from height and weight. J. appl. Physiol. **7**, 1 (1954).

SIEGEL, J. S., COLTMAN, C. A.: Histiocytosis X: Response to Vinblastine sulfate. J. Amer. med. Ass. **197**, 403 (1966).

SKIPPER, H. D., SCHABEL, F. M., JR., WILCOX, W. S.: Experimental evaluation of potential anticancer agents. XIII. On the criteria and kinetics associated with "curability" of experimental leukemia. Cancer Chemother. Rep. **35**, 3 (1964).

SULLIVAN, M. P., SUTOW, W. W., CANGIR, A., TAYLOR, G.: Vincristine sulfate in management of

Wilms' tumor. Replacement of preoperative irradiation by chemotherapy. J. Amer. med. Ass. **202**, 381 (1967).

Sutow, W. W., Thurman, W. G., Windmiller, J. (SWCCSG): Vincristine (Leurocristine) sulfate in the treatment of children with metastatic Wilms' tumor. Pediatrics **32**, 880 (1963).

Tan, C. T. C., Dargeon, H. W., Burchenal, J. H.: The effect of Actinomycin D on cancer in childhood. Pediatrics **24**, 544 (1959).

Tivey, H.: Prognosis for survival in the leukemias of childhood. Pediatrics **10**, 48 (1952).

Venditti, J. M., Goldin, A.: Chemotherapy of advanced mouse leukemia L 1210: Comparison of Methotrexate alone and in sequential therapy. Cancer Res. **24**, 1457 (1964).

Vernick, J., Karon, M.: Who's afraid of death on a leukemic ward? Amer. J. Dis. Child. **109**, 393 (1965).

Virchow, R.: Zur Entwicklungsgeschichte des Krebses. Virchows Arch. path. Anat. **1**, 94 (1847).

Warburg, O.: Über den Stoffwechsel der Carcinomzelle. Klin. Wschr. **4**, 534 (1925).

Whiteside, J. A., Philips, F. S., Dargeon, H. W., Burchenal, J. H.: Intrathecal amethopterin in neurological manifestations of leukemia. Arch. intern. Med. **101** (2), 279 (1958).

Wilcox, W. S.: Kinetics of cancer cell kill by chemotherapeutic agents in vivo. Nat. Cancer Inst. Monogr. **24**, 232 (1967).

Zuelzer, W. W.: Implications of long-term survival in acute stem cell leukemia of childhood treated with composite cyclic therapy. Blood **24**, 477 (1964).

# Mesenchymale Tumoren und systematisierte Metaplasien

## Retikulosen

F. Schmid, Aschaffenburg und W. Kahlke, Heidelberg

**Begriff, Synonyma.** Als „*Retikulosen*" werden Systemerkrankungen der retikulären (reticuloendothelialen, reticulohistiocytären) Bindegewebe bezeichnet, die mit Proliferation einhergehen. Das Ausgangsgewebe, das retikuläre Bindegewebe, stellt einen syncytial-fibrillären Gewebeverband mit argyrophilen Gitterfasern dar.

sche Reticulumproliferationen hierher. Im klinischen Bereich wird allerdings eine zunehmende Tendenz sichtbar, den Begriff auf neoplastische, generalisierte Prozesse einzuengen. Auf diesen eingeengten Bereich beziehen sich die nachfolgend aufgeführten Synonyma:

*Akute Retikulose* (Abt-Letterer-Siwe); *aleukämische Retikulose; maligne Retikulose;*

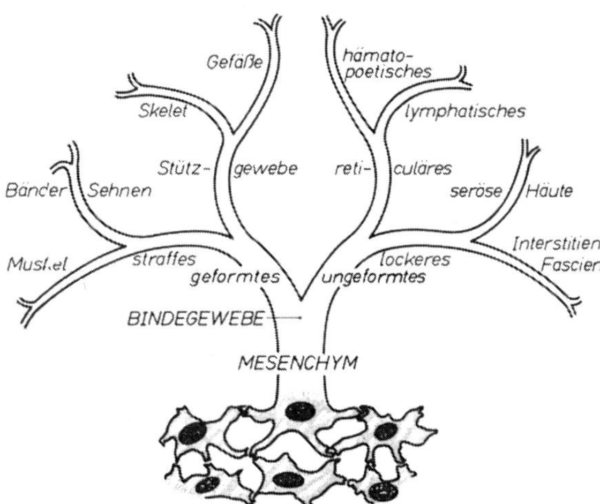


Abb. 45. „Mesenchymstammbaum". Aus dem embryonalen Mesenchym entstehen die geformten und ungeformten Bindegewebe, welche sich in der nächsten Verzweigung spezialisieren (Muskel, Bänder, Sehnen, Skelet, Gefäße; hämatopoetisches, lymphatisches System, seröse Häute, Interstitien, Fascien). Die nachfolgende *Differenzierung* ist aus Übersichtsgründen hier nicht festgehalten

Der uneinheitlich gebrauchten Definition und Abgrenzung des Ursprungsgewebes entsprechend, sind die klinischen Erscheinungsformen der Retikulosen nicht scharf gegeneinander abgegrenzt, die Anzahl der Begriffsbildungen und Synonyma ist deshalb erheblich. Da in der Definition lediglich die Proliferation als Phänomen, nicht jedoch deren Genese verankert ist, gehören praktisch entzündliche, immunologische, Speicherungs- und neoplasti-

*bullöse Pneumoretikulose* (Julien Marie); *Retotheliose; Reticuloendotheliose; Reticulogranulomatose; Reticulohistiocytose; Réticulose histiomonocytaire* Cazal; *Histiocytose X; idiopathische Histiocytose.* Fließende Übergänge bestehen zu den *Retotheliomen, Reticulosarkomen* und zur *Reticulosarkomatose.*

**Historische Daten.** Den Krankheitsbegriff der „Retikulosen" kann man von der Reticulumzelle ableiten — wie dies bevorzugt die

Morphologen tun — oder vom (funktionellen) System des retikulären Bindegewebes, wie es den klinischen Belangen näherliegt. Geht man auf die historische Entwicklung zurück, so zeigt sich zudem eine Änderung der Begriffe, die von der jeweils herrschenden Richtung und der wissenschaftlichen Methodik abhingen.

Aschoff (1913, 1924) umschrieb nach morphologisch-funktionellen Gesichtspunkten (Speicherungsvermögen, Infektionsabwehr) das *reticuloendotheliale System (RES)*. In dieser Bezeichnung sind morphologische Kriterien (retikuläre, endotheliale Zellen) und deren funktionelle Verflechtung (Infektionsabwehr, parenterale Verdauung, Speicherung) berücksichtigt. Folgende Gewebeverbände wurden diesem System zugeordnet:

1. Die Endothelien der Blut- und Lymphgefäße.

2. Die Fibrocyten und die gewöhnlichen Bindegewebszellen.

3. Die Reticulumzellen der Milzpulpa, der Rindenknötchen und der Markstränge der Lymphknoten und schließlich des sonstigen lymphatischen Gewebes.

4. Die Reticuloendothelien der Lymphsinus und Lymphknoten, der Blutsinus der Milz, der Capillaren der Leberläppchen (Kupffersche Sternzellen), des Knochenmarkes, der Nebennierenrinde, der Hypophyse.

5. Die Histiocyten, bewegliche Bewohner des Bindegewebes.

6. Die Splenocyten und farbstoffspeichernden Monocyten (Endothelioleukocyten, Bluthistiocyten), welche von den Histiocyten und den Reticuloendothelien ihren Ursprung nehmen.

Diese historisch verdienstvolle Begriffsbildung blieb nicht unangetastet (Fresen), weil die Vergesellschaftung der retikulären und endothelialen Gewebeverbände vom funktionellen Standpunkt aus nicht haltbar war.

Die Endothelien der Gefäße sind soweit vordifferenzierte Mesenchymderivate, daß sie den pluripotenten retikulären Bindegewebezellen nicht parallel gesetzt werden können. Enger ist dagegen die funktionelle Einheit mit den lockeren Bindegeweben, so daß der Ausdruck „reticulo-histiocytäres System, RHS" (Fresen; Meesen) wohl mehr sachliches Gewicht hat. Lennert möchte unter dem von Letterer (1924) eingeführten Begriff der Retikulose eine „nicht reaktive, autonome, irreversible oder progressive systembezogene diffuse Proliferation retikulärer Zellen" sehen. Demgegenüber grenzen viele Autoren (Wunderer u. Hartwich; Rotter u. a.) von diesen malignen Retikulosen oder „Retikulosen im engeren Sinne" die reaktiven und metabolischen (Speicherungs-)Retikulosen ab.

## Formen der Retikulosen

Die Reticulumzelle ist eine aus retikulärem Verband stammende, undifferenzierte, biochemisch meist neutrale, funktionell pluripotente Zelle. Die Pluripotenz erstreckt sich auf prospektive Differenzierungen zu mannigfaltigen Formen und Funktionen:

a) Als Stammzelle der Blutbildungsgewebe;

b) Stammzelle der lymphatischen Zellelemente;

c) Stammzelle der immunologisch kompetenten Zellen (Immunocyten);

d) Fähigkeiten der Pinocytose, Phagocytose;

e) Fähigkeiten der Sekretion, Exkretion und Extrusion von Zellmetaboliten und Zellpartikeln;

f) Fähigkeit des Intermediärstoffwechsels;

g) Infektionsabwehr durch Aufnahme und parenterale Verdauung von Mikroben;

h) Speicherungsfähigkeit;

i) Metaplasie.

Geht man von dieser Vielzahl von Funktionen aus, so wird verständlich, daß die Zahl der „Retikuloseformen" recht groß sein muß. Die umfassendste klinisch orientierte Einteilung hat wohl Schilling (1950) gegeben (Tabelle 15).

Vereinfachend könnte man diese Gruppierung auf 3 Formengruppen von Retikulosen subsummieren:

1. Reaktive Retikulosen,

2. Speicherungsretikulosen,

3. Metaplastische Retikulosen.

*Reaktive Retikulosen* sind passagere Reizbeantwortungen der retikulären Gewebe auf infektiöse, immunologische, Fremdkörper- und metabolische Belastungen.

*Speicherungsretikulosen* entstehen durch ein Mißverhältnis zwischen der metabolischen Potenz und der Belastung der retikulären Zellverbände; dieses Mißverhältnis kann durch einen Leistungsdefekt der Zellen (Enzym-

Tabelle 15. *Klinische Einteilung der Retikulosen*

*A. Reaktive Retikulosen:*

I. Lokale Reaktionen.

a) Unspezifisch

1. Durch Fremdkörper, Speicherungen, Injektionen, Wunden.
2. Physikalische Reize (thermische, Strahlenreize usw.).
3. Toxische endo- und exogene Reize.
4. Gutartige lokale Reticulome (klinisch fibromähnlich).

b) Spezifisch

1. Durch spezifische Erreger (Tuberkulose, Lues, Lepra, Kokken, Leishmanien, Helminthen usw.).
   1a. Lymphogranulom als Sondergruppe.
2. Rheumatische bzw. allergische Reaktionen nach Sensibilisierung.

II. Allgemeine benigne Retikulosen.

a) Durch hämatogene oder lymphogene Speicherungen.
1. Pigmentspeicherungen (Hämosiderose, Hämochromatose, Siderose, Argyrie usw.).
2. Lipoidosen (Cholesterinämie, Diabetes usw.).
3. Spezifische Speicherkrankheiten (GAUCHER, NIEMANN-PICK u. a.).
4. Abbauretikulosen (Icterus haemolyticus, Blutgiftanämien, teilweise auch Begleitreaktionen bei echten Blutkrankheiten mit Blutabbau usw.).

b) Entzündliche Retikulosen (mit Monocytosen).
1. Immunisierungsreaktionen (Phase II).
2. Mit bekannten Erregern (Blutinfektionen, Protozoen- und Viruskrankheiten, sepsisartige Infekte, Typhus, Fleckfieber).
3. Toxische bzw. durch noch unbekannte Erreger generalisierte Reticuloendotheliosen (BANTI, generalisiertes Lymphogranulom usw.).
4. Allergisierte, vegetativ gesteuerte Reaktionen (Endocarditis lenta, großzellige Tuberkulosen, Mycosis fungoides).
5. Atypische Reticuloendotheliosen.
   a) Lymphoidzellige Angina.
   b) Infektiöse Mononukleose.
   c) Plasmacelluläre gutartige Reaktionen.

*B. Eigentliche hyper- oder anaplastische Retikulosen:*

I. Örtliche Reticulome.
a) Retothelsarkom.
b) Ewing-Tumoren (Knochenmark).
c) Drüsenreticulome (OLIVEIRA, ROULET, RÖSSLE u. a.).
d) Reticuloendotheliome der Organe (vom sinusoiden Endothel aus).

II. Leukämische Reticulome (generalisierte maligne Retikulosen).
a) Leukämisch monocytäre.
b) Aleukämisch-histiocytäre bzw. monocytäre.

c) Atypische maligne Retikulosen.
1. Plasmacytom bzw. Myelom.
2. Histiocytom.
3. Retothelsarkom mit hämatischen Aussaaten.

d) Kombinierte Retikulosen (AHLSTRÖM, LÖSCH, ROULET u. a.).
1. Lymphatische Leukämie mit Retothelsarkom.
2. Myeloische Leukämie mit Reticulom (ROULET).
3. Retotheliose mit Monocytenleukämie (ARINKIN, EWALD, BOCK und WIEDE, UGRIANOW, BÖHNE und HUISMANS, zitiert nach RÖSSLE).
4. Lymphadenom und Monocytenleukämie (APITZ).
5. Retothelsarkom und Lymphosarkomatose (RÖSSLE).

defekte, primäre Thesaurismosen) oder ein Überangebot an Fremdsubstanzen bei intakter Zelleistung (= sekundäre Thesaurismosen) hervorgerufen werden.

*Metaplastische Retikulosen* sind dadurch gekennzeichnet, daß die Reticulumzelle unter Verlust ihrer Pluripotenz irreversible Form- und Funktionsänderungen erfährt; hierher gehören die (benignen und malignen) Retikulosen, welche als systemartige Tumoren auftreten.

Es liegt in der Pluripotenz der retikulären Zellen begründet, daß fließende Übergänge zwischen diesen 3 Gruppen vorkommen und differentialdiagnostische Grenzziehungen oft willkürlich sind.

Die hier zu gebende Darstellung der „Retikulosen" soll nicht erschöpfend sein, sondern eine Art Übersichtssynopse darstellen. Die zum Formenkreis der „Retikulosen" gehörenden Krankheitsbilder sind an anderer Stelle des Handbuches ausführlich dargestellt:

Band III: S. 14 (reticulohistiocytäres System); S. 28, 29, 30 (Reticulumzellen); S. 5, 97, 118 (reticuloendotheliales System); S. 252 (Retikulosen).

Band VI: Reticuloendotheliose, S. 484, 1096, 1104, 1110 (leukämische); Reticulosarkomatose, S. 22, 1055, 1096, 1110; Retikulose, S. 1020, 1073, *1096* (ALTHOFF).

Band IX: Retikulose der Haut, S. 625, *651* (GARTMANN); Reticulogranulomatose, S. 653; Reticulohistiocytom, S. 626.

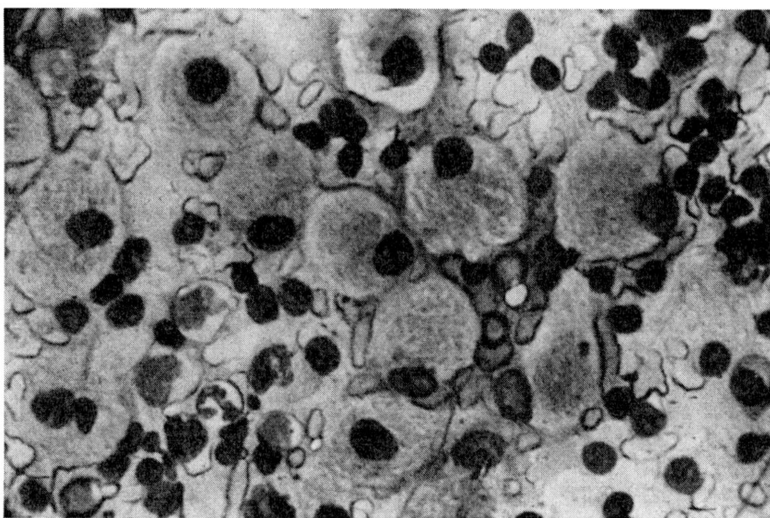

Abb. 46. „Speicherzellen" bei Morbus Gaucher aus der Milz. Das Cytoplasmavolumen ist durch die Speichersubstanz „aufgebläht"

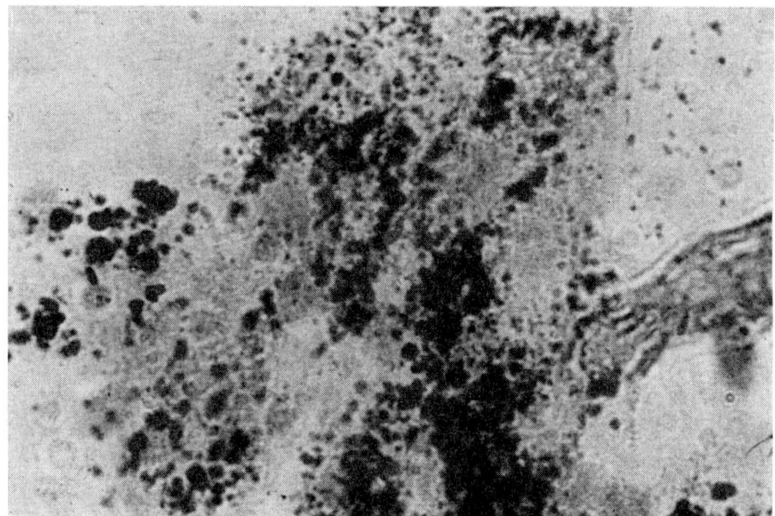

Abb. 47. Lipoidablagerungen im perinucleären Cytoplasmaraum von Mundepithelzellen. Sudanschwarz-B-Färbung. Lipoidgranulomatose

## Reaktive Retikulosen

sind passagere, proliferative Reizbeantwortungen der retikulären Gewebe. Obwohl sie reversibel sind, können sie bei chronischem Verlauf durchaus gewisse eigengesetzliche Züge annehmen, wenn die kausale Noxe fortbesteht. Klinische Leitsymptome sind Volumenzunahmen der Organe mit reichlich retikulären Gewebeverbänden. Hierher gehören die (proliferativen) Lymphknotenschwellungen, die Thymushyperplasie, die Splenomegalie, die Hepatomegalie, Knochenmarkhyperplasien mit quantitativen und qualitativen Verschiebungen der cellulären Derivate, adenoide und tonsilläre Vegetationen, wenn sie mit einer generalisierten lymphatischen Hyperplasie vergesellschaftet sind.

Der *proliferativen Reaktion retikulärer Gewebe* gehen *exsudative Reaktionen histiocytärer Gewebe* häufig parallel; dadurch findet man beide Reaktionsformen bei manchen Krankheitseinheiten nebeneinander. Die Ursache dieser unterschiedlichen Reizbeantwortung liegt wahrscheinlich in der Form — und damit funktionellen Ausstattung — der Zellen. Die retikuläre Zelle hat einen relativ großen Kern und ein verhältnismäßig kleines Cytoplasmavolumen, ihre Reizbeantwortung erfolgt durch Zellvermehrung, da die Möglichkeit der *Volumvermehrung* begrenzt ist. Die histiocytäre Zelle besitzt ein relativ großes Cytoplasma; in diesem größeren metabolischen Funktionsraum ist eine stärkere Stoffaufnahme und -abgabe, aber auch eine quantitativ höhere Syntheseleistung möglich. Der Abtransport der Syntheseprodukte durch Sekretion und Extrusion führt zu extracellulären Flüssigkeitsansammlungen, zur *Exsudation.*

Chronische Fremdkörperreize, Infektionen oder immunologische Noxen führen klinisch zu isolierten oder kombinierten Reaktionen der retikulären und histiocytären Gewebe. Beispiele dafür sind die proliferativen (Hepatosplenomegalie) und exsudativen (Periostitis, Rhinitis) Reaktionen bei der Lues. Bei der Tuberkulose finden wir ein reichdifferenziertes Spektrum von Reaktionsformen, angefangen von den rein exsudativen Prozessen der *Meningitis* und *Pleuritis* oder *Peritonitis tuberculosa,* über die Mischformen bei der akuten und chronischen *Miliartuberkulose* bis zur reinen Proliferationsreaktion bei der *Boeck-Besnier-Schaumannschen Krankheit* (Sarkoidosis). Noch ausgeprägter ist das vielgestaltige Nebeneinander retikulärer und histiocytärer Reizbeantwortung beim Formenkreis des *Rheumatismus* und der *Kollagenosen.* Rein exsudative Vorgänge beim *Reiter-Syndrom* stehen rein proliferative Prozesse beim *Felty-Syndrom* gegenüber. Die meisten nosologischen Einheiten dieses Formenkreises weisen ein typisches Nebeneinander proliferativer und exsudativer Symptome auf: *Still-Syndrom* und *rheumatoide Arthritis, Lupus erythematodes visceralis, Libman-Sacks-Syndrom, Subsepsis allergica, Dermatomyositis.*

Reaktive Retikulosen und Reticulohistiocytosen entstehen als chronisches Krankheitsgeschehen meist dort, wo die kausalen Noxen fortbestehen, wie dies vor allem bei den *Autoimmunkrankheiten* der Fall ist (s. Bd. III, S. 137).

## Speicherretikulosen

Defekte in der enzymatischen Ausstattung der mesenchymalen Zelle führen zur Anhäufung von Metaboliten im Cytoplasma. Dieser als „Speicherung" bezeichnete Vorgang resultiert aus einer *Substratstauung vor dem Stoffwechseldefekt.* Die Folgen sind eine Volumenvermehrung der retikulären, histiocytären — und unter Umständen auch der epithelialen — Zellen bei verminderter funktioneller Leistung und behinderter Differenzierungs-

## Tabelle 16. Einteilung der Lipoidosen

| | |
|---|---|
| **Lipoidspeicherkrankheiten** (Lipoidosen im engeren Sinne) | **Primäre Hypolipoproteinämien** |
| Gangliosidosen | A-$\beta$-Lipoproteinämie (Bassen-Kornzweig-Syndrom) |
|    Kongenitale amaurotische familiäre Idiotie | An-$\alpha$-Lipoproteinämie (Tangier Disease) |
|    Infantile amaurotische familiäre Idiotie (Typ Tay-Sachs) | |
|    Spät-infantile amaurotische familiäre Idiotie (Typ Jansky-Bielschowsky) | **Primäre Hyperlipoproteinämien** (essentielle Hyperlipidämien) |
|    Juvenile amaurotische familiäre Idiotie (Typ Spielmeyer-Vogt) | Fett-induzierbare Hypertriglyzeridämie (exogene Hyperlipämie) |
|    Adulte amaurotische familiäre Idiotie (Typ Kufs-Hallervorden) | Kohlenhydrat-induzierbare Hypertriglyzeridämie (endogene Hyperlipämie) |
|    Neuroviszerale Gangliosidose | „Kalorisch"-(fett- und kohlenhydrat-)induzierbare Hypertriglyzeridämie |
|    („Pseudo-Hurler Disease") | Hypercholesterinämie |
|    Gargoylismus | Hypercholesterinämie mit Hypertriglyzeridämie |
| | |
| Niemann-Pick'sche Krankheit | **Sekundäre Hyperlipoproteinämien** (symptomatische Hyperlipidämien) bei |
| Gaucher'sche Krankheit | |
| Metachromatische Leukodystrophie | |
| Angiokeratoma corporis diffusum universale (Fabry) | Glykogenosen      Biliärer Leberzirrhose |
| Heredopathia atactica polyneuritiformis (Refsum) | Diabetes mellitus      Atherosklerose der Gefäße |
| Wolman's Disease | Pankreatitis      Alkoholismus |
| | Hypothyreose      Schwangerschaft |
| | Nephrose |
| | |
| | Zieve-Syndrom |

# Tabelle 16. Lipoidosen (Fortsetzung)

## Gangliosidosen

| Krankheit | Ätiologie/Pathogenese | Klinisches Bild |
|---|---|---|
| **Kongenitale amaurotische familiäre Idiotie** | **Ätiologie.** Wahrscheinlich liegt autosomal-rezessive Vererbung vor (bis heute sind erst 3 Fälle beschrieben). Evtl. handelt es sich bei dieser kongenitalen Form um eine Variante der infantilen amaurotischen familiären Idiotie.<br><br>**Pathogenese.** Eine Blockierung innerhalb des Enzymsystems, der Gangliosidsynthese darf vermutet werden. Das im ZNS gespeicherte Gangliosid $G_{D3}$ kommt wahrscheinlich in der weißen Substanz des Gehirns, in der Milz und der Leber spurenweise vor. | Die ersten **Symptome** treten umittelbar oder wenige Wochen nach der Geburt auf und bestehen in Atemstörungen mit apnoeischen Phasen und Zyanose. Der Saug- und Schluckmechanismus wird zunehmend gestört, Ernährungsschwierigkeiten mit Erbrechen und Gewichtsverlust sind die Folge. Es entwickelt sich ein Rigor der Muskulatur, an Häufigkeit und Stärke zunehmende klonisch-tonische Krämpfe treten auf, fokal und generalisiert und durch geringste Reize (Geräusche, Berührung) auslösbar.<br><br>Im foudroyanten **Verlauf** kommt es bei schwersten neurologischen und allgemeinen Störungen zur „Enthirnungsstarre" (burnt-out stage). Wenige Wochen oder Monate nach dem Einsetzen der Erkrankung tritt der Tod ein. |
| **Infantile amaurotische familiäre Idiotie**<br><br>Synonyma:<br>*Tay-Sachssche* Krankheit | **Ätiologie.** Der Erbgang ist autosomal rezessiv. Etwa 90% der Erkrankten gehören der jüdischen Rasse an und entstammen fast alle osteuropäischen Vorfahren (Ashkenazi). Beide Geschlechter werden gleich häufig befallen.<br><br>**Pathogenese.** Vermutlich besteht eine Störung im Abbau des *Tay-Sachs*-Gangliosids $G_{GNTr\,II}$. Am wahrscheinlichsten ist ein Enzymdefekt mit Blockierung auf der Stufe der Abspaltung von N-Acetylgalaktosamin (vergleiche Strukturformel). Ein atypisch strukturiertes *Tay-Sachs*-Gangliosid liegt sicher nicht vor. | **Symptome.** Die Krankheit manifestiert sich bei 80% der Fälle zwischen dem 3. und 7. Lebensmonat und beginnt mit zunehmendem Desinteresse an der Umgebung, gefolgt von Verzögerung und Rückbildung der körperlichen und geistigen Entwicklung. Obligat ist eine Sehstörung, beginnend mit unkoordinierten Augenbewegungen und Verlust der Pupillenreaktion; sie endet in völliger Blindheit. Die Makula ist grau-weiß, die Fovea centralis erscheint als kirschroter Fleck.<br><br>**Verlauf.** Neben erhöhter Reizbarkeit (Hyperacusis in 50%) entwickeln sich motorische Störungen, allgemeine Spastik, Kontrakturen und Quadriplegie. Die fortschreitenden Veränderungen im ZNS äußern sich in typischen unmotivierten Lachreaktionen, fokalen und generalisierten Krämpfen und enden in völliger Idiotie. 1¹/₂ Jahre nach Ausbruch entwickelt sich eine Megenzephalie mit 10—25% vergrößertem Kopfumfang.<br><br>Das *EEG* zeigt keine spezifischen Veränderungen.<br><br>Im *Liquor cerebrospinalis* können bei normaler Zellzahl Zuckerspiegel und Protein leicht erhöht sein.<br><br>Im *Serum* finden sich erhöhte Werte für SGOT und LDH bis zum 5fachen der Norm. |

| Pathologisch-anatomische Veränderungen | Lipoidchemische Befunde | Diagnose |
| --- | --- | --- |
| **Makroskopisch** finden sich ausgeprägter Hydrocephalus externus und/oder internus sowie Kleinhirnatrophie.<br><br>**Mikroskopisch** erscheint das Gehirn sehr unreif mit starker Verminderung oder völligem Fehlen der Nervenzellen. Vorhandene Ganglienzellen erscheinen ballonartig aufgetrieben wie bei der infantilen amaurotischen familiären Idiotie. Die Glia ist allgemein proliferiert. In Milz, Leber, Lungen, Thymus, Nieren und Nebennieren können fettspeichernde (sudanophile) Zellen gefunden werden. | Im Gehirn besteht eine deutliche Verminderung der Markscheidenlipoide (Zerebroside und Phosphatide) bei normalem oder sogar erhöhtem Cholesteringehalt.<br><br>Die Ganglioside erscheinen — entsprechend den zahlenmäßig stark reduzierten Nervenzellen — deutlich erniedrigt.<br><br>In den vorhandenen Ganglienzellen besteht die Speicherung des Gangliosids $G_{D3}$, welches 2 Hexosen und 2 Moleküle N-Azetylneuraminsäure enthält und dessen Struktur noch nicht aufgeklärt ist. | Bei Auftreten der charakteristischen Symptome unmittelbar oder wenige Wochen nach der Geburt und dem gleichzeitigen Fehlen einer Hepatosplenomegalie ist an die kongenitale Form der amaurotischen familiären Idiotie zu denken.<br><br>Hirn- und Rektumbiopsie können dem Nachweis von speichernden Ganglienzellen dienen. Bewiesen wird die Diagnose durch die post mortem mögliche Differenzierung der Ganglioside des zentralen Nervensystems.<br><br>**Differentialdiagnostisch** muß an andere Speicherkrankheiten mit frühinfantilen Verlaufsformen, wie M. *Niemann-Pick* und M. *Gaucher* oder Glykogenosen gedacht werden. |
| **Makroskopische** Veränderungen beschränken sich ausschließlich auf das ZNS. Das Gehirn zeigt verdickte Meningen und ist bis zu einem Jahr nach Krankheitsausbruch atrophisch mit geschrumpften Gyri und verbreiterten Sulci; nach Überleben des 1. Krankheitsjahres werden Gewichts- und Größenzunahme um etwa 10—25%, selten bis zu 50% über der altersentsprechenden Norm beobachtet bei gleichzeitig progressiver Atrophie von Stamm- und Kleinhirn. Die weiße Substanz ist geschwollen, mukoid, ödematös und von zystisch-degenerativen Herden durchsetzt.<br><br>**Histologisch** findet sich die charakteristische, ballonartige Schwellung nahezu sämtlicher Ganglienzellen und ihrer Dendriten; der Kern ist durch reichliches Speichermaterial an die Zellperipherie gedrängt. Die Glia ist in örtlich unterschiedlichem Ausmaß proliferiert. Im Großhirn besteht diffuse, im Cerebellum geringgradige Demyelinisierung.<br><br>*Elektronenoptisch* werden charakteristische Partikel, sog. „**membranous cytoplasmic bodies**", lamellär angeordnete lipoid- und proteinhaltige Aggregate in den speichernden Ganglienzellen, nachgewiesen.<br><br>**Histochemisch** zeigt die intrazelluläre Substanz der Ganglienzellen positive *Bial*-Reaktion als Beweis für neuraminsäurehaltiges Material. | Charakteristischer Befund ist eine Erhöhung der Ganglioside des Gehirns auf das 5- bis 15fache der Norm; 80—90% davon entfallen auf das Gangliosid $G_{GNTr\,II}$, das sog. *Tay-Sachs*-Gangliosid, welches normalerweise nur in Spuren unter 5% vorkommt. Die übrigen Ganglioside sind zum Teil absolut vermindert.<br><br>Das in den speichernden Ganglienzellen enthaltene *Tay-Sachs*-Gangliosid liegt zum Teil — zusammen mit Cholesterin und Phosphatiden — in Form der lamellär angeordneten „membranous cytoplasmic bodies" vor.<br><br>Zerebroside und Sphingomyelin (Markscheidenlipoide!) sind, entsprechend der Demyelinisierung, vermindert; im Liquor cerebrospinalis können sie leicht vermehrt vorkommen. | Die Ausbildung der typischen neurologischen Symptome in früher Kindheit, meist im Säuglingsalter beginnend, fortschreitende Erblindung und Nachweis des kirschroten Fleckes an der Stelle der Fovea centralis weisen auf das Vorliegen der *Tay-Sachs*schen Krankheit hin. Eine Hepatosplenomegalie wie bei M. *Niemann-Pick* oder M. *Gaucher* fehlt. Das Vorliegen der metachromatischen Leukodystrophie kann durch das Fehlen des typischen Augenbefundes sowie den Nachweis eines charakteristischen Sulfatides im Urin ausgeschlossen werden.<br><br>Durch Hirn- oder Rektumbiopsie läßt sich die Diagnose histologisch und/oder histochemisch erhärten und durch den chemischen Nachweis des Gangliosids $G_{GNTr\,II}$ beweisen. |

# Tabelle 16. Lipoidosen (Fortsetzung)

## Gangliosidosen

| Krankheit | Ätiologie/Pathogenese | Klinisches Bild |
|---|---|---|
| **Spät-infantile amaurotische familiäre Idiotie**<br><br>Synonyma:<br>Amaurotische Idiotie vom Typ *Jansky-Bielschowsky* | **Ätiologie.** Autosomal-rezessiver Erbgang ist anzunehmen. Bevorzugter Befall der jüdischen oder einer anderen Rasse liegt nicht vor; beide Geschlechter werden gleich häufig befallen.<br><br>Die **Pathogenese** ist noch ungeklärt. Eine Blockierung des enzymatischen Abbaus des gespeicherten Gangliosids $G_{GNT}$ I kann vermutet werden. Dieses Gangliosid unterscheidet sich vom *Tay-Sachs*-Gangliosid $G_{GNT_r II}$ nur durch ein zusätzliches Galaktosemolekül (vergleiche Nomenklatur der Ganglioside, Folge 1). | Diese Form beginnt später als die *Tay-Sachs*sche Krankheit, meistens zwischen dem 2. und 4. Lebensjahr.<br><br>Erste **Symptome** sind Intelligenzabfall sowie Verlust bereits erlernter Sprechfähigkeit. Es entwickeln sich zerebellare Ataxie und extrapyramidale Störungen. Ein kirschroter Fleck ist selten, häufig dagegen sind Retinitis pigmentosa und pathologische Pupillenreaktionen.<br><br>Der **Verlauf** erstreckt sich über mehrere Jahre und dauert bei späterer Manifestation noch länger.<br><br>Nach langsamer Ausbildung einer Idiotie künden Somnolenz, Synkopen und Grand mal-Anfälle das Endstadium an. |
| **Juvenile amaurotische familiäre Idiotie**<br><br>Synonyma:<br>Amaurotische Idiotie vom Typ *Spielmeyer-Vogt; Battens* disease; Makulo zerebrale Degeneration | **Ätiologie.** Der Erbgang ist autosomal rezessiv. Die meisten Fälle (über 100) sind in Schweden beschrieben. Unter Juden wurde die Krankheit bisher nicht beobachtet, dagegen bei einem farbigen Kind.<br><br>Die **Pathogenese** ist unklar. Eine für die neurologischen und ophthalmologischen Ausfälle verantwortliche Speicherung durch bestimmte Ganglienzellen kann vermutet, ein charakteristisches Gangliosid konnte bisher nicht nachgewiesen werden. | Die Kinder erkranken zwischen dem 5. und 7. Lebensjahr, häufig nach zunächst normalen Schulleistungen.<br><br>**Symptome.** Intelligenzverlust und Sehbehinderung sind erste Zeichen, Retinitis pigmentosa, Strabismus, Nystagmus folgen.<br><br>Sprechstörungen wie Stottern, ferner Athetose, zerebellare Ataxie und Gehunfähigkeit treten auf. Muskelatrophie und Kontrakturen sind Spätsymptome, ebenso Störungen des vegetativen Nervensystems (Akrozyanose der Hände und Füße u. a.).<br><br>**Verlauf.** Über 80% der Patienten entwickeln zwischen 10 und 12 Jahren epileptische Anfälle. Bei schließlich völliger Idiotie und Erblindung tritt der Tod meistens noch vor Beginn der Pubertät ein.<br>Im *EEG* finden sich meistens pathologische, aber unspezifische Veränderungen.<br>Im *Liquor cerebrospinalis* ist das Protein durchweg erhöht.<br>Im *Blut* können „vakuolisierte Lymphozyten" gefunden werden. |
| **Adulte amaurotische familiäre Idiotie**<br><br>Synonyma:<br>Amaurotische Idiotie vom Typ *Kufs-Hallervorden* | **Ätiologie.** Der Erbgang ist vermutlich autosomal rezessiv. Die Bevorzugung einer bestimmten Rasse sowie Geschlechtsprädisposition liegen nicht vor.<br><br>Die **Pathogenese** scheint in einem Enzymdefekt mit Blockierung des Gangliosidabbaus zu liegen. | Erste **Symptome** treten erst nach der Pubertät, selten nach dem 25. Lebensjahr auf und bestehen überwiegend in psychischen Veränderungen. Störungen des extrapyramidalen Systems sowie zerebrale Krampfanfälle sind häufig. Sehstörungen, Retinitis pigmentosa und Optikusatrophie werden selten, Blindheit nie beobachtet (paradox zur Bezeichnung „amaurotisch").<br><br>**Verlauf.** Nach chronischem, häufig Jahrzehnte dauerndem Verlauf tritt im Stadium einer Pseudobulbärparalyse oder eines allgemeinen Marasmus der Tod ein. |

| Pathologisch-anatomische Veränderungen | Lipoidchemische Befunde | Diagnose |
| --- | --- | --- |
| Gehirn und Rückenmark sind atrophisch mit verschmälerten Gyri und verbreiterten Sulci. Gelegentlich besteht Hydrocephalus externus. Weiße Substanz und Cerebellum erscheinen fester als normal, die graue Substanz ist erweicht.<br><br>**Histologisch** finden sich wiederum speichernde Ganglienzellen, weniger stark gebläht als bei M. *Tay-Sachs,* daneben bestehen völlig intakte Bezirke mit normalen Ganglienzellen. Gliaproliferation ist die Regel in den betroffenen Regionen.<br><br>**Histochemisch** spricht die positive *Bial*-Reaktion für Speicherung neuraminsäurehaltiger Substanzen. | Bis heute liegen nur spärliche Analysenergebnisse vor. Der Gangliosidgehalt im Gehirn ist auf das 3- bis 5fache erhöht; der größte Teil besteht aus dem Gangliosid $G_{GNT}$ I, die übrigen Ganglioside sind meist absolut erniedrigt. Das *Tay-Sachs*-Gangliosid $G_{GNTr\ II}$ ist nicht vermehrt. | Manifestationsalter, Verlust bereits ausgebildeter Intelligenz und Vorkommen bei Nichtjuden sind wichtige Kriterien für die Krankheit und ihre Abgrenzung gegenüber der infantilen amaurotischen familiären Idiotie. Die Unterscheidung gegenüber der Myoklonus-Epilepsie vom Typ *Unverricht-Lundberg* und anderen ähnlichen Krankheitsbildern ist oft erst durch den chemischen Nachweis des Gangliosids $G_{GNT}$ I möglich. Gleichzeitige Gangliosidspeicherung in viszeralen Organen spricht für neuroviszerale Gangliosidose. |
| **Makroskopisch** erscheint das zentrale Nervensystem unauffällig.<br><br>**Histologisch** finden sich auf 2- bis 4fache Größe angeschwollene Ganglienzellen, daneben sind manche Regionen überhaupt nicht befallen. Im Gegensatz zum M. *Tay-Sachs* fehlen die Zeichen einer Demyelinisierung, die weiße Substanz ist nicht betroffen. Makro- und zum geringeren Teil auch Mikroglia zeigen Hypertrophie und Hyperplasie.<br><br>**Histochemisch** läßt sich in den speichernden Ganglienzellen *Bial*-positives Glykolipoid nachweisen. | Eine signifikante Vermehrung von Gangliosiden oder anderen Lipoiden ist nicht nachweisbar, die bisher vorliegenden Analysen sind spärlich.<br><br>Der histochemische Verdacht auf Gangliosidanreicherung in den geblähten Ganglienzellen ist chemisch noch nicht sicher bestätigt worden. | Der Beginn nach der Einschulung mit Intelligenzverlust, nachfolgender Sehverschlechterung und Retinitis pigmentosa und schließlich fortschreitenden neurologischen Ausfällen weisen auf die Diagnose hin.<br><br>M. *Niemann-Pick* und M. *Gaucher* sind durch Hepatosplenomegalie und Nachweis gespeicherten Lipoids abgrenzbar. |
| **Makroskopisch** erscheint das Hirn unauffällig.<br><br>**Histologisch** finden sich für die Gangliosidosen typische, geblähte Ganglienzellen, jedoch in weit geringerem Ausmaß als bei den akut verlaufenden amaurotischen Idiotien. Corpus striatum und Nucleus amygdalae sind stärker betroffen als die Rindenzonen.<br><br>**Histochemisch** läßt sich in den Meningen und dem Plexus chorioideus lipoidhaltiges Pigment nachweisen. | Eindeutige Analysen liegen nur spärlich vor. Befunde über eine geringe Vermehrung des *Tay-Sachs*-Gangliosids und seines entsprechenden neuraminsäurefreien Derivates konnten bisher nicht bestätigt werden. Die Zuordnung zu den Gangliosidosen erfolgt aufgrund speichernder Ganglienzellen. | Später Beginn mit zunächst psychiatrischen Zustandsbildern, extrapyramidalen Symptomen und Inkonstanz der Sehstörungen gestatten eine Unterscheidung gegenüber anderen protrahiert verlaufenden Formen der Gangliosidosen. Schwierig kann die Abgrenzung gegenüber M. *Alzheimer* sein. |

# Tabelle 16. Lipoidosen (Fortsetzung)

## Gangliosidosen

| Krankheit | Ätiologie/Pathogenese | Klinisches Bild |
|---|---|---|
| **Neuroviszerale Gangliosidose**<br><br>Synonyma:<br>„Pseudo-*Hurler* disease";<br>„systemic late infantile lipidosis with relationship to *Tay-Sachs* disease and gargoylism" | Über die Ätiologie ist wenig bekannt; bisher sind nur Kinder nicht-jüdischer Eltern erkrankt.<br><br>**Pathogenetisch** muß man sich auf die Annahme eines das Gangliosid $G_{GNT}$ I betreffenden Abbaudefektes beschränken. Auffällig erscheint die Speicherung eines für das Nervengewebe spezifischen Gangliosids in viszeralen Organen. | Innerhalb der letzten 8 Jahre wurden 13 Fälle mit Gangliosidspeicherung in ZNS und viszeralen Organen mitgeteilt.<br><br>Die **Symptomatik** ist ähnlich der bei *Tay-Sachs*scher Krankheit, ihr Beginn fällt ins 1. Lebensjahr, meist in dessen 1. Hälfte. Äußerlich können Zeichen von Gargoylismus bestehen. Neben körperlicher und geistiger Entwicklungsverzögerung finden sich häufig Skelettveränderungen sowie Hepatosplenomegalie. Ein kirschroter Fleck ist selten. Die meisten Fälle zeigen im Blut vakuolisierte Lympho- oder Monozyten.<br><br>**Verlauf.** Die Kinder sterben meist innerhalb eines Jahres; nur selten wird das 2. Lebensjahr überschritten. |
| **Gargoylismus** (heute unterteilt in die Mukopolysaccharidosen Typ I—V: *Hurler; Hunter; Sanfilippo; Morquio-Brailsford; Scheie)* | **Ätiologie.** Rezessiver Erbgang; bei der *Hunter*schen Krankheit X-chromosomal geschlechtsgebunden, bei den übrigen autosomal.<br><br>**Pathogenese.** Verdacht auf gestörte Synthese bestimmter Mukopolysaccharide; auch ein gestörter Abbau kommt in Betracht. | Zwergwuchs mit zu großem Kopf und an Wasserspeier gotischer Kathedralen erinnerndes Gesicht haben der Krankheitsgruppe den Namen gegeben. Diese Symptome sind neben geistigen und körperlichen Entwicklungsstörungen (Skelettdeformitäten, Hornhauttrübung u. a.) bei den einzelnen Typen unterschiedlich stark ausgeprägt. Normale Intelligenz bei Typ V *(Scheie)*. |
| **Niemann-Pick'sche Krankheit**<br><br>Synonyma:<br>Sphingomyelinspeicherkrankheit; Sphingomyelinose | **Ätiologie.** Der Erbgang ist autosomal rezessiv. Etwa 40% der Fälle sind familiär und 25% der befallenen Familien haben 2 oder 3 erkrankte Kinder. Reichlich $^1/_3$ der bekannten Fälle entstammt jüdischen Eltern.<br><br>**Pathogenese.** Wahrscheinlich liegt eine Blockierung im Abbau des Sphingomyelinmoleküls entsprechend dem folgenden Schema zugrunde. | Das Leiden beginnt im Säuglingsalter, selten später. Vereinzelte Fälle mit noch späterer Manifestation und Erreichen des Erwachsenenalters sind bekannt.<br><br>Erste **Symptome** — wenige Monate nach normaler Geburt — sind Ernährungsschwierigkeiten mit Gewichtsverlust sowie ein aufgetriebener Leib durch zunehmende Hepatosplenomegalie. Daneben finden sich Lymphknotenvergrößerung, graugelbliche Hautpigmentierung, Aszites bei sonst allgemeiner Dehydratation.<br><br>Die *neurologische Symptomatik* ist unterschiedlich und fehlt gewöhnlich bei erwachsenen Patienten. Führend ist eine psychische und somatische Entwicklungsverzögerung. Spastik, Kontrakturen, Athetose, Tremor und Krampfanfälle können auftreten.<br><br>Das *EEG* zeigt keine charakteristischen Veränderungen.<br><br>*Hämatologisch* können — z. T. als Zeichen des Hypersplenismus — Anämie, Thrombopenie und Leukopenie bestehen; ferner finden sich etwa 1 $\mu$ große Vakuolen, einzeln oder in Gruppen, im Zytoplasma von Lympho- und/oder Monozyten.<br><br>*Ophthalmologisch* fehlen charakteristische Veränderungen; je nach Befall des ZNS kann ein kirschroter Fleck gesehen werden.<br><br>**Verlauf.** Fortschreitender Debilität und Idiotie folgt bei hochgradiger Kachexie meist vor Ende des 3. Lebensjahres der Tod. |

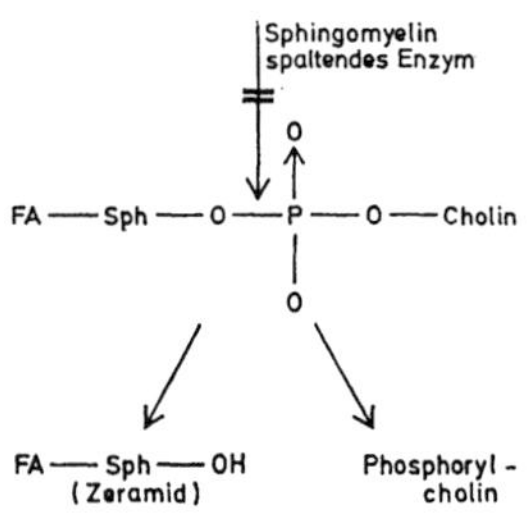

Sphingomyelin spaltendes Enzym

$$FA - Sph - O - P - O - Cholin$$

FA — Sph — OH (Zeramid)      Phosphoryl-cholin

**Schema zur Pathogenese bei Niemann-Pick'scher Krankheit**

| Pathologisch-anatomische Veränderungen | Lipoidchemische Befunde | Diagnose |
| --- | --- | --- |
| **Makroskopisch** zeigt das ZNS ausgeprägte Degenerationsprozesse.<br><br>**Histologisch** sind deutlich geschwollene, teils ballonartig aufgetriebene Ganglienzellen nachweisbar.<br><br>**Histochemisch** läßt sich Speicherung von Glykolipoiden nachweisen. „Schaumzellen" werden in Leber, Milz, Lunge, Knochenmark und Lymphknoten sowie in den Glomerula der Nieren gefunden. Diese Zellen imponieren als glykolipoidspeichernde Histiozyten. | Der Gangliosidgehalt im ZNS kann das 5- bis 10fache der Norm erreichen. Bei seiner Differenzierung findet man die Anreicherung des Gangliosids $G_{GNT}$ I bis zu 85%. Die übrigen Ganglioside sind entsprechend vermindert. Auch aus viszeralen Organen läßt sich ein Gangliosid mit den Eigenschaften $G_{GNT}$ I isolieren. Damit sind die Speichersubstanzen bei der neuroviszeralen Gangliosidose und der spät-infantilen amaurotischen familiären Idiotie identisch. | Körperliche und psychische Entwicklungshemmung im 1. Lebensjahr, Hepatosplenomegalie, Skelettdeformitäten, vakuolisierte Lympho- oder Monozyten bei nachweisbaren Schaumzellen in Knochenmark und viszeralen Organen weisen hin auf das Vorliegen einer neuroviszeralen Gangliosidose.<br><br>Im Gegensatz zum Gargoylismus fehlt die Ausscheidung von Chondroitinsulfat, Heparitinsulfat oder Keratosulfat im Urin. |
| **Makroskopisch** stehen die schon äußerlich und röntgenologisch erkennbaren Veränderungen an Knochen und Gelenken im Vordergrund. Starke Verdickung von Herzklappen und Endokard sind häufig.<br><br>**Histologisch** werden (in Typ I u. II) speichernde Zellen (Glykogen, Glykolipoide) in ZNS, Leber und anderen Organen gefunden. Viele Ganglienzellen sind ballonartig aufgetrieben wie bei M. *Tay-Sachs*-Krankheit. | Viele Fälle von Gargoylismus zeigen Gangliosidspeicherung in Zellen des ZNS, häufig begleitet von verminderten Markscheidenlipoiden. Mukopolysaccharide und Ganglioside haben manche Bausteine gemeinsam. Aussagen über sichere Zusammenhänge bezüglich ihrer gemeinsamen Speicherung bei bestimmten Mukopolysaccharidosen fehlen. | Bei fehlenden oder nur angedeuteten charakteristischen Gesichts- und Skelettveränderungen kann die vermehrte Ausscheidung von Chondroitinsulfat B und/oder Heparitinsulfat (bzw. Keratosulfat bei Typ IV) das Vorliegen einer Mukopolysaccharidose beweisen. |
| Charakteristisch für die *Niemann-Pick*sche Krankheit und entscheidend für ihre Diagnose ist eine typische Schaumzelle, die **Niemann-Pick-Zelle.** Ihr Durchmesser beträgt gewöhnlich 20—40 $\mu$, gelegentlich bis 90 $\mu$. Sie enthält in der Regel einen Kern, nicht selten mehrere. Das Zytoplasma ist mit Lipoidtröpfchen homogen angefüllt und verleiht der Zelle ihr charakteristisches Maulbeer- oder Honigwaben-ähnliches Aussehen. Diese Schaumzellen entstehen hauptsächlich dem retikuloendothelialen System; jedoch können auch Parenchymzellen in *Niemann-Pick*-Zellen umgewandelt werden.<br><br>Unter den **Organen** zeigt die Milz die stärksten Veränderungen, neben ihr Leber, Lymphknoten, Knochenmark, Thymus, Lungen, Nieren, Gehirn, Intestinaltrakt, Nebennieren und das Epikard.<br><br>Das **histologische** Bild wird beherrscht von den Speicherzellen, die in leichteren Fällen und bei den weniger konstant befallenen Organen einzeln oder in kleinen Gruppen vorliegen, in der Regel jedoch — in Milz und Leber — diffus über das gesamte Organ verbreitet sind und die normale Architektur weitgehend verdrängen. Dabei fällt die nur geringe Funktionseinschränkung auf. Aus dem Knochenmark oder anderen Organen gelangen offenbar keine *Niemann-Pick*-Zellen in das periphere Blut. | Die exzessive Speicherung von **Sphingomyelin,** einem Phosphatid aus Sphingosin, Phosphorylcholin und einer Fettsäure, gilt als sicherstes Kriterium für das Vorliegen von *Niemann-Pick*scher Krankheit. Seine stärkste (10- bis 40fache) Vermehrung findet es an Orten mit den meisten *Niemann-Pick*-Zellen. Neben dem Sphingomyelin ist in den befallenen Organen das Cholesterin vermehrt. Im Gehirn können die Ganglioside vermehrt sein bei Fällen, die klinisch und morphologisch eine Beteiligung des ZNS aufweisen. Die **Serumlipoide** zeigen keine charakteristischen Veränderungen. Gelegentlich besteht eine Hyperlipämie. Der Serumsphingomyelinspiegel (normal 30—50 mg/100 ml) ist nicht meßbar erhöht. | Hepatosplenomegalie in Verbindung mit progressiver neurologischer Symptomatik weisen auf M. *Niemann-Pick* hin. Durch Knochenmarks- oder besser Leberbiopsie kann die Diagnose histologisch gegenüber M. *Gaucher* abgegrenzt werden. Der chemische Nachweis einer Sphingomyelinspeicherung gilt als sicherster Beweis. Bei der neuroviszeralen Gangliosidose finden sich andere Speicherzellen.<br><br>Bei M. *Tay-Sachs* mit ähnlicher neurologischer Symptomatik fehlt die Organbeteiligung. |

# Tabelle 16. Lipoidosen (Fortsetzung)

| Krankheit | Ätiologie/Pathogenese | Klinisches Bild |
|---|---|---|
| **Gaucher'sche Krankheit**<br><br>Synonyma:<br>Zerebrosidspeicher-krankheit;<br>Zerebrosidose<br><br><br>**Schema zur Pathogenese bei der Gaucher'schen Krankheit** 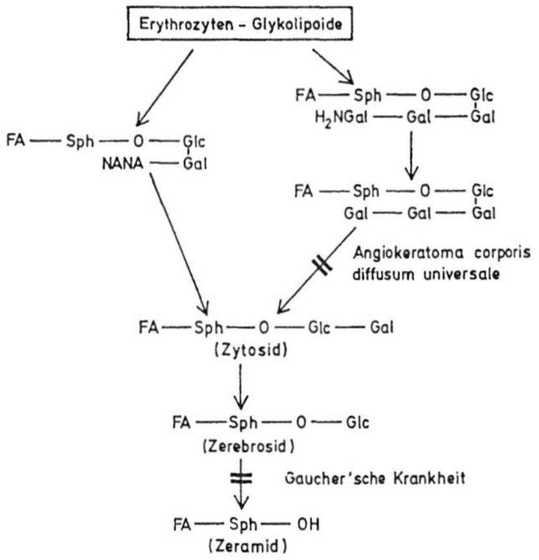 | **Ätiologie.** Der Erbgang ist autosomal rezessiv. Bei etwa $1/3$ der Fälle ist das Leiden familiär, die meisten gehören der jüdischen Rasse an. Krankheitsfälle bei Angehörigen anderer Rassen wurden beschrieben. Neuerdings werden neben der klassischen Form verschiedene genetische Varianten diskutiert.<br><br>**Pathogenetisch** gilt ein gestörter Abbau von Glukozerebrosid als gesichert; das für die Abspaltung der Glukose zuständige Enzym fehlt oder ist stark vermindert. | Die Krankheit kann in jedem Lebensalter manifest werden (der jüngste Patient war zum Zeitpunkt der Diagnose 1 Woche, der älteste 86 Jahre alt). Etwa $1/3$ der Fälle wird in der Kindheit diagnostiziert.<br><br>**Symptome und Verlauf**<br>Beim **Erwachsenen** sind Blutungsneigung, Anämie, Leukopenie und Thrombopenie erste Anzeichen, während die Splenomegalie häufig nur zufällig entdeckt wird. Auch die meist bestehende Vergrößerung von Leber und Lymphknoten verursacht keine Beschwerden. Später können Knochenschmerzen und pathologische Frakturen auftreten. Das ZNS bleibt völlig unbeteiligt. An M. *Addison* erinnernde Hautpigmentationen und pinguecula-artige Auflagerungen auf den Konjunktiven sind nicht selten. Typisch ist die röntgenologisch nachweisbare *Erlenmeyer*kolben-ähnliche Deformierung des Femur. Im chronischen Verlauf — akute Verschlechterungen sind selten — kann die Blutungstendenz gefährlich werden und zur Splenektomie zwingen. Die Lebenserwartung muß nicht verkürzt sein und hängt meist von den Komplikationen seitens des Hypersplenismus ab.<br>Bei **Kindern** ist die Entwicklung schneller; Ernährungsstörungen, Gewichtsverlust und Fieber bei obligater Hepatosplenomegalie zeigen den akuten Verlauf an. Das ZNS kann betroffen sein, was häufig die weitere Entwicklung und den letalen Ausgang nach Monaten oder wenigen Jahren bestimmt. In manchen Fällen wurde nach der Splenektomie ein Befall des ZNS beobachtet.<br>Bei **Säuglingen** ist der Beginn plötzlich und der Verlauf dramatisch. Progressive neurologische Störungen mit psychischer und schwerer körperlicher Entwicklungshemmung bestimmen das Bild. Der fatale Verlauf endet in hochgradiger Kachexie und Idiotie, begleitet von interkurrenten Infekten. Das 1. Lebensjahr wird so gut wie nie überlebt.<br>Im *Serum* lassen sich bei sorgfältiger Suche im Leukozytenkonzentrat typische *Gaucher*-Zellen nachweisen. Ferner besteht eine erhöhte saure Serumphosphatase. |

Schema zur Pathogenese bei der Gaucher'schen Krankheit:

$$\boxed{\text{Erythrozyten - Glykolipoide}}$$

Links:

$$\text{FA} — \text{Sph} — \text{O} — \text{Glc}$$
$$\text{NANA} — \text{Gal}$$

Rechts:

$$\text{FA} — \text{Sph} — \text{O} — \text{Glc}$$
$$\text{H}_2\text{NGal} — \text{Gal} — \text{Gal}$$

$$\downarrow$$

$$\text{FA} — \text{Sph} — \text{O} — \text{Glc}$$
$$\text{Gal} — \text{Gal} — \text{Gal}$$

Angiokeratoma corporis diffusum universale

$$\text{FA} — \text{Sph} — \text{O} — \text{Glc} — \text{Gal}$$
$$(\text{Zytosid})$$

$$\downarrow$$

$$\text{FA} — \text{Sph} — \text{O} — \text{Glc}$$
$$(\text{Zerebrosid})$$

Gaucher'sche Krankheit

$$\text{FA} — \text{Sph} — \text{OH}$$
$$(\text{Zeramid})$$

| Krankheit | Ätiologie/Pathogenese | Klinisches Bild |
|---|---|---|
| **Metachromatische Leukodystrophie**<br><br>Synonyma:<br>Degenerative diffuse zerebrale Sklerose vom Typ *Scholz-Biel-schowsky-Henneberg* | **Ätiologie.** Der Erbgang ist autosomal rezessiv. Die bisher bekannten 54 Fälle entstammen 41 Familien.<br><br>Bevorzugung einer Rasse oder eines Geschlechtes besteht nicht. Den früh wie spät einsetzenden Fällen scheint derselbe genetische Defekt zugrunde zu liegen. | Die Krankheit kann während jeden Alters manifest werden; bei $2/3$ der Fälle beginnt sie vor dem 3. Lebensjahr.<br><br>Erste **Symptome** bei Kindern sind Störung der motorischen Funktionen mit Gangunsicherheit sowie Schwäche in Armen und Beinen.<br><br>Im *Liquor cerebrospinalis* besteht ein Proteinanstieg bis 200 mg/100 ml.<br><br>Im *Urin* gelingt der Nachweis einer charakteristischen metachromatischen Substanz.<br><br>Typisch für die metachromatische Leukodystrophie ist ferner eine gestörte *Gallenblasenfunktion*. |

| Pathologisch-anatomische Veränderungen | Lipoidchemische Befunde | Diagnose |
|---|---|---|
| **Histologisches** Charakteristikum ist die **Gaucher-Zelle,** eine im Querschnitt 20—100 $\mu$ messende Retikulumzelle mit häufig mehreren Kernen. Mit ihrer spinnwebenartigen Faserstruktur erinnert die *Gaucher*-Zelle an „zerknittertes Pergamentpapier". <br><br> **Histochemisch** läßt sich in ihr ein Glykolipoid nachweisen. Das Auftreten der *Gaucher*-Zellen ist in der Regel auf Milz, Leber sowie Lymphknoten und Knochenmark begrenzt. <br><br> Äußerst selten ist der Nachweis in Thymus, Lunge, Niere oder Nebenniere. Generell ist die meist exzessiv vergrößerte Milz (bis 8000 g) von *Gaucher*-Zellnestern durchsetzt und die normale Struktur aufgehoben. In der Leber bestehen ebenfalls bis zu 3 cm im Durchmesser große, von *Gaucher*-Zellen angefüllte Bezirke, die gelegentlich makroskopisch an leukämische Infiltrate erinnern. Portale Hypertension oder Zeichen einer Zirrhose fehlen. Lymphknoten und Knochenmark zeigen ebenfalls ähnliche, mehr beetartige *Gaucher*-Zelleinlagerungen. Nicht selten ist die normale Struktur aufgehoben. <br><br> Im **Gehirn** der kindlichen akuten Fälle finden sich häufig abnormale lipoidspeichernde Ganglienzellen sowie *Gaucher*-Zellen. Die morphologischen Veränderungen im Gehirn können aber auch auf unspezifische Degeneration ohne oder mit Lipoidspeicherung beschränkt bleiben. | Charakteristisch und beweisend für die Diagnose ist die Speicherung von **Zerebrosid,** einem phosphorfreien Lipoid aus je einem Molekül Sphingosin, Fettsäure und Glukose. Dieses Glukozerebrosid ist in den *Gaucher*-Zellen enthalten und in den entsprechend speichernden Organen stark vermehrt, am stärksten in der Milz, wo eine 50- bis 500fache Erhöhung über die Norm von 0,15—0,20% des Trockengewichts gefunden werden kann. Daneben können andere, dem Glukozerebrosid ähnliche Glykolipoide — Hämatosid und Zytosid — gering vermehrt gefunden werden. <br><br> Das gespeicherte Glukozerebrosid unterscheidet sich strukturell nicht von der normalen Substanz. Bei einigen Patienten wurde ein auf das 2fache vermehrter Serum-Zerebrosidspiegel gefunden. | Hepatosplenomegalie und neurologische Symptomatik bei Säuglingen und Kleinkindern weisen sowohl auf M. *Gaucher* wie auf M. *Niemann-Pick* hin. Falls im Blut weder *Gaucher*-Zellen noch eine Erhöhung der sauren Phosphatase nachweisbar sind, müssen Leber- und/oder Knochenmarkbiopsie histologisch die Klärung bringen. Beweisend für die Speicherung von Zerebrosid ist dessen chemischer Nachweis. |
| Im **ZNS** fällt makroskopisch eine Hirnatrophie mit schmalen Gyri, weiten Sulci und verdickter Leptomeninx auf. Charakteristisch ist eine diffuse Demyelinisierung, am stärksten in der Capsula interna und den Pyramidenbahnen, weniger in den peripheren Nerven. An der Stelle der zum Teil völlig fehlenden Markscheiden findet sich eine ausgeprägte Gliaproliferation. In verschiedenen Regionen, so im Nucleus dentatus des Kleinhirns und einigen der Stammganglien, lassen sich vergrößerte zum Teil ballonartig aufgetriebene Nervenzellen nachweisen, die metachromatische Substanzen speichern. | Charakteristisch und für das Vorliegen von metachromatischer Leukodystrophie beweisend ist die Speicherung von **Sulfatid** im ZNS. Dieses Markscheidenlipoid unterscheidet sich vom Zerebrosid (vergleiche M. *Gaucher)* durch ein zusätzliches Molekül Schwefelsäure und entspricht dem histochemisch nachweisbaren metachromatischen Material. | Da das klinische Bild dem bei anderen Speicherkrankheiten ähnlich ist, kann nur der Nachweis einer deutlichen Sulfatidvermehrung mittels Nervenbiopsie die Diagnose bestätigen. Eine geringe Anhäufung metachromatischen Materials wird auch bei anderen Entmarkungskrankheiten gefunden. |

# Tabelle 16. Lipoidosen (Fortsetzung)

| Krankheit | Ätiologie/Pathogenese | Klinisches Bild |
|---|---|---|
| **Metachromatische Leukodystrophie** (Forts.) | **Pathogenetisch** kommt eine Störung im Sulfatidstoffwechsel in Frage. Es wird ein Block bei der enzymatischen Umwandlung von Sulfatiden zu Zerebrosiden angenommen (Mangel einer Arylsulfatase?) nach folgendem Schema.<br><br>**Schema zur Pathogenese bei der metachromatischen Leukodystrophie**<br><br>[ Zerebroside ] ⇄—H— [ Sulfatide ]  Sulfatase | Der **Verlauf** läßt sich in 4 klinische Stadien einteilen:<br>**I. Stadium:** Stehen und Gehen sind oft nur mit Unterstützung möglich. Die geistige Entwicklung stagniert, Sprechstörungen treten auf. Es kann zu Di- und Tetraplegie kommen, ferner zu einer Ataxie. Die Sehnenreflexe sind schwach oder fehlen.<br>**II. Stadium:** Stehen und Gehen sind unmöglich geworden; die Rückbildung der geistigen Entwicklung schreitet fort. Starke Schmerzen werden in Armen und Beinen angegeben. Häufig kommt es zu einer Tetraplegie. Das Fehlen der Sehnenreflexe und die Ataxie sind nunmehr voll ausgeprägt. Gelegentlich kommen Nystagmus und Optikusatrophie hinzu.<br>**III. Stadium:** Die Patienten werden bettlägerig, können nicht mehr sitzen und nur noch spärlich willkürliche Bewegungen machen. Ernährungsschwierigkeiten und Atemstörungen treten hinzu. Die Patienten sprechen nicht mehr, entwickeln bulbäre Zeichen und zeigen häufig Hyperpyrexie.<br>**IV. Stadium:** Es kommt bei völliger Blindheit und Idiotie zum „burnt-out stage". Jegliche Umweltbeziehung wie auch Schmerzreaktionen fehlen jetzt. Die Ernährung ist nur noch durch die Sonde möglich. Der Tod tritt meist vor dem 6. Lebensjahr ein. |
| **Angiokeratoma corporis diffusum universale**<br><br>Synonyma:<br>*Fabry*sche Krankheit; hereditary distopic lipidosis; angiomatosis miliaris | **Ätiologie.** Die Vererbung ist vermutlich geschlechtsgebunden an das X-Chromosom bei unvollständiger Rezessivität. Erkrankte Väter vererben das Leiden nur an ihre sämtlichen Töchter. Neuerdings sind auch befallene Frauen beschrieben; bei ihnen fehlen neben den typischen Hauterscheinungen häufig auch andere Symptome.<br><br>**Pathogenese.** Die Ursache der Glykolipoid-Speicherung könnte in einem Enzymblock auf dem Abbauweg der Erythrozytenglykolipoide liegen (vgl. Schema zur Pathogenese der *Gaucher*schen Krankheit). | Führendes **Symptom** sind die als „Angiokeratome" imponierenden Hauterscheinungen: etwa 1—5 mm im Durchmesser große, zum Teil leicht keratotische, purpurrote bis blauschwarze Papeln der Haut mit Prädilektionsstellen am unteren Rumpf, besonders der Lumbosakralregion, um den Nabel, am Genitale, den Inguinalfalten und dem Gesäß. Gesicht sowie Hand- und Fußinnenflächen bleiben frei. Ihr erstes Auftreten fällt meist mit dem Pubertätsbeginn zusammen, selten vor das 10. Lebensjahr. Die Schleimhäute können blaue Papeln und die Augenbindehaut aneurysmatische Venenerweiterungen aufweisen.<br><br>*Ophthalmologisch* besteht immer eine leichte, meist nur mit der Spaltlampe feststellbare Hornhauttrübung ohne Sehbeeinträchtigung.<br><br>Die Hauterscheinungen sind Ausdruck eines *generalisierten Gefäßbefalls*, dessen Auswirkungen an Nieren und Herz für Verlauf und Prognose entscheidend sind. Proteinurie und Mikrohämaturie fehlen selten, später gefolgt von zunehmender Erhöhung des Harnstoffs im Blut. Meist besteht eine Lipurie.<br><br>Die kardialen Veränderungen — Linkshypertrophie, diffuse Myokardschädigung und gelegentlich Hypertonie — sind unspezifisch. Häufig bestehen Ödeme der Extremitäten. Brechreiz, Kopfschmerzen, akute Hemiparästhesien, Hemiparesen und Hemiplegie sowie ähnliche Symptome können von zerebralen Gefäßveränderungen herrühren.<br><br>Für den **Verlauf** bestimmend sind in erster Linie die Komplikationen seitens der Nieren und des Herzens. Frühzeitiges Einsetzen einer chronischen Urämie verschlechtert die Prognose. Die meisten Patienten sterben zwischen dem 30. und 60. Lebensjahr. |

| Pathologisch-anatomische Veränderungen | Lipoidchemische Befunde | Diagnose |
| --- | --- | --- |
| In den **Nieren** sind bei normalen Glomerula viele Tubuluszellen mit einem Lipoid angefüllt, welches histochemisch Metachromasie zeigt; entsprechendes Material wird vermehrt in den Urin ausgeschieden.<br><br>Auch in den Mukosazellen der **Gallenblase** findet sich reichlich metachromatisches Material. Die Villi sind durch phagozytierende mit demselben Material angefüllte Histiozyten erweitert.<br><br>Andere Organe zeigen nur selten Speicherung metachromatischer Substanzen. | Bei Verminderung der Zerebroside auf $1/3$ bis $1/4$ der Norm und Vermehrung der Sulfatide auf das 3- bis 5fache kommt es zu einem Sulfatid: Zerebrosid-Verhältnis von etwa $4:1$ gegenüber $1:4$ beim Gesunden. Bei erwachsenen Patienten ist dieses Mißverhältnis weniger stark ausgeprägt. Strukturelle Unterschiede zwischen dem gespeicherten und dem normalerweise vorkommenden Sulfatid bestehen nicht. | Der Nachweis metachromatischen Materials im Urin ist nur pathognomonisch, wenn neben dem gewöhnlichen Monohexosesulfatid ein Dihexosesulfatid (Zeramid-Glukose-Galaktose-Sulfat) gefunden wird. Beide Substanzen lassen sich chromatographisch voneinander trennen. |
| Charakteristischer morphologischer Befund ist eine Verdickung der Media sämtlicher **Arterien** in nahezu allen Geweben, bedingt durch Einlagerung eines hyalinen Materials, welches im polarisierten Licht doppeltbrechend erscheint. Daneben kann eine Intimaschwellung bestehen. Am intensivsten sind Aorta und Nierenarterien betroffen. Den Hauterscheinungen liegen entsprechende Veränderungen von Kapillaren, Arteriolen und kleinen Venen zugrunde.<br><br>Die **Nieren** werden im Verlauf der Erkrankung atrophisch und erinnern an chronische Nephritis. Glomerula, *Bowmansche* Kapsel und distale Tubuli zeigen typische Fetteinlagerungen mit Ausbildung von Schaumzellen.<br><br>**Herz- und Sklettmuskel** können hypertrophieren; in und zwischen den Muskelfasern finden sich doppeltbrechende Substanzen eingelagert.<br><br>**ZNS** sowie **autonomes Nervensystem** zeigen zahlreiche stark geblähte Ganglienzellen mit Honigwaben-ähnlichem Aussehen und exzentrisch verdrängtem Kern. Im retikuloendothelialen System sowie dem Parenchym von Leber, Milz und Nebennieren können ebenfalls lipoidspeichernde Zellen gefunden werden.<br><br>Histochemisch findet sich gleiches Verhalten der Speichersubstanz in den verschiedenen Organen. | Die gespeicherte Substanz ist ein **Glykolipoid,** bestehend aus je einem Molekül Sphingosin, Fettsäure und Glukose sowie 2 Molekülen Galaktose. Die 1950 aufgestellte Behauptung, es handle sich um eine Phosphatidspeicherkrankheit, ist seit mehreren Jahren widerlegt. Die Speichersubstanz **Zeramid-trihexosid** gehört zu den Abkömmlingen der vor allem aus Erythrozyten und anderen nichtneuralen Geweben isolierbaren Glykolipoide. Sie kann durch Abspaltung der beiden Galaktosemoleküle in das bei der *Gaucher*-schen Krankheit gespeicherte Glukozerebrosid übergehen.<br><br>Die Speicherung eines weiteren Lipoids, welches gegenüber dem Zeramid-trihexosid statt eines Galaktose- ein Schwefelsäuremolekül enthält, ist noch nicht endgültig bewiesen. | Das Leitsymptom, nämlich die Angiokeratome der Haut, läßt kaum Zweifel an der Diagnose, insbes. nicht bei gleichzeitigem Vorliegen von Nierenschädigung und anderen Folgen der Gefäßveränderungen.<br><br>Der chemische Nachweis des typischen Glykolipoids beweist die Diagnose. Dies ist entscheidend bei weiblichen Patienten, denen die typischen Hautveränderungen fehlen. |

## Tabelle 16. Lipoidosen (Fortsetzung)

| Krankheit | Ätiologie/Pathogenese | Klinisches Bild |
|---|---|---|
| **Heredopathia atactica polyneuritiformis**<br><br>Synonyma:<br>*Refsum*-Syndrom<br><br><br>**Schema zur Pathogenese bei der Heredopathia atactica polyneuritiformis** | **Ätiologie.** Das Leiden wird autosomal rezessiv vererbt, ist auf beide Geschlechter etwa gleich verteilt und kommt vor allem in Skandinavien und dem übrigen Europa vor. Bei etwa 40% besteht Blutsverwandtschaft der Eltern.<br><br>**Pathogenese.** Ein Enzymdefekt kann den Abbau der Phytansäure blockieren und zu deren Anhäufung führen. Ob die Phytansäurespeicherung für die morphologischen und klinischen Veränderungen allein verantwortlich ist, ist nicht sicher. Einen möglichen Abbaumechanismus für die Phytansäure (die $\alpha$-Oxydation) zeigt nachfolgendes Schema. 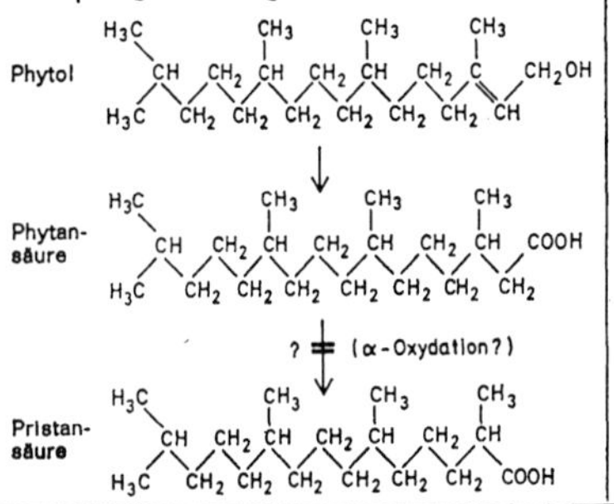<br><br>*Phytol:*<br>$H_3C$–$CH(CH_3)$–$CH_2$–$CH(CH_3)$–$CH_2$–$CH(CH_3)$–$CH_2$–$C(CH_3)$=$CH$–$CH_2OH$ (mit $H_3C$-, $CH_2$-Kette)<br><br>↓<br><br>*Phytansäure:*<br>$H_3C$–$CH(CH_3)$–$CH_2$–$CH(CH_3)$–$CH_2$–$CH(CH_3)$–$CH_2$–$CH(CH_3)$–$COOH$<br><br>? ⇥ ($\alpha$-Oxydation?)<br><br>↓<br><br>*Pristansäure:*<br>$H_3C$–$CH(CH_3)$–$CH_2$–$CH(CH_3)$–$CH_2$–$CH(CH_3)$–$CH_2$–$CH(CH_3)$–$COOH$ | Diese erst seit wenigen Jahren den Lipoidosen zugeordnete Krankheit kann in jedem Lebensjahr manifest werden.<br><br>Erste **Symptome** sind häufig Polyneuritis mit Gangunsicherheit und Schwäche der unteren Extremitäten. Parästhesien, starke Schmerzen, vor allem in den Knien, und schließlich Paresen aller Extremitäten können im akuten Schub hinzutreten. Zu den nahezu konstanten Symptomen gehören Ataxie, Fehlen oder Schwäche der tiefen Sehnenreflexe, Muskelatrophie, Retinitis pigmentosa, Nachtblindheit und konzentrische Gesichtsfeldeinengung. Fast immer bestehen Schwerhörigkeit oder Taubheit sowie Anosmie. Die Haut ist häufig ichthyoseartig geschuppt. Verschiedene, geringe Skelettveränderungen sind in etwa 75% der Fälle vorhanden, meist als verkürzter Metatarsus IV und/oder ähnliche Fehlbildungen. Häufig finden sich — meist unspezifische — EKG-Veränderungen, Tachykardie, Rhythmusstörungen. Die geistige Entwicklung ist durchweg normal.<br><br>Im *Liquor cerebrospinalis* besteht immer eine Proteinvermehrung, während akuter Schübe bis zu 1000 mg/100 ml; die Zellzahl bleibt immer normal.<br><br>Im *Serum* läßt sich die für das *Refsum*-Syndrom pathognomonische Phytansäure, eine verzweigte Fettsäure (3,7,11,15-Tetramethylhexadecansäure) nachweisen.<br><br>**Verlauf.** Phasen zunehmender, vorwiegend neurologischer Symptomatik und gelegentlicher akuter polyneuritischer Schübe wechseln mit Remissionen, während welcher sich meist auch die Ichthyose zurückbildet. Plötzliche Todesfälle — vermutlich kardial bedingt — werden beobachtet. Bei Manifestation im Kindesalter ist die Prognose ungünstiger. |
| **Wolman's Disease**<br><br>Synonyma:<br>Primäre familiäre Xanthomatose mit Befall und Verkalkung der Nebennieren | Über Ätiologie und Pathogenese dieser seltenen und weitgehend unbekannten Lipoidose — bis heute sind 5 Fälle bekannt — liegen noch keine sicheren Aussagen vor. Es bestehen Ähnlichkeiten zur *Niemann-Pick*schen Krankheit. | Die ersten **Symptome** setzen bereits im Säuglingsalter ein; bei fehlender oder nur zögernder Gewichtszunahme bestehen Erbrechen und Durchfall. Milz und Leber sind vergrößert. Die Haut kann Xanthome aufweisen. Im übrigen klinischen Bild bestehen Zeichen wie bei der *Niemann-Pick*schen Krankheit. Im peripheren Blut finden sich vakuolisierte Lymphozyten.<br><br>Die Krankheit nimmt einen fulminanten **Verlauf;** alle Kinder sterben im ersten Lebenshalbjahr. |

| Pathologisch-anatomische Veränderungen | Lipoidchemische Befunde | Diagnose |
| --- | --- | --- |
| Die **peripheren Nerven** sind verdickt, besonders jene des Plexus brachialis und lumbosacralis, und häufig von gelatinöser Konsistenz. Histologisch findet sich das Bild der hypertrophischen Polyneuritis vom Typ *Déjerine-Sottas*. Achsenzylinder sind vermindert, stellenweise ganz verschwunden oder geschwollen und von einer metachromatisch färbbaren Masse umgeben.<br>Bei Bindegewebswucherung entstehen auf Querschnitten zwiebelschalenähnliche Bilder.<br>Das **Rückenmark** ist häufig atrophisch und zeigt regional Degeneration von Myelin und Ganglienzellen insbesondere der motorischen Neuronen. Eine Gliosis kann fehlen.<br>Im **Gehirn** können ähnliche Veränderungen wie im Rückenmark gefunden werden, meist auf bestimmte Regionen wie die Stammganglien, das *Monakow*sche Bündel oder den Lemniscus medialis und einzelne Bahnen beschränkt und weniger ausgeprägt. Auch hier wird an Stellen untergegangener Markscheiden Lipoid gefunden.<br>Die **Muskulatur** zeigt histologisch das typische Bild der Atrophie. Im Myokard können vakuolisierte Zellen gefunden werden. | Charakteristischer Befund ist der Nachweis von **Phytansäure**, einer atypischen, mit 4 Methylgruppen verzweigten Fettsäure mit einer Kettenlänge von 16 C-Atomen. Sie kommt im Serum, den Erythrozyten und fast allen Organlipoiden vor.<br>Am stärksten ist ihre Konzentration unter den Cholesterinestern aus Leber und Niere. Paradoxerweise enthalten die Serum-Cholesterinester Phytansäure nur in Spuren. Unter den Gesamtfettsäuren des Serums schwankt ihr Anteil zwischen 10 und 20%, auch Werte darunter und darüber werden gemessen.<br>Auch in der Galle, den Faeces und im Urin wird Phytansäure gefunden.<br>Ihr Nachweis gelingt mittels **Gaschromatographie**. Normalerweise kommt Phytansäure nur in Spuren unter 1% in den menschlichen Serumlipoiden vor.<br>Ausgangsmaterial der Phytansäure ist das **Phytol**, ein Bestandteil des Chlorophylls, welches mit der Nahrung aufgenommen wird. | Die recht typische Symptomatik weist bereits auf dieses seltene Krankheitsbild hin. Der einfache Nachweis der Phytansäure im Serum sichert die Diagnose und schließt differentialdiagnostisch in Frage kommende andere Krankheiten aus. |
| **Makroskopisch** fällt neben vergrößerter Leber und Milz eine Größenzunahme der Nebennieren auf, welche diffus-fleckige, kalzifizierte Ablagerungen zeigen.<br>**Mikroskopisch** finden sich Schaumzellen in Knochenmark und vielen anderen Organen. | In der Leber besteht eine 15- bis 20fache Vermehrung des Cholesterins, welches überwiegend verestert vorliegt. Die Speicherung in der Milz ist geringer und im Gehirn nur angedeutet. Während auch die Triglyzeride stark erhöht sind, ist der Phosphatidgehalt normal. Die Serumlipoide sind meist uncharakteristisch erhöht. | Klinisch ist eine Abgrenzung gegenüber der *Niemann-Pick*schen Krankheit schwierig, chemisch gelingt sie eindeutig wegen fehlender Sphingomyelinspeicherung. Die Vermehrung von Cholesterinestern in verschiedenen Organen findet sich ferner bei der An-α-Lipoproteinämie (Tangier Disease), die jedoch elektrophoretisch ausgeschlossen werden kann. |

Tabelle 17. *Retikulosen der Haut*

| | | | | |
|---|---|---|---|---|
| Reticulosarkom (Retothelsarkom) | Retikuläres Bindegewebe, Histiocytom. | Solitär oder in Gruppen, nach einiger Zeit auch multipel auftretende, stark konvex bis halbkugelig sich vorwölbende rötlich-bräunliche Tumoren, zunächst derb, später Erweichungserscheinungen. Kopf und untere Extremitäten werden bevorzugt, keine Körperregion jedoch ausgespart. | Ordnungsarmes Gesamtbild, Verflechtung der Herde mit der Umgebung. Reichlich atypische Mitosen, nierenförmige gekerbte und polygonale Kerne. Unterschiedlich reichlich versilberbare Fasern. | Herde sprechen auf Röntgenstrahlen gut an, Cytostatica unsicher in der Wirkung, aber prüfenswert. Bei guten Initialerfolgen dubiöse Prognose. |
| *Retikulosen:* Akute Reticulosarkomatose (Gottron) | Vorwiegend perivasal, in Milz, Lymphknoten und Leber kommt es zu einer *retikulären Hyperplasie* durch Retikulinfaserbildung. | Multiple, konvex bis halbkugelig sich vorwölbende, braunrote bis münzengroße, vielfach Punktblutungen aufweisende Efflorescenzen. Keine Zerfallsneigung. Zunächst auf der Haut auffallend, im Prinzip aber systematisiert über das retikuläre Bindegewebe. | Sarkomartig infiltrierendes und destruierendes Wachstum. Kleine, meist gekerbte Kerne, reichlich blasses Cytoplasma, versilberbare Fasern. | Letaler Ablauf innerhalb von Monaten, terminal meist Monocytenleukämie. Arsengaben und Antibiotica, Corticoide und Strahlen (Ganzkörperbestrahlung) wurden versucht. Unter Cytostatica manchmal Beschleunigungen des Ablaufes. |
| Chronisch-monomorphe | Retikuläre Hyperplasie von den periadventitiellen und subendothelialen Indifferenzzonen ausgehend. | Maculo-papulöse, plattenförmige oder tumoröse erythrodermische Efflorescenzen. | Kleine und große, meist nierenförmig gestaltete Reticulumzellen, die kaum von normalen zu unterscheiden sind. | Jahrelanger Verlauf mit später Systematisierung ins lymphatische System (Milz, Lymphknoten, Leber, Lunge). Übergänge in Leukämien, Monocytenleukämien und Retothelsarkomatose. |
| Chronisch-polymorphe (metaplastische) | Retikuläre Hyperplasie von den periadventitiellen und subendothelialen Indifferenzzonen ausgehend. | Maculo-papulöse, plattenförmige oder tumoröse erythrodermische Efflorescenzen. Infiltrate pflegen größer und tumorartiger zu sein; stärkerer Juckreiz. | Kleine und große, meist nierenförmig gestaltete Reticulumzellen, die kaum von normalen zu unterscheiden sind, dazu mehr Mitosen, Mehrkernigkeit und Kernatypien sowie Eosinophilie. | Verlauf rascher als bei der monomorphen Form, meist in 1—2 Jahren letal endigend. Therapeutisch kommen Röntgenstrahlen, Corticosteroide und Cytostatica zur Anwendung. |
| Angioplastische (= M. Kaposi) | Zunächst gutartige(?), von perivasalen Indifferenzzonen und pluripotenten Gefäßwandzellen ausgehende *Angiomatose.* | Knoten- bis plattenförmige, verschieden große, rote, braune oder blauviolette, vorwiegend an den Acren lokalisierte Herde, derb, schmerzhaft, zu Konfluenz, Blutungen und Ulcerationen neigend. | In ödematöses, Spindelzellen aufweisendes Grundgewebe sind massenhaft neugebildete Capillaren eingebettet. Hämorrhagien, Hämosiderinablagerungen, randständige Lymphocyten und Plasmazellinfiltrate. | Excision umschriebener Herde. Langfristig hochdosierte Antibioticagabe, Strahlentherapie. |

möglichkeit (Abb. 46, 47). Die Volumenvermehrung der Zellen führt zur Vergrößerung der Organe mit reichlich retikulären Geweben (Milz-, Lymphknoten-, Lebervergrößerung, Knochenmarkshyperplasie) bei gleichzeitiger Beeinträchtigung ihrer biologischen Leistungsfähigkeit. Gedeihstörungen, Minderwuchs, Infektionsabwehrschwäche sind klinische Ausdrucksformen der funktionellen Minderwertigkeit der Speicherzellen. Nicht selten wird dabei die Grenze der Irreversibilität überschritten und der Bereich von Neoplasien mit eigengesetzlichem Wachstum erreicht. Die Pluripotenz der retikulären Zelle geht bei der Speicherung verloren, so daß auf Kosten der einen Funktion (Speicherung) die anderen Merkmale der Pluripotenz (Keimlager, Antikörperbildung, Infektionsabwehr, Zellstoffwechsel) erlöschen.

Passagere Speicherungen, wie Glykogendepots (Abb. 46) oder Fettablagerung (Abb. 47), gehören in den Spielraum physiologischer Regulationen. Fehlen aber aufgrund eines angeborenen Defektes bestimmte Enzyme, wird die Speicherung zum pathologischen Prinzip. Von den Grundstoffen der Nahrung betreffen diese Enzymdefekte vorwiegend metabolische Stufen im Abbau und Aufbau von Kohlenhydraten und Lipoiden. Eine erhebliche Zahl dieser Enzymdefekte, die zu Speicherungen führen, sind heute aufgedeckt (THANN-HAUSER; KAHLKE). Die obenstehenden tabellarischen Übersichten stellen eine Synopse der verstreut in verschiedenen Bänden dieses Handbuches wiedergegebenen Einzeldarstellung dar (Bd. III, IV, VI, IX). Berücksichtigt sind dabei nur die primären Speicherretikulosen durch angeborene Enzymdefekte, nicht dagegen die sekundären Speicherungen infolge eines Überangebotes an Substraten (Hämosiderose, Amyloidose, Silikose, Asbestose u.a.).

## Metaplastische Retikulosen

sind durch irreversible Form- und Funktionsänderungen der Reticulumzellen gekennzeichnet, die dadurch ihre Pluripotenz einbüßen und eigengesetzlich — d.h. ohne Rücksicht auf die Belange des Makroorganismus — proliferieren. Irreversible Speicherretikulosen, semimaligne und maligne Systemerkrankungen retikulärer Gewebe gehören hierher. Die wichtigsten Krankheitsbilder des Kindesalters sind an anderer Stelle des Handbuches beschrieben (Bd. VI, S. 1096ff.; H. ALTHOFF), sie brauchen deshalb hier nur der Übersicht wegen erwähnt werden:

Eosinophiles Granulom,
Hand-Schüller-Christiansche Krankheit (Lipoidgranulomatose),
bullöse Pneumoretikulose (JULIEN MARIE),
maligne Retikulose,
akute Retikulose (ABT-LETTERER-SIWE).

In der Dermatologie sind für die Retikulosen einige Sonderformen abgegrenzt, die sich vielfach mit den intern und pädiatrisch gebrauchten Begriffen überschneiden. GARTMANN hat die dermatologischen Manifestationen (Bd. IX, S. 651) erläutert, die synoptische Tabelle 17 (nach NIKOLOWSKI) greift die wichtigsten Einzelbilder heraus.

Die Abgrenzung der einzelnen klinischen Erscheinungsformen der Retikulosen ist nicht nur eine Frage der verschiedenen medizinischen Disziplinen, sondern vielmehr ein Resultat der Gegebenheit, daß aus meist didaktischen Gründen in fließende Übergänge Grenzen nach wenig relevanten Kriterien gezogen werden.

## Literatur

ABT, A., DENNENHOLZ, E.: Letterer-Siwe's disease. Amer. J. Dis. Child. **51**, 499 (1936).

ALTHOFF, H.: Leukosen und Retikulosen. Handbuch der Kinderheilkunde, Bd. VI, S. 1055, 1096. Berlin-Heidelberg-New York: Springer 1967.

ASCHOFF, L.: Das reticulo-endotheliale System. Ergebn. inn. Med. Kinderheilk. **26**, 1 (1924).

BRÜCHER, H.: Systematik der Retikulosen. Internist (Berl.) **3**, 95 (1962).

CAZAL, P.: Aspects cliniques et hematologiques de la réticulose maligne. Acta haemat. (Basel) **7**, 65 (1952).

CHRISTIAN, H. M.: Defects in membranous bones, exophthalmus and diabetes insipidus. Med. Clin. N. Amer. **3**, 849 (1920).

DIETZSCH, H. J.: Maligne retotheliale Proliferation im Kindesalter und ihre differentialdiagnostische Abgrenzung. Arch. Kinderheilk. **166**, 253 (1962).

FREDRICKSON, D. S.: The metabolic basis of inherited disease. New York-Toronto-Sidney-London: McGraw-Hill Book Comp. 1966.

FRESEN, O.: Das retotheliale System. In: HEILMEYER-HITTMAIR, Handbuch der gesamten Hämatologie,

Bd. 1. München-Berlin-Wien: Urban & Schwarzenberg 1957.

Gartmann, H.: Die bösartigen Geschwülste der Haut. Handbuch der Kinderheilkunde, Bd. IX, S. 648. Berlin-Heidelberg-New York: Springer 1968.

Haas, W.: Zum klinisch-hämatologischen Bild der Retikulosen. Folia haemat. (Lpz.) 74, 65 (1957).

Hand, A., Jr.: Polyuria and tuberculosis. Arch. paediat. 10, 673 (1893).

Kahlke, W.: Lipoidosen. Fortschr. Med. 83, 1006 (1967).

Letterer, E.: Aleukämische Retikulose. Frankfurt. Z. Path. 30, 377 (1924).

Lichtenstein, L.: Histiocytosis X: integration of eosinophilic granuloma of bone, "Letterer-Siwe" and "Schüller-Christian disease" as related manifestations of a single nosologic entity. Arch. Path. 56, 84 (1953).

Mundt, E.: Die Retikuloendotheliose. Z. klin. Med. 149, 599 (1952).

Schettler, G.: Lipids and lipidoses. Berlin-Heidelberg-New York: Springer 1967.

Schilling, G.: Klinik der Retikulosen und Monocytosen. Z. ges. inn. Med. 5, H. 15/16 (1950).

Schmid, F.: Tuberkulöse Retikuloendotheliosen. Z. Kinderheilk. 66, 509 (1949).

— Die generalisierten Tuberkulosen. Stuttgart: G. Thieme 1951.

— Immunologische Cytobiologie. Handbuch der Kinderheilkunde, Bd. III, S. 11. Berlin-Heidelberg-New York: Springer 1966.

— Klinische Systematik der Stützgewebe. Handbuch der Kinderheilkunde, Bd. VI, S. 13. Berlin-Heidelberg-New York: Springer 1967.

Schüller, A.: Über eigenartige Schädeldefekte im Jugendalter. Fortschr. Röntgenstr. 23, 12 (1915).

Siwe, S.: Die Retikuloendotheliose — ein neues Krankheitsbild unter den Hepatosplenomegalien. Z. Kinderheilk. 55, 212 (1933).

Thannhauser, S. J.: Lipoidoses: Diseases of the intracellular lipid metabolism, p. 345. New York: Grune & Stratton 1958.

Wunderer, A., Hartwich, G.: Maligne Reticulosen. Fortschr. Med. 87, 275 (1969).

# Neubildungen des myeloischen Systems

B. Kornhuber, Frankfurt

## Vorbemerkung

Gemeinsam mit den Neubildungen der Myelopoese werden in diesem Kapitel auch die lymphatischen Leukämien besprochen, da einerseits die Vorstellungen zur Ätiologie, das klinische Bild und weitgehend auch die Therapie aller akuten Leukämien bei Kindern sich weitgehend entsprechen, andererseits bei sehr undifferenzierten Formen die sichere Zuordnung zu dem einen oder anderen System nicht gelingt. Dem widerspricht auch nicht die Tatsache, daß heute von den meisten Autoren die Stammzellenleukämie aus praktischen Überlegungen heraus den Neubildungen des lymphatischen Systems zugeordnet wird. Die unterschiedlichen Formen der kindlichen Leukämien können an dieser Stelle nur in kurzer Form abgehandelt werden, da eine ausführlichere Darstellung in Band VI dieses Handbuches vorliegt. Der Schwerpunkt der nachfolgenden Ausführungen soll auf der Therapie liegen.

## Begriffe

*Akute Myelose* oder akute myeloische Leukämie (1. akute parapromyelocytäre Leukämie, 2. Monocytenleukämie).

*Stammzellenleukose* (1. akute lymphatische oder akute lymphoblastische Leukämie, 2. Para-myeloblastenleukämie, 3. Para-(Leuko-)blastenleukose).

*Erythroleukämie* (Di Guglielmo).

*Akute Erythrämie.*

## Ätiologie und Pathogenese

Die Ätiologie der akuten Leukämien ist unklar. Diskutiert werden im Zusammenhang mit der Leukämieentstehung genetische Faktoren, ionisierende Strahlen und Virusinfektionen.

Für eine Reihe von Tierleukämien ist die Virusätiologie gesichert. Als erste konnten Ellermann und Bang (1908) Hühnerleukämien durch zellfreie Filtrate übertragen. Für Säugetiere gelang der Nachweis der Virusgenese erst später: 1951 konnte Gross eine lymphatische Leukämie bei Mäusen übertragen. Danach war es Graffi, der eine myeloische Leukämie auf Mäuse übertrug. Eine Übertragung maligner Tumoren durch die Milch konnte Bittner, von Leukämien Law und Moloney nachweisen. Der Virusnachweis ist inzwischen in einer Vielzahl von Untersuchungen bei leukämiekranken Tieren gelungen.

Gesichert ist für Tierleukämien die Strahleninduktion. Es konnten aber auch strahleninduzierte Leukämien und Tumoren durch zellfreie Filtrate übertragen werden (Gross, 1959, 1963; Jenkins; Latarjet und Duplan sowie Pearson u.a.). Die der Bestrahlung folgende Virämie konnten Kaplan sowie Mathé und Bernard nachweisen.

Eine Übertragung der bei Tieren gewonnenen Befunde auf den Menschen ist nicht möglich. Statistisch gesichert ist die 6—20mal höhere Wahrscheinlichkeit eines Zusammentreffens von Mongolismus und akuter Leukämie (ENGEL et al.; GUNZ; KRIVIT und GOOD; WALD et al.). Bei der chronischen myeloischen Leukämie, die im Kindesalter sehr selten ist, wird ein durch Deletion verändertes Chromosom — das Philadelphia-Chromosom — häufig gefunden (PFEIFFER; NOWELL und HUNGERFORD; RUDKIN et al. sowie TOUGH et al.). Neuerdings liegen auch vereinzelte Befunde über Chromosomenaberrationen bei akuten Leukämien vor (KHAN und MARTIN).

Auch für den Menschen erhöht sich das Leukämierisiko unter dem Einfluß ionisierender Strahlen. Während die Anwendung diagnostischer Röntgenstrahlen ohne Einfluß auf die Leukämiehäufigkeit ist, hat die Bestrahlung einer Thymushyperplasie bei Säuglingen eine Steigerung des Leukämierisikos um das 4- bis 10fache (MURRAY et al.; SIMPSON et al.), die Strahlenbehandlung eines Morbus Bechterew um das 10fache zur Folge (COURT-BROWN und DOLL). Untersuchungen an Überlebenden der Atombombenexplosion von Nagasaki und Hiroshima (SHIMIZU; TOMONAGA) haben gezeigt, daß in Nagasaki zwischen 1957 und 1959 6, in Hiroshima 7 Leukämieerkrankungen pro Jahr auf 100000 strahlenexponierte Einwohner kamen, während im übrigen Japan unter der nicht strahlenexponierten Bevölkerung jährlich 1 Leukämieerkrankung pro 100000 Personen erwartet wird. Der Anstieg der Leukämierate setzte 18—25 Monate nach der Explosion ein und erreichte zwischen $4^1/_2$ und $7^1/_2$ Jahren nach dem Ereignis ihren Höhepunkt. Nach 14 Jahren bestand noch ein erhöhtes Leukämierisiko. Junge Personen erwiesen sich als besonders strahlenempfindlich. Auch war die Leukämierate nahe dem Explosionsherd größer. Innerhalb einer Zone von 2 km erreichte sie 50 Erkrankungen auf 100000 Einwohner jährlich.

Die Virusgenese wird auf Grund der tierexperimentellen Befunde auch für die menschliche Leukämie diskutiert. Beim Menschen ist jedoch eine Übertragung diaplacentar (BIERMAN et al.; FRAUMENI sowie REIMER und KÜHLBÖCK) oder durch Blut- und Knochenmarktransfusion von Leukämiekranken auf Gesunde (ASSUMPCAO-BICALHO und GUERRA-LAGES; BIERMAN; THIERSCH) bisher nicht beschrieben worden. Infektketten haben sich nicht eindeutig nachweisen lassen, wenn auch MEIGHAN und KNOX mit Hilfe eines Computers für den Staat Oregon eine höhere als die statistisch errechnete Zahl von Leukämien finden konnten, deren Erkrankungsbeginn weniger als 250 Tage und deren Wohnsitze weniger als 4 km auseinander lagen. Ähnliche Befunde wurden von PINKEL und NEFZGER sowie von FIORENTINO et al. und HEATH und HASTERLIK mitgeteilt. Keinen zeitlichen und räumlichen Zusammenhang zwischen Leukämieerkrankungen bei Kindern fanden dagegen EDERER et al. sowie FRAUMENI und MILLER.

Virusähnliche Partikel wurden von BRAUNSTEINER et al. elektronenoptisch im Knochenmarkpunktat bei einem von 16 leukämiekranken Patienten im Interstitium gelegen gefunden. Ebenso konnten virusähnliche Partikel im Plasma und Serum von leukosekranken Kindern nachgewiesen werden (ALMEIDA et al.; BURGER et al.; DMOCHOWSKI; HUTH und BRÜSTER sowie PORTER et al.). Dieser, bisher nur selten geführte Virusnachweis besagt jedoch nicht, daß — falls es sich um echte Viren handelt — zwischen der Erkrankung und den aufgefundenen Viren ein ursächlicher Zusammenhang besteht. Von ANDREWS wird das Problem in einer Publikation „tumor-viruses and virustumors" diskutiert.

Immunologische Untersuchungen scheinen die Theorie der Virusgenese auch der menschlichen Leukämie zu stützen (FINK und SIBAL). So gelang es, mit Hilfe von antigenen Substanzen, gewonnen aus Leukämiezellen, in Intracutantesten Antikörper bei Personen nachzuweisen, die Kontakt zu Leukämiekranken haben; nicht aber bei Leukämiekranken selbst (SCHWARTZ et al.; GREENSPAN et al.; KORNHUBER; WILHELM und KORNHUBER).

Ferner ließen sich cytotoxische Antikörper gegen Leukämiezellen in Seren von Personen mit engem Kontakt zu leukämiekranken Kindern nachweisen (EIBL; KORNHUBER). Diese Befunde erhalten eine Stütze in der Tatsache, daß sich der Krankheitsverlauf bei einem Teil der immunologisch behandelten leukämiekranken Kinder durch die Übertragung antikörperhaltigen Plasmas beeinflussen ließ (SCHWARTZ et al.; GREENSPAN et al.; KORNHUBER; KORNHUBER und WILHELM). Diese Befunde lassen sich mit folgender Theorie interpretieren, wobei aber betont wird, daß letzte Beweise ausstehen: Die akute kindliche Leukämie ist eine Infektion. Das infektiöse Agens kann von den Patienten auf Personen ihrer Umgebung übertragen werden. Zu einer manifesten Erkrankung kommt es offensichtlich aber nur bei Personen, die keine Antikörper nach der Infektion bilden. Es ist dabei unklar, ob die Ursache der fehlenden Antikörperproduktion in der Abwehrlage der Patienten begründet liegt oder in einer besonders massiven Infektion. Wenn eine dieser Annahmen stimmt, müßte genetischen Defekten — wie beim Mongolismus — chemischen Cancerogenen (Stück) oder einer Strahlenexposition eine Wir-

und die akuten Leukämien der Schulkinder z.T. akute myeloische Leukämien (s. Abb. 48). Chronische Myelosen gehören bei Kindern zu den Seltenheiten. Chronische lymphatische Leukämien kommen praktisch nicht vor. Auf 3 leukämiekranke Knaben entfallen 2 Mädchen. Eine jahreszeitliche Häufung läßt sich nicht ermitteln.

*Präleukämische Stadien* werden nur selten erfaßt. Soweit Blut- und Knochenmarkbefunde

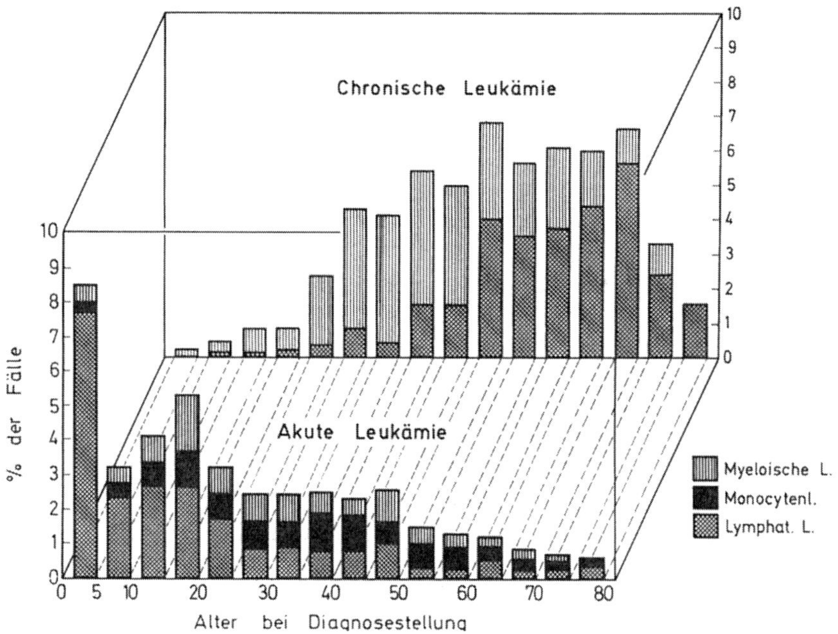



Abb. 48. Analyse von 1539 Fällen der Literatur. (Nach Angaben von Gauld et al., 1938—1951; Ward, 1917; Wintrobe, 1939)

kung zukommen, die die Leukämiemanifestation begünstigt, wie dies für Tierleukämien nachgewiesen ist (Gross, 1959). Eine andere Erklärung für die angeführten Befunde wäre die Annahme eines infektiösen Agens bei Kindern mit akuten Leukosen, dem aber keine ursächliche Bedeutung für die Leukoseentstehung zukäme.

### Altersdisposition

Leukämieerkrankungen kommen in jedem Lebensalter vor. Zwischen dem 3. und 5. Lebensjahr besteht jedoch ein Gipfel, der ausschließlich zu Lasten der Parablasten- oder Stammzellenleukose geht (Cooke; Court-Brown und Doll; Huth; Opitz; Pierce). Die seltenen Erkrankungen im Neugeborenenalter sind überwiegend

von Patienten vor der Leukosemanifestation vorliegen, handelt es sich um Reifungshemmungen der Granulopoese oder um Aplasien des Markes. Diese Beobachtungen stehen im Einklang mit tierexperimentellen Befunden. Block berichtet über Befunde von 60 Patienten, bei denen zu einem späteren Zeitpunkt eine Leukämie festgestellt wurde. Zwischen der Erfassung der präleukämischen Phase und der Diagnosestellung Leukämie lag ein Zeitraum von 6 Tagen bis zu mehreren Jahren. Der Zusammenhang von Panmyelopathie und Leukämie wurde auch von einer Reihe anderer Autoren beschrieben (Goldschmidt; Stottmeister und Büchmann; Butzengeiger). Selbst nach der Leukosemanifestation ist das Knochenmark bei einem Teil der Kinder zellarm. Eine Verdrängung der normalen Hämopoese erscheint demnach als Ursache der Anämie, Thrombocytopenie und Agranulocytose nicht in Betracht zu kommen.

### Krankheitsbild
### Anamnese

Die Beschwerden sind im Krankheitsbeginn uncharakteristisch, ähnlich wie bei einem Virusinfekt. Die Dauer vom Registrieren der ersten Symptome bis zur Diagnosestellung beträgt wenige Tage bis 6 Monate (IVERSEN). Am häufigsten wird eine zunehmende Blässe registriert. Danach folgen Fieber, Appetitlosigkeit und rasche Ermüdbarkeit. Nur wenig seltener werden Knochenschmerzen, Haut- und Schleimhautblutungen oder tastbare Lymphome mitgeteilt (BOGGS et al.; IVERSEN; OEHME et al.). Die häufig genannten Symptome sind gewöhnlich auch die ersten.

### Klinisches Bild

Das klinische Bild ist zum Zeitpunkt der Diagnosestellung nur wenig charakteristischer

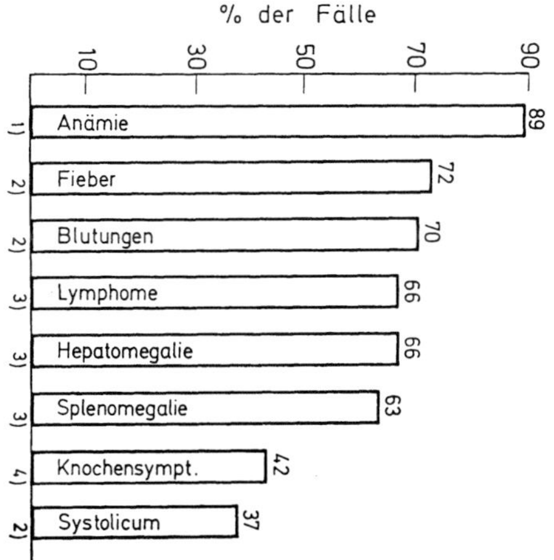


Abb. 49. Häufigkeit von Einzelbefunden bei Kindern mit akuten Leukosen zum Zeitpunkt der Diagnosestellung. (Nach Angaben von 1) BOGGS et al. sowie eigenen Beobachtungen, 996 Fälle; 2) OEHME et al. und eigene Beobachtungen, 187 Fälle; 3) BOGGS et al. sowie eigene Beobachtungen, 480 Fälle; 4) IVERSEN et al. und eigene Beobachtungen, 703 Fälle

als die Anamnese. Die graphische Darstellung (Abb. 49) zeigt die einzelnen Befunde nach ihrer Häufigkeit geordnet. Hepatosplenomegalie und Hautblutungen geben bei bestehender Blässe Veranlassung, ein Blutbild anzufertigen. Dieses zeigt im typischen Fall eine Anämie, Thrombocytopenie und Agranulocytose. Bei einer

Stammzellenleukose werden meist aleukämische Werte (Leukocytenzahlen unter 10000/ mm³) oder subleukämische (weniger als 20000/ mm³), bei der akuten Myelose häufiger leukämische Leukocytenwerte gefunden (HANSEN; OEHME et al.; SCHALL und ECKLER; WILLI). Die meist kleinen rundkernigen Leukosezellen werden im Beginn nicht selten als Lymphocyten fehlgedeutet. Die Sicherung der Diagnose wird oder sollte immer durch das Knochenmarkpunktat erfolgen (HERTL, 1969).

### Cytologie und Cytochemie

Entscheidend sind außer der quantitativen Zusammensetzung der Zellelemente cytomorphologische Kriterien. Die auch heute noch gültige Einteilung in chronische und akute Leukämien bezieht sich dabei auf das Zellbild und nicht die Verlaufsform (HERTL, 1969). Die Zuordnung der Leukosezelle zum lymphatischen oder myeloischen System gelingt allein nach der panoptischen Färbung bei den akuten Leukämien nicht immer zweifelsfrei. Hier sind cytochemische Untersuchungen erforderlich.

Die wichtigsten Färbemethoden zur Einordnung der Leukosezellen — soweit sie für die Therapie erforderlich ist — sind:

a) Pappenheim-Färbung (May-Grünwald-Giemsa-Färbung). Die Pappenheim-Färbung ist die gebräuchlichste panoptische Färbung. Sie steht im Anfang jeder cytologischen Untersuchung und bietet wesentliche Aufschlüsse über die wichtigsten Zellbestandteile: Kern, Plasma, Granulation.

b) Peroxydase-Reaktion. Granula im Cytoplasma neutrophiler Granulocyten sind peroxydase-positiv. Die Peroxydase-Reaktion erlaubt eine Zuordnung auch atypischer Zellen zur Myelopoese. Myeloblasten reagieren negativ. Die Peroxydasereaktion läßt eine Reifebestimmung der myeloischen Zellen zu (HERTL, 1966, 1969; MERKER).

c) Unspezifische Esterasen. Unter den zahlreichen gebräuchlichen Substraten dieser Reaktion ist die α-Naphthylacetatesterase das wichtigste. Positiv reagieren alle Vorstufen der neutrophilen Reihe, besonders kräftig aber die Monocyten. Zur Abgrenzung der Monocytenleukämie ist sie entscheidend (LEDER; LÖFFLER, 1961, 1963).

d) Alkalische Leukocytenphosphatase. Ihre Bedeutung liegt bei der Abgrenzung chronischer myeloischer Leukämien von leukämoiden Reaktionen. Bei ersteren ist der Phosphataseindex stark erniedrigt, bei letzteren meist erhöht (MERKER).

e) Perjodsäure-Schiff-Reaktion (PAS-Reaktion). Mit der PAS-Reaktion werden neben Glykogen auch andere Polysaccharide erfaßt. Zellen der Myelopoese zeigen mit zunehmender Reifung eine stärkere diffuse Anfärbbarkeit des Cytoplasmas. Paraleukoblasten haben mehr schollige Plasmaeinlagerungen (HERTL, 1966; MERKER, 1968).

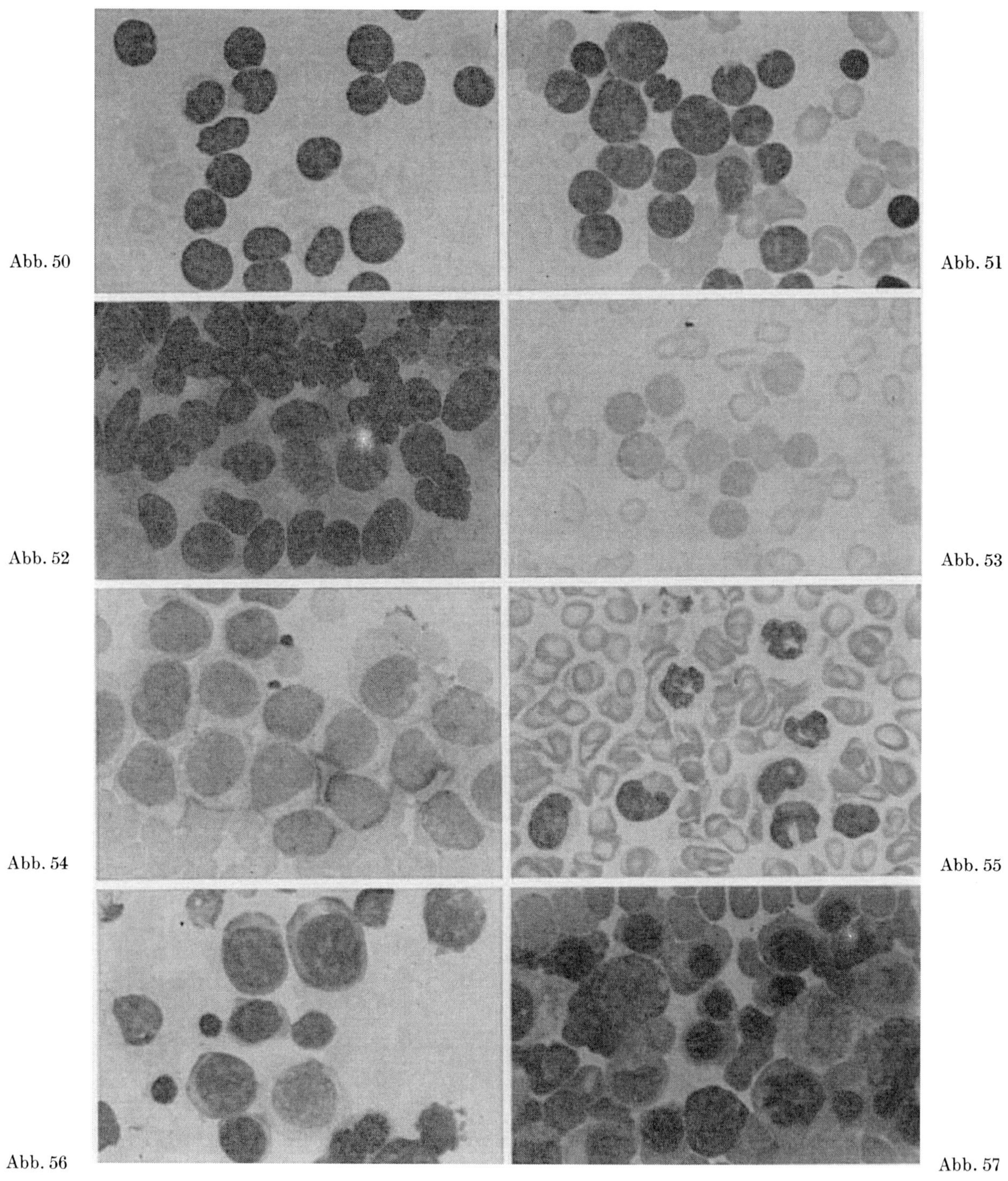

Abb. 50          Abb. 51          Abb. 52          Abb. 53          Abb. 54          Abb. 55          Abb. 56          Abb. 57

Abb. 50—57

Abb. 50—52. Akute Stammzellenleukose. Knochenmark. Pappenheim-Färbung. Kleine bis mittelgroße Parablasten mit schmalen, granulafreien Plasmasäumen. Zum Teil sichtbare Nucleoli und Kernmembranfalten. Vergr. 800fach

Abb. 53. Akute Stammzellenleukose. Knochenmark. Perjodsäure-Schiff-Reaktion (PAS-Reaktion). Schollige PAS-positive Substanzen in Parablasten. Vergr. 800fach

Abb. 54. Akute Myelose. Knochenmark. Pappenheim-Färbung. Parapromyelocytäre Zellen einer akuten Myelose, deren spärliche Granulation nur in der Peroxydase-Reaktion erkennbar waren. Vergr. 800fach

### Charakteristika der wichtigsten Zelltypen

*Parablasten.* Die Zellen sind klein. Ihre Kern-Plasma-Relation ist zugunsten der Kerne verschoben. Das basophile Plasma ist frei von Granulationen und bei einzelnen Zellen auch gar nicht erkennbar. Die lockeren Kerne weisen nicht selten Kernmembranfalten und Einbuchtungen auf. Im Chromatin wechseln Aufhellungen und Verdichtungszonen. Die PAS-Reaktion ist z.T. positiv.

*Zellen der akuten Myelose.* Diese Zellen sind häufig größer als die vorher beschriebenen. Sie können einen Durchmesser bis zu 20 (bis 30) μ erreichen. Der Plasmasaum ist in der Regel etwas breiter als bei den Parablasten. Im Plasma finden sich Granulationen, die in der Peroxydasereaktion positiv erscheinen.

*Paramonocyten.* Die Paramonocyten sind 15—30 μ groß, ihre Kerne sind vielgestaltig, in der Regel deutlich gebuchtet (LEDER, 1967). Das basophile helle Cytoplasma ist frei von Granulationen. Charakteristisch ist die deutlich positive Esterasereaktion (ausführliche Literatur bei HERTL, 1969).

### Weitere Laborbefunde

Die Blutkörperchensenkungsgeschwindigkeit ist meist erheblich beschleunigt. Die Harnsäurewerte im Serum können schon vor Behandlungsbeginn — vor allem bei der Stammzellenleukose — erhöht sein (BOGGS et al.; KORNHUBER und LAMPERT; WRIEDT). Hierbei besteht keine Abhängigkeit von der Leukocytenzahl in der Peripherie.

Die Lactatdehydrogenase im Serum liegt bei akuten Leukämien oberhalb der Norm.

Eine *Blutgerinnungsanalyse* ergibt neben der Thrombocytopenie oft eine Verminderung der leberabhängigen Faktoren II, V, VII und X, seltener des Fibrinogens (DEUTSCH; SCHEIBNER). Eine gesteigerte Fibrinolyse findet sich nur ausnahmsweise bei Kindern (COOPERBERG und NEIMANN; VAN CREFELD und MOCHTAR; PISCIOTTA und SCHULZ; SCHEIBNER). Verbrauchscoagulopathien wurden selten beobachtet (STRAUB et al.; COLEBATCH).

### Serumeiweißbild und Antikörper

Das Serumeiweißbild zeigt keine leukosespezifischen Veränderungen. Häufig wird eine Hypalbuminämie gefunden, die $\beta$-Globuline sind meist normal, die $\alpha_2$-Globuline sind bei der akuten lymphatischen Leukämie, die $\gamma$-Globuline bei der akuten myeloischen Leukämie vermehrt (FAHEY und BOGGS). Auch bei anderen Formen der akuten Leukämie sind die $\gamma$-Globuline nicht vermindert (MILLER).

Quantitative Bestimmungen der Immunglobuline (IgA, IgG und IgM) haben bei akuten Leukosen keine signifikanten Abweichungen von der Altersnorm ergeben. Die Immunglobulinproduktion ist aber von der Art der Therapie abhängig (BLÄKER et al.).

Die Untersuchung spezifischer Antikörper gegen zugeführte Antigene ergaben bei Leukämiekranken keine sicheren Unterschiede gegenüber Gesunden (SILVER et al.).

Die Fähigkeit zur Spätreaktion (z.B. Tuberkulinreaktion) ist nur gering gestört (SOKAL und PRIMIKIRIOS). Auch Hauttransplantate wurden von Patienten mit akuten Leukämien im Gegensatz zu Hodgkin-Kranken in fortgeschrittenem Stadium regelmäßig abgestoßen (MILLER).

Die Infektanfälligkeit bei akuten Leukosen im Kindesalter korreliert nicht mit der Antikörperproduktion der Patienten, sondern ausschließlich mit der Zahl der reifen Granulocyten (SILVER et al.).

### Röntgenbefunde

Charakteristischer sind — wenn nachweisbar — Veränderungen im Röntgenbild des Skeletsystems. Die hohe Frequenz der Knochenläsionen erklärt sich aus dem Sitz der Erkrankung im Knochenmark. An den langen Röhrenknochen lassen sich die Veränderungen 4 verschiedenen Typen zuordnen:

Abb. 55. Chronische Myelose. Blutausstrich. Pappenheim-Färbung. Leukocytose mit teilweise unreifen Zellen in der Peripherie. Ausreifungsstörung der Granulopoese (Kerne häufig reifer als das Plasma). Vergr. 800fach

Abb. 56. Akute Erythrämie. Knochenmark. Pappenheim-Färbung. Überwiegen der Erythropoese. Atypien der megaloblastoiden roten Vorstufen. Vergr. 800fach

Abb. 57. Beginnende Remission (Stammzellenleukose). Knochenmark. Pappenheim-Färbung. Keine atypischen Zellen, gesteigerte Erythropoese. Vergr. 800fach

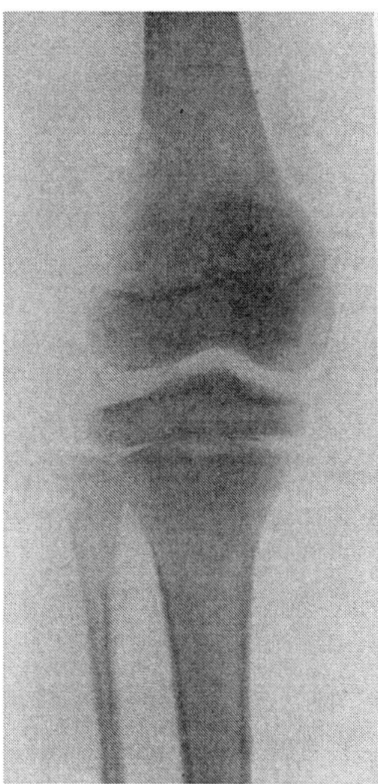

Abb. 58. Röntgenbild eines Kniegelenkes bei Stammzellenleukose. Transversale Aufhellungsbänder nahe
der Metaphysenendzone, besonders des Femur

2. Osteolytische Herde in der Spongiosa oder Spongiosa und Compacta unterschiedlicher Lokalisation und Größe (Abb. 59, 60) (BRÜNNER et al.; IVERSEN; SPIECKER; WILLSON).

3. Seltener subperiostale Knochenneubildung in einem begrenzten Bezirk oder in ganzer Schaftlänge eines oder mehrerer Röhrenknochen, bisweilen als radiär angeordnete Spiculae ausgebildet (Abb. 61) (WILLSON).

4. Osteosklerotische Herde werden noch seltener beobachtet.

Die Defekte sind durch leukämische Infiltrate bedingt, die Knochenapposition durch Verkalkung leukämischer Zellansammlungen (BRÜNNER).

Eine Osteoporose allein ist — außer nach langdauernder Steroidbehandlung — selten. Veränderungen an den Wirbelkörpern, besonders im Bereich der Brustwirbelsäule und Lendenwirbelsäule bestehen nicht selten in einer Verminderung der Wirbelhöhe und in bikon-

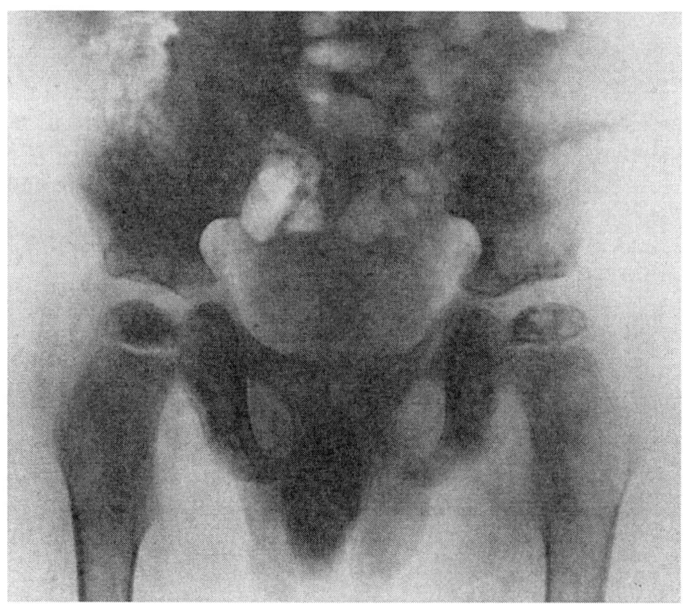

Abb. 59. Röntgenbild eines Beckens bei Stammzellenleukose. Zahlreiche osteolytische Herde in den
proximalen Femuranteilen, Scham- und Sitzbeinen

1. Querverlaufende metaphysäre Aufhellungsbänder in einer Breite von 1—7 mm in unmittelbarer Nähe der Metaphysenendplatte, meist kniegelenksnah (Abb. 58) (WILLSON; BRÜNNER et al.; BOGGS et al.; IVERSEN).

kaven Wirbeldeckplatten. Die Zwischenwirbelräume sind verbreitert (GOUGLERES; SWOBODA und WOLFF). Wirbelzusammenbrüche wurden mitgeteilt (FANCONI et al.).

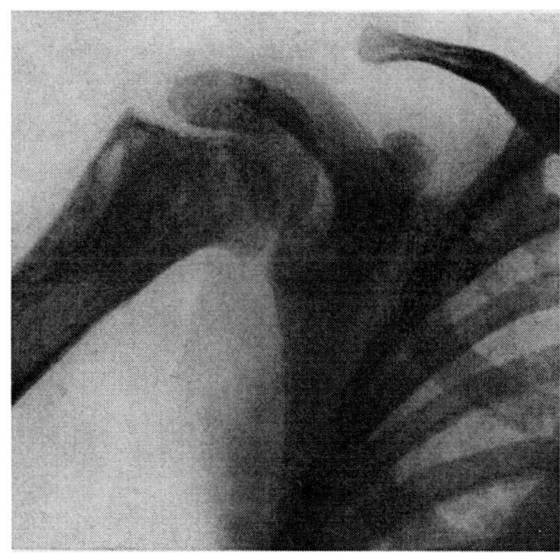

Abb. 60. Röntgenbild eines Schultergelenkes bei Stammzellenleukose. Osteolytische Herde des Humerus

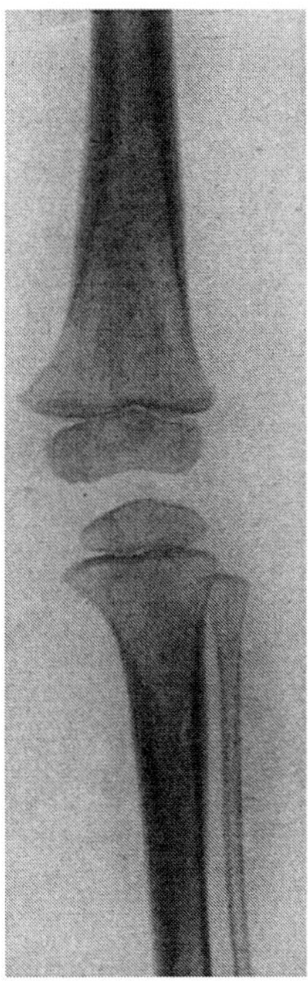

Abb. 61. Röntgenbild einer unteren Extremität bei Stammzellenleukose. Subperiostale Knochenapposition im Schaftbereich von Femur und Tibia

## Atypische Erscheinungsbilder der akuten Leukämie

Das Krankheitsbild der akuten Leukose kann anderen fieberhaften Erkrankungen täuschend ähnlich sein.

Die *rheumatoide Verlaufsform* wird durch Fieber, Mattigkeit, Gelenkschmerzen und häu-fig-schwellungen, die flüchtig und in ihrer Lokalisation wechselnd sein können, charakterisiert. Die Blutkörperchensenkungsgeschwindigkeit ist stark beschleunigt. Das Blutbild kann die Diagnose schon im Beginn offenbaren, aber auch zunächst nur eine Anämie aufweisen und im Blutausstrich die „Lymphocytose" vermissen lassen. Die Krankheit kann schleichend über Wochen und Monate verlaufen, bis die richtige Diagnose gestellt wird (Brünner; Fanconi et al.; Iversen; Oehme et al.).

*Osteomyelitis-ähnliche Verläufe* äußern sich in hohem Fieber, lokalisierbaren Knochenschmerzen und Osteolyseherden im Röntgenbild der betroffenen Knochen (Abb. 59, 60). Diese Befunde lassen an eine Osteomyelitis denken, besonders wenn das Blutbild bis auf eine Anämie im Beginn der Erkrankung noch uncharakteristisch ist. Selbst die einmalige Knochenmarkpunktion erbringt nicht immer die Diagnose. Im weiteren Verlauf offenbaren ein typisches Blutbild und der fehlende Therapieerfolg der Antibiotica die richtige Diagnose (Spiecker).

*Sepsis-ähnliche Verlaufsformen* mit typischem Fieberverlauf ohne jegliche Organmanifestation können ebenfalls Ausdruck einer akuten Leukose sein. Das Fieber läßt sich meist durch Antibiotica nicht beeinflussen. Die Blutkulturen bleiben in der Regel steril. Das Blutbild kann im Beginn noch eine Granulocytose mit Linksverschiebung aufweisen. Die Knochenmarkpunktion führt zur Klärung der Diagnose.

Eine *tumoröse Verlaufsform* kann sich in einem solitären lokalisierbaren Tumor äußern. Hepatosplenomegalie und Lymphknotenvergrößerung können dabei ebenso wie ein leukoseverdächtiges Blutbild fehlen. Einziges klinisch faßbares Symptom sind unter Umständen große palpable Nierentumoren, meist symmetrisch, oder ein Mediastinaltumor (Abb. 62), der sich mit Husten, Schluckbeschwerden und Atemnot oder einer Einflußstauung manifestiert (Althoff; Boggs et al.; Iversen; Oehme et al.; Kornhuber, 1969). Auch bei dieser Verlaufsform können zur Sicherung der Diagnose mehrere Knochenmarkpunktionen erforderlich werden. Gelegentlich werden ein Mikulicz-Syndrom (Abb. 63) (Boggs et al.; Cocchi und Borgheresi) oder bei der akuten Myelose häufiger Chlorome (Abb. 64) beobachtet.

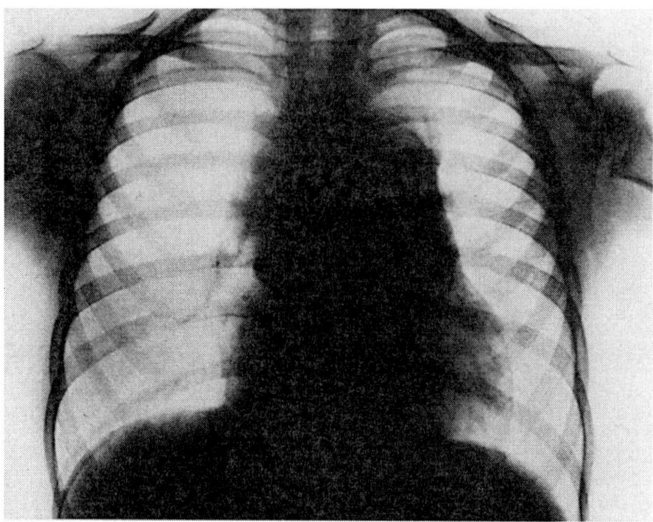

Abb. 62. Thoraxaufnahme bei Stammzellenleukose. Beträchtlicher Mediastinaltumor durch paraaortale und paratracheale Lymphome

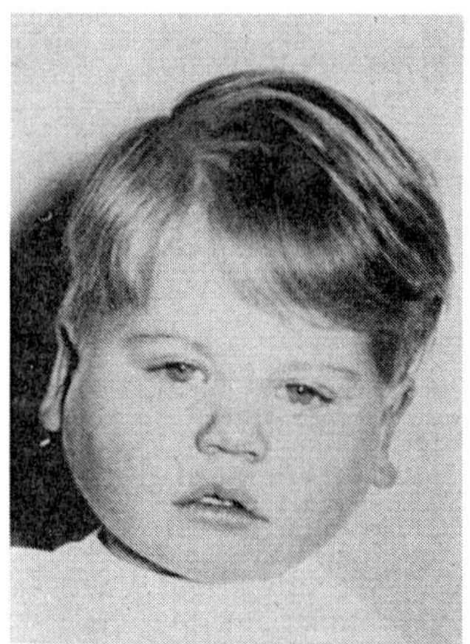

Abb. 63. Mikulicz-Syndrom bei Stammzellenleukose. Rechtsseitige Infiltration von Parotis und Tränendrüse. Steroid-Cushing

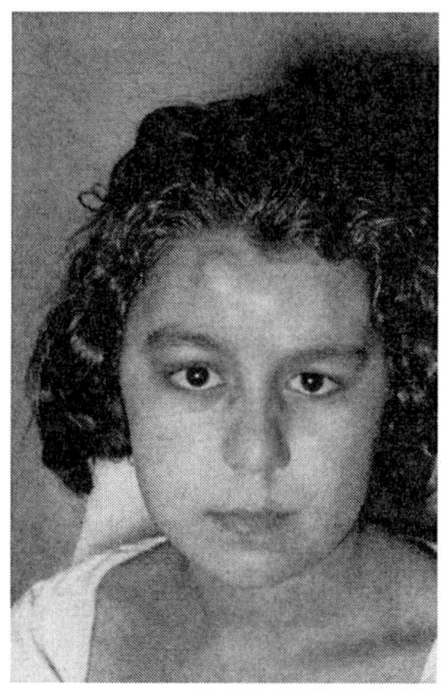

Abb. 64. Chlorome bei akuter Myelose

### Heterotope Organinfiltrationen

Hierunter versteht man Leukosezellinfiltrate in Organen, die weder in der Embryonalzeit noch später Sitz der Blutbildung sind.

*Leukosebefall des Zentralnervensystems (ZNS)*

Mit zunehmender Überlebenszeit wird bei leukosekranken Kindern der Befall des ZNS häufiger. Etwa 40% aller Patienten erleiden während des Krankheitsverlaufes ein- oder mehrmals eine Meningoencephalopathia leucotica (EVANS und CRAIG). Nicht selten tritt diese Komplikation während einer hämatologischen Remission auf (BLÄKER und LANDBECK; GASSER, 1960; PIERCE; SHAW et al.). Im Erstmanifestationsstadium ist mit einer ZNS-Leukose nicht zu rechnen.

Folgende Formen lassen sich voneinander abgrenzen (JACOBI):

1. Meningosis leucotica.
2. Hypothalamisches Syndrom.
3. Polyneuropathiesyndrom.
4. Querschnittssyndrom.

Zu 1. Die Meningosis, häufiger mit Beteiligung auch des Gehirns als Meningoencephalopathie, ist weitaus die häufigste dieser Erscheinungsformen. Die Symptomatik wird durch den gesteigerten Hirndruck bestimmt. Kopfschmerzen, Übelkeit und Erbrechen sind meist erste Hinweise. Es besteht oft ein Meningismus. Bei einem Teil der Patienten wird eine Stauungspapille gefunden. Die Lumbalpunktion liefert oft unter erhöhtem Druck sterilen Liquor. Die Zellzahl kann gering vermehrt sein (10—100 Zellen/mm³), andererseits auch bis 3000, ja 5000 Zellen/mm³ betragen. Im gefärbten Ausstrichpräparat des Liquorsedimentes werden die Zellen als Leukosezellen identifiziert (BOGGS et al.; HAGHBIN und ZUELZER; HARDISTY und NORMAN; HYMAN et al.).

Zu 2. Dem hypothalamischen Syndrom liegt eine leukämische Infiltration im Bereich des Hypothalamus zugrunde. Klinisch äußert sich diese Form in einer Polyphagie und raschen Gewichtszunahme. Im Liquor werden meist ebenfalls Leukosezellen nachgewiesen (HAGHBIN und ZUELZER sowie KORNHUBER und LAMPERT).

Zu 3. und 4. Das leukosebedingte Polyneuropathiesyndrom sowie das Querschnittssyndrom unterscheiden sich in ihrer Symptomatik nicht von gleichartigen Erkrankungen anderer Ätiologie und sind so selten, daß auf ihre Besprechung an dieser Stelle verzichtet werden soll.

### *Nierenbefall*

Heterotope Organinfiltrationen sind in den Nieren am häufigsten (VOIGT und HELBIG). Tastbare Nierentumoren sind bei langen Verläufen nicht selten. Andererseits sind sie auch schon im Erstmanifestationsstadium selbst bei fehlendem Leber- und Miltzumor möglich (s. o.). Histologisch lassen sich bei 65% der obduzierten leukosekranken Kinder Infiltrate in den Nieren finden (OEHME et al.).

### *Hodentumoren*

Hodentumoren durch leukämische Infiltrate sind häufig. Die Tumoren sind meist derb, nicht druckempfindlich und lassen Zeichen einer Entzündung vermissen. Teilweise werden sie während einer hämatologischen Remission entdeckt (KORNHUBER und LAMPERT; OEHME et al.).

### **Verlauf**

Eine Vollremission bedeutet das Schwinden aller klinisch faßbaren Leukämiesymptome (hämorrhagische Diathese, Hepatosplenomega-

lie, Lymphknotenvergrößerung), eine Normalisierung aller Werte des Blutbildes und einen Rückgang der Blasten im Knochenmark unter 5% der kernhaltigen Zellen (LAMPERT). Weniger weitreichende Besserungen werden als Teilremission bezeichnet. Untersuchungen von MATHÉ et al. (1966) haben gezeigt, daß auch während der Remission durch eine Punktion von Leber, Milz und Testes leukämische Infiltrate bei etwa 20% der Kinder gefunden werden. Möglicherweise sind derartige überdauernde Leukosezellen die Ursache eines Rezidives. Es ist denkbar, daß diese Zellen nicht am

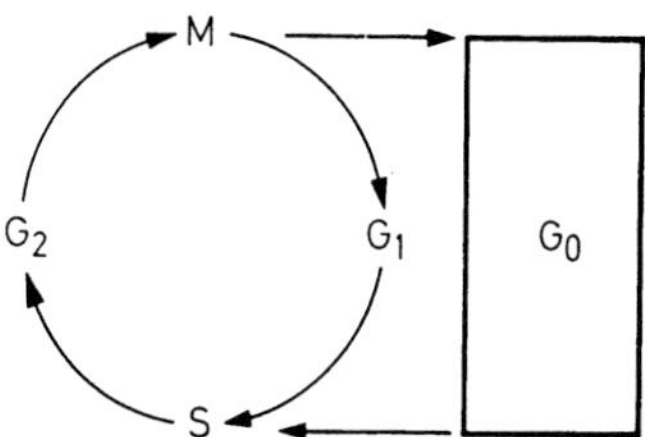

Abb. 65. Zellcyclus. Neben proliferierenden Zellen, die die verschiedenen Phasen des Zellcyclus durchlaufen, gibt es ruhende Zellen ($G_0$), die zu einem beliebigen Zeitpunkt wieder in den Cyclus eintreten können. $M$ Mitosephase; $G_1$ postmitotische Phase; $S$ Synthesephase; $G_2$ prämitotische Phase; $G_0$ Pool „ruhender" Zellen

Zellcyclus teilnehmen, d. h. weder Nucleinsäuren synthetisieren, noch sich teilen und darum für Corticoide, Antimetaboliten, Alkaloide und andere Cytostatica nicht angreifbar sind (Abb. 65). Hier liegt möglicherweise der begrenzende Faktor unserer herkömmlichen Therapie und der Ansatzpunkt einer zukünftigen Immuntherapie (s. S. 94).

Erste Remissionen können mit einer heute üblichen Kombinationstherapie innerhalb von 2—3 Wochen in etwa 90% der Fälle erzielt werden. Die 1. Remission dauert bei der akuten lymphatischen Leukämie im Mittel 15 Monate an, bei der akuten myeloischen Leukämie kürzere Zeit.

Ein Rezidiv unterscheidet sich in der klinischen Symptomatik nicht vom Erstmanifestationsstadium. Da unter ständiger Überwachung der Krankheitsschub aber rascher erfaßt wird, sind die Symptome meist weniger ausgeprägt. Weitere Remissionen sind in der Regel schwerer zu erzielen und im allgemeinen kürzer andauernd als vorangegangene. In Einzelfällen werden bis 4, ja 5 Remissionen erreicht.

### Komplikationen

Komplikationen sind im wesentlichen Blutungen (aus den Nares, der Gingiva oder Verletzungen) und Infektionen. Besonders gefürchtet sind Varicellen während eines steroidbehandelten Schubes (Brüster und Eckler). Weniger als die Hälfte der Patienten überlebt dieses Zusammentreffen. Unter einer Behandlung mit Cytosin-Arabinosid scheinen Varicellen auch im akuten Schub harmloser zu verlaufen. Möglicherweise ist dies auf die antivirale Wirkung von Cytosin-Arabinosid zurückzuführen (Hall) Auch Rekonvaleszentenserum (Serum von Patienten, die gerade Varicellen überstanden haben) kann während der Inkubation infundiert die Varicellen wesentlich mildern (Kornhuber). Nicht selten sind vor allem in terminalen Stadien und während einer antibiotischen Therapie Pilzinfektionen. Befallen werden neben der Mundhöhle und dem Darmtrakt auch die Lungen (Schneider). Das Röntgenbild der Lungenmykose ist nicht von dem einer bakteriellen Pneumonie zu unterscheiden.

### *Interstitielle Pneumonie*

Während einer Therapie mit Antimetaboliten auch in der Remissionsphase können interstitielle Pneumonien mit Atemnot, Cyanose, Fieber und Tachypnoe sowie röntgenologisch nachweisbaren Infiltrationen auftreten (Eschenbach; Kornhuber und Lampert). Die klinische Symptomatik schwindet nach vorübergehendem Absetzen der Antimetaboliten, während die röntgenologischen Veränderungen oft noch längere Zeit nachweisbar bleiben. Bei dieser Form der interstitiellen Pneumonie handelt es sich im Gegensatz zur Frühgeborenenpneumonie offensichtlich nicht um ein infektiöses Ereignis.

### *Harnsäurenephropathie*

Die Harnsäurenephropathie ist eine Folge der erhöhten Harnsäurewerte im Serum, wie sie vor allem bei der Stammzellenleukose schon vor Therapiebeginn gefunden werden (Boggs et al.; Sandberg et al.; Wriedt). Durch die cytostatische Therapie erfahren Hyperuricämie und Hyperuricosurie eine zusätzliche Steigerung (Kornhuber und Lampert) durch Freisetzung von Nucleinsäuren und Abbau ihres Purinanteils zur Harnsäure und — soweit die Therapie mit 6-Mercaptopurin erfolgt — durch Blok-

kierung der Nucleinsäuresynthese nach Schluß des Purinrings. Die ultrafiltrable Harnsäure wird in den proximalen Tubulusanteilen rückresorbiert, im distalen Tubulus und in den aufsteigenden Schenkeln der Henleschen Schleife wieder sezerniert. Wird die Löslichkeit, die mit zunehmender Säuerung geringer wird, überschritten, kommt es zur Ausfällung von Harnsäurekristallen, die zur Schädigung der distalen Tubulusabschnitte in den Sammelröhren führt (Ganzoni und Stoll). Klinisch äußert sich das Krankheitsbild in Übelkeit, Erbrechen und Apathie bis hin zum Koma. Schließlich treten Krämpfe auf.

### Todesursachen

Die meisten leukosekranken Kinder sterben im akuten Schub an hinzukommenden Komplikationen. Blutungen ins ZNS, die Lungen oder den Magen-Darmtrakt können ebenso wie nicht beherrschbare Infektionen das Schicksal der Patienten besiegeln.

### Diagnose und Differentialdiagnose

Die Diagnose wird aus dem Knochenmarkpunktat gestellt, wenn Anamnese, klinisches Bild und Blutbild den Verdacht auf eine Leukose lenken. Differentialdiagnostisch sind bei entsprechender Verlaufsform rheumatisches Fieber, Sepsis und Osteomyelitis auszuschließen. Schwierigkeiten kann die Abgrenzung gegenüber einer Lymphosarkomatose (Lymphosarkom im Stadium der leukämischen Umwandlung) bereiten. Für die Therapie ist die Unterscheidung von der akuten lymphatischen Leukose jedoch ohne größere Bedeutung.

Die akute Retikulose (Letterer-Siewe) des Säuglings- und Kleinkindesalters (s. Bd. VI) und das Neuroblastoma sympathicum lassen sich cytologisch und auch hinsichtlich ihrer Symptomatik meist ohne Schwierigkeiten abgrenzen.

### Konnatale Leukämie

Die Diagnose einer angeborenen Leukämie ist nur dann gestattet, wenn sie innerhalb der ersten Lebenstage gestellt wird. Von den Fällen der Weltliteratur werden etwa 50 als gesichert angesehen. Der Anteil der akuten Myelose liegt etwa 5mal so hoch wie bei der Stammzellenleukämie. Eine Hepatosplenomegalie wird bei allen Neugeborenen mit konnataler Leukämie gefunden, ebenso eine hämorrhagische Diathese.

9 von 10 Patienten weisen leukämische Hautinfiltrate auf. Die Leukocytenwerte sind meist leukämisch. Eine bemerkenswerte Anämie besteht dagegen nur etwa bei der Hälfte der Patienten. Bei einem Drittel der Kinder werden Mißbildungen festgestellt. Ein Sechstel der angeborenen Leukämien betrifft mongoloide Neugeborene. Der Krankheitsverlauf läßt sich nicht beeinflussen. Nach längstens 3 Monaten kommen die Kinder ad exitum (AMBS et al.; BERNARD, 1955, 1962, 1964; BRESCIA et al.; KAUFMANN und HESS; REIMANN et al.).

### Monocytenleukämie

Eine gesonderte Besprechung der Monocytenleukämie ergibt sich aus ihren klinischen Besonderheiten. Ihre Unterteilung in einen Typ Naegeli und einen Typ Schilling-Reschad entspricht keinem differenten Verlauf, keinem cytochemisch, elektronenoptisch oder autoradiographisch unterscheidbaren Zelltyp (LEDER), noch der Möglichkeit einer differenzierten Therapie.

Die Anamnese unterscheidet sich nicht von anderen akuter Leukosen.

### Klinisches Bild und Verlauf

Leber-, Milz- und Lymphknotentumoren werden bei allen Patienten mit einer akuten Monocytenleukämie gefunden. Anämie, Blutungen und Fieber bestehen etwa gleich häufig wie bei der akuten Stammzellenleukose und der akuten Myelose. Knochen- und Gelenksymptome sind seltener (etwa 25%). Eine ulceröse Stomatitis bei etwa 30% der Kinder tritt häufiger auf. Ekthymatöse Hautulcera kommen bei der akuten Monocytenleukämie nicht selten vor (BRÜSTER; EVANS).

Die Anämie ist häufig weniger deutlich ausgebildet als bei den anderen Formen der akuten Leukose. Die Leukocytenzahlen bewegen sich meist zwischen 10 000 und 40 000/mm³. Die Granulocyten sind vermindert, fehlen jedoch nie vollständig. Etwa $^2/_3$ der Leukocyten sind Paramonocyten. Ihr cytochemisches Charakteristikum ist die stark positive unspezifische Esterasereaktion (HERTL, 1969; LEDER; LÖFFLER, 1961, 1963).

Die Remissionsrate liegt bei der Monocytenleukämie noch niedriger als bei der akuten Myelose. Die Überlebenszeit nach Diagnosestellung beträgt meist 3—9 Monate (BRÜSTER).

Ein Befall des ZNS ist bei der Monocytenleukämie seltener als bei der Stammzellenleukose. Dies dürfte auf die kürzere Überlebenszeit der Patienten mit Monocytenleukämie zurückzuführen sein.

Auf die *Erythrämie und Erythroleukämie Di Guglielmo* wird in diesem Kapitel wegen ihrer Seltenheit nicht eingegangen.

### Therapie der akuten Leukosen

Es wird zwischen a) therapeutischen Maßnahmen mit dem Ziel, die Leukosezellen zu vernichten, und b) unterstützenden symptomatischen Maßnahmen unterschieden.

*Zu a).* Die Therapeutica lassen sich in folgende Gruppen einteilen:

#### 1. Glucocorticoide

Glucocorticoide wurden vor über 15 Jahren in die Therapie der Leukämie eingeführt und haben besonders in der Behandlung der undifferenzierten kindlichen Leukosen einen festen Platz. Sie sind ein Teil jedes Therapieschemas für die Dauer des Krankheitsschubes. Wegen einer raschen Resistenzentwicklung ist die Behandlung mit Steroiden in der Remission nicht indiziert. Der Angriffspunkt der Steroide ist nicht klar. Unter Cortison wird die RNS-Synthese in der Leber gesteigert, die der lymphatischen Gewebe wird gehemmt (FEIGELSON und FEIGELSON). Ebenfalls unter dem Corticosteroideinfluß wird in der Leber vermehrt Glutamin gebildet, das über eine Störung der Protein- und Purinsynthese zur Cytolyse lymphatischer Zellen führt (FEIGELSON und FEIGELSON). Glucocorticoide sollten immer in Kombination mit Antimetaboliten oder Cytostatica gegeben werden, da die Remissionsquote einer Monotherapie (ausschließlich Corticoide) niedriger liegt.

Nebenwirkungen: Cushing-Syndrom, gesteigerte Infektanfälligkeit, Ulcera ventriculi/duodeni, Steroiddiabetes, Hirsutismus.

Dosis: 2—3(—5) mg/kg Körpergewicht und Tag.

#### 2. Antimetaboliten

Unter Antimetaboliten versteht man Substanzen, die sich von natürlichen Stoffwechselbausteinen so wenig unterscheiden, daß sie von einem bestimmten Ferment anstelle seines spezifischen Substrates angenommen werden. Es kommt zu einer reversiblen Verbindung von Enzym und Antimetaboliten. Über einen Fermentmangelzustand wird der nächste Stoffwechselschritt gestört. Ein Teil der Antimetaboliten wird anstelle des natürlichen Substrates weiter verwandt und führt so ebenfalls zu einem Block.

2.1. 6-Mercaptopurin. Burchenal et al. berichteten 1953 über Behandlungsergebnisse mit 6-Mercaptopurin, einem von Hitchings u. a. 1950 synthetisierten Purinantagonisten. 6-Mercaptopurin hemmt die Bildung von Succinyl-Adenylsäure und der Xanthinylsäure aus Inosinsäure (Williams, 1963, 1968). Dieser Purinantagonist eignet sich zur Behandlung des akuten Schubes, vornehmlich aber als Dauermedikation in der Remission. Die Verträglichkeit ist im allgemeinen gut.

Nebenwirkungen: Knochenmarkdepression, Leberfibrose, Immunosuppression.

Dosis: 2,5(—5) mg/kg Körpergewicht und Tag.

2.2. Amethopterin (4-Amino-N¹⁰-methylpteroyl-Glutaminsäure). Erste therapeutische Versuche mit Folsäureantagonisten wurden von Farber et al. mitgeteilt. Antimetaboliten dieser Gruppe hemmen die Bildung von Folinsäure (Citrovorumfaktor) aus Folsäure durch kompetitive Hemmung der Folsäure- und Dihydrofolsäure-Reductase. Folinsäure ist im Purin- und Pyrimidin-Stoffwechsel bei der Übertragung von Einkohlenstoffeinheiten nötig. Eine Resistenz gegenüber Folsäureantagonisten resultiert, wenn sich Leukämiezellen mit hohem Dihydrofolsäure-Reductasespiegel entwickeln. Der Therapieerfolg ist darum dosisabhängig (Fischer; Bertino et al.). Die Gaben intermittierender hoher Dosen (2,5 mg/kg Körpergewicht in 14tägigen Abständen i.v. oder 2mal wöchentlich 1 mg/kg Körpergewicht i.m. oder oral) sind wesentlich wirksamer als tägliche Gaben in niedriger Dosierung. Die Stoßbehandlung hat zudem den Vorteil, geringer immunosuppressiv zu wirken und die Leber zu schonen.

Amethopterin ist bei der Behandlung des ZNS-Befalles das Mittel erster Wahl. Es wird in etwa 3—5tägigen Abständen (0,5 mg/kg Körpergewicht) intrathecal injiziert (Evans et al.; Bläker und Landbeck; Eckler).

Nebenwirkungen: Bei Stoßbehandlung sehr gering. Knochenmarkdepression, Leberfibrose (bei oraler Therapie), sehr selten Haarausfall, wenig ins Gewicht fallend Immunosuppression.

2.3. Cytosin-Arabinosid (1-β-D-arabinofuranosylcytosin). Dieser Antimetabolit wurde 1953 von Walwic et al. synthetisiert. Über eine Hemmung der DNS-Synthese entfaltet das Cytosin-Arabinosid eine antitumorale, antivirale (insbesondere gegen DNS-Viren gerichtete) und immunosuppressive Wirkung. Angriffspunkt ist die Hemmung der Reduktion von Cytidin-Diphosphat zu Desoxycytidin-Diphosphat und dessen Einbau in die DNS- und RNS-Synthese (Hall et al., 1968; Zahn). Cytosin-Arabinosid ist im Gegensatz zu anderen Antimetaboliten liquorgängig, so daß bei intravenöser (Howard et al., 1968) oder oraler Anwendung eine Beeinflussung einer Meningoencephalopathie möglich ist. Cytosin-Arabinosid ist gut verträglich und deshalb neben dem Einsatz während der akuten Phase der Leukämie auch zur Dauertherapie während der Remission eingesetzt worden. Einschränkend ist jedoch zu sagen, daß größere Erfahrungen mit diesem Antimetaboliten noch fehlen.

Nebenwirkungen: Cytosin-Arabinosid wirkt knochenmarkhemmend und immunosuppressiv.

Dosis: 2mal täglich 1,5 mg/kg Körpergewicht i.v. oder in doppelter Dosis oral. Intrathecal kann Cytosin-Arabinosid bei der Behandlung der Meningoencephalopathie in einer Dosis von 1 mg/kg Körpergewicht und Tag appliziert werden. Hierbei ist es jedoch wichtig, das stark saure pH (3—4) durch Aspiration von Liquor oder durch Zugabe eines Phosphatpuffers zu ändern.

### 3. Alkaloide

3.1. Vincristinsulfat. Vincristinsulfat, ein Alkaloid aus der amerikanischen Immergrünart Vinca rosea, wurde seit 1961 durch die Firma Lilly erprobt. Seine Wirksamkeit zur Remissionsinduktion bei der akuten Leukose des Kindesalters ist gut belegt (Frei et al.; Karon; Oehme und Eschenbach). Wahrscheinlich wirkt es über eine Arretierung der Mitose in der Metaphase. Vincristin ist besonders wirksam in Kombination mit Prednison oder mit Prednison und Dauno-Rubidomycin. Wegen seiner ausgeprägten Neurotoxicität sollten auch bei Kindern nach Möglichkeit nicht mehr als 6 aufeinanderfolgende Injektionen gegeben werden (Eckler). Das Präparat muß streng intravenös gegeben werden, da sonst Nekrosen entstehen.

Nebenwirkungen: Dosisabhängige Neurotoxicität (Paraesthesien, Verlust der Patellar- und Achillessehnenreflexe, Peronaeuslähmungen), Obstipation, Koliken, Alopecie, Knochenmarkdepression, Immunosuppression (ECKLER).

Dosis: Als mittlere Dosis werden 0,07 mg/kg Körpergewicht 1mal wöchentlich i.v. empfohlen. Nach 6wöchiger Behandlung sollte das Medikament nach Möglichkeit abgesetzt werden.

### 4. Antibiotica

4.1. Daunomycin und Rubidomycin. Daunomycin wurde 1963 von GREIN aus Kulturen von Streptomyces peucetius, Rubidomycin unabhängig davon durch DUBOST aus Streptomyces coeruleorubidus gewonnen. Es handelt sich hierbei um identische cytostatisch wirksame Antibiotica. Wahrscheinlich binden sie sich an beide Stränge der DNS-Doppelhelix und verhindern ihre Trennung (CALENDI et al.; KERSTEN und KERSTEN). In vitro konnte eine Hemmung der DNS- und RNS-Polymerase nachgewiesen werden (MARAL et al.). Die Antibiotica eignen sich gut zur Behandlung der akuten Phase einer Leukämie, insbesondere in Kombination mit Glucocorticoiden (SACHTLEBEN) und auch mit Vincristinsulfat und Prednison. Für eine Dauertherapie sind die Antibiotica jedoch zu toxisch.

Nebenwirkungen: Knochenmarkdepression, besonders die Myelo- und Thrombopoese betreffend, dosisabhängige Kardiotoxicität (es sollten nie mehr als 20 mg/kg Körpergewicht als Gesamtdosis verabreicht werden), Immunosuppression (LANDBECK und ECKLER).

Dosis: 1—2 mg/kg Körpergewicht an 3—10 aufeinanderfolgenden Tagen i.v. oder einmal wöchentlich i.v.

4.2. Adriamycin. Dieses neue Antibioticum soll eine noch größere therapeutische Breite als Daunomycin-Rubidomycin besitzen. Größere Erfahrungen über den therapeutischen Wert und die Nebenwirkungen des Antibioticums liegen jedoch noch nicht vor.

### 5. Enzyme

5.1. L-Asparaginase. 1953 beobachtete KIDD, daß Lymphome bei Mäusen und Ratten durch Meerschweinchenserum gehemmt wurden. BROOME (1961) erkannte, daß L-Asparaginase der Hemmfaktor war. Die Wirksamkeit von L-Asparaginase beruht auf dem spezifischen Stoffwechseldefekt mancher entarteter Zellen, Asparagin zu synthetisieren. Sie sind auf Asparagin aus dem Interstitium angewiesen. Asparaginase verhindert durch Spaltung des aus der normalen Zelle stammenden interstitiellen Asparagins die Versorgung der Tumorzellen, so daß diese zugrunde gehen.

Dosis: Während 4 Wochen täglich 200 bis 3 000 E/kg Körpergewicht und Tag i.v.

Nebenwirkungen: Allergische Reaktionen sind bei dem jetzt zur Verfügung stehenden reinen Präparat der Firma Bayer selten zu erwarten. Häufig werden Afibrinogenämien (verminderte Bildung) gesehen. Leberparenchymschäden (Verfettung) äußern sich in erhöhten Transaminasen.

### 6. Alkylantien

6.1. Cyclophosphamid. 1958 stellten ARNOLD et al. ein Cytostaticum vor, das in einer inaktiven Transportform verabreicht in der Zelle vom Trägermolekül getrennt als N-Lost cytostatisch wirksam wird. Die Möglichkeit, das Molekül zu trennen und zu aktivieren, ist aber nicht auf die Tumorzelle beschränkt. Die Wirksamkeit der Alkylantien besteht im Ersatz eines Atoms durch eine Alkylgruppe. Über einen Vernetzungseffekt kommt es zur Hemmung der normalen Replikation des DNS-Moleküls bei der folgenden Mitose.

Dosis: 5 mg/kg Körpergewicht und Tag oral oder i.v. (FERNBACH et al.; LANDBECK und ECKLER). Eine Stoßbehandlung hat sich bei akuten Leukosen als weniger effektiv ergeben.

Nebenwirkungen: Übelkeit, Erbrechen, Knochenmarkdepression, Alopecie und für Cyclophosphamid spezifisch eine hämorrhagische Cystitis sowie eine Immunosuppression (LANDBECK und ECKLER).

Weitere Therapeutika wie Methyl-GAG und BCNU sind noch zu wenig erprobt, um sicher beurteilt zu werden (LANDBECK und ECKLER).

### Auswahl erprobter Therapieschemata

#### Stammzellenleukämie

Kombination Methotrexat-Prednison. Während des akuten Schubes werden 2,5 mg/kg Körpergewicht Methotrexat 14tägig i.v. injiziert. Gleichzeitig werden täglich 2 mg Prednison (Prednisolon)/kg Körpergewicht oral verabreicht. Nach Erreichen der Remission wird Methotrexat in gleicher Dosis weitergegeben, Prednison innerhalb von 2 Wochen schrittweise abgesetzt. Bei jedem Rezidiv wird die Dosis von Methotrexat und Prednison um je 1 mg/kg Körpergewicht (bis 5 mg) gesteigert (Behandlungsschema der Deutschen Arbeitsgemeinschaft für Leukämieforschung und -behandlung im Kindesalter e.V.).

Kombination Vincristin-Prednison (Prednisolon). Vincristin 0,07 mg/kg Körpergewicht (oder 2 mg/m² Körperoberfläche) wird wöchentlich 1mal i.v. injiziert. Gleichzeitig wird Prednison 2 mg/kg Körpergewicht und Tag oral gegeben. Diese Medikation ist besonders bei der Stammzellenleukose zur Erzielung einer Remission geeignet (FREI et al.; KARON; OEHME und ESCHENBACH). Es werden — wenn erforderlich — bis zu 6 Vincristininjektionen vorgenommen. Häufigere Injektionen lassen starke neurotoxische Nebenwirkungen erwarten. Es muß deshalb auf ein anderes Medikament umgesetzt werden. Zur Remissionserhaltung werden Methotrexat (wie oben) oder 6-Mercaptopurin (2,5 mg/kg Körpergewicht und Tag oral) gegeben (Behandlungsschema der Deutschen Arbeitsgemeinschaft für Leukämieforschung und -behandlung im Kindesalter e.V.).

*VAMP-Schema*

FREIREICH et al. gingen von der Vorstellung aus, daß eine gleichzeitige Therapie mit mehreren, an verschiedenen Punkten ansetzenden Therapeutica eine weitgehende Ausrottung leukämischer Zellen bewirken könne. Die Bezeichnung „VAMP" bezieht sich auf die Anfangsbuchstaben der hierbei verwandten Mittel: Vincristin (2 mg/m²/Woche i.v.), Amethopterin (20 mg/m²/4tägig i.v.), 6-Mercaptopurin (60 mg/m²/Tag per os) und Prednison (40 mg/m²/Tag per os). Die Kombinationstherapie wurde bis zur vollen Remission beibehalten. Anschließend wurde eine Reinduktionstherapie durchgeführt, wobei 5mal während jeweils 10 Tagen mit der gleichen Kombination behandelt wurde. Die Risiken dieser Therapie sind erheblich größer als bei der Anwendung von Amethopterin und Vincristin, während die Ergebnisse keinesfalls besser sind.

*Cyclische Therapie*

ZUELZER und FLATZ versuchten, einer Resistenzentwicklung durch die Anwendung mehrerer Therapeutica nacheinander zu begegnen. Zur Erreichung der Remission wurden 6-Mercaptopurin und Prednison verabreicht, während der Remission in 3monatigem Wechsel 6-Mercaptopurin 2,5 mg/kg/Tag per os) und Amethopterin (1,2—5 mg/Tag per os). Im Falle eines

Rezidives wurde der Antimetabolit gewechselt und mit Prednison kombiniert bis zur Induktion der neuerlichen Remission. Durch dieses Vorgehen wird die Dauer der 1. Remission verlängert. Längere Überlebenszeiten resultieren hieraus nicht.

### Therapie der akuten Myelose

Gleichermaßen erprobte und bewährte Therapieschemata liegen für die akute Myelose nicht vor. Die Therapieerfolge sind ungleich schlechter als bei der Stammzellenleukose. Der Einsatz von Prednison ist umstritten. In Einzelfällen können Glucocorticoide eine Verschlechterung der Blutbefunde bewirken. Eine Kombinationstherapie mit 6-Mercaptopurin und Prednisolon führte in 20—40% der Fälle zu einer Vollremission, deren Dauer nur etwa 1—4 Monate beträgt (LANDBECK, 1967). Bessere Resultate scheinen von Daunomycin-Rubidomycin und Cytosin-Arabinosid zu erwarten zu sein (JACQUILLAT et al., 1967a, b). Die Prognose ist in jedem Fall infaust. Längere Überlebenszeiten werden bei Kleinkindern mit reiferen Formen der Leukosezellen gefunden als bei Säuglingen und undifferenzierten Zelltypen.

### Symptomatische Behandlung

Unter der symptomatischen Therapie verstehen wir die Behandlung von Symptomen, die mit der Grundkrankheit zusammenhängen (Blutungsneigung, verminderte Infektabwehr) oder mit der Therapie (Immunosuppression, Knochenmarkdepression). Die Therapeutica lassen sich in 3 Gruppen teilen, nämlich in Mittel:

a) zur Bekämpfung von Infektionen: $\gamma$-Globuline, Antibiotica, Antimykotica;

b) zur Behandlung der Blutungsneigung: Thrombocytenkonzentrate, Humanfibrinogen, Cohnsche Fraktion, Epsilon-Aminocapronsäure, AMCHA u.a.

c) zur Erythrocytensubstitution: Frischbluttransfusionen, Erythrocytenkonzentrate.

Zu a). Eine prophylaktische Gabe von Antibiotica wird heute allgemein abgelehnt, da eine lückenlose Abschirmung nicht möglich ist und eine ungenügende antibiotische Therapie einer Pilzinfektion ebenso wie einer Infektion mit therapieresistenten Keimen Vorschub leistet. Dagegen wird bei einer bestehenden Infektion mit dem Einsatz von Breitspektrumantibiotica nicht zurückgehalten, wobei Penicilline (Ampicillin, Dicloxacillin) den Vorrang haben (LANDBECK und ECKLER). Nach Möglichkeit wird auf Grund eines Antibiogrammes behandelt. Bei Virusinfektionen und während einer Inkubation einer Viruskrankheit (z.B. Masern, Varicellen, Mumps) werden $\gamma$-Globuline in ausreichender Dosierung verabreicht, wobei heute noch den intramuskulär applizierbaren Handelspräparaten wegen ihrer längeren Verweildauer der Vorrang gebührt. Angezeigt sind bei Viruserkrankungen in der Inkubation auch Rekonvaleszentenseren bzw. Hyperimmunoglobuline (Einzelheiten siehe dieses Handbuch, Bd. II/2, S. 477 ff.). Bei Pilzinfektionen steht das nicht untoxische Amphotericin B zur Verfügung. Es ist zu hoffen, daß sich ein weniger toxisches Versuchspräparat der Firma Bayer als wirksam erweist.

Bei einer Intensivtherapie sind keimfreie Räume zu fordern. Sie stehen jedoch erst sehr wenigen Kliniken zur Verfügung, insbesondere bei Kindern ist ihr Einsatz problematisch.

Zu b). Hautblutungen, in erster Linie eine Purpura, bedürfen keiner besonderen Maßnahmen. Blutungen, die zu Blutverlusten führen, insbesondere aber Blutungen in innere Organe, sind behandlungsbedürftig. Soweit es sich um äußerlich zugängliche Blutungen, etwa Nasenbluten, handelt, ist eine Tamponade mit Mull und blutstillenden Präparaten (Thrombin o. ä.) angezeigt. Eine Substitutionsbehandlung bedarf der Gerinnungsanalyse. Weitaus am häufigsten sind thrombocytopenische Blutungen. Hierbei werden Plättchenzahlen unter 50000/mm$^3$ gefunden. Die interne Therapie besteht in der Zufuhr von thrombocytenreichen Plasmapräparationen oder Thrombocytenkonzentraten, wobei auf eine ausreichende Menge zugeführter Thrombocyten und die kurze Thrombocytenlebenszeit zu achten ist. Leberparenchymschädigungen und in seltenen Fällen auch Verbrauchscoagulopathien machen andere Maßnahmen notwendig und setzen eine exakte Gerinnungsanalyse voraus (DEUTSCH und WEISSMANN; LANDBECK und ECKLER). Auf Einzelheiten dieser Therapie kann hier nicht eingegangen werden. Es wird auf Band VI, S. 1079 dieses Handbuches verwiesen.

Zu c). Eine Wirkung auf die Grundkrankheit ist von Bluttransfusionen nicht zu erwarten. Die Gefahren von Blutübertragungen (Unverträglichkeitsreaktionen, Hepatitis) sollten zu einer strengen Indikationsstellung Anlaß geben. Transfundiert werden sollte erst bei Hämoglobinwerten zwischen 6 und 8 g-% (LANDBECK und ECKLER). Die Indikation zur Bluttransfusion ist ausschließlich der Erythrocytenersatz. Granulocyten und Thrombocyten können mit Transfusionen in nennenswertem Maß nicht übertragen werden.

### Therapie des ZNS-Befalles

Die Liquorgängigkeit der gebräuchlichen Antimetaboliten ist mit Ausnahme des Cytosin-Arabinosid so schlecht, daß die intrathecale Instillation erforderlich ist. Als Medikamente haben sich besonders Amethopterin (BLÄKER und LANDBECK; BLÄKER; EVANS et al.) und in zweiter Linie das Cytosin-Arabinosid (VAITKEVICIUS) bewährt. Amethopterin wird in einer Dosis von 0,5 mg/kg in 3—5tägigen Abständen bis zur Sanierung des Liquors instilliert. Cytosin-Arabinosid hat ein stark saures pH (3—4), so daß es vor der Injektion durch Aufziehen von Liquor verdünnt werden oder durch Zufügen eines Puffers neutralisiert werden muß. Die Verträglichkeit beider Antimetaboliten ist auch bei intrathecaler Verabreichung so gut, daß verschiedene Arbeitsgruppen die prophylaktische Instillation des Medikamentes in festgelegten Abständen vornehmen (VAITKEVICIUS). Vorbeugende Injektionen vermögen die Rate der ZNS-Leukosen zu vermindern, haben aber keinen Einfluß auf die Überlebenszeit der Patienten. Selten sind zur Behandlung des ZNS-Befalles mehr als 3 Injektionen notwendig. Der Übertritt von Amethopterin und Cytosin-Arabinosid aus dem Liquorraum in die Blutbahn ist so gut, daß eine intravenöse oder orale Verabreichung während der intrathecalen Behandlung unterbleiben sollte. Auch während einer intravenösen Verabreichung von Cytosin-Arabinosid sind Liquorsanierungen beobachtet worden. Gleichzeitig mit der Instillationstherapie in den Liquorraum werden Glucocorticoide in einer Dosis, wie sie für die Therapie des akuten Schubes üblich ist, verabreicht. Wenn ein erheblich gesteigerter Hirndruck die Lumbalpunktion verbietet, kann die Röntgenbestrahlung des Schädels mit je 100 r pro Sitzung und einer Gesamtdosis von 500 r notwendig werden. Auch diese Maßnahme ist in der Regel erfolgreich. Rezidive einer Meningosis leucotica werden in gleicher Weise behandelt. Auch bei dem hypothalamischen Syndrom ist die intrathecale Methotrexatgabe erfolgreich (eigene Beobachtungen).

### Therapie des Hodenbefalles

Eine operative Entfernung auch bei einseitigem Befall ist nicht indiziert, da eine Kombinationsbehandlung mit Glucocorticoiden und Antimetaboliten, wie sie im akuten Schub üblich ist, zum Erfolg führt.

### Prophylaxe und Therapie der Hyperuricämie

Die Löslichkeit der Harnsäure wird durch eine reichliche Flüssigkeitszufuhr und eine Alkalisierung des Urins erhöht. Es ist deshalb besonders im Therapiebeginn auf eine ausreichende Flüssigkeitszufuhr zu achten. Eine Senkung der Harnsäurespiegel gelingt auch durch orale Gabe von Allopurinol (DE CONTI; HOLLAND; WATTS). Allopurinol wird in einer Dosis von 8 mg/kg Körpergewicht und Tag oral gegeben. Allopurinol verhindert die Oxydation von Hypoxanthin zu Xanthin und von Xanthin zu Harnsäure (GOLDFINGER) durch Hemmung der Xanthinoxydase. Ebenso gehemmt wird die Oxydation von 6-Mercaptopurin zu seinem inaktiven Metaboliten 6-Thioharnsäure (RUNDLES). Die gleichzeitige Gabe von 6-Mercaptopurin und Allopurinol macht deshalb die Reduktion der Antimetabolitengabe auf $1/4$ der sonstigen therapeutischen Dosis erforderlich (WRIEDT).

### Immuntherapie akuter Leukosen

Die heute sich abzeichnenden Grenzen der Chemotherapie lassen nach neuen Wegen in der Leukosebehandlung Ausschau halten. Eine ätiologische Therapie ist nicht möglich, da die Genese der menschlichen Leukämie weiter unklar ist. Die Arbeitshypothese einer Virusentstehung auch menschlicher Leukämien rückt eine immunologische Therapie in den Blickpunkt des Interesses, dies um so mehr, da Leukämiezellen Antigene besitzen, die in normalen Leukocyten nicht vorhanden sind. Ferner lassen sich spontan entstandene Antikörper gegen Leukämieanitgene nachweisen (KORNHUBER; WILHELM und KORNHUBER). Eine wirksame Immuntherapie hätte zudem den Vorteil, auch Leukosezellen zu erreichen, die der üblichen Chemotherapie nicht zugänglich sind, da sie in einer Ruhephase weder Nucleinsäuren synthetisieren, noch sich teilen (Abb. 65).

Möglichkeiten einer Immuntherapie:
1. Aktive unspezifische Immuntherapie.
2. Aktive spezifische Immuntherapie.
3. Passive spezifische Immuntherapie.

Zu 1. Auf Grund tierexperimenteller Versuche unternahmen MATHÉ et al. während der Remissionsphase akuter Leukosen wiederholte BCG-Impfungen mit großen Impfstoffdosen. Eine Chemotherapie wurde nicht gleichzeitig durchgeführt. Selbst nach mehreren Rezidiven konnte ein remissionserhaltender Effekt dieser aktiven unspezifischen Immuntherapie nachgewiesen werden.

Zu 2. Erste Versuche wurden mit wöchentlichen intracutanen Injektionen von formalinbehandelten oder bestrahlten Leukämiezellen während der Remission unternommen. Diese Maßnahmen waren weniger geeignet, Remissionen ohne weitere Therapie zu erhalten. Die durchschnittliche Remissionsdauer betrug nur 66 Tage (MATHÉ et al., 1969).

Zu 3. Hierunter fallen Versuche, durch Übertragung immunologisch kompetenter Lymphocyten sowie von Antilymphocytenseren und Seren mit spontan entstandenen Antikörpern den Verlauf einer Leukose zu beeinflussen.

ANDREWS et al. immunisierten Gesunde mit bestrahlten Leukocyten von Patienten, die an Leukosen litten. Durch Kanülierung des Ductus thoracicus wurden später immunkompetente Lymphocyten gewonnen, gewaschen und auf Patienten übertragen. Gleichzeitig wurde Chemotherapie betrieben. Ein sicherer Therapieerfolg dieser Maßnahme konnte nicht nachgewiesen werden.

MATHÉ et al. (1965) übertrugen nach Ganzkörperbestrahlung mit einer letalen Strahlendosis homologes Knochenmark. Die nun folgende Antikörperbildung der Spenderzellen richtete sich sowohl gegen die Leukämiezellen als auch gegen das normale Gewebe des Empfängers. Die Antikörper führten zusammen mit der vorausgegangenen Bestrahlung in einigen Fällen zu Vollremissionen. Regelmäßig trat aber ein Sekundärsyndrom auf, dem die Mehrzahl der Patienten zum Opfer fiel. Das Sekundärsyndrom ist die Folge der Antikörperbildung gegen das Empfängergewebe.

Die Therapieversuche mit Antilymphocytenserum von Menschen — bisher durchgeführt bei chronisch lymphatischen Leukämien des Erwachsenen — haben zu keinen Remissionen geführt (TSIRIMBAS). Dagegen konnten durch spontan entstandene humorale Antikörper, gewonnen von Personen aus der Umgebung leukosekranker Kinder, in Einzelfällen objektivierbare Befundbesserungen, in einem Fall eine Vollremission, erreicht werden (KORNHUBER; KORNHUBER und WILHELM). Diesen Teilerfolgen stehen unbeeinflußbare Verläufe gegenüber.

Die in Stichworten geschilderte Immuntherapie der menschlichen Leukosen zeigt interessante Ansätze, hat aber für die praktische Durchführung der Therapie heute noch keine größere Bedeutung.

Ebenfalls auf der Annahme einer Virusinfektion als Ursache von Leukosen beruhen die Versuche, durch Induktion der *Interferon*produktion einen Einfluß auf den Verlauf von Leukämien zu gewinnen. Mäuseleukämien können günstig beeinflußt werden, wenn eine Interferoninduktion durch Polyinosin:Polycytidyl erfolgt (RHIM et al.). Ob der Interferoninduktion auch für die Behandlung menschlicher Leukosen eine Bedeutung zukommt, werden laufende Untersuchungen ergeben müssen. Die von GREEN et al. mitgeteilten Befunde einer Interferoninduktion durch wiederholte Impfungen, so auch mit BCG, schließen nicht aus, daß der positive Effekt der BCG-Impfungen auf den Verlauf von Leukosen (MATHÉ) durch eine Interferoninduktion bedingt ist.

### Prognose der akuten Leukämie

Eine Analyse von 428 kindlichen Leukosen aus den Jahren 1927—1950 ergab, daß 50% der nicht cytostatisch behandelten Kinder innerhalb der ersten 4 Monate nach Auftreten der ersten Symptome verstarben und nur 10% 11 Monate überlebten (TIVEY). Nach Einführung von Glucocorticoiden und Antimetaboliten in die Therapie der akuten kindlichen Leukosen sind die Überlebenszeiten wesentlich verlängert worden. Da die Statistiken für die akute lymphatische und die akute myeloische Leukämie sehr differieren, müssen sie im folgenden gesondert besprochen werden.

Mit der heute üblichen Kombinationstherapie von Glucocorticoiden und Antimetaboliten schwanken die Remissionsquoten für die Initialtherapie je nach Kombination und Statistik zwischen 82 und 93% für die akute Stammzellenleukose. Die Remissionsquote ist nicht nur von der Wahl des Medikamentes, sondern auch von der Applikationsform abhängig. So werden mit der Kombinationstherapie Prednison-Amethopterin täglich oral 67%, mit der Kombination Prednison-Amethopterin 14tägig als Stoßtherapie 93% Vollremissionen erzielt. Die Remissionsquote liegt für Prednison-Vincristinsulfat bei 84%, für Prednison-6-Mercaptopurin bei 82% der behandelten Fälle (BURCHENAL und TAN; FERNBACH et al.; FREI et al.; LANDBECK und ECKLER). Für die Remissionserhaltung kommen neben der cyclischen Behandlung (ZUELZER) 6-Mercaptopurin täglich oral und Amethopterin als Stoßbehandlung in Betracht. Die Dauer der 1. Remission beträgt im Mittel

15 Monate, die Überlebenszeit vom Therapiebeginn an im Mittel 24 Monate.

Ungleich schlechter sind die Ergebnisse bei der akuten Myelose. Die Remissionsquote beträgt bei einer Behandlung mit 6-Mercaptopurin und Prednisolon zwischen 20 und 40%, die 1. Remission hält nur 1—4 Monate an (LANDBECK, 1967). Ein etwa gleichgroßer Prozentsatz erreicht eine Teilremission. Vincristin und Amethopterin sind weniger erfolgreich. Die besten Ergebnisse scheinen mit Daunomycin-Rubidomycin zu erreichen zu sein. Hier wird über eine Vollremissionsquote von 50% berichtet (JACQUILLAT et al.). Für die Überlebenschance von Kindern mit akuten Myelosen liegen keine repräsentativen Zahlen vor.

### Langzeitremissionen

Remissionen, die länger als 5 Jahre rezidivfrei andauern, werden als Langzeitremissionen bezeichnet. Eine Heilung bedeutet diese Remissionsdauer jedoch nicht. Nur etwa die Hälfte der nach 5 Jahren überlebenden Patienten leben 10 Jahre nach Diagnosestellung. Man neigt heute dazu, erst nach 10jährigem rezidivfreiem Verlauf von einer Heilung zu sprechen (GASSER, 1969).

In einer Übersicht von BURCHENAL (1966), die alle bekannt gewordenen Langzeitremissionen erfaßt, wird über 139 Patienten berichtet, die länger als 5 Jahre nach Diagnosestellung einer akuten Leukose überlebten. 12 von 27 Erwachsenen und 75 von 112 Kindern leben zwischen 5 und 15 Jahren nach Diagnosestellung rezidivfrei.

GASSER berichtet von einer Frau, die im Alter von 7 Jahren an einer unreifzelligen Leukose erkrankt, im Alter von 24 Jahren noch unter Methotrexatmedikation ein gesundes Kind geboren hat. Patientin und Kind waren zu diesem Zeitpunkt gesund.

### Betreuung leukämiekranker Kinder

Die lebensverlängernde Therapie bei leukosekranken Kindern ist nur gerechtfertigt, wenn die Kinder in einem erträglichen Zustand in ihrer gewohnten Umgebung leben. Das bedeutet, daß die notwendigen Klinikaufenthalte so kurz wie möglich sind, d.h. sich auf kurze Phasen während eines akuten Schubes beschränken und daß — soweit dies möglich ist — schon vor Erreichen einer Remission die Therapie wieder ambulant fortgeführt wird. Die Überwachung der Patienten in etwa 2wöchigen Abständen (während eines akuten Schubes in kürzeren Intervallen) kann durch den Hausarzt in Zusammenarbeit mit einem pädiatrischen Hämatologen oder besser in Fachsprechstunden, wie sie von zahlreichen größeren Kliniken unterhalten werden, erfolgen. Der Zusammenschluß von Pädiatern, die sich intensiv mit der Leukämie des Kindes befassen, in der „Deutschen Arbeitsgemeinschaft für Leukämieforschung und -behandlung im Kindesalter e.V." ist nicht nur dem behandelnden Pädiater durch die Information über neue Therapeutica und die Diskussion von Behandlungsschemata eine Hilfe. Sie gibt auch den Eltern leukämiekranker Kinder die Sicherheit, daß ihrem Kind eine fundierte Therapie zukommt, wie sie auch in anderen Behandlungszentren geübt wird. Vielen

Kindern bleibt so ein häufiger Behandlungswechsel erspart.

Der behandelnde Arzt wird von den Eltern seiner Patienten immer wieder auf neue Medikamente, die in der Laienpresse besprochen werden, hingewiesen. Er sollte diese Hinweise nicht ablehnen, sondern die Eltern über die wahren Zusammenhänge aufklären oder — soweit es sich um unbekannte Mittel handelt — eine exakte Information anstreben.

Den Eltern sollte bei einer wahrheitsgemäßen Information über die Prognose des Leidens mit dem Hinweis auf die seltenen Langzeitremissionen nicht alle Hoffnung genommen werden, damit die konsequente Fortführung der Therapie möglich ist. Schulpflichtigen Kindern sollte der Schulbesuch solange wie möglich gestattet werden (HERTL, 1969b; SACHTLEBEN, 1970).

## Literatur

ALMEIDA, J. D., HASSELBACK, R. C., HAM, A. W.: Virus-like particles in blood of two acute leukemia patients. Science **142**, 1487 (1963).

ALTHOFF, H.: Leukosen und Retikulosen, Leukämie im Kindesalter. In: Handbuch der Kinderheilkunde, Bd. VI, S. 1055, herausgeg. von H. OPITZ u. F. SCHMID. Berlin-Heidelberg-New York: Springer 1967.

AMBS, E., BIREN, P., KLINGMÜLLER, G.: Problematik der sogenannten angeborenen Leukämien (Leukämien, leukämoide Reaktionen, Retikulosen). Z. Kinderheilk. **93**, 171 (1965).

ANDREWS, C.: Tumor-viruses and virus-tumors. Brit. med. J. **1964 I**, 653.

ANDREWS, G. A., CONGDON, C. C., EDWARDS, C. L., GENGOZIAN, N., NELSON, B., VODOPICK, H.: Preliminary trials of clinical immunotherapy. Cancer Res. **27**, 2535 (1967).

ARNOLD, H., BOURSEAUX, F., BROCK, N.: Neuartige Krebs-Chemotherapeutika aus der Gruppe der zyklischen N-Lost-Phosphamidester. Naturwissenschaften **45**, 64 (1958).

ASSUMCAO-BICALHO, S., GUERRA-LAGES: Considerations on transfusion of leukemic blood to newborn. Hospital **65**, 215 (1964).

BENYESH-MELNICK, M.: Electron microscopic and tissue culture studies of acute leukemia and infectious mononucleosis in children. In: Comparative leukemia research, p. 23. Oxford- Pergamon Press 1966.

— SMITH, K. O., FERNBACH, D. J.: Studies on human leukemia. III. Electron microscopic findings in children with acute leukemia and in children with infectious mononucleosis. J. nat. Cancer Inst. **33**, 571 (1964).

BERNARD, J.: Note sur les leucémies de l'enfant. Sem. Hôp. Paris **38**, 839 (1962).

BERNARD, J., CHAVELET, F., JACQUILLAT, C.: Leucémies du nouveau-né (à propos de 4 observations). Nouv. franç. Hémat. **4**, 125 (1964).

— MATHÉ, G., DELORME, J. C., BARNOUD, O.: Les leucoses des tres jeunes enfants. Arch. franç. Pédiat. **12**, 470 (1955).

BERTINO, J. R., DONOHUE, D. R., GAMBRIO, B. W., SILBER, E., ALENTY, A., MEYER, M., HUENNEKENS, F. M.: Increased level of dihydrofolic reductase in leukocytes of patients treated with amethopterin. Nature (Lond.) **193**, 140 (1962).

BIERMAN, H. R., AGGELER, P. M., THELANDER, H., KELLEY, K. H., CORDES, F. L.: Leukemia and pregnancy. A problem in transmission in man. J. Amer. med. Ass. **161**, 220 (1956).

BITTNER, J. J.: Some possible effects of nursing on the mammary gland tumor incidence in mice. Science **84**, 162 (1936).

— Mammary tumors in mice in relation to nursing. Amer. J. Cancer **30**, 530 (1937).

BLÄKER, F.: Zur Ätiologie, Pathogenese, Diagnostik und Therapie der Meningosis leucaemica. Verhandlungsber. 6. Tagg Dtsch. Arbeitsgem. f. Leukämieforsch. und -behandl. im Kindesalter e.V., Frankfurt (Main) 1968.

— FISCHER, K., LANDBECK, G.: Quantitative Analysen der Immunoglobuline (IgA, IgG, IgM) während zytostatischer Behandlung. Dtsch. med. Wschr. **91**, 2259 (1966).

— LANDBECK, G.: Cerebrale Manifestationen akuter unreifzelliger Leukosen des Kindesalters. Mschr. Kinderheilk. **114**, 359 (1966).

BLOCK, M.: Prelymphomatous or preleukemic state in mice: relation to human preleukemia. Nat. Cancer Inst. Monogr. **22**, 559 (1966).

— JACOBSON, L. O., BETHARD, W. F.: Preleukemic acute human leukemia. J. Amer. med. Ass. **152**, 1018 (1953).

BOGGS, D. R., WINTROBE, M. M., CARTWRIGHT, G. E.: The acute leukemias. Analysis of 322 cases and review of the literature. Medicine (Baltimore) 41, 163 (1962).

BRAUNSTEINER, H., FELLINGER, K., PAKESCH, F.: On the occurrence of virus-like bodies in human leukemia. Blood 15, 476 (1960).

BROOME, J. D.: Evidence that the L-asparaginase activity of guinea pig serum is responsible for its antilymphoma effects. Nature (Lond.) 191, 1114 (1961).

BRÜNNER, S., GUDBJERG, L. E., IVERSEN, T.: Sceletal lesions in leukemia in children. Acta radiol. (Stockh.) 49, 419 (1958).

BRÜSTER, H., ECKLER, E.: Problematik der Varizellenerkrankung im Verlauf steroidbehandelter Leukosen. 3. Tagg der Dtsch. Arbeitsgem. f. Leukämieforsch. und -behandl. im Kindesalter, Frankfurt (Main) 1966.

BURCHENAL, J. H.: Geographic chemotherapy — Burkitt's tumor as a stalking horse for leukemia: presidential address. Cancer Res. 26, 2393 (1966).

— MURPHY, L., ELLISON, R. R., KARNOWSKY, D. A., SYKES, M. P., TAN, T. C., LEONE, L. S., CRAVER, L. F., DARGEON, H. D., RHOADS, C. P.: Clinical evaluation of a new antimetabolite, 6-mercaptopurine — in the treatment of leukemia and allied diseases. Blood 8, 965 (1953).

— TAN, T. C.: Treatment of acute leukemia. Pediatrics 18, 643 (1956).

BURGER, C. L., HARRIS, W. W., ANDERSON, N. G., BARTLETT, T. W., KNISELEY, R. M.: Virus-like particles in human leukemic plasma. Proc. Soc. exp. Biol. (N.Y.) 115, 151 (1964).

BUTZENGEIGER, K. H.: Die Panmyelophthise und verwandte Zustände der Knochenmarksinsuffizienz. Ergebn. inn. Med. Kinderheilk., N. F. 4, 257 (1953).

CALENDI, E., MARCO, A. DI, REGGIANI, M., SCARPINATO, B., VALENTINI, L.: Physiochemical interactions between daunomycin and nucleic acids. Biochem. biophys. Acta (Amst.) 103, 25 (1965).

COCCHI, R., BORGHERESI, S.: La sindrome di Mikulicz in corso di leucemia. Minerva pediat. 18, 997 (1966).

COLEBATCH, J. H.: Complications of leukemia. XII. Congr. Internat. Soc. Haematology, Sidney 1966.

COOKE, J. V.: The incidence of acute leukemia in children. J. Amer. med. Ass. 119, 547 (1942).

COOPERBERG, A. A., NEIMAN, G. M. A.: Fibrinogenopenia and fibrinolysis in acute myelogenous leukemia. Ann. intern. Med. 42, 706 (1955).

COURT-BROWN, W. M., DOLL, R.: Leukaemia and aplastic anaemia in patients irradiated for ankylosing spondylitis. London: H. M. Stat. Off. 1957.

— — Leukemia in childhood and young adult life. Brit. med. J. 1961 II, 981.

CREFELD, S. VAN, MOCHTAR, I. A.: Fibrinolysis in acute leukemia. Ann. paediat. (Basel) 194, 65 (1960).

CONTI, R. C. DE, CALABRESI, P.: Use of allopurinol for prevention and control of hyperuricemia in patients with neoplastic disease. New Engl. J. Med. 274, 481 (1966).

DEUTSCH, E., WEISSMANN, A.: Therapie der hämorrhagischen Komplikationen bei Leukosen. In:

Chemo- und Immunotherapie der Leukosen und malignen Lymphome, herausgeg. von A. STACHER. Wien: Bohmann 1969.

DMOCHOWSKI, L.: Electron microscopic studies of leukaemia in animals and men. In: Current res. in leukaemia. Cambridge: University Press 1965.

DUBOST, M.: Rubidomycin: a new antibiotic with cytostatic properties. Cancer Chemother. Rep. 41, 35 (1963).

ECKLER, E.: Nebenwirkungen der Vincristinbehandlung. Internat. Symp. über die Anwendung der Vincaalkaloide Velbe und Vincristin, herausgeg. von E. GMACHL. München-Berlin-Wien: Urban & Schwarzenberg 1969.

EDERER, F., MYERS, H., EISENBERG, H., CAMPBELL, P. C.: Temporal-spatial distribution of leukemia and lymphoma in Connecticut. J. nat. Cancer Inst. 35, 625 (1965).

EIBL, M. M.: Gegen Leukosezellen gerichtete zytotoxische Antikörper bei Kontaktpersonen. In: Chemo- und Immunotherapie der Leukosen und malignen Lymphome, herausgeg. von A. STACHER. Wien: Bohmann 1969.

ELLERMANN, V., BANG, O.: Experimentelle Leukämie bei Hühnern. Zbl. Bakt., Abt. I Orig. 46, 595 (1908).

ENGEL, R. R., HAMMOUD, D., EITZMAN, D. V., PEARSON, H. H., KRIVIT, W.: Transient congenital leukemia in 7 infants with mongolism. J. Pediat. 65, 303 (1964).

ESCHENBACH, C.: Pulmonale Komplikationen während hämatologischer Remission akuter Leukosen im Kindesalter. Bericht über 5 Fälle. Z. Kinderheilk. 96, 83 (1966).

EVANS, A. E., D'ANGIO, G. J., MITUS, A.: Central nervous system complication of children with acute leukemia; an evaluation of treatment methods. J. Pediat. 64, 94 (1964).

— CRAIG, M.: Central nervous system involvement in children with acute leukemia. Cancer (Philad.) 17, 256 (1964).

FAHEY, J. L., BOGGS, D. R.: Serum protein changes in malignant diseases. I. The acute leukemias. Blood 16, 1479 (1960).

FANCONI, G., GASSER, C., HITZIG, W. H.: Leukämie und leukämoide Reaktionen im Kindesalter. In: Handbuch der gesamten Hämatologie, Bd. IV/2. München: Urban & Schwarzenberg 1963.

FARBER, S.: Some observations on the effect of folic acid antagonists in acute leukemia and other forms of incurable cancer. Blood 4, 160 (1949).

— DIAMOND, L. K., MERCER, R. D., SYLVESTER, R. F., WOLFF, A. J.: Temporary remission in acute leukemia in children produced by folic acid antagonist 4-Aminopteroylglutamic acid (Aminopterin.) New Engl. J. Med. 238, 787 (1948).

FEIGELSON, M., FEIGELSON, P.: Relationship between hepatic enzyme induction, glutamate formation and purine biosynthesis in glucocorticoid action. J. biol. Chem. 241, 58 (1966).

FERNBACH, D. J., GRIFFITH, K. M., HAGGARD, M. E., HOLCOMB, T. M., SUTOW, W. W., VIETTI, T. J., WINDMILLER, J.: Chemotherapy of acute leukemia in childhood. Comparison of cyclophosphamide and mercaptopurine. New Engl. J. Med. 275, 451 (1966).

Fink, M. A., Sibal, L. R.: The possible etiologic relationship of virus to human leukemia. Progr. Clin. Cancer 3, 294 (1967).

Fiorentino, M., MacDonald, E. J., Toloudis, M.: Leukemia in clusters and possible clusters in Houston. Tex. Rep. Biol. Med. 25, 189 (1967).

Fischer, G. A.: Increased levels of folic acid reductase as a mechanism of resistance to amethopterin in mouse leukemia cells. Proc. Amer. Ass. Cancer Res. 3, 111 (1960).

Fraumeni, J. F.: Sex ratio of children born of leukemic mothers. Pediatr. 33, 587 (1964).

— Miller, R. W.: Epidemiology of human leukemia; recent observations. J. nat. Cancer Inst. 38, 533 (1967).

Frei, E. , III, Karon, M., Levin, R. H.: The effectiveness of combinations of antileukemic agents in inducing and maintaining remission in children with acute leukemia. Blood 26, 642 (1965).

Freireich, E. J., Karon, M., Frei, E., III: Quadruple combination therapy (VAMP) for acute lymphocytic leukemia of children. Proc. Amer. Ass. Cancer Res. 5, 20 (1964).

Ganzoni, A., Stoll, E.: Die akute Uratnephropathie. Nierenversagen bei unreifzelliger lymphatischer Leukämie unter Behandlung mit Vincristinsulfat. Z. klin. Med. 158, 313 (1965).

Gasser, C.: Meningosis leucaemica. Schweiz. med. Wschr. 90, 1191 (1960).

— Wann kann eine Leukose als geheilt gelten? In: Chemo- und Immunotherapie der Leukosen und malignen Lymphome, herausgeg. von A. Stacher. Wien: Bohmann 1969.

Gauld, W. R., Innes, J., Robsoh, H. N.: A survey of 647 cases of leukemia 1938—51. Brit. med. J. 1953 I, 585.

Goldfinger, S., Klinenberg, J. R., Seegmiller, J. E.: The renal excretion of oxypurines. J. clin. Invest. 44, 623 (1965).

Goldschmidt, L.: Die partielle und die totale Hämocytophthise und ihre Bedeutung als Vorstadium der Leukämie im Kindesalter. Ann. paediat. (Basel) 184, 26 (1955).

Gougleris, K., Swoboda, W., Wolf, H. G.: Veränderungen der Wirbelsäule im Verlauf der Leukämie beim Kind. Fortschr. Röntgenstr. 88, 309 (1958).

Graffi, A., Bielka, H., Fey, F.: Leukämieerzeugung durch ein filtrierbares Agens aus malignen Tumoren. Acta haemat. (Basel) 15, 145 (1956).

— — — Scharsach, F., Weiss, R.: Gehäuftes Auftreten von Leukämien nach Injektion von Sarkomfiltraten. Naturwissenschaften 41, 503 (1954).

— — — — — Gehäuftes Auftreten von Leukämien nach Injektion von Sarkom-Filtraten. Wien. med. Wschr. 105, 61 (1955).

— Fey, F., Bielka, H.: Experimentelle Leukämieerzeugung durch zellfreie Geschwulstfiltrate. Klin. Wschr. 34, 15 (1956).

— Schmidt, F.: Methodische Versuche zur Frage einer subzellulären Übertragung von Mäusetumoren. Dtsch. Gesundh.-Wes. 9, 1309 (1954).

Green, J. A., Cooperband, S. R., Kibrick, S.: Immune specific induction of interferon production in cultures of human blood lymphocytes. Science 164, 1415 (1969).

Greenspan, I., Brown, E. R., Schwartz, S. O.: Immunologically specific antigens in leukemic tissue. Blood 21, 717 (1963).

Grein, A., Spalla, C., Marco, A. di, Canevazzi, G.: Descrizioni e classificazione di un attinomecete (Streptomyces peucetius sp. nova) produttore di una sostanza ad attivita antitumorale: La Daunomicina. G. Microbiol. 11, 109 (1963).

Gross, L.: Susceptibility of suckling-infant and resistance of adult mice of the C3H and of the C 57 lines to inoculation with AK leukemia. Cancer (Philad.) 3, 1073 (1950).

— "Spontaneous" leukemia developing in C3H mice following inoculation in infancy, with AK leukemic extracts, or AK embryos. Proc. Soc. exp. Biol. (N.Y.) 76, 27 (1951).

— Serial cell-free passage of a radiation activated mouse leukemia agent. Proc. Soc. exp. Biol. (N.Y.) 100, 102 (1959).

— Oncogenic viruses. New York: Pergamon Press 1961.

— Serial cell-free passage in rats of the mouse leukemia virus. Proc. Soc. exp. Biol. (N.Y.) 112, 939 (1963).

— Viral etiology of leukemia and lymphoma. Blood 25, 377 (1965).

Gunz, F. W.: Leukaemia in New Zealand and Australia. Path. et Microbiol. (Basel) 27, 697 (1964).

Haghbin, M., Zuelzer, W. W.: A long term study of cerebrospinal leukemia. J. Pediat. 67, 23 (1965).

Hall, T. C.: Diskussionsbeitrag. In: Experimentelle und klinische Erfahrungen mit Cytosin-Arabniosid bei soliden Tumoren und Hämoblastosen, herausgeg. von S. Witte u. R. K. Zahn. Aulendorf: Editio Cantor 1968.

— Kessel, D., Levine, R., Roberts, D.: Studies in the cellular pharmacology of Cytosin-Arabinoside. In: Experimentelle und klinische Erfahrungen mit Cytosin-Arabinosid bei soliden Tumoren und Hämoblastosen, herausgeg. von S. Witte u. R. K. Zahn. Aulendorf: Editio Cantor 1968.

Hansen, H. G.: Zur Behandlung akuter Leukosen im Kindesalter. Med. Welt 36, 1817 (1960).

Hardisty, R. M., Norman, P. M.: Meningeal leukemia. Arch. Dis. Childh. 42, 441 (1967).

Heath, L. W., Jr., Hasterlik, R. J.: Leukemia among children in a suburban community. Amer. J. Med. 34, 796 (1963).

Hertl, M.: Zytochemie der Zellen der akuten Leukose. Theoretische und klinische Medizin in Einzeldarstellungen, Bd. 30. Heidelberg: Hüthig 1966.

— Zytomorphologie und Zytochemie. In: Leukämie bei Kindern, herausgeg. von M. Hertl u. G. Landbeck. Stuttgart: Thieme 1969a.

— Psychologische Probleme. In: Leukämie bei Kindern, herausgeg. von M. Hertl u. G. Landbeck. Stuttgart: Thieme 1969b.

Hitchings, G. H., Elion, G. B., Falco, E. A., Russell, P. B., Vanderwerff, H.: Studies on analogs of purines and pyrimidines. Ann. N.Y. Acad. Sci. 52, 1318 (1950).

HOLLAND, P., HOLLAND, N. H.: The prevention and management of acute hyperuricemia in childhood leukemia. J. Pediat. **72**, 358 (1968).

HOWARD, J. P., ALBO, V., NEWTON, W. A., JR.: Cytosine arabinoside. Results of a cooperative study in acute childhood leukemia. Cancer (Philad.) **21**, 341 (1968).

HUTH, E.: Krebs im Kindesalter. Ärztl. Wschr. **13**, 990 (1958).

— BRÜSTER, H.: Virusartige Partikel bei der akuten Leukämie des Kindes. Folia haemat. (Frankfurt) **5**, 162 (1961).

HYMAN, C. B., BOGLE, I. M., BRUBACHER, C. A., WILLIAMS, K., HAMMOUD, D.: Central nervous system-involvement by leukemia in children. Blood **25**, 1 (1965).

IVERSEN, T.: Leukaemia in infancy and childhood. A material of 570 Danish cases. Acta paediat. scand., Suppl. 167 (1966).

JACOBI, G.: Persönliche Mitteilung.

JACQUILLAT, C.: Un nouvel agent actif dans le traitement des leucémies aignés: la rubidomycine (13057 R.P.). Arzneimittel-Forsch. **17**, 955 (1967a).

— Traitement des leucémie aignés lymphoblastiques par la rubidomycine. Path. et Biol. **15**, 913 (1967b).

JENKINS, V. K.: Cell free transmission of radiogenic myeloid leukemia in the mouse. Cancer Res. **23**, 1748 (1963).

KAPLAN, H. S.: Factors influencing viral leukemogenesis in mammals. In: Comparative leukemia research. Oxford: Pergamon Press 1966.

KARON, M.: The role of Vincristine in the treatment of childhood acute leukemia. Clin. Pharmacol. Ther. **7**, 332 (1966).

KAUFMANN, H. J., HESS, R.: Does congenital leukaemia exist? Brit. med. J. **1962** I, 867.

KERSTEN, W., KERSTEN, H.: The binding of daunomycin, cenerubin and chromomysin $A_3$ to nucleic acids. Biochem. Z. **341**, 174 (1965).

KHAN, M. H., MARTIN, H.: Myeloblastenleukämie mit Philadelphiachromosom. Klin. Wschr. **45**, 821 (1967).

— — G 21 trisomy in a case of acute myeloblastic leukemia. Acta haemat. (Basel) **38**, 142 (1967).

KIDD, J. G.: Regression of transplantated lymphomas induced in vivo by means of normal guinea pig serum. I. Course of transplanted cancers of various kinds in mice and rats given guinea pig serum, horse serum or rabbit serum. J. exp. Med. **98**, 565 (1953).

KORNHUBER, B.: Immunologische Untersuchungen und Behandlungsversuche bei akuten Leukosen im Kindesalter. Verhandlungsber. 6. Tagg d. Dtsch. Arbeitsgem. für Leukämieforsch. und -behandlung im Kindesalter e.V., Frankfurt (Main) 1968.

— Literaturbericht. 8. Arbeitstagg Dtsch. Arbeitsgem. für Leukämieforschg. u. -behandlung im Kindesalter e.V., Frankfurt (Main) 1969.

— LAMPERT, F.: Verlaufsbesonderheiten unter der derzeitigen Behandlung. In: Leukämie bei Kindern, herausgeg. von M. HERTL u. G. LANDBECK. Stuttgart: Thieme 1969.

— WILHELM, G.: Therapeutische Studien mit Plasma von Personen, die Antikörper gegen ein spezifisches Nucleoproteid aus Leukosezellen enthalten.

In: Chemo- und Immunotherapie der Leukosen und malignen Lymphome, herausgeg. von A. STACHER. Wien: Bohmann 1969.

KRIVIT, W., GOOD, R. A.: The simultaneous occurrence of leukemia and mongolism. J. Dis. Child. **94**, 289 (1957).

LAMPERT, F.: Die Gruppenchemotherapie bei der akuten Leukämie im Kindesalter. Med. Klin. **61**, 187 (1966).

LANDBECK, G.: Therapie der akuten und chronischen Myelose. Verhandlungsber. 4. Tagg Dtsch. Arbeitsgem. f. Leukämieforschg. und -behandl. im Kindesalter e.V., Frankfurt (Main) 1967.

— ECKLER, E.: Therapie der Leukämien. In: Leukämie bei Kindern, herausgeg. von M. HERTL u. G. LANDBECK. Stuttgart: Thieme 1969.

LATARJET, R., DUPLAN, J. F.: Experiments and discussions on leukaemogenesis by cell-free extracts of radiation-induced leukaemia in mice. Int. Radiat. Biol. **5**, 339 (1962).

LAW, L. W., MOLONEY, J. B.: Studies of the congenital transmission of a leukemic virus in mice. Proc. Soc. exp. Biol. (N.Y.) **108**, 715 (1961).

LEDER, L. D.: Der Blutmonozyt. Experimentelle Medizin, Pathologie und Klinik, Bd. 23. Berlin-Heidelberg-New York: Springer 1967.

LÖFFLER, H.: Cytochemischer Nachweis von unspezifischer Esterase in Ausstrichen. Klin. Wschr. **39**, 1220 (1961).

— Zur Differenzierung unreifzelliger Leukosen mit cytochemischen Methoden. Folia haemat. (Frankfurt) **8**, 112 (1963).

MARAL, R., BONRAT, G., FOURNAL, J., GANTER, P., RATULD, Y. DE, WERNER, G. H.: Un nouvel antibiotique donné d'activité antitumorale: rubidomycine (13057 R.P.). II. Activité antitumorale experimentale. Arzneimittel-Forsch. **17**, 939 (1967).

MATHÉ, G., AMIEL, J. L., SCHWARZENBERG, L.: Active immunotherapy for acute lymphoblastic leukaemia. Lancet **1969** I, 697.

— — CATTAN, A., SCHNEIDER, M.: Adoptive immunotherapy of acute leukaemia: experimental and clinical results. Cancer Res. **25**, 1525 (1965).

— — SCHNEIDER, M., CATTAN, A., VASSAL, F. DE: Wege zur aktiven Immunotherapie der menschlichen Leukämie. In: Chemo- und Immunotherapie der Leukosen und malignen Lymphome, herausgeg. von A. STACHER. Wien: Bohmann 1969.

— BERNARD, J.: Frequence de leucémies et de tumeurs chez des souris C 57 BL/6 ayant à la naissance du plasma d'animaux irradies. Rev. franç. Étud. clin. biol. **3**, 257 (1958).

— SCHWARZENBERG, L., MERY, A. M.: Extensive histological and cytological survey of patients with acute leukemia in "complete remission". Brit. med. J. **1966** I, 640.

MEIGHAN, S. S., KNOX, G.: Leukemia in childhood. (Epidemiology in Oregon, USA.) Cancer (Philad.) **18**, 811 (1965).

MERKER, H.: Zytochemie der Blutzellen. Handbuch der inneren Medizin, Bd. II/1, herausgeg. von G. v. BERGMANN, W. FREY u. H. SCHWIEGK. Berlin-Heidelberg-New York: Springer 1968.

Miller, D. G.: Patterns of immunological deficiency in lymphomas and leukemias. Ann. intern. Med. **57**, 703 (1962).

Murray, R., Heckel, P., Hempelmann, L. H.: Leukemia in children exposed to ionizing radiation. New Engl. J. Med. **261**, 585 (1958).

Nowell, P. C., Hungerford, D. A.: Chromosome studies in human leukemia. II. Chronic granulocytic leukemia. J. nat. Cancer Inst. **27**, 1013 (1961).

Oehme, J., Eschenbach, C.: Die Behandlung von akuten Leukämien mit Vincristinsulfat. Dtsch. med. Wschr. **89**, 1208 (1964).

— Janssen, W., Hagitte, C.: Leukämie im Kindesalter. Stuttgart: Thieme 1958.

Opitz, H.: Das Leukämieproblem. Mschr. Kinderheilk. **102**, 120 (1954).

Parsons, D. F., Upton, A. C., Bender, A. M., Jenkins, V. K., Nelson, E. S., Johnson, R. R.: Electron microscopic observations on primary and serially passaged radiation induced myeloid leukemias on the RF mouse. Cancer Res. **22**, 728 (1962).

Pfeiffer, R.: Chromosomenbefunde bei Leukämie. Verhandlungsber. 5. Tagg d. Dtsch. Arbeitsgem. f. Leukämieforschung und -behandl. im Kindesalter e.V., Frankfurt (Main) 1967.

Pierce, M. I.: The acute leukemias of childhood. Pediat. Clin. N. Amer. **4**, 497 (1957).

— Neurological complications in acute leukemia in children. Pediat. Clin. N. Amer. **9**, 425 (1962).

Pinkel, D., Nezger, D.: Some epidemiological features of childhood leukemia in the Buffalo, N.Y., area. Cancer (Philad.) **12**, 351 (1959).

Pisciotta, A. V., Schulz, E. J.: Fibrinolytic purpura in acute leukemia. Amer. J. Med. **19**, 824 (1955).

Porter, G. H., Dalton, A. J., Moloney, J. B., Mitchell, E. Z.: Association of electron-dense particles with human acute leukemia. J. nat. Cancer Inst. **33**, 547 (1964).

Reimann, D. L., Clemmens, R. L., Pillsburg, W. A.: Congenital acute leukemia. Skin nodules, a first sign. J. Pediat. **46**, 415 (1955).

Rhim, J. S., Greenawalt, C., Huebner, R. J.: Synthetic double-stranded RNA: Inhibitory effect on murine leukaemia and sarcoma viruses in cell cultures. Nature (Lond.) **222**, 1166 (1969).

Rudkin, G. T., Hungerford, D. A., Nowell, P. C.: DNA contents of chromosome $Ph_1$ and chromosome 21 in human chronic granulocytic leukaemia. Science **144**, 1229 (1964).

Rundles, R. W., Elion, G. B., Hitchings, G. H.: Allopurinol in the treatment of gout and secondary hyperuricemia. Bull. rheum. Dis. **16**, 400 (1966).

Sachtleben, P.: Erfahrungen mit der Kombination Daunomycin — Vincristin — Prednisolon. 8. Tagg Dtsch. Arbeitsgem. f. Leukämieforsch. u. -behandlung im Kindesalter e.V., Frankfurt (Main) 1969.

— Neuere Gesichtspunkte zur Leukämie des Kindes. Betreuung von Kind und Eltern. Mschr. Kinderheilk. **118**, 14 (1970).

Sandberg, A. A., Cartwright, G. E., Wintrobe, M. M.: Studies on leukemia. I. Uric acid excretion. Blood **11**, 154 (1956).

Schall, L., Eckler, E.: Der Verlauf der akuten Leukämie im Kindesalter in seiner Abhängigkeit von der Behandlung. Arch. Kinderheilk. **164**, 23 (1961).

Scheibner, M.: Ein Fall von erworbener Afibrinogenämie und hämorrhagischer Diathese bei akuter Myelose. Wien. klin. Wschr. **72**, 339 (1960).

Schneider, M.: Les infections bactériennes et fungique au cours des leucémies aigués. Sem. Hôp. Paris **43**, 438 (1967).

Schwartz, S. O., Spurrier, W., Le Roy Yates, Maduros, B. P.: Studies on leukemia. XV. The induction of leukemia in Swiss mice with human leukemic brain extracts. Blood **15**, 758 (1960).

Shaw, R. K., Moore, E. W., Freireich, E. J., Thomas, L. B.: Meningeal leukemia. A syndrome resulting from increased intracranial pressure in patients with acute leukemia. Neurology (Minneap.) **10**, 823 (1960).

Shimizu, K.: An epidemiological study on leukemia in survivors exposed to the atomic bomb in childhood in Hiroshima. Hiroshima J. med. Sci. **17**, 123 (1968).

Silver, R. T., Utz, J. P., Fahey, J. L., Frei, E. III: Antibody response in patients with acute leukemia. J. Lab. clin. Med. **56**, 634 (1960).

Simpson, C. L., Hempelmann, L. H., Fuller, L. M.: Neoplasia in children treated with x-rays in infancy for thymic enlargement. Radiology **64**, 840 (1955).

Smith, K. O., Benyesh-Melnick, M., Fernbach, D. F.: Studies on human leukemia. II. Structure of myxovirus-like particles associated with human leukemia. J. nat. Cancer Inst. **33**, 557 (1964).

Sokal, J. E., Primikirios, N.: The delayed skin test in Hodgkin's disease and lymphosarcoma. Effect of disease activity. Cancer (Philad.) **14**, 597 (1961).

Stewart, A., Webb, J., Hewitt, D.: A survey of childhood malignancies. Brit. med. J. **1958 I**, 1495.

Stottmeister, R., Büchmann, P.: Die funktionellen Beziehungen zwischen aplastischer Anämie und akuten Leukämien. Ergebn. inn. Med. Kinderheilk. **60**, 367 (1941).

Straub, P. W., Meili, E. O., Frick, P. G.: Gerinnungsstörungen bei akuter Leukämie, insbesondere Promyelozyten-Leukämie. Schweiz. med. Wschr. **97**, 1464 (1967).

Stück, B.: Vermehrtes Auftreten von Virus-induzierten Mäuseleukämien nach Gaben von Zytostatika. In: Chemo- und Immunotherapie der Leukosen und malignen Lymphome, herausgeg. von A. Stacher. Wien: Bohmann 1969.

Thiersch, J. B.: Attempted transmission of human leukemia in man. J. Lab. clin. Med. **30**, 866 (1945).

— Attempted transmission of acute leukemia from man to man by sternal marrow route. Cancer Res. **6**, 695 (1946).

Tivey, H.: Prognosis for survival in the leukemias of childhood. Pediatrics **10**, 48 (1952).

Tomonaga, M.: Leukaemia in Nagasaki atomic bomb survivors 1945 through 1959. Bull. Wld Hlth Org. **26**, 619 (1962).

Tough, I. M., Court-Brown, W. M., Baikie, A. G., Buckton, K. E., Harnden, D. G., Jacobs, P. A., Williams, J. A.: Chronic myeloid leukaemia: cytogenetic studies before and after splenic irradiation. Lancet **1962 II**, 115.

TSIRIMBAS, A. D., PFISTERER, H., HORNUNG, B., MICHLMAYR, G.: Therapieversuche mit heterologem Antilymphozytenserum bei Patienten mit chronischer Lymphadenose. Verhand. der 13 Tagg der Dtsch. Ges. f. Hämatol., Ulm 1968, herausgeg. von H. HEIMPL u. L. HEILMEYER. München: Lehmann 1969.

VAITKEVICIUS, V. K.: Vincristin-Therapie der Leukämie. Internat. Sympos. über die Anwendung der Vinca-Alkaloide Velbe und Vincristin, herausgeg. von E. GMACHL. München: Urban & Schwarzenberg 1969.

VOIGT, K. G., HELBIG, W.: Pathologie und Klinik der leukämischen Niere. Med. Klin. 58, 867 (1963).

WALD, N., BORGES, W. H., LI, C. C., TURNER, J. H., HARNOIS, M. C.: Leukaemia associated with mongolism. Lancet 1961 I, 1228.

WARD, G. R.: The infective theory of acute leukaemia. Brit. J. Child. Dis. 14, 10 (1917).

WILHELM, G., KORNHUBER, B.: Antigene Eigenschaften eines spezifischen Ribonucleoproteids aus Leukosezellen. In: Chemo- und Immunotherapie der Leukosen und malignen Lymphome, herausgeg. von A. STACHER. Wien: Bohmann 1969.

WILLI, H.: Die Leukosen im Kindesalter. Abhandlung Kinderheilkunde, Bd. 43. Berlin: Karger 1936.

WILLSON, J. K. V.: The bone lesions of childhood leukemia. A survey of 140 cases. Radiology 72, 672 (1959).

WILMANNS, W.: Indikation zur Behandlung akuter Leukämien mit 6-Mercaptopurin auf biochemischer Grundlage. Dtsch. med. Wschr. 88, 900 (1963).

— Dihydrofolat-Reduktase und Thymidinkinase im Knochenmark unter der Einwirkung von Folsäureantagonisten. Klin. Wschr. 45, 987 (1967).

WINTROBE, M. M., HASENBUSH, L. L.: Chronic leukemia. Arch. intern. Med. 64, 701 (1939).

WRIEDT, K.: Pathogenese, Diagnose und Therapie der Hyperurikämie bei der Behandlung von Leukämien im Kindesalter. Verhandlungsber. über 6. Tagg der Dtsch. Arbeitsgem. f. Leukämieforsch. u. -behandl. im Kindesalter e.V., Frankfurt (Main) 1968.

ZAHN, R. K.: Die Wirkung von Cytosin-Arabinosid auf die informationsgesteuerte Synthese. In: Experimentelle und klinische Erfahrungen mit Cytosin-Arabinosid bei soliden Tumoren und Haemoblastosen, herausgeg. von S. WITTE u. R. K. ZAHN. Aulendorf: Editio Cantor 1968.

ZUELZER, W. W.: Implications of long-term survival in acute stem cell leukemia of childhood treated with composite cyclic therapy. Blood 24, 477 (1964).

— FLATZ, G.: Acute childhood leukemia: a ten-year study. Amer. J. Dis. Child. 100, 886 (1960).

# Neubildungen des lymphatischen Systems

## Neubildungen des Thymus*

B. KORNHUBER, Frankfurt

**Definition.** Thymustumoren sind Neubildungen im vorderen Mediastinum gelegen, deren Ursprung vom Thymus nicht nur auf Grund der Lokalisation, sondern auch histologischer Merkmale anzunehmen ist (HALE). Die verschiedenartigen histologischen Bilder, die bei Stufenschnitten der neoplastischen Drüse gefunden werden, lassen sich dem gleichen Tumor zuordnen (CASTLEMAN; HALE; IVERSON; SYMMERS). Tumoren wie maligne Lymphome, die gelegentlich vom Thymus ausgehen können, sollten nicht als primäre Thymusneubildungen angesprochen werden (HALE; IVERSON). Als Thymome im engeren Sinn werden Thymustumoren bezeichnet, die sowohl lymphoide als auch epitheliale Anteile enthalten (LEGG und BRADY; LATES).

**Häufigkeit, Alters- und Geschlechtsverteilung.** Thymustumoren sind selten. SONADJIAN et al. haben in einer Übersicht bis 1966 1133 Fälle der Weltliteratur gesammelt, darunter nur 103 Kinder. Das mittlere Alter bei Diagnosestellung wird zwischen 48 (BERNATZ et al.) und 60 Jahren (ROGERS et al.) angegeben. Ähnliche Zahlen finden sich in kleineren Zusammenstellungen.

LEGG und BRADY fanden unter 51 Patienten mit Thymustumoren einen 10jährigen Jungen. Alle anderen Tumorträger waren älter als 20 Jahre. Ein 14jähriger mit einem Thymustumor wurde von RICHTER und NITZSCHE mitgeteilt. KATZ und LATTES berichten über ein 12jähriges, ein 16jähriges Mädchen und einen 16jährigen Jungen unter 24 erfaßten Thymompatienten. Ich selbst verfüge über eine eigene Beobachtung bei einem 11jährigen Jungen. ROGERS et al. haben unter 60 Patienten, die mit Altersangabe aufgeführt sind, keinen Patienten unter 20 Jahren. Der jüngste von 12 Patienten in einer Mitteilung von LENNERT und HEPP war 17 Jahre. In der kinderchirurgischen Klinik, Bremen, (VON DER OELSNITZ) betrug die Zahl der Thymustumoren unter 87 Mediastinaltumoren 5.

Frauen sind in der Statistik von ROGERS et al. doppelt so häufig Tumorträgerinnen wie

---

* Siehe auch dieses Handbuch, Bd. I/1, S. 518, Kapitel „Thymus".

Tabelle 18. *Folgekrankheiten bei Thymustumoren*

| Symptome und Folgekrankheiten bei Patienten mit Thymustumoren | Prozent der Tumorträger | Literaturnachweis |
|---|---|---|
| Myasthenia gravis | 33—50 | Bernatz et al.; Hale; Iverson; Lennert und Hepp |
| Malignome, die nicht vom Thymus ausgehen | 21 | Sonadjian et al. |
| Erythroblastenphthise (pure red cell anemia) | 3 | Bernatz et al.; Gilbert et al.; Hale; Kaboth et al.; Kaung et al. |
| Immunglobulinveränderungen, Plasmocytome | | Bernatz et al.; Gilbert et al.; Harley et al.; Lennert und Hepp; Lindström et al. |
| Cushing-Syndrom | | Castleman; Scholz und Bahn; Hubble; Kepler; Leyton et al. |

Männer, während Bernatz et al. sowie Legg und Brady Männer und Frauen gleich häufig betroffen fanden.

**Anamnese und Klinik.** Die Vorgeschichte ist bei der Mehrzahl der Patienten leer, die Feststellung eines Mediastinaltumors ein Zufallsbefund bei einer Röntgenuntersuchung oder Obduktion (Hale; Legg und Brady; Rogers et al.). Bei großen Tumoren und infiltrierendem Wachstum kommt es zu Heiserkeit, Reizhusten oder oberer Einflußstauung (Hasse; Kootz; von der Oelsnitz). Die Dauer einzelner Symptome läßt sich zum Zeitpunkt der Diagnose $^3/_{12}$ bis 6 Jahre zurückverfolgen (Lennert und Hepp).

Etwa die Hälfte aller Patienten bietet manifeste Hinweise auf eine Autoimmunkrankheit (Hale; Rogers et al.). Dies trifft in erster Linie auf Patienten mit einer Myasthenia gravis zu. Bei diesen lassen sich z. T. fluorescenzmikroskopisch zirkulierende Antikörper gegen Muskelgewebe nachweisen (Strauss et al.). Bei einigen Patienten wurden auch antinucleäre Antikörper im Thymus, ein positiver Coombstest oder ein positives LE-Phänomen gefunden (Rogers et al.).

Das Zusammentreffen von Thymustumoren und Malignomen, die nicht vom Thymus ausgehen, ist überzufällig häufig. Der 2. Tumor wurde oft erst 10—15 Jahre nach dem Thymom diagnostiziert (Sonadjian et al.). Auch akute Leukämien (Andersen und Pedersen; Cooke; Margolis) und Myelome (Gilbert et al.; Lindström et al.) sind bei Thymustumorträgern beschrieben worden.

Die Immunglobuline können vermindert oder vermehrt sein (Hale; Kaboth; Kaung

et al.; Lennert und Hepp sowie Rogers et al.). Außer reinen Erythroblastenphthisen wurden auch Panmyelopathien beschrieben (Bernatz et al.; Gilbert et al.; Hale; Kaboth; Kaung et al.).

Die nachfolgende Tabelle 18 gibt Symptome und Folgekrankheiten bei Patienten mit Thymustumoren wieder.

Das *klinische Bild* wird von den Begleiterkrankungen bestimmt, z. B. der Myasthenia gravis, Anämie oder dem Cushing-Syndrom. Die Verdachtsdiagnose basiert auf Röntgenaufnahmen des Thorax, vornehmlich der Seitaufnahme, bei der sich der Tumor als ovale Verschattung im vorderen Mediastinum darstellt, stielartig in Höhe der 1. Rippe zur vorderen Thoraxwand ziehend (Lissner). Kleine Thymustumoren können bei der Röntgenuntersuchung unerkannt bleiben. Diagnostisch weiterführen können ein Pneumomediastinum (von der Oelsnitz) oder die Mediastinoskopie (Lennert und Hepp; von der Oelsnitz). Erst die Probethorakotomie mit Schnellschnitt sichert die Diagnose.

**Einteilung der Thymustumoren.** Das histologische Bild ist bei Stufenschnittuntersuchungen auch im gleichen Tumor unterschiedlich, die Deutung schwierig. Einsendungen des gleichen Operationsmaterials an verschiedene Pathologen ergaben bis zu 7 unterschiedliche histologische Deutungen (Legg und Brady). Die Tumoren werden nach dem vorwiegenden Zelltyp eingeteilt in

lymphoide,
epitheliale,
lympho-epitheliale und
Spindelzellthymustumoren.

Eine Unterscheidung in maligne und benigne Tumoren ist von der Histologie her nicht sicher möglich (ACKERMANN; VON ALBERTINI; BRUNNER; CASTLEMAN; HALE; IVERSON; LATTES; LEGG; MURRAY; RINGERTZ; LE ROUX). Wichtigere Kriterien der Malignität sind infiltratives Wachstum, Metastasierung und die Verlaufsbeobachtung. Eine Metastasierung geschieht nur selten in Lunge, Leber, Meningen und andere Organe (BAER; LATTES; LENNERT und HEPP; MOTTET). Von CASTLEMAN wird die Metastasierung eines Thymoms bestritten. WU fand selbst bei Thymuscarcinomen keine Metastasen. Die Diskrepanz der Aussagen ist z. T. wohl dadurch bedingt, daß Lymphosarkome den Thymomen zugeordnet werden (CROSBY; KASTRUP et al.).

*Heterotope Thymustumoren* können auf dem Descensus des Thymus, den dieser während der Fetalzeit von der 3. Schlundtasche nach medial und caudal zurücklegt, durch zurückgebliebenes Thymusgewebe entstehen. BARRICK und O'KELL berichten über 2 Jungen mit cystisch-fibrös-granulomatösen Tumoren im Halsbereich.

**Therapie.** Die Behandlung von Thymustumoren besteht in jedem Fall in der operativen Tumorentfernung oder weitgehenden Resektion (LATTES; LEGG; VAN DER OELSNITZ). Der Zugang wird in der Regel von parasternal her gewählt (HASSE; KOOTZ; VON DER OELSNITZ). Anschließend erfolgt eine Bestrahlung (EFFLER und MCCORMACK; LEGG; VON DER OELSNITZ) in der Regel mit 5000 r von einem ventralen Feld aus. Cytostatica (Actinomycin D; VON DER OELSNITZ) werden nicht allgemein angewandt.

Die *Prognose* der Thymompatienten mit gleichzeitiger Myasthenia gravis hängt weniger von der Entwicklung des Thymoms als vielmehr von der Myasthenie ab. Dabei ist es möglich, daß die Thymektomie ohne Einfluß auf den Krankheitsverlauf der Myasthenie bleibt (BERNATZ et al.; SEYBOLD et al.). Bei den übrigen Formen spielen topographische Faktoren eine größere Rolle als der histologische Befund (LATTES). Bei benignen Thymustumoren sind die Überlebenschancen günstig (BERNATZ et al.; LENNERT und HEPP).

## Literatur

ACKERMANN, L. V.: Surgical pathology. London: Kimpton 1953.

ALBERTINI, A. VON: Zur Kenntnis der lympho-epithelialen Thymuscarcinome. Zit. nach K. MÜLLY: Thymus und Thymusgeschwülste. In: Handbuch der inneren Medizin, 4. Aufl., Bd. IV/4, hrsg. von G. v. BERGMANN, W. FREY und H. SCHWIEGK. Berlin-Göttingen-Heidelberg: Springer 1956.

ANDERSEN, V., PEDERSEN, H.: Thymoma and acute leukaemia. Acta med. scand. 182, 581 (1967).

BAER, M.: Zur Kenntnis des Thymuskrebs. Schweiz. med. Wschr. 1930/II, 732.

BARRICK, B., O'KELL, R. T.: Thymic cysts and remnant cervical thymus. J. pediat. Surg. 4, 355 (1969).

BERNATZ, P. E., HARRISON, E. G., CLAGETT, O. T.: Thymoma: a clinicopathologic study. J. thorac. cardiovasc. Surg. 42, 424 (1961).

CASTLEMAN, B.: Tumors of the thymus gland. Atlas of tumor pathology, section V, fasc. 19. Washington 1955.

COOKE, C. V.: Mediastinal tumor in acute leukemia. Amer. J. Dis. Child. 44, 1153 (1932).

CROSBY, E. H.: Malignant tumors of the thymus gland. Amer. J. Cancer 16, 461 (1932).

EFFLER, B. B., MCCORMACK, L. J.: Thymic neoplasms. J. thorac. Surg. 31, 60 (1956).

GILBERT, E. F., HARLEY, J. B., AMIDO, V., MENGOLI, H. F., HUGHES, J. T.: Thymoma, plasma cell myeloma, red cell aplasia and malabsorption syndrome. Amer. J. Med. 44, 820 (1968).

HALE, J. F.: Tumours of the thymus. Proc. roy. Soc. Med. 61, 871 (1968).

HARLEY, J. B., AMIDO, V., GILBERT, E. F.: Thymoma with red cell aplasia, multiple myeloma and malabsorption syndrome. 11th Congr. Int. Soc. Hematol., Sydney 1966, p. 177.

HASSE, W.: Die Geschwülste des Mediastinums im Kindesalter. Langenbecks Arch. klin. Chir. 322, 1236 (1968).

HUBBLE, D.: Cushing syndrome and thymic carcinoma. Quart. J. Med. 18, 133 (1949).

IVERSON, L.: Thymoma. A review and reclassification. Amer. J. Path. 32, 695 (1956).

KABOTH, W.: Anämien bei Thymuserkrankungen. In: Klinische Hämatologie, hrsg. von H. BEGEMANN. Stuttgart: Thieme 1970.

KASTRUP, H., KNY, W., WILHELM, E.: Zur Klinik, Pathologie und Therapie der Thymustumoren. Thoraxchirurgie 2, 163 (1954).

KATZ, A., LATTES, R.: Granulomatous thymoma or Hodgkin's disease of thymus? A clinical and histologic study and a re-evaluation. Cancer (Philad.) 23, 1 (1969).

KAUNG, D. T., CECH, R. F., PETERSON, R. E.: Benign thymoma and erythroid hypoplasia. Thirteen-year "cure" following thymectomy. Cancer (Philad.) 22, 445 (1968).

KEPLER, E. J.: Report of four cases. In: R. M. WILDER et al., Symposium: Polyglandular dyscrasias involving abnormalities of sexual characteristics. Proc. Mayo Clin. 8, 102 (1933).

KOOTZ, F.: Kindliche Mediastinaltumoren. Langenbecks Arch. klin. Chir. 322, 1252 (1968).

LATTES, R.: Thymoma and other tumors of the thymus. An analysis of 107 cases. Cancer (Philad.) **15**, 1224 (1962).

LEGG, M. A., BRADY, W. J.: Pathology and clinical behavior of thymomas. A survey of 51 cases. Cancer (Philad.) **18**, 1131 (1965).

LENNERT, K. A., HEPP, G.: Zur Klinik der Thymustumoren. Dtsch. med. Wschr. **93**, 1649 (1968).

LEYTON, O., TURNBULL, H. M., BRATTON, A. B.: Primary cancer of the thymus with pluriglandular disturbance. J. Path. **34**, 635 (1931).

LINDSTRÖM, F. D., WILLIAMS, R. C., JR., BRUNNING, R. D.: Thymoma associated with multiple myeloma. Arch. intern. Med. **122**, 526 (1968).

LISSNER, J.: Die röntgenologische Diagnostik der Thymustumoren. Radiologie **3**, 31 (1963).

MARGOLIS, H. M.: The thymus gland in lymphatic leukemia. Arch. Path. **9**, 1015 (1930).

MOTTET, N. K.: Malignant thymoma. Amer. J. clin. Path. **41**, 618 (1964).

MURRAY, N. A., MCDONALD, J. R.: Tumors of the thymus in myasthenia gravis. Amer. J. clin. Path. **15**, 87 (1945).

OELSNITZ, G. VON DER: Thymustumoren im Kindesalter. Langenbecks Arch. klin. Chir. **322**, 1247 (1968).

— Thymustumoren im Kindesalter. In: Maligne Tumoren im Kindesalter, hrsg. von F. REHBEIN. Stuttgart: Hippokrates 1969.

RICHTER, W., NITZSCHE, L.: Primäres Lymphosarkom des Thymus. Zbl. allg. Path. path. Anat. **110**, 335 (1967).

RINGERTZ, N.: Cytologic cancerdiagnostik. Nord. Med. **74**, 746 (1965).

ROGERS, B. H. G., MANALIGED, J. R., BLAZEK, W. V.: Thymoma associated with pancytopenia and hypogamma globulinemia. Report of a case and review of the literature. Amer. J. Med. **44**, 154 (1968).

ROUX, B. T. LE: An analysis of 700 cases of carcinoma of the hypopharynx, the oesophagus, and the proximal stomach. Thorax **16**, 226 (1961).

SCHOLZ, D. A., BAHN, R. C.: Thymic tumors associated with Cushing's syndrome: Review of three cases. Proc. Mayo Clin. **34**, 433 (1959).

SEYBOLD, W. D., MCDONALD, J. R., CLAGETT, O. T., GOOD, C. A.: Tumors of the thymus. J. thorac. Surg. **20**, 195 (1950).

SONADJIAN, J. V., SILVERSTEIN, M. N., TITUS, J. L.: Thymoma and cancer. Cancer (Philad.) **22**, 1221 (1968).

STRAUS, A. J. L., SEEGEL, B. C., HSU, K. C., BURKHOLDER, P. M., NASTUK, W. L., OSSERMAN, K. E.: Immunofluorescent demonstration of a muscle binding, complement fixing serum globulin fraction in myasthenia gravis. Proc. Soc. exp. Biol. (N.Y.) **105**, 184 (1960).

SYMMERS, D.: Malignant tumors and tumor-like growth of the thymic region. Ann. Surg. **95**, 544 (1932).

WU, T. T.: Lymphoepithelioma of the thymus. J. Path. Bact. **41**, 351 (1935).

# Lymphogranulomatose

KARIN BERNHAUER, Frankfurt

**Synonyma.** *Lymphogranulomatose* (nach PALTAUF, 1909), *Hodgkin's Disease* (nach WILKS), *Lymphogranuloma* (nach dem Quarterly cumulative Index und dem Index medicus bis 1941).

**Historisches.** Die Lymphogranulomatose erhielt ihren Namen 1909 von PALTAUF, nachdem die von THOMAS HODGKIN 1832 beschriebene und nach ihm auch heute noch bezeichnete Krankheit in vielen Jahren der Forschung aus dem Kreis der Granulome und leukämischen Erkrankungen abgesondert werden konnte.

Ein ähnliches Krankheitsbild war bereits 1661 von MALPIGHI und 1762 von MORGAGNI beschrieben worden. 1865 beschrieb WILKS den Krankheitsverlauf und führte die Bezeichnung Hodgkin-Disease ein. Intensive patho-histologische Untersuchungen unternahmen VIRCHOW (1843), COHNHEIM und KUNDRAT (1893).

Zu den Publikationen über das pathologisch-histologische Bild gehören ferner diejenigen von PALTAUF (1897), STERNBERG (1898) und REED (1902), zu den neueren zählen vor allem die der Pathologen JACKSON (1947), LUMB (1954), PARKER und WILLIS (1960).

**Ätiologie und Pathogenese.** Trotz 140jähriger Kenntnis der Lymphogranulomatose ist die Ätiologie bis heute unklar geblieben. Zahlreiche Thesen wurden widerlegt, einige werden noch heute diskutiert: Entzündliche Genese, neoplastische Genese und Defekt des immunologischen Abwehrmechanismus.

Auch die Vermutung, daß genetische Faktoren für die Entstehung der Krankheit verantwortlich seien, konnte nicht belegt werden. Entsprechende Untersuchungen von DE VORE (1957) und von RAZIS (1959) zeigten, daß familiär gehäufte Fälle nur einen Anteil von etwa 1% bilden. Dies entspricht nur einer wenig größeren Anzahl als nach der normalen Wahrscheinlichkeit oder für Carcinome zu erwarten wäre (BAKER, 1966). Es tauchte jedoch die begründete Vermutung auf, daß die familiäre Häufung mehr durch Umweltfaktoren als durch genetische Ursachen bedingt sein könnte (RAZIS).

Durch GREENFIELD wurde 1878 die Theorie der entzündlichen Entstehung der Lymphogranulomatose aufgestellt. Gleicher Ansicht war auch STERNBERG (1898), der eine besondere Form der Tuberkulose annahm. Obwohl L'ESPERANCE 1931 einen Tbc-Bacillus in manchen Fällen von Lymphogranulomatose finden konnte, hat sich in der Folgezeit bei weiteren Versuchen ein Zusammenhang nicht bestätigen lassen (KASSEL, 1958; AISENBERG, 1964a). Das gleiche gilt auch für die Diphtherie (AISENBERG, 1964a). Von einigen Forschern wird auch heute noch die Ursache bei Amöben gesucht (WYBURN, 1966). Doch konnte bis heute kein einwandfreier Nachweis erbracht werden. Auch über die Entstehung des Morbus Hodgkin durch Zoonosen wird diskutiert (LEMON u.a., 1966; DÖRKEN, 1969).

DOROTHY REED (1902) vermutete auf Grund ihrer morphologischen Untersuchungen ebenfalls eine entzündliche Ursache.

Die Auffassung, die Lymphogranulomatose werde durch eine Entzündung verursacht, wird hauptsächlich von Pathologen und Histologen vorgetragen. In der Tat gibt es auffällige Parallelen zwischen einer klassischen Entzündung und der Pathologie der Lymphogranulomatose. Auch weiß man, daß Granulombildungen die Folge chronischer Entzündungen sind.

Ebenso kommt es im Falle einer Virusinfektion zur Zellproliferation speziell im lymphatischen Gewebe. Man sucht seit einigen Jahren nach einem „Hodgkin-Virus" (KASSEL, 1958) in der Annahme, die Lymphogranulomatose sei primär ein entzündlich virusbedingter Vorgang, der in späteren Stadien neoplastisch entarte (AISENBERG).

Bisher ist es jedoch noch nicht gelungen, einen Virus aus Zellextrakten zu isolieren und in einen eindeutigen ursächlichen Zusammenhang mit der Lymphogranulomatose zu bringen. Auch entsprechende Tierversuche brachten keine überzeugenden Ergebnisse (KOCH, 1968; KASSEL, 1958; LEHMANN-GRUBE, 1968; JAWETZ et al., 1968).

GRÄFF (1935) meinte, daß sich der Virusinfekt im Kern oder Cytoplasma der Reticulumzellen ausbreite und dadurch Störungen des Nucleinsäurestoffwechsels der Zelle verursache. Dadurch entstehe dann die beobachtete starke Vergrößerung des Nucleolus der Lymphocyten und es komme so schließlich zum Bild der Hodgkin-Zellen bzw. der Reed-Sternberg-Zellen.

Diese These wird auch von LENNERT (1963) vertreten, nach dessen Meinung die Veränderungen des Nucleinsäurestoffwechsels im Kern zugleich auch die Determinierung für eine spätere sarkomatöse Umwandlung der Lymphogranulomatose darstellen. Später komme es dann zur Geschwulstrealisation infolge weiterer Faktoren, wie z.B. Lebensalter. Diese Theorie kann man als Brücke zwischen Entzündungs- und Tumorgenese auffassen.

Der erste Verfechter einer neoplastischen Genese war der eigentliche Entdecker der Krankheit, der englische Kliniker und Pathologe THOMAS HODGKIN (1798—1866, London).

Auch der englische Forscher S. WILKS bekannte sich 1865 zu dem gleichen Ursachenkomplex.

HEILMEYER (1966) führt folgende Argumente zur Stützung der Tumortheorie an:

1. Zunächst schleichende Entstehung ohne entzündliche Erscheinungen.

2. Absolute Irreversibilität und stetige Verschlechterung bis zum Tode.

3. Ausschließlich Tumortherapie möglich (chirurgische Excision, Bestrahlung, Cytostatica).

4. Anwendbarkeit des klinischen „Tumor-Gesetzes", welches nicht für die Entzündung zutrifft: Zunehmende Verkürzung der Remissionsdauer nach den einzelnen Behandlungsphasen.

5. Weitgehende Übereinstimmung der Cytologie mit derjenigen von Tumorzellen. Die Histologie ist allerdings nicht beweisend.

Wichtige Gegenargumente liefert indessen HECKNER (1965):

1. Die progressive Entwicklungstendenz sei keine echte Metastasierung, da im neu entstandenen Herd ein Implantat typischer Hodgkin-Zellen nicht nachweisbar sei.

2. Vorhandensein von Mitoseatypien auch bei anderen Erkrankungen des lymphatischen Gewebes.

3. Nur geringes Vorkommen von Reed-Sternberg-Zellen.

4. Bei echten Neoplasien seltenes Auftreten eines Pel-Epstein-Fiebers.

5. Nur bei neoplastischen Erkrankungen mesenchymalen Ursprunges ist eine einwandfrei objektivierbare Wirkung der Cytostatica zu finden.

6. Die Kern-Plasmarelation ist eher zugunsten des Plasmas verschoben und zeigt somit

ein umgekehrtes Verhältnis wie bei neoplastischen Zellen.

7. Die Riesenzellbildung sei nicht eindeutig positiv für Neoplasien zu bewerten, da sie auch bei gutartigen Erkrankungen vorkomme.

8. Große Nucleolen seien generell typisch für lymphatische Reaktionen.

9. Die Erhöhung der alkalischen Leukocytenphosphatase sei ebenfalls typisch für Entzündungen.

10. Der letale Ausgang sei nicht allein typisch für Neoplasien.

Als 3. Ätiologiethese wird ein Defekt des immunologischen Abwehrmechanismus beim M. Hodgkin angeführt, und zwar die Spätreaktion betreffend. Es wird ein Zusammenhang mit der Funktion des Thymus diskutiert (Günther, 1969; Huber, 1969; Miller, 1961).

Der Prototyp der Spätreaktion ist die Tuberkulinprobe. Bei Lymphogranulomatosepatienten hat man beobachtet, daß sie in nur geringem Maße tuberkulinpositiv sind (Sokal u. Primikirios, 1961; Aisenberg, 1964a, b). Je fortgeschrittener das Krankheitsstadium ist, desto häufiger findet man tuberkulinnegative Reaktionen. Zur Stützung dieser Ätiologiethese wird angeführt, daß bei Remissionen eine Rückkehr zum normalen Metabolismus des Immunsystems stattfindet (Chase, 1966). Außer der Tuberkulinsensitivität wurden noch zahlreiche andere Spätreaktionen auslösende Faktoren untersucht: Cutane Anergie (Chase, 1966; Aisenberg, 1962, 1964a, b; Lamb, 1962; Warwick et al., 1961), Gammaglobulinverhältnisse (Aisenberg, 1964a, 1966a; Kelly et al., 1960; Scheurlen, 1968; Sokal u. Primikirios, 1961; Chase, 1966; Geller, 1953; Jawetz et al., 1968; Günther, 1969; Baker, 1966), Lymphocytendefekte (Warwick et al., 1961; Lamb et al., 1962; Günther, 1969; Kelly et al., 1960; Aisenberg, 1964a, 1966a; Chase, 1966; Jawetz et al., 1968; Hersch et al., 1965; Sokal u. Primikirios, 1961; Scheurlen, 1968) (s. Bd. 3, S. 88).

**Alters- und Geschlechtsverteilung.** In der Literatur herrscht Übereinstimmung darüber, daß die Lymphogranulomatose bei Kindern nur selten auftritt. Daraus ergeben sich auch sehr unterschiedliche Statistiken. Während Pitcock (1959), Corbeille (1928) und Smith (1934) einen Häufigkeitsgipfel bei Kindern zwischen 5 und 9 Jahren angeben, berichten Pierce (1960), Bailey (1961) und Kelly

(1965) über ein langsames Zunehmen der Häufigkeit mit jeder Altersgruppe.

Dagegen stimmen die Statistiken für Erwachsene weitgehend überein und zeigen eine erste Häufung zwischen 20—25 Jahren, eine zweite ab 50 Jahren (Stasek, 1967; Solidoro, 1966).

Übereinstimmung besteht, daß der M. Hodgkin beim männlichen Geschlecht überwiegt. Jackson u. Parker (1947) geben beim Hodgkin-Granulom 70%, beim Hodgkin-Sarkom 61% für das männliche Geschlecht an. Im allgemeinen wird von einem Verhältnis von 2:1 (Dörken, 1969) oder 1,5:1 (Wüst, 1969) zuungunsten der Männer gesprochen.

### Klinisches Bild

Der Unklarheit der Ätiologie entsprechend ist auch das klinische und histologische Bild der Lymphogranulomatose uncharakteristisch. Zu Beginn der Krankheit kommt es zu langsam auftretenden, schmerzlosen Lymphknotenschwellungen, die im allgemeinen bevorzugt eine Halsseite befallen (Manchester-Tumorregister, 1953—1966; Mardsen u. Steward, 1968).

Weit seltener findet sich primär eine Generalisation der Erkrankung oder eine sonstige Lokalisation, wie z.B. im Mediastinum oder Bauchraum. Im weiteren Verlauf kommt es dann zum fortschreitenden Befall neuer Lymphknotengruppen sowie zur Hepatosplenomegalie, begleitet von folgenden Allgemeinerscheinungen: Kopfschmerzen, Blässe, Müdigkeit, intermittierenden Fieberanfällen (vom Pel-Epstein-Typ), Nachtschweißen, Pruritus, Gewichtsabnahme, Schwäche und Alkoholschmerz (Wüst, 1969). Patienten mit Allgemeinerscheinungen haben vergleichsweise eine schlechtere Prognose.

*Stadieneinteilung der Lymphogranulomatose* (Rye, New York 1955):

I. 1. Erkrankung auf eine anatomische Region beschränkt. 2. Erkrankung auf zwei benachbarte Regionen auf einer Seite des Zwerchfells begrenzt.

II. Erkrankung in mehr als zwei benachbarten Regionen oder in zwei nicht benachbarten Regionen auf der gleichen Seite des Zwerchfells.

III. Erkrankung auf beiden Seiten des Zwerchfells ohne Befall nicht lymphatischer Organe.

IV. Disseminierte Erkrankung mit Befall nicht lymphatischer Organe.

Weiterhin unterscheidet man eine klinische Form A: Ohne Allgemeinerscheinungen und eine klinische Form B: Mit entsprechenden Allgemeinerscheinungen bei Behandlungsbeginn (SCHERER).

### Besondere Lokalisationsformen der Lymphogranulomatose (nach E. Anglesio)

*Mediastinale und pulmonale Form.* Lymphknotenschwellungen im Thoraxbereich können zu Verdrängungserscheinungen mit folgenden Symptomen führen: Dyspnoe, Cyanose, Stridor, Einflußstauungen im Bereich der oberen Hohlvene und Pleuraerguß.

*Röntgenologisch* zeigt sich oft ein mauerartiger Schatten, der sich dem Herz aufsetzt und sich scharfrandig gegen die Lungen abhebt (HEILMEYER).

*Abdominale Form.* Diese Form ist gekennzeichnet durch diffuse Bauchschmerzen, Meteorismus, Obstipation oder Diarrhoen, Fieber, Leukopenie und Pruritus. Sie hat im allgemeinen eine ungünstigere Prognose (CRAVER, 1964; WESTLING, 1965).

*Gastrointestinale Form.* Die primär gastrointestinale Form ist selten. Sie geht mit ähnlichen Symptomen einher wie die abdominale Form, gelegentlich mit Erbrechen.

*Skeletbefall.* Der Befall des Skelets ist beim M. Hodgkin nicht selten (UEHLINGER, 1933; HARDER, 1960; PAPILLON et al., 1964). Er zeigt sich als isolierte Schwellung entweder mit oder ohne Allgemeinsymptome oder als lokalisierter Schmerz — bedingt durch eine Knochenerosion.

*Hautbefall.* Der direkte Befall der Haut mit Ulceration ist selten, kann hingegen als Folge vorausgegangener Strahlentherapie auftreten.

*Befall des Nervensystems.* Auch gelegentlicher Befall des Nervensystems wird beschrieben, wobei entweder das Zentralnervensystem oder die peripheren Nerven betroffen sein können. Häufiger findet man dagegen eine Rückenmarkskompression infolge eines Lymphknoteneinbruchs in den Rückenmarkskanal.

**Laboratoriumsbefunde.** Wie auch bei anderen Tumoren gehört die Anämie zu den häufigen Erscheinungen des M. Hodgkin. Man findet etwa in 25% der Fälle eine normochrome Anämie, die im weiteren Verlauf eventuell in eine hypochrome (ECKLER) oder auch hämolytische Form (ANGLESIO) übergehen kann (positiver Coombstest).

In den meisten Fällen ist der Serumeisenspiegel erniedrigt, das Serumkupfer erhöht (ECKLER).

Im Harn ist die Diazoreaktion positiv.

Eine stark beschleunigte BSG findet man nur bei generalisierten Krankheitsbildern.

Das Knochenmarkspunktat bietet keine diagnostische Hilfe, da es nur selten Sternbergsche Riesenzellen zeigt.

Die alkalische Leukocytenphosphatase ist nach FLURY u. WEGMANN (1964) eng mit dem Verlauf der Krankheit gekoppelt. So werden während des akuten Stadiums hohe, in den Remissionsphasen niedrige oder normale Werte beobachtet.

*Serumeiweißbild und Antikörper.* Im Serumeiweißbild werden Veränderungen beobachtet. Man findet eine Hypalbuminämie, eine Vermehrung der $\alpha_1$- und $\alpha_2$-Globuline (GOULIAN u. FAHEY, 1961; MOESCHLIN, 1960) sowie eine Vermehrung der Glykoproteine (ANGLESIO).

In einem kleinen Prozentsatz der Fälle wird eine Antikörperzunahme beobachtet, jedoch findet man wesentlich häufiger eine Verminderung der Antikörper, besonders in den Endstadien (ANGLESIO).

Die $\gamma$-Globuline sind in den meisten Fällen normal oder nur leicht vermindert (AISENBERG, 1966a; GOLDMAN u. HOBBS, 1967), abgesehen von den Endstadien. Eine Hypo-$\gamma$-Globulinämie, wie man sie bei der chronischen lymphatischen Leukämie findet, ist selten (HOFFBRAND, 1964) und kommt nur in den fortgeschrittenen Stadien vor. Über Strukturveränderungen der Immunglobuline ist nicht berichtet worden (ANGLESIO).

In über 80% der Fälle ist eine Leukocytose vorhanden.

Eine Lymphopenie zeigt sich vor allem in den Endstadien oder als Folge einer Chemotherapie. Nach AMBS verhalten sich die Lymphocyten auf Stimulation mit Phythämagglutinin anders als normale Lymphocyten. Sie lassen sich nicht stimulieren.

Nach Untersuchungen von SOKAL u. PRIMIKIRIOS (1961) sprechen sowohl negative Tbc-Proben wie auch die verzögerten Abstoßungen von Hauttransplantaten bei Hodgkin-Patienten für eine verminderte Fähigkeit zur Spätreaktion. Ähnliche Versuche wurden auch von KELLY u.a. (1960) und AISENBERG (1966a) durchgeführt.

**Verlauf.** Der unbehandelte M. Hodgkin zeigt einen Verlauf von wenigen Monaten bis zu mehreren Jahren. Gelegentlich kommen auch Spontanremissionen vor, doch sind Rezidive und tödlicher Ausgang unabwendbar (ECKLER).

Mit den modernen Behandlungsmethoden können jedoch eindrucksvolle Remissionen — auch in fortgeschrittenen Krankheitsfällen — erzielt werden.

Beurteilung der Remissionen nach BERNARD, modifiziert von SCHULZ, HAUSMANN u. JÜNGLING:

Unter Vollremission versteht man eine vollständige Rückbildung sämtlicher subjektiver und objektiver Symptome bis zum Ausbreitungsstadium 0, während bei Teilremissionen nur eine weitgehende Besserung der meisten Symptome ohne vollständige Rückbildung der Krankheitserscheinungen erreicht wird.

Das Ende einer Vollremission liegt vor, wenn sich erneut Lymphome bilden oder die BSG konstant über 25 mm n.W. in der ersten Stunde ansteigt.

Eine Teilremission ist beendet beim erneuten Auftreten von Allgemeinerscheinungen oder einem konstanten BSG-Anstieg über 50 mm n.W.

Tritt nach einer bestimmten Therapie keinerlei Besserung der Symptome ein, spricht man von einer vollständigen primären Resistenz. Wird dagegen eine Besserung einzelner subjektiver und objektiver Symptome erzielt, liegt eine unvollständige primäre Resistenz vor.

Im allgemeinen zeigen die einzelnen Remissionszeiten eine große Schwankungsbreite. Diese liegt z.B. nach Untersuchungen von Schulz, Hausmann u. Jüngling bei 103 Patienten nach einer Velbetherapie zwischen 8 Wochen und 4,5 Jahren, nach einer Natulantherapie zwischen 5 Wochen und $3^1/_4$ Jahren. Unter Velbe konnte eine durchschnittliche Remissionsdauer von 55 Wochen, unter Natulan von 35 Wochen und unter Endoxan von 25 Wochen erreicht werden. Weiterhin zeigte sich eine deutliche Abhängigkeit der Remissionsdauer von den Ausbreitungsstadien, von der Vorbehandlung und von der Vollständigkeit der Remission. Bei vorbehandelten Patienten brachte schon das zweite Cytostaticum nicht mehr die gleichen positiven Ergebnisse, und die Erfolgschancen für das dritte und vierte Cytostaticum lagen nur noch bei 20%.

**Komplikationen.** Eine der gefürchteten, wenn auch seltenen Komplikationen ist das Zusammentreffen von *Tuberkulose* und M. Hodgkin. Durch die oben beschriebenen Immundefekte und die immunsuppressive Behandlung kann es zu einem Aufflackern latenter Infektionen kommen. Es ist deshalb in Verdachtsfällen ratsam, zusätzlich eine antibiotische sowie tuberkulostatische Therapie durchzuführen (Storti et al., 1965; Craver, 1964).

So wie bei anderen Erkrankungen kann auch im Rahmen eines M. Hodgkin bei einer Steroidtherapie ein Diabetes auftreten.

Zu den weiteren Komplikationen gehören vor allem eine Reihe von Infektionen, deren Auftreten durch den Verlust der immunologi-

schen Abwehrkräfte begünstigt wird (Anglesio).

**Todesursachen.** Die meisten Patienten sterben nach einem progredienten Verlauf innerhalb weniger Jahre unter dem Bild einer zunehmenden hochgradigen Kachexie und Anämie, begleitet von kontinuierlichen Fieberschüben (Anglesio).

## Einteilung nach histologischen Kriterien

Eine der bekanntesten Klassifikationen ist die von Jackson u. Parker (1944, 1947), die 1963 von Lukes ergänzt wurde.

Tabelle 19. *Histologische Einteilung*

| Jackson und Parker (1947) | | Lukes (1963) |
|---|---|---|
| Paragranuloma | I | Diffused lymphocytic and/or histocytic form (Lu.H) (lymphocyte predominant) |
| | II | Nodular lymphocytic and/or histocytic form (Lu.H) (histocyte predominant) |
| Granuloma | III | Mixed form |
| | IV | Nodular sclerosis |
| | V | Diffused fibrosis |
| Hodgkin's sarcoma | VI | Reticular form |

### 1. Das Hodgkin-Paragranulom

Charakteristisch für das Paragranulom ist das Überwiegen der Lymphocyten und Epitheloidzellen, das Fehlen einer lymphocytären Einschmelzung und das Fehlen von Nekrosen und Fibrosen. Zellmitosen sind nur spärlich vorhanden. Die pathognomonischen Sternberg-Zellen werden nur in kleiner Zahl einzeln oder in Gruppen vorgefunden. Nur etwa 5—10% aller Fälle entfallen auf das sog. Paragranulom. Die häufigste Lokalisation ist der Halsbereich. Das männliche Geschlecht ist 4mal häufiger betroffen als das weibliche.

Das Paragranulom beginnt und verläuft lange Zeit ohne allgemeine Symptome, befällt meist nur einzelne Lymphknotengruppen und läßt die inneren Organe frei. Die Größe der Lymphknoten beträgt bis ca. 3 cm im Durchmesser und sie verbacken nicht mit der Umgebung. Treten Allgemeinsymptome auf, liegt meist ein Übergang in das Hodgkin-Granulom vor. Im Durchschnitt ergibt sich hierbei eine günstigere Prognose als bei der allgemeinen Lymphogranulomatose (LUKES, 1966).

### 2. Das Hodgkin-Granulom

Das Hodgkin-Granulom entspricht der klassischen Lymphogranulomatose. Es steht prognostisch in der Mitte zwischen Paragranulom und Hodgkin-Sarkom. Der klinische Verlauf ist mannigfaltig und deshalb nicht einfach zu klassifizieren. Anerkennung haben die Arbeiten von RYE (1955), PETERS (1958) und LUKES (1966) gefunden.

Das histologische Bild der Hodgkin-Granulome ist sehr vielfältig. Es ist gekennzeichnet durch Wucherungen von Reticulumzellen, Histiocyten, Lymphocyten und Plasmazellen, durch viele Eosinophile und die sog. Sternbergschen Riesenzellen. Außerdem finden sich zahlreiche Nekrosen.

### 3. Das Hodgkin-Sarkom

Das Hodgkin-Sarkom ist als maligne Variante morphologisch und prognostisch deutlich von der klassischen Lymphogranulomatose und auch vom Reticulosarkom zu unterscheiden. Zu Beginn der Erkrankung sind Achsel- und Leistenlymphknoten relativ häufig befallen. Als typisch gilt die Neigung zur Lymphangiosis sarcomatosa. Der Häufigkeitsgipfel liegt in den höheren Altersgruppen. Trotzdem wird das Hodgkin-Sarkom bei Kindern etwas häufiger beobachtet als die beiden anderen Formen (ECKLER).

Zuweilen kommt es zu einer akuten Verlaufsform, die dann mit Fieber, Erbrechen, Hinfälligkeit, starkem Schwitzen und einer Pancytopenie, jedoch nur mit geringer oder fehlender Lymphknotenschwellung beginnt. Dieser Verlauf ähnelt dem eines Lymphosarkoms (ECKLER).

**Diagnose und Differentialdiagnose.** Zur Sicherung der Diagnose einer Lymphogranulomatose ist bei entsprechendem klinischen Verdacht eine Lymphknotenexcision bzw. -punktion erforderlich. Ergänzend zur Histologie sollte eine cytologische Untersuchung vorgenommen werden (ECKLER). Bei mediastinalem Befall kann die präscalenische Biopsie nach DANIELS weiterhelfen, ebenso wie das Röntgenbild. Weitere diagnostische Verfahren sind gegebenenfalls: eine Endo- und Pleuroskopie,

eine Mediastino- und Laparoskopie oder eine Laparotomie mit Leberbiopsie.

Zur genauen Ermittlung der Krankheitsausdehnung ist eine Lymphangiographie, u. U. auch eine Milz-, Leber- und Nierenszintigraphie unerläßlich.

Während die Szintigraphie keine besondere Belastung für die Patienten darstellt, ist die Lymphangiographie wegen möglicher Komplikationen (allergische Reaktionen und Ölembolien) nicht ganz ungefährlich (LEE, 1966; ULTMANN, 1966).

*Differentialdiagnostisch* sind zunächst die durch bakterielle und virale Infektionen bedingten chronischen Lymphadenopathien abzugrenzen, des weiteren die Mononucleose, Tuberkulose, Listeriose, Toxoplasmose u.a. Wesentlich schwieriger sind die übrigen reticuloendothelialen Tumoren von der Lymphogranulomatose zu unterscheiden, insbesondere das Lympho- oder Reticulosarkom, welches nur histologisch ausgeschlossen werden kann (ECKLER).

### Therapie der Lymphogranulomatose

*Spezifische Therapie*

| | |
|---|---|
| 1. | Chirurgische Behandlung |
| 2. | Bestrahlung |
| 2.1. | Anwendung ionisierender Strahlen |
| 2.2. | Therapeutische Lymphangiographie |
| 3. | Chemotherapie |
| 3.1. | Alkylantien |
| 3.1.1. | Cyclophosphamid |
| 3.2. | Alkaloide |
| 3.2.1. | Vincaleukoblastin |
| 3.2.2. | Vincristinsulfat |
| 3.3. | Methylhydrazine |
| 3.4. | Antimetaboliten |
| 3.4.1. | Cytosin-Arabinosid |
| 3.5. | Antibiotica |
| 3.6. | Glucocorticoide |
| 4. | Kombinationstherapie |

*Unspezifische Therapie*

Symptomatische Maßnahmen.

*Spezifische Therapie*

**1. Chirurgische Behandlung.** Die operativen Möglichkeiten sind im wesentlichen auf das Stadium 1 der Krankheit beschränkt (SCHAMAUN). Eine Radikaloperation ist allerdings nur bei streng lokalisierten Formen möglich. Da sich aber auch bei diesen Fällen lokale Rezidive bilden können, wird nach jeder Operation eine Nachbestrahlung empfohlen (Schamaun).

Bei Komplikationen in Form von erheblichen Splenomegalien, hämolytischen Anämien oder Thrombopenien (Ratkoczy) ist gelegentlich auch eine Splenektomie indiziert, obwohl dadurch nur selten eine günstige Beeinflussung des hämatologischen Bildes erreicht werden konnte (Rousselot, Rella und Rottino, 1962; Strawitz und Sokal, 1961; Meeker, 1967).

Bei einem lokalisierten Befall des Gastrointestinaltraktes kann die Diagnose meist erst durch eine Operation gesichert werden (Kadoshchuk und Kucherenko, 1964; Cohen und Canter, 1959; Schüller, 1966). Bei obstruierenden Lymphomen wird die Resektion befallener Darmabschnitte empfohlen (Newall, 1965; Schamaun, 1966).

Postoperative Mortalität und Komplikationen sind relativ hoch, und zwar betragen nach Strawitz, Sokal u.a. die Mortalität 8% und die Komplikationen speziell bei Splenektomie 19%. Andererseits wurde von Slaughter (1958) nach Radikaloperationen bei streng lokalisierten Fällen eine 5-Jahres-Heilung von 61%, von Smith-Kopp (1961) eine 5-Jahres-Heilung von 75% angegeben.

**2. Bestrahlung.** *2.1. Anwendung ionisierender Strahlen.* Nachdem in früheren Jahren Bestrahlungen mit kleinen Dosen ohne wesentliche Erfolge durchgeführt worden waren, wurde 1936 von Ratkoczy die Herdvernichtungsdosis eingeführt, deren Anwendung heute fast allgemein gefordert wird. Die Herdvernichtungsdosis liegt zwischen 3000 und 4000 R, da bei geringeren Dosen von ca. 1000—2000 R Lokalrezidive beobachtet wurden (nach Kaplan 48%). Auch werden große Bestrahlungsfelder gefordert, wie sie schon von Gilbert (1922) empfohlen wurden.

In den letzten 15 Jahren wurde erfolgreich die Telekobalt- (Gyenes, 1967), Telecäsium- (Wieland, 1967) und die Hochvolttherapie eingeführt (Hare, Dahle und Trump, 1949), die einmal eine Ausbreitung der Felder ermöglicht und weiterhin bei einer Applikation von höheren Dosen (3000—4000 R in 3—4 Wochen) eine ernstere Schädigung der Haut vermeidet. Die Hochvolttherapie hat sich besonders auch bei mediastinalen Prozessen und bei Knochenherden bewährt (Ratkoczy, 1966).

Ganz- oder Halbkörperbestrahlungen: Die Ganz- oder Halbkörperbestrahlungen wurden früher bei fortgeschrittenen Fällen angewandt mit einer Totaldosis von 120—200 R, verteilt über 10—15 Tage (Anglesio). Gyenes (1965) berichtete über gute Erfolge in den Stadien 3 und 4. Heute wird diese Methode jedoch abgelehnt (Anglesio) und durch die Chemotherapie ersetzt (Melli und Grifoni, 1960).

Prophylaktische Bestrahlung: Unter prophylaktischer Bestrahlung versteht man die ergänzende Bestrahlung der dem erfaßten Herd benachbarten makroskopisch nicht veränderten Lymphknotengruppen. Mit Hilfe der Großfeldtherapie konnten hier beachtliche Erfolge erzielt werden. Nach einer vergleichenden Tabelle von Musshoff, die einen Überblick gibt über den Einfluß der prophylaktischen Bestrahlung auf die Überlebenszeit, liegt die 5-Jahres-Überlebensrate für alle Stadien zwischen 59% (Peters) und 63% (Hohl). Diese Werte liegen 20% über den besten Ergebnissen bei ausschließlicher Bestrahlung des Herdes. Kaplan stellte zwischen Tumordosis und Lokalrezidiv ein direkt reziprokes Verhältnis fest, das auch von Stasek, Musshoff u.a. bestätigt wurde.

Zusammenfassung: Übereinstimmend wird in den frühen Stadien der Lymphogranulomatose die Bestrahlung mit hohen Dosen gefordert. Es sollten mindestens 3000 R in 3 bis 4 Wochen, gelegentlich auch 4000 R in 4 bis 5 Wochen gegeben werden.

Eine Bestrahlung mit Tumorvernichtungsdosen zeigt vor allem bei lokalisierten Lymphogranulomatosen eine hohe Heilungsquote. Nach Eckler wurde in einer Serie von Kindern mit lokalisierter Erkrankung durch eine alleinige Strahlentherapie eine 10-Jahres-Überlebensquote von 40% beobachtet.

*2.2. Therapeutische Lymphographie.* Die endolymphatische Radioisotopentherapie wurde in neuerer Zeit von Chiappa, Ratti u.a. vorgestellt. Die Durchführung derselben kann erfolgen mit kolloidalem aktivem Jod ($^{131}$J), Chromphosphat ($^{32}$P), Gold ($^{198}$Au), Manganoxyd ($^{52}$Mn), Yttrium ($^{90}$Y) und Wismut ($^{206}$Bi). Von den verschiedenen Applikationsformen der Isotopen (i.v., i.a., intrastitiell, intracavitär) zeigt die intralymphatische Applikation die besten Ergebnisse. Man verwendet dabei ein Jodöl (Lipiodol), welches aktives Jod ($^{131}$J) enthält. Bei dieser Therapie ist die Strahlenreaktion weitgehend auf das Lymphsystem begrenzt und man hat die Möglichkeit, kurzfristige Kontrollaufnahmen durchführen zu können.

Gewisse Nachteile dieser Methode finden sich in der Begrenzung auf lymphographisch erreichbare Herde und damit in einer eventuell ungleichmäßigen Bestrahlung (RATKOCZY, 1966).

**3. Chemotherapie.** *3.1. Alkylantien. 3.1.1. Cyclophosphamid* (Wirkungsweise und Nebenwirkungen s. S. 91). Das Cyclophosphamid (Endoxan) ist ein seit langem bewährtes Mittel in der Therapie des M. Hodgkin, über das zahlreiche Erfahrungsberichte vorliegen. Es konnten in vielen Fällen gute Ergebnisse mit langen Remissionsperioden erzielt werden (GERHARTZ, 1964; GROSS u. LAMBERS, 1958; KOPP u. HEINECKER, 1965; LÁSZLÓ, 1962; FAIRLEY et al., 1966).

Dosierung: 5 mg/kg Körpergewicht und Tag oral oder i.v. (FERNBACH et al.; LANDBECK u. ECKLER).

Stoßtherapie: 10—30 mg/kg Körpergewicht 2wöchentlich i.v. oder p.o. Es ist noch nicht völlig geklärt, ob eine Stoßtherapie einer protrahierten Therapie vorzuziehen ist. DRUCKREY (1963) berichtet auf Grund seiner Tierversuche über bessere Ergebnisse bei der Stoßtherapie. Auch soll diese eine geringere Immunsuppression bewirken.

*3.2. Alkaloide. 3.2.1. Vincaleukoblastin (Vinblastin, Velbe).* Vinblastin, ein Alkaloid aus der Immergrünart Vinca rosea Linn., wurde 1957/58 von NOBLE, BEER und CUTTS isoliert und dargestellt. Gleichzeitig mit dieser Gruppe hatten Forscher der Fa. Lilly herausgefunden, daß diese Substanz bei Tieren eine Leukopenie verursacht.

Inzwischen hat sich Velbe bei der Behandlung des M. Hodgkin gut bewährt. Der Wirkungsmechanismus des Präparates ist jedoch noch nicht endgültig geklärt. Wahrscheinlich beruht er auf einer irreversiblen Blockierung der Mitose in der Metaphase (FUSENIG u. OBRECHT). In entsprechenden Versuchen konnte eine direkte Beziehung zwischen Dosis und Wirkung nachgewiesen werden.

Nebenwirkungen: Im allgemeinen sind die toxischen Nebenwirkungen dosisabhängig und normalerweise reversibel. Folgende Nebenwirkungen wurden beobachtet: Knochenmarkdepression, Neurotoxicität (Paraesthesien, zeitweilige Arreflexie, Polyneuritiden), Übelkeit,

Erbrechen, Diarrhoe, Obstipation, Alopecie, Thrombophlebitis (GERHARTZ u. STAEUBER; OBRECHT, MELCHERT u. BOUTIS).

Dosierung: Die Dosierung von Velbe sollte mit einschleichenden Mengen 1mal wöchentlich erfolgen, beginnend mit 0,10 mg/kg Körpergewicht und dann ansteigend bis auf maximal 0,50 mg/kg Körpergewicht. Für die meisten Patienten reicht eine durchschnittliche Erhaltungsdosis von 0,15—0,20 mg/kg Körpergewicht 1mal wöchentlich aus.

Behandlungsergebnisse: Entscheidend für eine Remissionsverlängerung ist die Durchführung einer Erhaltungstherapie über längere Zeit (BERNARD et al., STECHER, WITTE). Nach MATHÉ (1964) und FUSENIG (1967) beträgt die Remissionsdauer bei Velbebehandlung im Durchschnitt 6 Monate, nach TODD (1965) nur 3,5 Monate. Weiterhin wird berichtet, daß nach einer Erstbehandlung mit Velbe bei 53% der Patienten komplette Remissionen und bei 34% partielle Remissionen erzielt werden konnten, während nach dem 4.—8. Rezidiv noch bei 21% der Patienten komplette Remissionen und bei 35% partielle Remissionen erreicht wurden (Tabelle nach WITTE, 1968).

*3.2.2. Vincristinsulfat* (Wirkungsweise, Nebenwirkungen und Dosierung s. S. 90). Eine Behandlung des M. Hodgkin mit Vincristinsulfat allein ist weit weniger wirksam als mit Velbe, und es liegen nur wenige Berichte darüber vor (MATHÉ et al., 1962; SVOBODA, 1966). Dagegen gewinnt das Präparat in der Kombinationstherapie wegen der geringeren leukotoxischen Wirkung an Bedeutung.

*3.3. Methylhydrazine (Natulan).* Über die tumorhemmende Wirkung des Natulans wurde erstmals 1963 von BOLLAG et al. berichtet. Die erste klinische Erprobung des Präparates durch D'ALESSANDRI (1963) und MARTZ et al. (1963) zeigte gute Erfolge bei der Behandlung des M. Hodgkin. In seiner Tumorwirkung unterscheidet sich Natulan deutlich von den anderen Cytostatica. Seine Wirkungsweise scheint in einer Hemmung der DNS- als auch der Proteinsynthese zu bestehen. Als Folge einer Natulantherapie zeigt sich nur selten eine geringe Hämolyse (KUMMER u. BUCHER, 1965).

Nebenwirkungen: Gastrointestinale Störungen (WIERZCHULA u. PRIBILLA; MARTZ; BEGEMANN et al.; WITTE, MARTIN u. SCHUBERT), psychovegetative Störungen (BEGEMANN et al.; MARTZ), Leukopenie (die stärkste leukopenische Reaktion wird erst nach 10 Tagen erreicht), Thrombopenie, hämorrhagische Diathese, Erbrechen, Alopecie, Polyneuritis, Alkoholintoleranz.

Dosierung: Einschleichende Dosierung mit kleinen Mengen von 50 mg oral, die beim Erwachsenen bis 300 mg/Tag gesteigert werden können. Nach Eintritt einer Remission wird eine Erhaltungsdosis von 100—150 mg/Tag gegeben, bis eine Gesamtdosis von 6 g erreicht ist.

Dosierung bei Kindern: 4—8 mg/kg/Tag per os.

Behandlungsergebnisse: Mit Natulan können noch in fortgeschrittenen Stadien Remissionen erzielt werden, wenn bereits Resistenzen gegen andere Cytostatica vorliegen (Martz; Witte, Martin u. Schubert; Kühböck et al.; Kummer u. Bucher; Mathé et al.; Strickstrock u. Obrecht).

Durch die Anwendung von Natulan wird vergleichsweise eine höhere Zahl von Remissionen als bei anderen Cytostatica erreicht, ihre durchschnittliche Dauer ist jedoch nicht höher. Sie beträgt im Durchschnitt 2—4,5 Monate (Todd, 1965; Strickstrock u. Obrecht, 1967; Martz, 1964; Jelliffe, 1966; Kühböck,1966). Nach Absetzen des Medikamentes kommt es schnell zu einem Rezidiv. Auffallend ist die sekundäre Resistenzentwicklung. Es wird vermutet, daß Natulan gegenüber den Corticosteroiden einen „sensibilisierenden" Effekt zeigt (Martz).

*3.4. Antimetaboliten.* Die Antimetaboliten haben bisher beim M. Hodgkin relativ wenig Erfolge gezeigt (Hall, 1966 b). Erfahrungsberichte liegen nur über Amethopterin vor (Frey, 1965). Mit diesem Präparat wurde eine Remissionsrate von 25% ermittelt.

Für den Purinantagonisten 6-Mercaptopurin liegen keine nennenswerten Behandlungsergebnisse vor [Ann. N.Y. Acad. Sci. **60**, 183 (1954)].

*3.4.1. Cytosin-Arabinosid* (Wirkungsweise, Nebenwirkungen und Dosierung s. S. 90). Ein Behandlungsversuch mit Cytosin-Arabinosid scheint auch in fortgeschrittenen Fällen indiziert zu sein. Landbeck konnte bei einigen Patienten trotz Therapieresistenz gegenüber anderen Cytostatica mit Cytosin-Arabinosid noch Remissionen erreichen (Landbeck, 1969).

*3.5. Antibiotica.* Im Vergleich zu anderen Cytostatica fanden die cytostatisch wirksamen Antibiotica (gewonnen aus Kulturen von Streptomycesarten) bei der Lymphogranulomatose bisher wenig Anwendung. Hall (1966) berichtet über Erfahrungen verschiedener Autoren mit Actinomycin C (Begemann, 1960; Moore et al., 1958; Dochev, 1961; Nakai, 1964), Mitomycin C (Jones et al., 1959), Streptonigrin (Humphrey et al., 1963; Rivers et al., 1965) und Aurantin (Planelles et al., 1964).

Gerhartz u. Staeuber (1967) berichten über die Anwendung von Daunomycin bei 4 Patienten, bei denen unter dieser Behandlung eine Vollremission und 2 Teilremissionen erzielt werden konnten.

*3.6. Glucocorticoide* (Wirkungsweise, Nebenwirkungen und Dosierung s. S. 89). Die Glucocorticoide finden in der Therapie der Lymphogranulomatose allgemeine Anwendung. Sie werden in akuten Krankheitsphasen sowie auch zur Unterstützung einer Cytostatica- oder Strahlenbehandlung eingesetzt. Gelegentlich wurden bei einer Initialtherapie des M. Hodgkin hohe Corticoidgaben verabreicht, die mitunter erstaunliche Remissionen gebracht haben (Anglesio). Über gute Erfolge bei einer hochdosierten Corticoidbehandlung wird auch von Hall und Dubois-Ferrière berichtet. Hall konnte bei einer Initialtherapie mit 45 bis 1000 mg Prednison/Tag über 3 Wochen 54% Remissionen erreichen, die im Durchschnitt 15 Wochen anhielten. Trotzdem werden heute übereinstimmend kleine Dosierungen bevorzugt, weil damit eine längere Behandlungsdauer erreicht werden kann (Anglesio).

**4. Kombinationstherapie.** Therapievorschlag nach Eckler: Behandlungsschema der Lymphogranulomatose:

Tabelle 20

| Stadium | Therapie |
| --- | --- |
| I, 1, 2 | |
| II | Bestrahlung oder Radikaloperation und Nachbestrahlung, evtl. Chemoprophylaxe |
| III | Bestrahlung und Chemotherapie (Monotherapie) |
| | Endoxan: 2—5 mg/kg/Tag per os oder 10—30 mg/kg/2 Wochen i.v. oder per os |
| | Velbe: 0,2—0,3 mg/kg/Woche i.v. |
| | Natulan: 4—8 mg/kg/Tag per os |
| | Vincristin: 0,07 mg/kg/Woche i.v. |
| | evtl. zusätzlich Prednison |
| IV | Chemotherapie wie im Stadium III oder kombiniert (z.B. Natulan + Endoxan + Vincristin + Prednison), evtl. palliative Bestrahlung |

Für das Stadium I und II wird die Durchführung einer „Chemoprophylaxe" über mehrere Wochen diskutiert, evtl. auch nur eine kurzfristige cytostatische Abschirmung einer Operation. Berichtet wird weiterhin über eine sehr erfolgreiche 4fache Kombinationstherapie (DE VITA et al., 1965), die sogar in fortgeschrittenen Stadien noch eine erstaunlich hohe Remissionsrate brachte (90% Remissionen, davon 80% Vollremissionen). Die mittlere Dauer der behandlungsfreien Remissionen betrug 6 Monate.

*Behandlungsschema* (DE VITA, 1965; FREY, 1966):

1. Tag: Cyclophosphamid 600 mg/m² i.v.; Vincristin 1,2 mg/m² i.v.; Methotrexat 30 mg/m² i.m.; Prednison 60 mg/m² p.o.

4., 8. und 11. Tag: Methotrexat 30 mg/m².

Kontinuierlich: Prednison 60 mg/m² p.o./Tag.

Es wurden 3 Kuren dieser Art mit Unterbrechungen von mindestens 2 Wochen mit Erfolg durchgeführt. Zwischen den jeweiligen Kuren erhielten die Patienten in den Stadien II und III auf sichere Tumorherde 4000 R.

Eine ähnliche Kombinationstherapie brachte mit Anwendung von Natulan nach DE VITA (1967) ebenfalls 90% Remissionen. Nach Berichten von FREY et al. (1966) kann durch eine fortgesetzte cytostatische Behandlung auch während der Remissionen eine längere Remissionsdauer erreicht werden.

*Kombination: Cytostatica-ionisierende Strahlen.* Über diese Art der Kombinationsbehandlung liegen nur wenige und sehr unterschiedliche Erfahrungsberichte vor (SCHARENBERG u. KAPISCHKE, 1962; LINKE, 1964; BEGEMANN et al., 1965; KARNOFSKY, 1966; SCHNEIDER, 1967; MUSSHOFF u. BOUTIS, 1969). Bekannt ist, daß eine gleichzeitig durchgeführte Bestrahlung und cytostatische Behandlung einen additiven leukopenischen Effekt ergibt (SCHARENBERG u. KAPISCHKE, 1962).

Hingegen eignen sich die Corticosteroide gut für eine unterstützende Therapie, da sie keine Knochenmarkdepression verursachen. Ähnliches gilt auch für das Podophyllumderivat Proresid (HALAMA, 1966).

### Unspezifische Therapie

**Symptomatische Maßnahmen.** Die symptomatische Therapie betrifft die Behandlung von Begleiterscheinungen der Krankheit oder der Therapie, z.B. Fieber, Schmerzen, Pruritus, gastrointestinale Symptome und Knochenmarkdepression.

Therapeutisch werden eingesetzt: Antipyretica, Analgetica, Antibiotica und Corticosteroide.

Bekämpfung von Infektionen s. S. 92.

*Anämien*, die vor allem in den fortgeschrittenen Stadien auftreten, werden mit Bluttransfusionen und Eisenpräparaten behandelt. Die Therapie der hämolytischen Anämien erfolgt mit Steroiden; bei einer Therapieresistenz wird eine Splenektomie empfohlen (ANGLESIO).

Eine *Leukopenie* kann als Folge einer Chemotherapie oder Bestrahlung vorkommen, in einigen fortgeschrittenen Fällen auch spontan. Die Behandlung wird mit Steroiden durchgeführt.

### Therapie besonderer Erscheinungsformen des M. Hodgkin (nach ANGLESIO)

*Dermatosis.* Die Dermatosis tritt als nicht spezifische Hautläsion — z.B. als Strahlenfolge — nach SAMMAN (1966) in ca. 30% der Fälle auf, oder als spezifische Schädigung durch die Lymphogranulomatose. Bei der ersteren Form findet man besonders als Folge einer Bestrahlung ausgeprägte Pigmentveränderungen der Haut, oft begleitet von Pruritus. Die Behandlung erfolgt durch allgemeine Chemotherapie, sowie durch lokale Applikation von Steroidsalben.

*Herpes zoster.* Der Herpes zoster ist eine bekannte Begleiterscheinung des M. Hodgkin und ist häufig das Zeichen einer Verschlechterung auf Grund einer weiteren Schwächung der körpereigenen Abwehr (SOKAL). Eine Chemotherapie sollte nach Möglichkeit nicht durchgeführt werden, um eine weitere Beeinträchtigung des immunologischen Systems zu vermeiden. PINKEL empfiehlt die Gabe von Gammaglobulinen (ANGLESIO).

*Befall des Nervensystems.* 1. Primärer Befall des Gehirns: Der primäre Befall des Gehirns ist selten (KAUFMAN, 1965) und zeigt ernste Symptome wie Lähmungen, Anfälle (WILLIAMS et al., 1959) und Bewußtseinstrübung bis Koma (HAYNAL u. REGLI, 1964). Man kann mit der Gabe von Nitrogenmustard und Steroiden und in einigen Fällen auch mit Bestrahlung vorübergehende und auch längere Besserungen erreichen (STORTI, 1965; TODD, 1966; WILLIAMS et al., 1959).

2. Befall des Rückenmarks: Die Symptome bei einer Rückenmarkkompression variieren von einfachen Paraesthesien bis zu vollständigen Lähmungen. Therapeutisch kommt sowohl eine Bestrahlung als auch eine Chemotherapie in Betracht.

*Osteolytische Veränderungen.* Die Diagnose von primär osteolytischen Veränderungen im Rahmen eines M. Hodgkin ist erschwert, da diese den Carcinommetastasen ähneln. Im allgemeinen sind chirurgische Maßnahmen weniger erfolgreich als Bestrahlungen. Letztere bringen deutliche Besserungen (Pisani u. Malaspina, 1957; Musshoff et al., 1964).

*Befall des Gastrointestinaltraktes.* Die Verdauungsorgane werden ziemlich häufig betroffen. Ein Befall des *Oesophagus* kann primärer Art oder auch sekundärer Art durch Infiltrationen von vergrößerten Lymphknoten sein (Bichel, 1951; Ennuyer et al., 1961; Storti et al., 1965; West u. Bouroncle, 1960). Für beide Fälle wird eine Strahlentherapie empfohlen (Cuccioli, 1960).

Über den *Magenbefall* wird von vielen Autoren berichtet (Marshall et al., 1959; Mouvet, 1960; McNeer u. Pack, 1962; Cornes et al., 1966; Cane, 1963). Er ist meist sekundärer Art und charakteristisch für die Endstadien. Bei primären Formen haben operative Eingriffe gute Ergebnisse gebracht (Gremmel, 1958), bei den sekundären Formen ist eine Bestrahlung und Chemotherapie angezeigt.

Bei der *intestinalen Lokalisation* wird das Colon und Ileum bevorzugt. Ein primärer Befall wird allerdings oft erst während einer Operation entdeckt (Hoskins, 1966; Cohen u. Canter, 1959; Ralston u. Wasdall, 1958). Außer den operativen Maßnahmen (Excision und Resektion) wird auch eine postoperative Bestrahlung empfohlen. Damit wurden lange Überlebenszeiten erreicht (Anglesio).

**Morbus Hodgkin und Schwangerschaft.** Eine Schwangerschaft im Rahmen eines M. Hodgkin kann große Probleme mit sich bringen (Gilbert, 1961). Manche Autoren raten deshalb davon ab (Gellhorn, 1955). Während der Remissionsphasen zeigt sich gewöhnlich ein normaler Schwangerschaftsverlauf (Hennessy u. Rottino, 1963; Gilbert, 1961; Hultberg, 1957; Minet, 1961; Bonazzi, 1958). Einige Patienten haben sogar eine zweite Schwangerschaft mit normaler Geburt in einer Remission gehabt (Hultberg, 1957). Virieux (1966)

beobachtete spontane Fehlgeburten in 7—10% der Fälle. Eine Schwangerschaft scheint auf den Krankheitsverlauf selbst keinen Einfluß zu haben (Smith et al., 1958; Bichel, 1950). Allerdings ist beim Auftreten eines Rezidivs nicht geklärt, ob es nicht doch darauf zurückzuführen ist (Anglesio). Nach Möglichkeit sollte während einer Schwangerschaft keine Behandlung durchgeführt werden. Auch Steroidgaben sollten vermieden werden. Bestrahlungen sollten möglichst nur lokal und außerhalb des Abdomens appliziert werden. Gilbert (1961) empfiehlt, eine Behandlung erst in der späten Schwangerschaft, möglichst nach dem 6. Monat, durchzuführen. Die Erfahrung zeigt, daß eine Schwangerschaftsunterbrechung den Krankheitsverlauf nicht verbessert. Sie wird deshalb nur in besonders schweren Fällen empfohlen bzw. wenn die Schwangerschaft in den Beginn eines Rezidivs fällt.

### Schlußfolgerungen, Prognose

Während die Ätiologie der Krankheit noch immer weitgehend ungeklärt ist, lag der Fortschritt der Forschung der letzten 20 Jahre auf dem Gebiet der Pathologie und Therapie (Bernard, 1966).

Die Frühdiagnose im Kindesalter ist wegen der relativen Seltenheit der Krankheit schwierig. Abgesehen davon kann durch eine rechtzeitige Lymphographie, Szintigraphie und Probeexcision eine genaue Stadieneinteilung ermittelt werden, wodurch in Verbindung mit den heute üblichen Therapieschemata die Gewähr für eine optimale Überlebenschance gegeben wird. Heilungen konnten bei lokalisierten Formen vorwiegend durch Radikaloperationen und Bestrahlungen im I. und II. Stadium erzielt werden. Von einer Heilung wird heute erst nach einem 10—15jährigen rezidivfreien Verlauf gesprochen (Eckler). Die Zahl und Dauer der Remissionen ist sowohl vom Stadium als auch von der durchgeführten Therapie abhängig. Die Remissionen schwanken im allgemeinen zwischen ein oder mehreren Monaten und mehreren Jahren.

Weitere Fortschritte in der Behandlung der Lymphogranulomatose können durch neue ätiologische Erkenntnisse erwartet werden. Einstweilen werden Experimente auf dem Gebiet der Immunologie einige Hoffnungen entgegengebracht (Anglesio, 1969).

## Literatur

AISENBERG, A. C.: Studies on delayed hypersensitivity in Hodgkin's disease. J. clin. Invest. **41**, Nr 11, 1964—70 (1962).
— Hodgkin's disease — prognosis, treatment, and etiologic and immunologic considerations. New Engl. J. Med. **270**, 508 (1964a).
— Immunological aspects of Hodgkin's disease. Medicine (Baltimore) **43**, 189 (1964b).
— Studies of lymphocyte transfer reactions in Hodgkin's disease. J. clin. Invest. **44**, 555 (1965).
— Manifestations of immunologic unresponsiveness in Hodgkin's disease. Cancer Res. **26**, 1152 (1966a).
— Immunologic status of Hodgkin's disease. Cancer (Philad.) **19**, 385—394 (1966b).
— Primary management of Hodgkin's disease. New Engl. J. Med. **278**, 93—95 (1968).
AMBS, E.: Die Lymphocytenkultur und ihre Beziehung zu klinischen Problemen. Klin. Wschr. **47**, 789—799 (1969).
ANGLESIO, E.: The treatment of Hodgkin's disease. Berlin-Heidelberg-New York: Springer 1969.
BAILEY, R. J., JR., BURGERT, E. O., JR., DAHLIN, D. C.: Malignant lymphoma in children. Pediatrics **28**, 985—992 (1961).
BAKER, I. A.: The etiology of Hodgkin's disease. Guy's Hosp. Rep. **115**, 307—317 (1966).
BEGEMANN, H,. BLUM, K. U., DREWS, J., FELLMER, K. E., FÖLSCH, E., GERHARTZ, H., GRUNZE, H., HAUSMANN, K., HENNES, R., JÜNGLING, W., KLEIBEL, F., KÖRTGE, P., MARING, H., MARTIN, H., OBRECHT, P., OSTEN, W., PABST, H. W., POLIWODA, H., SCHUBERT, J. C. F., SEIDL, S., SPECHTER, H. J., STRICKSTROCK, K. H., WITTE, S.: Ergebnisse der klinischen Prüfung einer neuen cytostatischen Substanz aus der Methylhydrazinreihe (Natulan). Med. Klin. **60**, 960 (1965).
BERNARD, J.: Principes généraux actuels du traitement de la maladie de Hodgkin, des lymphosarcomes, des réticulosarcomes. Rev. Prat. (Paris) **16**, 871 (1966).
— BOIRON, M., GOGUEL, A., JACQUILLAT, C., TANZER, J., WEIL, M.: Traitement de la maladie de Hodgkin par une polychimiothérapie associant moutarde à l'azote, vincristine, méthylhydrazine et prednisone. Presse méd. **75**, 2647—2649 (1967).
— CHIAPPA, S., DENOIX, P., KAPLAN, H. S., LAUGIER, A., LUKES, R. J., MATHÉ, G., NEZELOFF, G., PETERS, V., RATTI, A., TUBIANA, M.: Symposium international de la Radiothérapie de la maladie de Hodgkin. Paris 15. 2. 1965, Suppl. au J. Radiol. **47**, 175—176 (1966).
— JACQUILLAT, C., BOIRON, M., WEIL, M., SOTO, R.: Traitement de la maladie de Hodgkin par la Vincaleukoblastine. À propos de 85 observations. Presse méd. **72**, 1471—1476 (1964).
BICHEL, J.: Hodgkin's disease and pregnancy. Acta radiol. (Stockh.) **33**, 427 (1950).
— Hodgkin's disease of the oesophagus. Acta radiol. (Stockh.) **35**, 371 (1951).
— Some investigations on the mechanism of the leukopenia produced by vincaleucoblastine. Acta path. microbiol. scand. **67**, 1 (1966).

BOLLAG, W.: The tumor-inhibitory effects of the methylhydrazine derivative Ro 4-6467/1. Cancer Chem. (NSC—77213) Rep. **33**, 1—4 (1963).
BONAZI, C. F.: Enfermedad de Hodgkin y embarazo. Pren. méd. argent. **45**, 2378 (1958).
BOYER, C. W., JR., BRICKNER, T. J., JR., PERRY, R. H.: A study of survival in 279 cases of Hodgkin's disease. Amer. J. Roentgenol. **102**, 613—618 (1968).
CHASE, M. W.: Delayed hypersensitivity and the immunology of Hodgkin's disease with a parallel examination of sarcoidosis. Cancer Res. **26**, 1097 (1966).
CHIAPPA, S.: La radioterapia endolinfatica nel trattamento delle linforeticolopatie sistemiche. J. belge Radiol. **47**, 657 (1964).
— BONADONNA, G., USLENGHI, C., GALLI, G., MARANO, P., MOLINARI, A.: Current views and recent results on endolymphatic radiotherapy in the treatment of malignant lymphomas. (In press.)
COHEN, N., CANTER, J. W.: Hodgkin's disease of the small intestine: report of six cases. Amer. J. dig. Dis. **4**, 361 (1959).
CORBEILLE, C.: Hodgkin's disease in children; clinical study of 33 cases. Minn. Med. **11**, 678—683 (1928).
CORNES, J. S.: Hodgkin's disease of the gastro-intestinal tract. Proc. roy. Soc. Med. **60**, 732 (1966).
CRAVER, L. F.: Recent advances in treatment of lymphomas, leukemias and allied disorders. Bull. N.Y. Acad. Med. **24**, 3 (1948).
— Treatment of Hodgkin's disease. Treatment of cancer and allied diseases. New York: Harper & Row 1964.
CUCCIOLI, U.: Su di una localizzazione primitiva esofagea del linfogranuloma maligno. Arch. ital. Mal. Appar. dig. **27**, 150 (1960).
D'ALESSANDRI, A., KEEL, H. J., BOLLAG, W., MARTZ, G.: Erste klinische Erfahrungen mit einem neuen Cytostaticum. Schweiz. med. Wschr. **93**, 1018 (1963).
DE VITA, V. T., SERPICK, A.: Combination chemotherapy in the treatment of advanced Hodgkin's disease. Proc. Amer. Ass. Cancer Res. **8**, 49 (1967).
DE VORE, J. W., DOAN, C. A.: Studies in Hodgkin's syndrome. XII. Hereditary and epidemiologic aspects. Ann. intern. Med. **47**, 300—316 (1957).
DÖRKEN, H.: Zur Epidemiologie der Lymphogranulomatose (M. Hodgkin). Internationaler Vergleich. Dtsch. med. Wschr. **94**, 666—670 (1969).
DRUCKREY, H., STEINHOFF, D., NAKAYAMA, M., PREUSSMANN, R., ANGER, K.: Experimentelle Beiträge zum Dosis-Problem in der Krebschemotherapie und zur Wirkungsweise von Endoxan. Dtsch. med. Wschr. **88**, 651—663 (1963).
DUBOIS-FERRIÈRE, H.: Longues survies de lymphomes et de lymphosarcomes généralisés traités par chimio- et hormonothérapie. Schweiz. med. Wschr. **97**, 1478—1479 (1967).
EASSON, E. C.: Possibilities for the cure of Hodgkin's disease. Cancer (Philad.) **19**, 345 (1966).
ECKLER, E.: Pathogenese, Diagnose und Therapie der Lymphogranulomatose im Kindesalter. Deutsche Arbeitsgemeinschaft für Leukämie-Forschung und

-Behandlung im Kindesalter e.V. Verhandlungsbericht, 1968.

ENNUYER, A., BATAINI, P., HÈLARY, J.: Maladie de Hodgkin des voies aéro-digestives supérieures. Ann. Oto-laryng. (Paris) **78**, 474 (1961).

FAIRLEY, G. H., PASTERSON, M. J. L., SCOTT, R. B.: Chemotherapy of Hodgkin's disease with cyclophosphamide, vinblastine and procarbazine. Brit. med. J. **1966** II, 75.

FERNBACH, D. J., GRIFFITH, K. M., HAGGARD, M. E., HOLCOMB, T. M., SUTOW, W. W., VIETTI, T. J., WINDMILLER, J.: Chemotherapy of acute leukemia in childhood. Comparison of cyclophosphamide and mercaptopurine. New Engl. J. Med. **275**, 451 (1966).

FLURY, R., WEGMANN, T.: Das Verhalten der alkalischen Leukozytenphosphatase beim Morbus Hodgkin. Schweiz. med. Wschr. **94**, 958 (1964).

FREI, E., DE VITA, V. T., MOXLEY, J. H., CARBONE, P. P.: Approaches to improving the chemotherapy of Hodgkin's disease. Cancer Res. **26**, 1284—1289 (1966).

— GAMBLE, J. F.: Progress in the chemotherapy of Hodgkin's disease. Cancer (Philad.) **19**, 378—394 (1966).

FUSENIG, N. E., OBRECHT, P.: Der Wirkungsmechanismus der Vinca-Alkaloide. In: Internationales Symposion über die Anwendung der Vinca-Alkaloide Velbe und Vincristin, hrsg. von E. GMACHL, Gießen. München-Berlin-Wien: Urban & Schwarzenberg 1969.

— — STECHER, G., GERHARTZ, H.: Ergebnisse der Therapie mit Vinca-Leukoblastin. Ein Erfahrungsbericht aus drei Kliniken. Int. Journal Clin. Pharm. **1**, 40—44 (1967)

GELLER, W.: Study of antibody formation in patients with malignant lymphomas. J. Lab. clin. Med. **42**, 232 (1953).

GELLHORN, A.: Management of the patients with Hodgkin's disease. J. chron. Dis. **1**, 698 (1955).

GERHARTZ, H.: Clinical results with cyclophosphamide and trisethylene iminoquinone. In: PLATTNER, Chemotherapy of cancer. Amsterdam: Elsevier 1964.

— STAEUBER, P. G.: Zur Behandlung der Hämoblastosen mit Vinblastin. In: Internationales Symposion über die Anwendung der Vinca-Alkaloide Velbe und Vincristin, hrsg. von E. GMACHL, Gießen. München-Berlin-Wien: Urban & Schwarzenberg 1969.

GILBERT, R.: Problem of pregnancy in Hodgkin's disease. Acta radiol. (Stockh.) **35**, 71 (1951).

GOLDMAN, I. M., HOBBS, I. R.: The immunoglobulins in Hodgkin's disease. Immunology **13**, 421 (1967).

GOULIAN, M., FAHEY, J. L.: Abnormalities in serum proteins and protein-bound hexose in Hodgkin's disease. J. Lab. clin. Med. **57**, 408 (1961).

GRÄFF, S.: Zur Pathogenese der Lymphogranulomatose. Dtsch. med. Wschr. **61**, 450—452 (1935).

GREMMEL, H.: Die primäre Lymphogranulomatose des Magens. Medizinische **24**, 977 (1958).

GROSS, R., LAMBERS, K.: Erste Erfahrungen in der Behandlung maligner Tumoren mit einem neuen N-Lost-Phosphamidester. Dtsch. med. Wschr. **83**, 458 (1958).

GÜNTHER, O.: Einführung in die Immunbiologie. 973. Stuttgart: Hippokrates 1969.

GYENES, G.: Die Telekobaltbestrahlung maligner Lymphome. Radiobiol. Radiother. **5**, 555—560 (1964).

GYENES, G.: Über die Telekobaltbestrahlung der malignen Lymphome. Radiobiol. Radiother. **8**, 401—411 (1967).

HALAMA, J.: Erfahrungen mit der cytostatischen Podophyllin-Therapie. Münch. med. Wschr. **7**, 378—381 (1966).

HALL, T. C.: Summary of informal discussion on: General considerations. Cancer Res. **26**, 1095—1096 (1966a).

— New chemotherapeutic agents in Hodgkin's disease. Cancer Res. **26**, 1297—1302 (1966b).

HARDER, J.: Über Knochenlymphogranulomatose. Fortschr. Röntgenstr. **93**, 445 (1960).

HARE, H. F., DAHLE, B. M., TRUMP, J. G.: Two million-volt X-ray therapy of Hodgkin's disease. Ann. N.Y. Acad. Sci. **73**, 363 (1958).

HAYNAL, A., REGLI, F.: Neurologische Symptome bei Morbus Hodgkin. Schweiz. med. Wschr. **94**, 1515 (1964).

HECKNER, F.: Lymphogranulomatose — Entzündung oder Malignom? Landarzt **41**, 1013—1016 (1965).

HEILMEYER, L.: Neues über Diagnostik und Therapie der Lymphogranulomatose. Münch. med. Wschr. **108**, 349—356 (1966).

— Die Therapie der Lymphogranulomatose und die Frage ihrer Heilbarkeit. Münch. med. Wschr. **109**, 2109—2114 (1967).

HENNESSY, J. P., ROTTINO, A.: Hodgkin's disease in pregnancy. Amer. J. Obstet. Gynec. **87**, 851 (1963).

HERSH, E. M., OPPENHEIM, J. J.: Impaired in vitro lymphocyte transformation in Hodgkin's disease. New Engl. J. Med. **273**, Nr 19, 1006—1011 (1965).

HODGKIN, TH.: One some morbid appearances of the absorbent glands and spleen. Med.-chir. Trans. **17**, 68 (1832).

HOFFBRAND, B. I.: Hodgkin's disease and hypogammaglobulinemia, a rare association. Brit. med. J. **1964** I, 1156.

HOHL, K.: Heutiger Stand der Therapie und Prognose der Lymphogranulomatose. Radiol. clin. (Basel) **33**, 273 (1964).

— SARASIN, PH,. BESSLER, W.: Therapie und Prognose der Lymphogranulomatose. Oncologia (Basel) **4**, 1 (1951).

HOSKINS, E. O. L.: Unusual radiological manifestations of Hodgkin's disease. Proc. roy. Soc. Med. **60**, 729 (1966).

HUBER, H., PASTNER, D.: Antigenreaktive Lymphozyten. Med. Klin. **64**, Nr 26, 1183—6 (1969).

HULTBERG, S.: Pregnancy in Hodgkin's disease. Acta radiol. (Stockh.) **41**, 277 (1954).

JACKSON, H., PARKER, F.: Hodgkin's disease and allied disorders. New York: Oxford Univ. Press 1947.

JAWETZ, E., MELNIK, J. L., ADELBERG, E. A.: Review of medical microbiology, 8th ed. Los Altos, California: Lange Med. Pub. 1968.

JELLIFFE, A. M.: Modern aspects of medical treatment of malignancy: The use and abuse of cytotoxic agents. Proc. roy. Soc. Med. **59**, 1261—1273 (1966).

KADOSHCHUK, T. A., KUCHERENKO, A. E.: Diagnostic difficulties in localized Hodgkin's disease of the gastrointestinal tract. Klin. Chir. Kiev, 9—13 (1964).

KAPLAN, H. S.: The radiotherapie of regionally localized Hodgkin's disease. Radiology 78, 553 (1962).
— Role of intensive radiotherapy in the management of Hodgkin's disease. Cancer (Philad.) 19, 356 (1966a).
— Evidence of a tumoricidal dose level in the radiotherapie of Hodgkin's disease. Cancer Res. 26, 1221 (1966b).
— Clinical evaluation and radiotherapie management of Hodgkin's disease and malignant lymphomas. New Engl. J. Med. 278, 892 (1968).
KARNOFSKY, D. A.: Chemotherapy of Hodgkin's disease. Cancer (Philad.) 19, 371 (1966).
KASSEL, R.: Etiological considerations in Hodgkin's disease. Ann. N.Y. Acad. Sci. 73, 335—343 (1958).
KAUFMAN, G.: Hodgkin's disease involving the central nervous system. Arch. Neurol. (Chicago) 13, 555 (1965).
KELLY, F.: Hodgkin's disease in children. Amer. J. Roentgenol. 95, 48—51 (1965).
KELLY, W. D., LAMB, D. L., WARCOW, R. N., GOOD, R. A.: An investigation of Hodgkin's disease with respect to the problem of homotransplantation. Ann. N.Y. Acad. Sci. 87, 187 (1960).
KOCH, M. A.: Viren als Krankheitserreger. Bayer Therapeutische Berichte, 4/68.
KOPP, H., HEINECKER, R.: Zur Behandlung von bösartigen Lymphknotentumoren mit Cyclophosphamid. Dtsch. med. Wschr. 90, 1257 (1965).
KÜHBÖCK, J., MANNHEIMER, E., PIETSCHMANN, H.: Zytostatische Therapie von Hämoblastosen und Malignomen mit einem Methylhydrazinderivat. Wien. klin. Wschr. 78, 841—842 (1966).
KUMMER, H., BUCHER, U.: Erfahrungen mit einem neuen Cytostatikum der Methyl-Hydrazinreihe (Natulan). Schweiz. med. Wschr. 95, 1233 (1965).
KUNDRAT, H.: Über Lymphosarkomatosis. Wien. klin. Wschr. 6, 211 (1893).
LANDBECK, G.: Persönliche Mitteilung, 1969.
— ECKLER, E.: Therapie der Leukämien. In: Leukämie bei Kindern, hrsg. von M. HERTL und G. LANDBECK. Stuttgart: Thieme 1969.
LAMB, D., PILNEY, F., KELLY, W. D., GOOD, R. A.: A comparative study of the incidence of anergy in patients with carcinoma, leukemia, Hodgkin's disease and other lymphomas. J. Immunol. 89, 555 (1962).
LÁSZLÓ, J., GRIZZL, J., JONSSON, U., RUNDLEG, R. W. Comparative study of mannitol mustard, cyclophosphamide and nitrogen mustard in malignant lymphomas. Cancer Chemother. Rep. 16, 247 (1962).
LEE, B. J.: Lymphangiography in Hodgkin's disease: Indications and contraindications. Cancer Res. 26, 1084 (1966).
LEHMANN-GRUBE, F.: Möglichkeiten der Diagnostik von Viruserkrankungen. Bayer Therapeutische Berichte, 4/68.
LEMON, H. M., TWIEHAUS, M. J., WILSON, R. B., RIGBY, P. G., MEBUS, C. A., NIMOCKS, W.: Symbiotic human and bovine lymphoma. Proc. Amer. Ass. Cancer Res. 7, 41 (1966).
LENNERT, K.: Pathologie der Halslymphknoten. VI. Lymphogranulomatose (M. H.). Arch. Ohr.-, Nas.- u. Kehlk.-Heilk. 182, 47—63 (1963).

L'ESPERANCE, E. S.: Studies in Hodgkin's disease. Ann. Surg. 93, 162—168 (1931).
LINKE, A.: Grenzen und Möglichkeiten einer Chemotherapie der Hämoblastosen und malignen Tumoren. Regensburg. Jb. ärztl. Fortbild. 12, 196—202 (1964).
LUKES, R. J.: Relationship of histologic features to clinical stages in Hodgkin's disease. Amer. J. Roentgenol. 90, 944 (1963).
— Prognosis and relationship of histologic features to clinical stages. J. Amer. med. Ass. 190, 914 (1966).
— BUTLER, J. J.: The pathology and nomenclature of Hodgkin's disease. Cancer Res. 26, 1063—1083 (1966).
— CRAVER, L. F., HALL, I. C., RAPPAPORT, H., RUBEN, P.: Report of nomenclature committee. Cancer Res. 26, 1311 (1966).
MARDSEN, H. B., STEWARD, J. K.: Tumours in children, chapt. 4: Non-leukaemic reticuloendothelial tumours and leukosarcomas, p. 62. Berlin-Heidelberg-New York: Springer 1968.
MARSHALL, S. F., ADAMSON, N. E.: Sarcoma of the stomach. Surg. Clin. N. Amer. 39, 711 (1959).
MARTZ, G., D'ALESSANDRI, A., KEEL, J., BOLLAG, W.: Preliminary clinical results with a new antitumor agent Ro 4-6467. Cancer Chemother. Rep. 33, 5 (1963).
— Premières observations cliniques avec une nouvelle substance antimitotique: La méthylhydrazine «Natulan». Méd. et Hyg. (Genève) 22, 826—827 (1964).
MATHÉ, G., BERUMEN, L., SCHWEISSGUTH, O., SCHNEIDER, M., AMIEL, J. L., CATTAN, A., SCHWARZENBERG, L., BRULÉ, G.: Essai de traitement par une méthylhydrazine de la maladie de Hodgkin et de divers hématosarcomes et leucémies. Presse méd. 72, 1641 (1964).
— SCHWEISSGUTH, O., BRULÉ, G., AMIEL, J. L., CATTAN, A., THOMAS, M., ZAMET, P.: Essai de traitement de la maladie de Hodgkin et d'autres affections réticulohistiocytaires malignes par la Vincaleukoblastine. Presse méd. 70, 1349 (1962).
— — SCHNEIDER, M., AMIEL, J. L., CATTAN, A., SCHWARZENBERG, L., BRULÉ, G., SMADJA, R.: Valeur de la vincaleukoblastine dans le traitement de la maladie de Hodgkin et d'autres hématosarcomes et leukémies. Sem. thér. 40, 320 (1964).
McNEER, G., PACK, G. T.: Malignant tumors of the stomach. In: PACK and ARIEL: Treatment of cancer and allied diseases. New York: Hober 1962.
MEEKER, W. R., JR., PERIO, J. M. DE, GRACE, J. T., STUTZMANN, L., MITTELMANN, A.: The role of splenectomy in malignant lymphoma and leukemia. Surg. Clin. N. Amer. 47, 1163—1171 (1967). Ref. Excerpta med. 1968, 579.
MELLI, G., GRIFONI, V.: Terapia delle emoblastosi. Atti 61. Congr. Medicina Interna, Napoli 1960.
MILLER, J. F. A. P.: Immunologic function of the thymus. Lancet 1961 II, 748.
MINET, P.: Grossesse et lymphogranulomatose maligne. Etude de sept cas d'association. Presse méd. 69, 1617 (1961).
MOESCHLIN, S.: Langzeitbehandlung der Hämoblastosen. Dtsch. m  · J. 17. 551 (1960).

MOUVET, W.: Les localisations gastriques des «lymphomes malins». J. belge Radiol. **43**, 553 (1960).

MUSSHOFF, K.: Systematische prophylaktische Bestrahlung bei Systemerkrankung (M. Hodgkin). Strahlentherapie **64**, 74—86 (1966).

— BOUTIS, L.: Die Frage der Heilbarkeit derLymphogranulomatose, beurteilt nach den Behandlungsergebnissen der Freiburger Medizinischen Klinik. Verh. dtsch. Ges. inn. Med. **73**, 322—329 (1967).

— — Die Behandlungsergebnisse der malignen Lymphogranulomatose (Mb. Hodgkin) in Abhängigkeit von individuellen und krankheitsspezifischen Faktoren und der Therapie, Freiburger Ergebnisse 1948—1967. Klin. Wschr. **47**, 93—102 (1969).

— BUSCH, M., KAMINSKI, H.: Lymphogranulomatose (Morbus Hodgkin) mit Knochenbefall etc. Fortschr. Röntgenstr. **101**, 117 (1964).

— STRICKSTROCK, K. H., BOUTIS, L.: Indikation zur Behandlung der Lymphogranulomatose. Strahlentherapie **133**, 161—175 (1967).

NEWALL, J.: The management of Hodgkin's disease. Clin. Radiol. **16**, 40—50 (1965).

NOBLE, R. L., BEER, C. T., CUTTS, J. H.: Further biological activities of vincaleukoblastine — an alkaloid isolated from Vinca rosea (L.). Biochem. Pharmacol. **1**, 347 (1958).

OBRECHT, P., MELCHERT, F., BOUTIS, L.: Die Behandlung maligner Lymphome unter besonderer Berücksichtigung des M. Hodgkin mit Vinca-Alkaloiden. In: Internationales Symposion über die Anwendung der Vinca-Alkaloide Velbe und Vincristin, hrsg. von E. GMACHL, Gießen. München-Berlin-Wien: Urban & Schwarzenberg 1969.

PALTAUF, R.: Lymphosarcom. Ergebn. allg. Path. path. Anat. **3**, 652 (1896).

PAPILLON, J., BOTHIER, F., COSTE, J.: Les localisations osseuses de la lymphogranulomatose maligne. J. Radiol. Électrol. **45**, 109 (1964).

— CROIZAT, P., REVOL, L., CHASSARD, J. L., FEROLDI, J., CONTAMIN, A., DUTON, L.: Les survies de plus de 10 ans dans la màladie de Hodgkin. Nouv. Rev. franç. Hémat. **6**, 79 (1966).

PETERS, M. V.: Prophylactic treatment of adjacent areas in Hodgkin's disease. Cancer Res. **26**. 1232—1243 (1966).

— ALISON, R., BUSH, R. S.: Natural history of Hodgkin's disease as related to staging. Cancer (Philad.) **19**, 308—316 (1966).

— MIDDLEMISS, K. CH.: A study of Hodgkin's disease treated by irradiation. Amer. J. Roentgenol. **79**, 114 (1956).

PIERCE, M.: Lymphosarcoma and Hodgkin's disease in children. Proc. nat. Cancer Conf. **4**, 559—570 (1960).

PINKEL: Quoted by E. STORTI.

PISANI, G., MALASPINA, A.: Le localizzazioni scheletriche del linfogranuloma maligno. Minerva med. **48**, 2213 (1957).

PITCOCK, J. A., BAUER, W. C., McGAVRAN, M. H.: Hodgkin's disease in children. Cancer (Philad.) **12**, 1043—1051 (1959).

RALSTON, L. S., WASDALL, W. A.: Gastrointestinal Hodgkin's disease. Amer. J. Gastroent. **29**, 537 (1958).

RATKOCZY, N.: Wandlungen in der Pathologie und Therapie der Lymphogranulomatose. Radiologica Austriaca **16**, 183—195 (1966).

RATTI, A.: La radioterapia endolinfatica con $^{131}$J. Primi risultati. Radiol. clin. (Basel) **31**, 220 (1962).

RAZIS, D. V., DIAMOND, H. D., CRAVER, L. F.: Familial Hodgkin's disease: its significance and implications. Ann. intern. Med. **51**, 933—971 (1959).

REED, D. M.: On the pathological changes in Hodgkin's disease with special references to its relation to tuberculosis. Johns Hopk. Hosp. Rep. **10**, 133 (1902).

ROUSSELOT, L. M., RELLA, A. J., ROTTINO, A.: Splenectomy for hypersplenism in Hodgkin's disease. Amer. J. Surg. **103**, 769 (1962).

SAMMAN, P. D.: Hodgkin's disease: Cutaneous manifestations. Proc. roy. Soc. Med. **60**, 736 (1966).

SCHAMAUN, M.: Chirurgische Behandlungsmöglichkeiten der Lymphogranulomatose. Praxis **27**,754—758 (1966).

SCHARENBERG, P., KAPISCHKE, F.: Klinische Erfahrungen mit dem zyklischen N-Lost-Phosphamidester Endoxan in der Behandlung maligner Tumoren. Münch. med. Wschr. **104**, 134—138 (1962).

SCHERER, E.: Indikation und Behandlungsergebnisse der Radiotherapie maligner Systemerkrankungen. In: Deutscher Röntgenkongreß 1968, hrsg. von F. GAUWERKY. Stuttgart: Georg Thieme 1969.

SCHEURLEN, P. G.: 74. Tagg der Deutschen Gesellschaft Innerer Medizin. Med. Welt I, 1461 (1968).

SCHNEIDER, R.: Probleme bei simultaner Kombinationstherapie mit Zytostatika und ionisierenden Strahlen. Strahlentherapie **134**, 21 (1967).

SCHULLER, L., COJOLAN, I., LÖRINCZ, I., OLARIN, S., SHAPIRA, T.: Primary malignant lymphogranulomatosis of the stomach associated with pregnancy. Oncologia (Basel) **20**, 291 (1966).

SCHULZ, E., HAUSMANN, K., JÜNGLING, W.: Langzeittherapie der fortgeschrittenen Lymphogranulomatose mit Zytostatika. In: Internationales Symposion über Anwendung der Vinca-Alkaloide Velbe und Vincristin, hrsg. von E. GMACHL, Gießen. München-Berlin-Wien: Urban & Schwarzenberg 1969.

SLAUGHTER, D. P.: Hodgkin's disease: radical surgery. J. Amer. med. Ass. **191**, 26 (1965).

— ECONOMOU, S. G., SOUTHWICK, H. W.: Surgical management of Hodgkin's disease. Ann. Surg. **148**, 705 (1958).

SMITH, D. F., KLOPP, C. T.: The value of surgical removal of localized lymphomas. Surgery **49**, 469 (1961).

SMITH, R. S. W., SHEEY, TH. W., ROTHBERG, H.: Hodgkin's disease and pregnancy. Case report and discussion of the treatment of Hodgkin's disease and leukemia during pregnancy. Arch. intern. Med. **102**, 777 (1958).

SOKAL, J. E.: Immunologic unresponsiveness in Hodgkin's disease. Cancer Res. **26**, 1161 (1966a).

— Discussion on: Manifestations of immunologic unresponsiveness in Hodgkin's disease. Cancer Res. **26**, 1161—1164 (1966b).

— Discussion on: Manifestations of immunologic unresponsiveness in Hodgkin's disease in Peru. Cancer Res. **26**, 1204—1208 (1966c).

Sorkal, J. E., Lessmann, E. H.: Effects of cancer chemotherapeutic agents on the human fetus. J. Amer. med. Ass. **172**, 1765 (1960).

— Primikirios, N.: The delayed skin-test response in Hodgkin's disease and lymphosarcoma. Effect of disease activity. Cancer (Philad.) **14**, 597 (1961).

Solidoro, A., Guzman, C., Chang, A.: Relative increased incidence of childhood Hodgkin's disease in Peru. Cancer Res. **26**, 1204—1208 (1966).

Staeuber, P. G., Gerhartz, H.: Die Chemotherapie mit Daunomycin bei Lymphogranulom- und Retikulosarkomkranken. Kongr. f. innere Medizin. Verh. dtsch. Ges. inn. Med. **73**, 334—338 (1967).

Stasek, V.: Ergebnisse der Strahlentherapie bei malignen Lymphomen. Strahlentherapie **133**, 27—41 (1967).

Stecher, G., Ellermeier, H., Banihaschemi, A.: Zytostatische Behandlung mit Vinblastin (Velbe). Med. Welt **10**, 519—523 (1963).

Sternberg, C.: Über eine eigenartige unter dem Bilde der Pseudoleukämie verlaufende Tuberkulose des lymphatischen Apparates. Z. Heilk. **19**, 21 (1898).

Storti, E., Perugini, S.: La terapia del linfogranuloma maligno nella pratica. Arch. Med. Mutual. **44**, 96—105 (1965).

Strawitz, J. G., Sokal, J. E., Grace, J. T., Jr., Mukhtar, F., Moore, G. E.: Surgical aspects of hypersplenism in lymphoma and leukemia. Surg. Gynec. Obstet. **112**, 89—95 (1961).

Strickstrock, K.-H., Obrecht, P.: Klinische Ergebnisse nach Behandlung mit dem onkolytisch wirksamen Methylhydrazinderivat Natulan. Krebsforschung und Krebsbekämpfung, Bd. VI, S. 366—375. München-Berlin-Wien: Urban & Schwarzenberg 1967.

Svoboda, G. H.: Current status of research on the alkaloids of Vinca rosea Linn. Antitumoral effect of Vinca rosea alkaloids. Amsterdam: Excerpta Med. Found. 1966.

Todd, I. D. H.: Further experience with ibenzmethyzin. Bristol: John Wright Ltd. 1965.

— Intracranial lesions in Hodgkin's disease. Proc. roy. Soc. Med. **60**, 734 (1966).

Uehlinger, E.: Über Knochenlymphogranulomatose. Virchows Arch. path. Anat. **288**, 36 (1933).

Ultmann, J. E., Cunningham, J. K., Gellhorn, A.: The clinical picture of Hodgkin's disease. Cancer Res. **26**, 1047 (1966).

Virieux, C.: Evolution de la maladie de Hodgkin associée à une grossesse. Rev. méd. Suisse rom. **86**, 821 (1966).

Warwick, W. J., Archer, O., Kelly, W. D., Page, A. R.: Anergy of delayed allergy in Hodgkin's disease patients. Fed. Proc. **20**, 18 (1961).

West, W. O., Bouroncle, B. A.: Spontaneous perforation of the oesophagus in Hodgkin's disease. Report of three cases and literature review. Amer. J. Gastroent. **33**, 335 (1960).

Westling, P.: Studies of the prognosis in Hodgkin's disease. Acta radiol. (Stockh.), Suppl. **245**, S. 32 (1965).

Wieland, C.: Telecaesiumtherapie der Lymphogranulomatose. Strahlentherapie **132**, 194—199 (1967).

Wierzchula, L., Pribilla, W.: Die Behandlung maligner Lymphome mit einem Methylhydrazin-Derivat. Z. Ther. **1**, 13—24 (1968).

Wilks, S.: Cases of enlargement of the lymphatic glands and spleen. Guy's Hosp. Rep. **11**, 56 (1865).

Williams, H. M., Diamond, H. D., Craver, L. F., Parsons, H.: Neurological complications of lymphomas and leukemias. Springfield, Ill.: Thomas 1959.

Winkel, zum, K., Becker, J.: Indikation zur Strahlentherapie und Chemotherapie von Systemerkrankungen. Radiologe **6**, 148—159 (1966).

Witte, S., Martin, H., Schubert, J. C. F.: Über die cytostatische Therapie mit einem Methylhydrazinderivat. Schweiz. med. Wschr. **96**, 93 (1966).

— Riegg, H.: Klinische Beobachtungen bei der Behandlung maligner Erkrankungen mit Trisäthylen-iminobenzochinon. (Trenimon) Med. Welt **1964**, 2545—2550.

— Schricker, K. Th.: Die zytostatische Therapie der Lymphogranulomatose. In: Therapie maligner Tumoren, Hämoblastome und Hämoblastosen, Bd. I, Pathologie und Chemotherapie. Stuttgart: Enke 1966.

Wüst, G.: Moderne Diagnostik und Klinik der Lymphogranulomatose. Münch. med. Wschr. **111**, 910 (1969).

Wyburn, M. R.: Dehydro emetine in chronic leukemia. Lancet **1966 I**, 1266—1267.

# Großfollikuläres Lymphoblastom

### B. Kornhuber, Frankfurt

**Synonyma.** *Brill-Symmerssche Krankheit, noduläres Lymphom, Brill-Baehr-Rosenthalsche Krankheit.*

**Definition.** Die Bezeichnung großfollikuläres Lymphoblastom besagt, daß es sich um einen malignen Tumor des lymphatischen Gewebes handelt, dessen besonderes Merkmal die auffallende Vergrößerung der Lymphfollikel ist. Während des Spätstadiums erfolgt die Umwandlung in ein Retikulosarkom (von Albertini und Rüttner; Bilger).

**Ätiologie.** Die ursprüngliche Auffassung einer toxisch-entzündlichen Genese (Robb-Smith; Ross; Symmers, 1927) ist den Theorien der Onkogenese gewichen (Deelmann; Lang et al.), wobei die Krankheit ein Syndrom unterschiedlicher Herkunft ist (Kotte und Kotte; Kup; Nitsch und Allies).

**Krankheitsbild.** Die Anamnese der Patienten ist uncharakteristisch. Beschwerden bestehen im ersten Stadium nicht, soweit keine Kompressionssymptome, z. B. bei mediastinaler Lokalisation, der Lymphome vorhanden sind. Vom Auftreten der ersten Lymphome oder eines Milztumors bis zur Diagnosestellung vergehen durchschnittlich 2 Jahre (Bilger).

Objektivierbare Befunde sind umschriebene, schmerzlose, wenig konsistente Lymphknotenschwellungen cervical, axillär oder inguinal, seltener abdominal oder retroperitoneal (Bilger, 1954, 1963; Brill et al.; Fieschi; Holle und Storck; Kotte und Kotte; Lang et al.; Martini und Wenderoth; Symmers, 1938) oder auch ein isolierter Milzbefall (Fischer; Symmers, 1938). Blutbild und Knochenmark sind meist nicht typisch verändert (Fresen; Horster). Ein Befall des letzteren kommt vor (Baehr und Klemperer; Heintzelmann; Ross, 1933, 1939). In der Elektrophorese können die γ-Globuline vermehrt sein (Rossier und Spühler; Kotte und Kotte).

Die **Diagnose** wird histologisch gestellt. Lymphknotenpunktionen sind unergiebig (Leiber). Vergrößerte Lymphfollikel, die oft schon makroskopisch auf der Schnittfläche sichtbar sind, haben der Krankheit den Namen gegeben (von Albertini). Die Reticulumfasern sind in der Peripherie zusammengedrängt. Ein Lymphocytensaum begrenzt die Follikel (Fresen; Lennert; Symmers, 1948). Die Zellen in den Follikeln lassen sich nach Symmers in 3 Typen einteilen:

1. Große, ovale oder runde Zellen, deren Kerne die ganze Zelle einnehmen. Sie sind chromatinarm (Schattenzellen) und haben oft einen Nucleolus.

2. Eiförmige Zellen — größer als Lymphocyten — mit chromatinreichen, gebuchteten Kernen.

3. Eine Übergangsform, die in Größe und Chromatingehalt zwischen den beiden ersteren liegt.

**Differentialdiagnostisch** kommen alle benignen und malignen Erkrankungen in Betracht, die mit länger dauernder Lymphknotenvergrößerung einhergehen (Bilger; Heintzelmann; Kotte und Kotte; Lennert).

Im weiteren **Verlauf** werden immer neue Lymphknotenstationen erfaßt. Nach 1—10 Jahren (Kup) geht die zunächst benigne erscheinende Krankheit in eine sarkomatöse Endphase über (von Albertini; Bilger; Kup; Rüttner; Symmers, 1948). Jetzt bestehen Anämie, Fieber und zunehmende Kachexie. Histologisch liegt dem veränderten klinischen Bild ein Retikulosarkom zugrunde (von Albertini und Rüttner; Bilger; Symmers, 1948).

**Häufigkeit, Alters- und Geschlechtsverteilung.** Zwischen 5 und 10 % der malignen Lymphome sind großfollikuläre Lymphoblastome (Bilger). Der Manifestationsgipfel liegt im 5. Lebensjahrzehnt. Auf das Kindesalter entfallen nur knapp 5 % der Erkrankungen. Das Verhältnis von männlichen zu weiblichen Patienten ist mit 5:4 etwa ausgeglichen (Baggenstoss und Heck; Bernheim et al.; Bilger; Heintzelmann; Nitsch und Allies).

**Therapie.** Ähnlich wie bei anderen malignen Lymphomen werden im lokalisierten Stadium die operative Entfernung der Lymphome (Full-Scharrer) und besonders die Bestrahlung (Linke) oder nur die Strahlentherapie (Bilger, 1954; Brill et al.; Cocchi und Meier; Lang et al.; Müller; Neumeister und Schmutzler; Stasek) eingesetzt. Glucocorticoide können allein eine Rückbildung der Lymphome bewirken (Cridland und Green; Hall et al.; Linke und Freudenberger). Die cytostatische Therapie ist dem Generalisationsstadium vorbehalten. Spezielle Therapeutica sind für das großfollikuläre Lymphoblastom nicht bekannt, weshalb auf die Therapie der Sarkome verwiesen wird.

**Prognose.** Statistische Aussagen z. B. über den Ausgang früh erkannter Fälle sind wegen der Seltenheit der Brill-Symmersschen Erkrankung nicht möglich. Die Prognose gilt quoad vitam als ungünstig und entspricht der des Retikulosarkoms (von Albertini und Rüttner; Kotte und Kotte; Kup; Linke; Rüttner; Symmers, 1948).

**Literatur**

Albertini, A. v.: Histologische Geschwulstdiagnostik. Stuttgart: Thieme 1955.
— Rüttner, J. R.: Über das Wesen des großfollikulären Lymphoblastoms (Brill-Symmers-Disease). Dtsch. med. Wschr. **75**, 27 (1950).

Baggenstoss, A. H., Heck, J. F.: Follicular lymphoblastoma (giant lymph follicle hyperplasia of lymph nodes and spleen). Amer. J. med. Sci. **200**, 17 (1940).

BERNHEIM, M., MOURIQUAND, C., FRANCOIS, R., GILLY, R.: La forme hypersplénique de la maladie de Brill-Symmers chez l'enfant. Pédiatrie **10**, 595 (1955).

BILGER, R.: Das großfollikuläre Lymphoblastom (die Brill-Symmerssche Krankheit). Ergebn. inn. Med. Kinderheilk., N.F. **5**, 642 (1954).

BRILL, N. E., BAEHR, G., ROSENTHAL, N.: Generalized giant lymph follicle hyperplasia of lymph nodes and spleen (a hitherto undescribed type). J. Amer. med. Ass. **84**, 668 (1925).

COCCHI, U., MEIER, E.: Zur Frage der Therapie des großfollikulären Lymphoblastoms. Oncologia (Basel) **3**, 1 (1950).

CRIDLAND, MARION D., GREEN, D.: The management of generalized lymphosarcomatous disease. Med. J. Austr. **5**, 195 (1968).

DEELMANN, H. T.: Über die Retikulosen und das Problem der Leukämien. Schweiz. Z. Path. **12**, 137 (1949).

FIESCHI, A.: Linfopathia follicolo-iperplastica. Haematologica **19**, 155 (1938).

FISCHER, W.: Splenomegalie mit Riesenfollikeln. Virchows Arch. path. Anat. **309**, 795 (1942).

FRESEN, O.: Über Örtlichkeit und Wertigkeit des Morbus Brill-Symmers. Zbl. allg. Path. path. Anat. **95**, 884 (1956).

FULL-SCHARRER, G.: Zur Frage der Malignität beim großfollikulären Lymphoblastom Brill-Symmers. Arch. Ohr.-, Nas.- u. Kehlk.-Heilk. **185**, 795 (1965).

HALL, T. C., CHOI, O. S., ABADI, A., KRANT, M. J.: High-dose corticoid therapy in Hodgkin's disease and other lymphomas. Ann. intern. Med. **66**, 1144 (1966).

HEINTZELMANN, F.: Giant follicle lymphadenopathy (follicular reticulosis Brill-Symmers' disease). Acta med. scand. **124**, 359 (1946).

HOLLE, G., STORCK, F. W.: Morphologische Befunde bei sarkomatöser Umwandlung der großfollikulären Lymphadenopathie (Brill-Symmers). Zbl. allg. Path. path. Anat. **89**, 408 (1952/53).

HORSTER, J. A.: Über das großfollikuläre Lymphoblastom. Dtsch. Arch. klin. Med. **198**, 295 (1951).

KOTTE, S., KOTTE, W.: Das großfollikuläre Lymphoblastom (Brill-Symmers-Syndrom) im Kindesalter. Arch. Kinderheilk. **175**, 302 (1967).

KUP, J.: Neue Beiträge zum Brill-Symmers-Syndrom im Kindesalter. Mschr. Kinderheilk. **113**, 573 (1965).

LANG, G., RICHTER, H. H., MARKERT, J.: Zur Manifestation des großfollikulären Lymphoblastoms im Knochen und Zentralnervensystem. Dtsch. Z. Nervenheilk. **191**, 142 (1967).

LEIBER, B.: Der menschliche Lymphknoten. München: Urban & Schwarzenberg 1961.

LENNERT, K.: Pathologie der Halslymphknoten. Berlin-Göttingen-Heidelberg-New York: Springer 1964.

LINKE, A.: Grenzen und Möglichkeiten einer Chemotherapie der Hämoblastosen und malignen Tumoren. Regensburg. Jb. ärztl. Fortbild. **12**, 196 (1964).

— FREUDENBERGER, B.: Über die Chemotherapie der Hämoblastosen und malignen Tumoren. In: Chemotherapeutische Probleme maligner Tumoren, hrsg. von F. MEYTHALER. Stuttgart: Enke 1960.

MARTINI, G. A., WENDEROTH, H.: Zur Klinik und Pathologie des follikulären Lymphoblastoms (Brill-Symmers). Z. klin. Med. **147**, 235 (1950).

MÜLLER, J. H.: Über einen Fall von großfollikulärem Lymphoblastom der Beckenlymphknoten. Radiol. clin. (Basel) **22**, 310 (1953).

NEUMEISTER, K., SCHMUTZLER, W.: Zur Klinik und Therapie des Morbus Brill-Symmers. Strahlentherapie **125**, 490 (1964).

NITSCH, K., ALLIES, F.: Das Brill-Symmers-Syndrom (großfollikuläres Lymphoblastom). Mschr. Kinderheilk. **107**, 44 (1959).

ROBB-SMITH, A. H. T.: Reticulosis and reticulosarcoma. A histological classification. J. Path. **47**, 457 (1938).

ROSS, J. M.: The pathology of the reticular tissue. J. Path. **37**, 311 (1933).

ROSSIER, P. H., SPÜHLER, O.: Beitrag zum großfollikulären Lymphoblastom, Brill-Symmers-Krankheit. Schweiz. med. Wschr. **78**, 1246 (1948).

ROULET, F.: Die ausgesprochen blastomatösen Retikulosen. Verh. Dtsch. path. Ges., Marburg 1953.

RÜTTNER, J. R.: Das großfollikuläre Lymphoblastom mit Ausgang in Retikulosarkom. Schweiz. Z. Path. **13**, 92 (1950).

STASEK, V.: Ergebnisse der Strahlentherapie bei malignen Lymphomen. Strahlentherapie **133**, 27 (1967).

SYMMERS, D.: Follicular lymphadenopathy with splenomegaly: A new recognized disease of the lymphatic system. Arch. Path. **3**, 816 (1927).

— Giant follicular lymphadenopathy with or without splenomegaly. Arch. Path. **26**, 603 (1938).

— Lymphoid diseases: Hodgkin's granuloma, giant follicular lymphadenopathy, lymphoid leukemia, lymphosarcoma and gastrointestinal pseudoleukemia. Arch. Path. **45**, 73 (1948).

# Das Lymphosarkom und die Lymphosarkomatose

HILDEGARD KROPP, Frankfurt

**Synonyme.** Malignes Lymphom (lymphocytärer Typ und lymphoblastärer Typ); Lymphosarcoma, malignant lymphoma (lymphocytic type and lymphoblastic type); Lymphosarcome, Lymphome malin (lymphocytique et lymphoblastique) (HAMPERL und ACKERMANN).

Das Lymphosarkom bildet zusammen mit dem großfollikulären Lymphoblastom (Brill-Symmers), dem M. Hodgkin und dem Retothelsarkom die Gruppe der malignen Lymphome (GALL und MALLORY; CARTER; BRUNNER und BARANDUN).

Kundrat stellte 1893 die Eigenständigkeit des Lymphosarkoms gegenüber anderen Sarkomen heraus, jedoch findet sich bis heute keine eindeutige Definition des Lymphosarkoms in der Literatur. Rosenberg et al. (1958, 1960, 1961), Bailey et al. sowie Origines et al. subsummieren unter dem allgemeinen Begriff Lymphosarkom das großfollikuläre Lymphoblastom, das Retothelsarkom und das Lymphosarkom im engeren Sinne, Gall und Mallory teilen die malignen Lymphome in 2 Gruppen: Die erste ist durch ein relativ einfaches histologisches Bild gekennzeichnet und umfaßt das Retothelsarkom und das Lymphosarkom, das sich entsprechend dem histologischen Bild in das lymphoblastäre und lymphocytäre Lymphosarkom unterteilt, die zweite Gruppe, komplexer im histologischen Aufbau, umfaßt die Hodgkinsche Erkrankung und das großfollikuläre Lymphoblastom.

Die Verwirrung in der Definition und Nomenklatur des Lymphosarkoms ist verständlich, da die Abgrenzung der Krankheitsbilder klinisch oft unmöglich ist, die histologische Trennung zwischen Lymphoblastom, Lymphocytom und Retothelsarkom sehr schwierig sein kann und Übergänge ineinander meist aus einem gut differenzierten in einen unreifen Typ vorkommen (Gall und Mallory; Carter; Elkins).

Im folgenden wird unter dem Begriff *Lymphosarkom das lymphoblastäre und lymphocytäre Lymphosarkom* verstanden (Brunner und Barandun) und nach Patrassi definiert als Krankheitseinheit, welche ihren Ursprung in den lymphatischen Organen — besonders den Lymphknoten — nimmt, penetrierend und infiltrierend wächst, sich in den lymphatischen Organen ausbreitet und zum Bild einer mehr oder weniger ausgebreiteten „Lymphosarkomatose" führt. Gründe, die mehr für die Therapie und Prognose, wenig für die Ätiologie von Belang sind, legen die Einteilung in mehrere Stadien, dem Ausmaß der Metastasierung entsprechend, nahe.

**Häufigkeit.** Kinder erkranken im Verhältnis zu Erwachsenen selten. Rosenberg et al. (1958) berichtet von 1269 an einem malignen Lymphom erkrankten Patienten, davon 69 unter 15 Jahren. Von diesen 69 Kindern hatten 42 ein Lymphosarkom, von den 1200 Erwachsenen 502. An der Mayo-Klinik wurde zwischen 1945 und 1954 bei Kindern 25mal ein Lymphosarkom diagnostiziert (Bailey et al.). Dargeon (1960) fand in 3,5% von 1248 kindlichen malignen Tumoren ein Lymphosarkom, Charache in 6,3% von 1800.

Die *Altersverteilung* zeigt einen deutlichen Anstieg zwischen dem 40. und 70. Lebensjahr, mit einer Spitze im 6. Lebensjahrzehnt (Rosenberg et al., 1958; Molander und Pack). Im Kindesalter findet sich eine relative Häufung an Lymphosarkomerkrankungen zwischen dem 3. und 5. Lebensjahr, vergleichbar dem Anstieg der akuten kindlichen Leukämien in diesem Alter, und dem 11. Lebensjahr (Jones und Klingberg), auch bei Neugeborenen wurde in seltenen Fällen ein Lymphosarkom festgestellt (Kaufmann; Charache). Jungen erkranken etwa 3mal häufiger als Mädchen (Dargeon). Jones und Klingberg geben ein Verhältnis von 2,6:1 an. Nach der Statistik Rosenbergs et al. (1958) überwiegen bei jungen Kindern Knaben im Verhältnis 2,6:1, zwischen dem 11. und 15. Lebensjahr im Verhältnis 4,5:1, nach Jones und Klingberg 1,9:1, im Erwachsenenalter sind Männer 1,6mal häufiger als Frauen betroffen.

Konstitutionelle Faktoren scheinen keine Rolle zu spielen. Eine jahreszeitliche Häufung oder eine Abhängigkeit von Umwelteinflüssen konnte nicht festgestellt werden (Gretener).

**Ätiologie und Pathogenese.** Bei einer Vielzahl von Tieren, Vertebraten und poikilothermen Amphibien wurden Lymphosarkome beobachtet, die entweder spontan auftraten oder durch cancerogene Substanzen, Röntgenstrahlen, zellfreie Ultrafiltrate oder Zelltransplantate induziert werden konnten. Als Versuchstiere dienten vorwiegend Mäuse (Berenblum et al.; Bernhard; De Harven und Friend; Gati; Hanks und Kaplan; Hatziolos et al.; Juhász et al., 1966; Ribacchi und Giraldo; Sobin), Ratten (Stevenson und von Haam), Rinder (Bederke et al.; Hare et al.; Hatziolos et al.; Martin und Flanagan; Schmidt und Schadt; Wright et al.; Yang und Hare), Hunde (Basrur und Gilman; Moldovanu et al.), Katzen (Clift and Clift; Jarrett et al.) sowie der syrische Hamster (Walters et al.), außerdem Anuren, Kröten, Molche und Frösche (Balls, 1962, 1964a und b, 1965a und b; Balls und Ruben; Ruben und Balls).

Zur Zeit werden als kausale Agentien für die Entstehung des Lymphosarkoms in der Hauptsache 3 Gruppen diskutiert:

a) Physikalische Noxen: Ionisierende Strahlen.

b) Chemische Noxen: Cancerogene Substanzen.

c) Viren oder virusartige Partikel.

Aussagen darüber, welche dieser 3 Gruppen als ursächlicher Faktor die wahrscheinlichste ist oder ob mindestens 2 oder mehrere Faktoren bei der Entstehung des Lymphosarkoms zusammenwirken müssen, sind zur Zeit nicht möglich.

a) *Physikalische Noxen.* Ionisierende Strahlen als kausaler Faktor bei der Entstehung des Lymphosarkoms.

Die experimentelle Erzeugung von Leukämien und malignen Lymphomen bei Mäusen, Ratten und anderen Versuchstieren durch ionisierende Strahlen kann als gesichert gelten (BERENBLUM et al.; DIENER; HANKS und KAPLAN; HARAN-GHERA; HARAN-GHERA und PELED; HODES et al.; RIBACCHI und GIRALDO). Das auffällig häufige Auftreten von Leukämien und Lymphosarkomen nach Bestrahlung bei Mäusen und Ratten erklärt sich durch eine hohe Sensibilität des lymphatischen und hämatopoetischen Systems gegenüber kurzwelligen Strahlen, die es mit allen an Mitosen reichen und stoffwechselaktiven Geweben wie etwa den Darmepithelien teilt (BERENBLUM et al.; HANKS und KAPLAN; RIBACCHI und GIRALDO). Zur Erklärung des kausalen Zusammenhangs zwischen Röntgenbestrahlung und Entstehung maligner Lymphome und Leukämien finden sich in der Literatur mehrere Hypothesen:

Nach FRITZ-NIGGLI schädigen Röntgenstrahlen das genetische Material der Zellkerne irreversibel; die Mehrzahl der geschädigten Zellen geht zugrunde, die überlebenden besitzen gegenüber den nicht geschädigten Zellen eine größere Vitalität, durch einen Selektionsprozeß kommt es zum manifesten Tumor.

BERENBLUM et al. konnten aus Schafsmilz einen RLP genannten Faktor (radiation-leucemia-protection-factor) isolieren. Sie interpretieren die Strahlenwirkung als Synthesehemmung dieses Faktors.

HODES et al.; GROSS; LIEBERMANN und KAPLAN; LATARJET und DUPLAN sowie PARSONS et al. u.v.a. gelang es, bei Mäusen durch Übertragung zellfreier Extrakte, Zentrifugate und Filtrate aus durch Röntgenbestrahlung erzeugten lymphatischen und myeloischen Leukämien sowie Lymphosarkomen und Retothelsarkomen serienweise diese Tumoren zu erzeugen. Diese Befunde stützen die Annahme, daß ein in gesunden Mäusen latent vorhandenes Virus oder Agens durch die Röntgenbestrahlung aktiviert, demaskiert oder freigesetzt wird. Die Übertragung dieses nun virulenten Virus erzeugt immer wieder maligne Lymphome und Leukämien. Bisher jedoch fehlen Beweise dafür, daß Röntgenstrahlen ein Virus aktivieren und daß dieses Virus Leukämien und maligne Lymphome verursacht.

VAN LANCKER und BAUER et al. beschreiben eine molekular-pathologische Wirkung der Röntgenstrahlen, die sich in Depolymerisation und Minderung des Molekulargewichtes der DNS ausdrückt.

Über die leukämogene und lymphomerzeugende Wirkung ionisierender Strahlen bei Menschen liegen nur wenige Untersuchungen vor, zum einen Beobachtungen an Patienten, die wegen Leukämien oder anderer Hämoblastosen mit Röntgenbestrahlung behandelt wurden und ein weiteres malignes Lymphom, unabhängig von der Ersterkrankung, entwickelten (STORTI et al.); zum anderen die Untersuchung von ANDERSON und ISHIDA an den Überlebenden der Atombombenexplosion von Hiroshima. Personen, die sich zum Zeitpunkt der Explosion in einem Umkreis von 1400 m vom Hypozentrum befanden, erkrankten 5mal häufiger als nicht in Hiroshima lebende Japaner im gleichen Zeitraum. Jüngere Personen waren in relativ größerer Zahl betroffen als ältere.

b) *Chemische Noxen.* Cancerogene Substanzen als kausale Faktoren bei der Entstehung des Lymphosarkoms.

Unter chemischen Cancerogenen versteht man Substanzen, die in Mensch und Tier maligne Neoplasmen induzieren.

Untersuchungen an Tieren, deren Ergebnisse sich nicht ohne weiteres auf Menschen übertragen lassen, ermittelten folgende Stoffgruppen, die in hohem Prozentsatz Leukämien und maligne Lymphome auslösten (BALLS, 1962, 1964a und b; JUHÁSZ et al., 1963; LAUREN und HOLMBERG; RIBACCHI und GIRALDO; RUBEN und BALLS; STEVENSON und VON HAAM; WALTERS et al.):

1. Polycyclische aromatische Kohlenwasserstoffe wie Methylcholanthren, Dimethylbenzanthrazen, Benzpyren u.a., die zum einen durch Mutation, zum anderen durch Bindungen an Proteine und DNS cancerogen wirken sollen.

DE MAYER und DE MAYER-GUIGNARD konnten zeigen, daß manche polycyclische aromatische Kohlenwasserstoffe die Interferonsynthese in Kulturen von Rattenzellen verhindern, die mit einem RNS-Virus infiziert waren. RUBEN und BALLS gelang es im Versuch mit Amphibien, durch zellfreies Ultrafiltrat aus durch Benzpyren und Methylcholanthren induzierten Lymphosarkomen in bisher gesunden Tieren völlig gleiche Malignome zu erzeugen. Sie fanden in den Tumorzellen virusartige Partikel. Die beiden letztgenannten Untersuchungen stützen die Hypothese, die das Malignom als Folge einer Virusinfektion interpretiert.

2. Alkylierende Substanzen oder in vivo zu alkylierenden Substanzen metabolisierte Verbindungen wie alkylierende Cytostatica, Urethan u.a., die mit Proteinen und DNS reagieren und die DNS-Synthese zu stören vermögen, wodurch sich sowohl eine deutliche mutagene wie cancerogene Wirkung erklären könnte. Die Möglichkeit einer lymphosarkom- und retothelsarkomauslösenden Wirkung alkylierender Cytostatica bei Menschen wird u.a. von STORTI et al. erwogen.

3. Aromatische Amine, deren Bindungsvermögen an Protein, DNS und RNS für ihre cancerogene Wirkung bei Mäusen und anderen Versuchstieren (EHRHART et al.) verantwortlich gemacht wird.

4. Isonicotinsäurehydrazid und verwandte Substanzen. JUHÁSZ et al. (1966) gelang es, mit INH bei Mäusen in hohem Prozentsatz Lymphosarkome, Retothelsarkome und Leukämie zu erzeugen. Die lymphosarkominduzierende Wirkung des INH ist um so schwerwiegender, als Tuberkulosekranke während

einer Langzeittherapie INH-Dosen aufnehmen, die mit den bei Mäusen tumorauslösenden Mengen vergleichbar sind. Es wird eine Latenzzeit von 30 bis 40 Jahren beim Menschen angenommen, die seit der Einführung des Medikaments noch nicht vergangen ist.

c) *Viren* als kausale Faktoren bei der Entstehung des Lymphosarkoms.

Während die Virusätiologie von Leukämien und malignen Lymphomen für viele Tiere, besonder Mäuse (BERNHARD; FRIEND; GRAFFI et al., 1960, 1962/63; JARRETT et al.), nicht mehr bestritten wird — auch in chemisch und physikalisch induzierten Tumoren gelang der Virusnachweis (BALLS, 1965a; GRANBOULAN et al.; RIBACCHI und GIRALDO; RUBEN und BALLS) — ist sie für das menschliche Malignom noch nicht bewiesen. Zwar ließen sich in vielen menschlichen Neoplasmen (BÄSSLER und VOTH) in Blutplasma und Urin von an Leukämien oder malignen Lymphomen Erkrankten virusartige Partikel nachweisen (AMES et al.), doch wurden ähnliche Strukturen auch bei Gesunden gefunden. Eine Ausnahme machte das Burkitt-Lymphom, für das durch gründliche Untersuchungen gestützt die Virusätiologie sehr wahrscheinlich ist (s. S.133).

Bei menschlichen Leukämien und Lymphosarkomen wurden wiederholt unspezifische Chromosomenaberrationen gefunden (KLOSSO-GLOU et al.), es ist nicht ausgeschlossen, daß sie durch den Einfluß cancerogener Substanzen oder durch onkogene oder nichtonkogene Viren entstehen.

### Pathoanatomie und Pathophysiologie

Lymphosarkome können von allen Standorten des lymphoretikulären Gewebes ausgehen (HAMPERL, 1960). Im lymphosarkomatösen Gewebe finden sich Lymphocyten, Lymphoblasten und Reticulumzellen, das Vorherrschen einer der 3 Zelltypen bedingt ein monotones histologisches Bild (CARTER) und charakterisiert den Tumor als lymphocytäres bzw. lymphoblastäres Lymphosarkom oder als Retothelsarkom (RO-SENBERG et al., 1960; GALL und MALLORY; CUTLER et al.). Mitosen sind im lymphoblastären Lymphosarkom häufiger als im lymphocytären. Infiltratives Wachstum zerstört weitgehend die normale Lymphknotenstruktur, die Kapsel ist beim lymphocytären Lymphosarkom häufig intakt, jedoch auch oft wie beim lymphoblastären Lymphosarkom durch Invasion pathologischer Zellen zerstört (GALL und MALLORY; CUTLER et al.). Der Tumor dringt infil-

trierend in die Umgebung ein, es bilden sich miteinander verbackene Lymphknotenpakete und mit der Umgebung verwachsende Geschwulste. Lymphosarkome wachsen gewöhnlich rasch. Sie metastasieren anfänglich auf lymphogenem Wege, streuen später hämatogen, wenn pathologische Zellen über die Lymphwege in die Blutbahn eingeschleust wurden (GRETE-NER; PATRASSI) und führen somit zum Bild der Lymphosarkomatose. Milz und Leber sind nur relativ wenig befallen (PATRASSI).

### Klinisches Bild

Das Lymphosarkom erzeugt kein einheitliches Krankheitsbild. Die Symptomatik hängt von der Lokalisation des Primärtumors und evtl. vorhandener Metastasen ab. Bei ausgedehnten Befunden werden Allgemeinsymptome wie Fieber, Blässe, Anorexie, Spielunlust und Nachtschweiß registriert (MAXWELL). Je nach der Akuität der anfänglichen Symptomatik vergehen zwischen 1 Woche und 2 Jahren bis zur Konsultation des Arztes (MAXWELL; DARGEON, 1961; SULLIVAN; CHARACHE).

Folgende Tabelle, eine Zusammenfassung aus Statistiken von BAILEY et al.; DARGEON (1961); MAXWELL; und PIERCE, gibt die Primärlokalisation des Lymphosarkoms bei 144 Kindern an (zitiert nach JONES und KLINGBERG). Statistiken anderer Autoren (ROSENBERG et al., 1958; ORIGINES et al.) zeigen eine ähnliche Verteilung. Von den peripheren Lymphknoten sind die cervicalen bevorzugt befallen (ROSEN-BERG et al., 1958; BAILEY et al.; DARGEON, 1961; ORIGINES et al.). In 22,5%, etwa doppelt so häufig wie im Erwachsenenalter, sind bei Kindern die abdominellen Lymphknoten betroffen (ROSENBERG et al., 1958). — Häufig jedoch besteht bei Diagnosestellung schon eine Generalisation, so daß der Sitz des Primärtumors nicht mehr erkennbar ist (JONES und KLINGBERG; GRETENER).

Im folgenden soll die tumorabhängige Symptomatik kurz beschrieben werden:

Das Lymphosarkom der peripheren Lymphknoten verursacht oberflächlich gelegene, meist mit benachbarten Lymphknoten oder deren Umgebung verwachsene, indolente Tumoren mit typischem Sitz in den Lymphknotenstationen. Sie können benachbarte Organe verdrängen oder komprimieren und folgende Komplikationen hervorrufen: Plexuslähmung bei Befall

Tabelle 21. *Primärlokalisation des Lymphosarkoms bei Diagnosestellung.* (Zitiert nach JONES u. KLINGBERG)

| Lokalisation | BAILEY | DARGEON | MAXWELL | PIERCE | Total |
|---|---|---|---|---|---|
| Periphere Lymphknoten | 13 | 18 | 2 | 11 | 44 |
| Mediastinum | 10 | 8 | | 4 | 22 |
| Abdomen | 17 | 9 | 4 | 3 | 33 |
| Pharynx | 5 | 5 | 1 | | 11 |
| Knochen | 1 | 10 | 1 | 2 | 14 |
| Parotis | | 1 | 3 | 3 | 7 |
| Haut, Unterhaut | 2 | | | | 2 |
| Prostata | 1 | | | | 1 |
| Testes | 1 | | | | 1 |
| Augen | | | 1 | | 1 |
| ZNS | 2 | | | | 2 |
| Multiple Lokalisationen | | 6 | | | 6 |

der supra- und infraclaviculären Lymphknoten, Lymphstauungen und Zirkulationsstörungen bei inguinal und axillär gelegenem Lymphosarkom, Druck auf Trachea, Larynx, Oesophagus, Gefäße und Nerven bei Sitz in den cervicalen oder submandibulären Lymphknoten (GRETENER).

Das Lymphosarkom von Tonsillen und Pharynx bildet flache, beetartige Infiltrationen mit oberflächlichen Ulcerationen und — häufig reaktiver — Beteiligung der zugehörigen Lymphknoten. Verschluß von Choanen und Tuben ist möglich (GRETENER; PATRASSI). Das mediastinale Lymphosarkom nimmt seinen Ausgang vom Thymus oder den mediastinalen Lymphknoten und verursacht Beschwerden durch Kompression von Bronchien, Gefäßen und Nerven (PATRASSI).

CHARACHE beschreibt 4 Kinder mit mediastinalem Lymphosarkom, die wegen Atembeschwerden, Dyspnoe, Husten und Fieber den Arzt aufsuchten. Röntgenologisch fand sich ein mediastinal gelegener Tumor, Atelektasen der Lungen, Obstruktionsemphysem und Pleuraerguß. 6 von 10 Patienten mit mediastinalem Lymphosarkom zeigten eine Einengung der V. cava superior (BAILEY et al.). In 7,2% der Statistik ROSENBERGs et al. (1958) fand sich ein mediastinales Lymphosarkom mit Dyspnoe, Cyanose, Venenerweiterungen und Ödemen. KAUFMANN berichtet von einem Neugeborenen mit mediastinalem Lymphosarkom, das seit Geburt unter Stridor, Dyspnoe und Cyanose litt.

Das abdominale Lymphosarkom geht meist von den in der Submucosa des Dick- und Dünndarms gelegenen Lymphknoten aus, durchwächst infiltrierend die Darmwand longitudinal und anulär und penetriert erst spät Mucosa und Serosa. Der befallene Darmabschnitt zeigt eine röntgenologisch nachweisbare Dilatation, Wandverdickung und fehlende oder verminderte Peristaltik. Im Frühstadium imponiert das Lymphosarkom als gelblich-weiße subseröse Plaques, später umgeben schwammige, die Serosa penetrierende Malignommassen den Darm, bzw. verlegen seltener die Mucosa durchdringende Tumorgewebe das Darmlumen. Klinisch entsteht das Bild eines Invaginations-, seltener eines Obstruktionsileus. So rufen gewöhnlich diese Komplikationen erst spät die ersten Symptome hervor: kolikartige Bauchschmerzen, Übelkeit, Erbrechen, Obstipation. Meist läßt sich zur Zeit der Diagnosestellung der Abdominaltumor als relativ weiche teigige Geschwulst tasten (BAILEY et al.; CUTLER et al.; MESTEL). Eine Perforation der Darmwand, die bei Erwachsenen vorkommt (IRVINE und JOHNSTONE), wurde bisher bei Kindern nicht beschrieben (MESTEL).

CHARACHE berichtet, daß bei der Routineuntersuchung eines 7jährigen Jungen ein ca. 8 cm im Durchmesser großer Tumor im Unterbauch festgestellt wurde, histologisch ein Lymphosarkom, das bisher keine Beschwerden verursacht hatte.

Das retroperitoneal gelegene Lymphosarkom führt zu Rückenschmerzen, wird als kontinuierlich wachsende Geschwulst im Bauchraum gefunden und kann unter anderem einen Ileus oder eine Ureterstenose auslösen (GRETENER).

Das Lymphosarkom des Magens, das beim Erwachsenen ca. 41% aller Magensarkome und 2% aller malignen Magentumoren ausmacht (HOLDER und BAUER; SHERNICK et al.), ist im Kindesalter wesentlich seltener. BAILEY et al. berichten von 2 primären Lymphosarkomen des Magens in einer Statistik von 48 an Lymphosarkom erkrankten Kindern. In der Kasuistik WALTHERs findet sich ein 15jähriger Junge mit einem Lymphosarkom des Magens. Die Beschwerden sind identisch mit denen des Magencarcinoms.

Das Lymphosarkom der Haut ist charakterisiert durch eine ausgedehnte Infiltration oder verstreute in der Subcutis gelegene Knötchen oder beides (Gall und Mallory). Charache beschreibt ein primäres Lymphosarkom der Haut bei einem Neugeborenen.

Das Lymphosarkom der Knochen verursacht osteolytische Herde und führt zu pathologischen Frakturen (Rosenberg et al., 1958; Gall und Mallory).

In der von Kaufmann berichteten Kasuistik erzeugten gelenknahe Metastasen eines mediastinalen Lymphosarkoms das klinische Bild eines rheumatischen Fiebers.

**Laboratoriumsbefunde.** Die Blutsenkungsgeschwindigkeit ist meist stark erhöht (Gretener), eine Anämie liegt in etwa der Hälfte der Fälle vor (Gall und Mallory; Rosenberg et al., 1958). Das weiße Blutbild ist gewöhnlich unauffällig (Cutler et al.; Mestel). Mestel fand in 4 von 9 Fällen einen Eosinophilenanstieg von 3—7%. Eine Thrombopenie kann vorkommen und zu Purpura führen (Gall und Mallory). Untersuchungen der Serumproteine ergaben eine durchschnittliche Erniedrigung der $\gamma$-Globuline um 12—13% bei Lymphosarkomkranken gegenüber Normalpersonen, Haptoglobin war bei der Hälfte der Patienten erhöht. Im übrigen fanden sich nur geringe Abweichungen von den Normwerten (Leoncini et al.). — Die Röntgenbefunde wurden bei der lokalisationsabhängigen Symptomatik des Lymphosarkoms besprochen.

**Diagnose.** Das Lymphosarkom kann nur histologisch diagnostiziert werden. Um die Ausdehnung der Erkrankung zu erfassen, sind im Verdachtsfall folgende Untersuchungen notwendig: Äußere Untersuchung aller zugänglichen Lymphknotenstationen und parenchymatöser Organe, Beachtung der Allgemeinsymptome, eiweißchemische und hämatologische Untersuchungen einschließlich Knochenmarkspunktion, Leber- und Nierenfunktionsprüfungen, Röntgenaufnahme des Thorax und Skelets, Lymphangiogramm des Abdomens (Brunner und Barandun). Eine histologische Klärung muß angestrebt werden. Entsprechend der erhobenen Befunde läßt sich das individuelle Krankheitsbild einem der folgenden Stadien zuordnen, die für Prognose und Therapie Bedeutung haben (Molander und Pack).

Stadium I: Befall einer einzelnen Lymphknotengruppe oder eines einzelnen Organs. Keine Allgemeinsymptome.

Stadium II: Befall von mehreren benachbarten Lymphknotengruppen oberhalb oder unterhalb des Zwerchfells. Allgemeinsymptome können vorhanden sein.

Stadium III: Generalisation. Befall mehrerer voneinander entfernter Lymphknotengruppen oder Organe oberhalb und unterhalb des Zwerchfells oder visceraler Organe. Allgemeinsymptome sind immer vorhanden.

**Differentialdiagnostisch** kommen die übrigen malignen Lymphome, bei abdominalen Lymphosarkomen zusätzlich die Carcinome und Sarkome des Magen-Darmtrakts, bei mediastinalen Lymphosarkomen Malignome des Thymus, Teratome und Cysten, bei Lymphosarkomen der Halslymphknoten Tuberkulose und Morbus Hodgkin in Frage. Die histologische Untersuchung liefert die exakte Diagnose.

Saltzstein und Ackermann sowie Rosenfeld beschrieben allergische Erkrankungen nach Applikation von Diphenylhydantoin, die klinisch und pathologisch als malignes Lymphom imponierten und nach Absetzen des Medikamentes abklangen.

**Prognose und Verlauf.** Die Erkrankung verläuft bei Kindern foudroyanter und ist prognostisch ungünstiger als im Erwachsenenalter. Bestimmend ist die Ausdehnung und Lokalisation des Lymphosarkoms zu Therapiebeginn, nicht der histologische Befund (Elkins; Gall und Mallory; Bailey et al.). Patienten im Stadium I überleben häufiger als in den späteren Stadien, während zwischen Stadium II und III kein Unterschied bezüglich der Überlebenszeit besteht (Rosenberg et al., 1961). 50% der erkrankten Kinder sterben innerhalb $7^1/_2$ Monaten, 50% der betroffenen Erwachsenen in 27 Monaten. 37,7% der Kinder leben nach 1 Jahr, 23% nach 2 Jahren, 17,4% (21% nach Bailey) 5 Jahre, bei Erwachsenen lauten die entsprechenden Zahlen 72%, 54% und 27,7% (Rosenberg et al., 1958). Nach Origines et al. leben 8% der erkrankten Kinder nach 10 Jahren.

**Leukämische Transformation.** Im Verlauf der Erkrankung kann sich bei Kindern häufiger als bei Erwachsenen, bei denen zur Zeit der Diagnosestellung weder im peripheren Blut noch im Knochenmark ein Anhalt für eine Leukämie bestand, das typische Bild einer Leukose entwickeln, bei Erwachsenen gewöhnlich eine chronisch-lymphatische, bei Kindern meist eine Parablastenleukämie (CUTLER; GALL und MALLORY; CARTER; JONES und KLINGBERG; SULLIVAN). In der 1268 Lymphosarkomkranke aller Altersstufen umfassenden Statistik ROSENBERGs et al. (1960) kommt es in 12,6% der Fälle zur leukämischen Transformation, bei Kindern in etwa 21,4% (ROSENBERG et al., 1958), nach JONES und KLINGBERG in 25%, nach SULLIVAN in 41%. Am häufigsten sind Kinder zwischen 3 und 5 Jahren betroffen, ein Gipfel, der dem der Parablastenleukämie im Kindesalter entspricht (JONES und KLINGBERG). Die Krankheitsdauer bis zur leukämischen Transformation beträgt 10—60 Wochen, durchschnittlich 28 Wochen. Die Prognose ist aussichtslos, die bisher längste Überlebenszeit eines Kindes mit leukämischer Transformation betrug 137 Wochen (SULLIVAN). Nach SULLIVAN ist die Inzidenz der leukämischen Umwandlung unabhängig von Lokalisation und Ausdehnung des Lymphosarkoms bei Therapiebeginn, von der histologischen Typisierung und von der vorangehenden Therapie. 16 Kinder ihres Krankenguts wurden bestrahlt und blieben frei von Leukämie, bei 12 Kindern wurde z.T. während, z.T. erst 3 Monate nach der Bestrahlung eine leukämische Transformation diagnostiziert. Einige Kinder wurden nicht bestrahlt, erlebten aber eine leukämische Transformation. Jedoch fiel auf, daß eine Splenomegalie 3mal häufiger bei Kindern mit späterer leukämischer Transformation festgestellt wurde als bei Patienten, die keine Leukämie bekamen.

**Therapie des Lymphosarkoms.** Die Behandlung des Lymphosarkoms umfaßt die spezifisch gegen das Malignom gerichtete Therapie und allgemeine therapeutische Maßnahmen. Zur spezifischen Therapie gehören Operation, Bestrahlung und Cytostatica. Welche dieser 3 Möglichkeiten im Einzelfall gewählt wird, hängt von dem Krankheitsstadium ab, in dem sich der Patient befindet.

Behandlung im Stadium I: In diesem Stadium ist bei intensiver und konsequenter Therapie eine Heilung möglich. Bei folgenden günstigen Lokalisationen des Lymphosarkoms ist die *Totalexstirpation* angezeigt (BRUNNER und BARANDUN; MOLANDER und PACK):

1. Lymphknoten im oberen und mittleren Drittel des Halses.

2. Lymphknoten in der unteren Hälfte der Axilla.

3. Lymphknoten in der Fossa femoralis und oberflächliche Leistenlymphknoten.

4. Ein Primärherd im Magen-Darmtrakt.

5. Ein Primärherd in einem Organ.

Der *Operation* folgt die Bestrahlung mit kurativen Dosen (MOLANDER und PACK; BAILEY et al.).

Die chirurgische Therapie des Lymphosarkoms ist nicht allgemein anerkannt (SCHNEIDER). ROSENBERG et al. (1960) fanden eine kürzere Überlebenszeit nach operativer als nach Strahlenbehandlung. Jedoch wurde die Indikation zur Operation nicht streng gestellt und weitgehend auf eine Nachbestrahlung verzichtet.

Bei anderer Lokalisation des Lymphosarkoms werden Patienten im Stadium I wegen der meist hohen Radiosensivität des Tumors nur bestrahlt. Die Bestrahlung gehört in die Hand des Strahlentherapeuten. In der Literatur sind Gesamtherddosen von 3000—3600 R angegeben, die in Einzeldosen von 250—300 R appliziert werden (MOLANDER und PACK; BAILEY et al.; ORIGINES et al.; BRUNNER und BARANDUN). Heute wird allgemein der Gammatronbestrahlung der Vorzug gegeben, da sie hautschonender ist und besser toleriert wird (MUSSHOFF; SCHERER; FLETCHER).

Eine zusätzliche cytostatische Therapie wird häufig abgelehnt, da sich die Nebenwirkungen der Bestrahlung und der Cytostatica summieren und so die konsequente Durchführung der Strahlentherapie gefährdet ist (BRUNNER und BARANDUN; GRETENER; MOLANDER und PACK; STEIN).

Behandlung im Stadium II: In diesem Stadium dominiert die *Strahlentherapie* (BRUNNER und BARANDUN; MOLANDER und PACK). Es werden Gesamtherddosen von 2000—2400 R für jede befallene Region angegeben, die Höhe und der zeitliche Abstand der Einzeldosen richten sich nach der Strahlentoleranz und dem Zustand des Patienten. Auch hier sollte die Megavolttherapie eingesetzt werden. — Allgemeinsymptome wie Fieber, Nachtschweiß, Gewichtsverlust und Störungen des Allgemeinbefindens können sich unter zusätzlicher Medikation von Chemotherapeutica bessern. Jedoch sollte die Voraussetzung für eine kurative Strahlentherapie nicht nennenswert beeinträchtigt werden (BARTH und RINGLEB).

Nebenwirkungen der Strahlentherapie: Die Anwendung der Strahlentherapie erfordert eine genaue Überwachung des Patienten. Neben lokalen Strahlenschäden, die sich durch eine sorgfältige Hautpflege verhindern oder mildern lassen, ist es die Wirkung auf das sehr strahlenempfindliche hämatopoetische System, die eine Fortführung der Therapie verzögern oder unmöglich machen kann. Blutbildkontrollen in kurzfristigen Abständen sind unumgänglich. Ein Absinken der Leukocyten unter $1500/mm^3$ oder der Thrombocyten unter $75000/mm^3$ verbietet die Fortsetzung der Bestrahlung, bis diese Grenzwerte wieder überschritten werden (Molander). Corticosteroide in einer Dosierung von 2 mg/kg Körpergewicht und Tag können die Hämatopoese stimulieren (Molander und Pack).

Schwindel und Erbrechen, bei Kindern nicht so häufig auftretende Beschwerden unter Strahlentherapie, lassen sich manchmal durch Pyridoxin, 1 Std vor Bestrahlung gegeben, oder durch Phenothiazine günstig beeinflussen; es besteht jedoch häufig eine Überempfindlichkeit gegenüber Phenothiazinen (Molander und Pack).

Der rasche Abbau des strahlenempfindlichen lymphosarkomatösen Gewebes kann zu einem Anstieg des Harnsäurespiegels im Serum und Bildung von Nierensteinen führen. Vermehrte Flüssigkeitszufuhr und Gabe von Allopurinol, das die Harnsäurebildung verhindert, wirken vorbeugend.

Trifft beim wachsenden Organismus die Bestrahlung auf Wachstumszentren des Knochens, kann es zum Stillstand des Wachstums und bei einseitiger Bestrahlung der Wirbelsäule zur Skoliose kommen (Neuhauser et al.).

Während bei Kindern schon Dosen von 1500—2000 R eine strahleninduzierte Nephritis hervorrufen können, scheint die strahlenbedingte Lungenfibrose im Kindesalter seltener als bei Erwachsenen aufzutreten (Rosenberg et al., 1961).

Behandlung in Stadium III: Im Stadium der Lymphosarkomatose kann die Behandlung nur noch palliativen Charakter haben, in ihrem Mittelpunkt steht die Chemotherapie. Kinder tolerieren sie meist besser als Erwachsene. Eine Knochenmarksdepression tritt erst nach höheren Dosen bzw. längerer Applikation auf und normalisiert sich schneller. Der Verlauf der Krankheit kann jedoch auch operative Eingriffe notwendig machen, z.B. bei einem tumorbedingten Darmverschluß, oder eine palliative

Strahlentherapie erfordern, z.B. bei Gefäß- oder Rückenmarkskompressionen, Knochenherden, die die Statik bedrohen oder bei sonstigen schmerzenverursachenden Tumormassen.

**Zur Chemotherapie** stehen folgende Cytostatica zur Verfügung. Man unterscheidet Gruppen mit gleichem Wirkungsmechanismus, innerhalb derer ein Austausch möglich ist (s. Tabelle 22). Die gleichartige cytostatische Wirkung der einzelnen Gruppen führt zur Kreuz-

Tabelle 22. *Gegen Lymphosarkom wirksame Chemotherapeutica in wirkungsgleichen Gruppen zusammengefaßt*

| Gruppe | Generic name | Handelsname |
|---|---|---|
| Alkylantien | Chlorambucil<br>Cyclophosphamid<br>Trisaethyleniminobenzochinon | Leukeran<br>Endoxan<br>Trenimon |
| Antimetaboliten | Amethopterin | Methotrexat |
| Alkaloide | Demecolcin<br>Podophyllotoxin<br>Vincaleucoblastin<br>Vincristinsulfat | Colcemide<br>Proresid<br>Velbe<br>Vincristin |
| Methylhydrazinderivate | Procarbazin | Natulan |
| Enzyme | L-Asparaginase | L-Asparaginase |

resistenz, d.h. wenn die Tumorzelle gegen ein Präparat resistent wird, ist sie es auch, mit gewisser quantitativer Modifikation, gegen andere Präparate derselben Gruppe.

Die *Alkylantien* stellen die Mittel der ersten Wahl in der Therapie der Lymphosarkomatose dar.

*Cyclophosphamid.* Nach verschiedenen Autoren sprechen zwischen 40 und 83% aller Lymphosarkome auf Endoxan an (Foley und Kennedy; László et al.; Solomon et al.; Spear und Patno).

Über Wirkungsweise, Dosierung und Nebenwirkungen s. S. 91.

Beim Lymphosarkom hat sich die Stoßtherapie bewährt. Sie besteht in einer intravenösen Einzelgabe von 15—80 mg/kg Körpergewicht, die bis zu einer Gesamtdosis von 10 g/kg Körpergewicht wiederholt wird, wenn die Leukocytenzahl 2500 mm³ überschritten hat (FISCHER et al.). Sinken die Leukocyten zu stark ab, empfehlen BOECKL et al. die Retransfusion kältekonservierten autologen Knochenmarks. Der Vorteil der Stoßtherapie liegt weniger in einer Steigerung des Therapieerfolgs als in einer Verkürzung der Applikationsdauer mit ihren unangenehmen Begleiterscheinungen.

*Trenimon.* Die Äthyleniminobenzochinone zeigen die angegebene Wirkung des Cyclophosphamid und durch die glykolysehemmende Wirkung des Chinonanteils eine Verminderung der Energieproduktion der Tumorzelle (SCRIBA et al.).

Dosis: 1—5(—10) $\gamma$/kg Körpergewicht und Tag (CHLOND u. HERTL; KORNHUBER u. v. AUER).

Nebenwirkungen: Leukopenie, Thrombopenie.

*Leukeran.* Es zeigt den Wirkungsmodus des Endoxans und zeichnet sich durch einen langsamen Wirkungseintritt aus, der bei einer Einschmelzung großer Tumormassen und konsekutiver Hyperuricämie erwünscht sein kann (BRUNNER und BARANDUN).

Dosis: 0,1—0,2 mg/kg Körpergewicht und Tag p.o. bis zur Leukopenie von 2500 Leukocyten/mm³, anschließend 0,01—0,05 mg pro kg Körpergewicht und Tag p.o.

Nebenwirkungen: Thrombopenie, seltener Nausea, Erbrechen und Haarausfall.

*Stickstofflost.* Es wird sehr selten, nur noch zur einmaligen Stoßbehandlung bei einer Einflußstauung der V. cava durch umwachsende Lymphosarkommassen, oder bei einem Lymphosarkom, das in den Wirbelkanal einwächst, vor Einsetzen der Strahlentherapie gegeben.

Dosis: 0,4 mg/kg Körpergewicht (CRAVER, 1956).

Nebenwirkungen: Nausea, Erbrechen, schwere Knochenmarkdepression mit Maximum 2—3 Wochen nach Applikation (BRUNNER und BARANDUN).

*Vincristin.* Liegt eine Resistenz gegenüber Alkylantien vor, so bietet sich die Gruppe der *Alkaloide*, besonders das Vincristin an.

Wirkungsweise, Dosis und Nebenwirkungen s. S. 90.

*Natulan.* Während SCHUBERTH und MARTIN sowie SPIES und SNYMAN nur eine geringe oder keine Wirkung des Natulan auf lymphosarkomatöse Tumoren sahen, haben KÜHBÖCK et al. sowie MATTHÉ et al. auf Einzelerfolge hingewie-

sen. Die Abbauprodukte des Natulan hemmen die DNS-Polymerase und die DNS-abhängige RNS-Polymerase, schädigen die DNS direkt und hemmen den Eintritt von Nucleosiden und Purinbasen in die Zelle (WEITZEL et al.).

Dosis: 2,5 mg/kg Körpergewicht und Tag.

Nebenwirkungen: Geringgradige Leukopenie und Thrombopenie.

*Methotrexat.* Von den *Antimetaboliten* spielen die Folsäureantagonisten und davon nur das Methotrexat in der Therapie des Lymphosarkoms eine begrenzte Rolle. ORIGINES et al. gaben es Kindern im Remissionsstadium.

Über eindrucksvolle Erfolge in der Behandlung des kindlichen Lymphosarkoms berichtet DJERASSI, er infundierte wiederholt hohe Dosen von 5—100 mg Methotrexat/kg Körpergewicht im Abstand von 1—24 Tagen je nach klinischer Reaktion. Ein Tag nach Applikation dieser supraletalen Dosen sind Folinsäuregaben (Leucovorin) erforderlich, um die toxische Wirkung abzufangen.

Wirkungsweise, Dosis und Nebenwirkungen s. S. 90.

Bei Versagen der bisher genannten Cytostatica ist ein Versuch mit *L-Asparaginase* gerechtfertigt, über deren Wirksamkeit beim Lymphosarkom hinreichende Beobachtungen nicht vorliegen (OLD et al.).

Wirkungsweise, Dosis und Nebenwirkungen s. S. 91.

KÜHBÖCK empfiehlt eine Polychemotherapie, in der 6 Cytostatica in 7tägigen Cyclen kombiniert gegeben werden. Bei Resistenz gegen einzelne Cytostatica sei eine Remission durch die Kombinationstherapie oft noch möglich.

*Glucocorticoide.* Der lympholytische Effekt dieses Hormons erzeugt eine Rückbildung des malignen Lymphoms bis zu 50% (ORIGINES et al.). Es stimuliert das Knochenmark und eignet sich daher vorzüglich zur Kombination mit Cytostatica oder ausgedehnter Strahlentherapie. Seine leicht euphorisierende Wirkung ist in den fortgeschrittenen Krankheitsstadien eine sehr willkommene Nebenerscheinung. — Die hämolytische Anämie, die sich bei etwa 20% der Lymphosarkomkranken im Verlauf der Erkrankung einstellt, wird positiv beeinflußt (LEWIS et al.).

Wirkungsweise, Dosis und Nebenerscheinungen s. S. 89.

Die Behandlung der Lymphosarkomatose kann nach Johnson et al. mit einer Ganzkörperbestrahlung von insgesamt 200—400 R in fraktionierten Einzeldosen von 5—30 R appliziert, erfolgreich sein. Gutes Ansprechen des Lymphosarkoms und geringe Nebenwirkungen sprechen für diese Methode, die jedoch noch weiterer Untersuchungen und Bestätigung bedarf.

Die Therapie nach leukämischer Umwandlung entspricht der der Parablastenleukämie.

**Kombination von Strahlen- und Chemotherapie.** Sowohl die gleichzeitige als auch die alternierende Anwendung von Strahlen- und Chemotherapie muß sorgfältig abgestimmt werden, damit eine unnötig hohe Dosierung der Strahlentherapie nicht die therapeutischen Möglichkeiten der Chemotherapie gefährdet und umgekehrt. Zur gleichzeitigen Medikation bei Strahlentherapie empfiehlt sich Proresid, das sich durch eine gute Allgemeinverträglichkeit und geringe Wirkung auf das hämatopoetische System auszeichnet (Kärcher und Morita). Für die alternierende Kombination mit Bestrahlung eignet sich Endoxan. Die alternierende Therapie ist indiziert bei Generalisation, die man zunächst mit Cytostatica behandelt und die Restherde strahlentherapeutisch angeht. Bei dominierenden Tumormassen behandelt man zuerst strahlentherapeutisch, anschließend mit Cytostatica. Bei Eindringen des Tumors in den Wirbelkanal, bei Stauung im Bereich der Vena cava oder Kompression der Trachea durch umwachsende Tumormassen ist

eine einmalige Gabe von Stickstofflost und anschließende Bestrahlung indiziert (Craver, 1956). Barth und Ringleb empfehlen grundsätzlich die alternierende Anwendung von Strahlen- und cytostatischer Therapie. Köttgen et al. behandeln seit 1962 im Stadium I und II kombiniert mit Endoxan; sie sahen eine längere Überlebenszeit in den ersten 18 Monaten nach Diagnosestellung. Gretener (1955) berichtet von einer erneuten Strahlensensibilität nach cytostatischer Therapie strahlenresistenter Fälle.

**Symptomatische Behandlung.** Die symptomatische Therapie mildert oder beseitigt Symptome, die mit der Grundkrankheit oder der spezifischen Therapie zusammenhängen. Diese Symptome und ihre Behandlung sind beim Lymphosarkom und der Parablastenleukämie identisch (s. S. 92).

**Prophylaxe.** Eine Prophylaxe des Lymphosarkoms ist zur Zeit nicht möglich. Über eine Prophylaxe der leukämischen Umwandlung des Lymphosarkoms liegen nur wenige Berichte vor (Dargeon, 1960; Sullivan). Nach Sullivan können Alkylantien, Corticosteroide und Actinomycin D eine leukämische Umwandlung nicht verhindern. Sie gab in einem Fall nach Beendigung der Bestrahlung prophylaktisch Methotrexat, eine leukämische Transformation trat nicht ein, der Patient lebte zur Zeit der Veröffentlichung über 5 Jahre. Jedoch lassen sich aus dieser Einzelerfahrung keine Schlüsse ziehen.

## Literatur

Ames, R. P., Sobota, J. T., Reagan, R. L., Karon, M: Virus-like Particles and CytopathicActivity in Urine of Patients wiht Leukemia. Blood **28**, 465 (1966).

Anderson, R. E., Ishida, K.: Malignant lymphoma in survivors of the atomic bomb in Hiroshima. Ann. intern. Med. **61**, 853 (1964).

Bässler, R., Voth, D.: Pathologie und submikroskopische Morphologie des sogenannten Sarcoma botryoides der großen Gallengänge. Z. Krebsforsch. **65**, 44 (1962/63).

Bailey, R. J., Burgert, E. O., Dahlin, D. C.: Malignant lymphoma in children. Pediatrics **28**, 985 (1961).

Balls, M.: Methylcholanthrene-induced lymphosarcoma in Xenopus laevis. Nature (Lond.) **196**, 1327 (1962).

— Benzpyrene-induced tumours in the clawed toad, Xenopus laevis. Experientia (Basel) **20**, 143 (1964a).

— Transplantation of spontaneously occurring and chemically induced lymphoid tumours in Xenopus laevis. Cancer Res. **24**, 44 (1964b).

Balls M: Lymphosarcoma in the South African clawed toad, Xenopus laevis: A virus tumor. In: Viral disease of poikilothermic vertebrates. Ann. N.Y. Acad. Sci. **126**, 256 (1965a).

Calcs, M., Ruben, L. N.: The induction of lymphosarcoma in Xenopus laevis by cancerous and normal tissues of Rana pipiens. In: Viral diseases of poikilo- thermic vertebrates. Ann. N.Y. Acad. Sci. **126**, 274 (1965b).

Barth, G., Ringleb, D.: Radiologische und kombiniert radiologisch-zytostatische Geschwulstbehandlung. In: Therapie maligner Tumoren, Hämoblastome und Hämoblastosen, Bd. I., S 824 Stuttgart: Ferdinand Enke 1966.

Basrur, P. K., Gilmann, J. P. W.: Chro. studies in canine lymphosar. Cornell Vet. **56**, 451 (1966).

Bauer, R. D., Loring, W., Kurnick, N. B.: Studies of DNA of irradiation-damaged nucleoprotein. Radiat. Res. **26**, 507 (1965).

Bederke, G., Tolle, A., Loppnow, H.: Übertragungsversuche mit leukotischem Tumormaterial auf das Rind. Zbl. Vet.-Med. B **14**, 32 (1967).

BERENBLUM, J., CIVIDALLI, G., TRAININ, N., HODES, M. E.: Some properties of "RLP" — a factor from sheep spleen capable of inhibiting radiation leukemogenesis in mice. Blood **26**, 8 (1965).

BERNHARD, W.: Electron microscopy of tumour cells and tumour viruses, a review. Cancer Res. **18**, 491 (1958).

BOECKL, O., HEITZ, N., KARRER, K., MANNHEIMER, E.: Über die Möglichkeiten der Therapie bösartiger Tumoren mit hochdosierten Cytostatica. Arzneimittel-Forsch. **14**, 797 (1964).

BRUNNER, K., BARANDUN, S.: Die Therapie des malignen Lymphoms. Schweiz. med. Wschr. **96**, 263 (1966).

CARTER, J. R.: Some basic concepts regarding tumours of lymphoid tissue. Amer. J. Roentgenol. **76**, 956 (1956).

CHARACHE, H.: Lymphosarcoma in infancy and childhood. Amer. J. Roentgenol. **76**, 594 (1956).

CHLOND, H., HERTL, M.: Erfahrungen mit dem Zytostatikum Trisaethyleniminobenzochinon (Trenimon) bei Kindern. Med. Welt **18**, 1022 (1963).

CLIFT, A. F., CLIFT, D. C.: Glandular fever cells. Lancet **1967 I**, 625.

CRAVER, L. F.: Lymphomas, leucemias and allied disorders in children. J. Pediat. **15**, 332 (1939 II).

— Reflection on malignant lymphomas. Amer. J. Roentgenol. **76**, 849 (1956).

CUTLER, G. D., STARK, R. B., SCOTT, H. W.: Lymphosarcoma of the bowels in childhood. New Engl. J. Med. **2**, 665 (1945).

DARGEON, H. W.: Tumours of childhood, p. 329. New York: Hoeber 1960.

— Lymphosarcoma in childhood. Amer. J. Roentgenol. **85**, 729 (1961).

DE HARVEN, E., FRIEND, C.: Electron microscopy of Swiss mouse leukemia virus. Nat. Cancer. Inst. Monogr. **4**, 291 (1960).

DE MAYER, E., DE MAYER-GUIGNARD, J.: Inhibition by 20-methylcholanthrene of interferon production in rat cells. Virology **20**, 536 (1963).

DIENER, E.: Die Beeinflussung der Cancerogenese durch Anwendung ionisierender Strahlen während der Embryonalentwicklung. Z. Krebsforsch. **65**, 607 (1962/63).

DJERASSI, J.: Methotrexat-infusions and intensive support care in the management of children with acute lymphocytic leukemia: Follow-up report. Cancer Res. **27**, 2561 (1967).

EHRHART, H., GEORGII, A., STANISLAWSKI, K.: Untersuchungen über experimentelle Leukämien. Über die leukämogene Wirkung von 3-Hydroxyanthranilsäure bei RFH-Mäusen. Klin. Wschr. **37**, 1053 (1959).

ELKINS, H. B.: Treatment of malignant lymphoma and blood dyscrasias by conventional roentgentherapy. Amer. J. Roentgenol. **76**, 960 (1956).

EWING, J.: General pathology of lymphosarcoma. Bull. N.Y. Acad. Med. **15**, 92 (1939).

FISCHER, M., MARTIN, H., SCHUBERTH, J. C. F.: Ambulante Endoxan-Stoßtherapie. Dtsch. med. Wschr. **92**, 1145 (1967).

FLETCHER, G. H.: Therapy with ultrahard roentgenrays. In: Handbuch der medizinischen Radiologie, Bd. XVI, 1. Teil, S. 458. Berlin-Heidelberg-New York: Springer 1970.

FOLEY, J. F., KENNEDY, B. J.: Effect of cyclophosphamide of far-advanced neoplasia. Cancer Chemother. Rep. **34**, 55 (1964).

FRIEND, C.: Cell-free transmission in adult Swiss mice of a disease having the character of a leukemia. J. exp. Med. **105**, 307 (1957).

FRITZ-NIGGLI, H.: Die Chromosomen im menschlichen Mammacarcinom. Acta Un. int. Cancr. **12**, Nr 5—6, 623 (1956).

GALL, E. A., MALLORY, T. B.: Malignant lymphoma. A clinico-pathologic survey of 618 cases. Amer. J. Path. **18**, 381 (1942).

GATI, E.: Morphologische und enzymchemische Veränderungen an einem Mäuse-Asciteslymphom mit induzierter Resistenz. Z. Krebsforsch. **65**, 506 (1962/63).

GRAFFI, A., BAUMBACH, L., SCHRAMM, T., BIERWOLF, D.: Untersuchungen zur Frage der Züchtbarkeit des Virus der myeloischen Leukämie in der Gewebekultur. Z. Krebsforsch. **65**, 385 (1962/63).

— HEINE, U., HELMCKE, J. G., BIERWOLF, D., RANDT, A.: Über den elektronenmikroskopischen Nachweis von Viruspartikeln bei der myeloischen Leukämie der Maus nach Injektion zellfreier Tumorinfiltrate. Klin. Wschr. **38**, 254 (1960).

GRANBOULAN, N., RIVIÈRE, M. R., BERNHARD, W.: Présence de particules d'aspect viral dans un sarcome greffable de la souris provoqué par le méthylcholanthrène. Bull. Cancer **47**, 291 (1960).

GRETENER, A. J.: Klinik, Therapie und Prognose der Lymphosarkome. Strahlentherapie **97**, 514 (1955).

GROSS, L.: Attempt to recover filterable agent from x-ray induced leukemia. Acta haemat. (Basel) **19**, 353 (1958).

HAMPERL, H.: Lehrbuch der allgemeinen Pathologie und pathologischen Anatomie, 24./25. neubearb. Aufl., S. 351. Berlin-Göttingen-Heidelberg: Springer 1960.

— ACKERMANN, L. V.: Illustrierte Tumornomenklatur, 2. Aufl. Berlin-Heidelberg-New York: Springer 1969.

HANKS, G. E., KAPLAN, H. S.: Single-dose and split-dose x-ray studies of the radiosensitivity of autochthonous radiation-induced lymphosarcomas in C57 B1 mice. Radiat. Res. **26**, 84 (1965).

HARAN-GHERA, N.: The mechanism of radiation action in leukaemogenesis. The role of radiation in leukemia development. Brit. J. Cancer **21**, 739 (1967).

— PELED, A.: The mechanism of radiation action in leukaemogenesis. Isolation of a leukaemogenic filtrable agent from tissues of irradiated and normal C57 B1 mice. Brit. J. Cancer **21**, 730 (1967).

HARE, W. C. D., YANG, T. J., McFEELY, R. A.: A survey of chromosome findings in 47 cases of bovine lymphosarcoma (leukemia). J. nat. Cancer Inst. **38**, 383 (1967).

HATZIOLOS, B. C., CHANG, S. C., STEVENSON, M. C., MOHANTY, S. B.: Bovine lymphosarcoma: The effect of inoculations on new born calves and mice — first year of observation. Amer. J. vet. Res. **27**, 489 (1966).

Hodes, M. E., Palmer, C. G., Hubbard, J. D.: Attempts to isolate virus from x-ray induced leukemias in the mouse. Oncologia (Basel) 19, 294 (1965).

Holder, E., Bauer, M.: Operative Behandlung der Geschwulste des Ösophagus, des Magens und des Dünndarms. In: Therapie maligner Tumoren, Hämoblastome und Hämoblastosen, Bd. 2, S. 503. Stuttgart: Ferdinand Enke 1968.

Irvine, W. T., Johnstone, J. M.: Lymphosarcoma of the small intestine with special reference to perforating tumors. Brit. J. Surg. 42, 611 (1955).

Jarrett, W. F. H., Crawford, E. M., Martin, W. B., Davie, F.: A virus-like particle associated with leukaemia (lymphosarcoma). Nature (Lond.) 202, 567 (1964).

Johnson, R. E., Foley, H. T., Swain, R. W., O'Conor, G. T.: Treatment of lymphosarcoma with fractionated total body irradiation. Cancer (Philad.) 20, 482 (1967).

Jones, B., Klingberg, W. G.: Lymphosarcoma in children. J. Pediat. 63, 11 (1963).

Juhász, J., Balo, J., Szende, B.: Neue experimentelle Angaben zur geschwulsterzeugenden Wirkung des Isonicotinsäurehydrazid (INH). Z. Krebsforsch. 65, 434 (1963).

— — — Tumour inducing effect of hydrazine in mice. Nature (Lond.) 210, 1377 (1966).

Kärcher, K. H., Morita, K.: Experimentelle Untersuchungen über die kombinierte Wirkung ionisierender Strahlung und des Cytostaticums Proresid. Ärztl. Forsch. 21, 456 (1967).

Kaufmann, B.: Lymphosarcoma of the mediastinum in a child. Results with radiation therapy. Nine year-follow-up study. Arch. Pediat. 62, 340 (1945).

Klossoglou, K. A., Mitus, W. J., Dameshek, W.: Chromosomal aberrations in acute leukemia. Blood 26, 610 (1965).

Köttgen, U. (Moderator): Maligne Tumoren im Kindesalter. Dtsch. med. Wschr. 4, 153 (1970).

Kornhuber, B., Auer, I. v.: Beitrag zur cytostatischen Tumorbehandlung in der Pädiatrie. Dtsch. med. Wschr. 15, 657 (1965).

Kühböck, J.: Cytostatische Kombinationstherapie maligner Lymphome. In: Chemo- und Immunotherapie der Leukosen und malignen Lymphome, S. 362. Wien: Bohmann 1969.

— Mannheimer, S., Pietschmann, H.: Cytostatische Therapie von Hämoblastosen und Malignomen mit einem Methylhydrazinderivat. Wien. klin. Wschr. 78, 841 (1966).

Kundrat, H.: Über Lymphosarcomatosis. Wien. klin. Wschr. 6, 211 (1893).

Lancker, J. L. van: Molecular pathology of irradiation. Lab. Invest. 15, 192 (1966).

László, J., Grizzle, J., Johnson, U., Rundles, W.: Comp. study on mannitol mustard, cyclophosphamide and nitrogen mustard in malignant lymphomas. Cancer Chemother. Rep. 16, 247 (1962).

Latarjet, R., Duplan, J. F.: Experiment and discussion on leukemogenesis by cell-free extracts of radiation-induced leukemia in mice. Int. J. Radiat. Biol. 5, 339 (1962).

Lauren, P., Holmberg, G.: Experimental chronic gastric ulcer in the rat. I. Induction of the ulcer using intraluminal application of methylcholan-

threne in polyvinyl sponge. Ann. med. exp. Fenn. 44 (1), 40 (1966).

Leoncini, D., Forni, A., Korngold, L., Miller, D. G.: A comparison of paper electrophoretic and immunoelectrophoretic studies of the serum proteins of patients with lymphomas and leukemias. Oncology 22, 81 (1968).

Lewis, F. B., Schwartz, R. S., Dameshek, W.: X-radiation and alkylating agence as possible "trigger" mechanism in the autoimmune complications of malignant proliferative disease. Clin. exp. Immunol. 1, 3 (1966).

Liebermann, M., Kaplan, H. S.: Leukemogenic activity of filtrates from radiation induced tumors of mice. Science 130, 387 (1959).

Martin, W. B., Flanagan, M.: Karyotype analysis of leucocytes from normal and lymphosarcomatous cattle (Bos taurus). Brit. J. Cancer 21, 137 (1967).

Matthé, G., Berumen, L., Schweisguth, O., Brulé, G., Schneider, M., Amiel, J. L., Schwarzenberg, L.: Essai de traitement par une méthylhydrazine de la maladie de Hodgkin et de divers hématosarcomes et leucémies. Nouv. Rev. franç. Hémat. 4, 327 (1964).

Maxwell, G. M.: 12 cases of lymphoblastomata in children. Arch. Dis. Childh. 29, 155 (1954).

Mestel, A. L.: Lymphosarcoma of the small intestine in infancy and childhood. Ann. Surg. 149, 87 (1959).

Molander, D. W.: Newer technics in treating lymphosarcoma. Progr. clin. Cancer 1, 664 (1965).

— Pack, G. T.: Management and survival of 883 patients with malignant lymphoma. Amer. J. Roentgenol. 93, 154 (1965).

Moldovanu, G., Moore, A. E., Friedman, M., Miller, D. G.: Cellular transmission of lymphosarcoma in dogs. Nature (Lond.) 210, 1342 (1966).

Musshoff, K.: Möglichkeiten und Indikationen der Strahlentherapie chronischer Leukämien. Dtsch. med. Wschr. 18, 1018 (1970).

Neuhauser, E. B. D., Wittenberg, M. H., Berman, C. Z., Cohen, I.: Irradiation effects of roentgen therapy on the growing spine. Radiology 59, 637 (1952).

Old, L. J., Boyse, E. A., Campbell, H. A., Brodey, R. S., Fidler, J., Teller, J. D.: Treatment of lymphosarcoma in the dog with L-asparaginase. Cancer (Philad.) 20, 1066 (1967).

Origines, M. L., Need, D. J., Hartmann, J. R.: Treatment of the malignant lymphomas in children. Pediat. clin. N. Amer. 9, 796 (1962).

Parsons, D. F., Upton, A. C., Bender, M. A., Jenkins, V. K., Nelson, E. S., Johnson, R. R.: Electron microscopic observation on primary and serially passed radiation-induced myeloid leukemia of the R.F. mouse. Cancer Res. 22, 728 (1962).

Patrassi, G.: Über das Lymphosarkom und die Lymphosarkomatose. In: Handbuch der gesamten Hämatologie, Bd. 4, spezielle Hämatologie, 2. Teil, S. 568. München, Berlin: Urban & Schwarzenberg 1963.

Pierce, M.: Lymphosarcoma and Hodgkin's disease in children. Proc. the Fourth National Cancer Conference, Philadelphia, 4, p. 559 (1960).

Ribacchi, R., Giraldo, G.: Leukemia virus release in chemically or physically induced lymphosarcomas in Ball/c mice. Nat. Cancer Inst. Monogr. **22**, 701 (1966).

Rosenberg, S. A., Diamond, H. D., Craver, L. F.: Lymphosarcoma: the effects of therapy and survival in 1269 patients in a review of 30 years experiences. Ann. intern. Med. **53**, 877 (1960).

— — — Lymphosarcoma: Survival and the effects of therapy. Amer. J. Roentgenol. **85**, 521 (1961).

— — Dargeon, H. W., Craver, L. F.: Lymphosarcoma in childhood. New Engl. J. Med. **259**, 505 (1958).

Rosenfeld, S., Swiller, A. J., Shenoy, Y. M. V., Morrison, A. N.: Syndrome simulating lymphosarcoma induced by diphenylhydantoin sodium. J. Amer. med. Ass. **176**, 491 (1961).

Ruben, L. N., Balls, M.: Further studies of a transmissible amphibian lymphosarcoma. Cancer Res. **27**, I, 293 (1967).

Saltzstein, S. L., Ackermann, L. V.: Lymphadenopathy induced by anticonvulsant drugs and mimicking clinically and pathologically malignant lymphomas. Cancer (Philad.) **12**, 164 (1959).

Scherer, E.: Indikation und Behandlungsergebnisse der Radiotherapie maligner Systemerkrankungen. In: Deutscher Röntgenkongr. 1968, S. 64. Stuttgart: G. Thieme 1969.

Schmidt, F. W., Schadt, K.: Beziehungen zwischen hämatologischem Befund und Entstehung von Tumoren bei der Leukose des Rindes. Zbl. Vet.-Med. B **14**, 129 (1967).

Schneider, M.: Lymphoma in children. Progr. Radiat. Ther. **3**, 172 (1965).

Schubert, J. C. F., Martin, H.: Erfahrungen mit Methyl-Benzyl-Hydrazin (Natulan) bei lymphoretikulären Erkrankungen und Hämoblastosen. Blut 18, 42 (1968).

Scriba, P., Schneider, S., Holzer, H.: Zur Wirkung von 2,5-Dimethoxy-aethoxy-3,6-bis-aethyleniminobenzochinon-1,4 (Bayer A 139) auf die Glycolyse von Aszites-Tumorzellen. Z. Krebsforsch. **63**, 547 (1960).

Shernick, V. W., Hodgson, J. R., Dockerty, M. B.: The roentgenologic diagnosis of primary gastric lymphoma. Radiology 84, 925 (1965).

Sobin, L. H.: Cytoplasmatic inclusions in cells of lymphosarcoma 6 C 3 Hed. Electron microscopic observations. Exp. Cell Res. **26**, 280 (1962).

Solomon, J., Alexander, M. J., Steinfeld, J. L.: Cyclophosphamide, a clinical study. J. Amer. med. Ass. **183**, 165 (1963).

Spear, P., Patno, M. E.: A comp. study of the effectiveness of $HN_2$ and cyclophosphamide in bronchogenic carcinoma, Hodgkin's disease and lymphosarcoma. Cancer Chemother. Rep. **16**, 413 (1962).

Spies, S. K., Snyman, H. W.: Procarbazine (Natulan) in the treatment of Hodgkin's disease and other lymphomas. U.S.A. Med. J. **40**, 1061 (1966).

Stein, J. J.: The management of patients with malignant lymphoma. Calif. Med. **104**, 443 (1966).

Stevenson, J. L., Haam, E. v.: The induction of sarcomas in the colon of rats by intraluminal application of hydrocarbons. Cancer Res. **23**, 569 (1963).

Storti, E., Mauri, C., Artusi, T., Traldi, A., Vaccari, G. L.: Zusammentreffen von Leukämie und neoplastischen Lymphopathien. Münch. med. Wschr. **31**, 1597 (1967).

Sullivan, M. P.: Leukemic transformation in lymphosarcoma of childhood. Pediatrics **29**, 589 (1962).

Walters, M. A., Roe, F. J. C., Levene, A.: The induction of tumours and other lesions in hamsters by a single subcutaneous injection of 9,10-dimethyl-1,2-benzanthracene or urethane on the first day of life. Brit. J. Cancer **21**, 184 (1967).

Walther, O.: Beitrag zur Klinik und Diagnose der Lymphosarkome und Rundzellsarkome des Magens. Radiologia clin. (Basel) **20/21**, 259 (1951/52).

Weitzel, G., Schneider, F., Fretzdorff, A. M.: Cytostatischer Wirkungsmechanismus der Methylhydrazine. Experientia (Basel) **20**, 58 (1964).

Wright, B. J., Conner, G. H., Langham, R. F.: Detection of early malignant lymphoma in slaughtered cattle. Cancer Res. **27**, 353 (1967).

Yang, T. J., Hare, W. C. D.: Antigenic reduction in bovine lymphosarcoma. Zbl. Vet.-Med. B **14**, 231 (1967).

# Burkitt-Tumor

## B. Kornhuber, Frankfurt

**Synonyma.** *Afrikanisches Kindheitslymphom, multizentrisches extranoduläres Lymphom, Afrikanisches Lymphom, Afrikanisches Kieferlymphom.*

**Definition.** Der Burkitt-Tumor ist ein überwiegend bei afrikanischen Kindern vorkommendes multizentrisch wachsendes Malignom (Braband; Lambert), ausgehend von den Kieferknochen oder der Orbita, seltener von Lymphknoten („extranoduläres Lymphom") oder anderen Organen (Burkitt, 1958, 1963; Wright, 1964), mit einem charakteristischen histologischen Bild, dem sog. starry sky-Muster (O'Connor und Davies; Wright, 1967).

**Ätiologie.** Das bevorzugte Auftreten in äquatornahen Gebieten Afrikas bis 1500 m Höhe mit Temperaturen nicht unter 16° C und jährlichen Niederschlagsmengen über 50 cm (Burkitt, 1961, 1962; Haddow; Williams) deuten auf bestimmte Insekten als Überträger einer auslösenden Infektion hin (Burkitt, 1967b). Aus Tumoren wurden u.a. Reoviren Typ 3 (Bell; Stanley) und Herpesviren (Bell; Epstein et al.; Woodall et al.) isoliert. Aus Tumoren stammendes Virusmaterial führte, auf Affen übertragen, zu Knochengeschwülsten (Epstein et al.). Wright und Bell halten die beschriebenen Knochenveränderungen allerdings nicht für tumorös, sondern für den Ausdruck einer „Käfigkrankheit". Für die Virustheorie spricht auch die weitgehende Resistenz (Immunität?) Erwachsener in gefährdeten Gebieten und die von Klein et al. mit Hilfe der Immunfluorescenz nachgewiesenen Antikörper gegen Tumorzellen in Seren von Patienten während der Remission. Ngu erzielte durch Injektionen von Rekonvaleszentenseren Remissionen. Eine chronische Malaria wird als ein tumorbegünstigender Faktor diskutiert (Burkitt, 1969). Hierfür spricht der Rückgang des Burkitt-Tumors in Gebieten, die hinsichtlich der Malaria saniert sind und die Tatsache, daß das Afrikanische Kindheitslymphom in ärmeren Bevölkerungsschichten häufiger ist (Clifford et al.; Osunkoya) als bei sozial besser gestellten (Moskitoschutz, Malariaprophylaxe; Burkitt, 1969).

**Alters- und Geschlechtsverteilung.** Vor dem 2. und nach dem 20. Lebensjahr ist der Tumor sehr selten (Braband; Burkitt). Der Erkrankungsgipfel liegt zwischen dem 6. und 9. Lebensjahr. Der älteste publizierte Patient war 48 Jahre alt (Braband). Das höchste mittlere Erkrankungsalter wird in der Gruppe der Einwanderer aus tumorfreien Gebieten gefunden (Burkitt, 1967a). Knaben erkranken etwa 3mal so häufig wie Mädchen (Braband).

**Geographische Verbreitung.** Das Burkitt-Lymphom wird überwiegend in Äquatorialafrika (Burkitt, 1962, 1967; Williams), seltener in Neuguinea (Atkinson; Ten Seldam et al.), sporadisch auch in anderen Gebieten angetroffen: Großbritannien (Hardman; Wright, 1966), Kanada (Hoogstraten), den Vereinigten Staaten (O'Conor et al.; Dorfman; Beltran et al.) und Deutschland (Braband).

**Klinisches Bild.** Das Krankheitsbild wurde erstmals 1901 von Cook beschrieben und 1958 von Burkitt wiederentdeckt. 162 von 260 Patienten seiner Statistik (Burkitt, 1958) hatten Gesichtstumoren ein- oder beidseitig, von den Kiefern, seltener von den Orbitae ausgehend. Entsprechende Angaben finden sich in anderen Statistiken (Braband; Burkitt, 1964). In der Häufigkeit folgen, vor allem bei älteren Patienten, Abdominaltumoren, ausgehend von Nieren, Ovarien (vor allem während der Pubertät),

der Befall des Zentralnervensystems mit Nachweis von Tumorzellen im Liquor cerebrospinalis (Janoda) und Lymphknotentumoren. Die Tumoren destruieren den Knochen und wachsen in Nachbarorgane ein. Sie führen je nach Sitz zu grotesken Entstellungen mit Behinderung der Nahrungsaufnahme und Erblindung, Ascites, Ileus und Peritonitis (Braband; Burkitt, 1958, 1964; Dorfman; Edington et al.; Ten Seldam et al.; Wright, 1967). Die Tumoren entstehen oft multifokal und wachsen sehr rasch (Burkitt und O'Conor, 1961). Eine leukämische Umwandlung wie beim Lymphosarkom kommt vor (Clift et al.). Sie ist aber, selbst im Finalstadium, nicht so häufig wie bei Lymphosarkomen.

**Diagnose.** Sie wird auf Grund des klinischen Befundes und von Röntgenuntersuchungen (Braband) durch die histologische Untersuchung gesichert. Es finden sich uniforme Lymphoblasten. Pulvertaft weist auf die Ähnlichkeit dieser Zellen mit phytohämagglutininstimulierten Lymphocyten hin. Dazwischen liegen große Histiocyten, die mit lymphoiden Zellen oder Zellresten beladen sind. Diese Zellen sind für den Vergleich mit dem Sternenhimmel („starry sky") verantwortlich (Achong und Epstein; Edington et al.; O'Conor und Davies; Wright et al.).

**Therapie.** Der Tumor ist sehr strahlensensibel. Der Einsatz ionisierender Strahlen ist aber wegen der Ausdehnung der Tumoren und der in Endemiegebieten oft fehlenden Möglichkeiten selten erprobt (Burkitt und O'Conor). Die cytostatische Therapie ist die Behandlung der Wahl. Allgemein wird eine im Vergleich zur sonstigen Tumortherapie niedrige Dosierung bevorzugt. An erster Stelle ist Cyclophosphamid zu nennen (Burkitt et al., 1965). Bewährt haben sich weiter u.a. Amethopterin (Oettgen et al.) und Vincristinsulfat (Burkitt, 1966). Burchenal gibt in "Treatment of Burkitt's tumour" einen zusammenfassenden Überblick über den Stand der Therapie. Überlebenszeiten unter der derzeitigen Behandlung sind schwer zu ermitteln, da eine große Anzahl der Patienten nicht weiter beobachtet werden konnte (Burchenal et al., 1965). Hinzu kommt, daß viele Patienten hinsichtlich der Dosierung und Therapiedauer, gemessen an den für die Leukämie- oder Sarkombehandlung üblichen Behandlungsregimen, unzureichend behandelt sind. Ngu berichtet über 4 Patienten, die zwischen $2^1/_2$ und

4 Jahren nach Diagnosestellung lebten. Ohne Therapie stirbt die Mehrzahl der Patienten innerhalb von 6 Monaten nach Auftreten der ersten Symptome (BURKITT et al., 1965).

## Literatur


ACHONG, B. G., EPSTEIN, M. A.: Fine structure of the Burkitt tumour. J. nat. Cancer Inst. **36**, 877 (1966).

ATKINSON, L.: A cancer registry in Australia, New Guinea. E. Afr. med. J. **42**, 249 (1965).

BELL, T. M.: Review of the evidence for a viral aetiology for Burkitt's lymphoma. In: Treatment of Burkitt's tumour, hrsg. von J. H. BURCHENAL und D. P. BURKITT. Heidelberg-Berlin-New York: Springer 1967.

BELTRAN, G., BAEZ, A., GORREA, P.: Burkitt's lymphoma in Colombia. Amer. J. Med. **40**, 211 (1966).

BRABAND, H.: Burkitt-Tumor. Klinik, Epidemiologie und Radiologie. Stuttgart: Thieme 1968.

BURCHENAL, J. H.: Summary of conference and implications for acute leukemia. In: Treatment of Burhitt's tumour, hrsg. von J. H. BURCHENAL und D. P. BURKITT. Berlin-Heidelberg-New York: Springer 1967.

BURKITT, D. P.: A sarcoma involving the jaws in African children. Brit. J. Surg. **46**, 218 (1958).

— Observations on the geography of malignant lymphoma. E. Afr. med. J. **38**, 511 (1961).

— A children's cancer dependent on climatic factors. Nature (Lond.) **194**, 232 (1962).

— A lymphoma syndrome dependent on environment. Part I: Clinical aspects. Part II: Epidemiological features. Symp. lymph. tumours in Africa. Basel: Karger 1964.

— African lymphoma. Observations on response to vincristine sulfate therapy. Cancer (Philad.) **19**, 1131 (1966).

— Some clinical features. In: Treatment of Burkitt's tumour, hrsg. von J. H. BURCHENAL und D. P. BURKITT. Berlin-Heidelberg-New York: Springer 1967a.

— Clinical evidence suggesting the development of an immunological response against African lymphoma. In: Treatment of Burkitt's tumour, hrsg. von J.H. BURCHENAL und D. P. BURKITT. Berlin-Heidelberg-New York: Springer 1967b.

— Recent developments in geographical distribution. In: Treatment of Burkitt's tumour, hrsg. von J. H. BURCHENAL und D. P. Burkitt. Berlin-Heidelberg-New York: Springer 1967c.

— Etiology of Burkitt's lymphoma, an alternative hypothesis to a vectored virus. J. nat. Cancer Inst. **42**, 19 (1969).

— O'CONOR, G. T.: Malignant lymphoma in African children. Cancer (Philad.) **14**, 258 (1961).

— HUTT, M. S. R., WRIGHT, D. H.: The African lymphoma. Cancer (Philad.) **18**, 399 (1965).

CLIFFORD, P., SINGH, S., STJERNSWÄRD, J., KLEIN, G.: Long-term survival of patients with Burkitt's lymphoma: An assessment of treatment and other factors which may relate to survival. Cancer Res. **27**, 2578 (1967).

CLIFT, R. A., WRIGHT, D. H., CLIFFORD, P.: Leukemia in Burkitt's lymphoma. Blood **22**, 243 (1963).

COOK, A.: Zit. nach DAVIES, J. N. et al. Brit. med. J. **1964 I**, 259.

DALLDORF, G., LINSELL, C. A., BARNHART, F. E., MARTYN, R.: An epidemiological approach to the lymphomas of African children and Burkitt's sarcoma of the jaws. Perspect. Biol. Med. **7**, 435 (1964).

DAVIES, J. N. P., SHAPER, L., ELMES, S., HUTT, M. S. R., MITMAVALYE, L. A. R., OWOR, R.: Cancer in an African community, 1897—1956. An analysis of the records of Mengo hospital, Kampala, Uganda: Part I. Brit. med. J. **1964 I**, 259.

DORFMAN, R. F.: Childhood lymphoma in St. Louis, Missouri, clinical and histologically resembling Burkitt's tumour. Cancer (Philad.) **18**, 418 (1965).

EDINGTON, G. M., MacLEAN, C. M. U., OKUBADEJO, O. A.: 101 Necropsies on tumours of the RES in Ibadan, Nigeria. Symp. Lymph Tumours in Africa, Paris 1963, hrsg. von F. C. ROULET. Basel: Karger 1964.

EPSTEIN, M. A., WOODALL, J. P., THOMAS, A. D.: Lymphoblastic lymphoma in bone marrow of African green monkeys inoculated with biopsy material from a child with Burkitt's lymphoma. Lancet **1964 II**, 288.

HADDOW, A. J.: An improved map for the study of Burkitt's lymphoma syndrome in Africa. E. Afr. med. J. **40**, 429 (1963).

HARDMAN, F. G.: Zit. nach D. P. BURKITT: Recent development in geographical distribution. In: Treatment of Burkitt's tumour, hrsg. von J. H. BURCHENAL und D. P. BURKITT. Berlin-Heidelberg-New York: Springer 1967.

HOOGSTRATEN, J.: Zit. nach H. BRABAND: Burkitt-Tumor. Stuttgart: Thieme 1968.

JANOTA, I.: Malignant lymphoma-cells in the cerebrospinal fluid. Lancet **1964 II**, 677.

KLEIN, G., CLIFFORD, P., KLEIN, E., STJERNSWÄRD, J.: Search for tumour specific immune reactions in Burkitt lymphoma patients by the membrane immunofluorescence reaction. In: Treatment of Burkitt's tumour, hrsg. von J. H. BURCHENAL und D. P. BURKITT. Berlin-Heidelberg-New York: Springer 1967.

LAMBERT, D.: Les haematosarcomes de la face chez l'enfant en Afrique (maladie de Burkitt). M. D. Theses, Paris 1965.

NGU, V. A.: Clinical evidence of host defences in Burkitt tumour. In: Treatment of Burkitt's tumour, hrsg. von J. H. BURCHENAL und D. P. BURKITT. Berlin-Heidelberg-New York: Springer 1967.

O'CONOR, G. T., DAVIES, J. N. P.: Malignant tumours in African children. J. Pediat. **56**, 526 (1960).

— RAPPAPORT, H., SMITH, E. B.: Childhood lymphoma resembling "Burkitt tumor" in the United States. Cancer (Philad.) **18**, 411 (1965).

OETTGEN, H. F., BURKITT, D., BURCHENAL, J. H.: Malignant lymphoma involving the jaw in African children: Treatment with methotrexate. Cancer (Philad.) **16**, 616 (1963).

Osunkoya, B. O.: Zit. nach D. P. Burkitt: J. nat. Cancer Inst. **42**, 19 (1969).

Pulvertaft, R. J. V.: Phytohaemagglutinin in relation to Burkitt's tumour. Lancet **1964 II**, 552.

Stanley, N. F.: Reovirus Type B and the etiology of Burkitt's lymphoma. In: Treatment of Burkitt's tumour, hrsg. von J. H. Burchenal und D. P. Burkitt. Berlin-Heidelberg-New York: Springer 1967.

Ten Seldam, R. E. J., Cooke, R., Atkinson, L.: Childhood lymphoma in the territories of Papua and New Guinea. Cancer (Philad.) **19**, 437 (1966).

Williams, E. H.: Chemotherapy of Burkitt's lymphoma. Brit. med. J. **1969 I**, 764.

Williams, M. C.: Implication of the geographical distribution of Burkitt's lymphoma. In: Treatment of Burkitt's tumour, hrsg. von J. H. Burchenal und D. P. Burkitt. Berlin-Heidelberg-New York: Springer 1967.

Woodall, J. P., Williams, M. C., Simpson, D. I. H., Haddow, A. J.: The isolation in mice of strains of herpes virus from Burkitt tumours. Europ. J. Cancer **1**, 137 (1965).

Wright, D. H.: Burkitt's tumour. A postmortem study of 50 cases. Brit. J. Surg. **51**, 245 (1964).

— Burkitt's tumour in England: A comparison with childhood lymphosarcoma. Int. J. Cancer **1**, 503 (1966).

— The gross and microscopic pathology of Burkitt's tumour. In: Treatment of Burkitt's tumour, hrsg. von J. H. Burchenal und D. P. Burkitt. Berlin-Heidelberg-New York: Springer 1967.

— Bone disease in African green monkeys. Lancet **1964 II**, 969.

# Neubildungen des Bindegewebes*

J. Oehme und D. Gutzeit, Braunschweig

## Einleitung

Die Weichteiltumoren sind bei Kindern relativ häufiger als bei Erwachsenen. Die benignen sind bezüglich ihrer Frequenz nur sehr schwer abzuschätzen (Weicker). Die malignen Bindegewebstumoren machen mindestens 10 % aller Geschwülste des Kindesalters aus. Kollisions- und Kompositionstumoren, d. h. also das gleichzeitige Vorkommen von Sarkom und Carcinom im gleichen Organ sind bei Kindern selten (vgl. Smithy et al.).

Die Neubildungen des Bindegewebes stammen letzten Endes alle vom Mesenchym; ihre Ausgangsgewebe sind das Bindegewebe (Kapitel A—C, S. 138ff.), die Muskeln (Kapitel D, S. 168) und das Fett (Kapitel E, S. 170).

Solange eine ätiologische Einteilung der Tumoren nicht möglich ist, muß die histologisch-histiogenetische Einteilung als das beste Ordnungsprinzip auch bei den Bindegewebstumoren angesehen werden (vgl. Lindner). Neben der Differenzierung der Zelle wird dabei auch im besonderen Maße die der Zwischensubstanzen mit herangezogen. Bei dieser Ordnung stehen am Anfang Sarkome von primitiv reinzelligem Aufbau (vgl. Tabelle 23), bei denen eine Differenzierung der Zellen nicht erkennbar ist und Zwischensubstanzen nicht gebildet sind (Rund-, Spindel- und Polymorphzellsarkome). In die nächste Gruppe (vgl. Tabelle 23) gehört das Reticulosarkom, welches schon in der Lage ist, retikuläre Fasern zu bilden; seine Untergruppen ergeben sich je nach Zelldifferenzierung und den hierdurch möglichen Differenzierungsprodukten (z. B. Differenzierung der primitiven Reticulumzellen zu Plasmazellen mit ihrer Fähigkeit zur Eiweißsynthese).

Die retikulären Fasern sind Teile der Zwischensubstanz (Oberbegriff für das gesamt extracelluläre Material), welche unter physiologischen und pathologischen Bedingungen — also auch bei Geschwülsten — synthetisiert wird. (Die faserfreien Anteile der Zwischensubstanz nennt man Grundsubstanz, die die Fasern einhüllenden Anteile der Grundsubstanz Kittsubstanz.)

Als weitere Obergruppe — wie das retikuläre Fasern bildende Reticulosarkom — sind das Fibrosarkom bzw. die gutartigen Fibromatosen zu nennen, die retikuläre und kollagene Fasern sowie Kittsubstanz bilden können (vgl. Tabelle 23).

Mit Hilfe von Spezialverfahren gelingt es, nicht nur Unterschiede zwischen einzelnen Tumorarten herauszustellen, vielmehr kann man auch die Syntheseleistungen der Zellen von Tumoren desselben Typs untereinander vergleichen und zur Unterscheidung von gut- und bösartigen Formen sowie zur Einteilung in Malignitätsgrade heranziehen. So ist beispielsweise in dem — beim Menschen seltenen — *Mastocytom*[1] der Sulfatierungsgrad des Heparins ein Gradmesser für die Bösartigkeit des Tumors; je un-

---

* Für pathologisch-anatomische Beratung und Durchsicht danken wir dem Chefarzt des Pathologischen Institutes der Stadt Braunschweig, Herrn Prof. Dr. med. R. Caesar, sehr herzlich.

[1] *Nach dem Umbruch erschienen:* Holmberg, L.: Solitary mastocytoma. Acta paediat. scand. **59**, 558 (1970).

Tabelle 23. *Einteilung der Bindegewebstumoren.* (Modifiziert nach LINDNER)

| Zell-Differenzierung | Grundsubstanz-Differenzierung (Zell-Leistung) | Zwischensubstanz-Differenzierung | | | Tumoren | |
|---|---|---|---|---|---|---|
| | | Fasern | | Kitt-substanz (n. + s. MPS) | benigne | maligne |
| | | reti-kuläre | kolla-gene | | | |
| Rund-, Spindel- und Polymorphzell- | — | — | — | — | — | -Sarkome |
| Reticulumzell- | — | + | — | — | — | Reticulosarkom |
| Plasmo- | EW | + | — | — | Plasmocytom | Plasmocytom |
| Lympho- | EW | + | — | — | Lymphoblastom | Lymphosarkom |
| Masto- | saure MPS | + | — | — | Mastocytom | Mastocytom |
| Fibro- | | + | (+) | (+) | Fibromatose | Fibrosarkom |
| -Lipo- | Lipoide | + | (+) | (+) | Lipom, Hibernom, Lipoblastomatose | Liposarkom |
| -Xantho- | Lipoide | + | (+) | (+) | Xanthom | Xanthosarkom, Synovialom |
| -Myxo- | Mucin | + | (+) | + | Myxom (mesenchymale Tumoren) | Myxosarkom |
| -Myo- | Myoglobin | (+) | (+) | (+) | Leiomyom, Rhabdomyom | Leiomyosarkom, adultes Rhabdomyosarkom |
| -Meso- | — | + | + | + | Mesotheliom | Mesotheliom |

reifer, desto geringer, je reifer, desto höher ist der Sulfatierungsgrad. Derartig feine Unterschiede lassen sich auch bei der Untersuchung der Zwischensubstanzen herausarbeiten, wobei den in der Grundsubstanz zu findenden sauren und neutralen Mucopolysacchariden (MPS) besondere Bedeutung zukommt (das Vorliegen sog. abnormer MPS in Sarkomen ist wahrscheinlich, konnte aber noch nicht nachgewiesen werden). Es ergibt sich also: Der wechselnde Gehalt der Grundsubstanz an den verschiedenen MPS, ihr Mengenverhältnis im Vergleich zum Normalgewebe, ferner der mit zunehmender Differenzierung steigende Gehalt an kollagenen Fasern sowie auch das Verhältnis von retikulären und kollagenen Fasern gegenüber dem zu vergleichenden Normalgewebe bestimmen die Differenzierungsgrade der Zwischensubstanz und damit auch die der Tumoren.

Die zusätzliche Unterteilung erfolgt durch die spezielle Differenzierung der Zelleistung, die sowohl morphologisch, histochemisch, biochemisch, aber auch radiochemisch erfaßt werden kann. Als Beispiele seien genannt: Höhermolekulare Lipoide bei den *Lipo-* und *Xanthosarkomen* und Myoglobin bei *Myosarkomen* (Leio- und Rhabdomyosarkom).

Betrachten wir die Entstehung des Sarkoms der quergestreiften Muskulatur einmal näher (LINDNER): Die Entdifferenzierung eines Myoblastoms beginnt mit dem Verlust der Querstreifung normaler Muskelzellen und geht bis zum weitgehenden Verlust der Myoglobinproduktion: statt dessen finden sich neutrale und saure MPS und andere wenig differenzierte Stoffe. Am Ende der Entdifferenzierung stehen dann die ganz undifferenzierten bösartigen Muskelgeschwülste (vgl. Tabelle 23).

Tabelle 24. *Klassifikation und Lokalisation von Tumoren (n = 1106) im Kindesalter.* (Nach STEWARD)

| | |
|---|---|
| Leukämien | 322 |
| Hirntumoren | 200 |
| Bindegewebstumoren | 129 |
| Tumoren des RES | 101 |
| Tumoren des sympathischen Nervensystems | 81 |
| Wilms-Tumoren | 59 |
| Teratome | 44 |
| Epitheliale Tumoren | 40 |
| Gemischte Tumoren | 35 |
| Retinoblastome | 34 |
| Ewing-Sarkome | 25 |
| Maligne unklassifizierte Tumoren | 24 |
| Urogenital-Tumoren (außer Wilms-Tumoren) | 12 |

Da die Geschwülste der Haut und ihrer Anhangsorgane (vgl. dieses Handbuch, Bd. IX, S. 627), die Tumoren des hämatopoetischen und lymphatischen Systems sowie die Retikulosen und Neubildung des Gefäßsystems in gesonderten Kapiteln dieses Handbuches abgehandelt werden, bleiben für diese Besprechung folgende Neubildungen des Bindegewebes: Die mesenchymalen Tumoren im engeren Sinne (vgl. Kapitel B, S. 149) sowie die Neubildungen, die sich von den Fibroblasten (vgl. Kapitel A und C, S. 138 bzw. 160ff.), Muskeln (vgl. Kapitel D,

Tabelle 25. *Weichteilsarkome bei Kindern (Mayo-Klinik 1950—1965)*. (Nach Soule et al.)

| Histologie des Tumors | Patienten | | Geschlecht | | Durchschnitts-alter (Jahre) |
|---|---|---|---|---|---|
| | Anzahl | % | ♂ | ♀ | |
| Rhabdomyosarkome | 75 | 55,7 | 36 | 39 | 5,8 |
| Unklassifizierte Sarkome | 27 | 20,0 | 13 | 14 | 7,9 |
| Synovialome | 10 | 7,4 | 5 | 5 | 9,2 |
| Fibrosarkome | 6 | 4,4 | 1 | 5 | 8,6 |
| Neurofibrosarkome (bei Morbus Recklinghausen) | 5 | 3,7 | 3 | 2 | 12,4 |
| Leiomyosarkome | 3 | 2,2 | 3 | 0 | 9,3 |
| Maligne Hämangiopericytome | 3 | 2,2 | 3 | 0 | 6,7 |
| Liposarkome | 2 | 1,5 | 1 | 1 | 14,5 |
| Dermatofibrosarcoma protuberans | 2 | 1,5 | 1 | 1 | 12,5 |
| Maligne Mesenchymome | 1 | 0,7 | 1 | 0 | 14,0 |
| Extraossäre osteogene Sarkome | 1 | 0,7 | 0 | 1 | 11,0 |
| Summe | 135 | 100,0 | 67 | 68 | 7,3 |

S. 168) sowie vom Fettgewebe (vgl. Kapitel E, S. 170) ableiten lassen.

Über die Häufigkeit der Bindegewebstumoren unter den Malignomen im Kindesalter orientiert die Tabelle 24 (W. Steward). Im Tumorregister von Manchester machten sie $^1/_8$ aller Geschwülste des Kindesalters aus. Die Bindegewebstumoren rangieren nach den Leukämien und Hirntumoren an dritter Stelle. Am häufigsten sind in der Tabelle 25 nach Soule et al. die juvenilen Rhabdomyosarkome; auffällig ist die große Zahl der nicht klassifizierten Sarkome.

Viele Sarkome des Stützgewebes neigen zu frühzeitiger Metastasierung; diese erfordern deshalb aktives therapeutisches Vorgehen (operative Behandlung, Bestrahlung und cytostatische Nachbehandlung). Da nach Hollmann et al. auch die gutartigen Geschwülste im Kindesalter fakultative Präneoplasien darstellen, zwingt diese Erkenntnis ebenfalls zu aktiver Therapie; diese Überlegungen gelten besonders für die mesenchymalen Tumoren. Ist das Operationsrisiko vertretbar, so sollten die meisten benignen Geschwülste prophylaktisch entfernt werden.

## A. Fibroblastische Tumoren

Unter dem Begriff Fibrom verbürgt sich eine Vielzahl von fibroblastischer Proliferation. So ist es verständlich, daß die Bezeichnung „Fibrom" früher zu oft und zu ungenau angewandt wurde. Es ist besser, diesen Terminus auf die filiformen angeborenen Hautanhängsel zu beschränken und die fibroblastischen Tumoren wie folgt einzuteilen[1]:

I. Gutartige fibröse Tumoren einschließlich tumorähnlicher Proliferationen (juvenile Fibromatose).
II. Fibrosarkom.
III. Nasopharyngeales Angiofibrom (juveniles Nasenrachenfibrom).
IV. Fibröses Hamartom.
Anhang: Herzfibrom.

## I. Gutartige fibröse Tumoren

**Begriff und Bezeichnung.** Die gutartigen fibrösen Blastome bilden eines der schwierigsten Gebiete in der pädiatrischen Onkologie (Michael). Nomenklatur und Terminologie sind uneinheitlich; auch über Prognose und Behandlung herrscht weitgehend Unklarheit. Eine gewisse Ordnung brachte Stout (1954), der den Begriff „*Juvenile Fibromatose*" einführte und darunter eine Reihe fibröser Neubildungen zusammenfaßte (ohne sich damit über die Natur dieser Geschwülste festzulegen). Im einzelnen handelt es sich dabei um:

[1] Die sog. Dermatofibrome (oder Histiocytome) werden im Kapitel C 1 (S. 160) abgehandelt.

*1. Desmoide,*
*2. plantare und palmare Fibromatose,*
*3. juvenile aponeurotische Fibromatose,*
*4. diffuse muskuläre Fibromatose,*
*5. multiple und generalisierte Fibromatose.*

Das *Keloid*, offenbar kein echter Tumor, sondern eine Überschußbildung im Bereich einer Narbe wird damit im Gegensatz zu LEVER nicht zu den fibrösen Tumoren gezählt.

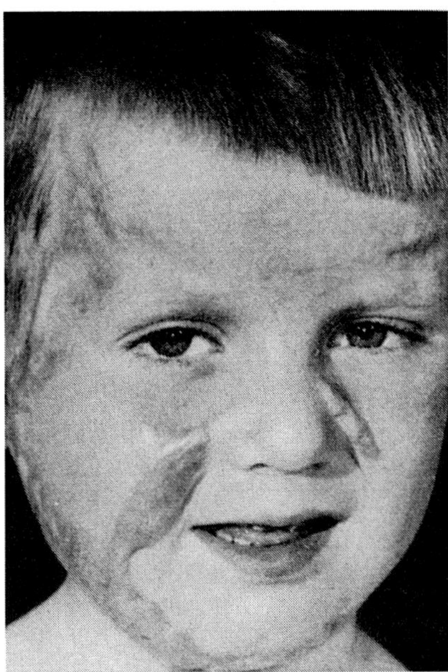

Abb. 66. Keloid nach Verbrühung. (Univ.-Hautklinik Marburg/Lahn)

Im folgenden soll über fibroblastische Tumoren berichtet werden, deren Herkunft von Fibrocyten als sicher anzunehmen ist.

Bisweilen ist die Abgrenzung von Tumoren, die sich von fakultativen Fibroblasten ableiten, gegenüber rein fibrösen Tumoren schwierig, worauf besonders beim Synovialom (S. 164) hingewiesen wird. Weitere Schwierigkeiten bestehen darin, daß fibröses Gewebe — zumindest als Stützgewebe — in beinahe jedem Tumor zu finden ist, oftmals aber auch große Tumoranteile sekundär fibrös umgewandelt sind; diese Verhältnisse trifft man z.B. häufig bei den Lipomen an, die deshalb besser fibrosierte Lipome oder Fibrolipome genannt werden sollten. Als Hinweis für die Zuordnung kann der geringe Gefäßanteil reiner fibröser Tumoren gelten (STOUT und LATTES).

Weiter muß beachtet werden, daß Fibrome recht häufig fälschlicherweise als *Fibrosarkome* bezeichnet werden, und zwar wegen ihres infiltrativen Wachstums und angeblich rezidivierenden Auftretens. Zum Beweis für Malignität sollten nur das verschobene Faser-Zell-Verhältnis, die Metastasierung und bis zu einem gewissen Grad die Mitosefrequenz und Entdifferen-

zierung der Zellen herangezogen werden (vgl. Fibrosarkome, S. 144).

Rezidive von benignen Fibromen beruhen auf der unvollständigen Entfernung der infiltrativ wachsenden Geschwulst bei der Operation; in Wirklichkeit liegt hier kein Rezidiv, sondern ein Weiterwachsen des Tumors vor.

**Disposition.** STOUT und LATTES (1967) überblicken ein Krankengut von 347 fibrösen Geschwülsten im Kindesalter. MARSDEN und STEWARD berichten von 18 fibrösen Tumoren unter 117 Bindegewebstumoren bei Kindern (15,5%) im Verlauf von 10 Jahren; diese Zahl ist zweifellos zu niedrig, weil fibröse Geschwülste dem zentralen Tumorregister unvollständig gemeldet wurden. KAUFFMAN und STOUT (1965) fanden von 1 000 fibrösen Tumoren 291 bei Kindern, davon 25 angeboren.

*Altersverteilung.* Die 44 Kinder von STOUT (1954) verteilen sich mit 25 Fällen auf das erste Quinquennium (20 Fälle traten vor Ablauf des 1. Lebensjahres auf!), mit 10 und 9 Fällen auf die 2. bzw. 3. Fünfjahresgruppe.

*Geschlechtsverteilung.* Von den o.a. 44 Fällen waren 29 Jungen und 15 Mädchen.

### Pathobiologie

Unter Fibromatose versteht man eine nicht eingekapselte lokale Infiltration der Fibroblasten und ihrer Produkte (kollagene und retikuläre Fasern). Histologisch läßt sich die Fibromatose nicht von reparativem fibrösen Gewebe unterscheiden und ist oft vielleicht nichts anderes als eine schlecht kontrollierte oder zu starke fibroblastische Antwort auf ein Trauma (BOLANDE). Andererseits wird angenommen, daß der wachsende Organismus bisweilen nicht in der Lage ist, die Fibroplasie in der Heilphase richtig zu steuern bzw. rechtzeitig zu stoppen (s. auch Keloid).

Dieser Meinung steht allerdings die Tatsache entgegen, daß manche Arten von Fibromatose ausschließlich oder aber häufiger bei Erwachsenen als bei Kindern vorkommen (BOLANDE), z.B. die idiopathische retroperitoneale Fibromatose (s. S. 144); ein Elastofibrom wurde bei Kindern bisher nicht beobachtet.

**1. Desmoid.** Dieses Blastom besteht aus fibrösem Gewebe, das in seinem Aufbau und Aussehen Narbengewebe entspricht. Es kommt in Muskeln vor, wo es infiltrierend wächst; aber auch außerhalb von Muskeln wird es gelegentlich gesehen (STOUT, 1954). In ätiologischer Hinsicht werden Traumafolgen diskutiert. In der Gesamtzahl aller Tumoren machen die Desmoide mit 0,003—0,004% einen verschwindend geringen Anteil aus (zit. nach HOFFMANN).

Neben Traumen werden besonders bei Kindern auch hormonale Einflüsse für die Entstehung verantwortlich gemacht (zit. nach Dominok und Knoch). Bei ihnen sind Desmoide am häufigsten im M. sternocleidomastoideus lokalisiert; sie treten meist in den ersten Lebenswochen auf (Stout, 1954; Michael); möglicherweise geht ein Geburtstrauma voraus, auch eine intrauterin abgelaufene Myositis wird angeschuldigt (Loeschke), doch ist die Ätiologie keineswegs gesichert (Bolande).

Auch über vereinzelte Lokalisationen außerhalb des M. sternocleidomastoideus ist bei Kindern berichtet worden, z.B. Kopf, Nacken, Gesäß, Bein und Fuß (Stout, 1954), sowie Bauchdecken (Stauber et al.). Im Erwachsenenalter entstehen Desmoide hauptsächlich bei Frauen (9mal häufiger als bei Männern) und zwar meist in der Bauchmuskulatur während und nach Schwangerschaften.

Zollinger zählt auch das Dermatofibrosarcoma protuberans (s. S. 143) zu den Desmoiden.

**2. Palmare und plantare Fibromatose.** Diese entstehen in den hier gelegenen Aponeurosen. Die in der Hand vorkommende Form entwickelt sich manchmal zusammen mit oder aus einer Dupuytrenschen Kontraktur und wird dann vielfach als Fibrom oder Pseudotumor einer Dupuytrenschen Kontraktur bezeichnet (Stout und Lattes).

**3. Juvenile aponeurotische Fibromatose.** Diese Fibromatoseform entsteht in aponeurotischem Gewebe von Fuß und Hand bei jungen Kindern. Sie unterscheidet sich von den anderen Fibromatosen durch die Tendenz zur Verkalkung (Stout und Lattes). Nach Stout (1954) unterscheiden sich auch die Zellen von denen anderer Fibromatosen — sie sind rundlicher oder weizenkornähnlich (oat-cell), bilden aber ebenfalls viele retikuläre Fasern. Ein derartiger Tumor wurde bei Erwachsenen noch nicht gefunden. Es soll aber nicht unerwähnt bleiben, daß andere Autoren diese Tumorform für atypische Knorpelblastome halten, deren Vorkommen auch im Erwachsenenalter beobachtet wird (zit. nach Stout und Lattes).

**4. Diffuse muskuläre Fibromatose.** Bei dieser Form der Fibromatose handelt es sich nicht um eine Neoplasie, vielmehr liegt eine geringe Proliferation der Fibroblasten und Bindegewebsfasern zwischen Muskelfasern vor. Der Unterschied zum Desmoid liegt darin, daß die Anzahl der entstehenden Fasern in jedem der befallenen Gebiete recht gering ist und lediglich eine tumorartige Verdickung des Muskels hervorruft (Stout, 1954).

**5. Multiple und generalisierte Fibromatose.** Die juvenile Fibromatose tritt gelegentlich multipel auf. Manchmal beschränkt sich diese Form auf ein paar Tumoren im Bereich einer Extremität, in ganz seltenen Fällen liegt die generalisierte Form vor mit allgemeinem Befall der Subcutis, Muskeln und auch der Viscera. Von diesen meist angeborenen Formen sind bislang etwa 20 Fälle beschrieben worden (Williams und Schrum; Stout, 1954; Kauffman und Stout; Teng et al.; Streit und Kirsch).

Von den 14 bei Kauffman und Stout (1965) aufgeführten Patienten waren 8 Jungen und 4 Mädchen (bei 2 Kindern ist das Geschlecht nicht angegeben).

### Klinik der juvenilen Fibromatose

Für die Klinik der juvenilen Fibromatose ist es von Vorteil, lediglich zwischen der solitären und der multiplen bzw. generalisierten Form zu unterscheiden. Die solitären Tumoren sind in ihrem biologischen Verhalten, Behandlung und Prognose gleich. Eine maligne Entartung dieser Tumorart ist bisher nur einmal beschrieben worden. Dennoch ist es wichtig darauf hinzuweisen, daß man einem fibrösen Tumor oft nicht ansehen kann, ob er letztendlich nicht doch Metastasen setzen wird. In den meisten Fällen wird wegen der rechtzeitig durchgeführten Operation diese Frage offenbleiben. Im anglo-amerikanischen Schrifttum wird für diese Tumoren die Bezeichnung „lowgrade fibrosarcoma" gebraucht (vgl. auch Fibrosarkom, S. 144).

**a) Klinik der solitären juvenilen Fibromatosen.** Die klinische Symptomatik ist in erster Linie von der Lokalisation bestimmt. Meistens wird als erstes Symptom die durch den Tumor bedingte Schwellung gesehen, die nur in vereinzelten Fällen als schmerzhaft beschrieben wird. Eine Häufung dieser Tumoren findet sich im Bereich der Hand und des Fußes; 14 der 42 Fälle von Stout (1954)[1] waren hier gelegen. Bei den angeborenen Fällen machen die Tumoren in dieser Lokalisation sogar 50% aus. Von besonderer Wichtigkeit ist eine frühe Diagnose bei Fibromatose im M. sternocleidomastoideus, um durch rechtzeitiges Eingreifen das Entstehen

---

[1] Die zitierte Arbeit umfaßt 44 Fälle, davon sind 2 dem Abschnitt b dieses Kapitels zuzuordnen.

eines Schiefhalses verhindern zu können. Dieser Tumor tritt in den ersten Lebenstagen auf und erreicht meistens nur geringe Größe. Mitunter ist aber die Wachstumstendenz sehr stark; STOUT und LATTES berichten von einem tödlich verlaufenen Fall, bei dem der Tumor infiltrierend auf die Trachea übergriff und das Kind strangulierte. Bilden sich die Tumoren nicht im ersten Monat zurück (spontan oder unter lokaler Cortisonbehandlung), so sollte aktiv vorgegangen werden, weil der Tumor oft weiterwächst und zu Komplikationen führt (STOUT und LATTES).

Meistens liegen die Tumoren in der Subcutis oder in Muskeln; doch werden vereinzelte Fälle auch an anderen Stellen gefunden, z.B. im Darm, in der Niere oder im Retroperitonealraum (KAUFFMAN und STOUT, 1965) und können zu entsprechenden Beschwerden führen.

Wegen des häufig recht starken infiltrativen Wachstums der Fibromatosen sind „Rezidive" — auch mehrfache — keine Seltenheit. Aus der Serie von STOUT (1954) hatten von 42 Patienten nur 9 kein „Rezidiv"!

Als typisch ist der Fall von CHIU HSIUNG HUANG anzusehen. Ein 14jähriger Japaner hat am linken Unterschenkel einen kleinen rundlichen Tumor, der knapp unter der Haut gelegen ist. Der Tumor wird entfernt und histologisch als Fibrom diagnostiziert. 10 Monate später wird ein Rezidivtumor entfernt — Größe 13 × 4 × 3,5 cm — und wiederum ein Fibrom diagnostiziert. Noch während des Krankenaufenthaltes nach der 2. Operation bemerkt man ein langsames Wiedernachwachsen. 11 Monate später wird ein erneutes (15 × 7 × 5 cm großes) Rezidiv entfernt, das seinen Ursprung am unteren Fibulaende hatte. Die Basis ist ca. 7 cm lang und wird zusammen mit dem Periost und dem umgebenden Bindegewebe entfernt (Histologie: Juvenile Fibromatose). 9 Monate nach der letzten Tumorentfernung ist von einem erneuten Rezidiv nichts zu bemerken.

**b) Klinik der multiplen und generalisierten Form der juvenilen Fibromatose.** Die multiple bzw. generalisierte Form der juvenilen Fibromatose unterscheiden sich nur durch das Verteilungsmuster; bei der multiplen Form sind Subcutis und Muskeln, bei der generalisierten zusätzlich die Eingeweide befallen. Beide Formen werden beinahe ausschließlich angeboren gefunden. Bei manchen Kindern waren keine Hautmanifestationen zu finden, bei einem Kind traten diese erst in der 6. Lebenswoche auf. GESCHICKTER (zit. nach BARTLETT et al.) folgert aus einem Fall, der sich erst im Erwachsenenalter manifestierte, daß sich aus einem jahrelang

anhaltenden Ruhestadium ein plötzlich stürmischer Verlauf entwickeln kann. Die visceralen Knoten, deren Größe z.B. bei einem Fall von BARTLETT et al. zwischen mehreren Millimetern und 3 cm Durchmesser schwanken, wurden an folgenden Orten gefunden: Pleura, Herz, Peritoneum, Darm, Pankreas, Leber, Niere, Schilddrüse, Larynx, Zunge, Augenhöhle und Knochen. Interessanterweise ist diese Form der Fibromatose offensichtlich genetisch bedingt.

So berichteten BARTLETT et al. von 4 Kindern zweier verwandter Familien, die alle an der *generalisierten* Form erkrankten. Ein Kind davon starb kurz nach der Geburt, wohl aber nicht als Tumorfolge; es handelte sich um ein Frühgeborenes mit Atemnotsyndrom. Allein in der Subcutis fanden sich hier zwischen 50 und 100 kleine Tumoren; visceral wurden an 11 verschiedenen Stellen Tumoren gefunden. Auch die in einer Familie aufgetretene Häufung von Fibromen des Darmes (HASHEMIAN) spricht für einen Erbfaktor; vielleicht lag hier eine fragmentierte Form vor.

Eine weitere Auffälligkeit dieses Krankheitsbildes ist die mögliche Rückbildung aller Tumoren: Spontan geschah dies in einem von TENG et al. beschriebenen Fall. KAUFFMAN und STOUT (1965) berichten, daß sich 32 Knochentumoren nach Entfernung der stark befallenen Niere und eines vom Schädel ausgehenden Tumors zurückbildeten.

**Prognose.** Die Prognose der multiplen ist günstiger als die der generalisierten Form der juvenilen Fibromatose. Solange die Tumoren im Unterhautgewebe und in den Muskeln nicht durch infiltratives Wachstum zu Komplikationen führen, werden die Träger keine oder nur geringe Beschwerden haben. Die Prognose der generalisierten Form wird unterschiedlich beurteilt. Oft sind die vielen visceralen Tumoren mit dem Leben nicht vereinbar und der Tod tritt in den ersten Tagen oder Wochen ein (7 der 8 Fälle von KAUFFMAN und STOUT, 1965). BARTLETT et al. stellen die Prognose anhand ihrer 4 Fälle günstiger; es starb nur 1 Kind und dieses wohl nicht tumorbedingt. Spontane Rückbildungen sind beobachtet worden, aber auch plötzliche Exacerbationen. Die Komplikationen bei den überlebenden Patienten hängen ab von dem Sitz der Tumoren und der Möglichkeit, diese operativ anzugehen. Von einer Entartung ist in der Literatur bislang nicht berichtet worden. Daß es sich bei der generalisierten Form nicht um kongenitale metastasierende Fibrosarkome handelt, schließt man daraus, daß die Umgebung der jeweiligen Tumoren völlig intakt ist (z.B. intakte Gallekanälchen und Lungenalveolen bei Leber- bzw. Lungenbefall) und die visceralen Tumoren recht gut abgrenzbar sind[1].

Auf die Histologie kann man sich bei so jugendlichem Gewebe nicht verlassen, weil mitotische Aktivität und auch Anaplasie natürlicherweise noch stark sind (Bartlett et al.). Nach diesen Autoren lassen sich in den Tumoren bis zum Alter von 1 Monat nebeneinander undifferenzierte und differenzierte Gewebsanteile finden, nach 2 Monaten aber nur noch gut ausdifferenziertes Gewebe. Dies sind auch die Gründe, warum recht häufig die pathologisch-histologische Diagnose „Fibrosarkom" gestellt wird. So berichten Bartlett et al., daß sie in einer Arbeit über kongenitale Sarkome 8 Fälle fanden, die als Sarkome mit starker subcutaner Metastasenbildung geschildert wurden; leider waren die Beschreibungen dieser Fälle so mangelhaft, daß es nicht möglich ist, nachträglich noch zu beurteilen, ob diese Fälle den hier abgehandelten entsprechen.

Als Beispiel für diese Schwierigkeit soll der von Streit und Kirsch beschriebene Fall erwähnt werden: Bei einem Neugeborenen findet sich im Bereich der rechten Flanke und Hüfte ein derber höckeriger Tumor. Die am 3. Tag durchgeführte PE ergibt die Diagnose kongenitales Fibrosarkom. Der Tumor hat eine enorme Größe; die rechte Niere ist nach oben verschoben, im Oberschenkel und in der LWS finden sich Knochenerosionen. Da eine Operation nicht möglich ist, wird mit Endoxan und Prednisolon behandelt. Die Knochenherde bilden sich unter dieser Behandlung zurück, während der Tumor weiterwächst. Mit $2^1/_2$ Monaten stirbt das Kind infolge Pneumonie. Bei der Autopsie finden sich auch in der Leber, der Nebenniere und in der Lunge Tumoren, welche ebenso wie der Tumor des Beckens aus reichlich Kollagenfasern bildendem Gewebe aufgebaut sind. Hauttumoren finden sich nicht. Histologisch ergibt sich jetzt kein Malignitätsverdacht. Die Autoren diskutieren, ob es sich um eine spontane Rückbildung der Knochenherde handelt.

**Differentialdiagnose.** Differentialdiagnostisch sind von der multiplen und generalisierten Fibromatose die Neurofibromatose v. Recklinghausen und das Gardner-Syndrom abzutrennen.

1. Bei den Tumoren der *Neurofibromatose (v. Recklinghausen)* handelt es sich histologisch um „Fibrome", die sich aus dem Bindegewebe des Perineuriums entwickeln; nur selten tritt ein Neurofibrom solitär auf. Die Tumoren liegen in der Cutis und Subcutis. Die Krankheit wird einfach dominant vererbt, bevorzugt kein Geschlecht, manifestiert sich bei Kindern haupt-

sächlich in Form zahlreicher Café-au-lait-Flecken, während Tumoren meist erst später auftreten. Auf dem Boden dieser primär gutartigen Tumoren kann sich aber auch bei Kindern schon ein Neurofibrosarkom entwickeln (Synonym: malignes Neurilemmom — Weikker). Soule et al. meinen, daß derartige Entartungen gerade bei jungen Menschen häufig sind (bis zum 30. Lebensjahr) und berichten über 5 Neurofibrosarkome bei Kindern. Der Verlauf ist äußerst bösartig und entspricht dem von Fibrosarkomen bei Erwachsenen (s. auch Fibrosarkom, S. 144).

2. Bei dem *Gardner-Syndrom* handelt es sich um eine Krankheit aus dem Formenkreis der familiären Polyposen (wie auch die familiäre Polyposis Cripps und das Peutz-Touraine-Jeghers-Syndrom). Sie wird dominant vererbt und unterscheidet sich von den anderen Syndromen mit Polypenbildung des Darmes durch zusätzliches Auftreten von multiplen Knochen- und Bindegewebstumoren. Bei den Knochentumoren handelt es sich stets um Osteome mit bevorzugtem Sitz im Gesichtsschädel (besonders Maxilla und Mandibula). Die fibrösen Tumoren, die meist in Cutis oder Subcutis liegen, werden als Epidermoide und Fibrome (Desmoide) geschildert und zeigen keine bevorzugte Lokalisation. Häufig wird bei diesen Patienten auch eine Entwicklung von recht großen bindegewebigen Proliferationen in Operationsnarben gesehen. Weder die Osteome noch die fibrösen Tumoren haben Entartungstendenz; die Diagnose ist allein deshalb von Wichtigkeit, weil alle Symptomträger ohne Behandlung (Darmresektion) nach durchschnittlich 15jährigem Krankheitsverlauf an entarteten Darmpolypen sterben. Die Krankheit manifestiert sich in voller Ausprägung meist erst im 3. Lebensjahrzehnt, doch sind auch Fälle im Kindesalter beschrieben worden. Besonders wichtig ist, daß die Osteome und fibrösen Tumoren schon jahrelang *vor* Auftreten der Darmpolypen vorhanden sein können (Munte).

Als Beispiel sei der Fall eines 13jährigen Mädchens erwähnt, bei dem Coleman und Eckert in 5 verschiedenen Polypen Carcinomgewebe fanden (zit. nach Hasse).

**Therapie.** Als Therapie der Wahl wird bei allen Formen der juvenilen Fibromatose eine Excision weit im Gesunden vorgeschlagen. „Rezidive" (genauer: Weiterwachsen belassener Tumorreste) sind bei dem infiltrativen

---

[1] Die Wahrscheinlichkeit, daß bei einem Kind, das mit multiplen Tumoren zur Welt kommt, bereits Tochtergeschwülste eines Sarkoms vorliegen, ist gering; bislang ist in der Literatur erst ein gesicherter Fall dieser Art bekannt (Kauffmann und Stout, 1965).

Wachstum häufig. Die Excision muß also sehr weit im umgebenden Gewebe durchgeführt werden, um wirklich im Gesunden zu erfolgen.

In gesondert gelagerten Fällen ist eine umfangreiche Operation nötig. So muß z.B. bei Tumoren in den Aponeurosen an Hand oder Fuß diese vollständig mit anhängendem Bindegewebe und nicht nur der Tumor entfernt werden, wenn man Rezidive einigermaßen sicher vermeiden will (STOUT, 1954). Bei stark infiltrativem Wachstum in der Muskulatur kann es nötig werden, befallene Muskeln vollständig zu exstirpieren. Bei der multiplen und generalisierten Form wird man bei visceralen Tumoren zur Abwendung von/oder nach aufgetretenen Komplikationen eingreifen; subcutane Tumoren wird man bei auffälliger Wachstumstendenz evtl. aus kosmetischer oder krebsprophylaktischer (vgl. S. 138) Indikation angehen.

## Anhang

Weitere seltene — oder bei Kindern seltene — fibröse Tumoren bzw. Wucherungen:

### 1. Dermatofibrosarcoma protuberans[1]

Dieser fibröse Tumor ist in bezug auf seine Histiogenese und seinen Malignitätsgrad lange Zeit umstritten gewesen. Die meisten Autoren rechnen ihn jetzt zu den Bindegewebstumoren, wohingegen STOUT und LATTES die Meinung vertreten, daß es sich um einen histiocytären Tumor handelt; sie halten ihre Meinung durch die Gewebekulturen für bewiesen, die OZZELLO et al. durchgeführt haben. Die fakultativ fibroblastische Potenz der Histiocyten ist bekannt. Nach GARTMANN ist der Tumor nur schwer vom zellreichen Fibrom oder vom speichernden Histiocytom abzugrenzen; ihm kommt klinisch sicher eine Sonderstellung zu. Tatsächlich werden in geringem Maße histiocytäre Elemente in diesen Tumoren beobachtet. MACKENZIE hält dieses Blastom für ein gut ausdifferenziertes Fibrosarkom, das zwischen gut- und bösartig steht und als treffendes Beispiel für das „lowgrade fibrosarcoma" des anglo-amerikansischen Schrifttums gelten kann. Das Dermatofibrosarcoma protuberans gilt heute allgemein als semimaligne (v. ALBERTINI), einzelne entartete Fälle sind beschrieben (HEITE PENNER; s. auch ZOLLINGER).

Der Tumor wird nicht nur in der Haut, sondern auch in tieferen Gewebsschichten gefunden. Die Lokalisation an Rücken, Brust und Bauch gilt als typisch. Das Wachstum ist örtlich destruierend und infiltrierend. Beachtlich ist die Rezidivneigung (HEITE). Der Tumor kann relativ groß werden und vielknotig sein. Histologisch fällt er durch besondere wirbelartige Formationen der Zellen und Fasern auf, die an Blumen oder Spiralnebel erinnern (O'BRIEN und STOUT).

---

[1] Die sog. Dermatofibrome (oder Histiocytome) werden im Kapitel C 1 abgehandelt.

Dieser histologisch umstrittene und klinisch als semimaligne zu bezeichnende Tumor wird bei Kindern nur selten gefunden.

### 2. Induratio penis plastica

Die fibröse Cavernitis kann in seltenen Fällen zusammen mit Dupuytrenscher Kontraktur und/oder plantarer Fibromatose auftreten, denen sie histologisch ähnelt; diese Veränderung wird auch als Peyroniesche Krankheit bezeichnet und führt zur Verformung und Versteifung des Penis.

### 3. Pseudosarkomatöse Fasciitis (noduläre Fasciitis)

*Begriff und Bezeichnung.* Es handelt sich um einen fibrösen, knotigen Tumor, der meist in der Subcutis oder im subcutanen Fett gelegen ist. Er wird auch als noduläre Fasciitis, noduläre Fibrositis oder subcutane Fibromatose bezeichnet; von einzelnen Autoren wird dieses Krankheitsbild nicht für tumorös, sondern für entzündlich (-itis) gehalten.

*Historische Daten.* Erst seit der Veröffentlichung von KONWALER et al. im Jahre 1955 ist dieser fibröse Tumor als eine eigenständige Geschwulst bekannt geworden. STOUT und LATTES (1967) konnten auffälligerweise in den sehr umfassenden pathologischen Archiven einen derartigen Tumor bei nachträglicher Durchmusterung vor dem Jahre 1948 nicht finden, während sie jetzt 30—40 Fälle dieser Art jährlich beobachten. In einer Zusammenstellung von MEHREGAN entfielen von 314 Fällen 4% auf die erste und 11,3% auf die zweite Lebensdekade.

*Pathobiologie.* Makroskopischer Befund: Fast stets handelt es sich um einen solitären Tumor der Subcutis oder — weit seltener — tieferer Gewebsschichten (tiefe Fascie oder darunterliegende Muskulatur). Durchschnittlich sind die runden bis ovalen Tumoren etwa 2 cm groß. Die Farbe variiert von grau über rosa bis hin zu braun. Die Konsistenz wird meist als hart geschildert, kann aber auch in Einzelfällen ganz weich sein.

Mikroskopischer Befund: Der Tumor setzt sich zusammen aus Fibroblasten und Capillaren und zeigt besonders in der Peripherie Rundzellinfiltrate. Die Fibroblasten sind entweder locker in einem myxomatösen Stroma gelagert und dann dreieckig geformt, oder aber eng aneinander gelagert, wobei sich Spindelform ergibt (STOUT und LATTES; MACKENZIE). PRICE et al. schreiben, daß die Fibroblasten häufig größer als gewöhnlich sind; sie unterscheiden zwischen mehr myxomatösen oder fibrösen und intermediären Formen. Mitosen sind häufig (was STOUT -1962- allein auf das schnelle Wachstum zurückführt); der Tumor ist gutartig.

ZOLLINGER hält diesen Tumor für ein Desmoid besonders günstiger Lokalisation, das daher schon bei geringer Ausdehnung entfernt wird.

*Klinik.* Überwiegend treten leichte Schmerzen auf. Die häufigste Lokalisation ist die Beugeseite der Arme (rund $^1/_3$ der Fälle), sowie der Stamm. Meist führt das sichtbare Wachstum die Träger schon früh zum Chirurgen.

Differentialdiagnostisch ist besonders das Fibrosarkom zu nennen, mit dem der Tumor sehr häufig verwechselt wird. Gelegentlich wird er auch für ein Myxosarkom oder Liposarkom gehalten; auch gutartige fibröse Tumoren müssen histologisch ausgeschlossen werden.

4. Bei Kindern treten als Vorstufe der *progressiven Myositis ossificans* oftmals solitäre oder auch multiple fibröse Knoten in den subcutanen Geweben oder in Muskeln auf (Stout und Lattes).

5. Eine *idiopathische retroperitoneale Fibromatose* (auch Ormondsche Erkrankung genannt)[1], die zur Einengung der Ureteren führt und manchmal auch mit Lymphabflußstörungen der unteren Extremitäten einhergeht, ist bei Kindern noch nicht gesehen worden (Olsson et al.). Haferkamp schlägt allerdings vor, von einem Ormondschen Syndrom zu sprechen. Hier wäre auch der Fall eines $13^{1}/_{2}$jährigen Jungen mit einer retroperitonealen Fibrose (Ödemsklerose) infolge Myxödem bei chronischer Thyreoiditis einzuordnen (zit. nach Haferkamp).

## II. Fibrosarkom

**Begriff und Bezeichnung.** Das Fibrosarkom ist der maligne Tumor der kollagenfaserbildenden Zellen.

**Disposition.** Es handelt sich um einen im Kindesalter ungewöhnlichen Tumor. Stout berichtet 1962 über 23 eigene und 31 Fälle aus der Literatur, Mackenzie 1964 über 205 Fibrosarkome, davon 33 bei Patienten unter 20 Jahren (16,2%). Die 23 Fälle von Stout zeigen die oft bei den Tumoren im Kindesalter anzutreffende Häufung in den ersten fünf Lebensjahren (11), gefolgt von der Altersgruppe zwischen 11 und 15 Jahren (7) und den zweiten fünf Lebensjahren (5). Mackenzie fand zwischen 0 und 10 Jahren 12 und zwischen 10 und 19 Jahren 21 Fälle. In den meisten Statistiken zeigt sich ein leichtes Überwiegen von männlichen Tumorträgern; unter den 6 Fällen, über die Soule et al. 1965 berichten, sind allerdings 5 Mädchen.

### Pathobiologie

Es kann sehr schwierig sein, ein Fibrosarkom von einer gutartigen Bindegewebsgeschwulst histologisch abzugrenzen, weil der morphologische Unterschied zwischen gutartigen Bindegewebswucherungen und -tumoren (Fibromatosen) sowie dem Fibrosarkom in vielen Fällen nicht groß ist (Stout und Lattes; Mackenzie). Bei den gutartigen fibrösen Tumoren sind die verflochtenen Bänder der spindelförmigen Zellen regelmäßig aufgebaut und die einzelnen Zellen vollständig von Retikulinfasern umgeben; parallel zu ihrer Längsachse laufen Retikulin- und/oder Kollagen-Fasern. Die Zellen sind gleichmäßig geformt und gut ausdifferenziert; Mitosen sind so gut wie nie zu finden. Von diesen gutartigen Formen überblicken Stout und Lattes 347 Fälle, wobei in einem Fall eine Metastasierung auftrat, dabei aber weder der Primärtumor noch das Metastasengewebe Hinweise auf Malignität gaben!

Stout (1962) schreibt, daß man von einem Sarkom sprechen muß, wenn fibröse Tumoren „deutlich zellreicher" (und damit faserärmer) erscheinen; es ist offensichtlich, daß dies eine willkürliche und von jedem Pathologen anders zu ziehende Trennungslinie darstellt. Der Übergang von der gutartigen fibrösen

Wucherung zum gut ausdifferenzierten Fibrosarkom ist so schmal, daß hier zur Beurteilung die Feststellung der Zelleistung besonders wichtig erscheint. Mit Zelleistung ist in erster Linie die Faserproduktion gemeint; so sind dann auch in der Faserstruktur die ersten Unregelmäßigkeiten zu finden, noch bevor fehlende Strukturanordnung des ganzen Tumors oder deutlich verschobenes Zell-Faser-Verhältnis, Anaplasie oder gar gesteigerte Mitosefrequenz die Diagnose ermöglichen. Infiltratives Wachstum ist beiden Formen in starkem Maße eigen und kann daher zur Unterscheidung nicht herangezogen werden (Abb. 67).

Von den meisten Autoren wird nach dem histologischen Befund eine Gradeinteilung der Malignität vorgenommen (s. bei Mackenzie); diese erfolgt entweder in 3 oder 4 Stufen; es kann damit bei Erwachsenen in gewissen Grenzen eine Voraussage des Krankheitsverlaufes gegeben werden, nach Angabe von Stout (1962) ist es dagegen bei den Fibrosarkomen jugendlicher Patienten nicht möglich, einem bestimmten histologischen Befund einem typischen Krankheitsverlauf zuzuordnen. Die genaue Unterscheidung zwischen gutartigen und bösartigen fibrösen Geschwülsten und die Klassifizierung der bösartigen Form ist bei Kindern allerdings auch nicht von so großer Wichtigkeit wie bei Erwachsenen; denn die Metastasierungstendenz der Fibrosarkome ist hier bekanntermaßen gering (Stout, 1962; Weicker) und die klinischen Erscheinungen entsprechen weitgehend denen der gutartigen fibrösen Geschwülste.

Stout errechnete anhand seiner 23 Fälle und der 31 aus der Literatur eine Metastasierungsfrequenz von 7,6%. Marsden und Steward nehmen gar keine Unterteilung zwischen gut- und bösartigen fibrösen Geschwülsten vor; Metastasen sind bei ihren 18 derartigen Tumoren nicht aufgetreten.

*Makroskopischer Befund.* Meist erreichen die Fibrosarkome keine besondere Größe, nur in seltenen Fällen beachtliche Ausmaße, so ein angeborenes Fibrosarkom von ca. 8 cm Durchmesser (Stout, 1962). Die Tumorkonsistenz ist keineswegs einheitlich und schwankt zwischen ganz hart und ganz weich. Auffällig war, daß keiner der Tumoren in der Serie von Stout primär in der Haut gelegen war.

---

[1] Die Ormondsche Erkrankung ist mit dem retroperitonealen Xanthogranulom (s. S. 163) identisch.

*Nach dem Umbruch erschienen:* Emmerich, P., Mappes, G., Hofmann, S.: Retroperitoneale Fibrose im Kindesalter. Kinderchirurgie **9**, 64 (1970).

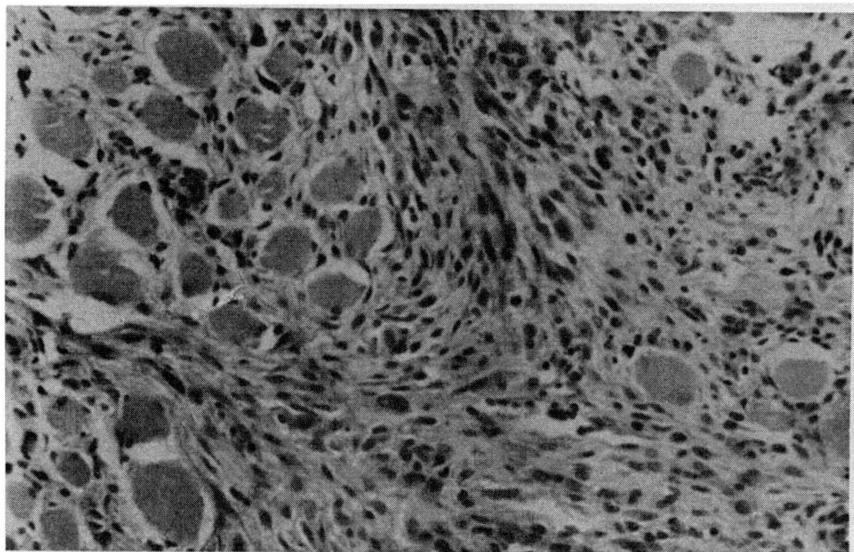

Abb. 67. Fibrosarkom, den Muskel infiltrierend. (Nach MARSDEN und STEWARD)

### Klinik

Die Klinik der kindlichen Fibrosarkome ist der der Fibromatosen sehr ähnlich; allerdings gibt es hier keine ausgesprochen bevorzugte Lokalisation. Von den 23 Fällen von STOUT waren 7 im Kopf- und Nackenbereich, 4 an den Armen und 5 an den Beinen gelegen; die Statistik von MACKENZIE, die von 205 Fällen nur 33 Patienten unter 20 Jahren enthält, zeigt allerdings eine Häufigkeit von nahezu 75% in den drei oben genannten Bereichen.

Als erstes Krankheitssymptom wird meistens eine Schwellung beschrieben, die nur in Ausnahmefällen schmerzhaft ist. Krankengeschichten von mehreren Jahren vor Beginn der Behandlung sind keine Seltenheit (STOUT, 1962).

**Differentialdiagnose.** Die Differentialdiagnose gegen die Fibromatosen ist — wie oben erläutert — schwierig, bisweilen unmöglich (STOUT, 1962); es wurde allerdings in der Literatur nicht der Versuch gemacht, die Unterscheidung durch Beurteilung der Zelleistung und der Zwischensubstanz vorzunehmen; dieser Weg wurde nur als besonders aussichtsreich angeführt. Günstigerweise ist die Differentialdiagnose zur Fibromatose bei Kindern ebenso wie die gegen die pseudosarkomatöse Fasciitis (S. 143), die sehr häufig mit einem Fibrosarkom verwechselt wird, nicht von so großer Bedeutung, weil die Behandlung aller drei genannten Tumorformen die gleiche sein sollte (Excision

weit im Gesunden). Wichtig dagegen ist die Abgrenzung eines Fibrosarkoms gegen maligne Weichteiltumoren, die fibröse oder fibrosarkomatöse Anteile in mitunter starkem Maße enthalten können; hier sind zu nennen Synovialom, Rhabdomyosarkom und bösartige Mesenchymome. Das biologische Verhalten dieser Tumoren ist zum Unterschied zu den reinen Fibrosarkomen oftmals wesentlich bösartiger.

Die Differentialdiagnose zum Synovialom (vgl. S. 164) kann besondere Schwierigkeiten machen; dennoch ist sie bei Kindern von Wichtigkeit, da Synovialome im Gegensatz zu Fibrosarkomen auch im Kindesalter überaus maligne sind. Eine Verwechslung ist sehr leicht möglich, da Synovialome in Einzelfällen überwiegend oder beinahe ausschließlich aus fibrosarkomatösem Gewebe bestehen. Ergibt sich aus der Lokalisation (vgl. Abb. 77) oder aus Gewebszusammenhängen der Verdacht auf ein Synovialom und wird vom Pathologen trotz äußerst intensiver Suche ein epitheliales Element nicht gefunden, ist eine Klärung nur durch eine Gewebekultur möglich: Werden von Synovialomen Gewebsteile kultiviert, zeigen diese dann wachsenden Zellen die für Synovia typische Zellform, die von den Zellen genuiner Fibrosarkome deutlich zu unterscheiden ist (persönliche Mitteilung Prof. LATTES).

Schwierigkeiten kann mitunter die Abgrenzung gegen ein amelanotisches malignes Melanom machen (MACKENZIE); auch ein nicht differenziertes Stammzellencarcinom Grad 4 (nach Broders) ist differentialdiagnostisch abzugrenzen. Von einigen Autoren wird schließlich das Dermatofibrosarcoma protuberans als ein gut ausdifferenziertes („lowgrade") Fibrosarkom bezeichnet. Nach Mackenzie steht es auf der Grenze zwischen gut- und bösartigen fibrösen Geschwülsten.

**Prognose.** Die Prognose der kindlichen Fibrosarkome ist als gut zu bezeichnen. Sieht man von den seltenen metastasierenden oder inoperablen Fällen ab, so sind die Patienten praktisch alle heilbar.

Über extrem späte Rezidive und Metastasen nach der Erstoperation berichten Horne et al.: Bei einem mit 5 Jahren operierten Kind traten nach 9 Jahren ein Lokalrezidiv und nach 13 bzw. 16 Jahren Lungenmetastasen auf; ein mit 9 Jahren operierter Junge entwickelte 15 Jahre post operationem Lokalrezidiv und Lungenmetastase.

**Therapie.** Als Therapie der Wahl ist die operative Tumorentfernung weit im Gesunden zu nennen; wegen des oftmals stark infiltrativen Wachstums ist ein Rezidiv (genauer: ein Weiterwachsen des belassenen Tumorrestes) häufig. Da anhand der Tumorhistologie nicht vorauszusagen ist, welches Fibrosarkom möglicherweise Metastasen setzen wird (Stout, 1962) und die Metastasierungstendenz bekanntermaßen niedrig ist, halten Stout, Soule et al. u.a. allzu radikale — und damit verstümmelnde — Operationen für nicht notwendig; Stout geht sogar so weit, zu sagen, daß zwischen den benignen und malignen fibrösen Geschwülsten im Kindesalter kein Behandlungsunterschied gemacht werden sollte. Soule et al. geben aber zu bedenken, daß sich bei älteren Kindern ein Fibrosarkom u.U. ähnlich bösartig verhalten kann, wie bei Erwachsenen und damit die Größe des Eingriffs in diesen Fällen ganz besonders sorgfältig abzuwägen ist.

## III. Nasopharyngeales Angiofibrom

(Juveniles Nasenrachenfibrom, Zollinger: Juveniles nasopharyngeales Basalfibroid)

**Begriff und Bezeichnung.** Es handelt sich um einen extrem vascularisierten Tumor, der relativ selten und histologisch sehr charakteristisch ist. Er kommt nur im Nasenrachenraum und ausschließlich beim männlichen Geschlecht vor (Apostol et al.). Michael bezeichnet den Tumor als stark vascularisiertes Fibrom der Nasengänge.

**Historische Daten.** 1847 berichtet Chelius über fibröse Polypen der Nase, die gewöhnlich in der Pubertät auftreten. 1865 weist Legouest auf die Bevorzugung des männlichen Geschlechts bei diesen Tumoren hin; 1876 berichtet Grosselin von spontaner Rückbildung nach Eintreten der Geschlechtsreife. Die Benennung als juveniles nasopharyngeales Fibrom erfolgt erstmals 1906 durch Chaveau (zit. nach Apostol und Frazell).

**Disposition.** Der Tumor ist relativ selten; unter den 117 Bindegewebstumoren, über die Marsden et al. berichten, finden sich drei derartige Tumoren, Apostol und Frazell (1965) sammelten über 40 Fälle, die in einem Zeitraum von 31 Jahren beobachtet wurden; in der Literatur fanden sie über 100 weitere Fälle. Während Michael schreibt, daß derartige Tumoren selten vor dem 15. Lebensjahr auftreten, zeigt sich bei den gut dokumentierten 40 Fällen von

Apostol et al. der häufigste Beginn zwischen dem 12. und 14. Lebensjahr; ihr jüngster Patient war 8, der älteste 27 Jahre alt beim Auftreten des Tumors. Ähnliche Angaben finden sich auch in anderen Statistiken (s. bei Apostol et al.). Der Tumor kommt ausschließlich bei männlichen Patienten vor; in der Literatur finden sich zwar vereinzelt Berichte über weibliche Patienten, doch sind diese Fälle äußerst schlecht dokumentiert. Apostol und Frazell fordern sogar, daß man hier unbedingt eine chromosomale Geschlechtsbestimmung durchführen sollte.

### Pathobiologie

Makroskopisch imponiert der Tumor manchmal als polypoide Masse im Nasenrachenraum (Bolande), entzieht sich aber oft den einfachen Inspektionen.

Mikroskopisch zeigt sich ein lockeres zellarmes Bindegewebe mit großen dünnwandigen Gefäßen. Der Tumor wächst meist expansiv, kann aber auch in Nachbargebiete eindringen; dies geschieht fast ausschließlich erst dann, wenn der Tumor den ihm zur Verfügung stehenden Raum schon vollständig ausgefüllt hat (Apostol et al.; Bolande), in Einzelfällen aber auch ohne diese „Raumnot" (Apostol et al.; Zollinger) (Abb. 68).

Nach Michael erfolgt mit Eintritt der Geschlechtsreife oftmals ein Wachstumsstop oder gar deutlicher Rückgang der Geschwulst, auch wird über spontanes völliges Verschwinden berichtet. Offensichtlich stellen

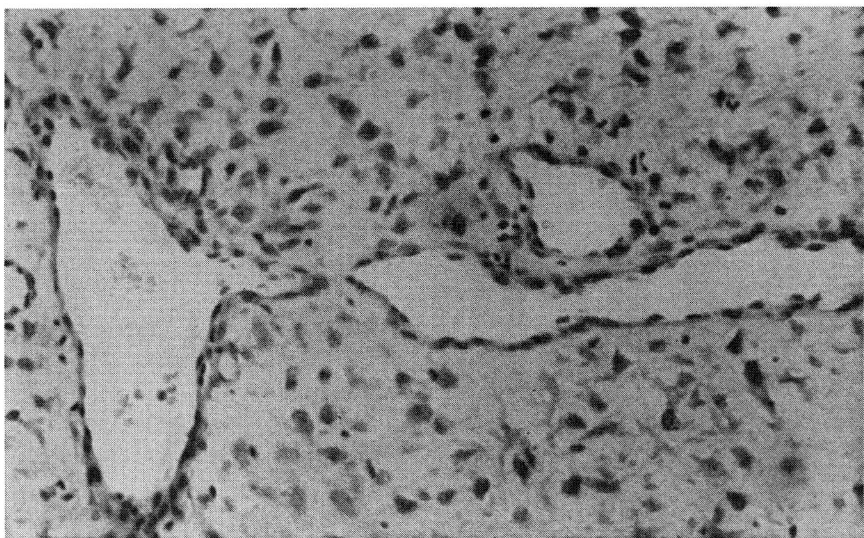

Abb. 68. Nasopharyngeales Angiofibrom. (Nach MARSDEN und STEWARD)

diese Verlaufsformen jedoch Ausnahmefälle dar, wie APOSTOL et al. anhand ihres Krankengutes zeigen. Eine maligne Entartung scheint in einzelnen Fällen vorzukommen (s. bei ZOLLINGER). Vereinzelte Todesfälle durch Verbluten oder durch die Folgen des invasiven Wachstums sind beschrieben worden.

Ätiologisch werden endokrine Störungen diskutiert; manche Autoren sehen Zusammenhänge zwischen mangelhafter Geschlechtsentwicklung und einem derartigen Tumor.

### Klinik

Die häufigsten Symptome sind Verlegung der Nasenatemwege und Epistaxis, die in 90 bzw. 80% der Fälle gesehen werden (APOSTOL et al.). Weitere Symptome ergeben sich durch das Vordringen des Tumors in die Nachbarschaft: Vorwölbung der Backe oder des Gaumens, Exophthalmus, Kopfschmerzen und bei Verlegung der Tuba Eustachii Taubheit. Blu-

tungen können lebensbedrohliche Ausmaße annehmen. Über einen Fall, bei dem der Tumor in die Schädelbasis eindrang, berichteten APOSTOL et al.

Die *Prognose* der operierten Fälle ist gut, wenn auch oftmals Rezidive auftreten, die einen erneuten Eingriff erforderlich machen.

**Therapie.** Die Therapie der Wahl ist die vollständige operative Entfernung der Geschwulst. Es wird darauf hingewiesen, daß bei dringendem Verdacht auf einen derartigen Tumor von einer Biopsie wegen der starken Blutungsgefahr abgesehen werden sollte. Über einzelne Erfolge von Hormonbehandlungen (Stilboestrol) wird in der Literatur berichtet, sind aber im ganzen selten. Von einer alleinigen Strahlenbehandlung wird abgeraten, in Einzelfällen zeigten gerade diese Fälle besonders schwere Verläufe (APOSTOL et al.).

## IV. Fibröses Hamartom

Allgemein versteht man unter Hamartomen nicht-neoplastische Entwicklungsanomalien von ortsständigem Gewebe.

Gewöhnlicherweise zeigen diese Gebilde keine stärkere Wachstumstendenz als das umliegende Gewebe und stellen auch mit diesem in den allermeisten Fällen ihr Wachstum ein. Nur selten wachsen sie unabhängig. MORISON schreibt, daß das Wachstum manchmal die physiologischen Grenzen überschreitet und ein

Hamartom dann Ausgangspunkt für eine — meist bösartige — Neubildung wird, was bei dem *fibrösen Hamartom* aber noch nicht beschrieben wurde.

Welche Tumoren überhaupt zu der Gruppe der Hamartome zu rechnen sind, ist bislang noch nicht eindeutig zu bestimmen. Die Angaben in der Literatur differieren in weiten Grenzen. Häufig werden dazu gerechnet: das kongenitale Rhabdomyosarkom des Herzens,

10*

das Leberadenom, das Neurofibrom, das Lymphangiom, das Osteochondrom u. a. Michael zählt bei den Kindern nur gutartige Leber- und Nierentumoren dazu (s. auch Mesenchymome, S. 155 und Rhabdomyome S. 168).

**Begriff und Bezeichnung.** Das *fibröse* Hamartom kommt beinahe ausschließlich bei Kindern bis zum 2. Lebensjahr vor — nur eine Ausnahme hiervon ist bekannt. Daß in der Literatur nicht öfter davon berichtet wird, liegt daran, daß es häufig für einen Tumor der beteiligten Gewebe — Bindegewebe, Fett, undifferenziertes Mesenchym — gehalten wird. Der Tumor ist knabenwendig; von 36 Fällen der Literatur (Enzinger; Reye) waren 27 Knaben und 9 Mädchen.

### Pathobiologie

*Makroskopischer Befund.* Fibröse Hamartome liegen in der Unterhaut oder dem Unterhautfettgewebe, manchmal mit Ausdehnung in die Fascie oder die Haut selber. Meist sind sie rund oder höckerig, beim Durchschnitt fest; die Schnittfläche ist grau-weiß mit Zonen gelben Fetts. Manchmal macht das Fett mehr als die Hälfte des Tumors aus; er erscheint dann unregelmäßig von bindegewebigen Bändern durchzogen (Enzinger). Die Größe schwankt zwischen 1 und 8 cm Durchmesser.

*Mikroskopischer Befund.* Das histologische Bild aller Fälle ist recht gleichförmig. Stets finden sich drei unterschiedliche Gewebsarten:

1. Gut abgrenzbare durchziehende Bündel oder Trabekel eines dichten fibrokollagenen Gewebes, das in gewisser Hinsicht fetalem Sehnengewebe ähnelt,

2. unreif aussehende, nur locker verbundene zellreiche Gebiete, die wie einzelne kleine Bälle erscheinen,

3. Fettgewebe.

In einzelnen Fällen überwiegt das Fettgewebe etwas, in anderen dagegen das fibröse Gewebe, womit dann die Abgrenzung gegen fibromatöse Wucherungen besonders schwierig ist, doch finden sich auch in diesen Fällen — besonders in den Randzonen — alle drei charakteristischen Gewebe.

### Klinik

Hamartome kommen bei Kindern in der Leber, Niere und besonders bei älteren auch in der Lunge vor. Das *fibröse* Hamartom findet sich überwiegend im Bereich des Schultergürtels und Armes (24 der 30 Fälle von Enzinger). Am häufigsten liegen diese Hamartome in der Axilla, wo sie oft für vergrößerte Lymphknoten gehalten werden. Die Tumoren sind meist frei beweglich, Schmerzen werden nie angegeben. Der Grund zum chirurgischen Eingriff war in der größten Zahl der Fälle ein plötzlich massiv gesteigertes Wachstum (Enzinger). In 4 der 30 Fälle traten Rezidive auf, bisweilen war infiltratives Wachstum feststellbar.

**Differentialdiagnose.** Die Kenntnis des fibrösen Hamartoms ist für die Differentialdiagnose von Wichtigkeit, da es sich um einen nach den bisherigen Beobachtungen stets gutartigen Tumor handelt, wenngleich das histologische Bild und das oft enorme Wachstum einen malignen Prozeß anzuzeigen scheinen; das Hamartom darf nicht mit dem Teratom, einem echten Neoplasma aller 3 Keimblätter verwechselt werden.

Die *Prognose* ist günstig.

Die *Therapie* der Wahl ist die operative Entfernung der Geschwulst.

## Fibrome des Herzens

Einen gewissen Prozentsatz unter den primären Herzgeschwülsten machen die Herzfibrome aus. Die Einordnung dieser Tumoren in dieser Gruppe ist nicht immer einfach; denn oftmals werden derartige Tumoren auch als Fibrosarkome oder Hamartome bezeichnet, manchmal auch bei den Herzrhabdomyomen eingeordnet (s. Pathobiologie).

**Historische Daten.** Die Erstbeschreibung eines derartigen Tumors erfolgte 1855 durch Luschka, der ihn bei einem 6jährigen Jungen fand und unter der Überschrift „Ein Fibroid im Herzfleische" veröffentlichte (zit. nach Bigelow et al.).

**Disposition.** Von Knieriem und Nessler (1968) sind 46 bislang berichtete Fälle beschrieben worden; die Tumoren treten vorwiegend im ersten Lebensjahrzehnt auf.

### Pathobiologie

Nach Bigelow et al. sind bei diesen Tumoren mehrere Interpretationen möglich: Es kann sich um ein Rhabdomyom handeln, das sich von primitivem (embryonalem) Herzmuskelgewebe ableitet und fibröses Gewebe enthält. Es kann sich aber auch um ein Fibrom handeln, das einige Muskelfasern eingeschlossen hat. Ferner besteht die Möglichkeit, daß die fibrösen Gewebeanteile ebenso wie die primitiven Muskelzellen zwei Komponente des Tumors darstellen, die sich beide aus demselben undifferenzierten Mesenchym ableiten. Schließlich vertreten auch einige Autoren die Auffassung, daß es sich um Hamartome handelt. Im mikroskopischen Bild sieht man im Tumor grobe Bänder von kollagenem Gewebe mit Fibroblasten durchsetzt, umgeben und bisweilen unterteilt vom Herzmuskel (Bigelow et al.).

*Makroskopisch* zeigt sich ein umschriebener, aber nicht eingekapselter Tumor im Myokard, meist des linken Ventrikels oder der Kammerscheidewand, der Endokard, Epikard oder beide vorwölbt. Der Tumor ist fest und blaß, beim Durchschnitt erinnert er an ein Uterusmyom.

### Klinik

Die Tumoren sind in den meisten Fällen in der linken Kammer oder dem Kammerseptum gelegen (BIGELOW et al.) und erreichen Größen, die bei ca. 2—5 cm Durchmesser liegen (KNIERIM et al.; BIGELOW et al.). Als erste Symptome treten überwiegend Störungen im Reizleitungssystem auf, was häufig zu paroxysmalen Tachykardien führt oder zu Schenkelblockbildern im EKG (KNIERIM et al.). Erst relativ spät erfolgt eine Strombahneinengung. Röntgenologisch findet sich häufig ein allseits vergrößertes Herz. Die mit diesem Tumor behafteten Kinder erreichen nur selten das Erwachsenenalter. Todesursachen sind Störungen des Reizleitungssystems oder Herzüberlastung infolge Strombahneinengung.

Die Diagnose ist klinisch kaum zu stellen. Bei Reizleitungsstörungen und Überlastungszeichen im Kindesalter läßt sich ein Verdacht evtl. durch Kontrastdarstellung der Herzhöhlen erhärten. Kymogramme können im günstigen Fall einen inaktiven Muskelbezirk in der Kammerwand anzeigen.

Differentialdiagnostisch ist in erster Linie an die Endokardfibrose zu denken.

Die *Prognose* für die Kinder ist selbst dann recht zweifelhaft, wenn die richtige Diagnose gestellt werden sollte.

## B. Tumoren des embryonalen Bindegewebes

Unter dem Begriff „Tumoren des embryonalen Bindegewebes" sollen Blastome beschrieben werden, welche sich vom Mesenchym im engeren Sinne ableiten. Es sind hier zu nennen:

I. Embryonales Sarkom (Juveniles Rhabdomyosarkom).
II. Benignes und malignes Mesenchymom.
III. Myxom und Myxosarkom.
Anhang: Herzmyxom.

## I. Embryonales Sarkom

(Synonym: Juveniles oder embryonales Rhabdomyosarkom, Sonderform: Sarcoma botryoides)

Diese Tumorart, in der sich wie elektronenoptische Untersuchungen (s.u.) ergaben fast stets muskuläre Elemente nachweisbar sind, wird aus historischen und klinischen Gründen nicht unter den myomatösen Tumoren abgehandelt. Diese Geschwülste unter den mesenchymalen Tumoren zu besprechen, ergibt sich aus histogenetischen Gründen, da die Matrix das embryonale Bindegewebe ist.

**Begriff und Bezeichnung.** Das embryonale Sarkom (e.S.) ist ein vorwiegend bei Kindern vorkommender Tumor mit überwiegender Lokalisation im Kopf- und Urogenitalbereich, seltener anderenorts. Die Tumoren haben zu einem beträchtlichen Ausmaß die Fähigkeit, ganz oder teilweise die histologischen Eigenschaften nachzuahmen, die den Entwicklungsphasen der quergestreiften Muskulatur bei Embryonen besonders im Alter zwischen 3 und 12 Wochen entsprechen (zit. nach LAWRENCE et al.), daher auch die Bezeichnung embryonales (oder juveniles) Rhabdomyosarkom (STOUT und LATTES; LAWRENCE). Der Tumor wird von der adulten Form des Rhabdomyosarkoms unterschieden (vgl. S. 168).

Während das embryonale Sarkom eine zunehmende Differenzierung embryonalen (entarteten) Gewebes in Richtung zur Querstreifung zeigt (die licht mikroskopisch in etwa $^1/_3$ der Fälle gefunden wird), liegt bei den adulten Formen eine Entartung der ausdifferenzierten quergestreiften Muskulatur vor (vgl. Einleitung).

Als Sonderform des embryonalen Sarkoms ist das Sarcoma botryoides zu nennen. Die traubige Wachstumsform tritt auf, wenn das Sarkom die Oberfläche erreicht und in einen Hohlraum (Blase, Vagina, Gehörgang, Gallengang) einwuchern kann.

**Historische Daten.** Bereits 1854 beschrieb WEBER in Virchows Archiv ein Rhabdomyosarkom der Zunge. Der Name Traubensarkom geht auf PFANNENSTIEL zurück, der 1892 über ein Sarcoma botryoides der Cervix uteri berichtete.

**Disposition.** *Häufigkeit.* Das embryonale Sarkom macht unter den bindegewebigen Tumoren im Kindesalter einen recht hohen Bestandteil aus. Unter 621 bösartigen kindlichen Bindegewebstumoren (NASH und STOUT) waren 24% Rhabdomyosarkome; übereinstimmend damit entfallen in der Manchester-Serie von 117 Bindegewebstumoren des Kindesalters 24 (20,5%) auf das embryonale Sarkom (MARSDEN und STEWARD). Im Vergleich zu 165 Neuro-

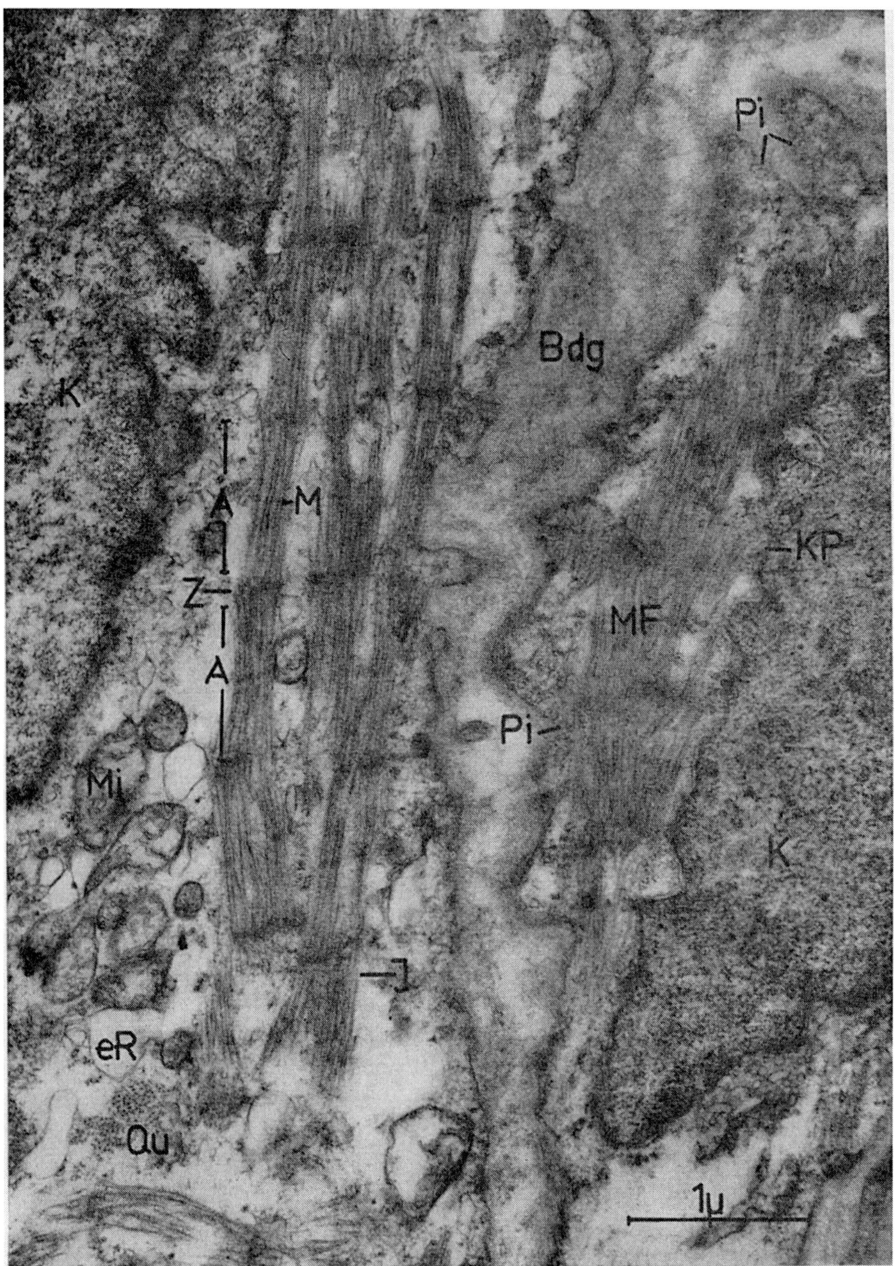

Abb. 69. Rhabdomyosarkomzellen mit weitgehend ausdifferenzierten Muskelfibrillen. (Nach L. Overbeck.) Besonders in der linken Tumorzelle ist eine hohe Reifung zu quergestreiften Myofibrillen erfolgt. Die im Längsschnitt getroffenen Muskelfibrillen lassen die typische Querstreifung erkennen, die durch die Folge von breiten helleren A-Zonen (*A*) und schmalen dunklen Z-Streifen (*Z*) zustande kommt. Das in der Mitte der A-Zone gelegene schmale kontrastreiche M-Band (*M*) ist ebenso wie die schmale isotrope I-Zone (*I*) gelegentlich zu sehen. *Qu* Querschnitte durch Myofibrillen. *KM* Kernmembran. *KP* Kernporen. *Pi* Pinocytosebläschen im Bereich der Plasmamembran. *Bdg* Bindegewebe mit Grundsubstanz. Vergr. 25 600fach

blastomen und 57 Nephroblastomen fand Bo-DIAN 41 embryonale Sarkome (Beobachtungszeit 37 Jahre); 17 Neuroblastome, 18 Nephroblastome und 8 embryonale Sarkome kamen in 14 Jahren in den Mainzer Universitätskliniken zur Beobachtung (Neidhardt). Overbeck zählte 77 embryonale Sarkome der Vagina in der Literatur (1967 b).

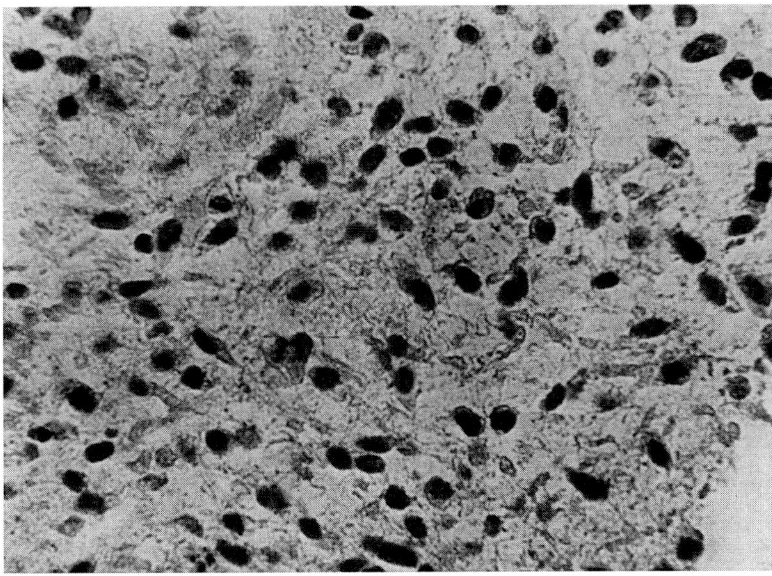

Abb. 70. Embryonales Sarkom des Mittelohres. (Path. Institut Univ. Mainz, nach NEIDHARDT)

In der Braunschweiger Kinderklinik wurden in den letzten 20 Jahren über 100 Kinder wegen maligner Tumoren behandelt, davon 35 wegen Sarkomen; neben den 28 Tumoren des ZNS ist das die größte Gruppe. Unter den 35 Sarkomen befanden sich 6 Rhabdomyosarkome (OHM).

*Altersdisposition.* Der Tumor kommt angeboren vor (VAN DER EMDE und HELLER; HABEDANK u.a.). Am häufigsten tritt er im Säuglings- und Kleinkindalter auf (SCHWEISGUTH). Das Durchschnittsalter der Fälle von LAWRENCE liegt bei 4,9 Jahren; dieser Autor berichtet auch von einzelnen Fällen im Erwachsenenalter.

*Geschlechtsdisposition.* Wie vielfach bei den Tumoren im Kindesalter wird eine leichte Bevorzugung des männlichen Geschlechts beschrieben, die sich aber nicht in allen Statistiken findet (NEIDHARDT). In der Zusammenstellung von STOUT und LATTES, die 236 Fälle auswerteten, entfallen 56% auf das männliche, 38% auf das weibliche Geschlecht.

## Pathobiologie

Es ist heute allgemein anerkannt, daß das e.S. ein einheitlicher Geschwulsttyp ist. Die in früheren Veröffentlichungen genannten histologisch unterschiedlichen Formen entsprechen höchstens besonders differenzierten Bezirken im Tumor. Alveoläre Bezirke können dabei dem alveolären Weichteilsarkom ähneln, welches zu den paraganglionären Tumoren zu zählen ist (MARSDEN und STEWARD). Bei sorgfältiger Suche

und Anwendung des Elektronenmikroskops wird man fast immer myogene Strukturen nachweisen können (vgl. Abb. 69).

*Makroskopischer Befund.* Ein traubenförmiges Wachstum des embryonalen Sarkoms ist recht häufig, wenn innere oder äußere Oberflächen erreicht werden; aber auch das flächenhaft infiltrative Wachstum ist nicht zu selten. Nimmt man die besondere Form der Traubensarkome aus, gleichen die embryonalen Sarkome den adulten Rhabdomyosarkomen. Die Konsistenz ist meist weich, kann aber in weiten Grenzen variieren. Das Epithel über dem Tumor ist fast stets intakt. Typisch ist ein lockeres ödematöses Gewebe, welches am besten mit der Benennung „fibromyxomatös" gekennzeichnet ist (BOLANDE).

Im Anschnitt erscheint der Tumor rötlich, häufig mit dunkelroten und hellen Bezirken durchsetzt, die von Blutungen bzw. Nekrosen herrühren.

*Mikroskopischer Befund.* Für die traubig gewachsenen Formen der juvenilen Rhabdomyosarkome geben STOUT und LATTES folgenden histologischen Aufbau an: Eine obere, etwa 4—5 Zellen starke Schicht aus kleinen rundlichen Rhabdomyoblasten, darunter eine Schicht, die einem Myxom ähnelt; die tiefer gelegene Schicht ist wieder dichter und enthält Rhabdomyoblasten in verschiedenen Entwicklungsstufen und unterschiedlicher Anzahl. Häufig werden gürtelförmige und tennisschlägerartige Zellen beschrieben (MICHAEL).

LAWRENCE fand in 15 seiner 48 Fälle (31,2%) Querstreifung, jedoch nur in wenigen Fällen ausgeprägt. Die Mitosefrequenz wird als nicht sehr hoch bezeichnet (NEIDHARDT).

Das mikroskopische Bild ist bunt und kann zu vielen Verwechslungen Anlaß geben, insbesondere bei Punktionszylindern und zu kleinen Probeentnahmen (Abb. 70). In sehr interessanten elektronenmikroskopischen Untersuchungen konnte Overbeck bei einem Sarcoma botryoides der Vagina den morphogenetischen Entwicklungsgang des embryonalen Rhabdomyosarkoms aufzeigen. Darin stellt er fest, daß die bei lichtmikroskopischer Betrachtung im Vordergrund stehenden und anscheinend noch undifferenzierten kleinkernigen Sarkomzellproliferationen sich im elektronenoptischen Bild meist bereits als myogene Entwicklungsformen erweisen (vgl. Abb. 69). Mit dieser Methode wurden die einzelnen Entwicklungsstufen der Myofibrillen bis hin zur typischen Querstreifung aufgezeigt. Trotz eingehender Suche ließen sich andere ausgereifte mesenchymale Gewebe wie Knorpel und Osteoidstrukturen nicht nachweisen. Damit gilt auch die Auffassung einiger Autoren, daß es sich bei dem Sarcoma botryoides der Mädchen um einen embryonalen Mischtumor handelt (malignant mixed müllerian tumor), als widerlegt (Overbeck, 1967a).

### Klinik

Die Anamnese beträgt in der Regel nur wenige Wochen. Die klinische Symptomatik ist in erster Linie abhängig von der Lokalisation des Tumors. Nach Neidhardt kommen die Tumoren im Kopf- und Urogenitalbereich etwa gleich häufig vor, dagegen ist er im Gallenbereich sehr selten. Bolande hält die Lokalisation im Kopfbereich dagegen für häufiger als die im Urogenitalbereich.

Unter den 236 juvenilen Rhabdomyosarkomen von Stout und Lattes entfallen 157 auf den Bereich von Kopf und Sinus urogenitalis (Kopfbereich 93, Sinus urogenitalis 64 Fälle). Etwa $^1/_3$ (79) der juvenilen Rhabdomyosarkome liegen außerhalb von Kopf- und Urogenitalbereich. Lawrence et al. berichten in ihrer Arbeit von 48 juvenilen Rhabdomyosarkomen außerhalb der typischen Lokalisationen. Am häufigsten werden sie dann im Bereich der Extremitäten gefunden (Stout und Lattes 42 der 79, Lawrence 19 der 48 Fälle). Häufiger als die Gallenblasengegend, die bislang wohl erst 15mal beschrieben wurde (Hays et al.; Neidhardt; Virenque et al.; Soper et al.) ist die retroperitoneale Lage (17 Fälle von Lawrence).

Übereinstimmend wird von den Autoren angegeben, daß in den meisten Fällen die tumorbedingte Schwellung als erstes Symptom bemerkt wird. Ausnahmen ergeben sich bei einigen besonderen Ursprungsorten. Bei den retroperitonealen embryonalen Sarkomen war bei 12 der 17 Fälle von Lawrence bemerkenswerterweise nicht eine Schwellung, sondern Schmerz das erste Symptom. Bei orbitaler Lokalisation (vgl. Abb. 71) kommt es später zu den entsprechenden Augensymptomen (Exophthalmus, Augen-

muskelstörung, Ptosis). Nasopharyngeale Sarkome können zu Atembehinderungen führen, otogene einen entzündlichen Prozeß mit „Polypenbildung" vortäuschen. Bei Einbruch in das Schädelinnere beherrschen manchmal Hirnnervensymptome das Bild und können zu der Fehldiagnose „Stammhirntumor" (Neidhardt) führen. Bei der Abgrenzung von Tumoren im Schädelbereich wird man häufig auf ein Tomogramm nicht verzichten können, um auch evtl. Knochenläsionen zu erfassen.

Das embryonale Sarkom der Gallengänge bedingt meist einen Verschlußikterus, der anfangs für eine therapieresistente Hepatitis gehalten wird. Eine Resistenz wird erst im fortgeschrittenen Stadium tastbar. Die röntgenologische Darstellung der Gallenblase gelingt meist nicht (Neidhardt).

Bei Lokalisationen im Urogenitalbereich ist dagegen ein sicht- oder tastbarer Tumor häufig der erste Befund, selten eine „Reizblase", manchmal auch Inkontinenz. Bei höhersitzenden Tumoren steht die Symptomatik einer Harnabflußbehinderung im Vordergrund, bei stärkerer Ausdehnung können Subileus und Ileus auftreten. Ist der Samenleiter Ausgang dieses Tumors, kann wegen der möglichen Tumortransparenz nach dem Transilluminationsbefund eine Verwechslung mit einer Cyste oder einem Lipom vorkommen (Ross). Über die Klinik der Vaginalsarkome schreibt Overbeck (1967b), daß sie ein recht einheitliches Bild bieten: Fast immer führen die infolge Tumorzerfall auftretenden Blutungen oder eitriger Fluor die Kinder zum Arzt; oftmals ist aber auch hier der sichtbare Tumor das erste Symptom.

Bei der röntgenologischen Darstellung der ableitenden Harnwege wird das symmetrische Auseinanderweichen der Ureteren in ihrem unteren Abschnitt als besonders charakteristisch für ein embryonales Sarkom dieser Lokalisationen beschrieben (Abb. 72). Häufig finden sich röntgenologisch (vgl. Abb. 73) und pathologisch-anatomisch (vgl. Abb. 74) Aussparungen im Blasenbereich oder hydronephrotisch veränderte Nieren. Oft erkennt man auch schon auf der Leeraufnahme einen Tumorschatten. Laboruntersuchungen werden nur selten tumorspezifische Veränderungen zeigen: Tumorzellen im Urinsediment, wie sie von Youngblood et al. beschrieben werden, kommen nur vor, wenn das Blasenepithel vom Tumor

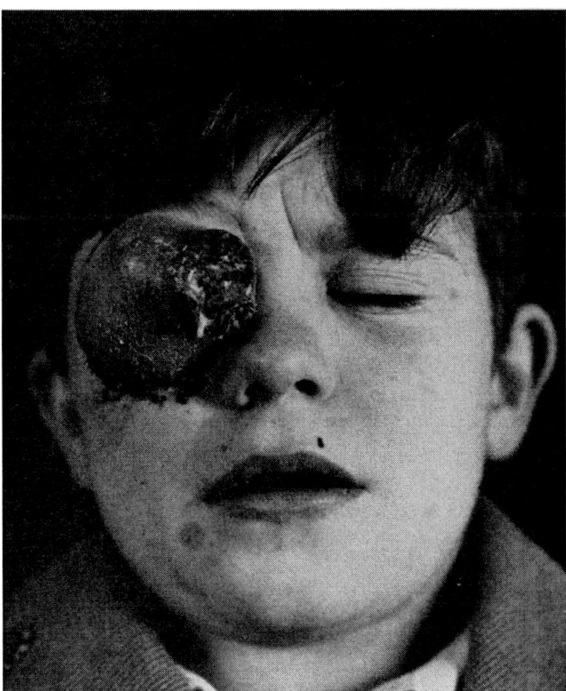

Abb. 71. Orbitales embryonales Sarkom bei einem 7jährigen Jungen. (Nach MARSDEN und STEWARD)

durchbrochen wird. Auch Vaginalabstriche beim embryonalen Scheidensarkom sind nicht zuverlässig (NEIDHARDT).

**Diagnose und Differentialdiagnose.** Der Verdacht auf ein embryonales Sarkom ergibt sich beim Auftreten von tumorösen Prozessen im Bereich der genannten typischen Lokalisationen und evtl. bei Auftritt der typischen Traubenform. Die Diagnose läßt sich nur anhand einer ausreichend großen PE und exakter pathologischer Untersuchungen stellen.

Als Differentialdiagnose kommen je nach Symptomatik des Einzelfalles die unterschiedlichsten Erkrankungen in Frage; einige verdienen besondere Erwähnung: Bei einer Protrusio bulbi muß an ein metastasierendes Sympathicoblastom gedacht werden, bei Lokalisation im Nasen-Rachenraum sind Polypen und Nasen-Rachenfibrome zu nennen, bei Vaginalsarkomen sind Scheidenpolypen, Papillome und Hämangiome abzugrenzen (OVERBECK, 1967 b).

**Verlauf.** Unbehandelt führt das embryonale Sarkom im allgemeinen binnen eines Jahres zum Tode; dabei steht das lokale Fortschreiten meist im Vordergrund (NEIDHARDT). Durch Verdrängung, infiltratives und invasives Wachstum führt der Tumor zu entsprechenden

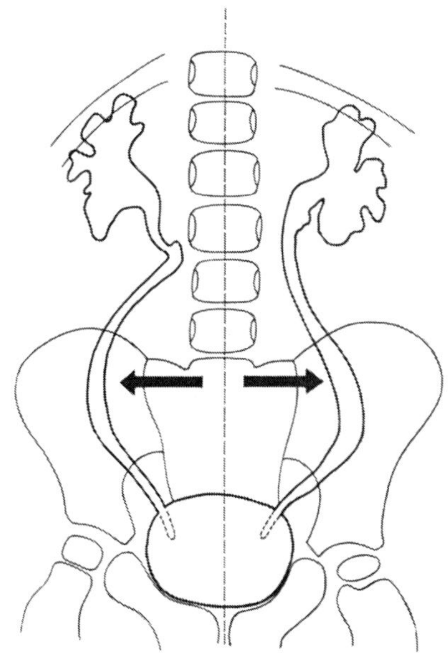

Abb. 72. Typische annähernd symmetrische Lateralverdrängung der caudalen Ureterenabschnitte beim embryonalen Sarkom des Sinus urogenitalis. (Nach NEIDHARDT)

Komplikationen. Metastasen können ubiquitär auftreten, jedoch werden zuerst die regionalen Lymphknoten befallen (VON DER EMDE und HELLER); diffuse Metastasierung nach Gefäß-

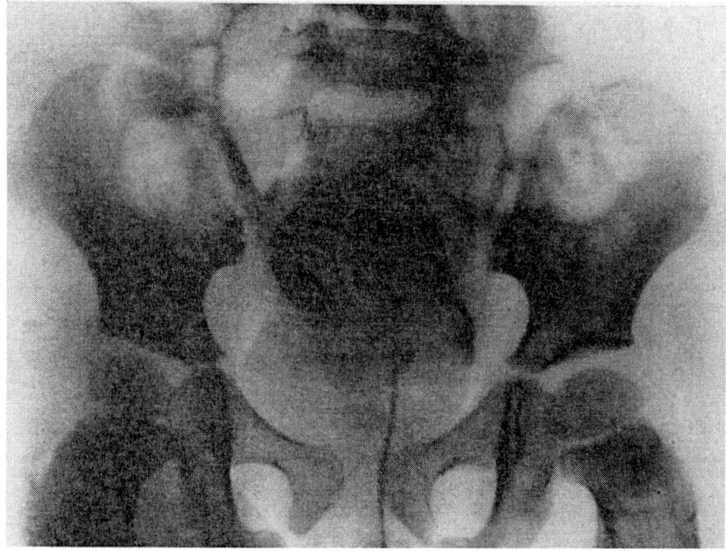

a

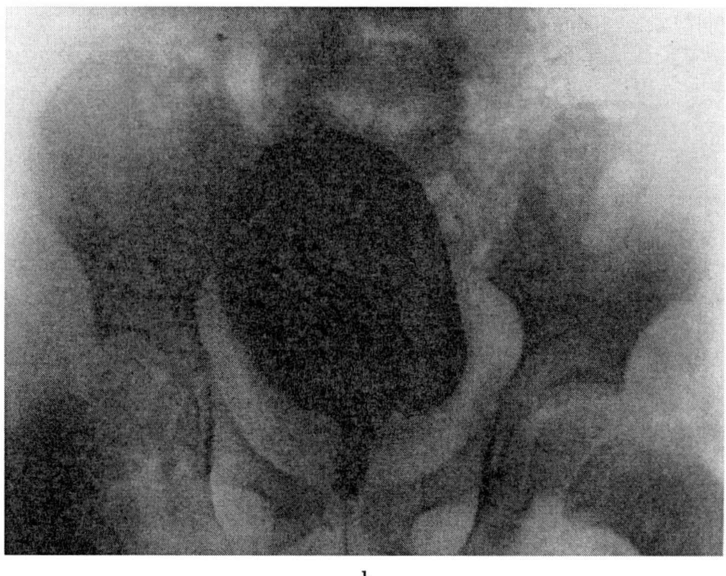

b

Abb. 73a u. b. a Bogig begrenzte Aussparungen in der Blase bei Sarcoma botryoides. b Nach Behandlung

einbruch kann vorkommen (NEIDHARDT). Das embryonale Sarkom im Bereich des Sinus urogenitalis wird übereinstimmend als nur selten metastasierend bezeichnet; der Tod tritt meist als Folge der Harnabflußbehinderung auf.

Die *Prognose* ist trotz der Fortschritte in der Tumortherapie beim embryonalen Sarkom immer noch sehr schlecht. In der Literatur werden häufig Fünfjahresheilungen unter 10% genannt. MARSDEN und STEWARD berichten, daß 18 von 24 Fällen schon innerhalb von 2 Jahren nach Ausbruch der Krankheit starben. Etwas günstiger sehen die Ergebnisse von LAWRENCE aus: Von seinen 42 jugendlichen Patienten lebten noch 9 (zwischen 4 und 13 Jahren nach der Operation), davon einer im Rezidiv. SOULE et al. berichten von Fünfjahresheilungen in 13,7% (7 von 51 Patienten). Von den 15 in der Literatur erwähnten Patienten mit embryonalen Sarkomen der Gallenwege hat kein einziger überlebt.

**Therapie.** Die Therapie der Wahl ist die Excision weit im Gesunden, was am Kopf natürlich

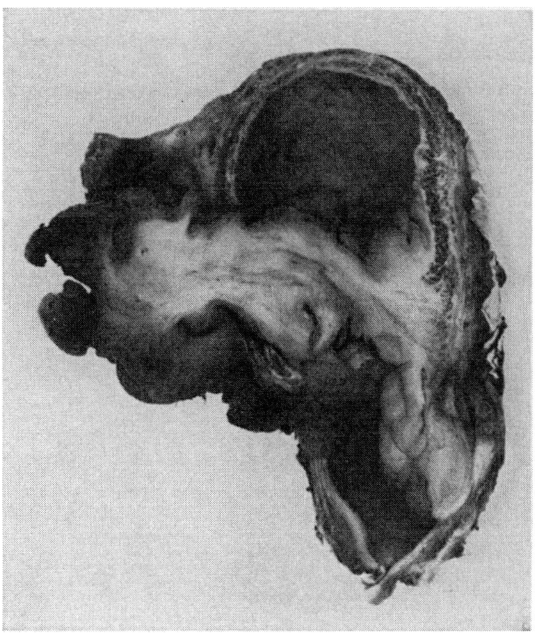

Abb. 74. Sarcoma botryoides von der Rückwand der Blase ausgehend. (Nach MARSDEN und STEWARD)

nicht immer möglich ist, an den Gallengängen bislang immer mißlang. Dagegen sind bei embryonalen Sarkomen im Urogenitalbereich schon einige Erfolge mit chirurgischen Maßnahmen allein erzielt worden (NEIDHARDT). Bei Tumoren im Extremitätenbereich ist primäre Amputation der Eingriff der Wahl; die meisten Überlebenden aus der Serie von SOULE et al. wurden in dieser Weise behandelt.

Die Vaginalsarkome wurden bis vor 20 Jahren ausschließlich mit Radium behandelt, wodurch insgesamt nur 2 Heilungen erreicht wurden; in beiden Fällen lag aber offensichtlich ein Frühstadium vor. Der einzige relativ sichere Weg scheint in Radikaloperationen zu liegen, wie jüngste Beobachtungen zeigen:

Bei einem 4jährigen Mädchen, bei dem bereits die gesamte Vagina von polypösen Sarkomwucherungen befallen war, wurde eine perineale Resektion von Vulva, Vagina, Uterus, Urethra und Harnblase unter Mitnahme des rechten Schambeinastes vorgenommen; die Ureteren wurden in das Colon implantiert. Nach

insgesamt 11 Jahren Beobachtungszeit ist das Mädchen als geheilt zu betrachten (Zusammenfassung der geheilten Fälle und weitere Literatur bei OVERBECK, 1967 b).

Nach FIORENTINO sind die bisher besten therapeutischen Ergebnisse mit der Kombination von Actinomycin D mit Vincristin oder mit der Dreifachkombination nach LI (Alkylierende Substanz + Antimetabolit + Actinomycin) beobachtet worden. Nach PINKEL werden die Tumoren durch Actinomycin D-Gaben strahlensensibler. Wir haben die besten Erfahrungen mit der cyclischen Tumortherapie (OEHME). Dabei werden alternierend im Wechsel von etwa 3 Monaten Endoxan, Proresid und Vincristin eingesetzt. Soweit wie möglich, wird diese Behandlung als Stoßtherapie durchgeführt; dadurch soll die Resistenzentwicklung verzögert und der unvermeidliche Immunglobulinabfall in Grenzen gehalten werden. Ernsthafte, nicht reversible Nebenwirkungen haben wir dabei nicht gesehen.

## II. Gutartige und bösartige Mesenchymome

**Begriff und Bezeichnung.** Unter dem Begriff „Mesenchymom"[1] versteht man gut- und bösartige Tumoren des Mesenchyms, in denen sich zwei oder mehr Gewebsanteile finden, die normalerweise nicht an einer Stelle zugleich vorkommen (Ausdifferenzierung des Mesenchyms

---

[1] Die Bezeichnung Mesenchymom war früher von einigen Autoren für eine Reihe spezieller Tumoren eingeführt worden, z. B. Theca- und Granulosazelltumoren; im gynäkologischen Schrifttum wird die Bezeichnung auch heute noch in diesem Sinne verwandt.

in verschiedene Gewebsrichtungen). Diese Begriffsdefinition schließt nicht nur die häufig als Begleitgewebe auftretenden fibrösen und myxomatösen Anteile als eigenständiges Gewebe aus, sondern z.B. auch einen osteoblastischen Tumor, in dem sich neben Knochen- auch Knorpelgewebe findet.

(Als malignes Mesenchymom wäre dagegen auch die Kombination von Reticulosarkom und Fibrosarkom zu bezeichnen. Die normalen histologischen Gewebselemente treten ja gewöhnlicherweise nicht miteinander auf.)

Unter der von Stout 1948 für derartige Tumoren eingeprägten Bezeichnung lassen sich viele Tumoren einordnen, deren Namen sich sonst aus dem beteiligten Gewebe herleiten (Lipomyome, Angiolipomyome usw.).

**Disposition.** Über die Häufigkeit von Mesenchymomen gibt am besten die Sammelstatistik von Nash und Stout Auskunft. Zwischen 1908 und 1959 fanden sich im Krankengut der Columbia Universität New York insgesamt 460 Mesenchymome, davon waren 86 bei Kindern bis zu 15 Jahren aufgetreten. Von diesen 86 Fällen waren 36 benigne und 50 maligne Tumoren. Von den insgesamt 621 bösartigen Bindegewebstumoren dieses Zeitraumes bei Kindern machen die 50 malignen Mesenchymome immerhin 8% aus und liegen damit hinter den Rhabdomyosarkomen (24%) an zweiter Stelle in der Häufigkeit. Derartige Tumoren sind also nicht so selten, wie vielfach in der Literatur angegeben wird.

*Altersdisposition.* Hier ergibt sich die schon häufig bei Tumoren im Kindesalter gesehene Häufung im ersten Quinquennium, während das zweite am wenigsten betroffen ist und sich im dritten wieder ein kleiner Anstieg zeigt. 17 angeborene Fälle sind bekannt (Kauffman and Stout, 1965).

*Geschlechtsdisposition.* Bei der malignen Form der Mesenchymome ergibt sich nach Nash und Stout ein Verhältnis Jungen zu Mädchen wie 2:1, während die Verteilung der benignen Form (nach Michael) genau umgekehrt ist.

### Pathobiologie

Es sei hier vorweggenommen, daß derartige Tumoren am häufigsten in der Niere oder perirenal gefunden werden. Über die Art der hier gelegenen Tumoren herrscht aber keineswegs Einigkeit. Beinahe ausschließlich sind sie aus Fett, glatter Muskulatur und Gefäßen aufgebaut. Sie erfüllen also mit dieser Zusammensetzung die Definition eines Mesenchymoms. Mit Berechtigung können diese Tumoren auch als Hamartome bezeichnet werden, da sie sich aus Geweben zusammensetzen, die auch normalerweise in diesem Bereich gefunden werden. Die Benennung dieser Tumoren als Hamartome geht auf Moolten zurück. Le Ber und Stout hingegen sind der Ansicht, daß die Definition nicht ganz erfüllt ist, weil das in der Niere vorhandene epitheliale Element in dem Tumor niemals vorkommt.

Inglis hatte derartige Tumoren zunächst als Neurilemmoblastome, später als Abkömmlinge der Neuralleiste bezeichnet und hält nun den Tumor histogenetisch für verwandt mit dem Angioleiomyom und dem Glomustumor; wie er glaubt, spielen Gewebe, die der glatten Muskulatur in oder auf den Gefäßwänden ähneln, eine besondere Rolle in der Entstehung. Das Auftreten von Fettgewebe beruht dann entweder auf einer Pluripotenz der Tumorzelle oder ihrer Induktion von Zellen des normalen Gewebes, Fett zu speichern. (Über Hamartome s. auch S. 147.)

*Makroskopischer Befund.* Sowohl die benignen als auch die malignen Mesenchymome bieten keinen typischen makroskopischen Befund. Die Größe kann zwischen Millimetern und vielen Zentimetern Durchmesser variieren. Die Tumoren sind von keiner Kapsel umgeben (Michael), jedoch umschrieben (Stout und Lattes). Das Aussehen der Tumoren sowie deren Konsistenz ist abhängig von der Art der beteiligten Gewebe.

*Mikroskopischer Befund.* Auf das histologische Aussehen der Mesenchymome wurde bei deren Definition schon hingewiesen. Es sind alle denkbaren Variationen möglich, je nachdem in welche Richtungen sich das Mesenchym ausdifferenziert. Es können im einzelnen Mischungen von zwei oder mehr der folgenden Elemente vorkommen: Rhabdomyom, Lipom, Angiom, Chondrom, osteoblastisches Element, Reticulumzellen, Synovialom, undifferenziertes Sarkom, oder die entsprechenden bösartigen Formen der anderen Elemente. Wie erwähnt, kann in Einzelfällen auch ein fibröser Tumoranteil als eigenständige Gewebsart im Sinne der Definition betrachtet werden.

### Klinik

#### a) Gutartige Mesenchymome

Die klinische Symptomatologie ergibt sich in erster Linie aus der Lokalisation derartiger Tumoren; am häufigsten werden sie — wie oben erwähnt — in der Niere oder der Nierengegend gefunden, seltener an Kopf oder Nacken, im Intestinum und Leberbereich. Es gibt auch Berichte über das Vorkommen in Rückenmark und Rückenmarkskanal (Michael; Le Ber und Stout). Bei der Mehrzahl der Fälle im Nierenbereich findet man gleichzeitig eine tuberöse Hirnsklerose (Michael) und damit Zusammenhänge mit dem Bourneville-Pringle-Syndrom (tuberöse Sklerose des Gehirns, Rhabdomyom des Herzens, Fibroadenom der Nieren, subunguale Fibrome und Adenoma sebaceum) (s. auch unter Rhabdomyom S. 168).

Bei den Tumoren im Bereich der Extremitäten ergeben sich Bewegungseinschränkung, bei spinaler Lage neurologische Symptome. Der Nachweis des Nierentumors, der zu massiver Hämaturie führen kann (MURPHY et al.), gelingt am besten durch Röntgenverfahren (Retropneumoperitoneum, i.v.-Pyelographie, evtl. kombiniert mit Zonographie, Angiographie) oder mit Hilfe radioaktiver Stoffe.

*Diagnose.* Die Diagnose ergibt sich erst durch die histologische Untersuchung des Tumors; klinisch ist auch die Verdachtsdiagnose nur selten zu stellen, es sei denn, es liegen weitere Zeichen eines Bourneville-Pringle-Syndrom vor.

*Verlauf.* Der Verlauf der Krankheit ist bestimmt durch die Komplikationen, die sich aus dem invasiven Wachstum bzw. aus den Nierenschädigungen ergeben.

*Prognose.* Die Prognose der histologisch gutartigen Form erscheint für einen benignen Tumor recht schlecht. Von den 39 Fällen, über die LE BER und STOUT berichten, konnten 17 weiter verfolgt werden: 9 davon starben und 4 hatten Rezidive. Unter den gestorbenen sind allerdings 5 Kinder mit tuberöser Sklerose, wobei Folgen von den multiplen Krankheitsherden — neben dem Nierenversagen — als Todesursache in Betracht kommen. Es darf aber angenommen werden, daß die meisten Patienten, die nicht weiter verfolgt werden konnten, zu Trägern von ,,unkomplizierten'' Mesenchymomen gehörten und daher der Kontakt nach der Operation verloren ging.

*Therapie.* Die einzig sinnvolle Therapie besteht in ausreichend umfassenden Operationen. Wegen des infiltrativen Wachstums sind Rezidive nicht selten (MICHAEL); dabei ist besonders bemerkenswert, daß die Rezidivtumoren meist nur aus einem einzigen der beteiligten Elemente bestehen (STOUT und LATTES).

### b) Maligne Mesenchymome

Die Lokalisation ist von denen des benignen Mesenchymoms verschieden; die häufigste Lage der malignen Form ist der Bereich der oberen und unteren Extremitäten. Andere finden sich im Kopf- und Nackenbereich sowie im oberflächlichen Gewebe des Stammes. Nur selten liegen diese Tumoren in tiefen Gewebsschichten.

Als erstes Symptom ist überwiegend lokale Schwellung nachweisbar. Die *Diagnose* ist auch bei diesen Tumoren nur durch die histologische Untersuchung zu stellen. Doch nur bei genauer Durchmusterung wird der Pathologe ein malignes Mesenchymom diagnostizieren. STOUT und LATTES vermuten, daß die Diagnose häufig nicht gestellt wird, weil die Pathologen den Tumor nach dem zuerst ins Auge springenden Gewebsanteil benennen und dann nicht weiter durchmustern.

Von ihren 50 Fällen konnten NASH und STOUT 42 weiter verfolgen; dabei überrascht es, daß 23 Patienten zwischen 6 Monaten und 13 Jahren nach der Operation noch am Leben sind. Metastasen konnten nur bei 6 Patienten gefunden werden.

Die *Prognose* ist deutlich günstiger als bei Erwachsenen (ca. 60% tödlicher Ausgang). Eine günstige Prognose kann besonders bei Tumoren unter 5 cm Durchmesser gegeben werden; von 14 Patienten dieser Gruppe in der Serie von NASH und STOUT starb nur einer! 

Die sinnvolle *Therapie* besteht auch bei den malignen Formen in einer ausreichend umfangreichen Operation; allerdings lassen sich auch hier Rezidive nicht immer vermeiden. In der Gruppe der Patienten mit Tumoren unter 5 cm Durchmesser hatten von den 13 Überlebenden 4 Lokalrezidive und wurden erneut operiert.

## III. Myxom und Myxosarkom

### Myxom

**Begriff und Bezeichnung.** Tumoren, die das undifferenzierte Mesenchym nachahmen, ohne Anzeichen einer Differenzierung in irgendeine Richtung zu zeigen, werden am besten Myxome genannt (NASH und STOUT); sie ähneln in ihrem Aufbau dem embryonalen Gewebe, wie es in der Nabelschnur gefunden wird.

Am häufigsten wurde die Diagnose ,,Myxom'' bei gewissen Herztumoren gestellt. Nach allgemeiner Auffassung war in den meisten Fällen diese Diagnose nicht richtig. Unter der Bezeichnung ,,Herzmyxom'' werden verschiedene Tumoren und tumorähnliche Gebilde zusammengefaßt. Aus diesem Grunde wird hierüber in einem gesonderten Kapitel (vgl. S. 159) berichtet.

**Historische Daten.** Die Bezeichnung Myxom wurde zuerst 1871 von VIRCHOW in seinem Buch ,,Die krankhaften Geschwülste'' gebraucht. Er berichtete darin, daß es eine Reihe von Tumoren gibt, die den Aufbau des Nabelgewebes vollständig nachahmen. Nach seiner Meinung haben diese Gewebe Mucine in ihren Zwischenzellsubstanzen. Tumoren, die aus solchem Gewebe aufgebaut waren, nannte er deswegen mucinöse Tumoren oder Myxome. Da er das Myxomgewebe für einen möglichen Vorläufer des Fettgewebes hielt, sprach er auch von lipoblastischen Tumoren, wobei bei einzelnen Varianten die Ausdifferenzierung zum Fettgewebe jedoch ausgeblieben sei.

**Disposition.** Das Myxom ist ein recht seltener Tumor. Allerdings sind die Angaben aus der Literatur nur wenig zu verwenden, weil meist Tumoren als Myxome und Myxosarkome bezeichnet werden, welche zwar große Anteile an derartigem Gewebe enthalten, aber auch andere Gewebsarten aufweisen; verabredungsgemäß wird das so häufig in anderen Tumoren auftretende myxomatöse Gewebe als Begleitgewebe aufgefaßt, weil es nicht für das charakteristische Verhalten der jeweiligen Tumoren verantwortlich ist (s. auch Abschnitt Pathobiologie). Auf die Schwierigkeiten der exakten Diagnose weisen auch Stout und Lattes hin. Dutz und Stout fanden unter 205 eindeutigen Myxomen, die bis 1960 im Institut für chirurgische Pathologie der Columbia Universität New York beobachtet wurden, nur 15 Fälle bei Kindern unter 16 Jahren (7,3%). Nach ausgiebiger Sichtung der Literatur konnten nur 12 weitere Fälle von Myxomen bei Kindern gefunden werden. Die Tumorart ist also offensichtlich bei Erwachsenen häufiger. Die *Geschlechtsverteilung* war in etwa gleich. Über die *Altersverteilung* kann aufgrund des geringen Zahlenmaterials nur wenig ausgesagt werden. Interessant erscheint jedoch, daß in den ersten 5 Lebensjahren 6 Fälle auftraten (2 davon waren angeboren). Im zweiten Quinquennium traten 4, im dritten 17 der 27 Fälle auf. Diese Verteilung zeigt die bei Bindegewebstumoren häufige Form: Die wenigsten Tumoren traten zwischen dem 6. und 10. Lebensjahr auf.

### Pathobiologie

Das Myxom ahmt sowohl in seinem makroskopischen wie mikroskopischen Aussehen das primitive Mesenchym nach.

*Makroskopischer Befund.* Bei den Myxomen findet man ein schleimiges, bleiches, gelatinöses Gewebe, dessen Konsistenz zwischen weich und mäßig fest schwankt, je nach dem Anteil der sekundären Fibrose (Dutz und Stout). Die Myxome zeigen lokalinfiltrierendes Wachstum, dringen besonders häufig in Fettgewebe ein, wobei dann die Unterscheidung vom myxomatösen Liposarkom besonders schwierig ist. Gewöhnlich werden sie nicht sehr groß; das bisher größte Myxom wurde mit 5426 g gefunden. Unter

ihren insgesamt 205 Fällen fanden Stout und Lattes keinen Tumor, der metastasierte und lehnen aus diesem Grund die Bezeichnung „Myxosarkom" ab.

*Mikroskopischer Befund.* Ein Myxomgewebe besteht aus sternförmigen und manchmal auch spindelförmigen Zellen, die in einem myxomatösen Stroma liegen. Dieses Stroma enthält MPS und ist von zarten retikulären Fasern in allen Richtungen durchzogen. Der Tumor ist gewöhnlich nur wenig vascularisiert und hat einzelne fibrosierte Anteile. Es dürfen keine Chondro-, Lipo- oder Rhabdomyoblasten erkennbar sein oder irgendein anderes differenzierbares Element. Wie Dutz und Stout schreiben, beging Stout in der Arbeit, mit der er 1948 das Bild des Myxoms genau abgrenzen wollte, eben diesen Fehler, vor dem nun gewarnt wird; er nahm damals in seine Kasuistik überwiegend embryonale Sarkome (Sarcoma botryoides) mit hinein, die keine Myxome sind.

### Klinik

Auch bei diesem Tumor ist die klinische Symptomatologie in erster Linie von der Lokalisation abhängig. Meist werden die Tumoren wegen ihrer Schwellung bemerkt, die fast immer schmerzlos auftritt. Verglichen mit der geringen Anzahl von Fällen ($n = 27$) überhaupt, schreiben Dutz und Stout, ist die Zahl der Ursprungsorte recht groß. Eine Häufung ergibt sich nur für die Myxome im Kieferbereich ($n = 7$); drei weitere fanden sich im Bereich der Parotis. Andere Ursprungsorte sind untere und obere Extremitäten ($n = 9$), Regio perinei, Leistengegend, Knochen, Ileum und Ovar. Von den Myxomen im Kieferbereich nimmt man einen Zusammenhang mit den Zahnanlagen an.

Typisch ist ein Fall von Dutz und Stout: Ein 6jähriges Mädchen wird wegen eines Tumors im Bereich des rechten Alveolarwulstes in die Zahnklinik eingeliefert. Der Tumor dehnt sich auf den harten Gaumen aus und greift seitwärts auf die Buccogingivalfalte über. Nach Biopsie, Entfernung des Tumors und von Teilen der Maxilla kein Rezidiv nach nunmehr 3 Jahren. Es ist auffällig, daß die Myxome im Kieferbereich im höchsten Maße destruktiv wachsen.

Obwohl der Tumor dem Nabelgewebe so ähnlich sieht, ist interessanterweise im Verlaufsbereich der Nabelschnur niemals ein derartiger Tumor beobachtet worden.

**Diagnose und Differentialdiagnose.** Die Diagnose kann nur nach Entfernung des Tumors und seiner gründlichen pathologischen Durchmusterung gestellt werden. Differentialdiagnostische Überlegungen sind nicht nur nach dem klinischen Befund (Osteomyelitis, eosinophiles Granulom, Morbus Recklinghausen, monostotischer Paget, Knochenmalignom) anzustellen, sondern vor allem auch nach der Histologie

(Liposarkom, Mesenchymom, Sarcoma botryoides usw.).

**Verlauf.** Der Verlauf ist meist langsam fortschreitend per invasionem und per infiltrationem, Phasen von stürmischem Wachstum kommen vor. Komplikationen ergeben sich aus den Lokalisationen, sind aber bei rechtzeitiger Operation selten; so ist z. B. eine Facialisparese bei Tumorsitz im Parotisbereich beschrieben worden.

**Prognose.** Die Prognose ist durchweg gut, wenngleich in mehreren Fällen ein oder auch mehrere Rezidive auftraten. STOUT und LATTES berichten von einem 68jährigen Mann, der sich wegen eines immer wiederkehrenden Myxoms im Nackenbereich in seinem Leben insgesamt 8 Operationen hatte unterziehen müssen.

**Therapie.** Die einzig sinnvolle Therapie ist die möglichst vollständige operative Entfernung der Geschwulst. In einzelnen Fällen war versucht worden, den Tumor mit Hilfe von Radiotherapie anzugehen — es wurden dabei keinerlei Erfolge gesehen. Rezidive lassen sich nicht immer vermeiden.

Bei einem „reinen" Myxom ist eine Nachbehandlung irgendeiner Art nicht notwendig: Es sei jedoch nochmals auf die außerordentliche Seltenheit dieses Tumors im Kindesalter hingewiesen, ferner auf die immer wieder gegebene Möglichkeit, daß es sich um weitgehend myxomatös umgewandelte Malignome einer anderen Gewebsart handelt, die bei einer nicht ausreichend sorgfältigen Erforschung der Geschwulst nicht gefunden wurde.

### Myxosarkom

In der Literatur ist bislang nur von ganz wenigen metastasierenden echten myxomatösen Tumoren berichtet worden (SPONSEL et al.). Fälle bei Kindern sind nicht bekannt. Nach eingehenden Untersuchungen über myxomatöse Tumoren kommen STOUT und LATTES zu der Meinung, daß es echte Myxosarkome — wenn überhaupt — nur extrem selten gibt; sie überblicken 205 Fälle von myxomatösen Geschwülsten. GOTTRON und NIKOLOWSKI sind der Auffassung, daß viele Tumoren fälschlicherweise als Myxosarkome aufgefaßt werden, bei denen die Schleimbildung als degenerativer sekundärer Vorgang eine Rolle spielt (zit. nach WEICKER).

## Myxome des Herzens

**Begriff und Bezeichnung.** Die sog. Myxome des Herzens werden in einem eigenen Abschnitt abgehandelt, weil heute allgemein anerkannt wird, daß es sich bei diesen Tumoren histologisch nicht — oder nur in Ausnahmefällen — um echte Geschwülste handelt, zum anderen, weil sich die (seltene) Gelegenheit bietet, einer Tumorart ein eigenes klinisch charakteristisches Krankheitsbild zuzuordnen. Über die wahre Natur der „Myxome" ist man sich nicht einig (s. Pathobiologie). Als Bezeichnungen für derartige Tumoren werden verwendet: Vorhofmyxom, Endokardmyxom, Fibroendotheliom, papilläres Endotheliom, Angioreticulom, Hamartoblastom des Herzens, organisierter und schleimig entarteter Thrombus.

**Historische Daten.** Erste Mitteilungen über Herzmyxome erfolgten im Jahre 1900. JACOBSTHAL berichtet über ein Fibromyxom des linken Vorhofs und G. MEYER über ein Myxom des linken Herzohres.

**Disposition.** Das „Myxom" ist der häufigste primäre Herztumor (30—50%, SANYAL et al.; RIECHERS et al.), kommt aber nur gelegentlich bei Kindern vor (MICHAEL). In der Literatur sind bisher etwa 40 derartige Fälle beschrieben (SANYAL et al.; RIECHERS et al.; WYLER et al.).

*Altersdisposition.* Ein Vorkommen des Tumors vor dem 4. Lebensjahr scheint extrem selten zu sein, doch wurden „Herzmyxome" schon bei einem 7 Monate (SANYAL et al.) und einem 2 Monate alten (zit. nach NADAS et al.) Kind beobachtet.

### Pathobiologie

Bei der Mehrzahl der Vorhofmyxome handelt es sich wohl nicht um echte Geschwülste, sondern um regressiv umgewandelte parietale Thromben. Im Einzelfall kann die Abgrenzung eines organisierten und regressiv veränderten Thrombus von einem echten Myxom sehr schwierig oder gar unmöglich sein. Die Meinungen über die Natur der Vorhofmyxome gehen daher weit auseinander (persönliche Mitteilung Prof. CAESAR).

*Makroskopischer Befund.* Meist zeigt sich ein glasiger, gelatinöser, gestielter und gewöhnlich solitärer Tumor, der seinen Ausgang vom Limbus fossae ovalis nimmt (NADAS). Die Oberfläche des Blastoms ist zottig (RIECHERS). Die Größe derartiger Tumoren kann recht beträchtlich sein, in dem Fall von WYLER et al. ca. $7 \times 5 \times 5$ cm; ein Gewicht wurde nicht angegeben. Im Fall von RIECHERS fand man neben dem $3 \times 2 \times 1,5$ cm großen Tumor noch 2 ca. kastaniengroße Gewebsstückchen in der rechten Kammer, sowie einen $5 \times 3 \times 1,5$ cm großen und 16 g schweren Tumorembolus im Lumen des Aortenostiums.

*Mikroskopischer Befund.* Nach CAESAR sieht ein „Vorhofmyxom" folgendermaßen aus: An der Basis des Tumors zeigt sich ein direkter Übergang vom Bindegewebe des Vorhofendokards. Die Masse des Tumors besteht aus Strähnen und Nestern gleichförmiger Thrombocyten und Fibrin, durchmischt mit Erythrocyten. Teile dieses thrombotischen Materials sind organisiert, erkenntlich an der reichen Gefäßversorgung. Die Tumoroberfläche ist mit Endothel überzogen. In vielen Tumorgebieten finden sich Makrophagen mit Hämosiderin, Fibroblasten und zarte kollagene Fasern. Das Bindegewebe in diesen Gebieten zeigt myxomatöse Umwandlung; man sieht hier sternförmige Zellen mit langen Ausziehungen und Zwischensubstanz von myxomatösem Aussehen.

### Klinik

Wegen der in den meisten Fällen gleichen Lokalisation der „Herzmyxome" ergibt sich eine für Geschwulsterkrankungen ungewöhnlich einheitliche Symptomatologie. Fast ausschließlich kommen die Herzmyxome in den Vorhöfen vor, zu 75% in dem linken (Sanyal). Die zuerst gestellte Diagnose lautet in diesen Fällen fast immer Mitralvitium, meist -stenose. Sie stützt sich einerseits auf den Auskultationsbefund und die übrige kardiale *Symptomatologie*. Begleitend findet man aber auch Allgemeinsymptome wie erhöhte Senkung, Anämie und Fieber; zusammen mit dem kardialen Befund vermeintliche Hinweise auf einen entzündlichen Prozeß an der Mitralklappe. Wenn noch arterielle Embolien auftreten, scheint der Mitralfehler eindeutig festzustehen (Wyler et al.). Bei den „Myxomen" im rechten Vorhof kommt es zur entsprechenden Symptomatik; doch steht häufig zunächst eine Einflußstauung (obere oder untere) im Vordergrund (Sanyal). Störung des Reizleitungssystems fanden Cumming et al. in ihren beiden Fällen. Durch sorgfältige Analysen von linksseitigen Herzmyxomen bei Erwachsenen, die sich in ihrer Symptomatologie nicht von denen bei Kindern unterscheiden, hat man zeigen können, daß sich diese Krankheit von den Mitralfehlern schon klinisch abgrenzen läßt. Übereinstimmend werden in der Literatur für diese Tumoren 3 Merkmalgruppen angegeben:

1. Zeichen der Obstruktion der Atrioventrikularöffnung.
2. Hinweise auf Embolien.

| Symptom | % | |
|---|---|---|
| Arbeitsdyspnoe | 85 | ▬▬▬▬▬▬▬▬ |
| Pulmonale Hypertonie | 70 | ▬▬▬▬▬▬▬ |
| Diastolisches Mitralgeräusch | 67 | ▬▬▬▬▬▬▬ |
| BKS-Erhöhung | 65 | ▬▬▬▬▬▬ |
| Systolisches Mitralgeräusch | 55 | ▬▬▬▬▬ |
| Fieber | 47 | ▬▬▬▬ |
| Embolien im großen Kreislauf | 45 | ▬▬▬▬ |
| Anämie | 37 | ▬▬▬ |
| Arbeitsdyspnoe und anfallsweise Atemnot | 30 | ▬▬ |
| Mitralöffnungston | 30 | ▬▬ |
| Gewichtsverlust | 27 | ▬▬ |
| Lungenembolie | 25 | ▬ |
| 3. Herzton | 22 | ▬ |
| Synkopen, Schwindel | 20 | ▬ |
| Abnorme Serumproteine | 6 v. 16 | |

Abb. 75. Symptomatik von Vorhofmyxomen.
(Nach Goodwin)

3. Auswirkungen auf das Allgemeinbefinden (erhöhte BKS, Fieber, Gewichtsverlust, Anämie, Veränderung der Bluteiweiße).

Die Symptomatik von 40 Fällen mit linksseitigem Vorhofmyxom zeigt die Abb. 75.

Röntgenologisch findet man bei linksseitigem Vorhofmyxom die typische Mitralkonfiguration des Herzens, im übrigen häufig Zeichen einer chronischen Lungenstauung.

Zur genauen Abklärung der Herzgeräusche leistet das Phonokardiogramm gute Dienste, ist aber ebenso wie das EKG nicht in der Lage, in der Differentialdiagnose zwischen Mitralfehler und „Myxom" entscheidende Hinweise zu liefern. Eine Veränderung der Geräusche bei Lagewechsel ist kein häufiger Befund. Wyler et al. fanden bei einer Zusammenstellung von 34 Fällen mit linksseitigem Vorhofmyxom nur 4 mit diesem Phänomen; bei 3 Fällen bestand gar kein Mitralgeräusch. Beweisend für das Vorliegen eines „Vorhofmyxoms" ist das Ergebnis der Angiokardiographie; bei typischer Symptomatologie ist dieser nicht risikolose Eingriff gerechtfertigt, weil bei gesicherter Diagnose eine Operation Heilung bringen kann (Wyler et al.).

**Diagnose und Differentialdiagnose.** Der Verdacht auf ein „Vorhofmyxom" ergibt sich aus den obstruktiven, embolischen und allgemeinen Befunden. Schon bei den Zeichen eines Strömungshindernisses im Bereich der Mitralklappe bzw. der Bicuspidalklappe oder bei Einflußstauung und den oben angeführten Allgemeinsymptomen besteht der begründete Verdacht auf das Vorliegen eines „Myxoms" (Wyler et al.). Wie Goodwin zeigen konnte, sind Allgemeinstörungen bei wirklichen Mitralklappenfehlern wesentlich seltener, was differentialdiagnostisch von großer Bedeutung ist. Beweisend für das Vorliegen eines „Vorhofmyxoms" ist allerdings nur das Sichtbarmachen des Tumors mittels Kontrastdarstellung der Herzhöhlen.

Von verschiedenen Autoren wird über Serumeiweißveränderungen, insbesondere Hypergammaglobulinämie berichtet (Wyler et al.; Riechers et al.; Sanyal). Von Wert sind nur die negativen Befunde der Rheumaserologie.

*Differentialdiagnostisch* ist auch an andere Herztumoren zu denken (Rhabdomyome, intramurale Fibrome, Metastasen).

**Verlauf.** Der Verlauf ist, wenn die richtige Diagnose nicht gestellt wird, fast immer tödlich. Die Kinder sterben entweder durch Herzversagen infolge Überlastung des rechten Herzens oder aber infolge embolischer Vorgänge; der Patient von Riechers und Röse starb durch Verlegung des Aortenostiums infolge eines großen Tumorembolus.

**Therapie.** Durch eine Operation ist die Krankheit heilbar. Leider wird die richtige Diagnose häufig erst vom Pathologen gestellt, weil die Symptomatik infolge der Seltenheit derartiger Tumoren im Kindesalter dem Pädiater zu wenig geläufig ist (Wyler et al.).

## C. Tumoren von Zellen, die fakultativ als Fibroblasten auftreten

Die Fortschritte in der Kultivierung von Zellen haben die Möglichkeit gegeben, in manchen Zellarten fakultative Fibroblasten zu erkennen. Neben den Histiocyten, den Mesothel- und Synovialzellen sind noch weitere Zellarten (z. B. osteoblastische oder die Schwannschen

Zellen, auf die hier nicht eingegangen wird) in der Lage, retikuläre und kollagene Fasern zu bilden (STOUT und LATTES; vgl. auch Einleitung). Aufgrund dieser Forschungsergebnisse ist es möglich geworden, eine Reihe von Tumoren zu ordnen und unter gemeinsame Oberbegriffe einzureihen. Die besonderen Zelleistungen gestatten derartige Tumoren den Bindegewebsblastomen zuzuordnen. Es sind dies im besonderen histiocytäre Tumoren, Synovialome und Mesotheliome.

## I. Histiocytäre Tumoren

**Begriff und Bezeichnung.** Statt der Bezeichnung Histiocytom wird von vielen Autoren synonym die Benennung „Dermatofibrom" gebraucht, andere verwenden synonym auch die Bezeichnung „sklerosierendes Hämangiom" als Oberbegriff.

Der Begriff „Histiocytom" stammt von LEVY-COBLENZ, der diese Bezeichnung für alle gutartigen Tumoren des RES einschließlich der Xanthome angewandt wissen wollte. Spezifiziert wurde er später von WORINGER und KWIATKOWSKI sowie von v. ALBERTINI, der hierzu schrieb (1955):

Diese Bezeichnung scheint mir berechtigt, weil die Geschwulstzellen eine Lagebeziehung zu den der Geschwulst zugrunde liegenden Gefäßen erkennen lassen; andererseits stellt die Phagocytose dieser Zellen doch eine ausgesprochene Besonderheit dar. Auch die Differenzierung von kollagenen Fasern darf nicht als Argument gegen die Histiocytomnatur der Tumorzelle aufgeführt werden. Eine weitere Geschwulst, die von GROSS und WOLBACH (1943) unter der Bezeichnung „sclerosing haemangioma" beschrieben wurden, fällt ebenfalls sehr wahrscheinlich unter den Begriff „Histiocytom".

1961 versuchten KAUFFMAN und STOUT erstmals die neuen Erkenntnisse aus den Versuchen mit Gewebekulturen praktisch zu nutzen und faßten eine Gruppe von Tumoren unter der Bezeichnung *„Fibröse Histiocytome"* zusammen, die bislang unter verschiedenen Namen und Oberbegriffen abgehandelt worden waren. Die genannten Autoren konnten zeigen, daß eine ganze Reihe von Tumoren histiocytären Ursprungs sind und wiesen besonders darauf hin, daß die Histiocyten sich offensichtlich zu Fibroblasten entwickeln können.

In der Literatur wird stets auf die beiden Hauptelemente derartiger Tumoren — Histiocyten und Fibroblasten — hingewiesen (s. auch GARTMANN); doch erst Gewebekulturen konnten die Abstammung dieser Fibroblasten von den Histiocyten aufzeigen. Die Histiocytome besitzen eine außerordentlich große morphologische Variationsbreite, die vom Typus des zellreichen Fibroms bis zu den xanthomatösen, hämosiderotischen Riesenzellgeschwülsten der Haut reicht. Die Tumoren können je nach Grad der Ausnutzung ihrer fibroblastischen Potenz ihren Aspekt völlig verändern. Mitunter treten die Histiocyten in ein und demselben Tumor sowohl als Phagocyten als auch als Fibroblasten auf. Die morphologische Vielfalt kann beträchtlich sein und hängt im einzelnen ab von der Stärke des fibroblastischen Elementes, den kollagenen und retikulären Fasern und dem Aufbau dieses Fasernetzes sowie vom Vorhandensein oder Fehlen von Schaumzellen, Riesenzellen, Capillaren und Hämosiderin.

Ursprünglich wurden diese histiocytären Tumoren in 2 Gruppen eingeteilt, und zwar in eine mehr fibröse und eine überwiegend histiocytäre Gruppe (KAUFFMAN und STOUT, 1961). Da eine derartige Unterteilung in manchen Fällen nicht durchführbar ist, faßt man besser alle derartigen Tumoren unter einem Oberbegriff zusammen und führt die einzelnen Tumoren mit ihren gebräuchlichen Namen an; dieses Verfahren gestattet dann auch Vergleiche mit der Literatur; denn die nachfolgende Zuordnung zu den histiocytären Tumoren ist keineswegs allgemein bekannt oder anerkannt.

Als Oberbegriff verwenden STOUT und LATTES (1967) die Bezeichnung „Fibröse Histiocytome", gebräuchlich ist auch die Benennung „Fibröse Xanthome" (O'BRIEN und STOUT, 1964; DUBILIER et al., 1968); letztere ist aber nicht so treffend, weil die Lipoid-enthaltenden Schaumzellen, die mit der Bezeichnung „Xanthom" begrifflich eng verknüpft sind, keineswegs in allen diesen Tumoren vorhanden sein müssen.

Im einzelnen lassen sich hier folgende Tumoren zusammenfassen (modifiziert nach STOUT und LATTES, 1967):

*1. Gutartige Tumoren*

a) Histiocytome (Xanthofibrom, fibröses Xanthom).

b) Sklerosierendes Hämangiom (nodular subepidermal fibrosis).

c) Riesenzellhistiocytom (Riesenzelltumor der Weichgewebe, Riesenzellgeschwulst der Sehnenscheide, riesenzelliges Reticulohistiocytom, villonoduläre Tendosynovitis, Xanthogranulom, Xanthofibrom).

d) Naevoxanthoendothelioma (naevoides Histiocytom, juveniles Xanthogranulom).

*2. Bösartige fibröse Histiocytome.*

## 1. Gutartige Tumoren

**Disposition.** Histiocytäre Tumoren sind im Kindesalter selten. KAUFFMAN und STOUT konnten 1961 in der Literatur 23 Fälle finden und bei Durchsicht ihrer Befunde aus den letzten 20 Jahren weitere 39 Fälle zusammenstellen; von diesen waren über 50% vor dem 5. Lebensjahr aufgetreten, 5 zwischen dem 6. und 10. und 10 zwischen dem 11. und 15. Lebensjahr (bei 3 Fällen war das Alter nicht angegeben). Die Geschlechtsverteilung war in etwa ausgeglichen.

**Pathobiologie.** *Ätiologie.* Oft wird in der Vorgeschichte ein Trauma angegeben, was allerdings bei der häufigen Lage dieser Tumoren im Extremitätenbereich nicht überrascht. Auffällig sind aber folgende Fälle (KAUFFMAN und STOUT, 1961):

Bei einem 2jährigen Mädchen wird freie Haut transplantiert, um einen Defekt nach einer Brandverletzung zu schließen. Wegen Keloidbildung wird das Transplantat später wieder entfernt; in dem Narbenbereich entsteht ein Histiocytom.

Ein 7 Jahre alter Junge wird überfahren, die Verletzungen sind leichter Art, doch muß aus dem Bereich der Schulter ein Fremdkörper entfernt werden. Im Narbenbereich kommt es zur Ausbildung maligner Histiocytome — der Junge stirbt 3 Jahre später nach Operation und Bestrahlung (keine Autopsie).

Die einzelnen gutartigen Varianten zeigen folgende Besonderheiten:

### a) Histiocytome (fibröse Xanthome)

zeigen sich gewöhnlich als leichte Verdickung des Coriums unter intakter Epidermis; sie wachsen infiltrierend. Histologisch sind oft Riesenzellen nachweisbar (vgl. Bd. IX, S. 628).

### b) Das sklerosierende Hämangiom

ist eine Histiocytomvariante (v. ALBERTINI; STOUT und LATTES). Sie ist recht gefäßreich und enthält Histiocyten, die Hämosiderin oder Lipoide speichern. Derartige Tumoren können — wenn sie in der Haut gelegen sind — durch eingelagertes Hämosiderin braun aussehen und dann mit einem Melanom verwechselt werden. 24 der 39 Fälle von KAUFFMAN und STOUT (1961) entfielen auf überwiegend fibröse Histiocytomformen und diese Variante.

### c) Riesenzellhistiocytom (Riesenzelltumor der Weichgewebe bzw. riesenzelliges Reticulohistiocytom)

Dieser Tumor nimmt nach WEICKER seinen Ausgang von den Sehnenscheiden der Finger und Zehen und kann klinisch wie ein Fibrom aussehen. Das Aussehen variiert je nach Gehalt an Hämosiderin und Lipiden (STOUT und LATTES). Histologisch unterscheiden sie sich von den Fibromen, da jene Schaumzellen und vielkernige Riesenzellen enthalten (WEICKER). In der Regel ist der Riesenzelltumor gelb gefärbt, er ist stets gutartig und kann multipel auftreten (STOUT und LATTES).

α) *Villonoduläre Synovitis.* Nach Meinung von STOUT und LATTES ist die villonoduläre Synovitis (v.S.) eine Unterform dieses Tumors: Andere Autoren sprechen von einer eigenständigen Läsion. AEGERTER und KIRKPATRICK berichten über 78 Fälle von v.S. und nennen eine Reihe von Synonyma: Riesenzellfibroangiom, xanthomatöser Riesenzelltumor, aber auch Xanthom, Xanthogranulom und gutartiges Synovialom.

**Begriff und Bezeichnung.** Von AEGERTER et al. wird besonders darauf hingewiesen, daß das synoviale Gewebe keine große Variation in der Reaktion auf Reize besitzt; danach stellt die v.S. eine Antwort dieses Gewebes auf unterschiedlichste Reize dar. GEILER, JAFFE und auch LICHTENSTEIN halten die v.S. für eine entzündliche Reaktionsform der Synovialis; andere Autoren (besonders im amerikanischen Schrifttum) identifizieren die v.S. mit den Xanthomen, wieder andere halten Gelenkblutungen nach Traumen für ursächlich; gegen letzteres spricht, daß bei Hämophilen dieser Tumor nicht häufiger auftritt.

STOUT und LATTES ordnen die v.S. — wie erwähnt — als Untergruppe der Riesenzelltumoren der Weichgewebe ein, sprechen also von einem Tumor.

**Historische Daten.** Die erste Beschreibung einer solchen Störung stammt wohl von BROCA 1861 (zit. nach AEGERTER et al.). Die Benennung geht auf die Bezeichnung von LICHTENSTEIN zurück, der 1941 den Namen „villonoduläre pigmentierte Synovitis" prägte.

**Disposition.** Die Läsion wird hauptsächlich bei Erwachsenen gefunden und kommt nur gelegentlich bei Kindern vor (MICHAEL). Gute Aussagen lassen sich anhand der 78 von AEGERTER und KIRKPATRICK beschriebenen Fälle machen; demnach liegt die überwiegende Mehrzahl (53) im Weichgewebe in unmittelbarer Gelenknähe, vorwiegend im Bereich der Fingergelenke, 6 wurden in einem Gelenk gefunden (ausschließlich Kniegelenk), 15 Fälle fanden sich im Knochen (von 4 Fällen ist die Lage nicht bekannt).

Makroskopisch sieht man in Frühstadien eine unspezifische entzündliche Reaktion, mitunter ist durch große Hämosiderinmengen das Gewebe auch bräunlich gefärbt. In späteren mehr proliferativen Stadien entwickeln sich Knoten von festem Gewebe, evtl. aus überschießendem, fibroblastischem oder synovialem Gewebe, womit eine Unterscheidung von einem Synovialom schwierig, wenn nicht gar unmöglich wird. In dem bindegewebigen Stroma finden sich verstreut einzelne Gruppen von lipidhaltigen Makrophagen, also Schaumzellen. In Frühstadien ist eine Verwechslung besonders mit Riesenzelltumoren leicht möglich (AEGERTER et al.).

Eine Entartung einer villonodulären Synovitis ist bislang noch nicht beschrieben worden.

$\beta$) Als eine besondere Variante des Riesenzelltumors der Weichgewebe kann man mit STOUT und LATTES **das Xanthogranulom** betrachten, wie es im Retroperitoneum, im Mesenterium, in Niere und Lunge vorkommt. Das retroperitoneale Xanthogranulom entspricht der Ormondschen Erkrankung (vgl. S. 144).

### d) Das Naevoxanthoendothelioma

(vgl. dieses Handbuch, Bd. IX, S. 628) kommt angeboren und in der frühen Kindheit vor und tritt gewöhnlich multipel auf (KAUFFMAN und STOUT, 1961). Es bevorzugt die Haut der oberen Körperhälfte und kann sich in einzelnen Fällen spontan zurückbilden.

### 2. Maligne fibröse Histiocytome

Bösartige oder entartete fibröse Histiocytome sind sehr selten. Unter 1516 histiocytären Tumoren fanden KAUFFMAN und STOUT (1961) 53 Fälle, die entweder nach Klinik oder Histologie Malignitätsverdacht ergaben, 15 Tumoren erwiesen sich tatsächlich als maligne. Nur 3 dieser Fälle traten bei Kindern unter 15 Jahren auf. Berichte über 3 weitere maligne Histiocytome stammen von ORZELL et al.

### Klinik aller histiocytären Tumoren

In den meisten Fällen liegen histiocytäre Tumoren in der Haut oder im Unterhautfettgewebe und fallen zuerst durch die Vorwölbung in dem entsprechenden Bereich auf. Schmerz als erstes Symptom wird so gut wie nie angegeben.

Am häufigsten waren die Tumoren im Bereich der Extremitäten (16 der 39 Fälle von STOUT und LATTES) sowie im Kopf- und Nackenbereich. Interessant ist das Vorkommen derartiger Tumoren in der Lunge; 3 Fälle von STOUT und LATTES waren hier gelegen, weitere Fälle aus der Literatur stammen von BRUNN sowie BATES und HULL (zit. nach KAUFFMAN und STOUT). DUBILIER et al. berichten in ihrer Arbeit von 23 derartigen Lungentumoren, 6 davon bei Kindern zwischen 5 und 12 Jahren; sie schreiben, daß eine bevorzugte Segmentlokalisation nicht angegeben werden kann. Im Thoraxbild findet man stets einen scharf begrenzten isolierten Tumor. Die Beschwerden der Patienten sind nicht sehr eindrucksvoll; manchmal bestehen hartnäckiger Husten, nur selten Hämoptoe.

Bei Lage der Histiocytome im Gelenkbereich, in Sehnen oder Muskeln ergeben sich die entsprechenden Beschwerden, zuerst meist Bewegungseinschränkungen.

Die Diagnose ist klinisch kaum zu stellen. Der Verdacht auf einen histiocytären Tumor wird sich bei allen Tumoren in Haut- und Unterhautbereich ergeben, besonders wenn eine gelbliche oder auch bräunliche Färbung vorliegt oder Traumen oder Operation im genannten Bereich bekannt sind. Maßgebend ist allein die histologische Diagnose.

Differentialdiagnostisch schwierig gestaltet sich mitunter die Abgrenzung gegen die Fibromatose und zwar besonders dann, wenn in dem histiocytären Tumor der fibröse Anteil überwiegt; als Hinweise mögen dienen, daß bei *fibrösen Xanthomen* das Auftreten von Riesenzellen und Gefäßen häufiger ist und zum anderen bei der Fibromatose nur in Gebieten mit eindeutiger Nekrose Lipoid gefunden werden darf. Wichtig ist das *sklerosierende Hämangiom* gegen das Melanom auf der einen und das Hämangiom auf der anderen Seite abzutrennen. Bei Histiocytomen in der Lunge kommen als Differentialdiagnose alle Rundherde in Betracht, in erster Linie Metastasen anderer Geschwülste. Bei Lage in Gelenknähe müssen Synovialome ausgeschlossen werden. Ferner muß man auch an das Vorliegen eines Xanthoma tuberosum bei essentieller familiärer Hypercholesterinämie denken.

**Verlauf.** Bei den gutartigen Formen steht das infiltrative Wachstum im Vordergrund und kann Komplikationen hervorrufen. Bei den bösartigen (und auf Bösartigkeit stark verdächtigen) Formen finden sich bei den mehr fibrösen Arten meist nur Lokalrezidive, dagegen bei den Tumorformen, in denen der rein histiocytäre Gewebsanteil im Vordergrund steht, sowohl Metastasen als auch Lokalrezidive. Metastasen fanden sich in Lunge und Halsdrüsen (Kauffman und Stout, 1961).

Die Prognose ist — bei rechtzeitiger Operation — auch beim Auftreten von Lokalrezidiven gut.

### Therapie

Eine rechtzeitige und in ihrem Ausmaß ausreichende Operation ist die sinnvolle Therapie bei histiocytären Tumoren. Bestrahlung, die in einem Fall von malignem fibrösem Xanthom durchgeführt wurde, zeigte keinen Einfluß auf das Tumorwachstum (Kauffman und Stout, 1961). Bei den pulmonalen Histiocytomen wird die Lobektomie als Operation der Wahl angesehen (Kauffman und Stout; Dubilier et al.).

Eine Prophylaxe gibt es nicht; doch sollte man bei allen tumorösen Prozessen, die in Narbengeweben oder in traumatisierten Bereichen auftreten, immer an das Vorliegen histiocytärer Tumoren denken.

## II. Synovialom

**Begriff und Bezeichnung.** Synovialome sind Tumoren, die vom synovialen Gewebe der Sehnenscheiden, der Gelenkkapseln und der Schleimbeutel ihren Ausgang nehmen (Schmidt), in Ausnahmefällen aber auch in Körperregionen auftreten, die normalerweise kein synoviales Gewebe enthalten. Die Synovialome zeigen einen typischen histologischen Aufbau. Der Name leitet sich von syn-ovia = Ei-ähnlich ab.

Unter dem Begriff Synovialom wird im Einklang mit den meisten Autoren eine maligne Geschwulst verstanden.

Als benigne Form des Synovialoms wird mitunter die villonoduläre Synovitis genannt, diese Zuordnung ist jedoch umstritten (s. unter Histiocytome).

Als weitere benigne Variante wird das benigne riesenzellfreie Synovialom (Geiler) genannt, ein Tumor, der in Histiogenese und Struktur der malignen Form — dem eigentlichen Synovialom — gleichen soll; seine Existenz ist umstritten: v. Albertini negiert diese Form, Stout (1953) trennt sie begrifflich ab und stellt ihren Geschwulstcharakter in Frage. Geiler dagegen hält ihr Vorkommen in extrem seltenen Fällen für möglich und nennt sie „reife Synovialome".

Als entscheidend für den benignen Charakter gilt allein der Verlauf (Schmidt). In der Literatur finden sich aber Berichte, wonach Synovialome mitunter ein jahrelang unauffälliges Verhalten zeigten, um dann unvermittelt rapide zu wachsen. Da oftmals auch die gut ausdifferenzierten Formen einen besonders bösartigen Verlauf zeigen, sollte man alle Synovialome als maligne Geschwülste auffassen und dementsprechend behandeln (s. unten).

Als Synonyme werden gebraucht: Malignes Synoviom, synoviales Sarkoendotheliom sowie synoviales Sarkomesotheliom (Stout und Lattes). Historische Namen sind u. a. „Endotheliome synoviale" nach Lejars und Rubens-Duval, die das maligne Synovialom erstmalig 1910 als bis dahin unbekannten Geschwulsttyp beschrieben (zit. nach Weinreich), sowie „Myxo-Fibro-Sarkom mit synovialen Spalträumen" (Martina, 1906).

**Historische Daten.** Die erste Erwähnung eines malignen Synovialoms erfolgte wohl durch Simon 1865 (zit. nach Cadman et al.). 1927 prägte Smith den Begriff „Synoviom" und bezeichnete diesen Tumor als besonderen Sarkomtyp, der seinen Ausgang in synovialem Gewebe nimmt (Weinreich; Crocker und Stout).

**Disposition.** Bei Kindern ist diese Tumorform sehr selten. In großen Statistiken liegt das Durchschnittsalter der Patienten bei ca. 34 Jahren (vgl. Soule et al.). Nach Crocker und Stout treten nur 9,5% aller Synovialome bei Kindern auf. Sie berichten 1959 von 10 Fällen (= 1,8% der malignen Bindegewebstumoren bei Kindern) aus dem Krankengut der Columbia Universität New York und fügen 33 Fälle aus der Literatur hinzu (wobei aber aufgrund der vorhandenen Daten nur 11 Fälle als gesicherte Synovialome gelten). In der Mayo-Klinik (Soule et al.) sind dagegen zwischen 1950 und 1965 7,4% der Weichteilsarkome im Kindesalter Synovialome.

*Altersdisposition.* Aus der Literatur ergibt sich die für maligne Tumoren im Kindesalter typische Verteilung, d.h. Häufung im 1. und 3. Quinquennium und deutlich weniger Fälle zwischen dem 6. und 10. Lebensjahr (Schmidt; Crocker und Stout). Mehrere Fälle von Synovialomen wurden im Säuglingsalter, einmal sogar angeboren, beschrieben (Schmidt; Soule et al.). Beide Geschlechter sind etwa gleich häufig beteiligt.

## Pathobiologie

Bei den Synovialomen wird oft eine traumatische Ätiologie diskutiert (vgl. Weinreich). Einmal sind Traumen im Bereich der häufigsten Lokalisationen (Extremitäten) kein ungewöhnliches Ereignis und werden bei dem Kausalitätsbedürfnis stets erwähnt,

Das Verhältnis der beiden Gewebsarten zueinander und deren Differenzierungsgrad kann in weiten Grenzen schwanken und damit auch das histologische Bild des Tumors. Bei den Tumorteilen ohne synovioblastisches Element liegt keinerlei Unterschied zum Fibrosarkom vor; es ist bisher noch nicht möglich, zwischen den malignen Formen der obligaten und fakultativen Fibroblasten zu unterscheiden (vgl. aber Ergebnisse der Gewebekultur, S. 145).

Es ist besser, Tumoren, bei denen das zweite Element fehlt, als Fibrosarkome zu bezeichnen, auch wenn nach der Lokalisation der dringende Verdacht auf ein Synovialom besteht (Stout und Lattes), sogar wenn der Tumor von der Synovialmembran seinen Ausgang nimmt (Weinreich); ein Synovialom sollte immer beide Gewebselemente zeigen. Der Tumor kann auch „de novo" aus undifferenziertem Mesen-

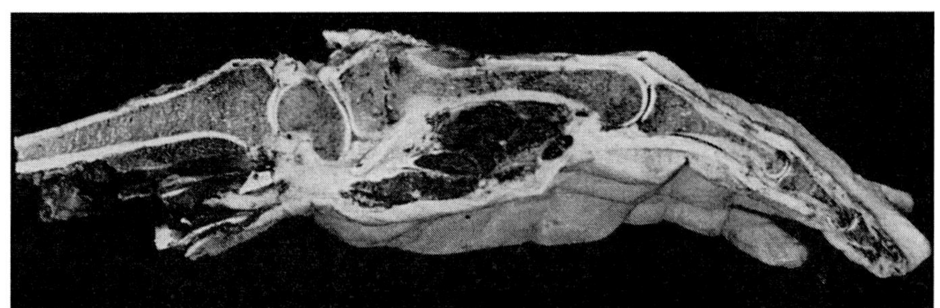

Abb. 76. Synoviom im Bereich des 2. Metacarpocarpal-Gelenks. (Nach Weinreich)

zum anderen ist es eine bekannte Tatsache, daß Synovialome durch grobe Traumen eine Wachstumsverstärkung zeigen und dann meist zum erstenmal bemerkt werden.

*Makroskopischer Befund.* Der Tumor liegt manchmal in nächster Nähe einer Sehnenscheide, Bursa oder Gelenkkapsel, doch kann eine direkte Verbindung mit der Synovialmembran nur selten nachgewiesen werden (Crocker und Stout) (Abb. 76). Das Wachstum ist expansiv und infiltrativ. Bei Operationen glaubt man oft eine Kapsel zu erkennen, doch handelt es sich hier um verdrängtes Bindegewebe der Umgebung (Weinreich; Crocker und Stout). Relativ häufig sind zapfenförmige Auswüchse. Der Tumor ist von unterschiedlicher Konsistenz, je nach seinem histologischen Aufbau. Die Farbe ist grau oder rosa, vereinzelt finden sich hämorrhagische Bezirke. Manchmal ist Verkalkung sichtbar (Weinreich). Die Oberfläche des Tumors kann glatt oder höckerig sein. Die Größe der Synovialome geben Cadman et al. bei ihren 75 Fällen mit Werten zwischen 1,5 und 18 cm Durchmesser an. Schmidt spricht von Kirsch- bis Faustgröße.

*Mikroskopischer Befund.* Die Histopathologie zeigt sowohl sarkomähnliche als auch epithelähnliche Bezirke (Crocker und Stout) — biphasic or bimorphic pattern (Cadman et al.). Beide Strukturformen leiten sich von den Synovialzellen ab, wie sich durch Gewebekulturen zeigen ließ (Stout und Lattes). Die Synovialzellen gehören also ebenfalls zu den fakultativen Fibroblasten.

chym entstehen (Cadman et al.). Dieser Ursprung liegt sehr wahrscheinlich bei den Tumoren vor, die sich fern von synovialem Gewebe, z.B. am Stamm, entwickeln; sie wären dann denen des primitiven Bindegewebes zuzuordnen. Schmidt meint hingegen, daß an Stellen mit ungewöhnlicher Belastung synoviales Gewebe auftreten kann, welches dann als Ausgangspunkt für Synovialome in Frage kommt.

## Klinik

Als wertvolle Hilfe bei der schwierigen Diagnostik dient die Kenntnis der Tumorlokalisationen (Schmidt), die denen bei Erwachsenen gleichgesetzt werden kann (vgl. Abb. 77). Bevorzugt befallen werden die Extremitäten, insbesondere die Knie- und Handregion. Atypische Lokalisationen sind selten (14,8% der Fälle bei Schmidt).

Als Initialsymptome finden sich bei Kindern meist Schwellung und geringe Schmerzhaftigkeit, die zunächst an einen entzündlichen Prozeß denken lassen. Die Haut ist anfangs mit dem Tumor nicht verbacken, doch sitzt das Synovialom der Unterlage meist fest auf (Schmidt; Weinreich et al.). Über dem Tumor zeigt sich manchmal eine verstärkte Venenzeichnung. Das

Allgemeinbefinden ist selten beeinträchtigt, die BSG erst im Endstadium erhöht. Während man bei Erwachsenen in etwa 30% Verkalkungen im Tumor sieht, finden sich diese bei Kindern nur vereinzelt; der Tumor zeigt sich im Röntgenbild meist nur als Weichteilschatten; Knochenbeteiligung ist selten.

Die Metastasierung erfolgt fast ausschließlich in die Lungen, nur selten generalisiert oder auf dem Lymphweg.

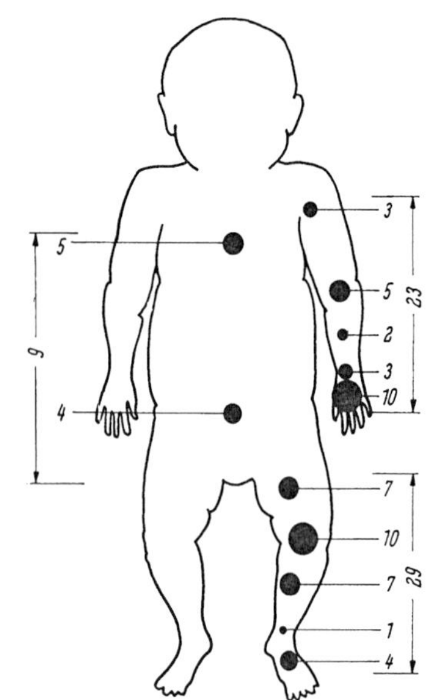



Abb. 77. Tumorlokalisation der Synoviome. (Nach Schmidt)

Die richtige Diagnose ist nur durch genaue histologische Untersuchung zu stellen.

*Differentialdiagnostisch* ist bei gelenknahen Synovialomen an „Rheumatismus", Arthritis unspezifischer Genese, Osteochondritis dissecans und Meniscopathien zu denken (Schmidt). Nach Weinreich sind nur 3% aller Fälle primär diagnostiziert worden. An das Vorliegen eines bösartigen Tumors dachte man insgesamt nur in 15,2% der Fälle. Weitere Diagnosen waren: Gutartiger Tumor (29%), entzündlicher Prozeß (25,4%), Verletzungsfolge (21%), sonstige Diagnosen (9,4%). Besonders sei auf die Differentialdiagnose zum Ganglion hingewiesen, das niemals „zerklopft" werden sollte, vielmehr nach Exstirpation zur histologischen Untersuchung eingeschickt werden muß. Der Nachweis von Lungenmetastasen im Röntgenbild kann zur Diagnose beitragen.

**Verlauf.** Der Verlauf kann stationär über Jahre (5—30) oder sehr langsam fortschreitend sein; doch sind die Anamnesen von $^2/_3$ der Fälle kürzer als 2 Jahre (Literatur bei Geiler).

**Prognose.** Bei den 43 Patienten von Crocker und Stout waren 22,5% mehr als 5 Jahre nach der Behandlung am Leben und hatten keine Beschwerden, weitere 15% wiesen eine Überlebenszeit zwischen Monaten und 4 Jahren auf — ebenfalls ohne Zeichen für ein tumoröses Geschehen. 62,5% der Kinder waren gestorben oder lebten noch mit inoperablem Tumor. Von ihren 8 Fällen berichten Soule et al. (Mayo-Klinik) ähnliche Ergebnisse; diese sind damit deutlich besser als bei Erwachsenen: von 104 Fällen z.B. überlebten nur 2 länger als 5 Jahre (Haagensen und Stout).

**Therapie.** Von den meisten Autoren wird eine primäre Amputation als Mittel der Wahl angegeben. Da der Verdacht auf das Vorliegen dieses Tumors meist erst intra operationem aufkommt, muß die Schnellschnittmethode die Diagnose ergeben und die Amputation sollte sich dann ohne Lösen der Blutleere gleich der PE anschließen (Weinreich). Bei Kindern weist die ausgedehnte lokale Excision mit nachfolgender Bestrahlung die gleichen Erfolge auf, wie die verstümmelnden Eingriffe der Amputation und Exartikulation (Schmidt). So waren von 9 Kindern (Crocker und Stout), die symptomfrei 5 Jahre und länger überlebten, nur 4 mit Amputation, die anderen 5 hingegen lediglich mit lokaler Tumorexcision und Nachbestrahlung behandelt worden. Eine alleinige Strahlentherapie kommt bei der immer wieder beschriebenen geringen Strahlensensibilität allerdings nicht in Betracht. Über die Wirkung von Chemotherapeutica liegen noch keine Berichte vor.

## III. Mesotheliome

**Begriff und Bezeichnung.** Als Mesotheliome werden Tumoren bezeichnet, die sich von den Deckzellen (Mesothelzellen) der Pleura, des Peritoneums oder des Perikards ableiten.

Eine hiervon sich unterscheidende Tumorart stammt von den peritonealen Zellen, die weibliche oder männliche Geschlechtsorgane bedecken. Diese Form kommt im Gegensatz zu den anderen beinahe ausschließlich als gutartiger Tumor vor und ist bei Kindern ausgesprochen selten. Dieses *benigne Mesotheliom* wird auch als „Mesotheliom des Genitaltraktes" oder als *„Adenomatoider Tumor"* bezeichnet und findet im weiteren keine Berücksichtigung.

**Historische Daten.** Der erste gut belegte Fall eines Mesothelioms beim Kinde ist von HOF-MOKL im Jahrbuch für Kinderheilkunde 1885 beschrieben worden; er nannte den Tumor allerdings Rundzellensarkom (zit. nach STEFFEN).

**Disposition.** Das Mesotheliom ist ein im Kindesalter extrem seltener Tumor. Im Krankengut der Columbia Universität New York waren von 221 derartigen Tumoren nur 5 bei Kindern gefunden worden (2,3%). KAUFFMAN und STOUT konnten bis 1964 in der Literatur nur 6 weitere sichere Fälle finden. Über Alters- und Geschlechtsverteilung kann bei diesem geringen Zahlenmaterial keine Aussage gemacht werden.

## Pathobiologie

Die Zellen, die Pleura, Peritoneum und Perikard abschließen, werden Mesothelzellen genannt. Es handelt sich um eine sehr vielseitige Zellart. Normalerweise sondern sie Mucopolysaccharide ab, um ein weiches Gleiten, z.B. zweier Pleurablätter aufeinander, zu ermöglichen.

Bilden sie Tumoren, können diese mehrere histologisch unterschiedliche Formen zeigen. Ein solcher Tumor kann aus soliden Strängen oder kleinen Kanälchen bestehen, die von flachen bis zylindrischen, epithelartigen Zellen gebildet werden (papilläre oder tubuläre Form). In diesen Kanälchen ist oft eine mucoide Substanz nachweisbar. Gewebekulturen, die zuerst MAXIMOW von diesen Zellen angelegt hat (1927) zeigten, daß die Mesothelzellen fakultativ als Fibroblasten auftreten — so kann ein Mesotheliom auch einmal als rein fibröser Tumor imponieren. Eine dritte Tumorform ergibt sich bei Mischung dieser beiden Varianten. In den fibrösen Anteilen finden sich meist spindelförmige Zellen sowie geringe Mengen von kollagenen und retikulären Fasern.

Bei Kindern wurden bisher nur der rein papilläre bzw. tubuläre Tumortyp gefunden.

Makroskopisch kann der Tumor als solitäre oder diffuse Masse imponieren, in einem Fall fand sich das Peritoneum übersät mit kleinen Tumoren mit besonderer Konzentration im kleinen Becken sowie einem 2—3 cm dicken tumorösen Omentum. Die Tumoren können grau bis rosa aussehen und sind teilweise durchscheinend. Die Größe der solitären Gewächse kann enorm sein und mitunter eine Thoraxhälfte ganz ausfüllen.

Während gutartige Mesotheliome bei Erwachsenen recht häufig gesehen werden, konnten KAUFF-MAN und STOUT für das Kindesalter in der Literatur nur drei fragliche Fälle dieser Art finden.

## Klinik

Die klinischen, physikalisch-technischen (Röntgen, EKG u.a.) sowie die Laboratoriumsdaten werden bestimmt durch den Sitz des Tumors. Ein vom Perikard ausgehendes Mesotheliom wurde bei Kindern erst einmal beschrieben (zit. nach KAUFFMAN und STOUT, 1964); er ist auch bei Erwachsenen recht selten (8 von 221 Fällen der Columbia Universität New York). Von den 11 Tumoren, über die KAUFFMAN und STOUT berichten, sind 10 mit pleuralem und nur einer mit peritonealem Ursprung. Insgesamt sind die Krankengeschichten dieser Kinder sehr kurz. Sieht man von dem einen Fall mit peritonealem Tumorbefall ab, bei dem multiple kleine Geschwülste in der ganzen Bauchhöhle sowie ein tumoröses Omentum gefunden wurden und der dennoch als einziger überlebt hat, so ist der Krankheitsverlauf recht gleichförmig. Plötzlich entstehende Schmerzen, Zeichen eines Pleuraergusses und Dyspnoeanfälle führen die Patienten schon bald zum Arzt, wo meist ohne Verzögerung durch eine Thoraxaufnahme die Verdachtsdiagnose „maligner Tumor" gestellt wird.

*Differentialdiagnostisch* ist am ehesten an Metastasen von Wilms-Tumoren oder Neuroblastomen zu denken.

**Verlauf und Therapie.** Bei den Operationen finden sich meist schon große Tumoren, die teilweise in die Lunge oder sogar durch das Zwerchfell in die Leber eingedrungen sind. Die meisten Patienten starben schon innerhalb des ersten Jahres nach der Operation. Bei den 4 eigenen Fällen von KAUFFMAN und STOUT (1964) traten Tumorrezidive auf, Metastasen wurden jedoch niemals gefunden; die längste Überlebenszeit betrug hier 18 Monate.

Bei dem einzigen überlebenden Fall — ein Mädchen, das mit $5^1/_2$ Jahren wegen Schwellung des Abdomens und unklarem Fieber untersucht wurde — konnten die Tumoren nur zum Teil entfernt werden, das Omentum wurde ganz reseziert, außerdem 2mal radioaktives Gold instilliert. Das Kind lebte 6 Jahre nach dem ersten Eingriff mit noch deutlich tastbaren Tumoren im Abdomen. Die entnommenen Gewebe zeigten ein rein tubuläres bzw. papilläres Mesotheliom mit vielen bizarren Zellen, es fanden sich jedoch keine Mitosen.

Insgesamt gehören aber die meisten Mesotheliome im Kindesalter der malignen Variante an; der Verlauf ist schnell und tödlich.

# D. Myomatöse Tumoren

I. Tumoren der quergestreiften Muskulatur (Rhabdomyom, Rhabdomyosarkom).

II. Tumoren der glatten Muskulatur (Leiomyom, Leiomyosarkom).

Anhang: Granularzellenmyoblastom.

## I. Tumoren der quergestreiften Muskulatur

### 1. Rhabdomyom

Das Rhabdomyom als gutartige Geschwulst der quergestreiften Muskulatur ist sehr selten. Stout und Lattes können nur von insgesamt 12 derartigen Tumoren berichten. Mehrere Fälle davon sind in der Zunge gefunden worden.

*Rhabdomyom des Herzens.* Als eine besondere Variante kommt das Rhabdomyom des Herzens etwas häufiger vor. Die erste Beschreibung geht auf v. Recklinghausen zurück (1862). Unter 457 primären Herzgeschwülsten fand Pritchard (1951) 70 Rhabdomyome (15,3%). Zu über 40% werden diese Tumoren bei Kindern unter 6 Monaten gefunden, praktisch nie bei solchen über 5 Jahren (Bigelow et al.).

Anscheinend sind die Tumoren bei Jungen etwas häufiger als bei Mädchen.

Im Rhabdomyom des Herzens sind mitunter einige große Zellen mit glykogenspeichernden Vacuolen zu finden, daher auch der Name „Glykogentumor". Zusammenhänge mit Glykogenspeicherkrankheiten sind hierbei beschrieben worden. Eine Querstreifung ist mitunter nur schwer zu finden. Von einigen Autoren wird dieser Tumor für ein Hamartom gehalten (s. auch Herzfibrome, S. 148).

Die Syntropie mit Mißbildungen (Cystennieren, Entwicklungsstörungen der Augen, des Gaumens, des Pankreas oder der Meningen) sowie mit Anfallsleiden ist groß, besonders beim Bourneville-Pringle-Syndrom (Michael). Kidder, der 1950 die bis dahin bekannten 69 Fälle analysierte, schreibt, daß 33 davon zusammen mit einer tuberösen Sklerose auftraten.

Die häufigste Lokalisation ist der rechte Herzteil und hier besonders der Vorhof (Septumbereich); meist treten die Rhabdomyome des Herzens multipel auf (53 von den 69 Fällen von Kidder). Über die Hälfte der betroffenen Kinder sterben schon im Verlauf des 1. Lebensjahres und etwa 80% bis zum 5. Lebensjahr. Der älteste Patient mit einem derartigen Tumor war 65 Jahre alt (Kidder).

### 2. Adultes Rhabdomyosarkom

Die maligne Geschwulst der quergestreiften Muskulatur ist relativ selten. In einer Serie von 717 Sarkomen (Pack und Eberhart) waren 100 Rhabdomyosarkome (= 13,9%). Bei Kindern gehören Rhabdomyosarkome in den meisten Fällen der embryonalen (juvenilen) Form an (vgl. S. 149).

Stout und Lattes (1967) unterteilen adulte und embryonale Form nur nach dem Alter des Patienten; es darf angenommen werden, daß unter den 79 Fällen mit einer Lokalisation, die atypisch für die juvenile (embryonale) Form ist, der eine oder andere Fall der adulten Form angehört. Nach ihrer Meinung erscheint die Vielzahl der Namen unnötig, da alle diese Tumoren extrem bösartig sind und die meisten Fälle tödlich verlaufen.

## II. Tumoren der glatten Muskulatur (Leiomyom und Leiomyosarkom)

**Begriff und Bezeichnung.** Das Leiomyom ist die gutartige, das Leiomyosarkom die bösartige Geschwulst der glatten Muskulatur.

**Disposition.** Sieht man von den cutanen Leiomyomen ab, so sind Tumoren der glatten Muskulatur bei Kindern selten.

Die Hautleiomyome treten meist multipel auf, sind stecknadelkopf- bis erbsgroß und häufig in Gruppen und Reihen angeordnet. Sie leiten sich von den Mm. errectores pilorum ab. Kennzeichnend ist eine Schmerzhaftigkeit, die durch Druck oder Kälte ausgelöst werden kann

und durch kontraktionshemmende Pharmaka verhindert bzw. aufgehoben wird (Heite). Entartungen derartiger Tumoren sind noch nicht beschrieben worden (Yannopoulos und Stout). Diese cutanen Tumoren finden im weiteren keine Berücksichtigung.

1962 berichten Yannopoulos und Stout über Tumoren der glatten Muskulatur im Kindesalter. Sie stellen aus der Literatur 56 Fälle zusammen und fügen 20 eigene hinzu. Bis auf einen sind die Fälle aus der Literatur allerdings so schlecht belegt, daß wahrscheinlich ein großer

Prozentsatz nicht in dieses Kapitel gehört; die auffällig vielen Tumoren des Urogenitalsystems — eine Lokalisation, die bei den gut belegten Fällen ausgesprochen selten ist — enthalten sicher eine Reihe embryonaler Rhabdomyosarkome. BOTTING et al., die 1965 über 18 Tumoren der glatten Muskulatur bei Kindern berichten, die bis Ende 1964 in der Mayo-Klinik zur Beobachtung kamen, fanden außer der oben genannten Arbeit keine einzige verwertbare Sammlung derartiger Tumoren in der Literatur. 1965 berichten KAUFFMAN und STOUT über 5 weitere eigene Fälle, alle angeboren. In einem Bericht über kongenitale maligne Tumoren von VINIK et al. (1966) ist ein — sehr stark entdifferenziertes — Leiomyosarkom eines 6 Monate alten Feten enthalten.

In der aufgeführten Literatur findet man 45 gut belegte Berichte von Tumoren der glatten Muskulatur im Kindesalter, davon 26 bei Mädchen und 17 bei Jungen (Geschlecht unbekannt in 2 Fällen). Aufgetreten waren 23 Tumoren im 1. (9 angeboren), 7 im 2. und 15 im 3. Quinquennium.

### Pathobiologie

Liegen nicht offensichtlich undifferenzierte Formen vor, so ist es außerordentlich schwierig, die gut- und bösartigen Formen dieser Tumoren voneinander zu differenzieren. YANNOPOULOS und STOUT vertreten die Auffassung, daß bei Kindern die üblichen Kriterien (Mitosefrequenz, Anaplasie, und Zelldeformierung) zur Klärung dieser Frage nicht herangezogen werden können. BOTTING et al. hingegen meinen, daß die Abgrenzung der beiden Tumorformen in jeder Altersstufe schwierig ist.

Einzelne Autoren halten Kernform und Hyperchromasie für das einzig sichere Kriterium (BERG und McNEER), andere die Mitosefrequenz (DOCKERTY; STOUT und HILL), wobei jedoch über die Zahl der „erlaubten" Mitosen keine Einigkeit besteht. BOTTING et al. trennen die beiden Formen anhand der Mitosefrequenz und dem klinischen Verhalten, wobei das Auffinden einer Mitosefigur in 50 Gesichtsfeldern den Tumor schon auf Malignität verdächtig macht. Ein Tumor aber, dessen Mitosefrequenz 0/50 Gesichtsfelder betrug, zeigte beim Rezidiv Mitosen in reicher Zahl und verursachte später durch Einbruch in den Wirbelkanal den Tod des Patienten.

Als verdächtig auf Malignität gilt neben auffälliger Größe auch eine sichtbare Wachstumstendenz des Tumors (BOTTING et al.). YANNOPOULOS und STOUT ordnen, wie BOTTING et al., 10 ihrer Fälle als möglicherweise maligne ein. In 4 dieser 20 Fälle wurden Metastasen (Leber, Lunge, Lymphknoten) gefunden; in einem Fall mit Leiomyosarkom des Magens wurden neben dem Haupttumor noch 4 Knoten aus der Magenwand und einer aus der Leber entfernt, bei denen es sich möglicherweise um Metastasen gehan-

delt hat. Die Metastasierungstendenz ist offenbar nicht sehr groß, wohingegen Rezidive recht häufig beobachtet werden (bei 10 der 20 als maligne bezeichneten Fälle).

Bei Frauen ist eine der häufigsten Lokalisationen von Leiomyomen der Uterus; ein derartiger Tumor ist bei weiblichen Patienten unter 15 Jahren bislang noch nicht beobachtet worden (BOTTING et al.).

*Makroskopischer Befund.* Der Tumor zeigt sich meist als feste grau-rosa knotige Masse (YANNOPOULOS und STOUT). Die Größen variieren stark. Die Tumoren erscheinen abgekapselt, zeigen aber im mikroskopischen Bild häufig infiltratives, ganz maligne Formen auch invasives Wachstum.

*Mikroskopischer Befund.* YANNOPOULOS und STOUT fanden bei allen gutartigen, aber auch bei den meisten als bösartig bezeichneten Formen Myofibrillen, während BOTTING et al. in beiden Formen Myofibrillen nur schwer finden konnten.

Der Unterschied zwischen den gutartigen und den gut ausdifferenzierten bösartigen Formen ist — wie oben bereits ausgeführt — fließend und im Einzelfall histologisch nicht zu erfassen. STOUT und LATTES unterscheiden (neben den Leiomyomen der Haut) histologisch 2 Formen, das Gefäßleiomyom und das bizarr-zellige oder auch epitheloidzellige Leiomyom. Die eindeutig malignen Formen (schlecht differenzierte Tumoren) sind erkennbar an ihren spindelförmigen Zellen mit stumpfen, oft ovalen Kernen, die Nucleoli enthalten können. Die Zellen wachsen in verflochtenen Bändern, zeigen manchmal auch wirbelförmige Bilder (STOUT und LATTES; BOTTING et al.). Anaplasie, mitunter hohe Mitoserate, Fehlen von Myofibrillen, Blutungen und Nekrosezeichen sind in ausgeprägten Fällen häufig zu finden. Von den 4 Fällen mit Metastasen bei BOTTING et al. gehörten 3 dieser schlecht differenzierten, also offensichtlich malignen Tumorart an.

### Klinik

Die klinischen Erscheinungen ergeben sich aus Lage und Größe der Tumoren. Von den 45 gut belegten Tumoren aus der Literatur fanden sich 12 im Digestionstrakt (davon 9 im Magen), 8 im Bereich der Extremitäten und 7 im Kopfbereich. Weitere Lokalisationen waren Prostata, Vagina, Retroperitoneum, Thyreoidea, Urachus, Leberband, einzelne Muskeln u. a. 8 der 9 Magentumoren wurden der malignen Gruppe zugeordnet. Der Magen ist auch bei Erwachsenen oft Sitz von wenig differenzierten Leiomyosarkomen (BOTTING et al.), so daß sich hier offenbar eine Parallele ergibt. Die Hauptsymptome waren entweder gastrointestinale Blutungen mit Melaena oder Hämatemesis oder aber therapierefraktäre Anämien; häufig wurden auch Schmerzen im Epigastrium angegeben, in 2 Fällen bestand über Monate unklares Fieber.

Daß auch das Meckelsche Divertikel, in dem oftmals dystope Schleimhaut gefunden wird, Ausgangspunkt für einen Magentumor sein kann, zeigt der Fall von Kühne; hier fand sich ein mannsfaustgroßes Leiomyom bei einem Kind, das über Beschwerden bei der Defäkation und gelegentliches Erbrechen klagte; es hatte in dem halben Jahr vor der Operation 7,5 kg an Gewicht verloren. Über einen ähnlichen Fall hatte schon 1912 Höpner berichtet; hier hatte der Tumor einen Ileus verursacht!

Die Extremitätentumoren fielen meist wegen der Schwellung auf, die nur in einzelnen Fällen schmerzhaft war. Die Tumoren des Kopfbereiches fanden sich in der Kiefergegend, Zunge, weichen Gaumen sowie in der Schädelmuskulatur und zeigten die entsprechenden lokalen Symptome.

**Diagnose.** Die Diagnose ist nur nach der histologischen Untersuchung zu stellen, wobei aber mitunter Schwierigkeiten in der Zuordnung zur benignen oder malignen Form auftreten können. Selbst beim röntgenologischen Nachweis eines Magentumors, dem häufigsten Sitz, wird man nur differentialdiagnostisch an diese Tumorform denken.

**Verlauf.** Voraussagen über den Verlauf sind anhand des histologischen Befundes nur selten zu stellen. Ist der Tumor groß, war das Wachstum schnell und zeigt die Histologie einen schlecht differenzierten Tumor, so ist mit Rezidiven zu rechnen; in Einzelfällen können auch Metastasen auftreten. In seltenen Fällen kann sich hinter einem klinisch und histologisch gutartigen Tumor ein Leiomyosarkom verbergen (Stout und Lattes).

## Granularzellenmyoblastom (sog. Myoblastenmyom)

Dieser seltene, hinsichtlich seiner geweblichen Zuordnung umstrittene Tumor tritt uncharakteristisch als solitärer, langsam wachsender Knoten von mäßiger Derbheit auf (Heite). Als erster befaßte sich Abrikossoff 1926 mit dieser Tumorart; er hielt sie für myoblastische Myome — tatsächlich wird in einzelnen Varianten Querstreifung gesehen (ausführliche Diskussion über diese Tumorart bei Montgomery). Vielfach leitet man diese Geschwülste von den peripheren Nerven (= Granuläres Neurom) ab. Charakterisiert ist diese Tumorart durch ihre Granula enthaltenden Zellen. Je nach Autor werden 3—4 Tumorvarianten unterschieden, u.a. wird auch die kongenitale Epulis der Neugeborenen zu dieser Tumorart gezählt (Abb. 78). Abgesehen von dieser Variante wird ein Myoblastenmyom allerdings am häufigsten zwischen dem 3. und 5. Lebensjahrzehnt gefunden. Die bevorzugte Lokalisation ist die Zunge oder die Mundschleimhaut; die Tumoren können jedoch überall auftreten.

*Differentialdiagnostisch* können die subcutanen Formen zu Verwechslungen mit Stachelzellcarcinomen Anlaß geben, zumal im Bereich des Myoblastenmyoms die Epidermis nicht selten pseudocarcinomatöse Hyperplasie zeigt und oft Hornperlen gefunden werden.

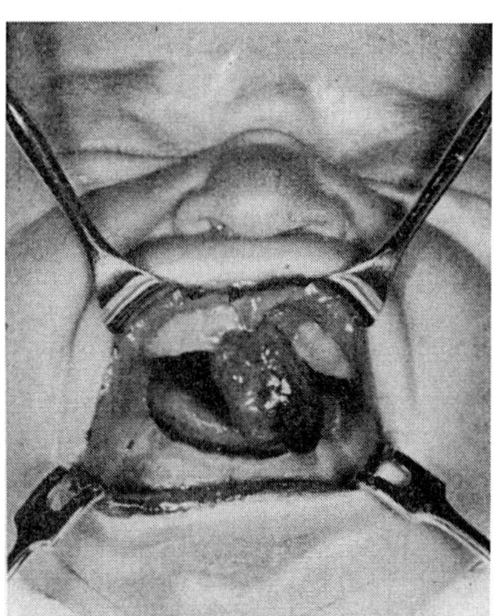

Abb. 78. Myeloblastenmyom, kongenitale Epulis. (Nach E. Krüger, vgl. dieses Handbuch, Bd. IX, S. 536)

## E. Tumoren des Fettgewebes

I. Lipome (Hibernom, Lipoblastomatose).     II. Liposarkom.

### I. Lipom

**Begriff und Bezeichnung.** Das Lipom ist der gutartige Tumor des Fettgewebes: dazu gehören auch das Hibernom und die Lipoblastomatose.

**Historische Daten.** Über Lipome wurde schon früh berichtet, weil diese Tumoren durch ihre oft enorme Größe imponieren. Fothergill schrieb schon 1781 über einen solchen Tumor (zit. nach KRAUSE et al.); die erste Mitteilung beim Kind stammt wohl von SENFTLEBEN, der 1858 ein „Myxoma lipomatodes" bei einem 8 Jahre alten Jungen beschrieb.

**Disposition.** Nach WEICKER ist das Lipom unter den Weichteilgeschwülsten im Kindesalter häufig; meist gehen derartige Tumoren von der Subcutis aus, wachsen rasch und können sehr groß werden. Als häufige Lokalisationen kommen ZNS, Mediastinum und Retroperitoneum in Frage (STOUT und LATTES). MARSDEN und STEWARD fanden nur 4 lipomatöse Tumoren unter den 117 Bindegewebstumoren ihrer Manchester-Serie (3,4%).

### Pathobiologie

Lipome kommen gewöhnlicherweise einzeln, nur selten multipel vor; bisweilen treten sie im Zusammenhang mit Fettstoffwechselstörungen auf (vgl. Abb. 79). Die meisten Fettumoren stellen eine Ansammlung von reifem Fettgewebe dar. Während sich also das Fett meist chemisch und histologisch nicht wesentlich von dem normalen Körperfett unterscheidet, kann es doch nicht zum Stoffwechsel herangezogen werden; derartige Tumoren werden gerade unter extremen Hungerzuständen eher größer als kleiner (STOUT und LATTES). Lipome der Haut können gestielt wachsen und enorme Größe erreichen; vereinzelt kommen sie auch angeboren vor (WILLIS, KAUFFMAN und STOUT, 1959a). Neben den einfachen Lipomen können histologisch noch zwei weitere Formen abgegrenzt werden, das Hibernom und die Lipoblastomatose.

Das *Hibernom* ist ein Tumor, der sich aus runden oder vieleckigen Zellen zusammensetzt, die sich zu kompakten Läppchen zusammenlagern, bevor sie sich mit Fett zu füllen beginnen. Dieses Fett erscheint in den einzelnen Zellen in Form von vielen kleinen Kügelchen und gibt ihnen das charakteristische maulbeerähnliche Aussehen. Diese Gewebsform wird auch als braunes, hibernales oder Drüsenfett bezeichnet, weil es den sog. hibernalen Drüsen überwinternder Tiere ähnelt. Braunes Fett wird bei Embryonen und Neugeborenen relativ häufig in verschiedensten Körperregionen gefunden (WOLMAN). Hibernome sind bei Kindern nur vereinzelt gefunden und entartete Formen noch nicht beschrieben worden (s. bei KAUFFMAN und STOUT, 1959a).

Die *Lipoblastomatose* ist eine weitere Lipomart. Sie ist zum ersten Mal 1958 von VELLIOS et al. beschrieben worden. Interessanterweise wurde diese Tumorform fast nur bei Kindern

im 1. Lebensjahr gefunden; sie stellt ein Blastom aus embryonalem Fettgewebe dar. Lange war diskutiert worden, ob es Lipoblasten als Vorstufe des Fettgewebes überhaupt gibt. Man hielt das Fettgewebe für eine besondere Differenzierungsform der Fibroblasten oder unspezifischer Mesenchymzellen (s. bei KNOWLES et al. und bei VELLIOS et al.). Erst Gewebekulturen von MURRAY et al. (1943) hatten die Existenz derartiger Zellen nachgewiesen. Wie VELLIOS

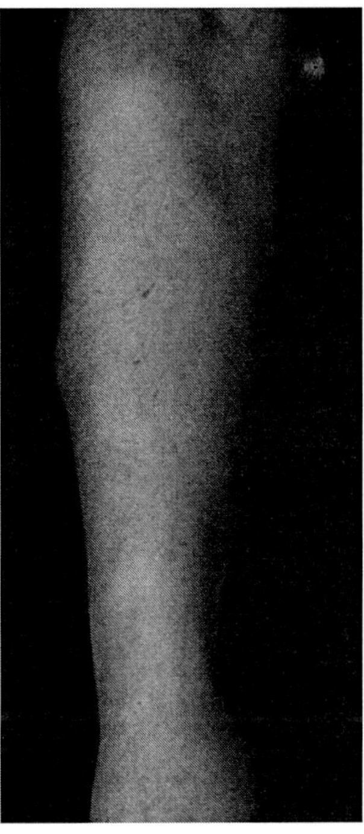

Abb. 79. Lipomatose. (Univ.-Hautklinik, Marburg/Lahn)

et al. schreiben, ist diese Tatsache nun allgemein anerkannt.

Das Gewebe dieser Lipoblastomatose entspricht bzw. ähnelt fetalem Fett; der Tumor ist läppchenförmig aufgebaut, zu jedem Läppchen führt ein eigenes Gefäß, das sich wieder vielfach verzweigt. Die Zellen sind spindel- oder sternförmig und liegen in einem myxoiden Stroma; sie ähneln damit den myxoiden Liposarkomen, doch macht gelappter Aufbau, umschriebenes Wachstum und das Fehlen von invasivem Wachstum eine Unterscheidung möglich.

**Klinik und Diagnose.** Die Lipome sind bevorzugt im ZNS-Bereich, im Retroperitoneum und im Thorax anzutreffen. Hautlipome werden besonders häufig im Bereich des Dammes, der Oberschenkel, der Oberarme und des Nackens gefunden (STOUT und LATTES).

Lipome im Bereich des ZNS und Rückenmarks finden wegen des häufigen gleichzeitigen Vorkommens von Mißbildungen stets besonderes Interesse. ARNOLD berichtete 1868 von einem angeborenen Lipom, das seinen Ausgang vom Corpus callosum nahm, durch einen Knochendefekt nach außen drang und im Stirnbereich einen subcutanen Tumor bildete. KAUFFMAN und STOUT (1959a) fanden 15 intrakranielle Lipome in der Literatur, BEAUDOING et al. zwei derartige Tumoren, beide mit Hydrocephalus vergesellschaftet. Bei einem Fall bestand zusätzlich noch eine Hasenscharte und außerdem fehlte die rechte Niere. KAUFFMAN und STOUT (1959a) zählen aus der Literatur 23 Fälle von intraspinalen, extraduralen Lipomen auf — häufig mit den Symptomen: Ataxie, Fehlen einzelner Nerven, Schmerzen und Mißbildungen. Häufig wachsen diese Tumoren infiltrativ und zerstören dadurch das Rückenmark. BEAUDOING et al. berichten von 18 Tumoren dieser Art im Bereich der Wirbelsäule, meist subcutan im Lendenbereich gelegen. Hierbei sind Gangstörungen, schlaffe oder spastische Paresen sowie Harninkontinenz häufige Symptome. Im Röntgenbild zeigen sich zumeist Erweiterungen im Wirbelkanal, oftmals auch Störungen im Bogenschluß von Wirbelkörpern.

Sehr große Lipome findet man im Retroperitonealraum, z.B. der Fall von DELAMATER (1859) mit mehr als 80 kg (zit. nach KÜMMERLE et al.). Bei Kindern fanden KAUFFMAN und STOUT (1959a) 12, BRUNET et al. 10 retroperitoneale Lipome. Unter 88 retroperitonealen Geschwülsten im Kindesalter war nur 1 Lipom (SNYDER et al.). Als Hauptsymptom ist hier die ständige Zunahme des Bauchumfanges zu nennen, später auch lokale Druckerscheinungen. KÜMMERLE und RITTER, die derartige Tumoren bei Erwachsenen untersuchten, schreiben, daß auffallenderweise niemals Symptome von seiten des Nieren-Harnwegssystems aufgetreten seien, obwohl sich bei Operationen mitunter eine so starke Beeinträchtigung einer Niere oder eines Harnleiters fand, daß eine Nephrektomie nicht zu umgehen war.

Lipome im Thorax sind meist symptomlos und werden bei Routineaufnahmen des Thorax oder bei der Entfernung der subcutanen Anteile eines sanduhrförmigen Lipoms in der Thoraxhöhle gefunden. Diese Sanduhrform ist bei kleinen Kindern recht häufig im Thorax, aber auch in Gehirn und Rückenmark zu finden. Diese

Lipome penetrieren durch die Brustwand bzw. durch Knochendefekte des Schädels und der Wirbelsäule und imponieren zunächst nur als subcutane Tumoren (KAUFFMAN und STOUT, 1959a). Während Lipome bei kleineren Kindern meist der Thoraxwand anliegen, findet sich bei den größeren häufig eine Verbindung mit dem Mediastinum (KAUFFMAN und STOUT, 1959). Elf derartige Tumoren fanden KAUFFMAN und STOUT (1959a), drei KRAUSE und Ross in Literaturberichten.

Die mediastinalen Lipome treten meist im vorderen Mediastinum auf. RUBIN und MASHKIN vertreten die Auffassung, daß diese Tumoren alle ihren Ausgang vom Thymus nehmen, mit zunehmendem Alter der Anteil an Thymusgewebe dabei immer geringer wird. Diese *Thymolipome* bestehen aus unterschiedlicher Zusammensetzung reifen Fettgewebes und Thymusgewebe. MARX et al. berichten von 14 derartigen Tumoren aus der Weltliteratur, davon 5 bei Kindern und fügen ihren Fall hinzu:

Bei einem $2^{11}/_{12}$ Jahre alten Mädchen wird wegen gegelegentlichen starken Herzklopfens eine Thoraxaufnahme gemacht und eine deutliche „Herzverbreiterung" gefunden. Später nimmt der Schatten weiter zu und wird dem Thymus zugeordnet. Cortisonbehandlungen zeigen stets einen — vorübergehenden — guten Behandlungserfolg. Mit fast 4 Jahren erfolgt die Operation unter der Diagnose Thymustumor. Es fand sich ein großer Thymus, in dem histologisch lipomatöse Zonen nachgewiesen wurden.

Ausgesprochene Raritäten sind *Herzlipome* im Kindesalter, d.h. diese Tumoren sind meist so klein und symptomarm, daß sie nur zufällig bei Autopsien gefunden werden. Wie SATTER schreibt, waren von den 39 in der Literatur beschriebenen Herzlipomen nur 3 infolge intrakavatären Wachstums für den Tod ihres Trägers verantwortlich. Von einer erfolgreichen Entfernung eines solchen Tumors ist neben dem Fall des genannten Autors (160 g schweres, fast mannsfaustgroßes Lipom der Vorderwand des linken Ventrikels) erst einmal berichtet worden.

Neben dem Wachstum in Tumorform kann Fettgewebe vom reifen Typ in seltenen Fällen auch einmal diffus auftreten und dann größte Gebiete normalen Gewebes ersetzen. Nur wenige Fälle dieser Art sind bekannt. OOSTHUIZEN und BARNETSON berichten über eine derartige Lipomatose des Knochens. Das Kind war mit einem unförmigen Fuß zur Welt gekommen, der Prozeß griff auf den Unterschenkel über und machte die Amputation nötig. Am Präparat erkennt man, daß weite Teile der Weichgewebe und der Knochen durch Fettgewebe ersetzt sind (zit. nach KAUFFMAN und STOUT, 1959a).

Insgesamt ist die Diagnose Lipom, abgesehen von den klinisch relativ leicht zu diagnostizierenden Lipomen der Haut — die Diaphanoskopie läßt sie als transparent erkennen — meist erst intra operationem zu vermuten und histologisch zu sichern.

*Differentialdiagnostisch* wichtig ist, daß „reine" Lipome sehr strahlendurchlässig sind und sich dadurch von anderen Tumoren unterscheiden (KÜMMERLE et al.).

**Verlauf.** Komplikationen sind durch die Lokalisation und durch expansives Wachstum möglich. Eine maligne Entartung eines Lipoms ist für das Kindesalter noch nicht beschrieben worden.

## II. Liposarkom

Das Liposarkom ist der maligne Tumor der Lipoblasten (KAUFFMAN und STOUT; SOULE et al.). STOWENS faßt dagegen das Liposarkom als eine Variante maligner Mesenchymtumoren auf, die jeweils nach ihrem Hauptbestandteil verschieden benannt werden. Manchmal gleichen die meisten Zellen einem Typ, z. B. Muskelzellen, häufig jedoch sind viele Zellen vorhanden, die sich nicht einordnen lassen. Speichern diese Fetttröpfchen, werden diese Tumoren als Liposarkome bezeichnet (zur Existenz der Lipoblasten s. auch Abschnitt Pathobiologie der Lipome).

In ihrer Arbeit über lipomatöse Tumoren im Kindesalter berichten KAUFFMAN und STOUT 1959 über 13 eigene Fälle von Liposarkom; aus der Literatur fügen sie 15 — schlecht belegte — Fälle hinzu. Elf ihrer eigenen Fälle ordnen sie den gut differenzierten Liposarkomen zu. Diese Tumoren sind histologisch gutartig bis auf ihr deutlich infiltratives Wachstum; sie können als semimaligne bezeichnet werden. Ihr Stroma ist myxomatös und sie zeigen deutlich Gefäße und Lipoblasten. Von reinen Myxomen (s. dort) sind sie durch den relativen Gefäßreichtum zu unterscheiden (KAUFFMAN und STOUT, 1959a). Nur zwei ihrer Fälle gehören einer wenig ausdifferenzierten Form an und gleichen damit in der Histologie den Liposarkomen von Erwachsenen; Metastasen wurden nicht gefunden.

Über 2 Liposarkome der schlecht ausdifferenzierten Form berichten auch SOULE et al.: Ein 15jähriger Junge starb 5 Jahre nach Operation wegen mediastinalem Liposarkom, von dem pleurale Absiedlungen belassen werden mußten. Bei einem 14jährigen Mädchen mit Liposarkom hinter dem linken Ohr traten zwei Rezidive auf; nach 3 Operationen und Nachbestrahlung ist es seit 12 Jahren symptomfrei.

Metastasierende Liposarkome im Kindesalter sind extrem selten und bisher nur 2mal beschrieben worden: KNOWLES und HUGGILL berichten von einem 12jährigen Patienten, der mit Leber-, Lungen- und Hirnmetastasen verstarb; der Primärtumor — ein Liposarkom — war im Nasenrachenraum gelegen. WILLIS berichtet von einem 4jährigen Kind mit Liposarkom und Metastasen in Lunge, Perikard und Knochen.

Über einen geradezu dramatischen Therapieerfolg bei juvenilem Liposarkom berichten JAMES et al.: Bei einem 23 Monate alten Jungen fand sich bei der Aufnahme ein Tumor, der das ganze linke Abdomen ausfüllte. Mehrere Laparotomien mit Teilresektionen, Bestrahlungsserien sowie kombinierte Behandlung mit Vincristin und Endoxan brachten den riesigen Tumor zum Verschwinden.

Während das Liposarkom einer der häufigsten Mesenchymtumoren der Erwachsenen ist (ENZINGER et al.), sind wirklich maligne lipoblastische Tumoren im Kindesalter so selten, daß man sie als „Kuriositäten" bezeichnen kann (KAUFFMAN und STOUT, 1959a).

## Literatur


*Einleitung*

HOLLMANN, G., OTT, G., HABERMEHL, K. A.: Benigne Tumoren im Kindesalter und Krebsprophylaxe. Mschr. Kinderheilk. **117**, 462 (1969).

LINDNER, J.: Neuester Stand der Morphologie und Histiogenese der Sarkome. Zbl. Chir. **92**, H. 26 (Sonderheft), 1613 (1967).

SMITHY, H. G., CHARLESTON, S. C.: Mixed malignancy of the breast. Surgery **16**, 854 (1944).

SOULE, E. H., MAHOUR, G. H., MILLS, S. D., LYNN. H. B.: Soft-tissue sarcomas of infants and children. Proc. Mayo Clin. **43**, 313 (1968).

STEWARD, J. K.: The management of tumours in children. Practitioner **196**, 104 (1966).

WEICKER, H.: Tumoren des Kindesalters. In: BARTELHEIMER, H. und H. J. MAURER, Diagnostik der Geschwulstkrankheiten. Stuttgart: Georg Thieme 1962.

### A. Fibroblastische Tumoren

ALBERTINI, A. v.: Histologische Geschwulstdiagnostik. Stuttgart: Georg Thieme 1955.

APOSTOL, J. V., FRAZELL, E. L.: Juvenile nasopharyngeal angiofibroma. Cancer (Philad.) 18, 869 (1965).

BARTLETT, R. C., OTIS, R. D., LAAKSO, A. O.: Multiple congenital neoplasms of soft tissue. Cancer (Philad.) 14, 913 (1961).

BIGELOW, N. H., KLINGER, S., WRIGHT, A. W.: Primary tumors of the heart in infancy and early childhood. Cancer (Philad.) 7, 549 (1954).

BOLANDE, R. P.: Cellular aspects of developmental pathology. Philadelphia/USA: Lea & Febiger 1967.

CHIU HSIUNG HUANG: Juvenile fibromatosis of the left leg. Amer. J. Surg. 115, 681 (1968).

DOMINOK, G. W., KNOCH, H.-G.: Die Desmoidtumoren. Bruns' Beitr. klin. Chir. 215, 187 (1967).

ENZINGER, F. M.: Fibrous hamartoma of infancy. Cancer (Philad.) 18, 241 (1965).

GARTMANN, H.: Siehe dieses Handbuch, Bd. IX, S. 608 ff.

HAFERKAMP, G.: Über das Xanthofibrogranulom des Retroperitoneums, der Orbita, des Mediastinums, der Lungen und der Leberwurzel und seine klinische Bedeutung. Klin. Wschr. 46, 10 (1968).

HASHEMIAN, H.: Zit. nach BARTLETT.

HASSE, W.: Dickdarmpolypen. In: Maligne Tumoren im Kindesalter, Hrsg. F. REHBEIN. Stuttgart: Hippokrates 1969.

HEITE, H. J.: Tumoren der Haut und ihrer Anhangsgebilde. In: BARTELHEIMER, H., und H.-J. MAURER, Diagnostik der Geschwulstkrankheiten. Stuttgart: Georg Thieme 1962.

HOFFMANN, W.: Desmoidtumor des linken Musculus latissimus dorsi. Zbl. Chir. 93, 1213 (1968).

HORNE, C. H. W., SLAVIN, G., McDONALD, A. M.: Late recurrence of juvenile fibrosarcoma. Brit. J. Surg. 55, 102 (1968).

KAUFFMAN, S. L., STOUT, A. P.: Congenital mesenchymal tumors. Cancer (Philad.) 18, 460 (1965).

KNIERIEM, H.-J., NESSLER, L.: Intramurales Fibrom des Herzmuskels. Z. Kreisl.-Forsch. 57, 997 (1968).

KONWALER, B. E., KEASBEY, L. E., KAPLAN, L.: Subcutaneous pseudosarcomatous fibromatosis (fasciitis): Report of 8 cases. Amer. J. clin. Path. 25, 241 (1955).

LEVER, W. F.: Histopathology of the skin. London: Pitman Medical Publishing 1967.

LOESCHKE, A.: Die Erkrankungen des Neugeborenen. In: Lehrbuch der Kinderheilkunde, Hrsg. G. JOPPICH. Stuttgart: Gustav Fischer 1966.

MACKENZIE, D. H.: Fibroma: A dangerous diagnosis. Brit. J. Surg. 51, 607 (1964).

MARSDEN, H. B., STEWARD, J. K.: Tumours in children. Berlin-Heidelberg-New York: Springer 1968.

MEHREGAN, A. H.: Nodular fasciitis. Arch. Derm. 93, 204 (1966).

MICHAEL, P.: Tumors of infancy and childhood. Philadelphia/USA: J. B. Lippincott 1964.

MORISON, J. E.: Foetal and neonatal pathology, 2. ed. London: Butterworths 1963.

MUNTE, A.: Die familiären Polyposen. Inaug.-Diss. München 1966.

O'BRIEN, J. E., STOUT, A. P.: Malignant fibrous xanthomas. Cancer (Philad.) 17, 1445 (1964).

OLSSON, S., SJÖBERG, J.-E., WAHLQUIST, L., ZEDERFELDT, B.: Ideopatic retroperitoneal fibrosis. Acta chir. scand. 123, 427 (1962).

OZZELLO, L., STOUT, A. P., MURRAY, M. R.: Cultural characteristics of malignant histiocytomas and fibrous xanthomas. Cancer (Philad.) 16, 331 (1963).

PENNER: Zit. nach MACKENZIE.

PRICE, E. B., SILLIPHANT, W. M., SCHUMAN, R.: Nodular fasciitis. Amer. J. clin. Path. 35, 122 (1961).

REYE, R. D. K.: Zit. nach ENZINGER, F. M.

SOULE, E. H., MAHOUR, G. H., MILLS, S. D., LYNN, H. B.: Soft-tissue sarcomas of infants and children. Proc. Mayo Clin. 43, 313 (1968).

STAUBER, R., SUCHANEK, E.: Desmoid der Bauchdecke im Kindesalter. Zbl. Chir. 90, 132 (1965).

STOUT, A. P.: Juvenile fibromatoses. Cancer (Philad.) 7, 953 (1954).

— Fibrosarcoma in infants and children. Cancer (Philad.) 15, 1028 (1962).

— LATTES, R.: Tumors of the soft tissues. Atlas of tumor pathology, II. ser., fasc. I. Armed Forces Institute of Pathology, Bethesda, Maryland 1967.

STREIT, W., KIRSCH, K.: Multiple fibroblastische Proliferationsherde bei einem Neugeborenen. Helv. paediat. Acta 22, 271 (1967).

TENG, P., WARDEN, M. J., COHN, W. L.: Congenital generalized fibromatosis (renal and skeletal) with complete spontaneous regression. J. Pediat. 62, 748 (1963).

WEICKER, H.: Tumoren des Kindesalters. In: BARTELHEIMER, H. und H. J. MAURER, Diagnostik der Geschwulstkrankheiten. Stuttgart: Georg Thieme 1962.

WILLIAMS, J. O., SCHRUM, D.: Congenital fibrosarcoma. Arch. Path. 51, 548 (1951).

ZOLLINGER, H. U.: Tumoren zwischen Gut und Böse. Chirurg 39, 9 (1968).

### B. I. Embryonales Sarkom

BODIAN, M.: Zit. nach NEIDHARDT.

BOLANDE, R. P.: Cellular aspects of developmental pathology. Philadelphia/USA: Lea & Febiger 1967.

EMDE, J. VON DER, HELLER, G.: Das Rhabdomyosarkom. Münch. med. Wschr. 110, 384 (1968).

FIORENTINO, M.: Chemotherapy of myosarcoma. Europ. J. Cancer 4, 225 (1968).

HABEDANK, M.: Über das angeborene Rhabdomyosarkom der Blase. Z. Kinderheilk. 81, 717 (1958).

HAYS, D. M., SNYDER, W. H., JR.: Botryoid sarcoma of the common bile ducts. Amer. J. Dis. Child. 110, 595 (1965).

LAWRENCE, W., JR., JEGGE, G., FOOTE, F. W., JR.: Embryonal rhabdomyosarcoma. Cancer (Philad.) 17, 361 (1964).

MARSDEN, H. B., STEWARD, J. K.: Tumours in children. Berlin-Heidelberg-New York: Springer 1968.

NASH, A., STOUT, A. P.: Malignant mesenchymomas in children. Cancer (Philad.) 14, 524 (1961).

NEIDHARDT, M.: Das embryonale (Rhabdomyo-)Sarkom. Z. Kinderheilk. 103, 169 (1968).

OEHME, J.: Zur Diagnose und Therapie von Malignomen aus kinderärztlicher Sicht. Mitteilungsdienst GBK **1965**, 705.

— Krebs im Kindesalter. Med. Welt **20** (N.F.), 2049 (1969).

OHM, H.: Malignome im Kindesalter unter besonderer Berücksichtigung der Collin'schen Regel und ihrer Brauchbarkeit für die Prognose. Inaug.-Diss. Marburg 1969.

OVERBECK, L.: Die Ultrastruktur des Sarcoma botryoides oder Traubensarkom der Vagina beim Kind. Z. Geburtsh. Gynäk. **167**, 13 (1967a).

— Das Sarcoma botryoides oder Traubensarkom der Vagina beim Kind. Z. Geburtsh. Gynäk. **166**, 225 (1967b).

PFANNENSTIEL, J.: Das traubige Sarkom der Cervix uteri. Virchows Arch. path. Anat. **127**, 305 (1892).

PINKEL, D.: Cyclophosphamide in children with cancer. Cancer (Philad.) **15**, 42 (1962).

ROSS, L. A. R.: Rhabdomyosarcoma of the spermatic cord. Pediatrics **43**, 890 (1969).

SCHWEISGUTH, O., PELLERIN, D., CENDRON, J., GERARD-MARCHANT, R.: Zit. nach NEIDHARDT.

SOPER, R. T., DUNPHY, D. L.: Sarcoma botryoides of the biliary tree. Surgery **63**, 1005 (1968).

SOULE, E. H., MAHOUR, G. H., MILLS, S. D., LYNN, H. B.: Soft-tissue sarcomas of infants and children. Proc. Mayo Clin. **43**, 313 (1968).

VIRENQUE, J., GAUBERT, J., BOUISSON, J., FABRE, M. TH.: Un observation de sarcome botryoide de voies biliaires. Ann. Chir. infant. **7**, 26 (1966).

WEBER: Zit. nach VON DER EMDE und HELLER.

YOUNGBLOOD, V. H., BANKS, R., DENNEY, E. E.: Zit. nach NEIDHARDT.

## *II. Mesenchymome*

INGLIS, K.: The nature and origin of smooth muscle-like neoplastic tissue in renal tumors of the tuberous sclerosis complex. Cancer (Philad.) **13**, 602 (1960).

KAUFFMAN, S. L., STOUT, A. P.: Congenital mesenchymal tumors. Cancer (Philad.) **18**, 460 (1965).

LE BER, M. S., STOUT, A. P.: Benign mesenchymomas in children. Cancer (Philad.) **15**, 598 (1962).

MICHAEL, P.: Tumors of infancy and childhood. Philadelphia/USA: J. B. Lippincott 1964.

MOOLTEN, S. E.: Zit. nach LEBER und STOUT.

MURPHY, E. S., FUJII, Y., YASUDA, A., SASABE, S.: The tuberous sclerosis complex. Arch. Path. **65**, 166 (1958).

NASH, A., STOUT, A. P.: Malignant mesenchymomas in children. Cancer (Philad.) **14**, 524 (1961).

STOUT, A. P.: Mesenchymoma, mixed tumor of mesenchymal derivates. Ann. Surg. **127**, 278 (1948).

## *III. Myxom, Myxosarkom und Herzmyxom*

CUMMING, G. R., FINKEL, K.: Intracardiac myxoma involving the right and left atria in a young patient. J. Pediat. **58**, 559 (1961).

DUTZ, W., STOUT, A. P.: The myxoma in childhood. Cancer (Philad.) **14**, 629 (1961).

GOODWIN, J. F.: Diagnosis of left atrial myxoma. Lancet **1963** I, 464.

MICHAEL, P.: Tumors of infancy and childhood. Philadelphia/USA: J. B. Lippincott 1964.

NADAS, A. S., ELLISON, R. C.: Cardiac tumors in infancy. Amer. J. Cardiol. **21**, 363 (1968).

NASH, A., STOUT, A. P.: Malignant mesenchymomas in children. Cancer (Philad.) **14**, 524 (1961).

RIECHERS, F., RÖSE, J.: Fibroendotheliom des linken Vorhofs beim Kinde mit den klinischen Zeichen einer Endocarditis. Arch. Kinderheilk. **176**, 61 (1968).

SANYAL, S. K., LEUCHTENBERG, N. DE, ROJAS, R. H., STANSEL, H. C., BROWNE, M. J.: Right atrial myxoma in infancy and childhood. Amer. J. Cardiol. **20**, 263 (1967).

SPONSEL, K. H., MCDONALD, J. R., GHORMLEY, R. K.: Myxoma and myxosarcoma of the soft tissues of the extremities. J. Bone Jt Surg. A **34**, 820 (1952).

STOUT, A. P., LATTES, R.: Tumors of the soft tissues. Atlas of tumor pathology, II. ser., fasc. I. Armed Forces Institute of Pathology, Bethesda, Maryland 1967.

WEICKER, H.: Tumoren des Kindesalters. In: BARTELHEIMER, H. und H.-J. MAURER, Diagnostik der Geschwulstkrankheiten. Stuttgart: Georg Thieme 1962.

WYLER, F., RUCKLI, A., WEISSER, K.: Myxom des Vorhofs bei einem $8^{1}/_{2}$jährigen Mädchen. Z. Kinderheilk. **94**, 51 (1965).

## *C. I. Histiocytäre Tumoren*

AEGERTER, E., KIRKPATRICK, J. A., JR.: Orthopedic diseases (Philadelphia-London-Toronto: W. B. Saunders Company), reprinted 1968, S. 755ff.

ALBERTINI, A. V.: Histologische Geschwulstdiagnostik. Stuttgart: Georg Thieme 1955.

BANDMANN, H.-J.: Ein Beitrag zur morphologischen Pathologie des Dermatofibroma lenticulare bzw. des Histiocytoms. Arch. klin. exp. Derm. **204**, 584 (1957).

DUBILIER, L. D., BRYANT, L. R., DANIELSON, G. K.: Histiocytoma (fibrous xanthoma) of the lung. Amer. J. Surg. **115**, 420 (1968).

GEILER, G.: Die Synovialome, Morphologie und Pathogenese. Berlin-Göttingen-Heidelberg: Springer 1961.

GROSS, WOLBACH: Zit. nach V. ALBERTINI.

JAFFÉ, H. L.: Zit. nach GEILER.

KAUFFMAN, S. L., STOUT, A. P.: Histiocytic tumors (fibrous xanthoma and histiocytoma) in children. Cancer (Philad.) **14**, 469 (1961).

LICHTENSTEIN, L.: Zit. nach GEILER.

MICHAEL, P.: Tumors of infancy and childhood. Philadelphia/USA: J. B. Lippincott 1964.

O'BRIEN, J. E., STOUT, A. P.: Malignant fibrous xanthomas. Cancer (Philad.) **17**, 1445 (1964).

OZZELLO, L., STOUT, A. P., MURRAY, M. R.: Zit. nach STOUT und LATTES.

STOUT, A. P., and LATTES, R.: Tumors of the soft tissues. Atlas of tumor pathology, II. ser., fasc. I. Armed Forces Institute of Pathology, Bethesda, Maryland 1967.

Weicker, H.: Tumoren des Kindesalters. In: Bartelheimer, H., und H.-J. Maurer, Diagnostik der Geschwulstkrankheiten. Stuttgart: Georg Thieme 1962.

Woringer, Kwiatkowski: Zit. nach Bandmann.

## II. Synovialom

Albertini, A. v.: Histologische Geschwulstdiagnostik. Stuttgart: Georg Thieme 1955.

Cadman, N. L., Soule, E. H., Kelly, P. J.: Synovial sarcoma. An analysis of 134 tumors. Cancer (Philad.) 18, 613 (1965).

Crocker, D. W., Stout, A. P.: Synovial sarcoma in children. Cancer (Philad.) 12, 1123 (1955).

Geiler, G.: Die Synovialome, Morphologie und Pathogenese. Berlin-Göttingen-Heidelberg: Springer 1961.

Haagensen, C. D., Stout, A. P.: Zit. nach Stout und Lattes.

Schmidt, W.: Zur Klinik der Synovialome im Kindesalter. Bruns' Beitr. klin. Chir. 209, 47 (1964).

Soule, E. H., Mahour, G. H., Mills, S. D., Lynn, H. B.: Soft tissue sarcomas of infants and children. Proc. Mayo Clin. 43, 313 (1968).

Stout (1953): Zit. nach Geiler.

Stout, A. P., Lattes, R.: Tumors of the soft tissues. Atlas of tumor pathology, II. ser., fasc. I. Armed Forces Institute of Pathology, Bethesda, Maryland 1967.

Weinreich, M.: Zum klinischen Bild des malignen Synovialoms. Z. Orthop. 97, 353 (1963).

## III. Mesotheliome

Kauffman, S. L., Stout, A. P.: Mesothelioma in children. Cancer (Philad.) 17, 539 (1964).

Maximow: Zit. nach Kauffman und Stout.

Steffen, A.: Die malignen Geschwülste im Kindesalter. Stuttgart: Ferdinand Enke 1905.

## D. I. Tumoren der quergestreiften Muskulatur

Bigelow, N. H., Klinger, S., Wright, A. W.: Primary tumors of the heart in infancy and childhood. Cancer (Philad.) 7, 549 (1954).

Kidder, L. A.: Congenital glycogenic tumors of the heart. Arch. Path. 49, 55 (1950).

Michael, P.: Tumors of infancy and childhood. Philadelphia/USA: J. B. Lippincott 1964.

Pack, G. T., Eberhart: Rhabdomyosarcoma of skeletal muscle. Surgery 32, 1023 (1953).

Pritchard, R. W.: Tumors of the heart: Review of the subject and report of one hundred and fifty cases. Arch. Path. 51, 98 (1951).

Stout, A. P., Lattes, R.: Tumors of the soft tissues. Atlas of tumor pathology, II. ser., fasc. I. Armed Forces Institute of Pathology, Bethesda, Maryland 1967.

## II. Tumoren der glatten Muskulatur

Berg, McNeer: Zit. nach Botting et al.

Botting, A. J., Soule, E. H., Brown, A. L., Jr.: Smooth muscle tumors in children. Cancer (Philad.) 18, 711 (1965).

Dockerty: Zit. nach Botting et al.

Heite, H. J.: Tumoren der Haut und ihrer Anhangsgebilde. In: Bartelheimer, H., und H. J. Maurer, Diagnostik der Geschwulstkrankheiten. Stuttgart: Georg Thieme 1962.

Höpner, E.: Ein eigenartiger Fall von Divertikelileus. Langenbecks Arch. klin. Chir. 97, 1058 (1912).

Kauffman, S. L., Stout, A. P.: Congenital mesenchymal tumors. Cancer (Philad.) 18, 460 (1965).

Kühne, H.: Chirurgische Komplikationen beim Meckel'schen Divertikel. Zbl. Chir. 83, 17 (1958).

Stout, Hill: Zit. nach Botting et al.

Stout, A. P., Lattes, R.: Tumors of the soft tissues. Atlas of tumor pathology, II. ser., fasc. I. Armed Forces Institute of Pathology, Bethesda, Maryland 1967.

Vinik, M., Altmann, D. H.: Congenital malignant tumors. Cancer (Philad.) 19, 967 (1966).

Yannopoulos, K., Stout, A. P.: Smooth muscle tumors in children. Cancer (Philad.) 15, 958 (1962).

## Anhang: Granularzellenmyoblastom

Abrikossoff: Zit. nach Montgomery.

Heite, H. J.: Tumoren der Haut und ihrer Anhangsgebilde. In: Bartelheimer, H., und H. J. Maurer, Diagnostik der Geschwulstkrankheiten. Stuttgart: Georg Thieme 1962.

Montgomery, H.: Dermatopathology, vol. 2, p. 1058. New York-Evanston-London: Harper & Row 1967.

## E. Lipome und Liposarkom

Arnold, J.: Ein Fall von angeborenem lipomatösem Teratom der Stirngegend. Virchows Arch. path. Anat. 43, 181 (1868).

Beaudoing, A., Butin, L. P., Fischer, G., Jaillard, M., Bost, M.: Les Lipomes Spinaux Sous-Duraux Chez L'Enfant. Pédiatrie 21, 909 (1968).

Brunet, L., Gourdeau, Y., Hould, F.: Lipome rétro-péritoneal chez l'enfant. Canad. med. Ass. J. 94, 962 (1966).

Enzinger, F. M., Winslow, D. J.: Liposarcoma. A study of 103 cases. Virchows Arch. path. Anat. 335, 367 (1962).

James, D. H., Jr., Johnson, W. W., Wrenn, E. L.: Effective chemotherapy of an abdominal liposarcoma. J. Pediat. 68, 311 (1966).

Kauffman, S. L., Stout, A. P.: Lipoblastic tumors of children. Cancer (Philad.) 12, 912 (1959a).

Knowles, C. H. R., Huggill, P. H.: Liposarcoma: With report of case in a child. J. Path. Bact. 68, 235 (1954).

Krause, L. G., Ross, Ch. A.: Intrathoracic lipomas. Arch. Surg. 84, 82 (1962).

Kümmerle, F., Ritter, G.: Retroperitoneale Riesenlipome. Dtsch. med. Wschr. 15, 742 (1968).

Marsden, H. B., Steward, J. K.: Tumours in children. Berlin-Heidelberg-New York: Springer 1968.

Marx, H., Kosenow, W., Ruland, L.: Thymolipome im Kindesalter. Z. Kinderheilk. 82, 560 (1959).

Murray: Zit. nach Vellios et al.

Rubin, Mashkin: Zit. nach Marx et al.

Satter, P.: Lipome des Herzens. Zbl. Chir. 93, 268 (1968).

SENFTLEBEN, H.: Zur Casuistik seltener Geschwülste. Virchows Arch. path. Anat. 15, 336 (1868).

SNYDER, W. H., KRUSE, C. A., GREANEY, E. M., CHAFFIN, L.: Retroperitoneal tumors in infants and children. Arch. Surg. 63, 26 (1951).

SOULE, A. P., MAHOUR, G. H., MILLS, S. D., LYNN, H. B.: Soft-tissue sarcomas of infants and children. Proc. Mayo Clin. 43, 313 (1968).

STOUT, A. P., LATTES, R.: Tumors of the soft tissues. Atlas of tumor pathology, II. ser., fasc. I. Armed Forces Institute of Pathology, Bethesda, Maryland 1967.

STOWENS, D.: Pediatric pathology, 2. ed. Baltimore/USA: Williams & Wilkins Co. 1966.

VELLIOS, F., BAEZ, J., SHUMAKER, H. B.: Lipoblastomatosis: A tumor of fetal fat different from hibernoma. Amer. J. Path. 34, 1149 (1958).

WEICKER, H.: Tumoren des Kindesalters. In: BARTELHEIMER, H., und H. J. MAURER, Diagnostik der Geschwulstkrankheiten. Stuttgart: Georg Thieme 1962.

WILLIS, R. A.: The pathology of the tumors of children. Springfield/USA: Charles C. Thomas 1962.

WOLMAN, M.: Lipides, histochemistry of lipids in pathology. In: Handbuch der Histochemie, (Hrsg. W. GRAUMANN u. K. NEUMANN), Bd. V, Teil 2, S. 132. Stuttgart: Gustav Fischer 1964.

# Tumoren des Gefäßsystems

G. SEILER, Erlangen

Die Tumoren der Blut- und Lymphgefäße unterscheiden sich von vielen anderen Geschwülsten dadurch, daß sie nicht aus Zellen eines bestimmten Typs aufgebaut sind, sondern aus Gefäßrohren, deren Wände mehr oder weniger normal differenzierte Gewebe sind. Sie enthalten in jedem Falle Bindegewebe und Endothelien, daneben je nach Bauart Pericyten, glatte Muskelzellen oder Nervengewebe. Sie werden von normalem, oft verlangsamt zirkulierendem Blut bzw. von Lymphe durchströmt, die Farbe und Konsistenz bestimmen. Wachstum wie auch spontane Involution, die bei den Gefäßtumoren häufig zu beobachten ist, erklären sich wenigstens teilweise aus der Größe und Funktionsfähigkeit der Kommunikation mit dem Kreislaufsystem.

Mit ihrem Aufbau aus differenziertem, aber abnorm organisiertem Gewebe einerseits, mit ihrer Fähigkeit zur Proliferation andererseits besitzen die meisten Gefäßtumoren sowohl Eigenschaften der Neoplasien als auch der Fehlbildungen, weshalb man sie als Hamartoblastome oder dysontogenetische Geschwülste bezeichnet. Dem Gefäßgewebe, dessen normale Differenzierung aus dem embryonalen Capillarplexus in einer bestimmten Phase gestört wird, bleibt die Fähigkeit embryonalen Gewebes zur Proliferation in gewissem Umfang erhalten.

**Historische Daten.** ROKITANSKY unterschied 1844 das Aneurysma anastomoticum, die Teleangiektasie, den Fungus haematodes und die kavernösen Texturen, von denen er zumindest die letzten beiden als eigentlich solide Blasteme mit überschießender Gefäßbildung ansah. VIRCHOW gab den Angiomen 1863 eine Ordnung nach histogenetischen Prinzipien, die in ihren Grundzügen auch heute noch weitgehend anerkannt

wird. — Im pädiatrischen Schrifttum haben die Angiome noch Anfang dieses Jahrhunderts geringes Interesse gefunden: im Handbuch von PFAUNDLER und SCHLOSSMANN 1906 ist ihnen weniger als eine Seite gewidmet (GALEWSKY). Erst der Aufschwung der Strahlentherapie und der kosmetischen Chirurgie in den letzten Jahrzehnten sowie die Beobachtung schwerer Allgemeinstörungen durch Hämangiome und gelegentlicher Malignität hat diesen Tumoren zunehmendes Interesse verschafft. Ausführliche Beiträge finden sich, da die Angiome vorwiegend in der Haut auftreten, vor allem im dermatologischen Schrifttum (SCHNYDER, 1963, 1966; PROPPE u.a.), aber auch anderweitig (v. ALBERTINI; LANDING und FARBER; WOLLHEIM und ZISSLER; WILLIS; BREDT; STOUT; MALAN und PUGLIONISI u.a.).

Die zahlreichen Vorschläge zur Klassifizierung der Gefäßtumoren miteinander zu vergleichen, ist oft nahezu unmöglich, da die Definitionen sich vielfach überschneiden. Wir halten uns an die Einteilung der „Union Internationale Contre le Cancer", wie sie in der „Illustrierten Tumor-Nomenklatur" 1965 gegeben ist:

1. Capilläres Hämangiom, gutartiges Hämangioendotheliom;
2. kavernöses Hämangiom; Kavernom;
3. arterielles Hämangiom, arterio-venöses Angiom, Haemangioma racemosum;
4. Lymphangiom, cystisches Hygrom;
5. Glomustumor, Glomangiom;
6. Hämangiopericytom;
7. hämorrhagisches Sarkom (KAPOSI);
8. bösartiges Hämangioendotheliom, Hämangiosarkom;
9. bösartiges Hämangiopericytom.

Ferner als Gefäßtumor des Nervengewebes:

10. Hämangiom des Kleinhirnes, v. Hippel-Lindau-Krankheit.

Diese Einteilung wird im nachfolgenden unter Gesichtspunkten der Klinik erheblich modifiziert; sie bezeichnet jedoch, was unter Tumoren des Gefäßsystems verstanden werden soll. Ausgenommen bleiben vor allem die Naevi teleangiectatici (Naevus flammeus; port-wine stain, salmon patch) und andere Anomalien, die auf Dilatation präformierter Gefäße beruhen, sofern sie nicht kombiniert mit eigentlichen Gefäßgeschwülsten, z.B. im Rahmen eines Syndroms, auftreten.

## Cutane und subcutane Capillarhämangiome des frühen Kindesalters

**Synonyme.** Capilläres bzw. kavernöses Hämangiom; planotuberöses, tubero-nodöses bzw. nodöses Hämangiom; Angioma immaturum bzw. maturum; Blutschwamm; strawberry mark, Erdbeerangiom; Naevus fructosus; Naevus vasculosus; Angioma simplex; evolutives Hämangiom; involutives Hämangiom usw.

Wir fassen hier die zahlenmäßig häufigen, histologisch gutartigen tumorösen Veränderungen der Capillaren in Cutis und Subcutis zusammen, die sich im Säuglingsalter manifestieren und fast ohne Ausnahme im Laufe der Kindheit spontan wieder verschwinden. Sie bauen sich aus normalkalibrigen (Haemangioma capillare) oder stark erweiterten (Haemangioma cavernosum) Capillaren auf und bilden in oder unter der Haut palpable Tumoren unterschiedlichster Größe. — Die wichtigsten Übersichtsarbeiten aus den letzten Jahren stammen von Bek et al.; Bowers et al.; Donsky; Fost und Esterly; Holmdahl; Jakob; Klostermann und Just; Lampe und Latourette; Landing und Farber; Margileth und Museles; Moyson und Godard; Pack und Ariel; Proppe; Schmid; Schnyder, 1963, 1966a und b; Simpson; Storck und Schwarz; Stout; Stout und Lattes; Thormann und Weidauer u.a. Siehe auch die Beiträge von Gartmann sowie von Rohde in diesem Handbuch, Bd. IX, S. 616 bzw. 633.

**Häufigkeit.** Die kindlichen cutanen Hämangiome sind die häufigsten Tumoren im Kindesalter; zur Morbidität werden Zahlen zwischen 0,45 und 13% angegeben. Zuverlässige Statistiken, die die Frequenz durch wiederholte Untersuchungen derselben Kinder im Laufe des 1. Lebensjahres bestimmen, nennen 8—13% (Eschwege et al.; Holmdahl); in den ersten Lebenstagen finden sich nur etwa 20% der später zu beobachtenden Angiome (Eschwege et al.). Nach Holmdahl werden Frühgeborene nicht häufiger von Hämangiomen befallen als Reifgeborene.

**Zeitpunkt des Auftretens.** Bis zum Ende des 1. Lebensmonates sind etwa 85% der Hämangiome sichtbar, bis zum Ende des 6. Monats 99% oder mehr (Holmdahl; Simpson; Proppe; Margileth und Museles; Eschwege et al.). Ausnahmsweise kann ein typisches frühkindliches Hämangiom nach dem ersten Lebenshalbjahr auftreten.

**Geschlechtsdisposition.** Größere Serien zeigen regelmäßig ein Überwiegen des weiblichen Geschlechtes im Verhältnis 2:1 (Simpson; Proppe; Schwartz et al.; Eschwege et al.). Proppe erklärt dies durch den wahrscheinlichen Zusammenhang der Hämangiomentstehung mit der Ausprägung der geschlechtsspezifischen Beihaare, die hormonalen Einflüssen unterliegen dürften. Schwartz et al. fanden in 4 getrennt untersuchten Serien von Neu- und Frühgeborenen eine Abhängigkeit der Geschlechtsverteilung von der Gestationsdauer: relativ mehr männliche Hämangiomträger bei verkürzter Schwangerschaft; auch sie schließen hieraus auf hormonale Wirkungen.

**Familiarität.** Mehrfaches Auftreten von Hämangiomen in einer Familie wurde verschiedentlich beobachtet (Simpson; Margileth und Museles u.a.); Schnyder (1966a) glaubt jedoch, daß „familiäre Häufungen" nicht öfter auftreten als der Wahrscheinlichkeit bei der hohen Morbidität an Hämangiomen entspricht.

**Pathogenese.** Nach v. Albertini entstehen die Hämangiome aus einem ungeformten zellreichen Gewebe, das dem embryonalen Mesenchym nahesteht und zum retikulären Bindegewebe zu rechnen ist. Darin bilden sich zunächst Lücken, die zu Capillaren umgebaut werden und sich schließlich zu großen kavernösen Hohlräumen erweitern können. Er bezeichnet die Hämangiome deshalb als „angioplastische Reticulome" und zählt sie, schon wegen des Alters der Patienten, zu den dysontogenetischen Geschwülsten. Eine echte Proliferation dieses retikulären Gewebes ist zwar nicht auszuschließen, doch dürfte die oft dramatische Vergrößerung der Hämangiome in den ersten Lebensmonaten eher Zeichen einer vermehrten Füllung und Erweiterung der Gefäßlumina sein, vielleicht im Zusammenhang mit dem Anschluß an das übrige Gefäßsystem (Pack und Miller). Umgekehrt wird Wachstumsstillstand und Involution auf Insuffizienz der Blutversorgung durch Stenosierung oder

Thrombosierung der zuführenden Gefäße zurückgeführt.

**Histologie.** Je nach dem Alter der Geschwulst variieren die histologischen Befunde. In frühen Stadien sieht man ein Knäuel von Capillarschlingen mit zellreichem Zwischengewebe; dieses Gewebe wird vielfach auch als aus wuchernden Endothelien entstanden aufgefaßt und das Hämangiom in dieser Phase daher als benignes (infantiles) Hämangioendotheliom bezeichnet (STOUT und LATTES). Sarkomähnliche Bilder können durch Kollaps der Gefäße entstehen, doch fehlen typische Zeichen der Malignität. — Bei reiferen Hämangiomen sind die Capillaren von einer einfachen Endothellage begrenzt und von Pericyten (Rouget-Zellen) umgeben; das Zwischengewebe ist spärlicher und weist kollagene Fasern auf; es kann sogar hyalin umgewandelt werden. — Bei starker Erweiterung der Capillaren oder durch Zusammenfließen benachbarter capillarer Räume infolge Schwundes des Zwischengewebes und der bindegewebigen Septen entsteht das Bild des kavernösen Hämangioms. — Im Stadium der Rückbildung kann man das Bild des „sklerosierenden Hämangioms" mit Obliteration der Gefäße, Fibrosierung oder Umwandlung in normales Bindegewebe finden (LANDING und FARBER; STOUT; BREDT).

Gegenüber der gesunden Umgebung sind die Hämangiome scharf begrenzt, besitzen jedoch keine Kapsel. Der Aufbau ist meistens läppchenförmig, manchmal auch kompakt; Übergänge zu venösen Angiomen kommen vor (STOUT und LATTES).

## Klinik der cutanen kindlichen Hämangiome

Von dermatologischer Seite werden meist 3 Typen unterschieden:

*Plano-tuberöse Hämangiome* (Abb. 80 und 81). Sie wölben sich als leuchtend- bis dunkelrote scharf begrenzte Tumoren über das Niveau der umgebenden normalen Haut mehr oder weniger stark hervor und besitzen eine glatte oder leicht höckerige Oberfläche sowie elastisch feste Konsistenz; auf Druck blassen sie kaum ab. Anfangs nur als stecknadelkopfgroße rote Flecke sichtbar, breiten sie sich oft in wenigen Wochen flächenhaft aus und können sich stark verdicken. Nicht selten treten sie multizentrisch auf, um dann zusammenzufließen. Viele erreichen aber auch nur Durchmesser von wenigen Millimetern. Im angelsächsischen Schrifttum werden sie meistens als „strawberry birthmark" bezeichnet. — Histologisch findet man ein capilläres Hämangiom, das auf die Cutis beschränkt ist.

*Tubero-nodöse Hämangiome* (Abb. 82). Hierbei findet sich neben der eben beschriebenen Form noch eine subcutane Komponente („mixed hemangioma"), die sich als weicher, oft bläulich durchscheinender Unterbau unscharf in der Umgebung verliert. Die Oberfläche des cutanen



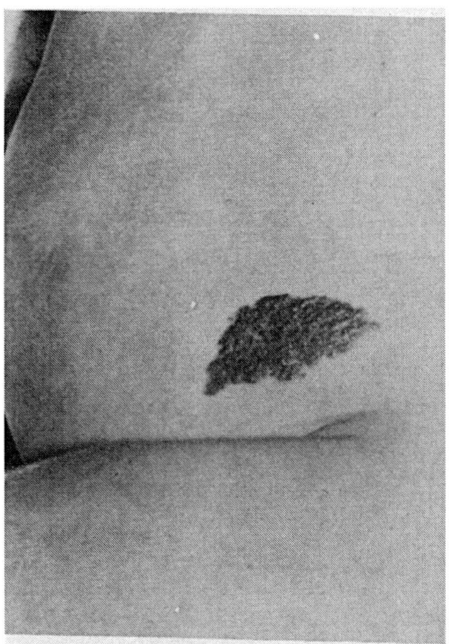

Abb. 80. Manuela Sch., 5 Wochen alt. Feinhöckeriges, planotuberöses Hämangiom der linken Flankengegend

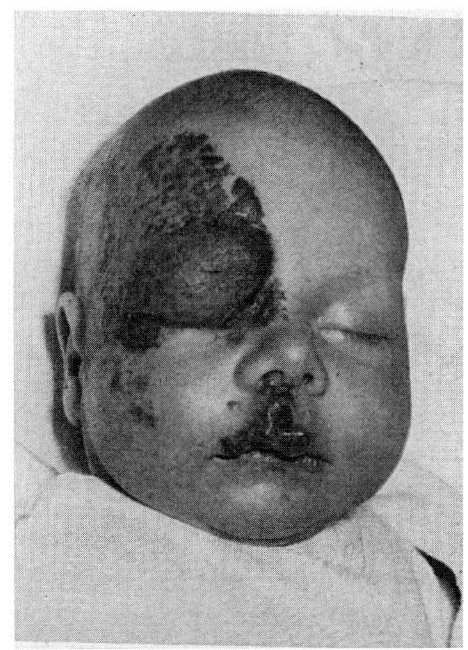

Abb. 81. Rainer A., 2 Monate alt. Ausgedehntes planotuberöses Hämangiom des Oberlides, der Schläfe und der Oberlippe rechts

Anteils ist oft mehr grobhöckerig, die Geschwulst weniger elastisch, aber häufig sehr ausgedehnt. — Histologisch liegen vorwiegend kavernös erweiterte Gefäße vor.

*Nodöse Hämangiome* (Abb. 83). Sie liegen ausschließlich subcutan, sind nicht scharf abzu-

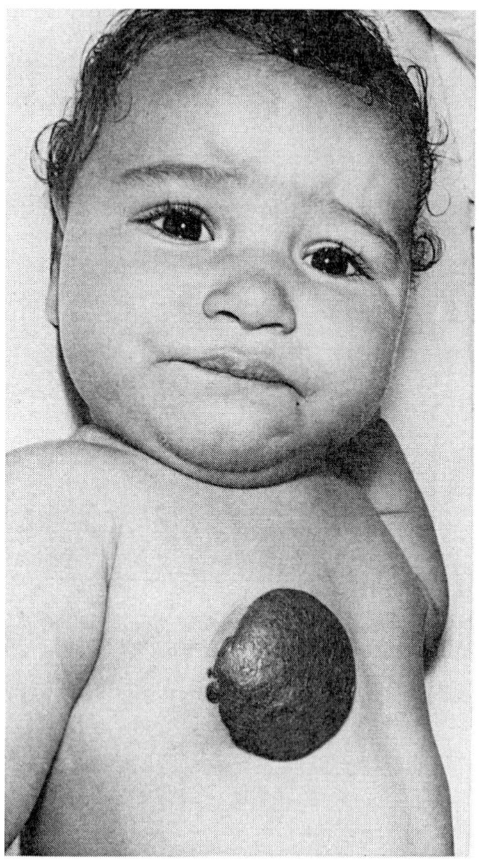

Abb. 82. Nanette M., 9 Monate alt. Großes stark erhabenes tuberonodöses Hämangiom der Mamillengegend rechts

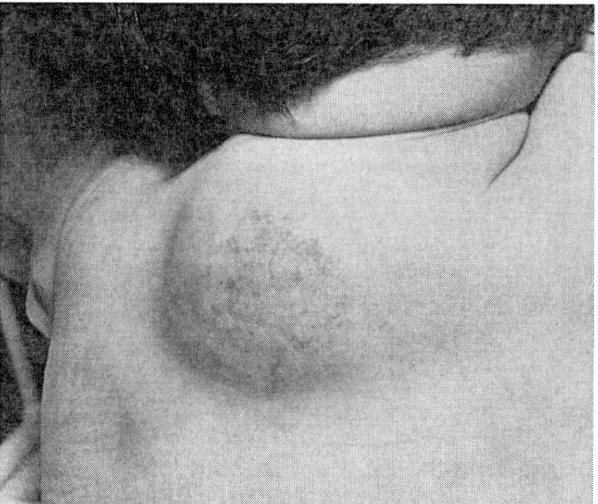

Abb. 83. Ute R., 6½ Monate alt. Subcutanes, nodöses Hämangiom über der oberen Brustwirbelsäule

grenzen, leicht verschieblich und manchmal durch Druck zu entleeren. Die Unterscheidung von Lymphangiomen fällt schwer, wenn bei tief subcutanem Sitz die Blaufärbung der Haut nur gering ist („hypodermal cavernous hemangioma"). Diese Hämangiome sind selten; viele werden erst entdeckt, wenn sie ihr Wachstum abgeschlossen haben. — Histologisch handelt es sich in der Regel um Kavernome.

Die plano-tuberösen Hämangiome stellen 65—84%, die nödosen nur 3—7% der Hautangiome bei Kindern (Margileth und Museles; Bowers et al.; Thormann und Weidauer u. a.). — Proppe lehnt jedoch alle Unterteilungen der „Blutschwämme" ab, da sie keine biologische Entsprechung besitzen. So fanden auch Bowers et al., sowie Klostermann und Just keine sicheren Unterschiede hinsichtlich der Prognose zwischen den verschiedenen Typen.

Die Verteilung auf die Körperregionen zeigt in den meisten Serien eine Prävalenz von Kopf und Stamm (s. Tabelle 26).

Die nodösen Hämangiome kommen an den Extremitäten nur äußerst selten vor (Bredt; Thormann und Weidauer). Zwei Hämangiome

Tabelle 26. *Lokalisation cutaner Hämangiome* (Holmdahl; Margileth und Museles; Simpson; Thormann und Weidauer; van Vaerenbergh)

| | |
|---|---|
| Kopf und Hals | 29—41% |
| Stamm und Genitale | 29—55% |
| Extremitäten | 16—33% |

am selben Patienten beobachtet man nicht selten; mehr als zwei sahen Bowers et al. in 2,9%, Thormann und Weidauer in 3,6% ihrer Patienten. — Einen Sonderfall stellt die „multilokuläre Hämangiomatose" dar, die unten besprochen wird.

**Diagnose und Differentialdiagnose.** Die Diagnose wird in der Regel von den Eltern bereits gestellt; schwieriger kann in den ersten Lebenswochen die Abgrenzung (noch) flacher Hämangiome von den Feuermälern sein, die jedoch stets bei Geburt vorhanden sind und sich nur proportional dem allgemeinen Wachstum vergrößern. — Die Unterscheidung von malignen Gefäßtumoren, vom Hämangiopericytom und vom Glomustumor ist nur histologisch sicher möglich; diese Tumoren gehören im frühen

Kindesalter zu den Raritäten, doch soll man die Natur eines nach dem 6. Lebensmonat sehr rasch wachsenden „Blutschwammes" unbedingt durch Biopsie klären.

Das sog. *Granuloma pyogenicum* wird heute als eruptives Angiom mit sekundärer granulomatöser Entzündung angesehen (STOUT; KORTING; s. auch Beiträge GARTMANN und ROHDE in diesem Handbuch, Bd. IX).

**Verlauf.** Eine große Zahl von Arbeiten der letzten Jahre beschäftigt sich mit der von therapeutischen Eingriffen unbehelligten Entwicklung der kindlichen Blutschwämme. Die Beobachtungen lassen sich wie folgt zusammenfassen:

In einer mehr oder weniger stürmischen Evolutionsphase zu einem beliebigen Zeitpunkt in den ersten Lebensmonaten vergrößert das Hämangiom oft sein Volumen ganz erheblich, um das Wachstum etwa mit dem 9. Monat spontan einzustellen. Nur vereinzelt behalten Hämangiome ihre Größe von der Geburt an unverändert bei. — Nach einer stationären Phase setzt die Rückbildung ein, die in ganz unterschiedlichem Tempo zu mehr oder weniger vollständigem Verschwinden des Tumors führt.

Die Möglichkeit der Spontaninvolution war schon lange bekannt; LISTER hat 1938 in seiner klassischen Studie nachgewiesen, daß sie gesetzmäßig in der weit überwiegenden Mehrzahl der Fälle eintritt. Mit welcher Sicherheit man das Verschwinden eines Blutschwammes allerdings vorhersagen kann, ist auch heute noch Gegenstand lebhafter Diskussionen. KLOSTERMANN und JUST fanden in ihrer sehr gründlichen Untersuchung zwischen dem 7. und 11. Lebensjahr 69,2% der Hämangiome praktisch abgeheilt, den Rest mehr oder weniger stark zurückgebildet; unverändert oder vergrößert war kein einziges Hämangiom in diesem Alter. Nach LAMPE und LATOURETTE u.a. ist rasche Evolution im ersten Lebenshalbjahr ein prognostisch günstiges Zeichen; SIMPSON sowie BOWERS et al. fanden jedoch keine sicheren Kriterien, die Tempo und Ausmaß der späteren Regression sicher voraussagen ließen, bestätigten aber, wie auch viele andere Autoren, die große Neigung der Hämangiome zur Involution.

Der Beginn der Involution zeigt sich in einer Verfärbung des Angioms: das leuchtende Rot wird matt, es scheint sich ein grauer Film über die Geschwulst zu legen, die sich schlaffer anfühlt; einzelne Partien hellen sich auf, so daß der Blutschwamm, meist von zentral her, sozusagen durch normale Haut „aufgesogen" wird; oder aber er löst sich netzig auf und hinterläßt für einige Zeit Teleangiektasien.

## Komplikationen

**Ulceration und Blutung.** An exponierten Körperstellen (Nase, Lippen, Ohren, Wangen, Knie usw.) kann es durch Verletzungen relativ leicht zu Blutungen kommen, die jedoch selten bedrohliche Ausmaße annehmen (s. unten). — Spontane Ulceration, selten bis zu tiefergehenden Nekrosen, wird in 5—10% der Fälle, bei größeren Hämangiomen häufiger, gesehen (BOWERS et al.) und auf Thrombosierung des afferenten Gefäßes zurückgeführt. Vielfach leitet die Ulceration die Involution ein und kann deshalb als günstiges Zeichen gewertet werden (MOYSON und GODARD), freilich bleiben nach Ulcus auch häufiger Narben zurück. Als Behandlung genügen lokale Maßnahmen, wie feuchtwarme Umschläge und evtl. Antibiotica.

**Infektionen** können gelegentlich ein Ulcus komplizieren; bei sachgemäßer Behandlung kommen schwerere Verläufe mit Phlegmone oder Sepsis heute kaum noch vor.

**Riesenhämangiom mit Verbrauchscoagulopathie (Kasabach-Merritt-Syndrom).** 1940 berichteten KASABACH und MERRITT über das Zusammentreffen von capillärem Hämangiom und Purpura; seither wurden mehr als 70 entsprechende Fälle mitgeteilt, zwei Drittel davon in den letzten Jahren. Die wichtigsten neueren Arbeiten stammen von BELLER und RUHRMANN; ZERVOS et al.; SHIM; SCHNEIDER und LASCARI; KATZ und ASKIN.

Betroffen sind vor allem Säuglinge, etwa die Hälfte aller Fälle ist 1 Monat oder jünger, nur etwa 13% erkranken nach dem 1. Lebensjahr. Das oft monströse Hämangiom sitzt bevorzugt an Stamm und Extremitäten; auch Sitz im Körperinneren kommt vor (ZERVOS et al.). — Jenseits des Säuglingsalters überwiegt das weibliche Geschlecht, im 1. Lebensmonat das männliche (SHIM).

Die ersten Blutungen — von einzelnen Petechien und diskreten Suggilationen bis zu bedrohlichem Schock — treten häufig im Gefolge einer auffallenden Größenzunahme des Hämangioms auf. Im Blut zeigt sich eine wechselnd schwere Anämie und Thrombocytopenie mit Werten bis zu 1 000 Plättchen/mm³; Blutungs- und Gerinnungszeit sind in der Regel verlängert, verschiedene plasmatische Gerinnungsfaktoren (Fibrinogen, Prothrombin, Faktor V, VIII, evtl. VII und X) vermindert, die fibrinolytische Aktivität gesteigert, ein Bild, das als „Verbrauchscoagulopathie" bekannt ist.

Die Letalität durch schwere Blutungen beträgt wenigstens 20%, auch jenseits des Säuglingsalters (Shim); man darf daher die spontane Involution nicht wie bei unkomplizierten Hämangiomen abwarten, sondern muß aktive Therapie treiben. Exstirpation des Hämangioms kann auch die Blutungsneigung beheben (Zervos et al.), ist aber riskant; überlegen scheint die Strahlentherapie zu sein (Schneider und Lascari), die meist in kurzer Zeit zu Thrombocytenanstieg und Involution des Hämangioms führt. Anticoagulantien und Corticosteroide wurden mit unterschiedlichem Erfolg versucht (Shim; Katz und Askin).

**Behinderung lebenswichtiger Funktionen.**

*Subglottische Hämangiome* sind in der Hälfte der Fälle mit cutanen Hämangiomen des Halses und Kopfes kombiniert oder Teil von diesen; sie sollen darum hier besprochen werden. Isolierte Hämangiome des Larynx können große diagnostische Schwierigkeiten machen. — Wichtige Arbeiten der letzten Jahre stammen von Campbell et al.; Ferguson und Flake; Christiaens et al.; Calcaterra.

Subglottische Hämangiome sind nicht sehr häufig, Campbell et al. fanden 1958 14 Fälle in der Literatur gegenüber 6 eigenen; doch wird der kleine Tumor wohl auch bei der Autopsie leicht übersehen, wenn nicht danach gesucht wird. Es handelt sich meistens um breitbasig aufsitzende capilläre oder kavernöse Angiome, subglottischer Sitz ist bei Kindern, supraglottischer oder glottischer bei Erwachsenen typisch (Christiaens et al.). Das weibliche Geschlecht überwiegt im Verhältnis 2:1.

Die ersten Symptome pflegen im ersten Trimenon aufzutreten: Dyspnoe, Husten und inspiratorischer Stridor, meistens ohne Heiserkeit. Abhängig von der Blutfüllung des Hämangioms kann der Zustand sehr rasch wechseln, Corticosteroide oder Adrenalin können vorübergehende Besserung bringen. — Die Diagnose kann manchmal röntgenologisch, am sichersten aber mit direkter Laryngo-Tracheoskopie gestellt werden, die freilich auch versagen kann (Campbell et al.).

Die Letalität lag bei Campbell et al. über 50%, häufigste Todesursache war Asphyxie.

Als Notfalltherapie kommt nur die Tracheotomie in Frage. Unter Umständen muß die Kanüle mehrere Jahre liegen bleiben; Spontanremission tritt in etwa den gleichen Zeiträumen ein wie bei den cutanen Hämangiomen. Daher kann die Strahlenbehandlung nicht mehr vorbehaltlos empfohlen werden, zumal sie eine Gefahr für den wachsenden Kehlkopfknorpel und die Schilddrüse (Carcinomentstehung) bedeutet. Calcaterra sah histologisch keinerlei Veränderungen an einem bestrahlten subglottischen Hämangiom und empfiehlt daher operative Entfernung des Tumors durch Laryngofissur.

*Hämangiome, die von der Halsregion bis zum Mediastinum reichen,* können durch Verdrängung der Trachea ebenfalls zu paroxysmalen Erstickungsanfällen führen. Bestrahlung und Operation brachten in einigen Fällen Heilung (Stein).

*Hämangiome der Zunge* sind meistens auf die Zungenspitze beschränkt und dort seltener als Lymphangiome (Pack und Miller). Erfassen sie bei der Makroglossia angiomatosa die ganze Zunge, kann die Nahrungsaufnahme unmöglich werden. Operation, evtl. nach Ligatur der A. carotis externa, ist die Therapie der Wahl.

Hämangiome des *Augenlides* behindern den Visus und können bei völligem Verschluß des Lidspaltes zu Eiterungen und damit schweren Augenschäden führen. Hier ist Bestrahlung unter Schutz des Auges vorzuziehen.

**Zur Behandlung** der kindlichen Blutschwämme gibt es sehr unterschiedliche Methoden und Empfehlungen, von denen keine ganz befriedigt. Strahlentherapie, Operation, Kryotherapie, Injektion sklerosierender Substanzen oder Corticosteroidgaben stehen als „aktive" Methoden einer grundsätzlich abwartenden Einstellung gegenüber, wie sie sich in den angelsächsischen Ländern weitgehend durchgesetzt hat.

Einen Überblick über die Entwicklung der *Strahlenbehandlung* der Hämangiome gibt Jakob; die Radiumtherapie wurde 1937 durch das Nahbestrahlungsgerät nach Chaoul abgelöst. Heute stehen hauptsächlich die Weichstrahltechnik mit dem Dermopan, die Kontakttherapie mit radioaktiven Isotopen (Strontium 90 und Yttrium 90) und die Behandlung mit schnellen Elektronen (Betatron; Ott) zur Verfügung. Der anfängliche Optimismus wurde nicht so sehr durch einzelne Versager der Strahlentherapie gedämpft als durch die seit dem Kriege zunehmend beachteten Spätschäden (Diethelm; Klostermann u. a.). Neben der Haut selbst sind tiefergelegene strahlenempfindliche Gewebe, wie Epiphysenfugen, Zahnanlagen, Auge, Schilddrüse, Brustdrüse, Gonaden, Nervensystem und Knochenmark gefährdet. Es sollten darum heute nicht oder nur in dringenden Fällen bestrahlt werden:

1. Hämangiome in Gonadennähe oder solcher Lokalisation, daß bei wirksamer Bestrahlung eine Gonadenbelastung nicht sicher auszuschließen ist,

2. Hämangiome über Epiphysenfugen oder in Epiphysennähe, sowie im Bereich der Zahnanlagen,

3. Hämangiome im Bereich der Brustdrüsenanlage bei Mädchen (Gefahr der Mammahypoplasie), des Auges (Strahlenkatarakt) und des Halses (Schilddrüsencarcinom; Wachstumsstörungen des Kehlkopfes).

DIETHELM hat für die einzelnen Gewebe kritische Einzel- und Gesamtdosen angegeben.

Auch Strahlenschäden an der Haut können für den Betroffenen eine erhebliche Belastung darstellen; hier ist zwar oft nicht zu entscheiden, ob Teleangiektasie oder Atrophie als Bestrahlungsfolge oder als Überbleibsel des Hämangioms anzusehen ist. Doch muß bei den grundsätzlich gutartigen Blutschwämmen die Indikation zur Therapie entschieden strenger gestellt werden als etwa bei malignen Tumoren.

Manche Kritiker lehnen die Strahlentherapie als unwirksam ab (LAMPE und LATOURETTE; PROPPE; MOYSON und GODARD u.a.), andere Autoren (KLOSTERMANN und JUST; WALTER; STORCK und SCHWARZ u.a.) bestätigen dagegen, daß durch Bestrahlung die Rückbildung der Hämangiome beschleunigt wird.

Die empfohlenen Dosen wurden in den letzten Jahren immer weiter reduziert; jenseits einer Gesamtdosis von 1500 r nehmen die schweren Hautveränderungen sprunghaft zu (KLOSTERMANN). Neuerdings werden Einzeldosen zwischen 50 und 400 r, in Intervallen von 4—8 Wochen appliziert, empfohlen. Die Erzeugungsspannung soll 20 kV möglichst nicht übersteigen.

Bei der Therapie mit Radioisotopen ($\beta$-Strahler) werden höhere Dosen angewendet; der Dosisabfall im Gewebe ist besonders steil, die Tiefenwirkung gering (JAKOB). Die kosmetischen Ergebnisse werden als gut beurteilt (VAN VAERENBERGH).

*Die operative Beseitigung* des Hämangioms ist das zuverlässigste Verfahren, hinterläßt jedoch ebenso sicher eine Narbe. Nicht ganz selten erscheint überdies in oder neben der Narbe ein Rezidiv, das sich viel schlechter zurückbildet als das ursprüngliche Hämangiom (PROPPE). Die Verdienste der modernen Chirurgie um manches unvollständig rückgebildete oder narbig abgeheilte Hämangiom sollen freilich nicht geschmälert werden (s. SCHMID); doch sind dringliche Indikationen zur Operation eines unkomplizierten Hämangioms sicher selten.

Die *Injektion sklerosierender Lösungen*, vor allem von Chinin-Urethan wird auch heute noch von verschiedenen Autoren empfohlen (SCHNYDER, 1966b; SCHMID u.a.), auch Topostasin wurde versucht. — Andere bevorzugen *Vereisung mit flüssigem Stickstoff* (WULF und MEMMESHEIMER) bei kleinen Hämangiomen. Abgesehen von der Schmerzhaftigkeit sind beide Verfahren durch kosmetisch ungünstige Narbenbildungen belastet (KLOSTERMANN). — Über Erfolge mit *Corticosteroiden* wurde kürzlich wieder von FOST und ESTERLY berichtet; sie empfehlen in jedem Fall einen 2wöchigen Versuch (20—30 mg täglich).

Bei den Unsicherheiten und Risiken der „aktiven" Behandlungsmethoden stellt das *Konzept des „wait and see"*, d.h. einer genauen Überwachung der Blutschwämme bis zur Spontaninvolution, eine Alternative von unbestreitbarem Vorteil dar: die Belastung durch Strahlen und Operation kann dem kindlichen Organismus erspart bleiben, ohne daß das kosmetische Ergebnis schlechter wäre als bei aktiver Therapie; Normalisierung der Haut tritt zwar nach Bestrahlung früher ein, doch scheint das Risiko von Narben und Atrophien höher als ohne Therapie zu sein (KLOSTERMANN). MARGILETH und MUSELES fanden sogar eine starke Zunahme der Komplikationen bei aktivem Vorgehen.

Andererseits ist Sorglosigkeit nicht am Platze; folgende Regeln sollen bei abwartendem Regime eingehalten werden:

1. Genaue Vermessung des Hämangioms in drei Dimensionen bei der ersten Untersuchung, Dokumentation auch des Tastbefundes, Photographie.

2. Kontrollen alle 4, höchstens 8 Wochen, bis eindeutige Zeichen der Involution zu sehen sind.

3. Eingehen auf die Schwierigkeiten der Eltern; Aufklärung, daß es verschiedene Meinungen zur Therapie gibt, Begründung der abwartenden Haltung evtl. durch photographische Dokumente von schon geheilten Kindern.

4. Mit den ersten sicheren Involutionszeichen seltenere Kontrollen, jedoch Beobachtung bis zur völligen Heilung.

Wenn man auch nicht immer den Wunsch der Eltern, daß ihrem Kind „aktiv" geholfen wird, abschlagen kann, so sollte man keinesfalls Hämangiome mit eindeutigen regressiven Veränderungen behandeln. Dagegen besteht eine *absolute Indikation* zu handeln bei lebensgefährlichen Komplikationen: Obstruktion der Atemwege oder schwere Blutungen beim Kasabach-Merritt-Syndrom; ebenso ist die multilokuläre

Hämangiomatose (s. unten) eine Indikation, einzugreifen.

Bedingt indiziert ist eine Behandlung bei a) exorbitantem Wachstum, z. B. Vergrößerung um das 3- oder 4fache innerhalb weniger Wochen;

b) atypischem Wachstum, z. B. Wachstumsbeginn oder Wachstumsschübe jenseits des 9. Lebensmonats; hier ist die Biopsie zum Malignitätsausschluß angebracht;

c) größere Hämangiomreste oder Narben nach Abschluß der Involution sollte man excidieren; sehr entstellende Tumoren im Gesicht können bei dringendem Wunsch der Eltern chirurgisch oder radiologisch angegangen werden.

In allen Fällen wird sich eine Zusammenarbeit zwischen Radiologen, Dermatologen, Chirurgen und Pädiatern als Vorteil für die Patienten erweisen.

## Arterielle und venöse Angiome

**Synonyme.** Rankenangiom; Haemangioma racemosum; Angioma cirsoideum; arteriovenöses Angiom oder Aneurysma.

Nach Aufbau und histologischen Kriterien unterscheidet man Phlebangiome und, als häufigste Form, arteriovenöse Angiome; die theoretisch möglichen reinen arteriellen Angiome sind bisher nicht mit Sicherheit beobachtet worden. Die Grenzen zwischen ektatischen und tumorösen Veränderungen sind oft nicht scharf zu ziehen, da Gefäßerweiterungen zu tumorigen Knäueln anwachsen können, andererseits Angiome, vor allem solche mit arteriovenösem Kurzschluß, zur Dilatation der zu- und abführenden Gefäße führen.

Neuere Übersichtsarbeiten stammen von Malan und Puglionisi; Malan und Azzolini; Zülch; Isfort (s. auch Bergstrand et al.).

Die seltenen Rankenangiome machen in der Kindheit oft keine oder nur geringe Erscheinungen; manchmal wird von Geburt an Schwellung oder Verfärbung im Bereich des Angioms beobachtet; meistens beginnen klinische Erscheinungen erst im Jugendalter. Eine Geschlechtsbevorzugung besteht nur für die intrakraniellen arteriovenösen Angiome (s. unten, S. 189); Erblichkeit wurde vermutet (z. B. Breunung und Maschke), ist aber nicht wahrscheinlich.

**Ätiologische Faktoren** sind nicht bekannt; sie müssen in der kurzen Zeitspanne auf den Embryo einwirken, in der sich aus dem anfänglich netzförmigen Gefäßsystem Arterien, Venen und Capillaren ausdifferenzieren; im Falle der arteriovenösen Angiome fehlt das Capillarnetz zwischen den Arterien und Venen, bei den rein venösen Angiomen scheint ein Teil des capillaren Plexus zu venenartigen Gefäßen, die nur Anschluß an das venöse System haben, ausdifferenziert zu werden (Angioma plexiforme). Im späteren Leben können Traumen oder Infektionen durch vermehrte Blutfülle zur „Manifestation" des Angioms führen (Malan und Puglionisi).

Rankenangiome finden sich vor allem im Bereich der Extremitäten und des Kopfes, dort häufiger intrakraniell als extrakraniell (Zülch; vgl. Koch, dieses Handbuch, Bd. VIII/1, S. 532); die arteriovenösen Angiome der Lunge treten gehäuft bei der Rendu-Oslerschen Erkrankung auf (s. Mentzel, dieses Handbuch, Bd. VII, S. 537). Hier sollen vor allem die Lokalisationen in der Haut bzw. Subcutis und in der Muskulatur besprochen werden.

**Pathophysiologisch** haben Phlebangiome, auch in Form der Phlebangiomatose lokale Bedeutung durch Verdrängung und Ernährungsstörungen der befallenen Region, die bis zur Osteolyse führen können. — Die arteriovenösen Angiome bedeuten infolge des arteriovenösen Shunts gelegentlich eine erhebliche Kreislaufbelastung, die durchaus mit derjenigen durch nichtangiomatöse, meist traumatisch entstandene arteriovenöse Fisteln gleichgesetzt werden kann. Man findet eine Erhöhung des Schlagvolumens des Herzens und der Gesamtblutmenge, die Blutdruckamplitude wird abnorm groß, sekundär kommt es zu kardialer Hypertrophie und Dilatation (Rösler; Malan und Puglionisi u. a.). Auch die dysplastischen Gefäße im Angiom werden verlängert und erweitert, ihre Wand degenerativ verändert. Histologisch besteht das Angioma venosum racemosum aus erweiterten Gefäßräumen mit venenartiger Wandung, daneben finden sich auch capilläre und kavernöse Strukturen. Das arteriovenöse Angiom zeigt ein Gemisch arterieller und venöser, aber atypischer Gefäße mit manchmal multiplen Anastomosen. Kleinere, meist „hypoaktive" Angiome (geringer Shunt) gleichen subcutan oder tiefer gelegenen kavernösen Hämangiomen (Malan und Puglionisi).

**Klinisch** machen sich die Phlebangiome als weiche, unscharf begrenzte Schwellung bemerkbar; bei Muskelarbeit treten manchmal Schmerzen auf, die Haut zeigt häufig trophische Störungen. Bei osteolytischer Phlebangiomatose kommt es zu pathologischen Frakturen. — Die arteriovenösen Angiome in Haut und Muskeln erscheinen als unregelmäßig gestaltete, pulsierende Tumoren, die an den Extremitäten meist peripher gelegen sind. Die Patienten klagen über Schweregefühl und Spannung sowie schmerzhafte Pulsationen an der betroffenen Stelle. Peripher vom Angiom können bei Belastung ischämische Schmerzen auftreten; trophische Störungen, auch Ulcera werden beobachtet. Auffällig ist eine in etwa $^2/_3$ der Fälle festzu-

für die **Diagnose** von Bedeutung. Diese wird heute in der Regel durch die Phlebographie bzw. Serienangiographie untermauert.

Die **Behandlung** gehört in die Hände eines erfahrenen Gefäßchirurgen. Es genügt bei arteriovenösen Angiomen nicht, die zuführenden Arterien zu unterbinden, da bald Kollateralen deren Funktion übernehmen. Man muß anstreben, das Angiom mit sämtlichen arteriovenösen Anastomosen sorgfältig zu excidieren. Wo das nicht möglich ist, kann die Unterbin-

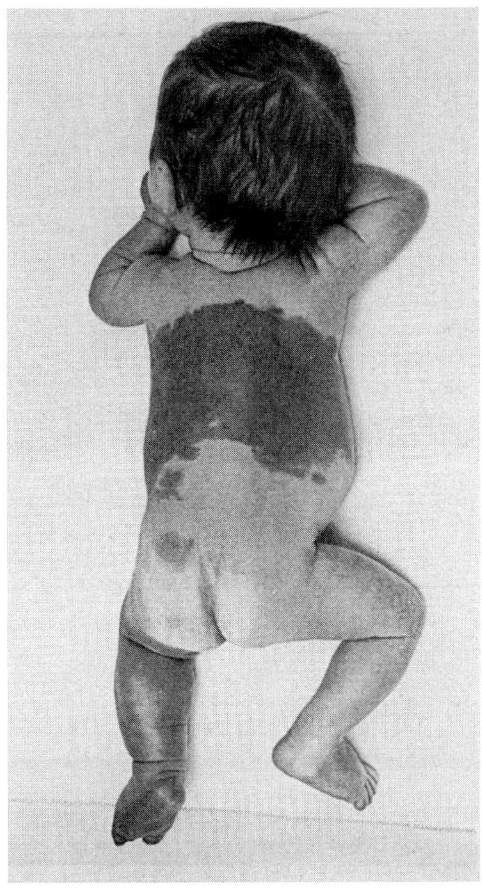

Abb. 84. Stefan Z., $1^1/_2$ Monate alt. Naevus flammeus, Varicen und Angiome des linken Beines; Naevus flammeus der dorsalen und teilweise auch der ventralen Thoraxwand

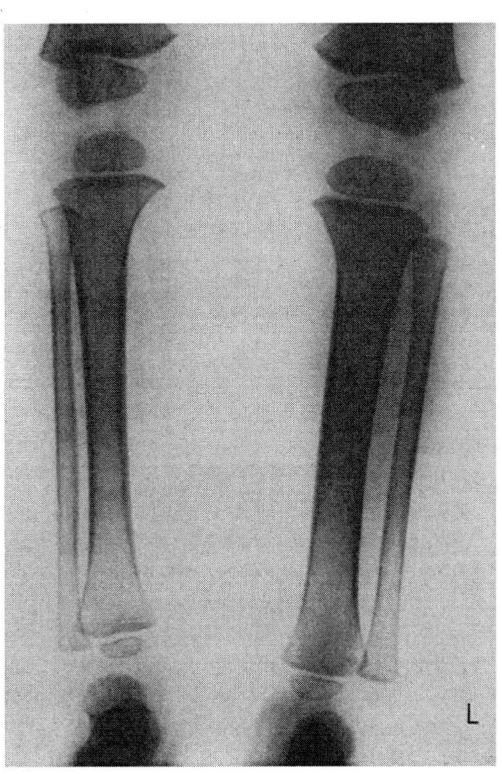


Abb. 85. Röntgenaufnahme von Knien und Unterschenkeln des Patienten von Abb. 84 im Alter von 20 Monaten. Verlängerung und Verdickung aller Skeletabschnitte links

stellende Hypertrophie der benachbarten Skelet- und Weichteilabschnitte, die entweder als Folge der Zirkulationsstörung oder als gleichgeordnete Mißbildung gedeutet wird. Vielfach läßt sich ein pulsierendes Geräusch auskultieren, das jedoch eine sichere Lokalisation des Shunts nicht erlaubt (MALAN und PUGLIONISI). Neben den Zeichen der Volumenbelastung des Kreislaufs (s. oben) ist die sog. ,,bradykarde Reaktion'' — Absinken der erhöhten Pulsfrequenz nach Kompression der Fistelgegend —

dung kleinerer Zuflüsse möglichst nahe am Shunt nützlich sein. In verzweifelten Fällen sind sogar Teilamputationen durchgeführt worden. — Die Phlebangiome lassen sich in der Regel gut excidieren.

Die Strahlentherapie versagt im Gegensatz zu den Capillarhämangiomen; Injektion verödender Lösungen kann bei geringem Shunt versucht werden. Elastische Bandagen lindern die subjektiven Symptome vorübergehend; Spontanheilungen sind ausnahmsweise möglich.

Tabelle 27. *Übersicht der Syndrome mit Angiomatose.* (Modifiziert nach Breunung und Maschke)

| | v. Hippel-Lindau-Syndrom | Bonnet-Dechaume-Blanc-Syndrom | Sturge-Weber-Syndrom | Maffucci-Syndrom | Klippel-Trénaunay-Syndrom |
|---|---|---|---|---|---|
| Gehirn | Kleinhirn-angioblastom | unilaterale a.v. Angiome im Mittelhirn | Encephalo-Trigeminus-Angiomatose | — | — |
| Augen | Retina-angioblastome | Retina-a.v.-Angiom | Angiomatose der Choreoidea | — | — |
| Haut | — | hypertrophische Angiome und Teleangiektasien | N. flammeus an Gesicht und Kopf, unilateral | multiple Hämangiome | Hämangiome, Varicen und a.v. Angiome |
| Innere Organe | cystische Angioblastome | — | — | multiple Angiome | — |
| Zusätzliche Mißbildungen | — | — | fakultativ an anderen Organen | Dyschondro-plasie, Pigmentnaevi, maligne Tu. | Syndaktylie, partieller Riesenwuchs, Hypoplasie der 1. Rippe |
| Erblichkeit | dominant | dominant | dominant | unbekannt | unbekannt |

### Anhang: Klippel-Trénaunay-Parkes-Weber-Syndrom (Abb. 84 und 85)

Dieses 1900 von Klippel und Trenaunay zusammenfassend beschriebene, aber schon viel länger bekannte Krankheitsbild umfaßt die Trias: Naevus flammeus, Hypertrophie (selten Hypotrophie) und Varicen oder arteriovenöse Angiome an einer und derselben Extremität. Auch kavernöse Hämangiome kommen vor.

Rechnet man auch oligosymptomatische Formen hierher, so ist das Syndrom relativ häufig. Auch in neuester Zeit beschäftigen sich zahlreiche Autoren damit, wie DE REUS und VINK; BROOKSALER; BREUNUNG und MASCHKE; s. auch Beitrag SCHÖNENBERG in diesem Handbuch, Bd. VI, S. 267. Zur Differenzierung von anderen Angiodysplasien s. Tabelle 27.

Klinisch ist vor allem die Verplumpung und Vergrößerung der betroffenen Extremität, die 10 cm Längenunterschied übersteigen kann, von Bedeutung. Sie steht nicht in Korrelation zur Größe des arteriovenösen Shunts, der auch fehlen kann. Der Naevus kann Jahre nach der Geburt, selten erst nach der Manifestation des arteriovenösen Angioms auftreten. Die Prognose ist abhängig vom Shuntvolumen. Die operative Behandlung sollte frühzeitig versucht werden und umfaßt auch die Beseitigung der Längendifferenz, besonders bei Befall einer unteren Extremität.

## Glomustumor und Hämangiopericytom

Die beiden Tumoren sind nach Ansicht vieler Autoren (STOUT; STOUT und LATTES) eng verwandt, weil in beiden die Zimmermannschen Pericyten vorherrschen. Sie weisen aber charakteristische Unterschiede auf, die ihre Trennung auch klinisch ermöglichen. Neuerdings stellen elektronenoptische Befunde (TOKER; MURAD et al.) die Zusammengehörigkeit beider Tumoren wieder in Frage.

**Glomustumoren** (Synonyme: Glomangioma, Angioneuromyom, Massons Tumor, Tuberculum dolorosum subunguale) ahmen die Struktur des Glomus neuromyoarteriale oft in grotesker Verzerrung nach.

MASSON erkannte 1924 die Verwandtschaft des Tumors mit dem Glomusorgan, einer arteriovenösen Anastomose, bestehend aus englumigen wandstarken Gefäßen, die von „epitheloiden" Zellen mit zwischengelagerten Nervenfasern umgeben sind. 1942 identifizierten MURRAY und STOUT die epitheloiden Zellen des Glomustumors als Pericyten und trennten das nicht „organoid" aufgebaute Pericytom ab. Zusammenfassende Darstellungen stammen u. a. von CLARA; SCHNYDER, 1962; KOHOUT und STOUT; COHLAN.

Der Tumor ist bei Kindern selten, kommt aber auch angeboren vor; 1961 sammelten KOHOUT und STOUT 57 gesicherte Fälle bei Kindern (6,5% der Gesamtzahl), allein 30 davon im 11.—15. Lebensjahr. Die Geschlechter werden gleich häufig betroffen, doch bevorzugt die subunguale Lokalisation Mädchen. Gewöhnlich sitzt der Tumor in Haut und Unterhaut, selten in Ligamenten, Periost, Phalangen und Gelenkkapseln, nie in inneren Organen. Solitäre Glomustumoren befallen vorwiegend Finger und Hände; multiple Glomustumoren sind bei Erwachsenen selten, bei Kindern jedoch mit 26,3% (15 Fälle) auffällig häufig. SCHNYDER (1963) unterscheidet eine in Gruppen stehende „systematisierte" und eine diffuse „generalisierte" Form; die letzte wurde mehrfach familiär, die erste kombiniert mit anderen Fehlbildungen gesehen. Histologisch kann man angiomatöse, epitheloide, neuromatöse und degenerative Typen unterscheiden (s. CLARA; SCHNYDER, 1963).

*Die klinischen Erscheinungen* bestehen im klassischen Fall aus heftigen Schmerzattacken bei Kälte oder Druck, wodurch oft erstmals die hellrote bis bläuliche Läsion entdeckt wird; vielfach wird ein Bagatelltrauma als Ursache angeschuldigt. Besonders das subunguale Knötchen pflegt zu schmerzen, andere sind häufiger schmerzlos; bei multiplem Befall kann ein einziger Tumor oder zahlreiche die Attacken auslösen. Die Schmerzen werden auf Beteiligung sympathischer Nervenfasern am Tumor bezogen; sie treten selten vor dem 16. Jahr auf. — Die Größe der Knötchen beträgt selten mehr als 1 cm, maximal 6 cm im Durchmesser. Spontan-

involution kommt nicht vor, allerdings auch keine Metastasierung, obwohl eine echte Tumorkapsel fehlt und Infiltration gelegentlich gesehen wird.

*Die Therapie* der Wahl ist die radikale chirurgische Excision, die die Beschwerden dauerhaft beseitigt. Bei multiplem Befall können später auftretende Knötchen scheinbar zu Rezidiven führen.

**Hämangiopericytome** sind bei Kindern noch seltener: KAUFFMAN und STOUT stellten 1960 insgesamt 31 Fälle aus der Literatur und eigenem Beobachtungsgut zusammen, darunter 10 angeborene und 3 weitere im 1. Lebensjahr. Das männliche Geschlecht überwog (19:12), Familiarität wurde nicht beobachtet; bemerkenswert ist die hohe Malignitätsrate (mindestens 19%), die in der Altersgruppe über 10 Jahre bis auf 40% steigt (s. auch VAN LESSEN).

*Histologisch* bestehen oft Schwierigkeiten der Differenzierung von anderen stark vascularisierten Tumoren (Leiomyom, Meningiom, Sympathoblastom) oder von Hämangioendotheliomen; die Silber-Reticulin-Färbung zeigt, daß die Pericyten außerhalb der Reticulin-Scheide der Gefäße gelegen und die einzelnen Zellen wiederum von Reticulinfasern umgeben sind, die sich auch elektronenoptisch darstellen (RAMSEY).

*Klinisch* ähnelt der Tumor den capillären Hämangiomen, verursacht selten Schmerzen und fällt durch plötzliches Wachstum, oft an der Stelle eines Traumas auf. Die Anamnese ist kaum länger als 1 Jahr; der Sitz kann in der Haut (häufigster), in Gehirn, Retroperitoneum und Thorax sein. Multiplizität kommt vor. Weder klinisch noch histologisch läßt sich Malignität sicher vorhersagen, die in wenigen Monaten bis zu 10 Jahren zu Metastasen und zum Tod führen kann. Radikale Excision ist darum geboten; auch danach muß über Jahre eine sorgfältige Nachbeobachtung erfolgen.

## Hämangiome der inneren Organe und des Skeletes

Hämangiome der verschiedenen Bauarten können in jedem Organ solitär oder multipel, isoliert oder in Kombination mit Gefäßtumoren anderer Organe vorkommen; nur die wichtigsten Lokalisationen können hier kurz besprochen werden. Viele bleiben klinisch stumm oder machen lediglich differentialdiagnostische Schwierigkeiten, andere können sich durch Verdrängung, profuse Blutung oder Volumenüber-

lastung des Herzens dramatisch bemerkbar machen.

**Leberhämangiome.** Klinisch und anatomisch sind zwei Typen zu unterscheiden (ALAGILLE et al.; CLELAND): infantile, meist multilokuläre Hämangioendotheliome und „benigne", solitäre, meist kavernöse Hämangiome. — Der *infantile Typ* ist eine Erkrankung des ersten Lebenshalbjahres, bevorzugt das weibliche Geschlecht (70%) und ist prognostisch ungünstig; ein Teil der Fälle deckt sich mit der „multilokulären Hämangiomatose" (s. S. 191), andere betreffen nur die Leber. ALAGILLE et al. stellten 1966 aus der Literatur 23 Fälle zusammen und fügten zwei eigene an. Histologisch gleicht der Befund den zellreichen capillären Hämangioendotheliomen der Haut. — Klinisch führt ein stark aufgetriebenes Abdomen infolge einer Hepatomegalie, seltener Ikterus oder Dystrophie zur Vorstellung beim Arzt. Manchmal geben einzelne oder auch zahlreiche cutane Hämangiome einen Hinweis auf die Ursache des palpablen Lebertumors, über dem gelegentlich pulssynchrone Geräusche zu auskultieren sind. Nicht selten wird auch ein Herzvitium vorgetäuscht; Dyspnoe, Cyanose und Herzvergrößerung sind aber Folge enormer Volumenüberlastung des Herzens durch den arteriovenösen Shunt im Angiom. In etwa 80% führt das Leiden in Tagen oder wenigen Wochen zum Tode durch Herzinsuffizienz oder durch Verblutung. — Spontanheilungen wurden beobachtet (CLELAND; CRUVEILLER et al.), symptomatische Herztherapie (Digitalis, Diuretica) und Bestrahlungen sind in jedem Fall zu versuchen.

Die *solitären* Leberhämangiome kommen in jedem Lebensalter vor, betreffen beide Geschlechter etwa gleich häufig und werden meist zufällig, gelegentlich erst bei der Autopsie entdeckt. Immerhin wurden nach ALAGILLE et al. 23 Patienten schon in den ersten Lebensmonaten diagnostiziert. Die schwierige Unterscheidung von anderen Lebertumoren gelingt mittels Angiographie (PANTOJA). Wegen der Gefahr einer Ruptur mit tödlicher Blutung soll die Resektion des befallenen Lappens versucht werden (GRAIVIER et al.; ZITTEL; ALAGILLE et al.).

**Hämangiome des Darmtraktes** sind sehr selten, können aber bedeutsam werden als Quelle okkulter oder auch profuser und lebensgefährlicher Blutungen (LANDING und MARTIN; ASHBY et al.). Dann ist chirurgische Intervention angezeigt. Gleichzeitig bestehende Hämangiome anderer Organe können den Verdacht eines Gefäßtumors stützen, der präoperative Nachweis kann durch selektive Arteriographie gelingen (ASHBY et al.).

*Hämangiome in Mesenterium, Omentum, Pankreas, Milz, Zwerchfell* wurden als Einzelbeobachtungen gelegentlich mitgeteilt; sie haben Bedeutung allenfalls bei der Differentialdiagnose gegenüber anderen Tumoren, sofern sie nicht Verdrängungserscheinungen machen (s. auch STEIN et al.; PACK und MILLER u.a.).

**Nierenhämangiome** können sich durch Hämaturie bemerkbar machen, die in der Regel einseitig ist. Sie hat meistens intermittierenden Charakter, mit unregelmäßigen Blutungsphasen und Intervallen. Gelegentlich findet man bei normalem Morgenurin Blutbeimengung erst am Nachmittag oder Abend (BARTONE und GRIECO). Andere Hämangiome werden zufällig bei Operation aus anderem Anlaß oder bei der Autopsie entdeckt; sie können in jedem Teil des Organs solitär oder multipel ihren Sitz haben und überschreiten selten einen Durchmesser von 2 cm. Die Urographie läßt die Diagnose höchstens vermuten, die Angiographie sichert sie (TEIXIDOR und HELBIG). — Das *Angiomyolipom* (renales Hamartom) kommt auch bei Kindern vor; es hat enge Beziehungen zur tuberösen Sklerose. Histologisch besteht es neben Blutgefäßen aus Fettgewebe und glatten Muskelzellen, ist also kein reiner Gefäßtumor (FARROW et al.).

Auch in der *Lunge* kommen selten primäre Gefäßtumoren vom capillären Typ, meist mit zellreichem Zwischengewebe (Hämangioendotheliome), vor. Außer gelegentlichen Hämoptysen pflegen sie keine klinischen Erscheinungen zu machen und werden meist zufällig als „Rundschatten" im Röntgenbild entdeckt (ROUJEAU und POULET). — Bedeutsamer sind die arteriovenösen Lungenaneurysmen, die gehäuft bei der Osler-Renduschen Krankheit auftreten. Sie wurden in diesem Handbuch bereits von MENTZEL ausführlich abgehandelt (Bd. VII, S. 537ff.). — Kavernöse Hämangiome des Mediastinums und subglottische Hämangiome wurden oben unter den Komplikationen der cutanen Hämangiome besprochen.

**Parotishämangiome** sind zwar nicht häufig (131 Fälle nach SCHÖDER, 1965), treten aber zu 90% im 1. Lebensjahr auf, oft kombiniert mit einem Hämangiom der darüberliegenden Haut (Abb. 86). Histologisch und im Verhalten gleichen sie den Hauthämangiomen: rasches Wachstum in den ersten Monaten, danach keine sichtbare Vergrößerung mehr. Meistens werden sie operativ entfernt (AUBRESPY et al.); doch ist es fraglich, ob das Risiko einer Facialisschädigung bei der Möglichkeit einer Spontaninvolution vertretbar ist.

**Hämangiome der Orbita** verursachen nicht nur einen Exophthalmus, sondern können das Auge ernstlich gefährden. Moss fand unter den Orbitalgeschwülsten 12% Hämangiome, davon $^1/_4$ bei Kindern; meistens ließ ein Hämangiom der Gesichtshaut die Diagnose schon klinisch stellen. In der Regel ist eine Operation notwendig, doch wurden auch Erfolge durch Injektion sklerosierender Lösungen gesehen (PACK und MILLER; MOSS).

Das sog. *nasopharyngeale Angiofibrom* wurde in diesem Handbuch von ERDMANN (Bd. IX, S. 323) bereits beschrieben.

**Knochenhämangiome** sind bei Kindern sehr selten nachzuweisen, wenn sie auch wahrscheinlich angeboren sind. — Es gibt Argumente dafür, daß der normale Altersumbau der Spongiosa der *Wirbelkörper* Hämangiomen Raum zu eigenem Wachstum gibt; tatsächlich findet man vertebrale Angiome im Alter in zunehmender

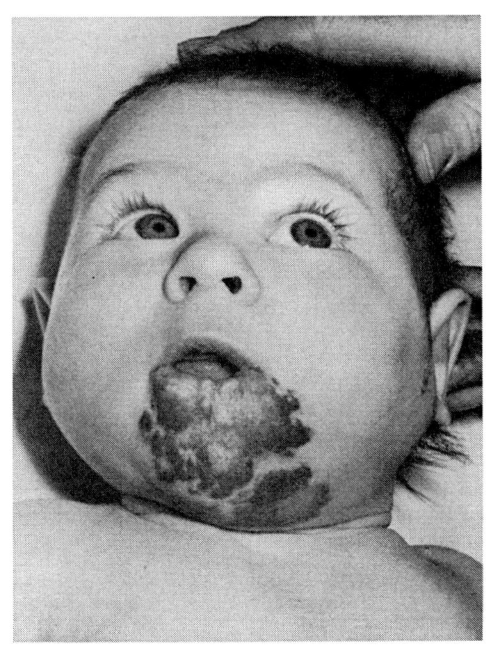

Abb. 86. Martina K., 4 Monate alt. Beginnendes Parotishämangiom (beidseits) bei ulcerierendem Hämangiom der Unterlippe und des Kinns

Häufigkeit (DÖPPER und SCHREYER; STEIN et al.), einzelne Fälle wurden auch bei Kindern gesehen (z.B. PEIĆ). Rückenschmerzen, evtl. Querschnittssyndrome sind der klinische Ausdruck der Destruktion durch den meist kavernösen Tumor. Röntgenologisch sieht man in einer Aufhellungszone vergröberte vertikale Spongiosabälkchen oder wabige Strukturveränderungen. Als Therapie ist bei neurologischen Störungen Bestrahlung mit Tumordosen (3 000 bis 5 000 r) oder operative Ausräumung angezeigt. — Hämangiome des *Schädeldaches* bevorzugen Stirn- und Scheitelbein (STEIN et al.); sie können in jeder Altersgruppe manifest werden. Im Röntgenbild sieht man gestanzte Defekte, bei Tangentialaufnahme Spiculae (DÖPPER und SCHREYER). Die Behandlung besteht in Bestrahlungen unter Schonung des Hirngewebes. —

Hämangiome in *anderen Abschnitten des Skelets* sind Raritäten, wenn sie auch das Kindes- und Jugendalter bevorzugen. In Gelenknähe können sie Beschwerden verursachen, bei Kontakt mit den Zahnalveolen oder den Nasengängen Quelle gefährlicher Blutungen sein (SHIRA und GUERNSEY; RIEMANN; SIEGELMAN et al.). In den langen Röhrenknochen betreffen sie meistens die Metaphyse, die sie von innen heraus auszuhöhlen und aufzutreiben scheinen. Die Behandlung besteht in operativer Entfernung; auch Bestrahlung kann Erfolg haben.

Auch *diffuse Angiomatosen* können Teile des Skelets erfassen und dadurch zum Schwund ganzer Knochenabschnitte führen (KOBLENZER und BUKOWSKI); ob bei der *Gorhamschen Krankheit* wuchernde Gefäße den Knochen zerstören, oder Blutgefäße nur sekundär in den atrophierenden Knochen einwachsen, ist ungewiß.

*Hämangiome der Skeletmuskeln* treten nicht ganz selten als diffuse Schwellung, die bei Stauung deutlich zunimmt, in Erscheinung. Schmerzen und Funktionsstörungen begleiten sie, der Versuch einer Biopsie fördert nur Blut zutage; gelegentlich sind Phlebolithen nachweisbar (PACK und MILLER; STEIN et al.).

**Hämangiome des Zentralnervensystems** (ohne Lindau-Tumor und Sturge-Webersche Krankheit): Nach ZÜLCH sind die *Kavernome* im Gehirn selten (21 sichere Fälle bei BERGSTRAND et al., 1936), sie können in allen Lappen und im Hirnstamm sitzen als gut abgegrenzte blaurote Tumoren ohne Kapsel und ohne Veränderungen der Gefäße der weichen Häute über ihnen. Histologisch entsprechen sie denen der Haut. Ihre klinische Bedeutung liegt in der Möglichkeit einer „spontanen" Hirnblutung und der Raumverdrängung (ISFORT); die angiographische Darstellung gelingt wegen Thrombosierung nicht immer. — Kavernöse Angiome im Rückenmark sind noch seltener und meistens mit solchen der Wirbelkörper kombiniert (VOGELSANG); die Symptomatik besteht ebenfalls in Druckzeichen oder akuten Blutungssymptomen. Zur Darstellung ist die spinale Ossovenographie eher geeignet. — Die Operation ist bei beiden Lokalisationen indiziert, aber schwierig. Auch die *venösen Angiome* im Zentralnervensystem sind ausgesprochen selten (ZÜLCH; ISFORT) und von ähnlicher Bedeutung für den Träger.

Dagegen stellen die *arteriovenösen Angiome* die häufigsten Gefäßtumoren im Gehirn und Rückenmark dar.

Sie machen etwa 3,7% der Blastome im Gehirn aus, manifestieren sich bevorzugt im 3. Lebensjahrzehnt und befallen Männer doppelt so häufig wie Frauen (s. ZÜLCH). Pathogenese, Anatomie und Pathophysiologie entsprechen den Verhältnissen bei extrakraniellen Angiomen mit arteriovenösem Shunt, die Größe kann in weiten Grenzen variieren. Sie sind meist im Bereich der weichen Häute lokalisiert, am häufigsten liegen sie im Stromgebiet der A. cerebri media, der Spinalkanal ist selten betroffen.

Die klinischen Erscheinungen gehen auf cerebrale Zirkulationsstörungen (Kopfschmerzen, Paresen und Krampfanfälle) oder auf Hämorrhagien (Hirndruck) zurück (ISFORT); die Herdzeichen lassen meist keinen Schluß auf die Lokalisation zu, da sie vorwiegend durch Hypoxie peripher vom Angiom entstehen. Die spinalen Angiome verursachen umschriebene Er-

weichungen bis zur Querschnittslähmung (VOGELSANG), ähnlich der „Myelitis necroticans" Foix Alajouanine, bei der man jedoch intramedullär gelegene venöse Angiome findet. Mit der cerebralen bzw. aortalen Angiographie lassen sich die arteriovenösen Angiome meist gut nachweisen (ISFORT; DJINDJIAN et al.); als Behandlung kommt nur die Exstirpation in Frage, Unterbindung einiger zuführender Arterien ist nutzlos.

*Mikroangiome* jeder der beschriebenen Bauarten können zu massiven Hirnblutungen führen (GERLACH und JENSEN) und entziehen sich nicht selten dem angiographischen Nachweis (MARRA). Vgl. zu diesem Abschnitt auch KOCH, in diesem Handbuch, Bd. VIII/1, S. 532.

## Hämangiomatosen

Darunter verstehen wir das Auftreten von Hämangiomen in größerer Zahl oder in mehreren Organen, wobei weitere Mißbildungen assoziiert sein können.

Die *von Hippel-Lindausche Erkrankung* wurde in diesem Handbuch bereits unter den Erkrankungen des Auges (PAU, Bd. IX, S. 61) und des Zentralnervensystems (SEITELBERGER, Bd. VIII/1, S. 245; NEUHÄUSER und BACKMUND, Bd. VIII/2, S. 277) besprochen. Es handelt sich um capilläre oder kavernöse Hämangiome mit Nestern von „Zwischenzellen", die mesodermalen Ursprungs sein sollen und dem Tumor den Namen „Angioreticulom" oder „Angioblastom" eingetragen haben; darüber hinaus neigen diese Geschwülste stark zur Bildung von Cysten, die Apfelgröße erreichen können (ZÜLCH). Der häufigste Sitz ist im Kleinhirn; doch können kombiniert oder einzeln auch in der Retina, sowie in Rückenmark, Pankreas, Nieren, Leber oder Lungen Angioblastome vorkommen, die schwierig nachzuweisen sind (LEGRE et al.). Multiplizität bevorzugt offenbar die erblichen Fälle (20% der Kleinhirnangioblastome), deren Familien systematisch kontrolliert werden sollten (JESBERG et al.). Die Manifestation im Kindesalter ist selten (WÜSTENBERG; ZÜLCH).

Das Syndrom von BONNET-DECHAUME-BLANC ist gekennzeichnet durch unilaterale Rankenangiome oder Aneurysmen der Retina und des Mittelhirns, die zu Sehstörungen und Epilepsie führen können. An der Haut kommen hypertrophische Angiome vor, vgl. Tabelle 27. Die Krankheit ist sehr selten (60 Fälle 1962: CAGIANUT).

Auch das *Sturge-Weber-Syndrom* wurde bereits abgehandelt (PAU, Bd. IX, S. 99; SEITELBERGER, Bd. VIII/1, S. 246). Die Gefäßveränderungen bei dieser wahrscheinlich erblichen (SCHNYDER, 1966a) „neuroektodermalen Dysplasie" bestehen vorwiegend aus Teleangiektasien oder Venektasien, die in den Meningen sehr mächtig ausgebildet sein können; es kommen auch echte kavernöse und venöse Angiome

besonders in der Chorioidea vor, die neben Gesichtshaut und Leptomeninx beim (seltenen) Vollbild betroffen ist (s. Tabelle 27). Beteiligung des Schädeldaches und Kombination mit dem Klippel-Trenaunay-Syndrom wurden kürzlich beschrieben (NELLHAUS et al.; HABERLAND und PEROU).

Auch bei den beiden anderen „Phakomatosen" (Bournevillesche und v. Recklinghausensche Erkrankung) können Hämangiome der Haut gelegentlich vorkommen.

**Das Maffucci-Syndrom** („Dyschondroplasie" mit Hämangiomen; MAFFUCCI, 1881) stellt eine Kombination von multiplen capillären, kavernösen oder venösen Angiomen mit Enchondromatose dar. In der Variante von KAST-V. RECKLINGHAUSEN (1889) ist es mit Vitiligo und Pigmentnaevi vergesellschaftet. Bisher sind etwa 75 Fälle dieser kongenitalen mesodermalen Dysplasie bekannt (ELMORE und CANTRELL), die beide Geschlechter befällt, sich in der Regel vor der Pubertät manifestiert und wahrscheinlich nicht erblich ist (JOHNSON et al.; s. auch BEAN, 1955; SCHNYDER, 1966a; CAUBLE und BOWMAN). Die ersten Erscheinungen bestehen meistens in einem harten Knoten von 1—2 cm Durchmesser an Finger oder Zehe; dann erscheinen weitere Tumoren an den Röhrenknochen, in der Regel asymmetrisch verteilt und häufig unilateral. Venektasien und Hämangiome, meist in der Subcutis oder tiefer gelegen, haben nur selten räumliche Beziehung zu den Knochentumoren; diese bestimmen das Krankheitsbild vorwiegend, indem sie zu Wachstumsstörungen, Frakturen und unförmigen Verbildungen der betroffenen Skeletabschnitte (bevorzugt der Extremitäten) führen. In etwa $^1/_4$ der Fälle entwickeln sich maligne Tumoren, häufig Chondrosarkome, die die Prognose trüben.

Die Diagnose ist klinisch und röntgenologisch zu stellen; man soll nach Knochentumoren fahnden, wenn wider Erwarten Hämangiome bei Kindern nicht verschwinden, da die Koinzidenz 1—2% beträgt.

Die Therapie kann nur symptomatisch schwere Skeletdeformierungen zu korrigieren versuchen und im Falle maligner Entartung nach den üblichen Grundsätzen verfahren.

**Multilokuläre Hämangiomatose** (multiple, generalisierte, multinoduläre Hämangiomatose; miliary hemangiomata). Es handelt sich um eine in früher Kindheit, selten später, beobachtete lebensbedrohende Erkrankung mit sehr zahlreichen Hämangiomen der Haut und der inneren Organe. — BABEJ stellte 1968 insgesamt 75 Fälle zusammen; weitere Einzelbeobachtungen teilten COOPER und BOLANDE; VOGEL; BURMANN et al.; SAGER mit. Das Säuglingsalter und das weibliche Geschlecht sind deutlich bevorzugt (je etwa 75%). Histologisch handelt es sich um capilläre oder kavernöse Hämangiome, die in jedem Organ multipel auftreten können; fast immer ist die Haut betroffen, häufig Leber, Darm, Lunge und Milz.

Wenn sie nicht bereits angeboren sind, so schießen die Hämangiome vielfach explosionsartig am ganzen Körper auf in Stecknadelkopf- bis Linsengröße und meist gleichmäßiger Verteilung; auch die Mundschleimhaut pflegt betroffen zu sein. Vergrößerung von Leber und Milz kann auf Befall dieser Organe hinweisen. Im Vordergrund der klinischen Erscheinungen

steht die kardiale Insuffizienz, sei es infolge Mitbefalls des Herzens (BABEJ), sei es durch Volumenüberlastung bei der drastisch vergrößerten Gefäßperipherie. Daneben verdüstern schwere Blutungen aus Darmkanal oder Lunge die Prognose; nur in etwa 20% überlebten die Patienten.

Eine sicher wirksame Therapie ist nicht bekannt, doch verlangt das schwere Krankheitsbild zumindest versuchsweise die Bestrahlung größerer Flächen, Gaben von Corticosteroiden und Digitalis sowie gegebenenfalls lokale Blutstillung; VOGEL sah Heilung ohne Therapie.

**Blue rubber-bleb nevus syndrom** (Syndrom der blauen Gummibläschen; cutan-intestinale Hämangiomatose). BEAN gab 1958 dem eigenartigen sehr seltenen Krankheitsbild den Namen wegen der charakteristischen an Gummi erinnernden Konsistenz der dunkelblauen Hautknötchen; neben der Haut wird der Intestinaltrakt befallen (KORTING; DONSKY).

Das Syndrom ist angeboren, Erblichkeit wurde beobachtet. Histologisch handelt es sich um kavernöse Hämangiome mit venenartiger Wandung. Die Unterscheidung von der multilokulären Hämangiomatose oder multiplen Glomustumoren ist schwierig (SCHNYDER, 1966a). Die sehr zahlreichen Hämangiome wachsen in Proportion zum übrigen Körper, Durchmesser zwischen 0,2 und 5 cm wurden gesehen (RICE und FISCHER; DONSKY). Okkulte Blutungen aus dem Darmtrakt können zu schwerer Anämie führen; die Möglichkeit einer tödlichen großen Blutung trübt die Prognose.

Der Versuch einer Therapie ist darum indiziert, SCHNYDER (1966b) empfiehlt Bestrahlungen.

## Maligne Blutgefäßgeschwülste

### Angiosarkom

(bösartiges Hämangioendotheliom; Hämangioendothelioblastom)

Beim bösartigen Hämangioendotheliom läßt sich, im Gegensatz zum Hämangiopericytom, die Malignität histologisch erkennen (STOUT). Es finden sich in den reichlich anastomosierenden Capillaren atypische unregelmäßige Endothelzellen, die ins Lumen vorwachsen und es ganz ausfüllen können, so daß sarkomähnliche Bilder entstehen. Auch die Capillarwände selbst werden von Tumorzellen durchbrochen, die Umgebung durch Gefäßschlingen infiltriert.

Angiosarkome sind im Kindesalter äußerst selten: KAUFFMAN und STOUT berichteten 1961

über 9 eigene und 9 Fälle der Literatur, STAS und PIJPERS sammelten 25 Mitteilungen; vgl. auch STOUT und LATTES. Weitere Fälle teilten LUND; FERNHOLZ; BOLLOBAS und HAUK mit. Entstehung aus benignen Angiomen wird abgelehnt (LANDING und FARBER); Thorotrast scheint den Tumor bevorzugt zu induzieren (FERNHOLZ). Angeborene Angiosarkome kommen vor.

Klinisch gleichen die Tumoren weitgehend den benignen Hämangiomen, sind aber meistens sehr derb. Jedes Organ und Gewebe, auch die Knochen, können befallen sein. Die Malignität ist nach Kauffman und Stout (1961) bei Kindern nicht sehr hoch: von 9 eigenen Fällen starben 3, 3 weitere lebten Jahre nach der Erstmanifestation trotz eines oder mehrerer Lokalrezidive.

Die Therapie muß trotzdem versuchen, den Tumor auszurotten; wenn möglich, ist eine Operation angezeigt; sonst kommt Strahlentherapie oder Chemotherapie in Frage. Langdauernde Nachbeobachtung darf nicht versäumt werden.

Die Existenz des *Gemmangioms* (Orsos), der Geschwulst des primitiven Gefäßsprosses, wird heute nicht mehr allgemein anerkannt (Landing und Farber); in der Pädiatrie hat es so gut wie keine Bedeutung.

### Hämorrhagisches Sarkom (Kaposi)

Das „idiopathische multiple Pigmentsarkom der Haut" (Kaposi, 1872) ist eine seltene maligne Gefäßerkrankung, vorwiegend höherer Altersstufen, mit auffälliger geographischer Häufung (Afrika) und oft protrahiertem Verlauf. Die Zuordnung zu den Gefäßtumoren ist nicht unbestritten; es könnte sich auch um eine entzündliche Granulomatose oder um eine Retikulose handeln. — Es existiert eine Vielzahl von Synonyma (bis zu 23; v. Albertini): Granuloma multiplex haemorrhagicum, Sarcoma nodulosum cavernosum, Lymphangiectoides cutaneum, Angio-Reticulo-Sarkomatose, Dermopolimelanosarcoma idiopatico, Kaposis Sarkom u. a.

Seit Kaposis Erstbeschreibung wurden mehr als 1 000 Fälle in der Literatur mitgeteilt, jedoch nur vereinzelte Fälle bei Kindern und Jugendlichen. Dutz und Stout stellten 1960 in einer Studie 31 gesicherte und 9 wahrscheinliche Fälle des Kindesalters zusammen; neuere Übersichten finden sich bei Marsden und Ste-

ward; Slavin und Cameron, s. auch Stout und Lattes. Unter den erwachsenen Patienten finden sich zu über 90% Männer, bei Kindern sind zu $^1/_4$ Mädchen betroffen. Besonders häufig sind Neger in Kongo und Ruanda-Urundi befallen, in Europa Bewohner der südlichen und südöstlichen Länder. Häufung in Familien wurde mehrfach beobachtet (Korn-Heydt), Erblichkeit ist also nicht auszuschließen, doch auch nicht zu sichern.

Die Ätiologie ist unbekannt, die Pathogenese umstritten. Histologisch bestehen die angiomatösen Veränderungen aus frei anastomosierenden Capillaren mit proliferierendem Endothel und aus sarkomähnlichen Lagern von Spindelzellen. Dazwischen finden sich oft Zeichen der Entzündung und der interstitiellen Blutung.

Klinisch beginnt die Krankheit bei Erwachsenen mit rotblauen bis 2 cm großen Knötchen an den Extremitäten. Bei Kindern dagegen herrscht das Bild der Lymphadenopathie vor (Marsden und Steward). Die gummiähnlichen oft enorm großen Lymphknoten sind nicht adhärent; sie können starke Verdrängungserscheinungen machen. Oder es stehen angiomatöse Knötchen der Augenlider am Anfang. Schließlich kommt auch vorwiegender Befall von Tränen- und Speicheldrüsen vor. Der Verlauf ist bei Kindern meist rasch progredient und ausgesprochen maligne, wogegen bei Erwachsenen oft protrahierte Verläufe (bis zu 48 Jahren) gesehen werden und Remissionen bekannt sind. — Die Diagnose muß in den meisten Fällen histologisch gesichert werden, wenn auch die Unterscheidung von multiplen Angiomen oder unspezifischen Lymphadenopathien in typischen Fällen klinisch gelingt. — Eine sicher wirksame Therapie ist nicht bekannt, Cytostatica können evtl. eine Remission herbeiführen.

# Lymphangiome

Geschwülste des Lymphgefäßsystems gleichen denen der Blutgefäße in vielen Punkten; sie sind jedoch viel seltener und weniger formenreich. Auch sie müssen von reinen Lymphektasien unterschieden werden. Die kausale Genese ist unbekannt; wahrscheinlich handelt es sich ebenfalls um Hamartoblastome. — Gewöhnlich werden 3 Typen unterschieden:

Das *Lymphangioma simplex* (capilläres Lymphangiom; Lymphangioma superficiale oder circumscriptum) entspricht weitgehend einem capillären

Hämangiom, bevorzugt Hals, Mundschleimhaut und Extremitäten und kann mit Hyperplasien oder Dysplasien der umgebenden Weichteile und Skeletabschnitte kombiniert sein (Chisholm et al.).

*Kavernöse Lymphangiome* bestehen aus größeren mit Endothel ausgekleideten und mit Lymphe gefüllten Räumen, die miteinander, aber oft nicht mit dem übrigen Lymphsystem kommunizieren, so daß allmähliches Wachstum durch Vermehrung des Inhalts zum

*cystischen Lymphangiom* oder Hygroma cysticum (colli) führt. Die riesigen gekammerten Cysten mit lymphähnlichem, oft eiweißreichem Inhalt besitzen eine starke bindegewebige Wand, in der oft capilläre Lymph- oder Hämangiome, meist auch Lymphfollikel zu finden sind. Prädilektionsstellen sind Hals, Kopf, Axilla, Mediastinum, Mesenterium und retroperitonealer Raum. Die drei Formen können fließend ineinander übergehen und werden darum auch in statistischen Arbeiten oft als eine Einheit behandelt. Neuere Mitteilungen liegen vor von CHISHOLM et al.; REGENBRECHT; KITTREDGE und FINBY; IMDAHL; BACHMANN und WORM; GREINACHER und REISNER; BECK; WOODRING u. a.

Die umfangreiche Statistik von BACHMANN und WORM enthält 1 000 Fälle der Literatur und 26 eigene Beobachtungen; etwa 4—5% der kindlichen Tumoren sollen auf Lymphangiome entfallen. Die Manifestation ist am häufigsten bei Geburt und in den ersten Lebensjahren, etwa $^2/_3$ werden bis zum Ende des 4. Lebensjahres entdeckt. Eine Geschlechtsdisposition besteht nicht, Erblichkeit ist nicht bekannt. Multiple Lymphangiome wurden bei 13 Kindern beobachtet, dabei war 5mal das Skelet mitbefallen.

Das Aussehen der Lymphangiome variiert zwischen froschlaichartigen blassen Bläschen auf der Haut (Lymphangioma simplex) und grotesken Gewächsen, die sehr häufig das laterale Halsdreieck einnehmen bzw. weit überragen. Beschwerden kommen kaum vor, es sei denn der Tumor wuchert (in etwa 10% der Fälle) von der Halsregion bis ins Mediastinum und verursacht schwere Dyspnoe, Stridor und Einflußstauung; auch Sitz im Larynx kommt vor. Bei Befall der Extremitäten besteht die Gefahr der Lymphorrhoe. Abdominelle Lymphangiome können Ursache von Obstipation und Koliken sein. Durch ständigen Druck auf umgebende Gewebe können schwere Deformierungen auftreten; bakterielle Infektion ist vor allem bei Sitz im Mund-Halsbereich zu fürchten (16 von 26 Patienten bei BACHMANN und WORM), sie kann gelegentlich zur Spontanheilung führen.

Die Diagnose ist bei cutan und subcutan gelegenen Tumoren meist leicht und kann durch Punktion und Aspiration von Lymphe gestützt werden; bei den im Körperinneren gelegenen Formen ist oft das ganze diagnostische Rüstzeug großer Kliniken erforderlich, um den Verdacht zu erhärten.

Die Prognose war früher auch quoad vitam nicht sehr günstig; ca. 12% der Kinder verstarben. Seit Beginn einer antibiotischen Therapie sank diese Rate auf 3,4% (BACHMANN und WORM); maligne Entartung kommt bei Kindern nicht vor. Doch sind Rezidive nach Exstirpa-



tion mit 16% recht häufig, da die vollständige Ausräumung aller Verzweigungen des Tumors schwierig ist.

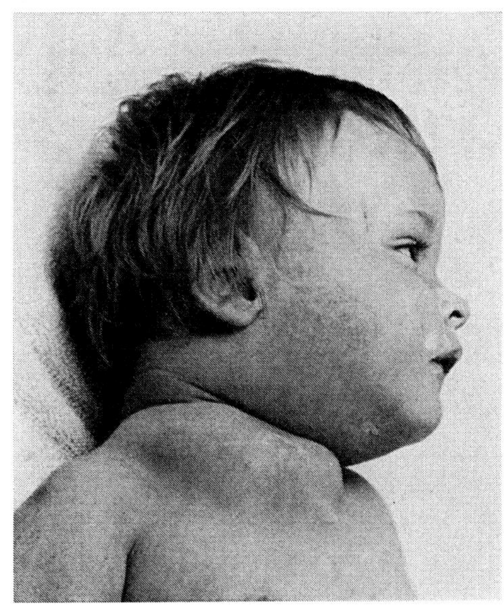

a

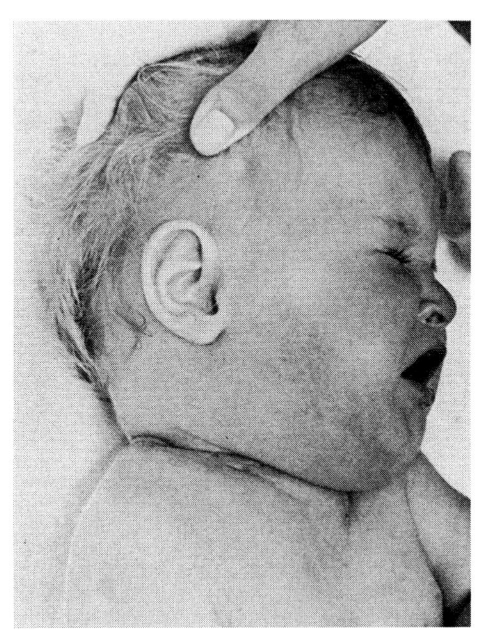

b

Abb. 87a u. b. Thomas M., 11 Monate alt. Cystisches Hygrom der Supraclavicularregion rechts. a Vor der Operation, b postoperativ

Trotzdem ist die Therapie der Wahl die Operation (Abb. 87 a u. b). Besonders bei kavernösen und cystischen Lymphangiomen werden oft ausgedehnte Eingriffe notwendig, die in den ersten

Lebensmonaten kaum zu tolerieren sind. Im-DAHL empfiehlt daher, nur in dringenden Fällen vor dem 4. Lebensmonat einzugreifen und zunächst durch Punktionen dem Kind Erleichterung zu verschaffen. Bestrahlungen sind fast immer wirkungslos; am ehesten kann man sie beim Lymphangioma simplex und Lymphangioma cavernosum versuchen. Verödende Injektionen haben allenfalls als Operationsvorbereitung Berechtigung.

*Lymphohämangiome (Hämolymphangiome)* sind kombinierte Tumoren, deren Gefäßräume teils mit Blut, teils mit Lymphe gefüllt sind; sie können vorgetäuscht werden, wenn eine Blutung in ein Lymphangiom hinein stattfindet.

Das Syndrom der *Lymphangiomyomatosis* wurde von Stout auch als Lymphangiopericytom gedeutet, was aber heute nicht mehr anerkannt wird. Es tritt bei Erwachsenen auf und hat Beziehungen zur tuberösen Sklerose (Frack et al.).

*Lymphangiosarkome* kommen bei Kindern ebenfalls nicht vor (Kauffman und Stout, 1961).

## Literatur


ALAGILLE, D., BORDE, J., LE TAN VINH, GUBLER, J. P., COCHARD, A. M., WUCHER, R.: Les tumeurs vasculaires du foie chez le nourrisson. Rev. int. Hépat. 16, 71 (1966).

ALBERTINI, A. v.: Histologische Geschwulstdiagnostik. Stuttgart: Thieme 1955.

ASHBY, E. C., MOTT, T. J., STARER, F.: Severe gastrointestinal haemorrhage: haemangiomata demonstrated by selective visceral arteriography. Brit. med. J. 4, 737 (1968).

AUBRESPY, P., PIERRE, M., DERLON, S., JOUGLARD, J. P.: Les angiomes de la région parotidienne chez l'enfant. Traitement chirurgical. Ann. Chir. infant. 7, 173 (1966).

BABEJ, K.: Multiloculäre Hämangiomatose. Mschr. Kinderheilk. 116, 107 (1968).

BACHMANN, K. D., WORM, R.: Über das Lymphangiom. Z. Kinderheilk. 98, 187 (1967).

BARTONE, N. F., GRIECO, R. V.: Renal hemangioma. J. Amer. med. Ass. 205, 48 (1968).

BEAN, W. B.: Dyschondroplasia and hemangiomata (Maffucci's syndrome). Arch. intern. Med. 95, 767 (1955).

— Vascular spiders and related lesions of the skin. Springfield (Ill.): Ch. C. Thomas 1958.

BECK, C.: Lymphangiom der Zunge. Z. Laryng. Rhinol. 44, 598 (1965).

BEK, V., SCHWANK, R., MARESOVA, J., KOLAR, J., VRABEC, R., SEDLACEK, J., KUCERA, M. D.: Zur Problematik der Klinik und Therapie der Hämangiome im Kindesalter. I.—III. und V. Mitteilung. Strahlentherapie 134, 350 und 495 (1967); 135, 156 und 398 (1968).

BELLER, F. K., RUHRMANN, G.: Zur Pathogenese des Kasabach-Merritt-Syndroms. Klin. Wschr. 37, 1078 (1959).

BERGSTRAND, H., OLIVECRONA, H., TÖNNIS, W.: Gefäßmißbildungen und Gefäßgeschwülste des Gehirns. Leipzig: Thieme 1936.

BOLLOBAS, B., HAUK, I.: Nebenhöhlen-Angiosarkom in der Pubertät. HNO (Berl.) 14, 343 (1966).

BOWERS, R. E., GRAHAM, E. A., TOMLINSON, K. M.: The natural history of the strawberry nevus. Arch. Derm. 82, 667 (1960).

BREDT, H.: Formen der Angiome. Dtsch. Röntgenkongr. 1963, Teil B, S. 111. München und Berlin: Urban & Schwarzenberg 1964.

BREUNUNG, M., MASCHKE, S.: Partieller angiektatischer Riesenwuchs. Klippel-Trénaunay-Weber-Syndrom. Arch. Kinderheilk. 176, 173 (1967).

BROOKSALER, F.: The angioosteohypertrophy syndrome. Klippel-Trénaunay-Weber syndrome. Amer. J. Dis. Child. 112, 161 (1966).

BURMAN, D., MANSELL, P. W. A., WARIN, R. P.: Miliary haemangiomata in the newborn. Arch. Dis. Childh. 42, 193 (1967).

CAGIANUT, B.: Das arteriovenöse Aneurysma der Netzhaut. Klin. Mbl. Augenheilk. 140, 180 (1962).

CALCATERRA, T. C.: An evaluation of the treatment of subglottic hemangioma. Laryngoscope 78, 1956 (1968).

CAMPBELL, J. S., WIGLESWORTH, F. W., LATARROCA, R., WILDE, H.: Congenital subglottic hemangiomas of the larynx and trachea in infants. Pediatrics 22, 727 (1958).

CAUBLE, W. G., BOWMAN, H. S.: Dyschondroplasia and hemangiomas (Maffuci's syndrome). Arch. Surg. 97, 678 (1968).

CHISHOLM, T. C., SPENCER, B. J., McPARLAND, F. A.: Lymphangiomas. Pediat. Clin. N. Amer. 6, 529 (1959).

CHRISTIAENS, L., DECROIX, G., GAUDIER, B., FONTAINE, G., WALBUM, R., FARRIAUX, J.-P.: Les hémangiomes du larynx et de la trachée chez le nourrisson. A propos de 6 observations. Arch. franç. Pédiat. 22, 513 (1965).

CLARA, M.: Die arterio-venösen Anastomosen. Wien: Springer 1956.

CLELAND, R. S.: Benign and malignant tumors of the liver. Pediat. Clin. N. Amer. 6, 427 (1959).

COHLAN, S. Q.: Pericytoma (glomus type). Clinical report and review of pediatric cases in the literature. Amer. J. Dis. Child. 103, 608 (1962).

COOPER, A. G., BOLANDE, R. P.: Multiple hemangiomas in an infant with cardiac hypertrophy. Postmortem angiographic demonstration of the arteriovenous fistulae. Pediatrics 35, 27 (1965).

CRUVEILLER, J., LAFOURCADE, J., VALLEE, G., BOCQUET, L., LAURENT, M., TURPIN, R.: L'hémangiomatose hépatique congénitale. Etude clinique et scintigraphique d'un cas à évolution favorable. Sem. Hôp. Paris 41, 3049 (1965).

DIETHELM, L.: Schäden bei der Strahlenbehandlung von Hämangiomen. Dtsch. Röntgenkongr. 1963,

Teil B, S. 163. München und Berlin: Urban & Schwarzenberg 1964.

DJINDJIAN, R., FAURE, C., HOUDART, R., LEFEBVRE, J.: Exploration angiographique des malformations vasculaires de la moelle épinière. Acta radiol. (Stockh.) 5, 145 (1966).

DÖPPER, T., SCHREYER, W.: Knochenhämangiome. Dtsch. Röntgenkongr. 1963, Teil B, S. 146. München und Berlin: Urban & Schwarzenberg 1964.

DONSKY, H. J.: Vascular tumors of the skin. Canad. med. Ass. J. 99, 993 (1968).

DUTZ, W., STOUT, A. P.: Kaposi's sarcoma in infants and children. Cancer (Philad.) 13, 684 (1960).

ELMORE, ST. M., CANTRELL, W. C.: Maffucci's syndrome. Case report with a normal karyotype. J. Bone Jt Surg. A 48, 1607 (1966).

ESCHWEGE, E., LELLOUCH, J., SCHWARTZ, D., MERGER, R.: Etude épidémiologique des angiomes tubéreux cutanés et sous-cutanés. Résultats d'une enquête prospective. Arch. franç. Pédiat. 23, 703 (1966).

FARROW, G. M., HARRISON, E. G., JR., UTZ, D. C., JONES, D. R.: Renal angiomyolipoma. A clinicopathologic study of 32 cases. Cancer (Philad.) 22, 564 (1968).

FERGUSON, C. F., FLAKE, C. G.: Subglottic hemangioma as a cause of respiratory obstruction in infants. Ann. Otol. (St. Louis) 70, 1095 (1961).

FERNHOLZ, H.-J.: Beitrag zur Kasuistik des Hämangioendothelioms. Strahlentherapie 134, 192 (1967).

FOST, N. C., ESTERLY, N. B.: Successful treatment of juvenile hemangiomas with prednisone. J. Pediat. 72, 351 (1968).

FRACK, M. D., SIMON, L., DAWSON, B. H.: The lymphangiomyomatosis syndrome. Cancer (Philad.) 22, 428 (1968).

GALEWSKY, E.: In: Handbuch der Kinderheilkunde (Hrsg. M. PFAUNDLER und A. SCHLOSSMANN), Bd. II/2, S. 940. Leipzig: F. C. W. Vogel 1906.

GERLACH, J., JENSEN, H.-P.: Mikroangiome des Gehirns. Langenbecks Arch. klin. Chir. 293, 481 (1960).

GRAIVIER, L., JENNINGS, R. L., JONES, W. A., REA, W. J.: Liver angioma in the neonate. Amer. J. Surg. 112, 777 (1966).

GREINACHER, I., REISNER, K.: Mediastinale Mesothelcysten (cystische Lymphangiome) im Kindesalter. Mschr. Kinderheilk. 116, 92 (1968).

HABERLAND, C., PEROU, M.: Bone involvement in Sturge-Weber-Dimitri-syndrome. Combined Sturge-Weber-Dimitri and Klippel-Trénaunay-Weber syndrome. Confin. neurol. (Basel) 28, 413 (1966).

HOLMDAHL, K.: Cutaneous hemangiomas in premature and mature infants. Acta paediat. (Uppsala) 44, 370 (1955).

IMDAHL, H.: Zeitwahl, Radikalität und Gefahren der Exstirpation des zystischen Lymphangioma colli beim Säugling und Kleinkind. Z. Kinderchir., Suppl. 8 (1966).

ISFORT, A.: Spontane Hirnblutungen. Klinik, angiographische Diagnostik und chirurgische Therapie. (Hrsg. von der Schering AG, Berlin.) Berlin: Blaschker 1968.

JAKOB, A.: Strahlenbehandlung der Hämangiome. Dtsch. Röntgenkongr. 1963, Teil B, S. 137. München und Berlin: Urban & Schwarzenberg 1964.

JESBERG, D. O., SPENCER, W. H., HOYT, W. F.: Incipient lesions of von Hippel-Lindau disease. Arch. Ophthal. 80, 632 (1968).

JOHNSON, J. L., WEBSTER, J. R., JR., SIPPY, H. J.: Maffucci's syndrome (dyschondroplasia with hemangiomas). Amer. J. Med. 28, 864 (1960).

KAPOSI, M.: Idiopathisches multiples Pigmentsarkom der Haut. Arch. Derm. Syph. (Chic.) 4, 265 (1872).

KASABACH, H. H., MERRITT, K. K.: Capillary hemangioma with extensive purpura: report of a case. Amer. J. Dis. Child. 59, 1063 (1940).

KAST, A., RECKLINGHAUSEN, F. D. V.: Ein Fall von Enchondrom mit ungewöhnlicher Multiplikation. Virchows Arch. path. Anat. 118, 1 (1889).

KATZ, H. P., ASKIN, J.: Multiple hemangiomata with thrombopenia. An unusual case with comments on steroid therapy. Amer. J. Dis. Child. 115, 351 (1968).

KAUFFMAN, S. L., STOUT, A. P.: Hemangiopericytoma in children. Cancer (Philad.) 13, 695 (1960).

— — Malignant hemangioendothelioma in infants and children. Cancer 14, (Philad.) 1186 (1961).

KITTREDGE, R. D., FINBY, N.: The many facets of lymphangioma. Amer. J. Roentgenol. 95, 56 (1965).

KLIPPEL, M., TRENAUNAY, P.: Du naevus variqueux et ostéohypertrophique. Arch. gén. Méd., N.S., 77, 641 (1900).

KLOSTERMANN, G. F.: Röntgenfolgen an der Haut nach Hämangiombestrahlung. Strahlentherapie 130, 205 (1966).

— JUST, J.: Untersuchungen an unbehandelten Hämangiomen. Strahlentherapie 125, 10 (1964).

KOBLENZER, P. J., BUKOWSKI, M. J.: Angiomatosis (hamartomatous hem-lymphangiomatosis). Pediatrics 28, 65 (1961).

KOHOUT, E., STOUT, A. P.: The glomus tumor in children. Cancer (Philad.) 14, 555 (1961).

KORN-HEYDT, G. E.: In: Handbuch der Haut- und Geschlechtskrankheiten von J. JADASSOHN, Erg.-Werk, Bd. VII, S. 635ff. Berlin-Heidelberg-New York: Springer 1966.

KORTING, G. W.: Hautkrankheiten bei Kindern und Jugendlichen. Stuttgart und New York: Schattauer 1969.

LAMPE, I., LATOURETTE, H. B.: Management of hemangiomas in infants. Pediat. Clin. N. Amer. 6, 511 (1959).

LANDING, B. H., FARBER, S.: Tumors of the cardiovascular system. Atlas of tumor pathology, sect. III, fasc. 7. Published by the Armed Forces Institute of Pathology, Washington, D.C. 1956.

— MARTIN, L.W.: Tumors of the gastrointestinal tract and pancreas. Pediat. Clin. N. Amer. 6, 413 (1959).

LEGRE, J., SEDAN, R., LAVIELLE, J., CLEMENT, J. P., PAILLAS, J. E.: Maladie de von Hippel-Lindau. Neuro-chirurgie 14, 583 (1968).

LESSEN, H. VAN: Hämangiopericytom der Halsregion beim Kind. Langenbecks Arch. klin. Chir. 322, 1230 (1968).

LISTER, W. A.: The natural history of strawberry nevi. Lancet 1938 I, 1429.

13*

Lund, J. S.: Congenital haemangioendotheliosarcoma of the liver. Acta paediat. (Uppsala) **57**, 354 (1968).

Maffucci, A.: Di un caso di encondroma ed angioma multiplo. Movimento medico-chirurgico **3**, 399 (1881).

Malan, E., Azzolini, A.: Congenital arteriovenous malformations of the face and scalp. J. cardiovasc. Surg. (Torino) **9**, 109 (1968).

— Puglionisi, A.: Congenital angiodysplasias of the extremities. Note I: J. cardiovasc. Surg. (Torino) **5**, 87 (1964); Note II: J. cardiovasc. Surg. (Torino) **6**, 255 (1965).

Margileth, A. M., Museles, M.: Cutaneous hemangiomas in children. J. Amer. med. Ass. **194**, 523 (1965).

Marra, A.: Epilessia e microangiomi. Riv. Neurol. **35**, 379 (1965).

Marsden, H. B., Steward, J. K. (edit.): Tumors in children. (Recent results in cancer research; edit. in chief: P. Rentchnick, vol. 13.) Berlin-Heidelberg-New York: Springer 1968.

Masson, P.: Le glomus neuromyo-artériel des régions tactiles et ses tumeurs. Lyon chir. **21**, 257 (1924).

Moss, H.: Expanding lesions of the orbit. Amer. J. Ophthal. **54**, 761 (1962).

Moyson, F., Godart, S.: Les angiomes. Acta paediat. belg. **20**, 313 (1966).

Murad, T. M., Haam, E. v., Murthy, M. S. N.: Ultrastructure of a hemangiopericytoma and a glomus tumor. Cancer (Philad.) **22**, 1239 (1968).

Murray, M. R., Stout, A. P.: Glomus tumor; investigation of its distribution and behavior, and identity of its "epitheloid" cells. Amer. J. Path. **18**, 183 (1942).

Nellhaus, G., Haberland, C., Hill, B. J.: Sturge-Weber disease with bilateral intracranial calcifications at birth and unusual pathologic findings. Acta neurol. scand. **43**, 314 (1967).

Oldfield, M. C., Addison, N. V.: Cirsoid aneurysms of the scalp. Brit. med. J. **2**, 23 (1962).

Ott, A.: Elektronentherapie beim ausgedehnten Hämangiom. Strahlentherapie **137**, 125 (1969).

Pack, G. T., Ariel, I. M.: In: Treatment of cancer and allied diseases, sec. ed., vol. VIII, p. 155ff. New York-Evanston-London: Hoeber Med. Division, Harper & Row Publ. Inc. 1964.

— Miller, T. R.: Hemangiomas; classification, diagnosis and treatment. Angiology **1**, 405 (1950).

Pantoja, E.: Angiography in liver hemangioma. Amer. J. Roentgenol. **104**, 874 (1968).

Peić, St.: Wirbelsäulenhämangiom im Kindesalter. Z. Orthop. **104**, 403 (1968).

Proppe, A.: Das klinische Bild der Hämangiome und die Aussichten ihrer Behandlung. Dtsch. Röntgenkongreß 1963, Teil B, S. 121. München und Berlin: Urban & Schwarzenberg 1964.

— Hauss, H.: Pathogenese und nosologische Stellung der Blutschwämme. Arch. klin. exp. Derm. **216**, 194 (1963).

Ramsey, H. J.: Fine structure of hemangiopericytoma and hemangio-endothelioma. Cancer (Philad.) **19**, 2005 (1966).

Regenbrecht, J.: Das Lymphangiom. Therapiewoche **14**, 577 (1964).

Reus, H. D. de, Vink, M.: Kongenitale dystrophische Angiektasie. Fortschr. Röntgenstr. **83**, 690 (1955).

Rice, J. S., Fischer, D. S.: Blue rubber-bleb nevus syndrome. Generalized cavernous hemangiomatosis or venous hamartoma with medulloblastoma of the cerebellum. Arch. Derm. **86**, 503 (1962).

Richardson, J. A., Jr., Diddams, A. C.: Maffucci's syndrome. Arch. intern. Med. **109**, 186 (1962).

Riemann, D.: Periodisches Nasenbluten bei einem enossalen Hämangiom des Oberkiefers. Mschr. Ohrenheilk. **98**, 35 (1964).

Rösler, H.: Über Herzvergrößerung bei angeborener arterio-venöser Kommunikation. Klin. Wschr. 8, 1621 (1929).

Rokitansky, C.: Handbuch der speciellen pathologischen Anatomie, Bd. I, S. 676ff. Wien: Braumüller & Seidel 1844.

Roujeau, J., Poulet, J.: Le problème des tumeurs vasculaires primitives du poumon. Presse méd. **77**, 395 (1969).

Sager, C.-A.: Generalisierte Hämangiomatose. Pädiatr. Prax. **7**, 295 (1968).

Schirren, C. G.: Behandlung von Angiomen. Münch. med. Wschr. **96**, 1338 (1954).

Schmid, E.: Die chirurgische Behandlung von Gesichtshämangiomen. Dtsch. Röntgenkongr. 1963, Teil B, S. 155. München und Berlin: Urban & Schwarzenberg 1964.

Schneider, H. J., Lascari, A. D.: Consumption coagulopathy in an infant with Kasabach-Merritt syndrome. Helv. paediat. Acta **23**, 674 (1968).

Schnyder, U. W.: In: Handbuch der Haut- und Geschlechtskrankheiten von J. Jadassohn, Erg.-Werk, Bd. III/1, S. 494ff. Berlin-Göttingen-Heidelberg: Springer 1963.

— In: Handbuch der Haut- und Geschlechtskrankheiten von J. Jadassohn, Erg.-Werk, Bd. VII, S. 695ff. Berlin-Heidelberg-New York: Springer 1966(a).

— Sollen die kapillären Haemangiome des Kindes behandelt werden und wenn ja, wie? Z. Kinderchir. **3**, 445 (1966b).

Schöder, H. J.: Beitrag zur Pathogenese und Klinik des Parotishämangioms. Z. Laryng. Rhinol. **44**, 594 (1965).

Schwartz, D., Eschwege, E., Lellouch, J., Beyer, H. P.: Fréquence des angiomes tubéreux cutanés selon le sexe. Influence de la durée de gestation. Ann. paediat. (Basel) **205**, 64 (1965).

Seifert, G.: Die Speicheldrüsengeschwülste im Kindesalter. Z. Kinderchir. **2**, 285 (1965).

Shim, W. K. T.: Hemangiomas of infancy complicated by thrombocytopenia. Amer. J. Surg. **116**, 896 (1968).

Shira, R. B., Guernsey, L. H.: Central cavernous hemangioma of the mandible: report of case. J. oral Surg. **23**, 636 (1965).

Siegelman, St. S., Frankel, T. N., Lewin, M. L.: Hemangioma of the nasal bone. Arch. Otolaryng. **88**, 269 (1968).

Simpson, J. R.: Natural history of cavernous haemangiomata. Lancet **1959 II**, 1057.

Slavin, G., Cameron, H. M.: Kaposi's sarcoma in African children. Arch. Dis. Childh. **43**, 499 (1968).

STAS, F., PIJPERS, P.: Maligne hemangiomen bij Kinderen. Maandschr. Kindergeneesk. **34**, 14 (1966).

STEIN, G., WOEBER, K. H., SCHÖNBOHM, S.: Zur Klinik kavernöser Hämangiome an Haut und inneren Organen. Arch. klin. exp. Derm. **218**, 177 (1964).

STOUT, A. P.: In: Treatment of cancer and allied diseases, sec. ed., vol. VIII, p. 130 ff. New York-Evanston-London: Hoeber Med. Division, Harper & Row, Publishers, Inc. 1964.

— LATTES, R.: Tumors of the soft tissues. Atlas of tumor pathology, II. ser., fasc. 1; published by the Armed Forces Institute of Pathology, Washington, D.C., 1967.

STORCK, H., SCHWARZ, K.: Sollen evolutive Hämangiome behandelt werden? Schweiz. med. Wschr. **97**, 469 (1967).

TEIXIDOR, J., HELBIG, D.: Das Nierenhämangiom im Kindesalter. Med. Welt, N. F. **18**, 1545 (1967).

THORMANN, T., WEIDAUER, S.: Zur Klinik und Therapie der kutanen kindlichen Hämangiome. Strahlentherapie **125**, 20 (1964).

TOKER, C.: Glomangioma. An ultrastructural study. Cancer (Philad.) **23**, 487 (1969).

UICC (Union Internationale Contre le Cancer): Illustrierte Tumor-Nomenklatur. Berlin-Heidelberg-New York: Springer 1965.

VAERENBERGH, P. M. VAN: 25 ans de contactthérapie pour angiomes cutanés. Dtsch. Röntgenkongr. 1963, Teil B, S. 172. München und Berlin: Urban & Schwarzenberg 1964.

VIRCHOW, R.: Die krankhaften Geschwülste. Berlin 1863.

VOGEL, CH.: Beitrag zur angeborenen multilokulären Hämangiomatose. Hautarzt **17**, 504 (1966).

VOGELSANG, H.: Die spinalen Angiome und ihre neuroradiologische Diagnostik. Dtsch. Röntgenkongr. 1967, Teil A, S. 185. Stuttgart: Thieme 1968.

WALTER, J.: Treatment of cavernous hemangioma with special reference to spontaneous regression. J. Fac. Radiol. (Lond.) **5**, 135 (1953).

WOLLHEIM, E., ZISSLER, J.: In: Handbuch der Inneren Medizin, begr. von L. MOHR und R. STAEHELIN, 4. Aufl., Bd. IX/6, S. 587 ff. Berlin-Göttingen-Heidelberg: Springer 1960.

WOODRING, A. J.: Cervical cystic hygroma: a review of the literature and report of an unusual case. Ann. Otol. (St. Louis) **77**, 978 (1968).

WÜSTENBERG, H.: Angioblastom bei einem $1^1/_2$jährigen Kind. Kinderärztl. Prax. **35**, 269 (1967).

WULF, K., MEMMESHEIMER, A. R.: Zur Behandlung der kavernösen Hämangiome bei Kindern mit flüssigem Stickstoff. Hautarzt **17**, 472 (1966).

ZERVOS, N., VLACHOS, J., KARPATHIOS, T., MANTAS, J.: Giant hemangioma of the spleen with thrombocytopenia and fibrinogen deficiency. Acta paediat. (Uppsala), Suppl. **172**, 206 (1967).

ZITTEL, R. X.: Hemihepatektomie bei Hämangiom des linken Leberlappens. Chirurg **38**, 381 (1968).

ZÜLCH, K. J.: In: Handbuch der Neurochirurgie Hrsg. H. OLIVECRONA und W. TÖNNIS), Bd. III, S. 455 und 556. Berlin-Göttingen-Heidelberg: Springer 1956.

# Neubildungen des Skelets

## Die gutartigen Knochentumoren

J.-D. MURKEN, München, W. SCHUSTER, Erlangen und D. KUNZE, München

In Anlehnung an ACKERMANN und SPJUT, HELLNER, LICHTENSTEIN und JAFFE soll die Beschreibung der gutartigen wie auch der potentiell malignen, der malignen und der sog. geschwulstähnlichen Veränderungen (tumorlike-lesions) nach der folgenden Systematik vorgenommen werden (Tabelle 28).

### Solitäres Enchondrom

**Begriff und Bezeichnung.** Das solitäre Enchondrom stellt einen im allgemeinen gutartigen Knorpeltumor dar, der sich von der Markhöhle des Knochens aus entwickelt und nur einen einzigen Knochen betrifft.

**Synonyma:** Benignes Chondrom, Chondroma.

**Historische Daten.** Der Begriff wurde gegen Ende des 19. Jahrhunderts geprägt, er findet sich unter anderem bei VIRCHOW.

**Häufigkeit.** Genaue Zahlen liegen nicht vor, da das Chondrom meist als Zufallsbefund festgestellt wird. Unter 81 gutartigen Knochentumoren in der Kinderklinik der Universität München fanden sich 2 Chondrome.

**Disposition.** Das solitäre Enchondrom zeigt keine Geschlechtsdisposition. Die Diagnose wird gewöhnlich nicht vor dem 10. Lebensjahr gestellt.

### Pathobiologie

Das Enchondrom besteht aus einem versprengten Knorpelrest, der in der Markhöhle zurückbleibt und dort weiter wächst. Wahrscheinlich stammt dieser Rest vom Epiphysenknorpel ab. Makroskopisch besteht das Enchondrom aus konfluierenden Massen von hyalinem Knorpelgewebe oft in läppchenförmiger Anordnung. Histologisch sieht man typische Knorpel-

Tabelle 28. *Systematik der Knochentumoren*

| Histogenetischer Ursprung | Gutartig | Potentiell maligne | Maligne | Geschwulstähnliche Veränderungen |
|---|---|---|---|---|
| Bindegewebe | — | Osteo-clastom (= Riesen-zelltumor) | Fibrosarkom Synovialom | juvenile Knochencyste aneurysmatische Knochen-cyste nicht ossifizierendes Knochenfibrom fibröse Dysplasie |
| Knorpelgewebe | solitäres Enchondrom multiple Enchondromatose benignes Chondroblastom (Codman) Chondromyxofibrom solitäre Exostose multiple cartilaginäre Exostosen | Becken-chondrom | Chondrosarkom | — |
| Knochengewebe | Osteom Osteoid-Osteom benignes Osteoblastom | — | Osteosarkom parossales Sarkom | — |
| Knochenmark | — | — | Ewing-Sarkom Reticulumzell-sarkom | — |

zellen mit rundem regelmäßigen Kern ohne auffällige Veränderungen oder erhöhte Mitosezahl. Im Cytoplasma finden sich häufig Vacuolen.

### Klinik

Das solitäre Enchondrom wird im allgemeinen nur zufällig diagnostiziert. Prädilektionsstellen sind die Knochen der Hand und des Fußes, in denen nach Bedacht 90% aller Chondrome zu finden sind. Dahlin gibt bei 99 Enchondromfällen folgende Lokalisationen an: 56 in der Hand, 12 im Femur, 6 im Humerus, 4 im Wirbel, 4 in den Füßen, jeweils 3 in den Rippen und im Schulterblatt, 4 im Mittelfuß und jeweils 1 in der Handwurzel, der Patella, der Fibula und der Tibia. In 3 Fällen war die Lokalisation nicht angegeben. Die verhältnismäßig kleine Zahl der Enchondrome in den langen Röhrenknochen scheint besonders bemerkenswert. Ackermann und Spjut weisen darauf hin, daß Tumoren aus Knorpelgewebe im Mark der langen Röhrenknochen bis zum Beweis des Gegenteiles als maligne angesehen werden müssen.

Im Röntgenbild zeigt sich eine charakteristische rundliche oder ovale, scharf begrenzte Aufhellung. Gelegentlich finden sich stippchenförmige Kalkeinlagerungen. Zuweilen ist die Rinde durchbrochen, was jedoch kein Hinweis auf eine maligne Entartung ist.

Die Prognose der Enchondrome gilt allgemein als gut. Das gilt uneingeschränkt aber nur für die Enchondrome in den Phalangen der Finger und Zehen (Weber et al.). Alle anderen Chondromlokalisationen sind kritischer zu bewerten, vor allem die Chondrome des Beckengürtels, die im Abschnitt „potentiell maligne Knochentumoren" gesondert besprochen werden.

Therapeutisch kann man sich entsprechend der guten Prognose beim Befall an der Hand oder dem Fuß zunächst abwartend verhalten, solange der Tumor mechanisch nicht behindert und sein Wachstum beobachtet wird. Ist die Operation indiziert, so wird das Enchondrom abgetragen oder curettiert. Größere Defekte werden mit Spongiosa aufgefüllt.

### Multiple Enchondromatose

**Begriff und Bezeichnung.** Bei der multiplen Enchondromatose handelt es sich um ein seltenes systematisiertes, polyostotisches polytopes Leiden mit chondromartigen Wucherungen, hauptsächlich an den Epidiaphysengrenzen knorplig vorgebildeter Knochen.

**Synonyma.** Knochenchondromatose, chondrale Dysplasie, Dyschondroplasie, chondromatöse Dysplasie, Olliersche Wachstumsstörung.

**Historische Daten.** Das Leiden ist im 19. Jahrhundert mehrfach beschrieben, die erste zusammenfassende Darstellung stammt von VIRCHOW 1863. Unter der Autorität von VIRCHOW wurden im deutschen Schrifttum die multiple Enchondromatose und die multiplen cartilaginären Exostosen immer wieder als zusammengehörig betrachtet und gemeinsam behandelt. Bei GRUBER und BRAND (1937) findet sich das Virchow-Zitat: „So groß nun der Gegensatz zwischen der Exostosis cartilaginea als einem wesentlich knöchernen Gebilde und dem Enchondroma als einer Knorpelgeschwulst ist, so ist derselbe doch nicht größer als der Unterschied eines gewöhnlichen transitorischen Knorpels, der im natürlichen Gange der Entwicklung in Knochen übergeht und höchstens gelegentlich oder im höheren Alter verknöchert." K. H. BAUER und BODE (1940) fassen beide Krankheitsbilder unter dem Namen Osteodysplasia exostotica zusammen. Hier heißt es: „Ein grundsätzlicher Unterschied zwischen Exostosen und Enchondrosen besteht nicht. Beide können gelegentlich in der gleichen Geschwulst zusammen vorkommen."

Das Verdienst, die multiple Enchondromatose endgültig als eigenes Krankheitsbild herausgearbeitet und von den multiplen cartilaginären Exostosen abgegrenzt zu haben, gebührt SCHINZ (1944). Er bewies, daß es sich bei beiden Krankheiten um zwei verschiedene Leiden handelt, die nichts miteinander zu tun haben und keine Übergänge zeigen. „In der ganzen Weltliteratur findet sich meines Wissens bisher kein einziger Fall, bei dem die beiden Erbleiden der multiplen Enchondromatosis und der cartilaginären Exostosen gleichzeitig beobachtet worden sind, obwohl es theoretisch durchaus möglich wäre. Bei allen beschriebenen Fällen handelt es sich um Verwechslung der Exostosis multiplex cartilaginea und gleichzeitiger epiexostotischer Chondrombildung mit der multiplen Knochenenchondromatose. Auch die Behauptung, daß Knochenenchondromatose und Exostosen in der gleichen Sippe wechselweise vorkämen, stützt sich auf die gleiche Verwechslung. Das gleichzeitige Vorkommen der beiden Leiden bei den verschiedenen Individuen einer Sippe ist bisher nie beobachtet worden."

**Häufigkeit.** Im Genetikregister des Instituts für Humangenetik der Universität Münster findet sich eine Häufigkeit von 1—2 auf 100 000; insgesamt waren 46 Patienten mit Chondromatose beobachtet worden. STEVENSON gibt bei seiner Untersuchung der nordirischen Bevölkerung keine Häufigkeitszahlen an. Nach einer Literaturübersicht von COCCHI liegen bis heute Mitteilungen über 200 Fälle vor.

**Disposition.** Die multiple Enchondromatose kommt bei beiden Geschlechtern gleich häufig vor. Die Diagnose wird bei ausgeprägtem Befall

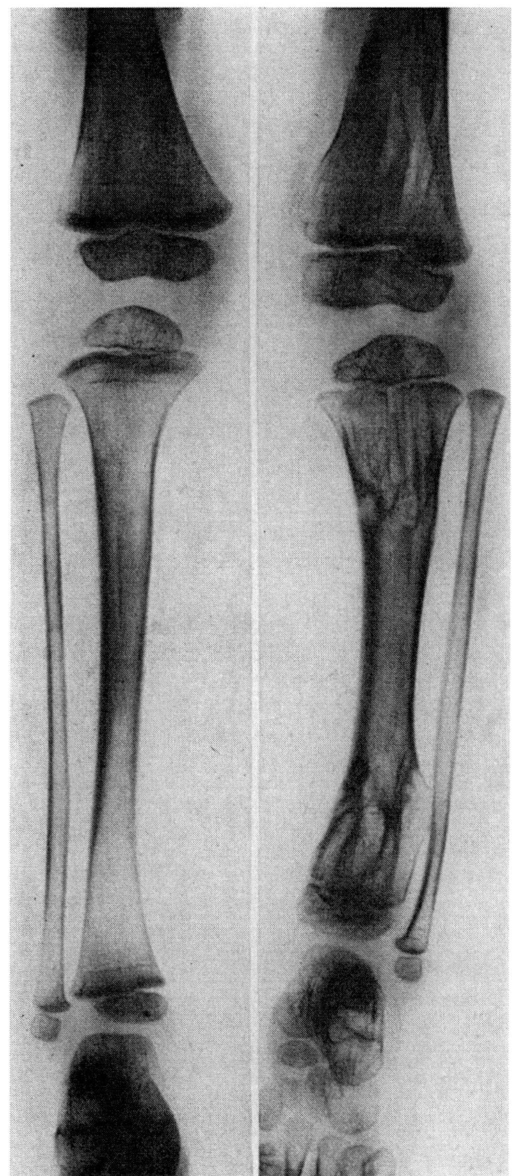

Abb. 88. Enchondromatose; metaphysäre und epiphysäre Abbaustörung der Knorpelsäulen. $3^{1}/_{2}$jähriger Junge. (Nach F. SCHMID)

des Skelets früh gestellt, nach ACKERMANN und SPJUT im Durchschnitt etwa im 2. Lebensjahr.

## Pathobiologie

Die multiple Enchondromatose ist ein dominantes Erbleiden, das allerdings im Gegensatz zu den multiplen cartilaginären Exostosen eine sehr schwache Penetranz hat. Jedenfalls handelt es sich nicht, wie ursprünglich angenommen wurde, um ein recessives Erbleiden. Eine Zusammenstellung der Familienbeobachtung findet sich bei COCCHI (1962).

Die chondromartigen Wucherungen nehmen ihren Ursprung von den Epiphysenfugen. Im Gegensatz zu den cartilaginären Exostosen wuchern die Chondrome zunächst in den Markräumen, treiben dann mit zunehmender Größe den Knochen auf, durchbrechen die Corticalis und bewirken schwere Deformierungen. In den Chondromen können sich partielle Kalkknorpel zeigen.

Histologisch findet sich manche Übereinstimmung mit dem Bild der solitären Enchondrome, dennoch bestehen einige Unterschiede: Wahrscheinlich sind die Kalkeinlagerungen in der Matrix des Knorpels bei der multiplen Enchondromatose geringer als bei den solitären Enchondromen. Bei der Enchondromatose ist der Knorpel sehr viel zellreicher, die Zellkerne erscheinen größer und häufiger, gelegentlich finden sich doppelte Zellkerne. Nach Jaffe ist es auf Grund dieser Unterschiede mit einiger Sicherheit für den Pathologen möglich, aus dem histologischen Bild die Differentialdiagnose zwischen dem solitären Enchondrom und der multiplen Enchondromatose zu stellen. Unter Umständen kann das Bild den Eindruck einer Präcancerose erwecken (Jaffe).

### Klinik

Nach Schinz können 5 Formen der multiplen Knochenchondromatose festgestellt werden. Zwischen den einzelnen Formen existieren Übergänge. Wie weit diese Formen tatsächlich Krankheitseinheiten darstellen, ist in der neueren Literatur nicht untersucht worden.

Die häufigste und bekannteste Form ist die „Acroform". Es bestehen multiple Wucherungen an den Metacarpalia, Metatarsalia und Phalangen. Zunächst sitzen die Chondrome im Knocheninneren, der Knochen ist nicht deformiert, und das Leiden wird häufig nur als Zufallsbefund entdeckt. Die „Strahlform" befällt nur einen Extremitätenstrahl. Sie ist vielleicht ein Übergang in die „Vollform".

Die „Halbseitenform" wurde zuerst von Ollier (1899) beschrieben. Ollier selbst gab dem Krankheitsbild den Namen Dyschondroplasie,

der heute auch für die verschiedensten klinischen Erscheinungen der multiplen Enchondromatose benutzt wird. Als Olliersche Wachstumsstörung ist dieses Krankheitsbild andererseits als Prototyp der multiplen Enchondromatose in die Literatur eingegangen.

Die oligotope Form der Enchondromatose ist anscheinend auch nur eine Vorstufe der Vollform, die Veränderungen am gesamten Skelet aufweist. An den langen Röhrenknochen sind vorwiegend die metaphysären Abschnitte befallen, damit ist klinisch schon eine gute Abgrenzung gegen die multiplen cartilaginären Exostosen gegeben. Oft finden sich beim Befall der langen Röhrenknochen erhebliche Wachstumsstörungen, die besonders dann auffallen, wenn nur die Röhrenknochen der unteren Extremitäten befallen sind.

Das Röntgenbild zeigt unregelmäßige, mehr oder weniger scharf begrenzte Aufhellungen oder Strukturdefekte, mitunter auch scharf abgesetzte Ausstanzungen, die durch die Verdrängung der Knochenmatrix durch den Knorpel entstehen. Manchmal kommt es zu cystischen oder wabenartigen Auftreibungen, die häufig die Corticalis durchbrechen. Die Prognose ist im allgemeinen quoad vitam gut. Sie hängt jedoch wie bei den solitären Chondromen weitgehend von der Lokalisation ab. Je näher sie am Stamm oder am Becken auftreten, um so größer ist die potentielle Malignität.

Differentialdiagnostisch ist die Abgrenzung zu den solitären Enchondromen, den Chondrosarkomen und den multiplen cartilaginären Exostosen wichtig.

Als Therapie kommt nur die operative Abtragung oder Curettage mechanisch störender Chondrome in Frage. Bei der Generalisation des Leidens ist eine Heilung durch Abtragung nicht möglich.

## Chondroblastom (benigne)

**Begriff und Bezeichnung.** Es handelt sich um einen osteolytischen Tumor aus kubischen Zellen, die sich vielfach zu Pseudoepithelien zusammenschließen und eine Grundsubstanz ausscheiden, die zu Nekrose und Verkalkung neigt. Manche Autoren zählten das Chondroblastom zu den Riesenzellgeschwülsten, heute ist das Bild des benignen Chondroblastoms klar umrissen (Jaffe, Coley).

**Synonyma.** Chondromatöse Riesenzellgeschwulst, Codman-Tumor, epiphysärer chondromatöser Riesenzelltumor (Codman) oder verkalkender Riesenzelltumor (Ewing).

**Disposition.** Das Chondroblastom ist selten. Von mehr als 2000 Knochentumoren, die an der Mayo-Klinik diagnostiziert wurden, machte die Geschwulst weniger als 1% aus (Dahlin, 1957). 1956 haben Kunkel et al. 59 Fälle zusammengestellt. Es tritt in jüngeren Jahren auf als das Osteoclastom, bevorzugt werden das 10. bis 17. Lebensjahr befallen. Das männliche Geschlecht ist häufiger betroffen als das weibliche.

### Pathobiologie

Die Pathogenese des Chondroblastoms ist nicht bekannt. Makroskopisch ist das Gewebe graugelb, mit hämorrhagischen oder nekrotischen Zonen durchsetzt und mit einem dünnen Randwall sklerotischen Knochens aufgebaut. Neben Chondroblasten sind mikroskopisch stets Mitosen in geringer Anzahl zu beobachten.

### Klinik

Durch das latente Wachstum dauert die Anamnese oft bis zu 2 Jahren. Die Beschwerden sind gering, nicht selten wird als Ursache

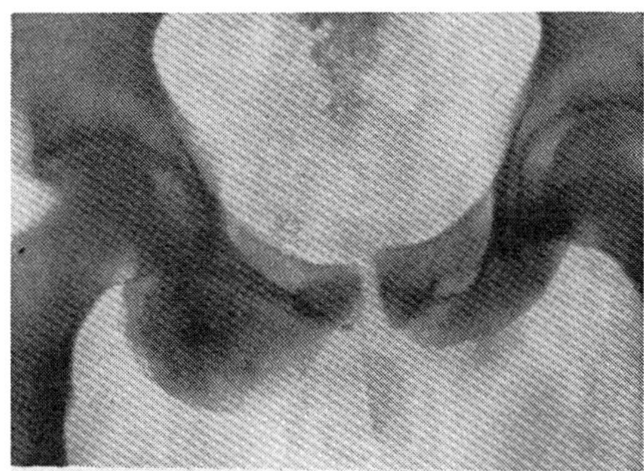

Abb. 89. Benignes Chondroblastom am rechten Sitzbeinast mit deutlicher Geschwulstbildung und dünnem sklerotischem Saum

der ersten Schmerzen ein Trauma angegeben. Bei fortschreitendem Wachstum treten Gelenkschmerzen und Schwellungen sowie örtliche Temperaturerhöhungen auf. Die Hauptlokalisation ist nicht, wie CODMAN annahm, nur

der Humerus, sondern es können mehrere Extremitätenknochen befallen sein, auch das Becken (Abb. 89). Der Häufigkeit nach hat JAFFE folgende Reihenfolge angegeben: distales Femurende, proximales Tibiaende, proximales Humerusende, distales Tibiaende, proximales Femurende. Der Tumor nimmt seinen Ausgang von der Epiphyse und breitet sich metaphysenwärts aus.

Röntgenologisch werden rundliche oder ovale Aufhellungsherde mit einem Durchmesser von 2—6 cm gesehen. Fleckige Verdichtungen durch die Kalkeinlagerungen sind auffallend. Um den Tumor entwickelt sich eine Zone von verdichtetem Knochen. Wenn die Oberfläche des Knochens erreicht wird, sieht man eine periostale Reaktion.

Das benigne Chondroblastom wird oft verkannt und für einen Riesenzelltumor gehalten. Es unterscheidet sich von diesem klinisch durch seinen immer gutartigen Verlauf und durch seine Fähigkeit, Herde mit Knorpelmatrix zu bilden. Diese Tatsache macht die Einreihung des benignen Chondroblastoms unter die Tumoren cartilaginären Ursprungs möglich. Das Osteoclastom tritt auch erst in späterem Lebensalter auf. Weiter sind das Chondrosarkom und das Enchondrom differentialdiagnostisch von Bedeutung.

Die Therapie besteht in einer operativen Excochleation des Tumors und, wenn erforderlich, in Auffüllen des Defektes mit Knochenspänen. Die Gefahr eines Rezidivs nach einer Operation besteht nicht.

## Chondromyxofibrom

**Begriff und Bezeichnung.** Es handelt sich nicht um ein Fibrom, sondern um einen chondroblastischen Tumor (SALZER; SALZER-KUSCHIK). Das Krankheitsbild wurde von JAFFE und LICHTENSTEIN 1944 beschrieben. Sein klinisches Bild weist Ähnlichkeit mit der aneurysmatischen Knochencyste auf.

**Disposition.** Es werden vorwiegend Jugendliche oder jugendliche Erwachsene im 2. und 3. Lebensjahrzehnt befallen. Eine Geschlechtsbevorzugung besteht nicht (ACKERMANN und SPJUT).

### Pathobiologie

Das Chondromyxofibrom leitet sich vom knorpelbildenden Bindegewebe ab. Bei diesem nicht ossifizierenden, gewöhnlich exzentrisch liegenden Kno-

chentumor gibt es 2 Entwicklungsphasen, die frühe und die rezidivierende Form (TRIFAUD und BUREAU). Der Tumor nimmt als differenzierter Bindegewebstumor im Laufe seiner Entwicklung chondroide und myxoide Züge an und erweist sich immer als gutartig (JAFFE und LICHTENSTEIN). Das Aussehen erinnert an hyalinen Knorpel von dichter Konsistenz. Der Tumor ist klein, gelappt und grenzt sich scharf vom umgebenden Knochen ab. Im histologischen Bild findet man myxomatöse, fibröse und chondroide Anteile in verschieden großer Ausdehnung.

### Klinik

Die Anamnese dauert bis zu 2 Jahren; in 50% aller Fälle treten Schwellungen und Schmerzen auf. Hauptlokalisationen sind die Metaphysen der langen Röhrenknochen, Femur und Tibia in ca. 80% der Fälle.

Im Röntgenbild sieht man scharf begrenzte, exzentrisch gelegene, ovaläre bis runde Aufhellungen. Manchmal sieht man eine Zerstörung oder Vorbuckelung der kompakten Knochensubstanz (Seifenblasenbild).

Die Differentialdiagnose gegenüber dem Sarkom ist besonders wichtig. Auch wenn die Corticalis weitgehend zerstört ist, bleibt das Chondromyxofibrom im Gegensatz zum Sarkom stets noch vom Periost bedeckt.

Die Therapie besteht in einer Curettage mit anschließender Cauterisation und Knochenspanfüllung. Häufig kommt es aber zu Rezidiven. Einige Autoren bevorzugen daher die radikale Entfernung mittels en-bloc-Resektion, vor allem, wenn keine funktionelle Beeinträchtigung der betroffenen Extremität daraus entsteht.

## Solitäre Exostose

**Begriff und Bezeichnung.** Solitär auftretender knöcherner Auswuchs, der typischerweise vereinzelt auftritt.

**Synonyma.** Solitäres Osteochondrom, Osteochondrom, traumatische Exostose.

**Historische Daten.** Der älteste fossile Fund einer Knochengeschwulst stammt aus dem Erdmittelalter: an der Innenfläche des Schulterblattes eines Dinosauriers aus der oberen Kreide von Wyoming fand sich eine große konische Exostose. Es wird von weiteren Exostosen an Fossilien aus der Kreide und dem Oligozän berichtet. Bei den rezenten Säugetieren sind Exostosen bei Pferd, Katze, Ochse und Hund gefunden worden (Stocks und Barrington).

Beobachtungen am Menschen beginnen mit dem Anthropus erectus. Der Oberschenkelknochen (Femur I), den Dubois (1892) bei Trinil auf Java fand, weist unterhalb des Trochanter minor eine große, offenbar „tendinöse Exostose" (Virchow) auf. In der Vendé wurde von Baudoin 1908 eine Exostose der Tibia am Skelet eines neolithischen Menschen gefunden. In beiden Fällen dürfte es sich um solitäre Exostosen gehandelt haben.

Wichtig sind diese Funde, weil sie zeigen, daß die Knochengeschwülste nicht beschränkt sind auf die neuere Zeit. Sie bezeugen, daß auch am knöchernen Skelet der Wirbeltiere Knochengeschwülste auftreten und daß schon in der Vorzeit die Menschen an Knochengeschwülsten gelitten haben. In der Entwicklung des knöchernen Skelets lag also von Anfang an auch die Möglichkeit der Knochengeschwulst beschlossen.

**Häufigkeit.** Die solitäre Exostose gilt als häufigster Knochentumor (Jaffe). Genaue Zahlen liegen nicht vor, nach den Unterlagen des Genetikregisters im Institut für Humangenetik der Universität Münster ergibt sich eine Häufigkeit von 1:10000. Da das Merkmal keine Beschwerden macht und meist nur zufällig diagnostiziert wird, dürfte die wahre Häufigkeit höher liegen.

**Disposition.** Es besteht keine Geschlechtsdisposition. Häufig wird der Tumor im jüngeren Kindesalter entdeckt, meist zwischen dem 10. und 20. Lebensjahr.

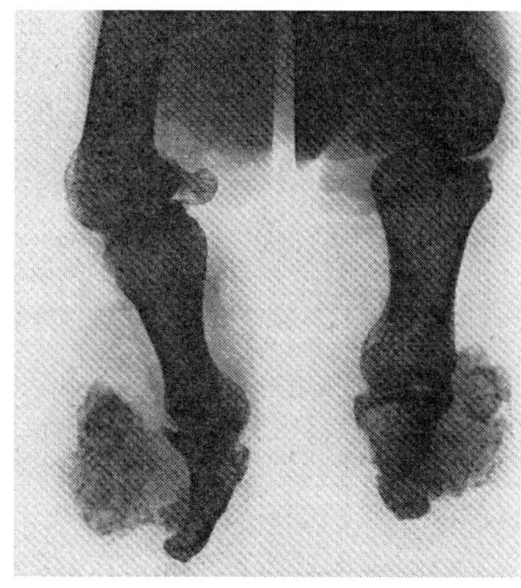

a

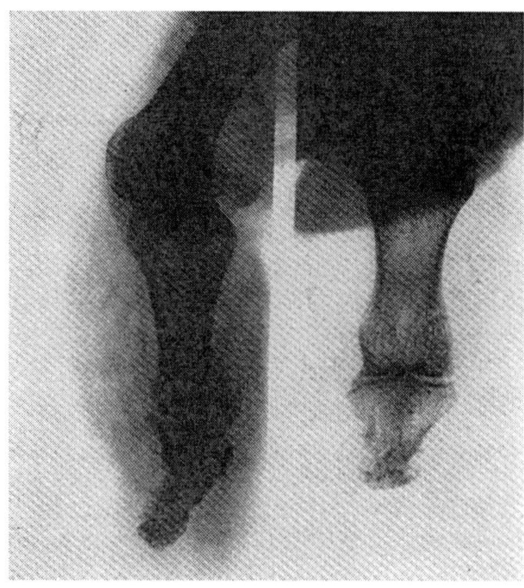

b

Abb. 90a u. b. Osteochondrom. a Subunguale Exostose an der Großzehe mit blumenkohlförmigem Exostosenaufbau. b Zustand 1 Jahr nach operativer Entfernung

### Pathobiologie

Nicht selten läßt sich anamnestisch ein Trauma als Ursache der Exostosen ermitteln. K. H. Bauer hat wiederholt die solitäre Exostose als Beleg für die somatische Mutation beim Menschen angeführt. Er meint, „daß sich gerade am Beispiel der Exostosen das Vorkommen somatischer Mutationen auch für den Menschen beweisen läßt". „Die Bedingtheit der multiplen cartilaginären Exostosen durch eine Keimzellmutation steht außer Zweifel. Nur sind jedoch die solitären Exostosen, die stets nur einzeln auftreten, nicht vererbbar, morphologisch jedoch mit den Exostosen der systematisierten Form völlig identisch. Nachdem nun bei den systematisierten Formen Mutationen in den Keimzellen erwiesen sind und nachdem die solitären Formen morphologisch identisch sind, so ist der Schluß zwingend, daß es sich um Mutationen des gleichen Gens einmal in den Keimzellen, das andere Mal in den Körperzellen handelt."

Makroskopische Erscheinung wie Histologie entsprechen genau den Befunden bei den multiplen cartilaginären Exostosen.

### Klinik

Prädilektionsstellen für die solitären Exostosen sind die Epiphysen der langen Röhrenknochen, mit Abstand am häufigsten finden sie sich an der distalen Femur- und der proximalen Tibiaepiphyse. An diesen beiden Lokalisationen findet sich die Hälfte aller solitären Exostosen. Weiterhin sind sie häufig am oberen Ende des Humerus, dem distalen Ende des Radius, distal an Tibia und Fibula, am Os ilium und an der Scapula.

Eine Sonderform ist die subunguale Exostose, die ihren Ausgang von der Endphalanx der Großzehe nimmt (Abb. 90a und b). Trauma oder chronische Entzündung werden als Ursache angenommen, sie wächst zuweilen sehr schnell und kann dann als Sarkom fehldiagnostiziert werden.

Im Röntgenbild ist die Exostose, wenn sie sich im rechten Winkel zum Strahlengang befindet, leicht zu erkennen. Fallen dagegen die Strahlen von vorn auf die Exostose, so kann sie sich flächenhaft auf den Knochen projizieren. Dabei ergeben ihre Konturen Verdichtungslinien, die dann als cystenähnliche Gebilde fehlgedeutet werden können.

Differentialdiagnostisch ist die solitäre Exostose einmal gegen das genetisch bedingte Leiden der multiplen cartilaginären Exostosen abzugrenzen, dann gegen ein solitäres Enchondrom.

Eine Therapie ist nur dann erforderlich, wenn die Exostose mechanische Beschwerden macht. Prophylaktische Entfernung wegen der Gefahr einer malignen Entartung ist nicht indiziert.

## Multiple cartilaginäre Exostosen

**Begriff und Bezeichnung.** Bei den multiplen cartilaginären Exostosen handelt es sich um ein systematisiertes, polyostotisches, polytopes Leiden. Die Abweichung verdankt ihren Namen knöchernen Auswüchsen, die meist bilateral symmetrisch multipel am Skelet auftreten.

**Synonyma.** Exostotische Dysplasie, multiple Osteochondromatose, multiple Osteomatose, chondrale Osteome, Exostosenkrankheit.

**Historische Daten.** Der Begriff wurde von Galen in seinem Werk „Über die Geschwülster wider die Natur" geprägt. 1818 wurden die cartilaginären Exostosen von Astley Cooper, der als Chirurg dem St. Thomas-Hospital in London vorstand, aus dem Gesamtgebiet der Knochengeschwülste abgesondert und die ganze Erscheinung Exostosis cartilaginea multiplex genannt. Dieser Krankheitsbegriff wurde von Cooper und auch bis in die neueste Zeit in doppelter Weise angewandt: er spricht von äußeren und inneren knorpeligen Exostosen, wobei die inneren der heutigen multiplen Knochenchondromatose entsprechen. Auch der erste Nachweis der Erblichkeit des Leidens wurde an einer der großen Londoner Kliniken erbracht, und zwar 1849 von Edward Stanley. Aus der Zeit vor der Wiederentdeckung der Mendelschen Gesetze liegen etwa 40 Familienbeobachtungen vor.

**Häufigkeit.** Im Regierungsbezirk Münster wurden auf Grund von Unterlagen des Genetikregisters im Institut für Humangenetik der Universität Münster 28 Merkmalsträger in den Jahren 1932—1952 geboren. Die Zahl der in den gleichen Jahren insgesamt Geborenen vermindert um die Anzahl der Verstorbenen und der durch Fortzug wegfallenden Personen beträgt 558000, die Häufigkeit des Merkmals liegt daher bei 28 auf 558000 entsprechend 5,0 auf 100000. Der einzige in der Literatur zu findende Bezugswert wird von Stevenson (1950) für die Bevölkerung Nordirlands angegeben: er ermittelte 50 Merkmalsträger auf 1 Million Personen.

**Disposition.** Die multiplen Exostosen können bereits im 1. Lebensjahr nachgewiesen werden, fast immer werden sie als Zufallsbefund

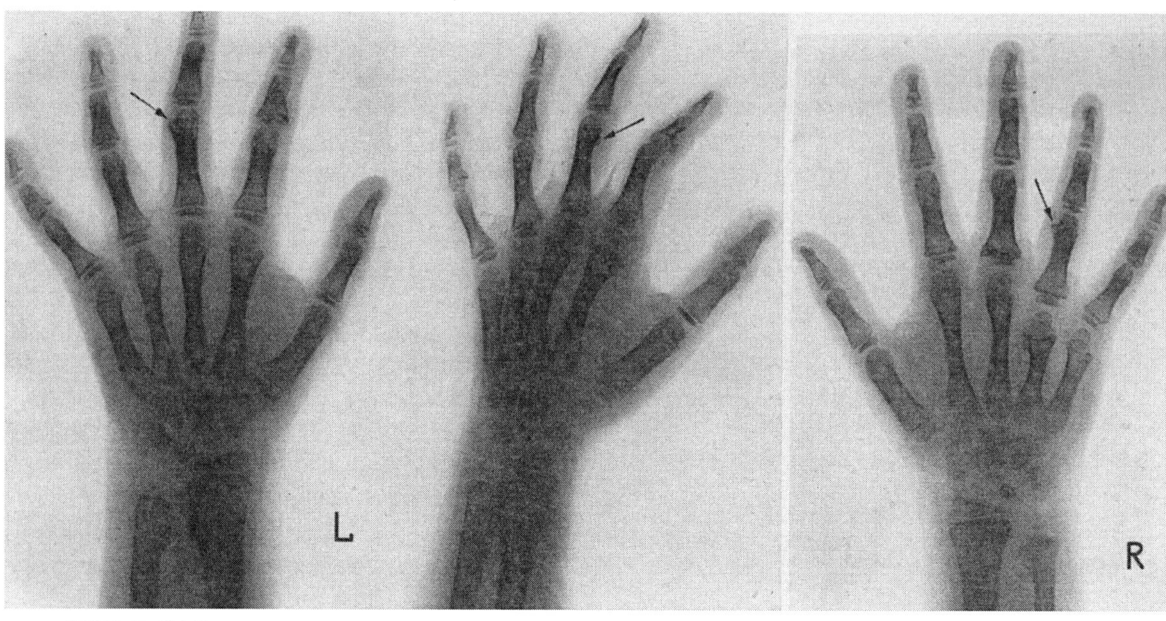



Abb. 91 u. 92. Die Hände einer 6½jährigen Patientin. Neben einer Exostose an der Epiphysenfuge des vierten Mittelhandknochens rechts, der außerdem verkürzt ist, sind Exostosen zu sehen am distalen Abschnitt vom Grundglied des dritten Fingers links und des vierten Fingers rechts. Diese Exostosen sind nicht vom Knorpel der Epiphysenfuge abzuleiten. Weitere Exostosen sieht man am Radius links und der Ulna rechts

ermittelt. Die Penetranz des Gens für die multiplen Exostosen wird im männlichen Geschlecht mit 100% angenommen. Das Gen manifestiert sich bei jedem heterozygoten Genträger. Im weiblichen Geschlecht ist die Penetranz geringer. Sie liegt nach der Zusammenfassung der vorliegenden Literatur bei etwa 80%.

### Pathobiologie

Die Krankheit hat ihre Ursache in einem mutierten Gen. Der Erbgang kann als geklärt gelten: alle bis heute vorliegenden Familienbeobachtungen haben den einfachen autosomal dominanten Erbgang mit voller Penetranz im männlichen und geringer im weiblichen Geschlecht bestätigt. Die Exostosen sind beschränkt auf die knorpelig vorgebildeten Skeletteile. Sie legen sich ontogenetisch knorpelig als Ekchondrosen an. Im Laufe des Wachstums wird dann der Knorpel allmählich durch Knochen ersetzt. An der ausdifferenzierten Exostose sieht man mikroskopisch von innen nach außen die gleichen Schichten wie beim normalen Röhrenknochen: spongiöse Markhöhle, die mit der Markhöhle des Knochens kommunizieren kann, Compacta und normales Periost, das kontinuierlich in das Periost des Knochens übergeht. Die cartilaginäre Exostose sitzt also keinesfalls dem Knochen wie ein Osteophyt auf. Die Herkunft des Knorpels der Ekchondrosen wird verschieden gedeutet.

Nach der älteren, aber auch heute noch vertretenen Ansicht entspricht der Knorpel biologisch der Epiphysenfuge, das Wachstum der Exostosen werde dadurch verursacht, daß an der Peripherie der Verknöcherungszone Knorpelteile in eine falsche Wachstumsrichtung nach außen hin geraten oder gedrängt werden. Da sich jedoch Exostosen auch an Skeletabschnitten finden, an denen es keine Epiphysenfugen gibt, so an den Köpfchen des 1. Mittelhandknochens und der Phalangen sowie an den Basen des Mittelhandknochens des 2.—3. Fingers spricht dafür, daß es sich nicht nur um eine Störung der enchondralen, sondern auch der perichondralen Verknöcherung handelt (Abb. 91 und 92).

### Klinik

Die Form und Größe der Exostosen variiert von linsen- bis kirschkerngroßen Griffel-, Haken- oder Zapfenformen bis zu kleinapfelgroßen knollen- oder blumenkohlartigen Gebilden, die bald schmäler, bald breiter dem Knochen aufsitzen. Lokalisiert sind die Exostosen am häufigsten in der Nähe der Epi-Diaphysengrenzen der langen Röhrenknochen (Abb. 93). Dabei finden sie sich in größerer Zahl und Ausprägung an dem Ende, an dem die Epiphysenfuge den größeren Anteil am Wachstum hat, z.B.

am Humerus und an der Tibia, meist an der proximalen Epiphysenfuge und nur selten an der distalen; bei Radius und Ulna sowie am Femur umgekehrt an der distalen Epiphysenfuge häufiger als an der proximalen (Abb. 96 bis 99). Die Exostosen kommen aber auch an

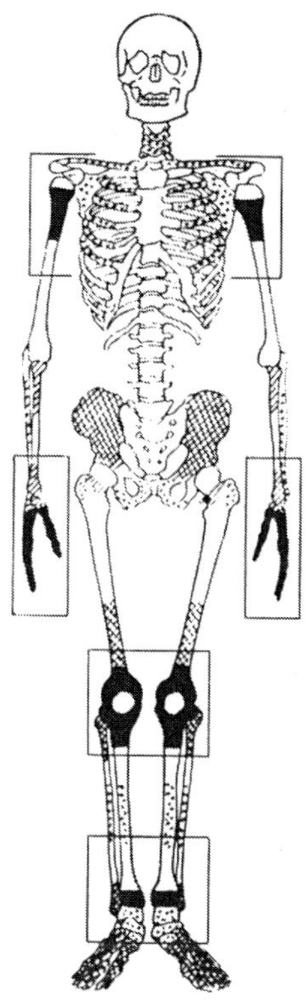

Abb. 93. Schema für die Lokalisierung der m.c.E. (nach SCHINZ). Schwarz = sehr häufig; kariert = oft; schraffiert = weniger oft; punktiert = selten. Die umrandeten Bezirke bezeichnen die Körperteile, von denen bei den eigenen Untersuchungen Röntgenaufnahmen angefertigt wurden: Hände mit unterem Unterarmdrittel dorsal-volar, Schultergelenke mit halbem Oberarm, Knie a.p. und seitlich, Sprunggelenke a.p. (zum Teil auch seitlich) mit unterem Drittel des Unterschenkels

Stellen vor, wo es keine Epiphysenfugen gibt (Abb. 94).

Die genetisch bedingten cartilaginären Exostosen treten immer multipel auf, bei den einzelnen befallenen Individuen lassen sich im Durchschnitt zwischen 10 und 30 Exostosen zählen. Die ersten Exostosen erscheinen etwa im Alter von 3—6 Jahren, sie sind aber auch schon bei Neugeborenen beschrieben worden (BIRKER, 1955). Mit dem Stillstand des allgemeinen Körperwachstums, also etwa nach dem

18. Lebensjahr, stellen auch die Exostosen ihr Wachstum ein.

Beschwerden machen die Exostosen im allgemeinen nicht. Die Merkmalsträger fühlen sich vor allem durch die Verformung der Gelenkkonturen gestört. Aus diesem Grunde gehen sie am häufigsten zum Arzt. Seltener stehen funktionelle Behinderungen oder

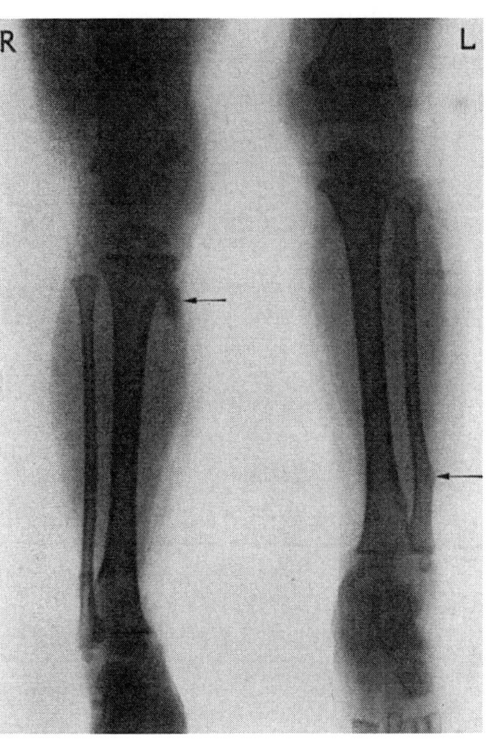


Abb. 94. Exostosen an den unteren Extremitäten eines 1 Jahr 11 Monate alten Kindes, die ebenfalls nicht von der Epiphysenfuge abgeleitet werden können. Die klinische Untersuchung läßt wesentlich größere Auswüchse tasten, denen die Ekchondrosen, die auf dem Röntgenbild keinen Kontrast geben, zugrunde liegen

Schmerzen durch Druck auf Nervenstränge im Vordergrund. Durch Fraktur einer Exostose kann es zu Gefäßläsionen kommen, die, wenn es sich um die Hauptarterie einer Extremität handelt, zur Amputation zwingen können.

Maligne Entartung ist beschrieben worden, nicht geklärt ist aber, ob es sich in diesen Zellen nicht doch um die Chondromatose gehandelt hat, die früher häufig nicht scharf von den cartilaginären Exostosen abgetrennt wurde. Histologisch findet sich bei der Entartung dann ein epiexostotisches Chondrosarkom. Die Häu-

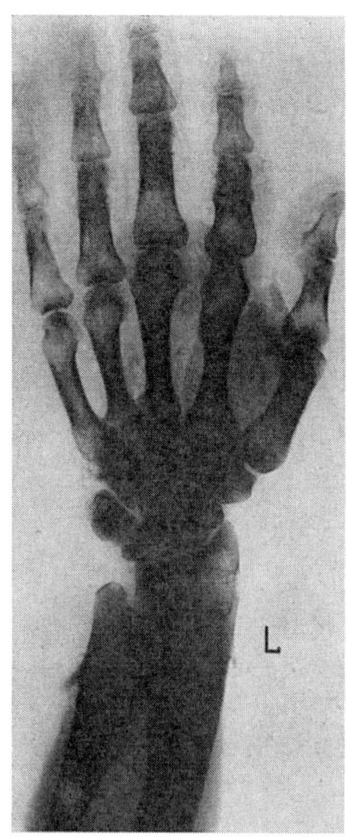

Abb. 95. Exostosen an Ulna und Radius beiderseits,
links Aplasie des distalen Ulnaköpfchens

figkeit liegt nach Angaben der Literatur bei etwa 1%.

Durch die Auswirkung des pathologischen Gens ist zusätzlich zur Exostosenbildung das gesamte Knochenwachstum gestört, besonders auffällig an den langen Röhrenknochen. Die Folge ist allgemeiner Minderwuchs. Sehr häufig und typisch sind die Verkrümmung des Radius und die Aplasie des distalen Ulnaköpfchens (Abb. 95). Weiter findet man X-Beine (unregelmäßiges Wachstum der Femurkondylen) und Verkürzung der unteren Extremitäten. Durch Schrägstellung der Epiphysen am distalen Unterschenkel kann ein Pes valgus oder Pes varus verursacht sein.

Klinisch kann die Diagnose im allgemeinen leicht durch Palpation der Prädilektionsstellen, die denen der solitären Exostosen entsprechen, gesichert werden. Differentialdiagnostisch ist die Abgrenzung von der multiplen Knochenchondromatose und von den solitären Exostosen wichtig. Röntgenaufnahmen und die Familienuntersuchung ermöglichen den Ausschluß dieser beiden Anomalien. Das Röntgenbild ist typisch und kann nicht verkannt werden. Projiziert sich die Exostose im Strahlengang auf

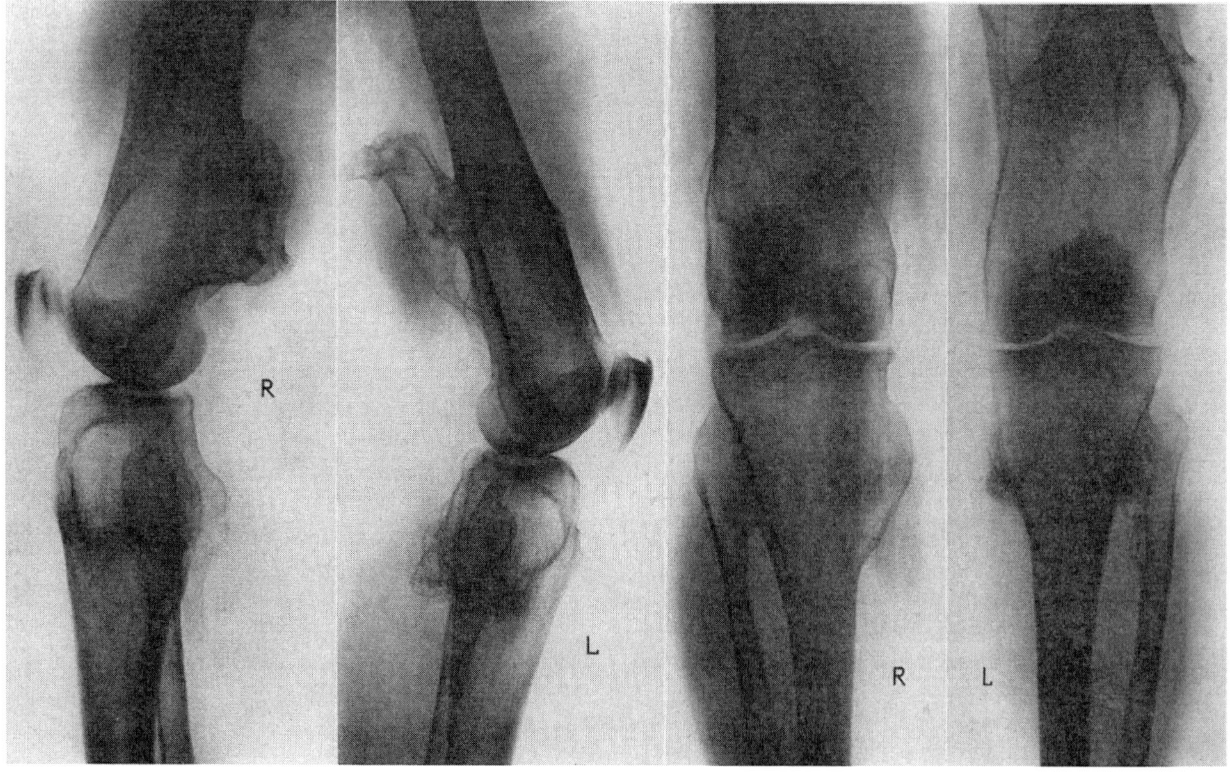

Abb. 96            Abb. 97            Abb. 98            Abb. 99

den Knochen, so ergeben ihre Konturen Verdichtungslinien, die cystenähnlich aussehen und deren Umriß ohne eine Aufnahme in 2 Ebenen nicht aufgelöst werden kann (Abb. 96—99).

Die Expressivität des Gens für die multiplen Exostosen schwankt in weiten Grenzen. BIRKENFELD (1930) hat ein erbgleiches Zwillingspaar mit teilweise verschiedener Lokalisation der Exostosen beschrieben. Eine Schwankung der Expressivität in bezug auf das Geschlecht liegt nicht vor, leichter und besonders stark befallene Individuen finden sich in beiden Geschlechtern. Der Minderwuchs (im männlichen Geschlecht —2,8%, im weiblichen Geschlecht —2,5%) ist etwa gleich stark ausgeprägt. Die Aplasie des Ulnaköpfchens mit Unterarmverkürzung tritt bei Männern wie bei Frauen gleich häufig auf. Auch die intrafamiliäre Variabilität ist recht groß, wobei es der Zufallserwartung entsprechend innerhalb derselben Familie Individuen gibt, bei denen die Ähnlichkeit in der Ausprägung des Krankheitsbildes besonders groß ist (Abb. 100 und 101).

**Therapie.** Eine spezifische Therapie ist nicht nötig. Nur dort, wo eine Exostose Beschwerden macht, wird sie operativ entfernt. Eine prophylaktische Entfernung wegen der Gefahr einer malignen Entartung ist nicht indiziert.

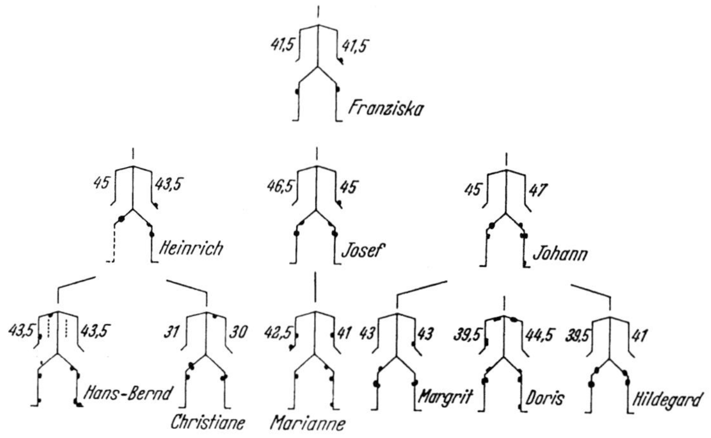

Abb. 100

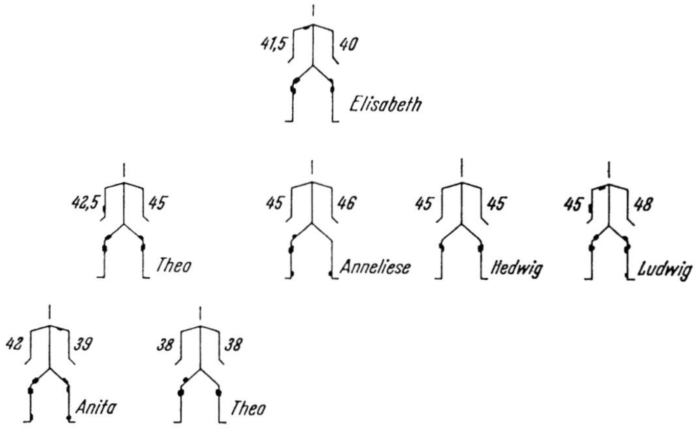

Abb. 101

Abb. 100 u. 101. Die intrafamiliäre Variabilität des Krankheitsbildes, gezeigt an der wechselnden Seitigkeit und Größe der Unterarmverkürzung und der verschiedenen Lokalisation der Exostosen bei zwei Familien. Die Länge der Unterarme ist in Zentimeter an den schematischen Armen angegeben

Abb. 96—99. Besonders ausgeprägt finden sich die Exostosen im Bereich der distalen Femur- und der proximalen Tibiaepiphyse. Ihre Formen sind am besten zu erkennen, wenn der Knochenauswuchs im rechten Winkel zum Strahlengang steht. Fallen dagegen die Strahlen von vorn auf die Exostosen, so projizieren sie sich flächenhaft auf den Knochen. Dabei ergaben ihre Konturen Verdichtungslinien, die scheinbar cystenähnliche Gebilde umschließen. Der Vergleich der Abb. 96 mit den Abb. 98 und 99 macht das deutlich

## Osteom

**Begriff und Bezeichnung.** Es handelt sich um eine gutartige Geschwulst, die ihren Ausgangspunkt von den Osteoblasten des Periosts und des Endostes des Knochens nimmt.

**Synonyma.** Osteoma, Osteoblastom.

**Disposition.** In der Literatur wurden im Verhältnis zu den sonst beschriebenen Tumorarten sehr wenig Osteome behandelt. 7,7% der in Holland registrierten gutartigen Knochentumoren sind Osteome, während sie bei den von Rowland et al. (1960) referierten Fällen nicht vertreten waren. Bei den von Fait, Saibert und Dlukos (1966) beschriebenen 111 gutartigen Knochentumoren fand sich nur 1 Osteom, allerdings noch 16 Osteoblastome, die nach Hellner zu den Osteomen zu zählen sind. Als bevorzugtes Alter wird das 10.—25. Lebensjahr angegeben.

### Pathobiologie

Die Geschwulst besteht überwiegend aus reifem Knochen. Man unterscheidet bei den Osteomen je nach ihrer Beschaffenheit die harten, kompakten und die weichen, spongiösen. Man trennt ferner je nach dem Sitz der Geschwülste in das periostale, corticale und das endostale zentrale Osteom. Histogenetisch sind primäre und sekundäre Osteome zu unterscheiden. Nach Schinz sind primäre Osteome solche, bei denen die Geschwulst von Beginn an knöchern angelegt worden ist, während sekundäre Osteome durch Ossifikation aus einer Knorpel- und einer Bindegewebsgeschwulst hervorgehen.

### Klinik

Der Tumor tritt vorwiegend im Bereich des Schädels, an den bindegewebig angelegten Schädelknochen, auf, wo ein schwammiger (spongiöser) und ein elfenbeinharter (eburnisierter Bau) unterschieden werden. Sie sitzen im Bereich des Schädels besonders gern an der Wand von Nebenhöhlen (fronto-orbito-ethmoidale Osteome), in anderen Teilen des Skelets sind sie außerordentlich selten. Das Wachstum ist langsam, meist ohne Schmerzen. Beschwerden können auftreten durch Verdrängung von Blutgefäßen, Nerven oder über dem Osteom verlaufenden Weichteilen. Osteome des Schädels können sich durch Druckerscheinungen bemerkbar machen. Die klinische Bedeutung der Osteome liegt in der Kompression der Nachbarorgane, in der Verlegung der Nebenhöhlen, Verdrängung des Auges und Luxation der Zähne. Kleine Osteome vermauern lediglich den Diploemarkraum, große Osteome bilden bis apfelgroße, harte Knoten, welche die Schädelschwarte beulenartig vortreiben können, andererseits in die Gehirnmasse eindrücken. Die Kieferosteome gehören nach Hellner u. a. zu den Riesenzellgeschwulsten.

Im Röntgenbild erscheinen Osteome als strukturlose, kompakte Kugelschatten, in welchen die Schädeldachknochen verschwinden. Sie können die Stirnhöhlen völlig ausmauern.

Osteome des Stirnbeines entwickeln sich häufig im Anschluß an ein Trauma oder an eine chronische Entzündung der Stirnhöhlenschleimhaut. Die vielfach harmlose Geschwulst wird nur operiert bei Schmerzen sowie bei Druckerscheinungen auf Gefäße und Nerven oder bei Arrosionsvorgängen an benachbarten Geweben.

## Osteoid-Osteom

**Begriff und Bezeichnung.** Es handelt sich um eine kleine Geschwulst, die nur etwa 2 cm groß wird.

**Synonyma.** Corticalis-Osteoid (Bergstrand), Osteoid-Osteoma (Jaffe), Osteoblastische Krankheit, Osteoid-Ostitis.

**Disposition.** Der Tumor tritt bevorzugt in der 2. und 3. Lebensdekade auf (Bedacht). Diethelm und Wanke fanden ihn im 2. Dezennium am häufigsten. Mills und Lipscomb (1952) fanden 90% dieses Tumors bei unter 20jährigen. Bartelheimer (1962), sah unter 30 aus der Literatur entnommenen Fällen 5 Fälle bei Kindern unter 5 Jahren, 9 Fälle bei 5—10jährigen und 16 Fälle bei 10—15jährigen. Nach Diethelm und Wanke (1962) sowie Becker wird das männliche Geschlecht 4mal häufiger betroffen als das weibliche. Freiberger (1960) fand eine Geschlechtsbevorzugung von 2:1. In den USA macht das Osteoid-Osteom den größten Prozentsatz an gutartigen Knochentumoren bei Kindern aus. Rowland, Hayless, Dahlin und Sullivan (1960) fanden es mit 33,5% bei den 72 von ihnen referierten Tumoren. In Holland wurden von den registrierten gutartigen Knochentumoren 9,3% Osteoid-Osteome gefunden.

Lichtenstein (1959) spricht von 10% Osteoid-Osteomen aller gutartigen Knochentumoren.

## Pathobiologie

Die Geschwulst leitet sich zwar vom osteoblastischen Bindegewebe ab, es besteht aber überwiegend aus Osteoid und unterschiedlich verkalkten atypischen Knochen. Die Form ist rund bis oval. Sie besteht makroskopisch aus einem roten bis graubraunen Gewebe von körniger Konsistenz mit eingelagerten Knochentrabekeln. Der Rand wird von einer sklerotischen Zone gebildet. Der Mineralisationsgrad in den Osteoidtrabekeln, die von gefäßreichem, retikulärem Bindegewebe zusammen mit Osteoblasten, Fibroblasten und einzelnen Riesenzellen umgeben sind, ist unterschiedlich. Der umgebende Sklerosasaum ist aus normalen intakten Knochen aufgebaut. Der Tumor stellt nach Coley, Freiberger u.a. ein echtes Neoplasma dar, während Hellner und Poppe, Brailsford u.a., eine blande Entzündung als Genese annehmen.

## Klinik

Charakteristisches Symptom ist der ständig bohrende, auch nachts andauernde Schmerz. Die Anamnese geht von Wochen bis zu 2 Jahren. Nicht selten wird eine Schwellung beobachtet. Die Laborbefunde sind normal. Die Hauptlokalisation ist der Femur und die Tibia (50—60%) sowie die Wirbelsäule (10%) und die Phalangen.

Eine Aufhellungszone ist auf dem Röntgenbild von einer scharf abgegrenzten sklerotischen Randzone umgeben. Die Lokalisation im Knochen ist cortical, subcortical oder zentral. Bei dieser Lage entwickelt sich um den kleinen Tumor eine große Zone dichten, verdickten Knochens. Der Knochen ist spindelförmig aufgetrieben, die Markhöhle wird eingeengt. Der kleine, vermehrt strahlendurchlässige Tumorherd kann bei einer mächtigen Knochenreaktion verdeckt sein. Er wird erst durch Schichtaufnahmen aufgedeckt. Eine lamellenförmige Verdickung bildet sich über dem Herd in der Corticalis. Die subperiostale Lokalisation läßt nur noch eine randständige, dünne Wand stehen, zentral findet sich die sklerotische Randzone (Abb. 102).

Die kleine Geschwulst wird am Anfang oft übersehen. Es wird dann die Diagnose einer unklaren Gelenkerkrankung gestellt. Die Herde in der Knochencorticalis wurden früher gern für eine blande Osteomyelitis gehalten. Oftmals kann eine Unterscheidung dieses Knochentumors von der Osteomyelitis, dem Brodie-Absceß, der idiopathischen Marksklerose u.a.



nur histologisch getroffen werden. Weiterhin müssen der tuberkulöse Absceß, die syphilitische Osteitis sowie andere maligne und benigne Knochentumoren in Erwägung gezogen werden. Differentialdiagnostisch kann auch die Angiographie herangezogen werden, weil eine regionäre Hypervascularisation mit Kontrastmitteln oftmals zu beobachten ist (Frassi).

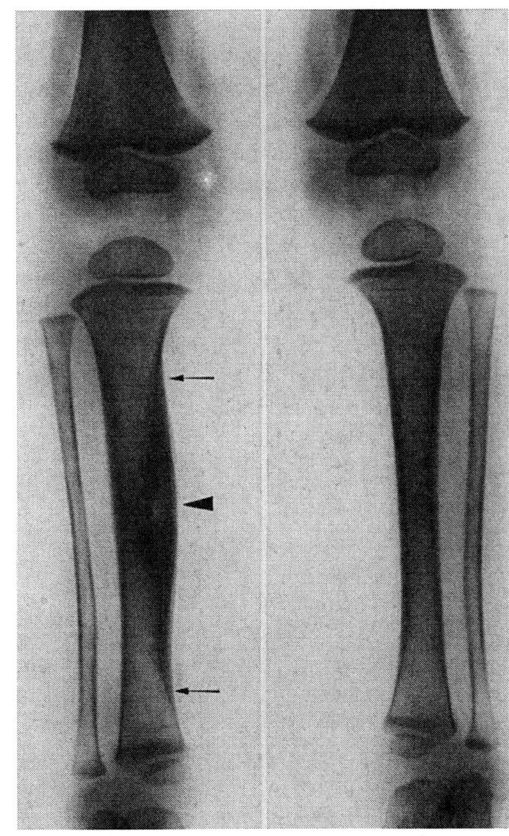

Abb. 102. Osteoid-Osteom. Beispiel einer gesteigerten endostalen und periostalen Knochenbildung, die zur umschriebenen Sklerose führt. 1²/₁₂jähriger Junge. (Nach F. Schmid)

Eine Selbstheilung der kleinen Geschwulst ist wiederholt beschrieben, aber es dauert lange, oft Jahre. Der sog. Heilungsvorgang ist mit einem Herauswachsen der kleinen, randständigen, subperiostalen Geschwulst verbunden. Die sklerotische Reaktionszone engt die kleine Geschwulst mehr und mehr ein. Bei corticaler oder zentraler Lage der Geschwulst hat man vermutet, daß es durch den Druck des umgebenden sklerotischen Gewebes zu einer relativen Ischämie kommt, die zu einer vermehrten Demineralisation der organischen Matrix führen soll.

Die Therapie besteht in einer en-bloc-Resektion, woraus eine vollständige Heilung resultiert (Dahlin). Wird eine Curettage mit Excochleation vorgenommen, so ist die Prognose nur dann günstig, wenn das Netzwerk von Osteoidtrabekeln komplett entfernt wurde. Hierbei muß besonders darauf geachtet werden, daß der Nidus (die eigentliche Geschwulst) zusammen mit der unmittelbar angrenzenden sklerotischen Partie excidiert wird. Die evtl. noch zurückbleibende Sklerose bildet sich nach Wegnahme der ursächlichen Geschwulst spontan zurück. Eine Strahlentherapie scheint ungünstiger zu sein (Bedacht).

## Benignes Osteoblastom

**Begriff und Bezeichnung.** Der Krankheitsbegriff wurde 1956 von Jaffe geprägt. Seit 1930 ist es als Corticalis-Osteoid Bergstrand bekannt. Frühere Bezeichnungen waren auch Osteoidchondrom, ossifizierendes Knochenfibrom, Riesenosteoidosteom. Es handelt sich um eine aus dem Knochen stammende Geschwulst, die aus partiell verkalktem Osteoid in einem gut vascularisierten Stroma besteht. Sein Tumorcharakter zeigt sich in einer ausgeprägten Wachstumstendenz sowie im histologischen Bild. Eine maligne Entartung wurde bisher noch nicht beobachtet.

**Disposition.** Das benigne Osteoblastom ist ausgesprochen selten, nach Welmer u. a. Es sollen bisher in der Literatur 42 Fälle beschrieben worden sein. Es scheint besonders das 2.—3. Lebensjahrzehnt betroffen zu sein. Obwohl der Tumor bei einem 5- und einem 60jährigen beobachtet worden ist, scheint die Mehrzahl der Fälle zwischen 10 und 35 Jahren aufgetreten zu sein (Ackermann und Spjut). Lichtenstein (1956) fand keine Geschlechtsbevorzugung. Während Jaffe (1958) von einer größeren Häufigkeit bei Frauen berichtet, sah Dahlin eine Bevorzugung des männlichen Geschlechts.

### Pathobiologie

Das benigne Osteoblastom ist ein gut umgrenzter Tumor mit granuliertem, hämorrhagischem und leicht zerbrechlichem Gewebe von grau-roter bis bräunlicher Farbe und von weicher bis sandartiger Konsistenz. Histologisch besteht es aus einem zell- und gefäßreichen Bindegewebe mit Osteoidbälkchen, Osteoblastentapeten und Riesenzellen vom Osteoclastentyp. Die Zahl der Osteoblasten ist unterschiedlich, jedoch sieht man ein einheitliches Bild der Kerngestalt und Form ohne Mitosen.

### Klinik

Die häufigsten Krankheitszeichen sind ein dumpfer Schmerz an der befallenen Körperstelle durch Kompression benachbarter Organe oder Gewebe. Lokal findet man eine Schwellung oder auch einen tastbaren Tumor. Die Anamnese dauert oft 3—4 Jahre, die Laborbefunde sind normal. Es kann nahezu jeder Knochen befallen sein. Sitzt der Tumor im Wirbelsäulenbereich, kann es zu radikulären oder Querschnittsausfällen kommen.

Das Röntgenbild des benignen Osteoblastoms ist nicht so charakteristisch wie das des

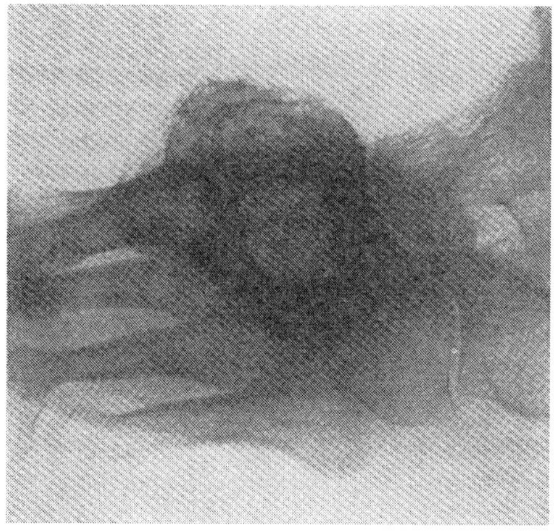

Abb. 103. Benignes Osteoblastom am Fußrücken mit hühnereigroßer Neubildung

Osteoid-Osteoms. Es variiert mit der Größe, der Lokalisation, dem Calcifizierungsgrad und der Vascularisierung der Geschwulst. Manchmal wird eine mehr oder minder ausgeprägte Destruktionszone gefunden, die fast immer umschrieben ist (Abb. 103). Bei Befall eines langen Röhrenknochens ist das benigne Osteoblastom von einer dichten, sklerotisierten Zone umgeben. Im Bereich eines spongiösen Knochens kann die perifokale, sklerosierende Reaktion dagegen sehr spärlich sein. Durch expansives Tumorwachstum kann die Corticalis so dünn werden, daß pathologische Frakturen zustande kommen.

Allgemeine Krankheitszeichen außer den oben beschriebenen Symptomen werden in der Regel kaum beobachtet. Über der lokalen Schwellung kann die Hauttemperatur erhöht sein. Eine Schonungsatrophie der Muskulatur entwickelt sich erst bei längerer Dauer der Beschwerden. Überhaupt ist der Krankheitsverlauf des benignen Osteoblastoms langsam. Zwischen ersten Beschwerden und Klinikaufnahme vergehen oft Monate bis Jahre. Nach DAHLIN betrug die durchschnittliche Beschwerdedauer bis zur ersten ärztlichen Beratung 25,8 Monate. Daraus kann man folgern, daß die Beschwerden beim benignen Osteoblastom nicht so ausgeprägt sind wie bei bestimmten anderen Tumoren, z. B. beim Osteoid-Osteom, mit dem er in seinem feingewebigen Aufbau große Ähnlichkeit besitzt. Er hat jedoch kein ausschließlich begrenztes Wachstum, und es fehlen der charakteristische Schmerz und der Sklerosasaum des umgebenden Knochens. Differentialdiagnostisch müssen vor einer Biopsie folgende Knochentumoren in Erwägung gezogen werden:

Das osteogene Sarkom, der Riesenzelltumor (Osteoclastom), die fibröse Dysplasie (JAFFE, LICHTENSTEIN), das Osteoid-Osteom, die aneurysmatische Knochencyste und das nicht ossifizierende Knochenfibrom.

Durch lokale Verdrängungserscheinungen kann es zu Dauerschäden kommen, zumal in den Fällen, bei denen, wie an der Wirbelsäule, eine radikale chirurgische Therapie nicht möglich ist. Die Prognose des benignen Osteoblastoms ist gut, eine maligne Entartung wurde bisher nicht beschrieben.

Als therapeutisches Mittel der Wahl wird die möglichst vollständige operative Entfernung des Tumors empfohlen, d.h. Curettage mit anschließender Knochenspanung. Voraussetzung zu dieser Maßnahme ist, daß die Geschwulst operativ technisch zugänglich ist. Ist eine Rippe befallen, so ist die Resektion im Gesunden vorzuziehen. Die Bestrahlungstherapie ist zweifelhaft.

Literatur s. S. 219

# Die potentiell malignen Knochentumoren

D. KUNZE und J.-D. MURKEN, München

Bei einigen Knochentumoren ist die Grenze zwischen gut- und bösartig nicht scharf zu ziehen. Diese Tumoren werden heute als potentiell maligne oder nach ZOLLINGER als „Tumoren zwischen gut und böse" bezeichnet. Weder von der Morphologie her, die im allgemeinen weitgehend organisch ist, noch von der Histologie her, sind sie eindeutig zu definieren. BEDACHT hat besonders darauf hingewiesen, daß neben dem Erkrankungsalter, dem morphologischen Gesamtbild der einzelnen Geschwulstzellen bei diesen Knochentumoren auch die Lokalisation des Tumors und die

Wachstumsgeschwindigkeit zur Beurteilung des klinischen Verlaufes und zur dementsprechenden Therapie herangezogen werden müssen.

Das Kindesalter betreffen hier vor allen Dingen das Osteoclastom (der Riesenzelltumor) und die Chondrome des Beckens. Das Synovialom, das verschiedentlich den potentiell malignen Tumoren zugerechnet wird, wird entsprechend unserer Systematik bei den malignen Tumoren besprochen. Die fibröse Knochendysplasie von JAFFE-LICHTENSTEIN ist den geschwulstähnlichen Veränderungen zugeordnet.

## Riesenzelltumor

**Begriff und Bezeichnung.** Er wurde von UEHLINGER und v. ALBERTINI als „Osteoclastom" bezeichnet, da er von den Osteoclasten ausgeht. JAFFE hat 1959 wieder die Bevorzugung der alten Nomenklatur Riesenzelltumor vorgeschlagen, da der Name neutraler sei. Die Knochenzerstörung sei nicht allein durch die Osteoclasten, sondern ebenso auch durch das Tumorwachstum als solches bedingt.

**Synonyma.** Osteoclastom, Brauner Tumor, Ostitis fibrosa localisata, Myeloidtumor, solitäre Riesenzellgeschwulst, schaliges myelogenes Sarkom.

**Historische Daten.** Der Riesenzelltumor wurde 1918 von COOPER und TRAVERS erstmals beschrieben. Nach KONJETZNY handelt es sich um eine entzündliche oder regenerative Hyperplasie, nach LOOSER um ein echtes Neoplasma. Den Neoplasmacharakter der Riesenzellgeschwulst halten ALBERTINI, BLOODGOOD,

14*

Dahlin und Hellner für erwiesen. Demzufolge wird die Riesenzellgeschwulst heute — unabhängig von der malignen Entartungsrate von 10—30% der Fälle und unabhängig von der Behandlungsart — als bedingt gutartig, semimaligne oder besser potentiell-maligne Geschwulst angesehen.

**Disposition.** Der Riesenzelltumor scheint im Kindesalter selten zu sein. Das Hauptmanifestationsalter liegt zwischen dem 20. und 60. Lebensjahr. Nach Jaffe treten 75% zwischen dem 20. und 40. Lebensjahr auf, das 3. Lebensjahrzehnt scheint bevorzugt zu sein (40% nach Hellner). Gee und Pugh (1958) fanden unter 104 Riesenzelltumoren 9% bei unter 20jährigen. Eine Geschlechtsdisposition ist nicht beschrieben.

Nach Diethelm und Wanke (1966) kommt er in 4,8% aller primären Knochentumoren vor, an den benignen habe er einen Anteil von 17,1%. Bemerkenswert ist die Häufigkeit bei generalisierter Ostitis fibrosa (Hellner).

### Pathobiologie

Der bevorzugte Sitz ist die Epiphysengegend der langen Röhrenknochen. Diese wird durch arterielle Zuflüsse von den Gelenkkapselgefäßen her ernährt (periostal und transcortical). Wenn durch ein stattgefundenes Trauma ein subcorticaler Bluterguß entsteht, wird die Zufuhr des Blutes gedrosselt. Durch gesteigerte Osteoclastentätigkeit (die Osteoclasten werden z.B. durch Druck gereizt) wird das zur Ernährung notwendige Blut aus dem Mark resorbiert. Ein Osteoclastenüberschuß führt zum Riesenzelltumor (Geschickter und Copeland).

Bei der Riesenzellgeschwulst ist das Gewebe fleischartig, grau-weiß bis rotbraun, mit purpurroten hämorrhagischen Inseln. Histologisch wird das Bild beherrscht von mononucleären Stromazellen mit runden, ovalen oder spindelförmigen Kernen, die offenbar undifferenzierte Mesenchymzellen darstellen (Schachowicz).

Dazwischen verstreut liegen Riesenzellen mit zahlreichen Kernen, die einen hohen Gehalt an saurer Phosphatase aufweisen. Die vielkernigen Riesenzellen sind $30—100\,\mu$ groß, Riesenzellen mit weniger als 15 Kernen sind laut Zollinger malignitätsverdächtig. Neben diesen Riesenzellen kommen Spindelzellen vor, die ebenfalls als tumoreigene Zellen anzusehen sind. Zusammenfließende Spindelzellen bilden Riesenzellen. Etwa 93% dieser Tumoren bilden keine kollagene, 7% bilden kollagene Intercellularsubstanz. Nach Hutter et al. findet man bei 55% der Riesenzellgeschwülste Metaplasien mit Osteoid- oder Knochenproduktion. 20% dieser Tumoren zeigen Schaumzellen und Hämosiderinablagerung.

### Klinik

Klinisch führen die Osteoclastome zu Anschwellungen und machen in etwa der Hälfte der Fälle Schmerzen. Diese treten nicht so häufig auf wie bei osteogenen Sarkomen und viel seltener als bei Ewing-Sarkomen. Rückwirkungen auf das Allgemeinbefinden fehlen. Die regionären Lymphknoten sind gelegentlich geschwollen, Spontanfrakturen sind im Frühstadium selten, im Spätstadium etwa in $^1/_5$ der Fälle zu beobachten.

Mit Vorliebe sitzt der Tumor in den Epiphysen der langen Röhrenknochen, seltener in den kurzen, platten Knochen, aber auch das Schädelskelet wird nicht verschont. Am häufigsten sind die distale Epiphyse des Femur, die proximale Epiphyse der Tibia und die distale Epiphyse des Radius erkrankt. Über die Hälfte der Fälle ist um das Knie lokalisiert. Hellner hält die Riesenzellgeschwulst mit Sitz an diesen statisch besonders belasteten Stellen für prädestiniert zur malignen Entartung und beobachtete sogar die Sarkomentstehung in soliden, nicht cystischen Tumoren. Die Betroffenen geben in der Regel ein Trauma an, das sie einige Monate vorher erlitten haben. Die Laborbefunde sind normal, eine Kalkstoffwechselstörung liegt nicht vor.

Röntgenologisch erscheint die Epiphyse aufgebläht, die Rinde wird immer dünner und kann schließlich an der Stelle der stärksten Vorwölbung aufbrechen. Anfangs sieht man noch schattenförmig stehengebliebene Reste von alten Knochen, später können diese völlig verschwunden sein. Ein Einbruch in das Gelenk ist selten. Neben der zentralen, epiphysären Hauptform gibt es auch eine corticale Form, die in Metaphysen und Diaphysen langer Röhrenknochen, sowie am Finger beobachtet wird. Man sieht im Röntgenbild dann subperiostal in der Rinde ein- oder mehrkammerige Aussparungen. Gelegentlich besteht über den fast nie die Größe der zentralen Riesenzellgeschwulst erreichenden corticalen Herden eine periostale Knochenverdickung. In platten Knochen fällt die wabig-cystische Form auf. Riesenzellgeschwülste im Wirbelsäulenbereich können in den Wirbelkanal einbrechen und zu Rückenmarksdruckerscheinungen führen. Im Röntgenbild sieht man dann oft uncharakteristische Zerstörungen mit Keilform, die selten als Riesenzellgeschwülste erkannt werden. Im allgemeinen ist das Röntgenbild bei Riesenzelltumoren gekennzeichnet durch die Kombination von Osteolyse und Knochenauftreibung. Das zentrale Osteoclastom der langen Röhrenknochen führt zu einer einseitigen, exzentrischen, cystisch kugeligen Auftreibung der Epi- und der Metaphysen. Innerhalb der Anschwellung ist die Spongiosa durch weichteildichten Schatten ersetzt (Abbildung 104). Die Corticalis ist hochgradig verdünnt, ausgebuchtet und umschließt schalenförmig die Geschwulstmasse. Die Osteolyse reicht bis unmittelbar an den Gelenkknorpel. Gegen die restliche Spongiosa und gegen den Schaft ist das Osteoclastom flachwellig, ziemlich scharf abgegrenzt. Die Compacta wird nicht unterminiert. Die Restspongiosa ist nicht atrophisch, eine periostale Reaktion fehlt.

Differentialdiagnostisch bereitet die Riesenzellgeschwulst oftmals erhebliche Schwierigkeiten. Sie wird mit folgenden Krankheitsbildern verwechselt: Nicht ossifizierendes Knochenfibrom, benignes Chondroblastom, aneurysmatische Knochencyste, der Epulis oder dem reparativen Riesenzellgranulom, dem Chondromyxoidfibrom, dem Morbus Recklinghausen, der solitären fibrösen Dysplasie, der villonodulären Tendovagiitis, dem Albright-Syndrom und dem Morbus Uehlinger. Demzufolge wird von mehreren Autoren die Sammelbezeichnung „Ostitis fibrosa generalisata cystica" oder Brauner Tumor für die Riesenzellgeschwulst abgelehnt (HELLNER). Die meisten Fälle im Kieferbereich sind keine echten Neoplasmen, sondern fallen in eine Gruppe, die JAFFE als riesenzell-reparative Granulome bezeichnet hat (ACKERMANN und SPJUT).

Die Prognose ist in der Mehrzahl der Riesenzellgeschwulste gut. JAFFE teilt die Riesenzellgeschwulste in 3 Stadien mit steigender Mitoserate hinsichtlich ihrer Eignung zur malignen Entartung ein. Die Malignome zeigen zum größten Teil das Erscheinungsbild des Fibrosarkoms, in einem geringeren Prozentsatz das des osteogenen Sarkoms. An der Möglichkeit zur malignen Entartung besteht kein Zweifel, wahrscheinlich liegt die Häufigkeit bei 15 bis 20%.

Die Riesenzellgeschwulst muß radikal entfernt werden. Nach der einfachen Curettage

mit Spongiosaplombierung der Knochenhöhle kommt es innerhalb von 5 Jahren in über 50% der Fälle zum Rezidiv. Darunter sind etwa 10% der Fälle bereits maligne entartet, und die Patienten sterben häufig an Lungenmetasta-

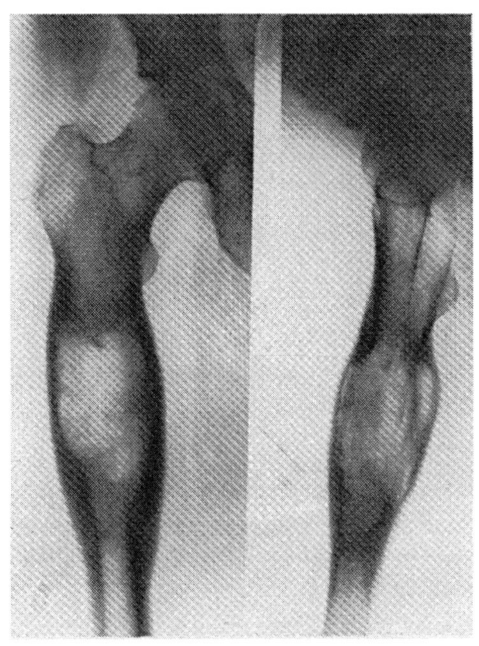

Abb. 104. Riesenzellgeschwulst am oberen Femurschaftdrittel mit cystischer Auftreibung

sen. Deshalb ist bei diesem Knochentumor die Resektion, die Amputation oder deren Erweiterung (Exartikulation und ultraradikale Eingriffe) der mit einer hohen Rezidivquote belasteten Curettage vorzuziehen. Um die Stabilität zu erhalten, ist im Einzelfall auch eine Allo-Arthroplastik nach Resektion des tumortragenden Knochenabschnittes möglich. Bei anderer Tumorlokalisation mit untergeordneter Bedeutung der Stabilität — wie z.B. Fibula, Ulna, Radius — sollte primär der Resektion der Vorzug gegeben werden (BEDACHT, 1969). Von einer Strahlentherapie sind keine Heilerfolge zu erwarten. Sie ist nur indiziert bei chirurgisch nicht angehbaren Tumoren (COLEY et al.).

## Beckenchondrom

**Begriff und Bezeichnung.** Das Beckenchondrom ist aus dem Gesamtgebiet der solitären Enchondrome wegen seiner besonders ausgeprägten potentiellen Malignität abgegrenzt.

**Disposition.** Es besteht anscheinend keine Geschlechtsdisposition, die Diagnose wird selten vor dem 10. Lebensjahr gestellt.

### Pathobiologie

Das Beckenchondrom entsteht wie das Enchondrom aus einem versprengten Knorpelrest, der in ein expansives Wachstum übergeht.

### Klinik

Für die Chondrome gilt die Regel, daß die Entartungstendenz um so größer wird, je näher sie dem Stamm liegen. Auch für die Lokalisation an Brustbein, Schulterblatt, Wirbelsäule und Rippen ist die Prognose schon bedenklich; die Entartungsneigung der Chondrome des Beckens ist so groß, daß sie in jedem Fall so früh wie möglich in toto entfernt werden müssen.

**Therapie.** Nach Becker gilt für die Operation des Beckenchondroms die Regel, daß der Tumor bei der Operation überhaupt nicht zu Gesicht des Operateurs kommen darf, da sonst die Gefahr der Implantationsmetastasen besteht. Handelt es sich um rezidivierende Chondrome des Beckens, so ist die Hemipelvektomie nach Hellner angezeigt. Andernfalls ist die Metastasierung nicht zu vermeiden. Die Bestrahlung der Beckenchondrome ist „nicht nur nutzlos, sondern wegen der Gefahr der sarkomatösen Induktion gefährlich und muß deswegen abgelehnt werden" (Becker).

**Literatur s. S. 219**

# Die geschwulstähnlichen Knochenveränderungen (tumor-like-lesions)

## D. Kunze, München

In Anlehnung an die amerikanische Nomenklatur werden unter dem Begriff der tumorähnlichen Veränderungen eine Reihe von krankhaften Knochenveränderungen zusammengefaßt, die grundsätzlich gutartig und relativ häufig sind, aber im pathologisch-anatomischen Sinne keine echten Tumoren darstellen.

Auf die Beschreibung der vasculär entstandenen Knochentumoren wie Hämangiomatose und Hämangiopericytom, auch Glomustumor genannt, wird hier verzichtet. Sowohl diese als auch die tumorähnlichen Knochenveränderungen bei Speicherkrankheiten sind an anderer Stelle beschrieben.

## Juvenile Knochencysten

**Begriff und Bezeichnung.** Es handelt sich um gutartige Geschwülste aus einem lockeren retikulären und feinfibrillären Bindegewebe mit Ausdifferenzierung von Kammern, die im Laufe der Zeit zu größeren Hohlräumen konfluieren. Das Charakteristische und Gemeinsame bei Knochencysten und Riesenzellgeschwulsten ist nach Hüner neben dem gleichen Ausgangsgewebe die überwiegende Osteoclasie. Es erscheint daher sinnvoll, den Namen Osteoclastom als Oberbegriff für beide Krankheitsbilder anzunehmen. Die Berechtigung einer aus klinischen Gründen trotzdem erforderlichen Trennung der beiden Krankheitsbilder leitet sich dann aus der Verschiedenheit von Lokalisation, Altersdisposition und Prognose ab.

Die Begriffe Ostitis oder Osteodystrophia localisata und Ostitis fibrosa localisata sind irreführend. Die juvenilen Knochencysten werden im angelsächsischen Schrifttum nicht zu den Knochentumoren gerechnet, sondern als Wachstumsstörungen der Epiphysenlinie bezeichnet.

**Disposition.** Nach Becker ist die juvenile Knochencyste die häufigste geschwulstartige Knochenerkrankung im jugendlichen Alter. In Deutschland und Holland macht sie ca. 30% aller gutartigen Knochentumoren aus, damit ist sie häufiger als das Osteochondrom.

Die Erkrankung tritt meist zwischen dem 6. und 10. Lebensjahr auf, sie kann auch als latente Knochencyste in jedem Lebensalter vorkommen. Hauptsächlich wird sie bei Kindern unter 15 Jahren gefunden, nur $^1/_5$ aller Erkrankungen liegt bei Erwachsenen über 20 Jahren. Knaben scheinen mindestens doppelt so häufig befallen zu sein wie Mädchen.

### Pathobiologie

Es handelt sich bei den juvenilen Knochencysten nicht um eine Stoffwechselstörung. Es sind Höhlenbildungen, deren Entstehung vermutlich auf Kreislaufstörungen zurückzuführen ist. Sie sollen als Hämatocysten aufzufassen sein. Sie entwickeln sich aus einer Riesenzellgeschwulst oder selbständig. Es bestehen anatomisch und klinisch enge Beziehungen zur Riesenzellgeschwulst. Wahrscheinlich ist in der gleichen genetischen Grundlage die gemeinsame Basis mit den Riesenzellgeschwülsten zu suchen. Für die Genese der juvenilen Knochencyste ist zweifelsohne von Bedeutung, daß die fetale Potenz der Gewebe integrierender Bestandteil der postnatalen Knochenbildung ist. Damit ist aber auch infolge der großen Differenzierungsfähigkeit mesenchymaler Gewebe ihre Anfälligkeit für lokalisierte Fehlleistungen verbunden. Diese können dann in der wechselnden Vielfalt der histologischen Bilder zum Ausdruck kommen. So wird verständlich, daß bei juvenilen Knochencysten klinisch und histologisch wechselnde Gewebsformationen in Abhängigkeit von den jeweils vorliegenden Entwicklungsstadien beobachtet werden, die besonders in Frühstadien an Riesenzellgeschwülste erinnern können. Die Cysten sind meistens mit einem einschichtigen Mesothel ausgekleidet, glattwandig und mit klarer, gelber oder mehr oder weniger blutiger Flüssigkeit gefüllt.

### Klinik

Nur selten kommt es bei der Erkrankung zu Schmerzen, oftmals sind die Knochencysten ein Zufallsbefund. In der Hälfte aller Fälle kommt es zu Spontanfrakturen. Manchmal sieht man Knochenauftreibungen. Die Cyste braucht Monate bis Jahre, bis sie klinisch in Erscheinung tritt. 75% der Cysten sind am proximalen Femur und am proximalen Humerus lokalisiert. Auch andere kurze und lange Röhrenknochen können befallen sein, ebenso Calcaneus, Talus, Becken und Wirbelsäule (BECKER; SCHINZ). Auf dem Röntgenbild der befallenen Knochen sieht man meist eine einkammerige Aufhellung, die scharfe Grenzen hat, umschlossen von einer sehr dünnen, teilweise nur eierschalendicken Corticalis. Die Knochenschale ist scharf begrenzt und zeigt keine periostalen Auflagerungen. Die Compacta des Knochenschaftes verjüngt sich gegen die Knochencyste allmählich, im Gegensatz zu den Osteoclastomen, wo die Compacta durch die Geschwulst plötzlich unterbrochen wird. Die kräftigen Kammerscheidewände liegen immer in den Hauptzug- und Drucklinien, zeigen also eine ausgesprochen statische Anordnung im Gegensatz zu den bogenförmigen Kammerscheidewänden bei den Osteoclastomen, die durch Tumorgewebe geformt sind.

Ob der Beginn meist traumatisch bedingt ist, erscheint fraglich. Sie sind meist symptomlos vorhanden, werden oft infolge einer Fraktur erst manifest, die im Bereich der dünnen Cystenwand in fast der Hälfte der Fälle auftritt. Die Frakturen sind meist Querfrakturen mit stärkerer Dislokation. Die primären Knochencysten sind von den sekundären abzugrenzen, die Begleiter oder Folgen anderer Knochenerkrankungen sind. Echte cystische Hohlräume im Knocheninnern beobachtet man hingegen oft bei Knochenentzündungen, bei Ostitis deformans Paget, bei Osteopathia fibrosa generalisata, bei Arthrosis deformans, Brodieschen Knochenabsceß, Tuberkulose, Gummen und komplizierten Frakturheilungen. Differentialdiagnostisch wichtig gegenüber diesen sekundären Knochencysten ist das monostotisch monotope Vorkommen der primären solitären Knochencysten. Von Bedeutung ist für die Differentialdiagnose die Abgrenzung zu solitären Riesenzellgeschwulst. Die Knochencyste tritt vor Epiphysenschluß auf und zeigt eine zentral metaphysäre oder diaphysäre Entwicklung. Die Riesenzellgeschwulst geht von der seitlichen spongiösen Partie der Epiphyse im späteren Legensalter aus, wobei auch die expansive Wachstumsrate stärker in Erscheinung tritt als bei den juvenilen Knochencysten.

Nicht ganz selten kommt es nach Spontanfraktur zur Ausheilung ohne Operation. Im allgemeinen aber ist die operative Behandlung angezeigt, um den Kindern nach Heilung der Fraktur eine zweite Behandlung zu ersparen. Bei Cysten am Schenkelhals, nach deren Ausräumung die Statik ernstlich gefährdet sein kann, muß man in einigen Fällen für die Zeit bis zur endgültigen Regeneration ein halbes bis 1 Jahr lang einen entlastenden orthopädischen Apparat tragen lassen. Nicht selten kommt es zu Rezidiven, vor allem wohl, wenn nicht radikal genug curettiert oder die Höhle nicht ausreichend ausplombiert worden ist. Die Rezidive sind um so häufiger, je näher die Cysten an den Epiphysen liegen und je jünger die Kinder sind. Es resultiert nach einer zweiten Operation meistens eine endgültige Heilung. Trotz ausgesprochener Rezidivneigung wurde bisher keine maligne Entartung beobachtet.

## Aneurysmatische Knochencyste

**Begriff und Bezeichnung.** Die Erkrankung wurde früher als organisiertes subperiostales Hämatom (GESCHICKTER, COPELAND) oder als atypischer periostaler Riesenzelltumor (THOMPson) bezeichnet. Seit 1942 ist sie von Jaffe und Lichtenstein als eigenes Krankheitsbild aufgestellt worden. Von mehreren Autoren liegen Serienbeobachtungen über die aneurysmatische Knochencyste vor. Cruz und Coley berichteten 1956 über 20 Fälle, Lichtenstein veröffentlichte 1957 50 Fälle.

**Disposition.** Die Cyste tritt vorwiegend zwischen dem 10. und 20. Lebensjahr auf, nur vereinzelt später.

### Pathobiologie

Bei der aneurysmatischen Knochencyste wird eine permanente lokale Durchblutungsstörung des Knochens angenommen. Sie entsteht infolge einer Venenthrombose oder einer anomalen arteriovenösen Verbindung. Eine ungewöhnliche Wucherung der epitheloiden Zellen führt zu einer Einengung der arteriovenösen Anastomose und zu deren funktionellen Ausschaltung. Die Folge davon ist eine Druckerhöhung, die zu einer Druckatrophie und cystischen Umwandlung des Knochens führt (Liebegott). Die Corticalis wird exzentrisch zerstört, die cystische Höhle enthält fibröses Gewebe mit vasculären Zwischenräumen, die mit xanthochromer Flüssigkeit gefüllt sind.

Die Cyste ist stets von einer dünnen, neugebildeten Knochenschicht umgeben.

### Klinik

Bevorzugt werden flache Knochen befallen, die durch ballonartige exzentrische Auftreibung und expansives Wachstum bis Faust- und Kindskopfgröße verändert werden. Bei entsprechender Lokalisation der aneurysmatischen Knochencyste können Schmerzen auftreten, so bei einem Sitz in Gelenknähe, im Gebiet von Muskelansätzen, z.B. am Os pubis oder an der Wirbelsäule. Da es sich um eine oberflächlich sitzende Geschwulst handelt, ist sie oft frühzeitig tastbar oder selbst sichtbar. Pathologische Frakturen sind selten. Bei Sitz im Wirbelsäulenbereich können Nervenschädigungen, Wurzelirritationen und Querschnittssyndrome auftreten.

Die Röntgenbilder zeigen eine gewisse Ähnlichkeit mit dem Riesenzelltumor. Die Seifenblasenstruktur kann ähnlich sein wie die mehrkammerige Cystenbildung beim Osteoclastom. Sie kommt sowohl durch die Trabekelusuren zustande wie auch durch die spontanen Reparationsvorgänge. Die Art der Verbreitung läßt eine Unterscheidung zwischen Osteoclastom und aneurysmatischer Knochencyste ohne weiteres zu.

Das Osteoclastom entwickelt sich im Inneren des Knochens über die Epiphysenlinie hinaus, die aneurysmatische Knochencyste sitzt außen auf dem Knochen und treibt diesen auf. Sie ist an der Wirbelsäule relativ häufig, das Osteoclastom dagegen sehr selten. Die Entwicklung der aneurysmatischen Knochencyste zentral im Inneren der Diaphyse ist eine Rarität.

Die Geschwulst wird chirurgisch ausgeräumt. Wenn man die Knochencyste eröffnet, kommt man in einen mehrkammerigen Raum, in dem sich flüssiges, nicht stagnierendes Blut befindet. Es fließt nach, aber es pulsiert nicht. Bei großen Knochencysten muß evtl. eine Teilresektion gemacht werden. Der Defekt wird mit Knochenstücken ausgefüllt. Die Röntgentiefenbestrahlung ist den Fällen vorbehalten, bei denen wegen des Sitzes oder der Ausbreitung der aneurysmatischen Knochencyste dem operativen Vorgehen Grenzen gesetzt sind, wie z.B. Wirbelsäule oder Becken. Nach Coley soll sie gute Ergebnisse bringen. Die Prognose für die aneurysmatische Knochencyste ist im allgemeinen gut.

## Nicht ossifizierendes Knochenfibrom

**Begriff und Bezeichnung.** Es handelt sich dabei um bräunliche Geschwülste, die sich in Ein- oder Mehrzahl in der Metaphyse der langen Röhrenknochen entwickeln (Schinz).

**Synonyma.** Metaphysärer fibröser Defekt, benigne Riesenzellgeschwulst, fibröser Corticalisdefekt, Fibroblastom, Knochenxanthom. Als Sonderform kommt auch das Xanthom oder Xanthogranulom mit der spezifischen Lipoidkomponente hinzu (Jaffe und Lichtenstein).

**Disposition.** Bevorzugt wird das jugendliche Alter befallen, zwischen dem 5. und 20. Lebensjahr (Wellmer et al.). Es soll in beiden Geschlechtern gleich häufig auftreten. Nach Becker ist das Osteofibrom „nicht selten", genaue Häufigkeitsangaben fehlen.

### Pathobiologie

Hellner unterscheidet zwischen einem nicht knochenbildenden Markfibrom mit osteogenem Ursprung und zwischen einem echten Fibrom, das zum malignen Fibrosarkom entarten kann.

Die Corticalis ist über dem Tumor verdünnt, das fleischartige mehr oder minder stark gelb gefärbte Gewebe grenzt sich deutlich gegen den umgebenden Knochen ab und zeigt manchmal läppchenförmige Anordnung. Einige Tumoren zeigen braunes Aussehen infolge Hämosiderinablagerung. Die Riesenzellen haben im Gegensatz zu den Zellen bei der Riesenzellgeschwulst nur wenig Kerne. Histologisch bestehen sie aus Bündeln und Wirbeln hämosiderinbeladener Spindelzellen, vereinzelt langgezogenen, mehrkernigen Riesenzellen und spärlich kollagener Zwischensubstanz. In den Randabschnitten älterer Geschwülste finden sich oft Nester von Schaumzellen; eine Verknöcherung fehlt.

### Klinik

Die Geschwülste verursachen über Wochen und Monate unbedeutende Schmerzen, manchmal eine Weichteilschwellung. Hauptlokalisationspunkte sind die Metaphysen von Femur und Tibia, seltener Fibula, Kiefer und Phalangen.

Der Röntgenbefund ist für den Tumor charakteristisch, die Diagnose kann in vielen Fällen damit allein gestellt werden. Man sieht exzentrisch gelegene, rundlich ovale Knochendefekte wie Cumuluswolken hintereinandergereiht und mit einem dünnen sklerotischen Saum gegen die Spongiosa der Markhöhle scharf abgegrenzt. Die Defekte sind meist flach, von geringer Ausdehnung und kaum 2—3 cm in der Längsrichtung. In seltenen Fällen können sie auch einmal den ganzen Querschnitt befallen. Die erkrankten Knochen sind aufgetrieben und gekrümmt, die Corticalis ist verdünnt. In der Regel ist die Knochenstruktur an den erkrankten Stellen aufgelockert und strahlendurchlässiger (Abbildung 105). Bei Befall der kurzen platten Knochen und Phalangen umfassen die Tumoren meist große Abschnitte. Die Knochen sind dabei schalig-cystisch aufgetrieben, und der weichteildichtere Geschwulstschatten ist durch Knochenleisten gekammert. Meistens sind multiple Herde vorhanden. Angiographisch gelingt durch Anfärbungen von Geschwulstgefäßen nur selten der Nachweis.

Differentialdiagnostisch muß das Osteofibrom von den solitären Knochencysten und corticalen Riesenzellgeschwülsten abgegrenzt werden. Eine Randsklerose im Röntgenbild spricht für ein Knochenfibrom, unscharfe Abgrenzung gegen die Spongiosa und Fehlen einer Randreaktion eher für einen Riesenzelltumor.

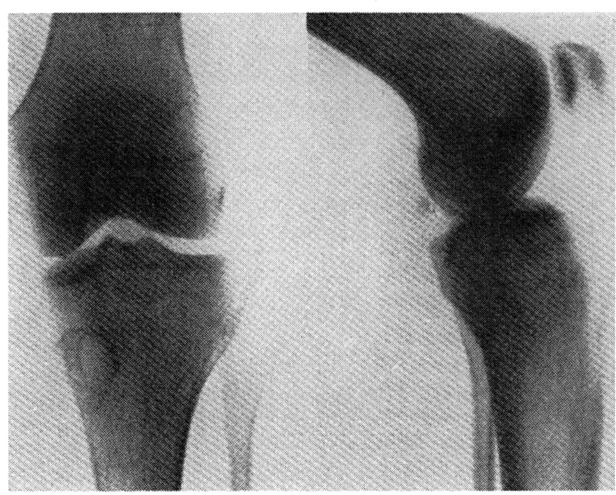

Abb. 105. Nicht ossifizierendes Knochenfibrom mit wabig cystischer Aufhellung im proximalen Tibiaanteil

Bei Sitz im Kieferbereich muß an ein Adamantinom gedacht werden.

Von grundsätzlicher Bedeutung ist die Neigung zu spontaner Rückbildung. In vielen Fällen verschwindet die Läsion im Laufe von Monaten oder wenigen Jahren von selbst (BECKER; SCHINZ). Die Prognose ist bei Befall der langen Röhrenknochen gut, die Knochenfibrome der kurzen platten Knochen und Phalangen neigen zu Rezidiven. Nach DAHLIN kommt es bei einem nicht ossifizierenden Knochenfibrom bei etwa 8% der Fälle zu Spontanfrakturen.

Bei klarer Diagnose kann man sich zunächst abwartend verhalten. Bei größeren Herden ist die Freilegung und Curettage ausreichend. Es bedarf nur dort einer Behandlung durch Ausräumung und autoplastischer Auffüllung, wo die Skeletstatik gefährdet ist (WELTE). Eine Ausstoßung im Wachstumsverlauf ist nach Jahren möglich. Die Strahlentherapie ist nach DAHLIN kontraindiziert, einmal wegen der Schädigung der Wachstumszone bei epiphysennaher Lokalisation und zum anderen wegen der Provokation der malignen Entartung.

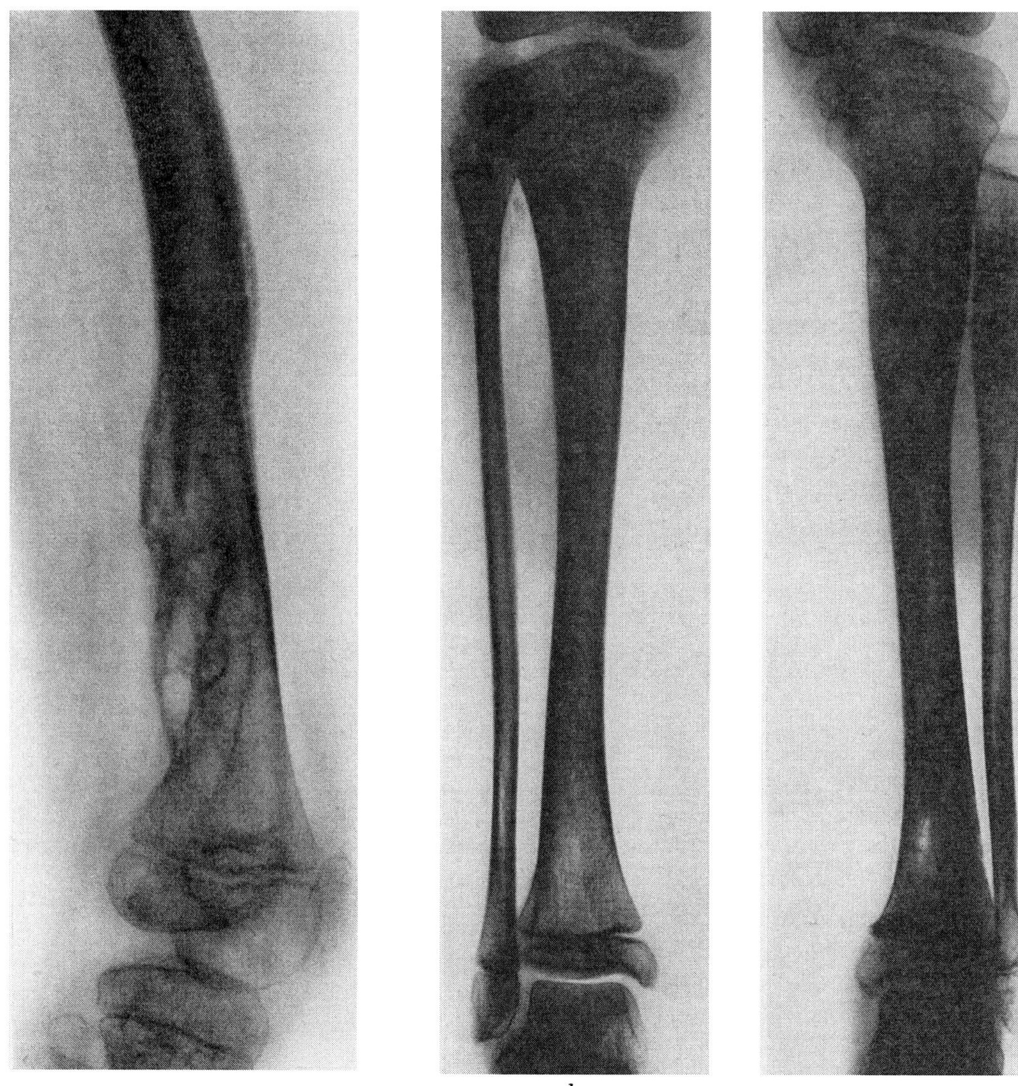

a         b         c

Abb. 106a—c. Polyostotische fibröse Dysplasie in den langen Röhrenknochen (a Femur, b Tibia und c Fibula). Bei geringer Auftreibung der Knochen wechseln blasig-cystoide Aufhellungen mit unregelmäßig angeordneten Verdichtungen des Markraumes. Corticalis stellenweise verdickt, stellenweise atrophisch. Die normale Spongiosastruktur ist nur in einzelnen metaphysennahen Knochenpartien erhalten geblieben. Pigmentanomalien und um 5—6 Jahre beschleunigte Größenentwicklung der Handwurzelkerne runden im vorliegenden Fall das Bild eines Albright-Syndroms ab. Das Leiden fiel zufällig mit 9 Jahren auf, als sich der Junge durch Fall beim Eislaufen den linken Femur brach. Fraktur innerhalb von 2 Monaten geheilt, Frakturstelle durch Abknickung in der Schaftmitte noch sichtbar. (Nach F. Schmid)

## Die fibröse Dysplasie Jaffe-Lichtenstein

**Begriff und Bezeichnung.** Sie wurde von Jaffe (1938) und Lichtenstein (1940) erstmals beschrieben. Es handelt sich um eine relativ häufige benigne Knochenerkrankung, die durch ein isoliertes oder multiples Vorkommen von sekundären fibrösen Geweben im Knochen charakterisiert ist.

**Synonyma.** Osteodystrophia fibrosa unilateralis, Osteofibrosis deformans juvenilis (Uehlinger), Albright-Syndrom.

**Disposition.** Der Beginn der Erkrankung liegt in der Kindheit oder Adoleszenz. Die Dysplasie wird meist erst später erkannt. Nach

LANGE werden Frauen 3mal so häufig befallen wie Männer.

## Pathobiologie

Die Ätiologie ist unbekannt, man denkt an eine kongenitale Ursache oder bei der monostotischen Form an eine traumatische Genese (SCHLUMBERGER). Es wird vermutet, daß eine anlagebedingte Störung des Knochensystems vorliegt, die durch zentrale Einflüsse des Zwischenhirns realisiert wird.

Makroskopisch findet man unter einer dünnen Rinde ein weißliches, elastisches Gewebe, das sich wie Gummi anfühlt und mit dem Messer schneiden läßt. Darin finden sich vereinzelt Inseln von Knorpelgewebe und kleine myxomatöse Herde.

## Klinik

Die fibröse Dysplasie entwickelt sich vor der Pubertät und erreicht bis zum Stillstand der Skeletreife eine mehr oder weniger große Ausdehnung. Einzelne Knochen- oder Skeletpartien sind bis zum Wachstumsstillstand mißgestaltet. Die bevorzugte Lokalisation sind die Rippen (WELTE). Oft ist ein Befall der Knochen benachbarter Gelenkabschnitte recht charakteristisch. Spontanfrakturen oder auch nur kleinere inkomplette Einbrüche führen gewöhnlich den Patienten zum Arzt.

Die Röntgenaufnahme ergibt vor allem an den langen Röhrenknochen meist ein charak-teristisches Bild. Der Knochen wird aufgetrieben, die Corticalis verdünnt oder arrodiert. Die Knochen können schwer deformiert sein (Abbildung 106).

Sofern nicht Schwellungen oder Knochendeformierungen entstehen, ist der Verlauf still. Häufiger als an den langen Röhrenknochen tritt die Dysplasie an platten Knochen (Rippen) auf. Die seltenste Form ist die disseminierte, die gleichzeitig kombiniert ist mit Hautpigmentation oder einer Pubertas praecox (schon vom 6. Lebensjahr an bekannt als Albrightsches Syndrom). Die polyostotische Form ist vor allen Dingen gegenüber dem Morbus Recklinghausen abzugrenzen. Bei der fibrösen Dysplasie Jaffe-Lichtenstein sind die Laborbefunde normal, höchstens die alkalische Phosphatase erhöht.

Die Prognose ist im allgemeinen gut, nach JESSERER allerdings soll heute kein Zweifel mehr daran bestehen, daß bei dieser Knochenerkrankung eine maligne Entartung und ein entsprechender deletärer Verlauf möglich ist.

Die Therapie ist konservativ mit Ausnahme bei Funktionsbehinderungen. Hier ist die Tumorabtragung indiziert, bei erheblichen Knochendeformitäten ist die Korrekturoperation möglich. Dagegen wird die Strahlentherapie (DAHLIN; JESSERER) von vornherein abgelehnt.

## Literatur

ACKERMANN, L. V., SPJUT, H. J.: Tumors of bone and cartilage. In: Atlas of tumor pathology, sect. II, fasc. 4. Washington: Armed Forces Institute of Pathology 1962.

ALBERTINI, A. v.: Gutartige Riesenzellgeschwülste. Leipzig: G. Thieme 1928.

BAUER, K. H.: Zur Konstitutionspathologie der multiplen Exostosen. Zbl. Chir. **54**, 943 (1927).

— BODE, W.: Erbpathologie der Stützgewebe beim Menschen. Aus: JUST, Handbuch der Erbbiologie des Menschen, Bd. III. Berlin: Springer 1940.

BECKER, F.: Zur Problematik und Klinik gutartiger Knochengeschwülste. Chirurg **39**, 13 (1968).

BEDACHT, R., MOHR, U., SPELSBERG, F., WILHELM, K., WILHELM, M.: Zur Klinik der gutartigen Knochentumoren. Ärztl. Prax. **22**, 2987 (1970).

— PÖSCHL, M.: Zur Klinik der potentiell-malignen Knochentumoren. Vortrag Bayr. Röntgenges., November 1969, München.

BIRKENFELD, W.: Zur Erblichkeit der multiplen kartilaginären Exostosen (Exostosen bei eineiigen Zwillingen). Dtsch. Z. Chir. **226**, 397—403 (1930).

BIRKER, H. W.: Kartilaginäre Exostose beim Neugeborenen. Zbl. Chir. **80**, 1214—1217 (1955).

BLOODGOOD, J. C.: The giant-cell tumor of bone and the specter of the metastasizing giant-cell tumor. Surg. Gynec. Obstet. **38**, 784 (1924).

BOULE, M., VALLOIS, H.: Fossil men. New York: The Dryden Press 1957.

BRAILSFORD, J. F.: The radiology of bones and joints. Baltimore: Williams & Wilkins Company 1953.

BURMEISTER, W.: Zur Kenntnis aneurysmatischer Knochencysten der Wirbelsäule. Chirurg **35**, 420 (1964).

COCCHI, U.: Erbschäden mit Knochenveränderungen. Aus: SCHINZ, BAENSCH, FRIEDEL u. UEHLINGER, Lehrbuch der Röntgendiagnostik, Bd. 1. Stuttgart: Georg Thieme 1952.

CODMAN, E. A.: Epiphyseal chondromatous giant cell tumors of the upper end of the humerus. Surg. Gynec. Obstet. **52**, 543 (1931).

COLEY, B. L.: Neoplasms of bone. New York: P. B. Hober 1960.

COOPER, A., TRAVERS, B.: Surgical essays, part 1, p. 168—227. London 1818.

COPELAND, M. M.: Benign tumors of bone. Surg. Gynec. Obstet. **90**, 697 (1950).

CRUZ, M., COLEY, B. L.: Aneurysmal bone cyst. Surg. Gynec. Obstet. **103**, 67 (1956).

DAHLIN, D. C.: Bone tumors. Springfield (Ill.): Ch. C. Thomas 1957.

— McCARTHY, C. S.: Chordoma: A study of fifty-nine cases. J. Bone Jt Surg. A **36**, 559 (1954).

DIETHELM, L.: Radiologische Probleme in Diagnostik und Therapie von Knochentumoren und pathologischen Frakturen. 4. Mainzer Unfallsymposium, Juni 1968.

Dubois, E.: Pithecanthropus. Nach Boule/Vallois

Fait et al.: Erfahrungsbericht über 118 benigen und maligne Knochentumoren 1949—1963. I. B. und J. Surgery 1966.

Frassi, G. A.: L'indagine angiografica: complemento diagnostico fra osteoma osteoide ed oesteomielite sclerosante. Arch. Ortop. (Milano) 76, 437 (1963).

Freiberger, R. H., Witman, B. S., Halpern, M., Thompson, T. C.: Osteoid osteoma. A report of 80 cases. Amer. J. Roentgenol. 82, 194 (1959).

Galenus, C.: Opera Galeni (Graece). Basilea 1538, Lib. III, p. 353—357. Nach Stocks u. Barrington, Bibl. 1.

Gee, V. R., Pugh, P.: Riesenzelltumoren des Knochens. Z. Orthop. 91, 174 (1959).

Geschickter, C. F., Copeland, M. M.: Tumors of bone, 3. ed. Philadelphia: J. B. Lippincott 1949.

Gross, Ph.: Die jugendliche Kochencyste und ihre Therapie. Chirurg 33, 175 (1962).

Gruber, G. B., Brandt, L.: Multiple Exostosen und Endochondrome. In: Schwalbe, Die Morphologie der Mißbildungen III, Bd. VII. 1937.

Hellner, H.: Die Knochengeschwülste, 2. Aufl. Berlin-Göttingen-Heidelberg: Springer 1950.

— Poppe, H.: Röntgenologische Differentialdiagnosen der Knochenerkrankungen. Stuttgart: Thieme 1956.

Hüner, H.- Juvenile Knochencysten. Z. Kinderchir. 6, 558 (1969).

Jaffe, H. L.: Osteoid osteoma. Arch. Surg. 31, 709 (1935).

— Tumors of skeletal system: Pathological aspects. Bull. N.Y. Acad. Med. 23, 497 (1939).

— Aneurysmal bone cyst. Bull. Hosp. Jt Dis. (N.Y.) 11, 3 (1950).

— Tumors and tumorous conditions of the bones and joints. Philadelphia: Lea and Febiger 1961.

— Lichtenstein, L.: Osteoid osteom. J. Bone Jt Surg. 22, 645 (1940).

— — Non-osteogenic fibroma of bone. Amer. J. Path. 18, 205 (1942).

— — Chondromyxoid fibroma of bone. Arch. Path. 45, 541 (1948).

— — Portis, R. B.: Giant cell tumors of bone. Arch. Path. 30, 993 (1940).

Jesserer, H.: Zur Frage der malignen Entartung einer fibrösen Knochendysplasie. Z. Röntgenfortschr. 17, 251 (1969).

Kayser, P. S.: Benigne Knochentumoren im Kindesalter. Ein klinischer Beitrag mit 81 eigenen Fällen. Inaug.-Diss. München 1971.

Lange, M.: Lehrbuch der Orthopädie und Traumatologie, Bd. 2. Stuttgart: F. Enke 1965.

— Die Knochencysten und Knochentumoren im Kindes- und Jugendalter. — Ihre Differentialdiagnose und Behandlung. Med. Klin. 52, 632 (1957).

Lichtenstein, L.: Benign osteoblastoma. Cancer (Philad.) 9, 1044 (1956).

— Bone tumors. St. Louis: Mosby Co. 1959.

Liebegott, G.: Die Morphologie und Klinik der Geschwülste. In: Lehrbuch der allgemeinen Chirurgie (Lexer-Rehn), Bd. 2. Stuttgart: F. Enke 1952.

Looser, H.: Über die Zysten und braunen Tumoren der Knochen. Dtsch. Z. Chir. 189, 113 (1924).

Machacek, J.: Knochentumoren. Päd. Praxis 4/1965, S. 419—430. München: E. u. H. Marseille.

Murken, J.-D.: Über multiple cartilaginäre Exostosen. Z. menschl. Vererb.- u. Konstit.-Lehre 36, 469—505 (1963).

Rowland, S. A., Dahlin, D. C., Hayles, A. B., Sullivan: Diagnosis and treatment of bone tumors in children. J. Amer. med. Ass. 174, 484 (1960).

Salzer, M., Salzer-Kuntschick: Das benigne Osteoblastom. Langenbecks Arch. klin. Chir. 302, 755 (1963).

— — Das Chondromyxoidfibrom. Langenbecks Arch. klin. Chir. 312, 216 (1965).

Schajowicz, F.: Giant-cell tumors of bone (osteoblastomas). A pathological and histochemical study. J. Bone Jt Surg. A 43, 1 (1961).

Schinz, H. R., Baensch, W. E., Friede, E., Uehlinger, E.: Lehrbuch der Röntgendiagnostik, Bd. I, Skelett. Stuttgart: G. Thieme 1952.

Schlumberger, H. G.: Fibrous dysplasia of single bones. Milit. Surg. 99, 504 (1946).

Stanley, E.: A treatise on diseases of the bones, p. 212—216. London 1849.

Stevenson, A. C.: The load of hereditary defects in human populations. Radiat. Res., Suppl. 1, 306—325 (1950).

Stocks, P., Barrington, A.: Hereditary disorders of bone development. Aus: The treasury of human inheritance, vol. 3, part I. London 1925.

Strauss, W.: Klinik der gutartigen Knochentumoren beim Kind. Z. Kinderchir. 6, 542 (1969).

Swoboda, W.: Das Skelet des Kindes. Stuttgart: Georg Thieme 1956.

Thompson, A. D.: Classification of bone tumors. J. Bone Jt Surg. B 38, 947 (1956).

Trifaud, A., Bureau, H.: Diagnostic radiologiques des fobrimes chondromyxoides. Ann. Chir. infant. 5, 223 (1964).

Uehlinger, E.: Benigne und semimaligne cystische Knochengeschwülste. In: Schinz, Glauner, Uehlinger, Röntgendiagnostik, Ergebnisse 1952 bis 1956. Stuttgart: Thieme 1957.

Virchow, R.: Über multiple Exostosen mit Vorlegung von Präparaten. Berl. klin. Wschr. 1891, 1082.

Wanke, R., Diethelm, L.: Tumoren des Stützgewebes. In: Bartelheimer und Maurer, Diagnostik der Geschwulstkrankheiten. Stuttgart: G. Thieme 1962.

Weber, H. G.: Semimaligne Knochengeschwülste. Tägl. Prax. 11, 607 (1970).

Weil, S.: Die angeborenen Skeletsystemerkrankungen. Aus: Hohmann-Hackenbroch-Lindemann, Handbuch der Orthopädie. Stuttgart: Georg Thieme 1957.

Welmer, H. K., Larena-Avellanda, A., Schmitz-Moormann, P.: Zur Differentialdiagnose des benignen Osteoblastoms. Chirurg 39, 29 (1968).

Welte, W.: Die Knochentumoren im Kindesalter aus klinischer Sicht. Z. Kinderchir. 6, 530 (1969).

Wiedemann, H.-R.: Die großen Konstitutionskrankheiten des Skelets. Stuttgart: Gustav Fischer 1960.

Zollinger, H.: Tumoren zwischen Gut und Böse. Chirurg 39, 9 (1968).

# Bösartige Neubildungen

W. Schuster, Erlangen und J.-D. Murken, München

## Das osteogene Sarkom

Die primären Knochengeschwülste sind mit 0,7 % aller Tumoren selten. Das osteogene Sarkom ist davon der häufigste bösartige Tumor des Knochens. Alle malignen Tumoren, die Osteoid bilden, sind osteogene Sarkome. Sie leiten sich von einem bösartig wuchernden Stroma ab, das in der Lage ist, jede Gewebsbildung bis zum Knochen in unreifer Form und in ungeordneter Beziehung zueinander hervorzubringen (Hellner).

Eine besondere Gruppe stellen die sekundären Osteosarkome dar, die sich auf dem Boden einer chronischen Osteomyelitis, einer Strahlenschädigung oder im Erwachsenenalter der Paget-Krankheit bilden. Auch die parostalen oder juxtacorticalen Sarkome sollten aufgrund ihrer Klinik, des Röntgenbefundes und der Histologie von den osteogenen Sarkomen getrennt werden (Scaglietti).

**Häufigkeit.** Das osteogene Sarkom ist auch im Kindes- und Jugendalter die häufigste bösartige Geschwulst des Knochens. Es macht 14 % aller Knochengeschwülste aus (Liebegott). Nach einer Zusammenstellung von v. Ronnen aus dem Archiv der niederländischen Kommission für Knochentumoren finden sich unter 127 primären malignen Knochentumoren bei Kindern

54 Osteosarkome,
10 Chondrosarkome,
 7 Fibrosarkome,
49 Ewing-Sarkome,
 3 Reticulumzellsarkome,
 3 Synoviasarkome,
 1 maligne Riesenzellgeschwulst.

**Altersdisposition.** Über die Hälfte aller Fälle von Osteosarkomen treten zwischen dem 10. und 25. Lebensjahr auf, also in der Hauptwachstumszeit. Das männliche Geschlecht ist etwas häufiger befallen (60 %). Dies trifft besonders für das Erwachsenenalter zu, wahrscheinlich wegen der nicht seltenen malignen Entartung der Paget-Krankheit.

**Lokalisation.** Histogenetische Gesichtspunkte des Knochenwachstums erklären sowohl die bevorzugte Manifestationszeit während des Wachstumsalters, als auch die Topographie der Tumoren. So wird verständlich,

daß beispielsweise das gutartige Chondroblastom nur in der Epiphyse, das Chondrosarkom in den epiphysennahen Abschnitten der Metaphyse und das Osteoblastom nur in der Spongiosa beiderseits der Epiphyse zur Entwicklung kommen können, wo physiologischerweise der intensivste Knochenbau erfolgt. Auch das osteolytische Osteosarkom wird bevorzugt in diesen Abschnitten der Metaphyse entstehen, während der sklerosierende Typ der Geschwulst mehr diaphysenwärts im Bereich der intensiven Osteoblastentätigkeit, d.h. des Knochenanbaus, sich entwickelt (Liebegott).

Hauptsitz des Osteosarkoms im Kindesalter sind die Metaphysen der langen Röhrenknochen und hier wiederum bevorzugt die Knieregion, also der distale Femur und die proximale Tibia. Unter den Fällen von v. Ronnen waren in 90 % die Extremitäten betroffen, davon in 55 % die Umgebung des Kniegelenkes. Es folgen proximaler Femur und proximaler Humerus. Aber auch alle anderen Knochen können befallen sein. Selten sind Osteosarkome an Hand und Fuß.

### Pathobiologie

Das makroskopische Bild ist in Abhängigkeit von der histologischen Differenzierung außerordentlich variabel (Födisch). Ist die Geschwulst stark vascularisiert, wirkt sie vorwiegend knochenzerstörend und imponiert als grau-rotes Fremdgewebe, das die Corticalis durchbricht und in die Weichteile eindringt. Bei überwiegender Knochenneubildung kommt es oft unter Formerhaltung des Knochens zu dessen völliger Sklerosierung. Nur selten wird die knorpelige Epiphysenfuge zerstört. Mikroskopisch zeigt sich bei der Untersuchung meist ein zellreiches polymorphes Gewebe mit einem Netzwerk verschieden differenzierter Knochensubstanz, die sich sowohl hinsichtlich Faserstrukturierung als auch Mineralisation als atypisch erweist (Födisch). Häufig finden sich auch Osteoidformationen und knorpelige Wucherungen.

### Klinisches Bild

Der Tumor wäscht gewöhnlich rasch, der klinische Verlauf ist deswegen von kurzer Dauer. Ein von der Belastung unabhängiger, sich ständig steigernder, auch nächtlicher Schmerz ist meist das erste Zeichen. Dazu zeigt sich dann eine lokale Schwellung, meist an typischer Stelle mit Erhöhung der Hauttemperatur und deutlicher Venenzeichnung.

Die Blutsenkungsgeschwindigkeit ist im allgemeinen erhöht, in fortgeschrittenen Fällen

des Tumors zur Norm ab. Ein Wiederansteigen in der darauffolgenden Phase kann auf Metastasen hinweisen (Brucksch).

**Diagnose.** Röntgenologisch können bei beginnendem, zentral gelegenem, osteogenem Sarkom uncharakteristische Veränderungen der Knochenstruktur wie fleckige, verwaschene

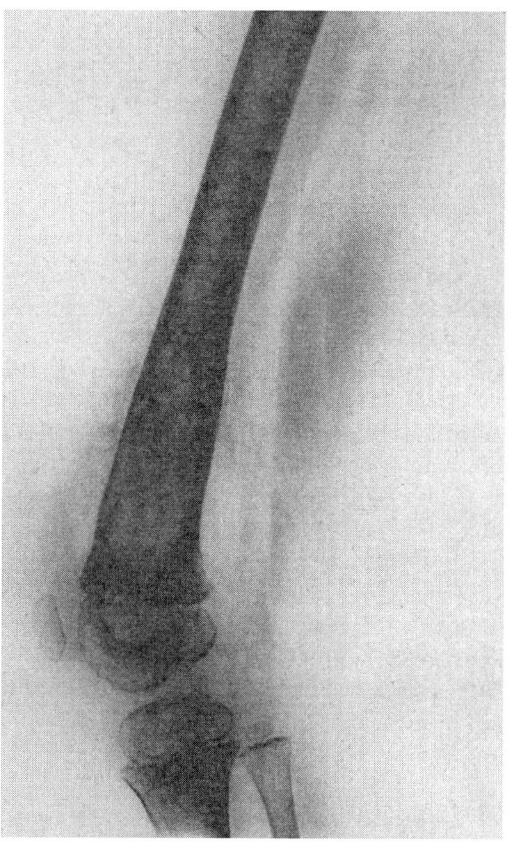

Abb. 108. Osteogenes Sarkom bei einem 11jährigen Patienten im Bereich der distalen Femurdiaphyse. Es zeigen sich unregelmäßige, unscharf begrenzte Osteolyseherde mit periostalen Auflagerungen und spiculaähnlichen Bildungen

Abb. 107. Osteogenes Sarkom bei einem 13jährigen Patienten im Bereich der distalen Femurdiaphyse. Es überwiegt die Knochenzerstörung mit Auflösung der Corticalis. Es bestehen aber auch periostale Appositionen und Kalkeinlagerungen von unregelmäßiger Begrenzung in den Weichteilschatten

sogar auf maximale Werte. Eine normale BKS ist aber, insbesondere zu Beginn der Erkrankung, kein Gegenargument gegen das Vorliegen eines Sarkoms. Die alkalische Serumphosphatase zeigt besonders bei osteoblastischen Formen erhöhte Werte. Sie sinkt nach Entfernung

Zeichnung die Diagnose erschweren. In der Mehrzahl der Fälle ist bereits bei der ersten Untersuchung ein deutlicher Befund mit einer Reihe sehr charakteristischer Symptome festzustellen, die schon frühzeitig eine ziemlich sichere Diagnose zulassen. Gewöhnlich findet sich eine Mischung von Knochendestruktion und Knochenneubildung durch den Tumor. Dabei können mehrere Formen unterschieden werden (v. Ronnen): ein sklerosierender Typ, cystischer Typ, periostaler Typ und entsprechende Mischformen. Bei der sklerosierenden

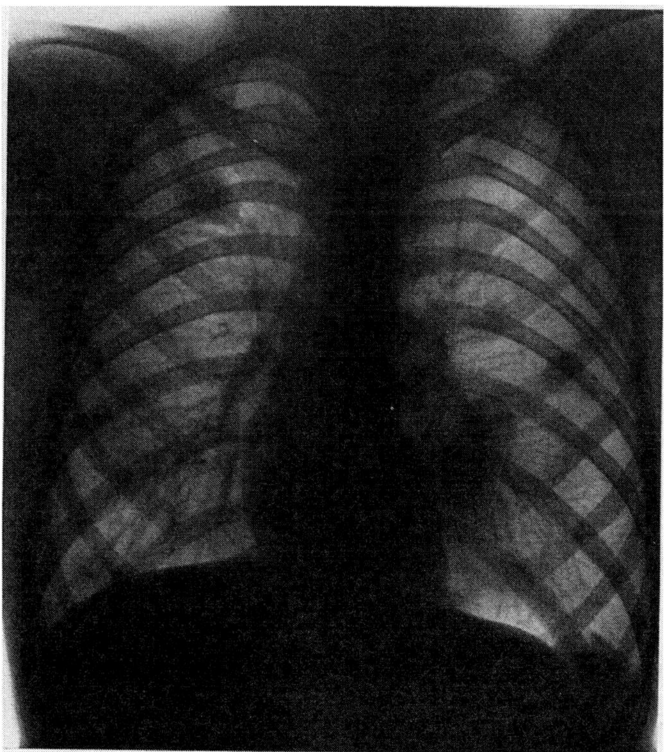

Abb. 109. Lungenaufnahme des gleichen Patienten von Abb. 107 mit multiplen Rundherden in beiden Lungen. Metastasen eines osteogenen Sarkoms

Form zeigt die Struktur des Knochens grobfleckige Verdichtungszonen, die oftmals eine scharfe Begrenzung aufweisen. Sie ziehen sich zur Corticalis hin, können diese durchbrechen und die bekannten Spiculae oder ähnliche Formationen bilden.

Bei der osteolytischen Form steht die Zerstörung im Vordergrund. Man erkennt Aufhellungen, die unscharf, aber auch scharf begrenzt sein können. Die periostale Reaktion kann dabei gering sein (Abb. 107).

Bei dem periostalen Typ überwiegen die spiculaähnlichen Appositionen mit meist nur geringen destruktiven Veränderungen des darunterliegenden Knochens.

Dazwischen gibt es alle Übergänge, wobei vor allem die Unterbrechung der Corticalis und die fleckige, mottenfraßähnliche Zerstörung der Spongiosa charakteristisch sind. Die Epiphysenlinie wird selten überschritten und der Gelenkspalt so gut wie nie befallen (Abb. 108).

Die Angiographie ist eine heute wichtige und bei Verdacht auf Malignität oft anzuwendende Ergänzung der Röntgenuntersuchung. Sie zeigt eine charakteristische Schlängelung der Hauptgefäße, büschel- und netzartige Verzweigungen der Geschwulstgefäße und vor allem die sehr typischen „blood-pools". Sie gibt darüber hinaus Auskunft über die Ausdehnung der Geschwulst, insbesondere auch soweit sie schon die Grenzen des Knochen überschritten hat.

Bei nur geringem Verdacht muß die Diagnose durch Biopsie geklärt werden. Vor der endgültigen Entscheidung über das notwendige therapeutische Vorgehen muß unbedingt auf eine Bestätigung der klinischen und röntgenologischen Diagnose durch den histologischen Befund gedrungen werden, auch wenn die Diagnose primär noch so eindeutig erscheinen mag.

Es ist immer wieder behauptet worden, daß durch die Probeexcision die Aussaat einer malignen Geschwulst heraufbeschworen wird. In der Tat sind aber außer lokalen Implantationen von Tumoren, etwa bei der Riesenzellgeschwulst, trotz unzähliger Erfahrungen keine sicheren Beobachtungen mitgeteilt worden, die eine durch die Probeexcision hervorgerufene Metastasierung signifikant beweisen könnten (ACKERMAN). HELLNER fordert daher, daß gegenüber den Vorteilen einer sicheren Diagnosestellung alle dagegenstehenden Erörterungen zurückgestellt werden müssen.

Bei der Probeexcision soll Gewebe sowohl aus der Tiefe, als auch vom Rand der Geschwulst entnommen werden. Sie soll bei liegender Blutleere vorgenommen werden, um nach Bestätigung der Diagnose durch einen Gefrierschnitt gegebenenfalls sofort den radikalen Eingriff durchführen zu können.

**Verlauf und Prognose.** Patienten mit osteogenem Sarkom sterben fast alle an Lungenmetastasen, und zwar innerhalb der ersten 2 Jahre (Abb. 109). Man kann davon ausgehen, daß die Metastasierung in Lunge und Skelet schon sehr frühzeitig eintritt, und daß sie in den meisten Fällen bereits zum Zeitpunkt der ersten Diagnose bzw. der Amputation besteht, und zwar auch bei negativem Röntgenbefund der Lunge.

Die Prognose des osteogenen Sarkoms ist daher außerordentlich ungünstig. Der größte Teil der Patienten kommt im ersten Jahr nach Beginn der Erkrankung ad exitum. Nur gelegentlich überleben Patienten das 4. oder 5. Jahr nach Stellung der Diagnose. Überlebensraten von 20—30%, die von manchen Autoren mitgeteilt werden, legen nahe, daß Erkrankungen anderer Art und Natur eingeschlossen wurden, die nicht in die eigentliche Gruppe der osteogenen Sarkome gehören, z.B. parostale Osteosarkome, Fibro- oder Chondrosarkome und andere Tumoren, isolierte Herde von fibröser Dysplasie oder auch Myositis ossificans. Entgegen der allgemeinen Anschauung (LINDBOM, SÖDERBERG, SPJUT) waren in der umfassenden Statistik von DAHLIN bei jungen Patienten die Heilungsaussichten etwas besser als bei älteren. Dagegen berichtet HAYLES über 129 Kinder mit osteogenem Sarkom, von denen trotz Frühamputation keines überlebte, ebenso THELAN, von dessen 50 osteogenen Sarkomen bei Kindern alle ad exitum kamen.

Zweifellos spielt die Lokalisation bei der Prognose eine wichtige Rolle. So sind die osteogenen Sarkome des Beckens, der Wirbelsäule und des Schädels prognostisch besonders ungünstig. Sie sind in jedem Fall tödlich.

Eine gewisse Bedeutung hat offenbar auch der histologische Typ der Tumoren. Nach DAHLIN hatten die osteoblastischen osteogenen Sarkome eine Überlebensrate von 15%, die chondroblastischen von 20,7% und die fibroblastischen von 22,9%. Auch die Gradeinteilung hinsichtlich Häufigkeit der Mitosen ist von Bedeutung für die Prognose. Fast alle Autoren betonen eine bessere Prognose der sklerosierenden gegenüber den osteolytischen Formen.

Insgesamt gesehen kann man heute bei den gegebenen therapeutischen Möglichkeiten eine 5-Jahres-Heilung von maximal 10% annehmen.

**Differentialdiagnose.** Differentialdiagnostisch zeigt der sklerotische Typ gewisse Ähnlichkeit mit der chronischen sklerosierenden Osteomyelitis. Bei der cystischen Form kann nicht selten eine Verwechslung mit einem Brodie-Absceß, einem benignen Riesenzelltumor oder sogar einem benignen Chondroblastom vorkommen. Sind die osteolytischen Herde unscharf begrenzt, ist auch an ein Fibrosarkom zu denken.

Es muß also betont werden, daß weder aufgrund des Röntgenbildes noch des klinischen Befundes allein eine sichere Diagnose möglich ist. Dazu ist die Biopsie unbedingt erforderlich.

**Therapie.** Wenn die Diagnose „osteogenes Sarkom" gesichert ist, steht die schwere Entscheidung an, ob ein radikaler chirurgischer Eingriff durchgeführt werden kann. Von einigen Autoren (HELLNER u.a.) wurde die primäre Amputation aufgegeben. Aufgrund der außerordentlich ungünstigen Prognose wird die Röntgentherapie für den nicht weniger aussichtslosen, aber doch menschlicheren Weg gehalten.

Die Mehrzahl der Autoren tritt allerdings auch heute noch für den sofortigen und radikalen chirurgischen Eingriff ein. Er ist zu kombinieren mit einer konsequenten cytostatischen Behandlung. Diese sollte bereits vor der Operation, gegebenenfalls auch vor der Probeexcision, einsetzen, so daß durch intravenöse Verabfolgung eines geeigneten Cytostaticums, z.B. Cyclophosphamid, ein hoher Blutspiegel erreicht und anschließend unter Beobachtung des Blutbildes noch für längere Zeit eine Nachbehandlung durchgeführt wird.

Wird durch den Schnellschnitt die Diagnose „osteogenes Sarkom" sichergestellt, soll bei Lokalisation an den Extremitäten die Amputation zwischen 2 blutleeren Binden erfolgen, von denen die periphere das Einschleppen von Tumorzellen in das Amputationsgebiet durch die distal davon erfolgte Probeexcision verhüten soll. Die Amputation muß, wenn möglich, in dem nächsthöher gelegenen Knochen durchgeführt werden. Dies ist aber nur bei den Tumoren peripher von Knie und Ellenbogengelenk verhältnismäßig unkompliziert möglich. Bei Lokalisation im Bereich der distalen Femurdiaphyse, die den Hauptsitz der osteogenen Sarkome ausmacht, wird allgemein eine hohe Oberschenkelamputation empfohlen. Es gibt keine sicheren Beweise, daß die Lebensaussichten bei Exartikulation besser sind als bei Amputation (ACKERMAN, DAHLIN, JAFFE, LICHTENSTEIN). Von JAFFE wird die Ansicht vertreten, daß man 10—12 cm oberhalb des im Röntgenbild erkennbaren Tumors absetzen sollte.

Die Resektion kommt in Frage bei Lokalisationen, die eine Amputation nicht zulassen, etwa an der Clavicula, den Rippen, bei günstiger Lage am Darmbein, auch am Schulterblatt.

Die moderne Röntgenbestrahlung (bis 8000 r und mehr) wird als alleinige Maßnahme bei operablen Sarkomen von den meisten Autoren abgelehnt (DAHLIN, GESCHICKTER und COPELAND, JAFFE, LICHTENSTEIN). Sie tritt aber in ihr Recht bei inoperablen Tumoren und wenn ein radikaler chirurgischer Eingriff abgelehnt wird. Die Ergebnisse der alleinigen Bestrahlung sind aber für das Kindesalter bis heute noch nicht statistisch signifikant gesichert. Sollte sich herausstellen, daß die Überlebensrate nicht schlechter oder auch nur gerade so gut ist wie bei radikalem chirurgischem Vorgehen, so wäre dennoch dieser Methode der Vorzug zu geben.

Umstritten ist auch die Frage der Röntgenbestrahlung vor und nach der Operation. Vorbestrahlung ist in jedem Falle angezeigt bei Exartikulationen von hüft- und schulternahen Sarkomen. Die meisten Autoren mit dem größten Krankengut stehen aber der Vorbestrahlung skeptisch gegenüber. So betont SHERMAN, daß der Zeitraum zwischen Biopsie und Amputation für eine Metastasierung entscheidend sein kann. Es würde dadurch nur wertvolle Zeit verloren.

Von anderen Autoren wird eine hochdosierte Bestrahlung zunächst als alleinige Therapie durchgeführt, um dann für 6—12 Monate abzuwarten, ob eine Metastasierung eintritt. Ist dies nicht der Fall, so wird nach dieser Zeit die Amputation angeschlossen. Die Überlebensrate der Amputierten soll dadurch um 5—10% angehoben werden können.

Nachbestrahlung ist bei all den Fällen angezeigt, die nicht radikal operiert werden konnten, vor allem auch bei Tumoren, bei denen sich am Amputations- oder Resektionsmaterial zeigt, daß die Geschwulst nahe an den Operationsrand heranreichte. Stumpfrezidive sind bei osteogenen Sarkomen selten, so daß aus diesem Grunde mit der eben erwähnten Ausnahme von einer Nachbestrahlung am Ort der Amputation abgesehen werden kann.

Wegen der für die meisten Todesfälle verantwortlichen Lungenmetastasen wurde schon 1931 von PFAHLER und PARRY, später von HELLNER und LICHTENSTEIN die prophylaktische Bestrahlung beider Lungen empfohlen. Die Prognose sei schlecht genug, um das kalkulierte Risiko einer möglichen Strahlungsfibrose der Lungen im Falle des Überlebens einzugehen. Dabei spielt auch eine Rolle, daß bei der prophylaktischen Lungenbestrahlung eine generalisierte Aussaat vermieden werden kann und es nur zu einer lokalen Metastasierung kommt, die dann eventuell einer operativen Behandlung zugeführt werden kann.

In letzter Zeit häufen sich die Mitteilungen über günstige Erfahrungen mit Lobektomien bei begrenzten Metastasen (ACKERMAN, DAHLIN, GOLDENBERG, LINDBOM, REDCLIFF).

Es wird über bedeutend längere Überlebenszeiten berichtet. Immerhin sollte angesichts der sonst infausten Prognose in geeigneten Fällen nach Amputation die Lobektomie erwogen werden.

Die Entscheidung, ob einer primären Bestrahlung, der Bestrahlung mit nachfolgender Amputation oder aber dem sofortigen radikalen chirurgischen Eingriff der Vorzug gegeben werden soll, bedarf der dringenden Zusammenarbeit und Konsultation von Pädiater, Kinderchirurg und Strahlentherapeut. Dabei darf die menschliche Situation des Einzelfalles nicht aus dem Auge gelassen werden. Wenn ein verstümmelnder Eingriff für notwendig gehalten wird, sollte man angesichts der äußerst schlechten Prognose den Eltern solcher Kinder und Jugendlichen die Situation offen darlegen und ihnen die Einwilligung zur Operation nicht mit allen Mitteln abringen. Der Eingriff selbst, der für den jungen Patienten ein erhebliches psychisches Trauma bedeutet, muß zuvor mit ihm eingehend besprochen und erläutert werden.

### Sekundäre Osteosarkome

Zu den sekundären Osteosarkomen müssen die Sarkome gerechnet werden, die beim Erwachsenen in der Regel auf dem Boden einer Paget-Krankheit, im Kindesalter aber auch als Bestrahlungsfolge entstehen können.

Das „Bestrahlungssarkom" ist seit 1922 bekannt (Beck). Mertland und Hamphis beschrieben 1922 erstmalig ein Bestrahlungssarkom bei Leuchtblattziffernbemalern.

Um ein Röntgensarkom als solches zu identifizieren, muß die Benignität der bestrahlten Grunderkrankung nachgewiesen sein. Von 39 Röntgensarkomen traten 14 nach Bestrahlung von Riesenzelltumoren auf. Es wurden aber auch Röntgensarkome nach Bestrahlung von Tuberkulose, Naevis und Keloiden beschrieben. Zu erwähnen sind ferner die Sarkome, die nach Medikation von Petheostor auftraten. Bei diesem Präparat handelte es sich um ein Thorium X-Platinsol-Eosin-Gemisch,

das in den 40er Jahren zur Behandlung der Tuberkulose, des Morbus Bechterew und anderer Krankheiten eingeführt wurde. Spiess berichtete 1955 über eine Nachuntersuchung von 53 Patienten, die im Kindesalter mit Petheostor behandelt worden waren. Bei 9 von ihnen konnte eine bösartige Knochengeschwulst aufgedeckt werden.

Die Prognose der Bestrahlungssarkome ist sehr schlecht. Nur wenige Patienten überleben die 5-Jahres-Grenze.

Unter den therapeutischen Maßnahmen steht der chirurgische Eingriff und die Behandlung mit Cytostatica im Vordergrund.

## Die parostalen Sarkome

Unter der Bezeichnung „parostale" oder „juxtacorticale" Sarkome werden seltene Geschwülste zusammengefaßt, die von den osteogenen Sarkomen getrennt werden müssen. Sie neigen dazu, die Knochen zu umwachsen und einzumauern und sind hauptsächlich um das Kniegelenk lokalisiert. Scaglietti hat darauf hingewiesen, daß Klinik, Röntgenbefund und Histologie es rechtfertigen, daß es sich hier um Tumoren grundsätzlich verschiedener Art handelt.

**Häufigkeit.** Die Tumoren sind ausgesprochen selten. Sie treten fast ausschließlich im Erwachsenenalter mit einem Gipfel zwischen dem 3. und 4. Dezennium auf. Unter 400 osteogenen Sarkomfällen fand Dwinnel 15 parostale Sarkome, die nur das Erwachsenenalter betrafen.

### Klinisches Bild

Befallen wird überwiegend die distale Femurmetaphyse, ferner die proximale Tibia und selten Humerus, Radius, Fibula und Scapula. Der klinische Verlauf ist schleichend und langsam progressiv. Wegen dieses außerordentlich langsamen und meist schmerzarmen Wachstums werden diese Tumoren häufig erst spät diagnostiziert.

Röntgenologisch zeigen sich dichte, gewöhnlich gut begrenzte, vom Knochen ausgehende Tumorschatten. Die Corticalis kann arrodiert sein. Schließlich kann der ganze Knochen von den Tumormassen umwachsen werden. Der Tumor dringt in die Muskulatur vor und kann diese mit einschließen.

Die histologische Diagnose kann erhebliche Schwierigkeiten bereiten. Es finden sich oft weite Partien, in denen Knochen und Osteoid normal geordnet sind. Dazwischen liegen meist nur kleinere Bezirke mit ausgesprochenen Malignitätszeichen.

Differentialdiagnostisch können Schwierigkeiten bei der Abgrenzung gegen die Myositis ossificans, verkalkte Hämatome und andere benigne Knochenerkrankungen entstehen.

Die Behandlung ist immer chirurgisch. Über Heilungen nach einfacher Resektion liegen Berichte vor, aber auch beim parostalen Sarkom ist die Amputation das Verfahren mit dem höchsten Grad an Sicherheit. Von der Röntgenbestrahlung ist kein therapeutischer Erfolg zu erwarten.

Die Tumoren haben eine große Neigung zum Rezidiv, wobei der Malignitätsgrad zunimmt.

Die Prognose ist bei rechtzeitiger ausgiebiger Operation mit etwa 70% Überlebensaussichten als gut zu bezeichnen.

## Das Chondrosarkom

Von Geschickter und Copeland wurde das Chondrosarkom wegen seines besonderen und hinsichtlich seiner Prognose günstigeren Verlaufs aus der Gruppe der osteogenen Sarkome herausgenommen. Sie unterscheiden, wie auch später die meisten Autoren, primäre und sekundäre Chondrosarkome. Letztere entwickeln sich auf dem Boden gutartiger Knorpelgeschwülste. Der Tumor selbst kann sich im Inneren eines Knochens (zentrale Form) oder am Rande (periphere Form) entwickeln.

**Häufigkeit.** Primäre Chondrosarkome entstehen in der Regel erst jenseits des 20. Lebensjahres und haben daher für das Kindesalter praktisch keine Bedeutung. Sekundäre Chondrosarkome entwickeln sich aus Enchondromen und Osteochondromen, die früher als cartilaginäre Exostosen bezeichnet wurden. Es muß damit gerechnet werden, daß 1—2% der Osteochondrome maligne entarten können. Dabei kann das Intervall 2—24 Jahre betragen (DAHLIN). Bei der multiplen Osteochondromatose oder der multiplen Enchondromatose, der sog. Ollierschen Krankheit, wird die sekundäre Entstehung eines peripheren Chondrosarkoms in 11% der Fälle beobachtet.

**Lokalisation.** Die Chondrome befallen vorwiegend die kleinen Knochen, insbesondere die Hände. Das Osteochondrom wird vorwiegend an den langen Röhrenknochen, vor allem an Femur und Tibia, beobachtet. Entsprechende Prädilektionsstellen zeigen daher auch die sekundären Chondrosarkome. Ferner können Rippen, Becken und die Knochen um das Schultergelenk befallen werden. In der Regel ist die Neigung zu maligner Entartung größer, je näher dem Stamm eine knorpelige Geschwulst auftritt. Besonders gefährlich sind die Chondrome des Beckens (HELLNER).

### Klinisches Bild

Für die Osteochondrome gilt die Regel, daß eine plötzliche Größenzunahme des Tumors nach Abschluß des Knochenwachstums immer auf eine sekundäre Chondrosarkomentwicklung verdächtig ist. Meist ist die Größenzunahme mit nur leichten Schmerzen verbunden.

Die Neigung zur Metastasierung ist aber wesentlich geringer als beim osteogenen Sarkom. In der Regel ist sie bei Stellung der Diagnose und bei der ersten Operation noch nicht eingetreten. Dies erklärt auch die bessere Prognose dieser Geschwulst.

Röntgenologisch zeigen sich im Bereich des Tumors meist kleine herdförmige Verdichtungen, die durch Verkalkungszonen bedingt sind. Eine Durchbrechung oder Arrodierung der Corticalis sollte stets den Verdacht auf Malignität erwecken (Abb. 110).

Die histologische Diagnose ist schwer, da oftmals nur geringe Hinweiszeichen, wie

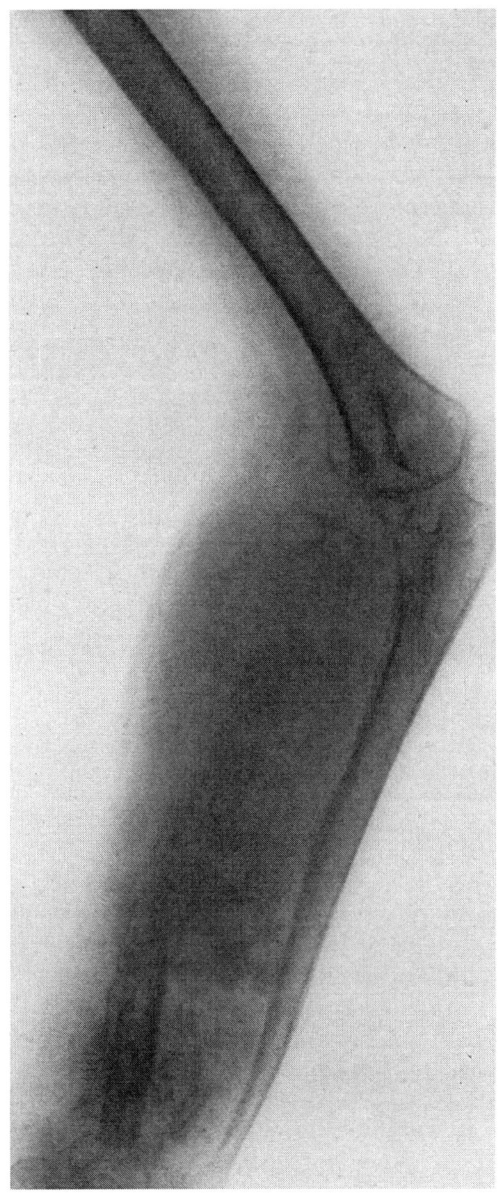

Abb. 110. Chondrosarkom bei einem 5jährigen Patienten im Bereich des rechten Unterarmes. Großer Weichteiltumor mit fast vollständiger Zerstörung des Radius und unregelmäßigen Kalkeinlagerungen im Bereich der Weichteilschatten. Die Diagnose ist histologisch verifiziert

plumpe Kerne, atypische Kerne, viele Kerne in der Peripherie die Malignität begründen. Es kommt daher nicht selten vor, daß das Chondrosarkom häufiger als jeder andere Knochentumor zunächst als gutartig angesprochen wird.

**Therapie.** Die therapeutischen Maßnahmen bestehen in einer radikalen Entfernung der Ge-

15*

schwulst, d. h. im allgemeinen der Amputation. Da der Tumor die Neigung hat, in die Markhöhle und auch in die abführenden Venen einzudringen, besteht die Gefahr zu lokalen Rezidiven im Gegensatz zu der geringen Metastasierungsneigung. Es sollte daher wenn möglich das ganze Gelenk oberhalb der Geschwulst mit entfernt werden.

Die Chondrosarkome sind strahlenresistent. Es besteht deswegen Einigkeit, daß die Bestrahlung sowohl als Vor- und Nachbestrahlung wertlos ist.

Bei solitären Lungenmetastasen ist die Lobektomie zu erwägen.

Als Präventivmaßnahme wird die chirurgische Entfernung der gutartigen Osteochondrome von einigen Autoren empfohlen.

Die Prognose ist besser als bei den osteogenen Sarkomen. Bei erwachsenen Patienten werden bis zu 70% 10-Jahres-Heilungen bei radikaler Operation registriert. Dabei ist allerdings zu berücksichtigen, daß angesichts des langsamen Verlaufs der Tumoren und der späten Metastasierung auch noch nach längerer Zeit, nachweislich sogar nach 10 und mehr Jahren, mit Metastasen gerechnet werden muß.

## Die Ewing-Tumoren

Die Ewing-Tumoren werden als vom Knochenmark ausgehende Rundzellen-Sarkome bezeichnet. Der amerikanische Pathologe Ewing hat im Jahre 1921 diesen Tumor als eine besondere Einheit aus der großen Gruppe der malignen Knochengeschwülste herausgehoben und pathogenetisch dem Gefäßendothel zugeordnet. Es ist heute gesichert, daß das Ewing-Sarkom von den noch omnipotenten Reticulumzellen des Markes ausgeht, die noch keine Stützsubstanz bilden können. Dadurch unterscheidet sich das Ewing-Sarkom histologisch von dem Reticulumzellsarkom. Der besonders niedrige Reifegrad dieser Tumoren erklärt die besondere Malignität.

**Häufigkeit und Altersdisposition.** Die Ewing-Sarkome stellen etwa 10% der primären Knochengeschwülste dar. Nach Dahlin fallen 90% der Ewing-Tumoren in das Alter unter 30 Jahren. Nach Bethge liegen sogar $^2/_3$ aller Erkrankungsfälle vor dem 20. Lebensjahr. Die meisten Autoren geben das Prädilektionsalter zwischen dem 10. und 20. Lebensjahr an. v. Ronnen betont, daß dieser Tumor bei Kindern unter 10 Jahren die am häufigsten vorkommende maligne Knochengeschwulst darstellt. Es wurden auch einwandfreie Fälle schon in den ersten Lebensjahren beschrieben (Coley und Higinbotham und Ewing).

Das männliche Geschlecht ist fast doppelt so häufig befallen wie das weibliche.

**Lokalisation.** Fast alle Skeletanteile können befallen sein. Mehr als die Hälfte dieser Tumoren sind in den langen Röhrenknochen lokalisiert (Ackerman). Nach Coventry und Dahlin ist der Bereich des Kniegelenkes in über

50% der Fälle betroffen. Aus dem Krankengut von Dahlin mit 165 Fällen ergibt sich folgende Reihenfolge des zahlenmäßigen Befalls: Femur, Becken, Tibia, Humerus, Rippen, Fibula, Scapula, Schädel. Die Wirbelsäule sowie die kleinen Knochen der Füße, insbesondere der Hände, sind primär außerordentlich selten befallen.

### Pathobiologie

Der Tumor bildet sich primär in der Diaphyse, breitet sich sekundär in den Haversschen Kanälen aus und führt zu einer lamellären Aufsplitterung der Compacta, um später auf die Weichteile überzugreifen.

Histologisch entspricht die Geschwulst einem Rund- oder Spindelzellsarkom ohne jegliche Differenzierungsneigung. Große Schwierigkeiten kann die morphologische Differentialdiagnose gegenüber Knochenmetastasen eines Neuroblastoms bereiten. Nach Liebegott kann als Richtlinie zur Abgrenzung gegenüber Neuroblastommetastasen das 8. Lebensjahr als untere Grenze für das Ewing-Sarkom gelten.

### Klinisches Bild

Innerhalb der langen Röhrenknochen sind vorwiegend die metaphysennahen Abschnitte der Diaphysen betroffen. Die Epiphyse kann mit einbezogen werden, ist aber nicht primär befallen.

Schmerzen, Anschwellung der entsprechenden Skeletabschnitte, Funktionseinschränkung und Fieber sind die häufigsten Symptome. Der Verlauf ist meist sehr rasch. Schmerzfreie Intervalle, Wechsel im Grad der Schwellung, intermittierendes oder auch kontinuierliches Fieber, sind dabei charakteristisch. Die Blutsenkung ist auffallend hoch, die Leukocyten-

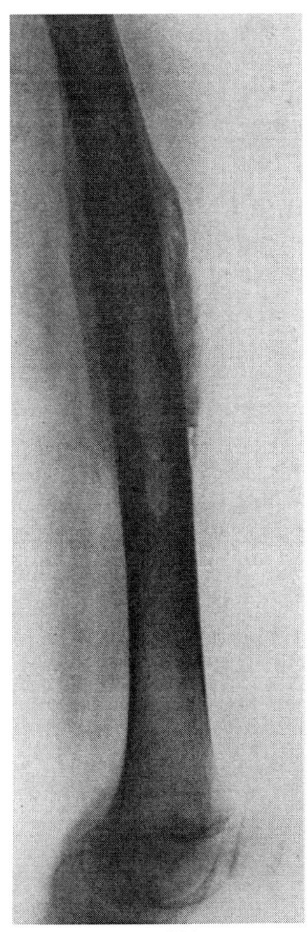

Abb. 111

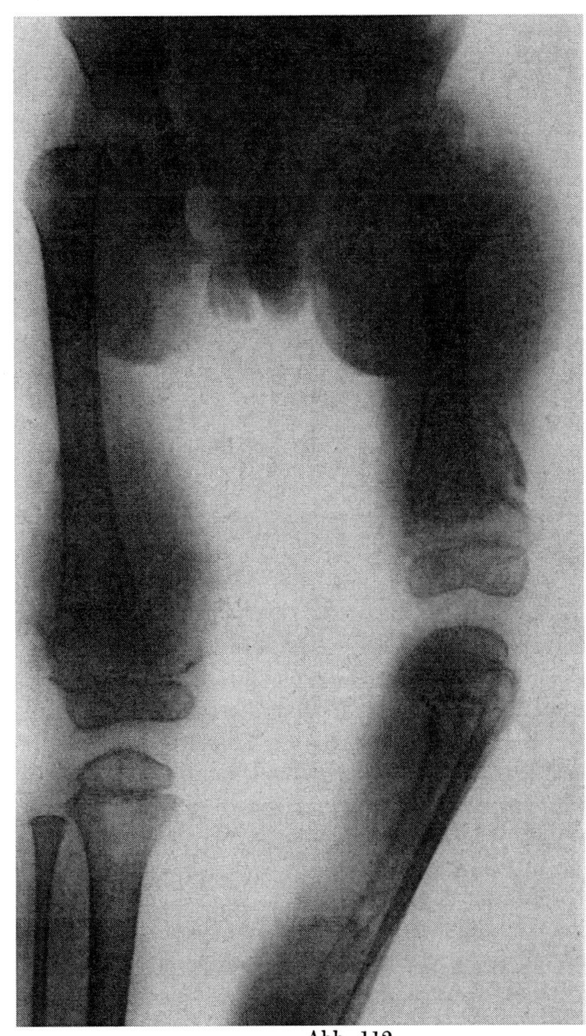

Abb. 112

Abb. 111. Ewing-Sarkom bei einem 12jährigen Patienten im Bereich der mittleren Femurdiaphase. Man erkennt unregelmäßige Aufhellungen und deutliche periostale Appositionen im Sinne der sog. Zwiebelschalenbildungen

Abb. 112. Generalisierte Metastasierung im Skelet, ausgehend von einem Neuroblastom, bei einem 5jährigen Jungen. Im Bereich der unteren Extremitäten sind Spongiosa und Corticalis weitgehend destruiert, stellenweise vollständig aufgelöst. Es zeigen sich aber auch hier Kalkeinlagerungen und spiculaähnliche Bildungen in den umgebenden Weichteilschatten

zahl erhöht. Fieber, sekundäre Anämie, hohe Blutsenkungsgeschwindigkeit und Leukocytose sind prognostisch ungünstige Zeichen und weisen auf einen foudroyanten Verlauf hin. Alle diese Symptome können im Frühstadium eine Osteomyelitis vortäuschen und führen daher zu dieser häufigsten Fehldiagnose.

Röntgenologisch reichen die Veränderungen von ausgeprägter Destruktion des Knochens bis zu geringen fleckigen Spongiosaaufhellungen. Gerade im Anfangsstadium kann daher das röntgenologische Bild demjenigen einer Osteomyelitis sehr ähnlich sein. Kennzeichnend ist die „streifenförmige, mottenfraßähnliche Auflockerung der Corticalis in Längsausdehnungen" (HELLNER). Die Corticalis ist teils aufgelöst, teils verdichtet. In einem Teil der Fälle kommt es durch periostale schichtweise Lamellenbildung zu dem eigenartigen Zwiebelschalenbild, das gelegentlich als pathognomonisch für Ewing-Tumoren angesehen wird (Abb. 111). Dieses Symptom ist aber keineswegs allein charakteristisch für das Ewing-Sarkom. Es wird auch bei anderen Erkrankungen, z. B. Osteomyelitis, Neuroblastommetastasen (Abbildung 112) und auch bei osteogenen Sarkomen gefunden. Umgekehrt findet man auch bei Ewing-Tumoren Spiculae und Büschelbildungen, wie bei den osteogenen Sarkomen.

Außerhalb des Knochens zeigt sich meistens ein deutlicher Tumorschatten in den Weichteilen. Hinsichtlich der Ausbreitung des Tumors im Knochen muß mit einem viel größeren Ausmaß gerechnet werden, als man aufgrund der röntgenologischen Symptome erwarten würde.

In den meisten Fällen ist es unmöglich, die Diagnose Ewing-Sarkom allein aufgrund des Röntgenbildes mit Sicherheit zu stellen. Die Biopsie ist zur Ermittlung und Bestätigung der Diagnose unbedingt erforderlich.

Bei der Probeexcision, die nach Angaben einiger Autoren bei Verdacht auf einen primären, malignen Knochenprozeß nach einer zweimaligen präbioptischen Bestrahlung von je 400 rad Tumordosis durchgeführt werden sollte, findet man ein sehr weiches, blaß-rötliches Gewebe, das Ähnlichkeit mit Granulationsgewebe besitzt und mit diesem verwechselt werden kann. Es ist stets wichtig, aus dem Mark selbst Probematerial zu entnehmen. Oft finden sich ausgedehnte Nekroseherde, die in ihrer Vermischung mit dem sehr weichen Tumorgewebe Eiterbildung vortäuschen können, so daß auch bei der Probeexcision gelegentlich der Eindruck einer Osteomyelitis vorgetäuscht werden kann.

**Differentialdiagnose.** Auf die außerordentlich schwierige Differentialdiagnose gegenüber einer Osteomyelitis wurde bereits hingewiesen. Ein wichtiger Hinweis bedeutet, daß in den meisten Fällen von Ewing-Sarkom bei Beginn der Beschwerden auch bereits röntgenologisch faßbare Veränderungen am Knochen festgestellt werden können, was bei der Osteomyelitis nur ausnahmsweise der Fall ist. Es ist daher unbedingt erforderlich, unmittelbar nach Auftreten von Beschwerden eine Röntgenuntersuchung vornehmen zu lassen.

Schwierigkeiten bereitet sowohl röntgenologisch als auch histologisch die Differentialdiagnose gegenüber Metastasen eines Neuroblastoms. Hier kann die Suche nach dem Primärtumor (Verkalkungen!), ferner die Bestimmung der Vanillinmandelsäure im Urin weiterhelfen. Von den übrigen Knochen-

geschwülsten können das eosinophile Granulom, ferner vor allem die Osteosarkome und das Reticulumzellsarkom differentialdiagnostische Schwierigkeiten bereiten. Hier kann in der Regel nur die Biopsie zur richtigen Diagnose führen.

**Prognose.** Die Prognose ist infolge der frühen Metastasierung in die Lungen außerordentlich schlecht. Sie ist aber nicht absolut infaust. Gerade bei dem Ewing-Tumor hat die 5-Jahres-Überlebensrate eine größere Bedeutung, da in den meisten Fällen der Tumor innerhalb von 2—3 Jahren ad exitum führt. Coley gibt in einer Zusammenstellung von 73 gesicherten Fällen 3, das sind 4%, und Bethge bei 435 Fällen 35, das sind 8,5%, 5-Jahres-Überlebensraten an. Dahlin, Coventry und Scanlon geben sogar für 175 Fälle, die an der Mayo-Klinik zwischen 1905 und 1960 beobachtet wurden, eine Überlebensrate von 15% über 5 Jahre und 11,7% über 10 Jahre an.

**Therapie.** Die Ewing-Tumoren sind ausgesprochen strahlenempfindlich. Die alleinige Röntgentherapie ist zweifellos in der Lage, die Überlebenszeiten zu verlängern, die Schmerzen zu lindern und alle Krankheitssymptome für mehrere Monate zum Verschwinden zu bringen. Die Rezidive bleiben jedoch nicht aus und mit jedem Rezidiv läßt die Strahlenempfindlichkeit nach. Meist ist zu dieser Zeit dann schon die allgemeine Metastasierung im Gange. Trotzdem wird von einigen Autoren (Hellner, Schinz, Uehlinger, Jaffe) die Bestrahlung als Therapie der Wahl bezeichnet. Bei inoperablen Fällen hinsichtlich Sitz und Ausdehnung ist sie in Kombination mit Cytostatica das einzig mögliche therapeutische Vorgehen.

In den Statistiken der 5-Jahres-Überlebensraten überwiegen aber die Patienten, bei denen eine Radikaloperation mit oder ohne Bestrahlung durchgeführt wurde. Von Dahlin wird daher an den Extremitäten die Amputation mit oder ohne Vorbestrahlung als Therapie der Wahl bezeichnet. Da in den meisten Fällen das gesamte Mark des Knochens befallen ist, an dem der Tumor röntgenologisch einen umschriebenen Sitz aufweist, muß die Amputation oberhalb des befallenen Knochens erfolgen. Von Bethge wird folgender „vorläufiger Therapievorschlag" gemacht: 6—8 Tage nach der Probeexcision Beginn mit der Bestrahlung des befallenen Knochens [5000—6000 (R $^{60}$Co)]. Nach Rückbildung des Tumors und Bestätigung der Diagnose durch die histologische Untersuchung wird die Amputation proximal von dem erkrankten Knochen ausgeführt. Postoperativ soll eine Bestrahlung des Stumpfes, der regionären Lymphdrüsen und eventuell prophylaktische Bestrahlung der Lungen vorgenommen werden.

Diese Empfehlung muß derzeit als die Methode der Wahl bezeichnet werden. Sie soll noch mit einer konsequenten cytostatischen Behandlung, z. B. Cyclophosphamid 15 mg/kg wöchentlich intravenös, über Monate kombiniert werden.

## Das Reticulumzellsarkom

Aus der Gruppe der Ewing-Tumoren wurde 1939 von PARKER und JACKSON das Reticulosarkom als besondere Einheit abgegrenzt. Es geht von den undifferenzierten Reticulumzellen des Knochenmarkes aus, befällt jedoch in der Regel erst eine höhere Altersgruppe, entwickelt sich viel langsamer und metastasiert später als das Ewing-Sarkom. Dies erklärt auch seine günstigere Prognose.

Das Reticulumzellsarkom kann zwar in jedem Alter vorkommen, bevorzugt aber das junge und mittlere Erwachsenenalter mit einem Häufigkeitsgipfel zwischen dem 20. und 40. Lebensjahr. Das männliche Geschlecht ist häufiger betroffen als das weibliche.

Hauptlokalisation sind die Metaphysen der langen Röhrenknochen, 45% in Femur und Tibia, 18% in Humerus, 40% um das Kniegelenk. Im Gegensatz zu den Ewing-Tumoren ist die Epiphyse meist mitbetroffen.

Der klinische Verlauf ist durch das langsame Wachstum gekennzeichnet. Im Gegensatz zum Ewing-Tumor ist das Allgemeinbefinden wenig beeinträchtigt. Es besteht nur selten Fieber. In etwa $^1/_5$ der Fälle kommt es zu Spontanfrakturen, vor allem am Femur.

Metastasen werden in etwa der Hälfte der Fälle beobachtet. Sie können auch noch nach der 10-Jahres-Grenze auftreten. Es besteht eine besondere Neigung zur Metastasierung in die regionären Lymphknoten, aber auch in die Knochen und Lungen.

Röntgenologisch zeigt sich meist eine Auflockerung der Spongiosastruktur mit unregelmäßiger Begrenzung der Corticalis (Abb. 113). Gelegentlich finden sich osteolytische Bezirke neben osteoblastischen, so daß eine grobsträhnige Wabenstruktur resultiert. Im Gegensatz zum Ewing-Tumor ist eine periostale Reaktion selten.

**Prognose und Verlauf.** Im Kindesalter kann es zu einer Generalisation im gesamten Knochenmark kommen, so daß die Krankheit wie eine Leukämie endet. Bleibt der Prozeß lokali-

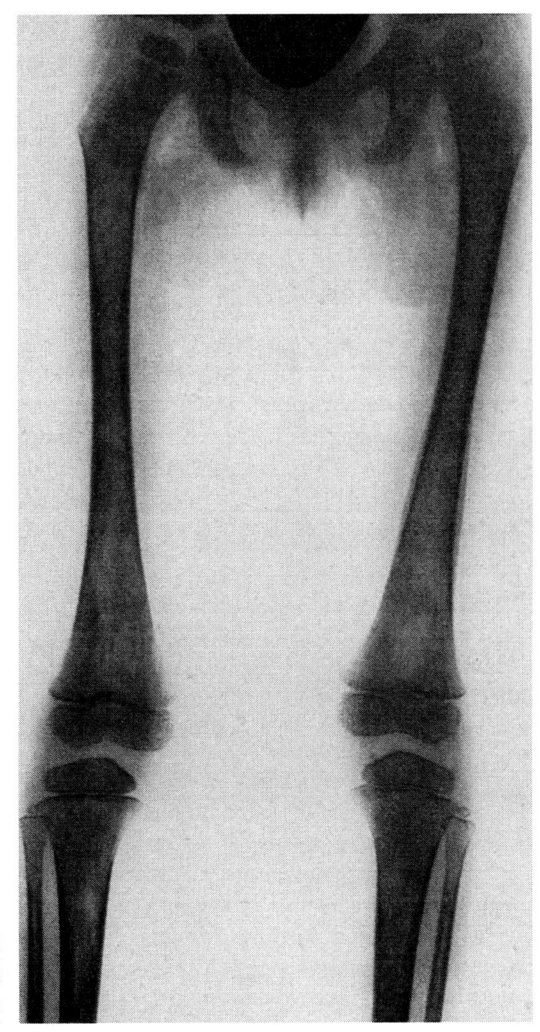

Abb. 113. Reticulumzellsarkom bei einem 8jährigen Jungen. Es bestand zu dieser Zeit bereits eine Dissemination mit generalisierten Skeletveränderungen. Sowohl in beiden Femora als auch in den proximalen Abschnitten der Tibiae ist die Spongiosastruktur aufgelockert, mottenfraßähnlich verändert. Es zeigen sich unregelmäßige, kleinere und größere osteolytische Zonen. Im Bereich des linken Femurs geringe periostale Auflagerungen

siert, ist die Prognose relativ gut. Es werden bis zu 42% 5-Jahres-Heilungen beobachtet.

Von allen primären malignen Knochentumoren besitzt das Reticulosarkom die beste Prognose.

**Therapie.** Die Geschwulst ist ausgesprochen röntgensensibel, wobei es durch die Bestrahlung in einem hohen Prozentsatz zu einer endgültigen Zerstörung des Tumorgewebes kommt. Es wird daher die Bestrahlungsbehandlung von vielen Autoren als die Therapie der Wahl bezeichnet. Trotzdem wird bei lokalisierten Prozessen, insbesondere von amerikanischen Autoren, die Amputation empfohlen, gerade angesichts der so sehr viel besseren Prognose gegenüber den anderen primären malignen Tumoren. Der Eingriff ist aber in jedem Falle mit einer Vor- und Nachbestrahlung zu kombinieren. Bei Generalisation im Sinne einer Leukämie muß die entsprechende cytostatische Behandlung durchgeführt werden (s. S. 89).

## Maligne Synovialome

Hierbei handelt es sich um bösartige Tumoren, die von dem synovialen Gewebe ihren Ausgang nehmen. Sie treten bevorzugt im 3. bis 4. Lebensjahrzehnt auf, können aber in jedem Alter vorkommen und sind auch schon beim Neugeborenen beschrieben worden. Das männliche Geschlecht ist etwas häufiger befallen als das weibliche.

Die weitaus häufigste Lokalisation, in etwa $^1/_3$ aller Fälle, ist die Kniegelenksgegend. Sie verfügt über die flächenmäßig ausgedehnteste Synovia und dazu noch über zahlreiche Schleimbeutel. Es folgen die gelenknahen Abschnitte von Hüfte, Fußgelenk, Ellenbogen- und Handgelenk.

Eine Eigenart dieser Tumoren ist es, daß sie vor allem am Knie eine auffallend lange Entwicklungsdauer, bis zu 5 Jahren und mehr besitzen. Das ist auch der Grund für die häufige Verwechslung mit chronisch-entzündlichen Erkrankungen.

Das Röntgenbild ist uncharakteristisch und zeigt meistens keine Knochenbeteiligung. Gelegentlich findet man unregelmäßige Verkalkungen in einem weichen Tumorschatten.

Die endgültige Diagnose wird durch die Probeexcision gestellt.

Die Therapie besteht in der primären Amputation, wobei das betroffene Glied genügend weit oberhalb der Geschwulst abgesetzt werden muß.

Es besteht eine große Neigung zu Rezidiven und zur Metastasierung, vorwiegend in die Lunge, aber auch in Lymphknoten und in die Knochen.

Die alleinige Röntgenbestrahlung ist unsicher und bleibt daher für inoperable Fälle vorbehalten.

Die Prognose ist außerordentlich schlecht. Es kann mit Dauerheilungen bis zu 15% gerechnet werden, wenn die Diagnose frühzeitig erfolgt und eine sofortige radikale Operation vorgenommen wird.

## Die Fibrosarkome

Unter der Bezeichnung Fibrosarkome werden eine Reihe von Knochengeschwülsten zusammengefaßt, die von bindegewebigen Elementen der Markhöhle ihren Ausgang nehmen und keinerlei Tendenz zur Osteoidbildung zeigen. Nach Dahlin machen diese Geschwülste weniger als 4% aller Knochentumoren aus. Sie entstehen gelegentlich auf dem Boden anderer benigner Tumoren, z. B. bestrahlter Riesenzelltumoren.

Das Kindesalter ist praktisch nicht betroffen. Die Tumoren manifestieren sich in der Regel später als die osteogenen Sarkome, meistens zwischen dem 2. und 4. Jahrzehnt.

In 80% der Fälle wird die Kniegelenksgegend, also distaler Femur und proximaler Tibiaabschnitt befallen.

Der klinische Verlauf unterscheidet sich nicht von dem der osteogenen Sarkome. Röntgenologisch imponiert vorwiegend die Zerstörung der Knochensubstanz. Die Corticalis wird durchbrochen und die Geschwulst dehnt sich meist weit in die Weichteile hin aus. Die Bilder ähneln am ehesten den osteolytischen, osteogenen Sarkomen.

Die Probeexcision ist für die Stellung der Diagnose von entscheidender Bedeutung.

Nach Meinung der meisten Autoren ist die Prognose der Fibrosarkome nicht günstiger als die der osteogenen Sarkome.

Die Fibrosarkome sind strahlenresistent, so daß therapeutisch nur die Amputation und cytostatische Behandlung in Betracht kommen.

## Literatur

ACKERMAN, L. V., SPJUT, H. J.: Tumors of bone and cartilage. Atlas of tumor pathology, sect. II, fasc. 4. Washington: Armed Forces Institute of Pathology 1962.

BAUER, K. H.: Handbuch der Erbbiologie. Berlin: Springer 1940.

— Das Krebsproblem. Berlin-Göttingen-Heidelberg: Springer 1963.

BECKER, F., BECKER, W.: Operative Behandlung der Tumoren der Knochen, der Gelenke und Weichteile des Stützgewebes. In: Die operative Behandlung der Geschwülste. Stuttgart: Ferdinand Enke 1967.

BETHGE, J. F. J.: Die Ewing-Tumoren oder Omoblastome des Knochens. Differentialdiagnostische und kritische Erörterungen. Ergebn. Chir. Orthop. 39, 327 (1955).

BORGES, E. J., PAYMASTER, J. C., BHANSALI, S. K.: Primary malignant tumours of the bone. Clinical study of 330 cases (Bombay). Amer. J. Surg. 113, 224 (1967).

CHRISTENSEN, F. C.: Bone tumors. Ann. Surg. 81, 1074 (1925).

CODMAN, E. A.: Epiphyseal chondromatous giant cell tumors of the upper end of the humerus. Surg. Gynec. Obstet. 52, 543 (1931).

COLEY, B. L.: Neoplasms of bone and related conditions. Their etiology, pathogenesis, diagnosis and treatment, p. 193. New York: Paul P. Hoeber, Inc. 1949.

COVENTRY, M. B., DAHLIN, D. C.: Osteogenic sarcoma. A critical analysis of 430 cases. J. Bone Jt Surg. A 39, 741 (1957).

DAHLIN, D. C.: Bone tumors. Springfield, Ill.: C. Thomas 1957.

— COVENTRY, M. B., SCANLON, P. W.: Ewing's sarcoma. A critical analysis of 165 cases. J. Bone Jt Surg. A 43, 145 (1961).

DIETHELM, L., WANKE, R.: In: BARTELHEIMER u. MAURER, Diagnostik der Geschwulstkrankheiten. Stuttgart: G. Thieme 1962.

EWING, J.: Diffuse endothelioma of bone. Proc. N.Y. path. Soc. 21, 17 (1921).

— Further report on endothelial myeloma of bone. Proc. N.Y. path. Soc. 24, 93 (1924).

— The classification and treatment of bone sarcoma. Bristol: John Wright & Sons 1928.

FAIT, M., SAIBERT, Z., DLUHOS, M.: Knochengeschwülste im Kindesalter. Beitr. Orthop. (Traum.) 13, 344 (1966).

FALK, S.: The clinical and roentgen aspects of Ewing's sarcoma. Amer. J. med. Sci. 250, 44 (1965).

— ALPERT, M.: Five year survival of patients with Ewing's sarcoma. Surg. Gynec. Obstet. 124, 319 (1967).

FÖDISCH, H. J.: Pathologische Anatomie maligner Geschwülste im Kindesalter. Arch. Kinderheilk. 181, 12 (1970).

GEILER, G.: Synovialome, Morphologie und Pathogenese. Berlin-Göttingen-Heidelberg: Springer 1961.

GESCHICKTER, C. F., COPELAND, M.: Tumors of bone. Philadelphia: Ed. J. B. Lippincott 1949.

GILMER, W. S., JR., MACEWEN, G. D.: Central (medullary) fibrosarcoma of bone. J. Bone Jt Surg. A 40, 121 (1958).

GOEPPERT, H., ROCHLIN, D. B., SWART, C. R.: Palliative treatment of Ewing's sarcoma. Amer. J. Surg. 113, 246 (1967).

HARRISON, H. N.: Ewing's sarcoma; ten year survival; report of a case with recurrent pulmonary metastases. Ann. Surg. 148, 783 (1958).

HELLNER, H.: Die Knochengeschwülste. Berlin-Göttingen-Heidelberg: Springer 1950.

— Die übersehene, nicht erkannte und fehlgedeutete Knochengeschwulst. Chirurg 32, 151 (1961).

— Die Biopsie. Notwendigkeit, Fehler, Grenzen. Chirurg 34, 385 (1963).

— In: HELLNER-NISSEN-VOSSSCHULTE, Lehrbuch der Chirurgie. Stuttgart: G. Thieme 1964.

— POPPE, H.: Röntgenologische Differentialdiagnose der Knochenerkrankungen. Stuttgart: G. Thieme 1956.

HERZOG, G.: Die primären Knochengeschwülste. Berlin: Springer 1944.

HIPP, E.: Die Angiographie bei Knochengeschwülsten. Stuttgart: F. Enke 1961.

HOFMAN, V.: Knochensarkome bei Kindern. Z. ärztl. Fortbild. 62, 87 (1968).

JAFFE, H. L.: Hereditary multiple exostosis. Arch. Path. 36, 335 (1943).

— Osteoidosteoma of bone. Radiology 45, 319 (1945).

— Osteoid osteoma. Proc. roy. Soc. Med. 46, 1007 (1953).

— Osteoidosteoma. A benign osteoblastic tumor composed of osteoid and atypical bone. Arch. Surg. 31, 709 (1953).

— Tumors and tumorous conditions of the bones and joints. Philadelphia: Lea & Febiger 1958.

— Tumors and tumorous conditions of the bones and joints. Philadelphia: Lea & Febiger 1961.

— LICHTENSTEIN, L.: Benign chondroblastoma of bone. A reinterpretation of the so-called calcifying. or chondromatous giant cell tumor. Amer. J. Path. 18, 969 (1942).

— — Solitary benign enchondroma of bone. Arch. Surg. 46, 480 (1943).

— — Chondromyxoid fibroma of bone. A distinctive benign tumor likely to be mistaken especially for chondrosarcoma. Arch. Path. 45, 541 (1948).

— — PORTIS, R. B.: Giant cell tumor of bone. Its pathologic appearance, grading, supposed variants and treatment. Arch. Path. 30, 993 (1940).

JENKIN, R. D. T.: Ewing's sarcoma. A study of treatment methods. Clin. Radiol. 17, 97 (1966).

JOHNSON, L. C.: A general theory of bone tumors. Bull. N.Y. Acad. Med. 29, 164 (1953).

LICHTENSTEIN, L.: Bone tumors, 2nd ed. St. Louis: C. V. Mosby Co. 1959.

— Giant cell tumor of bone. Current status of problems in diagnosis and treatment. J. Bone Jt Surg. A 33, 143 (1951).

LIEBEGOTT, G.: Die Morphologie der primären Knochengeschwülste. Verh. dtsch. orthop. Ges. 47, 101 (1960).

Liebegott, G.: Die Morphologie der primären Knochengeschwülste. Zbl. Chir. **89**, 347 (1964).
— Pathologie der Knochentumoren im Kindesalter. Z. Kinderchir., Suppl. **6**, 327 (1969).
Machacek, J.: Knochentumoren. Päd. Prax. **4**, 419 (1965).
McCormack, L. J., Dockerty, M. B., Ghormley, R. K.: Ewing's sarcoma. Cancer (Philad.) **5**, 85 (1952).
McKenna, R. J., Schwinn, Ch. P., Soong, K. Y., Higinbotham, N. L.: Sarcomata of the osteogenic series (osteosarcoma, fibrosarcoma, chondrosarcoma, parosteal osteogenic sarcoma and sarcomata arising in abnormal bone). Analysis of 552 cases. J. Bone Jt Surg. A **48**, 1 (1966).
Oberling, C.: Les réticulosarcomes et les réticuloendothéliosarcomes de la moelle osseuse (sarcomes d'Ewing). Bull. Ass. franç. Cancer **17**, 259 (1928).
— Raileanu, C.: Nouvelles recherches sur les reticolosarcomes de la moelle osseuse (sarcomes d'Ewing). Bull. Ass. franç. Cancer **21**, 333 (1932).
Pack, G. T., Ariel, J. M.: Treatment of cancer and allied diseases, vol. VIII. New York: Harper and Row 1964.
Phelan, J. T., Cabrera, A.: Ewing's sarcoma. Surg. Gynec. Obstet. **118**, 795 (1964).
Phillips, R. E., Higinbotham, N. L.: The curability of Ewing's endothelioma of bone in children. J. Pediat. **70**, 391 (1967).
Ronnen, S. R. v.: Röntgenologische Diagnostik und Differentialdiagnostik der wichtigsten primären Knochentumoren im Kindesalter (Osteosarkom, Ewingsarkom, Chondrosarkom). Z. Kinderchir., Suppl. **6**, 363 (1969).
Ross, F. C. M.: Osteogenic sarcoma. Brit. J. Radiol. **37**, 259 (1964).
Schajowicz, F., Bessone, J. E.: Chondrosarcoma in three brothers. A pathological and genetic study (Buenos Aires). J. Bone Jt Surg. A **49**, 129 (1967).
Schweisguth, P. O., Sarrazin, D., Naccache, G., Lemerle, J.: Diagnostic et traitement des réticulo-sarcomes osseuse (Sarcomes d'Ewing) de l'enfant. Z. Kinderchir., Suppl. **6**, 363 (1969).
Spiess, H., Poppe, H., Schoen, H.: Strahleninduzierte Knochentumoren nach Thorium X-Behandlung. Mschr. Kinderheilk. **110**, 198 (1962).
Suit, H. D.: Ewing's sarcoma: Treatment by radiation therapy. In: M. D. Anderson Hospital and Tumor Institute. Tumors of bone and soft tissues. Chicago: Year Book Medical Publishers 1965.
Toledo, J.-D.: Das Mazerationsverfahren als Hilfsmittel für die Differentialdiagnose der primären Knochensarkome. Verh. dtsch. Ges. Path. **47**, 206 (1963).
Uehlinger, E.: Die pathologische Anatomie der Knochengeschwülste. Helv. chir. Acta **26**, 597 (1956).
— Benigne und semimaligne zystische Knochengeschwülste. In: Röntgendiagnostik von Schinz, H. R., Glauner, R., und Uehlinger, E. Stuttgart: Thieme 1956.
— Röntgendiagnostik, Ergebnisse 1952—1956. Stuttgart: G. Thieme 1957.
Valls, J., Muscolo, D., Schajowicz, F.: Reticulumcell sarcoma of bone. J. Bone Jt Surg. B **34**, 588 (1952).

# Lokalisierte Tumoren

## Tumoren des Zentralnervensystems

G. Neuhäuser, Erlangen, und H. Backmund, München

### Intrakranielle Tumoren
### Allgemeiner Teil

#### Begriffsbestimmung und Abgrenzung

Raumfordernde Prozesse im Schädelinnern sind Folge von Traumen, Entzündungen, Gefäßstörungen oder Geschwülsten. Ihre klinischen Zeichen werden durch die topographische Beziehung zwischen knöcherner Hülle, Gehirn und Liquorräumen bestimmt und äußern sich in Allgemeinsymptomen (Hirndruck) oder lokalen Reiz- bzw. Ausfallserscheinungen.

Im folgenden werden die neoplastischen Tumoren des Gehirns und seiner Häute besprochen. Entzündliche Prozesse (Abscesse, Tuberkulome, Gummen, Parasiten usw.), Gefäßprozesse (Hämangiome, Aneurysmen usw.) und die von Knochen oder Weichteilen des Schädels ausgehenden Geschwülste werden nur berücksichtigt, soweit sie differentialdiagnostisch bedeutsam sind.

Klinik und Verlauf werden durch die besonderen Verhältnisse des Kindesalters geprägt: Infolge der Plastizität des Schädels kommt es spät zu Allgemeinsymptomen, selten zu lokalen Zeichen. Die bevorzugte Lokalisation der Geschwülste im Bereich der Medianstrukturen führt oft zur Blockade der Liquorzirkulation mit Entwicklung eines Hydrocephalus.

Die Besprechung der kindlichen Hirntumoren erfolgt in erster Linie an Hand des klinischen Bildes. Dieses wird von Lokalisation, Beschaffenheit und Wachstumstendenz des Tumors, wie vom Alter und Entwicklungsstand des Patienten bestimmt. Die richtige Bewertung der subjektiven und objektiven Symptome ist für die Frühdiagnose entscheidend.

Pathologie und biologisches Verhalten der Hirngeschwülste werden, soweit sie klinisch von Interesse sind, im speziellen Teil dargestellt.

#### Historische Daten

Hirntumoren waren wohl schon den hippokratischen Ärzten bekannt, wie aus Bemerkungen über Trepanation bei epileptischen Anfällen, hartnäckigen Kopfschmerzen und Sehstörungen hervorgeht (Scheid). Erst die Fortschritte der Grundlagenforschung im 19. Jahrhundert aber eröffneten neue diagnostische und therapeutische Möglichkeiten.

Der Pathologie ist auch die klinisch wichtige Einteilung der Hirngeschwülste zu danken: Virchow grenzte die „Gliome" von den Sarkomen ab. Cushing begründete durch Beschreibung bestimmter, wiederkehrender Beziehungen zwischen Tumorart, Lokalisation und Erkrankungsalter die Betrachtungsweise einer „lebendigen Tumorbiologie". Die erste umfasende Klassifizierung der Hirntumoren stammt von Bailey u. Cushing (1926); sie geht von einem histogenetischen Einteilungsprinzip aus und hat unter Berücksichtigung der Tumorbiologie heute weitgehend Anerkennung gefunden (Henschen; Ostertag; Stochdorph; Zülch u.a.).

Fortschritte in der Diagnostik brachte die neurologische Lokalisationslehre des 19. Jahrhunderts (Broca, 1861; Fritsch u. Hitzig, 1870; Ferrier, 1873; Jackson, 1898 u.a.). Auf Grund dieser Kenntnisse hatte Wernicke (1881) die Möglichkeit der Operation eines Hirntumors erörtert, die dann 1884 von Godlee in London nach einer Diagnose von Bennett ausgeführt wurde (Diepgen).

Wesentlichen Aufschwung brachten neue diagnostische Methoden, vor allem die Kontrastdarstellung der Ventrikel (Dandy, 1918, 1919) und die Angiographie (Moniz, 1927), welche allerdings bei Kindern erst 2 Jahrzehnte später häufiger angewandt wurde (vgl. Paraicz u. Szénásy). Damit waren die Voraussetzungen geschaffen für die Entwicklung der Neurochirurgie (Cushing; Bailey; Dandy; Foerster; Olivecrona; Tönnis u.a.). Die pädiatrische Neurochirurgie entwickelte sich zu einem Spezialfach (Bailey et al., 1939; Ingraham u. Matson, 1954; Jackson u. Thompson, 1959; Klein, 1966; Gerlach et al., 1967; Bushe u. Glees, 1968); 1967 wurde in Wien die Europäische Gesellschaft für Pädiatrische Neurochirurgie gegründet.

Tabelle 29. *Altersbegrenzung und Lokalisation kindlicher Hirntumoren in einigen größeren Statistiken aus verschiedenen Orten*

| Autoren, Herkunft | Jahr | Alter Jahre | Zahl der Fälle | Lokalisation supra-tento-riell | infra-tento-riell |
|---|---|---|---|---|---|
| Starr, New York | 1886 | 0—18 | 257 | 112 | 145 |
| Critchley, London | 1925 | 0—16 | 107 | 48 | 59 |
| Cushing, Boston | 1927 | 0—15 | 154 | 65 | 89 |
| Stern, London | 1937 | 0—16 | 47 | 14 | 33 |
| Bailey et al., Boston | 1939 | 0—16 | 100 | 35 | 65 |
| Zülch, Berlin | 1940 | 0—20 | 263 | 148 | 115 |
| Krayenbühl u. Weber, Zürich | 1947 | 0—16 | 62 | 28 | 34 |
| Keith et al., Rochester | 1949 | 0—15 | 426 | 145 | 281 |
| Walker u. Hopple, Chicago, Baltimore | 1949 | 0—16 | 100 | 43 | 57 |
| Cuneo u. Rand, U.S.A. | 1952 | 0—16 | 80 | 35 | 45 |
| Bodian u. Lawson, London | 1953 | 0—14 | 179 | 88 | 91 |
| Tönnis u. Borck, Köln | 1953 | 0—16 | 365 | 206 | 159 |
| Ingraham u. Matson, Boston | 1954 | 0—12 | 313 | 128 | 185 |
| Gärtner, Heidelberg | 1955 | 0—20 | 77 | 24 | 53 |
| Odom et al., Durham | 1956 | 0—16 | 164 | 74 | 90 |
| Paillas et al., Marseille | 1957 | 0—15 | 92 | 44 | 48 |
| Bergstrand et al., Stockholm | 1958 | 0—15 | 293 | 137 | 156 |
| Zemskaya, Russland | 1958 | 0—15 | 362 | 185 | 177 |
| French, Minneapolis | 1959 | 0—16 | 273 | 145 | 128 |
| Katsura et al., Japan | 1959 | 0—15 | 651 | 426 | 225 |
| Arendt u. Nersesyants, Moskau | 1961 | 0—16 | 843 | 263 | 580 |
| Backus u. Millichap, Rochester | 1962 | 0—14 | 291 | 126 | 165 |
| Umbach, Freiburg | 1963 | 0—20 | 276 | 143 | 133 |
| Kuang-Ming u. Ch'eng Kuang, China | 1963 | 0—15 | 132 | 71 | 61 |
| Tönnis u. Friedemann, Köln | 1964 | 0—20 | 457 | 229 | 228 |
| Kraus u. Koos, Wien | 1967 | 0—16 | 670 | 338 | 332 |
| Bushe, Göttingen | 1968 | 0—18 | 358 | 183 | 175 |
| Dastur et al., Bombay | 1968 | 0—15 | 252 | 105 | 147 |
| Grote u. Römer, Bonn | 1969 | 0—15 | 323 | 176 | 147 |
| Univ.-Kinderklinik Erlangen | 1963—1968 | 0—12 | 47 | 17 | 30 |
| Zusammen | | | 8014 | 3781 | 4233 |
| Gross, Cleveland | 1934 | 0—2 | 9 | 7 | 2 |
| Leibner, Brooklyn | 1948 | 0—2 | 7 | 4 | 3 |
| Kraus u. Koos, Wien | 1967 | 0—1 | 15 | 11 | 4 |
| | | 1—2 | 33 | 17 | 16 |
| Backmund, München | 1966 | 0—1 | 14 | 11 | 3 |
| Fessard, Paris | 1968 | 0—1 | 32 | 19 | 13 |
| | | 1—2 | 34 | 9 | 25 |
| Simpson et al., Australien | 1968 | 0—2 | 20 | 12 | 8 |
| Szénásy u. Paraicz, Budapest | 1968 | 0—2 | 19 | 7 | 12 |
| Zusammen | | | 183 | 97 | 86 |

Die ersten umfassenden Arbeiten über Hirntumoren im Kindesalter veröffentlichte Starr (1886 bis 1890): Er konnte 300 Fälle zusammenstellen; die Hälfte davon waren damals noch Tuberkulome, nur 6 erwiesen sich als operabel. Bei der Analyse des großen Materials Cushings (Cushing; van Wagenen u.a.) wurde deutlich, daß etwa 75% der Hirntumoren im Kindesalter zu den Gliomen gezählt werden müssen, daß andererseits die im Erwachsenenalter häufigen benignen Geschwülste nur selten vorkommen.

Die Behandlungsergebnisse bei Hirntumoren konnten durch die Fortschritte der operativen Technik, der prä- und postoperativen Therapie, besonders auch der Anaesthesie in den letzten Jahren verbessert werden. Der Einsatz von Röntgenstrahlen oder radioaktiven Substanzen erwies sich als hilfreich, während chemische Behandlungsmethoden bisher kaum Erfolg brachten. Durch die Analyse kongenitaler Geschwülste, die gegenwärtig in Angriff genommen wird, sind Hinweise für prophylaktische Möglichkeiten zu erwarten.

### Häufigkeit

Bei einem Vergleich statistischer Angaben über Hirntumoren ist die Begrenzung des Lebensabschnittes zu beachten: Während INGRAHAM u. MATSON nur Kinder bis zum vollendeten 12. Lebensjahr in ihrer Klinik aufnehmen konnten, begrenzen andere Autoren das Kindesalter mit dem 15. (GROTE u. RÖMER; HOLUB u. a.), 16. (GERLACH et al.; ODOM et al.) oder 20. Lebensjahr (ZÜLCH, 1958b). Da der Beginn der Symptome meist schwer festzulegen ist, wird allgemein das Alter bei Klinikaufnahme ange-

ODOM et al. 13,7%, CUSHING 16%, BUSHE 20%); FORD meint sogar, sie seien etwa gleich häufig wie beim Erwachsenen. In Sektionsstatistiken wird 2,2% (STERN) bis 3,6% (ODOM et al.) angegeben. KRAUS u. KOOS rechnen mit 100 Hirntumorpatienten auf 1 Million Einwohner, davon 15—20% im Kindes- und Jugendalter (0 bis 16 Jahre); BERGSTRAND et al. beobachteten in 1 Jahr unter 100000 Kindern (0—15 Jahre) 3—4 Fälle. Nach ODOM et al. erfolgen etwa 0,10—0,40% der Einweisungen in eine Kinderklinik wegen Hirngeschwülsten.

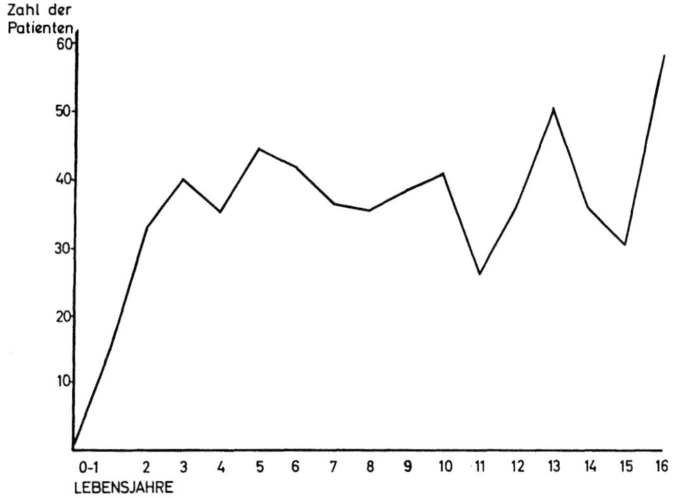



Abb. 114. Altersverteilung der Hirntumoren im Kindes- und Jugendalter. (Material der Neurochirurgischen Klinik Wien; aus KRAUS u. KOOS)

geben. Unstimmigkeit bringen verschiedene Auslesefaktoren (Einzugsgebiet von pädiatrischen oder neurochirurgischen Kliniken) sowie unterschiedliche pathohistologische Bewertungen bzw. die Tatsache, ob eine Diagnose histologisch oder neuroradiologisch gesichert wurde (vgl. DECKER). Deshalb ist auch die Zusammenstellung großer Sammelstatistiken aus der Literatur problematisch (KRAUS u. KOOS) (Tabelle 29).

Unter den Todesursachen durch Tumoren im Kindesalter nehmen die cerebralen Geschwülste nach Leukämien und Nieren- bzw. Nebennierentumoren in der Häufigkeit den 3. Platz ein (12—27%; BODIAN, HARTMANN, THEURING, WEICKER, WÖCKEL u. UNGER).

Die Häufigkeit der Erkrankungen an Hirntumoren beträgt nach ZÜLCH 0,2—2,6%; der Anteil kindlicher Patienten soll 10—25% ausmachen (CRITCHLEY 12%, GÄRTNER 12,2%,

### Alters- und Geschlechtsverteilung

Nach dem 1. Lebensjahr verteilen sich die Hirntumoren etwa gleichmäßig auf die verschiedenen Altersklassen; mit dem 16. Lebensjahr nimmt ihre Häufigkeit zu (Abb.114) (KRAUS u. KOOS, GROTE u. RÖMER, ZÜLCH u.a.). In manchen Statistiken ist ein Gipfel zwischen dem 5. und 8. Lebensjahr zu beobachten (BUSHE u. SCHOEN, LAMM, MATSON, 1964b, u.a.).

Für die einzelnen Tumorarten können unterschiedliche Alterskurven aufgestellt werden (GERLACH et al., ZÜLCH u. BORCK, u.a.): So werden die im Kindesalter häufigen Tumoren, wie Medulloblastom, Spongioblastom, Ependymom oder Kraniopharyngeom, beim Erwachsenen nur selten beobachtet, während die häufigsten Tumoren des späteren Lebensalters, Meningeom, Neurinom, Glioblastom, Hypophysenadenom, bei Kindern kaum einmal gesehen werden. Geographische Gesichtspunkte

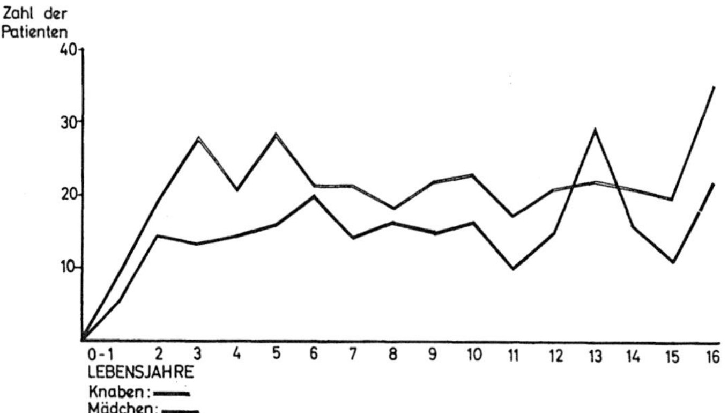



Abb. 115. Geschlechtsverteilung der Hirntumoren im Kindes- und Jugendalter. (Material der Neurochirurgischen Klinik Wien; aus Kraus u. Koos)

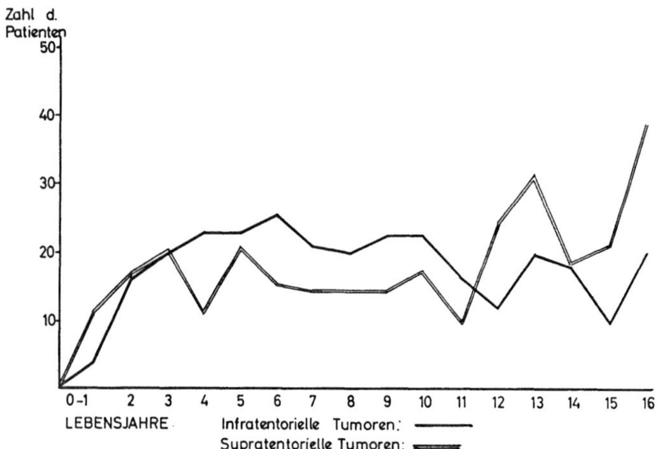



Abb. 116. Häufigkeit supratentorieller und infratentorieller Hirntumoren im Kindes- und Jugendalter. (Material der Neurochirurgischen Klinik Wien; aus Kraus u. Koos)

Tabelle 30. *Geschlechtsverteilung im Gesamtmaterial verschiedener Statistiken*

| Autoren | Geschlecht | |
| --- | --- | --- |
| | männlich | weiblich |
| Bergstrand et al. | 172 | 121 |
| Ingraham u. Matson | 160 | 153 |
| Kraus u. Koos | 390 | 280 |
| Fessard | 33 | 33 |
| Gärtner | 41 | 36 |
| Kuang-Ming u. Ch'eng Kuang | 82 | 50 |
| Palmer u. Murphy | 55 | 35 |
| Rath | 43 | 32 |
| Simpson et al. | 12 | 8 |
| Zusammen | 988 | 748 |

sind zu berücksichtigen; Dastur et al. finden in Indien noch bei etwa der Hälfte ihrer Fälle Tuberkulome.

Über die Geschlechtsverteilung der Hirntumoren (Abb. 115) sind in der Literatur keine einheitlichen Angaben zu finden; während Matson Unterschiede nicht feststellen konnte, wird meist von einem Überwiegen der Knaben berichtet (nach der Literaturzusammenstellung von Bittmann im Verhältnis von 25:20) (Tabelle 30); im Säuglingsalter sind sie weitaus mehr betroffen als Mädchen. Weickmann findet die malignen Tumoren häufiger beim männlichen, die benignen öfter beim weiblichen Geschlecht. Bei Mißbildungstumoren wird fast ausnahmslos ein Überwiegen der Knaben angegeben.

### Klassifizierung der Hirntumoren

Die erste umfassende pathologische Klassifikation (Bailey u. Cushing) versucht die Tumoren nach einem histogenetischen Einteilungs-

Tabelle 31. *Einteilung der Nervengewebsgeschwülste.* (Nach Bailey u. Cushing)

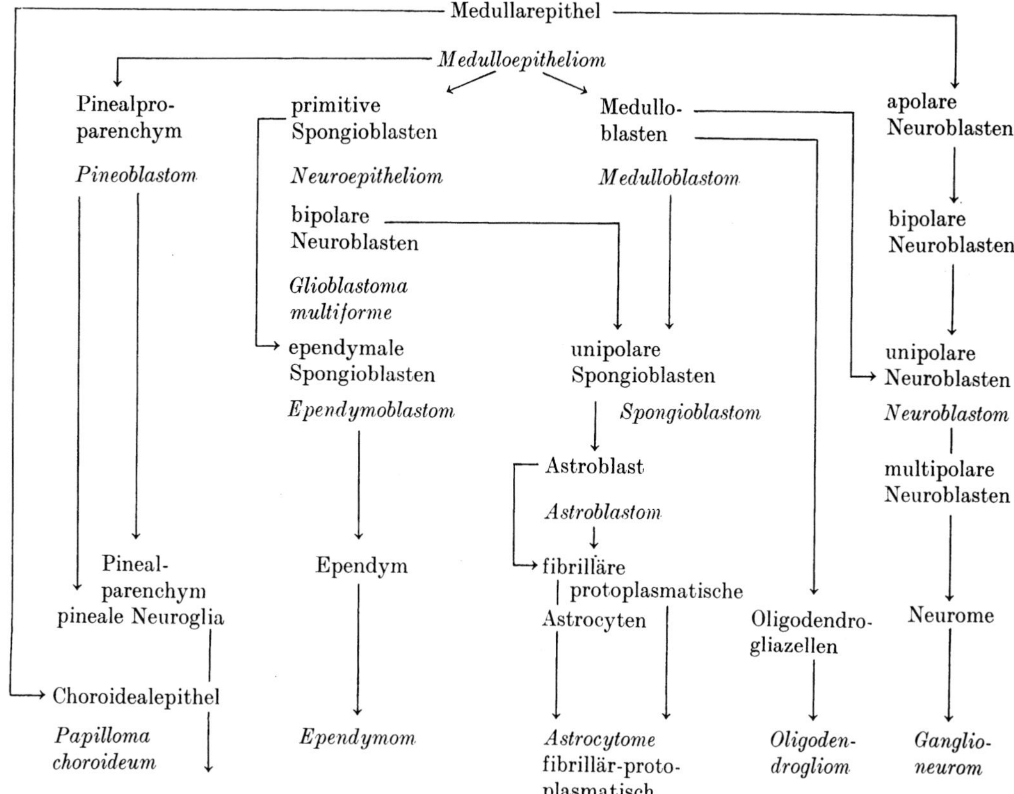


Tabelle 32. *Einteilung der Hirntumoren.* (Nach Zülch)

A. Neuroepitheliale Tumoren
  *Undifferenziert:*
   I. Medulloblastome
      Retinoblastom, Pineoblastom, Medullo-blastoma cerebelli, Neuroblastom
  *Differenziert:*
   II. Gliome
      Spongioblastom, Oligodendrogliom, Astrocytom
   III. Pragliome
      Ependymom, Plexuspapillom, Pinealom, Neurinom
   IV. Gangliocytome
      Gangliocytoma cerebri, Gangliocytoma cerebelli
  *Anaplastisch:*
   Glioblastoma multiforme
B. Mesodermale Tumoren
   Meningeom, Angioblastom, Fibrom und Sarkom
   Chondrom, Lipom, Osteom, Chordom
C. Ektodermale Tumoren
   Kraniopharyngeom
   Hypophysenadenome
D. Mißbildungstumoren
   Epidermoide, Dermoide, Teratoide, Teratome
E. Gefäßmißbildungen und Gefäßgeschwülste
F. Sonstige (z.B. Granulome, Parasiten)

prinzip zu ordnen: Bestimmte Tumoren sind entwicklungsgeschichtlich an einen bestimmten Sitz gebunden (Tabelle 31). Um den morphologischen Eigenschaften das biologische bzw. klinische Verhalten der Geschwulst zuzuordnen, wurde diese Klassifikation mehrfach modifiziert (Zülch) und hat in der 1961 festgelegten Form (Zülch u. Woolf) weitgehend Anerkennung gefunden (Tabelle 32 und 33).

Für die Klinik ist die biologische Wertigkeit des Hirntumors wichtig, welche nicht nur von seiner histologischen Beschaffenheit, sondern auch von Lokalisation, Wachstumstendenz und Erkrankungsalter abhängt. Die Einteilung von Kernohan et al. („grading") hat sich praktisch weniger bewährt, als die von Zülch angegebene Bewertung (Grad 1—4, Tumorgruppen), welche die Malignität des jeweiligen Tumors nach morphologischen und klinischen Kriterien einstuft. In der Zusammenstellung von Kraus u. Koos werden 38,3% benigne, 33% semibenigne und 28,7% maligne Hirngeschwülste verzeichnet; Matson sah in 46% seiner 238 Fälle benigne Tumoren.

Tabelle 33. *Häufigkeit der verschiedenen Hirntumoren im Kindesalter*

Vergleich des Materials einer Neurochirurgischen Klinik (Kraus u. Koos), einer Kinderklinik (Matson) und einer pathologischen Sammlung (Zülch)

| Tumorart | Sammlung der Neurochirurgischen Klinik Wien (0—16 Jahre) | | Sammlung des Children's Hospital Medical Center, Boston (0—12 Jahre) | | Sammlung von Zülch (alle Altersstufen) | |
|---|---|---|---|---|---|---|
| | Zahl der Fälle | % | Zahl der Fälle | % | Zahl der Fälle | % |
| Medulloblastome | 108 | 18,0 | 107 | 19,0 | 230 | 3,8 |
| (des Kleinhirns) | (99) | (16,5) | | | | |
| (Pineoblastome) | ( 7) | ( 1,2) | | | | |
| (Retinoblastome) | ( 2) | ( 0,3) | 3 | 0,5 | | |
| (Neuroblastome) | | | 5 | 0,0 | | |
| Spongioblastome | 120 | 20,0 | | | 419 | 7,0 |
| (des Kleinhirns) | (96) | (16,0) | | | | |
| (sonstige) | (24) | ( 4,0) | | | | |
| Astrocytome | 67 | 11,3 | 156 | 27,5 | 381 | 6,4 |
| Hirnstammgliome | | | 58 | 10,2 | | |
| Opticusgliome | | | 24 | 4,2 | | |
| Mikrogliom | | | 1 | 0,2 | | |
| Oligodendrogliome | 8 | 1,4 | | | 490 | 8,2 |
| Glioblastome | 30 | 5,0 | 41 | 7,2 | 738 | 12,3 |
| Ependymome | 50 | 8,4 | 57 | 10,0 | 259 | 4,3 |
| Plexuspapillome | 4 | 0,7 | 18 | 3,2 | 30 | 0,5 |
| Pinealome | 10 | 1,6 | 1 | 0,2 | 25 | 0,4 |
| Neurinome | 2 | 0,3 | 2 | 0,4 | 451 | 7,6 |
| Gangliocytome | 0 | 0,0 | 5 | 0,9 | 27 | 0,4 |
| Meningeome | 16 | 2,8 | 2 | 0,4 | 1079 | 18,0 |
| Angioblastome | 6 | 1,0 | | | 78 | 1,3 |
| Fibrome | ( 1) | ( 0,1) | | | 7 | 0,1 |
| Sarkome | 24 | 4,0 | 4 | 0,8 | 162 | 2,7 |
| Meningealmelanom | | | 1 | 0,2 | | |
| Chondrome | 0 | 0,0 | | | 20 | 0,2 |
| Lipome | 1 | 0,1 | 1 | 0,2 | 4 | 0,1 |
| Osteome | 1 | 0,1 | | | 29 | 0,5 |
| Chordome | 1 | 0,1 | 1 | 0,2 | 14 | 0,2 |
| Kraniopharyngeome | 53 | 9,0 | 39 | 6,9 | 150 | 2,5 |
| Hypophysenadenome | 8 | 1,4 | 1 | 0,2 | 478 | 8,0 |
| Zylindrische Epitheliome | 0 | 0,0 | | | 12 | 0,2 |
| Epidermoide | 5 | 0,8 | | | 94 | 1,7 |
| Dermoide | 2 | 0,3 | 11 | 1,9 | 10 | 0,2 |
| Teratome | 1 | 0,1 | 7 | 1,2 | 14 | 0,2 |
| Hamartome | | | 9 | 1,6 | | |
| Angiome und Aneurysmen | 2 | 0,3 | 9 | 1,6 | 151 | 2,5 |
| Unklassifiziert | 56 | 9,3 | | | 221 | 3,7 |
| Metastasen | 0 | 0,0 | 1 | 0,2 | 242 | 4,0 |
| Parasiten | 2 | 0,3 | | | 9 | 0,1 |
| Granulome | 10 | 1,6 | 1 | 0,2 | 45 | 0,7 |
| Arachnitis usw. | | | | | 92 | 1,5 |
| Verschiedenes | 13 | 2,1 | | | 39 | 0,6 |
| Gesamtzahl | 600 | 100,0 | 565 | 100,0 | 6000 | 100,0 |

Für die regionale Klassifizierung der Hirntumoren ist von Bedeutung, ob sie supratentoriell oder infratentoriell gelegen sind (Abb. 116). Starr hatte erstmals darauf aufmerksam gemacht, daß die Mehrzahl kindlicher Hirntumoren infratentoriell lokalisiert sei, was immer wieder bestätigt wurde. Die Analyse von großen, einheitlich klassifizierten Tumorserien hat aber ergeben, daß in den verschiedenen Altersabschnitten Unterschiede bestehen: In den ersten beiden Lebensjahren überwiegen die supratentoriellen Tumoren (KRAUS u. KOOS, TÖNNIS u. BORCK u.a.), erst später die infratentoriellen Geschwülste; nach der Pubertät (nach dem 12. Lebensjahr) wird das Verhältnis erreicht, wie es vom Erwachsenenalter bekannt ist (77% supratentoriell, 23% infratentoriell; CUSHING).

KRAUS u. KOOS weisen darauf hin, daß die Hirngeschwülste im Kindesalter bei fast 50% der Fälle Beziehung zum Ventrikelsystem haben, während dies beim Erwachsenen nur in etwa $^1/_{12}$ der Fälle vorkommt (KOOS u. LAUBICHLER); am häufigsten ist der 4. Ventrikel beteiligt (22% der Fälle), seltener Seitenventrikel (12%) und 3. Ventrikel (8%).

## Bemerkungen zur Ätiologie

Für die im frühen Kindesalter auftretenden Hirngeschwülste, die möglicherweise kongenitalen Ursprungs sind (embryonale Tumoren; vgl. MÜNTENER u. TÖNDURY), wird eine dysontogenetische bzw. dysembryogenetische Entstehungsweise diskutiert (CONHEIM; OSTERTAG u.a.). Dafür spricht, daß Mißbildungstumoren (Teratome, Teratoide, Dermoide, Epidermoide), aber auch andere Hirngeschwülste des Kindesalters bevorzugt im Mittellinienbereich vorkommen, wo sich während der Embryonalentwicklung Einschnürungs- und Abfaltungsvorgänge vollziehen (dorsale Schließungsrinne) (vgl. GULOTTA). Die Kombination von Hirntumoren mit Mißbildungen des Zentralnervensystems (Syringomyelie, Spina bifida usw.) oder anderer Organe ist mit dieser Theorie vereinbar. Kraniopharyngeome entstehen aus Resten des Ductus craniopharyngeus bzw. der Rathkeschen Tasche, Pinealome aus Zellen der Epiphyse oder aus primären Keimzellen, Meningeome auf dem Boden der Granula meningica bzw. anderer Reste der Leptomeninx (ZÜLCH, 1958 a). Versprengte Gliazellen können der Ausgangspunkt von Geschwülsten (Gliomen) sein, wenn zusätzlich exogene oder endogene Faktoren hinzukommen (BOSTROEM; MATSON u.a.).

Im Experiment konnten Ependymome und Plexuspapillome durch Viren, andere Hirntumoren durch Chemikalien erzeugt werden (DRUCKREY et al.; SCHREIBER et al.; WILKINS u. ODOM u.a.). Ionisierende Strahlen, mutagene Stoffe, Infektionen, evtl. auch Traumen können das Wachstum blastomatöser, ortsansässiger Zellen induzieren (HALLERVORDEN; SPATZ u.a.) und die Geschwulstbildung anregen (RUSSEL u. RUBINSTEIN). Chromosomenveränderungen, wie sie bei Meningeomen oder Glioblastomen in der Gewebekultur gefunden wurden (ZANG u. SINGER), sind wohl sekundäre Folgen des neoplastischen Wachstums. Die Bedeutung endogener Faktoren zeigt die Bevorzugung bestimmten Erkrankungsalters oder Geschlechts für einzelne Hirntumoren; konstitutionelle oder hormonelle Einflüsse können hier eine Rolle spielen.



*Genetik.* Die meisten Tumoren des Zentralnervensystems haben wohl keine genetische Ursache (AITA u.a.). Es gibt aber eine Gruppe bekannter Erbleiden (Morbus Recklinghausen, Morbus Hippel-Lindau, Tuberöse Sklerose u.a.), bei denen Geschwülste des Nervensystems häufiger vorkommen (LEE u. ABBOTT). Ferner liegen mehrere sorgfältige Untersuchungen vor (vgl. KOCH, 1966), die darauf hinweisen, daß auch eine genetische Ursache für die Entstehung von Hirntumoren verantwortlich sein kann: In Familien und bei Zwillingen wurden Gliome und Gliomatosen beobachtet, die im Gebiet der ventrikelnahen Keimzentren, bevorzugt im Bereich der Mittellinienstrukturen entstanden waren. Neben einem spezifischen Lokalfaktor (Gliadysplasie mit Tendenz zu blastomatöser Wucherung; HALLERVORDEN) und der Wirkung eines pleiotropen Gens (KOCH, 1954) sind dabei wohl mehrere von exogenen und endogenen Einflüssen abhängige Allgemeinfaktoren (Störung der Gesamtkonstitution) bedeutsam. Statistische Untersuchungen zur Frage der genetischen Tumorentstehung brachten widersprüchliche Ergebnisse (HAUGE u. HARVALD; VAN DER WIEL), gehen aber von verschiedenen Voraussetzungen aus (vgl. KOCH, 1966).

## Untersuchungsmethoden

Die Anwendung der verschiedenen diagnostischen Verfahren hat die Besonderheit des Kindesalters und der einzelnen Altersgruppen zu berücksichtigen. Reihenfolge und Ausführung der Untersuchungen sind dementsprechend zu variieren.

### *Klinisch-neurologische Untersuchung*

Eine subtile Anamnese kann wesentliche Hinweise für das Vorliegen eines Hirntumors geben: Häufigste Frühsymptome sind im Kindesalter Kopfschmerzen und Erbrechen. Wenn sie nicht durch andere Ursachen erklärt werden können, sollten sie immer auch Anlaß für eine genaue neurologische Untersuchung sein.

Kopfschmerz ist besonders dann auf einen Hirntumor verdächtig, wenn er persistierend oder rezidivierend auftritt, morgens heftig ist, das Kind aus dem Schlaf erweckt oder mit Bauchschmerzen einhergeht. Die Beschwerden werden als diffus, dumpf, bohrend, über Stirn oder Hinterhaupt lokalisiert angegeben („Sprengungskopfschmerz"). Das tumorbedingte Erbrechen tritt besonders in den Morgenstunden auf, erfolgt ohne Übelkeit, manchmal explosionsartig. Andere wichtige Frühsymptome sind häufiges Stürzen, Gangstörungen, Bewegungseinschränkung einer Extremität, plötzliches Schielen, Beeinträchtigung des Sehvermögens, Nystagmus, Schiefhaltung des Kopfes, Nackenschmerzen, vermehrter Durst,

Wachstumsstörung und psychische Veränderungen.

Im Säuglingsalter ist die Messung des Kopfumfanges besonders wichtig: Eine Vergrößerung des Schädels kann einziges Zeichen des intrakraniellen Tumorwachstums sein, auf das noch vermehrte Venenzeichnung oder Vorwölbung der Fontanelle hinweisen. Allgemeine Schreckhaftigkeit, schrilles Schreien, Unruhe und Berührungsempfindlichkeit sind Ausdruck von Kopfschmerzen in diesem Lebensalter. Beim Kleinkind können Gangstörungen zunächst als Folge von Schwächung durch das Erbrechen fehlgedeutet werden, fallen motorische Störungen (rasche Ermüdbarkeit, Unsicherheit beim Greifen, Hinken usw.) erst spät auf. Nicht selten wird das Initialsymptom eines Hirntumors durch ein Unfallgeschehen eingeleitet (Brenner).

Krampfanfälle sind vor allem dann auf einen Tumor verdächtig, wenn sie seitenbetont sind oder als Status epilepticus auftreten. Bei fokalen Symptomen muß ein raumfordernder intrakranieller Prozeß immer ausgeschlossen werden; Backus u. Millichap sahen bei 17% von 291 Kindern mit Hirntumoren Krampfanfälle, bei 15% der supratentoriellen und bei 16% der infratentoriellen Geschwülste als Erstsymptom. Sie traten als seitenbetonte oder generalisierte Anfälle, als Grand mal oder als Petit mal auf (vgl. auch Buchanan, 1957; Bamberger u. Matthes u.a.).

Die klinisch-neurologische Untersuchung hat nach einem festgelegten Schema zu erfolgen und die Besonderheiten der einzelnen Altersgruppen zu berücksichtigen (Gerlach et al., Müller, Paine u. Oppé, Prechtl u. Beintema). Matson (1964b) hat besonders darauf hingewiesen, daß die Untersuchung notfalls mehrfach und an verschiedenen Tagen wiederholt werden muß.

Lokale Ausfalls- oder Reizerscheinungen, Reflexdifferenzen, Hirnnervenstörungen, Sensibilitätsausfälle, Abweichungen der Koordination usw. werden registriert; komplexe Störungen, wie solche apraktischer oder aphasischer Art, sind im Kindesalter auffallend selten gefunden worden.

Mitunter bringen Auskultation und Perkussion des Schädels („bruit de pot fêlé"; Schettern; „Macewen's sign") wertvolle Hinweise.

Die Kontrolle des Augenhintergrundes ist Bestandteil jeder neurologischen Untersuchung und sollte auch beim Kind trotz der dabei auftretenden Schwierigkeiten nie unterlassen werden; falls es nicht gelingt, die Papille zu beurteilen, muß das Kind einem Ophthalmologen vorgestellt werden.

Eine Stauungspapille ist beim Kind fast immer durch intrakranielle Drucksteigerung verursacht, vor allem wenn sie mit retinalen Blutaustritten einhergeht. Nach einer Literaturzusammenstellung von Bittmann (1043 Patienten) wird sie in 63—81% der Fälle gefunden, bei supratentoriellen Geschwülsten etwas seltener als bei infratentoriellen, meist bilateral, selten unilateral. Sie kann sich rasch ausbilden und führt nur gelegentlich zu subjektiven Störungen. Im akuten Stadium ist die Unterscheidung von einer Neuritis optica schwierig; bei dieser wird aber immer das Sehvermögen beeinträchtigt.

Die Opticusatrophie (primär oder als Folge der Stauungspapille) muß im Kindesalter keine Sehstörung zur Folge haben; bei Säuglingen und Kleinkindern ist die Unterscheidung von Normalbefunden („blasse Papille") schwierig.

Gesichtsfelddefekte sind im Kleinkindesalter nur schwer zu objektivieren, bei geduldiger Untersuchung aber wenigstens grob anzugeben. Feinere Ausfälle müssen mit Hilfe der Perimetrie vom Ophthalmologen festgelegt werden.

Bei Tumoren im Bereich der Orbita oder des Chiasma kann sich als Erstsymptom ein Exophthalmus einstellen.

Augenmuskelstörungen führen durch Doppeltsehen, Schielen, ausgleichende „Pseudoptosis" oder Schiefhaltung des Kopfes und Unsicherheit beim Gehen zur Untersuchung; Kinder können Doppelbilder besonders gut unterdrücken.

Die Pupillenreaktion kann beim bewußtlosen Patienten wertvolle Hinweise geben; einseitige Mydriasis wird meist seitengleich zur Läsion beobachtet.

Ein Nystagmus kann horizontal oder vertikal gerichtet sein, ist mitunter beim Kind schwer zu beurteilen. Der Endstellnystagmus hat nur selten pathologische Bedeutung. Über die Anwendung der Elektronystagmographie bei Kindern liegen noch kaum Erfahrungen vor.

Bei der Frühdiagnose von Hirntumoren ist enge Zusammenarbeit mit dem Ophthalmologen und dem Otologen unerläßlich. In entsprechenden Fällen müssen die vom Erwachsenen bekannten Untersuchungen (Hör- und Vestibularisprüfung, Audiometrie, Elektro-

myographie usw.) eingesetzt werden; die bisher bei
Kindern vorliegenden Erfahrungen sind noch gering.

### Psychiatrisch-psychologische Untersuchung

Es ist eine alte Erfahrung, daß Kinder mit
Hirntumoren oft besonders ruhig, wohlerzogen
und auffallend reif in ihren Reaktionen wirken
(BUCHANAN, 1957); häufig sind sie gute Schüler.
Vermehrtes Ruhe- und Schlafbedürfnis, nicht
motivierbare Wesensänderung oder erhöhte
Reizbarkeit, absinkende Schulleistungen und
Konzentrationsstörungen können erste Symptome sein und werden nur selten gleich auf
einen raumfordernden intrakraniellen Prozeß
bezogen.

Die wenigen systematischen Untersuchungen über psychische Veränderungen bei kindlichen Hirntumoren, die bisher vorliegen, haben
folgende Ergebnisse gebracht (CORBOZ; GEIS-
LER u. DIELMANN; HOLUB; RATH u. a.).

*Das Syndrom der Bewußtseinsstörung* wird
als Durchgangssyndrom oder Bewußtseinstrübung (WIECK) bei vermehrtem intrakraniellen Druck beobachtet und ist von dessen
Ausprägung abhängig: Passive und aktive
Aufmerksamkeit sind herabgesetzt, Merkfähig-
keit und Frischgedächtnis vermindert. In der
Schule machen sich Konzentrationsschwäche
und beeinträchtigte Lernfähigkeit bemerkbar.
Später kommt es zu Orientierungsstörungen,
affektiven Veränderungen, nicht selten auch
zu regressiven Erscheinungen, wie Rückfall in
frühkindliche Verhaltensweisen.

*Das infantile bzw. juvenile organische Psycho-
syndrom* (CORBOZ) ist durch intellektuelle und
affektive Ausfallserscheinungen gekennzeichnet: Ermüdbarkeit, geringere Fixierbarkeit,
motorische Unruhe, Langsamkeit, verminderte
Aufmerksamkeit, nachlassendes Gedächtnis,
Gemütslabilität sowie Persönlichkeitsverände-
rung. In den ersten Lebensjahren wird stattdessen meist eine Regression beobachtet.

*Regression und Entwicklungsverzögerung* sind
typische Reaktionsweisen der ersten 2—3 Lebensjahre: Bereits erlernte Fähigkeiten können
verlorengehen, früher abgelegte Verhaltensweisen sich wieder einstellen. Die Unterscheidung
von reaktiv bedingten Störungen ist besonders
schwierig. Beschleunigte psychische Reifung
ist selten eine Tumorfolge (STUTTE).

*Ein hirnlokales Psychosyndrom* ist im Kindesalter schwer einzugrenzen. Gelegentlich er-



Tabelle 34. *Psychische Störungen und Verhaltensänderungen als Frühsymptome von Hirntumoren*
(Nach GERLACH et al.)

| | |
|---|---|
| Bewußtsein | Chronische Bewußtseinstrübung („Durchgangssyndrom") als Folge des vermehrten intrakraniellen Drucks, oft als Charakteränderung fehlgedeutet; Leistungsabfall, Veränderung von Ausdruckserscheinungen, Erschwerung der Konzentration und des Denkens. |
| Denkvorgang | Einschränkung der Assoziationen, Verlust der Denkschärfe, Verlangsamung, Perseveration, Gedächtnisschwäche, Störung der Merkfähigkeit |
| Aktivität | herabgesetzte Aktivität, Verlangsamung, verminderte Spontaneität und Zuwendung, rasche Ermüdbarkeit; mitunter Auftreten neuer Verhaltensweisen |
| Affektivität | Affektstörungen, Stimmungsanomalien, besonders depressive Verstimmung, selten hypomanische Episoden. „Epileptoide Charakterveränderung, Aushöhlung der Persönlichkeit" |
| Sprache | Dysarthrie, selten Aphasie; Veränderung von Sprachtempo und -modulation; mitunter Sprachverlust (Mutismus) |
| Halluzinationen | Zum Beispiel optische Halluzinationen bei occipitalen Tumoren |
| Regression | Auftreten infantiler Verhaltensweisen |

halten die oben erwähnten Veränderungen einen
„hirnlokalen Einschlag"; dabei macht sich die
Altersbezogenheit stark bemerkbar. Werkzeugstörungen sind beispielsweise im Kindesalter
selten; diskrete psychomotorische Abweichungen können allerdings darauf hinweisen (GEIS-
LER u. DIELMANN).

*Psychoreaktive Erscheinungen* müssen immer
in Betracht gezogen werden, da das tumorkranke Kind auf Grund der psychischen Veränderungen seiner Umwelt gegenüber anders
reagiert. Ein pathologischer Verlauf von Ent-
wicklungskrisen sollte immer auch eine gründliche neurologische Untersuchung veranlassen.

Die psychiatrische Untersuchung (Tabelle 34) kann nur Verdachtsmomente ergeben,
sollte aber charakteristische Störungen be-

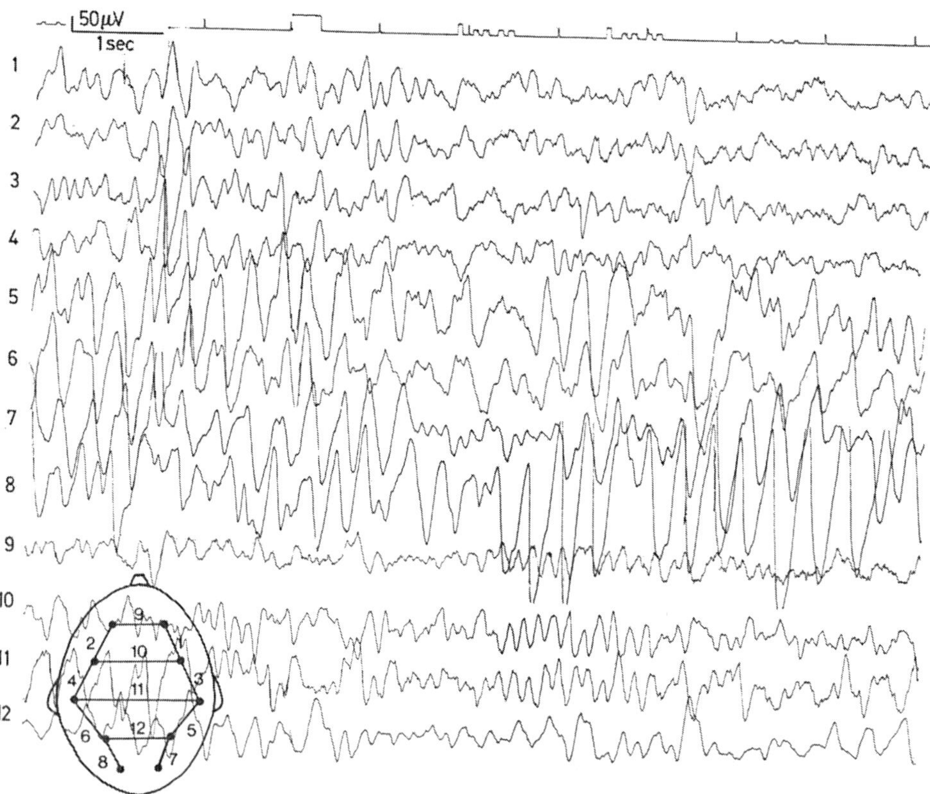

Abb. 117. Occipital betonte Allgemeinstörung im Elektroencephalogramm bei intrakranieller Drucksteigerung. 4,3 Jahre alter Junge, Wachableitung. Stauungspapille, Nahtdehiszenz. Extra- und intrakraniell wachsendes Sarkom links parieto-occipital (vgl. Abb. 124). (Univ.-Kinderklinik Erlangen)

rücksichtigen. Dabei ist die Tumorlokalisation von untergeordneter Bedeutung (Corboz; Rath). Wesentlicher Befund ist allgemein die Änderung des Verhaltens, wobei besonders auch fremdanamnestische Angaben wertvolle Hinweise geben.

Der vom klinischen Psychologen erhobene Befund ist im Rahmen der klinisch-neurologischen Untersuchungsergebnisse zu werten (Kassian u. a.): Störungen von Umstellungsfähigkeit, Assoziation, Auffassung und Konzentration, affektive Veränderungen, auffallende Diskrepanz zwischen Verbal- und Handlungsteil beim Hamburg-Wechsler-Intelligenztest sind führende Symptome einer organisch begründeten Störung des Gehirns. Durch gezielte psychologische Untersuchung mit verschiedenen Tests können psychoreaktive Verhaltensstörungen von solchen organischen Ursprungs weitgehend differenziert werden.

Von der Entwicklung neuer Testmethoden ist zu erhoffen, daß psychische Störungen, die als Folge intrakranieller Tumoren auftreten, quantitativ erfaßt und eingegrenzt werden können.

### Elektroencephalographie

In etwa 80% der Fälle (Gerlach et al.; Weber-Dilling) gibt das Elektroencephalogramm wertvolle Hinweiszeichen, selten ermöglicht es sogar die Lokalisation eines Hirntumors. Normale EEG-Befunde schließen aber eine Hirngeschwulst nicht aus. Im Säuglingsalter ist der Anteil normaler Kurven größer (50%) als im späteren Kindesalter (14—17%) (Dumermuth, 1965); bei infratentoriellen Tumoren sind sie häufiger als bei supratentoriellen.

Nach den Untersuchungen von Dumermuth (1958); Hess; Arseni et al. (1967b); Martinius et al.; Millichap et al. (1962a) u. a. sind folgende Veränderungen zu erkennen:

*Allgemeinstörungen* (Abb. 117) (Vermehrung diffuser langsamer Frequenzen, welche über die Altersnorm hinausgeht) (54% der Fälle; Dumermuth, 1958): Sie sind generalisiert, ohne bestimmtes Maximum, uni- oder bilateral bei Tumoren der hinteren

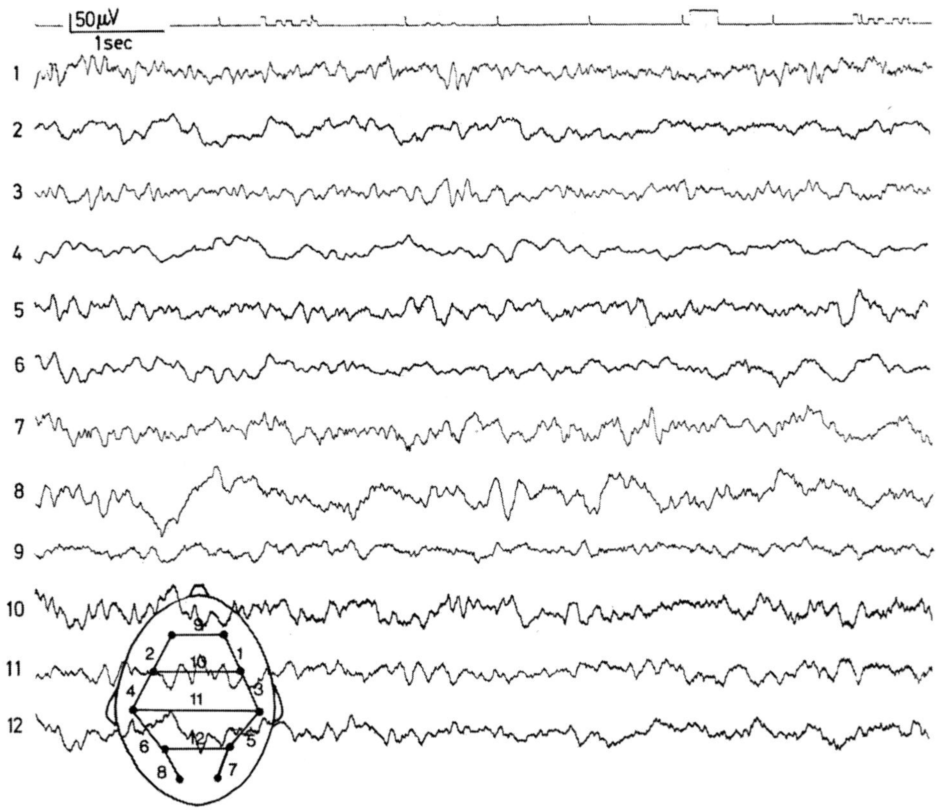

Abb. 118. Deltafocus über der linken Hemisphäre. 9 Monate altes Mädchen, Schlafableitung. Zuckung der rechten Gesichtsseite, Hemiparese rechts. Spongioblastom der linken Großhirnhemisphäre mit Blutung. (Univ.-Kinderklinik Erlangen)

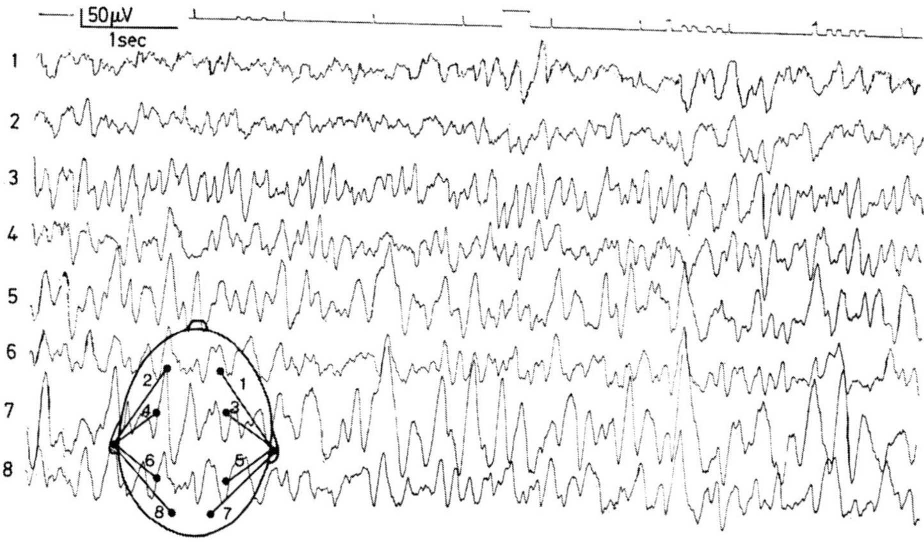

Abb. 119. Allgemeinstörung mit irregulären Deltawellen occipital bei Tumor der hinteren Schädelgrube. 5,9 Jahre altes Mädchen, somnolent. Erbrechen und Kopfschmerz seit 5 Monaten, dann Rumpfataxie und weitere Hirndrucksymptome. Ependymom des 4. Ventrikels. (Univ.-Kinderklinik Erlangen)

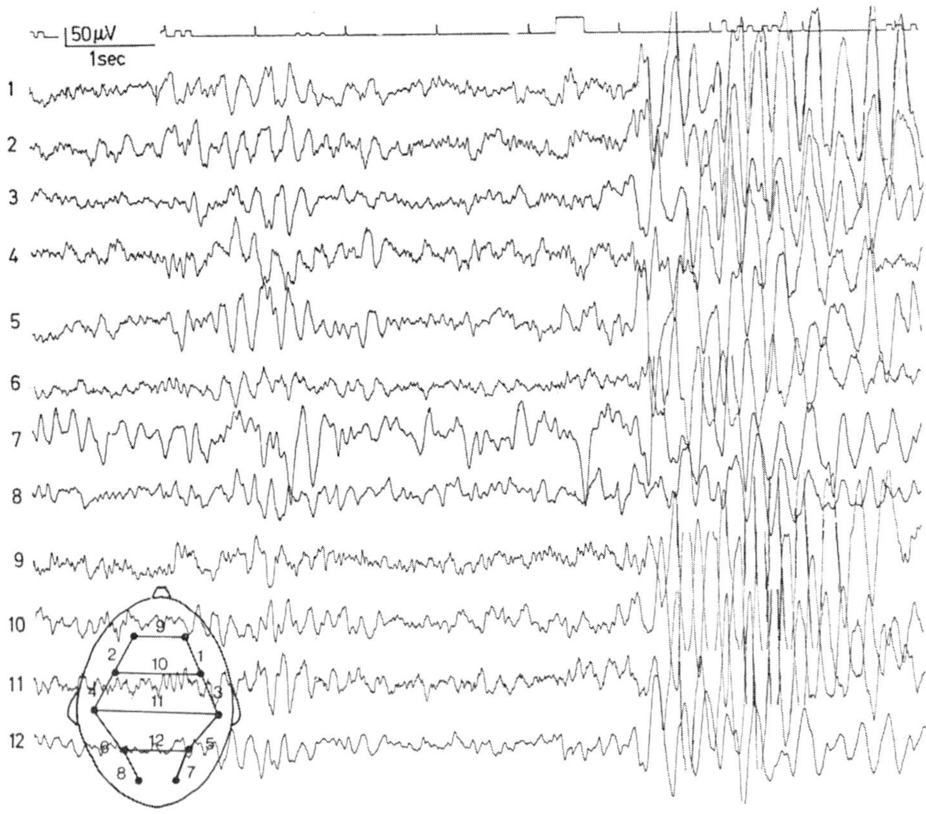

Abb. 120. Occipital betonte Allgemeinstörung, in hypersynchrone Potentiale übergehend. 7,2 Jahre alter Junge, Wachableitung. Seit mehreren Wochen Kopfschmerz, Erbrechen, Wesensänderung; Doppeltsehen, Rumpf- und Extremitätenataxie. Spongioblastom des Kleinhirns (vgl. Abb. 126). (Univ.-Kinderklinik Erlangen)

Schädelgrube (vor allem Medulloblastom) zu beobachten, einseitig bei Hemisphärentumoren, frontal bei Tumoren der Medianlinie oder des caudalen Hirnstamms, frontopräzentral bei hypophysennahen Tumoren, temporal bei Tumoren der Schädelbasis, temporooccipital bei Mittellinientumoren, am häufigsten occipital (55% aller cerebellären Tumoren, 25% der Mittellinientumoren).

*Fortgeleitete Rhythmen* (meist intermittierende, seltener kontinuierliche Züge rhythmischer langsamer Wellen, z.T. sinusoidaler, z.T. sägezahnartiger Form mit oft hoher Amplitude): Als „fortgeleitete Thetarhythmen" werden sie bei 56% der Fälle beobachtet (Dumermuth, 1958), generalisiert, lokal oder einseitig, bevorzugt temporooccipital. Generalisiertes Auftreten ohne dominierendes Maximum kann auf Tumorsitz im Bereich des 3. Ventrikels oder der hinteren Schädelgrube verweisen, streng einseitige Lokalisation auf einen Tumor der Hemisphären oder Stammganglien, temporooccipitale, occipitale oder fronto-zentrale Lokalisation auf einen Tumor der hinteren Schädelgrube bzw. des caudalen Hirnstamms.

*Unspezifische Herdbefunde.* Lokale langsame Wellen („polymorpher Deltawellenfocus"; Walter) sind das wichtigste EEG-Symptom zur Lokaldiagnose eines Hirntumors. Als Deltafocus mit Phasenumkehr in bipolarer Ableitung und starker Diskrepanz zur übrigen Allgemeinstörung (Abb. 118) sind sie besonders bei Hemisphärentumoren, selten bei Geschwülsten der Medianlinie oder des caudalen Hirnstamms zu beobachten; als umschriebene Maxima von Allgemeinstörungen oder lokale intermittierende langsame Einzelwellen (Abb. 119) können sie auch bei infratentoriellen Tumoren vorkommen (Martinius et al.). „Irreführende Herde" (Hess) sind im Kindesalter häufig, wurden von Dumermuth (1958) bei 64% der Hemisphärentumoren gesehen. Lokale Depression kommt demgegenüber selten vor.

*Hypersynchrone Potentiale* bei Hirntumoren sind im Kindesalter selten (11% der Fälle Dumermuths, 17% der Fälle von Millichap et al.). Auch dem Krampfanfall kommt nicht die Bedeutung als Leitsymptom zu (15% der Fälle von Backus u. Millichap) wie beim Erwachsenen (25% der Fälle von Schürmann u. Brock, 30% der Fälle von Borman u. Schiefer). Meist werden hypersynchrone Potentiale bei oberflächennahen Hypophysentumoren beobachtet (etwa 50% der Fälle), sie kommen ausnahmsweise aber auch bei infratentoriellen Prozessen vor (Dumermuth, 1958) (Abb. 120); klinisch manifeste Anfälle können jedoch im EEG stumm bleiben.

Tabelle 35. *„Faustregeln" zu den EEG-Veränderungen bei kindlichen Hirntumoren.* (Nach DUMERMUTH, 1958)

1. Ein normales EEG oder eine leichte diffuse Abnormität (Allgemeinstörung leichten Grades) sprechen sehr gegen einen Tumor im Bereich der Großhirnhemisphären, der Stammganglien oder des hinteren 3. Ventrikels
2. Bei einseitigen Allgemeinstörungen oder streng einseitigen fortgeleiteten Rhyhtmen dürfte der Tumorsitz im Bereich der Großhirnhemisphären oder der Stammganglien zu suchen sein
3. Starke Dominanz der Allgemeinstörungen im occipitalen Gebiet sowie occipitale fortgeleitete Rhythmen können als Hinweis auf einen Kleinhirntumor gewertet werden
4. Völlig generalisierte fortgeleitete Rhythmen weisen mehr auf eine Lokalisation im 3. Ventrikel oder in der hinteren Schädelgrube
5. Frontale, präzentrale oder postzentrale deutlich aus der übrigen Aktivität hervortretende polymorphe Delta-Foci sind ein zuverlässiges Zeichen für Sitz des Tumors in Hemisphären oder Stammganglien und erlauben eine ziemlich sichere nähere Lokalisierung
6. Temporo-occipitale, occipitale und temporale Lokalisation eines solchen Herdes läßt sich für eine Aussage über die Lokalisation eines Tumors beim Kind nicht verwenden. Ebenso sind umschriebene Maxima von Allgemeinstörungen jeglicher Lokalisation als Herdzeichen ungeeignet
7. Hypersynchrone Potentiale bei klinisch nachweisbaren epileptischen Anfällen sind ein starkes Indiz für eine Lokalisation des Tumors in den Großhirnhemisphären oder in den Strukturen des hinteren 3. Ventrikels

Im Gegensatz zum Erwachsenen sind im Kindesalter weniger häufig unspezifische Allgemeinstörungen zu sehen (54 % gegenüber 73 %; DUMERMUTH, 1958; HESS); beim Kind werden die Veränderungen besonders über den hinteren Hirnregionen beobachtet (DUMERMUTH, 1958) (Tabelle 35).

Die Gegenüberstellung von EEG-Befund und Tumorart hat keine sicheren Zusammenhänge aufdecken können (DUMERMUTH, 1958); andererseits wird die biologische Wertigkeit eines Hirntumors auch von seiner Erscheinungsform im hirnelektrischen Bild bestimmt (STEINMANN): Rasches Tumorwachstum führt früh zu lokalen EEG-Veränderungen ($\delta$-Focus); bei infratentoriellen Geschwülsten sind EEG-Veränderungen dann am häufigsten, wenn die Tumoren rasch wachsen und ventrikelnah gelegen sind (OLTMANN et al.). MARTINIUS et al. fanden sichere Korrelation der EEG-Anomalien mit

Druckzeichen und Erweiterung des 3. Ventrikels bei infratentoriellen Tumoren.

Im Schlaf zeigen die fortgeleiteten Rhythmen eine ausgeprägte Reaktivität; sie verschwinden gewöhnlich in tieferen Schlafstadien (DALY), werden aber gelegentlich bei Müdigkeit aktiviert. Die polymorphe Deltaaktivität reagiert wenig und bleibt auch in Tiefschlafstadien bestehen. Gelegentlich kommen Störungen der Schlafveränderungen bzw. Spindelreduktion vor. Nicht selten werden die EEG-Veränderungen durch Hyperventilation oder Photostimulation aktiviert.

### Echoencephalographie

Als rasch anwendbare, nicht belastende Methode ist die Echoencephalographie bei der Diagnostik von Hirntumoren unentbehrlich; zusammen mit klinisch-neurologischen Befunden und Elektroencephalographie führt sie in den meisten Fällen zur Diagnose (SANDOK et al.), wobei dann die genaue Tumorlokalisation durch gezielt eingesetzte Kontrastuntersuchungen erfolgt. Von Bedeutung ist die Echoencephalographie auch zur postoperativen Verlaufskontrolle (ein Hirnödem kann sich in 2 bis 4 Wochen, eine Ventrikelerweiterung in 3 bis 6 Monaten zurückbilden) sowie zusammen mit dem EEG zur frühzeitigen Erkennung eines Rezidivs.

Mit Hilfe der Ultraschalldiagnostik sind folgende Befunde zu erheben (vgl. PIA u. GELETNEKY; SCHIEFER u. KAZNER u. a.):

*Verschiebung der Medianstrukturen* bei Hemisphärenprozessen (Abb. 121). Sie führt zur Seitendiagnose; nach dem Ausmaß der Verschiebung kann die Lokalisation vermutet werden. Allerdings schließt ein normaler Befund einen raumfordernden Prozeß nicht aus.

*Nachweis ungewöhnlicher Echoreflexionen* (pathologische Reflexionen, „Tumorecho"), mit deren Hilfe eine Lokaldiagnose des Tumors möglich werden kann (Abb. 121).

*Ventrikelerweiterung* bei infratentoriellen Prozessen, die zu Behinderung der Liquorpassage und Hydrocephalus führen (Abb. 122). Der 3. Ventrikel ist weiter als 5—6 mm, der Hirnmantelindex (SCHIEFER) ist über 2,3 vergrößert. Die Ursache der Ventrikelerweiterung muß dann durch neuroradiologische Methoden geklärt werden.

*Ein median gelegener, breiter Echokomplex* kann auf Tumoren der Mittellinie (Kolloidcysten und andere Tumoren des 3. Ventrikels) hinweisen (Abb. 123). Intra- oder extracerebral gelegene Cysten (z. B. Arachnoidealcysten) sind an einer echofreien Zone zu erkennen (DISTEL et al.).

Mit der Echoencephalographie können bei etwa 90 % der Hirntumoren positive Befunde

248 G. Neuhäuser und H. Backmund:

gewonnen werden; beim erfahrenen Untersucher kommen Fehlinterpretationen in weniger als 2% der Fälle vor (Pia). Wichtig ist die Methode bei der Differentialdiagnose intrakranieller Hämatome, subduraler Ergüsse und Hydrocephali unterschiedlicher Genese (vgl. Jacobi, Bd. VIII/1, S. 33). Jeder sicher pathologische Befund fordert den Einsatz neuroradiologischer Kontrastuntersuchungen.

### Laboruntersuchungen

*Liquoruntersuchung.* Die Indikation zur Lumbalpunktion ist im Einzelfall genau abzuwägen; bei sicheren Druckzeichen muß wegen

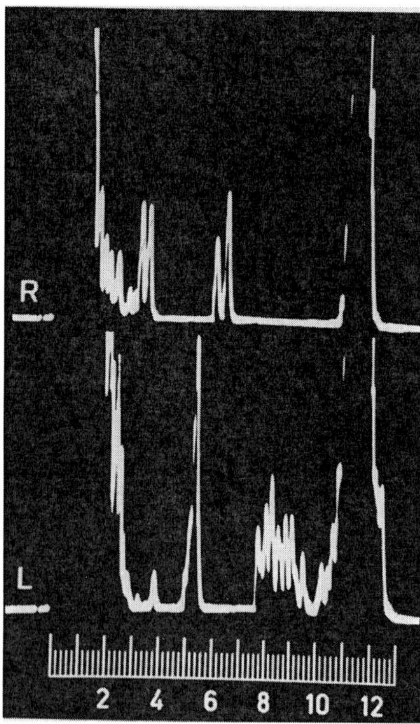

Abb. 121. Mittelechoverschiebung um 5 mm von rechts nach links, pathologische Reflexionen („Tumorkomplex") rechts temporal. 10 Monate alter Junge mit Hemiparese links. Hirnabsceß rechts temporal, konservativ behandelt. (Univ.-Kinderklinik Erlangen)

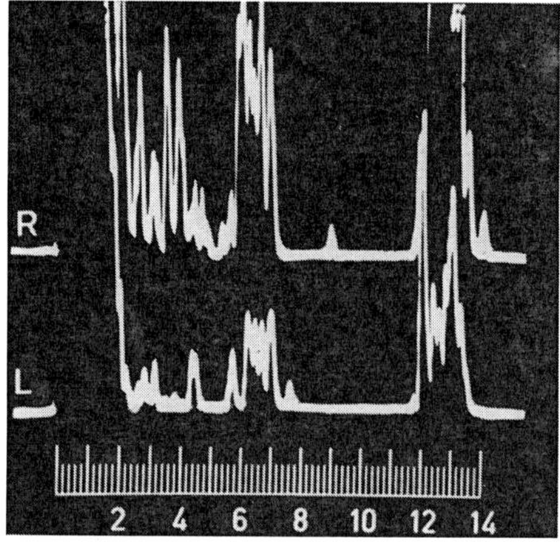

Abb. 123. Verbreiterte Mittellinienstrukturen ohne Verschiebung; keine isolierten Reflexionen von den Wänden des 3. Ventrikels. 7,9 Jahre altes Mädchen, mit Bewußtlosigkeit und generalisierten Anfällen akut erkrankt; Stauungspapille. Verschluß des Foramen Monroe durch median gelegenes Spongioblastom. (Univ.-Kinderklinik Erlangen)

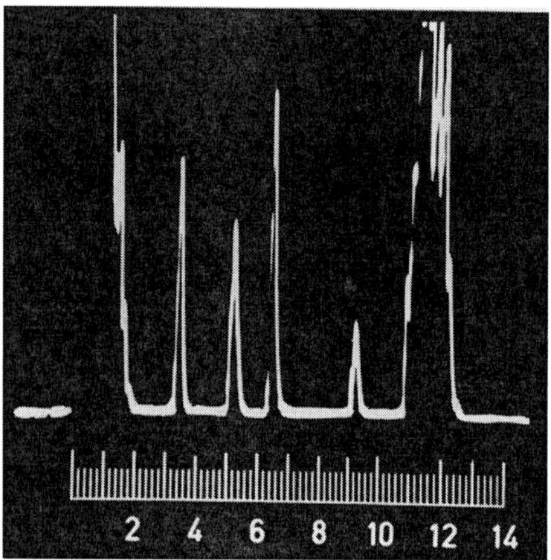

Abb. 122. Ventrikelerweiterung bei Tumor der hinteren Schädelgrube. Weite des 3. Ventrikels 12—14 mm; Reflexion vom Temporalhorn bei 90 mm; Hirnmantelindex 2,77. 2,10 Jahre altes Mädchen mit Hirndruckzeichen und gering ausgeprägter Rumpfataxie. Medulloblastom des Kleinhirns. (Univ.-Kinderklinik Erlangen)

drohender Komplikationen darauf verzichtet werden, wenn die Möglichkeit zu sofortiger neurochirurgischer Intervention nicht gegeben ist. Überdies sind von der Liquoruntersuchung nur selten wesentliche Hinweise für die Diagnose eines Hirntumors zu erwarten. Die Zellzahl ist meist normal, selten geringfügig vermehrt. Auch eine Veränderung des Liquoreiweißgehaltes ist bei Hirngeschwülsten eher die Ausnahme als die Regel: Bei ventrikelnahen Tumoren und solchen Geschwülsten, die in die Ventrikel eingebrochen sind, ist der Eiweißwert gering bis mäßig erhöht (Böker u. Gross; Goldhahn); am konstantesten ist die Eiweißvermehrung bei Kleinhirnbrückenwinkeltumoren, die im Kindesalter nur ausnahmsweise zu sehen sind. Veränderungen in der Liquorelektrophorese können eine Hirngeschwulst nicht beweisen; dies gilt auch für Vermehrung von Fermentaktivitäten im Liquor, die gelegentlich beobachtet wird (vgl. BAUER u.a.). Eine Verminderung des Liquorzuckers ist bei Tumormeningitis, Meningeosis leucaemica o.ä. festgestellt worden (RINDFLEISCH; OEHME u.a.).

*Liquorcytologie.* Cytologische Methoden können für die Tumordiagnose von Bedeutung sein. Die Zellen werden im Sedimentkammerverfahren (SAYK, 1960), Fibrinnetz (SIMON u. SCHRÖDER) oder Milliporefilter (KENDEL u. MEIER-EWAERT) angereichert und nach speziellen Färbemethoden identifiziert; es können histochemische Verfahren angewandt oder die Zellen in einer Gewebekultur weiter beobachtet werden (SANO). Besonders bei rasch und infiltrierend wachsenden Hirntumoren, die Anschluß an das Liquorsystem gewinnen, ist eine Frühdiagnose durch liquorcytologische Untersuchung möglich (RAUTENBACH); sie sollte daher bei jedem Verdacht auf einen Hirntumor im Kindesalter durchgeführt werden. Eine Einzelzelle berechtigt noch nicht zur Diagnose; es müssen mehrere Zellen nachgewiesen werden, die verschobene Kern-Plasma-Relation, Polymorphie, Polychromasie, Mitosen usw. zeigen (vgl. BISCHOFF, SAYK, WIECZOREK u.a.). Positive Befunde sind vor allem bei Medulloblastomen zu erwarten. Eine wichtige Rolle spielt die Liquorcytologie bei der Differentialdiagnose von entzündlichen Erkrankungen (z.B. Meningoencephalitis) und Tumoren (RAUTENBACH).

*Sonstige Befunde.* Veränderungen von Blutbild, Blutkörperchensenkungsgeschwindigkeit oder blutchemischen Werten sind diagnostisch nicht bedeutsam (KRAYENBÜHL u. WEBER u.a.). Ausnahmsweise kommen Leukocytosen vor, die als Folge entzündlicher Begleiterscheinungen oder als Ausdruck zentraler Reizung aufgefaßt werden (HEITMANN u. SCHOTTKY).

### Röntgenuntersuchung

Durch Leeraufnahmen des Schädels sind wesentliche Hinweiszeichen auf einen Hirntumor zu erwarten; HERTZ u. ROSENDAL, sowie KEITH et al. fanden in 70—80% ihrer Fälle positive Befunde. Röntgenologische Zeichen intrakraniellen Drucks im Kindesalter sind Nahtdehiszenz, Sellaveränderungen, lokale Knochenverdünnung oder -arrosion, pathologisch vermehrte Impressiones digitatae.

Zunächst kommt es meist zur Erweiterung von Sagittal- und Coronarnaht, seltener von Lambda- oder Temporalnaht; das Ausmaß der Nahtdehiszenz nimmt mit zunehmendem Alter des Patienten ab; andererseits sind druckbedingte *Sellaveränderungen* (Sellaerweiterung, Sellaatrophie, Knochenabbau im Bereich von Dorsum sellae und Clinoidfortsätzen) selten vor dem 5. Lebensjahr zu beobachten (DUBOULAY, TÖNNIS u. KLEINSASSER). KRUYFF u. MUNN sehen in diesen Veränderungen ein Maß für die Schnelligkeit des Tumorwachstums: Am häufigsten sind sie bei langsam wachsenden Prozessen der hinteren Schädelgrube.

*Vermehrte Impressiones digitatae* sind nur im Zusammenhang mit anderen Symptomen als pathologisch zu betrachten; sie allein als Hirndruckzeichen zu werten, ist problematisch.

*Verkalkungen* treten selten auf; bei Großhirntumoren (Kraniopharyngeome, Ependymome usw.) ermöglichen sie die Lokalisation des pathologischen Prozesses aus dem Leerbild. Sie müssen von Verkalkungen anderer Ursprungs (Toxoplasmose, Aneurysmen, Angiome usw.; vgl. WILHELM, Bd. VI, S. 403) abgegrenzt werden.

Nach spezieller Einstellung und Aufnahmetechnik (Tomographie) können Nähte, Medianstrukturen (Sella turcica), Foramen opticum (Aufnahme nach RHESE) oder Pyramiden (Meatus acusticus internus; Aufnahme nach STENVERS) besser beurteilt werden.

Cerebrale Kontrastuntersuchungen sind für Diagnose, Lokalisation und Indikationsstellung zum neurochirurgischen Eingriff unentbehrlich. In typischen Fällen kann auf Grund dieser Befunde eine Vermutung über die Artdiagnose der Geschwulst geäußert werden.

Die *Carotis- und Vertebralisangiographie* (DECKER; DECKER u. BACKMUND, 1968), entweder nach direkter Gefäßpunktion oder mittels Kathetermethoden, bringt die besten Ergebnisse bei Hemisphärentumoren, seltener bei Prozessen der hinteren Schädelgrube. Durchführung und Auswertung dieser Untersuchung erfordert Vertrautheit mit den besonderen Verhältnissen im Kindesalter.

Die *lumbale Pneumencephalographie* (DEKKER, ROBERTSON, TAVERAS u. WOOD u.a.) hat im Gegensatz zu früher für die Diagnose eines Hirntumors nur noch untergeordnete Bedeutung. Ihre Anwendung bleibt besonderen Geschwulstlokalisationen vorbehalten (z.B. suprasselläre Raumbeschränkung). Sie sollte als fraktionierte Pneumencephalographie unter Sichtkontrolle erfolgen (DECKER u. BACKMUND, 1970). Zusätzliche Information bringen Schichtaufnahmen.

Die *Ventrikulographie* — beim Säugling nach Fontanellenpunktion, beim älteren Kind

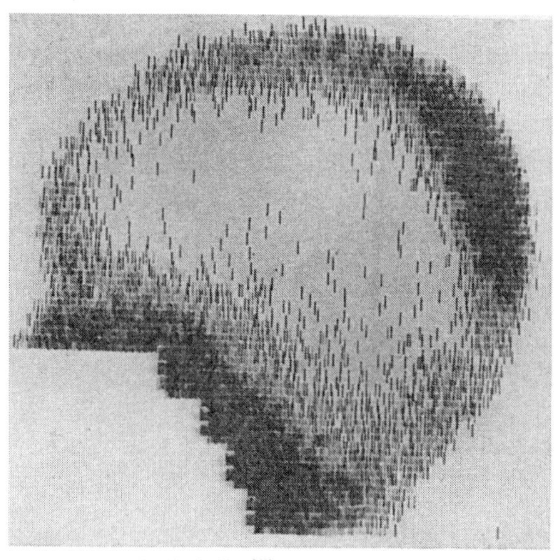

a

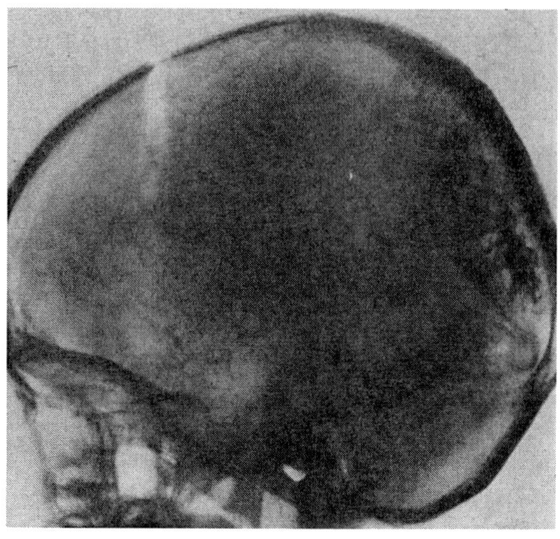

b

Abb. 124a u. b. Farbszintigramm mit $^{99m}$Tc (Med. Klinik der Univ. Erlangen). Kalottennahe pathologische Aktivitätsanreicherung parieto-occipital (a). 4,3 Jahre alter Junge mit tastbarem Tumor links parieto-occipital und Hirndruckzeichen. Extra- und intrakraniell wachsendes Sarkom (vgl. Abb. 117). Im Carotisangiogramm Darstellung des Tumors (b). (Univ.-Kinderklinik Erlangen)

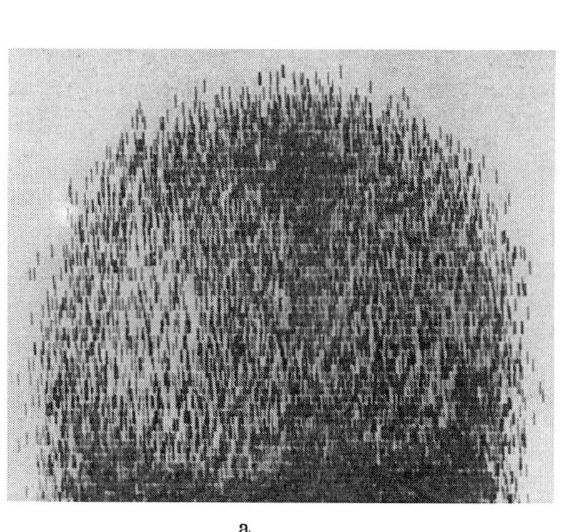

a

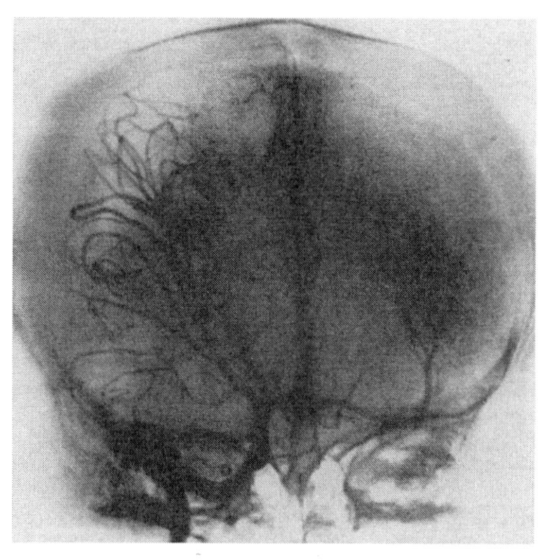

b

Abb. 125a u. b. Farbszintigramm mit $^{99m}$Tc (Med. Klinik der Univ. Erlangen). Verminderte Aktivität rechts temporo-parietal; geringe Verschiebung nach links. 10,7 Jahre alter Junge mit Kopfumfang von 60 cm; in den letzten Wochen geringe Hirndrucksymptome, keine neurologischen Ausfälle. Arachnoidealcyste in der Fissura Sylvii rechts (a). Im Carotisangiogramm Anhebung und Verlagerung der A. cerebri media rechts (b). (Univ.-Kinderklinik Erlangen)

nach Anlegung von Bohrlöchern — bleibt dem Neurochirurgen vorbehalten. Die Füllung mit positiven Kontrastmitteln gibt bei Prozessen der hinteren Schädelgrube oder am Boden des 3. Ventrikels besonders gute Ergebnisse.

*Isotopenuntersuchung*

Radioaktiv markierte Substanzen (z.B. $^{197}$Hg als Neohydrin, $^{99m}$Technetium in der Pertechnatform) werden in cerebralen Läsionen angereichert. Damit ist es möglich, Hirntumoren

Tabelle 36. *Entstehung und Auswirkung der intrakraniellen Drucksteigerung.* (Nach TÖNNIS)

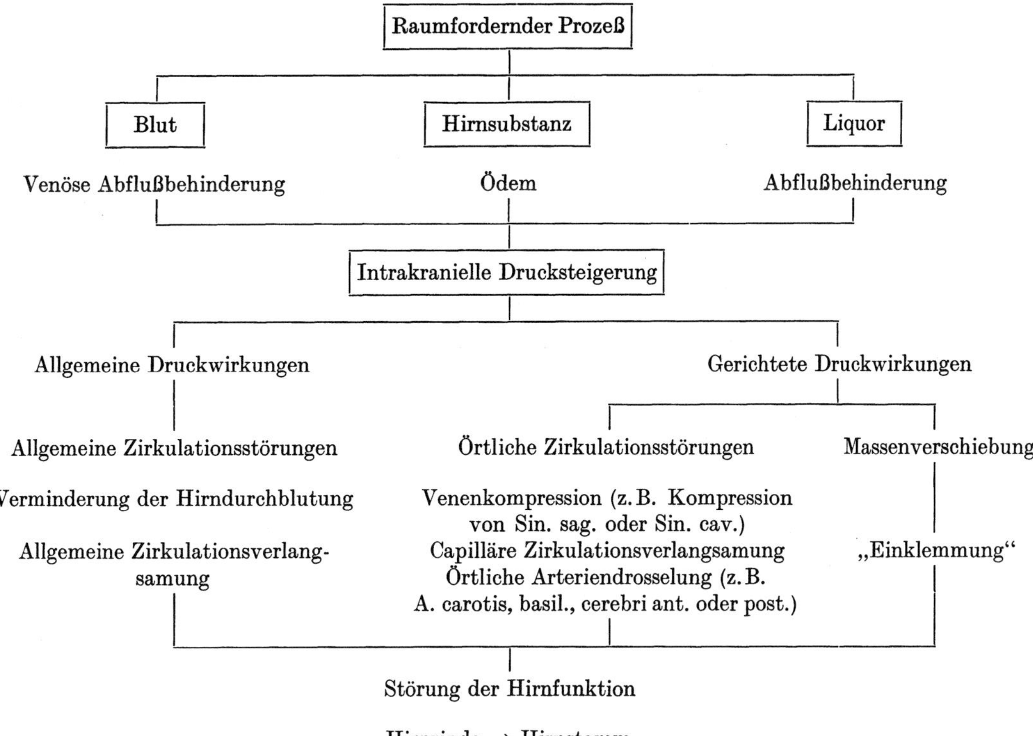


zu lokalisieren, welche die Substanzen speichern (Abb. 124). Im Kindesalter ist besonders darauf zu achten, daß kurzlebige Substanzen verwendet werden. Selten weist auch ein nichtspeichernder Bezirk auf einen raumfordernden Prozeß hin (Abb. 125). Besonders geeignet für die Hirnszintigraphie sind supratentorielle Prozesse (DELAND u. WAGNER); weniger gut können infratentorielle Tumoren abgegrenzt werden, da es zu Überlagerungen mit der stark speichernden Schädelbasis kommt (LINCKE).

Die Treffsicherheit der Isotopenmethoden wird mit 65—88% angegeben (GERLACH et al.; JOSEPH et al., 1968; MAYNARD u. KELSEY; SUMMER); sie ist abhängig von der Tumorart und dem Einsatz von Spezialeinstellungen. Als schonende, wenig belastende Untersuchung mit hoher Treffermöglichkeit sollten die Isotopenmethoden vor einer Kontrastdarstellung durchgeführt werden.

Durch Szintigraphie der Liquorräume ist es möglich, Einblick in Liquormechanik und -dynamik zu bekommen; dies kann für die Differentialdiagnose der verschiedenen Hydrocephalusformen bedeutsam sein (vgl. JOSEPH et al., 1969).

Die Isotopenverfahren geben bei positivem Ergebnis Auskunft über Ausdehnung und Form des Tumors; gelegentlich ist auch eine Artdiagnose möglich.

## Pathophysiologie und Klinik intrakranieller Drucksteigerung

Intrakranielle Drucksteigerung ist unspezifische Folge raumfordernder Prozesse im Schädel. Ein gewisser Ausgleich wird durch Flüssigkeitsverschiebung und Ausfüllen von Komplementärräumen (Zisternen, äußere und innere Liquorräume) erreicht. Nach ZÜLCH (1958) werden zunächst die Hirnwindungen gegen die Kalotte gepreßt und abgeflacht, verstreichen die Furchen und können Zisternen durch Hirngewebe ausgefüllt werden (Zisternenverquellung). Die Gesamtblutmenge im Gehirn wird geringer; besonders die Zirkulationszeit ist verlangsamt (TÖNNIS u. SCHIEFER, 1959).

Der kindliche Schädel kann sich durch seine Plastizität (Nahterweiterung) dem vermehrten Volumen noch angleichen, so daß die klinischen Symptome in dieser ersten Phase spärlich sind.

Bei weiter zunehmender *Hirndrucksteigerung* kommt es schließlich zur Verschiebung von Hirnteilen (sog. Hirnhernien) (Tabelle 36). Klinisch von besonderer Bedeutung ist bei „axialer

Verschiebung" die Einpressung in die vom Tentorium begrenzte Öffnung (Kleinhirnoberwurm, Teile des Schläfenlappens) oder im Bereich des Foramen magnum (Kleinhirntonsillen). Dabei entstehen örtliche Nekrosen und venöse Zirkulationsstörungen. Nach Walker u. Hopple wird zur Kompensation die spinale und ventriculäre Liquormenge vermindert, nimmt auch der interstitielle Flüssigkeitsgehalt des Gehirns ab.

Der Hirndruck wird nicht durch die zunehmende Größe des Tumors allein verursacht, sondern durch zusätzliche Faktoren unterhalten: Zerfallsprodukte des Tumorgewebes begünstigen allgemeines und lokales Ödem, durch Behinderung des venösen Abflusses kommt es zu Stauungsödem und Hypoxidose, welche wiederum die Ausbreitung des Ödems begünstigt. Mit dem Verschluß der Liquorwege am Foramen Monroe, im Bereich des Aquädukts oder 4. Ventrikels entsteht ein Hydrocephalus occlusus.

Die *klinischen Zeichen des zunehmenden Hirndrucks* sind vieldeutig und mit denen häufiger Kinderkrankheiten leicht zu verwechseln. Wichtigste Beschwerden sind Kopfschmerz und Erbrechen, Sehstörungen (Schielen, Doppeltsehen) und psychische Veränderungen (Bewußtseinsstörung usw.); als objektive Symptome werden Vergrößerung des Kopfumfangs, Schädelschettern, Stauungspapille und röntgenologisch faßbare Druckzeichen am Schädel festgestellt. Dabei ist der Zeitraum, in welchem sich die Hirndrucksteigerung entwickelt, von Bedeutung für die Ausbildung der Symptome. Vegetative Störungen sind bereits ein alarmierendes Zeichen: Zunächst meist Pulsbeschleunigung, später Pulsverlangsamung (,,Druckpuls"; im Kindesalter selten), Temperaturanstieg ohne entzündliche Erscheinungen, Fehlregulation im Bereich der Medulla oblongata und des Zwischenhirns, welche Schädigungen durch Druck, Verschiebung oder Zirkulationsstörungen besonders ausgesetzt sind.

## Klinische Syndrome bei Hirntumoren im Kindesalter

Die bei Hirngeschwülsten auftretenden verschiedenartigen Symptome sind in einzelne Syndrome zusammenzufassen (Bailey; Weickmann u.a.), denen bestimmtes Erkrankungsalter, bestimmte Tumorlokalisation oder bestimmte Tumorformen zuzuordnen sind. Trotz

dieser syndromatologischen Betrachtung bleibt jeder einzelne Tumorpatient ein individuelles Problem, zu dessen Lösung die verschiedenen diagnostischen Möglichkeiten herangezogen werden müssen und das immer wieder neue differentialdiagnostische Überlegungen fordert.

Wenn sich die Hirntumoren auch nicht immer an anatomische Grenzen halten, so ist doch an Hand von ,,Leitsymptomen" die Zuordnung zu bestimmten Syndromen möglich. Dabei spielt das Lebensalter eine wesentliche Rolle. Es erscheint deshalb angebracht, die in den ersten beiden Lebensjahren auftretenden Hirngeschwülste gesondert zu besprechen, da sie nicht nur nach ihrer Lokalisation, sondern auch in ihren klinischen Erscheinungen eigene Probleme stellen.

### *Hirntumoren bei Neugeborenen (angeborene Hirntumoren)*

Im Neugeborenenalter kommen Hirntumoren selten vor und werden oft nicht oder erst sehr spät diagnostiziert (Joppich u. Schulte). Für die Ätiologie der Hirngeschwülste sind diese Tumoren von Interesse, da sie intrauterin entstanden sein müssen. Sie unterstützen damit die dysembryogenetische Theorie (,,embryonalrest-theory"); durch gemeinsames Vorkommen mit Mißbildungen weisen sie darauf hin, daß teratogenetische und carcinogenetische Faktoren verwandt sein können (z.B. Viren, chemische Mutagene) (Arnstein et al.; Krohn u. Hjelt).

Solitare u. Krigman unterscheiden ,,sicher kongenitale Tumoren", die bereits bei der Geburt vorhanden sind, von ,,wahrscheinlich kongenitalen Geschwülsten", die innerhalb der ersten Lebenswoche Symptome hervorrufen, und ,,möglicherweise kongenitalen Tumoren", welche in den ersten Lebensmonaten bemerkt werden. Da diese Abgrenzung in der hier berücksichtigten Literatur (Tabelle 37) nicht streng durchgeführt ist, kann die wahre Häufigkeit der Hirntumoren bei Neugeborenen schwer angegeben werden: Bergstrand et al. sahen unter 293 kindlichen Hirngeschwülsten 4 bei Neugeborenen, welche kurz nach der Geburt starben, und 7 Fälle, bei denen die ersten Symptome im Neugeborenenalter auftraten. Jänisch u. Schreiber stellten 8 histologisch gesicherte neuroektodermale Hirntumoren bei Tot- oder Neugeborenen zusammen und fanden 26 ent-

Tabelle 37. *Hirntumoren bei Neugeborenen(ohne Totgeborene) (Zusammenstellung der Literatur)*

| Autoren | Jahr | Alter | Geschlecht | Tumorart, Lokalisation |
|---|---|---|---|---|
| Joukovsky | 1901 | 1 Tag | ♀ | Epiphysencyste |
| Holt | 1917 | 2 Wochen | ♂ | Gliosarkom des Großhirns |
| Corten | 1921 | 2 Tage | ♀ | Angiosarkom des Großhirns |
| Derman | 1925 | 2 Tage | ? | Teratom der Epiphyse |
| Canavan u. Hemsath | 1931 | Stunden | ♂ | Tumor des 4. Ventrikels |
| Russell u. Ellis | 1933 | Stunden | ♀ | Spongioblastom des Großhirns |
| Schuster | 1933 | Minuten | ? | Teratom (gesamtes Gehirn) |
| Amolsch | 1935 | Minuten | ? | Glioblastom des Thalamus |
| Drucker | 1939 | Minuten | ? | Plexuspapillom der Seitenventrikel |
| Denes | 1940 | Minuten | ♂ | Teratom |
| Baxter | 1947 | Minuten | ? | Teratom |
| Leibiner | 1948 | 3 Wochen | ♂ | Medulloblastom des Großhirns |
| Leibiner | 1948 | Minuten | ♂ | Astrocytom des Großhirns |
| Scheidegger | 1950 | Minuten | ♀ | Teratom des Großhirns |
| Arnstein et al. | 1951 | 2 Tage | ♂ | Plexushämangiom der Seitenventrikel |
| Thiele u. Dimmick | 1951 | 2 Tage | ? | Glioblastom des Zwischenhirns |
| Braunstein u. Martin | 1952 | 2 Tage | ♂ | Plexuspapillom der Seitenventrikel |
| Cuneo u. Rand | 1952 | 2 Tage | ♂ | Angioblastom, Meningeom des Großhirns |
| Iyer | 1952 | 1 Tag | ♀ | Adamantinom des Hypothalamus |
| Matson | 1953 | 2 Wochen | ♂ | Plexuspapillom der Seitenventrikel |
| Wagner et al. | 1954 | Stunden | ♂ | Teratom (gesamtes Gehirn) |
| Schatzki et al. | 1956 | 2 Tage | ♂ | Ependymoblastom des Großhirns |
| Chen | 1958 | 1 Tag | ♀ | Teratom der Ventrikel |
| DeSaussure et al. | 1960 | 3 Tage | ♂ | Astrocytom des Großhirns |
| Greenhouse u. Neubuerger | 1960 | Minuten | ♂ | Teratom (gesamtes Gehirn) |
| Alba-Villalon et al. | 1961 | 9 Tage | ♂ | Teratom (rechts temporal) |
| Karius | 1961 | 1 Tag | ? | Plexuspapillom der Seitenventrikel |
| Canevini et al. | 1963 | 2 Tage | ? | Cavernöses Hämangiom der Dura |
| Duckett u. Wilson | 1964 | Minuten | ? | Spongioblastom des Großhirns |
| Solitare u. Krigman | 1964 | Minuten | ♀ | Meningeom, Hämangiopericytom |
| Finck u. Antin | 1965 | 1 Tag | ♂ | Teratom (gesamtes Gehirn) |
| Jamieson | 1965 | Minuten | ? | Nasales Gliom |
| Jänisch u. Schreiber | 1966 | Minuten | ♂ | Spongioblastom des Großhirns |
| Tamura et al. | 1966 | Minuten | ♂ | Teratom |
| Teng u. Papatheodorou | 1966 | 1 Tag | ♀ | Teratom der Seitenventrikel |
| Fuste et al. | 1967 | Stunden | ? | Spongioblastom des Pons |
| Krohn u. Hjelt | 1968 | Minuten | ? | Ependymom des Großhirns |
| Luse u. Teitelbaum | 1968 | 6 Tage | ? | Gliom der Medulla |
| Moragas u. Vidal | 1969 | Minuten | ♀ | Teratom (gesamtes Gehirn) |

sprechende Fälle im Säuglingsalter; in ihrem Sektionsmaterial betrug die Häufigkeit 0,05% (unter den kindlichen Hirntumoren 5%).

Mehr als die Hälfte der beschriebenen Fälle sind Teratome oder Gliome; mesodermale Tumoren (z.B. maligne Meningeome) wurden seltener beobachtet. Überwiegend sind die Geschwülste supratentoriell gelegen. Ihr Umfang ist oft so groß, daß der Ursprungsort nicht mehr festgestellt werden kann; in manchen Fällen war das gesamte Hirn durch den Tumor ersetzt (Greenhouse u. Neubuerger u.a.).

Häufigste Symptome von Hirntumoren beim Neugeborenen sind pathologische Ver-größerung des Kopfumfangs, Erbrechen, Augenmuskel- und Blickparesen sowie akutes Atemnotsyndrom. Diagnostische Hinweise geben die Zeichen der intrakraniellen Drucksteigerung in diesem Lebensalter, nämlich Zunahme des Kopfumfangs, verstärkte Venenzeichnung, Vorwölbung der Fontanelle, Verbreiterung der Schädelnähte, Knochenverdünnung, selten auch intrakranielle Verkalkung. Die Unterscheidung von einer geburtstraumatischen Blutung, einem subduralen Hämatom oder einem Hydrocephalus anderer Genese gelingt mit der klinischen Untersuchung kaum (Bernard et al.). Es sollte deshalb versucht werden, auch in diesem Lebensalter technische Methoden (Kontrastuntersuchungen) anzuwenden (Kaufmann).

Matson (1964a), Raskind u. Beigel u.a. haben über erfolgreiche operative Behandlung berichtet. Meist bringt jedoch erst die Autopsie eine endgültige Klärung der Diagnose.

### Hirntumoren im Säuglingsalter

Die allgemeine Häufigkeit wird mit 5—20% angegeben (Kraus u. Koos; Szénásy u. Paraicz), Knaben sind häufiger betroffen, besonders von bestimmten Tumorarten (Teratome; Gross, Leibner, Fessard u.a.). Die bevorzugte Lokalisation ist wie beim Neugeborenen supratentoriell. Im Material von Grote u. Römer traten vor allem Plexuspapillome, Hirnsarkome und Ependymome bei Säuglingen auf; Greenhouse u. Neubuerger weisen auf die Bedeutung der Teratome hin.

Wesentliches Symptom eines Hirntumors im Säuglingsalter ist die Zunahme des Kopfumfangs; gleichzeitig treten Allgemeinerscheinungen auf, wie vermehrte Unruhe, Berührungsempfindlichkeit, schrilles Schreien, Schreckhaftigkeit, Anorexie, Erbrechen oder Gedeihstörung. Verstärkte Kopfvenenzeichnung, Vorwölbung der Fontanelle, Nackensteife, Hirn'nervenstörungen und Nystagmus weisen auf intrakranielle Drucksteigerung hin. Erst am Ende des Säuglingsalters und im 2. Lebensjahr sind Retardierung der motorischen Entwicklung, Lähmungen, Ataxie oder Koordinationsstörungen sicher zu beurteilen; Hemiparesen fallen oft erst nach dem Erlernen des Laufens auf.

Selten setzen die Symptome akut ein (Leibner). Meist ist der Verlauf der Erkrankung langsam progredient; Remissionen kommen vor und erschweren die Diagnose. So kann die Vergrößerung des Kopfumfanges lange Zeit das einzige Symptom sein.

*Anfälle* unterschiedlicher Ausprägung, beim Säugling meist fokal oder generalisiert, kommen vor allem bei supratentoriellen Prozessen, selten aber auch bei infratentoriellen vor. Eine Stauungspapille sahen Szénásy u. Paraicz in 60% der Fälle. Röntgenveränderungen (Nahtdehiszenz, Verkalkungen usw.) sind etwas häufiger; Fessard fand sie bei $^2/_3$ seiner Patienten. Im EEG können diffuse Störungen, Asymmetrie, $\delta$-Wellenfocus oder Hypsarrhythmie auf einen Tumor hinweisen; Normalbefunde kommen aber bei der Hälfte der Patienten in diesem Alter

vor (Dumermuth, 1965). Im Liquor findet man gelegentlich Blutbeimengung, Eiweiß- und Zellvermehrung; die Differentialdiagnose gegenüber einer Meningitis kann schwierig sein. Eine Pleocytose wird vor allem bei Ependymomen oder in den Ventrikel eingebrochenen Tumoren gesehen. Echoencephalogramm und Szintigraphie können weitere Klärung bringen. Jede rasche Zunahme des Kopfumfangs im Säuglingsalter muß durch neuroradiologische Verfahren geklärt werden; der Angiographie ist dabei der Vorzug zu geben (Nachweis von Subduralerguß, Cysten usw.) (Backmund).

Die operative Behandlung eines Hirntumors kann auch im Säuglingsalter erfolgreich sein. Wegen Ausdehnung und Lokalisation der Geschwulst gelingt die vollständige Entfernung jedoch nicht immer, so daß Palliativmaßnahmen (z.B. ventriculo-auriculärer Shunt) notwendig werden.

### Syndrom der infratentoriellen Raumbeschränkung

Infolge der topographischen Verhältnisse kommt es bei Tumoren im Bereich der hinteren Schädelgrube bald zum Verschluß der Liquorwege; es entsteht frühzeitig allgemeine Hirndrucksteigerung.

Da kindliche Hirntumoren bevorzugt in der hinteren Schädelgrube lokalisiert sind, ist die Symptomtrias „Erbrechen-taumelnder Gang-Schädelschettern" charakteristischer als die vom Erwachsenen bekannte Trias „Kopfschmerzen-Erbrechen-Stauungspapille" (Buchanan, 1957).

Nach den Lokalsymptomen kann das Syndrom weiter unterteilt werden (vgl. Fischer); dabei ist allerdings zu berücksichtigen, daß die primär auftretenden Allgemeinsymptome der Hirndrucksteigerung eine derartige Differenzierung erschweren und Lokalzeichen verwischen können.

*Syndrom des Kleinhirnwurms ( 36% der Fälle von Gerlach et al.).* Da es bald zur Verlegung der Liquorpassage kommt, stellen sich frühzeitig Hirndrucksymptome ein; Erbrechen (84% der 90 Fälle von Odom et al.), Kopfschmerzen (82%), psychische Veränderungen. Führendes Lokalsymptom ist die Gangunsicherheit (72% der Fälle), die sich als Folge der Rumpfataxie zunächst mit häufigem Stürzen, später in einem schlurfenden, breitbeinigen, dysmetrisch-ataktischen Gang zeigt. Schließlich kommt es zu Astasie und Abasie, wobei im Liegen die Extremitätenbewegungen noch koordiniert sind. Die Muskulatur ist hypoton, die Sehnenreflexe sind abgeschwächt, normal oder gesteigert; Pyramidenbahnzeichen kommen vor. Spät werden auch die oberen Extremitäten von der Ataxie erfaßt. Horizontal- oder Vertikalnystagmus wird selten gesehen. Tremor deutet auf Befall des Nucleus dentatus hin. Ausfälle im Bereich der Vaguskerne, Hör- und Sprachstörungen kommen vor. Nicht selten wird eine Schiefhaltung des Kopfes (Abb. 126) beobachtet, eine Rigidität der Nackenmuskeln oder episodische Opisthotonushaltung. Schließlich kommt es beim Einklemmen zur Beeinträchtigung von Mittelhirn und Medulla oblongata mit alarmierenden Symptomen, wie Atemstörungen und Streckkrämpfen (sog. tonische Kleinhirnkrämpfe, „cerebellar fits", „lower level fits") (JACKSON).

Meist sind Stauungspapille und Nahtverbreiterung als Zeichen der Hirndrucksteigerung nachzuweisen; das Echoencephalogramm bestätigt den Verschlußhydrocephalus mit der Erweiterung des 3. Ventrikels. Damit ist die Indikation zur Vertebralisangiographie oder zu operativer Ventrikulographie gegeben, um den Verschluß näher zu lokalisieren. Meist muß dann die hintere Schädelgrube freigelegt werden, da eine sichere Artdiagnose nur durch histologische Untersuchung möglich ist (GERLACH et al.): Hauptsächlich kommen Medulloblastom, Spongioblastom und Hämangioblastom in Frage.

*Syndrom der Kleinhirnhemisphären (23%* *der Fälle von* GERLACH *et al.).* Lokalsymptom ist die halbseitige, homolaterale Extremitätenataxie: Muskuläre Hypotonie, Dysmetrie, Dysdiadochokinese, konstante Gangabweichung und Falltendenz. Nystagmus kommt häufig vor, ist meist horizontal gerichtet, beim Blick zur Tumorseite grobschlägiger und deutlicher. Paresen, Pyramidenbahnzeichen und Sensibilitätsstörungen bzw. Hirnnervenausfälle weisen auf größere Ausdehnung der Geschwulst mit Läsion entsprechender Bahnen oder Zentren hin. So kann auch eine bulbäre Sprachstörung auftreten, während die „Bradylalie" als cerebelläres Symptom angesehen wird. Aus der Schiefhaltung des Kopfes (Neigung zur Seite der Läsion, Drehung des Kinns zur Gegenseite; FORD) sind lokalisatorische Schlüsse nur mit Vorbehalt zu ziehen (KRAYENBÜHL u. WEBER).

Die verschiedenen Tumorarten (Kleinhirnspongioblastom, Hämangioblastom, Medulloblastom) unterscheiden sich in ihrem klinischen Bild nur wenig (INGRAHAM u. MATSON); das Spongioblastom hat meist eine lange Ana-

mnese und allmählich entstandene, ausgeprägte Druckzeichen zur Folge, die im Röntgenbild leicht nachzuweisen sind.

*Snydrom des 4. Ventrikels (24% der Fälle von* GERLACH *et al.).* Die Behinderung der Liquorpassage mit intrakranieller Drucksteigerung steht im Vordergrund. Früh auftretendes Erbrechen kann als Lokalsymptom angesehen

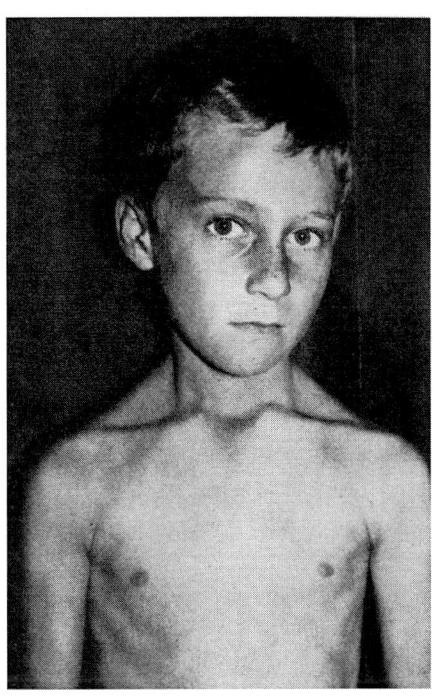

Abb 126. Schiefhaltung des Kopfes beim Syndrom der infratentoriellen Raumbeschränkung. 7,2 Jahre alter Junge; Spongioblastom des Kleinhirns (vgl. Abb. 120)

werden (Druck des Tumors auf vegetative Zentren der Rautengrube). Charakteristisch ist eine Verschlechterung der Symptome bei Kopfbewegungen; als Bruns-Syndrom werden fixierte Kopfhaltung, Nystagmus, Vertigo und Erbrechen bezeichnet, welche auftreten, wenn die Patienten eine andere Lage einnehmen. Häufiges Wasserlassen mit Schmerzen im Oberbauch und Herzbereich (BAILEY) wird auf Druckläsion von Vaguskernen zurückgeführt.

Jeder 4. Hirntumor im Kindesalter hat Beziehung zum 4. Ventrikel, beim Erwachsenen nur jeder 70. (GERLACH et al.). Man findet Ependymome, Medulloblastome, Kleinhirnspongioblastome, Plexuspapillome und Hämangioblastome. Je nach Wachstumsrichtung und Ausbreitungstendenz des Tumors sind auch Kleinhirnsymptome oder Hirnnervenstörungen zu beobachten. Bald kommt es zu Einklemmungserscheinungen.

*Syndrom des caudalen Hirnstamms (Pons, Medulla) (15% der Fälle von* Gerlach *et al.).* „Ponsgliome", meist diffuse Astrocytome oder Spongioblastome, selten auch Glioblastome, sind im Kindesalter häufig. Ihre Symptomatik wird besonders von Hirnnervenstörungen beherrscht, während Druckzeichen nicht oder erst spät auftreten (Bray et al.).

Häufig sind die *Hirnnervenausfälle* beidseitig, zu Beginn aber auch einseitig; neben dem Nervus abducens sind vor allem Nervus facialis und trigeminus betroffen. Schwindel oder Singultus, durch Kopfbewegungen ausgelöst oder verstärkt (O. Foerster), sind frühe Symptome (Bodian u. Lawson); seltener werden auch Tränenfluß oder Hypersalivation beobachtet. Störung pontocerebellarer Bahnen kann Kleinhirnzeichen zur Folge haben; endokrine und vegetative Dysregulation weisen auf eine Beteiligung hypothalamischer Zentren hin, Pupillenstörungen und konjugierte Blicklähmungen sprechen für einen Befall des Mittelhirngebietes. Als psychische Störungen machen sich Zurückgezogenheit, Apathie und Lethargie, aber auch Aggressivität, Bewegungsdrang, Sprach- und Schreibstörungen bemerkbar (Lassmann u. Arjona).

Die Differentialdiagnose gegenüber einer encephalitischen Erkrankung ist gerade bei diesen Tumoren außerordentlich schwierig, da es keine verläßlichen Unterscheidungsmerkmale gibt. Auch Tumoren können mit Fieber und Anfällen, Urinretention und -inkontinenz einhergehen. Es muß durch neuroradiologische Kontrastmethoden eine Klärung herbeigeführt werden, auch wenn die operative Beseitigung der Geschwulst in diesem Gebiet meist nicht möglich ist. Selten sind die Tumoren strahlensensibel. Der Verlauf kann auch bei Geschwülsten remittierend sein: Völlige Erholung wurde beschrieben (Ford, Sarkari u. Bickerstaff).

Tumoren der Medulla sind bei Kindern selten und bieten kein typisches klinisches Syndrom. Ponstumoren können sich nach caudal hin ausbreiten und zur Störung medullärer Strukturen führen: Frühzeitig treten Schwindel und Erbrechen auf, dann stellen sich ataktische Zeichen ein, Taubheit oder Paraesthesien, Heiserkeit, Dysarthrie, bulbäre Sprachstörung, Schluckbeschwerden und Atemlähmung. Cooper et al. unterscheiden je nach der Kombination verschiedener Symptome einzelne Syndrome, die allerdings für das Kindesalter keine praktische Bedeutung haben.

*Syndrom des Kleinhirnbrückenwinkels (2% der Fälle von* Gerlach *et al.).* Tumoren des Kleinhirnbrückenwinkels sind im Kindesalter im Gegensatz zum Erwachsenen sehr selten. Lokalzeichen sind Störungen der in diesem Bereich gelegenen Nerven, vor allem des Nervus statoacusticus (Störung des Hörvermögens, Tinnitus, vestibuläre Störungen), des Nervus facialis und trigeminus (Fehlen des Cornealreflexes). Frühzeitig tritt vertikaler Spontannystagmus auf; Druckzeichen erscheinen meist spät, ausgenommen die beim Kind oft bösartigen Tumoren, durch deren expansives Wachstum der Liquorweg früher verschlossen wird (Abb. 130).

Röntgenuntersuchung des Felsenbeins kann die Diagnose klären (Destruktion der Pyramidenspitze; vgl. Solomon et al.), meist sind jedoch Kontrastuntersuchungen nicht zu umgehen.

### Syndrom der suprasellären Raumbeschränkung

Hirntumoren in der Umgebung von Sella turcica und Chiasma, am Boden des 3. Ventrikels, von Thalamus und Hypothalamus führen zu kennzeichnenden Symptomen, die ihre Abgrenzung von den übrigen supratentoriellen Prozessen rechtfertigen. In diesem Zusammenhang sollen auch die Geschwülste des Mittelhirns besprochen werden.

*Diencephales Abmagerungssyndrom.* Wegen seiner besonderen, gleichförmigen Erscheinungsweise muß ein Syndrom des Säuglings- und Kleinkindesalters eigens dargestellt werden, dessen Ursache Tumoren im Bereich des Zwischenhirns sind. Diese führen nur im frühen Kindesalter zu einer charakteristischen Gedeihstörung (Braun u. Forney), während sie später bei gleicher Lokalisation völlig andere Symptome verursachen (Ford u.a.). Das Syndrom wird auch nach dem Erstbeschreiber Russell-Syndrom benannt (Russell, 1951); Synonyme sind diencephales Syndrom, Abmagerungssyndrom, inanition syndrome, athrepsia, failure to thrive (Smith et al.).

In der älteren Literatur sind bereits Fallbeschreibungen zu finden, die dem Syndrom zugeordnet werden müssen (Babonneix u. Autinel, 1925; Hausmann, 1926; Braune, 1927; Goebel, 1932; Kojewa, 1939). Bisher sind mehr als 60 Fälle bekannt geworden.

Dieses „*Syndrom der Paradoxien*" (Bain et al.) hat folgendes Erscheinungsbild (Tabelle 38): Die Symptome beginnen zwischen

Tabelle 38. *Häufigkeit der wichtigsten Symptome des Diencephalen Abmagerungssyndroms.*
(50 Fälle der Literatur; erweitert nach VASELLA u. ROSSI)

| Symptom | Vorhanden | Nicht vorhanden | Keine Angaben |
|---|---|---|---|
| Kachexie | 50 | 0 | 0 |
| Euphorie | 41 | 9 | 0 |
| Motorische Unruhe | 29 | 7 | 14 |
| Blässe | 23 | 0 | 27 |
| Neurologische Symptome | 31 | 6 | 13 |
| Nystagmus | 23 | 14 | 13 |

Angaben über die Tumorart: Astrocytome 22; Spongioblastome 3; Opticusgliome 4; Ependymome 2; Neurofibrom 1; verschiedene 7

Autoren: AAS, BAIN et al., BRAUN u. FORNEY, CALDERA u. ROSSIER, CHYNN u. SHARKEY, DIAMOND u. AVERICK, DODS, GAMSTORP et al., GAREIS u. JOHNSON, HERMIER et al., KAGAN, MARIE et al., OLBING, PITLYK et al., POZNANSKI u. MANSON, RUSSELL, SERINGE et al., SMITH et al., SIMPSON et al., TANGHERONI et al., TORREY u. UYEDA, VASELLA u. ROSSI, WHITE u. ROSS.

dem 3. Lebensmonat und dem 2.—3. Lebensjahr, mitunter nach initialer Wachstumsbeschleunigung (RUSSELL; OLBING). Kennzeichnend ist eine hochgradige Abmagerung mit fast vollständigem Verlust des subcutanen Fettgewebes trotz normalen Appetits und genügender Calorienaufnahme. Die Kinder sind dabei überaktiv, lebhaft, auffallend euphorisch und fröhlich (Abb. 127). Es besteht eine ausgeprägte Blässe, obwohl der Hämoglobingehalt des Blutes normal ist. Neurologische Symptome sind selten, gelegentlich werden Nystagmus, Sehstörungen, Opticusatrophie, Tremor oder Ataxie beobachtet (DIAMOND u. AVERICH u.a.). Im Blut kann eine Eosinophilie vorkommen. Vegetative Symptome, wie vermehrtes Schwitzen (AAS), Blutdrucksteigerung oder -abfall sind gesehen worden. Endokrine Veränderungen (niedriges proteingebundenes Jod, Minderung der hypophysären Reserve im Metopirontest, Vermehrung von somatotropem Hormon) (DAVIDSON u. RUSSELL; SMITH et al.), Hypoglykämie und Serumelektrolytstörungen weisen auf die Beeinträchtigung hypothalamischer oder hypophysär-adrenocorticaler Funktionen hin (BAIN et al.). Kombination mit akromegalen Zügen beschrieben GAMSTORP et al. — Hirn-

druckzeichen werden erst deutlich, wenn es durch Kompression des 3. Ventrikels zu Liquorabflußstörungen kommt.

Mit Hilfe der Pneumencephalographie kann meist ein Tumor im Bereich des Hypothalamus oder am Boden des 3. Ventrikels nachgewiesen werden. Oft handelt es sich um Astrocytome und Spongioblastome des Hypothalamus, um langsam wachsende Gliome, z.T. wohl auch um angeborene Tumoren (OLBING; KAGAN); DODS beschrieb das Syndrom bei einem Kleinhirnspongioblastom. Eine Geschlechtsbevorzugung ist nicht zu erkennen (TORREY u. UYEDA).

Operative Behandlung ist wegen der Lage der Geschwulst selten möglich, entlastende Maßnahmen können jedoch langdauernde Remission zur Folge haben. Eine Therapie mit Röntgenstrahlen ist wenig aussichtsreich, da die Tumoren meist strahlenresistent sind; Implantation von radioaktiven Substanzen wurde versucht (BAIN et al.). Auch ohne Therapie sind Überlebenszeiten von mehr als 10 Jahren bekannt (RUSSELL); dabei wurde das Entstehen einer Adipositas beobachtet (CALDERA u. ROSSIER).

Über die Pathophysiologie des Syndroms ist wenig bekannt, eine Stoffwechselstörung konnte bisher nicht sicher nachgewiesen werden. Durch die gesteigerte Aktivität der Kinder oder den mangelnden Appetit ist die Abmagerung wohl nur teilweise zu erklären (BAIN et al.). Im Tierversuch sind bei hypothalamischen Läsionen sowohl Adipositas wie Kachexie beobachtet worden (BAILIE u. MORRISON; HESS u.a.), so daß eine Schädigung entsprechender Zentren zu diskutieren ist.

Euphorie und fehlende Scheu der Kinder könnte durch eine Unterbrechung fronto-thalamo-hypothalamischer Bahnen oder dorsomedialer Thalamuskerne verursacht sein (SPIEGEL et al.); das Verhalten von Patienten nach frontaler Lobotomie ist ähnlich. Gegensätzliches psychisches Verhalten wird selten beobachtet (HERMIER et al.; CALDERA u. ROSSIER; VASELLA u. ROSSI; WHITE u. ROSS).

Bei der Differentialdiagnose von Gedeihstörungen im frühen Kindesalter (Milieuschaden, intestinale Malabsorption, Stoffwechselstörungen, chronische Infektionen, chromosomale Aberrationen, Mißbildungen, Systemerkrankungen usw.) ist auch das diencephale Syndrom zu berücksichtigen. POZNANSKI u. MANSON empfehlen eine Röntgenaufnahme der Extremitäten: Beim diencephalen Syndrom fehlen die Fettlinien des Unterhautfettgewebes vollkommen, was bei anderen Kachexieformen nicht beobachtet wird. Nach einer erfolgreichen Therapie können sich die Fettlinien wieder ausbilden.

*Tumoren am Boden der mittleren Schädelgrube.* Die anatomischen Strukturen, durch deren Läsion die klinischen Symptome bestimmt werden, sind Hypophyse, Chiasma und Hypothalamus. Je nach dem Sitz der Geschwulst kommt es dementsprechend zu Gesichtsfeldausfällen, Störung hypophysär-hypo-

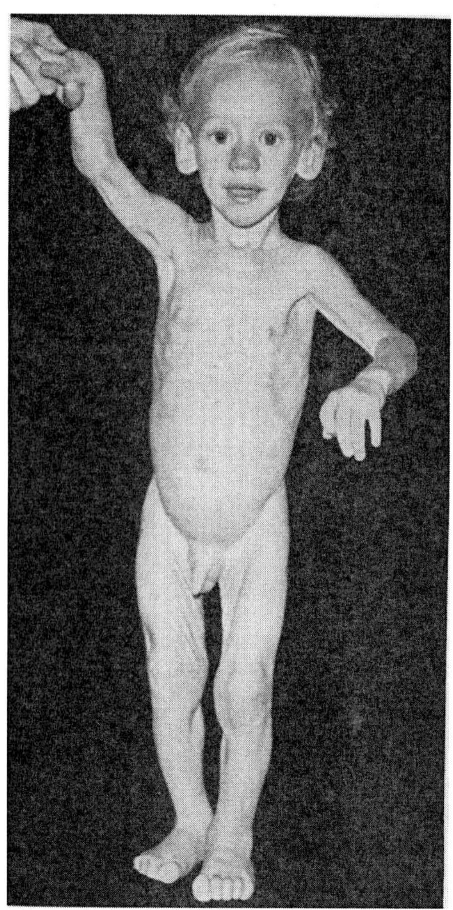

Abb. 127. 13 Monate altes Kind mit diencephalem Abmagerungssyndrom bei Astrocytom des Hypothalamus. Typischer Gesichtsausdruck. (Aus Simpson et al.)

thalamischer Funktionen und zu intrakranieller Drucksteigerung (Kompression des 3. Ventrikels; Verschluß von Foramen Monroe oder Aquädukt).

Frühsymptome sind Kopfschmerzen, ausstrahlend in Augen oder Stirn (88% der Fälle von Miller et al.), Sehstörungen mit Visusverschlechterung oder Einengung des Gesichtsfeldes (vor allem bei Tumoren des Tractus opticus und Chiasma opticum) (60—80%), Erbrechen (60%) und endokrine bzw. vegetative

Veränderungen (Buchanan, 1957; Marguth, 1964 b; Umbach u. a.): Häufig ist Minderwuchs, seltener Pubertas praecox oder Dystrophia adiposogenitalis zu beobachten (Lange-Cosack). Ein Diabetes insipidus kann das erste Symptom sein.

Auf Schlaf-Wach-Störungen, Somnolenz, psychische Veränderungen (Bewußtseinsstörung, Retardierung der affektiven Reife, vermehrte Betriebsamkeit oder abnorme Apathie, Störung einzelner Triebe mit Anorexie, Polyphagie und Polydipsie) ist zu achten; die intellektuellen Funktionen sind nur selten beeinträchtigt.

Bei der ophthalmologischen Untersuchung werden Stauungspapille (51%; Miller et al.) oder Opticusatrophie (17%) beobachtet; selten kommt ein Foster-Kennedy-Syndrom vor. Gesichtsfeldausfälle sind häufig, vor allem die

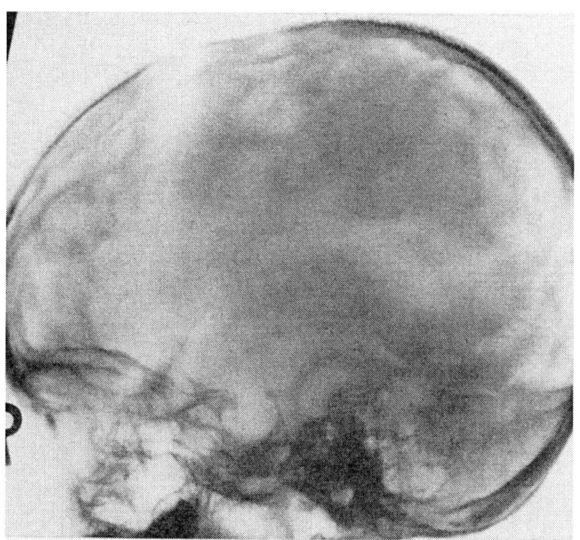

Abb. 128. Sellaveränderung bei Kraniopharyngeom. Ausweitung des Sellainnenraums mit Verdünnung der hinteren Clinoidfortsätze. Zeichen der chronischen intrakraniellen Drucksteigerung mit Dehiszenz der Coronarnaht und vermehrten Impressiones digitatae (3,5 Jahre alter Junge). (Max-Planck-Institut für Psychiatrie München)

charakteristische bitemporale Hemianopsie. Hirnnervenstörungen wurden beschrieben (42%; Miller et al.).

Bei retrochiasmatisch gelegenen Tumoren kommt es frühzeitig zum Auftreten von Hirndruckzeichen, während bei prächiasmatischer Lokalisation zuerst Sehstörungen und Opticusatrophie auftreten (Achslogh u. Boucquey).

Die Röntgenuntersuchung ist von großer Bedeutung: Bei etwa 60—80% der Fälle sind Druckveränderungen im Bereich der Sella (Abb. 128) und Verkalkungen zu erwarten. Einseitige Erweiterung des Foramen opticum bei der Rhese-Aufnahme weist auf ein Opticusgliom hin. Weitere Klärung und den Ausschluß anderer Ursachen bringt die Angiographie (vgl. FEIRING u. SHAPIRO); die suprasselläre Ausdehnung der Geschwulst kann durch Pneumencephalographie mit Tomographie der basalen Zisternen erfaßt werden.

Nach MILLER et al. ist in etwa 90% der Fälle eine exakte präoperative Lokaldiagnose möglich, wenn alle verfügbaren Methoden eingesetzt sind. Die Art des Tumors kann nur selten mit Sicherheit festgestellt werden: Im Schulalter kommen vor allem Kraniopharyngeome, beim Kleinkind besonders Opticusgliome in Frage; Hypophysenadenome sind bei Kindern selten, auch suprasselläre Meningeome (Tuberculum sellae-Meningeome) werden kaum einmal beobachtet.

Die Differentialdiagnose gegenüber infratentoriell gelegenen Tumoren ist schwierig, wenn auch diese durch langdauernden Hirndruck zu Sellaveränderungen und endokrin-vegetativen Störungen führen; andererseits kommt auch bei suprasellären Prozessen eine Kleinhirnsymptomatik vor. Tumoren der Schädelbasis (Chordom, Epipharynxcarcinom usw.) können durch Tomographie abgegrenzt werden, sind mitunter aber erst bei histologischer Untersuchung sicher zu erkennen.

Bei den Tumoren des Zwischenhirns stehen die endokrin-vegetativen Funktionsstörungen mehr im Vordergrund. Häufig ist ein Diabetes insipidus, der durch Cortison provoziert werden kann; er verschwindet, wenn der Hypophysenvorderlappen vom Tumorprozeß mitergriffen wird (RODEK). Corticoide werden vermehrt, 17-Ketosteroide vermindert ausgeschieden; der Kalium-Natrium-Quotient ist verschoben (MARGUTH, 1964b). Pubertas praecox wurde beschrieben. Auch bei großen Tumoren im Zwischenhirn können jedoch endokrine Störungen völlig fehlen; die Syndrome von FRÖHLICH (Dystrophia adiposo-genitalis), LORAIN oder SIMMONDS (Kachexie) werden nur selten beobachtet. FORD beschreibt als weitere Symptome Hyperthermie, Hypothermie, Hyperglykämie, Glykosurie, Hypoglykämie, Insulinüberempfindlichkeit; MATSON (1964b) weist darauf hin, daß „shamrage" (CANNON) oder „diencephalic epilepsy" mit Stupor, Hypotension, Tachykardie, Flush und explosiver Diarrhoe bei Tumoren des Hypothalamus (Astrocytome, Spongioblastome Hamartome, „Infundibulome", Cysten) gesehen werden.

Gemeinsam ist den Tumoren im Bereich der mittleren Schädelbasis die Beziehung zum 3.Ventrikel: Bei Verschluß des Foramen Monroe treten hydrocephale Krisen mit rasch einsetzendem Stupor und Koma, evtl. mit paroxysmalen Erscheinungen auf. Dabei kann ein Ventilmechanismus entstehen, welcher Änderung der Hirndruckzeichen bei Lagewechsel des Kopfes zur Folge hat.

*Tumoren der Stammganglien und des Thalamus.* Nur selten werden kennzeichnende Symptome gesehen (BUSHE u. SCHOEN u.a.); das Thalamussyndrom (DÉJERINE u. ROUSSY) mit kontralateralen unangenehmen Schmerzsensationen, halbseitigen Sensibilitätsstörungen, evtl. halbseitigen Lähmungen, homonymer Hemianopsie und kontralateralen extrapyramidalen Hyperkinesen wird auch im Erwachsenenalter nur selten bei Tumoren beobachtet (BODECHTEL). FORD sah unilaterale Sensibilitätsstörungen, choreoathetotische Bewegungen und Tremor, jedoch nie das Vollbild von Parkinsonismus, Chorea oder Athetose. Die Symptome können durch Spastik oder Hirndruckzeichen überdeckt werden (BODIAN u. LAWSON); partielle Enthirnungsstarre kommt vor (ODY). Unter den psychischen Veränderungen fallen pseudoneurotische Zustandsbilder und erhebliche Antriebshemmung bei voller Besonnenheit auf (CORBOZ).

MILLICHAP et al. beobachteten unter 300 kindlichen Hirntumoren 2 Fälle mit entsprechenden Symptomen und konnten 9 ähnliche Patienten in der Literatur finden. Extrapyramidale Bewegungsstörungen sollten demnach den Verdacht auf einen Tumor lenken, wenn sie progressiv sind und wenn Anzeichen eines fokalen Befalls von Hirnnerven oder Tractus corticospinalis festgestellt werden.

Auch bei weitgehender Zerstörung des Nucleus lentiformis traten kaum klinische Symptome auf; bei Schädigung des Corpus subthalamicum Luysi kam es hingegen zu Hemiballismus oder Hemichorea.

*Tumoren des Mittelhirns.* Die Tumoren der Vierhügelregion und Pinealisgegend lassen sich mit charakteristischen Symptomkombinationen klinisch gut lokalisieren. Bei ihrer Beziehung zum Aquaeductus Sylvii verursachen sie früh durch Verschluß der Liquorwege Hirndruckzeichen (anfallsweise Erbrechen und Kopfschmerzen, Nackenschmerz, Nackensteife). Die

17*

Dauer der Anamnese hängt davon ab, wann der Verschluß eintritt.

Fast immer wird bei der Klinikaufnahme eine Stauungspapille beobachtet, bei 20% der Patienten ist sie bereits in Opticusatrophie übergegangen (Gerlach et al.). Wichtiges Lokalsymptom eines Tumors der Vierhügelgegend sind konjugierte Blicklähmungen (z. B. Parinaud-Syndrom) und Nystagmus (besonders Konvergenznystagmus und Nystagmus retractorius; z. B. Koerber-Salus-Elschnig-Syndrom). Augenmuskelparesen, Hörstörungen, motorische und sensible Ausfälle sowie Kleinhirnzeichen kommen durch Schädigung entsprechender Kerne bzw. Bahnen zustande: Benedict-Syndrom bei Läsion von Tegmentum und Nucleus ruber (Oculomotoriusparese mit grobem Tremor des kontralateralen Arms); bei Läsion im Bereich des vorderen Hirnschenkels Weber-Syndrom (Oculomotoriusparese mit kontralateraler Hemiparese) oder Nothnagel-Syndrom (Oculomotoriusparese mit kontralateraler Hemiataxie). Als Fernsymptome haben cerebelläre Zeichen und hypothalamische Funktionsstörungen (in etwa 25% der Fälle; Gerlach et al.) zu gelten: Pubertas praecox, häufiger Hypogonadismus; Adipositas, akromegale Zeichen, Störungen des Schlaf-Wach-Rhythmus oder des Wasserhaushaltes.

Mitunter sind dilatierte, starre Pupillen und eine Blicklähmung nach oben bei Vorliegen von Hirndruckzeichen (70% der Fälle) die einzigen Symptome („innere Einklemmung").

Tumoren des Mittelhirns und der Vierhügelgegend sind selten. Zülch (1958) gibt 0,4%, Cushing 0,7% an; in pädiatrischen Statistiken (Ford; Gerlach et al.; Miller et al.) finden sie sich häufiger (4—6%). Meist handelt es sich um Pinealome oder Pineoblastome, um Mißbildungsgeschwülste (Hamartome) und Arachnoidealcysten. Das männliche Geschlecht ist bevorzugt.

Die Diagnose kann in etwa 60—70% der Fälle durch Anamnese und klinischen Befund gestellt werden; sie wird mit Hilfe der Ventrikulographie gesichert.

Die therapeutischen Möglichkeiten sind bei dem Sitz der Tumoren gering; meist müssen sie sich auf Entlastungsmaßnahmen oder Röntgenbestrahlung beschränken.

### Syndrom der supratentoriellen Raumbeschränkung.

Bei supratentoriellen Tumoren kann es neben allgemeiner Hirndrucksteigerung zu fokalen Symptomen kommen, welche von Lokalisation und Wachstumstendenz des Tumors, aber auch vom Alter des Patienten bestimmt werden. So können beim Säugling Hirndruckzeichen fehlen, wenn sich der Kopf progredient mit dem Tumorwachstum vergrößert. Die Diagnose eines supratentoriellen Prozesses ist daher oft schwierig und fordert den Einsatz technischer Untersuchungsmethoden.

Im Neugeborenen- und Säuglingsalter sind supratentorielle Tumoren häufiger als infratentorielle (vgl. S. 253).

*Syndrom der Großhirnhemisphärentumoren.* Die Tumoren der Großhirnhemisphären umfassen etwa 25% aller kindlichen Hirngeschwülste (Gerlach et al.; Marguth, 1964a), etwa 57% der supratentoriellen Tumoren (Gerlach et al.)

Hirndruckzeichen sind in 70—80% der Fälle bei der Klinikaufnahme vorhanden (Gerlach et al.; Grote u. Römer; Odom et al., u.a.): Kopfschmerzen, Erbrechen, Sehstörungen, Stauungspapille, Abducensparese, psychische Veränderungen, röntgenologische Druckzeichen. Unter den fokalen Symptomen spielen Anfälle eine wichtige Rolle: In 25—50% der Fälle (Gerlach et al.; Grote u. Römer; Low et al.; Marguth, 1964a) sind sie das erste und oft einzige Hinweiszeichen, welches jahrelang bestehen kann. Sie sind fokal oder generalisiert, können als halbseitige Schmerz- oder Mißempfindung auftreten; auch Absencen kommen vor (Dumermuth, 1958, u.a.). Besonders bei postiktischer Lähmung (Toddsche Lähmung), bei Auftreten eines Status epilepticus und bei therapieresistenten Anfällen muß mit allen verfügbaren Methoden ein raumfordernder Prozeß ausgeschlossen werden. Nach Tönnis u. Schiefer (1957) treten seitenbetonte Anfälle vor allem bei parietalen, weniger bei temporalen und occipitalen, selten bei frontalen Tumoren auf; generalisierte Anfälle sind typisch für frontale oder occipitale Lokalisation. Ketz u. Xanthakos weisen auf die Häufigkeit epileptischer Anfälle bei Schläfenlappentumoren hin.

Hirndruckzeichen werden besonders bei frontalen und occipitalen Geschwülsten, sowie bei Tumoren der Monroegegend beobachtet. Durch Verschiebung kann es dabei zu einer homolateralen Hemiparese kommen (vgl. Probst).

Andere Lokalsymptome werden bei 30 bis 50% der Fälle gefunden (Grote u. Römer; Low et al.; Odom et al.; Tönnis u. Borck u.a.). Motorische Störungen kommen häufiger vor als sensible und äußern sich zunächst durch Un-

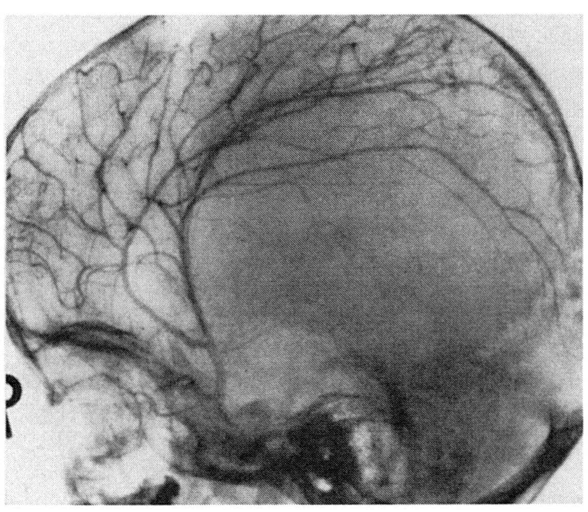

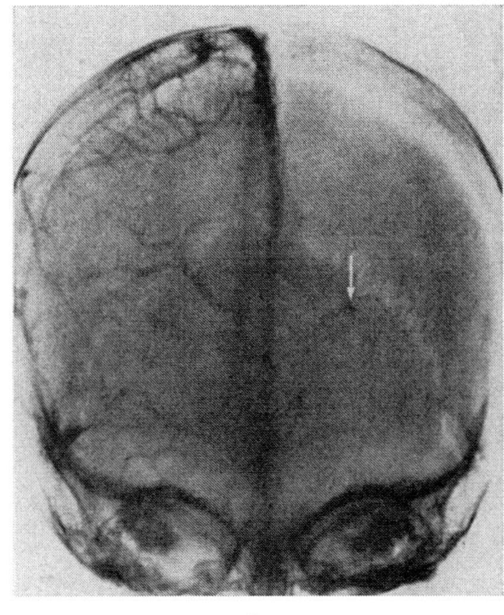

a                                                                b

Abb. 129a u. b. Ausgedehnte temporo-parieto-occipital gelegene Raumbeschränkung ohne pathologische Gefäßzeichnung in der Carotisangiographie (a). Ungewöhnlich starke Verschiebung der inneren Hirnvenen (Pfeil) als Ausdruck der Massenverlagerung (b). 2,5 Jahre alter Junge; seit 7 Monaten vermehrte Müdigkeit, Gähnen; seit 2 Wochen zunehmende Ataxie, geringe Halbseitenschwäche links; keine Stauungspapille. Spongioblastom der rechten Großhirnhemisphäre. (Max-Planck-Institut für Psychiatrie München)

geschicklichkeit, Schwäche, Wechsel der Händigkeit; sie fallen daher relativ spät auf. Bei der Untersuchung werden Paresen objektiviert, Pyramidenbahnzeichen nachgewiesen, Hirnnervenausfälle festgestellt (in etwa 25—50% der Fälle; ACHSLOGH et al.; GERLACH et al.; GROTE u. RÖMER).

Der Nachweis von Sensibilitätsausfällen ist im Kindesalter schwierig. Auch Werkzeugstörungen, wie Aphasie, Apraxie oder Astereognosie, sind bei Kindern schwer zu objektivieren, aber wohl allgemein seltener als im Erwachsenenalter (CORBOZ); langsam wachsende Tumoren können im Kleinkindes- und Schulalter zur Verlagerung der Dominanz in die kontralaterale Hemisphäre führen (WEICKMANN).

Nicht selten fallen die Kinder erstmals durch Verhaltensstörungen und psychische Veränderungen auf (32% der 176 Fälle von GROTE u. RÖMER, 22 der 33 Fälle RATHS): Ihre Leistungen nehmen ab, das Interesse an der Umwelt wird geringer, es stellt sich eine Sprachstörung ein; die Persönlichkeit wird ,,ausgehöhlt und abgebaut'' (ASPERGER). Bei CORBOZ gingen supratentorielle Tumoren fast ausnahmslos mit psychischen Symptomen einher, welche jedoch kein spezifisches Gepräge aufwiesen. Bei Geschwülsten des Frontallappens fiel euphorische Dauerverstimmung mit Neigung zu Witzeleien auf,

bei Tumoren des Occipital- und Temporallappens wurde von optischen Elementarhalluzinationen berichtet (CORBOZ).

Bei der Seltenheit derartiger Beobachtungen war eine systematische Bearbeitung der psychischen Ausfallerscheinungen bisher nicht möglich. Von exakten Untersuchungen mit Hilfe gezielter psychologischer Tests sind in Zukunft aber wohl gerade bei derartigen Patienten Aufschlüsse zu erhalten über die Zusammenhänge zwischen cerebralen Störungen und bestimmten Verhaltensänderungen (vgl. PLOOG).

Die Dauer der Anamnese ist bei supratentoriellen Geschwülsten von Tumorart und -lokalisation abhängig (GÄRTNER). Wegen der oft ausgedehnten Größe kann die Lage mitunter schwer festgelegt werden; am häufigsten ist der Temporallappen betroffen, dann Frontal- und Parietal-, am seltensten Occipitallappen (GROTE u. RÖMER); nach anderen Autoren (ACHSLOGH et al., u.a.) werden am häufigsten Parietal- und Frontalregion betroffen. Allgemein scheint die ,,Dreiländerecke'' der bevorzugte Ausgangspunkt für Großhirntumoren zu sein (ZÜLCH, 1958).

Nach GERLACH et al. werden in 63% der Fälle neuroepitheliale Tumoren beobachtet, bei 19,5% mesodermale, bei 2% Fehlbildungstumoren. TÖNNIS u. BORCK fanden am häufigsten Ependymome, dann Spongioblastome, Oligodendrogliome, Astrocytome, Gangliocytome, Meningeome, Sarkome und Glioblastome; MARGUTH (1964a) stellt fest, es handle sich in

Tabelle 39. *Symptomatologie kindlicher Hirntumoren.*

Syndrom der infratentoriellen Raumbeschränkung

| | Kleinhirnwurm | Kleinhirnhemisphären | 4. Ventrikel | Hirnstamm |
|---|---|---|---|---|
| Kopfschmerzen | häufig, früh (Hinterhaupt, Nacken) | häufig, früh (Hinterhaupt, Nacken) | häufig, früh | früh |
| | Mitunter Zwangshaltung des Kopfes (Neigung, Drehung) | | | |
| Erbrechen | häufig | häufig, früh | früh, mitunter Erstsymptom | spät |
| Augensymptome | Stauungspapille früh, ev. Sehstörung, evtl. Nystagmus | Stauungspapille, Nystagmus (horizontal) | Stauungspapille, Nystagmus | Stauungspapille spät, evtl. Nystagmus (horizontal und vertikal) |
| Cerebelläre Symptome | Fallneigung, Rumpfataxie, Hypotonie, evtl. Dysmetrie | Extremitätenataxie, homolateral stärker, Hypotonie, Dysmetrie, Dysdiadochokinese | selten, evtl. Vertigo, Verlust des Lagesinns | selten, progressiv oder intermittierend, Vertigo |
| Motorische und /oder sensible Störungen | Nackensteife, evtl. Parästhesie der Nackenregion, Reflexveränderung, evtl. Pyramidenbahnzeichen, Tremor, Hör- oder Sprachstörung | Nackensteife, evtl. Paresen, Sensibilitätsstörung, Reflexveränderung, Pyramidenbahnzeichen | Nackensteife, evtl. Bauchschmerzen | Symptome von seiten der langen Bahnen, evtl. Bauchschmerzen |
| Hirnnervensymptome | V, VII, VIII, VI | V, VII, VIII, VI evtl. bulbäre Sprachstörung | VI, VII | III-VII evtl. Sprach- oder Schreibstörungen |
| Anfälle | tonische Streckkrämpfe („cerebellar fits") | tonische Streckkrämpfe („cerebellar fits") | tonische Streckkrämpfe („cerebellar fits") | selten |
| Endokrine und metabolische Störungen | keine, evtl. Kachexie | keine, evtl. spät | keine, evtl. Polyurie | keine, evtl. Pubertas praecox oder andere hypothalamische Funktionsstörungen |
| Psychische Störungen | häufig, Regression, Retardierung, besonders Bewußtseinstörung | häufig, Regression, Retardierung, besonders Bewußtseinstörung | selten | selten, evtl. Wechsel von Apathie und Bewegungsdrang |
| EEG | Diffuse Allgemeinstörung, evtl. beiderseits occipital betont | | | |
| ECHO | Erweiterung des 3. Ventrikels, Vergrößerung des Hirnmantelindex (mehr als 6 mm bzw. 2,3) | | | |

etwa 80% der Fälle um relativ benigne Geschwülste. Da sie allerdings häufig rezidivieren, ist ihre Prognose doch meist ungünstig (Pennybaker).

Für die Diagnose eines Großhirntumors geben Elektrencephalographie, Echoencephalographie und Röntgenleeraufnahme sowie Isotopenmethoden wertvolle Hinweise; die Lokalisation erfolgt durch Kontrastuntersuchung (Abb. 129).

Trotz lange bestehender lokaler Hirndruckzeichen wird die Diagnose oft erst bei Auftreten von Hirndrucksymptomen gestellt; so war bei Tönnis u. Borck jeder 5. kindliche Großhirntumor 6—15 Jahre nicht als solcher erkannt worden. Häufige Fehldiagnosen sind abdominelle Erkrankungen, Migräne, cerebrale

(In Anlehnung an DARGEON und UMBACH)

| Syndrom der suprasellären Raumbeschränkung | | | Syndrom der supratentoriellen Raumbeschränkung | |
|---|---|---|---|---|
| Sella und Chiasma | Zwischenhirn und Stammganglien | Mittelhirn | Großhirnhemisphären | Seitenventrikel |
| häufig, Stirnbereich und Augen | diffus, evtl. in Intervallen | häufig, diffus | spät, evtl. halbseitig | spät, evtl. in Intervallen |
| spät | häufig | häufig | spät | spät |
| Visusabnahme, Gesichtsfelddefekte, Optikusatrophie, Exophthalmus | | Stauungsapapille, Nystagmus (vertikal), Mydriasis, konjugierte Blicklähmung | Stauungspapille spät, evtl. homonyme Hemianopsie | Stauungspapille spät, evtl. Gesichtsfeldausfälle |
| evtl. Ataxie, Tremor, Hypotonie | häufig, Ataxie und andere cerebelläre Zeichen | häufig, Ataxie und andere cerebelläre Zeichen | selten | selten |
| selten, evtl. Lähmungen, Pyramidenbahnzeichen, evtl. Bauchschmerz | Gekreuzte Störungen der langen Bahnen, Extremitätenschwäche; verschiedene Hyperkinesen Hemianästhesie | Mittelhirnsyndrom | halbseitig, Reflexdifferenz, Extremitätenschwäche, Spastik, Adiadochokinese, Hyp-, Parästhesien | Halbseitensymptome verschiedener Art |
| I—IV, VI | selten | III, IV, VI, konjugierte Blicklähmung | evtl. II, VI, VII (unterer Ast) | selten |
| selten | selten, evtl. Tonusverlust, Absencen | selten, evtl. „cerebellar fits" | frühfokal (kontralateral), generalisiert, evtl. Absencen, Uncinatusanfälle | selten, generalisiert oder fokal |
| Fett- oder Magersucht, Zwergwuchs, evtl. Pubertas praecox, Diabetes insipidus. Hyperthermie, Glykosurie, Polyphagie usw. | | evtl. Pubertas praecox | selten | selten |
| Aufmerksamkeitsstörung, Somnolenz, Schlafneigung, Stumpfheit, manische Zustände, Retardierung der affektiven Reife | | selten, evtl. Regression und Retardierung | spät, progrodient, Verlangsamung, Merkschwäche, evtl. Aphasie, Agnosie, Apraxie u.ä. | |
| Verlangsamung beiderseits., besonders temporal | | | Herdbefund ($\delta$-Fokus), evtl. hypersynchrone Potentiale | |
| Normalbefund, evtl. Vergrößerung der Seitenventrikel, evtl. medianer Tumorkomplex | | | Verschiebung der Mittelstrukturen, evtl. „Tumorecho" | |

Kinderlähmung, Sinusitis, Epilepsie, Geburtstrauma, Encephalitis.

Die operative Therapie muß immer versucht werden. Nicht in jedem Falle gelingt aber die Entfernung des Tumors; auch druckentlastende Maßnahmen können die Überlebenszeit deutlich verlängern. Eine Röntgenbestrahlung sollte erst nach histologischer Sicherung der Diagnose erfolgen, nur in Ausnahmefällen bei inoperablen Tumoren ohne bioptische Untersuchung durchgeführt werden. Paretische und aphatische Erscheinungen als Folge der Operation bilden sich meist rasch zurück. Prä- und postoperativ sollte mit Antikonvulsiva behandelt werden, da sich häufig Anfälle einstellen.

Tabelle 39

Syndrom der infratentoriellen Raumbeschränkung

| | Kleinhirnwurm | Kleinhirnhemi-sphären | 4. Ventrikel | Hirnstamm |
|---|---|---|---|---|
| Röntgenbild | Vergrößerung der Schädelmaße, Nahtdehiszenz, Druckveränderungen an Sella und Kalotte | | | |
| Szintigraphie | Aussagemöglichkeiten beschränkt | | | |
| Angiographie | Carotisangiographie: Ausweitung des Anteriorbogens, gespannte Gefäße als Hinweis auf Hydrocephalus internus; Vertebralisangiographie: Verdrängung, selten Tumoranfärbung | | | |
| Pneumencepha-lographie | Ventrikulographie mit Luft und positivem Kontratsmittel: Hydrocephalus des 1.—4. Ventrikels, mitunter 4. Ventrikel nicht dargestellt, evtl. Tumorkontur im 4. Ventrikel; Aquaedukt nach vorn- oben verschoben bzw. geknickt. Genaue Lokalisation, aber keine Artdiagnose möglich | | | |

*Tumoren der Ventrikel.* 41% der kindlichen Hirntumoren erlangen Beziehung zum Ventrikelsystem (Gerlach et al.); bei Erwachsenen sind es nur 12,5% (Laubichler u. Koos). Lage, Ausgangspunkt und Beziehung zum Ventrikel sind unterschiedlich. Oft kommt es zur Behinderung der Liquorpassage und damit zu intrakranieller Drucksteigerung; die Tumoren können aber auch lange Zeit symptomlos bleiben.

Bei Tumoren der Seitenventrikel kann die Drucksteigerung durch Entstehen eines Ventilmechanismus anfallsweise auftreten mit psychischen Erscheinungen, Krampfanfällen, Halbseitensymptomen, Gesichtsfeldausfällen. Aphatische Störungen sind bei paraventriculärer Ausdehnung des Tumors zu beobachten.

In den Seitenventrikeln werden Ependymome, Plexuspapillome, einwachsende Astrocytome, Spongioblastome, Glioblastome, selten Sarkome oder Metastasen von Medulloblastomen beobachtet (Lakke). Die Diagnose wird mit Hilfe der Pneumencephalographie oder Ventrikulographie gestellt; zusätzliche Information bringt die Angiographie.

Tumoren des 3. Ventrikels s. S. 258; Tumoren des 4. Ventrikels s. S. 255.

## Differentialdiagnose

Die Deutung der Frühsymptome eines Hirntumors ist schwierig, wenn nicht eindeutig Zeichen des vermehrten intrakraniellen Drucks zu erkennen sind. Kopfschmerzen, Erbrechen, Sehstörungen oder psychische Auffälligkeiten können verschiedene Ursachen haben, welche wegen ihrer größeren Häufigkeit zunächst ausgeschlossen werden müssen.

In jedem Verdachtsfall sind neben gründlicher klinisch-neurologischer Untersuchung auch Funduskontrolle, Röntgenaufnahme des Schädels, Echo- und Elektroencephalographie sowie Hirnszintigraphie durchzuführen (Tabelle 39); die Indikation für Kontrastmethoden ist streng zu stellen, da ein im Frühstadium des Tumors erhobener negativer Befund zu folgenschweren Fehlschlüssen Veranlassung gibt; es sei in diesem Zusammenhang darauf hingewiesen, daß eine „rechtzeitige Diagnose" nicht immer frühzeitig gestellt werden kann. Wie wichtig es für die Erkennung eines Hirntumors aber ist, überhaupt daran zu denken, wird von vielen Autoren betont (Ingraham u. Matson u.a.). Nach Redlich et al. ist bei etwa der Hälfte der Fälle die Diagnose bis zu 1 Jahr verzögert.

*Angeborene Fehlbildungen* können zu intrakranieller Drucksteigerung führen, wenn sie die Liquorzirkulation verlegen (Arnold-Chiari-Syndrom, Dandy-Walker-Syndrom, Aquäduktstenose usw.) oder zu Blutungen führen (Aneurysmen, diffuse Angiome usw.). Klärung bringt die neuroradiologische Untersuchung.

*Traumatische Läsionen* (Schädel-Hirn-Trauma usw.) sind durch die Anamnese meist eindeutig von Tumoren abzugrenzen; allerdings kann ein leichter

(Fortsetzung)

| Syndrom der suprasellären Raumbeschränkung | | | Syndrom der supratentoriellen Raumbeschränkung |
|---|---|---|---|
| Sella und Chiasma | Zwischenhirn und Stammganglien | Mittelhirn | Großhirnhemisphären Seitenventrikel |
| Kalkstippchen suprasellär, Ballonierung oder Destruktion der Sella, Erweiterung des Foramen opticum | evtl. Sellaveränderungen | evtl. Kalkschatten in der Pinealisregion | grobfleckige Kalkschatten, umschriebene Kalottenveränderung, Schädelasymmetrie |
| Aussagemöglichkeiten gering | | | Darstellung des Tumors möglich |
| Verschiebung von Anterioranfang und Carotissiphon | evtl. Hydrocephalusbild (weiter Anteriorbogen, ausgespannte Gefäße) | | Verschiebung von arteriellen und venösen Mittelstrukturen auf die Gegenseite; Verdrängung von Gefäßen; evtl. Tumoranfärbung |
| Defektfüllung des 3. Ventrikels oder der Basalzisternen | Ventrikulographie (Luft und Tomographie): Hydrocephalus der Seitenventrikel, fehlender 3. Ventrikel, Verschiebung des Aquaedukts nach hinten (Tumorausdehnung) | | Form- und Lageveränderungen der Ventrikel |

Unfall auch das erste Symptom einer Hirngeschwulst sein. Sub- und epidurale Hämatome treten selten als Tumorfolge auf.

*Entzündliche oder toxische Erkrankungen des Zentralnervensystems* stellen besonders schwierige differentialdiagnostische Probleme: Stammhirnencephalitiden oder andere Virus-Meningoencephalitiden, tuberkulöse Meningitiden, toxische Encephalopathien (Blei) oder degenerative Erkrankungen können mit großen Anfällen, Hirndruckzeichen oder ataktischen Erscheinungen einhergehen (BUCHANAN, 1957). Die akute cerebelläre Ataxie (Cerebellitis), die bei Kindern nicht selten im Anschluß an bakterielle oder Virusinfektionen auftritt, täuscht einen Tumor der hinteren Schädelgrube vor; eine Kleinhirnataxie kann auch mit der Chorea minor verwechselt werden. Als Nebenwirkung antikonvulsiver Therapie (vor allem bei Hydantoinpräparaten) werden Kleinhirnsymptome (Ataxie, Nystagmus) beobachtet. Hirnabscesse sind durch Anamnese und Nachweis entzündlicher Erscheinungen zu erkennen, während sie im übrigen eine Tumorsymptomatik verursachen. Oft wird die Diagnose erst bei der Operation gestellt (GROTE u. DÜX). Besonders schwierig ist die Erkennung von Kleinhirnabscessen (KÜLZ u. DITTMER); die Patienten sind in ihrem Allgemeinzustand stark beeinträchtigt, was allerdings auch bei Medulloblastomen beobachtet wird. Eine Sinusthrombose kann auf Grund der Anamnese erschlossen, meist auch angiographisch nachgewiesen werden.

Als Folge von Entzündungen oder als angeborene Störungen sind die Arachnoidealcysten aufzufassen, die tumorähnliche Symptome verursachen. Bei entsprechender Lokalisation zeigt sich im Echoencephalogramm eine Verdrängung der Medianstrukturen sowie ein „echofreier Raum" im Bereich der Cyste (BERKMEN et al.; VIGOUROUX et al.).

Tuberkulome werden heute kaum mehr gesehen, während sie noch vor etwa 50 Jahren fast die Hälfte der raumfordernden intrakraniellen Prozesse umfaßten. Im großen Material von KRAUS u. KOOS finden sich lediglich 7 Fälle, alle infratentoriell gelegen. Andere Granulome, wie Gummen, Cysticerken, Echinokokken oder eosinophile Granulome sind in Einzelfällen beobachtet worden; dies gilt auch von Pilzinfektionen, die zu Hirndruckzeichen führen.

Die multiple Sklerose kommt im Kindesalter selten vor; eine subakute sklerosierende Encephalitis (VAN BOGAERT u. a.) ist durch Verlauf und charakteristischen elektroencephalographischen Befund meist unschwer abzugrenzen.

*Vasculäre Störungen* als Folge von Gefäßmißbildungen, bei Nierenerkrankungen (Hypertensionsencephalopathie), nach Insolation usw. führen zu akuter Hemiplegie, zu Anfällen und Hirndruckzeichen (vgl. ISLER, 1969; KOCH, Bd. VIII/1, S. 494).

*Pseudotumor cerebri* oder benigne intrakranielle Drucksteigerung unklarer Ursache s. S. 283.

Nicht immer wird bei Hirntumoren ein langsam-progredienter Verlauf beobachtet; schubweise Besserung bis zu völliger Symptomfreiheit kommt vor und kann zu folgenschwerer Fehldeutung führen (vgl. SARKARI u. BICKERSTAFF).

## Allgemeine Bemerkungen zur Therapie

Rasche Klärung der intrakraniellen Drucksteigerung durch entsprechende diagnostische Maßnahmen ist bereits der erste Schritt zu ihrer Behandlung. Ist ein raumfordernder Prozeß nachgewiesen, muß das weitere Vorgehen in engem Einvernehmen mit dem Neurochirurgen und dem Radiologen festgelegt werden. So ist im Einzelfall zu entscheiden, ob operatives Eingreifen die besten Aussichten bietet, oder ob nur konservative Maßnahmen (Röntgenbestrahlung, Cytostatica) möglich sind. Selten wird man sich dazu entschließen müssen, auf jede Therapie zu verzichten; oft sind durch druckentlastende Maßnahmen wenigstens die Beschwerden der Patienten zu lindern.

Für die Indikationsstellung zur Operation und die Art des Eingriffes sind Ausdehnung, Lokalisation, Begrenzung und Verhalten des Tumors wesentlich, aber auch Zeitpunkt der Diagnose und Zustand des Patienten. Koos bezeichnet heute nur noch etwa 8% der Hirntumorpatienten als inoperabel, Umbach spricht von 20%. Als Ziel der Operation nennt Sugar Biopsie und Sicherung der Diagnose, Druckentlastung und Tumorentfernung.

Selbst bei ungünstigem Sitz kann eine Lebensverlängerung oder Minderung der Beschwerden durch Entlastungs- bzw. Ableiteoperationen erreicht werden (Umbach u.a.). Im allgemeinen wird die totale Entfernung des Tumors, zumindest aber seine Verkleinerung angestrebt (Weber u.a.). Die Operationsletalität ist von Sitz und Art des Tumors wesentlich beeinflußt (Bailey); sie beträgt 2—10% (Matson, 1964b; Odom et al.; Umbach u.a.).

Das Operationsrisiko kann durch entlastende Therapie entscheidend verringert werden: Einschränkung der Flüssigkeitszufuhr, entwässernde Maßnahmen, Osmotherapie (Sorbit, Mannitol usw.), Gabe von lytischem Cocktail oder Corticosteroiden, Normalisierung von Atmung, Temperatur, Blutdruck, Ausgleich von Störungen des Säure-Basen- und Elektrolythaushaltes, Abkühlung. Durch Ventrikeldrainage ist oft rasche Besserung zu erzielen.

Während die operative Therapie Aufgabe des Neurochirurgen ist, obliegt dem Pädiater vielfach die prä- und postoperative Betreuung der Patienten (Schulte). Dabei spielen sorgfältige Überwachung und Ausgleich des Flüssigkeits- und Elektrolythaushaltes, Substitution endokriner Störungen, nicht zuletzt aber die psychische Betreuung des Patienten und seiner Eltern eine besondere Rolle (Odom et al., u.a.). Die als Folge der Operation verbleibenden neurologischen oder psychischen Störungen können gerade im Kindesalter weitgehend ausgeglichen werden, erfordern aber den Einsatz aller rehabilitativen Möglichkeiten.

Bei Tumoren, die bereits präoperativ zu Anfällen geführt haben, sollte schon vor der Operation mit einer antikonvulsiven Therapie begonnen werden; eine prophylaktische Behandlung wird allgemein bei Großhirntumoren empfohlen, wobei das spätere Absetzen der Medikamente vom klinischen und elektrencephalographischen Befund abhängt.

Der Erfolg von *Röntgenbehandlungen* im Kindesalter ist schwer zu beurteilen; größere Übersichten dazu liegen nicht vor. Im allgemeinen vertragen Kinder die Strahlentherapie besser als Erwachsene (Hoch). Die Toleranz des normalen Hirngewebes begrenzt die Möglichkeiten, wie andererseits die Tumorart von Bedeutung ist: Etwa $^1/_3$ der kindlichen Hirngeschwülste sind strahlensensibel, besonders Medulloblastome, Ependymome, Plexuspapillome, Glioblastome, Sarkome und Hypophysenadenome, bei geeigneter Technik auch Kraniopharyngeome sowie Tumoren im Pinealisgebiet und Stammhirn. Allgemein werden 3000 bis 5000 r innerhalb 4—6 Wochen verabreicht (vgl. Poppe). Die Kombination von Operation und Bestrahlung soll die Ergebnisse der Hirntumorbehandlung verbessern.

Die *cytostatische Therapie* hat bei Hirngeschwülsten noch keine überzeugenden Ergebnisse gebracht (Zanoni): Simon sah günstige Einwirkung von Endoxan auf Glioblastome, Lampkin et al. von Vincristin, Wilson u. Norrell von intrathecal appliziertem Methotrexat bei Medulloblastomen. Eine abschließende Beurteilung·ist jedoch nicht möglich (Gerlach et al., Shapiro u. Ausman). Selektive Anreicherung des Cytostaticum im Tumorgewebe konnte bisher nicht nachgewiesen werden. Bedeutsam ist dabei sicher die unterschiedliche Gefäßversorgung der Geschwülste. Die Anwendung von Cytostatica wird auch durch ihre Nebenwirkungen begrenzt; über „lokale" intraarterielle Applikation liegen noch kaum Erfahrungen vor (Sano).

Operation und Bestrahlung sind durch cytostatische Therapie nicht zu ersetzen. Eine Druckentlastung (Operation, dehydrierende Maßnahmen) ist auch schon deswegen notwendig, weil bei Therapie mit Strahlen oder Cytostatica die Druckerscheinungen zunehmen. Rezidive und Metastasen können aber in manchen Fällen durch eine bald nach der Operation einsetzende cytostatische Therapie, evtl. abwechselnd mit Röntgenbestrahlung vermindert werden.

### Prognose

Die Prognose der Hirntumoren wird bestimmt von Lokalisation und Art der Geschwulst, von Dauer der Anamnese bis zur Behandlung, sowie von Alter und Allgemeinzustand des Patienten bzw. den therapeutischen Möglichkeiten. Die Überlebenszeiten sind bei den einzelnen Tumoren verschieden, von Wochen bis zu Monaten oder Jahren (vgl. PIA, 1960). Dauerheilungen kommen vor, selten auch spontaner Stillstand des Geschwulstwachstums.

Nach OKONEK sind 30% der Hirntumoren heilbar; MATSON (1964b) sieht 45% der Geschwülste im Kindesalter als gutartig an und berichtet bei diesen von einer Heilungsquote zwischen 80 und 90%. Im Material von KEITH et al. lebten 13,3% der Patienten länger als 5 Jahre nach der Operation. BOUCHARD konnte bei der Behandlung von Gliomen im Kindesalter sogar Überlebenszeiten von mehr als 5 Jahren in 41% der Fälle feststellen.

So sind die Angaben unterschiedlich, aber auch schwer zu vergleichen. Die Rezidivneigung der Hirntumoren ist nach unvollständiger Entfernung groß (ZÜLCH, 1958), kann durch Röntgenbestrahlung und cytostatische Therapie aber vermindert werden. Metastasierung kommt bei einigen Tumorformen vor (Medulloblastom, Ependymom, Sarkom), meist auf dem Liquorweg, aber auch extracerebral.

## Spezieller Teil

Die systematische Einteilung der kindlichen Hirngeschwülste folgt einem histogenetischen Prinzip, welches unter Berücksichtigung biologischer Eigenarten des jeweiligen Tumors modifiziert wurde (ZÜLCH u. WOOLF). Damit ist eine auch für die Klinik befriedigende Klassifizierung geschaffen. Bestimmte Tumorarten, die im Kindesalter häufiger vorkommen als beim Erwachsenen, sollen besonders herausgestellt werden (Tabelle 40).

### Medulloblastom

#### Häufigkeit und Vorkommen.

Im Material ZÜLCHs machen Medulloblastome etwa 4% der Hirntumoren aller Altersklassen aus. 20% wurden vor dem 20. Lebensjahr, 0,8% später festgestellt; auch andere Autoren geben eine Häufigkeit von 18—20% an (CRAIG et al.; GERLACH et al.; MATSON, 1964b). Fast die Hälfte der Tumoren der hinteren Schädelgrube bei Kindern sind Medulloblastome, besonders zwischen dem 3. und 8. Lebensjahr (FORD; GERLACH et al.), bei Knaben 2—4mal häufiger (CUSHING; GERLACH et al.; MARSDEN u. STEWART; ZÜLCH, 1958). Die Tumoren wurden auch bei Neugeborenen (BELAMARIC u. CHAU; KING) und Säuglingen (HOOPER; SIMPSON et al.) beobachtet.

**Lokalisation und Pathologie.** BAILEY u. CUSHING stellten 1924/25 die Eigenart dieser Geschwülste heraus. ZÜLCH zählt das Medulloblastom zu den neuroektodermalen Tumoren. Diese Ansicht wird von GULOTTA u.a. bezweifelt; nach ihren Untersuchungen sprechen histologische Struktur, Lokalisation des Tumors und Verhalten seiner Zellen in der Gewebekultur (KERSTING) eher dafür, daß es sich um ein „overgrowth"-Sarkom handelt, um ein embryonales Sarkom des Cerebellum, das primär aus Mesenchymzellen der Leptomeningen entsteht und sekundär das Kleinhirn infiltriert. Demnach ist das Medulloblastom ein durch seinen Entstehungsmechanismus ortsgebundener, embryonal-mesenchymaler Tumor, der größte gewebliche Unreife mit höchst spezifischer Lokalisation vereint (GULOTTA). Es geht meist vom

Tabelle 40. *Bevorzugte Lokalisation der wichtigsten Hirntumoren.* (Nach FORD)

| Lokalisation | Tumorart |
| --- | --- |
| Cerebellum | Medulloblastom, Kleinhirnspongioblastom (sog. Kleinhirnastrocytom), Haemangioblastom |
| 4. Ventrikel | Ependymom, Plexuspapillom |
| Pons und Medulla | Spongioblastom, Astrocytom („diffuse Gliome") |
| Mittelhirn | Spongioblastom, Pinealom, Teratom |
| 3. Ventrikel | Ependymom, Plexuspapillom, Kolloidcyste |
| Hypothalamus und Chiasma | Spongioblastom, Kraniopharyngeom, Hypophysenadenome |
| Großhirnhemisphären | Astrocytom, Spongioblastom, Glioblastoma multiforme, Meningeom, Sarkom der Leptomeningen |
| Seitenventrikel | Ependymom, Plexuspapillom |
| Meningen | „Tumormeningitis", Medulloblastom, Sarkom, Plexuspapillom, Ependymom, Pinealom |

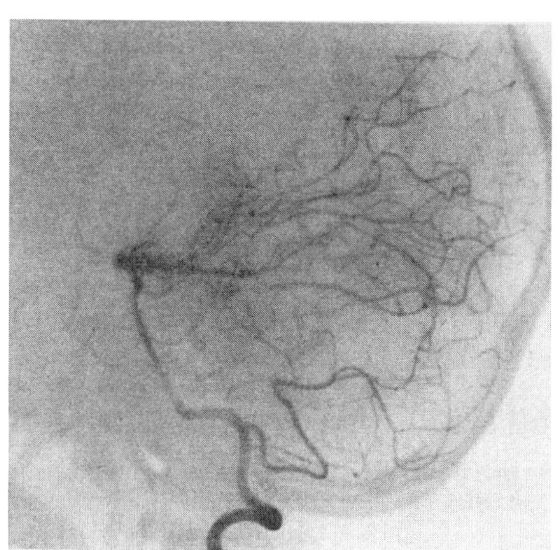

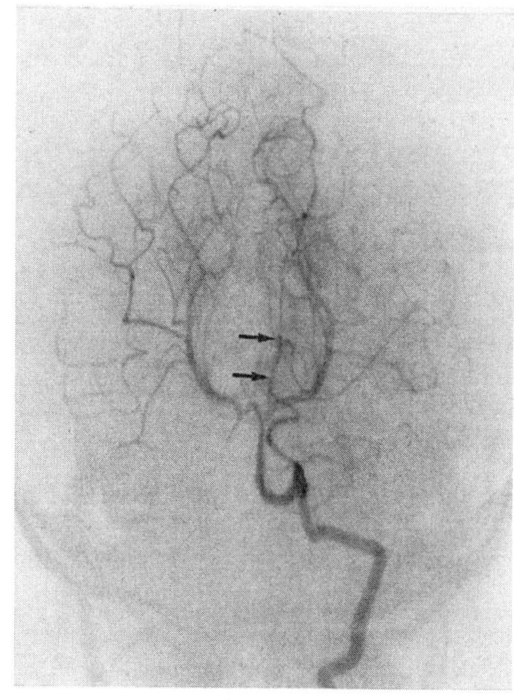

a

b

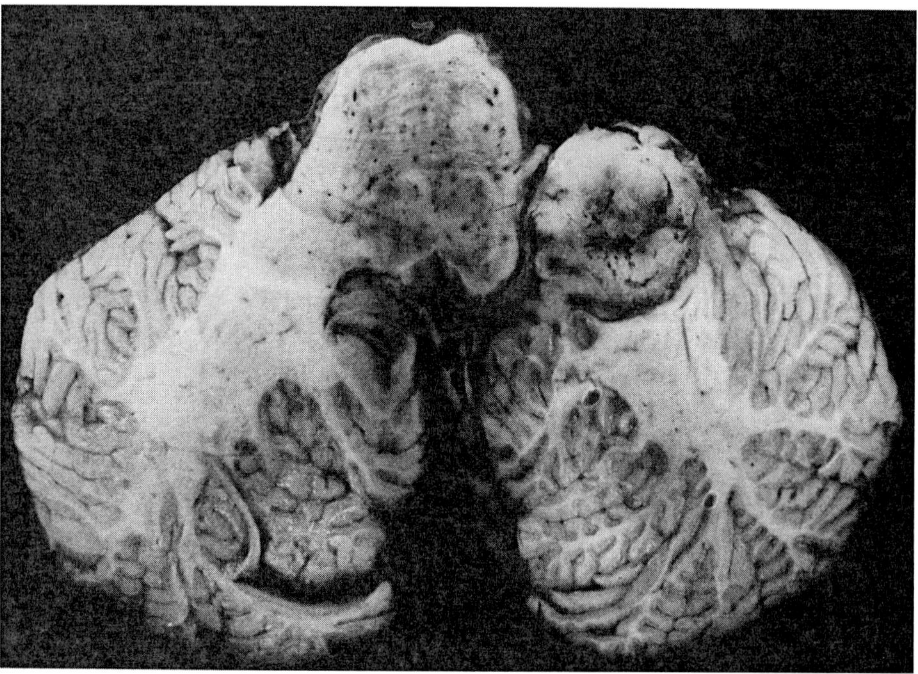

c

Abb. 130a—c. Medulloblastom im Kleinhirnbrückenraum bei einem 1,9 Jahre alten Jungen. Bei Luftwegsinfekt Erbrechen und Meningismus, Parese von N. abducens und facialis sowie Gaumensegellähmung rechts. Zunahme des Opisthotonus, Atemstörungen; Krankheitsverlauf 4 Wochen. Im Vertebralisangiogramm kaum Zeichen der infratentoriellen Drucksteigerung (a; Subtraktionsbild), geringe Verlagerung der A. cerebelli posterior inferior nach links (b; Pfeile). Kirschgroßer Tumorknoten im rechten Kleinhirnbrückenwinkel mit kleinen zentralen Nekrosen (c). (Max-Planck-Institut für Psychiatrie München)

Velum medullare posterius, vom Dach des 4. Ventrikels aus (86% der Fälle in der Medianlinie; MARSDEN u. STEWART) und dringt vom Kleinhirnwurm in die Kleinhirnhemisphären, gelegentlich auch zum Pons vor. Ob es ein Medulloblastom des Großhirns gibt (BODIAN u. LAWSON; GROTE u. RÖMER), ist umstritten.

Es wird eine dysembryogenetische Entstehung des Tumors diskutiert (GULOTTA u. a.); auf die mögliche Bedeutung genetischer Faktoren weisen Beobachtung von eineiigen Zwillingen (GRIEPENTROG u. PAULY) und Beschreibung von Geschwistererkrankungen hin (BELAMARIC u. CHAU; KJELLIN et al.).

Makroskopisch handelt es sich um einen wenig abgegrenzten, graurosa gefärbten, in der Konsistenz körnig-weichen Tumor („wie steifer Grießbrei", ZÜLCH, 1958), der gut vascularisiert ist und meist keine Cysten enthält. Histologisch werden groß- und kleinzellige Geschwülste sowie Mischformen unterschieden (GULOTTA). Der Tumor ist außerordentlich zellreich, das Cytoplasma spärlich, das Stroma gering ausgebildet. Es sind zahlreiche Mitosen sowie Kernzerfallstrümmer als Ausdruck eines lebhaften Wachstums zu beobachten. Die Zellen können in Form von „Pseudorosetten" oder Inseln angeordnet sein. Im pathohistologischen Bild wie auch im biologischen Verhalten ist das Medulloblastom mit den Retinoblastomen, Pineoblastomen und Neuroblastomen eng verwandt (ZÜLCH, 1958).

In etwa 10—20% der Fälle (FORD; GERLACH et al.) kommt es zur Metastasierung auf dem Liquorweg. Diese kann auch entgegen dem „Liquorstrom" erfolgen, so daß sich die Metastasen im Bereich des 3. Ventrikels oder Mittelhirns ansiedeln. Andererseits machten sich spinale Liquormetastasen in einigen Fällen bereits vor dem Primärtumor bemerkbar (TUTHILL). Fernmetastasen in Stützgewebe, Bindegewebe, Lungen und Leber wurden in Einzelfällen beobachtet (NEIDHARDT u. GREINACHER).

**Klinik.** Die zuerst meist uncharakteristischen Symptome beginnen nicht selten nach einer Kinderkrankheit oder einem Bagatelltrauma. Als Folge der Liquorblockade entwickelt sich ein Syndrom infratentorieller Raumbeschränkung mit rascher Progredienz: Erbrechen, meist morgens ohne Übelkeit, oft mit unbehaglichem Druck in der Nackengegend, Kopfschmerzen, Verhaltensänderung (Unkonzentriertheit, Spielunlust, Leistungsabfall). KRAYENBÜHL u. WEBER betonen, daß Abmagerung und Appetitlosigkeit häufig zu beobachten seien.

Bald stellen sich cerebelläre Ausfallserscheinungen ein mit Schwindel, Gangstörung, Standunsicherheit, Koordinationsstörungen, Schwäche der Extremitäten; Hirnnervenausfälle weisen auf eine Beteiligung des Pons hin. Selten entsprechen die ersten Symptome der Erkrankung denen eines Halsmarktumors.

Die *Anamnese* beträgt meist nur Tage oder Wochen, selten Monate (4—6 Wochen; INGRAHAM u. MATSON). Im Verlauf sind 3 Stadien zu erkennen (LAUSBERG, 1968a), die für Operationsindikation und Prognose bedeutsam werden: Im 1. Stadium bestehen Kopfschmerzen und Erbrechen bei beginnendem Hirndruck, leichte Koordinationsstörungen, Nystagmus, Hirnnervenausfälle, Stauungspapille, Nahtdehiszenz und Schädelschettern. Im 2. Stadium nehmen die Hirndruckzeichen zu, stehen die Lokalsymptome stärker im Vordergrund: Schwere Koordinationsstörungen, Hirnnervenausfälle, Nakkensteife, Schiefhaltung des Kopfes und Stauungspapille. Im 3. Stadium kommt es fast immer zu deutlichem Meningismus, zu Bewußtseinsstörungen und tonischen Streckkrämpfen („cerebellar fits").

Nur selten wird ein Wurmsyndrom vor Auftreten von Hirndruckzeichen gesehen (FALK u. HEPPNER); in wenigen Fällen waren keinerlei neurologische Symptome zu beobachten (BAILEY u. CUSHING).

Für die *Diagnose* bedeutsame Untersuchungen: Feststellen einer Vergrößerung des Kopfumfanges im Säuglings- und Kleinkindesalter; Erweiterung der Ventrikel bei der Echoencephalographie; Vertebralisangiographie (Abb. 130) mit möglicher Verlagerung der A. cerebelli posterior inferior; positive Ventrikulographie zur Lokalisation des Verschlusses der Liquorwege; Szintigraphie mit Spezialeinstellung der hinteren Schädelgrube. Auf die Lumbalpunktion muß wegen der Drucksteigerung meist verzichtet werden; sie bietet allerdings die Möglichkeit zu cytologischer Untersuchung und präoperativer Artdiagnose.

**Differentialdiagnose.** Das Kleinhirnspongioblastom ist präoperativ nicht mit Sicherheit abzugrenzen (vgl. ISLER, 1965); die Anamnesendauer gibt keinen verläßlichen Hinweis (TÖNNIS). Operative Freilegung und histologische Untersuchung sind notwendig, auch um das Medulloblastom von Sarkomen, Ependymomen, Plexuspapillomen sowie arachnitischen oder dysontogenetischen Cysten im 4. Ventrikel zu unterscheiden.

**Therapie.** Die Meinungen über die günstigste Behandlungsmethode des Medulloblastoms sind geteilt; zwar ist das Medulloblastom gut strahlensensibel, eine sichere Artdiagnose jedoch ohne bioptische Untersuchung nur in Einzelfällen mit der Liquorcytologie möglich. Die Behandlung wird deshalb meist kombiniert operativ-radiologisch erfolgen. Bei der Operation kann der Tumor nur selten vollständig entfernt werden; die Operationsletalität beträgt 15 bis 30%, als postoperative Überlebenszeit werden 12—15 (Zülch, 1958) bzw. 20 Monate (Lausberg, 1968a) angegeben. Die Röntgenbestrahlung des Medulloblastoms ist aussichtsreich: Vor Beginn der Strahlenbehandlung muß die Diagnose gesichert sein; Decker u. Hofmann empfehlen eine Probepunktion nach beschränkter, paramedianer Freilegung der hinteren Schädelgrube. Als Herddosis werden 3000—5000 r fraktioniert innerhalb von 4—6 Wochen gegeben (Aron u.a.); Herddosen unter 3000 r sind unzureichend, solche über 6000 r bringen keine besseren Ergebnisse (Jenkin; Lausberg, 1968a). Es muß sowohl eine Bestrahlung des Kleinhirns wie des gesamten Rückenmarks vorgenommen werden (Jenkin; Paterson u. Parr u.a.); diese spinale Liquorraumbestrahlung (Bailey) ist heute Routinemethode (6000 r in 10 Sitzungen; Gerlach et al.), während der Wert einer cerebralen Liquorraumbestrahlung noch nicht sicher zu beurteilen ist (Jenkin).

Eine cytostatische Therapie mit Vincristin (0,05 mg/kg), Actinomycin D (2,4 mg/m² in 8 Tagen; alle 2 Tage 0,6 mg), Endoxan (2 bis 5 mg/kg) oder Trenimon (0,05—0,1 g täglich) hat nur einen zeitlich begrenzten günstigen Effekt; Wilson u. Norrell konnten durch intrathecale Verabreichung von Methotrexat (0,25—0,35 mg/kg) vorübergehend Besserung erreichen.

Vielleicht sind die therapeutischen Möglichkeiten zu verbessern, wenn der Stoffwechsel der Tumorzelle bekannt und gezielt anzugreifen ist (Lausberg, 1968a).

Die Überlebenszeit hängt weniger von der Dauer der Anamnese, als vor allem vom Alter des Patienten ab; es wird von maximal 20% 3-Jahres-Heilungen berichtet (Lausberg, 1968a). Bei manchen Autoren sind die Ergebnisse besser; so sah Aron 35% 5-Jahres-Heilungen, 26% 10-Jahres-Heilungen. Allgemein muß die Prognose des Medulloblastoms im Kindesalter jedoch als ungünstig bezeichnet werden.

### Gliome

*Spongioblastome (einschließlich sog. Kleinhirnastrocytom)*

**Häufigkeit und Vorkommen.** Während sich im Gesamtmaterial von Zülch 7% Spongioblastome finden (davon 20% bei Kindern), geben verschiedene

Autoren (vgl. Aron) eine Häufigkeit von 18—30% an. Meist sind die Spongioblastome infratentoriell gelegen (16%; Gerlach et al.), seltener im Bereich des Großhirns (4%; Gerlach et al.). Ford bezeichnet das infratentoriell gelegene Spongioblastom als das häufigste und gutartigste Gliom des Kindesalters, welches meist im Alter zwischen 5 und 15 Jahren auftritt und etwa 30% der Geschwülste der hinteren Schädelgrube umfaßt (Matson, 1956); Mädchen werden etwas häufiger betroffen als Knaben (Gerlach et al.).

**Pathologie und Lokalisation.** Die Spongioblastome sind nach Zelltyp, Gewebearchitektur, Wachstumseigenschaften und biologischem Verhalten als eigene Geschwulstgruppe abzugrenzen; Zülch gründet darauf auch seine Meinung, das Kleinhirnastrocytom in diese Gruppe einzuordnen, da es mehr den Großhirnspongioblastomen als den entsprechenden Astrocytomen ähnele.

Infratentoriell gelegene Spongioblastome sind häufiger in den Kleinhirnhemisphären als im Kleinhirnwurm lokalisiert. In Pons und Hirnstamm kommen sie selten vor, wurden aber auch in der Umgebung des Aquädukts, im Boden des 4. Ventrikels und als Stiftgliome beobachtet.

Die Benignität dieser Tumoren ist wohl bekannt, weniger die Gründe dafür. Makroskopisch handelt es sich um meist cystische Geschwülste (80%), gut abgegrenzt, verhältnismäßig gefäßarm, mit einer neoplastischen Wand oder bindegewebiger Begrenzung und neoplastischem Tumorknoten. Solide Tumoren (18%) sind oft in der Mittellinie lokalisiert. Der Cysteninhalt (4—100 ml) besteht aus gelb-klarer Flüssigkeit mit hohem Eiweißgehalt, die nach der Entfernung gerinnt. Die Spongioblastome des caudalen Hirnstamms enthalten selten Cysten, zeigen eine nur geringe Wachstumstendenz und breiten sich oft als ,,diffuse Gliome" aus. — Histologisch zeigt das infratentoriell gelegene Spongioblastom ein mäßig zellreiches Gewebe von Netzstruktur mit reichlich ,,Fasern" (Rosenthalsche Fasern). Der Tumor ist gut abgegrenzt, gefäßarm und enthält zahlreiche Cysten; die Zellen sind in Zügen oder Wirbeln gelagert, Mitosen werden nicht beobachtet.

Die supratentoriellen Spongioblastome (etwa 18% dieser Tumoren, zu 60% in den Großhirnhemisphären) sind meist ventrikelnah lokalisiert, gehen von der Außenwand der Seitenventrikel aus und entwickeln sich zur Konvexität hin. Sie werden auch im Vierhügelgebiet, im Boden des 3. Ventrikels und im Fasciculus opticus angetroffen. Als scharf abgegrenzte, girlandenförmig abgesetzte, oft cystische Geschwülste wachsen sie verdrängend-infiltrativ und führen nicht selten zu Blutungen. Histologisch sind sie „neurinomartig" gebaut, mäßig zellreich, gefäßarm und zeigen ebenfalls Cysten.

Für die Entstehung der Spongioblastome wird eine kongenitale Ursache (CUSHING) bzw. dysontogenetische Ätiologie (MARBURG) diskutiert.

*Klinik des infratentoriell gelegenen Spongioblastoms (sog. Kleinhirnastrocytom).* Die Symptomatik ist durch ein Kleinhirnhemisphären- bzw. -wurmsyndrom beherrscht. Oft wird die Diagnose bei Erbrechen ohne Übelkeit und Gangunsicherheit lange Zeit nicht gestellt: Nystagmus kann fehlen, die Ataxie im Liegen nicht nachweisbar sein; Verhaltensstörungen werden nicht auf einen Tumor bezogen.

Bei der Klinikaufnahme ist in etwa 90% der Fälle eine Stauungspapille nachzuweisen, häufig auch Nystagmus. Spät stellt sich eine Abducensparese ein. In weniger als 10% der Patienten kommen Sprachstörungen, Kopfneigung, Nakkensteife, Ohrensausen und Taubheit oder „cerebellar fits" vor (GOL, 1963). Die Anamnese kann mehrere Jahre zurückgehen. Der Verlauf ist langsam, auch intermittierend mit symptomfreien Intervallen. Häufige Fehldiagnosen sind gastrointestinale Erkrankung, orthopädische Störung oder psychische Abnormität (MATSON, 1956).

Für die *Diagnose* wichtige Untersuchungen: Sehr häufig Druckzeichen als Ausdruck der langsam zunehmenden infratentoriellen Raumbeschränkung, mitunter Verkalkung im Röntgenbild; Ventrikelerweiterung im Echoencephalogramm; Hinweise im EEG nicht selten (80%); Vertebralisangiographie und positive Ventrikulographie; Szintigraphie.

**Therapie.** Bei einer sehr geringen Operationsletalität ist durch die Entfernung des Tumors in etwa 80—90% der Fälle Heilung zu erzielen (GERLACH et al.; MATSON, 1956); in 15—20% muß mit Reststörungen gerechnet werden. Röntgenbestrahlung ist nutzlos. Die Prognose des Kleinhirnspongioblastoms kann auch bei partieller Entfernung günstig gestellt werden; bei Rezidiven sind Reoperationen erfolgreich.

*Spongioblastom des caudalen Hirnstamms („Ponsgliom").* Die klinischen Symptome entsprechen dem Syndrom des caudalen Hirnstamms; Druckzeichen sind selten, durch pneumencephalographische Darstellung von

Aquädukt und 3. Ventrikel wird die Tumorlokalisation geklärt. Operative Behandlung ist kaum möglich; obwohl die Wirksamkeit der Röntgenstrahlen fraglich ist, kann eine Strahlentherapie versucht werden (vgl. S. 266).

*Das supratentoriell gelegene Spongioblastom* ist bei Knaben häufiger als bei Mädchen; Kleinkinder sind bevorzugt. Das Wachstum ist langsam, es entstehen Hirndruckzeichen sowie herdförmige Störungen (vgl. Syndrom der supratentoriellen Raumbeschränkung. S. 260).

Bei Lokalisation im Tractus opticus entsteht das Bild des Opticusglioms (S. 272).

Eine radikale Operation ist selten möglich, die Rezidivneigung der Tumoren groß, ihre Strahlenempfindlichkeit gering. Metastasen wurden nicht beobachtet.

### Oligodendrogliom

Oligodendrogliome sind in den beiden ersten Lebensdekaden selten (BERKHEISER), kommen am häufigsten um das 45. Lebensjahr vor (WEIR u. ELVIDGE). Im Gesamtmaterial von ZÜLCH umfassen sie 8,2% der Fälle und bevorzugen das männliche Geschlecht; GERLACH et al. fanden 1,4% unter ihren Patienten, GROTE u. RÖMER sogar 11,3% unter den Großhirntumoren des Kindesalters.

Die Tumoren sind meist im Großhirn (laterale Konvexität der Stirn- und Parietallappen, Temporallappen, oft subcortical) lokalisiert. Die Hirnwindungen werden durch den Tumor diffus aufgetrieben, es kann zum Eindringen in den Subarachnoidealraum und Verwachsen mit der Dura kommen. Im Kindesalter ist der Thalamus bevorzugt. Das Mittelhirn kann infiltriert sein, Vorkommen im Bereich der Seitenventrikel (MARSDEN u. STEWART) und Chiasmaregion wurde beobachtet.

Häufig sind Verkalkungen (MARTIN u. LEMMEN) in diesem „raumersetzenden Tumor" (MERREM); im histologischen Bild ist er gefäßreich, von „honigwabenartiger Struktur". Es finden sich Übergangsformen zum Glioblastom; spontane Liquormetastasen wurden beschrieben (GERLACH et al.).

Bei langsamem Wachstum und geringer Ödemneigung treten spät Druckzeichen auf; meist ist die Anamnese mit cerebralen Anfällen lang. Durch eine Massenblutung können die Symptome aber auch akut einsetzen. Im Röntgenbild werden mitunter band- oder girlandenförmige Verkalkungen (STUR u. GROH) beobachtet, die von solchen anderer Genese (Sturge-Weber-Syndrom, Toxoplasmose) abzugrenzen sind.

Bei vollständiger Lobektomie ist Heilung möglich; es kann aber auch zu Rezidiv oder diffuser Metastasierung kommen (BUSHE u. SCHOEN).

### Astrocytome

*Astrocytome des caudalen Hirnstamms.* Zusammen mit Spongioblastomen (selten auch Glioblastomen) dieser Gegend werden sie als „Ponsgliome" bezeichnet und infolge ihrer einheitlichen Symptomatik zusammengefaßt („Syndrom des caudalen Hirnstamms"). Sie umfassen etwa 15—20% aller Astrocytome (Bailey et al.; Lamm), 2,3% des Gesamtmaterials von Gerlach et al.; damit sind sie wohl der häufigste Tumor des Hirnstamms. Wahrscheinlich im dorsoparamedialen Bereich des Pons (Höhe des Colliculus facialis; Huang) entstanden, dehnen sie sich nach lateral-ventral und nach rostral-caudal hin aus. Befallen werden Pons, Mesencephalon und Medulla, oftmals in Form einer „Gliahypertrophie" („diffuses Gliom", „Gliome muqueux", Gliomatose); das histologische Bild ähnelt dem der Astrocytome anderer Lokalisation; die Tumoren wachsen langsam infiltrativ-expansiv und sind semibenigne, bedingen durch ihre Lokalisation aber eine infauste Prognose.

Bei der unterschiedlichen Ausdehnung dieser Geschwülste entstehen verschiedenartige, mannigfaltige neurologische Symptome: Zuerst tritt eine Abducensparese auf, dann eine Facialislähmung; bei Ausdehnung nach rostral hin werden N. oculomotorius und N. trochlearis befallen, bei Ausdehnung zur Medulla hin besonders der N. glossopharyngicus, bei Ausdehnung nach lateral N. trigeminus, N. facialis und Nucleus ambiguus (Schlundmuskulatur) sowie Nucl. dorsalis ni. vagi; es treten auch verschiedene Mittelhirnsyndrome und Blicklähmungen auf. Intermittierender Verlauf ist gerade bei diesen Tumoren häufig (Sarkari u. Bickerstaff); der Tod kann durch Hirnstammversagen oder interkurrente Infektionen eintreten, noch bevor sich Hirndruck entwickelt hat (Matson, 1964 b).

Die Lokaldiagnose wird durch Kontrastuntersuchung gesichert; typisch ist die Verlagerung oder Abknickung des Aquädukts nach dorsal ohne Seitenverschiebung. Differenzierung von entzündlichen oder chronisch-degenerativen Prozessen kann im Einzelfall außerordentlich schwierig sein.

Die Ponstumoren sind einer operativen Therapie nicht zugänglich. Oft muß die Röntgenbestrahlung ohne histologische Diagnose eingeleitet werden. Sie kann zu Remissionen führen, obwohl die Tumoren wenig strahlensensibel sind. Durch Shuntoperationen wird bei Aquäduktverschluß eine Entlastung erreicht.

*Sog. Kleinhirnastrocytom (s. unter Spongioblastom, S. 271).*

*Großhirnastrocytom.*
Die Astrocytome des Großhirns (80% supratentoriell, 75% in den Großhirnhemisphären) umfassen etwa 10—12% aller kindlichen Hirntumoren (Gerlach et al.; Grote u. Römer) und sind in der 2. Lebensdekade häufiger, besonders bei Knaben

(Bushe u. Schoen). Im Gesamtmaterial von Zülch betragen sie 6—7% mit einem Gipfel um das 35. Lebensjahr.

Die Tumoren sind im Bereich der Konvexität lokalisiert, vor allem frontal, temporal und zentroparietal, reichen meist bis in die Seitenventrikel. Bei Kindern liegen sie oft intraventriculär oder vorwiegend intraventriculär (35%; Gol, 1962), nicht selten auch im Bereich des Hypothalamus und der Basalganglien (Bodian u. Lawson). Vom Septum pellucidum aus können sie als „Schmetterlingsgliom" in beide Hemisphären einwachsen.

Makroskopisch handelt es sich um weißliche, gut abgegrenzte, solid-harte oder cystische Tumoren von speckig-knorpeliger Beschaffenheit, diffus infiltrierend, mitunter pilzförmig abgegrenzt. Histologisch wird ein fibrillärer, protoplasmatischer und gigantocellulärer Typ unterschieden (Zülch, 1958) und in verschiedene Malignitätsgrade eingeteilt (Kernohan et al.); nach Gol sind etwa 50% der Tumoren maligne, andere Autoren geben 10—12% an; Metastasen kommen vor, die Rezidivneigung nach operativer Entfernung ist groß.

Klinisch machen sich meist zuerst Hirndruckerscheinungen bemerkbar; in etwa 80% der Fälle wird eine Stauungspapille bei der Aufnahme festgestellt (Gol, 1962). Der Tumor kann aber erhebliche Größe erreichen, bevor sich Reiz- oder Ausfallserscheinungen (Anfälle, Schielen, Diplopie, Paresen, Ataxie) einstellen. Veränderungen im EEG und bei der Röntgenleeraufnahme sind häufig. Eine Tumorblutung kann zu akuten Erscheinungen führen (Isler, 1969).

Die Dauer der Anamnese ist gewöhnlich lang (1—5 Jahre; Bushe u. Schoen), der Verlauf der Erkrankung gerade im Kindesalter erstaunlich gutartig (Gol, 1962).

Operative Therapie bringt vor allem bei cystischen Tumoren Erfolg; Röntgenbestrahlung kann versucht werden.

*Opticusgliom (Astrocytom oder Spongioblastom)*

Es besteht Einigkeit darüber, daß die Opticustumoren reife benigne Gliome sind; unterschiedlich sind jedoch die Angaben, ob sie den Astrocytomen oder den Spongioblastomen zuzurechnen sind (Gerlach et al.); es soll deshalb nur von „Opticusgliomen" gesprochen werden.

Sie treten im Kindesalter häufig auf (75% der Opticusgliome; Matson, 1964 b); im Material von Martin u. Cushing umfassen sie 0,84%, bei Taveras et al. 1,7%, bei Fowler u. Matson, welche nur Kinder berücksichtigen, sogar 5,1% aller Hirngeschwülste.

In der Altersverteilung findet sich ein Gipfel zwischen dem 2. und 6. Lebensjahr, Vorkommen bei Neugeborenen und Säuglingen ist beschrieben (CHUTORIAN et al.). Angaben über die Geschlechtsverteilung sind unterschiedlich, nach BUSHE u. SCHOEN werden Mädchen bevorzugt.

Daß angeborene Disposition für die Entstehung dieser Tumoren eine Rolle spielt, zeigt Vorkommen bei Neurofibromatose oder kongenitales Auftreten.

Die Geschwülste betreffen den Nervus opticus oder das Chiasma; sie können sich sowohl nach orbital wie intrakraniell ausdehnen und in den Hypothalamus einwachsen. Morphologisch sind sie gutartig, bei intrakraniellem Vorkommen allerdings durch die Lokalisation maligne.

Beim Gliom, das bevorzugt den Nervus opticus befällt, tritt zuerst einseitiger Exophthalmus auf mit Bewegungsstörung und Stauungspapille des betroffenen Auges. Die Anamnese ist meist kurz. Bei der Spezialaufnahme des Foramen opticum wird eine einseitige Erweiterung festgestellt. Hirndruckzeichen fehlen.

Beim Chiasmagliom ist die *Anamnese* meist länger (bis zu 6 Jahre); zuerst fallen Sehstörungen und irreguläre Gesichtsfeldausfälle auf; Nystagmus und Strabismus kommen vor, Fundusveränderungen sind nahezu obligat. Durch Ausdehnung in den Hypothalamus und Blockade des Foramen Monroe können sich Hirndruckzeichen einstellen. Hemiparesen oder endokrine Störungen (Polyurie, Polydipsie, Adipositas) bzw. vegetative Erscheinungen (Somnolenz, Blutdruckabfall, Grundumsatzsenkung, Hyper- oder Hypothermie) sind selten. Das Röntgenbild ist bei fast allen Patienten mit intrakraniellem Opticusgliom pathologisch: Neben der Erweiterung des Foramen opticum (86% der Fälle von Opticusgliom, 69% der Fälle von Chiasmagliom; CHUTORIAN et al.) werden Sellaveränderungen beobachtet (57% der Fälle von Chiasmagliom: J-Form der Sella, Arrosion des vorderen Clinoidfortsatzes). Im Pneumencephalogramm kann der suprasellär gelegene Tumor dargestellt werden.

Für die *Therapie* hat sich am besten eine transfrontale Freilegung bewährt (FOWLER u. MATSON), bei der Orbita und Chiasmagegend revidiert werden können. Mitunter wird in zweizeitigem Vorgehen zunächst der intrakraniell gelegene Tumor reseziert, dann der Bulbus. Auch beim orbital lokalisierten Opticusgliom sollte in jedem Fall eine intrakranielle Exploration durchgeführt werden. Die Überlebenszeiten



betragen 1—8 Jahre (MATSON, 1964b); sie sind durch Röntgenbestrahlung wohl nicht zu verlängern, aber auch schwer zu beurteilen, da die Tumoren einen unterschiedlichen Spontanverlauf haben. Die Prognose ist gut, solange die Geschwulst nur auf den Opticus beschränkt ist.

## Glioblastoma multiforme („malignes Glioblastom")

Diese schnellwachsenden, malignen Geschwülste sind im Kindesalter selten. KEITH et al. sowie FORD beobachteten sie in 9% (Kleinkinder 5%, späteres Kindesalter 11%), ROMODANOV bei 6% ihrer Fälle.

Makroskopisch bieten die landkartenartig begrenzten Tumoren ein „buntes Bild" durch Blutungen und regressive Vorgänge. Sie sind wachstumsaktiv und von einem starken Begleitödem umgeben, infiltrieren und neigen zu Rezidiven. Metastasierung kommt vor. Histologisch werden kleinzellige, spindelzellige und riesenzellig-polymorphe Typen unterschieden (ZÜLCH, 1958). Sie sind stark vascularisiert und können kleine Cysten enthalten. Gerade im Kindesalter ist die histologische Zuordnung nicht einfach (ESCALONA-ZAPATA).

### Glioblastom des caudalen Hirnstamms

Im Material von GERLACH et al. umfassen sie 10% aller Gliome, 0,5% des Gesamtmaterials. Sie breiten sich in Brücke, Mittelhirn und Vierhügelregion aus und können früh zu Hirndruckerscheinungen führen. Trotz guter Strahlenempfindlichkeit ist die Prognose ungünstig.

### Supratentoriell gelegene Glioblastome

Sie liegen vor allem in den Großhirnhemisphären (80%), umfassen etwa 5% der Gliome (GERLACH et al.), sind meist frontal und parietal, selten occipital oder in den Stammganglien lokalisiert, kommen auch als Schmetterlingsgliom vor. Die Ausbreitung erfolgt vor allem subcortical; multilokuläres Wachstum wird beobachtet.

Die Anamnese ist selten länger als 1—2 Monate. Hirndruckzeichen stehen im Vordergrund. Die Kinder sind bei der Klinikaufnahme meist bewußtseinsgetrübt und nackensteif (BUSHE u. SCHOEN); Krämpfe, psychische Veränderungen, Sprachstörungen, Apraxie und Halbseitensymptome werden beobachtet. Apoplektischer Beginn durch Blutung in den Tumor ist nicht selten (ISLER, 1969).

Operativ sind die Geschwülste mitunter vollständig zu entfernen, oft ist jedoch nur eine Dekompression möglich. Postoperative Röntgenbestrahlung und Chemotherapie sollten versucht werden. Wegen der Rezidivneigung ist die Prognose trotz aller Bemühungen ungünstig.

### Ependymom

**Häufigkeit und Vorkommen.** Ependymome sind im Kindesalter häufiger als beim Erwachsenen; entsprechende Angaben lauten 4,7% (Kornjanskij), 11% (Craig et al.; Gerlach et al.) und 13,2% (Diemath; Grote u. Römer). Im Gesamtmaterial von Zülch beträgt die Häufigkeit 4,3%. Knaben sind öfter betroffen als Mädchen (Gerlach et al.; vgl. dagegen Zülch, 1958), ein Altersgipfel liegt zwischen dem 2. und 5. Lebensjahr (Gerlach et al.), nach Ford beträgt das Durchschnittsalter 13 Jahre. Vorkommen bei Neugeborenen und Säuglingen wurde beschrieben (Klein; Krohn u. Hjelt; Luyendijk u. Staal; Maisel u. Lamm).

**Lokalisation und Pathologie.** Der neuroepitheliale Tumor (Paragliom; Zülch, 1958) geht vom Ependym aus, liegt also im Bereich der Seitenventrikel bzw. der angrenzenden Großhirnhemisphären, im 3. oder 4. Ventrikel und im Spinalkanal. Zülch gibt als häufigste Lokalisation den 4. Ventrikel an, Tönnis u. Borck die Seitenventrikel; von manchen Autoren wird das infratentorielle Ependymom häufiger gesehen als das supratentorielle (vgl. Bittmann).

Die infratentoriellen Ependymome haften oft am Boden der Rautengrube (Gegend des Calamus scriptorius) und breiten sich nach cranial oder caudal bzw. zum Recessus lateralis (Kleinhirnbrückenwinkel; Chusid et al.) hin aus. Supratentorielle Ependymome kommen am häufigsten frontal und parietal, seltener occipital und temporal vor (Bushe u. Schoen; Gerlach et al.). Makroskopisch handelt es sich um fleischig-körnige, „blumenkohlartige" (Zülch, 1958), gelappte, knotige, solide oder cystische, graurote Tumoren, welche verdrängend wachsen. Histologisch bieten sie ein isomorphes Bild („tiger- oder leopardenfellähnlich") mit „Rosetten" und Ependymschläuchen, Nekrosen, Mikrocysten, Verkalkungen und Mitosen. Es sind ein cellulärer, papillärer, epithelialer Typ sowie maligne Übergangsformen unterschieden worden (Marsden u. Stewart). Metastasen in die inneren und äußeren Liquorräume kommen vor, Fernmetastasen wurden beobachtet (Hesselvik u. Tygstrup). Kricheff et al. klassifizieren die Ependymome der hinteren Schädelgrube nach ihrer Ausdehnung und dem Einwachsen in angrenzende Hirnsubstanz.

**Klinik.** Die Tumoren wachsen langsam. Erbrechen kann bei Sitz in der Rautengrube das erste Symptom sein und ist dann als Lokalzeichen zu werten. Häufiger treten zuerst Hirndruckzeichen auf sowie ein „Syndrom des 4. Ventrikels" oder „Wurmsyndrom"; nicht selten ist gerade im Kindesalter das Einwachsen in den Kleinhirnbrückenwinkel. Bei supratentoriellem Sitz ist das „Syndrom der Ventrikeltumoren" zu beobachten.

Die Anamnese beträgt Monate, selten 1 Jahr (Durchschnitt 5,5 Monate; Bushe u. Schoen). Der Verlauf ist meist rasch progredient.

Im Röntgenbild sind relativ dichte Verkalkungen nicht so selten (10%; Gerlach et al.; Fincher); besonders eine Mittellinienverkalkung im Bereich der hinteren Schädelgrube deutet auf ein Ependymom hin (Smith u. Fincher).

**Therapie.** Eine radikale Entfernung des Tumors ist nicht immer möglich. Die Rezidivneigung wird als gering angesehen. Postoperative Röntgenbestrahlung sollte in jedem Fall durchgeführt werden; auch eine cytostatische Behandlung kann versucht werden.

Die Operationsletalität wird mit 10% angegeben (Gerlach et al.). Bei etwa 25% der Fälle kommt es zum Überleben für 1—10 Jahre Dauerheilungen wurden beschrieben. Allgemein ist die Prognose im Kindesalter schlechter als beim Erwachsenen, für die supratentoriellen Ependymome ungünstiger als für die infratentoriellen (Kricheff et al.), besonders bei maligner Entartung.

### Kolloidcyste des 3. Ventrikels (Foramen Monroe-Cyste, Paraphysencyste)

Es handelt sich um einen gutartigen, cystischen Tumor des 3. Ventrikels, in der Gegend des Foramen Monroe gelegen. Ob er aus Resten der embryonalen Paraphyse, aus ektopischem Nasenepithel oder Plexusgewebe entsteht, ist umstritten (Hambüchen; Stochdorph; Zülch et al.).

Bei Kindern und Jugendlichen werden diese Cysten selten gesehen. Durch Verschluß des Foramen Monroe kommt es zu akuter Liquorsperre mit uni- oder bilateralem Hydrocephalus der Seitenventrikel und entsprechenden Symptomen. Bei rechtzeitiger Operation ist die Prognose günstig (Matson, 1958).

### Plexuspapillom

**Häufigkeit und Vorkommen.** Das Plexuspapillom als typischer neuroektodermaler Tumor des Kindesalters tritt bevorzugt in den beiden ersten Lebensjahren auf. Im Material von Gerlach et al. umfaßt es 0,9% der Fälle ohne Geschlechtsdisposition; von Zülch (1958) wird 0,5—0,7% angegeben (2.—60. Lebensjahr); Aicardi et al., Cushing sowie Horlén fanden 0,4—0,6%; Matson u. Crofton beobachteten unter 408 Tumoren bei Kindern unter 12 Jahren 3,9% Plexuspapillome (Durchschnittsalter 16 Monate), Grote u. Römer bei supratentoriellen Geschwülsten sogar 11,3%. Sjögren et al. sahen Knaben häufiger betroffen als Mädchen. Bei Früh- und Neugeborenen wurden Plexuspapillome beobachtet (Mat-

SON, 1953 u.a.), kongenitales Auftreten kommt also vor (BRAUNSTEIN u. MARTIN).

Bei dem bevorzugten Vorkommen des Tumors im frühen Kindesalter ist eine pränatale Entstehung zu diskutieren; Geschwistererkrankungen wurden beschrieben (AICARDI et al.).

**Lokalisation und Pathologie.** Die Tumoren entwickeln sich vor allem in den Seitenventrikeln, mitunter doppelseitig, seltener kommen sie im 3. oder 4. Ventrikel vor (MATSON u. CROFTON); AICARDI et al. geben dafür ein Verhältnis von 104:16:9 an. Bei Erwachsenen sind sie häufiger im 4. Ventrikel lokalisiert (STANLEY); Einwachsen in den Kleinhirnbrückenwinkel wird beobachtet.

Makroskopisch handelt es sich um papilläre Tumoren, die das Aussehen des Plexus choroideus haben, evtl. auch Psammomkörner enthalten. Sie sind unregelmäßig gestaltet, von rotgrauer Farbe. Histologisch ist eine bindegewebig-vasculäre Achse mit zylindrischem, sezernierendem Epithel zu beobachten, welches keine Cilien trägt. Maligne Veränderungen kommen vor, Liquormetastasen wurden beobachtet.

**Klinik.** Die Symptome sind unspezifisch, meist Hirndruckzeichen als Folge übermäßiger Liquorproduktion durch den Tumor oder infolge Passagebehinderung. Bei älteren Kindern werden fokale Symptome (Anfälle, Hemiplegie, Hemianopsie, Vertigo, Ataxie) beobachtet und lenken mit Druckzeichen den Verdacht früh auf einen Hirntumor; im Säuglingsalter sind nur ausnahmsweise neurologische Abweichungen festzustellen: Es entwickelt sich ein Hydrocephalus, der allerdings rascher entsteht, weniger gut toleriert wird und häufiger zu einer Stauungspapille führt als ein solcher ohne Tumorursache. Es muß also bei jedem Hydrocephalus im Säuglingsalter die Ätiologie geklärt werden: Beim Plexuspapillom kommt es in der Kontrastuntersuchung zu dem typischen Befund der (evtl. unsymmetrischen) Ventrikelerweiterung bei Oberflächenzeichnung (kommunizierender Hydrocephalus) mit einem Tumorschatten im Lumen (CROFTON u. MATSON). Schonender wird die Diagnose mittels der Angiographie gestellt. Verkalkungen werden nur ausnahmsweise gesehen (AICARDI et al.). Durch Monroeblockade kann ein unilateraler Hydrocephalus entstehen. Der Liquor ist oft xanthochrom und hat vermehrten Eiweißgehalt, wohl als Folge von tumorbedingten Blutungen.

Ursache des Hydrocephalus ist wohl eine vermehrte Liquorproduktion durch den Tumor. Dafür sprechen das histologische Bild und die Beobachtungen bei Shuntoperation, wo täglich bis zu 800 ml



Liquor gemessen wurden (RAY u. PECK). schließlich auch die Tatsache, daß sich der Hydrocephalus nach Entfernung des Tumors zurückbildet. Bei median gelegenen Geschwülsten kann es zu intermittierendem Verschluß der Liquorwege kommen, mitunter abhängig von der Kopfhaltung.

Obstruktion des Foramen Monroe oder eines Teils der Seitenventrikel wurde beobachtet. Daß durch Tumorblutung eine Cisternenblockade entsteht (RUSSEL), ist unwahrscheinlich.

**Therapie.** Durch Operation sind gute Erfolge zu erzielen (MATSON, 1953), da es sich um einen meist benignen Tumor handelt, welcher mit transcorticaler Excision entfernt wird. MATSON berichtet über den gelungenen Eingriff bei einem frühgeborenen Kind. Der Wert von Röntgenbestrahlungen ist fraglich. Da postoperativ nicht selten Anfälle auftreten, wird eine antikonvulsive Therapie notwendig. Für die Prognose sind histologische Beschaffenheit und Zeitpunkt der Operation entscheidend; etwa 50 % der Fälle überleben, mitunter bleiben Restsymptome zurück.

### Pinealome (Pinealistumoren)

ZÜLCH findet Pinealome in 0,5 % seiner Fälle, vor allem im 2. und 3. Lebensjahrzehnt mit einer Bevorzugung des männlichen Geschlechts (3:1). GERLACH et al. geben 1,6 % an (80 % Knaben), FORD 4 %, MILLER et al. sogar 7,4 %. Die unterschiedlichen Zahlen sind wohl durch verschiedene histologische Einteilung zu erklären.

Die Epiphysentumoren haben einen großen Formenreichtum (RADANOWICZ-HARTTMANN, u.a.), es handelt sich um *Pinealome* (anisomorphe, spongioblastische und medulloblastomartige), um *Gliome* und *Teratome*. Im Bereich von Epiphyse und Vierhügelplatte wachsen sie verdrängend mit infiltrierendem Rand und sind meist gut abgegrenzt. Metastasen kommen vor; Absiedlung ins Infundibulum des 3. Ventrikels führt zum sog. Infundibulom. Körpermetastasen wurden beobachtet (GERLACH et al.).

Infolge der Tumorlokalisation kommt es frühzeitig zu Aquäduktverschluß und Hirndruckzeichen; fast immer ist bei Klinikaufnahme eine Stauungspapille nachzuweisen. Fokale neurologische Symptome sind Blickparesen nach oben (Parinaud-Syndrom), kombiniert mit uni- oder bilateraler Abducensparese, Ptose, ungleichen Pupillen, Konvergenzverlust oder Vertikalnystagmus; Taubheit weist auf Befall des Colliculus caudalis hin. Bilaterale oder unilaterale Spastik und

Schwäche, positive Pyramidenbahnzeichen und cerebelläre Symptome kommen vor; psychische Veränderungen werden beobachtet. Entwicklungsstörungen sind selten und dann wohl Folge einer Schädigung ventrikelnaher Zentren in der Gegend des Infundibulum durch Absiedlung oder hydrocephale Erweiterung (Horrax; Krayenbühl u. Zollinger).

Operative Behandlung der Tumoren ist infolge der Lokalisation meist unmöglich; entlastende Maßnahmen können vorübergehende, aber auch langdauernde Besserung bringen. Röntgenbestrahlung sollte versucht werden. Als Überlebenszeit sind etwa 5 Jahre (auch 10—15 Jahre) angegeben worden (Gerlach et al.).

### Neurinom

Neurinome sind im Kindesalter selten, treten meist multipel in Kombination mit Morbus Recklinghausen auf. Gerlach et al. geben 0,3% an; ihr jüngster Patient war 13 Jahre alt. Craig et al. fanden unter 410 verifizierten unilateralen Acusticustumoren nur 2 bei Kindern unter 15 Jahren; Berényi u. Könyves-Kolonics sahen 8 Fälle bei Kindern unter 10 Jahren; Mädchen sind öfter betroffen als Knaben (Gerlach et al.).

Es handelt sich um gut begrenzte, glatte Tumoren mit derber Kapsel, die meist vom N. statoacusticus, selten von anderen Hirnnerven im Bereich des Kleinhirnbrückenwinkels ausgehen und Pons, Medulla sowie Kleinhirn verdrängen. Histologisch ist ein fibrillärer und ein retikulärer Typ (Typ A und Typ B) zu unterscheiden. Die Tumoren können doppelseitig oder multipel auftreten, dann meist im Rahmen eines Morbus Recklinghausen (Bushe u. Schoen).

Im Krankheitsverlauf sind beim Acusticusneurinom 3 Phasen zu unterscheiden (Ruf): In der 1. kommt es zu Hör- und Gleichgewichtsstörungen, in der 2. werden N. trigeminus (fehlender Cornealreflex) und N. facialis einbezogen, in der 3. auch andere Strukturen beeinträchtigt (Koordinationsstörungen, Nystagmus, Augenmuskel- und Blickparesen, Okklusionshydrocephalus).

Für die Diagnose ist eine otologische Untersuchung (Audiometrie, Vestibularisprüfung) wichtig, ferner eine Spezialaufnahme des Felsenbeines (Porus acusticus internus und Pyramidenspitze). Häufig ist das Liquoreiweiß vermehrt.

Die Operationsletalität beträgt 20—40% (Gerlach et al.); sie hängt wesentlich von Größe und Lage des Tumors ab, kann also durch eine frühzeitige Diagnose vermindert werden.

### Gangliocytom (Ganglioneurom, Ganglioneuroblastom, Gangliogliom)

Es handelt sich um eine wenig einheitliche Gruppe von Geschwülsten; Ausgangspunkt sollen Nervenzellen im Großhirn, Kleinhirn oder Hirnstamm sein.

Kinder sind selten betroffen; Zülch gibt in seinem Gesamtmaterial eine Häufigkeit von 0,4—1,8% an und findet einen Gipfel in der 2. Lebensdekade, bevorzugt beim männlichen Geschlecht.

*Ganglienzelltumoren des Großhirns* sind vor allem im Bereich des 3. Ventrikels und seiner Umgebung, im Temporal- und Parietallappen lokalisiert. Sie sind oft benigne und wachsen langsam invasiv (Gerlach et al.), so daß die Totalexstirpation gelingt. Selten wird die Artdiagnose vor der Operation gestellt. Röntgenbestrahlung sollte angeschlossen werden, da Rezidiv und Metastasierung vorkommen.

Häufig ist die geistige Entwicklung der betroffenen Kinder verzögert; die Patienten neigen zu polytopen tumorösen Fehlbildungen (Merrem), so daß eine Beziehung zur tuberösen Sklerose diskutiert wird.

*Ganglienzelltumoren* (Hamartome) *des Kleinhirns* werden meist im mittleren Lebensalter beobachtet (Hallervorden), der jüngste Patient von Alajouanine u. Bertrand war 13 Jahre alt. Es handelt sich um eine „hypertrophische Degeneration der Körnerschicht", die Mißbildungscharakter im Sinn einer Überschußbildung zeigt und zu den Dysplasien mit blastomatösem Einschlag zählt (Bielschowsky).

### Meningeome

Meningeome kommen bei Kindern selten vor; meist wurden Einzelfälle beschrieben. In einer Zusammenstellung von 1174 derartigen Tumoren entfallen nur 11 auf das Kindesalter (Bailey; Bergstrand et al.; Cuneo u. Rand; Globus; Ingraham u. Matson; Paillas et al.); andere Häufigkeitsangaben schwanken zwischen 1% und 10% (Gerlach et al.; Grote u. Römer; Heppner, 1955). Mädchen sind häufiger betroffen als Knaben (Bushe u. Schoen). Olivecrona und Zülch finden beim Erwachsenen Meningeome in 10% ihrer Fälle. Vorkommen im Säuglingsalter wurde beobachtet (Gori u. Nucci; Mendiretta et al.; Taptas u.a.).

Die Seltenheit der Meningeome im Kindesalter wird durch ihre Größe wettgemacht (Matson, 1958). Meist handelt es sich allerdings um sarkomatöse Geschwülste, womit wohl auch die divergierenden Häufigkeitsangaben zu erklären sind.

Die Meningeome entstehen aus Arachnoidealzellen, vor allem im Bereich der Pacchionischen Granulationen, oder aus der meningealen Matrix des Kopfmesoderms. Als kugelige, gelappte, flach-platte, beetförmige, grobfaserige Gebilde von grauroter Farbe können sie die Dura penetrieren und in den Knochen einwachsen. Sie kommen solitär, aber auch multipel vor. Histologisch wird ein Psammomtyp und ein mesenchymal-fibroblastischer Typ unterschieden bzw. eine endotheliomatöse, fibromatöse, angiomatöse oder sarkomatöse Form. Das Wachstum ist verdrängend, regressive Vorgänge werden beobachtet; Metastasen kommen bei sarkomatösen Formen vor. Der benachbarte Knochen reagiert mit Bildung von Spiculae bzw. Meningeomnabel.

Meist sind die Meningeome supratentoriell lokalisiert (Sinus sagittalis, parasagittal, Falx,

Schädelkonvexität, Orbitalrand, Keilbein, Fossa Sylvii, Olfactoriusrinne bzw. Siebbeinplatte, Opticusscheide, Tuberculum sellae, Boden der mittleren Schädelgrube), selten in der hinteren Schädelgrube (Tentorium; GANNON; GERLACH et al.) oder in den Ventrikeln (HEPPNER, 1955; LAKKE; TENG u. PAPATHEODOROU); multipel kommen sie in Kombination mit Morbus Recklinghausen vor.

Ein riesiges Meningeom braucht keine auffallenden neurologischen Symptome zu verursachen (FRAZIER u. ALPERS); die klinischen Zeichen werden durch die Lokalisation bestimmt. Reiz- und Ausfallserscheinungen (fokale Anfälle, Anosmie, Opticusatrophie, Gesichtsfeldausfälle) treten mitunter frühzeitig auf, während sich Hirndruckzeichen spät bemerkbar machen, mit Ausnahme intraventriculärer Meningeome.

Bei der Röntgenuntersuchung stellt sich gelegentlich ein verkalkter Tumor dar; Hyperostosen (15% der Fälle), Knochenarrosionen oder lokale Vorwölbungen weisen ebenfalls auf ein Meningeom hin. Das Carotisangiogramm kann die Diagnose mit typischen Befunden (Tumoranfärbung über Äste der A. carotis externa und interna) sichern; auch im Szintigramm sind Meningeome meist gut zu lokalisieren.

Selten kommt es zur Invasion des Gehirns, bei Kindern häufiger als bei Erwachsenen. Nach Totalexstirpation des Tumors ist die Prognose günstig. Rezidive sind selten, maligne Entartung allerdings ist im Kindesalter häufig.

### Angioblastom (Hämangioblastom, Lindau-Tumor)

Als mesodermale Tumoren, nicht selten vererbt, entstehen Angioblastome bevorzugt im Bereich der hinteren Schädelgrube (Kleinhirnhemisphären, seltener Kleinhirnwurm). Im Material von ZÜLCH finden sie sich in 1—2% der Fälle mit einem Häufigkeitsgipfel zwischen dem 20. und 50. Lebensjahr und einer Bevorzugung des männlichen Geschlechts (2:1). Bei Kindern sind sie selten, GERLACH et al. geben 1% an. Meist handelt es sich um Cysten mit wandständigem Tumorknoten, selten um solide Tumoren mit kleinen Cysten. Sie wachsen langsam infiltrierend, kommen auch multipel oder bei Morbus Recklinghausen vor. Kombination mit Angiomatosis retinae wird als Hippel-Lindausche Krankheit bezeichnet; dabei wurden Gefäßtumoren auch in anderen Organen beobachtet (LEGRÉ et al.).

Der Beginn der klinischen Symptome ist langsam, die Anamnese beträgt meist 1 bis 2 Jahre. Zuerst machen sich Nacken- oder Hinterkopfschmerzen bemerkbar, vor allem bei Anstrengungen. Später kommt es zu Erbrechen, Schwindel, Ataxie, Nystagmus, Stauungspapille, Bewußtseinsstörung, Pyramidenbahnzeichen und Hirnnervenausfällen (ISFORT u. SUNDER-PLASSMANN). Die Erkrankung verläuft nicht selten intermittierend; charakteristisch ist plötzliches Auftreten von Einklemmungserscheinungen (RUF). Als Besonderheit wird eine Polycythämie beobachtet (FORD).

Mit der Vertebralisangiographie kann der Tumor bei etwa der Hälfte der Fälle dargestellt werden. Die Therapie ist operativ; die Tumoren sind strahlenresistent. Rezidive kommen besonders nach unvollständiger Entfernung vor, die Prognose ist jedoch relativ günstig.

Der Vererbungsmodus ist wahrscheinlich einfach-dominant; größere Familien mit unterschiedlicher Ausprägung der Symptome sind bekannt (FORD).

### Sarkome

Sarkome, bösartige mesodermale Tumoren, umfassen im Material von GERLACH et al. 4% der Fälle; beim Erwachsenen findet ZÜLCH 2,7%. Die Häufigkeitsangaben sind gerade bei diesen Tumoren schwer zu vergleichen, da unterschiedliche Geschwulstformen zusammengefaßt werden und die histologische Zuordnung nicht einheitlich ist.

Die diffuse *Sarkomatose der Leptomeningen* geht von den weichen Hirnhäuten oder den perivasculären Räumen der corticalen Gefäße aus und kommt besonders bei Jugendlichen und im mittleren Lebensalter vor (ONOFRIO et al.).

Bei infratentorieller Lokalisation führt der Tumor zur Liquorblockade und ist klinisch von einem Medulloblastom nicht zu unterscheiden. Mitunter werden Tumorzellen im Liquor nachgewiesen; die Differentialdiagnose gegenüber einer Meningitis tuberculosa kann schwierig sein, da wie bei dieser Hirnnervenstörung und psychische Veränderungen vorkommen.

Die Therapie muß sich auf Röntgenbestrahlung oder Cytostatica, evtl. Drainageoperationen beschränken. Der Verlauf ist meist rasch, die Prognose infaust.

Die umschriebene *Sarkomatose der Arachnoidea* des Kleinhirns (FOERSTER u. GAGEL) ist gelegentlich auch bei Kindern und Jugendlichen zu sehen. Die Symptome gleichen denen des Medulloblastoms; die Diagnose wird durch histologische Untersuchung gestellt.

*Supratentorielle Sarkome* wurden von Grote u. Römer in 13,2% ihrer Fälle beobachtet; die Zahlenangaben anderer Autoren sind niedriger.

*Monstrocelluläre Sarkome*, von den Gefäßen ausgehend, werden zwischen dem 10. und 15. Lebensjahr angetroffen, bei Knaben häufiger (5:3). Es handelt sich um maligne, rasch wachsende Tumoren, die immer metastasieren. Meist gehen sie vom Parietal- und Temporallappen aus; seltener sind sie im oralen Hirnstamm lokalisiert. Die Anamnese ist meist kurz, frühzeitig treten Hirndruckzeichen auf; bei etwa 25% der Patienten sind Anfälle ein Frühsymptom. Operative Entfernung sollte nach vorheriger Röntgenbestrahlung versucht werden; in Einzelfällen wurden lange Überlebenszeiten beobachtet.

Die *Meningealsarkomatose* (diffuse Sarkomatose der Meningen) verläuft klinisch wie eine Meningitis und wird meist erst postmortal diagnostiziert.

Die *diffuse Sarkomatose der Gefäße* (periadventitielles Sarkom) wird wie die primären Fibrosarkome der Dura oder die Retothelsarkome nur in Einzelfällen beobachtet und erst bei der histologischen Untersuchung diagnostiziert.

*Melanoblastomatose der Leptomeningen.* Durch maligne Entartung von Pigmentzellen der Leptomeningen entsteht ein vor allem basal gelegener Tumor, der sich in malignem Wachstum subarachnoideal ausbreitet und Hirnnerven, Cortex sowie Hirnstamm infiltriert. Durch Obliteration der Zisternen werden die Liquorwege verlegt. Fernmetastasen sind nicht selten. Klinisch verläuft der Tumor unter dem Bild einer „Tumormeningitis". Druckzeichen und psychische Symptome fehlen selten. Die Hirnnerven können im Sinne einer „Polyneuritis cranialis" betroffen sein. Der Liquor ist xanthochrom, die vermehrten Zellen zeigen mitunter eine Pigmentierung; im Urin kann Melanin ausgeschieden werden (Thormälensche Probe).

Eine primäre Melanoblastose des Gehirns kommt vor (Zülch, 1958). Metastasen extrakranieller Melanome sind im Kindesalter sehr selten.

### Kraniopharyngeom

**Häufigkeit und Vorkommen.** Im Gesamtmaterial Zülchs findet man Kraniopharyngeome in 2,5% der Fälle mit einem Häufigkeitsgipfel zwischen dem 15. und 25. Lebensjahr bei Bevorzugung des männlichen Geschlechts. Nach der Übersicht von Bingas u. Wolter umfassen sie 3,4% der Tumoren aller Altersgruppen; im Kindesalter beträgt die Häufigkeit 9—13% (Ford; Gerlach et al.; Ingraham u. Matson). Sie machen 17% der supratentoriellen Geschwülste, 80% der Tumoren der Chiasma-Sellaregion aus (Gerlach et al.), Knaben sind 2mal häufiger betroffen als Mädchen. Vorkommen im Kleinkindes- oder Säuglingsalter ist außerordentlich selten (Luyendijk et al.).

**Pathologie und Lokalisation.** Als dysembryogenetischer Tumor entsteht das Kraniopharyngeom aus Resten des Ductus craniopharyngeus (Erdheim). Es handelt sich um nicht verhornende, epitheliale Tumoren der Chiasmagegend (Zülch, 1958); an ihrer Außenseite findet man eine zylindrische Epithelschicht, die nach innen zu in eine Intermediärschicht aus mehreren Lagen ungeordneter Zellen und in eine Degenerationszone übergeht. Dabei sind Epithelbänder, bindegewebiges Stroma, regressive Veränderungen und Cysten zu beobachten (Orthner); in der Umgebung wird eine chronische Entzündungsreaktion festgestellt.

Im allgemeinen wachsen die Tumoren langsam-verdrängend, selten kommt es zu rascher Ausdehnung, wie auch früh Wachstumsstillstand eintreten kann. Größe und Beschaffenheit der Tumoren sind demnach verschieden; häufig werden Verkalkungen oder Bildung cholesterinhaltiger Massen beobachtet.

Die Geschwulst ist intrasellär bzw. infradiaphragmatisch, häufiger jedoch suprasellär (supradiaphragmatisch) lokalisiert (Giuffré u. Gagliardi); das Diaphragma sellae kann durchwachsen werden. Es kommt zur Schädigung von Hypophyse und Chiasma sowie zum Vordringen in den 3. Ventrikel; schließlich können Hypothalamus, Thalamus, Frontal- oder Temporallappen, selten auch der Pons in Mitleidenschaft gezogen werden.

**Klinik.** Die Symptome (Syndrom der suprasellären Raumbeschränkung) sind vielgestaltig, von Größe, Lage und Wachstumsrichtung des Tumors sowie vom Alter des Patienten abhängig. Auch die Dauer der Anamnese schwankt; in etwa der Hälfte der Fälle beginnen die Symptome vor dem 15. Lebensjahr und sind mitunter bis ins 5. oder 6. Lebensjahr zurückzuverfolgen.

*Sehstörungen* (60% der Fälle; Gerlach et al.) äußern sich vor allem in Gesichtsfeldausfällen: Die typische bitemporale Hemianopsie kann im oberen oder unteren Quadranten, oft zunächst unsymmetrisch beginnen (Ford); auch eine homonyme Hemianopsie kommt vor. Mitunter werden Doppelbilder angegeben, verursacht durch Parese von N.

oculomotorius oder N. abducens bzw. heteronyme Gesichtsfeldausfälle. Eine Stauungspapille wird bei Kindern oft gesehen (40% der Fälle; BUSHE u. SCHOEN), während bei Erwachsenen die Opticusatrophie häufiger vorkommt (FORD); mitunter ist ein Foster-Kennedy-Syndrom zu beobachten.

*Hypophysär-hypothalamische Funktionsstörungen* sind von der Tumorlokalisation abhängig; GERLACH et al. beobachteten sie in etwa der Hälfte ihrer Fälle, meist als Hypophysendysfunktion.

Häufig kommt es zu Wachstumsstillstand und Kleinwuchs (GIRAUD et al.), seltener zu Adipositas bei gesteigertem Appetit (BERNHEIM et al.) oder zu Pubertas praecox. (LANGE-COSACK). Bei suprasellärer Lokalisation wird oft ein Diabetes insipidus beobachtet, bei intrasellärem Sitz kann eine primäre Oligurie (sog. Antidiabetes insipidus) vorkommen bzw. kann sich ein vorbestehender Diabetes insipidus ausgleichen (RODEK). Die Kinder haben oft eine auffallend weiche, runzlige Haut mit Haaratrophie („Geroderm"). Selten werden die Syndrome von FRÖHLICH, SIMMONDS oder LORAIN in typischer Ausprägung beobachtet. Hypothyreote Zeichen können vorhanden sein; im Gegensatz zur Hypothyreose ist dabei die Intelligenz meist nicht beeinträchtigt (FORD). Symptome der Nebennierenrindeninsuffizienz oder Hypoglykämien sowie Hypogonadismus werden beobachtet.

*Neurologische Ausfälle* sind selten und Hinweis auf bereits ausgedehntes Tumorwachstum: Anosmie, Temporallappenanfälle (Uncinatuskrisen; BEIERMANN u. KUBIE), Hirnnervenlähmungen, Pyramidenbahnzeichen, Hemiparese, thalamische Symptome, cerebelläre Zeichen.

*Hirndrucksymptome* sind demgegenüber bei Kindern häufig: GERLACH et al. fanden sie bei 85% ihrer Fälle. Diese Feststellung gilt besonders für das Kindesalter, während sich beim Jugendlichen zuerst endokrine und Stoffwechselstörungen, beim Erwachsenen vor allem Sehstörungen bemerkbar machen.

Häufig sind auch *psychische Veränderungen* (INGRAHAM u. SCOTT), wie Apathie, Interesselosigkeit, Antriebsstörung oder Retardierung. BAILEY spricht von „eigentümlicher Mischung aus Infantilismus und Greisentum".

Für die Diagnose bedeutsame Untersuchungen: Anamnese und klinischer Befund (Gesichts-

Tabelle 41. *Leitsymptome bei Kraniopharyngeom im Kindesalter und wichtige Zusatzuntersuchungen*

| Ursachen | Symptome |
|---|---|
| Druckwirkung auf Chiasma oder Sehnerv | Visusstörung, Gesichtsfeldausfälle |
| Verschluß von Foramen Monroe oder Aquädukt | Hirndruckzeichen (Kopfschmerz, Erbrechen, oft Stauungspapille) |
| Druckwirkung auf die Hypophyse | endokrine Störungen (Minderwuchs, Hypogonadismus) |
| Druckwirkung auf hypothalamische Strukturen | Polydipsie, Polyurie, Diabetes insipidus, Temperaturlabilität |
| Allgemeine Hirndrucksteigerung, Fernwirkungen | psychische Veränderungen, Pyramidenbahnzeichen, cerebelläre Symptome |
| Röntgenuntersuchung | Sellaerweiterung, Selladestruktion, Verkalkungen Pneumencephalogramm mit Tomographie: Bestimmung der suprasellären Ausdehnung |
| Prüfung der Hypophysenfunktionen | Flüssigkeitshaushalt, Serumelektrolyte, Osmolarität (ADH) Knochenalter, PbJ, Radiojodtest (TH) Steroidausscheidung, Metopirontest (ACTH) Vaginalabstrich, Hodenbiopsie, Bestimmung von FSH und LH Bestimmung des STH oder Belastungstests |

feld, Wachstum, Knochenalter, sexuelle Entwicklung); Prüfung des Flüssigkeitshaushaltes mittels Durstversuch oder Hickey-Hare-Test (Wasserversuch bei Hirndrucksteigerung gefährlich); Bestimmung der Corticosteroidausscheidung, ACTH-oder Metopirontest, Radiojodtest, STH-Nachweis. Im EEG werden diffuse Anomalien (HESS), gelegentlich temporal betonte Allgemeinstörungen gefunden. Das Röntgenbild (Abb. 128) zeigt in etwa 60% der Fälle (BINGAS u. WOLTER) Veränderungen im Sellabereich (Destruktion, Verkalkungen), nicht selten zusätzlich allgemeine Druckzeichen. Der Röntgenbefund kann aber auch normal sein (INGRAHAM u. MATSON) (Tabelle 41).

Die Lokaldiagnose des Tumors wird an Hand der verschiedenen Befunde meist möglich sein; nicht immer aber gelingt es, intrasellär gelegene Tumoren von suprasellären abzugrenzen. Nach symptomatologischen Gesichtspunkten unterscheidet Thibaut „Formes hypophysaires" (im Vordergrund stehen endokrine Störungen), „Formes oculaires" (mit Sehstörungen als führendem Symptom, wobei das Chiasma von unten oder von oben her verdrängt werden kann), „Formes hydrocephaliques" (mit Hirndruckzeichen beginnend) und „Formes typiques" (mit hypophysären Ausfällen, Sehstörungen und Hirndruckzeichen).

Durch die Pneumencephalographie unter Anwendung von Mediantomogrammen kann die Ausdehnung des Tumors genauer festgelegt und seine Beziehung zum Ventrikelsystem geprüft werden. Über dem Wert der Isotopenmethoden bei diesen Tumoren liegen noch wenig Erfahrungen vor (Bingas u. Wolter). Der Liquor zeigt Eiweißvermehrung, wenn der Tumor in den 3. Ventrikel einwächst; gelegentlich sind Cholesterinkristalle nachzuweisen.

Die Differentialdiagnose umfaßt das Syndrom der suprasellären Raumbeschränkung, aber auch sellaferne Tumoren (z. B. Geschwülste der hinteren Schädelgrube) oder andersartige cerebrale Läsionen (z. B. Encephalitis; Johnson et al.).

**Therapie.** Die Operation der Kraniopharyngeome erfolgt meist von subfrontalem Zugang her, vollständige Exstirpation sollte in jedem Fall angestrebt werden (Matson u. Crigler). Wenn die Entfernung des Tumors nicht gelingt, wird eine Cystenpunktion durchgeführt; es kann auch zu spontaner Entleerung der Cyste in die Keilbeinhöhle kommen mit Abgang von cholesterinhaltiger Flüssigkeit durch die Nase (Ford). Die Operationsletalität beträgt 20 bis 40% (Bingas u. Wolter); Matson u. Crigler konnten jedoch in den letzten Jahren 40 Kinder ohne tödlichen Zwischenfall operieren. Als Komplikationen werden vor allem Störung des Wasser- und Elektrolythaushaltes, Hyperthermie, Hypoglykämie, Polyurie, Blutung und Fremdkörpermeningitis genannt.

Die Therapieerfolge sind besser, seit eine Substitutionsbehandlung der endokrinen Anfälle durchgeführt wird (Matson, 1964b); sie muß in enger Zusammenarbeit zwischen Neurochirurg und pädiatrischem Endokrinologen kurz vor, bei oder nach der Operation vorgenommen werden (Matson u. Crigler); Flüssigkeits- und Elektrolythaushalt sind exakt zu

überwachen, endokrine Ausfälle müssen gezielt ersetzt werden, um Nebennierenrindeninsuffizienz, Diabetes insipidus oder Wachstumsstörungen auszugleichen.

Ob eine Strahlenbehandlung von Erfolg ist (Lindgren), erscheint fraglich. Bei wechselhaftem Spontanverlauf des Tumors sind die Ergebnisse schwer zu beurteilen; auch bei nicht operierten Fällen sind Überlebenszeiten von 15 und mehr Jahren bekannt. Die Prognose wird wesentlich durch Ausdehnung und Lokalisation des Tumors bestimmt; im Kindesalter ist der postoperative Verlauf im allgemeinen günstiger als beim Erwachsenen (Bingas u. Wolter).

### Hypophysenadenome

Vor der Pubertät werden Hypophysenadenome nur selten beobachtet. Gerlach et al. geben in ihrem Material eine Häufigkeit von 1,4% an; Kornyansky u. Atlas fanden unter 1000 Hypophysenadenomen 38 bei Kindern im Alter von 2—16 Jahren, häufiger bei Knaben. Im Gesamtmaterial von Zülch wurden demgegenüber 8—12% beobachtet mit einem Häufigkeitsgipfel um das 40. Lebensjahr ohne Geschlechtsbevorzugung.

Es handelt sich um langsam wachsende Tumoren, die selten zu Verdrängungserscheinungen führen. Nach der histologischen Beschaffenheit werden chromophobe, chromophile oder gemischtzellige Adenome unterschieden. Die Symptome sind durch vermehrte sekretorische Aktivität, durch Destruktion sekretorischer Zellen oder durch Kompression von Infundibulum und Hypothalamus bestimmt.

*Chromophobe Adenome.* Sie treten bei Kindern besonders selten auf; Cushing sah in seinem umfangreichen Material nur 3—4 Fälle vor dem 15. Lebensjahr. Frühzeitig kommt es zu Verdrängungserscheinungen von seiten des Chiasma mit Gesichtsfeldausfällen verschiedener Art. Eine Stauungspapille ist selten, die Opticusatrophie häufig; Augenmuskelstörungen können auftreten. Selten wird eine Entwicklungsstörung (Beeinträchtigung von Wachstum und sexueller Reife) gesehen (Francois et al.), Folge der Schädigung von Hypophysenfunktionen; auch Zeichen einer Hypothyreose oder Nebennierenrindeninsuffizienz sind zu beobachten. Durch Kompression von Infundibulum und Hypothalamus entstehen Polyurie, Polydipsie, Somnolenz oder Adipositas. Der Tumor kann sich zum 3. Ventrikel und zum Temporallappen hin ausdehnen, dann allgemeine Druckzeichen und Hirnnervenstörungen hervorrufen.

Im Röntgenbild ist die Sellaerweiterung („Ballonsella") mit Doppelkonturierung des Sellabodens und Verdünnung des Dorsum sellae typisch. Mit Hilfe der Pneumotomographie kann die supraselläre Ausdehnung und Abgrenzung des Tumors festgelegt werden.

Die Therapie beschränkt sich auf Röntgenbestrahlung; nur selten wird eine Operation möglich sein. Je nach den Ausfallserscheinungen muß eine Substitutionsbehandlung eingeleitet werden.

*Chromophile Adenome.* Beim eosinophilen Adenom führt die Überproduktion von Wachstumshormon vor der Pubertät zum Gigantismus, nach dem Epiphysenschluß zur Akromegalie; selten ist eine Gigantoakromegalie zu sehen (DAVID et al.; SECKEL). Die meisten kindlichen Patienten wurden im Alter von 8—14 Jahren beobachtet.

Da die Tumoren nur wenig expansiv sind, können Sellaveränderungen fehlen, sind Chiasmastörungen selten. Ein Tumor ist deshalb nicht immer nachzuweisen, sein Wachstum kann 25—30 Jahre andauern (FORD). Frühzeitig kommt es zu sexueller Entwicklung; der Grundumsatz ist meist gesteigert, Hyperglykämie und Glucosurie sind gelegentlich nachzuweisen. Den Verlauf kennzeichnet zunehmende Adynamie, die Lebenserwartung ist vermindert. Ob durch Bestrahlung eine Besserung zu erreichen ist, bleibt fraglich. Nicht immer gelingt klinisch die Abgrenzung gegenüber dem Kraniopharyngeom, da auch bei diesem akromegale Züge vorkommen können.

Das *basophile Adenom* kann zum Cushing-Syndrom führen; derartige Tumoren sind auch bei Erwachsenen selten beobachtet worden.

## Mißbildungstumoren
### *Epidermoide und Dermoide*

Es handelt sich um „entwicklungsgeschichtlich bedingte" Tumoren, die als Folge von Keimversprengung in der 3.—5. Embryonalwoche (BOSTROEM u.a.) auftreten und Anteile der Epidermis (Epidermoide) bzw. auch Hautanhangsgebilde und subcutane Gewebselemente (Dermoide) enthalten. Sie stehen in engem Zusammenhang mit Verschlußstörungen des Neuralrohres.

ZÜLCH gibt für die Epidermoide eine Häufigkeit von 1,7% an, für die Dermoide 0,2%; GERLACH et al. finden 0,8% bzw. 0,3% im Kindesalter, Knaben öfter betroffen als Mädchen. Der Häufigkeitsgipfel liegt nach ZÜLCH zwischen dem 25. und 40. Lebensjahr.

Die Tumoren sind meist gut abgegrenzt, von Stecknadelkopf- bis Orangengröße. Makroskopisch imponieren die Epidermoide als „Perlgeschwülste", die Dermoide enthalten Haare und Talg. Mit der Umgebung sind sie „entzündlich" verwachsen. Entsprechend ihrer Entstehung werden sie vor allem in der Medianlinie oder an anderen Stellen embryonaler Gewebsfaltungen (parapituitär, parapontin oder fissural) beobachtet; orbitoethmoidale Tumoren sind oft mit Gesichtsmißbildungen kombiniert.

Intrakranielle Dermoide liegen vor allem occipital; sie können mit einem Dermalsinus kombiniert sein oder sowohl intra- wie extrakraniell vorkommen.

Die Symptome dieser Tumoren richten sich vor allem nach Lokalisation und Wachstumstendenz. Der Krankheitsverlauf ist meist langsam, die Anamnese kann mehrere Jahre zu-

rückgehen. Erste Symptome bestehen nicht selten aus Druckzeichen. Orbital gelegene Geschwülste führen zu Exophthalmus; bei temporal lokalisierten entstehen Facialisparese, Taubheit, vestibuläre Störungen; bei Tumoren der Sellaregion und Fissura interpeduncularis werden Chiasmasyndrom, Sellaveränderungen und Vergrößerung des Foramen opticum beobachtet, bei Lokalisation im Dach des 4. Ventrikels oder im Kleinhirn cerebelläre Zeichen (FORD). Nach LORENZO u. WEBER zeigen die Dermoide im Kindesalter ein „wohl abgegrenztes Krankheitsbild" mit Kopfschmerzen, Gangunsicherheit, einem über dem Occiput tastbaren Tumor und einer röntgenologisch nachweisbaren Knochenlücke in der Medianlinie; selten kommt es zur Arrosion des Os occipitale. Bei Kombination eines Dermoids mit kongenitalem Hautsinus (Dermalsinus) können rezidivierende Meningitiden entstehen (ALTMANN; PACHE u. LORENZO); als Erreger wird meist Staphylococcus aureus nachgewiesen. Ein kleines Hautgrübchen im Bereich des Occiput oder lumbosacral kann darauf hindeuten, auch abnorme Behaarung, Naevi oder Hämangiome.

Bei Ruptur eines Dermoids kommt es zur Fremdkörpermeningitis, die rasch zu Adhäsionen führt; bei der Lumbalpunktion wird gelegentlich öliger Liquor gewonnen, bei einem Epidermoid sind mitunter Epithelzellen nachzuweisen.

Oft wird die Diagnose erst bei der Operation gestellt, die möglichst frühzeitig durchgeführt werden sollte. Besonders bei Vorliegen eines Dermalsinus verschlechtert jede neue Meningitis die Prognose beträchtlich.

### *Teratome und Teratoide*

Im Material von ZÜLCH umfassen die Teratome 0,2%, bei PEYTON et al. 1,0%; HERRSCHAFT (1968) konnte 123 intrakranielle Teratome und Teratoide aus der Literatur zusammenstellen, 62% im Kindesalter. GERLACH et al. finden 0,1%, RUSSEL u. RUBINSTEIN 2%, INGRAHAM u. BAILEY sogar 6.5% Teratome (4,1% der intrakraniellen, 18% der intraspinalen Tumoren). Das männliche Geschlecht ist deutlich bevorzugt (2:1). Häufiger wurden die Geschwülste bei Früh- und Neugeborenen beobachtet; sonst verteilen sie sich gleichmäßig auf das Kindesalter.

Bevorzugte Lokalisation ist die Pinealis- und Hypophysengegend; selten sind Teratome im 3. Ventrikel und Hypothalamusgebiet beobachtet worden. Angeborene Teratome können so groß sein, daß sie das Gehirn vollständig ersetzen und ihr Ursprungsort nicht mehr festzustellen ist.

Die Ätiologie der Teratome ist unklar; sie werden auf eine Keimversprengung in der 3. Embryonalwoche zurückgeführt (Bostroem) und enthalten Bestandteile der 3 Keimblätter. Oft sind zusätzlich dysraphische Störungen zu beobachten.

Das makroskopische Aussehen variiert mit dem Entstehungszeitraum, ist aber einheitlicher als das histologische Bild. Die Geschwülste sind abgegrenzt oder wachsen invasiv, sind oftmals cystisch. Häufig werden Verkalkungen beobachtet, Gefäße sind spärlich. Die Wachstumstendenz ist unterschiedlich; maligne Entartung kommt vor.

Die klinischen Symptome sind von der Lokalisation der Tumoren abhängig, werden durch lokale oder allgemeine Druckwirkung bestimmt (Arseni et al., 1969). Die Mehrzahl intrakranieller Teratome im Kindesalter tritt deshalb akut mit Hirndruckzeichen in Erscheinung und führt mit rasch fortschreitendem Hydrocephalus innerhalb einiger Wochen ad exitum. Das gilt besonders für das Säuglingsalter (Greenhouse u. Neubuerger).

Präoperativ ist die Diagnose besonders dann zu vermuten, wenn zusätzliche Anomalien auf die Möglichkeit einer Mißbildungsgeschwulst hinweisen. Verkalkungen sind nicht selten; im Angiogramm zeigen die gefäßarmen Tumoren lediglich eine Verdrängung.

Einzige Therapiemöglichkeit ist die Operation, deren Erfolg von Lokalisation und Größe des Tumors abhängt. Auch die Beschaffenheit der Geschwulst ist von Bedeutung; maligne Formen kommen vor, meningeale Aussaat wurde beschrieben (Ingraham u. Bailey).

*Lipome*

Intrakranielle Lipome sind im Kindesalter selten, nach Ford wurden etwa 60 Fälle beschrieben. Sie entstehen in der Dura, sind aber oft tief ins Hirngewebe eingebettet und liegen dann liquornahe (Zülch, 1958).

Meist sind Lipome im Bereich des Corpus callosum zwischen den hinteren Teilen der Hemisphären lokalisiert (Wollschlaeger et al.), oft bei Balkenmangel (Gaupp u. Jantz u.a.). Gelegentlich werden sie im Bereich von Hirnbasis, Kleinhirn oder Hirnstamm gefunden.

Ein subcutanes Lipom des Nackens kann mit einem Balkenlipom kombiniert sein; bei allgemeiner Adipositas vergrößern sich die Tumoren. Oft verursachen sie keine Symptome und verhalten sich eher wie eine Mißbildung. Ob es beim Balkenlipom zur Ausbildung eines „Diskonektionssyndroms" kommt, ist strittig (Kretschmer). Nach Corboz wird eine Denkstörung mit Beeinträchtigung assoziativer Vorgänge beobachtet.

Von den Balkenlipomen müssen andere Geschwülste des Corpus callosum abgegrenzt werden (Colmant

u. Grote): Glioblastome und Oligodendrogliome sowie Tumoren des Septum pellucidum (Spongioblastome, Oligodendrogliome) und sog. Schmetterlingsgliome.

### Unklassifizierte und unklassifizierbare Tumoren

Sie sind im Kindesalter häufiger (9,3 %) als bei Erwachsenen (3,7 % ; Gerlach et al.). Zülch findet im Gesamtmaterial 5—8 %. Einen großen Anteil machen die gerade bei Kindern häufigen Hirnstammtumoren aus; die histologische Zuordnung unreifer, rasch wachsender Geschwülste kann unmöglich sein.

### Metastatische Hirntumoren

Während Hirnmetastasen maligner Körpergeschwülste bei Erwachsenen in etwa 5 % der Fälle beobachtet werden (Zülch, 1958), sind sie im Kindesalter außerordentlich selten. Sie wurden allerdings auch schon bei Säuglingen gesehen (Chason et al.; Paal u. Böhler). Primärtumoren sind Neuroblastom, Hypernephrom, Chlorom, Retinoblastom, (Epi)-Pharynxcarcinom oder malignes Melanom. Häufiger kommt es bei Hämoblastosen zur „Tumormeningitis" mit Pleocytose, Hirnnerven- und Wurzelstörungen, Verminderung des Liquorzuckers und psychischen Veränderungen (vgl. Althoff, Bd. VI, S. 1081).

Das Wachstum metastatischer Tumoren erfolgt meist rasch; selten treten sie solitär auf.

### Fernmetastasen von Hirntumoren

Besonders bei Medulloblastomen, Ependymomen und Plexuspapillomen kommt es zur Metastasierung auf dem Liquorweg. Die Metastasen sind meist spinal lokalisiert, können sich jedoch auch im Aquädukt oder 3. Ventrikel ansiedeln.

Fernmetastasen außerhalb des Nervensystems sind selten, wurden bei Neuroblastomen, Medulloblastomen und Meningealsarkomen, in Einzelfällen auch bei Glioblastomen und Ependymomen beobachtet (Gyepes u. d'Angio; Neidhardt u. Greinacher u.a.). Bevorzugte Absiedlungsorte waren Knochensystem, Lymphknoten, Haut und Lunge nach lymphogener oder hämatogener Metastasierung. Ursache für die Seltenheit dieser Metastasen dürfte das Fehlen von Lymphgefäßen in Gehirn und Rückenmark sein: Erst wenn die bedeckende Membran vom Tumor erreicht ist, wird eine lymphogene Aussaat möglich. Selten nur kommt es bei Hirntumoren zur Arrosion von Blutgefäßen, gelegentlich zum Einbruch des Tumors in einen Sinus. In der Restitutionsphase nach der Operation könnte die Capillarproliferation eine Metastasierung begünstigen.

### „Pseudotumor cerebri" (benigne intrakranielle Drucksteigerung unklarer Ursache)

**Definition.** Auch bei Einsatz aller verfügbaren diagnostischen Möglichkeiten sind bei manchen Fällen sicherer Hirndrucksteigerung raumfordernde Prozesse nicht nachzuweisen. Es handelt sich hier um ein Syndrom, für das zwar mögliche Ursachen bekannt sind, das in seiner Genese aber noch nicht geklärt ist. Man sollte deshalb auf die Bezeichnung „Pseudotumor cerebri" verzichten und statt dessen von „benigner intrakranieller Drucksteigerung unbekannter Ursache" sprechen (vgl. FOLEY; WEBER).

QUINCKE beschrieb 1897 Patienten mit unklarer Hirndrucksteigerung unter dem Bild der „serösen Meningitis"; NONNE definierte 1904 den Begriff „Pseudotumor cerebri". In der Folge erschienen einzelne Mitteilungen, selten größere Serien (vgl. KEHRER); auf die Abgrenzung des Syndroms wurde von DANDY sowie DAVIDOFF u. DYKE 1937 hingewiesen.

**Häufigkeit.** Das Syndrom ist selten, sicher abhängig von der Genauigkeit der durchgeführten Diagnostik. DAVIDOFF sah in 20 Jahren 81 Fälle, davon nur 12 bei Kindern unter 12 Jahren; ROSE u. MATSON konnten in 10 Jahren 21 Fälle im Kindesalter beobachten. Mädchen sollen bevorzugt sein, vor allem in der Pubertät (JACOBSON u. SHAPIRO).

**Ätiologie und Pathogenese.** Als Ursache kommen entzündliche Vorgänge in Frage, die z.B. von einer Ohraffektion aus zur Sinusthrombose führen und damit den venösen Abfluß behindern (RAY u. DUNBAR u.a.); nur selten sind sie aber durch Angiographie bzw. Venographie wirklich nachgewiesen worden. Hier ist der „otitische Hydrocephalus" von SYMONDS einzuordnen. Eine weitere entzündliche Ursache ist die Arachnoiditis, die zur Verlegung der Liquorwege führt. Posttraumatisch wurde das Syndrom als Folge eines Hirnödems beobachtet.

Metabolische und hormonelle Einflüsse scheinen eine Rolle zu spielen, wie aus Beobachtung des Syndroms bei Morbus Addison, Hypoparathyreoidismus (DiGEORGE) bzw. bei jungen adipösen Frauen mit Periodenstörung hervorgeht. Verschiedene Medikamente können zu einer Hirndrucksteigerung führen: So wurde das Syndrom bei Steroidtherapie (Langzeittherapie, Änderung der Dosis oder des Präparates) beobachtet (DEES u. McKAY; ECKLER et al.; WALKER u. ADAMKIEWICZ u.a.), nach Gabe von Tetracyclinen (FIELDS, O'DOHERTY u.a.) oder bei Vitamin A-Intoxikation im Säuglingsalter (MARIE u. SÉE u.a.), auch bei Vitamin A-Mangel (GREER) und Eisenmangelanämie (LUBECK). Allergische Faktoren werden diskutiert (LECKS u. BAKER) oder Toxinwirkung angeschuldigt (z. B. bei der Bleiencephalopathie). Beim Exanthema subitum (Roseola infantum) wurde das Syndrom gesehen (OSKI). Selten ist eine Hypertensionsencephalopathie bzw. die Hypertension bei Phäochromocytom verantwortlich.

Oftmals wird keinerlei Ursache für das Syndrom festzustellen sein. Es ist deshalb fraglich, ob die angeführten ätiologischen Faktoren überhaupt die Diagnose „Pseudotumor cerebri" noch rechtfertigen.

Die Flüssigkeit im Gehirn und in den Liquorräumen ist vermehrt; dies wird auch bei der Operation an der subarachnoidealen Flüssigkeitsansammlung in den Furchen deutlich. Bei bioptischer und autoptischer Untersuchung einiger Fälle wurde lediglich ein Hirnödem beobachtet (SAHS u. JOYNT).

**Klinik.** Erstsymptome sind Kopfschmerzen und Erbrechen, die akut einsetzen; selten ist die Anamnese länger als 3—4 Wochen. Das Allgemeinbefinden ist erstaunlich wenig beeinträchtigt (MAISEL u. CAPLAN; FORD u.a.). Sehstörungen, Doppelbilder und Schielen durch Abducensparese (Fernsymptom) treten nur gelegentlich auf; neurologische Ausfallserscheinungen, fokale Symptome und Krämpfe gehören eigentlich nicht zum Syndrom, wurden aber beschrieben (MAISEL u. CAPLAN; ROSE u. MATSON u.a.).

Die Bewußtseinslage wird trotz der Drucksteigerung meist nicht verändert (ROSE u. MATSON), nur gelegentlich kommen Benommenheit und Stupor vor. Immer ist eine Stauungspapille unterschiedlichen Ausmaßes zu beobachten, gelegentlich mit Exsudat und Hämorrhagien; sie kann bei Kindern rasch in eine Opticusatrophie übergehen.

Das Röntgenbild zeigt Druckveränderungen (Nahterweiterung usw.); bei der Pneumencephalographie ist das Ventrikelsystem normal groß oder relativ klein; in der Angiographie findet man nur eine mit der Hirndrucksteigerung erklärbare langsame Durchflußzeit des

Tabelle 42. *Erkrankungen, die zu Stauungspapille und Hirndrucksteigerung führen können.*
(Nach Buchheit et al.)

Nierenerkrankungen:
  Chronische Urämie
  Hypertensionsencephalopathie
Mißbildungen:
  Syringomyelie
  Kraniostenose
  Aquäduktstenose
Toxische Wirkungen:
  Schwermetalle (Pb, As)
  Vitamin A
  Tetracyclin
  Nalidixinsäure
  Steroide
Allergische Störungen
Infektionen:
  Bakterielle Infektionen
    (Endokarditis, Meningitis, Mastoiditis, Brucellose)
  Virusinfektionen
    (Poliomyelitis, Encephalitis, Polyneuritis)
  Parasiten
Metabolische und endokrine Störungen:
  Hypoparathyreoidismus
  Morbus Addison
  Diabetes
  Menarche
Degenerative Erkrankungen:
  Entmarkungskrankheiten (z. B. Morbus Schilder)
  Muskeldystrophie
Tumoren:
  Leukämische Infiltrate
  Halsmarktumor
Blutkrankheiten:
  Infektiöse Mononucleose
  Thrombocytopenische Purpura
  Eisenmangelanämie
  Hämophilie
Kardiovasculäre Erkrankungen:
  Herzversagen
  Herzfehler
  Lungenemphysem
  Chronische Hypoventilation
  Sinusthrombose
Verschiedene:
  Gastrointestinale Blutung
  Subarachnoidealblutung
  Status epilepticus

Kontrastmittels. Das EEG ist normal oder leicht abnorm; Echoencephalogramm und Isotopenuntersuchung bringen keine pathologischen Befunde. Der Liquor ist normal; lediglich der Liquordruck ist mehr oder weniger stark vermehrt.

Ford unterscheidet akut einsetzende Druckerscheinungen von meist nur begrenzter Dauer und chronische Störungen, die trotz therapeutischer Maßnahmen länger bestehen bleiben, für die vielleicht eher Stoffwechselstörungen oder Arachnoitiden verantwortlich sind.

**Diagnose.** Durch Einsatz aller diagnostischen Hilfsmittel muß ein raumfordernder Prozeß ausgeschlossen werden; besonders intraventriculäre Tumoren sind hierbei zu berücksichtigen (Lakke). Die Untersuchungen sollten rasch erfolgen, da Visusverlust droht.

Differentialdiagnostisch (Tabelle 42) sind vor allem auch Hirnabscesse und Arachnoidealcysten auszuschließen. Meningoencephalitiden gehen meist mit schwereren Allgemeinerscheinungen einher und verursachen nur selten derart ausgeprägte Drucksteigerung. In jedem Fall müssen virologische und endokrinologische, evtl. auch toxikologische Untersuchungen eingeleitet werden.

**Therapie.** Bekannte Ursachen sind zu beseitigen: So wird nach Absetzen von Tetracyclin oder Vitamin A die Drucksteigerung rasch verschwinden; bei Corticoidtherapie muß die Dosis vorübergehend erhöht und dann sehr langsam reduziert werden. Durch Beschränkung von Flüssigkeits- und Elektrolytzufuhr, mit Diuretica, Steroiden, (Spironolactone), evtl. auch Anticoagulantien, bzw. durch Anwendung hypertoner Lösungen (Mannitol, Sorbit usw.) wird der vermehrte Hirndruck gesenkt. Wiederholte Punktionen wirken in gleicher Weise. Nur selten muß operativ eine Dekompression durchgeführt werden (Ford; Green u. a.).

Meist ist die Prognose günstig. Nur in einzelnen Fällen wurde tödlicher Ausgang beobachtet (Ford).

# Spinale Tumoren

### Begriff und Abgrenzung

Zu den spinalen Tumoren im weiteren Sinn sind alle Prozesse zu zählen, die zur Einengung des Spinalkanals und damit zur Kompression des Rückenmarks führen. Geschwülste können von der knöchernen Begrenzung (Wirbelbogen, Wirbelkörper), von den Rückenmarkshäuten oder vom Rückenmark selbst ausgehen, aber auch von paravertebral her einwachsen.

Hier sollen vor allem die Neoplasmen des Rückenmarks und seiner Häute dargestellt werden; andere Tumoren werden erwähnt, soweit sie für die Differentialdiagnose Bedeutung haben.

Der kindliche Wirbelkanal ist besonders im Halsabschnitt geräumiger und hat eine größere Plastizität als der des Erwachsenen, so daß sich die Wirbelbogen der Geschwulst bis zu einem gewissen Ausmaß anpassen können. Dies erklärt die Symptomarmut dieser Tumoren im Kindesalter.

### Historisches

In der pathologischen Literatur des 19. Jahrhunderts findet man Beschreibungen einzelner Fälle. Beispielsweise erwähnt OLLIVIER 1837 die Infiltration der Meningen durch einen bösartigen Tumor, CHAPELLE 1847 ein extradurales Lipom beim Kind. EPPINGER (1875) und CHIARI (1883) beschreiben ein spinales Dermoid, ROSENSTEIN (1881) sah leukämische Infiltrate, ELIOT (1884) ein Neurofibrom bei Spina bifida (vgl. RAND u. RAND). MACEWEN (1883) soll der erste gewesen sein, der einen epiduralen Tumor bei einem 9 Jahre alten Jungen erfolgreich operierte; 1898 berichteten ESKRIDGE u. FREEMAN über die gelungene Entfernung eines Meningeoms.

SCHLESINGER konnte 1896 nach Sektionsberichten 251 Rückenmarkstumoren aus dem Schrifttum zusammenstellen; 24 waren bei Kindern unter 15 Jahren beobachtet worden. COLLINS u. MARKS (1915) wiesen darauf hin, daß die Seltenheit der Erkrankung wohl durch diagnostische Schwierigkeiten bedingt sei: Sie fanden im Sektionsmaterial eine Häufigkeit von 15%, bei Operationen im Kindesalter nur etwa 3%.

In den folgenden Jahren wurden die Tumoren auch klinisch häufiger erkannt, nachdem die diagnostischen und operativen Möglichkeiten verbessert waren. KOOS u. LAUBICHLER erwähnen 1967, daß etwa 800 kindliche Rückenmarkstumoren im Schrifttum mitgeteilt worden seien.

Während die spinalen Geschwülste in älteren Hand- und Lehrbüchern nur kurz oder nicht besprochen wurden (BRUNS; PERITZ u.a.), finden sie in modernen Monographien ausführliche Berücksichtigung (FORD; GERLACH et al.; INGRAHAM u. MATSON; RAND u. RAND; SCHÄFER u. WEBER; SLOOF et al.).

### Häufigkeit

Spinale Geschwülste sind bei Kindern selten. Arbeiten, aus denen sich Anhaltspunkte über allgemeine Häufigkeit und Vorzugssitz, Erkrankungsalter oder Geschlechtsdisposition ergeben, sind spärlich; meist wurden Einzelfälle oder kleinere Serien veröffentlicht (vgl. KOOS u. LAUBICHLER).

Die absolute Häufigkeit dieser Tumoren ist daher schwer zu beurteilen. FORD fand in seinem Einzugsgebiet unter 70 000 Kindern nur 3 Fälle, GEISLER u. SCHUCK konnten bei einem Durchgang von 25 000 Patienten in 13 Jahren 6 Fälle beobachten.

Angaben über das Verhältnis der spinalen Tumoren zu den intrakraniellen Geschwülsten schwanken zwischen 1:5 (CLARK; INGRAHAM u. MATSON; PAILLAS et al.), 1:8 (ANDERSON u. CARSON), 1:10 (GEISLER u. SCHUCK; GROTE) und 1:20 (ARSENI u. SAMITCA; BAILEY); für Erwachsene wird 1:6 angegeben (BAILEY; BODECHTEL u. SCHRADER).

Unterschiedlich sind auch die Zahlen über den Anteil kindlicher Patienten bei spinalen Tumoren überhaupt: 4,8% (STOOKEY), 5%

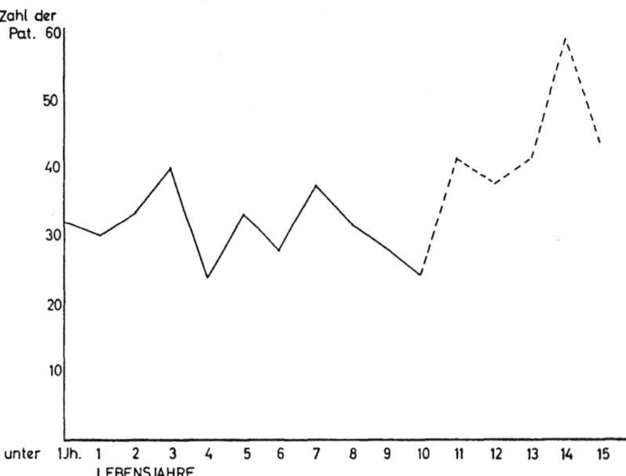


Abb. 131. Altersverteilung der Rückenmarkstumoren im Kindes- und Jugendalter. (Zusammenstellung verschiedener Statistiken und eigenes Material; aus KOOS u. LAUBICHLER)

(ELSBERG; HOFF u. WEINGARTEN), 7,2% (KORNYANSKY), 10% (GRANT u. AUSTIN; HEPPNER, 1959; KRAYENBÜHL u. LÜTHY; PÁSZTOR et al.; PESERICO; UMBACH), 12% (GAIST; GRAVELEAU et al.), 15% (NITTNER; GROTE), 20% (ROSS) und 23% (SCHLESINGER).

Wie bei den intrakraniellen Geschwülsten sind die divergierenden Angaben durch die unterschiedliche Altersbegrenzung zu erklären, welche die einzelnen Autoren gewählt haben: 12 Jahre (INGRAHAM u. MATSON; SVIEN et al.), 15 Jahre (ANDERSON u. CARSON; HAMBY, KLEIN, 1960; RAND u. RAND; FORD; KOOS u. LAUBICHLER), 16 Jahre (ROSS u. BAILES) oder 20 Jahre (NITTNER; UMBACH).

### Alters- und Geschlechtsdisposition

Die spinalen Geschwülste verteilen sich gleichmäßig auf das Kindesalter; Angaben über Häufigkeitsgipfel sind widersprüchlich: INGRAHAM u. MATSON sahen die größte Zahl bei Kindern zwischen 1 und 4 (2—3) Jahren, KLEIN (1960) zwischen 6 und 9 Jahren, DODGE et al. zwischen 11 und 14 Jahren; während KORNYANSKY spinale Tumoren bei Kindern nach dem 6. Lebensjahr 3mal häufiger feststellte, fanden Koos u. Laubichler einen kleinen Gipfel im Säuglings- und Kleinkindesalter und einen steilen Anstieg nach dem 10. Lebensjahr (Abb. 131). Pasztor et al. beobachteten die Tumoren am häufigsten zwischen dem 2. und 4. sowie 8. und 10. Jahr; in der Zusammenstellung von Hamby (1944) liegt ein Gipfel zwischen 12 und 15 Jahren.

Ursache unterschiedlicher Häufigkeit ist die Altersspezifität einzelner Geschwulstgruppen: Mißbildungstumoren bevorzugen das Säuglings- und Kleinkindesalter, während die beim Erwachsenen häufigen benignen Tumoren (Neurinom, Meningeom) vor dem 10. Lebensjahr nur selten zu finden sind.

Eine Geschlechtsbevorzugung ist bei den spinalen Geschwülsten im Kindesalter nicht zu erkennen (Dodge et al.; Hamby, 1944; Ingraham u. Matson). Verschiedene Tumorarten machen eine Ausnahme.

### Lokalisation

Nach ihrer Lagebeziehung zum Rückenmark, seinen Häuten und der knöchernen Umgrenzung werden die spinalen Tumoren in intradurale und extradurale Geschwülste unterteilt. Von klinischer Bedeutung ist ferner die Differenzierung der intraduralen Geschwülste in extramedullär und intramedullär gelegene. Paravertebrale Tumoren, die in den Spinalkanal einwachsen, liegen immer extradural, sind durch Einschnürung im Bereich des Foramen intervertebrale oft sanduhrförmig gestaltet. Übergangsformen kommen vor, wie auch extra- und intradurale Lage bei Durchwachsen der Rückenmarkshäute.

Im Vergleich zum Erwachsenen sind die intramedullären Geschwülste beim Kind häufiger (23—27%; Gerlach et al.; Kornyansky), etwa 25% liegen intradural-para-(extra)-medullär, etwa 7% beidseits der Dura (Gerlach et al.). 45% der Tumoren liegen extradural.

Die Höhenlokalisation wechselt, bestimmte Abschnitte des Rückenmarkkanals sind bevorzugt: In einer Übersicht über 443 Fälle finden Koos u. Laubichler am häufigsten thorakale Lage, dann cervicale und lumbale (Tabelle 43). Für einzelne Tumorarten ergeben sich Unterschiede: Beispielsweise liegen $^2/_3$ der Mißbildungstumoren lumbosacral (Gerlach et al.). Dementsprechend geben andere Autoren abweichende Angaben: Klein (1960) findet 64% thorakal, 26% lumbal, 10% cervical, Netter u. Kaplan sowie Kornyansky geben 50% für thorakale Lage, 30% für cervicale, 20% für lumbosacrale Lokalisation an.

### Morphologische Einteilung

Angaben über die Häufigkeit verschiedener Tumorarten sind wegen der unterschiedlichen histologischen Klassifizierung nur mit Vorbehalt zu verwerten (Tabelle 44 und 45).

*Gliome* umfassen etwa 20—30% der spinalen Tumoren (Hamby, 1935, 1944; Rand u. Rand). Gleich häufig sind Ependymome und Astrocytome, jene meist solide und vor allem im unteren Spinalkanal (Filum terminale) lokalisiert, diese meist cystisch und besonders im Hals- und Brustmark gelegen (Rand u. Rand; Schreiber). Selten werden Glioblastome und Spongioblastome (evtl. als Stiftgliome) gesehen; Oligodendrogliome im Rückenmark wurden bisher nicht beschrieben (Rand u. Rand).

Die Dauer der Anamnese ist bei den Gliomen verschieden, schwankt zwischen Wochen und Jahren; bevorzugt sind Schulkinder betroffen. Bei den Ependymomen sind Wirbel- und Fernmetastasen gesehen worden. Paramedulläre Gliome, die seltener vorkommen als intramedulläre, können Verwandtschaft mit Mißbildungstumoren haben und in Kombination mit Syringomyelie auftreten (Ford).

*Neuroblastome* (Sympathoblastome, Ganglioblastome usw.) sind typische spinale Geschwülste des Kindes- und Jugendalters (Stout). Die Zahlenangaben über ihre Häufigkeit liegen zwischen 13% (Chambers) und 42,5% (Klein, 1960), so daß sie auch als häufigster spinaler Tumor des Säuglings- und Kleinkindesalters angesehen werden. Sie liegen stets extradural, nachdem es bei extraspinalem Ursprung zum Einwachsen von paravertebral her gekommen ist; Sanduhrform ist häufig. Typische Röntgenbefunde sind Verkalkungen; der Nachweis von Vanillinmandelsäure im Urin kann die Diagnose stützen.

*Medulloblastome* des Rückenmarks sind meist spinale „Tropfmetastasen" intrakranieller Tumoren, welche in 10,3% (Bailey u. Cushing) bis 18,1% der Fälle (Cuneo u. Rand) vorkommen, auch bei dem eng verwandten Retinoblastom und Pineoblastom. Sie liegen stets extra- oder paramedullär intradural und sitzen meist locker auf dem Rückenmark.

*Neurinome* umfassen 8—15% der Fälle (Hamby, 1944; Rand u. Rand); sie werden bevorzugt bei Knaben im Alter zwischen 11 und 14 Jahren beobachtet, sind allgemein im 2. Lebensjahrzehnt häufiger. Maligne Entartung wurde beschrieben (Stout); sie können als Sanduhrgeschwülste auftreten und in allen Schichten des Spinalkanals liegen. Gelegentlich sind sie multipel und mit einem Morbus Recklinghausen kombiniert (Coxe).

*Sarkome* umfassen etwa $^1/_6$ (Gerlach et al.) bis $^1/_5$ (Hamby, 1944) der spinalen Geschwülste; jeder sarkomatöse Tumor kann in den Spinalkanal einwachsen (Rand u. Rand). Sie liegen meist extradural, sind oft sanduhrförmig und treten häufiger nach dem 7. Lebensjahr auf. Bevorzugt ist die thorakale Lokalisation. Histologisch sind die Tumoren uneinheitlich (Einteilung nach Ewing).

Tabelle 43. *Lokalisation spinaler Tumoren im Kindes- und Jugendalter.* [Zusammenstellung der Fälle von HAMBY; FORD; ANDERSON u. CARSON; INGRAHAM u. MATSON; SVIEN et al.; RAND u. RAND; KOOS u. LAUBICHLER]

| Lokalisation | Anzahl |
|---|---|
| Cranio-cervical | 6 |
| Cervical | 16 |
| Cervico-thorakal | 35 |
| Thorakal | 137 |
| Thorako-lumbal | 46 |
| Lumbal | 76 |
| Lumbo-sacral | 27 |
| Sacral | 10 |
| Multipel | 13 |
| Über mehrere Regionen | 17 |
| Gesamtzahl | 383 |

Tabelle 44. *Einteilung spinaler Tumoren.*
(Nach PAILLAS et al.)

*I. Tumoren der Wirbelsäule*

   1. Tumoren des Knochens:
      Chondrome, Osteochondrome, Chondrosarkome, Osteosarkome

   2. Tumoren des Reticulum:
      Ewing-Sarkom, Plasmocytome, Reticulosarkome, Lymphosarkome usw.

   3. Gefäßtumoren:
      Wirbelangiome, aneurysmatische Knochencysten

   4. Chordome

*II. Tumoren des Rückenmarks und seiner Häute*

   1. Tumoren der Meningen:
      Meningeome, Meningoblastome

   2. Tumoren der Nervenstränge:
      Neurinome

   3. Angiome

   4. Tumoren des Rückenmarks:
      a) Neuroepitheliale Tumoren:
         Astrocytome, Astroblastome, Spongioblastome, Glioblastome, Medulloblastom usw.
         Ependymom, Ependymoblastom, Neuroblastom, Sympathoblastom, Gangliocytom
      b) Mesodermale Tumoren
      c) Fehlbildungstumoren

*Meningeome,* bei Kindern in etwa 3—5% beobachtet (ARSENI u. SAMITCA; HAMBY; INGRAHAM u. MATSON; RAND u. RAND), liegen meist intradural bzw. in der Dura, sind selten auch multipel (RAND u. RAND) oder mit Morbus Recklinghausen kombiniert. Gewöhnlich werden sie erst nach dem 12. Lebensjahr

Tabelle 45. *Intraspinale Tumoren im Kindes- und Jugendalter.* (Zusammenstellung der Fälle von HAMBY, FORD, ANDERSON u. CARSON, INGRAHAM u. MATSON, SVIEN et al., DODGE et al., RAND u. RAND, KOOS u. LAUBICHLER)

| Tumorart | Anzahl | Anteil % |
|---|---|---|
| Neuroepitheliale Tumoren: | 249 | 44,4 |
| Astrocytome | 39 | 6,9 |
| Ependymome | 31 | 5,5 |
| Spongioblastome | 2 | 0,3 |
| Glioblastome | 2 | 0,3 |
| Nicht näher differenzierte „Gliome" | 50 | 8,9 |
| Neurinome | 61 | 10,8 |
| Neuroblastome (Sympathoblastome) | 41 | 7,3 |
| Gangliocytome | 3 | 0,5 |
| Medulloblastommetastasen | 17 | 3,0 |
| Metastasen anderer intrakranieller Tumoren | 3 | 0,5 |
| Mesodermale Tumoren: | 171 | 30,5 |
| Sarkome | 83 | 14,8 |
| Meningeome | 16 | 2,8 |
| Fibrome | 5 | 0,8 |
| Osteome, Osteoblastome | 8 | 1,4 |
| Riesenzelltumoren | 11 | 1,9 |
| Chlorome, raumfordernde leukämische Infiltrate | 14 | 2,5 |
| Chordome | 5 | 0,8 |
| Lipome | 29 | 5,1 |
| Fehlbildungstumoren: | 68 | 12,1 |
| Dermoide, Dermoidcysten, Epidermoide | 55 | 9,8 |
| Teratome, Teratoide | 13 | 2,3 |
| Angiome | 27 | 4,8 |
| Cysten: | 26 | 4,6 |
| Intramedulläre Cysten | 6 | 1,0 |
| Arachnoideale Cysten | 10 | 1,7 |
| Extradurale Cysten | 10 | 1,7 |
| Carcinom( ?)-Metastasen | 11 | 1,9 |
| Pulposushernien | 5 | 0,8 |
| Lymphogranulomatose | 2 | 0,3 |
| Eosinophile Granulome | 1 | 0,1 |
| Gesamtzahl | 560 | 100,0 |

gesehen, um dann an Häufigkeit stetig zuzunehmen. Selten kommt maligne Entartung vor.

*Osteome,* osteogene Tumoren und Riesenzellgeschwülste („braune Tumoren") machen etwa 4—5% der spinalen Geschwülste aus. Sie wachsen stets extradural-verdrängend und verursachen Knochenarrosionen. Häufig entarten sie maligne.

*Chlorome und leukämische Infiltrate* wurden in 3—4% der Fälle bei Kindern beobachtet (HAMBY, 1944; MOSBERG). Sie liegen extradural oder in der Dura. In Einzelfällen sind Chordome beschrieben, sacral oder coccygeal lokalisiert.

*Lipome* (5—8%) sind uneinheitliche Geschwülste des Spinalkanals (Cornic u. Mosinger) und haben offenbar Beziehung zu den Mißbildungstumoren. Häufig sind sie nämlich mit Spaltbildung der Wirbelsäule, Dermalsinus, cutanen oder intrakraniellen Lipomen kombiniert. Sie liegen im Bereich der oberen Wirbelsäule (Rand u. Rand), vor allem jedoch lumbosacral, meist in der Medianlinie. Oft sind sie mit der Umgebung und mit dem Rückenmark oder der Cauda equina bzw. dem Filum terminale fest verwachsen. Intramedulläre Ausbreitung kommt vor, wie auch diffuse Lipomatosen beobachtet werden. Vorkommen im Neugeborenenalter wurde beschrieben (Dubowitz et al.; Swanson u. Barnett; Tympner et al.).

*Fehlbildungstumoren* (Mißbildungstumoren) (5 bis 10%) sind Epidermoide, Dermoide oder Teratome bzw. Teratoide.

Dermoide und Epidermoide (4—6%; Arseni; Rand u. Rand) werden in jeder Höhenlokalisation, intra- und paramedullär angetroffen, auch extradural. Oft sind sie mit einer Spina bifida unterschiedlicher Ausprägung oder mit einem Dermalsinus kombiniert.

Bei Neugeborenen wurden sie beobachtet, bevorzugen allgemein das frühe Kindesalter. Hautveränderungen (Behaarung, Pigmentierung, Hämangiom) über der Tumorlokalisation sind nicht selten.

Nach häufigen Lumbalpunktionen mit Nadeln ohne Mandrin wurden Epidermoide festgestellt (Canlorbe et al.; Choremis et al.), die auf Verschleppung zurückgeführt werden.

Ingraham u. Matson finden kongenitale Tumoren in 33% ihrer Fälle. In einer Zusammenstellung von 150—200 Dermoidcysten sahen Petterson u. Werkmäster 80% bei Kindern, vor allem vor dem 5. Lebensjahr. Teratome sind sehr selten: Von coccygealer Lokalisation sind meist Mädchen betroffen. Harrington u. Kell stellten 32 verifizierte Fälle zusammen, die gleich häufig cervical, lumbal oder thorakal lagen. Die sacralen Teratome („Steißteratom") werden als eine besondere Gruppe angesehen.

*Angiome.* Unter den vasculären Tumoren sind Mißbildungen (Aneurysmen usw.) und Neoplasmen zu finden. Das Angioblastom (Lindau-Tumor) kommt auch im Rückenmark vor, gelegentlich als Mißbildungsgeschwulst in Kombination mit Syringomyelie. Hämangioendotheliome und andere Gefäßtumoren sind histologisch abzugrenzen. Aneurysmatische Knochencysten (Jaffé u. Lichtenstein), Wirbelhämangiome und Varicositas spinalis (Foix-Alajouanine) können zu spinaler Raumbeschränkung führen; charakteristisch ist, daß es zur Querschnittsmyelitis durch Zirkulationsbehinderung (Syndrom der A. spinalis anterior) kommt, daß Querschnittssymptome ganz plötzlich eintreten. Begleitende Gefäßveränderungen der Haut, gelegentlich segmental angeordnet, können Hinweiszeichen sein. Remittierend-rezidivierender Verlauf ist typisch.

*Cysten.* Intramedulläre Cysten werden bei Gliomen oder bei Syringomyelie beobachtet. Arachnoidealcysten treten kongenital oder als Folge von Entzündungen auf. Extradurale Cysten bzw. spinale epidurale Cysten (Elsberg et al.) kommen oft in Kombination mit Spina bifida vor, evtl. auch bei schwerer Kyphoskoliose.

In Einzelfällen werden andere Ursachen einer spinalen Raumbeschränkung angegeben (5—10%; Hamby, 1944 u.a.): Pulposushernien (Rand u. Rand), Granulome (Grant u. Austin; Pásztor et al.) oder spinale Metastasen.

Die *Pathophysiologie der spinalen Raumbeschränkung* ist noch weitgehend unklar (Gerlach et al.). Bedeutsam sind primärer Sitz, Wachstumstendenz und histologische Eigenart des jeweiligen Tumors. Wegen der anderen anatomischen Verhältnisse können die Beziehungen, welche bei intrakranieller Drucksteigerung gelten, nicht ohne weiteres übertragen werden. Neben direkter Kompression spielen vasculäre Faktoren bei der Entstehung von Ausfallserscheinungen eine große Rolle (Lausberg, 1968b). Charakteristisch für das Kindesalter sind bei langdauernder Kompensationsfähigkeit relativ kurzer Krankheitsverlauf und akutes Einsetzen spinaler Ausfälle, beispielsweise im Anschluß an ein Bagatelltrauma.

## Klinisches Bild

Die Symptome einer spinalen Geschwulst sind im Kindesalter uncharakteristisch und vieldeutig. Es ist daher wichtig, überhaupt an die Möglichkeit eines Rückenmarktumors zu denken, um dann gezielt nach minimalen Symptomen zu suchen (Gerlach et al.; Ingraham u. Matson; Ross u. Bailey u.a.).

Die Anamnesendauer kann Tage und Wochen, aber auch Jahre betragen. Oft wird die Diagnose erst gestellt, wenn schwere Ausfallserscheinungen auftreten. Die Symptome können auch akut mit Fieber einsetzen, nicht selten im Anschluß an ein Trauma (Paillas et al. u.a.) oder eine Infektionskrankheit (Nittner). Bei Kindern mit Rückenschmerzen, abnormer Haltung oder Verbiegung der Wirbelsäule, Schwäche, Schmerzen oder Mißempfindungen an den Beinen, Gangstörung, Regression der Blasen- und Darmfunktion muß ein Rückenmarkstumor ausgeschlossen werden (Shulman u.a.).

Häufigste Frühsymptome sind Paresen (Pásztor et al.) und Schmerzen (Kornyansky).

Im „neuralgischen Stadium", das oft am Beginn der Erkrankung steht, können heftige Beschwerden auftreten, die in den Bauch oder in die Beine lokalisiert werden und Anlaß zu Fehldiagnosen wie Ileus, Appendicitis oder rheumatische Affektion geben (Fanconi u. Wallgren). Die Schmerzen sind meist nachts besonders stark, so daß die Kinder im Schlaf gestört werden; im Liegen, besonders aber beim Pressen (Husten), kommt es zur Ausstrahlung in die Beine.

Lokale und ausstrahlende Schmerzen wurden von GROTE in 50%, von DEREYMAKER in 62,5% der Fälle gesehen.

Beginn mit Nackensteifigkeit, Schmerzen und Fieber (RAND u. RAND) kommt besonders bei Halsmarktumoren vor; es wird dann zunächst an eine Meningitis gedacht.

Ein wichtiges Frühsymptom ist die Zwangshaltung der Wirbelsäule, wie sie gerade bei Kindern zu beobachten ist, ohne daß dabei motorische oder sensible Störungen bestehen. Bereits BENNETT (1927) hat darauf hingewiesen, daß im Kindesalter nicht selten eine Schonhaltung und Zwangshaltung der Wirbelsäule einziges Symptom einer Rückenmarksgeschwulst sein kann (vgl. auch FARMER; FORD; IBRAHIM; RICHARDSON u. a.).

Beim Gehen, Liegen, Stehen und Bücken ist auf Kyphose, Hyperlordose oder Skoliose der Wirbelsäule zu achten. Die paravertebralen Muskeln sind schmerzhaft verspannt und druckempfindlich. Ursache dafür kann der Ausfall von Vorderhornzellen oder corticospinalen Bahnen sein, der Schwäche einzelner paravertebraler Muskeln zur Folge hat, aber auch Skeletbefall durch den Tumor oder ein Ausweichen vor den bestehenden Schmerzen (RAND u. RAND). FURLOW sah eine verstärkte Lendenlordose bei Tumoren der Cauda equina.

Motorische Ausfälle sind seltener das erste Symptom der Erkrankung; GROTE sah sie in etwa 20% seiner Fälle. Rasche Ermüdbarkeit, Extremitätenschwäche und Gangstörung weisen darauf hin.

Nur bei etwa der Hälfte der Patienten wird bereits bei der Aufnahme das typische Bild der Rückenmarkskompression mit gleichzeitiger Störung von Sensibilität, Motorik (häufiger spastische, seltener schlaffe, gelegentlich gemischte Paresen) und Sphincterfunktion beobachtet.

Sphincterstörungen sind als wichtiges und alarmierendes Symptom einer spinalen Raumbeschränkung von deren Lokalisation und Stadium abhängig: Zuerst kommt es zu einer Detrusorlähmung, später zur Sphincterinkontinenz; zunächst ist die Blase, dann der Darm betroffen. Gerade die Störung der Blasen-Darm-Funktion ist aber im Kleinkindalter schwer zu beurteilen, da die verschiedensten Ursachen verantwortlich sein können. Eine Detrusorlähmung allerdings kann nie Folge psychischer Störungen sein.

Im Säuglingsalter machen sich die Beschwerden in allgemeiner Berührungsempfindlichkeit und Irritabilität bemerkbar. Es kann zu Gewichtsverlust und Schwäche in einer Extremität kommen; selten werden

Wurzelschmerzen, Sphincterstörungen und Obstipation beobachtet (BUCHANAN, 1950 u.a.).

Der Verlauf der Erkrankung ist chronisch-progredient, vor allem bei intramedullären Tumoren; Remissionen werden nur in Ausnahmefällen (z. B. bei Gefäßtumoren) gesehen (DRESSLER et al.). Vertebro-epidurale Geschwülste verursachen häufiger ein akutes Krankheitsbild (PAILLAS et al.) mit deutlichen Ausfallserscheinungen. Bei plötzlich auftretender Raumbeschränkung („spinaler Schock") kommt es zunächst zur schlaffen, dann zur spastischen Lähmung.

Die wechselnde Symptomatik wird auch von der Höhenlokalisation des Tumors beeinflußt.

### Diagnose und Differentialdiagnose

Bei der *klinisch-neurologischen Untersuchung* ist vor allem auf Sensibilitätsstörungen, motorische Ausfälle und auf die Blasen-Darm-Funktion zu achten.

Sensibilitätsstörungen finden sich häufiger bei höher gelegenen Prozessen und sind für die ungefähre Festlegung der oberen Tumorbegrenzung bedeutsam. Die Untersuchung ist im Kindesalter aber problematisch; bei Kleinkindern sind nur Berührungs- und Schmerzempfindung in groben Grenzen festzulegen, später kann auch Lage-, Temperatur- und Vibrationsgefühl geprüft werden.

Die Untersuchung der Hautschrift ist wertvoll (O. FOERSTER), da damit die Fähigkeit zu räumlicher Lokalisation der Hautsensibilität erfaßt wird. Dissoziierte Sensibilitätsstörungen werden bei intramedullären Tumoren beobachtet.

Mitunter sind vegetative Hautveränderungen Vorboten spinaler Ausfälle; Hämangiome, Pigmentierungen oder abnorme Behaarung im Bereich der Wirbelsäule können auf einen Mißbildungstumor hinweisen.

Paresen und Atrophie verschiedener Muskeln sind für die Höhendiagnostik einer spinalen Raumbeschränkung von Bedeutung: Bei Berücksichtigung der Kennmuskeln verschiedener Segmente ist die Ausdehnung des Tumors zu erschließen. Störung der Blasen-Darm-Funktion wird besonders bei tiefgelegenen Prozessen, vor allem solchen im Bereich von Conus und Cauda equina gesehen („hypertonic bladder disorder", „neurogene Blase").

Die Lokaldiagnose ist am genauesten bei cervicaler Raumbeschränkung möglich; der Tumor dehnt sich oft weiter nach cranial hin aus, als auf Grund der sensiblen und motorischen Ausfälle zu erwarten wäre.

Bei cervicalen und thorakalen Geschwülsten werden nebeneinander sensible und motorische Ausfälle, spastische und schlaffe Lähmungen festgestellt. Sitzt die Läsion im oberen Cervicalmark, sind Lähmungen des Gaumens, M. trapezius, M. sternocleidomastoideus, der Halsmuskeln und Tetraparese zu beob-

Tabelle 46. *Hinweise zur Unterscheidung von intramedullärer und extramedullärer Lokalisation spinaler Tumoren. (Nach Ford u.a.)*

| Intramedulläre Tumoren | Extramedulläre Tumoren |
| --- | --- |
| Langsamer Beginn, mit unspezifischen Initialsymptomen, progressiver Verlauf | kurze Anamnese, meist rascher, akuter Verlauf |
| Radikuläre Schmerzen, Hyperhidrose, mitunter Blasen-Darm-Störung | verschiedenartige Symptome, häufig Schmerzen |
| Sensibilitätsstörung beginnt in einem Gebiet knapp unterhalb des raumfordernden Prozesses, ist oft dissoziiert, breitet sich nach caudal hin aus | Sensibilitätsstörung aller Qualitäten beginnt meist weit unterhalb des raumfordernden Prozesses und breitet sich langsam bis zu dessen Höhe hin aus |
| Pyramidenbahnzeichen spät | Pyramidenbahnzeichen früh (spastische Paresen) |
| Blasenstörung früh | Blasen-Darm-Störung später |
| Oftmals Symptome der Läsion des peripheren motorischen Neurons im Vordergrund | Wurzelschmerzen gewöhnlich erstes Symptom |
| Spinaler Block relativ spät | frühzeitig spinaler Block |

achten; Nystagmus kommt durch Befall spino-vestibulo-cerebellärer Bahnen zustande; auf die Lokalisation C3—C4 weist eine Zwerchfellähmung hin; ein Hornersches Syndrom kann vorkommen. Bei hochsitzenden Rückenmarkstumoren wurde das Auftreten einer Stauungspapille beobachtet. Bei thorakaler Lokalisation steht die spastische Paraparese der Beine im Vordergrund. Tumoren im Conus-Cauda-Bereich führen zu Schwäche und Atrophie der Beinmuskeln sowie entsprechenden Sensibilitätsausfällen; Blasenstörungen, heftige Schmerzen und hyperlordotische Zwangshaltung der Wirbelsäule sind nicht selten.

Die Unterscheidung intramedullär und extramedullär gelegener Geschwülste an Hand der klinischen Symptome ist im Kindesalter kaum möglich. Aus dem Verlauf und dem neurologischen Befund ergeben sich gewisse Hinweiszeichen (Tabelle 46).

**Röntgenuntersuchung.** Besteht der Verdacht auf einen spinalen Tumor, muß eine Leeraufnahme der Wirbelsäule im sagittalen, seitlichen, evtl. auch schrägen Strahlengang angefertigt werden. Sie kann in etwa 60—80% der Fälle wertvollen Hinweis bringen (Grant u. Austin; Grote; Lefèbvre u.a.):

1. *Statische Veränderungen*, wie Kyphose, Skoliose, Fehlen der physiologischen Lordose;

2. *Verbreiterung des Spinalkanals* (Elsberg-Dyke-Zeichen), welche durch Messung der Interpeduncularabstände im Vergleich mit Normalwerten exakt festzulegen ist (vgl. Decker u. Backmund, 1970);

3. *strukturelle Veränderungen einzelner Wirbel*, wie Vertebra plana, Arrosion von Wirbelkörpern, Synchondrosen, Mißbildungen (Spina bifida usw.), Angiomwirbel;

4. *Formveränderungen des Foramen intervertebrale*, die auf das Vorliegen einer Sanduhrgeschwulst hinweisen.

Eine Vergrößerung der Bogenwurzelabstände wird besonders bei langsam wachsenden Prozessen gesehen, während es bei extraduralen, malignen Geschwülsten früher zur Destruktion der Wirbelbogen kommt.

Kongenitale Tumoren sind nicht selten mit Entwicklungsstörungen von Wirbelkörpern und Wirbelbogen kombiniert (Ingraham u. Matson; Olsson; Pásztor et al., u.a.). Auf paravertebrale Tumorschatten ist zu achten; Verkalkungen können auf ein Neuroblastom hindeuten.

**Lumbalpunktion.** Nach der Röntgenuntersuchung ist die Liquoranalyse eine wichtige diagnostische Maßnahme.

Bei Ausfallserscheinungen sollte die Lumbalpunktion im Liegen durchgeführt werden, da es zur Einklemmung der Geschwulst kommen kann (Federow), auch soll möglichst wenig Liquor entnommen werden (Grant u. Austin).

Bei der Lumbalpunktion wird der Liquordruck beurteilt und die Durchgängigkeit des Liquorkanals durch die Queckenstedtsche oder Stookeysche Probe geprüft (Liquordruckerhöhung durch Kompression der Venae jugulares bzw. durch Bauchpresse). Beim Kind sind jedoch dazu meist Sedierung oder Narkose nötig; mit Recht verzichten deshalb heute viele Kliniker auf diese Untersuchung (Anderson u. Carson, Elefant, u.a.). Kommt es nicht zur lumbalen Druckerhöhung, muß das Vorliegen eines Stops angenommen werden; gewissen Hinweis bietet bereits das Fehlen der Druck-

Tabelle 47. *Wesentliche Symptome bei intraspinalen Tumoren.* (Nach ANDERSON u. CARSON, FORD u.a.)

| | |
|---|---|
| Anamnese | Steifhaltung des Rückens, Haltungsanomalie der Wirbelsäule<br>Schmerzen in Nacken, Rücken oder Beinen, besonders nachts und beim Pressen<br>Muskelschwäche, Gangstörung<br>Blasen-Darm-Störung |
| Verlauf | Beginn abrupt oder allmählich<br>Verlauf langsam progredient über Tage, Monate oder Jahre<br>Partielle Remissionen möglich |
| Klinisch-neurologische Untersuchung | Nachweis spinaler Störungen: Motorische oder sensible Ausfallserscheinungen (Muskelschwäche, Reflexstörung, Parästhesien, Hypästhesie, fehlende Bauchhautreflexe, positives Babinski-Phänomen usw.)<br>Neurologische Symptome können ganz gering sein |
| Röntgenuntersuchung | Fehlhaltung der Wirbelsäule<br>Verbreiterung der Bogenwurzelabstände<br>Destruktion von Wirbeln |
| Lumbalpunktion | Xanthochromer Liquor, Eiweißvermehrung<br>Nachweis des Liquorstops mit dem Queckenstedtschen Versuch |
| Myelographie | Nachweis und Lokalisation der spinalen Raumbeschränkung |

steigerung beim Pressen, wenn der Prozeß tief gelegen ist. Ein normaler Ausfall der Untersuchung schließt jedoch einen spinalen raumfordernden Prozeß keineswegs aus.

Charakteristisch sind bei der Liquoruntersuchung Xanthochromie und Vermehrung des Eiweißgehaltes (bis mehrere Gramm-%); die Zellzahl ist nicht oder nur gering erhöht (Nonne-Froinsches Zeichen). Selten werden trotz sicher nachgewiesenem Tumor normale Liquorwerte gefunden (GRANT u. AUSTIN). Mitunter gibt die cytologische Untersuchung einen Hinweis auf die Art des Tumors.

Wird bei der Lumbalpunktion gelatinöses Material aspiriert, kann ein Teratom vorliegen; für „trockene Punktion" kann ein großer Caudatumor verantwortlich sein.

**Kontrastmitteluntersuchung.** Die klinische Verdachtsdiagnose ist durch Kontrastuntersuchung zu sichern. Eine Myelographie sollte nur vom neuroradiologisch Erfahrenen durchgeführt werden; es muß die Möglichkeit zu

rascher neurochirurgischer Intervention gegeben sein.

Im Kindesalter ist die lumbale Myelographie zu bevorzugen; die suboccipitale Füllung bleibt Sonderfällen vorbehalten. Positive Kontrastmethoden, am besten mit Pantopaque, haben

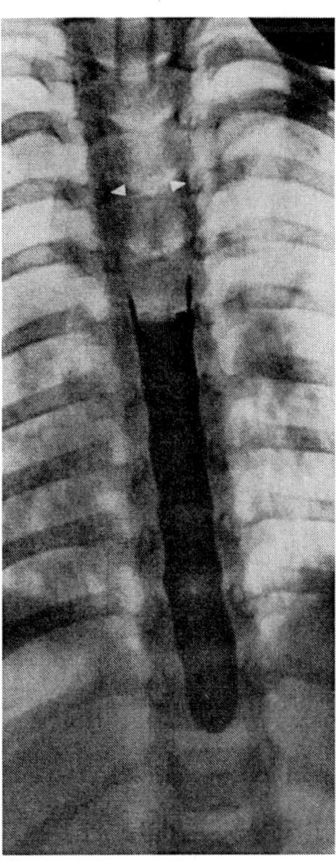

Abb. 132. Intramedullärer Tumor bei einem 3 Jahre alten Jungen. Seit mehreren Monaten auffallend gebückter Gang, Rückenschmerzen beim Niesen und bei Erschütterung. Geringe spastische Parese des linken Beines. Abstand der Bogenwurzeln des 4. Brustwirbels im Vergleich zu den angrenzenden Wirbeln um 1,5 mm vergrößert (Pfeile). Bei der lumbalen Myelographie typische Veränderungen der intramedullären Geschwulst; vollständiger Stop bereits am Oberrand des 6. Brustwirbelkörpers. (Max-Planck-Institut für Psychiatrie München)

gegenüber der Luftmyelographie den Vorteil, besser interpretierbare Bilder zu liefern. Komplikationen werden bei der Untersuchung nur selten gesehen; das Kontrastmittel muß nach dem Eingriff sorgfältig abgezogen werden, wenn kein kompletter Stop vorliegt.

Mit Hilfe der Kontrastmethoden ist es meist möglich, die Beziehung der Geschwulst zum Rückenmark und seinen Häuten festzulegen, wenn sich charakteristische Aussparungen und Begrenzungen der Kontrastmittelsäule zeigen (Abb. 132).

Mit den verfügbaren diagnostischen Methoden (Tabelle 47) sind folgende Trefferquoten zu erzielen: Röntgenleeraufnahme 66,6%; Lumbalpunktion: Druckerhöhung 86,6%, Farbe und Eiweißgehalt 80,0%; Myelographie 100,0% (Coxe). Die Artdiagnose ist mitunter indirekt zu erschließen, wird aber meist erst bei der Operation gestellt.

Größere Erfahrungen über die Untersuchung von Kindern mit der spinalen Liquorraumszintigraphie bzw. Isotopenmyelographie liegen noch nicht vor.

Als Hilfsmethode hat die Elektromyographie Bedeutung. Es sind muskuläre Störungen auszuschließen, so daß durch einen negativen Befund die Diagnose eines Rückenmarktumors gestützt wird. Bei Befall der Wurzeln treten Denervierungszeichen im Elektromyogramm auf (Rand u. Rand).

**Differentialdiagnose.** Bei der Vielzahl möglicher spinaler Erkrankungen muß ein Tumor im Zweifelsfall immer ausgeschlossen werden, da er gut operabel sein kann.

*Entzündliche Erkrankungen.* Zu Beginn können die Beschwerden vor allem mit rheumatischen Affektionen und gastrointestinalen Störungen (Appendicitis, Ileus) verwechselt werden. Eine Poliomyelitis kann klinisch ähnlich verlaufen, ist aber durch den Liquorbefund abzugrenzen (Anderson u. Carson; Chambers; Richardson u.a.); schwerer ist die Differenzierung von einer Polyneuritis bzw. Polyradiculoneuritis (Guillain-Barré-Strohl-Syndrom); Querschnittsmyelitiden machen diagnostisch große Schwierigkeiten (Paine u. Byers). An die Möglichkeit einer tuberkulösen Meningitis sollte immer gedacht werden. Von außen her können entzündliche Veränderungen der Wirbel (tuberkulöse oder unspezifische Spondylitis) oder epidurale Abscesse den Spinalkanal einengen.

*Degenerative Erkrankungen.* Gelegentlich wird ein Rückenmarkstumor als orthopädische Störung verkannt (kongenitale Lordose, Skoliose usw.). Erkrankungen der Muskulatur (Muskeldystrophien, spinale Muskelatrophien usw.) müssen durch entsprechende Untersuchungen (Fermentbestimmung, Elektromyographie, Muskelbiopsie) ausgeschlossen werden; das Syndrom der „Amyotonia congenita", dem die verschiedensten Ursachen zugrunde liegen, kann auch durch einen Rückenmarkstumor hervorgerufen sein. Heredo-degenerative Krankheiten, Systematrophien oder eine juvenile multiple Sklerose können besonders im Beginn eine Rückenmarksgeschwulst vortäuschen.

*Traumatische Störungen.* Das traumatische Querschnittssyndrom ist meist durch Anamnese und Unfallhergang abgegrenzt. Da aber ein Trauma auch zur Dekompensation der spinalen Raumbeschränkung führen kann, ist die Differenzierung mitunter schwierig.

Dies gilt besonders für den geburtstraumatischen Querschnitt beim Neugeborenen (vgl. Tympner et al.). Bandscheibenschäden, chronisches epidurales Hämatom oder Hämatomyelie sind im Kindesalter selten.

*Angeborene Störungen.* Fehlbildungen von Atlas, Axis oder Occiput („Übergangsstörungen") können zu Symptomen der spinalen Raumbeschränkung führen. Auf Mißbildungen der Wirbelsäule (Spina bifida, Meningocele usw.) ist zu achten; Fehlbildungen des Rückenmarks (Diastematomyelie, Foix-Alajouanine-Syndrom usw.) können zu ähnlichen Symptomen führen.

Schließlich sind *Allgemeinerkrankungen* (Pneumonie, Leukämie), psychische Störungen (Hysterie, Verhaltensstörung), cerebrale Kinderlähmung oder Arachnitis cystica in die differentialdiagnostischen Erwägungen einzubeziehen.

### Therapie

Die operative Behandlung einer spinalen Geschwulst muß in jedem Fall angestrebt werden. Bestehen bereits Ausfallserscheinungen, ist eine rasche diagnostische Klärung notwendig, da sonst die Möglichkeiten der Restitution gering sind.

Die Laminektomie sollte bald im Anschluß an die Myelographie durchgeführt werden, schon um eine Dekompression zu erreichen. Erst nach der Freilegung sind Tumorart, genaue Lokalisation und Beziehung zum Rückenmark sowie die Möglichkeit einer vollständigen oder partiellen Entfernung zu beurteilen. Auch für die nachfolgende Bestrahlung ist eine histologisch gesicherte Diagnose bedeutsam.

Totale Exstirpation gelingt gerade bei den meist malignen Tumoren des Kindesalters nur selten; es sind aber doch jahrelange Besserungsperioden zu erreichen. Auch intramedulläre Tumoren wurden, zum Teil bei zweizeitigem Vorgehen, erfolgreich entfernt (Ingraham u. Matson). Das Lebensalter ist für die Operation keine Kontraindikation; über gelungene Eingriffe beim Säugling ist mehrfach berichtet worden (Anderson u. Carson; Elefant; Mosberg et al.; Pásztor et al.).

Die Laminektomie muß beim Kind möglichst klein gehalten werden, da es durch die

Kontinuitätsstörung der Wirbelsäule zu Haltungsschäden mit Skoliose und Kyphose kommt.

Bei subcutanem Lipom mit Dermalsinus soll frühzeitig operiert werden. Häufiger auftretende Meningitiden trüben die Prognose (PACHE u. LORENZO); oft genügt die partielle Entfernung des stark verwachsenen Lipoms.

Die Erfolge der Operation sind unterschiedlich, abhängig von Tumorart und Lokalisation. Während HAFT et al. oder GRANT u. AUSTIN von 80% Operationserfolg sprechen, geben ANDERSON u. CARSON nur 20% an. Die Operationsletalität selbst ist gering (ARSENI u. a.). Instillation radioaktiven Materials kann bei intramedullären cystischen Tumoren versucht werden.

Ist eine operative Behandlung nicht möglich, weil der Prozeß zu ausgedehnt ist, oder wird ein maligner Tumor festgestellt, sollte die Röntgenbestrahlung angeschlossen werden (300 bis 1200 r; RAND u. RAND). Die Erfolge sind schwer zu beurteilen; als Nebenwirkungen können Röntgenmyelomalacie oder Wachstumsstörung der Wirbelsäule auftreten (NEUHAUSER et al.). Vor der Bestrahlung sollte jedoch auch bei malignen Tumoren eine Dekompression erfolgen.

Über Behandlung mit cytostatischen Substanzen liegen bisher kaum Erfahrungen vor.

Wesentlich bei der Therapie ist die prä- und postoperative Betreuung des Kindes, bei der Neurochirurg und Pädiater eng zusammenarbeiten müssen. Unmittelbar postoperativ sind besonders Schmerzbekämpfung, richtige Lagerung und Hautpflege, Blasen-Darm-Kontrolle, Ernährung, Vermeiden von Kontrakturen und Infektionen wichtig. Möglichst frühzeitig ist ein Rehabilitationsprogramm aufzustellen, in dem alle verfügbaren krankengymnastischen, orthopädisch-apparativen und sozialen Hilfsmittel ausgeschöpft werden müssen.

### Prognose

Da etwa $^2/_3$ aller spinalen Tumoren histologisch bösartig sind oder intramedullär liegen, ist die Prognose der spinalen Geschwülste im Kindesalter schlechter als beim Erwachsenen (HOFF u. WEINGARTEN; GERLACH et al. u. a.). Ungünstig wirkt sich auch die oft erst spät gestellte Diagnose aus, da sich dann trotz operativer Behandlung Ausfallserscheinungen nicht mehr zurückbilden.

Allgemein kann bei etwa 20% der Fälle mit Heilung gerechnet werden (RAND u. RAND); frühzeitige Operation ist entscheidend. Der Wert der Röntgenbestrahlung ist im Schrifttum umstritten.

Etwa die Hälfte der von GRANT u. AUSTIN operierten Patienten war nach mehr als 10 Jahren symptomfrei; von KLEIN (1960) wird angegeben, daß etwa 50% der kindlichen Rückenmarkstumoren gutartig seien. Bei COXE überlebten nur 20% der Patienten mit extraduralen Tumoren.

### Literatur

AAS, K.: Diencephalic syndrome of emaciation. Acta paediat. (Uppsala) **52**, 161 (1963).

ACHSLOGH, J., BOUCQUEY, J. P.: Diagnostic différentiel du crâniopharyngiome variété postérieure et antérieure chez l'enfant. Acta neurol. belg. **64**, 552 (1964).

— BRIHAYE, J., DEREYMAKER, A., HOFFMANN, G., THIRY, S.: Les tumeurs supratentorielles de l'enfance. A propos de 115 cas vérifiés. Acta paediat. belg. **14**, 57 (1960).

AICARDI, J., GARCIA, J., LEPINTRE, J., CHEVRIE, J.-J., THIEFFRY, S.: Les papillomes des plexus choroides chez l'enfant. Arch. franç. Pédiat. **25**, 673 (1968).

AITA, J. A.: Genetic aspects of tumors of the nervous system. In: H. T. LYNCH, Hereditary factors in carcinoma. Berlin-Heidelberg-New York: Springer 1967.

ALLMARAS, E.: Die Röntgendiagnose der Hirntumoren des Kindesalters. Inaug.-Diss., München 1965.

ALTMANN, R. S.: Dermoid tumors of the posterior fossa associated with congenital dermal sinus. J. Pediat. **62**, 565 (1963).

ANDERSON, F. M., CARSON, M. J.: Spinal cord tumors in children: Review of subject and presentation of 21 cases. J. Pediat. **43**, 190 (1953).

ARNSTEIN, L. H., BOLDREY, E., NAFFZIGER, H. C.: A case report and survey of brain tumors during the neonatal period. J. Neurosurg. **8**, 315 (1961).

ARON, B. S.: Twenty years' experience with radiation therapy of medulloblastoma. Amer. J. Roentgenol. **105**, 37 (1969).

ARSENI, C.: Spinal cord dysembryoplastic tumours. Psychiat. Neurol. Neurochir. (Amst.) **71**, 509 (1968).

— DĂNĂILĂ, L., NICOLA, N., GEORGIAN, M., ISTRATI, C.: Intracranial teratomas. Acta neurochir. (Wien) **20**, 37 (1969).

— HORVATH, L., JLIESCU, D.: Intraspinal tumours in children. Psychiat. Neurol. Neurochir. (Amst.) **70**, 123 (1967a).

— ROMAN, J., CRISTIAN, C., TUDOR, D., TERZI, A.: Die elektroenzephalographischen Veränderungen bei Hirntumoren der Kinder. Pediatria (Buc.) **16**, 193 (1967b).

Arseni, G., Samitca, D. C.: Primary intraspinal tumors in children and adolescents. J. Neurosurg. 18, 135 (1961).

Backmund, H.: Neuroradiologie bei Säuglingen und Kleinkindern. Radiologe 6, 449 (1966).

Backus, R. E., Millichap, J. G.: The seizure as a manifestation of intracranial tumor in childhood. Pediatrics 29, 978 (1962).

Bailey, P.: Die Hirngeschwülste. Stuttgart: Enke 1951.

— Buchanan, D. N., Bucy, P. C.: Intracranial tumors of infancy and childhood. Chicago: Chicago Univ. Press 1939.

— Cushing, H.: Medulloblastoma cerebelli: A common type of midcerebellar glioma of childhood. Arch. Neurol. Psychiat. (Chic.) 14, 192 (1925).

Bain, H. W., Darte, J. M. M., Keith, W. S., Kruyff, E.: The diencephalic syndrome of early infancy due to silent brain tumor with special reference to treatment. Pediatrics 38, 473 (1966).

Bamberger, P., Matthes, A.: Anfälle im Kindesalter. Basel-New York: Karger 1959.

Bauer, H.: Physiologie und Pathologie des Liquors. In: Cobet-Gutzeit-Hartmann-Bock, Klinik der Gegenwart, Bd. IV. München-Berlin: Urban & Schwarzenberg 1967.

Belamaric, J., Chau, A. S.: Medulloblastoma in newborn sisters. J. Neurosurg. 30, 76 (1969).

Bergstrand, C. G., Bergstedt, J., Herrlin, K. M.: Pediatric aspects of brain tumors in infancy and childhood. Acta paediat. (Uppsala) 47, 688 (1958).

Berkheiser, S. W.: Oligodendrogliomas in the young age group. J. Neurosurg. 13, 170 (1956).

Berkmen, Y. M., Brucher, J., Salmon, J. H.: Congenital arachnoid cysts. Amer. J. Roentgenol. 105, 288 (1969).

Bernard, R., Coignet, J., Pinsard, N., Mariani, R., Vigouroux, R., Choux, M., Baurand, C.: Les hydrocéphalies du nourrisson par lésions expansives intra-crâniennes (à propos de 20 observations). Ann. Pédiat. 42, 515 (1966).

Bernheim, M., Bertrand, J., Pellet, H.: Les aspects endocriniens du crâniopharyngiome chez l'enfant. Arch. franç. Pédiat. 20, 195 (1963).

Bingas, B., Wolter, M.: Das Kraniopharyngeom. Fortschr. Neurol. Psychiat. 36, 117 (1968).

Bittmann, B.: Intrakranielle Raumbeschränkungen im frühen Kindesalter. Inaug.-Diss., München 1968.

Bodechtel, G.: Differentialdiagnose neurologischer Krankheitsbilder, 2. Aufl. Stuttgart: Thieme 1963.

Bodian, M.: Die Pathologie der bösartigen Geschwülste im Kindesalter. Paed. Fortbildungskurse, Bd. 13, S. 1. Basel-New York: Karger 1964.

— Lawson, D.: Intracranial neoplastic diseases of childhood. A description of their natural history based on a clinico-pathological study of 129 cases. Brit. J. Surg. 40, 368 (1953).

Böker, F., Gross, G.: Liquorveränderungen bei Hirntumoren. Acta neurochir. (Wien) 15, 28 (1966).

Bouchard, J.: Radiation therapy of intracranial tumors, long term results. Acta radiol. Ther. Phys. Biol. 5, 11 (1966).

Braun, F. C., Jr., Forney, W. R.: Diencephalic syndrome of early infancy associated with brain tumor. Pediatrics 24, 609 (1959).

Bray, P. F., Carter, S., Taveras, J. M.: Brain-stem tumors in children. Neurology (Minneap.) 8, 1 (1958).

Brock, M., Hadjidimos, A., Schürmann, K., Ellger, M., Fischer, F.: Zur klinischen Messung der örtlichen Hirndurchblutung nach der intraarteriellen Isotopen-Clearance-Methode. Dtsch. med. Wschr. 94, 1377 (1969).

Bruns, L.: Die Krankheiten des Rückenmarkes und der peripheren Nerven im Kindesalter. In: Bruns-Cramer-Ziehen, Handbuch der Nervenkrankheiten im Kindesalter. Berlin: Karger 1912.

Buchanan, D.: Tumors of the spinal cord in infancy. Arch. Neurol. Psychiat. (Chic.) 63, 835 (1950).

— Intracranial tumors in infancy and childhood. Amer. J. Surg. 93, 935 (1957).

Buchheit, W. A., Burton, C., Haag, B., Shaw, D.: Papilledema and idiopathic intracranial hypertension. New Engl. J. Med. 280, 938 (1969).

Bushe, K.-A.: Intrakranielle Tumoren im Kindes- und Wachstumsalter. In: Bushe-Glees, Chirurgie des Gehirns und Rückenmarks im Kindes- und Jugendalter. Stuttgart: Hippokrates 1968.

— Schoen, H.: Klinik und Pathologie der Geschwülste in den einzelnen Hirnregionen. In: Bushe-Glees, Chirurgie des Gehirns und Rückenmarks im Kindes- und Jugendalter. Stuttgart: Hippokrates 1968.

Caldera, R., Rossier, A.: Cachexie du jeune enfant par tumeur de l'hypothalamus. Ann. Pédiat. 38, 613 (1962).

Carbajal, U. M.: Ocular findings in brain tumors in children. Arch. Ophthal. 61, 599 (1959).

Chambers, W. R.: Intraspinal tumors in children resembling anterior poliomyelitis. J. Pediat. 41, 288 (1952).

Choremis, C., Economos, D., Papadatos, C., Gargoulas, H.: Intraspinal epidermoid tumors (cholesteatomas) in patients treated for tuberculous meningitis. Lancet 1956 II, 437.

Chutorian, A. M., Schwartz, J. F., Evans, R. A., Carter, S.: Optic gliomas in children. Neurology (Minneap.) 14, 83 (1964).

Colmant, H.-J., Grote, W.: Tumoren der Balkenregion. Zur Klinik und Pathologie der Mittelliniengliome. Schweiz. Arch. Neurol. Psychiat. 84, 47 (1959).

Cooper, J. S., Kernohan, J. W., Craig, W. M.: Tumors of the medulla oblongata. Arch. Neurol. Psychiat. (Chic.) 67, 269 (1952).

Corboz, R.: Die Psychiatrie der Hirntumoren bei Kindern und Jugendlichen. Acta neurochir. (Wien) Suppl. V. 1958.

Coxe, W. S.: Tumors of the spinal canal in children. Amer. Surg. 27, 62 (1961).

Craig, W. M., Keith, H. M., Kernohan, J. W.: Tumors of the brain occurring in childhood. Acta psychiat. (Kbh.) 24, 375 (1949).

Critchley, M.: Brain tumours in children; their general symptomatology. Brit. J. Child. Dis. 22, 251 (1925).

CROFTON, F. D. L., MATSON, D. D.: Roentgenologic study of choroid plexus papillomas in childhood. Amer. J. Roentgenol. 84, 479 (1960).

CUNEO, H. M., RAND, C. W.: Brain tumors of childhood. Springfield: Thomas 1952.

CUSHING, H.: Intrakranielle Tumoren. Berlin: Springer 1935.

DALY, D. D.: The effect of sleep upon the electroencephalogram in patients with brain tumors. Electroenceph. clin. Neurophysiol. 25, 521 (1968).

DARGEON, H. W.: Tumors of childhood. New York: Hoeber 1960.

DASTUR, D. K., LALITHA, V. S., PRABHAKAR, V.: Pathological analysis of intracranial space-occupying lesions in 1000 cases including children. Part 1: Age, sex and pattern; and the tuberculomas. J. neurol. Sci. 6, 575 (1968).

DAVID, M., BERNARD-WEIL, E., PRADAT, P.: Adénomes hypophysaires de l'enfant. Rev. neurol. 106, 334 (1962), Neuro-chirurgie 8, 49 (1962).

DECKER, K.: Klinische Neuroradiologie. Stuttgart: Thieme 1960.

— BACKMUND, H.: Angiographie des Hirnkreislaufs. Stuttgart: Thieme 1968.

— — Pädiatrische Neuroradiologie. Stuttgart: Thieme 1970.

— HOFMANN, H.: Die Medulloblastome — ein Behandlungsproblem. Neurochirurgia (Stuttg.) 4, 218 (1962).

DELAND, F. H., WAGNER, H. N.: Atlas of nuclear medicine, vol. I: Brain. Philadelphia-London-Toronto: Saunders 1969.

DIAMOND, E. F., AVERICH, N.: Marasmus and the diencephalic syndrome. Arch. Neurol. (Chic.) 14, 270 (1966).

DIEMATH, H. E.: Über Ependymome bei Kindern. Neue öst. Z. Kinderheilk. 5, 135 (1960).

DISTEL, L., NEUHÄUSER, G., SCHUCH, A.: Echoenzephalographie im Kindesalter. Indikationen und charakteristische Befunde. Fortschr. Med. 87, 98 (1969).

DODGE, H. W., JR., KEITH, H. M., CAMPAGNA, J.: Intraspinal tumors in infants and children. J. int. Coll. Surg. 25, 199 (1957).

DODS, L.: A diencephalic syndrome of early infancy. Med. J. Aust. 2, 689 (1957).

DUBOULAY, G.: The radiological evidence of raised intracranial pressure in children. Brit. J. Radiol. 30, 375 (1957).

DUMERMUTH, G.: EEG-Befunde bei Hirntumoren im Kindesalter. Arch. Psychiat. Nervenkr. 197, 594 (1958).

— Elektroencephalographie im Kindesalter. Stuttgart: Thieme 1965.

ECKLER, E., SCHÖNBERG, D., BIERICH, J.: „Pseudotumor cerebri" infolge Corticosteroid-Therapie. Mschr. Kinderheilk. 114, 271 (1966).

ELEFANT, E., JEKLEROVA, J., LESNY, I.: Rückenmarkskompression im Säuglingsalter. Ann. paediat. (Basel) 184, 253 (1955).

ESCALONA-ZAPATA, J.: Das undifferenzierte Glioblastom des Kindesalters. Zbl. Neurochir. 28, 127 (1967).

FALK, W., HEPPNER, F.: Zur Frühdiagnose des kindlichen Hirnkrebses. Mschr. Kinderheilk. 110, 187 (1962).

FANCONI, G., WALLGREN, A.: Lehrbuch der Pädiatrie, 8. Aufl. Basel u. Stuttgart: Schwabe 1967.

FARMER, T. W.: Pediatric neurology. New York-Evanston-London: Harper & Row 1968.

FESSARD, C.: Cerebral tumors in infancy. Amer. J. Dis. Child. 115, 302 (1968).

FIELDS, J. P.: Bulging fontanel: a complication of tetracycline therapy in infants. J. Pediat. 58, 74 (1961).

FINCHER, E. F.: Roentgenographic depictions of cerebral ependymomas in children. Amer. J. Roentgenol. 80, 436 (1958).

FISCHER, W.: Symptomatologie und Diagnostik der Tumoren des Kleinhirnraumes. Leipzig: Barth 1965.

FOLEY, J.: Benign forms of intracranial hypertension — "toxic" and "otic hydrocephalus". Brain 78, 1 (1955).

FORD, F. R.: Diseases of the nervous system in infancy, childhood and adolescence, 5th ed. Springfield: Thomas 1966.

FOWLER, F. D., MATSON, D. D.: Gliomas of the optic pathways in childhood. J. Neurosurg. 14, 514 (1957).

FRANCOIS, R., BERTRAND, J., LOAEC, Y., PEYRIN, J.-O., RUITON-UGLIENGO: Nanisme hypophysaire par tumeur intrasellaire. Adénome chromophobe vraisemblable. Pédiatrie 15, 143 (1960).

FUSTE, F. G., SNYDER, D. E., PRICE, H.: Congenital spongioblastoma of the pons. Amer. J. clin. Path. 47, 790 (1967).

GÄRTNER, J.: Statistische Untersuchungen an 654 intrakraniellen raumfordernden Prozessen. Ein Beitrag zur Biologie der Hirngeschwülste. Zbl. Neurochir. 15, 333 (1955).

GAMSTORP, I., KJELLMAN, B., PALMGREN, B.: Diencephalic syndromes of infancy. J. Pediat. 70, 383 (1967).

GANNON, W. E.: Meningeoma of the posterior fossa in a child. Amer. J. Roentgenol. 86, 456 (1961).

GAREIS, F. J., JOHNSON, J. A.: Inanition in infant associated with diencephalic neoplasms. Amer. J. Dis. Child. 109, 349 (1965).

GEISLER, E., DIELMANN, E.: Psychische Veränderungen bei Kindern mit Hirntumoren. Mschr. Kinderheilk. 113, 225 (1965).

— SCHUCK, W.: Spinale Tumoren und das Rückenmark komprimierende Prozesse bei Kindern. Arch. Kinderheilk. 169, 254 (1963).

GERLACH, J., JENSEN, H. P., KOOS, W., KRAUS, H.: Pädiatrische Neurochirurgie. Stuttgart: Thieme 1967.

GLOBUS, J. H., ZUCKER, J. M., RUBINSTEIN, J. M.: Tumors of the brain in children and adolescents. A clinical and anatomic survey of 92 verified cases. Amer. J. Dis. Child. 65, 604 (1943).

GOEBEL, F.: „Hypophysäre Kachexie" beim Kleinkind ohne Zwergwuchs bei intakter Hypophyse. Z. Kinderheilk. 53, 575 (1932).

GOL, A.: Cerebral astrocytomas in childhood. A clinical study. J. Neurosurg. 19, 577 (1962).

— Cerebellar astrocytomas in children. Amer. J. Dis. Child. 106, 21 (1963).

GOLDHAHN, G.: Liquorveränderungen bei Großhirntumoren. Münch. med. Wschr. **110**, 1357 (1968).

GORI, G., NUCCI, U.: Meningiomi dell'infanzia e dell'età evolutiva. Considerazioni statistiche e cliniche. Minerva neurochir. **7**, 119 (1963).

GRANT, F. C., AUSTIN, G. M.: The diagnosis, treatment, and prognosis of tumors affecting the spinal cord in children. J. Neurosurg. **13**, 535 (1956).

GRAVELEAU, D., LOPEZ, T. DE, ETIENNE, M., LE BESNERAIS, Y., COPHIGNON, J.: Tumeurs médullaires du nourrisson. Ann. Pédiat. **41**, 439 (1965).

GREENHOUSE, A. H., NEUBUERGER, K. T.: Intracranial teratoma of the newborn. Arch. Neurol. (Chic.) **3**, 718 (1960).

GREER, M.: Benign intracranial hypertension (pseudotumor cerebri). Pediat. Clin. N. Amer. **14**, 819 (1967).

GROSS, S. W.: Tumors of the brain in infancy; clinical and pathologic study. Amer. J. Dis. Child. **48**, 739 (1934).

GROTE, W.: Spinale Tumoren im Kindesalter. Z. Kinderchir., Suppl. **6**, 62 (1969).

— DÜX, W.: Der Hirnabszeß im Kindesalter. Arch. Kinderheilk. **171**, 137 (1964).

— RÖMER, F.: Geschwülste der Großhirnhemisphären im Kindesalter. Z. Kinderchir., Suppl. 6, 45 (1969).

GULOTTA, F.: Das sogenannte Medulloblastom. Berlin-Heidelberg-New York: Springer 1967.

GYEPES, M. T., D'ANGIO, G. J.: Extracranial metastases from central nervous system tumors in children and adolescents. Radiology 87, 55 (1966).

HAMBÜCHEN, D.: Plexuszysten im 3. Hirnventrikel, ihre Herkunft und ihre Lokalisation. Beitr. path. Anat. **112**, 453 (1952).

HAMBY, W. B.: Tumors of the spinal canal in childhood: An analysis of the literature with report of a case. J. nerv. ment. Dis. **81**, 25 (1935).

— Tumors of the spinal canal in childhood. II. Analysis of the literature of the subsequent decade (1933—1942). J. Neuropath. exp. Neurol. **3**, 397 (1944).

HAUGE, M., HARVALD, B.: Genetics of intracranial tumors. Acta genet. (Basel) **7**, 573 (1957).

— — Studies in the etiology of intracranial tumors. Acta psychiat. scand. **35**, 163 (1960).

HENSCHEN, F.: Tumoren des Zentralnervensystems und seiner Hüllen. In: LUBARSCH-HENKE-RÖSSLE, Handbuch der speziellen pathologischen Anatomie und Histologie, Bd. XIII/3. Berlin-Göttingen-Heidelberg: Springer 1955.

HEPPNER, F.: Meningeomas of the 3rd ventricle in children. Acta psychiat. scand. **30**, 471 (1955).

— Rückenmarkstumoren im Kindes- und Jugendalter. Eine klinische Betrachtung. Wien. med. Wschr. **109**, 946 (1959).

— Die Tumoren des Zentralnervensystems beim Kind. Wien. klin. Wschr. **77**, 243 (1965).

HERMIER, M., BRUNAT, M., LAMIT, J., HARTEMANN, E., COTTON, J. B., JEUNE, M.: Les tumeurs cérébrales cachectisantes du nourrisson et du jeune enfant. Pédiatrie **21**, 473 (1966).

HERRSCHAFT, H.: Die Teratome des Zentralnervensystems. Dtsch. Z. Nervenheilk. **194**, 344 (1968).

HERTZ, H., ROSENDAL, T.: Roentgen changes in the cranium in 153 intracranial tumours in children aged 0—15 years. Acta radiol. (Stockh.), Suppl. **141**, 1 (1956).

HESS, R.: Elektroencephalographische Studien bei Hirntumoren. Stuttgart: Thieme 1958.

HESSELVIK, M., TYGSTRUP, J.: Metastasizing cerebral ependymoma. Acta neuropath. (Berl.) **4**, 416 (1965).

HOCH, A.: Geschwülste des Kindesalters. Züricher Beobachtungen an Hand von 223 kindlichen und jugendlichen Tumorfällen. Oncologia (Basel) **4**, 94 (1951).

HOFF, H., WEINGARTEN, K.: Über spinale Tumoren im Kindesalter. Wien. klin. Wschr. **64**, 220 (1952).

HOLUB, V.: Psychische Veränderungen, bedingt durch Hirngeschwülste im Kindesalter. Psychiat. Neurol. med. Psychol. (Lpz.) **12**, 174 (1960).

HUANG, Y. S.: Gliomas of the pons. Syndrome of neoplasms (glioma) arising from the dorso-paramedian part of the pons. Folia psychiat. neurol. jap. **10**, 295 (1957).

IBRAHIM, J.: Organische Erkrankungen des Nervensystems. In: PFAUNDLER-SCHLOSSMANN, Handbuch der Kinderheilkunde, Bd. IV, 4. Aufl. Leipzig: Vogel 1931.

INGRAHAM, F. D., BAILEY, O. T.: Cystic teratomas and teratoid tumors of the central nervous system in infancy and childhood. J. Neurosurg. **3**, 511 (1946).

— MATSON, D. D.: Neurosurgery in infancy and childhood. Springfield: Thomas 1954.

— SCOTT, H. W.: Craniopharyngeomas in children. J. Pediat. **29**, 95 (1946).

ISFORT, A., SUNDER-PLASSMANN, P.: Klinik und Diagnostik der Lindau-Tumoren. Dtsch. Z. Nervenheilk. **187**, 548 (1965).

ISLER, W.: Le diagnostic neurologique et neuroradiologique des tumeurs cérébrales de l'enfant. Minerva neurochir. **9**, 229 (1965).

— Akute Hemiplegien und Hemisyndrome im Kindesalter. Stuttgart: Thieme 1969.

JACKSON, T. J., THOMPSON, R. K.: Pediatric neurosurgery. Springfield: Thomas 1959.

JACOBSON, H. G., SHAPIRO, J. H.: Pseudotumor cerebri. Radiology 82, 202 (1964).

JÄNISCH, W., SCHREIBER, D.: Neuroektodermale Hirngeschwülste als Todesursache bei Neugeborenen und Säuglingen. Zbl. allg. Path. path. Anat. **109**, 170 (1966).

JENKIN, R. D. T.: Medulloblastoma in childhood: Radiation therapy. Canad. med. Ass. J. **100**, 51 (1969).

JOPPICH, G., SCHULTE, F. J.: Neurologie des Neugeborenen. Berlin-Heidelberg-New York: Springer 1968.

JOSEPH, K., LANG, W., GRAUL, E. H., HERRMANN, E., CALATAYUD, V.: Nuklearmedizinische Diagnostik in der Neurologie. Dtsch. Ärztebl. **65**, 967 (1968).

— — HERRMANN, E., GRAUL, E. H.: Möglichkeiten und Grenzen der Liquorraumszintigraphie. Dtsch. Ärztebl. **66**, 1981 (1969).

KAGAN, H.: Anorexia and severe inanition associated with a tumour involving the hypothalamus. Arch. Dis. Childh. **33**, 257 (1958).

KEITH, H. M., CRAIG, W. M., KERNOHAN, J. W.: Brain tumors in children. Pediatrics **3**, 839 (1949).

KENDEL, K., MEIER-EWERT, K.: Die Diagnose von Hirnmetastasen aus dem Liquorzellausstrich. Dtsch. med. Wschr. 93, 2075 (1968).

KERNOHAN, J. W., MABON, R. F., SVIEN, H. J., ADSON, A. W.: A simplified classification of the gliomas. Proc. Mayo Clin. 24, 71 (1949).

— SAYRE, G. P.: Tumors of the central nervous system. In: Atlas of tumor pathology, sect. X, fasc. 35. Washington: Armed Forces Inst. of Pathol. 1952.

KLEIN, M. R.: Les tumeurs de la moelle chez l'enfant. Acta neurochir. (Wien) 9, 69 (1960).

— Neuro-chirurgie infantile. Paris: Doin, Deren & Cie. 1966.

KOCH, G.: Beitrag zur Erblichkeit der Hirngeschwülste. Acta Genet. med. (Roma) 3, 170 (1954).

— Phakomatosen. In: P. E. BECKER, Humangenetik, Bd. V/1. Stuttgart: Thieme 1966.

KOOS, W., LAUBICHLER, W.: Über die spinalen Geschwülste bei Kindern (Häufigkeit, Lokalisation, Altersverteilung). Wien. Z. Nervenheilk. 24, 247 (1967).

KRAUS, H., KOOS, W.: Hirntumoren im Kindes- und Jugendalter. Ein statistischer Überblick an Hand von 670 eigenen Fällen. Wien. klin. Wschr. 79, 934 (1967).

KRAYENBÜHL, H.: Diagnostik und Grundzüge der Therapie der Hirntumoren im Kindesalter. Radiol. clin. (Basel), Suppl. 15, 22 (1946).

— WEBER, G.: Diagnostik und Grundzüge der Therapie der Hirntumoren im Kindesalter. Helv. paediat. Acta 2, 115 (1947).

KRETSCHMER, H.: Zur Klinik des Balkensyndroms. Arch. Psychiat. Nervenkr. 211, 250 (1968).

KROHN, K., HJELT, L.: A case of congenital ependymoma with malformations. The possibility of a common causative agent. Ann. Paediat. Fenn. 12, 73 (1966).

KRUYFF, E., MUNN, J. D.: Posterior fossa tumors in infants and children. Amer. J. Roentgenol. 89, 951 (1963).

KUANG-MING, P., CH'ENG-KUANG, Y.: Intracranial tumors of infancy and childhood. Analysis of 132 cases. China med. J. 82, 563 (1963).

LAKKE, J. P. W. F.: Report on 16 intraventricular brain tumors: A clinical study. Europ. Neurol. 2, 158 (1969).

LAMM, S. S.: Pediatric neurology. New York: Appleton-Century-Crofts 1959.

LAMPKIN, B. C., MAUER, A. M., McBRIDE, B. H.: Response of medulloblastoma to vincristine sulfate: a case report. Pediatrics 39, 761 (1967).

LANGE-COSACK, H.: Verschiedene Gruppen der hypothalamischen Pubertas praecox. Dtsch. Z. Nervenheilk. 166, 499 (1951); 168, 237 (1952).

LASSMAN, L. P., ARJONA, V. E.: Pontine glioma of childhood. Lancet 1967 I, 913.

LAUSBERG, G.: Klinik, Therapie und Prognose der Kleinhirnmedulloblastome. Z. Kinderheilk. 102, 193 (1968a).

— Zur Pathophysiologie der Querschnittslähmung bei malignen Wirbeltumoren. Dtsch. med. Wschr. 93, 2429 (1968b).

LECKS, H. J., BAKER, D.: Pseudotumor cerebri an allergic phenomenon? A discussion of 17 cases including two of infants manifesting pseudotumor while receiving soybean feedings. Clin. Pediat. (Phila.) 4, 32 (1965).

LEFÈBVRE, J., KLEIN, M. R., LEPINTRE, J., FAURE, C.: Etude radiologique des tumeurs medullaires chez l'enfant. Acta radiol. (Stockh.) 46, 48 (1965).

LEIBNER, J. W.: Brain tumors in infancy; a report of seven cases. Pediatrics 1, 346 (1948).

LINCKE, H. O.: Möglichkeiten der Hirnszintigraphie bei Raumbeschränkungen der hinteren Schädelgrube. Radiologe 8, 401 (1968).

LINDGREN, M.: Therapie der Tumoren des Gehirns und Rückenmarks bei Kindern. Strahlentherapie 66, 180 (1967).

LORENZO, A., WEBER, E.: Die Mißbildungsgeschwülste des Zentralnervensystems im Kindesalter, unter besonderer Berücksichtigung der Dermoide. Z. Kinderheilk. 83, 386 (1960).

LOW, N. L., CORRELL, J. W., HAMMILL, J. F.: Tumors of the cerebral hemispheres in children. Arch. Neurol. (Chic.) 13, 547 (1965).

LUSE, S. A., TEITENBAUM, S.: Congenital glioma of brain stem. Arch. Neurol. (Chic.) 18, 196 (1968).

LUYENDIJK, W., STAAL, A., DOOREN, L. J.: Kraniopharyngioma im Säuglingsalter. Zbl. Neurochir. 26, 302 (1965).

MAISEL, J. E., CAPLAN, J.: Pseudotumor cerebri, benign intracranial hypertension. J. Pediat. 52, 441 (1958).

— LAMM, S. S.: Ependymoma of the fourth ventricle in an infant under one year of age. Amer. J. Dis. Child. 86, 604 (1953).

MARGUTH, F.: Symptomatische Anfallsleiden im Kindesalter: Diagnostik und neurochirurgische Behandlung. Mschr. Kinderheilk. 112, 148 (1964a).

— Differentialdiagnostik der Geschwülste im Bereich des Türkensattels. Dtsch. med. Wschr. 89, 1839 (1964b).

MARIE, J., SEE, G.: Acute hypervitaminosis A of infant: its clinical manifestations with benign acute hydrocephalus and pronounced bulge of fontanel; clinical and biologic study. Amer. J. Dis. Child. 87, 731 (1954).

MARSDEN, H. B., STEWART, J. K.: Tumours in children. Berlin-Heidelberg-New York: Springer 1968.

MARTINIUS, J., MATTHES, A., LOMBROSO, C. T.: Electroencephalographic features in posterior fossa tumors in children. Electroenceph. clin. Neurophysiol. 25, 128 (1968).

MATSON, D. D.: Hydrocephalus in premature infant caused by papilloma of the choroid plexus. J. Neurosurg. 10, 416 (1953).

— Cerebellar astrocytoma in childhood. Pediatrics 18, 150 (1956).

— Benign intracranial tumors of childhood. New Engl. J. Med. 259, 330 (1958).

— Intracranial tumors of the first two years of life. West. J. Surg. 72, 117 (1964a).

— Intracranial tumors. In: T. W. FARMER, Pediatric neurology. New York: Hoeber, Harper & Row 1964b.

— CRIGLER, J. F., JR.: Management of craniopharyngeoma in childhood. J. Neurosurg. 30, 377 (1969).

— CROFTON, F. D. L.: Papilloma of the choroid plexus in childhood. J. Neurosurg. 17, 1002 (1960).

                 G. Neuhäuser und H. Backmund:

Maynard, C. D., Kelsey, W. M.: Brain scanning in the pediatric age group. Develop. Med. Child Neurol. 11, 69 (1969).

Mendiretta, S. S., Rosenblum, J. A., Strobos, R. J.: Congenital meningioma. Neurology (Minneap.) 17, 914 (1967).

Merrem, G.: Lehrbuch der Neurochirurgie. Berlin: Volk u. Gesundheit 1963.

Miller, R. H., Craig, W. M., Kernohan, J. W.: Supratentorial tumors among children. Arch. Neurol. Psychiat. (Chic.) 68, 797 (1952).

Millichap, J. G., Bickford, R. G., Miller, R. H., Backus, R. E.: The electroencephalogram in children with intracranial tumors and seizures. Neurology (Minneap.) 12, 329 (1962a).

— Miller, R. H., Backus, R. E.: Intracranial tumors in childhood. Manifestation as chorea and other involuntary movements. J. Amer. med. Ass. 179, 589 (1962b).

Moragas, A., Vidal, M.-T.: Giant congenital intracranial teratoma. Helv. paediat. Acta 24, 106 (1969).

Mosberg, W. H., Jr.: Spinal tumors diagnosed during the first year of life. J. Neurosurg. 8, 220 (1951).

Müller, D.: Neurologische Untersuchung und Diagnostik im Kindesalter. Wien-New York: Springer 1968.

Müntener, M., Töndury, G.: Zur Genese embryonaler Tumoren. Z. Kinderchir., Suppl. 6, 11 (1969).

Neidhardt, M., Greinacher, J.: Über die Metastasierung von Medulloblastomen in Körperbereiche außerhalb des Zentralnervensystems. Z. Kinderheilk. 101, 56 (1967).

Nittner, K.: Die raumbeschränkenden spinalen Prozesse im Kindes- und Jugendalter. Zbl. Neurochir. 16, 348 (1956).

O'Doherty, N. J.: Acute benign intracranial hypertension in an infant receiving tetracycline. Develop. Med. Child Neurol. 7, 677 (1965).

Odom, G. L., Davis, C. H., Woodhall, B.: Brain tumors in children. Clinical analysis of 164 cases. Pediatrics 18, 856 (1956).

Oehme, J.: Tumormeningitis. (Zugleich ein Beitrag zur Differentialdiagnose der Hypoglykorhachie.) Mschr. Kinderheilk. 110, 189 (1962).

Olbing, H.: Dienzephales Abmagerungssyndrom im Säuglings- und Kleinkindesalter. Arch. Kinderheilk. 170, 268 (1964).

Oltmann, A. H., Stöwsand, D., Völker, B.: Korrelation elektroencephalographischer und morphologischer Daten bei infratentoriellen Hirntumoren. Arch. Psychiat. Nervenkr. 212, 1 (1968).

Onofrio, B. M., Kernohan, J. W., Uihlein, A.: Primary meningeal sarcomatosis. A review of the literature and report of 12 cases. Cancer (Philad.) 15, 1197 (1962).

Oski, F. A.: Roseola infantum: another cause of bulging fontanel. Amer. J. Dis. Child. 101, 376 (1961).

Ostertag, B.: Die Pathologie der raumfordernden Prozesse des Schädelinnenraums. Stuttgart: Enke 1939.

Paal, G., Böhler, M.: Zerebrale Metastasen aus klinischer Sicht. Fortschr. Neurol. Psychiat. 37, 113 (1969).

Pache, H. D., Lorenzo, J.: Der congenitale Hautsinus als Quelle rezidivierender Meningitiden. Münch. med. Wschr. 102, 191 (1960).

Paillas, J., Serratrice, G., Legré, J.: Les tumeurs primitives du rachis. Paris: Masson & Cie. 1963.

— Vigouroux, R., Pignaniol, G., Sedan, R.: Les tumeurs supratentorielles de l'enfant. Neuro-chirurgie 3, 165 (1957).

— — Serratrice, G., Courson, B.: Compressions médullaires d'origine tumorale chez l'enfant. Sem. Hôp. Paris 39, 2663 (1963).

Paine, R. S., Oppé, T. E.: Neurological examination of children. London: Heinemann 1966.

Paraicz, E., Szénásy, J.: Neurologisch-klinische Untersuchungen im Säuglings- und Kindesalter. Stuttgart: Schattauer 1966.

Pásztor, E., Paraicz, E., Szénásy, J.: Über Rückenmarksgeschwülste im Kindesalter. Dtsch. Z. Nervenheilk. 182, 45 (1961).

Pennybaker, J.: Clinical diagnosis of supratentorial tumors. Amer. J. Surg. 93, 925 (1957).

Peritz, G.: Die Nervenkrankheiten des Kindesalters, 2. Aufl. Leipzig: Fischer 1932.

Petterson, G., Werkmäster, K.: Intraspinal dermoid cysts in children. Acta paediat. (Uppsala) 52, 187 (1963).

Pia, H. W.: Hirntumoren im Kindesalter. In: F. Linneweh, Die Prognose chronischer Erkrankungen. Berlin-Göttingen-Heidelberg: Springer 1960.

— Die Bedeutung der Echoencephalographie für die Hirntumordiagnostik. Nervenarzt 39, 322 (1968).

— Geletneky, C. L.: Echoencephalographie. Stuttgart: Thieme 1968.

Pitlyk, P. J., Miller, R. H., Johnson, G. M.: Diencephalic syndrome of infancy presenting with anorexia and emaciation: report of a case. Proc. Mayo Clin. 40, 327 (1965).

Poppe, H.: Die Strahlenbehandlung der cerebralen Geschwülste. In: Bushe-Glees, Chirurgie des Gehirns und Rückenmarks im Kindes- und Jugendalter. Stuttgart: Hippokrates 1968.

Poznanski, A. K., Manson, G.: Radiographic appearance of the soft tissues in the diencephalic syndromes of infancy. Radiology 81, 101 (1963).

Prechtl, H. F. R., Beintema, D. J.: Die neurologische Untersuchung des reifen Neugeborenen. Stuttgart: Thieme 1968.

Radanowicz-Harttmann, B.: Pinealome. Pathologisch-anatomische Untersuchung von 2 Beobachtungen. Confin. neurol. (Basel) 26, 104 (1965).

Rand, R. W., Rand, C. W.: Intraspinal tumors of childhood. Springfield: Thomas 1960.

Raskind, R., Beigel, F.: Brain tumors in early infancy — probably congenital in origin. J. Pediat. 65, 727 (1964).

Rath, F.: Hirntumoren im Kindesalter. Eine klinische Analyse von 75 Fällen. Z. Kinderheilk. 94, 148 (1965).

— Frühsymptome bei 75 Fällen von Hirntumoren im Kindesalter. Mschr. Kinderheilk. 114, 154 (1966).

Rautenbach, M.: Liquorzellbefunde bei Hirntumoren im Kindesalter. Mschr. Kinderheilk. 115, 591 (1967).

REDLICH, F. C., REMBRANDT, H. D., BRODY, E. B.: Delays and errors in diagnosis of brain tumor. New Engl. J. Med. **239**, 945 (1948).

RICHARDSON, F. L.: A report of 16 tumors of the spinal cord in children; the importance of spinal rigidity as an early sign of disease. J. Pediat. **57**, 42 (1960).

RODECK, H.: Diabetes insipidus und primäre Oligurie (Antidiabetes insipidus). Ergebn. inn. Med. Kinderheilk., N.F. **6**, 185 (1955).

ROSE, A., MATSON, D. D.: Benign intracranial hypertension in children. Pediatrics **39**, 227 (1967).

ROSS, A. T., BAILEY, O. T.: Tumors arising within the spinal canal in children. Neurology (Minneap.) **3**, 922 (1953).

RUF, H.: Raumbeengende Erkrankungen im Schädelinnern. In: BERGMANN-FREY-SCHWIEGK, Handbuch der Inneren Medizin, 4. Aufl., Bd. V/3. Berlin-Göttingen-Heidelberg: Springer 1953.

RUSSEL, D. S., RUBINSTEIN, L. J.: Pathology of tumors of the nervous system. London: Arnold Ltd. 1959.

RUSSELL, A.: Diencephalic syndrome of emaciation in infancy and childhood. Arch. Dis. Childh. **26**, 274 (1951).

SAHS, A. L., JOYNT, R. J.: Brain swelling of unknown cause. Neurology (Minneap.) **6**, 791 (1956).

SANDOK, B. A., REIHER, J., WHISNANT, J. P.: Combined electroencephalography and sonoencephalography. Proc. Mayo Clin. **43**, 628 (1968).

SARKARI, N. B. S., BICKERSTAFF, E. R.: Relapses and remissions in brain stem tumours. Brit. med. J. **1969 II**, 21.

SAYK, J.: Cytologie der Cerebrospinalflüssigkeit. Jena: VEB Fischer 1960.

— Symposium über Zerebrospinalflüssigkeit. Jena: VEB Fischer 1964.

— OLISCHER, R. M.: Fortschritte der Liquorzytologie bei der Diagnostik bösartiger Hirngeschwülste. III. Psychiat. Neurol. med. Psychol. (Lpz.) **19**, 88 (1967).

SCHÄFER, E. R., WEBER, H. J.: Neubildungen. In: BUSHE-GLEES, Chirurgie des Gehirns und Rückenmarks im Kindes- und Jugendalter. Stuttgart: Hippokrates 1968.

SCHATZKI, P. F., MORTATI, S. G., MCCAIN, W. G.: Brain tumors in the newborn infant. New Engl. J. Med. **255**, 908 (1956).

SCHEID, W.: Lehrbuch der Neurologie, 3. Aufl. Stuttgart: Thieme 1968.

SCHIEFER, W., KAZNER, E.: Klinische Echo-Enzephalographie. Berlin-Heidelberg-New York: Springer 1967.

SCHREIBER, D., JÄNISCH, W., WARZOK, R., TAUSCH, H.: Die Induktion von Hirntumoren bei Kaninchen mit N-methyl-N-nitrosoharnstoff. Z. ges. exp. Med. **150**, 70 (1969).

SCHREIBER, M. S.: Intraspinal tumours in infancy and childhood. Med. J. Aust. **50 I**, 186 (1963).

SCHÜRMANN, H., BROCK, M.: Der epileptische Anfall als erstes Symptom eines Hirntumors. Nervenarzt **39**, 289 (1968).

SCHULTE, F. J.: Die kinderärztliche Behandlung vor und nach neurochirurgischen Eingriffen. In: BUSHE-GLEES, Chirurgie des Gehirns und Rücken-

marks im Kindes- und Jugendalter. Stuttgart: Hippokrates 1968.

SERINGE, P., LAINFOSSÉ, B., HALLEZ, J., BIRMAN, M.: Un second cas de cachexie de l'enfant par tumeur de l'hypothalamus antérieur. Arch. franç. Pédiat. **21**, 1221 (1964).

SHAPIRO, W. R., AUSMAN, J. I.: The chemotherapy of brain tumors: A clinical and experimental review. In: F. PLUM, Recent advances in neurology. Oxford: Blackwell 1969.

SIMPSON, D. A., CARTER, R. F., DUCROU, W.: Intracranial tumours in infancy. Develop. Med. Child Neurol. **10**, 190 (1968).

SJÖGREN, J., GROTTE, G., OLDING, L.: Choroid plexus papilloma and infantile hydrocephalus. Acta paediat. (Uppsala) **53**, 182 (1964).

SLOOF, J. L., KERNOHAN, J. W., MACCARTY, C. S.: Primary intramedullary tumors of the spinal cord and filum terminale. Philadelphia-London: Saunders 1964.

SMITH, K. R., JR., WEINBURG, W. A., MCALISTER, W. H.: Failure to thrive: The diencephalic syndrome of infancy and childhood. J. Neurosurg. **23**, 348 (1965).

SOLITARE, G. B., KRIGMAN, M. R.: Congenital intracranial neoplasm. A case report and review of the literature. J. Neuropath. exp. Neurol. **23**, 280 (1964).

STARR, A.: Tumors of the brain in childhood, their variety and situation with special reference to their treatment by surgical interference. Med. News (N.Y.) **54**, 29 (1889).

STERN, R. D.: Cerebral tumours in children. A pathological report. Arch. Dis. Childh. **12**, 291 (1937).

STOCHDORPH, O.: Die Gewebsbilder der Hirngewächse und ihre Ordnung. Stuttgart: Fischer 1955.

— Zur Abkunft der Foramen-Monroi-Cysten. Nervenarzt **34**, 226 (1962).

STOOKEY, B.: Tumors of the spinal cord in childhood. Amer. J. Dis. Child. **26**, 1184 (1928).

STUR, O., GROH, CH.: Zwei Kinder mit verkalkten Großhirngliomen. Neue öst. Z. Kinderheilk. **3**, 238 (1958).

STUTTE, H.: Kinderpsychiatrie und Jugendpsychiatrie. In: Psychiatrie der Gegenwart, Bd. II. Berlin-Göttingen-Heidelberg: Springer 1960.

SUGAR, O.: Tumors of the central nervous system in children. Pediat. Clin. N. Amer. **7**, 689 (1960).

SUMMER, K.: Die Szintigraphie zerebraler Erkrankungen. 2. Die Bedeutung für die Diagnostik der Hirntumoren. Wien. klin. Wschr. **80**, 324 (1968).

SVIEN, H. J., THELEN, E. P., KEITH, H. M.: Intraspinal tumors in children. J. Amer. med. Ass. **155**, 959 (1954).

SWANSON, H. S., BARNETT, J. C., JR.: Intradural lipomas in children. Pediatrics **29**, 911 (1962).

SZÉNÁSY, J., PARAICZ, E.: Zur Diagnostik der Gehirntumoren im Säuglingsalter. Acta paediat. Acad. Sci. hung. **9**, 95 (1968).

TAMURA, H., KURY, G., SUZUKI, K.: Intracranial teratoma in fetal life and infancy. Obstet. Gynec. **27**, 134 (1966).

TAPTAS, J. N.: Intracranial meningioma in a four-month-old infant simulating subdural haematoma. J. Neurosurg. **18**, 120 (1961).

Teng, P., Papatheodorou, Ch.: Tumors of the cerebral ventricles in children. J. nerv. ment. Dis. **142**, 87 (1966).

Tönnis, W.: Geschwülste des Kindesalters. In: Olivecrona-Tönnis, Handbuch der Neurochirurgie, Bd. IV/3. Berlin-Göttingen-Heidelberg: Springer 1962.

— Borck, W. F.: Großhirntumoren des Kindesalters. Zbl. Neurochir. **13**, 72 (1953).

— Friedmann, G.: Das Röntgenbild des Schädels bei intracranieller Drucksteigerung im Wachstumsalter. Berlin-Heidelberg-New York: Springer 1965.

— Kleinsasser, O.: Über die röntgenologischen Zeichen erhöhten Schädelinnendrucks im Kindes- und Jugendalter. Z. Kinderheilk. **82**, 387 (1959).

— Schiefer, W.: Neurochirurgische Erkrankungen. In: Opitz-de Rudder, Pädiatrie. Berlin-Göttingen-Heidelberg: Springer 1957.

— — Zirkulationsstörungen des Gehirns im Serienangiogramm. Berlin-Göttingen-Heidelberg: Springer 1959.

Torrey, E. F., Uyeda, C. J.: The diencephalic syndrome of infancy. Amer. J. Dis. Child. **110**, 689 (1965).

Tympner, K. D., Knobloch, L., Fendel, H.: Querschnittslähmung beim Neugeborenen durch intraspinales Lipom. Mschr. Kinderheilk. **116**, 515 (1968).

Umbach, W.: Gutartige Hirntumoren bei Kindern und Jugendlichen. Dtsch. med. Wschr. **88**, 1095 (1963).

Van der Wiel, J. J.: Inheritance of glioma. Amsterdam: Elsevier 1960.

Vasella, F., Rossi, E.: Diencephales Abmagerungssyndrom des Säuglings und Kleinkindes (Russell-Syndrom). Helv. paediat. Acta **21**, 548 (1966).

Vigouroux, R. P., Choux, M., Baurand, C.: Les kystes arachnoidiens congénitaux. Neurochirurgie **9**, 169 (1966).

Walker, A. E., Adamkiewicz, J. J.: Pseudotumor cerebri associated with prolonged corticosteroid therapy. J. Amer. med. Ass. **188**, 779 (1964).

— Hopple, A. T.: Brain tumors in children. General considerations. J. Pediat. **35**, 671 (1948).

Weber, E.: Chirurgie des zentralen und peripheren Nervensystems. In: A. Oberniedermayr, Lehrbuch der Chirurgie und Orthopädie des Kindesalters, Bd. II/2. Berlin-Göttingen-Heidelberg: Springer 1959.

Weber, G.: Pseudotumor cerebri? Ann. paediat. (Basel) **203**, 288 (1964).

Weber-Dilling, R.: Hirnstromableitung. In: Bushe-Glees, Chirurgie des Gehirns und Rückenmarks im Kindes- und Jugendalter. Stuttgart: Hippokrates 1968.

Weicker, H.: Die bösartigen Tumoren aus der Sicht des Kinderarztes. Mschr. Kinderheilk. **110**, 173 (1962).

Weickmann, F.: Neurochirurgische Erkrankungen. In: J. Dieckhoff, Pädiatrie und ihre Grenzgebiete, Teil II. Edition Leipzig 1965.

Weir, B., Elvidge, A. R.: Oligodendrogliomas. An analysis of 63 cases. J. Neurosurg. **29**, 500 (1968).

White, P. T., Ross, A. T.: Inanition syndrome in infants with anterior hypothalamic neoplasms. Neurology (Minneap.) **13**, 974 (1963).

Wilson, C. B., Norrell, H. A., Jr.: Brain tumor chemotherapy with intrathecal methotrexate. Cancer (Philad.) **23**, 1038 (1969).

Wöckel, W., Unger, R.: Zum Problem der bösartigen Geschwülste des Säuglings- und Kindesalters. Dtsch. med. Wschr. **94**, 1080 (1969).

Zang, K. D., Singer, H.: Die Zytogenetik der menschlichen Tumoren. Angew. Chemie **80**, 726 (1968).

Zanoni, G.: Zum Problem der zytostatischen Therapie bei Hirntumoren. Schweiz. Arch. Neurol. Psychiat. **100**, 441 (1967).

Zülch, H. J.: Die Hirngeschwülste des Jugendalters. Z. ges. Neurol. Psychiat. **161**, 183 (1938).

— Über das „sogenannte Kleinhirnastrocytom". Virchows Arch. path. Anat. **307**, 222 (1940).

— Häufigkeit, Vorzugssitz und Erkrankungsalter bei Hirngeschwülsten. Zbl. Neurochir. **9**, 115 (1949).

— Vorzugssitz, Erkrankungsalter und Geschlechtsbevorzugung bei Hirngeschwülsten als bisher ungeklärte Formen der Pathoklise. Dtsch. Z. Nervenheilk. **166**, 91 (1951).

— Geschwülste und Parasiten des Nervensystems. Biologie und Pathologie der Geschwülste des Gehirns, Rückenmarks, der peripheren Nerven und des Sympathicus. In: Kaufmann-Staemmler, Lehrbuch der speziellen pathologischen Anatomie, Bd. III/1. Berlin: Gruyter 1958 a.

— Die Hirngeschwülste in biologischer und morphologischer Darstellung, 3. Aufl. Leipzig: Barth 1958 b.

— Die „Gradeinteilung" (grading) der Malignität der Hirngeschwülste. Acta neurochir. (Wien) **10**, 639 (1962).

— Borck, W. F.: Tafeln über die relative Häufigkeit der Hirngeschwülste in verschiedenen Altersklassen. Zbl. Neurochir. **12**, 93 (1952).

— Woolf, A. L.: Classification of brain tumors. Acta neurochir. (Wien), Suppl. X. 1964.

## Nachtrag zur Literatur

Bis zur Korrektur des Beitrages waren noch folgende Arbeiten erschienen, die im Text nicht eigens berücksichtigt werden konnten:

Arseni, C., Voinescu, I., Dinu, M.: Diagnose und Symptome der Tumoren des Parietallappens. Schweiz. Arch. Neurol. Psychiat. **106**, 209 (1970).

Bach, C., Bitan, A., Jolly, G., Grange, G.: Puberté précoce avec tumeur du diencéphale. Association à un syndrome de Dandy-Walker et à des anomalies dysraphiques. Ann. Pédiat. **16**, 762 (1969).

Banna, M., Lassman, L. P., Pearce, G. W.: Radiological study of skeletal metastases from cerebellar medulloblastoma. Brit. J. Radiol. **43**, 173 (1970).

Barone, B. M., Elvidge, A. R.: Ependymomas. A clinical survey. J. Neurosurg. **33**, 428 (1970).

Béraud, C., Jeune, M., Michel, M., Pernod, J., Cottet-Puinel, B., Lab, J. L.: Tumeurs malignes primitives du rachis chez l'enfant. J. Radiol. (Paris) **50**, 657 (1969).

BOLLER, F. C., SHERWIN, I.: Electroencephalography and brain scan in the diagnosis of posterior fossa lesions. Dis. nerv. Syst. **31**, 490 (1970).

BRAY, P. F.: Neurology in pediatrics. Chicago: Year Book Med. Publ. 1969.

CHOUX, M., BAURAND, C., PIERRON, H., VIGOUROUX, R. P.: Lipo-atrophie cachectisante par tumeur de la partie antérieure du plancher du IIIème ventricule ("Syndrome de Russell"). Neurochirurgie **15**, 59 (1969).

COGAN, D. G., WRAY, S. H.: Internuclear ophthalmoplegia as an early sign of brainstem tumors. Neurology (Minneap.) **20**, 629 (1970).

DEKABAN, A.: Neurology of early childhood. Baltimore: Williams & Wilkins 1970.

EPSTEIN, B. S., EPSTEIN, J. A., CARRAS, R.: Extension of posterior fossa tumors, particularly intraventricular fourth ventricle tumors, into the the upper cervical canal. Amer. J. Roentgenol. **110**, 31 (1970).

FAUST, D. S., TATEM, H. R., BRADY, L. W., OLSEN, A. K., OSTERHOLM, J. L., KAZEM, I., MANCALL, E. L.: Radiation therapy in the management of medulloblastoma. Neurology (Minneap.) **20**, 519 (1970).

FELDMAN, M. A., SCHLEZINGER, N. S.: Benign intracranial hypertension associated with hypervitaminosis A. Arch. Neurol. (Chic.) **22**, 1 (1970).

FISHMAN, M. A., PEAKE, G. T.: Paradoxical growth in a patient with the diencephalic syndrome. Pediatrics **45**, 973 (1970).

GAMSTORP, I.: Pediatric neurology. London: Appleton-Century-Crofts 1970.

GEISSINGER, J. D., BUCY, P. C.: Astrocytomas of the cerebellum in children. Arch. Neurol. (Chic.) **24**, 125 (1971).

GIRWOOD, T. G., ROSS, E. M.: The diencephalic syndrome of early infancy. Brit. J. Radiol. **42**, 847 (1969).

GIRKE, W., KOVAŘÍK, J.: Elektrophoretische Liquoreiweiß-Untersuchungen bei Hirntumor. Arch. Psychiat. Nervenkr. **214**, 72 (1971).

GRUSZKIEWICZ, J., DORON, Y., PEYSER, E.: Congenital ependymoma in a child. Neurochirurgia (Stuttg.) **12**, 227 (1969).

HAGBERG, B., SILLANPÄÄ, M.: Benign intracranial hypertension (pseudotumor cerebri). Acta paediat. scand. **59**, 328 (1970).

HOPE-STONE, H. F.: Results of treatment of medulloblastomas. J. Neurosurg. **32**, 83 (1970).

HOUTTEVILLE, J. P.: Les épendymomes du IVème ventricule. Neurochirurgie (Stuttg.) **13**, 101 (1970).

HOYT, W. P., BAGHDASSARIAN, S. B.: Optic glioma of childhood. Brit. J. Ophthal. **53**, 793 (1969).

HUANG, Y. P., WOLF, B. S.: Angiographic features of brain stem tumors and differential diagnosis from fourth ventricle tumours. Amer. J. Roentgenol. **110**, 1 (1970).

HUTCHINSON, J. S. M., BROOKS, R. V., BARRATT, T. M., NEWMAN, C. H. G., PRUNTY, F. T. G.: Sexual precocity due to an intracranial tumour causing unusual secretion of testosterone. Arch. Dis. Childh. **44**, 732 (1969).

INGRAHAM, F. D., MATSON, D. D.: Neurosurgery of infancy and childhood, 2nd ed. Springfield: Thomas 1970.

JELLINGER, K.: Congenital reticulum cell sarcoma of the cerebellum. Acta neuropath. (Berl.) **15**, 188 (1970).

— GRUNERT, V., SUNDER-PLASSMANN, M.: Choroidplexus papilloma associated with hydrocephalus in infancy. Neuropädiatrie **1**, 344 (1970).

— MINAUF, M., KRAUS, H., SUNDER-PLASSMANN, M.: Embryonales Carcinom der Epiphysenregion. Acta neuropath. (Berl.) **15**, 176 (1970).

— SEITELBERGER, F.: Zur Neuropathologie der Hirngeschwülste im Kindesalter. Wien. med. Wschr. **120**, 855 (1970).

JOB, J.-C., LAMBERTZ, J., SIZONENKO, P.-C., ROSSIER, A.: La croissance des enfants atteints de craniopharyngiome. Arch. franc. Pédiat. **27**, 341 (1970).

KELLY, T. W.: Optic glioma presenting as spasmus nutans. Pediatrics **45**, 295 (1970).

KOOS, W. T., MILLER, M. H.: Intracranial tumors of infants and children. Stuttgart: Thieme 1971.

— DEISENHAMMER, E., PENDL, G., BÖCK, F., HÖFER, R.: Die Bedeutung der Hirnszintigraphie für die Diagnose kindlicher Hirntumoren. Wien. med. Wschr. **120**, 866 (1970).

KRAMER, S.: Radiation therapy in the management of brain tumors in children. Ann. N.Y. Acad. Sci. **159**, 571 (1969).

KUNICKI, A.: Les tumeurs des hémisphères cérébraux chez l'enfant. Ann. Chir. (Paris) **24**, 1171 (1970).

KUTTOTHARA, A. C.: Klinik und Therapie von Corpus callosum-Tumoren. Schweiz. Arch. Neurol. Psychiat. **103**, 249 (1969).

LACHMANN, D., JELLINGER, K., SUNDER-PLASSMANN, M.: Großes intrakranielles Teratom beim Neugeborenen. Z. Kinderchir. **9**, 15 (1970).

LEHMAN, R. A. W., TORRES-REYES, E.: Cystic intracranial teratoma in an infant. J. Neurosurg. **33**, 334 (1970).

McFARLAND, D. R., HORWITZ, H., SAENGER, E. L., BAHR, G. K.: Medulloblastoma — a review of prognosis and survival. Brit. J. Radiol. **42**, 198 (1969).

MÜLLER, J. H., JÄNISCH, W., USBECK, W.: Geschwülste des Zentralnervensystems bei Kindern und Jugendlichen. Dtsch. Gesundh.-Wes. **26**, 643 (1971).

PANITCH, H. S., BERG, B. O.: Brain stem tumors of childhood and adolescence. Amer. J. Dis. Child. **119**, 465 (1970).

PECKER, J., GUY, G., SCARABIN, J.-M.: Les tumeurs intraventriculaires supratentorielles. Sem. Hôp. (Paris) **47**, 526 (1971).

PERELMAN, R., HAMBOURG, M., BORALEVI, C., DESBOIS, J.-C., WATCHI, J.-M., MARIE, J.: Cachexie diencéphalique bilan hormonal. Étude anatomique de l'hypophyse. Ann. Pédiat. **16**, 444 (1969).

PIMSTONE, B. L., SOBEL, J., MEYER, E., EALE, D.: Secretion of growth hormone in the diencephalic syndrome of childhood. J. Pediat. **76**, 886 (1970).

POLLACK, J. M., FEINE, U., DANCKWARDT, U., LEITRITZ, H.: Hirnscintigraphie im Säuglings- und Kindesalter. Mschr. Kinderheilk. **118**, 231 (1970).

Rosenberg, D., David, L., Bertrand, J., Ruitton-Ugliego, A., Lapras, C., Picot, C., Monnet, P.: Craniopharyngiome. Reprise de coissance apres l'intervention. Malgre deficit en hormone somatotrope. Arch. franç. Pédiat. **27**, 355 (1970).

Rovit, R. L., Schechter, M. M., Chordroff, P.: Choroid plexus papillomas: Observation on radiographic diagnosis. Amer. J. Roentgenol. **110**, 608 (1970).

Schenk, K., Solcher, H.: Diffuse Glioblastose im Kindesalter. Neuropädiatrie **2**, 98 (1970).

Schiefer, W.: Frühdiagnose raumfordernder intrakranieller Prozesse. Ärztl. Prax. **23**, 1337 (1971).

Simonova, O., Lücking, C. H., Krebs-Roubicek, E.: Differentialdiagnostischer Wert der EEG-Ableitung mit offenen Augen bei intrakraniellen Prozessen. Arch. Psychiat. Nervenkr. **212**, 271 (1969).

Singer, H., Zang, K.-D.: Cytologische und cytogenetische Untersuchungen an Hirntumoren. I. Die Chromosomenpathologie des menschlichen Meningeoms. Humangenetik **9**, 172 (1970).

Solomon, G. E., Frank, D. J., Gold, A. P.: "Failure to thrive" of cerebral etiology. New Engl. J. Med. **280**, 769 (1969).

Sunder-Plassmann, M., Grunert, V.: Fehldiagnosen bei konnatalen Hirntumoren. Z. Kinderchir. **8**, 352 (1970).

Vlieger, M. de, Lange, S. A. de, Gersie, E.: Combined results of electro- and echo-encephalography in the diagnosis of cerebral tumours. Acta neurochir. (Wien) **21**, 1 (1969).

Weber, G.: Die Therapie maligner Hirntumoren beim Kind. Pädiat. Pädol. **5**, 141 (1969).

Weickmann, F.: Prognose intrakranieller Tumoren des Kindesalters. Zbl. Neurochir. **30**, 227 (1969).

Wilson, C. B., Hoshino, T.: Current trends in the chemotherapy of brain tumors with special reference to glioblastoma. J. Neurosurg. **31**, 589 (1969).

Zankl, H., Singer, H., Zang, K. D.: Cytological and cytogenetical studies on brain tumors. II. Hyperdiploidy, a rare event on human primary meningiomas. Humangenetik **11**, 253 (1971).

Zimmerman, H. M.: Brain tumors: Their incidence and classification in man and their experimental production. Ann. N.Y. Acad. Sci. **159**, 337 (1969).

Zülch, K. J.: The newest development of experimental induced tumors of the central nervous system. J. Génét. hum. **17**, 511 (1969).

# Tumoren des peripheren Nervensystems

W. Hüther, Nordhorn*

### Einteilung

Über die Einteilung der peripheren Nerven und vor allem über die Nomenklatur des peripheren Nervensystems gibt es in der Literatur noch große Meinungsverschiedenheiten.

In diesem Handbuchbeitrag werden unter „peripheren Nerven" auf Grund ihrer anatomischen Herkunft und Funktion alle animalischen (motorischen und sensiblen) sowie alle vegetativen Gehirn- und Rückenmarksnerven verstanden.

In Vereinfachung der vielfältigen und zum Teil sehr komplizierten Klassifizierungsversuche lassen sich die Tumoren des peripheren Nervensystems in folgende zwei große Gruppen einteilen (modifiziert nach Zülch):

*I. Vorwiegend mesodermale Tumoren:* Fibrome, Hämangiome und andere seltene Geschwülste einschließlich Sarkome.

*II. Vorwiegend neuroektodermale Tumoren:* Neurinome bzw. Neurofibrome (gut- und bösartig); sog. Neurofibromatose (v. Recklinghausen); Sympathicusgeschwülste einschließlich Phäochromocytome.

Bei den unter I. aufgeführten Tumoren, die ihren Ursprung vorwiegend von den bindegewebigen Anteilen des Nervengewebes (Endo- und Perineurium) nehmen sollen und dann meistens *solitär* vorkommen, sind vereinzelt *Fibrome* (Fibroblastome), *Hämangiome* bzw. Hämangioendotheliome, *Lipome* und *Myxome* sowie ihre bösartigen *sarkomatösen* Abarten wie Spindelzell-, Fibro- und Myxosarkome beschrieben worden (Gagel; Borst; Stout; Schmincke u. a.). Im Einzelfall werden jedoch immer wieder Zweifel geäußert, ob sie wirklich vom *Nerven* ausgehen. So bezweifelt beispielsweise ein besonderer Kenner wie Stout überhaupt das Vorkommen echter „Fibrome" am peripheren Nerven.

Alle diese Geschwülste spielen zahlenmäßig unter den Tumoren des peripheren Nervensystems jedoch eine ganz untergeordnete Rolle und sind speziell im Kindesalter praktisch zu vernachlässigen. Dagegen kommen „Übergangsformen" zur sog. Neurofibromatose (v. Recklinghausen) auch schon im Kindesalter gelegentlich vor (s. dort). Unberücksichtigt bleiben bei dieser Darstellung die sog. *Neurome* (Amputations- und andere Neurome), da sie das Ergebnis eines Regenerationsversuches sind

---

* Früher Münster, Universitäts-Kinderklinik.

und keine Geschwülste mit autonomem Wachstum (ZÜLCH). Die Tumoren des *sympathischen Nervensystems* einschließlich der Phäochromo-cytome sind bereits an anderer Stelle dieses Handbuches abgehandelt (s. BACHMANN).

## Das Neurinom (Neurofibrom)

**Synonyma.** Neurinofibrom, Neurilemmom, Schwannom, Lemmocytom, perineurales Fibroblastom u. a.

Kaum bei einer anderen Geschwulstart finden sich so viele Namensbezeichnungen wie bei den Neurinomen bzw. Neurofibromen. Es handelt sich um Geschwülste, die nicht selten *solitär*, aber auch multipel (s. Morbus v. Recklinghausen) auftreten. Ihr Lieblingssitz ist das *Acusticus*-Neurinom. Mit dieser Geschwulstart wurde das Neurinom erstmalig auch von SANDIFORD 1877 (zit. nach CUSHING) beschrieben. Weitere wichtige Mitteilungen darüber stammen in der Folgezeit von CRUVEILHIER; VEROCAY; ANTONI; CUSHING; GAGEL; BAILEY u. HERRMANN; HORTEGA; SCHMINCKE sowie SCHARENBERG u. LISS.

**Pathogenese.** Nach den eingehenden Untersuchungen dieser Autoren nimmt das Neurinom seinen Ausgang nicht, wie oft fälschlicherweise angenommen wird, von den mesodermalen Anteilen des umhüllenden Bindegewebes (Endo- bzw. Perineurium), sondern von den Schwannschen Scheidezellen (periphere Glia) und ist damit vorwiegend ektodermaler Herkunft. Es entsteht offenbar auf dem Boden einer Entwicklungsstörung dieser Zellen auf ihrem Wege von der Ganglienleiste zur Peripherie (s. auch Morbus v. Recklinghausen), indem dort zelliges Material liegenbleibt und so die formale Genese zur Wucherung abgibt (SCHMINCKE).

Ungeklärt ist allerdings immer noch die Frage, welche Rolle dabei das sog. *Neurilemm* spielt, und daher rührt in erster Linie auch die außerordentlich unterschiedliche Namensbezeichnung dieser Tumoren vor allem im anglo-amerikanischen Schrifttum. Dieses ist streng genommen ein weiteres Häutchen, das sich über die Schwannsche Scheide zieht und nach Ansicht nicht weniger Autoren (z. B. HERZOG) mesodermaler Genese ist, nach Auffassung vieler anderer Autoren (z. B. SCHMINCKE) dagegen mit den Schwann-Zellen identisch gesetzt werden kann und somit ebenfalls ektodermaler Herkunft wäre.

**Pathoanatomie.** Histopathologisch findet man in fibrilläres Grundgewebe eingelagerte Querbänder palisadenartig nebeneinandergestellter Kerne, die Bündel bilden und sich gegenseitig durchflechten. Manchmal zeigen sich mehr gewucherte Nervenfaserbündel; hier ist gleichzeitig das endo- und perineurale Bindegewebe im Verhältnis zum Nervengewebe abnorm reichlich entwickelt und es findet sich oft ein ausgeprägtes argyrophiles Gitterfaserwerk.

Je nachdem, ob vorwiegend Hüllzellen (SCHWANN) oder das endo- bzw. perineurale Bindegewebe bevorzugt an der tumorösen Proliferation beteiligt sind, liegt nach STOCHDORPH mehr ein *Neurinom* oder ein *Neurofibrom* vor (Zwischenstufen werden nach FEYRTER auch als Neurinofibrom bezeichnet). Immer aber ist auch das spezifische Nervengewebe an dem blastomatösen Prozeß beteiligt. Es ist deshalb nach heutigen Kenntnissen auch nicht mehr berechtigt, das Neurinom bzw. Neurofibrom, gleichgültig, ob es isoliert (z. B. Acusticus) oder multipel (Morbus v. Recklinghausen) vorkommt, als eine Geschwulst des Mesoderms zu bezeichnen.

## „Malignes Neurinom"

**Synonyma.** Malignes Neurinom, malignes Schwannom, malignes Neurilemmom, Neurosarkom, neurogenes Sarkom, Neurofibrosarkom u. a.

Unter den Nerventumoren mit dem Gewebsbild von Neurinomen bzw. Neurofibromen gibt es Gewächse mit verstärkter Wachstumsintensität, die sich in einem unruhigeren, zellreicheren Gewebsbild und im Auftreten von Mitosen ausdrückt. Von ihnen finden sich alle Übergänge zu Tumoren, die im Aspekt des Tumorbildes, dem infiltrierenden Wachstum, in der Rezidiv- und Metastasierungsgefahr durchaus die Kennzeichen von „*Sarkomen*" haben, wiewohl man nach ZÜLCH bei diesen vorwiegend ektodermalen Geschwülsten besser nicht von echten Sarkomen sprechen sollte.

Derartige „maligne Neurinome" sind aber bei Kindern außerordentlich selten und treten, wenn überhaupt, mehr im Rahmen einer v. Recklinghausenschen Krankheit auf (s. dort).

**Klinische Erscheinungsformen.** Es handelt sich um einen bei Kindern ausgesprochen selten *isoliert* vorkommenden Tumor, dessen bevorzugter Sitz der Nervus *acusticus* ist (einfach oder doppelseitig). Diese Geschwulstart kann bis zu Apfelgröße erreichen und füllt dann den sog. Kleinhirnbrückenwinkel aus. Die meisten Fälle werden (nach SCHALTENBRAND) jedoch erst zwischen dem 25. und 50. Lebensjahr beobachtet, ca. 10 % von ihnen treten im Rahmen einer Neurofibromatose auf (s. dort).

Sehr selten werden solitäre Neurinome bei älteren Kindern und Jugendlichen im Bereich des hinteren *Mediastinums* (unter Umständen als sog. Sanduhrtumoren) oder des *Magens* (evtl. Hämatemesis) beschrieben. Abgesehen davon können isolierte Neurinome — im Kindesalter allerdings noch kaum beobachtet — im ganzen übrigen peripheren Nervensystem vorkommen: an bestimmten *Hirnnerven* wie Opticus, Trigeminus, Oculomotorius, Abducens sowie entlang der *Spinalnerven* oder des cervicalen, *sympathischen Truncus* (STOUT; PETERS u. LUND; SCHALTENBRAND; WILLIS).

Eine besondere Wachstumsform stellt noch das *Rankenneurofibrom* oder plexiforme Neurofibrom dar. Es entsteht dadurch, daß sich zahlreiche kleine Neurofibrome rankenförmig aneinanderreihen und über längere Strecken unter der Haut ausbreiten und kann gelegentlich isoliert zur Beobachtung kommen (GAGEL), wird aber vorzugsweise im Rahmen einer Neurofibromatose beobachtet (s. dort).

**Therapie und Prognose.** Die Behandlung der bisher besprochenen, meist *solitären* Geschwulstformen an peripheren Nerven muß in erster Linie eine *operative* sein mit möglichst vollständiger Entfernung des Tumors. Gut abgekapselte Neurinome bzw. Neurofibrome lassen sich in der Regel auch bei größerer Ausdehnung erfolgreich entfernen. Bei Übergängen in maligne Zellbilder („Sarkome") ist naturgemäß die Prognose viel ungünstiger, schon weil die vollständige Entfernung meist nicht gelingt. Hier muß durch zusätzliche Bestrahlungsbehandlung versucht werden, das Tumorwachstum einzudämmen. Überzeugende Erfolge bei maligner Entartung solcher Geschwülste sind bei Kindern jedoch bisher weder damit noch mit verschiedenen Cytostatica beschrieben worden (s. auch Therapie bei Morbus v. Recklinghausen).

# Die sog. Neurofibromatose (v. Recklinghausensche Krankheit)

**Synonyma.** Multiple Neurofibromatosis, Neurinomatose, Schwannose, Gliofibromatose, Dysplasie neuroectodermique congenital (VAN BOGAERT), Neurogliomatose, von Recklinghausen's disease u. a.

Die Neurofibromatose oder v. Recklinghausensche Krankheit wird mit der tuberösen Sklerose Bourneville-Pringle, der retinocerebellaren Angiomatose von Hippel-Lindau und der cerebrocutanen Angiomatose Sturge-Weber zu den *Phakomatosen* (VAN DER HOEVE) gerechnet entsprechend ihren gemeinsamen Kennzeichen Hautnaevi und Tumoren (Phakos = cutaner Fleck, Naevus).

Um den Mißbildungscharakter der in den verschiedensten Organsystemen vorliegenden kongenitalen Gewebsentwicklungsstörung herauszustellen, wurde andererseits von PUTSCHAR (1935) und später von WOHLWILL (1946) der Vorschlag gemacht, sie als eine *Hamartose* zu bezeichnen.

**Historische Daten.** Erste — allerdings noch ungenaue — Hinweise zu diesem Krankheitsbild finden sich nach KOCH bei TILESIUS (1793) und MONTEGGIA (1813). Von anderen Autoren wird dagegen SMITH (1849) als wirklicher Erstbeschreiber dieser Erkrankung angesehen (FULTON; DARGEON; SCHALTENBRAND), obwohl er noch an eine „cystische Natur dieser Tumoren" glaubte. Frühe pathologisch-anatomische Studien stammen dann von VIRCHOW (1863) und BRUNS (1870), aber erst v. RECKLINGHAUSEN (1882) erkannte die Beziehungen der Hauttumoren zu dem Nervensystem und faßte die vielfältigen Erscheinungen zu dem Krankheitsbild der Neurofibromatose zusammen.

Die v. Recklinghausensche Krankheit kommt im Kindesalter *selten* vor. Im pädiatrischen Schrifttum finden sich außer vereinzelten, überwiegend ausländischen Mitteilungen erst seit 1950 auch einige größere deutsche Beiträge. Die wichtigsten Arbeiten, die zum Teil auch zusammenfassende Darstellungen bringen, sind unter besonderer Berücksichtigung der letzten 2 Jahrzehnte folgende: BERGGRÜN; BARBER; IBRAHIM (Lit. bis 1931); LEADER u. GRAND; LEERS; BELL; LOFTIS; POTTER u. PARRISH; CHALKLEY u. BRUCE; REUBI (1944); HARTUNG; SILLEVIS-SMITT u. TRIMBOS; DÖRR u. WEBER; SCOTT u. WOODING; SCHÖNENBERG; TROCH; POLLET-DELILLE u. POLLET; BERNHEIM et al.; GEHRT; CROWE et al., 1953, 1956; VISSIAN; CHAO; STOWENS; DARGEON; LORENZ; McKEOWN u. FRAZER; SCHMITT et al.; WILLIS; SIMON u. SIMON; SUZUKI et al.; ROGET et al.; TVETEN; WHITEHOUSE; PLEASURE u. GELLER; BALSAN et al.; CSERHÁTI u. SCHÖNGUT; LUBOLDT et al.; PATIÑO ZAMBRANO u. CARBONELL JUANICO; DIEKMANN et al.; WUNDERLICH u. LORENZ; NIGGEMEYER; COZZI et al.; SCHARENBERG u. LISS; WALLIS).

**Ätiologie und Pathogenese.** Lange Zeit wurde die Meinung vertreten, Neurofibrome der Haut und Nerven seien bindegewebiger Natur, also mesodermaler Genese. Wie bereits im Abschnitt über Neurinome dargelegt wurde (s. dort), konnte durch eingehende histologische Studien gezeigt werden, daß diese Geschwülste vorwiegend ektodermaler Natur sind und von den Schwannschen Scheidezellen (periphere Glia) abstammen. Nach SCHMINCKE (1956) ist die „wesenhafte Geschwulst" der v. Recklinghausenschen Krankheit das *Neurinom*, wobei die Geschwulstentstehung „auf eine frühembryonale *Migrationshemmung* nervaler Zellelemente (SCHWANN) während ihrer Wanderung von der Ganglienleiste zur Peripherie" zurückzuführen ist. Hierbei spielt die Zeit, in der die Störung der Abwanderung erfolgt, für das jeweilige endgültige Erscheinungsbild der Krankheit eine grundsätzliche Rolle, ohne daß es bisher im einzelnen bekannt ist, „welche Faktoren die Störungen der Zellabwanderung verursachen und damit die Geschwulstanlage schaffen".

Nach einer Hypothese von HALLERVORDEN (1952) sind primär bestimmte *Wuchsstoffe* im Spiel, die von den Gefäßen oder dem Liquor in das Gewebe übertreten und dieses zur Proliferation anregen, so daß die Migrationshemmung vielleicht schon eine Folge derselben wäre.

Jedenfalls darf man von der Annahme ausgehen, daß sich die eigentliche Störung bereits in der frühesten Phase des intrauterinen Lebens auswirkt, da ja die Organe nach der 5. intrauterinen Woche bereits differenziert sind und keine grundlegenden strukturellen Veränderungen mehr erleiden. Allerdings bewahrt der auf diese Weise ablaufende Prozeß seine „evolutionären Potenzen" bis zum Erwachsenenalter. Dies gilt für sämtliche Erscheinungsformen der Krankheit und verleiht der Neurofibromatose ihren das ganze Leben hindurch anhaltenden eigenartigen Charakter.

Sicher kommt zusätzlich noch eine besondere *degenerative Konstitution* hinzu, ohne die man der Auffassung der Krankheit als eines „dysgenetischen blastomatösen Geschehens (SCHMINCKE)" nicht voll gerecht wird.

In der Regel handelt es sich bei diesen Tumoren um *gutartige Neurinome* bzw. Neurofibrome.

*Maligne Neurinome* bzw. Neurofibrome kommen dagegen im Rahmen einer v. Recklinghausenschen Krankheit viel seltener vor, sind aber in der Literatur seit der Erstbeschreibung durch VOLKMANN (1859) — allerdings vorwiegend im Erwachsenenalter — immer wieder mitgeteilt worden (HOEKSTRA; CROUZON et al.; HOSOI; JACKSON; RINGERTS u. EHRNER; STOUT; HERRMANN; ZÜLCH; BIGNARDI; KRATOCHWIL; WUSTROW; PAULSEN; ALTER).

Die Häufigkeitsschätzungen bewegen sich dabei zwischen 8 und 16% aller Fälle. In der Regel treten maligne Neurinome erst zwischen dem 3. und 5. Lebensjahrzehnt auf; beide Geschlechter sind offensichtlich gleichmäßig befallen (KOCH), außer dem Alter scheinen auch familiäre Belastung und Sitz der Malignome eine Rolle zu spielen (SIMON u. SIMON).

Im Kindesalter treten sie noch außerordentlich selten auf, hierüber gibt es jedenfalls erst ganz vereinzelte Mitteilungen (STEWARD u. COPELAND; WILLIS; SIMON u. SIMON; WUNDERLICH u. LORENZ).

Strittig ist im übrigen nicht nur, wie man diese Tumoren im einzelnen bezeichnen soll, sondern vor allem die Frage, ob es sich hier um primär-malignes neurofibromatöses Gewebe handelt oder ob dieses erst *sekundär* entstanden ist. Letztere Meinung wird vorzugsweise vertreten („maligne Entartung"). Als auslösende Ursache solcher Entartungen kommen Adoleszenz, Schwangerschaft, Traumen oder die chirurgische Entfernung eines Neurofibromknotens in Betracht, wie vereinzelte Mitteilungen nach versuchter Totalexstirpation nahelegen (LEVY u. LIBERSON; LOURIA et al.; PEARLMAN et al.; MONOD et al.; STOWENS; DARGEON; ANDERL). Aus diesem Grund wird

im allgemeinen auch zur Zurückhaltung bei chirurgischen Eingriffen geraten (s. auch Therapie).

**Pathoanatomie.** Die histopathologischen Veränderungen, die man sowohl bei den gutartigen Neurinomen als auch bei den sog. malignen Neurinomen finden kann, sind bereits im Kapitel über das Neurinom (s. dort) abgehandelt worden, so daß an dieser Stelle auf eine nähere Besprechung verzichtet werden kann.

**Genetik.** An der Erblichkeit der Neurofibromatose besteht kein Zweifel, wenngleich sicher auch Neumutationen vorkommen. Wesentliche Beiträge zu dieser Problematik finden sich u.a. bei HOEKSTRA; LENZ; LEERS; GROHMANN; HOEDE; CROWE et al., 1953, 1956; VOGEL; OLLENDORF-CURTH u. NIERMANN). Besonders KOCH (1966) hat in seinem sehr sorgfältig zusammengestellten genetischen Handbuchbeitrag ausführlich dazu Stellung genommen, so daß hier nur die wichtigsten Daten hervorzuheben sind.

Die Krankheit beruht auf einer autosomaldominanten Erbanlage mit hoher Penetranz (95% nach CROWE et al.). Mit einer *Häufigkeit* von 1:2000—1:3000 (PREISER u. DAVENPORT; CROWE et al.) ist die Neurofibromatose eines der häufigsten monomeren Erbleiden. Unter rund 30000 Aufnahmen der Universitäts-Kinderklinik Münster in den Jahren 1951—1966 wurden 16 Kinder registriert und genauer untersucht (DIEKMANN et al., 1967). Diese Häufigkeit entspricht den Angaben der Literatur.

Nach umfangreichen — allerdings vorwiegend an Erwachsenen gemachten — populationsgenetischen Untersuchungen vor allem von BORBERG (1951) sowie von CROWE et al. (1953, 1956) wurde ein *familiäres Vorkommen* in einem Drittel bis zur Hälfte der Fälle beobachtet. In den Mitteilungen des Schrifttums überwiegt dabei das Auftreten in 1 oder 2 Generationen, in einigen Sippen konnte das Leiden jedoch auch über 4—6 Generationen verfolgt werden (erschöpfende Literaturübersicht bei KOCH, 1966). Die Familienbefunde zeigen bezüglich des Schweregrades und der Ausdehnung der Erscheinungsformen eine sehr große *intrafamiliäre Variabilität* (KOCH), die nach BORBERG vor allem auf Unterschieden der Genmanifestation, also auf einer Entwicklungslabilität der Anlage beruht. Diese Variabilität kann sich bei Längsschnittbetrachtungen so stark ändern, „daß ein deutlicher Wandel des ursprünglichen Sippenbildes eintreten kann" (VAN BOGAERT).

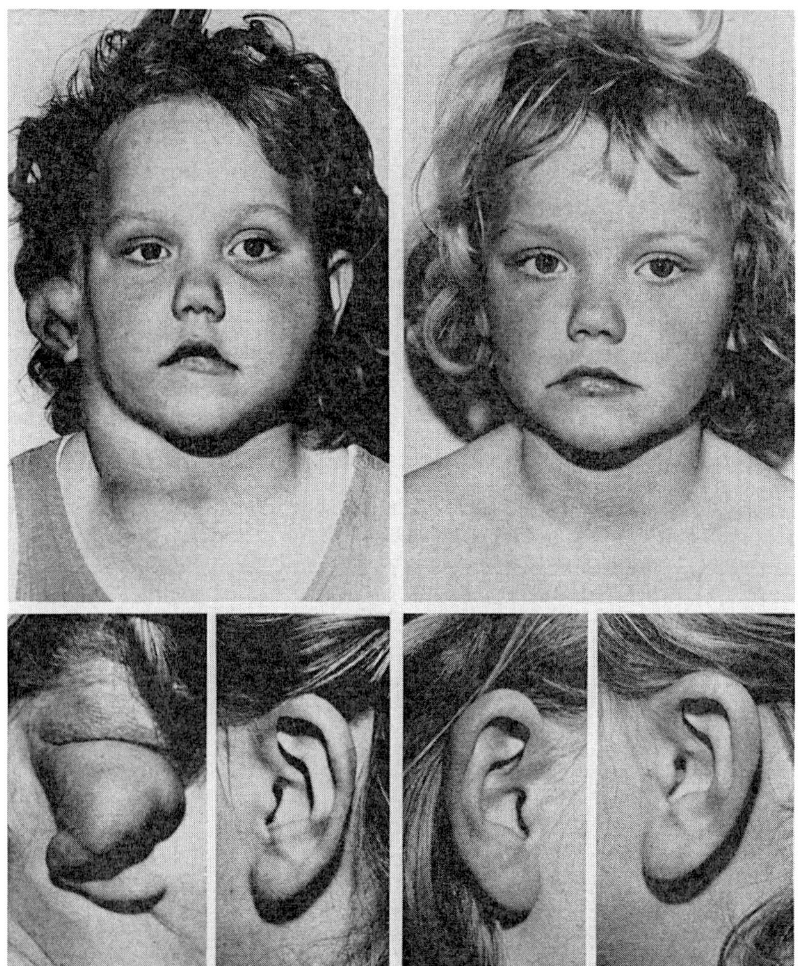

Abb. 133. Eineiige Zwillinge mit Neurofibromatose im Alter von 6 Jahren. Diskrete Café au lait-Flecken bei beiden Mädchen, jedoch nur bei einer Patientin Rankenneurom im Gesichts- und Halsbereich mit Auftreibung der Ohrmuschel (Univ.-Kinderklinik Münster). (Aus Diekmann et al., 1967)

Auch das Vorkommen einer Neurofibromatose bei ein- oder zweieiigen *Zwillingen* wurde wiederholt beschrieben (Waardenburg; Blotevogel; Versluys; Leers; Grohmann; Loftis; Gardner u. Turner; Dresner u. Montgomery; Sillevis-Smitt u. Trimbos; Borberg; Troch; Pollet-Delille u. Pollet; Diekmann et al.), wobei allerdings nur wenige der veröffentlichten eineiigen Zwillinge gut dokumentiert sind (s. auch Abb. 133).

*Neumutationen* müssen dann in Betracht gezogen werden, wenn jeder Hinweis auf eine Familiarität des Leidens fehlt und zeigen offenbar keine Abhängigkeit von der Geburtenzahl oder von dem Lebensalter der Eltern (Borberg; Crowe et al.).

Die effektive *Fruchtbarkeit* der Kranken mit Neurofibromatose ist äußerst gering (Fischer;

Borberg). Bei dem großen Kollektiv von Crowe et al. war die Fertilität aller Merkmalsträger um 52% reduziert, bei den Männern um 41%, bei den Frauen um 75%, meist infolge eines überdurchschnittlich häufigen Ledigbleibens der Kranken. Die Mutationsrate wurde von diesen Autoren auf $1 \times 10^{-4}$ pro Gamete und Generation geschätzt und ist somit die bisher höchste für ein autosomal-dominantes Merkmal geschätzte Mutationsrate überhaupt (Koch; Nicholls). Berechnungen über das *Risiko*, ein mit Neurofibromatose behaftetes Kind zu bekommen, wenn ein Elternteil oder beide Eltern an der Krankheit leiden, finden sich u.a. bei Cserháti u. Schöngut (1967).

**Geschlechtsdisposition.** Die Frage, ob bei Morbus v. Recklinghausen beide Geschlechter gleichmäßig häufig befallen werden oder nicht, läßt sich aus dem bisherigen Schrifttum nicht eindeutig beantworten, zumal nur selten ein größeres Kollektiv untersucht wurde. Nach den Erfahrungen von HOEKSTRA beträgt das Verhältnis von Männern zu Frauen 4:3, während CROWE et al. in ihren Untersuchungen (98 Patienten) ein Verhältnis von etwa 1:1 antrafen. Für Kinder gilt das gleiche. PREISER u. DAVENPORT fanden etwas mehr Knaben betroffen, ebenso CSERHÁTI und SCHÖNGUT; CROWE et al. sahen hingegen keinen bevorzugten Befall eines Geschlechtes, wir selbst hatten unter unseren 16 Kindern ebenfalls eine gleichmäßige Verteilung von Knaben und Mädchen.

**Klinische Erscheinungsformen.** Die v. Recklinghausensche Krankheit ist durch die außerordentliche Variabilität ihrer Manifestationsformen gekennzeichnet. In ausgeprägten Fällen, wie wir sie vom Erwachsenen her kennen, mit Pigmentanomalien und multiplen Haut- bzw. Nervengeschwülsten, meist noch kombiniert mit einer Anzahl weiterer Veränderungen,

ist die Krankheit in der Regel nicht zu verkennen. Bei Kindern ist die Diagnose dagegen erfahrungsgemäß ungleich schwieriger. Bei ihnen sind im allgemeinen zunächst nur Pigmentflecken vorhanden, während Haut- bzw. Nervengeschwülste erst während oder nach der Pubertät auftreten. Man hat den Eindruck, der auch durch eigene Beobachtungen gestützt wird, daß die Diagnose einer Neurofibromatose im Kindesalter nicht selten „verkannt'' und somit nur ein Teil der Patienten erfaßt wird (SCHÖNENBERG; DIEKMANN et al.). Auf Besonderheiten im Kindesalter wird im übrigen bei den einzelnen Kapiteln eingegangen werden.

Im Hinblick auf eine übersichtlichere Darstellung der enormen Vielzahl möglicher Symptome ist im folgenden im wesentlichen das Einteilungsprinzip von SCHMINCKE gewählt worden, wonach die Erscheinungen bei Neurofibromatose (*NF*) in solche 1. Ordnung und 2. Ordnung untergliedert werden.

## Symptome 1. Ordnung = neurocutane Symptome

### Pigmentanomalien der Haut

Im Sinne von Milchkaffeeflecken (Café au lait-Flecken oder spots) sind das führende Symptom dieser Krankheit, das fast nie vermißt wird. Dabei handelt es sich um mehr oder weniger große, rundliche oder ovale, scharf begrenzte, oft schmutzige-bräunlich Pigmentanomalien unterschiedlicher Färbung, die vereinzelt oder massenhaft am Körper auftreten können (Abb. 134a und b).

Im Gegensatz zu den *Sommersprossen* (Epheliden), mit denen sie am ehesten verwechselt werden, finden sie sich vorwiegend an den von der Kleidung bedeckten Hautpartien, hier bevorzugt an den Streckseiten der Extremitäten (SCHIRREN).

Zur Klärung der Frage, inwieweit diese Café au lait-Flecken für die Neurofibromatose (vor allem bei Symptomarmut) pathognomonisch sind und von anderen Pigmentflecken ähnlicher Art abgegrenzt werden können, wurden von einigen Autoren eingehende Untersuchungen angestellt (SIEMENS; PRESTON et al.; LERNER und FITZPATRICK (zit. bei DARGEON); WHITEHOUSE; CROWE et al., 1953, 1956]. Vor allem CROWE et al. konnten zeigen, daß 90% der gesunden Vergleichspersonen keinen Fleck aufwiesen, 9% nur einen Fleck und 1% 2 bis

5 Milchkaffeeflecken. Bei den 98 Patienten *mit* einer Neurofibromatose hatten dagegen 94% der Kranken mindestens einen, 76% sogar 6 und mehr Flecken. Auch WHITEHOUSE kam in einer ähnlichen Studie, die vor allem gesunde Kinder betraf, zu dem Schluß, daß erst über 5 Flecken verdächtig auf eine „neuroektodermale Dysplasie'' seien. 6 Café au lait-Flecken und mehr mit einem Durchmesser von mindestens 1,5 cm sind nach Ansicht von CROWE et al. in der Regel als pathognomonisch zu werten und sollten immer Anlaß zu einer eingehenden klinischen Untersuchung sein.

In der Regel scheinen Café au lait-Flecken bereits *seit der Geburt* vorhanden zu sein, werden aber nicht selten übersehen oder aber in ihrer Bedeutung unterschätzt (DARGEON; SCHÖNENBERG; CSERHÁTI u. SCHÖNGUT; DIEKMANN et al.). LEADER und GRAND (1932) konnten bei 21 Fällen von Morbus v. Recklinghausen retrospektiv feststellen, daß alle Patienten schon in der frühen Kindheit Pigmentationen hatten. Da die Haut- bzw. Nervengeschwülste im allgemeinen erst später, d.h. nach der Pubertät oder im Erwachsenenalter auftreten, kommt natürlich diesen Pigmentflecken im Kindesalter eine ganz besondere diagnostische Bedeutung zu. CROWE et al. stellten übrigens

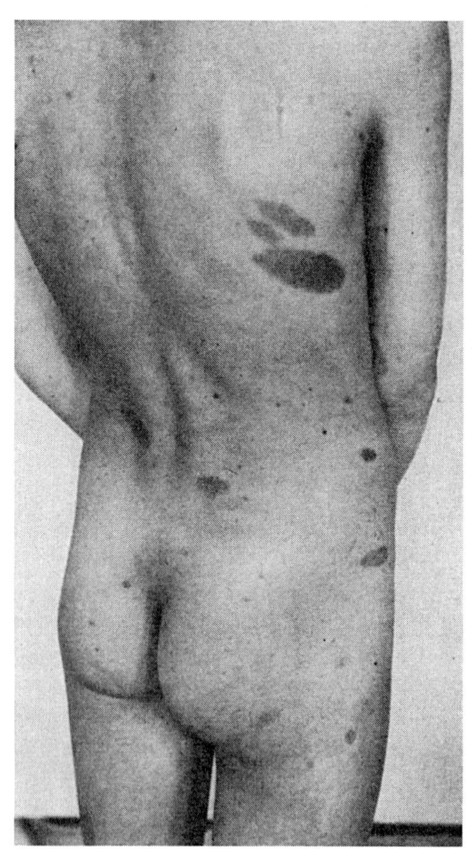

Abb. 134a. Charakteristische Café au lait-Flecken unterschiedlicher Größe und Form bei einem 11jährigen Jungen mit Neurofibromatose. Keine Hauttumoren. (Univ.-Kinderklinik Münster)

a

Abb. 134b. Hautpigmentationen bei dem gleichen Patienten im Alter von 27 Jahren, jetzt sehr viel dichter stehend und auf den ersten Blick fast wie Epheliden aussehend. Immer noch keine Hauttumoren

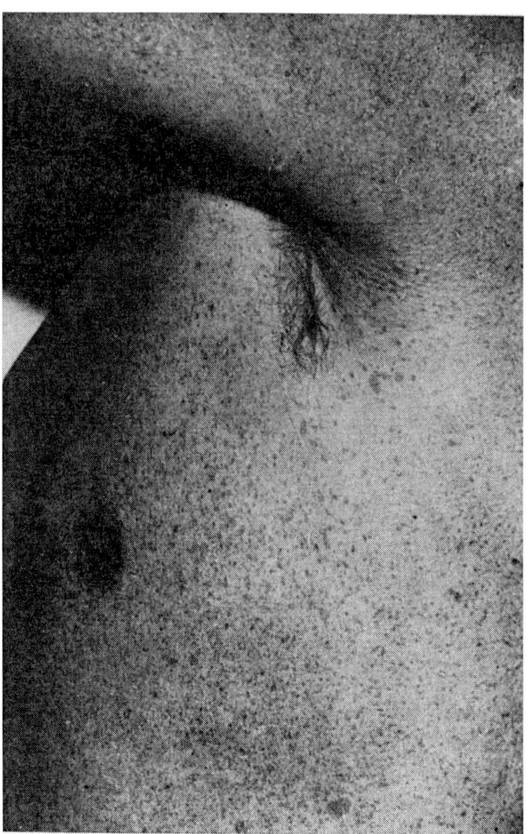

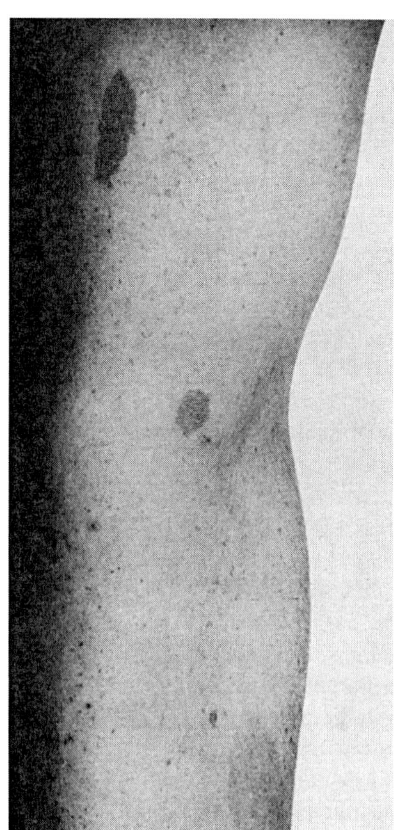

b

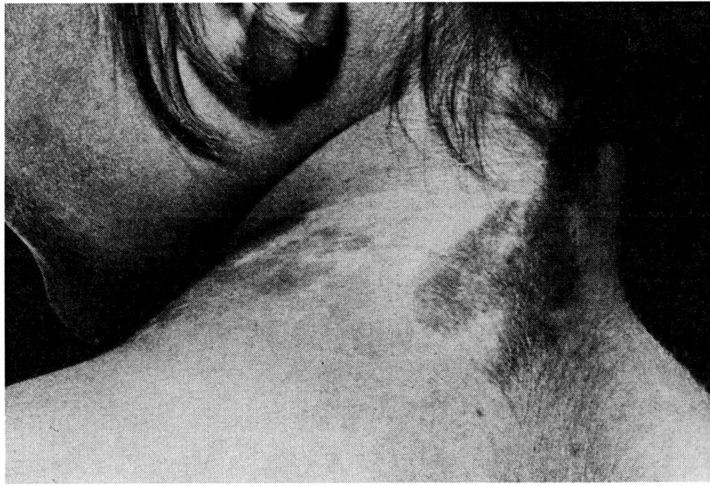

Abb. 135. Naevusartige dunkle Pigmentflecken im Nackenbereich mit umschriebener Hypertrichose bei einem 5jährigen Mädchen mit Neurofibromatose. (Univ.-Kinderklinik Münster)

fest, daß palpable Tumoren bei Kindern um so später auftreten, je ausgeprägter die cutanen Symptome sind und daß bei ausgedehnten Hauterscheinungen seltener Manifestationen an den inneren Organen auftreten als umgekehrt.

Neben diesen Milchkaffeeflecken finden sich häufiger auch noch andere Pigmentanomalien, so *Lentigines* (Leberflecke), welche besonders intensiv pigmentierte Naevuszellhaufen darstellen, *Tierfellnaevi* sowie kleine *teleangiektatische Hautnaevi* (s. auch Abb. 135).

### Geschwulstbildungen der Haut

Ebenso wie diese Pigmentveränderungen bald mehr vereinzelt, bald herdförmig oder mehr diffus über den ganzen Körper verteilt sind, zeigen auch die eigentlichen Nerventumoren der Haut eine wechselnde Ausbreitung. Histologisch handelt es sich, was in der Nomenklatur oft nicht richtig zum Ausdruck kommt, in der Regel um echte *Neurinome* bzw. Neurofibrome (s. S. 303). In typischen Fällen (bei Erwachsenen) ist das ganze periphere Nervensystem — weswegen diese Krankheit überhaupt unter den Geschwülsten des peripheren Nervensystems abgehandelt wird — von Tumoren übersät, die zwischen Erbsen- und Walnußgröße schwanken. Oft handelt es sich um weiche, meist indolente, cutan oder subcutan gelegene Geschwülste und knotige Wucherungen in den Ausbreitungsgebieten der Hautnerven (Abb. 136).

Neben typischen weichen „Fibromen" (Fibroma mollusca) finden sich entweder breit aufsitzende oder an einem dünnen Stiel hängende Tumoren. Für die intra- oder subcutanen

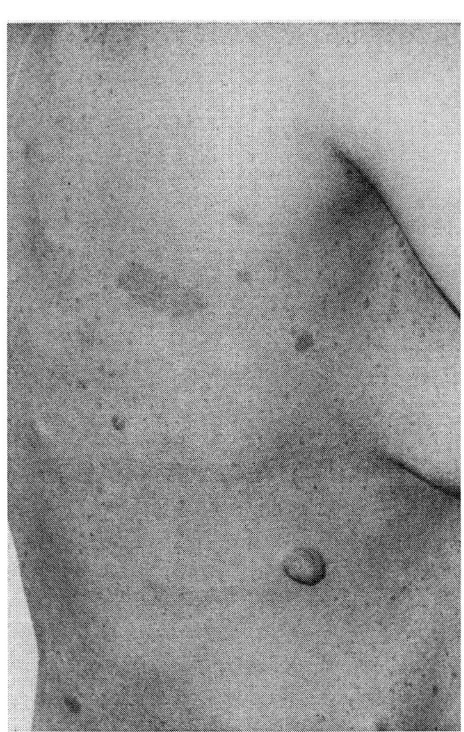

Abb. 136. Typisches neurocutanes Syndrom mit Hauttumoren und Café au lait-Flecken unterschiedlicher Größe bei der 30jährigen Mutter eines unserer Kinder mit Neurofibromatose. Wesentliche Zunahme der Hautgeschwülste erst seit der Schwangerschaft. (Univ.-Kinderklinik Münster)

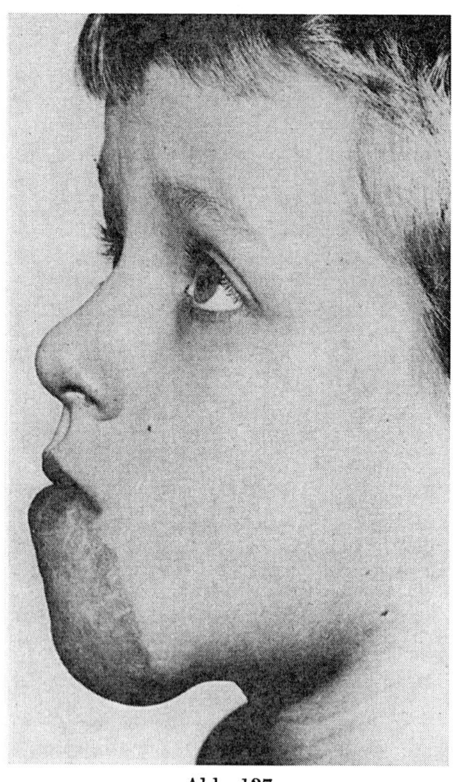

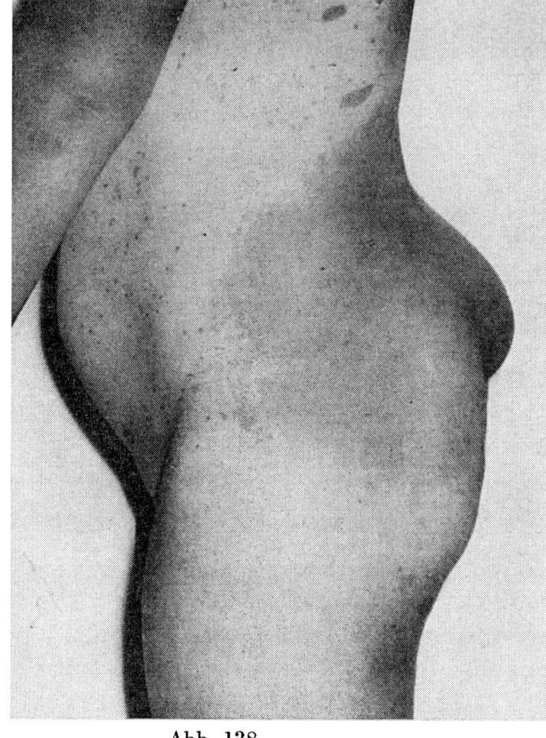

Abb. 137            Abb. 138

Abb. 137. Rankenneurom im Kinnbereich bei einem 8jährigen Jungen mit Neurofibromatose. (Univ.-Kinderklinik Münster)

Abb. 138. Elephantiastische bürzelförmige Hautlappenbildung im Gesäßbereich bei einem 10jährigen Mädchen mit Neurofibromatose. Daneben zahlreiche zum Teil flächige Café au lait-Flecken. (Univ.-Kinderklinik Münster)

Neurofibrome ist das sog. *Klingelknopfphänomen* charakteristisch, d.h. der Tumor läßt sich bei der Palpation in die Haut versenken und springt anschließend wieder heraus.

Wie bereits erwähnt, sind jedoch derartige Hautgeschwülste im allgemeinen im Kindesalter, vor allem bei Säuglingen, noch nicht zu finden und bisher nur in ganz wenigen Ausnahmefällen beschrieben worden (Dörr u. Weber; Hartung; Scott; Gehrt; Mahnke; Chao; Simon u. Simon; Roget; Tveten). Es muß aber darauf hingewiesen werden — auch auf Grund eigener Erfahrungen —, daß solche cutan oder subcutan gelegenen kleinen Tumoren bei Kindern ähnlich wie die Hautpigmentationen zuweilen übersehen oder nicht richtig bewertet werden, zumal sie meist schmerzlos sind und man wegen der Symptomarmut nicht sofort an eine Neurofibromatose denkt.

Gelegentlich sind zahlreiche kleine Neurofibrome rankenförmig aneinandergereiht, sog.

*Rankenneurome* oder plexiforme Neurofibrome, die an den peripheren Nervenendigungen sitzen und sich praktisch an allen Hautnerven entwickeln können, ohne wesentliche Schmerzen hervorzurufen. Sie können — selten — bereits im Kindesalter auftreten (s. auch Abb. 137) und stören vor allem in kosmetischer Hinsicht. Immer wieder begegnet man auch ausgesprochen *elephantiastischen* Hautlappenbildungen, die u. U. zu erheblichen Verunstaltungen führen (Wescott u. Ackermann; Lenson; Diekmann et al.; Schirren u. Buhl, s. auch Abb. 138 und 140).

Der Vollständigkeit halber sei erwähnt, daß neben diesen eigentlichen Nervengeschwülsten zuweilen auch *Hämangiome, Lymphangiome* oder Kombinationen derselben beobachtet werden (Lit. u. a. bei Schmincke; Krücke; Zülch), die nach Ansicht von Feyrter keine Seltenheit bei Neurofibromatose darstellen.

# Symptome 2. Ordnung

### Geschwulstbildungen an den Spinal- und Hirnnerven

Zu diesen mehr die Hautnerven betreffenden tumorösen Veränderungen können solche der Hirn- und Rückenmarksnerven kommen, die zwar von einigen Autoren (BODECHTEL; SCHMINCKE) bereits zu den „zentralen Formen" der v. Recklinghausenschen Krankheit gerechnet werden, ihrer anatomischen Herkunft und Struktur nach jedoch noch zu dem peripheren Nervensystem gehören. Im Bereich der *Rückenmarksnerven* sitzen sie in der Regel multipel, und zwar sowohl an der vorderen wie an der hinteren Wurzel, vorzugsweise im Bereich der *Caudafasern* (und können dort wie Perlschnüre aussehen). Sie verursachen gelegentlich, abhängig von ihrer Lage, Lähmungen und Sensibilitätsstörungen und infolge Druckerscheinungen auch lokale Durchblutungsstörungen (STOUT; HARTUNG; PRESTON et al.; PETERS u. LUND; CHAO; WILLIS; SCHARENBERG u. LISS).

Das Vorkommen von Wurzelneurinomen in den ersten beiden Lebensjahrzehnten ist, verglichen sowohl mit anderen kindlichen Tumoren wie mit denen Erwachsener, ein seltenes Ereignis (ANTONI; HAMBY; KRAYENBÜHL). Hinsichtlich ihrer Diagnose gelten alle bei anderen Rückenmarkstumoren angestellten Überlegungen, wobei die Symptome in der Regel über Monate und Jahre gehen, bis schließlich Schmerzen oder Paresen eines Armes oder Beines (u. U. eine vollständige Querschnittslähmung) auftreten.

In seltenen Fällen wurde auch bei Kindern im Rahmen einer Neurofibromatose eine sog. *Sanduhrgeschwulst* (HÜTHER, 1950) beobachtet. Ein solcher extramedullärer spinaler Tumor wächst dann unter Vorstülpung der harten Rückenmarkshaut nach außen und führt schließlich zu einer deutlichen Erweiterung des betreffenden Foramen intervertebrale. Bei thorakaler Lage kann diese Geschwulst auf dem Röntgenbild als „Lungentumor" imponieren. Treten in einem solchen Fall die cutanen Symptome in den Hintergrund, wird die Diagnose einer Neurofibromatose verständlicherweise leicht verkannt.

Von den großen peripheren Spinalnerven werden im Bereich der Armnerven am meisten der N. *medianus*, der N. *ulnaris* und der N. *cutaneus brachei* externus befallen (BODECH-

TEL). An den unteren Extremitäten wird hingegen bevorzugt der N. *femoralis* und der N. *tibialis* betroffen. Nicht selten werden bei der Neurofibromatose schließlich auch solitäre und multiple *Meningeome* an der harten Hirn- und Rückenmarkshaut gefunden (PETERS u. LUND), jedoch treten alle diese Tumoren praktisch erst jenseits des Kindesalters in Erscheinung.

Von den *Hirnnerven* ist in erster Linie der N. *acusticus* befallen, wobei die Neurinome ihren Ursprung von den peripheren, nicht gliösen Vestibularisanteilen nehmen (CUSHING; VAN BOGAERT; GARDNER u. TURNER; GONZÁLES-REVILLA; OLIVECRONA; BODECHTEL u. SCHRADER; PENNYBACKER u. CAIRNS; SCHALTENBRAND; GIUDETTI; HENSCHEN; RADNER u. RUTBERG). Sie kommen in der Regel einseitig vor, doppelseitiges Auftreten bei Morbus v. Recklinghausen wird jedoch in etwa 10% der Fälle beschrieben (SCHALTENBRAND; BODECHTEL u. SCHRADER u. a.).

Über das familiär gehäufte Auftreten ein- oder doppelseitiger Acusticusneurinome bei Neurofibromatose über eine oder mehrere Generationen hinweg wird ausführlich von KOCH berichtet. Klinisch können wegen der besonderen Lage dieser Geschwülste (Kleinhirnbrückenwinkel) neben Hörstörungen aller Schweregrade im Hinblick auf die unmittelbare Nachbarschaft zu anderen Hirnnerven Facialisparesen, neuralgische Beschwerden (Trigeminus), cerebellare Ataxien usw. auftreten, erfahrungsgemäß aber nicht bei Kindern, sondern erst mit fortgeschrittenem Lebensalter (nach SCHALTENBRAND zwischen 25. und 50. Lebensjahr).

Neben dem Stato-acusticus sind an Hirnnerven am häufigsten noch der N. *facialis*, der N. *glossopharyngeus*, der N. *trigeminus* und der N. *abducens* beteiligt, die ihrer Funktion entsprechende Ausfälle machen können. Aber auch diese pflegen in der Regel erst nach der Pubertät bzw. im Erwachsenenalter Erscheinungen zu machen.

Besonderes Interesse erfordert der Befall des Tractus bzw. Nervus *opticus*, der seiner Entwicklung und seinem Aufbau nach ein vorgeschobener Gehirnanteil und deshalb nicht mit den übrigen „Gehirnnerven" vergleichbar ist. Seine Besprechung erfolgt deshalb gesondert unter dem Kapitel der „zentralen Formen" der Neurofibromatose (Augensymptome).

### Veränderungen am ZNS (zentrale Form der NF)

Innerhalb des Gehirns, des Hirnstamms und des Rückenmarks sind entsprechende tumoröse Veränderungen bei Neurofibromatose nicht ungewöhnlich. In der Regel handelt es sich um Gliome im Sinne von Spongioblastomen. Sie sitzen häufig im Hirnstamm, gelegentlich in der Augenregion des Mittelhirns oder auch paarig in beiden Thalami, selbst schwere blastomatöse Ependymveränderungen können auftreten. Mehrfach wurden herdförmige Wucherungen atypischer Gliazellen in Rinde und subcorticalem Marklager, zentrale Neurinome, umschriebene und diffuse Spongioblastome, Angiome, Angioneurome, Mikrogyrien, Heterotopien, Dysraphien u.a.m. beschrieben (Literatur s. bei BIELSCHOWSKY u. ROSE; STRUWE u. STEUER; CORNIL et al.; KULKOW; FOERSTER u. GAGEL; ROGER, 1934, 1395; PALASSE; TURNER u. GARDNER; ROSENDAL; DAVIS; BARBE u. DELAY; NEUHAUS; WAARDENBURG; DESCLAUX et al.; HALLERVORDEN; TROCH; BODECHTEL u. SCHRADER; PEARSON u. PETERSON; WERTHEIMER et al.; PETERS u. LUND; PATIÑO ZAMBRANO u. CARBONELL JUANICO; SCHARENBERG u. LISS).

Interessanterweise können gerade bei der zentralen Form der Neurofibromatose, worauf u.a. BODECHTEL, KOCH, CSERHÁTI und SCHÖNGUT sowie DARGEON hinweisen, die peripheren Hautveränderungen oft nur sehr gering sein, umgekehrt ist bei den peripheren Formen die zentrale Beteiligung oft nur schwach ausgeprägt.

Entsprechend der Multiplizität der anatomischen Veränderungen sind auch die klinischen Erscheinungen bei dieser zentralen Form sehr unterschiedlich. Neben *neurologischen Störungen* (motorischer und sensibler Art), abhängig von der Ausdehnung des Krankheitsprozesses in Gehirn und Rückenmark, wurden vor allem wiederholt *psychische Veränderungen* (depressive Verstimmungen, Neurosen, psychopathische Reaktionen und Fehlhaltungen) beschrieben. Außerdem wurde immer wieder auf die Häufigkeit von *Schwachsinnszuständen* aller Schweregrade hingewiesen (PREISER u. DAVENPORT; HASELAGER; ALLIEZ-BARRAUX; HEUER u. VIDART; BENEDEK u. GYÁRFÁS; DESCLAUX et al.; PELLEGRIN; EY u. BURGUET). Solche „Cerebralschäden" spielen bei der Neurofibromatose im Kindesalter wahrscheinlich eine größere Rolle, als bisher angenommen wurde. Jedenfalls weisen neben Literaturerfahrungen (u.a. SCHÖNENBERG; CROWE et al.; CSERHÁTI u. SCHÖNGUT) auch eigene Beobachtungen darauf hin (DIEKMANN et al.), daß bei einem Drittel bis fast der Hälfte solcher Kinder eine mehr

oder weniger deutliche geistige Rückständigkeit vorhanden ist. In der Literatur schwanken die Häufigkeitsangaben in den verschiedenen Statistiken zwischen 8 und 50%!

In Einzelfällen wurde das Zusammentreffen einer Neurofibromatose mit *extrapyramidalmotorischen* Symptomen (FOERSTER u. GAGEL; PEARSON u. PETERSON), mit *epileptischen* Anfällen (PALASSE; KULKOW; TROCH), ja mit *schizophrenen* Symptomen (HASELAGER; ALLIEZ u. BARRAUX; BENEDEK u. GYÁRFÁS; EY u. BURGUET) beschrieben. Diese zentralnervösen Symptome unterschiedlichster Art sind dabei keineswegs immer Ausdruck faßbarer hirnorganischer Läsionen. Das gleiche gilt für die erwähnten psychischen Veränderungen, die wiederum auf enge Beziehungen zu dem endokrinen System und vielleicht auch zu den Gefäßveränderungen bei Neurofibromatose (s. dort) hinweisen. Sie können schließlich auch *unabhängig* von diesen als selbständiges Erbleiden in einzelnen Familien vorhanden sein (KOCH; EY u. BURGUET; BENEDEK u. GYÁRFÁS).

Hervorzuheben ist in diesem Zusammenhang noch der oft eigenartige *Gesichtsausdruck* dieser Kranken (schläfrig, apathisch, melancholisch-träumerisch, seltener Lidschlag etc.), der von einigen Autoren geradezu als ein pathognomonisches Merkmal der Krankheit angesehen wird und auch durchaus schon im Kindesalter zu beobachten ist (RILLE; SCHÖNENBERG).

### Augensymptome

Wie schon erwähnt, wird bei Morbus v. Recklinghausen gar nicht so selten gleichzeitig der Tractus bzw. Nervus *opticus* befallen, entweder ein- oder doppelseitig *(Opticusgliom)*. Dadurch kann es zu Gesichtsfeldausfällen und Opticusatrophien kommen, wobei fast stets das Foramen opticum erweitert wird (BODECHTEL). Mitteilungen dieser Art finden sich u.a. bei KLAUBER; DAVIS; RETTELBACH u. SCHUTZBACH; SCHIFFER; BRAENDSTRUP; DRESNER u. MONTGOMERY; KIRBY; BODECHTEL u. SCHRADER; MANSCHOT; MARSHALL; BERG; PETERS u. LUND; STOCHDORPH; FRANÇOIS et al.; DIEKMANN et al.; RUTTEN).

Bei Kindern und Jugendlichen sind Opticusgliome im Rahmen einer Neurofibromatose sogar schon relativ häufig beobachtet worden (s. auch Abb. 139). Histologisch handelt es sich

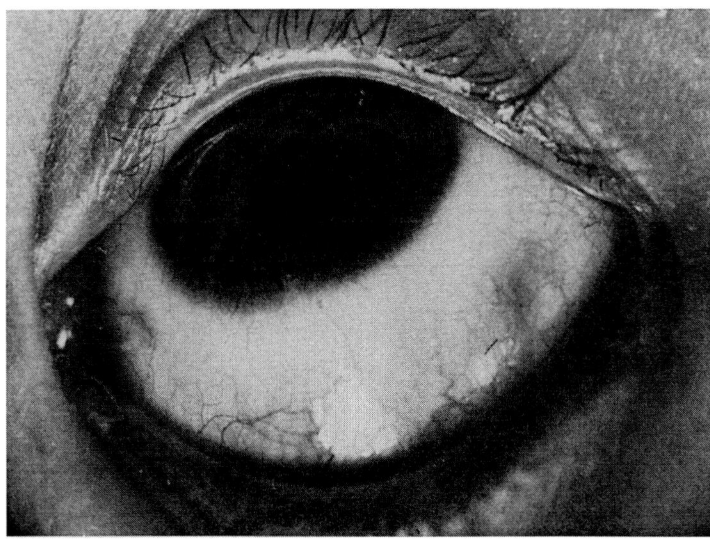

Abb. 139. Linksseitiges Opticusgliom bei einem 3jährigen Jungen mit Neurofibromatose. Protrusio bulbi mit Lidachsenverschiebung des Auges. Auffallend geringe Hautpigmentationen. (Univ.-Kinderklinik Münster)

entweder um Spongioblastome (HALLERVORDEN) oder um Astroblastome bzw. multiforme Glioblastome (HORTEGA).

Für die klinische Symptomatik ist das Vordringen dieser Tumoren sowohl gegen den Hypothalamus wie auch gegen die Retina von Bedeutung. Infolgedessen läßt das jeweilige Bild entweder an einen basalen Hirnprozeß oder an eine reine Augenaffektion denken. Wie bei anderen zentralnervösen Störungen können dabei die cutanen Symptome in den Hintergrund treten. Ähnlich wie beim Craniopharyngeom (hier oft Verkalkungen im Sellabereich) treten gelegentlich Störungen der Sexualentwicklung, ein Diabetes insipidus und zentrale Fett- oder Magersuchstformen auf (s. auch unter endokrine Störungen).

Neben diesen auf die Dauer immer zu Sehstörungen führenden Veränderungen des Sehnerven selbst wurden bei einer Neurofibromatose noch andere Alterationen des Auges beschrieben, die sich auf *alle Teile des Auges* zu erstrecken vermögen (SCHWAB; FLEISCHER; CHARLEUX; KOCH; SCHMÖGER). Selbst eine Thrombose der Vena ophthalmica ist mehrfach gefunden worden, ohne daß deren Ursache sicher geklärt werden konnte (POLLET-DELILLE u. POLLET, 1953, dort ausführliche Literatur).

Eine besondere Krankheitsform oculärer Störungen bei Morbus v. Recklinghausen stellt noch eine Symptomentrias (nach LAXENAIRE) dar, bestehend aus einem (oft pulsierenden)

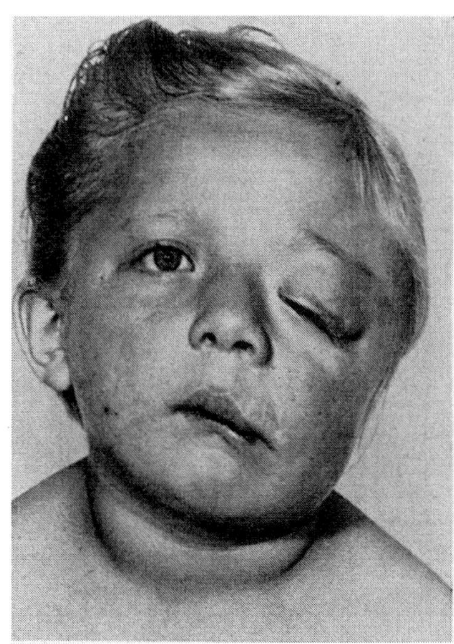

Abb. 140. Hemihypertrophie der linken Gesichtshälfte mit Glaukom und Ptose bei einem 5jährigen Jungen mit Neurofibromatose. Auffallend diskrete Hautpigmentationen (Univ.-Kinderklinik Münster). (Aus DIEKMANN et al., 1967)

Exophthalmus, einem plexiformen Neurom des Augenlides und einer Hemihypertrophie des Gesichtes einschließlich der Weichteile und des Skeletes. Diese Trias scheint sogar bevorzugt im Kindesalter aufzutreten. Auch wir selbst konnten bei einem Kind eine solche Neurofibromatose im Kopfbereich beobachten

(DIEKMANN et al.) und fanden im ganzen 20 ähnliche Mitteilungen in der Literatur (s. auch Abb. 140).

Besondere Aufmerksamkeit verdienen schließlich bestimmte Veränderungen an der *Iris* in Form winziger Knötchen in der Regenbogenhaut von warzenähnlicher Prominenz, wie sie u.a. CSERHÁTI und SCHÖNGUT bei 7 von ihren 13 Kindern mit einer Neurofibromatose auf Grund von Spaltlampenuntersuchungen feststellen konnten. Sie scheinen, wenn man nur darauf achtet, somit häufiger vorhanden zu sein, als bisher angenommen wurde.

### Veränderungen am Skeletsystem

werden mit unterschiedlicher Häufigkeit auch schon im Kindesalter beobachtet und sind nach den einzelnen Autoren bei 7—45% aller Patienten nachzuweisen (MICHAELIS; STALMANN; UHLMANN u. GROSSMANN; INGLIS; COCCHI; KORTING u. BREHM; McKEOWN u. FRAZER; HUNT u. PUGH; CHAOUT; YOSHIKAWA et al.; COZZI et al.).

Solche Störungen am Knochen lassen sich pathogenetisch auf verschiedene Weise erklären:

a) durch periostal, intraosseal oder intramedullär proliferierende Neurofibrome;

b) durch dysplastische Knochenveränderungen, die sich im allgemeinen auf eine Extremität beschränken und zu Hypertrophie oder Hypoplasie führen;

c) durch generalisierte Knochenveränderungen, die auf Osteoporose bzw. Osteomalacie beruhen (McCANCE; LENSON; BALSAN et al.).

BALSAN et al. (1967) weisen auf die oft hochgradigen osteomalacischen Knochenveränderungen im Rahmen einer Neurofibromatose hin und beschreiben 13 Fälle aus den letzten 20 Jahren, bei denen die Osteomalacie Folge einer Vitamin D-resistenten Rachitis war (McCANCE; HERNBERG u. EDGREN; KOLLER u. KUHN; PICARD et al.; SAVILLE et al.; CHAOUAT). Alle Patienten, mit Ausnahme eines 17jährigen Mannes, der bereits seit dem 5. Lebensjahr an einer schweren Rachitis litt (BALSAN), waren im übrigen Erwachsene, deren erste Symptome zwischen dem 30. und 50. Lebensjahr begannen.

Durch die Osteoporose kommt es vor allem zu *Skoliosen* der Wirbelsäule oder zu Verbiegungen der peripheren *Extremitätenknochen*. Auch die untere dorsale *Kyphoskoliose* tritt verhältnismäßig häufig auf. Weiter wurden im Bereich des *Schädels* auffällige Veränderungen beschrieben, u.a. Erweiterungen und Destruktionen der Sella (CORNIL et al.; WAARDENBURG) sowie *orbitale Dysplasien* (PEYTON u. SIMMONS; HUNT u. PUGH; BURROWS; TAYBI). Besonders von BINET et al. (1969) ist unter Berücksichtigung der bisherigen Literatur auf diese Sonderform eingegangen worden: Unter den 7 beschriebenen eigenen Patienten fanden sich auch 2 Kinder mit Erweiterung der Orbita und der mittleren Schädelgrube sowie Hypoplasie der Sella turcica und des kleinen und großen Keilbeinflügels. Klinisch kann dabei ein (pulsierender) Exophthalmus auftreten.

Daß auch *cystische* Knochenveränderungen bzw. Knochendefekte, *Pseudarthrosenbildungen*, *dysraphische* Störungen der Wirbelsäule (Spina bifida mit und ohne Syringomyeliekomplex) etc. in Einzelfällen gefunden wurden (COCCHI; SCHALTENBRAND; COZZI et al.), sei der Vollständigkeit halber erwähnt.

### Endokrine Störungen

Viele Symptome weisen bei Morbus v. Recklinghausen auf eine Beteiligung des endokrinen Systems hin, ohne daß es im Einzelfall immer gelingt, eine spezielle endokrine Drüse dafür verantwortlich zu machen.

Zu den häufigen Begleiterscheinungen 2. Ordnung gehören nach SCHMINCKE neben Knochenveränderungen allgemeine oder partielle Wachstumsstörungen wie *Zwerg- und Minderwuchs*. Dieser war bei 4 Kindern unseres Krankengutes (DIEKMANN et al.) sogar der eigentliche Einweisungsgrund, ohne daß bisher an die Diagnose eines Morbus v. Recklinghausen gedacht worden war. Gerade bei ungeklärten Minderwuchsformen sollte man bei Kindern deshalb auch diese Möglichkeit in Erwägung ziehen.

Ebenso wurde wiederholt partieller oder halbseitiger *Riesenwuchs* bzw. Gigantismus (KISSEL et al.; SCHÖNENBERG, hier Lit. bis 1952; GEHRT; HENSCHEL) sowie *Elephantiasis* mit und ohne Knochenveränderungen (WESCOTT; LENSON; ACKEMRANN) beschrieben (s. auch Abb. 138 und 140).

Außer den erwähnten allgemeinen oder lokalisierten Wachstumsstörungen wurden weiter wiederholt andere endokrine Störungen wie *Pubertas praecox* (BARTA), Pseudohermaphroditismus (PETSCHE u. RADLINGER; HADDAD u. JONES; KENNY et al.), *adrenogenitales*

*Syndrom* (ALLIEZ u. MOUTIN; LINKE u. WAL-
TER), *Dystrophia adiposogenitalis* (LIER), *Tur-
ner-Syndrom* (FEGELER u. NOWAKOWSKI),
*pluriglanduläre Insuffizienz* (RÖDERER; SCHIR-
REN) sowie *Akromegalie* (WOLFSOHN u. MAR-
CUSE; BODECHTEL u. SCHRADER, hier weitere
Literaturhinweise; SCHIRREN) bekannt.

Morphologisch faßbare Veränderungen endokriner Drüsen sind u. a. an *Hypophyse,
Schilddrüse, Hoden* und *Nebenhoden* gefunden
worden. Am häufigsten kommen nach der
großen Zusammenstellung von SCHMITT et al.
(1961) jedoch Tumoren im Bereich der *Nebennieren* (6,2%) in Betracht. Bei diesen Neben-
nierengeschwülsten können alle Übergänge von
Neurinomen bzw. Neurofibromen zu den Ganglioneuromen vorkommen (STOCHDORPH).

Klinisch bedeutsam ist vor allem des *Phäochromocytom* (HERXHEIMER u. ROTH; REUBI;
SYNDER u. RUTLEDGE; BODECHTEL u. SCHRA-
DER; SCHMINCKE; SHOCKET u. TELOH; CAM-
BIER; SUZUKI et al.; WEBER et al.), dessen
Häufigkeit bei Neurofibromatose mit etwa 5%
angegeben wird (REUBI; CAMBIER). Dieser Tumor kann bekanntlich zu einem *Hochdruck*
führen, der differentialdiagnostisch zur sog.
vasculären Neurofibromatose (s. dort) abgegrenzt werden muß. Im übrigen s. auch Handbuchbeitrag von BACHMANN, in dem auf die
Pathogenese, Klinik und Therapie des Phäochromocytoms genauer eingegangen wird.

### Veränderungen an den inneren Organen (viscerale NF)

Auch die inneren Organe können Neurinomknoten aufweisen, kommen jedoch bei Kindern
noch ausgesprochen selten zur Beobachtung
(SCHÖNENBERG; CSERHÁTI u. SCHÖNGUT). So
kann sich eine Beteiligung des *Magen-Darm-
Traktes* finden, ausgehend vorwiegend von den
sympathischen Fasern dieser Organe. In kasuistischen Mitteilungen wurde eine Neurofibromatose des *Magens* (FEYRTER; DARGEON;
PEREA u. GREGORY; WILLIS) sowie des *Dünn-
und Dickdarms* (FEYRTER; WOLFF; SHOCKET
u. TELOH) beschrieben. Entscheidende histologische Studien erfolgten vor allem von FEYR-
TER (1948), der sowohl im Auerbachschen als
auch im Meissnerschen Plexus „neuromatöse"
Veränderungen beschrieb und darauf hinwies,
daß nicht selten gleichzeitig besondere Gefäßveränderungen zu finden sind (s. unter „vasculärer Neurofibromatose"). Derartige Tumoren

können ulcerieren und — unter Umständen als
einziges Symptom — zu schweren Blutungen
führen, wie unter anderem 2 Beobachtungen
bei Kindern von WILLIS sowie von PEREA und
GREGORY zeigen.

LUBOLDT et al. machten 1967 auf eine bei
Kindern bisher kaum bekannte *abdominale
Form* (ZACHMANN) einer Neurofibromatose aufmerksam auf Grund einer Beobachtung bei
einem 8jährigen Mädchen, dessen gesamtes
Dünndarmmesenterium tumorig durchsetzt
war. Einen Beitrag ähnlicher Art lieferten auch
WUNDERLICH und LORENZ (1967), die bei einem
12jährigen Mädchen einen rasch wachsenden
Oberbauchtumor fanden, der sich histologisch
als Neurinosarkom erwies und nicht mehr vollständig zu exstirpieren war.

Eine ungewöhnliche Seltenheit stellt bei
Kindern weiter der neurofibromatöse Befall im
Bereich des kleinen Beckens, speziell des *Urogenitaltraktes* dar. Vergleichende Beobachtungen bei Erwachsenen wurden von WINESTINE
und McDONNELL mitgeteilt. Insgesamt sind
bisher 25 Mitteilungen aus der Weltliteratur
bekannt geworden, wo isoliert die Harnblase
oder — seltener — der Ureter tumorig verändert waren und/oder gleichzeitig neurofibromatöse Veränderungen der Prostata, des Colliculus seminalis und des Penis bestanden. Unter
Beifügung von 2 eigenen Beobachtungen (siehe
auch Abb. 141a und b) konnten wir (DIEK-
MANN et al.) bisher 10 Fälle einer Neurofibromatose der harnableitenden Organe bei Kindern zusammenstellen.

Einer kurzen Erwähnung bedarf in diesem
Zusammenhang noch der Befund einer *vergrößerten Clitoris* („Clitorishypertrophie"), die
bei zwei von uns beobachteten Kindern mit
einer urogenitalen Neurofibromatose deutlich
ausgeprägt war (Abb. 142). Hierbei handelt es
sich nicht um das bei Morbus v. Recklinghausen in seltenen Fällen beschriebene Vorkommen endokrin bedingter Genitalverände-
rungen im Sinne einer Pubertas bzw. Pseudopubertas praecox (s. auch endokrine Störungen), sondern um eine lokale, tumoröse Wucherung der Clitoris und des umgebenden Gewebes.
Weitere Beobachtungen dieser Art stammen
von HADDAD; McKEOWN u. FRAZER; KENNY
et al. sowie von SCHREIBER.

Die *Prognose* ist offenbar bei allen diesen
Formen einer abdominellen Neurofibromatose
wenig günstig, da in der Regel nur ein Teil des

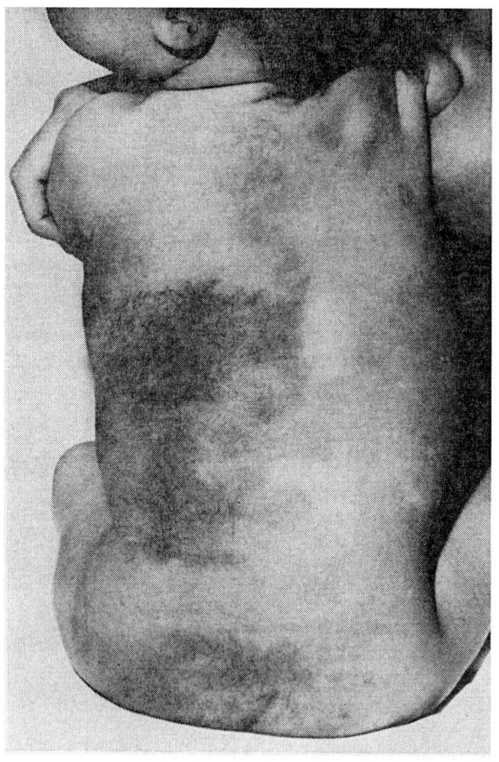

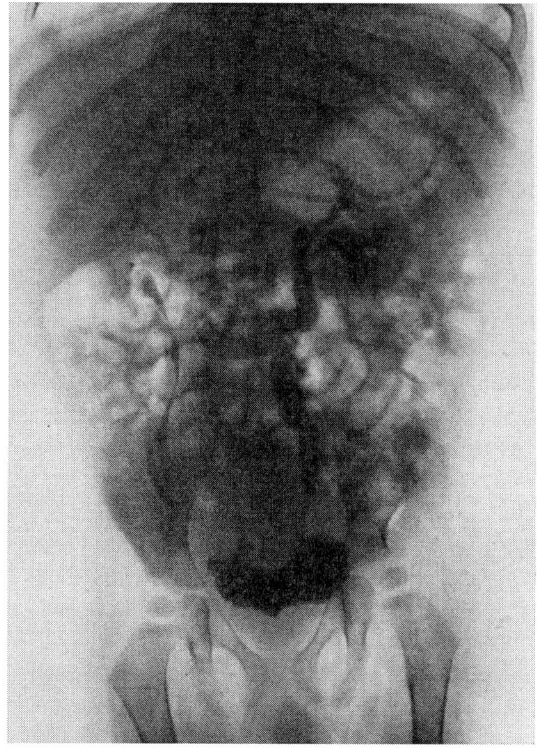

Abb. 141 a. 2jähriges Mädchen mit vorwiegend „abdominaler" Neurofibromatose. Großflächige Hautpigmentationen, zum Teil mit Fellnaevusbildungen. Als Nebenbefund ausgeprägte Kyphoskoliose der unteren Brust- und Lendenwirbelsäule. (Univ.-Kinderklinik Münster)

Abb. 141 b. Intravenöses Pyelogramm bei der gleichen Patientin mit deutlicher Blasenimpression durch Tumorgewebe (Pelotteneffekt) sowie mit Erweiterung des linken Ureters und beginnender Hydronephrose links. Als Nebenbefund doppelter Ureter rechts. (Univ.-Kinderklinik Münster)

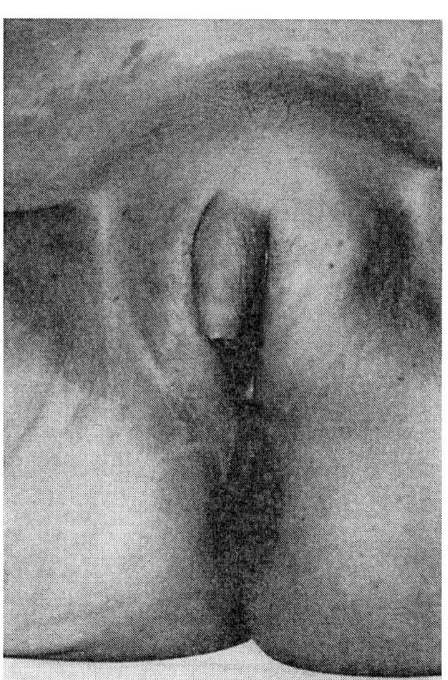

Abb. 142. Vergrößerung der Clitoris infolge Neurofibromatose bei einem 9jährigen Mädchen, gleichzeitig

Tumorgewebes entfernt werden kann oder dieses zur malignen Entartung neigt.

Neben abdominellen Veränderungen sind wiederholt auch *intrathorakale* Tumorwucherungen beschrieben worden, wenngleich in der Regel erst im Erwachsenenalter (Stephan; Luria et al.; Rubin u. Aronson; Bucaille; Gerbode u. Marguilles; Saini u. Isaac; Ravault u. Pont; Dargeon; del Buono u. Osácar; Robinson; Buitendijk et al.; Oosterwijk u. Swirenga; Turiaf et al.). Hierbei handelt es sich um Tumoren, die vornehmlich vom Vagusgeflecht ausgehen und durch ihre Lage zuweilen die Luft- und Atemwege komprimieren. Seltener sind Neurofibrome *intrapulmonal* gelegen (Rubin u.

ausgeprägte und zum Teil flächige Hautpigmentationen vor allem im Bereich des äußeren Genitale (Univ.-Kinderklinik Münster). (Aus Diekmann et al., 1967)

ARONSON; TURIAF et al.). Auch am *Herzen* wurden durch Knoten verursachte Kardiomegalien beschrieben, im Pharynx befindliche Neurinomknoten können Atem- und Schluckbeschwerden verursachen (s. auch Neurofibromatose im Kopf- und Gesichtsbereich).

## Veränderungen im Kopf- und Gesichtsbereich

Einer gesonderten Darstellung bedarf noch die Neurofibromatose im Kopf- und Gesichtsbereich, wenngleich sie bis auf die schon im Kapitel der „Augensymptome" abgehandelte Symptomentrias (s. dort) bei Kindern noch kaum zur Beobachtung gekommen ist.

Eine ausführliche Beschreibung der wichtigsten aus der Literatur bekannten neurofibromatösen Veränderungen im Kopfgebiet, speziell im Bereich der HNO-Heilkunde, erfolgte von PAULSEN (1967). Unter anderem können das *Gesicht* (KRATOCHWIL; WUSTROW; COLLINS u. THOMSON), die *Nase* (GORDON u. DEVINE; AMITIN), die *Wange* (BABLIK), die *Zunge* (APERT u. ABRICOSSOFF; LANGE; MAHNKE; WILLIS; NIGGEMEYER), der *Gaumen* (HITCHIN; RUTTEN), die *Mundhöhle* und der *Pharynx* (MANNING; BRUCE; SCHÖNBAUER; SVEJDA; RUTTEN), der *Unter-* bzw. *Oberkiefer* (BLACKWOOD; DEBAIN et al.; DIEKMANN et al.), das *Parapharyngealgewebe* (CRANMER), die *Speiseröhre* (ENGELKING et al.) sowie vor allem der *Larynx* (FIGI u. STARK; OFFENHAMMER; PEARLMAN et al.; KENNETH et al.; SAINI u. ISAAC; PLEASURE u. GELLER) betroffen sein.

## Veränderungen am Gefäßsystem (vasculäre NF)

Auf die Tatsache, daß bei Morbus v. Recklinghausen auch Gefäßveränderungen auftreten können, machten vor allem REUBI (1944) und FEYRTER (1948) aufmerksam. Es handelt sich dabei um vasculäre Veränderungen „ganz eigener Art" im Bereich größerer, kleinerer und kleinster Arterien, die bisher vor allem in endokrinen Organen, im Herzen, im Magen-Darm-Trakt und in der Niere gefunden wurden. FEYRTER unterscheidet mehrere Formen, nämlich die intimale, die epitheloidzellige und die periarteriell-noduläre Form.

Die Deutung dieser Gefäßveränderungen ist unterschiedlich. REUBI geht über die Feststellung „eines neuen Typus von Gefäßveränderungen, der mit der Neurofibromatose zusammenhängt" nicht hinaus. FEYRTER hingegen wertet sie als „vasculäre Neurofibromatose" und sieht darin „Gefäßveränderungen, die ganz und gar selbst eine Neurofibromatose darstellen, nämlich eine geschwulstige Entartung des gefäßeigenen Nervengewebes (Angioneurium)".

In den letzten 2 Jahren konnten wir selbst 3 Kinder beobachten, die bei Morbus v. Recklinghausen einen *Hochdruck* aufwiesen, wobei jedesmal angiographisch Nierenarterienstenosen und aneurysmatische Erweiterungen der abgehenden kleineren Nierengefäße nachzuweisen waren (DIEKMANN et al., 1967). Die eindrucksvollen histologischen Gefäßveränderungen eines Kindes, dem die Niere operativ entfernt wurde, sind in den Abb. 143a—c wiedergegeben. Bei Durchsicht des Schrifttums konnten im ganzen 14 ähnliche Mitteilungen über renovasculären Hochdruck (mit und ohne Aneurysmen) bei Neurofibromatose gefunden werden. Fast alle Veröffentlichungen stammen aus den letzten 15 Jahren, 11 davon wurden erst seit 1960 bekannt (REUBI; DEBRÉ et al.; HANSON et al.; SENNING u. JOHANNSSON; SIGUIER et al.; HABIB u. HABIB; CAMBIER et al.; HALPERN u. CURRARINO; CORNELL u. KIRKENDALH; WALLIS et al.).

Diese „Häufigkeitszunahme" ist jedoch sicherlich in erster Linie auf vermehrte Aufmerksamkeit und verbesserte diagnostische Möglichkeiten (Angiographie) zurückzuführen. Entfällt ein Phäochromocytom als Ursache für den Hochdruck bei Morbus v. Recklinghausen, muß in erster Linie an vasculäre Veränderungen der beschriebenen Art — meist im Sinne eines sog. Goldblatt-Hochdruckes — gedacht werden. Sowohl bei dem von uns nephrektomierten Jungen wie bei dem von WALLIS et al. (1970) operierten Kind kam es danach sehr rasch zur Normalisierung der erhöhten Blutdruckwerte. Wenn man berücksichtigt, daß bei einigen Patienten anamnestisch ein Hypertonus über 10 Jahre bekannt war, ist in der Regel ein Krankheitsbeginn bereits im Kindesalter anzunehmen.

In diesem Zusammenhang muß übrigens diskutiert werden, ob nicht auch ein Teil der so häufig beobachteten neurologischen oder psychischen Störungen bei Patienten mit einer Neurofibromatose Ausdruck von gleichartigen Gefäßprozessen am *Gehirn* ist, wie sie in den Nieren oder anderen Organen schon wiederholt gefunden wurden.

## „Formes frustes"

Immer wieder wurde in der Literatur darauf aufmerksam gemacht, daß es Fälle von Morbus v. Recklinghausen gibt, bei denen die Symptome erster Ordnung, also die neurocutanen

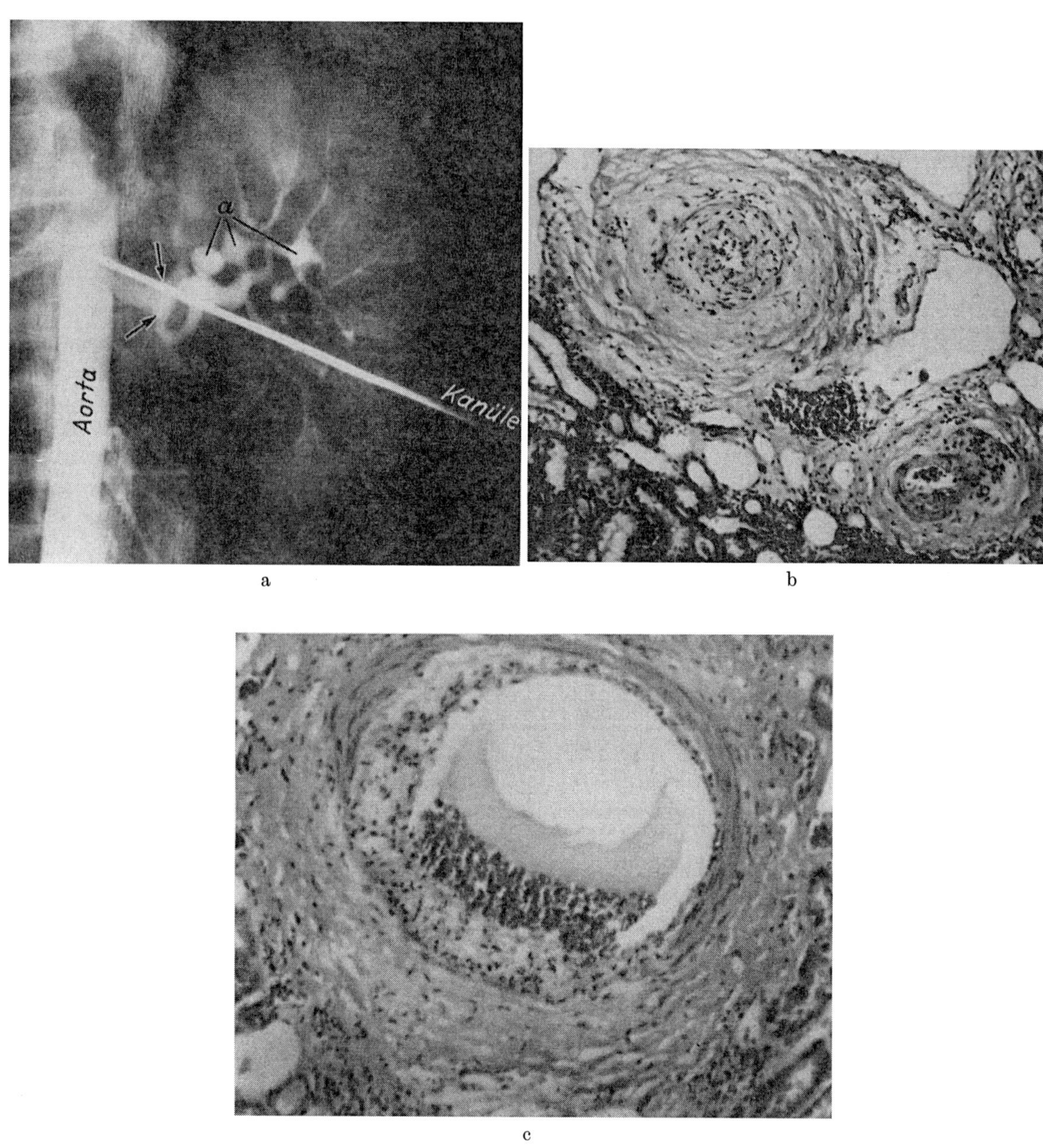


Abb. 143. a Angiogramm bei einem 10jährigen Jungen mit Neurofibromatose und Hochdruck: Stenosen im Verlauf der linken A. renalis ($\nearrow$) mit multiplen poststenotischen Aneurysmen (*a*). (Univ.-Kinderklinik Münster.) (Aus Diekmann et al., 1967). b u. c Histologische Nierengefäßveränderungen bei dem gleichen Patienten im Bereich von 2 kleineren Arterienästen, deren Lichtungen durch zellreiches, vorwiegend intimales neurinomatöses Fasergewebe weitgehend verschlossen sind (Vergr. 120fach). Daneben kleiner Arterienast mit Wucherung der Intima und wandständiger Thrombose (Vergr. 180fach). (Aus Diekmann et al., 1967)

Erscheinungen, mehr oder weniger in den Hintergrund treten und sich stattdessen vorwiegend Symptome 2. Ordnung finden (Weber; Wise u. Eller; Leader u. Grand; Sillevis-Smitt u. Trimbos; Schönenberg). Für den Erwachsenen mag die Bezeichnung ,,forme fruste" im Einzelfall zu Recht bestehen und gilt offensichtlich vor allem für ,,zentrale Formen" der Neurofibromatose, bei denen gar nicht selten ein ,,Latentbleiben" der peripheren cutanen Neurofibromatose auffällt (Bodechtel u. Schrader).

Bei Kindern ist die Situation sicher anders, weil hier im allgemeinen ohnehin bis zum Zeitpunkt der Pubertät oder später nur Pigmentanomalien zu finden sind. Diese Tatsache berechtigt unseres Erachtens (DIEKMANN et al.) aber nicht dazu, hier von „formes frustes" zu sprechen. Vielmehr liegt es nahe, diese oligosymptomatische Manifestation entsprechend der Auffassung von SAALFELD u. SAALFELD (1932) als *Frühform* der Neurofibromatose zu bezeichnen.

### Neurofibromatose im Säuglingsalter

Über das Auftreten einer Neurofibromatose bereits im Neugeborenen- und Säuglingsalter gibt es nur ganz vereinzelte Mitteilungen (POTTER u. PARRISH; McCARROL; HARTUNG; DÖRR u. WEBER; GEHRT; CHAOUAT; McKEOWN u. FRAZER; WILLIS; TVETEN; PLEASURE u. GELLER; COZZI et al.). Bisher wurden etwa 15 Fälle mitgeteilt. Im jungen Säuglingsalter finden sich im allgemeinen noch kaum Symptome, lediglich Café au lait-Flecken und in Einzelfällen kleine Hautgeschwülste oder Knochenveränderungen (z.B. Spondylolisthesis). Im Gegensatz zu den im späteren Alter beobachteten Krankheitsbildern können sich diese Erscheinungen sogar wieder zurückentwickeln (Spontanregression). Jedenfalls wurden einige Kinder beschrieben, die im Alter von 5 bis 8 Jahren wieder völlig symptomfrei geworden waren (McCARROL; DARGEON; CSERHÁTI u. SCHÖNGUT). Man wird diese Beobachtungen aber als ungewöhnliche Seltenheit werten müssen und keineswegs verallgemeinern dürfen.

### Syntropien

Einleitend wurde darauf verwiesen, daß gerade bei der Neurofibromatose enge Beziehungen zu anderen *Phakomatosen* bestehen, die u.U. bereits im Kindesalter zur Beobachtung kommen können (NEUHAUS; BODECHTEL u. SCHRADER; CUENDET; KOCH). Am bekanntesten ist die Kombination zwischen Morbus v. Recklinghausen und *tuberöser Hirnsklerose* Bourneville-Pringle (HINTZ; BIELSCHOWSKY; IBRAHIM; GROSS u. RAAB; FLEISCHER; BORBERG; SCHÖNENBERG; HALLERVORDEN; TVETEN). Dies deutet darauf hin, daß zwischen beiden Krankheiten fließende Übergänge bestehen, und daß sie möglicherweise lediglich morphologisch abweichende Äußerungen zusammenhängender Entwicklungsanomalien dar-

stellen (SCHÖNENBERG). Über die Kombination einer *Sturge-Weberschen Krankheit* sowie einer *v. Hippel-Lindauschen Angiomatose* mit Neurofibromatose finden sich meist nur allgemein gehaltene Hinweise (HOEDE; NEUHAUS; CUENDET; KOCH u.a.).

Im folgenden seien noch die wichtigsten Syntropien mit anderen interessanten Krankheitsbildern aufgeführt, bei denen es sich z.T. ebenfalls um Erbleiden handelt:

1. Morbus v. Pfaundler-Hurler (ZELLWEGER u. SALAM),
2. Morbus Klippel-Feil (LEREBOULLET et al.),
3. Morbus Cockayne (FELGENHAUER u. AMMANN),
4. Morbus Crouzon (VALENTIN u. MESTERN),
5. multiple Sklerose (KLINGE),
6. Dermatolysis Aliberti (SCHIRREN u. BUHL),
7. Epidermolysis bullosa hereditaria (CURTIUS u. STREMPEL),
8. Ichthyosis (STEMMERMANN),
9. atrophische Myotonie Steinert (KISSEL u. ARNOULD),
10. Chorea Huntington (PEARSON u. PETERSON),
11. adrenogenitales Syndrom (LINKE u. WALTER),
12. amyotrophische Lateralsklerose (TRELLES et al.),
13. Turner-Syndrom (FEGELER u. NOWAKOWSKI).

**Verlauf und Prognose.** Man kann 2 Verlaufsformen unterscheiden, nämlich die mehr stationäre und die eigentlich progressive. In der Regel erreicht das Wachstum der cutanen Veränderungen während oder nach der Pubertät das stärkste Ausmaß. Schwangerschaften führen außerdem häufig zu einer größeren Ausbreitung des Prozesses. Solange keine komprimierenden Hirn- und Rückenmarkstumoren oder abdominelle Formen der Neurofibromatose vorhanden sind, können die Patienten ein hohes Alter erreichen. In solchen Fällen stehen erfahrungsgemäß die cutanen Veränderungen im Vordergrund.

Bei den mehr progressiven Fällen handelt es sich in der Regel um Komplikationen durch das Hinzutreten komprimierender Geschwülste des Rückenmarks oder der Hirnnerven oder um Gliome, die am Hirnstamm sitzen. Bei solchen Prozessen ist die Prognose ausgesprochen dubiös. Für die Opticustumoren gilt das gleiche.

Auch bei den doppelseitigen Acusticusneurinomen kann trotz einwandfreier Operationstechnik nach Entfernung der Tumoren eine irreparable Facialis- und Trigeminuslähmung zurückbleiben. Zudem resistiert oft eine beiderseitige Taubheit (Bodechtel u. Schrader).

Erhebliche Beeinträchtigung erfahren Kranke, sobald Tumoren zu Schmerzen bzw. Druckerscheinungen bis zum vollständigen Querschnittssyndrom führen. Auch die Veränderungen am Knochensystem verursachen eine immer stärkere Verkrüppelung. Besteht ein Hochdruck, muß unbedingt versucht werden zu klären, ob hier ein Phäochromocytom vorliegt oder ein Gefäßprozeß im Bereich der Nieren. Letzterer läßt sich u.U. operativ günstig beeinflussen.

Alle Formen der „zentralen" Neurofibromatose müssen als besonders ernst bezeichnet werden. Liegt eine „abdominale Form" der Neurofibromatose vor, besonders mit Befall des Urogenitaltraktes, ist die Prognose von vornherein dubiös, da nach den bisherigen Erfahrungen meist keine Totalentfernung der Geschwülste möglich ist.

Die schwerste Komplikation ist die bösartige, sarkomatöse Degeneration der Tumoren. Sie läßt sich nie voraussagen, tritt aber in der Regel erst nach dem 3. Lebensjahrzehnt auf. Hier können chirurgische Eingriffe u.U. erst eine „maligne Degeneration" auslösen (s. Therapie). Spontanregressionen der Neurofibromatose wurden besonders bei jungen Kindern unterhalb von 10 Jahren mitgeteilt, betrafen aber neben cutanen Symptomen hauptsächlich ossäre Störungen (Luboldt et al.; Cserháti u. Schöngut).

**Therapie.** Über die Behandlung der v. Recklinghausenschen Krankheit finden sich im Gegensatz zur sonstigen Literaturfülle erstaunlich wenig Hinweise, die über allgemein gehaltene Vorschläge hinausgehen. Naturgemäß gibt es kein Verfahren, das imstande wäre, die multiplen und sich mitunter auf den gesamten Organismus erstreckenden Veränderungen zu heilen und grundsätzlich günstig zu beeinflussen. Dennoch gibt es Probleme, die ärztliche Aufsicht, Pflege und Unterstützung beanspruchen.

Die Pigmentstörungen der Haut sind harmlos und erfordern *keine* Behandlung. Das gleiche gilt in der Regel auch für die geschwulstigen Hautveränderungen, vor allem, wenn sie multipel auftreten und die Tumoren relativ klein sind. Insbesondere ist dringende Zurückhaltung mit chirurgischen Eingriffen geboten — etwa aus kosmetischen Gründen —, weil bei inkompletten, nicht genügend radikalen Eingriffen (vor allem bei mehr breitflächig wachsenden Tumoren) eine maligne Degeneration dieser Geschwülste („Wildwerden") vorkommen kann.

Ungeachtet dessen müssen Tumoren, die lokale Beschwerden verursachen und insbesondere zu intrakraniellen Drucksteigerungen führen (Rückenmark, Gehirn, Opticusgliome, Acusticusneurinome etc.) möglichst radikal operativ entfernt werden. Unter Umständen sind auch bei grob-funktionell beeinträchtigenden Knochenläsionen (Skoliosen, Kyphoskoliosen etc.) aus vitaler Indikation heraus orthopädisch-chirurgische Maßnahmen erforderlich. Jedoch sollte man sich auch hier zunächst auf konservativem Wege (redressierende Gipsverbände u.ä.) bemühen, die Wirbelsäulen- bzw. Extremitätenverbiegung zu bessern. Da offenbar ein Teil der häufig zu beobachtenden Osteoporosen bzw. Osteomalacien Folge einer Vitamin D-resistenten Rachitis ist, ist im Einzelfall der Versuch mit hohen Vitamin D-Dosen gerechtfertigt. Gleichzeitig bestehende endokrine Dysfunktionen (z.B. Wachstumsstörungen) lassen sich erfahrungsgemäß leider wenig oder gar nicht beeinflussen.

Bei malignen Geschwülsten kann abgesehen von möglichst radikalen chirurgischen Maßnahmen der Versuch gemacht werden, den Prozeß durch Bestrahlungen vorübergehend aufzuhalten, doch sind die mitgeteilten Erfolge wenig überzeugend. Auch die Anwendung von Cytostatica hat bisher eigentlich versagt. Isolierte Röntgenbestrahlungen sind sowohl bei den Neurinomen als auch bei den Spongioblastomen praktisch wirkungslos, in manchen Fällen wirkt die Röntgenbestrahlung sogar im Sinne einer Verschlechterung (Anderl).

Wichtig ist schließlich die psychologische bzw. psychiatrische Beratung und Behandlung von Patienten, die durch besondere äußere Mißgestaltungen (Gesichtsbereich, Kyphoskoliosen, Elephantiasis etc.) verunstaltet sind oder bei denen zentralnervöse Störungen im Vordergrund stehen.

Fragen der Eheberatung spielen natürlich im Kindesalter noch keine Rolle. Es empfiehlt sich jedoch immer, die Eltern solcher Patienten eingehend genetisch zu beraten und, falls nicht eine sichere Neumutation vorliegt, vor weiteren Nachkommen zu warnen.

## Schlußbetrachtung

Unter den Tumoren des peripheren Nervensystems spielen bei Kindern — abgesehen von den an anderer Stelle besprochenen Tumoren des sympathischen Nervensystems — praktisch nur die Neurinome bzw. Neurofibrome im Rahmen einer v. Recklinghausenschen Krankheit eine Rolle. Allerdings wird die Diagnose im Kindesalter durch die Tatsache erschwert, daß meist nur Pigmentanomalien, noch nicht aber die charakteristischen Haut- bzw. Nerventumoren vorhanden sind. Hingegen stehen oft Symptome 2. Ordnung, wie Skeletdysplasien, geistige Rückständigkeit, Krampfanfälle, Wachstumsstörungen, oculäre Symptome, endokrin-psychische Ausfälle etc. im Vordergrund der Erscheinungen. Nur die sog. Café au lait-Flecken sind ein Symptom, das allen kindlichen Patienten gemeinsam ist. Da die Neurofibromatose bei Kindern wegen ihrer Symptomarmut wahrscheinlich nicht selten verkannt wird, kommt daher ihrem Nachweis unter Berücksichtigung bestimmter Kriterien (Anzahl, Größe, Farbe) eine besondere und nahezu pathognomonische Bedeutung zu. Das häufige Fehlen charakteristischer Haut- und Nervengeschwülste bei Kindern berechtigt jedoch nicht dazu, von „formes frustes" zu sprechen. Naheliegender und exakter ist es, in dieser Altersstufe von einer „Frühform" der Neurofibromatose zu sprechen, um damit sogleich die Entwicklungspotenz dieser vorwiegend genetisch fixierten eigenartigen Krankheit zum Ausdruck zu bringen.

## Literatur

*Monographien und zusammenfassende Darstellungen*

ANTONI, N. R. E.: Über Rückenmarkstumoren und Neurofibrome. München u. Wiesbaden: J. F. Bergmann 1920.

BODECHTEL, G., SCHRADER, A.: Die Neurofibromatose (Recklinghausensche Krankheit). In: Handbuch der inneren Medizin, 4. Aufl., Bd. V/2, hrsg. von v. BERGMANN, G., W. FREY und H. SCHWIEGK. Berlin-Göttingen-Heidelberg: Springer 1953.

BOGAERT, L. VAN: Les dysplasies à tendance blastomateuse. In: Traité de Médecine, vol. XVI. Paris: Masson 1949.

BORBERG, A.: Clinical and genetic investigations into tuberous sclerosis and Recklinghausen's neurofibromatosis. Contribution to elucidation of interrelationship and eugenics of the syndromes. Kopenhagen: Munksgaard 1951.

BORST, M.: Die einzelnen Formen der Geschwülste. I. Nichtepitheliale Gewächse. In: Pathologische Anatomie, hrsg. von L. ASCHOFF, 8. Aufl. Allgemeine Pathologie und Anatomie, Bd. I, S. 633ff. Jena: G. Fischer 1936.

BUCAILLE, M.: Les localisations intrathoraciques de la maladie de Recklinghausen. Thèse, Paris (1945).

COCCHI, U.: Erbschäden mit Knochenveränderungen. In: Lehrbuch der Röntgendiagnostik von SCHINZ, H. R., E. BAENSCH, E. FRIEDL und E. UEHLINGER, Bd. II/1. Stuttgart: Thieme 1952.

CROWE, F. W., SCHULL, W. J., NEEL, J. V.: A clinical, pathological and genetic study of multiple neurofibromatosis. Springfield: Thomas 1956.

CSERHÁTI, E., SCHÖNGUT, L.: Neurofibromatose (Recklinghausensche Krankheit) im Kindesalter. Acta paediat. Acad. Sci. hung. 8, 241 (1967).

CUENDET, J. F.: Les phacomatoses. Aspect génétique. XVIIIe Congrès Association des Pédiatres de Langue Française. Basel: Karger 1961.

CURTIUS, F.: Die organischen und funktionellen Erbkrankheiten des Nervensystems. Stuttgart: Enke 1935.

CUSHING, H.: Tumours of the nervous acusticus and the syndrome of the cerebellopontine angle. Philadelphia and London: Saunders 1917.

— EISENHARDT, L.: Meningiomas (their classification, regional behavior, life history and surgical end results). Springfield: Thomas 1938.

DARGEON, H. W.: Tumours of childhood—a clinical treatise. New York: Paul B. Hoeber 1960.

FEYRTER, F.: Über Neurome und Neurofibromatose, nach Untersuchungen am menschlichen Magen-Darm-Schlauch. Wien: Maudrich 1948.

GAGEL, O.: Neurofibromatose (Recklinghausensche Krankheit). In: Handbuch der Neurologie, Bd. XVI, hrsg. von BUMKE, O. und O. FOERSTER. Berlin: Springer 1936.

HENSCHEN, F.: Die Tumoren des Nervus acusticus. In: Handbuch der speziellen pathologischen Anatomie und Histologie, Bd. XIII/3, hrsg. von LUBARSCH, O., F. HENKE, R. RÖSSLE und E. UEHLINGER. Berlin-Göttingen-Heidelberg: Springer 1955.

HERZOG, E.: Histopathologie des vegetativen Nervensystems. Die Geschwülste des vegetativen Nervensystems. In: Handbuch der speziellen pathologischen Anatomie und Histologie, Bd. XIII/5, S. 499ff., hrsg. von LUBARSCH, O., F. HENKE, R. RÖSSLE und E. UEHLINGER. Berlin-Göttingen-Heidelberg: Springer 1956.

Hoede, K.: Recklinghausensche Krankheit. Multiple Neurinome. Neurofibromatose. In: Handbuch der Erbbiologie des Menschen, Bd. III, hrsg. von Just, G. Berlin: Springer 1940.

Hoeve, J. van der: Les phacomatoses de Bourneville, de Recklinghausen et de von Hippel-Lindau. J. belge Neurol. Psychiat. **33**, 752 (1933).

Ibrahim, J.: Organische Erkrankungen des Nervensystems. Dysplasien mit blastomatösem Einschlag: Allgemeine Neurofibromatose. In: Handbuch der Kinderheilkunde, hrsg. von M. v. Pfaundler und A. Schlossmann, 4. Aufl., Bd. IV. Berlin: Vogel-Verlag 1931.

Koch, G.: Phakomatosen. Von Recklinghausen-Krankheit, S. 34ff. In: Humangenetik, Bd. V/1, hrsg. von P. E. Becker. Stuttgart: Thieme 1966.

Krücke, W.: Erkrankungen des peripheren Nervensystems. Erkrankungen der peripheren Nerven. In: Handbuch der speziellen pathologischen Anatomie und Histologie, Bd. XIII/5, S. 199ff., hrsg. von Lubarsch, O., F. Henke, R. Rössle und E. Uehlinger. Berlin-Göttingen-Heidelberg: Springer 1956.

Laxenaire, M.: Les gigantismes partiels. Paris: Dois 1961.

Lenz, F.: Neurofibromatosis. In: Baur-Fischer-Lenz, Menschliche Erblehre und Rassenhygiene, 5. Aufl. München: Lehmann 1936.

Metzler, F.: Über die Vererbbarkeit der Recklinghausensche Krankheit. Eine literarische Studie. Diss., Heidelberg 1949.

Neuhaus, Th.: Zusammenhänge der Phakomatosen. Neurofibromatose von Recklinghausen. Angiomatosis encephalotrigeminale Sturge-Weber-Krabbe. Angiomatosis retino-cerebellaris Lindau-von Hippel. Sclerosis tuberosa cerebri Bourneville. Diss., Lausanne 1948.

Niermann, H.: Erbliche Dispositionskrankheiten. In: Jadassohns Handbuch der Haut- und Geschlechtskrankheiten, Erg.-Werk, Bd. VII. Berlin-Heidelberg-New York: Springer 1966.

Ollendorff-Curth, H.: Genetik der mit Pigmentstörungen einhergehenden Dermatosen. In: Jadassohns Handbuch der Haut- und Geschlechtskrankheiten, Erg.-Werk, Bd. VII. Berlin-Heidelberg-New York: Springer 1966.

Peters, G., Lund, O. E.: Die Fehlbildungen des zentralen Nervensystems — die dysraphischen Fehlbildungen mit blastomatösem Einschlag: Die generalisierte Neurofibromatose (von Recklinghausensche Krankheit). In: Lehrbuch der speziellen pathologischen Anatomie, hrsg. von E. Kaufmann und M. Staemmler. Berlin: Walter de Gruyter 1958.

Recklinghausen, F. von: Über die multiplen Fibrome der Haut und ihre Beziehungen zu den multiplen Neurinomen. Festschrift für Rudolf Virchow. Berlin: A. Hirschwald 1882.

Saalfeld, E., Saalfeld, U.: Die Recklinghausensche Krankheit. In: Handbuch der Haut- und Geschlechtskrankheiten, Bd. XII/1, hrsg. von Jadassohn. Berlin: Springer 1932.

Schaltenbrand: Die Nervenkrankheiten. Stuttgart: Thieme 1951.

Scharenberg, K., Liss, L.: Neuroectodermal tumours of the central and peripheral nervous system. Baltimore: Williams & Wilkins Comp. 1969.

Schirren, C.: Morbus Recklinghausen. In: Handbuch der Kinderheilkunde, Bd. IX, S. 582ff. Berlin-Heidelberg-New York: Springer 1968.

Schmincke, A.: Recklinghausensche Krankheit. In: Handbuch der speziellen pathologischen Anatomie und Histologie, Bd. XIII/4, hrsg. von Lubarsch, O., F. Henke, R. Rössle und E. Uehlinger. Berlin-Göttingen-Heidelberg: Springer 1956.

Schmitt, J., Tridon, P., Kissel, P.: Les localisations viscérales et endocriniennes des phacomatoses chez l'enfant. XVIIIe Congrès Association des Pédiatres de Langue Française. Basel: Karger 1961.

Stochdorph, O.: Normale und pathologische Anatomie des vegetativen Nervensystems; Geschwülste des VNS. In: Lehrbuch der speziellen pathologischen Anatomie von E. Kaufmann, hrsg. von M. Staemmler, Bd. III/2, S. 839. Berlin: Walter de Gruyter & Co. 1961.

Stout, A. P.: Tumours of the peripheral nervous system. In: Atlas of tumour pathology, vol. II/6. Washington, D.C.: Armed Forces Institute of Pathology 1949.

Stowens, D.: Pediatric pathology: Tumours of the peripheral nervous system, p. 347ff. Baltimore: Williams & Wilkins Company 1959.

Verocay, J.: Multiple Geschwülste und Systemerkrankungen am nervösen Apparat. Chiari-Festschrift. Wien und Leipzig 1908.

Vogel, F., Dorn, H.: Erbliche Hautkrankheiten. In: Humangenetik. Ein kurzes Handbuch, Bd. IV. Stuttgart: Thieme 1964.

Waardenburg, P. J.: Neurofibromatosis. In: Genetics and ophthalmology, vol. II. Assen: van Gorcum 1963.

Willis, R. A.: The pathology of the tumours of children. Patholog. Monograph. 2, ed. by R. Cameron and G. Payling Wright. Edinburgh and London: Oliver & Boyd 1962.

Wustrow, F.: Die Tumoren des Gesichtsschädels. München: Urban & Schwarzenberg 1965.

Zimmer, L.: La diathèse néoplasique dans le système nerveux. La neuro-fibromatose et ses formes héréditaires et familiales. Paris: Le François 1936.

Zülch, K. J.: Geschwülste und Parasiten des Nervensystems; Biologie und Pathologie der Geschwülste der peripheren Nerven und des Sympathicus. In: Lehrbuch der speziellen pathologischen Anatomie von M. Staemmler, Bd. III/1, S. 557ff. Berlin: Walter de Gruyter & Co. 1958.

*Einzelarbeiten*

Albright, F., Butler, A. M., Hampton, A. O., Smith, P.: Syndrome characterized by osteitis fibrosa disseminata, area of pigmentation and endocrine dysfunction, with precocious puberty in females. Report of 5 cases. New Engl. J. Med. **216**, 727 (1937).

Alliez, J., Barraux, R.: Troubles psychiques et neurofibromatose de Recklinghausen. Considérations statistiques à propos d'une observation de cyclothymie associée. Ann méd.-psychol. **96**, 776 (1938).

ALLIEZ, J., MOUTIN, P.: Troubles endocriniens dans les phacomatoses. Leur relation avec l'état mental. Ann. méd.-psychol. 116, 603 (1958).

ALTER, J.: Recklinghausen's disease with systemic manifestations and malignant changes: Report of a case. J. Amer. Osteopath. Ass. 68, 714 (1969).

AMITIN, V. J.: Neurofibroma of the nose. Vestn. Oto-rino-laring. 21, 90 (1959).

ANDERL, H.: Maligne Entartung bei Neurofibromen und Neurofibromatose. Klin. Med. 10, 528 (1966).

ANDERS, C. J., KEMP, N. H.: Cyclophosphamide in treatment of disseminated malignant disease. Brit. med. J. 1961 II, 1516.

APERT, E., ABRICOSSOFF, A. J.: Lymphangiome de la langue et du cou et malformations diverses chez un enfant atteint de neurofibromatose familiale. Malformations osseuses chaz le mère et un frère. Bull. Soc. Pédiat. Paris 28, 518 (1930).

ASHERSON, N.: Tumours of the peripheral nerves of the neck (neurofibroma). J. Laryng. 70, 125 (1956).

BABLIK, L.: Neurofibrom der Wange. Mschr. Ohrenheilk. 93, 63 (1959).

BAILEY, P., HERRMANN, J.: The role of the cells of Schwann in the formation of tumours of the peripheral nerves. Amer. J. Path. 14, 1 (1938).

BALSAN, S., GUIVARCH, J., DARTOIS, A. M., ROYER, P.: Rachitisme vitamino-résistant associe à une neurofibromatose probable chez un enfant. Arch. franç. Pédiat. 24, 609 (1967).

BARBE, A., DELAY, J.: La forme hydrocéphalique de la neurofibromatose de Recklinghausen. Bull. Soc. méd. Hôp. Paris 56, 124 (1939).

BARBER, H. W.: Neurofibromatosis (von Recklinghausen's disease) in a woman. Three children affected with the "forme fruste" of the disease. Proc. roy. Soc. Med. 21, 26 (1927).

BARTA, L. I.: Precocious pubertas due to generalized neurofibromatosis (Recklinghausen's disease). Ann. paediat. (Basel) 170, 15 (1949).

BELL, I. C. LE: Von Recklinghausen's neurofibromatosis in children. Arch. Pediat. 54, 457 (1937).

BENEDEK, L., GYÁRFÁS, K.: Der Fall einer unilateralen abortiven Recklinghausenschen Erkrankung kombiniert mit Schizophrenie. Dtsch. Z. Nervenheilk. 153, 266 (1942).

— JUBA, A.: Über die diffuse zentrale Schwannose und das zentrale Neurinom. Dtsch. Z. Nervenheilk. 152, 274 (1941).

BERG, T. H.: Glioma of the optic nerve in neurofibromatosis. Acta ophthal. (Kbh.) 33, 23 (1955).

BERGGRÜN, E.: Ein Fall von allgemeiner Neurofibromatose bei einem 11jährigen Knaben. Arch. Kinderheilk. 21, 89 (1897).

BERNHEIM, M., NORMAND, R. F., LOAEC, Y.: La maladie de Recklinghausen chez l'enfant. Pédiatrie 9, 717 (1954).

BIELSCHOWSKY, M.: Über tuberöse Sklerose und ihre Beziehungen zur Recklinghausenschen Krankheit. Z. ges. Neurol. Psychiat. 26, 133 (1914).

— ROSE, M.: Zur Kenntnis der zentralen Veränderungen bei der Recklinghausenschen Krankheit. J. Psychol. Neurol. (Lpz.) 35, 42 (1927).

BIGNARDI, P.: Considerazioni sulla degenerazione sarcomatosa della neurofibromatosi di Recklinghausen. Clinica (Bologna) 20, 38 (1959).

BINET, E. F., KIEFFER, ST. A., MARTIN, ST. H., PETERSON, H. O.: Orbital dysplasia in neurofibromatosis. Radiology 93, 829 (1969).

BLACKWOOD, H. J. J.: Neurofibroma of the mandible. Proc. roy. Soc. Med. 44, 864 (1951).

BLOOR, K., WILLIAME, R. T.: Neurofibromatosis and coarctation of abdominal aorta, with renal artery involvement. Brit. J. Surg. 50, 811 (1963).

BLOTEVOGEL, H.: Das Charakterbild der Neurofibromatose. Derm. Wschr. 96, 361 (1933).

BOGAERT, L. VAN: Tumeurs bilatérales de l'acoustique et neurofibromatose. Ann. Anat. path. 9, 353 (1934).

BRAENDSTRUP, P.: Primary tumours in the optic nerve. Acta ophthal. (Kbh.) 22, 72 (1944).

BRUCE, K. W.: Solitary neurofibroma of the oral cavity. Oral Surg. 7, 1150 (1954).

BRUNS, P.: Über das Rankenneurom. Bruns' Beitr. klin. Chir. 8, 1 (1892).

BUONO, M. S. DEL, OSÁCAR, E. M.: Intrathoracic meningocele associated with cutaneous neurofibromatosis. Acta neurochir. (Wien) 9, 561 (1961).

BURMAN, M.: The significance of the café-au-lait-spot. Bull. Hosp. Jt Dis. (N.Y.) 11, 140 (1950).

BURROWS, E. H.: Bone changes in orbital neurofibromatosis. Brit. J. Radiol. 36, 549 (1963).

BUYTENDIJCK, H. J., MAESEN, F., ROELFSMA, J.: Deux neurofibromes intrathoraciques dans un cas de neurofibromatose de Recklinghausen. Poumon 23, 835 (1967).

CAMBIER, J.: Neurofibromatose et hypertension artérielle. Presse méd. 70, 84 (1962).

CHALKLEY, T. S., BRUCE, J. W.: Neurofibromatosis of the bladder in a 9-year-old boy. J. Pediat. 20, 632 (1942).

CHAO, D. H.-C.: Congenital neurocutaneous syndromes in childhood. I. Neurofibromatosis. J. Pediat. 55, 189 (1959).

CHAOUAT, Y.: Les lésions osseuses de la neurofibromatose de Recklinghausen. Rhumatologie 16, 263 (1964).

CHARLEUX, J.: Les manifestations palpébrales et orbitaires de la Neurofibromatose de Recklinghausen. Ann. Oculist. (Paris) 193, 930 (1960).

CHODOS, J. B., MAEDER, G.: Neurofibromatosis familiale de l'iris. Ophthalmologica (Basel) 133, 237 (1957).

COLLINS, E. H., THOMSON, J. S.: Neurofibroma of the facial nerve. Excision with nerve graft. J. Laryng. 67, 48 (1953).

CONLEY, J. J.: Neurogenous tumours in the neck. Arch. Otolaryng. 61, 167 (1955).

COPELAND, M. M., CRAVER, L. F., REESE, A. B.: Neurofibromatosis with ocular changes and involvement of the thoracic spine. Arch. Surg. 29, 108 (1934).

CORNELL, S. H., KIRKENDALL, W. M.: Neurofibromatosis of the renal artery. An unusual cause of hypertension. Radiology 88, 24 (1967).

CORNIL, L., KISSEL, P., BEAU, A.: Maladie de Recklinghausen héréditaire avec destruction de la selle turcique. Rev. neurol. 37, 438 (1930).

COZZI, F., PATANÉ, E., COLUCCI, T.: Neurofibromatosi di Recklinghausen e pseudoartrosi congenita della gamba; descrizione di un caso in un lattante. Acta paediat. lat. (Reggio Emilia) **21**, 50 (1968); ref. in: Zbl. Kinderheilk. **105** (1968).

CRANMER, L. R.: Neurofibroma of the parapharyngeal space. Ann. Otol. (St. Louis) **67**, 178 (1958).

CROUZON, N. O., BLONDEL, R., KENZIGER, W.: Maladie de Recklinghausen familiale et sarcomatose associée. Rev. neurol. **32**, 9 (1925).

CROWE, F. W., SCHULL, W. J.: Diagnostic importance of café-au-lait spot in neurofibromatosis. Arch. intern. Med. **91**, 758 (1953).

DAVIS, F. A.: Plexiform neurofibromatosis (Recklinghausen's disease) of orbit and globe, with associated glioma of the optic nerve and brain. Report of a case. Arch. Ophthal. **22**, 761 (1939).

DEBAIN, J. J., GRIGNON, J. L., CHOMÉ, J.: Deux observations de tumeurs nerveuses des maxillaires. Ann. Oto-laryng. (Paris) **78**, 5 (1961).

DEBRÉ, R., ROYER, P., FAURÉ, C., PELLERIN, D., HABIB, R.: L'anéurysme congenital de l'artére rénale avec hypertension artérielle grave chez l'enfant. Arch. franç. Pédiat. **14**, 1 (1957).

DESCLAUX, P., SOULAIRAC, A., DAUM, H., MAILLET, M.: Maladie de Recklinghausen avec troubles mentaux, hydrocéphalie et spina bifida. Ann. méd.-psychol. **2**, 224 (1952).

DIEKMANN, L., HÜTHER, W., PFEIFFER, R. A.: Ungewöhnliche Erscheinungsformen der Neurofibromatose (von Recklinghausensche Krankheit) im Kindesalter. Z. Kinderheilk. **101**, 191 (1967).

DIENER, E. M.: Über die Lokalisation der Geschwülste bei Neurofibromatosis v. Recklinghausen. Inaug.-Diss., Heidelberg 1950.

DÖRR, H., WEBER, E.: Neurofibromatose des Neugeborenen. Zbl. Gynäk. **73**, 1549 (1951).

DRESNER, E., MONTGOMERY, D. A. D.: Primary optic atrophy in von Recklinghausen's (multiple neurofibromatosis). Quart. J. Med. **18**, 93 (1949).

DÜX, A., THURN, P.: Das Aneurysma der Arteria renalis. Fortschr. Röntgenstr. **96**, 471 (1962).

ENGELKING, C. F., KNIGHT, M. D., BRAUNS, W. H., HERSHBERGER, L. R.: Benign tumours of the esophagus. Report of a case of neurofibroma. Arch. Otolaryng. **52**, 150 (1950).

EY, H., BURGUET, J.: Maladie de Recklinghausen et syndrome de dépersonalisation. Ann méd.-psychol. **110**, 219 (1952).

FEGELER, F., NOWAKOWSKI, H.: Morbus Recklinghausen mit Dermatolysis. Kleinwuchs und Ovarialaplasie (Turner-Syndrom). Zugleich ein Beitrag zur Frage der Pathogenese endokriner Störungen beim Morbus Recklinghausen. Dtsch. Z. Nervenheilk. **168**, 427 (1952).

FELGENHAUER, W. R., AMMANN, F.: Syndrome de Cockayne fruste associe à la neurofibromatose de Recklinghausen. J. Génét. hum. **16**, 6 (1967).

FEYRTER, F.: Über die vasculäre Neurofibromatose, nach Untersuchungen am menschlichen Magen-Darm-Schlauch. Virchows Arch. path. Anat. **317**, 221 (1949).

FIGI, F. A., STARK, D. B.: Neurofibroma of the larynx. Presentation of 5 cases. Laryngoscope (St. Louis) **63**, 652 (1953).

FISCHER, G. A.: Studien über Vererbung von Hautkrankheiten. X. Die Nachkommenschaft der Reck-

linghausenkranken. Arch. Derm. Syph. (Berl.) **152**, 611 (1926).

FLEISCHER, B.: Über die tuberöse Sklerose, Recklinghausensche Erkrankung und Angiomatosis retinae. Münch. med. Wschr. **77**, 644 (1935).

FOERSTER, O., GAGEL, O.: Zentrale diffuse Schwannose bei der Recklinghausenschen Krankheit. Z. ges. Neurol. Psychiat. **151**, 1 (1934).

FRANÇOIS, J., VERRIEST, G., DEBLOND, R.: Chiasmal glioma, manifestation of Recklinghausen's neurofibromatosis. Acta neurol. belg. **63**, 545 (1963).

FULTON, J. F.: R. W. Smith's description of generalized neurofibromatosis, 1849. New Engl. J. Med. **200**, 1315 (1929).

GARDNER, W. J., TURNER, O.: Bilateral acoustic neurofibromas. Further clinical and pathologic data on hereditary deafness and Recklinghausen's disease. Arch. Neurol. Psychiat. (Chic.) **44**, 76 (1940).

GEHRT, B.: Beitrag zur Klinik der kindlichen Neurofibromatose (v. Recklinghausen). Mschr. Kinderheilk. **102**, 278 (1954).

GERBODE, F., MARGUILLES, G. S.: Neurofibromatosis with intrathoracic neurofibromas of vagus nerve; report of a case associated with pectus excavatum. J. thorac. Surg. **25**, 429 (1953).

GILBERT-DREYFUS, M., MAMOU, H.: Lacunes craniennes familiales de la neurofibromatose de Recklinghausen. Sem. Hôp. Paris **26**, 1307 (1950).

GONZÁLES-ANGULO, A., REYES, H. A.: Neurofibromatosis involving the lower urinary tract. J. Urol. (Baltimore) **89**, 804 (1963).

GONZÁLES-REVILLA, A.: Neurinomas of the cerebellopontine recess. A clinical study of one hundred and sixty cases including operative mortality and end results. Bull. Johns Hopk. Hosp. **80**, 254 (1947).

GORDON, B., DEVINE, D.: Neurogenic tumours of the nose and throat. Arch. Otolaryng. **46** (1947).

GROHMANN, H.: Zur Erbpathologie der Recklinghausenschen Krankheit. Erbarzt **6**, 20 (1939).

GROSS, P., RAAB, J.: Adenoma sebaceum (Pringle): Recklinghausen's disease; occurrence in mother and two daughters. Arch. Derm. Syph. (Chic.) **27**, 879 (1933).

GIUDETTI, B.: Neurofibromi bilaterali dell'acustico. Riv. Pat. nerv. ment. **73**, 433 (1952).

HABIB, R., HABIB, E.-C.: Les lésions vasculaires de la neurofibromatose von Recklinghausen. Arch. Anat. path. **10**, 47 (1962).

HADDAD, H. M., JONES, H. W.: Clitoral enlargement simulating pseudohermaphroditism. Amer. J. Dis. Child. **99**, 282 (1960).

HALBERTSMA, K. T. A.: Familiäre Neurofibromatosis (Recklinghausen). Albrecht v. Graefes Arch. Ophthal. **134**, 167 (1935).

HALLERVORDEN, J.: Bemerkungen zur zentralen Neurofibromatose und tuberösen Sklerose. Dtsch. Z. Nervenheilk. **169**, 308 (1952).

HALPERN, M., CURRARINO, G.: Vascular lesions causing hypertension in neurofibromatosis. New Engl. J. Med. **273**, 248 (1965).

HARBITZ, F.: Multiple Neurofibromatose, eine erbliche Krankheit mit Übergängen in andere Geschwulstformen (Gliomatose, Spindelzellsarkom, Hämangiosarkom). Acta path. microbiol. scand. **19**, 448 (1942).

HARTUNG, K.: Ein Fall von Recklinghausen der Cauda equina bei einem 7 Monate alten Säugling. Kinderärztl. Prax. **18**, 138 (1950).

HARVEY, E.: Neurofibromatosis occurring in three consecutive generations. Arch. Ophthal. **35**, 700 (1946).

HASELAGER, P. J.: Symptomatische Psychose bei der Recklinghausenschen Krankheit. Mschr. Psychiat. Neurol. **92**, 279 (1936).

HEINE, J.: Über ungewöhnliche Mißbildungen bei Neurofibromatose. Beitr. path. Anat. **78**, 122 (1927).

HERNBERG, C. A., EDGREN, W.: Looser Milkman's syndrome with neurofibromatosis Recklinghausen and general decalcification of the skeleton. Acta med. scand. **136**, 26 (1949).

HERRMANN, J.: Sarcomatous transformation in multiple neurofibromatosis (von Recklinghausen's disease). (Report of four cases.) Ann. Surg. **131**, 206 (1950).

HERXHEIMER, G., ROTH, W.: Zum Studium der Recklinghausenschen Neurofibromatose. Beitr. path. Anat. **58**, 319 (1914).

HEUSCH, K.: Über die Beziehungen des Sympathicus zur Neurofibromatose und dem partiellen Riesenwuchs. Virchows Arch. path. Anat. **255**, 71 (1925).

HEUYER, G., VIDART, R.: Le syndrome de la maladie de Recklinghausen. Ann. méd.-psychol. **98**, 218 (1940).

HINTZ, A.: Ein Fall von Naevus Pringle und Neurofibromatosis (von Recklinghausen). Arch. Derm. Syph. (Berl.) **106**, 277 (1911).

HITCHIN, A. D.: Neurofibroma of the palate. Brit. dent. J. **93**, 73 (1952).

HOEKSTRA, G.: Über die familiäre Neurofibromatosis mit Untersuchungen über die Häufigkeit von Heredität und Malignität bei der Recklinghausenschen Krankheit. Virchows Arch. path. Anat. **237**, 79 (1922).

HORTEGA, P. RIO DEL: Estúdio citológico de los „Neurofibromas" de Recklinghausen (lemmocitomas). Arch. Histol. (B. Aires) **4**, 83 (1942).

HOSOI, K.: Multiple neurofibromatosis (von Recklinghausen's disease) with especial reference to malignant transformation. Arch. Surg. **22**, 258 (1931).

HÜTHER, W.: Unterschiede im Vorkommen von Spinaltumoren bei Kindern und Erwachsenen. Diss., München 1950.

HUNT, J. C., PUGH, D. G.: Skeletal lesions in neurofibromatosis. Radiology **76**, 1 (1961).

INGLIS, K.: The nature of neurofibromatosis and related lesions, with special reference to certain lesions of bones: illustrating the influence of the intrinsic factors in disease when development of the body is abnormal. J. Path. Bact. **62**, 519 (1950).

JACKSON, A. H.: Three cases of multiple neurofibromatosis with malignant degeneration. J. nerv. ment. Dis. **78**, 581 (1933).

KASS, I. H.: Neurofibromatosis of the bladder. Amer. J. Dis. Child. **44**, 1040 (1942).

KENNETH, S. O., DIAB, A. E., ABU-JAUDEH, C. N.: Solitary neurofibroma of the larynx. Arch. Otolaryng. **47**, 177 (1948).

KENNY, F. M., FETTERMAN, G. H., PREEYASOMBAT, C.: Neurofibromata simulating a penis and labioscrotal gonads in a girl with von Recklinghausen's disease. Pediatrics **37**, 456 (1966).

KIRBY, T. J.: Ocular phacomatoses. Amer. J. med. Sci. **222**, 227 (1951).

KISSEL, P., ARNOULD, G.: Coexistence, dans une même famille, de la neurofibromatose de Recklinghausen et de la myotonie atrophique de Steinert. Rev. neurol. **91**, 299 (1954).

— TRIDON, P., LAXENAIRE, M.: Gigantismes partiels et phacomatoses chez l'enfant. Rapports II du XVIII Congr. Ass. Pédiat. Lang. franç. 1961.

KLAUBER, E.: Neurofibromatose am Auge. Klin. Mbl. Augenheilk. **101**, 576 (1938).

KLERK, J. N. DE, CAMPBELL, W. A.: Neurofibromatosis of the bladder. J. Urol. (Baltimore) **72**, 1167 (1954).

KLINGER, B.: Multiple Sklerose und Recklinghausensche Krankheit (Untersuchung der Sippe Th.). Z. menschl. Vererb.- u. Konstit.-Lehre **21**, 322 (1938).

KOLLER, F., KUHN, H.: Osteomalazie bei Neurofibromatosis. Schweiz. med. Wschr. **80**, 1316 (1950).

KORTING, G. W., BREHM, G.: Über partielle Hyperostosen und Periostosen bei Neurofibromatose und Cutis laxa. Arch. Derm. Syph. (Berl.) **199**, 183 (1955).

KRATOCHWIL, Z.: Chirurgische Behandlung der Neurofibrome des Gesichts. Nowotwory **12**, 239 (1962); ref. in: Arch. Geschwulstforsch. **21** (1963).

KUHNEN, B.: Beobachtungen an sieben Zwillingspaaren mit Hirntumoren. Acta Genet. med. (Roma **2**, 407 (1953).

KULKOW, A. E.: Über Kombination der Recklinghausenschen Krankheit mit Epilepsie. Mschr. Psychiat. Neurol. **86**, 247 (1933).

LANGER, W.: Über die Beteiligung der Zunge bei Recklinghausenscher Krankheit, zugleich ein Beitrag zur Vererbung der Recklinghausenschen Krankheit. Diss., Münster/Westf. 1936.

LARSEN, R. A.: Familiäre Neurofibromatose (Mb. Recklinghausen) mit überwiegend zentralem Auftreten. Nord. Med. **59**, 670 (1958) [Norwegisch].

LEADER, S. D., GRAND, M. J. R.: Von Recklinghausen's disease in children. J. Pediat. **1**, 574 (1932).

LEERS, H.: Recklinghausensche Krankheit und cerebrales Syndrom bei einem höchstwahrscheinlich eineiigen Zwillingspaar. Z. menschl. Vererb.- u. Konstit.-Lehre **19**, 721 (1936).

LENSON, N. A.: A case report of elephantiasis neuromatosa of the right low extremity with invasion of popliteal artery. Arch. Surg. **73**, 279 (1956).

LEREBOULLET, P., BERNARD, J., VILLEY, R.: Syndrome de Klippel-Feil avec maladie cutanée de Recklinghausen et hémiplégie congénitale. Étude tomographique de la colonne cervicale. Bull. Soc. Pédiat. Paris **36**, 370 (1938).

LERICHE, R.: Sur un cas de neurofibromatose gastrique et intéstinale. Lyon chir. **6**, 70 (1911).

LEVY, G., LIBERSON, M.: Recidive d'une tumeur majeure operée chez une maladie atteinte de neurofibromatosis généralisée. Rev. neurol. **36**, 225 (1930).

Lier, W.: Morbus Recklinghausen mit Dystrophia adiposogenitalis. Wien. klin. Wschr. **26**, 1003 (1913).

Linke, A., Walter, K.: Kongenitales adrenogenitales Syndrom mit Neurofibromatosis Recklinghausen. Med. Welt (Stuttg.) **1960**, 31.

Loftis, E. L.: Recklinghausen's disease in identical twins. Arch. Derm. Syph. (Chic.) **42**, 657 (1940).

Lorenz, Ch.: Neurofibromatosis v. Recklinghausen bei einem Kind. Mschr. Kinderheilk. **108**, 434 (1960).

Louria, M., Lederer, M., Herz, L.: Neurofibromatosis with sarcomas in the lungs. J. thorac. Surg. **9**, 612 (1940).

Luboldt, W., Gregorczyk, K., Düwell, J.-J.: Abdominale Neurofibromatose beim Kind. Z. Kinderheilk. **100**, 35 (1967).

Mahnke, P.-F.: Angeborene Neurofibromatose der Zunge. Zbl. allg. Path. path. Anat. **98**, 567 (1958).

Manning, E. L.: Solitary neurofibroma presenting in pharynx and neck with Horner's syndrome. Arch. Otolaryng. **58**, 740 (1953).

Manschot, W. A.: Primary tumours of the optic nerve in von Recklinghausen's disease. Brit. J. Ophthal. **38**, 285 (1954).

Marshall, D.: Glioma of the optic nerve. A manifestation of von Recklinghausen's disease. Amer. J. Ophthal. **37**, 15 (1954).

McCance, R. A.: Osteomalacia with Looser's nodes (Milkman' syndrome) due to raised resistance to vitamine D acquired about the age of 15 years. Quart. J. Med. **61**, 33 (1947).

McCarrol, H. R.: Clinical manifestation of congenital neurofibromatosis. J. Bone Jt. Surg. **32**, 601 (1950).

McKeown, F., Frazer, M. J. L.: Neurofibromatosis with pathological fractures in the newborn. Arch. Dis. Childh. **36**, 340 (1961).

Michaelis, R.: Über Wirbelsäulenveränderungen bei Neurofibromatose. Bruns' Beitr. klin. Chir. **150**, 4 (1930).

Monod, O., Paillas, P., Pesle, G.: Dégénération maligne de la neurofibromatose de Recklinghausen après intervention chirurgicale. J. franç. Méd. Chir. thor. **5**, 121 (1951).

Nicholls, E. M.: Somatic variation and multiple neurofibromatosis. Human Heredity **19**, 473 (1969).

Niggemeyer, H.: Subinguinaltumor als angeborene Erstmanifestation einer Neurofibromatose. Pädiat. Prax. **7**, 621 (1968).

Oehler, F.: Über die Erblichkeit der ekto-mesodermalen Blastomatosen unter besonderer Berücksichtigung der familiären Hirntumoren. Arch. Psychiat. Nervenkr. **105**, 334 (1936).

Offenhammer, K.: Zur Differentialdiagnose neurogener Tumoren des Larynx. Pract. oto-rhinolaryng. (Basel) **17**, 35 (1955).

Olivecrona, H.: Analysis of results of complete and partial removal of acoustic neuromas. J. Neurol. Neurosurg. Psychiat. **13**, 271 (1950).

Oosterwijk, W. M., Swierenga, J.: Neurogenic tumours with an intrathoracic localization. Thorax **23**, 374 (1968).

Palasse, M.: Maladie de Recklinghausen et épilepsie. Lyon méd. **156**, 618 (1935).

Patiño Zambrano, M., Carbonell Juanico, M.: Facomatosis tipo Recklinghausen en el niño. Bol. Soc. catal. Pediat. **28**, 142 (1967); ref. in: Zbl. Kinderheilk. **107** (1969).

Paulsen, H. J.: Neurofibrome und ihre maligne Entartung. Z. Laryng. **46**, 588 (1967).

Pearlman, S. J., Friedman, E. A., Appel, M.: Neurofibroma of the larynx. Arch. Otolaryng. **52**, 8 (1950).

Pearson, J. S., Petersen, M. C.: Coincidence of Huntington's chorea and multiple neurofibromatosis in two generations. Amer. J. hum. Genet. **6**, 344 (1954).

Pellegrin, J.: L'oligophrénie de la maladie de Recklinghausen. Sud méd. chir. **86**, 2764 (1953).

Pennybacker, J. B., Cairns, H.: Results in 130 cases of acoustic neurinoma. J. Neurol. Neurosurg. Psychiat. **13**, 272 (1950).

Perea, V. D., Gregory, L. J.: Neurofibromatosis of the stomach. J. Amer. med. Ass. **182**, 259 (1962).

Petsche, H., Radlinger, C.: Ein Fall von Morbus Recklinghausen mit Ovarialaplasie und Pseudohermaphroditismus masculinus externus. Wien. Z. Nervenheilk. **10**, 252 (1954).

Peyton, W. T., Simmons, D. R.: Neurofibromatosis with defect in wall of orbit. Arch. Neurol. Psychiat. **55**, 248 (1946).

Picard, R., Horean, S., Kerneis, J. P.: Neurofibromatose et ostéomalacie. Rev. Rhum. **22**, 213 (1955).

Pietruschka, G.: Zur Frage der Irisveränderungen bei der Recklinghausenschen Krankheit. Klin. Mbl. Augenheilk. **121**, 663 (1952).

Pitts, H. H.: Neurofibromatosis of urinary bladder. Urol. cutan. Rev. **53**, 623 (1949).

Pleasure, J., Geller, S. A.: Neurofibromatosis in infancy presenting with congenital stridor. Amer. J. Dis. Child. **113**, 390 (1967).

Pollet-Delille, A., Pollet, J.: Deux cas de thrombose de la veine ophthalmique chez deux jumelles atteintes de maladie de Recklinghausen. Bull. Soc. ophtal. Fr. **65**, 286 (1953).

Potter, E. L., Parrish, J. M.: Neuroblastoma, ganglioneuroma and fibroneuroma in a stillborn fetus. Amer. J. Path. **17**, 141 (1942).

Preiser, S. A., Davenport, C. B.: Multiple Neurofibromatosis (von Recklinghausen's disease) and its inheritance with description of a case. Amer. J. med. Sci. **156**, 507 (1918).

Preston, F. W., Walsh, W. S., Clarke, T. W.: Cutaneous neurofibromatosis (von Recklinghausen's disease). Arch. Surg. **64**, 813 (1952).

Radner, S., Rudberg, G.: On the occurrence of acoustic neurinomas in Sweden. Acta med. scand. **161**, 411 (1958).

Ravault, P., Pont, M.: Les formes thoraciques de la neurofibromatose de Recklinghausen. J. Méd. Lyon **30**, 289 (1959).

Rettelbach, J., Schutzbach, E.: Über Sehnerventumoren, ihre Beziehungen zur Neurofibromatosis Recklinghausen und ihr klinisches Krankheitsbild. Albrecht v. Graefes Arch. Ophthal. **145**, 179 (1942).

Reubi, F.: Les vaisseaux et les glandes endocrines dans la neurofibromatose. Schweiz. Z. allg. Path. **1944 III**, 168.

REUBI, F.: Neurofibromatose et lésions vasculaires. Schweiz. med. Wschr. **75**, 463 (1945).

RINGERTZ, N., EHRNER, L.: Über Sarkombildung bei Recklinghausenscher Neurofibromatose mit Beschreibung zweier neuer Fälle. Z. ges. Neurol. Psychiat. **176**, 297 (1943).

ROBINSON, R. G.: Intrathoracic meningocele and neurofibromatosis. Brit. J. Surg. **51**, 432 (1964).

ROGER, H., ALLIEZ, J.: La forme familiale et héréditaire des tumeurs cérébrales associées à la neurogliomatose cutanée. Bull. Acad. Méd. (Paris) **111**, 620 (1934).

— — Formes centrales de la neurogliomatose de Recklinghausen. Rev. Méd. (Paris) **52**, 302 (1935).

ROGET, J., BEAUDOING, A., GILBERT, Y., MARCHIONINI, J.: La maladie de Recklinghausen chez le nourrisson. A propos d'une observation familiale. Pediatrics **19**, 421 (1964).

ROSENDAL, TH.: Some cranial changes in Recklinghausen's neurofibromatosis. Acta radiol. (Stockh.) **19**, 373 (1938).

RUBIN, E. H., ARONSON, W.: Primary neurofibroma of the lung. Amer. Rev. Tuberc. **41**, 801 (1940).

RUTTEN, E.: Zur Kasuistik der Neurofibromatose (Morbus Recklinghausen). Z. Laryng. Rhinol. **49**, 398 (1970).

SAINI, V. K., ISAAC, B.: Neurofibroma of the vagus nerve, causing hoarseness. (A case report.) Indian J. Surg. **21**, 246 (1954).

SAVILLE, P. D., NASSIM, J. R., STEVENSON, F. H., MULLIGAN, L., CAREY, M.: Osteomalacia in von Recklinghausen's neurofibromatosis. Metabolic study of a case. Brit. med. J. **1955 I**, 1311.

SCHIFFER, K. H.: Über das familiäre Vorkommen von Optikusgeschwülsten, Knochenveränderungen und endokrinen Störungen bei der Recklinghausenschen Neurofibromatose. Z. ges. Neurol. Psychiat. **177**, 449 (1944).

SCHIRREN, C., BUHL, I.: Dermatolysis Alibert bei Morbus Recklinghausen und Kleinwuchs. Hautarzt **10**, 65 (1959).

SCHMÖGER, E.: Myopie und Neurofibromatosis Recklinghausen. Albrecht v. Graefes Arch. Ophthal. **157**, 260 (1956).

SCHÖNBAUER, F.: Neurofibrom der Mundhöhle. Klin. Med. (Wien) **13**, 465 (1958).

SCHREIBER, M. M.: Vulvar von Recklinghausen's disease. Arch. Derm. Syph. (Chic.) **88**, 320 (1963).

SCHRÖDER, C. H.: Beitrag zur Vererbung der Recklinghausenschen Neurofibromatose. Bruns' Beitr. klin. Chir. **164**, 563 (1963).

SCHWAB, F.: Einiges zur Klinik, Histologie und Therapie der Augenveränderungen bei der Neurofibromatosis Recklinghausen. Wien. med. Wschr. **112**, 995 (1962).

SCOTT, R. B., WOODING, CL. H., JR.: Neurofibromatosis. Report of cases in Negro subjects. Amer. J. Dis. Child. **84**, 446 (1952).

SEGGIARO, J. A., COSTAL, M. J., ROIG, V. R.: Enfermedad de Recklinghausen familiar. (Trece casos a través de cuatro generaciones.) Acta neuropsiquiát. argent. **2**, 57 (1956).

SENNING, A., JOHANNSSON, L.: Coarctation of abdominal aorta. J. thorac. cardiovasc. Surg. **40**, 517 (1960).

SHARPE, J. C., YOUNG, R. H.: Recklinghausen's neurofibromatosis; clinical manifestations in 31 cases. Arch. intern. Med. **59**, 299 (1937).

SHOCKET, E., TELOH, H. A.: Aganglionic megacolon, pheochromocytoma, megaloureter and neurofibroma. Cooccurrence of several neural abnormalities. Amer. J. Dis. Child. **94**, 185 (1957).

SIEMENS, H. W.: Ätiologisch-dermatoloigsche Studien über die Recklinghausensche Krankheit. Virchows Arch. path. Anat. **260**, 234 (1926).

SIGUIER, F., DUPERRAT, B., BÉTOURNÉ, CL., GODEAU, P.: L'association neurofibromatose-hypertension artérielle. Sem. Hôp. Paris **37**, 1491 (1961).

SILLEVIS SMITT, W. G., TRIMBOS, C. J. B. J.: Von Recklinghausen's disease in identical twins. Folia psychiat. neerl. **53**, 408 (1950).

SIMON, CH. M., SIMON, G.: Ungewöhnliche Neurofibromatosis v. Recklinghausen bei einem Säugling. Arch. Kinderheilk. **168**, 47 (1963).

STALMANN, A.: Nerven-, Haut- und Knochenveränderungen bei der Neurofibromatosis. Virchows Arch. path. Anat. **289**, 96 (1933).

STEPHAN, E.: Über die thorakale Form der Neurofibromatosis generalisata (Recklinghausen) bei Geschwistern. Nervenarzt **11**, 169 (1938).

STEWARD, F. W., COPELAND, M.: Neurogenetic sarcoma. Amer. J. Cancer **15**, 1235 (1931).

STRUWE, FR., STEUER, E. J.: Eine Recklinghausen-Familie. Klinische und anatomische Untersuchungen. Z. ges. Neurol. Psychiat. **125**, 748 (1930).

SUZUKI, M., TAMURA, E., KAMOSHITA, S., SAITO, M.: Clinical observations of phakomatosis in infancy and childhood. I. von Recklinghausen's disease. Pediat. Univ. Tokio **9**, 23 (1963).

SVEYJDA, J.: Geschwülste der peripheren Nerven in der orofazialen Gegend (Neurilemmom und Neurofibrom). Dtsch. Zahn-, Mund- u. Kieferheilk. **30**, 23 (1959).

SWANN, C. F.: General softening of the bone due to metabolic causes; pathogenesis of bone lesions in neurofibromatosis. Brit. J. Radiol. **27**, 623 (1954).

SWEENEY, M. J., TUTTLE, A. H., ETTELDORF, J. N., WHITTINGTON, G. L.: Cyclophosphamid bei der Behandlung gewöhnlicher maligner Tumoren im Kindesalter. J. Pediat. **61**, 702 (1962); ref. in: Endoxan-Sammelreferat (Asta) Bd. 3, 1963.

SYNDER, C. H., RUTLEDGE, L. J.: Pheochromocytoma. Localisation by aortography. Amer. J. Dis. Child. **73**, 581 (1947).

TAYBI, H.: Solitary bone lesions in children. Roentgenol. **1**, 392 (1966).

TRELLES, J. O., ROEDENBECK, S. D., SEGOVIA, A. M.: Enfermedad de von Recklinghausen con un cuadro de esclerosis lateral amiotrofica y lagunas craneales. Rev. Neuro-psiquiat. **18**, 352 (1955).

TROCH, C.: Neurofibromatose chez des jumelles univitellines dont l'une avec épilepsie clinique. (Remarques électroencéphalographiques.) Acta neurol. belg. **53**, 393 (1953).

TRUEBLOOD, D.: Clinical significance of neurofibromatosis (von Recklinghausen's disease). West. J. Surg. **48**, 134 (1940).

TURIAF, J., BATTESTI, J. P., BASSET, F., CORVOL, P.: Neurinomes intrapulmonaires au cœurs d'une neurofibromatose généralisée de Recklinghausen. Poumon **24**, 1108 (1968).

TURNER, O. A., GARDNER, W. J.: Familial involvement of the nervous system by multiple tumours of the sheaths and enveloping membranes. Hereditary, clinical and pathological study of central and peripheral neurofibromatosis. Amer. J. Cancer **32**, 339 (1938).

TVETEN, L.: Congenital neurocutaneous syndromes (a clinco-pathological report of neurofibromatosis in a newborn and a fully developed tuberose sclerosis in a 20 month old girl). Acta path. microbiol. scand. **63**, 11 (1965).

UHLMANN, E., GROSSMAN, A.: Von Recklinghausen's neurofibromatosis with bone manifestations. Ann. intern. Med. **14**, 225 (1940).

VALENTIN, B., MESTERN, J.: Dysostosis cleido-cranialis und Neurofibromatose in einer Familie. Erbarzt **1**, 62 (1934).

VEROCAY, J.: Zur Kenntnis der „Neurofibrome". Beitr. path. Anat. **48**, 1 (1910).

VERSLUYS, J. J.: Zwillingspathologischer Beitrag zur Ätiologie der Tumoren. Z. Krebsforsch. **41**, 239 (1934).

VERSPOHL, M.: Recklinghausensche Krankheit und Rankenneurom unter besonderer Berücksichtigung der Heredität. Diss., Kiel 1936.

VISSIAN, L.: Maladie de Recklinghausen familiale chez une enfant et ses ascendants sur trois générations. Bull. Soc. franç. Derm. Syph. **65**, 580 (1958).

VOISIN, C., MACQUET, V., WATTEL, F., MAHIEU, P., LEDUC, M., JACOB, M.: Les manifestations thoraciques de la neurofibromatose de Recklinghausen. Lille méd. **9**, 1000 (1964).

WAARDENBURG, P. J.: Neurofibromatosis en vergrotijg van de sella turcica. Ned. C. Geneesk. **95**, 1814 (1951).

WALLIS, K., DEUTSCH, V., EYOB AZIZI: Hypertension in a case of von Recklinghausen's neurofibromatosis. Helv. paediat. Acta **25**, 147 (1970).

WEBER, A. L., JANOWER, M. L., GRISCOM, N. T.: Radiologic and clinical evaluation of pheochromocytoma in children. Report of 6 cases. Radiology **88**, 117 (1967).

WEBER, F. P.: Cutaneous pigmentation as in an incomplete form of Recklinghausen's disease, with remarks on the classification of incomplete and anomalous forms of Recklinghausen's disease. Brit. J. Derm. **21**, 49 (1909).

WERTHEIMER, P., DECHAUME, J., LECUIRE, J., MOULIN, J.: Réflexions sur la coexistence de neurinomes multiples, de méningiomes et de gliomes encéphaliques dans la maladie nerveuses de Recklinghausen. (À propos des chitoneuromes.) Neurochirurgie **3**, 145 (1957).

WESCOTT, R. J., ACKERMAN, L. V.: Elephantiasis neuromatosa a manifestation of von Recklinghausen's disease. Arch. Derm. Syph. (Chic.) **55**, 233 (1947).

WHITEHOUSE, D.: Diagnostic value of the café au lait-spot in children. Arch. Dis. Childh. **41**, 316 (1966).

WISE, F., ELLER, J. J.: Recklinghausen's disease without tumour formation. Incomplete or abortive forms of the disease. J. Amer. med. Ass. **86**, 86 (1926).

WOLFF, P.: Zystisches Riesenneurom des Dünndarms bei familiärer Neurofibromatose (Recklinghausen). Schweiz. med. Wschr. **66**, 379 (1936).

WOLFSOHN, G., MARCUSE, E.: Neurofibromatosis und Akromegalie. Berl. klin. Wschr. **49**, 1088 (1912).

WUNDERLICH, P., LORENZ, K.: Persönliche Mitteilung 1967 (Univ.-Kinderklinik Dresden).

YOSHIKAWA, S., KAWABATE, M., HATSUYAMA, Y., HOSOKAWA, O., FUJITA, T.: Atypical vitamin-D resistant osteomalacia. J. Bone Surg. **46**, 998 (1964).

ZELLWEGER, H., SALAM, M.: Hurler's disease and neurofibromatosis in a family. Helv. paediat. Acta **12**, 633 (1957).

# Tumoren des sympathischen Nervensystems

K. D. BACHMANN, Münster

## Das Neuroblastoma sympathicum

Unter den Begriff des Neuroblastoma sympathicum (HERXHEIMER, 1914) werden die früher ausschließlich und heute noch gelegentlich benutzten (histologischen) Diagnosen Sympathogoniom und Sympathoblastom subsummiert. Gerechtfertigt ist diese Zusammenfassung dadurch, daß nur in seltenen Fällen die Tumorstruktur mikroskopisch so homogen erscheint, daß die Zuordnung zu einer Ausgangszellart (z. B. Sympathogonien) eindeutig möglich ist. In der Regel handelt es sich um eine Mischung der auf verschiedenen Reifungsstufen malignisierten Stammzellen des Sympathicus, so daß die kollektive Bezeichnung „Neuroblastoma sympathicum" zu Recht bevorzugt wird.

**Historische Daten.** Seit JOHANNES VON MÜLLER (1836) und RUDOLF VIRCHOW (1863) gilt in der vielfältigen Morphologie der Tumoren die Annahme als ordnendes Prinzip, daß jedes Tumorgewebe ein vergleichbares Vorbild in einem normalen, d. h. gesunden Körpergewebe hat. Dieser Vergleich hat bei den Neuroblastomen des Sympathicus zunächst zu unterschiedlichen Ergebnissen geführt: in den älteren Mitteilungen, die eine zweifelsfreie, retrospektive Beurteilung zulassen (DALTON, 1885; DE RUYTER, 1890; PEPPER, 1901; HUTCHISON, 1907) gelten diese Tumoren als Rundzellen- oder Lymphosarkome. RIBBERT und sein Mitarbeiter KÜSTER (1905) haben dann diese Sympathicusgeschwülste als Abkömmlinge des Nervensystems angesehen und sie zu den Gliomen gerechnet. MARCHAND (1891) war der erste, der in seiner Arbeit zu VIRCHOWS 70. Geburtstag die Auffassung vertreten hat, daß diese Tumoren vom Sympathicusanteil der Nebenniere ausgehen. Es gelang WRIGHT (1910), durch den Vergleich der Tumorzellen mit den Frühstadien der Sympathicusgenese (Nebennieren von 6 Wochen alten Embryonen) nicht nur die topographischen, sondern auch die embryologischen Verbindungen mit dem Sympathicus überzeugend darzustellen. HERXHEIMER (1914) konnte durch Silberimprägnation jene faserigen Tumoranteile, die RIBBERT und KÜSTER für Glia gehalten hatten, als Nervenfasern identifizieren. Damit war eine weitere Stütze für die von MARCHAND und WRIGHT gegebene

nen, behandelte FARBER (1940) in 10 Jahren (1929—1939) unter 301 Kindern mit malignen Tumoren 40 Neuroblastome. Seither sind klinische Publikationen über 20—40 Neuroblastome aus *einer* kinderchirurgischen oder pädiatrisch-onkologischen Abteilung nichts Ungewöhnliches mehr (SHINTON u. BUSCHKE). Unter 1 700 malignen Tumoren, die seit 1950 im Institut Gustave Roussy beobachtet wurden, waren 194 Neuroblastome (GASQUET et al.). Wir konnten in der Weltliteratur 1 600 Fälle von Neuroblastoma sympathicum auffinden, von denen 1 030 auswertbare Daten enthielten (BACH-

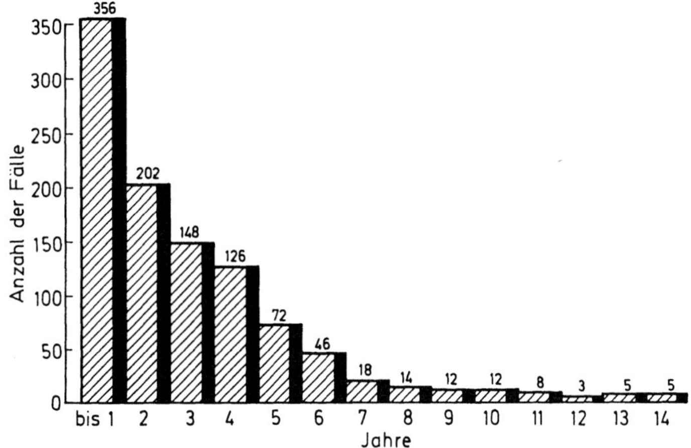



Abb. 144. Altersverteilung von 1 030 an Neuroblastoma sympathicum erkrankten Kindern

und heute allgemein anerkannte histogenetische Deutung dieser Tumoren gewonnen.

**Häufigkeit.** In früheren Jahren (etwa bis 1950) erweckte eine sehr umfangreiche Kasuistik ganz überwiegend von Einzelfällen den Eindruck, als ob es sich beim Neuroblastoma sympathicum um eine seltene Tumorkrankheit des Kindesalters handelt. Diese Ansicht wurde von seiten der pathologischen Anatomen deshalb geteilt, weil z. B. in Zürich unter 20 680 Sektionen der Jahre 1927—1941 mit 3 584 malignen Tumoren nur 2 Neuroblastome gefunden worden sind (WALTHER). Im gleichen Institut konnten von 1942—1951 unter 16 816 Sektionen 15 Neuroblastome diagnostiziert werden (DIETRICH). Dagegen hat WELLS unter 3 000 Obduktionen von tot- und neugeborenen Kindern immerhin 4 Neuroblastome festgestellt. Während diese Zahlen eine relative Seltenheit des Neuroblastoma sympathicus anzuzeigen scheinen, behandelte

MANN, 1962). Auf diese Analyse der eigenen Kasuistik (20 Patienten) und Sammelstatistik stützen sich — unter Zuhilfenahme der Literatur aus den letzten Jahren — die nachfolgenden Angaben. Es darf angenommen werden, daß etwa 10% aller malignen Tumoren im Kindesalter Neuroblastome sind.

**Altersverteilung.** In Abb. 144 ist zu erkennen, daß bei Stellung der Diagnose ein Drittel der 1 030 Kinder mit Neuroblastomen im 1. und ein weiteres Drittel im 2. und 3. Lebensjahr standen. Es kann kein Zweifel sein, daß der Schwerpunkt dieser Tumorkrankheit im Kleinkindesalter liegt. Aber auch mit angeborenen Neuroblastomen — die unter Umständen zum Hindernis der Spontangeburt werden können — ist zu rechnen: Neben 3 eigenen Patienten, deren Tumor „sicher" pränatal entstanden war, konnten wir in der Literatur weitere 138 Patienten mit „sicher" pränatal entstandenen Neuroblastomen auffinden (Bachmann u. Kröll, 1968a) Dabei ist die pränatale Entstehung für „sicher" gehalten worden, wenn die Diagnose klinisch und/oder histologisch bei Feten, Frühgeborenen und reifen Neugeborenen bis zum 14. Lebenstag gestellt werden konnte. Als „wahrscheinlich" pränatal entstanden müssen diejenigen Neuroblastome gelten, die zwischen der 3. und 12. Lebenswoche diagnostiziert werden können: 1 eigene und 124 Literaturbeobachtungen (Bachmann u. Kröll, 1968b).

Eine besonders eindrucksvolle Beobachtung aus jüngster Zeit haben Anders et al. gemacht: In der Placenta eines Neugeborenen, das am 17. Lebenstag

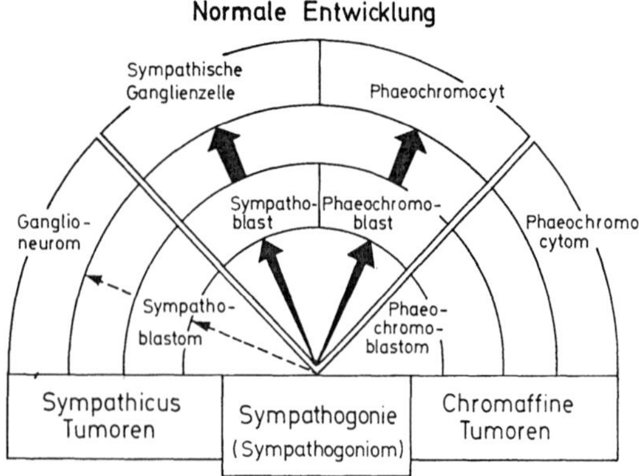



Abb. 145. Die Reifung und Differenzierung der Sympathicusstammzelle (Sympathogonie)

durch ein Neuroblastom der rechten Nebenniere ad exitum kam, konnten zahlreiche Tumorzellembolien in den Zottengefäßen nachgewiesen werden. Der Nachweis fetaler Erythrocyten im mütterlichen Blut, läßt vermuten, daß es auch zum Übergang kindlicher Tumorzellen auf die Mutter gekommen ist. Nachuntersuchungen der Mutter im ersten Jahr post partum ergaben keinen Anhalt für eine feto-maternale Tumorabsiedelung.

Der gegenwärtige Stand unserer Kenntnisse über die Beziehungen zwischen Chromosomenveränderungen und malignen Tumoren lassen kein Urteil darüber zu, ob derartige (kaum regelmäßig nachgewiesene) chromosomale Anomalien Ursache oder Folge der malignen Prozesse sind (Gottlieb). Die Auffindung besonderer Chromatinkörperchen beim Neuroblastom (Cox et al.) kann ebenso wie der Nachweis von Hyperploidie und atypischen Chromosomen zunächst nur kommentarlos konstatiert werden (WhangPeng u. Bennett), zumal auch keine Bezüge zu den hämatologischen, klinischen und pathologisch-anatomischen Befunden bzw. der Prognose aufgedeckt werden konnten.

**Geschlechtsverteilung.** In unserem Kollektiv von 1030 Kindern mit Neuroblastomen waren 544 Knaben, 486 Mädchen; es besteht offenbar keine Geschlechtsdisposition für diese Tumorkrankheit.

**Besondere Dispositionen.** Es sind in einer Studie, bei der die Familien von 504 Kindern mit Neuroblastomen berücksichtigt wurden, keine weiteren Geschwistererkrankungen oder -todesfälle durch Neuroblastome und keine Häufung typischer angeborener Defekte aufgefunden worden (Miller et al.). Unter 5 Zwillingspaaren war in 4 Fällen, deren Eineiigkeit nicht bewiesen (und nicht behauptet) wird, nur jeweils 1 Kind an Neuroblastoma sympathicum erkrankt (Amberg; Brody; Rostkowski; Stadler u. Worley). Bei den von Lee beschriebenen eineiigen Negerzwillingen erkrankten beide Knaben an einem histologisch gesicherten Neuroblastoma sympathicum. Der eine Knabe verstarb im Alter von $8^{1}/_{2}$ Monaten durch das Neuroblastoma sympathicum, während der Zwillingsbruder im Alter von 20 Monaten (Zeitpunkt der Publikation) noch mit (in Rückbildung befindlichen) Metastasen lebte.

**Pathologische Anatomie.** Grundsätzlich können Neuroblastome überall dort entstehen, wo sympathisches Nervengewebe vorkommt. Am häufigsten ist der Primärtumor in der Nebenniere lokalisiert, wo die physiologische Differenzierung der Sympathicusstammzelle in doppelter Richtung erfolgt: 1. sympathische Ganglienzelle und 2. Phäochromocyt (Abbildung 145).

Jeder dieser physiologischen Reifungsstufen kann unter pathologischen Bedingungen histologisch ein Tumor zugeordnet werden: Sympathicusgeschwülste und chromaffine Nebennierenmarktumoren (Phäochromocytome). Histologisch besteht das Neuroblastoma sympathicum aus einer Mischung von Sympathogonien, Sympathoblasten und reifen Ganglienzellen. Während die Sympathogonien kleine, sehr lymphocytenähnliche Zellen mit einem runden, chromatinreichen, scharf konturierten Kern sind, haben die Sympathoblasten aufgelockerte, chromatinärmere, oft ovale Kerne mit einem größeren Plasmasaum. Zwischen diesen Zellen finden sich je nach dem Ausreifungsgrad mehr oder weniger zahlreiche feine Nervenfasern. Sehr ausgedehnt und imponierend ist die Vascularisierung des Tumorgewebes, indem neben Blutungen und Nekrosen auch Verkalkungen angetroffen werden. Diese regressiven Veränderungen sind zusammen mit einer Tendenz zur spontanen Ausreifung der Sympathogonien und Sympathoblasten — so daß aus dem Neuroblastom ein Ganglioneurom entsteht — die Grundlage für die mitunter beobachteten Spontanheilungen (vgl. Prognose, S. 339).

Neben diesen (klinisch) manifesten Neuroblastomen gibt es offenbar auch *klinisch inapparente*, nur histologisch nachweisbare Nebennierenneuroblastome.

Derartige nur mikroskopisch nachweisbare Tumorstrukturen wurden von WELLS bei 2, von MORRISON
bei 3, von RUSSEL u. RUBINSTEIN bei 1 Neugeborenen
festgestellt. BECKWITH u. PERRIN haben die Nebennieren von 13 Säuglingen, die im Alter von 1 bis
90 Tagen ohne klinische und ohne makroskopisch
anatomische Befunde einer Tumorkrankheit gestorben
waren, in Stufenschnitten untersucht. Die Autoren
fanden dabei 40mal häufiger als der Erwartung ent-
sprochen hätte die für das Neuroblastoma sympathicum kennzeichnenden Tumorstrukturen mit Rosetten
und regressive Veränderungen (Abb. 149b). Derartige
als Neuroblastoma „in situ" bezeichnete Befunde
können sich — nach BECKWITH u. PERRIN — entweder
durch eine früher oder später eintretende Malignisierung zu klinisch manifesten Neuroblastomen entwickeln oder aber auch (vermutlich wesentlich häu-

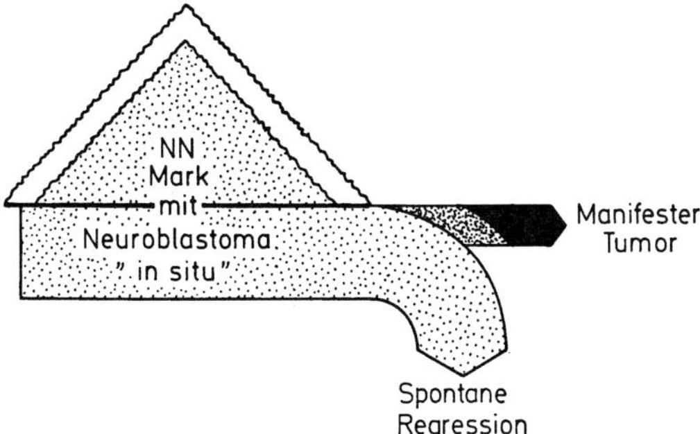



Abb. 146. Die Entwicklungsmöglichkeiten des Neuroblastoma „in situ". (In Anlehnung an BECKWITH u.
PERRIN)

figer) durch spontane Regression verschwinden
(Abb. 146).

Über die Bedeutung der elektronenmikroskopisch
beim Neuroblastom weitgehend vermißten und beim
Phäochromocytom nachweisbaren Speichergranula als
mögliches morphologisches Äquivalent von Katechinaminen vergleiche den Abschnitt über die Diagnose.

## Klinik

Die Symptomatologie dieser Tumorkrankheit wechselt zwischen indifferenten Beschwerden (Inappetenz, Bauchschmerzen, Durchfall)
und sehr schwerwiegenden Erscheinungen (tastbarer Bauchtumor, Metastasierung besonders
in die Orbita mit Exophthalmus und Ecchymo-
sen). Bei nicht wenigen Kindern gestalten erst
die Metastasen das klinische Bild so alarmierend, daß der Arzt zu Rate gezogen wird. Unter
solchen Umständen ist die für eine erfolgversprechende Therapie so notwendige Frühdiagnose nicht mehr möglich.

Die Tabelle 48 zeigt jene Symptome, die bei
874 Kindern mit Neuroblastoma sympathicum

Tabelle 48. *Häufigkeit allgemeiner und lokaler Tumor-
zeichen sowie Metastasen bei 874 Patienten*

| | Zahl der Patienten |
|---|---:|
| 1. Allgemeine Tumorzeichen: | |
| Inappetenz, Gewichtsverlust, | |
| Schwäche, Erbrechen, Obstipation, | |
| Diarrhoe, Leibschmerzen | 217 |
| Unklares Fieber | 207 |
| Anämie | 97 |
| 2. Lokale Tumorzeichen: | |
| Tastbarer Bauchtumor | 337 |
| Hämaturie | 8 |
| 3. Metastasen: | |
| Skelet, insbesondere Extremitäten | |
| mit Pseudopolyarthritis | 287 |
| Lymphknoten | 256 |
| Schädel | 173 |
| Leber | 144 |
| Exophthalmus | 130 |
| Lungen | 99 |
| Ekchymosen und Ptose | 58 |
| Haut | 43 |
| Niere | 24 |
| Neurologische Ausfallserscheinungen | 27 |

in der Vorgeschichte am häufigsten genannt
oder am Tage der Aufnahme in die Klinik festgestellt worden sind. Von den allgemeinen Tu-
morzeichen kommen den unklaren Temperaturen (Fehldiagnose: rheumatisches Fieber) und
der oft sehr ausgeprägten Anämie sowie den
Durchfällen (Fehldiagnose: rezidivierender
Darmkatarrh) für die Verdachtsdiagnose die
größte Bedeutung zu (KATO; ARIEL). In einzelnen Fällen wurde die Kombination von Fieber und Anämie aufgrund des pathologischen
Knochenmarksbefundes als Chlorom bzw. Leukämie gedeutet, und erst die Obduktion zeigte,
daß die „leukämischen" Zellen tatsächlich in
das Knochenmark metastasierte Neuroblastomzellen waren (SHAFFER; PINEY; HÜTHER u.
RICKERS; v. ALBERTINI u. WILLI). Aber auch
das Umgekehrte ist beobachtet worden: UN-
DRITZ beschreibt 3 Fälle, die klinisch als Neuroblastoma sympathicum diagnostiziert und dann
durch die Knochenmarksuntersuchung als
Monocytenleukämie geklärt worden waren. Die
Palpation einer mehr oder weniger großen Resistenz im Abdomen erklärt mitunter auch die
durch Druck auf die Gallenwege mechanisch
entstandene Gelbsucht. Mediastinale Neuroblastome führen über die Infiltration bzw. Kompression von Trachea und/oder Bronchien zu

„rezidivierenden Infekten" mit Husten (und evtl. Fieber).

Die beginnende *Metastasierung* in das Skeletsystem verursacht oft Schmerzen, die als Polyarthritis rheumatica (OBERKIRCHER et al.; KREPLER et al.) oder beim Auftreten von Paresen als Poliomyelitis acuta anterior (WAHLGREN) fehlgedeutet werden. Das Auftreten von Ekchymosen und Exophthalmus scheint von Patienten und Ärzten öfter sowie irrtümlich mit einem Trauma (bei Knaben besonders beim Fußballspiel) in Zusammenhang gebracht zu

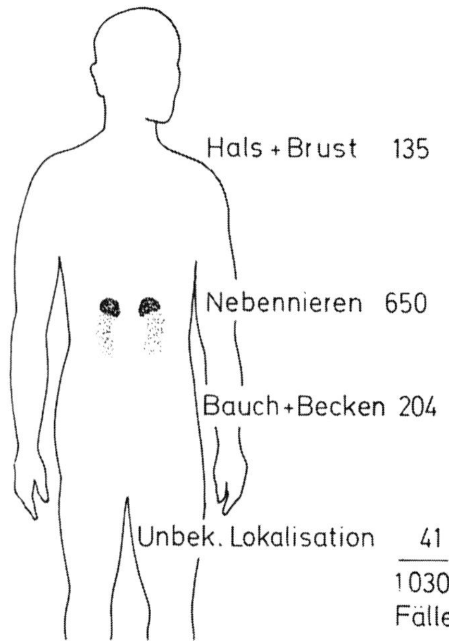


Abb. 147. Die Lokalisation des Primärtumors bei 1 030 Kindern mit Neuroblastoma sympathicum

werden. Die Metastasierung in die Orbita, insbesondere mit einseitigem „brillenartigen" Hämatom oder akut entstandenem Exophthalmus sollte immer die diagnostische Fahndung nach einem Neuroblastoma sympathicum nach sich ziehen.

Die Zusammenstellung der *häufigen Symptome* (weitere seltenere Befunde werden bei der Differentialdiagnose mitgeteilt) zeigt deutlich, daß bei der Mehrzahl der Kinder zur Zeit der Klinikaufnahme bereits eine Generalisierung des Neuroblastoma sympathicum eingetreten ist. Dadurch wird die Diagnose bezüglich des Tumorstadiums leider oft eine Spätdiagnose mit entsprechend problematischer Prämisse für die Therapie.

Die *Lokalisation des Primärtumors* geht aus Abb. 147 hervor: Bei 1 030 Patienten mit Neuroblastomen fand sich in 60% ein Nebennierenneuroblastom, insgesamt 80% lagen intraabdominell, und der Rest verteilte sich auf die intrathorakale, cervicale und cutane Lokalisation.

Die Häufigkeit des Neuroblastoma sympathicum in der Nebenniere ist seit langem bekannt. Der Grund für diese Organdisposition ist bisher ungeklärt. Eine statistisch gesicherte Differenz im Befall der rechten und linken Nebenniere besteht nicht (Tabelle 49).

Bei dem intrathorakal auftretenden Neuroblastoma sympathicum kommt es durch die häufige Lokalisation im hinteren Mediastinum nicht selten zum Vordringen von Tumorgewebe durch die Foramina intervertebralia in den Wirbelkanal (*„Sanduhrtumoren"*) mit extraduraler Kompression des Rückenmarkes (GESCHICKTER u. COPELAND; WEICKER; HORN et al.; HAFT et al.). Hierbei entwickeln sich neurologische Alterationen, die von flüchtigen Sensibilitätsstörungen über heftige „Neuralgien" bis zum kompletten Querschnittssyndrom reichen können. Im Gegensatz zu den sanduhrförmig wachsenden Neurinomen, die meist nur *ein* Foramen intervertebrale blockieren, werden vom Neuroblastoma sympathicum häufig *mehrere* Zwischenwirbellöcher durchwachsend lädiert (KOECHER u. BURMEISTER).

**Röntgenbefunde.** Wenn klinisch ein tastbarer „Bauchtumor" festzustellen ist, bringt unter Umständen schon die einfache Röntgenübersichtsaufnahme des Abdomens dadurch eine Klärung, daß sich in der suprarenalen Region *Verkalkungen* nachweisen lassen (Abb. 148). Diese Verkalkungen gehören zu den typischen regressiven Veränderungen im Tumorgewebe und werden beim Neuroblastom viel häufiger angetroffen als bei dem differentialdiagnostisch konkurrierenden, ebenfalls retroperitoneal gelegenen Wilms-Tumor. Die Ausscheidungspyelographie zeigt beim Neuroblastoma sympathicum eine meist normal große, nach lateral und caudal verlagerte, höchstens flach komprimierte Niere, während beim Wilms-Tumor häufig eine Deformierung des Nierenbeckens durch tumoröse Auseinandersprengung der Nierenkelche mit Distorsion der Niere angetroffen wird.

Der röntgenologische Nachweis von derartigen retroperitonealen Veränderungen erübrigt weitere radiologische Untersuchungen, denn bei

Tumorverdacht würde der Gewinn weiterer röntgendiagnostischer Möglichkeiten in keinem Verhältnis zu dem Aufwand der Untersuchung bei ohnehin indizierter Operation stehen.

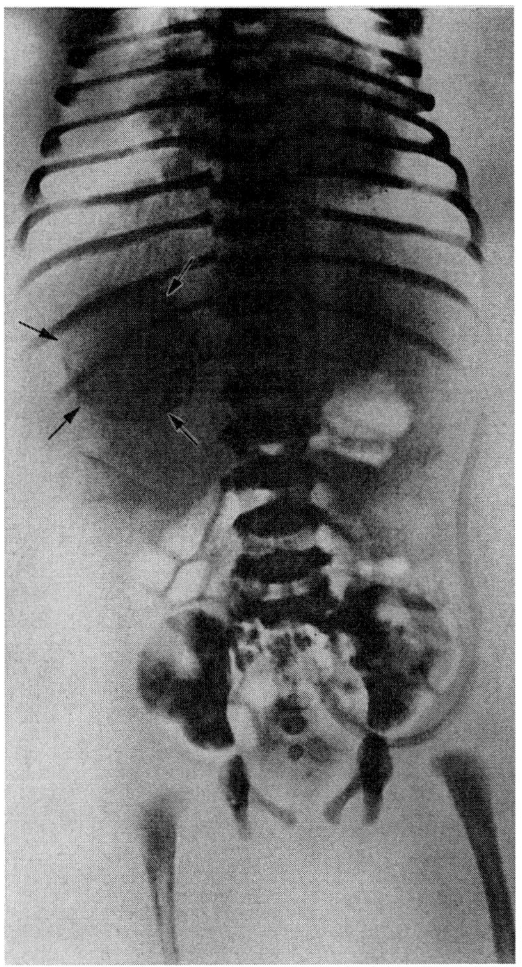

Abb. 148. Ringförmige Verkalkung bei „sicher pränatal" entstandenem Neuroblastom der rechten Nebenniere (Pat. D. K., 2 Tage alt; Univ.-Kinderklinik Köln, Arch. Nr. 438/66). Prof. Dr. G. FRIEDMANN (Direktor des Radiolog. Inst. der Universität Köln) danke ich für die Überlassung des Röntgenfilms

Die röntgenologisch erkennbaren *Skeletveränderungen* sind immer durch Metastasierung bedingt und betreffen die bekannten Prädilektionsstellen: Schädel und lange Röhrenknochen.

Tabelle 49. *Tumortopik in den Nebennieren*

| Nebenniere | Rechts | Links | Beiderseits | Unbekannt |
|---|---|---|---|---|
| 691 | 307 | 279 | 43 | 62 |

Dabei ist am Schädel die Kombination von Nahtdehiszenz mit Destruktionsschaden in der Kalotte sehr kennzeichnend. In den Anfangsstadien sind die Nahtverbreiterungen bei intrakranieller Drucksteigerung, Leukämie oder Neuroblastom nicht voneinander zu unterscheiden. Erst bei Progredienz kommt es beim Neuroblastom zu den (allerdings auch nicht spezifischen) Spiculabildungen an der Kalotte („Bürstenschädel") oder im Nahtbereich, so daß damit eine Abtrennung von leukämischen Infiltrationen im allgemeinen möglich wird (BACHMANN u. FRIEDMANN).

An den langen Röhrenknochen — zuerst meist am Femur, später auch an Humerus, Ulna und Tibia — kommt es fast regelmäßig zu *symmetrischen*, anfänglich punktförmigen osteoclastischen *„mottenfraßartigen" Herden* (bei Leukämie, Sarkom und Retikulosen meist unsymmetrische Knochendestruktionen!). Nicht selten sind der Destruktion auch proliferative bzw. osteoblastische Vorgänge beigemischt.

Die in den letzten Jahren verschiedentlich angewandte *Angiographie* von V. cava caudalis und Aorta (Seldinger-Technik) deckte bei Neuroblastom und Wilms-Tumor sehr ähnliche Veränderungen auf: Verlagerung der V. cava caudalis nach lateral und vorne, wechselnd starke, aber meist auch deutliche *Abdrängung der Aorta*. Eine Verlagerung der Niere konnte immer, ein pathologischer Kreislauf bei 50% und oft auch eine gut sichtbare Tumorzirkulation gefunden werden (McDONALD u. HILLER).

Auch die *Lymphographie* kommt in begrenztem Umfang in entsprechenden Zentren zur Anwendung. Ihre Bedeutung liegt neben der Erkennung der Ausdehnung des Tumorbefalles in der Möglichkeit einer Verlaufskontrolle der Strahlen- und Chemotherapie (GASQUET et al.). Allerdings ist dies letztgenannte Anliegen wahrscheinlich zuverlässiger und für den Patienten weniger eingreifend mit Hilfe der biochemischen Methoden zu erfüllen.

**Diagnose.** Hat sich aus der klinischen Symptomatik [Hinfälligkeit, Fieber, tastbare oder radiologisch erkennbare (retroperitoneale) Resistenz im Bauchraum, Durchfall, Gewichtsverlust, Anämie, anfallsweise Leibschmerzen, Hämaturie, ätiologisch unklare Blutdruckerhöhung, rheumatoide Muskel- und Gelenkschmerzen] der Verdacht auf ein Neuroblastom ergeben, so läßt sich die Diagnose derzeit auf 2 Wegen objektivieren:

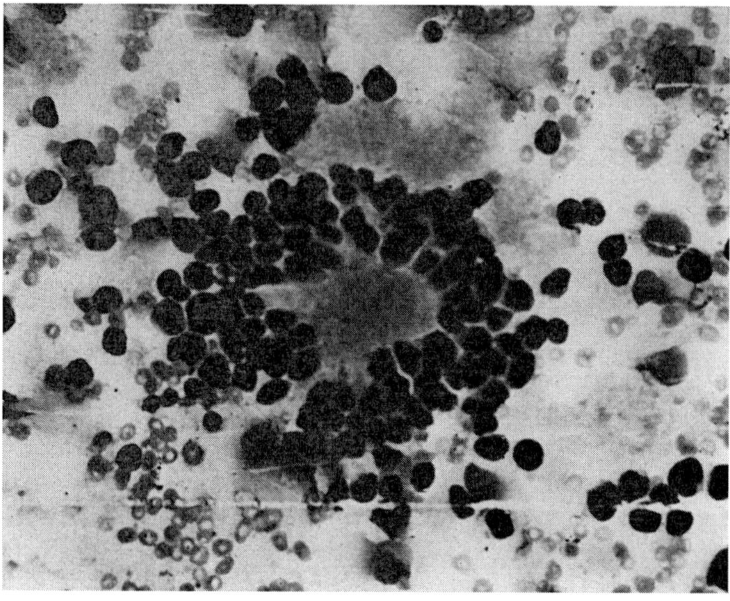

a

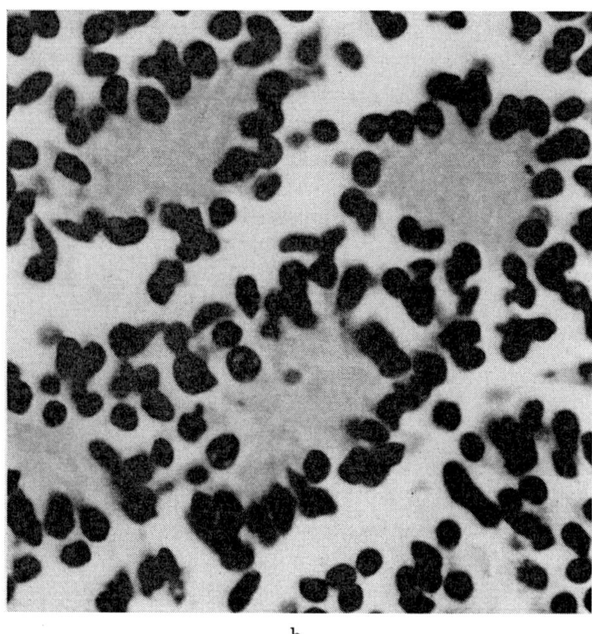

b

Abb. 149. a Knochenmarkbiopsie mit rosettenartiger Anordnung der Tumorzellverbände. (Für das Mikro-
photogramm danke ich Prof. Dr. R. Gross, Direktor der Med. Univ.-Klinik Köln.) b Histologischer
Schnitt mit rosettenartiger Anordnung der Tumorzellverbände bei angeborenem Neuroblastom der rechten
Nebenniere (Pat. M. L., 1 Tag alt; Univ.-Kinderklinik Münster). (Für die Überlassung des Mikrophotogram-
mes danke ich Priv.-Doz. Dr. Morgenroth, Patholog. Inst. Univ. Münster, Direktor Prof. Dr. W. Giese)

1. Nachweis der *rosettenartig gelagerten Tumorzellen* im Knochenmark (Abb. 149), was
etwa bei der Hälfte der Patienten gelingt, und
2. Nachweis einer *erhöhten Ausscheidung von
Vanillinmandelsäure* (VMS) und Homovanillinsäure (HVS) im Harn (Abb. 150). Bei mindestens
90% der Patienten mit malignen Sympathicustumoren werden diese beiden Endprodukte des
Katechinaminstoffwechsels in kennzeichnender
Weise im Harn ausgeschieden. Bei 10% der

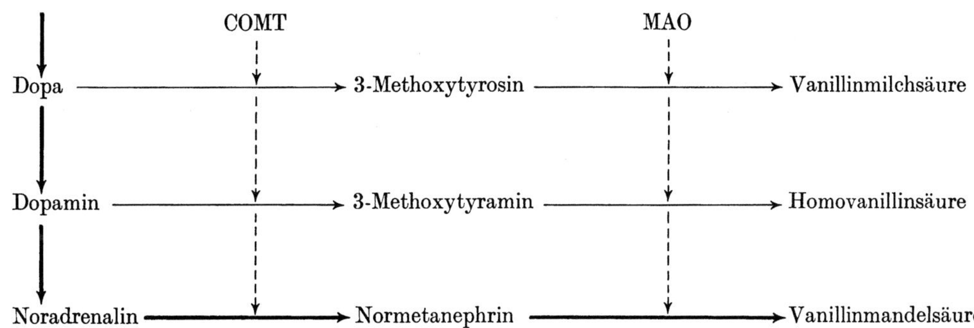

Abb. 150. Schema des Abbaues von Dopa, Dopamin und Noradrenalin durch die Katechin-O-Methyl-Transferase (COMT) und die Monoaminoxydase (MAO). ——— Hauptwege, - - - - - - Nebenwege. (Nach KÄSER, 1969)

Neuroblastome kommen altersgerechte Ausscheidungen von VMS und HVS vor, so daß bei entsprechendem klinischem Verdacht zusätzlich nach einer pathologischen Konzentration von Dopamin und 3-Methoxytyramin, evtl. auch Methoxytyrosin und Vanillinmilchsäure als Beweis für ein Neuroblastom gefahndet werden sollte (KÄSER et al., 1969).

Der *Normalbereich* für die verschiedenen *Katechinaminmetaboliten* im Harn beträgt nach KÄSER et al. (1969):

| | |
|---|---|
| Vanillinmandelsäure (VMS) | 5000 µg/Tag (oder 3—9 µg/mg Kreatinin) |
| Homovanillinsäure (HVS) | 9000 µg/Tag (oder 5—40 µg/mg Kreatinin) |
| Normetanephrin (NM) | 250 µg/Tag |
| 3,4-Dihydroxymandelsäure (DOMA) | 150 µg/Tag |
| Noradrenalin (NA) | 25 µg/Tag |
| Dopamin (DM) | 200 µg/Tag |
| 3,4-Dihydroxyphenylessigsäure (DOPAC) | 100 µg/Tag |
| 3-Metoxytyramin (MT) | 150 µg/Tag |

Während im Urin der Neuroblastompatienten pathologisch hohe Konzentrationen von Dopamin und Dopaminmetaboliten (DOPAC, MT und besonders HVS) auftreten, wird im Harn von Phäochromocytompatienten eine abnorm große Menge NA, NM und VMS ausgeschieden.

Auch die histologischen Übergangsformen vom Neuroblastom zum Ganglioneurom, die sog. *Ganglioneuroblastome*, können, wie KÄSER (1966) bei 8 von 11 derartigen Tumoren nachgewiesen hat, Dopamin und seine Metaboliten in kennzeichnenden pathologischen Konzentrationen im Harn ausscheiden. Sogar bei 2 von 9 reinen Ganglioneuromen, die allerdings klinisch mit chronischem Durchfall, Flushing u. a. ein-

hergingen, waren deutlich erhöhte Werte für die Ausscheidung von Katechinaminen feststellbar.

Diese den jeweiligen Tumor charakterisierenden *pathologischen Katechinamin-Stoffwechselmuster* sind auch im Tumorgewebe nachgewiesen (Tabelle 50). Dabei ergab sich elektronenmikroskopisch der interessante Befund, daß in den Neuroblastomzellen praktisch keine jener Granula enthalten sind, die in den Phäochromocytomzellen sehr reichlich angetroffen werden (KÄSER et al., 1970). Dieser Befund wird dahin gedeutet, daß zwar beide Tumorarten große Mengen von Katechinaminen zu bilden vermögen, daß aber nur die Phäochromocytome zur (granulären) Speicherung und zur intermittierenden Abgabe in die Zirkulation befähigt sind. In den Neuroblastomen dagegen scheinen die Speicherungsmechanismen inhibiert zu sein, so daß es vermutlich zu einem intracellulären Katechinaminabbau [durch die Monoaminoxydase (MAO) und die Katechin-O-Methyltransferase (COMT)] kommt. Damit gelangen hauptsächlich pharmakologisch unwirksame Metaboliten in die Zirkulation. Hierin ist vermutlich auch die Erklärung dafür zu suchen, daß klinisch beim Phäochromocytom oft krisenartige Blutdruckerhöhungen auftreten, während beim Neuroblastom eine Blutdruckerhöhung aus den dargelegten Gründen in der Regel vermißt wird.

Eine kritische Darstellung der derzeitigen Bestimmungsmethoden mit weiterführender Originalliteratur findet sich bei MARDSEN u. STEWART. Die erforderliche Menge des Sammelurins und die Art der Versendung sowie die in Medikation (manche Drogen fluorescieren in alkalischer Lösung und geben dadurch ein falsches positives Ergebnis) und Ernährung des Patienten (z.B. sind Bananen eine „Quelle" für

Tabelle 50. *Katechinamine und ihre Metaboliten ($\mu g/g$ Gewebsgewicht) in Tumorgewebe.* (Nach Käser et al., 1970)

| Tumor | D.M. | N.A. | A | Dopac | H.V.S. | N.M |
|---|---|---|---|---|---|---|
| Phäochromocytom | | | | | | |
| Fall 1 | 13,0 | 6315 | 5748 | | | + |
| Fall 2 | 9,4 | 2245 | 76 | | | (+) |
| Fall 3 | 16,3 | 8424 | 6200 | | | + |
| Fall 4 | 3,7 | 130 | 330 | 10,6 | 0,5 | |
| Fall 5 | | | | 6,7 | 0,12 | |
| Neuroblastom | | | | | | |
| Fall 1 | 0,20 | 1,13 | 0,03 | | | ++ |
| Fall 2 | 0,04 | Spuren | 0 | | | ++ |
| Fall 3 | 0,64 | 4,05 | 0 | | | + |
| Fall 4 | 0,94 | 0,21 | 0,07 | | | |
| Fall 5 | 0,14 | 6,5 | 1,8 | 10,6 | 1,4 | |
| Fall 6 | 0,41 | 2,7 | 0 | 3,4 | 1,7 | |

D.M. = Dopamin; N.A. = Noradrenalin; A = Adrenalin; Dopac = 3,4 Dihydroxyphenylessigsäure; H.V.S. = Homovanillinsäure; N.M. = Normetanephrin.

Katechinamine, speziell für Dopamin) unter Umständen zu beachtenden Einzelheiten sollten bei der jeweiligen Untersuchungsstelle erfragt werden. Meist wird empfohlen, den 24 Std-Urin in einem Gefäß, das 5—10 ml „normaler" Schwefelsäure (n $H_2SO_4$) enthält, zu sammeln und durch fortlaufende Kontrolle mit Indicatorpapier (sowie durch evtl. Zugabe von weiterer Schwefelsäure) während der Sammlung den pH-Wert zwischen 2 und 4 zu halten. Oft genügt die Übersendung von 250 ml des vorher gut durchmischten 24 Std-Harns (unter Mitteilung der gesammelten Gesamtmenge und entsprechenden klinischen Daten).

Neben der großen diagnostischen Treffsicherheit können diese biochemischen Daten aber auch als *Maßstab für die Therapie* dienen: die Radikaloperation ebenso wie eine effiziente Radiotherapie führen zu einer Normalisierung der Katechinaminmetaboliten im Harn. Allerdings schwankt die Zeit, innerhalb der eine Normalisierung erfolgt, sehr: bei 4 Patienten, die 4—5 Jahre klinisch erscheinungsfrei überlebten, dauerte dieser Abfall zur Norm für die Vanillinmandelsäure 20, 25, 85 und 130 Tage; für Normetanephrin 10, 25, 69 und 130 Tage (Mardsen u. Stewart). Wenn die pathologischen Katechinaminausscheidungen im Harn nicht 2—4 Monate nach der Therapie den Normalbereich wieder erreicht bzw. wenn ein neuerlicher Wiederanstieg aus dem normalen Konzentrationsbereich erfolgt, ist mit der Anwesenheit von exkretorisch noch aktivem Gewebe (Reste des Primärtumors?) oder dem Auftreten von exkretorisch wieder aktivem Gewebe (= Metastasierung) zu rechnen.

**Differentialdiagnose.** Das Neuroblastom vermag alle Krankheiten zu „imitieren", die mit einer Lebervergrößerung, Fieber, Gelenkschmerzen (Rheumatose, Morbus Still) und Lymphknotenvergrößerung einhergehen. Das Skelet kann röntgenologisch wie bei einer Osteomyelitis oder einer sarkomatösen bzw. leukämischen Erkrankung aussehen. Insbesondere bei den mediastinalen Neuroblastomen müssen ein radiologisch weiter nach hinten gelegenes Ganglioneurom oder auch ein Teratom differentialdiagnostisch in Betracht gezogen werden.

Der wichtigste und häufigste differentialdiagnostische Konkurrent des retroperitonealen Nebennierenneuroblastoms ist der Wilms-Tumor der Niere, dem röntgenologisch fast immer die Verkalkung fehlt, deren Vorhandensein vielmehr für ein Neuroblastoma sympathicum spricht. In diesen Fällen ebenso wie bei den selteneren Differentialdiagnosen: „atypische" Gelbsucht (Pupilius; Frew; Pitt), große Leber mit Verdacht auf Lebercirrhose (Meunier; Parker) oder Speicherkrankheiten (Oberkircher), ausgedehnte Lymphknotenmetastasen, die als Hodgkinsche Erkrankung (Bülbring) angesehen, Hautmetastasen, die als multiple Hämangiome gedeutet worden sind (Speng), Absiedlungen in die Ovarien (Chaffey; Barne-

WITZ) und die Testes (KWARTIN u. TWISS) bringt die biochemische Analyse der Katechinaminausscheidung im Harn Klarheit.

Trotz der Vielseitigkeit des klinischen und radiologischen Bildes ist durch die Bestimmbarkeit der Katechinaminmetaboliten im Harn eine so entscheidende Möglichkeit zur diagnostischen

blastomen eine ausgesprochene Bevorzugung der isolierten Leberabsiedlung (Typ Pepper) und der alleinigen Hautmetastasierung (Typ Smith) erkennbar (Abb. 152). Diese sehr auffällige Änderung des Metastasierungsmusters im Laufe der ersten Lebensmonate ist bisher nicht befriedigend erklärt. Unter den metasta-

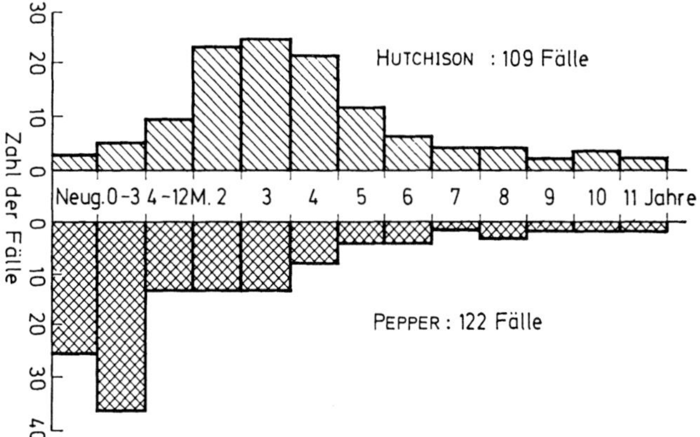


Abb. 151. Lebensalter und Metastasierungstyp. Isolierte Lebermetastasen (Typ Pepper) kommen ganz überwiegend *im* ersten, isolierte Skeletabsiedlung (Typ Hutchison) *jenseits* des ersten Lebensjahres vor

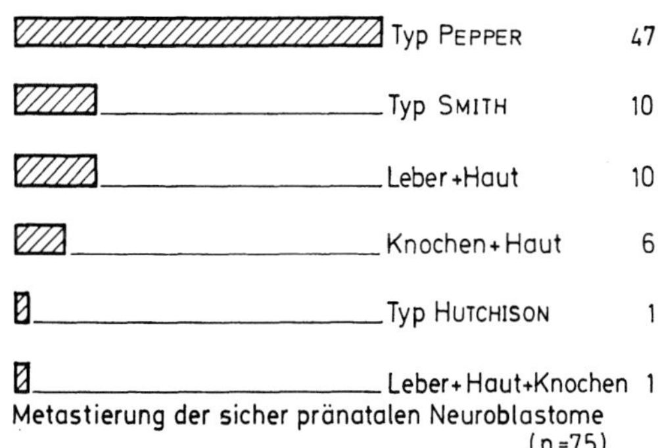


Abb. 152. Metastatische Ausbreitung von 75 „sicher pränatal" entstandenen Neuroblastomen

Klärung gegeben, daß es *praktisch keine operative Indikation* mehr für die Durchführung einer rein diagnostischen *Biopsie* gibt.

**Metastasierung.** Die Art, in der das Neuroblastoma sympathicum metastasiert, hat zu der klassischen Unterteilung in den *Typ Pepper* (ausschließlich Lebermetastasen), den *Typ Hutchison* (isolierte Knochenabsiedelungen) und den *Typ Smith* (alleinige Hautmetastasen) geführt. Wenn auch die meisten Patienten gegen Ende des 1. und im Laufe des 2. und 3. Lebensjahres eine Mischung dieser 3 Metastasierungstypen zeigen (Abb. 151), so ist doch bei den schon in utero manifest gewordenen Neuro-

tisch befallenen Organen besteht eine auffallende Disposition des Skeletsystems, wobei ganz bevorzugt das Schädeldach, die Orbita und die langen Röhrenknochen (Femur), seltener die Wirbelsäule und kaum je Hand- und Fußknochen befallen werden. Im Gegensatz zum Wilms-Tumor mit häufigen Lungenmetastasen sind pulmonale Absiedlungen beim Neuroblastoma sympathicum ausgesprochen selten. Häufig sind Leber und Lymphknoten in den Ausbreitungsprozeß des Neuroblastoma sympathicum einbezogen.

Wenn auch die „reinen" Metastasierungstypen deutlich seltener sind als die Mischformen, so hat die Beibehaltung dieser Einteilung doch dadurch eine gewisse klinische Bedeutung, daß dem Typ Pepper offenbar eine deutlich bessere Prognose zukommt als dem Typ Hutchison oder den Mischformen.

**Therapie.** Derzeit werden die günstigsten therapeutischen Resultate erzielt, wenn als erste Maßnahme eine *(möglichst radikale) Operation* durchgeführt und anschließend eine *radiologische Nachbehandlung* mit einer *cytostatischen Therapie* kombiniert werden kann. Die Chemotherapie sollte schon präoperativ beginnen und intra- bzw. post operationem weitergeführt werden. Wenn vor einer Operation — z.B. infolge der Tumorgröße — erkennbar ist, daß nicht radikal reseziert werden kann, sollte durch

Bestrahlung (und eine evtl. cytostatische Medikation) zunächst eine Verkleinerung des Tumors
bis zur (nicht selten erreichbaren) Operabilität
angestrebt werden. Nach Erreichen günstigerer
Prämissen kann dann die Operation als zweiter
wichtiger Behandlungsschritt vorgenommen
werden. Die *Strahlendosis* für das Tumorbett
liegt bei dem meistens sehr strahlensensiblen
Neuroblastoma sympathicum erfahrungsgemäß
zwischen 2500 und 3500 R (Megavolttherapie)
in 4—6 Wochen, was einer Einzeldosis von etwa
100 R entspricht.

Als späte *Folge der Strahlentherapie* ist neben
den Wachstumsstörungen an der Wirbelsäule
(bei ungünstiger Wahl der Bestrahlungsfelder)

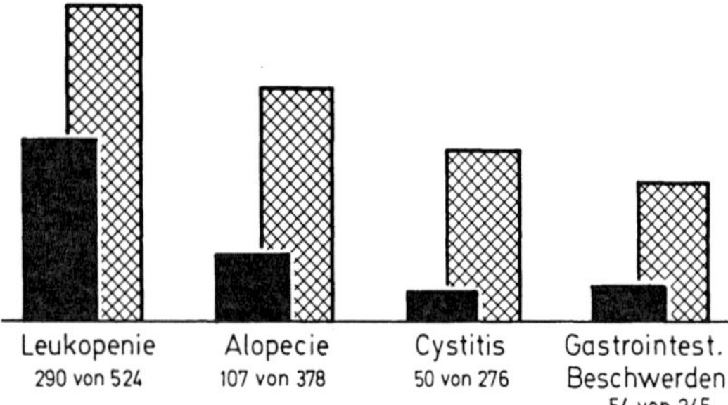


Abb. 153. Nebenwirkungen der Cyclophosphamid-
behandlung bei 614 Kindern

auch die Unterbrechung des normalen Nieren-
wachstums bis hin zur progressiven renalen
Atrophie ohne erhöhten Blutdruck bei 4 von 6
einseitig bestrahlten Kindern beschrieben worden (SAGERMAN et al.). Weiterhin existiert ein
bemerkenswerter kasuistischer Bericht über die
ausschließliche Strahlentherapie eines inoperablen Neuroblastoms bei einem 15 Monate alten
Mädchen, das nach 17 Jahren (wegen „Röntgen-
kastration") noch nicht menstruiert hatte, bei
dem aber dann unter Hormonsubstitution die
Menses und eine begrenzte Mammaentwicklung
eintraten (PORTMAN u. MCCULLAGH).

Neben den kurativen Wirkungen kommt der
radiologischen Behandlung auch bei Metastasen
eine erhebliche Palliativwirkung zu. Inwieweit
eine präoperative Bestrahlung die Behandlungsergebnisse zu verbessern vermag, ist zur Zeit
noch unentschieden.

Die *Chemotherapie* hat auch beim Neuroblastoma sympathicum bisher — allein angewendet — keine Dauerheilung erzielen können. Dennoch besteht zwischen Neuroblastoma sympathicum und Cyclophosphamid eine ähnlich

„spezifische" Wechselwirkung wie zwischen
Wilms-Tumor und Actinomycin D. Daher gilt
unter den derzeit verfügbaren cytostatisch wirksamen Substanzen das Cyclophosphamid[1] als
das Mittel der ersten Wahl. Die Applikation
kann als Dauertherapie (12—24 Monate: 2,0 bis
5,0 mg/kg Körpergewicht) oder als Stoßtherapie
15 mg/kg Körpergewicht einmal wöchentlich
i.v. oder 30 mg/kg Körpergewicht einmal
monatlich i.v. vorgenommen werden. Ganz allgemein kann als Maßstab für die Dosierung die
Zahl der Gesamtleukocyten dienen; insbesondere die oralen Cyclophosphamidgaben sollten
eine möglichst konstante Leukopenie zwischen
2000 und 3000 Leukocyten/mm$^3$ bewirken. Als
unerwünschte Nebenwirkungen können gastrointestinale Beschwerden, Alopecie und bei zu
geringer Flüssigkeitszufuhr (speziell während
der beiden ersten Stunden nach der Cyclo-
phosphamidgabe) eine durch Anreicherung von
Cyclophosphamidmetaboliten (also chemisch)
verursachte hämorrhagische Cystitis entwik-
keln, die mindestens zur Unterbrechung der
Therapie zwingt. Die Häufigkeit der Nebenwirkungen geht aus Abb. 153 hervor (BACHMANN,
1967). Wenn sich *Resistenz gegen Cyclophosphamid* entwickelt, kann eine kombinierte Therapie mit Cyclophosphamid und Vincristinsulfat[2]
versucht werden:

Vincristinsulfat: 0,5—0,7 mg/kg (2 mg/m$^2$
KO) jeden 7. Tag i.v., insgesamt 4 Injektionen.
Anschließend Cyclophosphamid: 15—20 mg/kg
(600 mg/m$^2$ KO) jeden 7. Tag i.v., insgesamt
6 Injektionen. Danach 14 Tage Pause bis zur
zweiten Kur (EVANS et al.; LAMPERT; PINKEL
et al.). Die in das Vitamin B$_{12}$ gesetzten Erwar-
tungen haben sich nicht erfüllt, seine Anwendung ist beim Neuroblastoma sympathicum
völlig wirkungslos (MARDSEN u. STEWART).

Die gelegentlich beobachtete Spontanheilung hat die beiden (z.Z. noch ungeklärten)
Fragen aufgeworfen, ob hierbei gegen den Tumor gerichtete Immunreaktionen bedeutungsvoll sind und ob sich solche immunologischen
Reaktionen (in therapeutischer Absicht) induzieren lassen. Es gibt experimentelle Anhaltspunkte, daß Neuroblastome tumorspezifische
Antigene enthalten, die Immunreaktionen zu
stimulieren vermögen (HELLSTRÖM et al.). Viel-

---

[1] Handelsbezeichnung Endoxan; Hersteller: Asta,
Brackwede.

[2] Handelsbezeichnung Vincristin; Hersteller: Lilly,
Gießen.

leicht eröffnet sich hier in Zukunft eine neue therapeutische Möglichkeit.

**Prognose.** Nicht nur die therapeutischen Maßnahmen, sondern auch die bei den Neuroblastomen immer wieder beobachtete Fähigkeit einer Ausreifung zum Ganglioneuroblastom bzw. Ganglioneurom beeinflußt die Prognose.

Ein bekanntes Beispiel für diese Zusammenhänge ist der von CUSHING u. WOHLBACH (1927) mitgeteilte Fall: 1911 ist ein paravertebrales Neuroblastom bei einem damals einjährigen Knaben bioptisch diagnostiziert worden. Eine bioptische Kontrolle nach 10 Jahren zeigte eine Umwandlung zum reifen Ganglioneurom, und bei einer dritten Biopsie nach 48 Jahren fand sich nur noch Narbengewebe im Bereich des alten Tumorgebietes (FOX et al., 1959).

In einer Übersichtsarbeit von EVERSON u. COLE wird von 29 gut dokumentierten Spontanregressionen bei Neuroblastomen berichtet, wobei 5 auf eine Ausreifung der Sympathogonien bzw. Sympathoblasten zu Ganglienzellen zurückgeführt werden konnten. Bemerkenswert ist, daß 21 dieser 29 Kinder jünger als 6 Monate und keines älter als 2 Jahre alt war. Auch unter den 141 „sicher" pränatal entstandenen Neuroblastomen unserer Studie konnten 9 Spontanheilungen aus der Literatur zusammengestellt werden (KING et al.; MAIORANO; DELAQUERRIERE et al.; DRUKKER; GROSS; KOOP et al.; MÜLKE u. HORNSTEIN; GAUBERT; EYRE-BROOK u. HEWER). Auch bei 2 Schwestern mit Neuroblastomen ist in beiden (!) Fällen zunächst eine Calcifizierung und dann eine Ausreifung zum Ganglioneurom beschrieben worden, wobei in einem dieser beiden Fälle durch den Verlust von Ganglienzellen schließlich in den Hautmetastasen eine große Ähnlichkeit zur Neurofibromatose v. Recklinghausen festgestellt worden ist (GRIFFIN u. BOLANDE). Eine solche zu klinischer Heilung führende Ausreifungspotenz wird für 1—2% der Neuroblastome angenommen (DRUKKER).

Es ist für die Ausreifung und Spontanheilung offenbar — neben dem Lebensalter — auch der Sitz des Primärtumors von Bedeutung: den extraadrenalen wird eine bessere Prognose nachgesagt als den adrenalen Neuroblastomen, und in der Tat finden sich nach den Feststellungen von STOWENS 38% der Ganglioneurome im Brust- und nur 12% im Bauchraum. Vielleicht steht die größere Zahl thorakaler Neuroblastome auch mit der häufigeren radiologischen Untersuchung der Brustorgane in Zusammenhang. Immerhin erwägen MARDSEN u.

STEWART die Möglichkeit, daß die thorakalen und abdominellen Zellen des sympathischen Grenzstranges sich im Hinblick auf die sehr unterschiedlichen Distanzen, die sie bis zum Erreichen ihres definitiven anatomischen Standortes durchwandern müssen, möglicherweise auch in anderen biologischen Qualitäten unterscheiden und deshalb zu einer unterschiedlichen Art der Malignisierung neigen.

Aus unseren Untersuchungen läßt sich für die Prognose ablesen, daß 98% derjenigen Kinder, die an ihrer Tumorkrankheit zugrunde gehen, spätestens nach 2 Jahren verstorben sind. Es entspricht also die 2-Jahres-Grenze in dem speziellen Fall des Neuroblastoms etwa der 5-Jahres-Heilung bei Tumorkrankheiten des Erwachsenen. An der durchschnittlichen Quote „klinischer Heilungen" von 24% ist das erste Lebensjahr mit einem Anteil von 67% besonders hoch beteiligt.

Abgesehen von diesen allgemeinen und statistischen Feststellungen zur Prognose lassen sich für das individuelle Schicksal mit Hilfe der von COLLINS aufgestellten Regel gewisse Aussagen machen. Aufgrund der Annahme, daß die Wachstumsgeschwindigkeit eines embryonalen Tumors und seiner Metastasen etwa gleich groß ist, kann der Primärtumor höchstens 9 Monate (= Dauer der Gravidität) älter sein als sein Träger. COLLINS teilt die Zeit nach einer Tumorbehandlung ein in die „Risikoperiode" und das „Heilungsalter". Die „Risikoperiode" setzt sich zusammen aus dem Alter des Kindes bei der Tumordiagnose (z.B. 10 Monate) und der Schwangerschaftsdauer von 9 Monaten. Diese Zeit hat der Primärtumor benötigt, um manifest zu werden. Das „Heilungsalter" errechnet sich durch die Addition der „Risikoperiode" (19 Monate) und des Lebensalters bei Beginn der Behandlung (10 Monate), so daß in unserem Beispiel im Alter von 29 Monaten von einer „klinischen" Heilung gesprochen werden könnte.

Diese biologisch einleuchtenden und dem Einzelfall gut gerecht werdenden Gedankengänge bieten sich zumindest als wertvolle Hilfe für die Beurteilung der therapeutischen Erfolge an.

Allgemein läßt sich feststellen, daß eine noch vor 20 Jahren für deletär gehaltene Tumorkrankheit durch eine frühzeitige Diagnose und konsequente Behandlung in einem für Malignome ungewöhnlich hohen Anteil heilbar geworden ist.

22*

## Das Ganglioneurom

Anatomisch handelt es sich — wie Abb. 145 zeigt — um einen gutartigen Tumor, der am Ende einer Skala steht, die von dem sehr malignen, aus ganz unreifen Neuroblasten bestehenden Sympathogoniom über die teilweise aus unreifen, teilweise aus differenzierten Nervenzellen bestehenden Sympathoblastome und Ganglioneuroblastome zu den aus reifen Nervenzellen und -fasern aufgebauten Ganglioneuromen reicht. Vermutlich bleiben viele Ganglioneurome unbemerkt, oder sie werden zufällig bei der Thoraxdurchleuchtung entdeckt bzw. fallen gelegentlich wegen ihrer Ausdehnung bei der Palpation des Abdomens auf. Die operative Elimination dieser seltenen Tumoren ist die Therapie der Wahl und — trotz einer meist gut ausgebildeten Kapsel und dem Fehlen eines in die Nachbarschaft infiltrierenden Wachstums — auch einer der wenigen Risikofaktoren für den Patienten. Im Harn bei 2 von 9 Patienten mit Ganglioneurom konnte in einzelnen Fällen eine erhöhte Ausscheidung von Katechinaminmetaboliten nachgewiesen werden (Käser, 1966).

## Das Phäochromocytom

Unter den Tumoren nehmen die chromaffinen Geschwülste oder Phäochromocytome dadurch eine gewisse Sonderstellung ein, daß sie zwar histologisch fast immer gutartig erscheinen, aber durch ihre permanente hormonale Aktivität wie bösartige Tumoren den Tod des Trägers (mit relativ hoher Wahrscheinlichkeit) verursachen können.

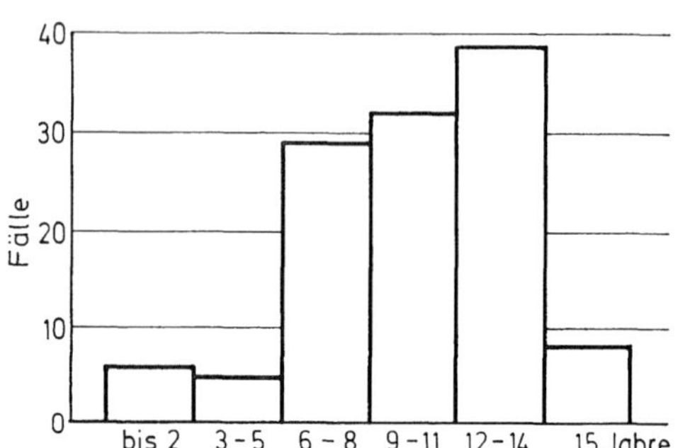

Abb. 154. Altersverteilung von 119 Phäochromocytomen im Säuglings- und Kindesalter

Erst seit der Mitte dieses Jahrhunderts finden die Phäochromocytome auch im Kindesalter eine gewisse klinische Beachtung, so daß sich die Gesamtzahl der gut dokumentierten Beobachtungen in dieser Altersstufe zur Zeit auf etwa 150 schätzen läßt. Diese geringe Häufigkeit bedingt eine weit verstreute Literaturkasuistik und ermöglicht auch jeweils nur die Sammlung bescheidener persönlicher Erfahrungen. Im Kollektiv des Manchester Children's Tumorregisters finden sich unter 74 Geschwülsten des Sympathicus 2 Phäochromocytome (Mardsen u. Stewart). Eine Literaturstudie aus Anlaß der Beobachtung von 2 eigenen Patienten (je ein 11jähriger Knabe und Mädchen) führte zur Auffindung von Berichten über 119 chromaffine Tumoren bei Kindern, von denen 114 so gut dokumentiert waren, daß sie vorbehaltlos ausgewertet werden konnten (Ziadi).

Altersverteilung. Das jüngste Kind, bei dem klinisch ein Phäochromocytom vermutet und bei der Operation gefunden werden konnte, war 5 Monate alt (Linde). Ein neugeborenes Mädchen, das am 4. Lebenstag starb (Pylorusstenose und Aspiration), wies bei der Sektion ein typisches Phäochromocytom der linken Nebenniere auf. Der Blutdruck der Mutter war während der Schwangerschaft normal gewesen (Salaquarda). Die größte Häufigkeit (Abb. 154) weist das Phäochromocytom in unserem Kollektiv im Schulalter auf.

Geschlechtsverteilung. Unter den 119 Phäochromocytompatienten waren 76 Knaben (63,8%) und 43 Mädchen (36,2%). Unterteilen wir dies Kollektiv in Kinder bis zum und jenseits des 10. Lebensjahres, so ergibt sich folgendes Bild:

bis zum 10. Lebensjahr:
59 Kinder, davon 43 Knaben (72,8%)
        und 16 Mädchen (27,2%),
vom 11.—15. Lebensjahr:
60 Kinder, davon 32 Knaben (53,3%)
        und 28 Mädchen (46,7%).

Das Überwiegen der Knaben in den frühen Altersstufen ist statistisch mit hoher Wahrscheinlichkeit außerhalb des Zufallsbereiches.

Pathologische Anatomie. Die Stellung des Phäochromocytom innerhalb der Tumoren des sympathischen Systems geht aus Abb. 145 hervor.
Die Größe der Phäochromocytome unterliegt erheblichen Schwankungen: Der größte bisher im Kin-

desalter beobachtete Tumor wog 108 g (WEIMAN et al.), aber gerade die kleinen Phäochromocytome sind es, von denen die großen diagnostischen (Auffindungs-) Schwierigkeiten ausgehen, da die Größe des Tumors nicht für die biologischen Wirkungen maßgebend ist: Kleinste Tumoren können lebensbedrohliche Zustände heraufbeschwören, und größere machen unter Umständen nur geringe Symptome.

Regressive Veränderungen (Blutungen, Nekrose) kommen vor und bewirken unter Umständen auch spontane Besserungen der klinischen Symptome (ALBERS et al.), auch Verkalkungen sind beschrieben worden (PANOFF). Infiltratives Wachstum z. B. in die V. cava caudalis (MORGAN) oder hepatische Adhäsionen (DIEFENDORF u. O'DONEL) bedeuten noch nicht irreversible Malignität. MELICON hat in der Umgebung von 16 der 18 darauf untersuchten Phäochromocytome braunes Fettgewebe gefunden, das sonst nur in bestimmten Regionen (Hals und Schulter) des Feten und rezenten Neugeborenen angetroffen wird. Die Bedeutung dieser Feststellung ist noch unklar.

Als lokale Auswirkung eines adrenalen Phäochromocytoms (Kompression der Nebennierenrinde) wird die Entstehung einer Pubertas praecox bei einem 15 Monate alten Mädchen von NEFF et al. sowie die vorzeitige Genitalentwicklung bei einem 10jährigen Kind von IVADY diskutiert. Aber auch Aktivitätsminderung durch Kompression der Nebennierenrinde wird aufgrund einer Verminderung der 17-Ketosteroidausscheidung im Harn erwogen (HUBBLE; MICHALOWSKI et al.).

Die *histologische Untersuchung* läßt — bei großer individueller Varianz — 2 Arten von Zellen: adrenalinhaltige (A-Zellen) und noradrenalinhaltige (N-Zellen) erkennen. Das morphologische Substrat dieser Katechinamine sind die elektronenmikroskopisch erkennbaren Granula (vgl. S. 335). Im Kindesalter scheinen die wenig speichernden Phäochromocytome mit einem hohen Umsatz von Katechinaminen häufiger zu sein als beim Erwachsenen, wo stark speichernde Tumoren mit niedrigem Umsatz etwa ebenso häufig sind wie gering speichernde Phäochromocytome (ROSENTHAL et al.). Morphologisch werden 4 Zelltypen (SYMINGTON) unterschieden:

1. Alveolärer Riesentyp: Wird besonders in den reifen Phäochromocytomen angetroffen und ist durch eine trabekuläre Zellanordnung mit dünnwandigen Sinusoiden ausgezeichnet und wird oft von einer fibrösen Kapsel umgeben.

2. Fein alveolärer Typ: In den meist kleinen Phäochromocytomen finden sich mehr oder weniger ausgeprägte Zellhaufen ohne Sinusoide und mit nur angedeuteten Unterteilungen.

3. Intermediärer Typ: Nebeneinander werden große Trabekel mit jungen Zellen und wenig differenzierte Sinusoide angetroffen. Dieser Befund gilt als Vorstadium der Malignität.

4. Maligner Typ: Große Zellpolymorphie mit (unreifen) Phäochromoblasten charakterisieren diesen seltenen Befund.

Der Primärtumor war bei 118 Phäochromocytomen im Kindesalter entsprechend der Zusammenstellung in Tabelle 51 lokalisiert. Mehrere Phäochromocytome bei einem Patienten lagen in 34 Fällen (28,8 %)

vor, neben den doppelseitigen Nebennierenphäochromocytomen fanden sich 2mal 3 Tumoren (CONE et al.), 2mal 4 Phäochromocytome (BRADLEY et al.; HUBBLE), und 1mal konnten bei einer zweiten Operation sogar 5 kleinere Tumoren gefunden werden (HARLEM).

Tabelle 51. *Verteilung der 118 adrenalen und extraadrenalen Phäochromocytome*

| Extraadrenale | | Adrenale | |
|---|---|---|---|
| Aortengegend | 13 | rechte Nebenniere | 39 |
| Nierennähe | 5 | linke Nebenniere | 25 |
| Ureter und Iliacalgefäße | 5 | beide Nebennieren | 23 |
| Harnblase | 3 | | |
| Vena cava inf. | 2 | | |
| Im Duodenalbogen | 1 | | |
| Am Pankreasschwanz | 1 | | |
| Im Thoraxraum | 1 | | |
| Gesamtzahl | 31 | | 87 |

**Pathogenese.** Zur *formalen Genese* ist festzustellen, daß Phäochromocytome überall dort vorkommen können, wo chromaffines Gewebe gefunden wird: Nebennieren, Grenzstrang des Sympathicus, in den sympathischen Paraganglien (z. B. Zuckerkandlsches Organ) und in aberrierendem chromaffinen Gewebe entlang dem Grenzstrang. Die Mehrzahl der sympathischen Paraganglien bildet sich im Säuglings- und Kleinkindesalter zurück, so daß jenseits des 6. Lebensjahres als typische Phäochromocytomfundorte das Nebennierenmark und das Zuckerkandlsche Organ anzusehen sind.

Die *kausale Genese* ist — wie bei den meisten Tumoren — unbekannt. Eine Hyperplasie des Nebennierenmarkes als Resonanz auf eine chronische Belastung (CHWALLA) ist bekannt und wurde bei einem Erwachsenen sogar als mögliche Ursache seines Phäochromocytoms diskutiert (STÖRMER), entsprechende Beobachtungen im Kindesalter liegen unseres Wissens nicht vor.

Das *familiäre Vorkommen* von Phäochromocytomen ist nach den Feststellungen von DONATH u. KÄSER bisher 20mal beobachtet worden. Unter 537 Phäochromocytomen haben SMITS u. HUIZINGA 27 familiär aufgetretene Tumoren festgestellt. Die Frage des Erbganges ist nicht definitiv geklärt. DONATH u. KÄSER nehmen einen dominanten Modus von wechselnder Penetranz für die gutartigen und einen recessiven Erbgang für die bösartigen Phäochromocytome an, Smits hält einen dominanten Erbgang für wahrscheinlich. Unter den 114 Fällen unserer Statistik sind 10 sichere und 5 wahrscheinlich familiäre Phäochromocytome.

Die *Kombination des Phäochromocytoms* mit *anderen* Krankheiten ist für die Neurofibromatose v. Recklinghausen bekannt (Synder u. Rutledge), darüber hinaus sind Syntropien mit einem Ependymom der Medulla (von Hagen u. Barrows), mit einem Ganglioneurom (Ten Berg) sowie eine Durchsetzung des Phäochromocytoms mit sympathischen Ganglienzellen (Daeschner et al.) bekannt geworden. Ein familiär auftretendes, Adrenalin produzierendes Phäochromocytom in Kombination mit einem medullären Thyreoideacarcinom hat v. Studnitz (1970c) beschrieben.

### Die klinischen Symptome

Die klinischen Erscheinungen werden in primäre (durch die Hyperadrenalinämie und den Sitz des Phäochromocytoms), in sekundäre (als Folge der Hypertonie auftretende) und in unspezifische Symptome eingeteilt.

Zu den *primären Symptomen* gehören die Blutdrucksteigerung, der erhöhte Grundumsatz, das verstärkte Schwitzen und die Leibschmerzen, deren Häufigkeit in Tabelle 52 zusammengestellt ist. Während beim Erwachsenen paroxysmale Hochdruckkrisen (Palsche Krisen) typisch sind, bildet sich bei Kindern oft ein Dauerhochdruck aus, in dessen Verlauf sich Krisen aufpfropfen können. In unserem Kollektiv wurde bei 99 von 114 Patienten ein Dauerhochdruck, bei 15 Kindern eine ausschließlich anfallsweise Blutdrucksteigerung und bei 26 Patienten ein Dauerhochdruck mit zusätzlichen Krisen — bei einem 11jährigen Jungen mit einem systolischen Maximum in der Krise von 300 mm Hg (Synder u. Vick) — beobachtet.

Eine ausgeprägte Transpiration bzw. die profusen Schweißausbrüche — oft gleichzeitig mit Kopfschmerzen — können den übrigen Erscheinungen unter Umständen um Jahre vorausgehen (Fall von Cone et al.). Die Leibschmerzen als häufiges Symptom im Kindesalter werden als Ausdruck einer lokalen Kompressionswirkung des Phäochromocytoms angesehen.

Als *sekundäre Symptome* gelten Kopfschmerzen — oft ein frühes Symptom wie die (nicht selten begleitenden) Schweißausbrüche. Mit zunehmender Blutdrucksteigerung können sich Cephalgien verstärken und die Anfälle von Kopfschmerzen häufiger werden. Weitere sekundäre Symptome sind Übelkeit und Erbrechen, Visusverschlechterung mit Veränderungen am Augenhintergrund (Gefäßspasmen, Hämorrhagien, Retinitis angiospastica (Robinson u. Williams; Slocombe), Polyurie und

Tabelle 52. *Symptomatologie des Phäochromocytoms im Kindesalter (n = 114)*

|  | Kinder (n = 114) |
|---|---|
| 1. Hypertonie | 92,1% |
| 2. Kopfschmerzen | 76,3% |
| 3. Augenhintergrundsveränderungen | 73,6% |
| 4. Schwitzen | 70,1% |
| 5. Tachykardie | 56,1% |
| 6. Erbrechen | 51,7% |
| 7. Gewichtsverlust | 45,6% |
| 8. Leibschmerzen | 37,7% |
| 9. Polyurie, Polydipsie | 31,5% |
| 10. Erhöhung des Grundumsatzes | 28,6% |
| 11. Konvulsionen | 14,0% |
| 12. Paresen | 9,6% |

Polydipsie (u. U. als Diabetes insipidus verkannt; Tevetoglu), Krampfanfälle und Paresen (als Ausdruck der cerebralen Durchblutungsstörungen; Berkheiser u. Rapoport; Moore u. Shumaker; Michalowski et al.).

Unter den *allgemeinen Symptomen*, die ein Phäochromocytom begleiten können, sind Gewichtsverluste, Blässe, allgemeine Unruhe und gelegentlich auch Verhaltensstörungen (Konzentrationsschwäche, Apter et al., bzw. abnorme Schlaflosigkeit, Incze), Obstipation (Hemmung der Darmperistaltik durch Überwiegen des Sympathicustonus, Smith u. Vertes), Blutungen (starkes Nasenbluten — Robinson u. Williams; blutiger Stuhl — Cone et al.), Kollapsneigung.

Die Zeitspanne, innerhalb derer sich die Symptome ausgebildet und schließlich zur Hospitalisierung der 114 Patienten im Kindesalter geführt haben, geht aus Tabelle 53 hervor.

**Diagnose.** Bei der Feststellung eines erhöhten Blutdruckes im Kindesalter sollte stets auch ein Phäochromocytom als mögliche Ursache in Erwägung gezogen und ausgeschlossen werden.

Die Diagnose kann gestellt werden durch:

1. Biochemische Methoden:

a) Nachweis einer vermehrten Ausscheidung von Katechinaminmetaboliten im Harn (vgl. S. 335).

b) Indirekte (pharmakologische) Teste (Regitin, Benzodioxan, Tyramin, Glukagon).

Sowohl die chemischen als auch die pharmakologischen Untersuchungen können durch Arzneimittel alteriert werden. Darum ist vor

Tabelle 53. *Dauer der Symptome bis zur stationären Behandlung der Phäochromocytomkranken (n = 114)*

| Tage | bis 3 Wochen | 6 Fälle |
|---|---|---|
| 1 Monat | bis 5 Monate | 30 Fälle |
| 6 Monate | bis 1 Jahr | 45 Fälle |
| $1^1/_2$ Jahre | bis 2 Jahre | 22 Fälle |
| 3 Jahre | bis 6 Jahre | 11 Fälle |

ihrer Durchführung eine medikamentenfreie Periode von mindestens 8 Tagen erforderlich, insbesondere bei α-Methyldopa, Dopa, Phenoxybenzamin, Hydrochlorothiazid, Monoaminooxydasehemmer.

Der Nachweis einer erhöhten Ausscheidung von *Katechinaminen* (insbesondere Adrenalin, Noradrenalin und Vanillinmandelsäure) im Harn ist ein besonders zuverlässiges diagnostisches Verfahren, das im Zusammenhang mit dem Neuroblastom (s. S. 335ff.) dargestellt worden ist und vor allen anderen Möglichkeiten Anwendung verdient. Erst bei negativem Ausfall und bei fortbestehendem klinischen Verdacht auf das Vorliegen eines Phäochromocytoms kommt ein Provokationstest mit Tyramin und bei zweifelhaften Ergebnissen dieses Testes eine Glucagonprovokation in Betracht (v. STUDNITZ, 1970b).

Die pharmakologischen Teste lassen sich auf 2 Wegen durchführen:

1. *Blockade der* vermehrt gebildeten *Katechinamine*; hierbei wird eine schnelle Blutdrucksenkung erreicht (positiver Testausfall); bewährt ist für diesen sog. Lysistest Phentolamin[3].

2. *Medikamentös induzierte Ausschüttung der* vermehrt gebildeten *Katechinamine*, die bei positivem Ausfall eine Steigerung des Blutdruckes bewirkt. Solche Provokationsteste sind nur bei normalem oder gering erhöhtem Blut-

druck indiziert, während bei der meist bestehenden Hypertonie ein Lysistest vorgenommen werden sollte.

Ein *Provokationstest* wird besonders im sog. freien Intervall bei Patienten mit nur paroxysmalen Blutdrucksteigerungen in Erwägung zu ziehen sein, da im Urin der erscheinungsfreien Krankheitsphase nicht selten normale Katechinaminausscheidungen angetroffen werden. Während die früher zu diesem Zweck verwendeten Substanzen (Mecholyl, Histamin u.a.) wegen ihrer Fehler und Gefahren praktisch verlassen worden sind, haben sich neuerlich Tyramin und Glucagon für die Provokation der Katechinamine manchenorts als brauchbar erwiesen. Der Tyramintest scheint nach den bisherigen Erfahrungen zwar nebenwirkungsfrei, aber auch nicht ohne falsch-positive und falschnegative Ergebnisse zu sein. Seine Durchführung sollte nach der Originalvorschrift von ENGELMAN u. SJOERDSMA vorgenommen werden. Beim Glucagontest sind erhebliche Blutdrucksteigerungen beobachtet worden, so daß v. STUDNITZ (1970a) in Abweichung von dem ursprünglich angegebenen Vorgehen (LAWRENCE) immer zu einem Beginn mit 0,1 mg Glucagon rät. Wegen der möglichen Risiken bei Durchführung von Provokationstesten ist die Applikation von Tyramin bzw. Glucagon durch eine Doppelkanüle zweckmäßig, damit im Notfall der (in einer Spritze bereitgehaltene) Ganglienblocker unverzüglich als Antidot injiziert werden kann. Wegen dieser besonderen Bedingungen sollten die Provokationsteste nur in entsprechend leistungsfähigen Kliniken durchgeführt werden.

Die höchste Erfolgsquote hat der Phentolamin-(Regitin-)Test, der bei 60 Kindern in unserem Kollektiv durchgeführt wurde und dabei nur bei einem Patienten mit einem Harnblasenphäochromocytom (SCOTT) negativ ausfiel. Dieser Test gilt als positiv, wenn nach einer Injektion von 3 mg/m² Körperoberfläche Regitin i.v. innerhalb von 2 min der systolische Blutdruck mindestens um 35 mm Hg und der diastolische mindestens um 25 mm Hg niedriger als der Ausgangswert ist. Eine geringere Sicherheit bieten die im Prinzip gleichartigen Teste mit den Adrenalinantagonisten Benzodioxan und Dibenamin.

2. Röntgenologische Tumordarstellung:

Die *röntgenologische Darstellung* der adrenalen Phäochromocytome gelingt mitunter, d.h.

---

[3] Handelsbezeichnung: Regitin; Hersteller: Ciba, Wehr/Baden.

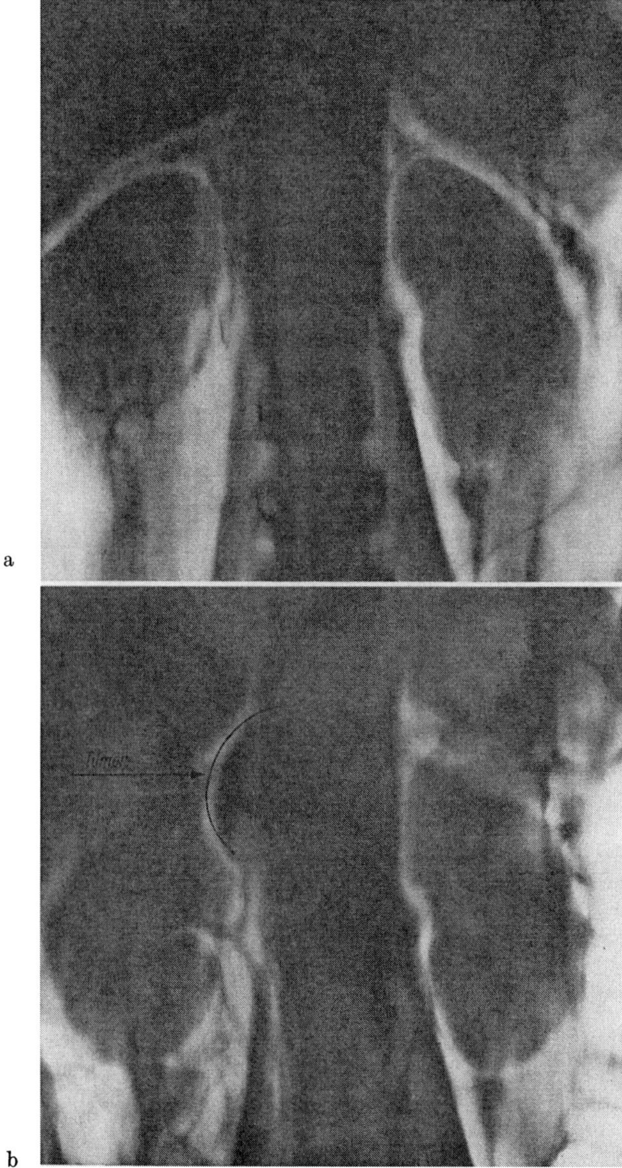



Abb. 155a u. b. Phäochromocytom der rechten Nebenniere. Retropneumoperitoneum (Rolf B., 11 Jahre, Arch. Nr. 072898/65). a Schichtaufnahme in 10 cm Tiefe zeigt beiderseits unauffällige Nebennierenkonturen. b Schichtaufnahme in 7 cm Tiefe läßt einen rechtsseitigen adrenal-paraaortalen Tumor vermuten. Gewicht des Operationspräparates 19,8 g. (Für die Überlassung der Röntgenbilder danke ich Herrn Prof. Dr. G. FRIEDMANN, Direktor des Radiolog. Inst. der Univ.-Kliniken Köln)

bei relativ großen Tumoren schon durch i.v. Pyelographie mit Nachweis einer Verlagerung der Nieren (DAVIS u. BANETT; WEBER et al.). Mit Hilfe des Retropneumoperitoneums, das bei 48 Kindern durchgeführt wurde, konnte in der Hälfte der Fälle der Tumor lokalisiert werden (Abb. 155). Die Bestimmung der Katechinamine im Harn ist zweifellos wesentlich sicherer, wenngleich eine präoperative Seitenlokalisation dadurch nicht möglich wird.

Bei der *einfachen Palpation* sind nur die seltenen, großen Phäochromocytome nachweisbar, immerhin kann durch „Massage" oder Kompression der Nebennieren ein Hochdruckanfall provoziert und — wenn bei einseitiger Palpation gleichzeitig der Blutdruck gemessen wird — u.U. eine Seitenlokalisation vermutet (und durch Sammlung des nachfolgenden 24 Std-Harnes mit vermehrter Katechinaminausscheidung gestützt) werden. Bei 48 Kindern wurde gezielt palpiert und dabei 5mal eine pathologische Resistenz getastet und bei 20 Kindern ein Blutdruckanstieg provoziert, während 23 Manipulationen ergebnislos verliefen.

**Differentialdiagnose.** In dem zusammengestellten Kollektiv wurde — abgesehen von den Sektionsbefunden — 27mal klinisch zunächst eine andere Diagnose als Phäochromocytom vermutet, später aber bei 15 Kindern daran gedacht. In den 12 nicht diagnostizierten Fällen sind folgende Erkrankungen angenommen worden: Nierenerkrankung und -mißbildung (8mal), essentielle Hypertonie (4mal), Akrodynie (3mal), Blasentumor (2mal), rheumatischer Herzschaden (2mal) und je 1mal Neuroblastom, Tuberkulose, Asthma bronchiale, Neurose, Nebennierenrindentumor. In dieser Skala differentialdiagnostischer Möglichkeiten fehlt als wichtige Hochdruckursache nur noch die Aortenisthmusstenose.

**Metastasierung.** Obgleich die Phäochromocytome im allgemeinen gutartig sind und nicht metastasieren, ist von einzelnen Autoren eine Malignität des von ihnen beschriebenen Phäochromocytoms angenommen worden, und zwar:

1. Auf Grund histologischer Kriterien: 4 Fälle (LINDE; BEARD et al.; EVANS u. STEWART; KÄSZNER).

2. Wegen Invasion des Tumors in ein Gefäß: 2 Fälle (ESPERSEN u. DAHL-IVERSEN; ISSRI et al.).

3. Wegen Lymphknotenbefall: 1 Fall (SCOTT u. EVERSOLE).

4. Wegen echter Metastasen, d.h. Absiedlungen in Regionen, in denen — entsprechend der Definition von DAVIS u. BANETT — chromaffines Gewebe bzw. dessen Reste aus embryologischer Zeit nicht vorkommt: 3 Fälle (CONE; ISAACSON et al.; DONATH u. KÄSER).

Nur die 3 letztgenannten Fälle erfüllen die von DAVIS u. BANETT geforderten Kriterien mit Metastasierung in das Schädeldach (ISAACSON et al.), in den Lymphknoten (6 Jahre nach der ersten Phäochromocytomoperation; CONE) und im Pankreas bei biadrenalem Phäochromocytom (DONATH u. KÄSER). Die unter 3. aufgeführte Lymphknoten„metastase" ist auch nach Ansicht der beiden Autoren unsicher, weil

es sich möglicherweise um einen neben dem Lymphknoten gelegenen Tumor gehandelt hat, der in die Nachbarschaft infiltriert ist. Es verbleiben bei Anlegung der Kriterien von DAVIS u. BANETT also unter den 114 Phäochromocytomen des Kindesalters nur 3 als maligne zu bezeichnende Tumoren (2,5%).

**Therapie.** Die derzeit einzig zur Heilung führende Behandlung besteht in der Operation. Für inoperable Patienten haben BOREUS et al. die symptomatische Behandlung mit einer Kombination von α- und β-adrenergischen Blockern empfohlen.

Nach einer präoperativen Blutdrucksenkung sollte die Operation auch dann schnell durchgeführt werden, wenn trotz lokalisationsdiagnostischer Bemühungen der Tumorsitz nicht eindeutig geklärt werden konnte. Der günstigste Zugang wird gerade bei solchen nicht klar präoperativ definierten Situationen von einem hohen Oberbauchquerschnitt aus erreicht, da hierbei beide Nebennieren und die paraaortalen Ganglien gut überschaubar sind. Die eventuelle Austastung des Bauchraumes muß bei fortlaufender Blutdruckmessung erfolgen. Besonders im ersten Teil der Operation besteht das Risiko bedrohlicher Blutdruckanstiege, während nach Unterbindung der den Tumor versorgenden Blutgefäße Kollapszustände auftreten können, die zur Abwendung eine gut gesteuerte i.v. Dauertropfinfusion mit Arterenol erforderlich machen. Da schon bei der Intubation zur Narkose Blutdruckanstiege provoziert werden können, soll sich der Therapeut wegen der nachfolgenden Kollapsrisiken klar darüber sein, daß nur die Anwendung von kurz wirksamen blutdrucksenkenden Substanzen (z.B. Regitin) sinnvoll ist, während lang wirkende Mittel (Dibenamin) die Kollapstendenz begünstigen bzw. der notwendigen Therapie entgegenwirken würden. Als Narkoticum ist von BLACK et al. speziell für die Phäochromocytompatienten Methoxyflurane[4] empfohlen worden. Es ist bei mehreren erwachsenen Patienten eine Verminderung des zirkulierenden Blutvolumens nachgewiesen und zu seiner Beseitigung eine Bluttransfusion empfohlen worden (BRUNJES et al.). Im pädiatrischen Schrifttum wird von einem Phäochromocytom mit Polycytämie (über 8 Millionen Erythrocyten je mm³) berichtet und eine Stimulation der Ery-

---

[4] Handelsbezeichnung: Penthrane; Hersteller: Deutsche Abbott GmbH, Ingelheim/Rhein.

thropoese durch den Tumor angenommen (Bradley et al.).

Die Beherrschung der hier nur angedeuteten Schwierigkeiten, die prä- und intraoperativ durch die extrem hohen Adrenalin- und Noradrenalinausschüttungen und nach Unterbindung der Tumorgefäße sodann extrem niedrigen Adrenalin- und Noradrenalinblutspiegel (bei einem z. T. hohen Bedarf!) entstehen, setzt sehr genaue pathophysiologische Kenntnisse und große Erfahrung voraus, so daß die operative Therapie der Phäochromocytome entsprechenden Kliniken vorbehalten bleiben sollte. Wenn die kritische Phase zwischen Stunden und 1-3 Tagen glücklich überstanden ist, zeigt eine konstante Blutdrucknormalisierung die erfolgreiche Operation bzw. ein fehlender Blutdruckabfall das Vorliegen eines oder mehrerer weiterer Phäochromocytome an (Sack u. Koll).

**Prognose.** Von 94 operativ behandelten Kindern verstarben während oder kurz nach der Operation 22 Kinder (23%). Es läßt sich eine deutliche Beziehung zu der in den letzten Jahren verbesserten Versorgung in Zentren mit entsprechender Erfahrung (Sack u. Koll) erkennen: Die *Operations*letalität bei 36 bis zum Jahre 1955 operierten Kindern liegt bei 35%. Die 58 nach 1955 operativ behandelten Patienten hatten nur noch eine Operationssterblichkeit von 13,5%.

Die *Gesamt*sterblichkeit bei 114 Kindern beträgt 39 (34,2%), davon starben bis 1955 von 47 operierten Kindern 27 (57,4%) und nach 1955 von 66 operierten Kindern 14 (21,2%). Insgesamt hat die bessere diagnostische Berücksichtigung des Phäochromocytoms gemeinsam mit den Fortschritten der prä- und postoperativen Versorgung einen unverkennbar günstigen Einfluß auf die Prognose gehabt.

## Literatur

*Neuroblastome und Ganglioneurome*

Albertini, A. v., Willi, H.: Neuroblastoma sympathicum der rechten Nebenniere mit Metastasierung nach dem Typus Hutchison. Ann. paediat. (Basel) **152**, 129 (1938).

Amberg, S.: Primary malignant tumor of both adrenal glands in a child of two month, with secondary affection of the liver. Arch. Pediat. **21**, 582 (1904).

Anders, D., Frick, R., Kindermann, G.: Metastasierendes Neuroblastom des Feten mit Aussaat in die Placenta. Geburtsh. u. Frauenheilk. **30**, 969 (1970).

Ariel, J., Horning, E. D., Pack, T.: Neuroblastom (sympaticoblastom). Rev. bras. Cirurg. **23**, 527 (1952).

Bachmann, K. D.: Das Neuroblastoma sympathicum: Problematik und Klinik. Z. Kinderheilk. **77**, 391—412 (1955).

— Das Neuroblastoma sympathicum. Klinik und Prognose von 1030 Fällen. Z. Kinderheilk. **86**, 710—724 (1962).

— Therapeutische Probleme bei malignen Tumoren im Kindesalter. Strahlenbehandlung und Strahlenbiologie. Deutscher Röntgenkongreß 1967, Teil B. (Sonderbände zur Strahlentherapie B. 66.)

— Friedmann, G.: Schädelmetastasen beim Neuroblastom mit bevorzugter Absiedelung im Nahtbereich. Fortschr. Röntgenstr. **106**, 422—428 (1967).

— Kröll, W.: Über das pränatal entstandene Neuroblastoma sympathicum. Z. Kinderheilk. **103**, 61—72 (1968a).

— — Zur Frage der pränatalen Erkrankung an malignen Tumoren. Mschr. Kinderheilk. **116**, 226—227 (1968b).

Barnewitz, J.: Zur Kenntnis des Neuroblastoma sympathicum. Frankfurt. Z. Path. **26**, 317 (1922).

Beckwith, J. B., Perrin, E. V.: In situ neuroblastomas. Amer. J. Path. **43**, 1089 (1963).

Brody, H.: Congenital malignant neuroblastoma of the suprarenal gland in one of twin girls. Amer. J. hum. Genet. **2**, 371 (1950).

Bülbring, E.: Über das bösartige Neuroblastom des Sympathicus. Virchows Arch. path. Anat. **268**, 300 (1928).

Carter, T. L., Gabrielsen, T. O., Abell, M. R.: Mechanism of split cranial sutures in metastatic neuroblastoma. Radiology **91**, 467—470 u. 475 (1968).

Chaffey, C.: Multiple sarcoma in a child. Trans. path. Soc. Lond. **36**, 415 (1885).

Collins, V. P., Loeffler, R. K., Tivey, H.: Observations on growth rates of human tumors. Amer. J. Roentgenol. **76**, 988 (1956).

Cox, D., Yuncken, C., Spriggs, A. I.: Minute chromatin bodies in malignant tumours of childhood. Lancet **1965 II**, 55—58.

Cushing, H., Wohlbach, S. B.: Transformation of a malignant paravertebral sympathicoblastoma into a benigne ganglioneuroma. Amer. J. Path. **3**, 203 (1927).

Dalton, N.: "Infiltrating" growth in liver and suprarenal capsule. Trans. path. Soc. Lond. **36**, 247 (1885).

Delaquerriere, L., Gagnon, J., Dupal, M. F.: Etude anatomo-clinique du sympathome. Un. méd. Can. **89**, 976 (1960).

Dietrich, F.: Pathologisch-anatomische Auswertung von 16 Fällen von Neuroblastoma sympathicum. Helv. paediat. Acta **7**, 483 (1952).

DRUKKER, A.: Neuroblastoma: Report of three cases with long term survival. Acta paediat. (Uppsala) **54**, 397 (1965).

EVANS, A. E., HEYN, R. M., NEWTON, W. A., JR., LEIKIN, S. L.: Vincristine sulfate and cyclophosphamide for children with metastatic neuroblastoma. J. Amer. med. Ass. **207**, 1325—1327 (1969).

EVERSON, T. C., COLE, W. H.: Spontaneous regression of cancer, chap. 3. Philadelphia: W. B. Saunders Co. 1966.

EYRE-BROOK, A. L., HEWER, T. F.: Spontaneous regression of neuroblastoma with maturation to ganglioneuroma. J. Bone Jt Surg. B **44**, 886 (1962).

FARBER, S.: Neuroblastoma. Amer. J. Dis. Child. **60**, 749 (1940).

FOX, F., DAVIDSON, J., THOMAS, L. B.: Maturation of sympathicoblastoma into ganglioneuroma. Cancer (Philad.) **12**, 108 (1959).

FREW, R. S.: On carcinoma originating in the suprarenal medulla in children. Quart. J. Med. **4**, 123 (1910/11).

GASQUET, C., MARKOVITS, P., GROSDEMANGE, M., SCHWEISGUTH, O.: La lymphographie dans les sympathomes de l'enfant. Ann. Radiol. **10**, 501—512 (1967).

GAUBERT, J.: A propos de deux sympathoblastomas: Absence de récidive 5 ans après. Ann. Chir. plast. **4**, 355 (1963).

GESCHICKTER, C. F., COPELAND, M. M.: Tumors of bone. Philadelphia: Lippincott 1931.

GOTTLIEB, S. K.: Chromosomal abnormalities in certain human malignancies. A review. J. Amer. med. Ass. **209**, No 7 (1969).

GRIFFIN, M. E., BOLANDE, R. P.: Familial neuroblastoma with regression and maturation to ganglioneurofibroma. Pediatrics **43**, 377—382 (1969).

GROSS, R. E., FARBER, S., MARTIN, L. W.: Neuroblastoma sympathicum. Study and report of 217 cases. Pediatrics **23**, 1179 (1959).

HAFT, H., RANSOHOFF, J., CARTER, S.: Spinal cord tumors in children. Pediatrics **23**, 1152—1159 (1959).

HELLSTRÖM, I., HELLSTRÖM, N. E., PIERCE, G. E., YANG, J. P. S.: Immunreaktion als Wirkfaktor gegen Neuroblastome? Nature (Lond.) **220**, 1352 (1968).

HERXHEIMER, G.: Über Tumoren des Nebennierenmarkes, insbesondere das Neuroblastoma sympathicum. Beitr. path. Anat. **57**, 112 (1913).

HINTON, P., BUSCHKE, F.: Neuroblastoma in children, 42 cases. Radiol. clin. (Basel) **37**, 19—28 (1968).

HORN, R. C., KOOP, C. E., KIESEWETTER, W. B.: Neuroblastoma in childhood. Radiology **42**, 319 (1944).

HÜTHER, W., RICKERS, H.: Metastasierendes Ganglioneuroblastom unter dem Bilde einer akuten Leukämie. Mschr. Kinderheilk. **118**, 109—114 (1970).

HUTCHISON, R.: Suprarenal sarcoma in children with metastases to skull. Quart. J. Med. **1**, 33 (1907).

KÄSER, H.: Zur biochemischen Differentialdiagnose katechinaminproduzierender Tumoren. Oncologia (Basel) **20**, Suppl. 52—59 (1966).

— TÜRLER, K., WAGNER, H. P.: Catecholamine metabolism in sympathetic-tumour cells. Lancet **1970 II**, 469—470.

KÄSER, H., WAGNER, H. P., KÜFFER, F.: Maligne, sekretorisch anscheinend inaktive Sympathikustumoren im Kindesalter. Helv. paediat. Acta **24**, 127—135 (1969).

KATO, K., EWING, H., WACHTER: Adrenal sympathicoblastoma in children. J. Pediat. **12**, 449 (1938).

KETELS-HARKEN, H.: Zur Kasuistik frühkindlicher Nebennierenmarkstumoren. Zbl. allg. Path. path. Anat. **105**, 350—355 (1964).

KING, R. L., STORAASLI, J. P., BOLANDE, R. P.: Neuroblastoma: Review of 28 cases and presentation of two cases with metastases and long survival. Amer. J. Roentgenol. **85**, 733 (1961).

KOECHER, P., BURMEISTER, A.: Beitrag zur Differentialdiagnose der Neuroblastome des sympathischen Nervensystems. Mschr. Kinderheilk. **105**, 56 (1957).

KOOP, C. E., KIESEWETTER, W. B., HORN, R. C.: Neuroblastoma in childhood. Lab. Invest. **5**, 106 (1956).

KREPLER, P., RUZIZCKA, O., ZISCHKA, W.: Zur klinischen Diagnose und dem pathologisch-anatomischen Formenkreis maligner Sympathicusgeschwülste. Öst. Z. Kinderheilk. **7**, 313 (1952).

KWARTIN, B., TWISS, R.: Malignant neuroblastoma. Amer. J. Dis. Child. **34**, 61 (1927).

LAMPERT, F.: Krebs im Kindesalter. München-Berlin-Wien: Urban & Schwarzenberg 1970.

LEE, C. M.: The surgical significance of tumor in identical twins. A short review of the literature and a report of sympathicoblastoma occurring in monozygotic twins. Amer. Surg. **19**, 803 (1953).

LINGLEY, J. F., SAGERMAN, R. H., SANTULLI, T. V., WOLFF, J. A.: Neuroblastoma. Management and survival. New Engl. J. Med. **277**, 1227—1230 (1967).

MAIORANO, G.: Particolarita morfologiche ed evolutive dei neuroblastoma dell'infanzia. Riv. Anat. pat. **15**, 717 (1959).

MARCHAND, F.: Über eine Geschwulst des Sympathicusanteils der Nebennieren. Intern. Beitr. Z. wiss. Med. **1**, 578 (1891).

McDONALD, P., HILLER, H. G.: Angiography in abdominal tumours in childhood with particular reference to neuroblastoma and Wilms' tumour. Clin. Radiol. (Edinb.) **19**, 1—18 (1968).

MEUNIER, M.: Le neuroblastome sympathique. Arch. Méd. Enf. **30**, 569 (1927).

MILLER, R. W.: Deaths from childhood cancer in sibs. New Engl. J. Med. **279**, 122—126 (1968).

— FRAUMENI, J. F., JR., HILL, J. A.: Neuroblastoma: epidemiologic approach to its origin. Amer. J. Dis. Child. **115**, 253—261 (1968).

MORRISON, J. W.: Zit. nach PACK, G. T., and ARIEL, I. M.: Cancer and allied disease of infancy and childhood. London: Churchill, Ltd. 1960.

MÜLKE, G., HORNSTEIN, O.: Spontan regressiver Verlauf eines Neuroblastoma sympathicum mit Hautmetastasen. Z. Kinderheilk. **83**, 40 (1959).

NEIDHARDT, M.: Die Collinsche „Risikoperiode" bei malignen Tumoren im Kindesalter. Mschr. Kinderheilk. **115**, 430 (1967).

— KÖTTGEN, U. (Arbeitsgemeinschaft Tumoren im Kindesalter): Maligne Tumoren im Kindesalter. Dtsch. med. Wschr. **95**, 153—158 (1970).

OBERKIRCHER, O., STAUBITZ, W. J., PARMENTER, F. J.: A clinical study of neuroblastoma. J. Pediat. **43**, 177 (1953).

PARKER, R. W.: Diffuse sarcom of liver, probably, congenital. Trans. path. Soc. Lond. **31**, 290 (1880).

PEPPER, W. A.: A study of congenital sarcoma of the liver and suprarenal. Amer. J. med. Sci. **121**, 287 (1901).

PEREZ, C. A., VIETTI, T. J., ACKERMAN, L. V., KULAPONGS, P., POWERS, E.: Treatment of malignant sympathetic tumors in children: clinicopathological correlation. Pediatrics **41**, 452—462 (1968).

PINEY, A.: Neuroblastome sympathique. Sang **22**, 169 (1951).

PINKEL, D., PRATT, C., HOLTON, C.: Survival of children with neuroblastoma treated with combination chemotherapy. J. Pediat. **73**, 928—931 (1968).

PITT, A.: Sarcoma of the liver and suprarenal in a baby. Trans. path. Soc. Lond. **49**, 143 (1898).

PORTMANN, U. V., McCULLAGH, E. P.: Developmental defects following irradiation of the ovaries in a child. J. Amer. med. Ass. **151**, 736 (1953).

REILLY, D., NESBIT, M. E., KRIVIT, W.: Cure of three patients who had skeletal metastases in disseminated neuroblastoma. Pediatrics **41**, 47—51 (1968).

ROSTKOWSKI, K.: Über angeborene bösartige Geschwülste bei Neugeborenen. Pediat. pol. **12**, 248 (1932).

RUPILIUS, K.: Ein Fall von malignem, metastasierendem Sympathicoblastom. Z. Kinderheilk. **55**, 708 (1933).

RUSSEL, D. S., RUBINSTEIN, R.: Pathology of the tumors of the nervous system. London: E. Arnold Ltd. 1959.

RUYTER, F. DE: Congenitale Geschwulst der Leber und beider Nebennieren. Langenbecks Arch. klin. Chir. **40**, 98 (1890).

SAGERMAN, R. H., BERDON, W. E., BAKER, D. H.: Renal atrophy without hypertension following abdominal irradiation in infants and children. Ann. Radiol. **12**, 278—284 (1969).

SCHNEPPER, E., SCHULZE, E.: Erfahrungen bei der Diagnose und Therapie des Neuroblastoma sympathicum. Strahlentherapie, Sonderbd. **66**, 225—227 (1967).

SCHULTZE-JENA, B. S.: Über bösartige Geschwülste im Kindesalter. Med. Klin. **55**, 2093 (1960).

SHAFFER, R. N.: Neuroblastoma of the adrenal with orbital metastases. Amer. J. Ophthal. **30**, 733 (1947).

STADLER, H. E., WORLEY, R. H.: Neuroblastoma in one of monozygotic twins. J. Pediat. **47**, 485 (1955).

STOWENS, D.: Neuroblastoma and related tumors. Arch. Path. **63**, 451 (1957).

SUTOW, W. W., CHAIRMANN, E. A., GEHAN, P. D., HEYN, R. M., KUNG, F. H., MILLER, R. W., MURPHY, M. L., TRAGGIS, D. G.: Comparison of survival curves, 1956 versus 1962, in children with Wilms' tumor and neuroblastoma. Pediatrics **45**, 800—811 (1970).

UNDRITZ, E.: Monoblastome mit Monoblastenleukämie. — Das Ergebnis der hämatologischen Untersuchung von 3 Fällen mit Sympathogoniom. Ann. paediat. (Basel) **71**, 16 (1948).

WAHLGREN, F., RUDBERG, S.: Ein Fall von intrathorakalem Sympathicoblastom bei einem Säugling. Acta paediat. (Uppsala) **25**, 292 (1939).

WALTHER, H. E.: Krebsmetastasen. Basel: B. Schwabe 1948.

WEICKER, H.: Klinik und Therapie der Sympathogoniome an Hand von fünf eigenen Beobachtungen. Mschr. Kinderheilk. **98**, 3 (1950).

WELLS, H. G.: Occurrence and significance of congenital malignant neoplasm. Arch. Path. **30**, 535 (1940).

WHANG-PENG, J., BENNETT, J. M.: Cytogenic studies in metastatic neuroblastoma. Amer. J. Dis. Child. **115**. 703—708 (1968).

WILLICH, E., BUSCHMANN, O.: Das Neuroblastoma sympathicum. Ann. paediat. (Basel), Suppl. 2, **203** (1964).

WRIGHT, J. H.: Neurocytoma or neuroblastoma, a kind of tumor not generally recognized. J. exp. Med. **12**, 556 (1910).

*Phäochromocytome*

ALBERS, D., KALMON, E., BACH, K.: Pheochromocytoma: report of five cases, one a spontaneous cure. J. Urol. (Baltimore) **78**, 301 (1957).

APTER, N. S., HALSTEAD, W. C., ALVING, A. S., TALSO, P. T., CASE, T. J.: Alterations of cerebral functions in pheochromocytoma. Neurology (Minneap.) **1**, 283 (1951).

BACHMANN, K. D., ZIADI, J.: Über das Phäochromcytom im Kindesalter (im Druck).

BEARD, E. F., BUTLER, D. B., ROSENBERG, H. S.: Refractory hypotension following removal of pheochromocytoma. Arch. intern. Med. **96**, 273 (1955).

BERKHEISER, S. W., RAPPOPORT, E. A.: Unsuspected pheochromocytoma of the adrenal gland. Amer. J. clin. Path. **21**, 657 (1951).

BLACK, G. W., GLASGOW, J. F. T., SMYTH, B. T.: Management of pheochromocytoma in a child. A case report. Brit. J. Anaesth. **41**, 184—188 (1969).

BORÉUS, L. O., BROBERGER, U., NERGARDH, A., ZETTERQVIST, P.: Malignant pheochromocytoma in a child: Treatment with a combination of alpha- and beta-adrenergic blockade. Acta paediat. scand. **57**, 36—40 (1968).

BRADLEY, J. E., YOUNG, J. D., LENTZ, G.: Polycythemia secondary to pheochromocytoma. J. Urol. (Baltimore) **86**, 1 (1961).

BRUNJES, S., JOHNS, V. J., CRANE, M. G.: Pheochromocytoma. Postoperative shock and blood volume. New Engl. J. Med. **262**, 393 (1960).

CHWALLA, R.: Die Überfunktion der Nebennieren. Wien-Bonn: Maudrich 1955.

CONE, F. E.: Recurrent pheochromocytoma: Report of a case in a previously treated child. Pediatrics **21**, 994 (1958).

CONE, T. E., JR., ALLEN, M. A., PEARSON, H. A.: Pheochromocytoma in children. Report of three familial cases in two unrelated families. Pediatrics **19**, 44 (1957).

DAESCHNER, C. W., MOYER, J. H., ABLE, L. W.: Pheochromocytoma in a 4-year-old child. J. Pediat. **45**, 141 (1954).

Davis, M. C., Banett, A. J.: Pheochromocytoma: Diagnosis and management. Med. J. Aust. 46, II, 396 (1959).

Diefendorf, R. O., O'Donell, A.: Pheochromocytoma. Arch. Surg. 81, 679 (1960).

Donath, A., Käser, H.: Le phéochromocytome familial. Helv. paediat. Acta 20, 1 (1965).

Engelmann, K., Sjoerdsma, A.: A new test for pheochromocytoma. J. Amer. med. Ass. 189, 81 (1964).

Espersen, T., Dahl-Iversen, E.: Clinical picture and treatment of pheochromocytomas of the suprarenal. Acta chir. scand. 94, 271 (1946).

Evans, V. L.: Suprarenal tumor with paroxysmal hypertension. A case report. J. Lab. clin. Med. 22, 1117 (1937).

Evans, W. F., Stewart, H. J.: The peripheral blood flow in a case of adrenal pheochromocytoma before and after operation. Amer. Heart J. 24, 835 (1942).

Hagen, K. von, Barrows, H. S.: Familial pheochromocytoma with ependymoma of the spinal cord. J. Neurosurg. 20, 600 (1963).

Harlem, O. K.: Pheochromocytoma with secondary pyelonephritis. J. Pediat. 57, 225 (1960).

Hubble, D.: Pheochromocytoma in children. Arch. Dis. Childh. 26, 340 (1951).

Incze, F.: Kétoldali phäochromocytoma hat éves fiugyermekben. Kiserl. Orvostud. 9, 665 (1957).

Isaacson, C., Rosenzweig, D., Seftel, H. C.: Malignant pheochromocytoma of the organs of Zuckerkandl. Arch. Path. 70, 725 (1960).

Iseri, L. T., Henderson, H. W., Derr, J. W.: Use of adrenolytic drug, regitine, in pheochromocytoma. Amer. Heart J. 42, 129 (1951).

Ivady, G., Vargha, M.: Bemerkungen über die Diagnose des Phaeochromocytoms. Gyermekgyógyászat 6, 83 (1955).

Kászner, M.: Et Tilfaelde af phaeochromocytom malignum med hypertension og negativ benzodioxantest. Ugeskr. Laeg. 117, 1405 (1955).

Lawrence, A. M.: Glucagon provocative test for pheochromocytoma. Ann. intern. Med. 66, 1091 (1967).

Linde, P.: En ovalig tumör (Phäochromocytom). Nord. Med. 13, 897 (1942).

Michalowski, E., Oszacht, J., Modelski, W.: Das Phäochromocytom im Kindesalter. Kinderärztl. Prax. 28, 20 (1960).

Moore, T. C., Shumaker, H. B.: Adrenalin producing tumors in childhood. Ann. Surg. 143, 256 (1956).

Neff, F. C., Tice, G., Walker, J. A., Ockerblad, N.: Adrenal tumor in female infant with hypertrichosis, hypertension, overdevelopment of external genitalia, obesity, but absence of breast enlargement. J. clin. Endocr. 2, 125 (1942).

Panoff, A.: Das Phäochromocytom im Kindesalter. Mschr. Kinderheilk. 111, 217 (1963).

Robinson, M. J., Williams, A.: Clinical and pathological details of two cases of pheochromocytoma in childhood. Arch. Dis. Childh. 31, 69 (1956).

Rosenthal, I. M., Greenberg, R., Goldstein, R., Kathan, R., Cadkin, L.: Catecholamine metabolism in a pheochromocytoma. Correlation with electron micrographs. Amer. J. Dis. Child. 112, 389—395 (1966).

Sack, H., Koll, J. F.: Das Phäochromocytom. Ergebn. inn. Med. Kinderheilk. 19, 446 (1963).

Salaquarda, F.: Ein kongenitales Phäochromocytom. Zbl. allg. Path. path. Anat. 105, 511 (1964).

Scott, W., Eversole, S. L.: Pheochromocytoma of the urinary bladder. J. Urol. (Baltimore) 83, 656 (1960).

Slocombe, G.: Pheochromocytoma in a boy aged 10 years. Amer. J. Dis. Child. 93, 530 (1957).

Smith, E. E., Vertes, V.: Pheochromocytoma, case report of a 9-year-old child treated surgically. Ohio Med. J. 59, 502 (1963).

Smits, M., Huizinga, J.: Familial occurrence of pheochromocytoma. Acta genet. (Basel) 11, 137 (1961).

Störmer: Zit. nach H. Sack und J. F. Koll.

Studnitz, W. v.: Glukagontest und Phäochromocytomdiagnostik. Schweiz. med. Wschr. 100, 1023 (1970a).

— Provokationstests beim Phäochromocytom. Dtsch. med. Wschr. 95, 1934—1935 (1970b).

— Ljungberg, O.: Familiär auftretendes Adrenalin produzierendes Phäochromocytom in Kombination mit medullärem Thyreoidea-Carcinom. Klin. Wschr. 47, 144 (1970c).

Synder, C. H., Rutledge, L. J.: Pheochromocytoma. Localisation by aortography. Pediatrics 15, 312 (1955).

— Vick, E. H.: Hypertension in children caused by pheochromocytoma: report of 3 cases and review of the literature. Amer. J. Dis. Child. 73, 581 (1947).

Ten Berg, J. A. G.: Een geval van phaeochromocytoom. Ned. T. Geneesk. 97, 2967 (1953).

Tevetoglu, F., Lee, Ch. H.: Adrenal pheochromocytoma simulating diabetes insipidus. Amer. J. Dis. Child. 91, 365 (1956).

Weber, A. L., Janower, M. L., Griscom, N. T.: Radiologic and clinical evaluation of pheochromocytoma in children. Report of 6 cases. Radiology 88, 117—123 (1967).

Weiman, C. G., Back, K., Russo, P. E., Shoemaker, Ph. D., Wolf, S.: The diagnosis of pheochromocytoma by demonstration of pressor substances in the urine and by retroperitoneal pneumography. Ann. intern. Med. 41, 131 (1954).

Ziadi, J.: Beitrag zum Phäochromocytom im Kindesalter. Inaug.-Diss. Köln 1968.

# Tumoren der Augen und Augenhöhle

G. NAUMANN, Hamburg, Kapitel „Retinoblastom" mit P. LOMMATZSCH, Berlin

## Einleitung

Unter den Tumoren der Augen und Augenhöhle nehmen die des Kindesalters wegen ihrer biologischen Eigenarten eine Sonderstellung ein. Für eine adäquate Therapie ist die Kenntnis der differentialdiagnostischen Möglichkeiten Voraussetzung. Im folgenden soll versucht werden, den Pädiater über die wichtigsten Gesichtspunkte der Differentialdiagnose zu orientieren.

Die Augentumoren werden je nach ihrer Lokalisation in drei großen Gruppen besprochen: *1. Orbita und Lider. 2. Epibulbäre Tumoren*, d.h. solche, die der Bulbusoberfläche vorn aufsitzen und schließlich *3. intraoculare Tumoren*. Zur besseren Übersicht werden jeweils zunächst die benignen, dann die malignen Tumoren abgehandelt. Der klinisch verstandene Tumorbegriff umfaßt in den hier interessierenden Regionen neben Neoplasien benigne Tumoren durch angeborene Fehlbildungen im Sinne von Hamartomen und Choristomen sowie entzündliche und andere „Pseudotumoren". Auf eine Erörterung histopathologischer Befunde wird verzichtet.

## Tumoren der Orbita und Lider

Beim Kind sind die Tumoren der Orbita und Lider miteinander identisch und sollen daher in einem Abschnitt gemeinsam abgehandelt werden (Tabelle 54). Die beim Erwachsenen so häufigen epithelialen Geschwülste spielen im jüngeren Lebensalter praktisch keine Rolle.

Die *Tumoren der Lider* sind der klinischen Untersuchung leicht zugängig, und sie bereiten gewöhnlich wenig diagnostische Schwierigkeiten, zumal nötigenfalls leicht eine Probeexcision durchgeführt werden kann.

Die *Orbitatumoren* sind der direkten äußeren Untersuchung nicht oder nur schwer zugängig. Sie führen einmal zu einer Verdrängung des Augapfels nach vorn, einer *Protrusio bulbi*, sowie zu einer Verlagerung des Bulbus in der Vertikalen und oder Horizontalen im Sinne einer *Dislocatio bulbi*, die abhängig ist vom Sitz des Tumors. Im allgemeinen tritt beides kombiniert auf. Eine *Motilitätseinschränkung*, die subjektiv zu Doppelbildern führen kann, ist bei benignen Tumoren trotz hochgradigem Exophthalmus weniger ausgeprägt als bei malignen infolge frühzeitiger neoplastischer Invasion der Augenmuskeln. Die *Zurückdrängbarkeit* des Bulbus ist bei entzündlichen Prozessen im Gegensatz zum Tumor oft normal (NOVER). Der Anwendung eines Piezometers (JAEGER) zur Messung dieser Zurückdrängbarkeit sind allerdings im Kindesalter Grenzen gesetzt. *Sehverschlechterungen* entstehen entweder durch eine Abplattung des hinteren Augenpols, die ophthalmoskopisch als eine Impressionsfältelung der Netz-

Tabelle 54. *Tumoren der Lider und Orbita im Kindesalter*

I. Benigne
1. Hamartome:
   *Hämangiome* (evtl. Sturge-Weber-Syndrom)
   Lymphangiom
   *Naevus pigmentosus*
   Neurofibrom
   Echtes Opticusgliom
2. Choristome:
   *Dermoide* (cystische)
   Naevus von OTA
   Ektopisches Tränendrüsengewebe
   Teratom
   Meningoencephalocelen
3. Pseudotumoren
   a) Entzündliche:
      *Orbitalphlegmone* bei Sinusitis
      Morbus Chagas
      Hordeolum, Chalazion, pyogenes Granulom
      Trichinose
      *reaktive lymphoide Hyperplasie*
   b) *Traumatische Blutung*
   c) *Endokrine Ophthalmopathie*
   d) *Histiocytose X* (Hand-Schüller-Christian-Syndrom)
   e) Retentionscysten: Dakryops
   f) Orbitacyste bei Mikrophthalmus
   g) Xanthelasma
   h) Juveniles Xanthogranulom
   i) Lipoidproteinose Urbach-Wiethe

II. Maligne
1. Primär:
   *Rhabdomyosarkom*
   Strahlensarkome
   Xeroderma pigmentosum
2. Sekundär:
   Metastasen: Neuroblastom, Ewing-Sarkom etc.
   Leukosen und maligne Lymphome
   Burkitt-Tumor

haut imponiert oder durch Affektion des Opticus, die im Sinne einer sog. orbitalen Stauungspapille oder als Opticusatrophie sichtbar wird. Unter Umständen können auf diese Weise entstandene Gesichtsfeldausfälle Hinweise auf die Lokalisation des Tumors geben.

Zur Abklärung eines Orbitatumors ist eine eingehende Röntgenuntersuchung unerläßlich, und zwar einschließlich der Tomographie, der Arterio- oder Venographie bzw. Kontrastdarstellungen der Orbita (BEUTEL und TÄNZER; TÄNZER; LOMBARDI; LOMBARDI und PASSERINI). In erfahrener Hand erweist sich oft auch die Ultraschalldiagnostik von Wert (NOVER; BUSCHMANN).

## Benigne Tumoren der Orbita und Lider
### Hamartome

Unter einem Hamartom verstehen wir eine tumorähnliche Ansammlung von normalem Gewebe, das an dieser Lokalisation auch sonst vorkommt.

### *Hämangiome*

Die capillären Hämangiome (benigne Hämangioendotheliome) kommen bei etwa 1—2% aller Säuglinge vor, häufiger bei Frühgeborenen. Sie werden in 20% der Fälle bereits bei der Geburt bemerkt, die übrigen 80% lassen sich innerhalb der ersten 5 Lebenswochen erkennen (REESE). Sie breiten sich gewöhnlich subcutan in der Art eines „Eisberges" (REESE) aus, so daß der Hautanteil des Tumors klein ist im Vergleich zu den subcutanen Anteilen. Die Lider sind relativ häufig betroffen (Abb. 156). Diese *Lidhämangiome* können noch 6—9 Monate nach ihrem Auftreten an Größe zunehmen, bilden sich jedoch spontan ganz allmählich, oft über Jahre hinweg zurück, wobei die anfangs hellrote Farbe zunehmend abblaßt (BOWERS et al.; MARGILETH und MUSELES). Alle Behandlungsversuche durch Excision, Vereisung mit Kohlensäureschnee, Injektion von sklerosierenden Flüssigkeiten und Bestrahlung brachten unbefriedigende Ergebnisse. Nach REESE, ILIFF und OSSOFSKY u. a. kann in der Regel die spontane Regression abgewartet werden. Falls eine Verengung der Lidspalte besteht, ist die Entwicklung einer Schielamblyopie auf diesem Auge zu befürchten. Bei solchen Patienten sind regelmäßige Fixationskontrollen sowie gegebenenfalls eine Okklusionsbehandlung indiziert. Nur bei ungewöhnlich großen Hämangiomen oder

bei progressivem Exophthalmus sollte eine Therapie durch Vereisung oder ionisierende Strahlen erwogen werden. Es ist jedoch zu bedenken, daß jede Strahlentherapie zu einer Wachstumsbeeinträchtigung der knöchernen Orbita und damit zu einer Gesichtsdeformität führen kann.

Unter 214 *orbitalen* Tumoren bei Kindern fand PORTERFIELD 28 Gefäßtumoren, darunter 15 Häm-

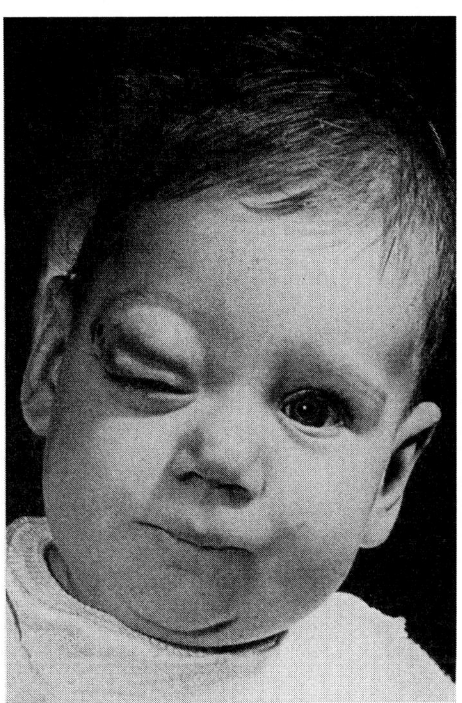

Abb. 156. Hämangiom des Oberlides bei 3 Monate altem Jungen. Beim Schreien verstärkte Füllung des weichen, komprimierbaren Tumors. Später spontane Rückbildung. In derartigen Fällen wird unter Umständen eine Amblyopiebehandlung durch Okklusion des anderen Auges notwendig

angioendotheliome, 8 kavernöse Hämangiome und 5 Lymphangiome. CRAWFORD beschreibt als Ursache von 257 Fällen mit einseitigem Exophthalmus 9mal ein *kavernöses Hämangiom* der Orbita. Beim kavernösen Hämangiom der Orbita nimmt die Protrusio bulbi bei Kopftiefhaltung oder beim Pressen (Schreien) zu. Der Tumor ist gewöhnlich innerhalb des Muskeltrichters lokalisiert und läßt sich meist temporal als weiche komprimierbare Masse palpieren. Die Carotisangiographie kann die Diagnose erleichtern. REESE betont, daß er nach chirurgischer Entfernung von kavernösen Hämangiomen der Orbita nie ein Rezidiv beobachtet hat.

Beim Sturge-Weber-Syndrom besteht neben einem Hämangiom der Gesichtshaut ein kavernöses Hämangiom der Aderhaut (s. u.) sowie intrakranielle Angiome.

### Pigmentierte Naevi

Die pigmentierten Naevi der Lider unterscheiden sich nicht von denen anderer Lokalisation. Manchmal finden sie sich an gegenüberliegenden Stellen des Ober- und Unterlidrandes in Form eines sog. „Kissing-Naevus", als Hinweis auf seine intrauterine Anlage vor Öffnung der Lidspalte (s. REESE).

### Neurofibrome

Lider und Orbita werden oft bei der Neurofibromatose v. Recklinghausen mitbeteiligt. Abgesehen von umschriebenen Tumoren fallen dabei oft ausgedehnte Defekte und Hypertrophien der knöchernen Orbita auf (REESE; HEY-

schreibt dagegen als Ursache von 257 Fällen von einseitigem Exophthalmus nur 4mal ein Opticusgliom. Praktisch alle Fälle werden vor dem 10. Lebensjahr bemerkt.

Klinisch imponiert eine langsam zunehmende Protrusio bulbi sowie eine Sehverschlechterung bis zur Amaurose. Röntgenologisch ist der Canalis opticus oft erweitert. Wegen der stets sehr ausgeprägten meningothelialen Proliferation der umgebenden Arachnoidea ist es oft schwierig, bei der Excision die Größe des eigentlichen Tumors abzuschätzen. Als Behandlung kommen die orbitale oder transcraniale Excision des Tumors und gegebenenfalls eine Strahlentherapie in Frage (REESE). Eine hämatogene Metastasierung kommt nicht vor.

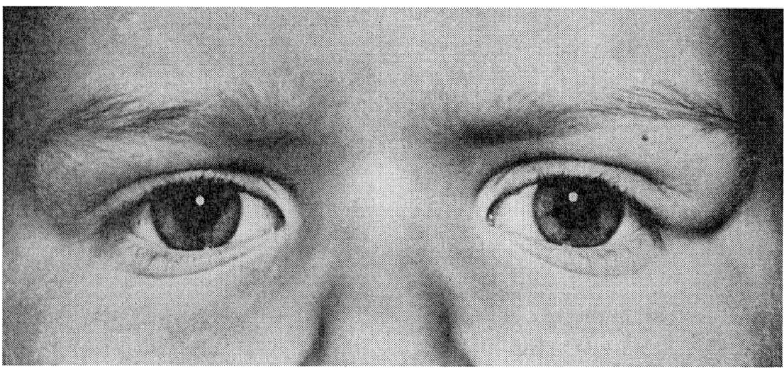

Abb. 157. Cystisches Dermoid am temporal oberen knöchernen Orbitalrand bei $3^{1}/_{2}$jährigem Mädchen. Tumor fest mit dem Knochen verwachsen, Haut darüber frei verschieblich. Glatte Excision und komplikationsloser Verlauf

DENREICH; SIEGERT; HAGER). Die Ergebnisse der operativen Behandlung sind unbefriedigend und die Veränderungen sind strahlenresistent.

### Gliome des Fasciculus opticus

Die große cytologische Variabilität der glialen Opticustumoren hat dazu geführt, daß die Nomenklatur uneinheitlich ist. Da bisher keine prognostisch bedeutsame Klassifizierung anhand einer ausreichend großen Serie vorliegt, soll hier der allgemeine Überbegriff „Gliom" benutzt werden. Wie das Meningiom beim Erwachsenen, so ist das Gliom beim Kinde der primäre Opticustumor. Es kommt in etwa 10% der Fälle in Verbindung mit einer Neurofibromatose von Recklinghausen vor, und zwar meist als erste Manifestation der Allgemeinerkrankung. Angaben über seine Häufigkeit wechseln. So fand PORTERFIELD unter 214 kindlichen Orbitatumoren 36 Gliome des Opticus; CRAWFORD be-

### Choristome

Ein Choristom besteht aus versprengtem, wohl differenziertem Gewebe, das normalerweise in dieser Lokalisation nicht vorhanden ist.

### Cystische Dermoide

Cystische Dermoide sind kongenitale Hohlräume, ausgekleidet von Epidermis mit Hautanhangsgebilden, angefüllt mit Keratin, Haaren und drüsigen Absonderungen. Sie stellen neben den Hämangiomen wohl den häufigsten kindlichen Tumor im Bereich der Lider bzw. der Augenhöhle dar. Die bevorzugte Lokalisation ist am temporal oberen knöchernen Orbitarand unter der Braue, weniger oft nasal oben (Abb. 157 und 158). Diese Tumoren fühlen sich gewöhnlich prall an, lassen sich nicht komprimieren und sind mit dem Periost fest verbacken, während die Haut über ihnen, im Gegensatz zu den Talg-

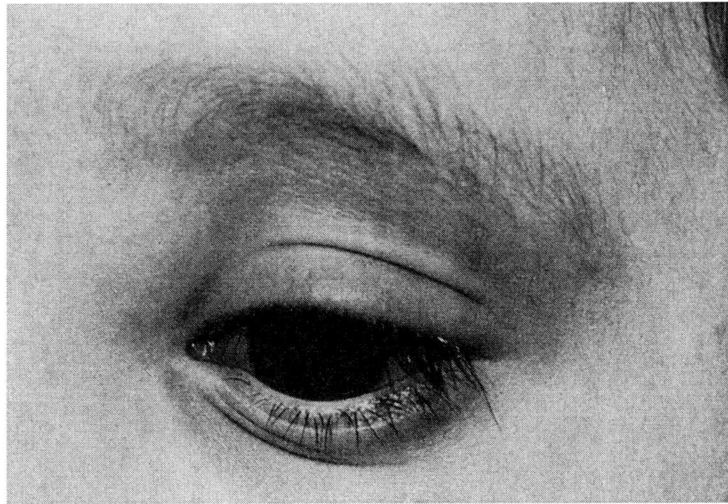

Abb. 158. Cystisches Dermoid der nasalen knöchernen Orbitawand bei 3½jährigem Jungen

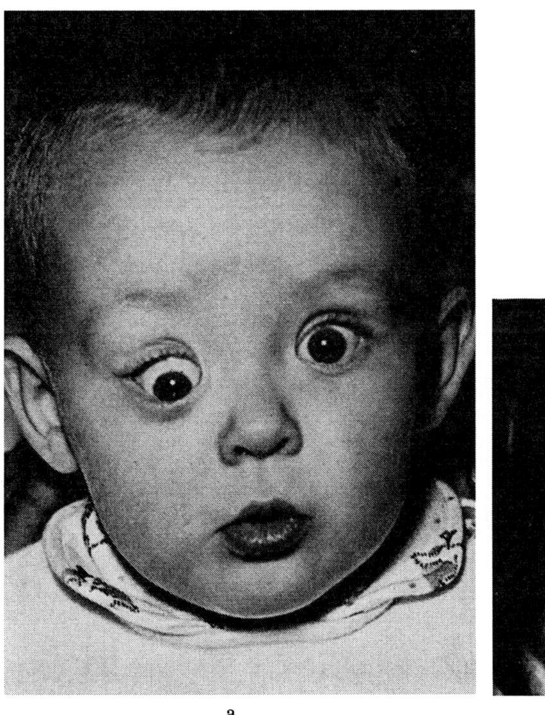

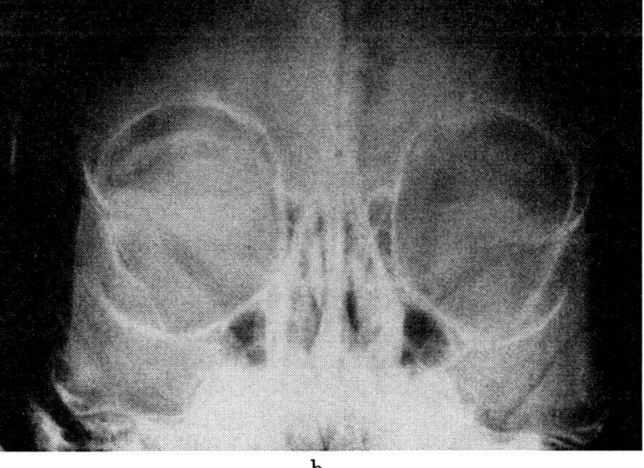

a          b

Abb. 159a u. b. Cystisches Dermoid der Orbita bei 14 Monate altem Jungen. a Verdrängung des sonst intakten Bulbus nach nasal, vorn und unten, b im Röntgenbild deutlich erkennbare Vergrößerung des Orbitadurchmessers. (Universitäts-Augenklinik und Neuroradiologische Abteilung Hamburg)

drüsen-Retentionscysten stets frei beweglich erscheint. Gelegentlich sind sie in Form eines Uhrglases, zum Teil von Knochen, zum Teil von Bindegewebe umgeben. Dadurch kann röntgenologisch eine knöcherne Defektbildung vorgetäuscht werden, die keinesfalls als Hinweis auf eine Malignität zu deuten ist. Nur in Ausnahmefällen bestehen Verbindungen zu den Nasennebenhöhlen oder zur Schädelhöhle. Aus diesem Grunde ist eine Röntgenuntersuchung der Orbita präoperativ unerläßlich. Bei der Excision sollte eine intracapsuläre Entfernung angestrebt werden, um ästhetisch unerfreulichen Rezidiven vorzubeugen. Dies kann technische Schwierigkeiten bereiten, da oft verzweigte Fortsätze in die Orbita hinein bestehen (Abb. 159).

### Verschiedene andere Tumoren

Sehr selten ist ein orbitaler oder Lidtumor im Kindesalter durch eine *Encephalomeningocele* bedingt oder durch ein *Teratom* (CASANOVAS). Die *oculodermale Melanocytose* (Naevus von OTA) kommt vorwiegend bei dunkelpigmentierten Rassen vor und ist wahrscheinlich mit dem extrasacralen Mongolenfleck verwandt (REESE).

### Pseudotumoren

Von Pseudotumoren wird dann gesprochen, wenn die Zuordnung eines bestimmten Tumors zu der Gruppe der Hamartome bzw. Choristome oder den echten Neoplasien nicht gelingt.

Praktisch am wichtigsten sind die *entzündlichen Pseudotumoren* (ROSSBERG). In der Serie von 257 Fällen von einseitigem Exophthalmus fand CRAWFORD 78mal eine entzündliche Ursache, davon 57mal eine Orbitalphlegmone infolge einer Sinusitis ethmoidalis. Der resultierende akute einseitige Exophthalmus bedarf der sofortigen intensiven antibiotischen und gegebenenfalls operativen Behandlung durch den Hals-, Nasen- und Ohrenarzt, damit es nicht zu der Komplikationen einer Sinus cavernosus-Thrombose kommt (weitere 5 Fälle in der genannten Serie). Das akut entzündliche Hordeolum oder ein *Chalazion* der Lider sollten keine diagnostischen Schwierigkeiten bereiten.

Dagegen kann die histologische Abgrenzung von *reaktiven lymphoiden Pseudotumoren* gegenüber einem Lymphosarkom nicht leicht sein (s. u.).

Die meist einseitig, aber auch doppelseitig auftretenden Lidschwellungen, das Romana-Zeichen bei der akuten Form des *Morbus Chagas* in Verbindung mit einer Bindehautchemose und regionaler Lymphknotenvergrößerung gilt in den endemischen Bezirken Südamerikas als charakteristisches Frühzeichen der Erkrankung (MARCIAL-ROJAS). Eine schnell auftretende Protrusio bulbi in Verbindung mit Bindehautblutungen sollte differentialdiagnostisch an eine *Trichinose* denken lassen, auch wenn die Erkrankung in Mitteleuropa selten geworden ist.

Nach der oben erwähnten Sammelstatistik aus Toronto (CRAWFORD) stellt die *endokrine Ophthalmopathie* die zweithäufigste Ursache für einen Exophthalmus im Kindesalter dar, eine *Blutung nach Trauma* die dritthäufigste.

Bei der Hand-Schüller-Christianschen Erkrankung bzw. der Histiocytose X gilt der einseitige Exophthalmus als ein Kardinalsymptom. ENRIQUES et al. beobachteten es allerdings nur in 15 von 117 Fällen, davon in 3 Fällen als Initialsymptom. CRAWFORD wiederum schuldigt eine Histiocytose X in 18 seiner 257 Fälle von einseitigem Exophthalmus an.

*Retentionscysten* der Tränendrüse, wie z. B. Dakryops oder die Mollschen Cysten, kommen nicht so selten vor und sind leicht zu erkennen. *Orbitale Cysten* in Verbindung mit Mikrophthalmus stellen dagegen Raritäten dar (BÖKE und MOHR; HOGAN und ZIMMERMAN). Die eigenartigen tropfenförmigen tumorähnlichen Anhänge des Lidrandes bei der seltenen *Lipoidproteinose Urbach-Wiethe* sollen nur erwähnt werden, weil ihre Erkennung in Verbindung mit der typischen Heiserkeit die Diagnosestellung erlaubt (BLODI et al.).

## Maligne Tumoren und Augenhöhlen

Epitheliale bösartige Geschwülste der Lider oder der Tränendrüse kommen im Gegensatz zum Erwachsenen beim Kinde kaum vor.

### Rhabdomyosarkom

Die Rhabdomyosarkome sind die häufigsten primären malignen Tumoren der Orbita im Kindesalter (PORTERFIELD und ZIMMERMAN; PORTERFIELD; ASHTON und MORGAN; JONES et al.). Die Orbita stellt innerhalb des Gesamtkörpers geradezu eine Prädilektionsstelle für dies oft letale Neoplasma dar (ZIMMERMAN, 1967b). 50 von 55 orbitalen Rhabdomyosarkomen traten vor dem 15. Lebensjahr auf (PORTERFIELD und ZIMMERMAN), durchschnittlich im 8. Lebensjahr (JONES et al.). Das Vorkommen bei

Neugeborenen wurde beschrieben (HIMMEL und SIEGEL). Knaben werden häufiger befallen als Mädchen (JONES et al.).

**Histopathologie.** Histologisch unterscheidet man embryonale (75%), alveoläre und differenzierte Formen. Die Erkennung der charakteristischen Querstreifungen im Myoplasma der Tumorzellen ist licht- und elektronenmikroskopisch beim embryonalen Typ oft sehr schwierig (PORTERFIELN und ZIMMERMAN; KROLL et al.; CHAPMAN et al.). Die embryonalen Rhabdomyosarkome sind daher früher histologisch häufig nicht als solche erkannt und stattdessen als Reticulosarkome, Fibrosarkome oder undifferenzierte Sarkome gedeutet worden. Gelegentlich ist in diesen Fällen die Querstreifung besser

in Fernmetastasen als im Primärtumor nachzuweisen. Eine genaue Klassifizierung ist aber
im Hinblick auf die unterschiedliche Strahlensensibilität nicht nur von theoretischem Interesse.

**Klinik.** Das wichtigste Symptom des orbitalen Rhabdomyosarkoms ist ein Exophthalmus, der rasch, oft alarmierend, zunimmt, wobei
es zu einer Verdrängung des Bulbus nach vorn,
außen und temporal kommt (Abb. 160a). Bei
ihren 62 Fällen beschreiben JONES et al. als
weitere Zeichen Ptose (33%), einen palpablen
umschriebenen Tumor (25%), Schmerzen und
Tränen (10%) sowie Nasenbluten (10%). Bei
ungünstigem Verlauf sterben fast alle Patienten
innerhalb von 3 Jahren vorwiegend an Hirn-
und Lungenmetastasen (PORTERFIELD und ZIM-
MERMAN), so daß eine Überlebenszeit von mehr
als 3 Jahren nach der Behandlung praktisch
als Heilung angesehen werden kann. Röntgenologisch läßt sich ein weicher Schatten erkennen,
bei der Carotisangiographie stellt sich eine deutliche Tumoranfärbung des gefäßreichen neoplastischen Gewebes dar (Abb. 160b). Die un-
erläßliche Probeexcision sollte nach JONES et al.
möglichst von vorn oder temporal, nicht aber
transcranial erfolgen. Sobald die Diagnose histologisch gesichert ist, muß wohl am besten eine
intensive kombinierte Behandlung einsetzen
(REESE). JONES et al. empfehlen eine möglichst
frühzeitige Exenteratio orbitae in Kombination
mit Strahlen- und Chemotherapie (Actinomycin D) und berichten damit über Heilungen
in der Hälfte ihrer 62 Fälle. LEDERMAN empfiehlt dagegen als erstes eine Strahlenbehandlung und die radikale Exenteration nur dann,
wenn ein Rezidiv auftritt.

### Strahlensarkome

FORREST hat über 25 Fälle berichtet, bei denen
es 4—27 Jahre nach hochdosierter Strahlentherapie
im Bereich der Orbita (wegen eines Retinoblastoms)
zur Entwicklung eines *osteogenen Sarkoms* oder anderer
stets letal verlaufender maligner Neoplasien kam.

Primäre maligne epitheliale Geschwülste der Lider
sind beim Kind selten und werden praktisch nur im
Rahmen eines *Xeroderma pigmentosum* beobachtet.

### Sekundäre maligne Tumoren der Augen und Augenhöhlen

#### *Metastasen*

Metastasen eines Neuroblastoms treten bevorzugt im Bereich der Orbita auf und können
das Initialsymptom der Erkrankung sein

23*

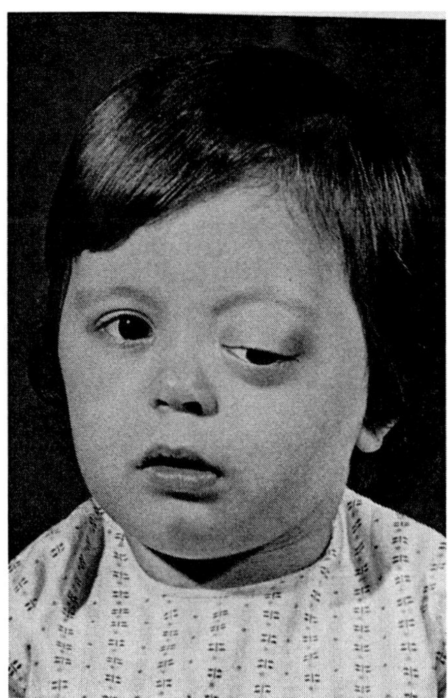

a

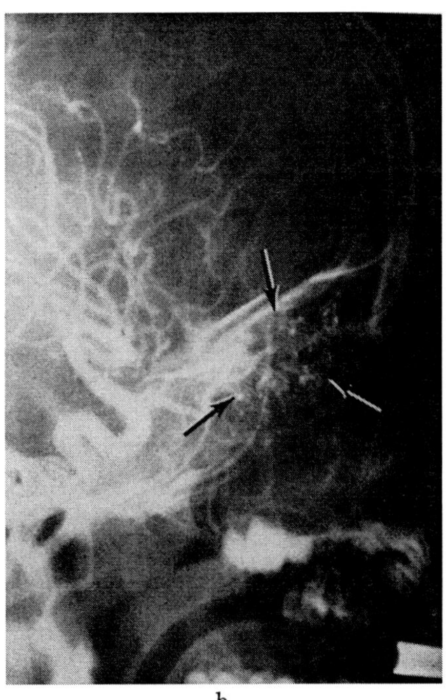

b

Abb. 160a u. b. Embryonales Rhabdomyosarkom bei
17 Monate altem Mädchen. a Verdrängung des Bulbus
nach vorn, temporal und unten durch einen nasal oben
tastbaren, festen Tumor. b Im Cartiosangiogramm
unter dem Orbitadach deutliche „Tumoranfärbbar-
keit" des gefäßreichen Neoplasmas. (Univeritäts-
Augenklinik und Neuroradiologische Abteilung Hamburg)

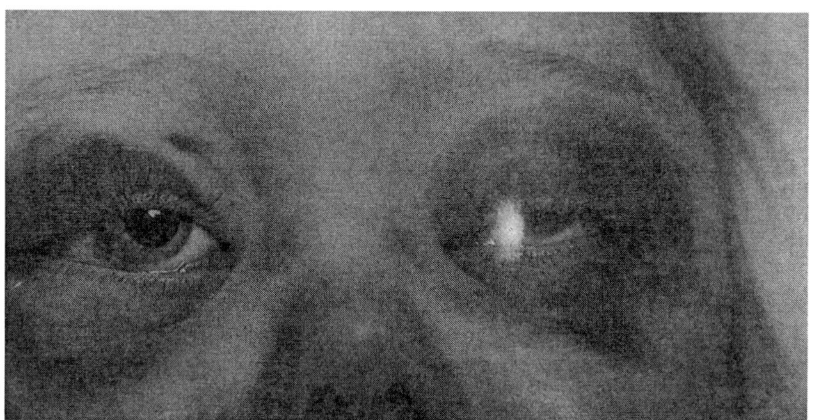

Abb. 161. Akute Leukose bei 3¹/₂jährigem Kind. Neoplastische Infiltration und Blutungen in Orbita, Lidern und Bindehautgewebe

(REESE; PORTERFIELD). ALBERT et al. beschreiben unter 108 Patienten mit Neuroblastom 41 mit orbitaler Absiedlung (18mal einseitig, 23mal doppelseitig). In 3 Fällen wurde der Orbitatumor vor dem primären Nebennierenrindenneoplasma erkannt. ALBERT et al. berichten weiterhin über 5 Fälle von orbitaler Metastasierung bei Ewing-Sarkom und 4 beim Wilms-Tumor. Klinisch fallen ein ein- oder doppelseitiger Exophthalmus, Lidhämatome, Bindehautblutungen sowie ggf. Veränderungen des Papillenkopfes auf. Therapeutisch kommen bei diesen generalisierten Prozessen lediglich palliative Maßnahmen in Frage.

*Leukosen und maligne Lymphome*

Unter den *malignen Orbitatumoren* im Kindesalter nehmen die vom hämatopoetischen System ausgehenden nach den Rhabdomyosarkomen die zweite Stelle ein (PORTERFIELD). Gelegentlich ist die orbitale Manifestation das erste Zeichen der Erkrankung, häufiger erfolgt die orbitale Beteiligung jedoch in den Spätstadien (Abb. 161). Allein durch die Untersuchung der Probeexcision kann nicht zwischen einem leukämischen Infiltrat und einem malignen Lymphom unterschieden werden. Alle Patienten, die nachbeobachtet werden konnten, starben innerhalb eines Jahres nach Befall der Orbita (PORTERFIELD).

Andererseits muß bedacht werden, daß ein Teil der Orbitatumoren, die früher als „Lymphosarkom" bezeichnet wurden, in Wirklichkeit lymphoide Pseudotumoren darstellen (ZIMMERMAN, 1964a, 1967a; BLODI und GASS; YANOFF und SCHEIE; s. auch Abschnitt epibulbäre Tumoren).

Der *Burkitt-Tumor* ist eine Sonderform von malignem Lymphom im Kindesalter, der häufig die Orbita in Mitleidenschaft zieht. Dieser Tumor kommt in gewissen Bezirken Äquatorialafrikas endemisch vor und stellt dort das häufigste Neoplasma beim Kinde dar (BURKITT und O'CONNOR; O'CONNOR).

## Epibulbäre Tumoren im Kindesalter

Anders als beim Erwachsenen sind die epibulbären Tumoren im Kindesalter relativ häufig. Sie sind der Untersuchung mit der Spaltlampe besonders leicht zugängig, so daß ihre Differentialdiagnose oft bereits biomikroskopisch gelöst werden kann (Tabelle 55).

### Benigne epibulbäre Tumoren im Kindesalter

Von relativ wenigen Ausnahmen abgesehen, handelt es sich bei den auf der vorderen Bulbusoberfläche gelegenen Tumoren im Kindesalter um benigne Veränderungen.

### Hamartome

*Naevi pigmentosi*

Die pigmentierten Naevi stellen wohl die häufigsten conjunctivalen Tumoren überhaupt dar. Man nimmt heute allgemein an, daß sie bereits kongenital vorhanden sind, jedoch erst im Laufe des Lebens an Pigmentierung gewinnen (ZIMMERMAN, 1965a). Histologisch handelt es sich gewöhnlich um junctionale oder zusammengesetzte Naevi, während rein subepithelial gelegene Formen (vergleichbar den dermalen Naevi der Haut) nur selten vorkommen. Ihre Struktur ist sehr ähnlich derjenigen der Haut. Klinisch handelt es sich um umschriebene, leicht erhabene Tumoren, die mehr (Abb. 162) oder weniger (Abb. 163) pigmentiert sind. Kennzeichnend sind kleine cystische, eben mit der Spaltlampe erkennbare Einschlüsse innerhalb des Tumorgewebes, die auf faltige Einsenkungen des Oberflächenepithels zurückgehen. Eine Vergrößerung dieser cystischen Hohlräume oder auch eine Zunahme der Pigmentierung kann den falschen Eindruck einer echten Größenzunahme des Naevus hervorrufen und dadurch den Verdacht an ein malignes Melanom der Bindehaut erwecken. Eine einfache Excision dieser Tumoren ist nur dann erforderlich, wenn durch photographische Kontrollen eindeutig eine Progredienz der Veränderungen nachzu-

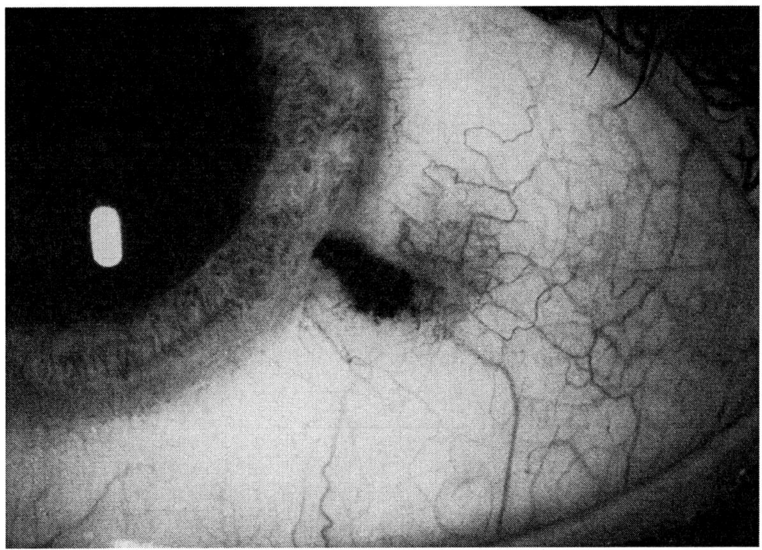

Abb. 162. Pigmentierter Naevus der Bindehaut bei 13jährigem Mädchen. Histologie: Zusammengesetzter Naevus pigmentosus

Tabelle 55. *Epibulbäre Tumoren im Kindesalter*

I. Benigne
  1. Hamartome:
    *Naevi pigmentosi*
    Kongenitale Melanose
    Hämangiome, Lymphangiome
    Teleangiektasie (Louis-Bar-Syndrom)
  2. Choristome:
    *Dermoide* (solide)
    Dermolipome
    Osteome
  3. Pseudotomuren:
    *Reaktive lymphoide Hyperplasien*
    Juveniles Xanthogranulom
    Morbus Gaucher
    Noduläre Fasciitis
    Conjunctivitis vernalis
II. Maligne
    Xeroderma pigmentosum
    Maligne Lymphome

weisen ist. Die Umwandlung eines Naevus der Bindehaut in ein malignes Melanom kommt im Kindesalter praktisch nicht vor (REESE; ZIMMERMAN, 1965a; APT). REESE empfiehlt aus diesem Grund die Entfernung von Naevi der Bindehaut und Lider vor der Pubertät.

*Kongenitale Melanose*

Während die pigmentierten Naevi wahrscheinlich von den conjunctivalen Melanocyten abzuleiten sind (ZIMMERMAN, 1965a), handelt es sich bei der kongenitalen Melanose um eine Ausbreitung uvealer Melanocyten in das episklerale Gewebe. Klinisch besteht eine diffuse, nicht prominente graublaue Verfärbung, die gewöhnlich mit einer Dunkelfärbung der Iris des befallenen Auges (Heterochromie) einhergeht. Diese Befunde sollten ophthalmologisch kontrolliert werden, weil sich im Erwachsenenalter in solchen Augen vermehrt maligne Melanome entwickeln.

Hämangiome und Lymphangiome der Bindehaut sind relativ selten, beim Bestehen einer Teleangi-

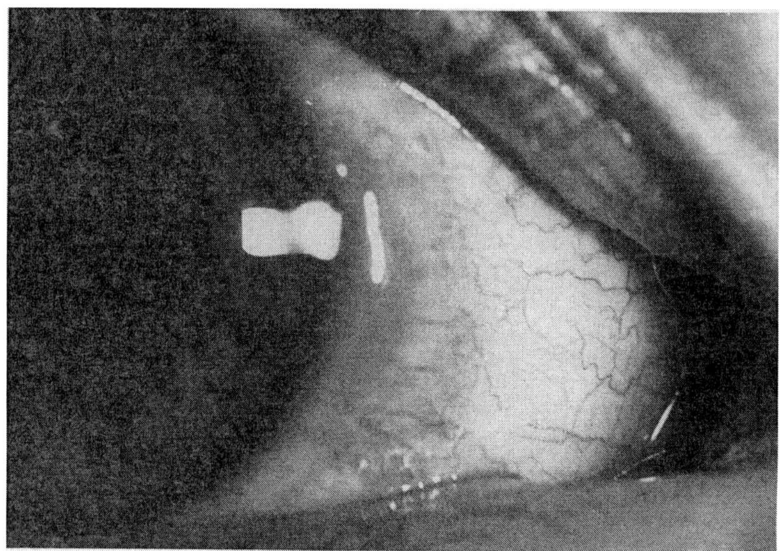

Abb. 163. Sehr pigmentarmer Naevus pigmentosus der Bindehaut, am Limbus, histologisch bestätigt

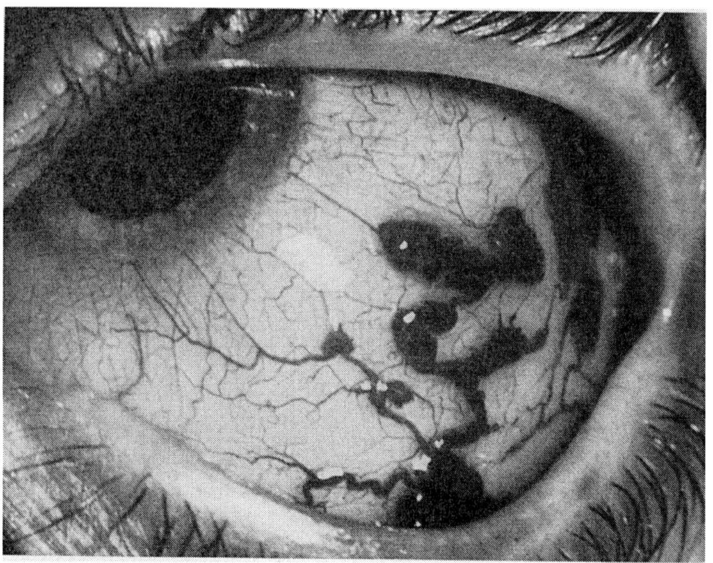

Abb. 164. Ausgeprägte Teleangiektasie der Bindehaut bei 18jährigem Mädchen, seit 15 Jahren unverändert. Bei solchen Befunden sollte ein Louis-Bar-Syndrom ausgeschlossen werden

ektasie (Abb. 164) sollte man stets auch an eine Ataxia teleangiectatica (LOUIS-BAR) denken (HARLEY et al.).

## Choristome

### Solide Dermoide

Im Gegensatz zu den Dermoiden der Orbita und Lider handelt es sich bei den epibulbär gelegenen nicht um cystische, sondern um solide Formen. Diese Tumoren sind charakteristischerweise im temporal unteren Quadranten am Limbus lokalisiert und bestehen aus einem versprengtem Stück Epidermis, oft mit Haaren an der Oberfläche (Abb. 165). Daneben kommen innerhalb des ektopischen Gewebes jedoch auch Tränendrüsengewebe sowie quergestreifte und glatte Muskulatur vor. Oft findet sich in der unmittelbar benachbarten Hornhaut ein typischer Arcus lipoides, der wohl auf Ernährungsstörungen in diesem Bereich zurückgeführt wer-

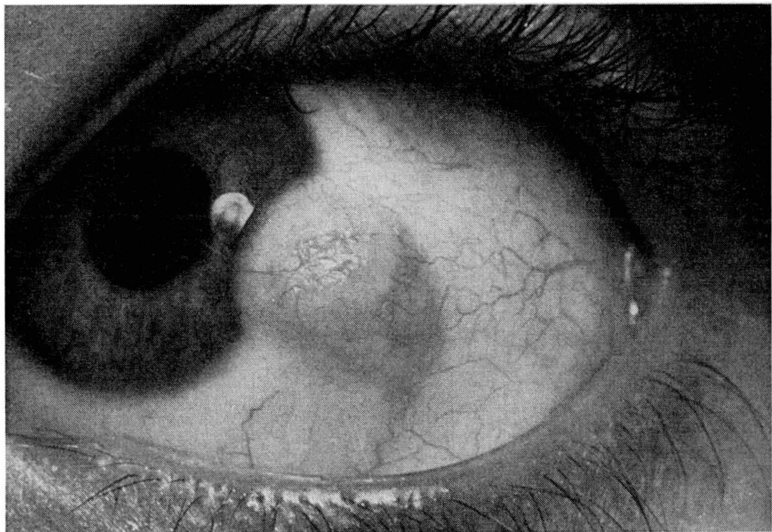

Abb. 165. Typisches solides Dermoid am Limbus mit Haaren auf der Oberfläche bei 3jährigem Jungen. In späterem Lebensalter tritt oft ein Arcus lipoides der benachbarten Hornhaut hinzu

den muß, weshalb THIEL von einem Halo dystrophicus spricht. Die Excision dieser Tumoren bereitet keine Schwierigkeiten, wenn vorher gonioskopisch eine Verbindung mit dem Kammerwinkel ausgeschlossen werden konnte.

### Dermolipome oder Osteome

(bzw. ossäre Choristome) sind sehr viel seltener als solide Dermoide. Sie kommen praktisch ausschließlich im temporal oberen Quadranten der Bindehaut vor und liegen gewöhnlich etwas weiter vom Limbus entfernt episkleral (HOGAN und ZIMMERMAN). Auch hierbei bereitet die Entfernung im allgemeinen keine Probleme.

## Epibulbäre Pseudotumoren
### Reaktive lymphoide Hyperplasien

Massive lymphocytäre Infiltrationen des subepithelialen Bindehautgewebes bedingen wulstige fleischige Verdickungen der Conjunctiva. Sie können schwerwiegende differentialdiagnostische Schwierigkeiten bereiten. Dabei ist es oft mit histologischen Methoden allein unmöglich, zwischen einem Lymphosarkom und einer reaktiven lymphoiden Hyperplasie zu unterscheiden. Die meisten derartigen Befunde im Bereich der Bindehaut und Orbita sind jedoch nicht begleitet von anderen Manifestationen eines malignen Lymphoms oder einer Leukose (ZIMMERMAN, 1964a, 1967b). Die klinische Erfahrung hat ergeben, daß sich diese sog. Lymphome bzw. Plasmome der Bindehaut wie eine reaktive lymphoide Hyperplasie verhalten, die auf niedrig dosierte Oberflächenstrahlentherapie im allgemeinen sehr gut ansprechen.

Auch eine episklerale *noduläre Fasicitis* der Bindehaut wurde früher oft mit einem Fibrosarkom verwechselt (FONT und ZIMMERMAN). Anstelle radikaler Eingriffe genügt in diesen Fällen eine einfache Excision. Bei der chronischen Form des *Morbus Gaucher* werden keilförmige bräunliche Verdickungen der Bindehaut im Lidspaltenbereich am Limbus beschrieben, die die charakteristischen Gaucher-Zellen enthalten (DUKE-ELDER, 1965). Auch beim *juvenilen Xanthogranulom* (Naevoxanthoendotheliom) der Haut kann es zu einer Mitbeteiligung der Bindehaut kommen (ZIMMERMAN, 1965b), wodurch rosagelbliche episklerale Gewebsansammlungen hervorgerufen werden. Gelegentlich wird auch eine extreme Papillenhyperplasie im Rahmen einer *Conjunctivitis vernalis* verwechselt. Derartige Befunde sind durch die histologische Untersuchung einer Probeexcision leicht zu klären.

## Maligne epibulbäre Tumoren

Primäre maligne epibulbäre Tumoren sind im Kindesalter extrem selten. In Frage kommen Plattenepithelcarcinome beim *Xeroderma pigmentosum* oder eine Mitbeteiligung der Bindehaut bei systematisierten malignen Neoplasien des reticuloendothelialen Systems, die bei etwa 50% der Fälle terminal beschrieben wird (ALLEN und STRAATSMA). Klinisch läßt sich dabei mit der Spaltlampe eine diskrete Verdickung der Bindehaut im Limbusbereich erkennen.

## Intraoculare Tumoren
### Vorderabschnitt

Intraoculare Tumorbildungen verursachen $^1/_3$ aller Enucleationen im Kindesalter (Kogan und Boniuk) und sind damit nach den Verletzungen der wichtigste Grund für den Verlust eines Auges in dieser Periode. Entsprechend dem systematischen Vorgehen bei der klinischen Untersuchung empfiehlt sich eine Abhandlung der verschiedenen Tumortypen in 3 Gruppen je nach der Lokalisation (Abb. 166). Während die der *Vorderabschnitte* ohne weiteres erkennbar sind, erregen die unmittelbar *retrolental* ohne

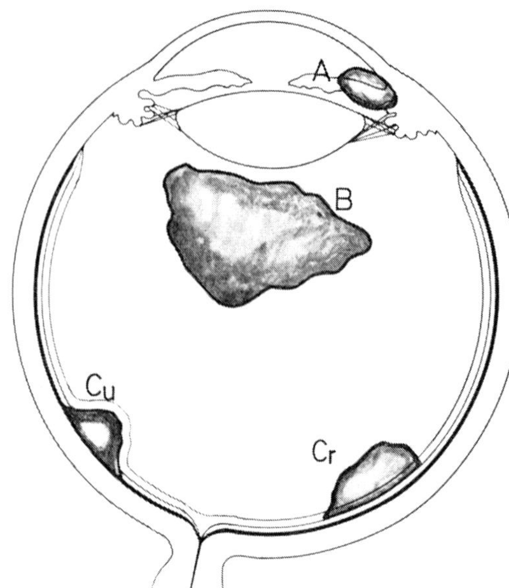


Abb. 166. Übersicht über die intraocularen Tumoren beim Kinde. A Vorderabschnitte. B Retrolental sichtbare Tumoren bzw. amaurotisches Katzenauge. C Isolierte Fundustumoren, ausgehend von der Aderhaut (*u*) bzw. der Netzhaut (*r*)

Hilfsmittel sichtbaren Tumoren Aufmerksamkeit zunächst wegen eines hellen Pupillarreflexes im Sinne eines sog. „*amaurotischen Katzenauges*" (Abb. 170a). Die *Fundustumoren* schließlich lassen sich nur durch die Ophthalmoskopie frühzeitig erfassen (Tabelle 56).

Die überragende Bedeutung des Retinoblastoms unter den kindlichen Augentumoren erklärt sich einmal aus seiner Häufigkeit (Kogan und Boniuk), zum anderen daraus, daß es als einziges malignes Neoplasma des Menschen autosomal dominant vererbt wird (s. u.). Bei intraocularem Tumorverdacht im Kindesalter

konzentriert sich daher die Diagnostik in erster Linie auf die Bestätigung oder den Ausschluß eines Retinoblastoms. Dieses gilt für alle 3 in der Abb. 166 aufgeführten Gruppen. Es soll versucht werden, eine Übersicht über das Spektrum der intraocularen Tumoren zu geben.

### Benigne intraoculare Tumoren der Vorderabschnitte
#### Histiocytäre Prozesse

Das *juvenile Xanthogranulom* (JXG) stellt eine dem Dermatologen seit langem bekannte gutartige Hauterkrankung unbekannter Ätiologie dar, die — vorwiegend bei Kindern und Säuglingen — warzenartige Veränderungen hervorruft, welche sich gewöhnlich spontan zurückbilden. Augenveränderungen im Rahmen der Erkrankung sind erst seit wenigen Jahren bekannt geworden (Maumenee und Longfellow; Holland u. a.). Zimmerman (1965b) berichtete über insgesamt 50 solcher Fälle: Die 32 intraocularen Tumoren erschienen stets auf die vordere Uvea begrenzt. Erstes Zeichen der Erkrankung ist entweder ein umschriebener oft gelblich glänzender Tumor (Abb. 167) oder ein diffus die gesamte Iris infiltrierender Prozeß, der zunächst als Heterochromie auffällt. Eine spontan auftretende Vorderkammerblutung stellt die gefürchtete Komplikation dar und kann ein therapieresistentes Sekundärglaukom nach sich ziehen. Bei umschriebenen Tumoren ist daher eine Entfernung durch die Iridektomie zu empfehlen, einmal, um einer spontanen Blutung vorzubeugen und zum anderen, um die Diagnose histologisch zu sichern, besonders, wenn ein Hautbefund fehlt. Wenn das JXG die gesamte Iris erfaßt, ist eine vollständige Excision natürlich nicht möglich und eine diagnostische Iridektomie wegen der Blutungsgefahr zu fürchten. Falls die Diagnose hierbei durch eine Hautbiopsie gesichert werden kann, sollte man die gesamte Iris niedrig dosiert röntgenbestrahlen mit ca. 600 r (Maumenee und Longfellow; Hedges; Cleasby). Steroide sind nach den vorliegenden Erfahrungen wirkungslos.

Die Erkrankung ist wahrscheinlich nicht so selten: 3 unserer 5 Fälle sahen wir während der letzten beiden Jahre. Die 2 anderen wurden vor Jahren als nicht klassifizierbare Tumoren enucleiert.

Tabelle 56. *Intraoculare Tumoren im Kindesalter*

*A. Tumoren der Vorderabschnitte*
  I. Benigne:
    1. *Juveniles Xanthogranulom* (Naevoxantho-
       endotheliom)
    2. Hamartome
       *Naevi* (melanocytäre Hamartome)
       Hämangiome (vasculäre Hamartome)
       Iris-Pigmentblattcysten
    3. Choristome
       ektopisches Tränendrüsengewebe
       spontane, nicht pigmentierte Iris-Stroma-
       cysten
  II. Maligne:
    1. Diktoyme bzw. embryonale Medulloepithe-
       liome
    2. Sekundäre Beteiligung:
       *Retinoblastom*
       Leukämie

*B. Retrolental sichtbare Tumoren*
   (Leitsymptom: Leukokorie bzw. amaurotisches
   Katzenauge)
  I. Benigne: Pseudogliome
    1. *einseitig*
       a) reaktive, bindegewebige Proliferation nach
          Endophthalmitis oder Glaskörperblutung
       b) Nematoden-Endophthalmitis
       c) Morbus Coats
       d) persistierender hyperplastischer primärer
          Glaskörper (PHPV)
       e) Incontinentia pigmenti (Bloch-Sulzberger)
       f) „Retinale Dysplasie" (Hunter und Zim-
          merman)
    2. *doppelseitig*
       a) *Retinopathie der Frühgeborenen* (retrolen-
          tale Fibroplasie)
       b) „Retinale Dysplasie"
          13—15-Trisomie
          Reese-Blodi-Straatsma-Syndrom
       c) Morbus Norrie
  II. Maligne: *Retinoblastom*

*C. Isolierte Fundustumoren*
   (Tumorverdacht bei der Ophthalmoskopie)
  I. Benigne:
    1. Retinale Astrocytome (gliale Hamartome
       a) tuberöse Sklerose (Bourneville)
       b) Neurofibromatose (v. Recklinghausen)
    2. *Vasculäre Hamartome (Hämangiome)*
       a) Retinal: Capilläre bei Morbus v. Hippel-
          Lindau und racemöse Hämangiome
          (Wyburn-Mason-Syndrom)
       b) Uveal: Sturge-Weber-Syndrom
    3. Reaktive Pseudotumoren
       retinale Fibrose (Reese)
       massive reaktive retinale Gliose
       Toxocara-Granllome (Ashton)
    4. Retinoschisis
    5. „Ablatio falciformis"
    6. Melanotische Tumoren
       a) Retinal
       b) Uveal
  II. Maligne- *Retinoblastom*
    (Neuroblastom-Metastase)

*Hamartome*

Unter den Hamartomen der Augenvorder-
abschnitte sind zweifellos die *pigmentierten
Naevi, d.h. melanocytäre Hamartome*, besonders
auch bei der Neurofibromatose (LUND; HOGAN
und ZIMMERMAN), am häufigsten (Abb. 168).
Gelegentlich kommen sie in Kombination mit
Pigmentblattcysten der Iris vor. Es ist interessant, daß eine diffuse *Melanocytose der Iris*,
wenn sie das Trabekelwerk mit einbezieht, zu
einem Glaukom mit offenem Kammerwinkel
führen kann. Hämangiome der Iris zählen zu
den ausgesprochenen Seltenheiten (REESE).

*Choristome*

Abgesehen von den Cysten des Irispigmentepithels
kommen auch histologisch gesicherte *spontane, nicht
pigmentierte Iriscysten* vor (NAUMANN und GREEN)
sowie Tumoren durch *ektopisches Tränendrüsengewebe*
(GREEN und ZIMMERMAN) vor.

## Maligne

### *Diktyome*

Die *Diktyome oder embryonalen Medulloepi-
theliome* des Ciliarkörpers zählen zu den seltensten intraocularen Tumoren (FUCHS; BÖCK;
VELHAGEN). Sie werden gewöhnlich erst bemerkt, wenn sie in die Iris einwachsen, ein
Sekundärglaukom hervorrufen oder die Sklera
durchbrechen. ANDERSEN hat über insgesamt
23 Fälle berichtet, von denen er 17 einer benignen, 6 einer malignen Form zurechnet. Drei
der Patienten mit malignen Diktyomen starben
infolge lokaler unkontrollierbarer Invasion oder
durch Metastasen. Die Prognose soll sehr gut
sein, wenn die Enucleation erfolgt, ehe das Neoplasma die Bulbushüllen perforiert. In Frühstadien kommt unter Umständen eine Irido-
cyclektomie in Betracht (LUND).

### *Retinoblastom*

Eine Besprechung der Tumoren der intraocularen Vorderabschnitte im Kindesalter wäre
unvollständig ohne eine Diskussion der *Manifestationen des Retinoblastoms* (s. u.) in diesem
Bereich (VELHAGEN). Hier muß in erster Linie
die Bildung eines *Pseudohypopyons* genannt
werden, wobei das Auge oft äußerlich reizfrei
bleibt (Abb. 169). In Zweifelsfällen kann dabei
eine Vorderkammerpunktion und die Untersuchung des Ausstrichs die Diagnose cytologisch
sichern.

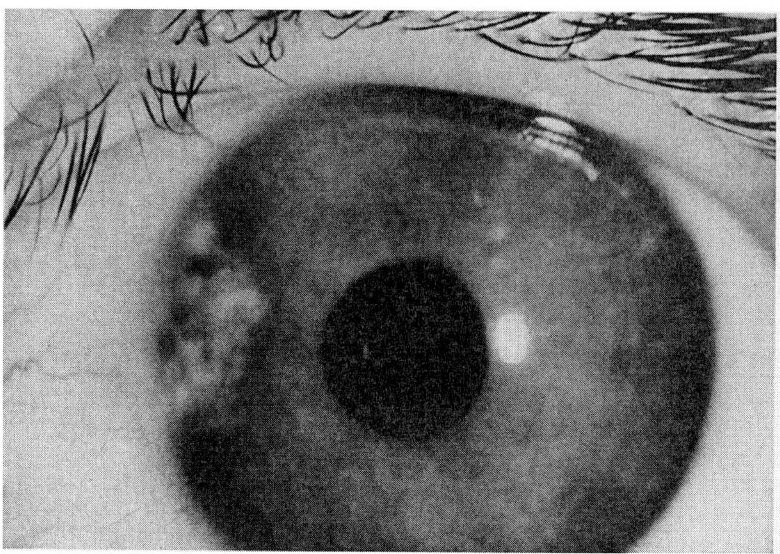

Abb. 167. Typisches juveniles Xanthogranulom der Iris bei 2jährigem Mädchen. Glatte Excision durch periphere Iridektomie

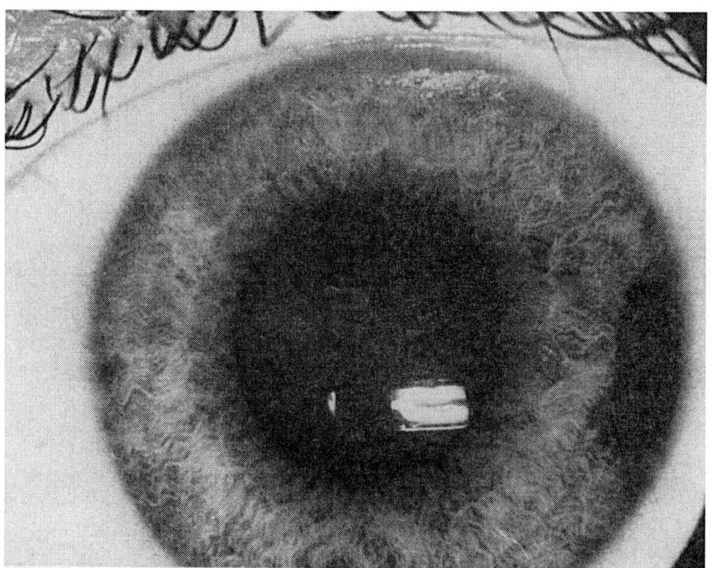

Abb. 168. Naevus pigmentosus der Iris bei 17jährigem Jungen, seit 10 Jahren unverändert

Beim Vorliegen eines intraocularen Entzündungszustandes im Kindesalter sollte stets auch an ein Retinoblastom gedacht werden: STAFFORD und YANOFF zeigten, daß bei 41 von 618 Retinoblastomen, d.h. in 6,6% klinisch zunächst ein entzündlicher Prozeß (Panophthalmitis 18mal, Endophthalmitis 14mal und Uveitis 9mal) angenommen worden war.

Auch beim Auftreten eines unklaren, *spontan* entstandenen Hyphämas im Kindesalter muß man — wenn nicht das erwähnte JXG zugrunde liegt — neben einer *Leukämie* (ALLEN und STRAATSMA; FONKEN und ELLIS) immer ein Retinoblastom ausschließen (HOWARD). Blutungsquelle dürfte hierbei die sich in der Hälfte der Fälle entwickelnde Neovascularisation der Iris sein (WATSON und GRANT).

Da hier von kindlichen Tumoren und den Augenvorderabschnitten die Rede war, darf an dieser Stelle vielleicht eingeflochten werden, daß man nach den

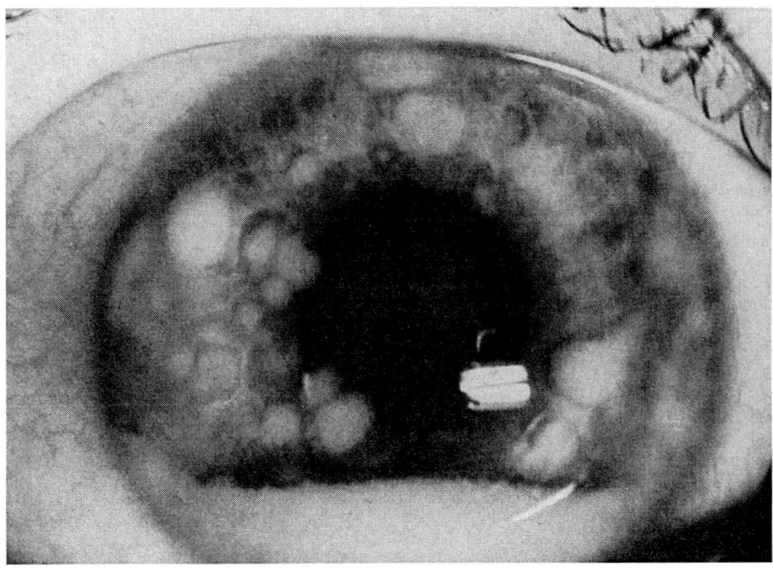

Abb. 169. Pseudohypopyon in der Augenvorderkammer durch Retinoblastom, das in die Vorderkammer
eingewachsen ist

Untersuchungen von MILLER beim Vorliegen einer kongenitalen Aniridie stets einen Wilms-Tumor der Niere ausschließen sollte, da beide gehäuft in Verbindung miteinander vorkommen (ZIMMERMAN und FONT).

## Retrolental sichtbare Tumorformen

### (mit dem Leitsymptom amaurotisches Katzenauge bzw. Leukokorie)

Die unmittelbar retrolental liegenden Tumoren fallen alle zunächst durch einen hellen Pupillarreflex im Sinne des sog. ,,*amaurotischen Katzenauges*'' (Abb. 170a) — oder wie REESE und BLODI vorschlugen — als ,,*Leukokorie*'' auf. Dieser Befund war lange Zeit als gleichbedeutend mit einem *Retinoblastom* aufgefaßt worden. Aus der Literatur und unseren eigenen Beobachtungen ergibt sich aber übereinstimmend, daß jedes 2.—3. Auge, welches mit der klinischen Diagnose ,,Retinoblastom'' enucleiert werden muß — es handelt sich um blinde Augen — keinen solchen Tumor enthält, sondern ein sog. ,,*Pseudogliom*'', Tabelle 57 (MANSCHOT; HEYDENREICH; KOGAN und BONIUK; BADTKE et al.). Unter 57 wegen Retinoblastomverdacht enucleierten Bulbi in der histologischen Sammlung unserer Klinik (1956—1968) fanden sich in Übereinstimmung damit 17 Pseudogliome.

Der Terminus eines *Pseudoglioms* war ursprünglich als Antithese zu dem von VIRCHOW als Gliom bezeichneten Retinoblastom von COLLINS gewählt worden. Man müßte daher heute korrekter eigentlich von *Pseudoretinoblastomen* sprechen. Die alte Bezeichnung ist jedoch so weit verbreitet, daß eine Namensänderung nicht sinnvoll erscheint.

Klinisch läßt sich gewöhnlich nicht entscheiden, ob es sich bei dem hinter der Linse

Tabelle 57. *Intraoculäre Tumoren beim Kinde*

| | Enucleationen wegen Retinoblastomverdacht | |
| --- | --- | --- |
| | | davon Pseudogliome |
| MANSCHOT | 15 | 7 |
| HEYDENREICH | 53 | 29 |
| KOGAN u. BONIUK | 281 | 85 |
| BADTKE et al. | 32 | 13 |
| Hamburger Material (1956—1968) | 57 | 17 |
| Insgesamt | 438 | 151 |

gelegenen Gewebe um ein Neoplasma, narbige Glaskörperschwarten, Exsudate oder um eine totale Amotio retinae handelt. Für eine sichere Unterscheidung ist daher eine histologische

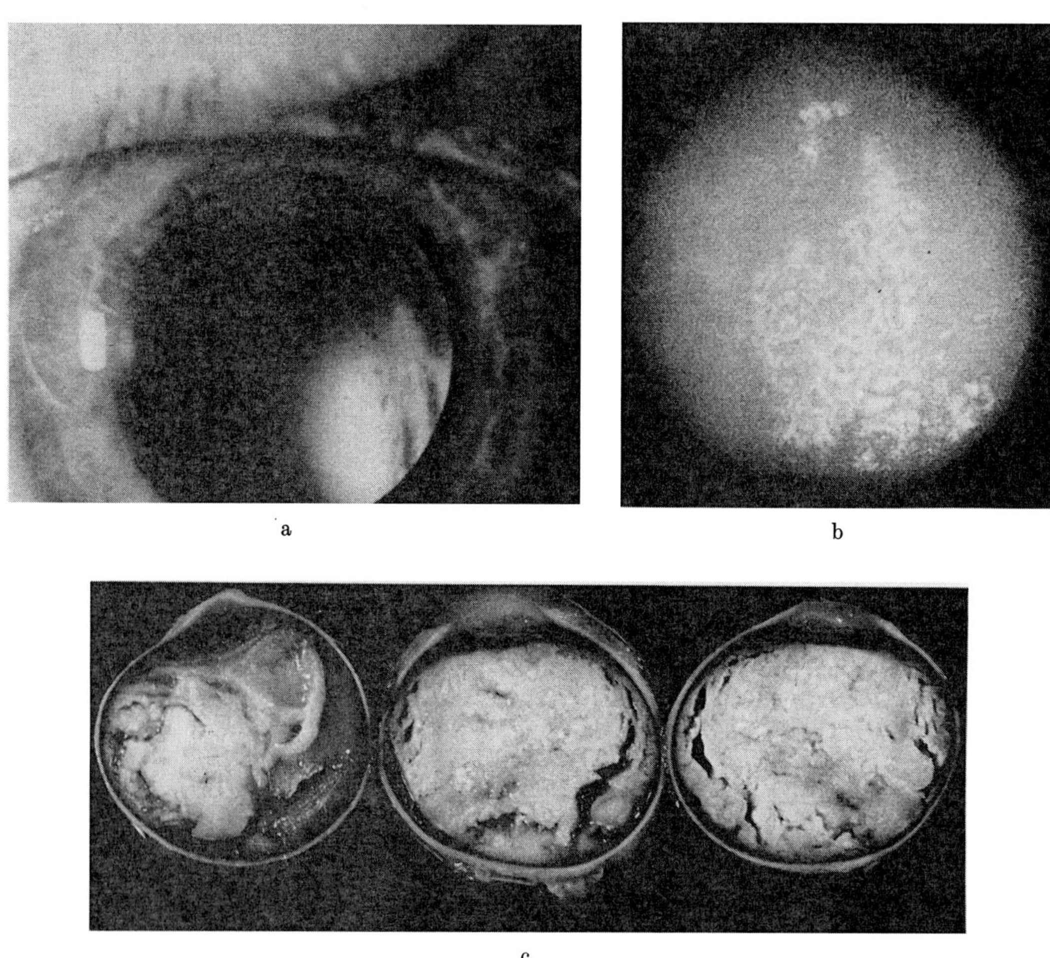

Abb. 170a—c. Leukokorie oder sog. amaurotisches Katzenauge. a Gelber Reflex im Pupillarbereich bei amaurotischer Pupillenstarre durch Retinoblastom. b Röntgenbild des enucleierten Bulbus zeigt dichte postnekrotische Verkalkungsherde. c Nach Eröffnung des enucleierten Auges erweist sich der gesamte Glaskörperraum mit Tumorgewebe angefüllt

Untersuchung unerläßlich. Es sollen im folgenden die Möglichkeiten der Ätiologie angedeutet werden.

### Einseitige Pseudogliome

**Reaktive massive Proliferationen.** Vor der Ära der Antibiotica war zweifellos eine *metastatische Endophthalmitis* bzw. ein Glaskörperabsceß, z.B. bei Meningokokkensepsis oder auch bei Toxoplasmose (KREIBIG), die häufigste Ursache für ein „amaurotisches Katzenauge" und ist es heute noch in manchen afrikanischen Ländern (KIETZMAN). Der akute Entzündungsprozeß wird von einer massiven reaktiven Proliferation von gefäßführendem Bindegewebe aus der Netzhaut in den Glaskörper abgelöst. Die narbige Schrumpfung des Granulationsgewebes führt dann zu einer totalen Traktionsamotio.

Bei der histologischen Untersuchung des späten Narbenzustandes ist ein Erregernachweis kaum je zu führen.

**Nematoden-Endophthalmitis.** 1952 beschrieb WILDER eine chronische, äußerlich symptomlose Form der Endophthalmitis, die durch Larven bestimmter *Nematoden* hervorgerufen werden, und zwar die des Hundewurms, Toxocara canis (NICHOLS). Die Larven fanden sich in WILDERs 46 Fällen in ausgedehnten chorioretinalen Granulomen, die sich bis in den Glaskörper hinein erstrecken. Der Nachweis der Larven gelingt oft erst nach Untersuchung von vielen hundert Serienschnitten. Ähnliche Fälle sind inzwischen auch in England (ASHTON; DUGUID) und Frankreich (BRAUN-VALLONS et al.; DELTHIL et al.) mitgeteilt worden.

In Deutschland sind derartige Fälle bisher noch nicht diagnostiziert worden. Es darf aber angenommen werden, daß ein Teil der ätiologisch nicht klassifizierten Pseudogliome mit Glaskörperproliferationen auch bei uns auf die Toxocarainfektion zurückgeführt werden müssen. Dafür spricht einmal die weite Verbreitung des Hunde- und Katzenwurms (Toxocara canis und cata), zum anderen die Tatsache, daß ein auch uns geläufige Protozoenerkrankung, die Toxoplasmose, kurioserweise die Eier von Toxocara cata als Vehikel für die Verbreitung von der erkrankten Katze auf den Menschen benötigt (HUTCHINSON; JACOBS; s. ZIMMERMAN, 1966).

**Morbus Coats.** Neben den reaktiven proliferativen Prozessen im Glaskörper ist der Morbus Coats (Retinitis exsudativa externa) eine der häufigsten Ursachen für ein einseitiges Pseudogliom (MANSCHOT; KOGAN und BONIUK; BADTKE et al.; HEYDENREICH; HAMBURG; BABEL), vor allem beim männlichen Geschlecht. In unserem Material von 17 Pseudogliomen war ein Morbus Coats 6mal vertreten. Es handelt sich dabei um Spätstadien, die zu einer totalen Amotio geführt haben, so daß die typischen retinalen Gefäßveränderungen ophthalmoskopisch nicht sichtbar sind. In der Behandlung des beginnenden *Morbus Coats* und der *retinalen* Teleangiektasie bei noch anliegender Netzhaut z. B. im Sinne der Leberschen Miliaraneurysmen gibt die Lichtcoagulation zu Optimismus Anlaß (MEYER-SCHWICKERATH; SCHMACK und SÖLLNER; PECH und MEYER-SCHWICKERATH sowie WITMER et al.).

**Persistierender primär hyperplastischer Glaskörper.** Der persistierende hyperplastische primäre Glaskörper (REESE) läßt sich mit Sicherheit auch klinisch diagnostizieren (HOWARD und ELLSWORTH). Er kommt ausschließlich einseitig in *mikrophthalmischen* Augen vor, ein Befund, der oft erst nach einer genauen Messung ersichtlich wird. Nach REESE spricht das Vorliegen eines Mikrophthalmus *gegen* ein Retinoblastom; NEUBAUER hat es allerdings in einem geringgradig verkleinerten Auge beschrieben, ALFIERI in einem Bulbus mit persistierenden Hyaloideagefäßen. Die Veränderung liegt hier unmittelbar auf der hinteren Linsenkapsel; die Ciliarzotten sind abnorm lang, daher sichtbar und stehen in Verbindung mit dieser Gewebsmasse (MANSCHOT). Seitlich der retrolentalen Masse ist zunächst Rotlicht vom Fundus zu erkennen. Früher oder später kommt es zu einem Defekt in der hinteren Linsenkapsel und zur Ausbildung einer Katarakt. Augenärztliche Kontrollen sind daher angezeigt.

**Incontinentia pigmenti (Bloch-Sulzberger).** Falls es bei einem Kind mit einer Incontinentia pigmenti (BLOCH-SULZBERGER) zum Bilde eines „amaurotischen Katzenauges" kommt, darf man annehmen, daß es sich hierbei um ein Pseudogliom handelt (WOLLENSACK; KRÜMMEL und RAUSCH u.a.).

**„Retinale Dysplasie".** Eine einseitige retinale Dysplasie (HUNTER und ZIMMERMAN) kann sowohl retrolental sichtbare Tumoren als auch isolierte Fundusbefunde hervorrufen. Interessant ist, daß sie auch durch Thalidomideinwirkung während der Schwangerschaft entstehen kann (CASANOVA und CARBONELL).

*Doppelseitige Pseudogliome*

**Retinopathie der Frühgeborenen („Retrolentale Fibroplasie").** In diese Kategorie gehört vor allem die *Retinopathie der Frühgeborenen* oder, wie sie oft genannt wird, die retrolentale Fibroplasie. Die Erkrankung ist praktisch immer doppelseitig und kommt vorwiegend bei Frühgeborenen unter 1500 g Geburtsgewicht vor, die im Inkubator erhöhten Sauerstoffkonzentrationen ausgesetzt waren (PATZ et al.; ASHTON et al.; ULLERICH u.a.). Die Krankheit ist also weitgehend vermeidbar, ihre Häufigkeit hat sehr stark abgenommen, seitdem die Sauerstoffkonzentration für Frühgeborene auf einem Minimum gehalten wird (PATZ). Veränderungen können auf einem Auge weniger ausgeprägt sein als auf dem anderen. Sie beruhen auf dem Einwachsen von gefäßführendem Bindegewebe aus der unreifen Netzhaut in den Glaskörper und auf der nachfolgenden narbigen Schrumpfung des Gewebes, die zu einer totalen Traktionsamotio führt.

HIX und DANIELSON berichteten über ein Frühgeborenes mit einem doppelseitigem Retinoblastom, das zunächst als retrolentale Fibroplasie gedeutet worden war.

**13—15-Trisomie.** Die 13—15-Trisomie kann histologisch allein aus dem Augenbefund diagnostiziert werden. Dieser ist charakterisiert durch einen doppelseitigen Mikrophthalmus, Karatakt, retinale Dysplasie, ein Kolobom im Ciliarkörperbereich, in das oft Knorpel eingelagert wird (s. ZIMMERMAN und FONT; HEIMANN). Wahrscheinlich ist das von REESE, BLODI und STRAATSMA beschriebene Bild der sog. doppelseitigen retinalen Dysplasie in Verbindung mit anderen schweren Mißbildungen identisch mit dem der 13—15-Trisomie.

**Morbus Norrie.** Als Gegenstück zum autosomal dominant vererbten Retinoblastom (s.u.) soll von den hereditären doppelseitigen Pseudogliomen (s. WAARDENBURG und FRANCESCHETTI und KLEIN) nur die recessiv geschlechtsgebundene Norriesche Erkrankung erwähnt werden (WARBURG; ANDERSEN und WARBURG).

### Retinoblastom

Ausführliche Zusammenfassungen über dieses hereditäre maligne Neoplasma im Kindesalter finden sich bei Dollfuss und Auvert; Hogan und Zimmerman; Reese; Boniuk; Dunphy; Duke-Elder; Stallard; Heymann et al. sowie Dufour et al.

**Begriff.** Das Retinoblastom ist ein *maligner Tumor der Netzhaut*, der sich charakteristischerweise in den ersten Lebensjahren in einem oder beiden Augen entwickelt. Die Erstbeschreibung dieser Geschwulst stammt von Petrus Pawius aus Amsterdam 1597. Der ursprünglich von Virchow eingeführte Terminus „Gliom" ist heute nicht mehr gebräuchlich, da sich dieser retinale Tumor von gleichnamigen intrakraniellen unterscheidet. Das histologische Bild ist eher mit dem des Neuroblastoms oder mit dem Medulloblastom verwandt. Seit 1926 hat sich die von Verhoeff vorgeschlagene Bezeichnung Retinoblastom allgemein durchgesetzt (s. Dunphy).

**Häufigkeit.** Das Retinoblastom ist der *häufigste maligne Augentumor im Kindesalter* und neben dem malignen Uveamelanom das zweitwichtigste intraoculare maligne Neoplasma beim Menschen. Statistische Untersuchungen verschiedener Autoren besagen, daß etwa *unter 15 000—34 000 Geburten 1 Fall* von Retinoblastom auftritt (Falls und Neel; Francois und Matton van Leuven; Schappert-Kimmijser et al.). Seit 1925 läßt sich außerdem eine Zunahme der Erkrankungshäufigkeiten erkennen (Vogel, 1967). Auch die Zahl der familiären Fälle steigt an (Francois und Matton van Leuven; Schappert-Kimmijser et al.).

**Altersdisposition.** Das Retinoblastom tritt in 90% der Fälle vor dem 4. Lebensjahr auf und wird im Durchschnitt im 13. Lebensmonat erkannt. Der Tumor wurde bereits beim Frühgeborenen beschrieben (Hix und Danielson). Der älteste Patient mit einem histologisch nachgewiesenen Retinoblastom war 52 Jahre alt (Makley). Eine rassische oder Geschlechtsdisposition besteht nicht.

**Doppelseitigkeit und Multizentrizität.** In 25—35% aller Fälle sind beide Augen befallen, und zwar typischerweise an multiplen, voneinander unabhängigen Stellen in der Netzhaut ausgehend. Eine unmittelbare Tumorinvasion von einem Auge zum anderen über das Chiasma kommt nur in Ausnahmefällen in Betracht.

Nach der Entdeckung eines Tumors in einem Auge können sich weitere Tumoren im gleichen oder anderen Auge noch Monate später entwickeln, obwohl man annimmt, daß der Tumor bereits intrauterin vorhanden sein muß (McGavic).

**Vererbung.** Das *familiäre* Auftreten des Retinoblastoms beobachtete man schon im letzten Jahrhundert. Heute ist für die hereditären Fälle erwiesen, daß die Vererbung auf *autosomal-dominante Weise* mit einer Penetranz von etwa 80% geschieht. Dies bedeutet, daß aus unbekannten Gründen 20% der Heterozygoten keine Manifestation des Tumors zeigen (Vogel, 1967). Die familiären Fälle machen jedoch nur 6% aller Erkrankungen aus (Francois und Matton van Leuven). Die weitaus meisten Fälle treten *sporadisch* und ohne erkennbare Ursache auf (Vogel, 1957), und es erhebt sich die Frage, inwieweit diese sporadischen Fälle genetisch bedeutsam sind. Vogel (1967) hat dargelegt, daß etwa *15—20% aller einseitigen sporadischen Retinoblastome auf einer dominant vererbbaren Mutation beruhen.* Die übrigen 80—85% sporadisch einseitigen Fälle sind *nicht* hereditärer Natur und ätiologisch ungeklärt. Untersuchungen auf intrauterine Schäden durch ionisierende Strahlen oder Viren verliefen ergebnislos, ebenso wie Chromosomenstudien.

Die *sporadisch aufgetretenen bilateralen Retinoblastomfälle* beruhen wahrscheinlich alle auf dominant vererbbaren Mutationen (allerdings sind die dieser Schlußfolgerung zugrunde liegenden Zahlen noch klein). Da als Ergebnis der modernen Behandlung seit etwa 2—3 Jahrzehnten die Zahl der überlebenden Retinoblastomträger ansteigt, muß in Zukunft mit einer zunehmenden Häufigkeit von erblichem Retinoblastom gerechnet werden (Reese; Vogel, 1967). Daher ist neben der unmittelbaren Behandlung des Augentumors eine genetische Beratung der betroffenen Familien für die Zukunft von größter Bedeutung. Vogel (1967) empfiehlt dafür folgende Richtlinien:

Zunächst für *Familien, in denen Retinoblastom bereits mehr als einmal beobachtet wurde:* Ist der Fragende selbst erkrankt, muß mit einem dominant vererblichen Retinoblastom gerechnet und daher von der Fortpflanzung abgeraten werden. Ist der Fragende gesund, beträgt das Risiko, kranke Kinder zu bekommen, etwa 6,5%, und zwar dadurch, daß er zwar das Retinoblastomgen besitzt, jedoch nicht klinisch manifestiert. Dieses Risiko genügt nicht, von der Fortpflanzung abzuraten. Kurzfristige ophthalmologische Kontrolluntersuchungen der Kinder sind jedoch unbedingt angezeigt.

Bei *sporadischen Fällen* ist die Fortpflanzung zu verantworten, wenn der Fragende einseitig erkrankt war. Dagegen muß bei doppelseitigem Befall auf Grund unserer heutigen Kenntnisse von Nachkommen abgeraten werden. Hat der einseitig erkrankte Fragende bereits ein krankes Kind, so sollte man vor weiteren warnen. Haben gesunde Eltern ohne Retinoblastome in der Sippe ein krankes Kind, so ist die Gefahr, daß weitere Kinder ebenfalls erkranken, sehr gering. Sind dagegen bereits 2 Kindern in einer solchen Familie erkrankt, so sind weitere Nachkommen nicht zu rechtfertigen.

**Pathologische Anatomie.** Charakteristisch ist für dieses zellreiche Neoplasma ein perivasculäres Wachstum mit dazwischenliegenden ausgedehnten Nekrosen und *Verkalkungen* sowie je nach Differenzierungsgrad mehr oder weniger *Flexner-Wintersteinerschen Rosetten.* Das Retinoblastom kann offenbar von allen Schichten der Netzhaut ausgehen (FRANCOIS et al.; IKUI et al.; BIERRING et al.). Beim *endophytischen* Typ wächst der Tumor nach vorn und führt zu Absiedlungen in den Glaskörper und das Kammerwasser und gewinnt über den Schlemmschen Kanal Zugang zur allgemeinen Zirkulation. Das *exophytische* Retinoblastom dringt nach hinten in den subretinalen Raum ein, führt zu einer Netzhautablösung und breitet sich in die Aderhaut und in den Fasciculus opticus aus.

**Symptomatologie.** Als erstes Zeichen der Erkrankung wird meist von den eigenen Eltern ein eigentümlich heller, gelblicher Reflex im Pupillarbereich beobachtet, das bereits erwähnte „amaurotische Katzenauge" (Abb. 170a). Sitzt der Tumor im Maculabereich, wird das binoculare Zusammenspiel beider Augen gestört und es kommt zum *Schielen,* gewöhnlich zu einem Strabismus convergens. Aus diesem Grunde ist *bei jedem schielenden Säugling eine sorgfältige Fundusuntersuchung beider Augen in Narkose angezeigt.* Bei Einwachsen des Tumors in die vorderen Augenabschnitte kann ein Sekundärglaukom und dadurch ein *rotes Auge* und ein *Buphthalmus* resultieren. Auf die Bedeutung eines *Pseudohypopyons* oder einer nicht traumatischen *Blutung* in die Vorderkammer wurde bereits oben eingegangen. Durch die Nekrosen in einem ausgedehnten

Retinoblastom kann das Bild einer Endophthalmitis oder einer Augapfelschrumpfung, einer *Phthisis bulbi,* resultieren.

Ophthalmoskopisch bereitet die Diagnose von endophytisch wachsenden Retinoblastomen im allgemeinen wenig Schwierigkeiten, besonders dann, wenn umschriebene *Verkalkungen* sichtbar sind (REESE). Diese Verkalkungen sind auch in 75% aller Fälle röntgenologisch sichtbar (Abb. 170b). Schwierig ist in gewissen Fällen die Diagnose von exophytisch wachsenden Geschwülsten, da diese unter einer Netzhautablösung der direkten Beobachtung nicht zugängig sind. Bei jeder Amotio retinae im Säuglingsalter muß daher ein Retinoblastom ausgeschlossen werden. Röntgenologisch sichtbare Verkalkungen sind dabei unter Umständen von differentialdiagnostischer Bedeutung. Die diasklerale Durchleuchtung hilft dagegen ebensowenig weiter wie der $^{32}$P-Test (JÜTTE et al.; TERNER et al.). Mit der *Ultraschallechographie* läßt sich mit gewisser Sicherheit solides Tumorgewebe hinter einer Amotio retinae erkennen, jedoch sind diese nicht sicher von Echos bei Pseudogliomen zu unterscheiden (NOVER; BUSCHMANN). Die *Fluorescenzangiographie* erlaubt im Zweifelsfall eine Angrenzung gegenüber den glialen Hamartomen bei der tuberösen Sklerose und der Neurofibromatose, weil das gefäßreichere Retinoblastom bereits in der arteriellen Phase deutlich aufleuchtet (WETZIG und JEPSON; WESSING).

Die Ausscheidung von *Vanilinmandelsäure und Homovanillinsäure* im Urin ist beim Retinoblastom deutlich erhöht, jedoch schließt ein negativer Befund eine Retinoblastom nicht aus (WILLIAMS und GREER; BROWN). Eine Änderung der Ausscheidungsmenge dieser Substanz kann jedoch in der Beurteilung des Therapieeffektes von Bedeutung sein (BROWN).

Die *Wachstumsgeschwindigkeit* des Retinoblastoms ist offenbar unterschiedlich. Anläßlich einer Reihenuntersuchung Neugeborener aus anderen Gründen fand RICHTER bei einem Kind wenige Stunden nach der Geburt ein doppelseitiges Retinoblastom, das innerhalb einer Woche seine Größe mehr als verdoppelte. Bei Retinoblastomen, die sich erst im späteren Lebensalter manifestieren, muß man wohl ein langsameres Fortschreiten des Tumors annehmen.

Bleibt ein Retinoblastom *unbehandelt,* so führt es in kurzer Zeit durch intrakranielle

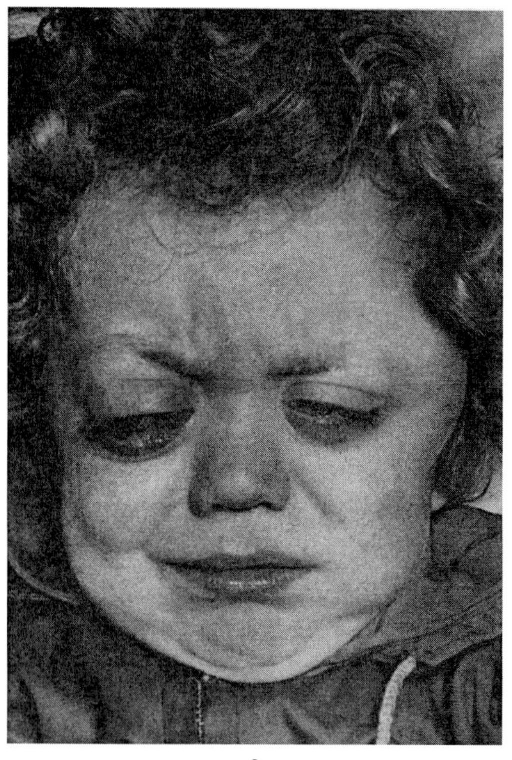 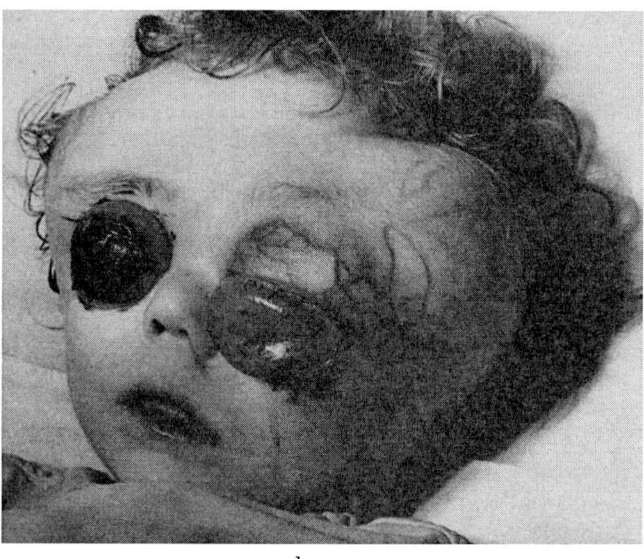

a          b

Abb. 171. a Beiderseitiges Retinoblastom bei einem 2 Jahre und 9 Monate alten Jungen. Die Mutter wurde einseitig und 2 Geschwister doppelseitig wegen derselben Erkrankung enucleiert. Der Rat zur beidseitigen Enucleation wurde von der Mutter abgelehnt. b 2 Monate später: Rasches Wachstum und Exitus letalis. (Universitäts-Augenklinik der Charité Berlin)

Invasion (47% der Fälle) und hämatogene Metastasen (53% der Fälle) zum Tode des Patienten (Reese). Die Metastasierung erfolgt vorzugsweise in das Skeletsystem. Der Tumor kann nach dem Durchbruch der Bulbushüllen lokal zu monströser Größe anwachsen und durch weitere Ausbreitung die Atmungs- und Speisewege blockieren.

*Spontanheilungen* sind in der Literatur mehrfach sicher belegt (s. Reese). Parks und Zimmerman fanden in ihrer Serie von 700 Retinoblastomaugen 8 Selbstheilungen. Diese spontane Rückbildung des Tumors ist auch histologisch belegt:

In 8 ihrer 14 Fälle fanden Boniuk und Zimmerman ein vollständig zurückgebildetes Retinoblastom, während das andere Auge vitalen Tumor enthielt. Mit einer Ausnahme waren die Augen mit regressivem Retinoblastom phthisisch. Es muß aber betont werden, daß man keinesfalls auf eine spontane Regression warten darf, sondern so früh als möglich mit einer gezielten Therapie beginnen sollte, damit

Fälle wie in Abb. 171 der Vergangenheit angehören.

**Therapie und Prognose.** Da erkrankte Kinder leider oft erst dann zum Augenarzt gebracht werden, wenn zumindestens ein Auge bereits vollständig vom Tumor angefüllt ist, bleibt nur die *Enucleation* des Bulbus als Behandlung übrig. Wenn beide Augen so weitgehend vom Tumor befallen sind, daß eine bulbuserhaltende Therapie nicht mehr verantwortet werden kann, kommt ebenfalls nur eine *doppelseitige Enucleation* in Frage, um die Kinder vor dem sonst sicheren und qualvollen Tode zu bewahren.

Für die *Prognose der enucleierten Retinoblastompatienten* sind folgende Gesichtspunkte von Interesse: *Doppelseitige* Fälle haben offenbar eine schlechtere Prognose als einseitige (Carbajal; Jensen), obwohl dies aus der Sreie von Herms und Heath nicht hervorgeht. Nach Boniuk steigt die Mortalität um so mehr, je weiter das Neoplasma *in den Opticus vorgedrungen* ist. Je nach Ausmaß der *Aderhautinvasion* variiert die Sterblichkeit von 25—85%. Retinoblastome *ohne Rosetten* mit deutlicher Entdifferenzierung und zahlreichen *Mitosen* haben eine schlechtere Prognose als solche mit wohldifferenzierten Flexner-Wintersteinerschen Rosetten (PARKHILL und BENEDICT; HERMS und HEATH).

Glücklicherweise findet man heute bei den meisten Patienten mit doppelseitigem Retinoblastom im zweiten Auge noch die Möglichkeit, eine *bulbuserhaltende Behandlungsform* unter *Erhaltung der Sehkraft* und des *Lebens der Kinder* durchzuführen. Um die wirksamste und schonendste Methode auswählen zu können, spielt die *Ausdehnung* und *Lokalisation* des Tumors eine wichtige Rolle. Aus diesen praktischen Gründen werden von REESE vom klinischen Standpunkt folgende Prognosegruppen empfohlen. (Die angegebenen Heilungsziffern sind der letzten Serie von 175 Fällen entnommen, die ELLSWORTH aus dem Reeseschen Arbeitskreis zwischen 1958—1963 behandelt hat):

Gruppe I: Sehr günstige Prognose (95% Heilung).

  a) Einzelne Tumoren kleiner als 4 PD[1] hinter dem Äquator.

  b) Multiple Tumoren nicht über 4 PD hinter dem Äquator.

Gruppe II: Günstige Prognose (83% Heilung).

  a) Einzelne Tumoren 4—10 PD bis zum Äquator.

  b) Multiple Tumoren 4—10 PD alle hinter dem Äquator.

Gruppe III: Zweifelhafte Prognose (76% Heilung).

  a) Jeder Tumor vor dem Äquator.

  b) Solitäre Tumoren größer als 10 PD.

Gruppe IV: Ungünstige Prognose (71% Heilung).

  a) Multiple Tumoren, einige größer als 10 PD.

  b) Jeder Tumor, der die Ora serrata erreicht.

Gruppe V: Sehr ungünstige Prognose (35% Heilung).

  a) Massive Tumoren, die über die Hälfte der Retina befallen.

  b) Glaskörperabsiedlungen.

Mit Hilfe der *Lichtcoagulation nach* MEYER-SCHWICKERATH lassen sich kleine Tumoren ohne Komplikationen primär zerstören (HÖPPING; MEYER-SCHWICKERATH). Die Diathermiecoagulation (WEVE) ist durch die schonendere Lichtcoagulation praktisch ersetzt worden.

---

[1] PD = Papillendurchmesser.



Da das Retinoblastom ausgesprochen strahlensensibel ist (TSUKAHARA), sollte bei allen Tumoren mit einem Durchmesser von über 3 mm zunächst mit einer *Strahlenbehandlung* begonnen werden.

REESE erzielte mit der *Kreuzfeuermethode* unter Orthovoltbedingungen mit 2 speziellen Tuben unter weitestgehender Schonung der Linse ausgezeichnete Resultate (s.o.). Durch gleichzeitige Gabe von TEM 0,08 mg/kg intramuskulär oder in bestimmten Fällen auch intraarteriell 24 Std vor der Strahlentherapie konnte die zur Tumorvernichtung erforderliche Strahlendosis auf etwa 4000 r herabgesetzt werden, während ohne zusätzliche Chemotherapie Dosen von 10000—28000 r nötig waren. Diese hohe Strahlenbelastung führte in etwa 5% aller Fälle nach erfolgreicher Zerstörung des Tumors noch nach vielen Jahren zu *radiogenen Sarkomen* im bestrahlten Orbitabereich (FORREST). HALAMA betont, daß bei der Reeseschen Bestrahlungstechnik durch die exakte Zielmöglichkeit mit dem Tubus in keinem Fall von 41 Kindern eine Strahlenkatarakt verursacht wurde.

REESE selbst empfiehlt in letzter Zeit mehr die *Telekobaltbestrahlung* oder das *22,5 MEV-Betatron*, wobei die Bestrahlung unter besserer Hautschonung von einem Schläfenfeld vorgenommen wird. Auf die Möglichkeit des Linsenschutzes bei der Anwendung hochenergetischer Elektronen bis 10 MeV mit einem auf eine Haftschale montierten 7 mm dicken Kupferstückchen wird von GRIEM et al. hingewiesen. Während der fraktionierten Bestrahlung lassen sich die Kinder mit einem Flexicastkissen (PICKER) ausreichend fixieren, daß so sich eine Narkose zur Ruhigstellung erübrigt.

Vom strahlenbiologischen Standpunkt aus gesehen ist die Behandlung mit *radioaktiven Applikatoren nach* STALLARD der Reeseschen Bestrahlungstechnik überlegen, da hierbei trotz hoher Tumorbelastung die Volumdosis viel kleiner gehalten werden kann als bei der Röntgen- oder Betatronbestrahlung. Mit speziell der Bulbuswölbung angepaßten $^{60}Co$-Applikatoren, die entsprechend der Tumorbasis auf die Sklera aufgenäht werden und dort bis zur Verabfolgung der erforderlichen Tumordosis in der Regel 1 Woche liegenbleiben, lassen sich noch Retinoblastome bis zu einem Durchmesser von 10 mm erfolgreich behandeln. Bei ausgedehnteren Prozessen führt STALLARD

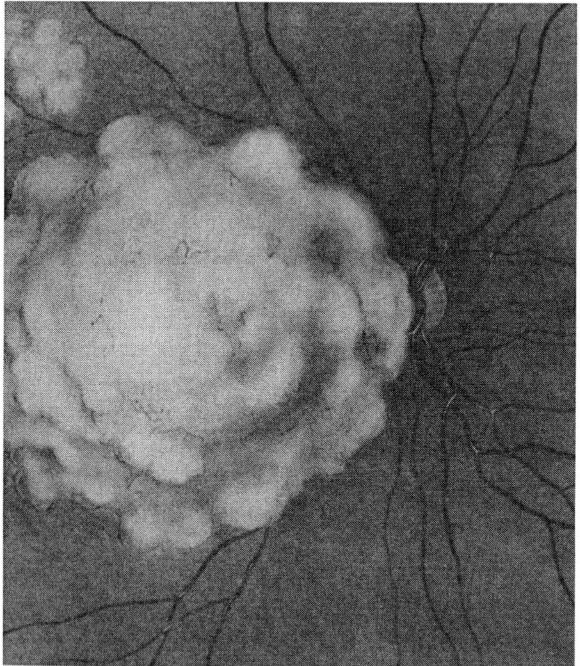

a

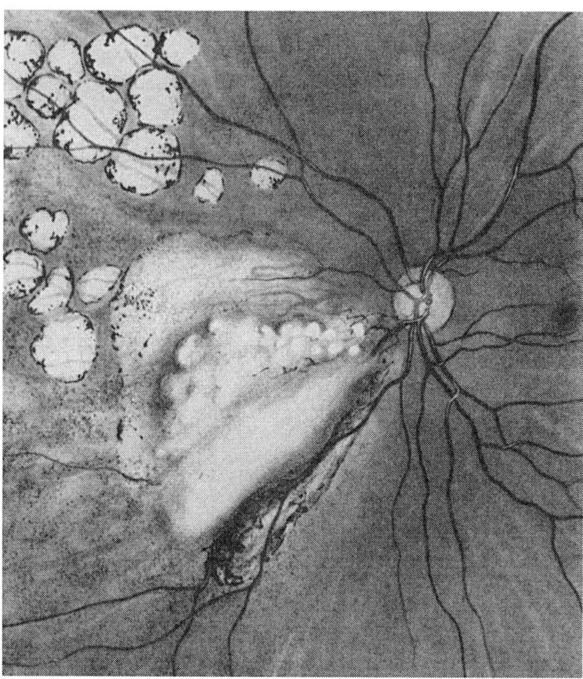

b

Abb. 172. a Retinoblastom am 2. Auge links bei einem 2jährigen Mädchen. b 2 Jahre nach Betabestrahlung mit $^{106}$Ru/$^{106}$Rh 49000 rad Oberflächendosis und Lichtcoagulation. Volles Sehvermögen. (Universitäts-Augenklinik der Charité Berlin)

ebenfalls eine Kombinationsbehandlung mit Cyclophosphamid (Endoxan) durch. Radiogene Aderhaut- und Netzhautatrophie im Bestrahlungsgebiet lassen sich nicht vermeiden. Eine später auftretende Strahlenkatarakt bleibt meist als feine lokalisierte Trübung der

Linsenkapsel stationär ohne ernste Verschlechterung der Sehkraft. Neben $^{60}$Co können auch andere Gammaquellen benutzt werden, wobei sich jedoch prinzipiell keine neuen Gesichtspunkte ergeben (GENEE; MANGUBAT und GREGORIO). Bei Tumoren die eine Prominenz bis zu 5 mm nicht überschreiten, bevorzugen LOMMATZSCH und VOLLMAR *Betaapplikatoren mit* $^{106}Ru/^{106}Rh$, da hierbei infolge des steilen Dosisabfalls im Gewebe ein noch besserer Schutz der nicht befallenen Bulbuspartien erreicht werden kann (Abb. 172).

Rezidive nach Strahlenbehandlung lassen sich mit Lichtcoagulation zerstören. Dabei erscheint besonders die Betabestrahlung mit anschließender Lichtcoagulation eine wirksame Kombination. In letzter Zeit wurde auch über erfolgreiche Behandlung besonders von peripher sitzenden Tumoren mit der *Kryopexie* berichtet (RUBIN).

Nach Abschluß der Strahlenbehandlung müssen die Kinder zuerst alle 4 Wochen, dann je nach Befund, in etwas längeren Abständen in Narkose ophthalmoskopiert werden, um Rezidive oder eine unzureichende Zerstörung des Retinoblastoms rechtzeitig zu erkennen. Wenn innerhalb des ersten Jahres kein neues Tumorwachstum nachweisbar ist, kann man in der Regel mit einem bleibenden Therapieerfolg rechnen.

Eine erfolgreiche Retinoblastombehandlung ist nur an medizinischen Zentren möglich, wo neben ärztlicher Erfahrung alle therapeutischen Möglichkeiten zur Verfügung stehen und ein enger Kontakt zwischen Ophthalmologen, Radiologen und Pädiatern gewährleistet ist. Eine sinnvolle Kombination mehrerer Therapieformen bringt bei der Retinoblastombehandlung die besten Resultate (REESE; MEYER-SCHWICKERATH).

## Isolierte Fundustumoren (Tumorverdacht bei der Ophthalmoskopie)

Anlaß zur Ophthalmoskopie gibt gewöhnlich das Vorliegen eines einseitigen Strabismus oder eine Leukokorie des anderen Auges.

### Benigne

#### *Retinale Astrocytome*
#### *(gliale Hamartome der Netzhaut)*

Die echten Gliome der Netzhaut kommen fast immer in Verbindung mit der *tuberösen Sklerose* (McLEAN; REESE; ZIMMERMAN und WALSH; LUND; GASS; LAGOS und GOMEZ) oder bei der *Neurofibromatose* (LUND; SARAN und WINTER u.a.) vor. Obzwar sie auch isoliert beobachtet werden (CLEASBY; FUNG und SHECTER), treten sie oft multiple und doppelseitig auf. Die Ähnlichkeit mit dem Retinoblastom ist daher besonders groß. WESSING hat darauf hingewiesen, daß die glialen Hamartome auch bei der Fluorescenzangiographie deutlich weniger vascularisiert erscheinen als die Retinoblastome.

#### *Hämangiome (vasculäre Hamartome)*

Unter den vasculären Hamartomen bzw. Hämangiomen müssen retinale und uveale Formen unterschieden werden. Beide sind wahrscheinlich als angeboren aufzufassen, führen aber oft erst im frühen Erwachsenenalter zu Symptomen.

**Retinal.** Bei der *Angiomatosis retinae v. Hippel* handelt es sich um solitäre oder multiple capilläre Hämangiome bzw. Hämangio-Endotheliome, die in 50 % der Fälle doppelseitig auftreten, und zwar gehäuft in Familien (REESE). 25 % der Fälle mit retinalen Angiomen weisen auch intrakranielle Angiome im Sinne eines v. Hippel-Lindau-Syndroms auf. Ophthalmoskopisch erkennt man einen rötlichen oder weißlichen kugeligen Netzhauttumor, der von erweiterten Arteriolen und Venen gespeist wird, so daß der Eindruck einer arteriovenösen Anastomose entsteht. Unbehandelt entwickeln sich zunehmende sekundäre Veränderungen in der Netzhaut, es treten Blutungen auf und schließlich kommt es stets zu einer totalen Netzhautablösung.

Es ist von entscheidender Wichtigkeit, daß *heute bei rechtzeitiger Behandlung eine Heilung dieser Tumoren unter Erhaltung der Funktion erzielt werden kann.* Nach anfänglichen Versuchen mit der Diathermiecoagulation (WEVE; SCHRECK) muß heute die *Lichtcoagulation* (MEYER-SCHWICKERATH) als die Behandlungsmethode der Wahl angesehen werden. Dabei ist die von MEYER-SCHWICKERATH vorgeschlagene *Stadieneinteilung in 5 Gruppen für die Prognose* von besonderer Bedeutung. Die Ergebnisse sind um so besser, je früher die Therapie einsetzt. WESSING hat über 56 so behan-

24*

delte Augen mit Angiomatosis retinae berichtet, von denen 45 (80%) klinisch geheilt werden konnten. Nach Jesberg et al. ist es wichtig, auch alle asymptomatischen Familienmitglieder eines Patienten mit Angiomatosis retinae oder einem v. Hippel-Lindau-Syndrom regelmäßig augenärztlich zu überwachen, damit sich entwickelnde retinale Angiome bereits im ersten Stadium der Lichtcoagulation zugeführt werden können. Darüber hinaus sollte die Entdeckung selbst kleinster retinaler Angiome

und Zimmerman) sowie die multiplen fokalen Hyperplasien des retinalen Pigmentepithels, der sog. „naevoiden Netzhautpigmentierung" brauchen nicht näher erörtert zu werden.

Maligne uveale Melanome sind im Kindesalter extrem selten (Apt; Verdaguer; Holland), kommen aber auch kongenital vor (Greer). Über die Häufigkeit von *Aderhautnaevi* im Kindesalter wissen wir nichts Genaues. Da sie beim Erwachsenen in 11% aller Fälle nachweisbar sind (Naumann), im Kindes-

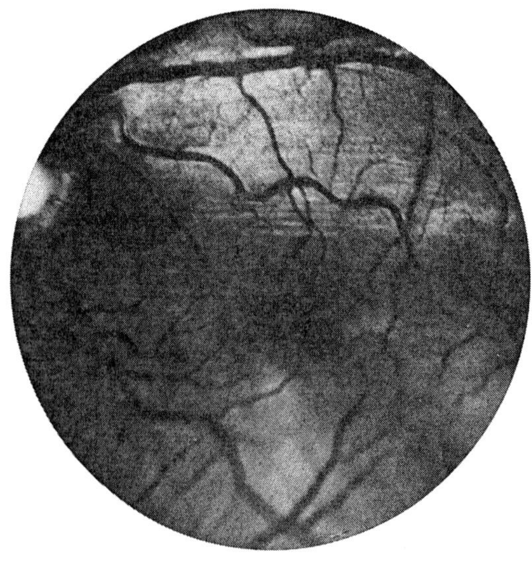

a

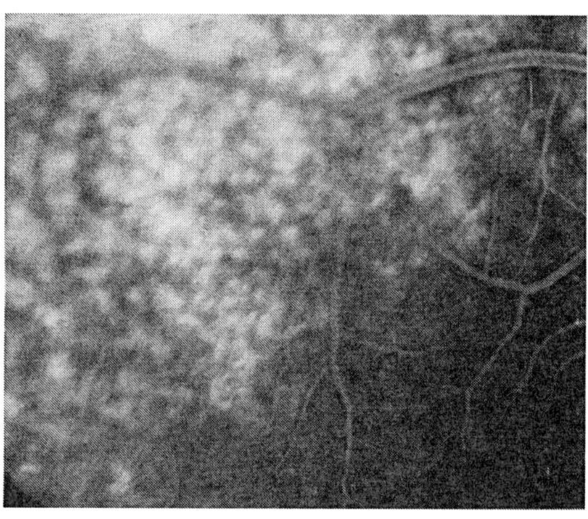

b

Abb. 173a u. b. Hämangiome der Aderhaut bei Sturge Weber-Syndrom bei 15jährigem Jungen nasal oberhalb der Fovea. a Fundusphotographie. Die Prominenz des Tumors ist an der Faltenbildung sowie der nicht fokussierten unteren Bildhälfte erkennbar. b Bei der Fluorescenzangiographie deutliche Anfärbbarkeit des gefäßreichen Tumors

Anlaß sein, intrakranielle Manifestationen des Syndroms entweder auszuschließen oder *rechtzeitig* zu behandeln. Der Ophthalmologe trägt also für die Früherkennung des vollständigen v. Hippel-Lindau-Syndroms eine erhebliche Verantwortung.

**Uveal.** Auch die Aderhauthämangiome (Abb. 173) isoliert oder im Rahmen eines Sturge-Weber-Syndroms, sind heute einer Behandlung durch die Lichtcoagulation zugängig (Meyer-Schwickerath; Norton und Gutman). Die Fluorescenzangiographie vermag hier frühe Veränderungen in der sensorischen Netzhaut nachzuweisen, die rein ophthalmoskopisch nicht erkennbar sind.

### Melanotische Tumoren

Die vom reinen Pigmentepithel ausgehenden sog. benignen Melanome (Reese; Kurz

alter jedoch relativ selten zur Beobachtung kommen, darf man annehmen, daß sie beim Kind der klinischen Beobachtung besonders leicht entgehen. Dieses mag damit zusammenhängen, daß bei Jugendlichen das retinale Pigmentepithel besonders dicht ist und die Naevi selbst erst mit zunehmendem Alter an Pigment gewinnen. Schließlich muß noch betont werden, daß gerade bei Abgrenzung maligner von benignen Pigmenttumoren der Aderhaut die Fluorescenzangiographie eine wesentliche Hilfe darstellt (Wessing; Naumann u.a.).

### Reaktive Pseudotumoren der Netzhaut

Grundsätzlich kann jede hyperplastische nicht pigmentierte chorioretinale Narbe nach einem Entzündungszustand zu einem Befund führen, der an ein Retinoblastom erinnert, und zwar entweder durch eine reaktive Wucherung von Bindegewebe im Sinne einer retinalen Fibrose (REESE) oder durch eine massive reaktive Gliose (ZIMMERMAN und YANOFF) (Abb. 174). Ein ähnliches Bild kann erzeugt werden durch ein umschriebenes *chorioretinales Granulom infolge von Toxocaralarven* (ASHTON). DUGUID hat inzwischen eine Reihe von Fällen auch klinisch diagnostizieren können und sogar ein spezielles Toxocaraantigen für die Intracutantestung entwickelt.

plasie (HUNTER und ZIMMERMAN) kommen sicher auch reaktive Prozesse, z.B. eine wenig ausgeprägte Retinopathie der Frühgeborenen, ätiologisch in Betracht, wie wir mehrfach beobachten konnten. Da histologische Untersuchungen in diesen Fällen nur selten möglich sind, sollte versucht werden, mit der Fluorescenzangiographie die differentialdiagnostische Aufgliederung in verschiedenen Formen zu verbessern.

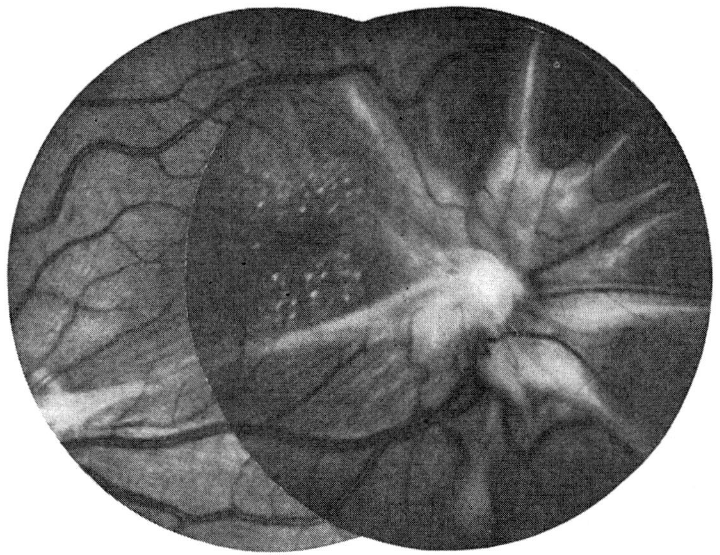

Abb. 174. Massive reaktive Fibrose und Gliose der Netzhaut nach metastatischer Candida albicans-Chorioretinitis bei 13jährigem Mädchen (Blutkulturen waren mehrfach positiv auf Candida albicans). Zustand nach Langzeitbehandlung mit Amphotericin B, Fungizone sowie Moronal

### Retinoschisis und Ablatio falciformis

YANOFF et al. haben gezeigt, daß auch eine doppelseitige *juvenile Retinoschisis* erst durch die histologische Untersuchung von einem Retinoblastom unterschieden werden kann. Darüber hinaus spielen — abgesehen von der *postchorioiditischen* (HRUBY; HOLLWICH) natürlich auch andere *sekundäre Retinoschisis*-Formen bei einer Reihe hier interessierender Erkrankungen z.B. bei Morbus Coats, retrolentaler Fibroplasie, vorderer Uveitis, Tumoren, Mißbildungen, Amotio, Trauma eine Rolle (ZIMMERMAN und NAUMANN; KEITH).

Dem klinischen Befund einer Ablatio falciformis liegt wahrscheinlich kein einheitliches Krankheitsbild zugrunde. Neben echten Mißbildungen (BADTKE und DOMKE) auch im Sinne von persistierenden Hyaloideagefäßen (MAKKENSEN) oder einer einseitigen retinalen Dys-

### Maligne

Die zentrale Stellung unter den anderen relativ seltenen isolierten Fundustumoren nimmt selbstverständlich das *Retinoblastom* ein, das bereits ausführlich abgehandelt wurde (s.o.). Intraoculare Metastasen von malignen Neoplasmen sind extrem selten (ALBERT et al.). GÜTHERT et al. beschrieben doppelseitige Aderhautmetastasen bei einem 2jährigen Jungen mit einem Nebennierenneuroblastom (Sympathicogoniom).

Beim Vorliegen eines *intraocularen Tumors im Kindesalter* sind in Anbetracht der erörterten differentialdiagnostischen Möglichkeiten folgende anamnestische Angaben u.U. von Bedeutung:

1. Kindliche Erblindungen oder Enucleationen in der Familie (Retinoblastom ?, Morbus Norrie ?).

2. Noxen während der Schwangerschaft (retinale Dysplasie?).

3. Geburtsgewicht und Sauerstoffexposition (Retinopathie der Frühgeborenen bzw. retrolentale Fibroplasie?).

4. Vorangegangene Infektionskrankheiten, z.B. Meningitis, Toxoplasmose (metastatische Endophthalmitis?).

5. Kontakt zu Hunden oder Katzen (Nematoden-Endophthalmitis?).

Weiterhin ist zu achten auf andere Mißbildungen (Morbus Norrie?, 13—15-Trisomie?), Hauterkrankungen (juveniles Xanthogranulom?, Incontinentia pigmenti?) oder Manifestation der hier interessierenden Phakomatosen: tuberöse Sklerose (Bourneville), Neurofibromatose (v. Recklinghausen), Angiomatosis retinae (v. Hippel-Lindau, Sturge-Weber-Syndrom, Wyburn-Mason-Syndrom). Nach Entdeckung eines ätiologisch unklaren kleinen, umschriebenen Fundustumors erscheint u.U. eine abwartende Beobachtung gerechtfertigt. Dagegen darf man im Zweifelsfall beim Befund eines „amaurotischen Katzenauges" mit der Enucleation nicht zögern, weil nur die histologische Untersuchung die Bestätigung oder den Ausschluß eines Retinoblastoms erlaubt. Dieses gilt um so mehr, als die Anwendung spezieller neuerer Untersuchungsmethoden wie die Echographie (NOVER; BUSCHMANN et al.) oder die Messung der Speicherung radioaktiver Isotope (HÖPPING; BUSCHMANN et al.) bei intraocularen Tumoren im Kindesalter auf besondere Schwierigkeiten stößt. Darüber hinaus ist *die histologische Untersuchung jedes im Kindesalter enucleierten Auges mit Nachdruck zu fordern, weil sonst klinisch unerwartete Retinoblastome übersehen werden* (DOLLFUS und AUVERT; KOGAN und BONIUK; SPAULDING und NAUMANN; BUSCHMANN et al. u.a.). Dies kann nicht nur von Bedeutung sein für den Patienten selbst, sondern — in Anbetracht der u.U. dominanten Vererbung — evtl. sogar für seine Eltern oder die nächste Generation.

Da eine Reihe der erwähnten tumorverdächtigen Krankheitsbilder im Rahmen von Syndromen und Allgemeinerkrankungen vorkommen, reicht die augenärztliche Methodik allein zur differentialdiagnostischen Abklärung nicht aus, selbst wenn alle Hilfsmittel einschließlich der Fluorescenzangiographie eingesetzt werden. Gerade auf dem Gebiet der intraocularen Tumoren beim Kinde erscheint daher eine enge Zusammenarbeit vor allem mit dem Pädiater, Dermatologen und Neurologen besonders wünschenswert.

## Literatur

*Standardwerke*

BADTKE, G. et al.: Krebsprobleme in der Augenheilkunde. Beihefte Klin. Mbl. Augenheilk. **44** (1965). Stuttgart: Enke 1965.

BONIUK, M. (Hrsg.): Ocular and adnexal tumors. New and controversial aspects. St. Louis: Mosby 1964.

DOLLFUS, M. A., AUVERT, B.: Le gliome de la rétine et les pseudogliomes. Paris: Masson & Cie. 1953.

DUFOUR, R., MEYER-SCHWICKERATH, G., FISON, L., GUILLAUMAT, L. (Hrsg.): Behandlung intraokularer Tumoren und Fortschritte der chorioretinalen Chirurgie. Basel-New York: Karger 1968.

DUKE-ELDER, S.: System of ophthalmology, vol. X, p. 667—769. London: Kimpton 1967.

HOGAN, M. J., ZIMMERMAN, L. E.: Ophthalmic pathology. Philadelphia-London: W. B. Saunders 1962.

REESE, A. B.: Tumors of the eye, 2. ed. New York: Hoeber 1963.

ZIMMERMAN, L. E. (Hrsg.): Tumors of the eye and adnexa. Int. Ophthal. Clin. **2**, 239—558 (1962). Boston: Little, Brown & Co. 1962.

Literatur zum Kapitel „Intraoculare Tumoren" s. NAUMANN, G.: Intraoculare Tumoren beim Kinde (Übersichtsreferat), Ber. 69. Zus. Dtsch. Ophth. Ges. **69**, 180—191 (1969).

ALBERT, D. M., RUBENSTEIN, R. A., SCHEIE, H. G.: Tumor metastasis to the eye. II. Clinical study in infants and children. Amer. J. Ophthal. **63**, 723—732 (1967).

ASHTON, N., MORGAN, G.: Embryonal sarcoma and embryonal rhabdomyosarcoma of the orbita. J. clin. Path. **18**, 699—714 (1965).

BEUTEL, A., TÄNZER, A.: Die Röntgendiagnostik der Orbitae, der Augen und der Tränenwege. In: OLSSEN, O., F. STRNAD, H. VIETEN und A. ZUPPINGER, Handbuch der medizinischen Radiologie, Bd. VII/2, S. 673—818. Berlin-Göttingen- Heidelberg: Springer 1963.

BIERRING, F., EGEBERG, J., JENSEN, O. A.: A contribution to the ultrastructural study of retinoblastoma. Acta ophthal. (Kbh.) **45**, 424 (1967).

BLODI, F. C., GASS, J. D. M.: Inflammatory pseudotumor of the orbit. Trans. Amer. Acad. Ophthal. Otolaryng. **71**, 303 (1967).

— WHINERY, R. D., HENDRICKS, C. A.: Lipoid proteinosis (Urbach-Wiethe) involving lids. Trans. Amer. ophthal. Soc. **58**, 155—166 (1960).

BÖKE, W., MOHR, H. J.: Zur Kenntnis der angeborenen Orbitazysten. Klin. Mbl. Augenheilk. **151**, 225 (1967).

BONIUK, M., ZIMMERMAN, L. E.: Spontaneous regression of retinoblastoma. Int. Ophthal. Clin. **2**, 525—542 (1962).

BOWERS, R. E., GRAHAM, E. A., TOMLINSON, K. M.: The natural history of the strawberry naevus. Arch. Derm. **82**, 667—680 (1960).

BROWN, D. H.: The urinary excretion of vanilmandelic acid (UMA) and homovanillic acid (HUA) in children with retinoblastoma. Amer. J. Ophthal. **62**, 239—243 (1966).

BURKITT, D., O'CONOR, G. T.: Malignant lymphoma in African children: I. A clinical syndrome. Cancer (Philad.) **14**, 258—269 (1961).

BUSCHMANN, W.: Einführung in die ophthalmologische Ultraschalldiagnostik. Leipzig: VEB Georg Thieme 1966.

CARBAJA, V. M.: Observations on retinoblastoma. Amer. J. Ophthal. **45**, 391—402 (1958).

CASANOVAS, R.: Congenital teratoma of the orbit. Arch. Ophthal. **77**, 795—797 (1967).

CHAPMAN, G. B., JONES, I. S., SPELSBERG, W. W.: An electron microscope study of rhabdomyosarcoma. Invest. Ophthal. **4**, 538 (1963).

CRAWFORD, J. S.: Diseases of the orbit. In: The Ophthalmologic Staff of the Hospital for Sick Children, Toronto: The eye in childhood, p. 331—364. Chicago: Year Book Medical Publishers 1967.

DOLLFUS, M. A., AUVERT, B.: Le gliome de la rétine et les pseudogliomes. Paris: Masson & Cie. 1953.

DUGUID, J. M.: Features of ocular infestation by toxocara. Brit. J. Ophthal. **45**, 789—796 (1961).

DUKE-ELDER, S.: System of ophthalmology, vol. III, p. 1022, 1964; vol. VIII, p. 1079, 1965 London: Henry Kimpton.

DUNPHY, E. B.: The story of retinoblastoma. Amer. J. Ophthal. **59**, 539 (1964).

ELLSWORTH, R. M.: Treatment of retinoblastoma. Amer. J. Ophthal. **66**, 49 (1968).

ENRIQUEZ, P., DAHUN, C. D., HAYES, A. B., HENDERSON, E. D.: Histiocytosis X: A clinical study. Proc. Mayo Clin. **42**, 88—99 (1967).

FAUS, H. F., NEEL, J. V.: Genetics of retinoblastoma. Arch. Ophthal. **46**, 367—387 (1951).

FONT, R. L., ZIMMERMAN, L. E.: Nodular fasciitis of the eye and adnexa. Arch. Ophthal. **75**, 475—481 (1966).

FORREST, A. W.: Tumors following radiation about the eye. Int. Ophthal. Clin. **2**, 543—553 (1962).

FRANÇOIS, J. H., HANSSENS, M., LAGASSE, A.: The ultrastructure of retinoblastoma. Ophthalmologica (Basel) **149**, 53—67 (1965).

FRANÇOIS, J., MATTON-VAN LEUVEN, M. T.: Recent data on the heredity of retinoblastoma. In: BONIUK, M., loc. cit., p. 123—141.

— — Recent data on the heredity of retinoblastoma. In: BONIUK, M. (ed.), Ocular and adnexal tumors. St. Louis: Mosby 1964.

GENEE, E.: Behandlung des Retinoblastoms mit episkleralen Strahlenträgern. Klin. Mbl. Augenheilk. **152**, 113 (1968).

GRIEM, M. L., ERNEST, J. T., ROZENFELD, M. L., NEWELL, F. W.: Eye lens protection in the treatment of retinoblastoma with high-energy electrons. Radiology **90**, 351—352 (1968).

GÜTHERT, H., JÄNISCH, W., ROSSBACH, K.: Über die Häufigkeit der Augenmetastasen. Münch. med. Wschr. **107**, 939—941 (1965).

HAGER, G.: Augenärztliche Beobachtungen und Probleme bei der von Recklinghausenschen Erkrankung. Klin. Mbl. Augenheilk. **132**, 350—363 (1958).

HALAMA, J.: Die Strahlenbehandlung des Retinoblastoms. Strahlentherapie **128**, 87 (1965).

HARLEY, R. D., BAIRD, H. W., CRAVEN, E. M.: Ataxia-teleangiectasia: Report of seven cases. Arch. Ophthal. **77**, 582—592 (1967).

HEYDENREICH, A.: Krankheiten der Augenlider. In: K. VELHAGEN, Der Augenarzt, Bd. III. Leipzig: VEB Georg Thieme 1960.

HILGARTNER, H. L.: Report of a case of double glioma treated with X-ray. Texas J. Med. **18**, 322 (1903).

HIMMEL, S., SIEGEL, H.: Congenital embryonal orbital rhabdomyosarcoma in a newborn. Arch. Ophthal. **77**, 662—665 (1967).

HÖPPING, W.: Die Behandlung des Retinoblastoms nach der Methode von REESE in Kombination mit der Lichtkoagulation. Klin. Mbl. Augenheilk. **141**, 623 (1962).

— Therapie des Retinoblastoms am Klinikum Essen in der Zeit von 1959—1966. In: Medizinische Probleme der Ophthalmologie, vol. 7, p. 185—189. Basel-New York: Karger 1968.

HYMAN, G. A., ELLSWORTH, R. M., FEIND, C. R., TRETTER, P.: Combination therapy in retinoblastoma. Arch. Ophthal. **80**, 744—746 (1968).

IKUI, H., TOMINAGA, Y., KONOMI, I., UENO, K.: Electron microscopic studies on the histogenesis of retinoblastoma. Acta Soc. ophthal. jap. **70**, 1476 (1966).

ILIFF, C. E., OSSOFSKY, J.: Tumors of the eye and adnexa in infancy and childhood. Springfield: Thomas 1962.

JAEGER, W.: Messung der Zurückdrängbarkeit des Auges mit einem neuen Piezometer. Klin. Mbl. Augenheilk. **122**, 565—572 (1953).

JENSEN, O. A.: Retinoblastoma in Denmark. Mod. Probl. Ophthal. (Basel) **7**, 199—203 (1968).

— Therapie des Retinoblastoms am Klinikum Essen in der Zeit von 1959—1966. Mod. Probl. Ophthal. (Basel) **7**, 185—189 (1968).

JESBERG, D. O., SPENCER, W. H., HOYT, W. F.: Incipient lesions of v. Hippel-Lindau disease. Arch. Ophthal. **80**, 632—640 (1968).

JONES, I. S., REESE, A. B., KRAUT, J.: Orbital rhabdomyosarcoma. An analysis of 62 cases. Amer. J. Ophthal. **61**, 721—736 (1966).

JÜTTE, A., DRESSLER, E., LORRENS, H. J.: Zur Diagnostik intraokularre Tumoren mit radioaktivem Phosphor. Klin. Mbl. Augenheilk. **140**, 313—323 (1962).

KROLL, A. J., KUWABARA, T., HOWARD, G. M.: Electron microscopy of rhabdomyosarcoma of the orbit Invest. Ophthal. **6**, 523—537 (1963).

— — — Fine structural classification of orbital rhabdomyosarcoma. Invest. Ophthal. **6**, 531 (1967).

KURZ, G. H., ZIMMERMAN, L. E.: Vagaries of the retinal pigment epithelium. Int. Ophthal. Clin. **2**, 441—464 (1962).

LEDERMAN, M.: Radiotherapy in the treatment of malignant tumors of the eye. Ophthalmologica Additamentum **151**, 43—54 (1966).

Lombardi, G.: Radiology in neuro-ophthalmology. Baltimore: Williams & Wilkins 1967.
— Passerini, A.: The orbit and contrast media. Arch. Ophthal. 78, 306—317 (1967).
Lommatzsch, P., Vollmar, R.: Ein neuer Weg zur konservativen Therapie intraokularer Tumoren. Betastrahlen (Ru-106) unter Erhaltung der Sehfähigkeit. Klin. Mbl. Augenheilk. 148, 682—699 (1966).
— Die Anwendung von Betastrahlen mit $^{106}$Rn/$^{106}$Rh-Applikatoren bei der Behandlung des Retinoblastoms. Klin. Mbl. Augenheilk. 156, 662—669 (1970).
Lund, O. E.: Combination of ocular and cerebral malformations with cranio-facial dysplasia. Ophthalmologica (Basel) 152, 13—36 (1966).
Makley, T. A.: Retinoblastoma in a 52-year-old man. Arch. Ophthal. 69, 325 (1963).
Mangubat, L., Gregorio, R.: Radioactive iridium (Ir 192) in the therapy of retinoblastoma. Philipp. J. Surg. 20, 50 (1965).
Marical-Rojas, R. A.: Protozoal and helminthic diseases. In: Anderson, W. A. D. (ed.), Pathology, p. 329—331. St. Louis: Mosby 1966.
Margileth, M., Museles, M.: Cutaneous hemangiomas in children. Diagnosis and conservative management. J. Amer. med. Ass. 194, 523—526 (1966).
McGavic, J. S.: Retinoblastoma. Pediat. Clin. N. Amer. 6, 359 (1959).
Meyer-Schwickerath, G.: Light coagulation treatment in retinoblastoma. In: Boniuk, M., Ocular and adnexal tumors. St. Louis: Mosby 1964.
— Bericht über das 5. Symposion des Clubs Jules Gonin 1966 in München. Excerpta Med. Foundation, Int. Congr. Series Nr 146.
— Helferich, E.: Zur Therapie des Retinoblastoms. Klin. Mbl. Augenheilk. 132, 806 (1958).
Naumann, G.: Intraoculare Tumoren beim Kinde (Übersichtsreferat). Ber. 69. Zus. Dtsch. Ophth. Ges., 22.—25. Sept. 1968 (im Druck).
— Über pigmentierte Naevi des Ciliarkörpers und der Aderhaut. Fortschr. Augenheilk. 23, 187—272 (1970).
Nover, A.: Tumordiagnostik durch den Augenarzt. Beiheft Klin. Mbl. Augenheilk. 44, 34—88 (1965). Stuttgart: Enke 1965.
O'Connor, G. T.: Malignant lymphoma in African children: II. A pathological entity. Cancer (Philad. 14, 270—283 (1961).
Parks, M. M., Zimmerman, L. E.: Retinoblastoma. Clin. Proc. Child. Hosp. (Wash.) 16, 310 (1960).
Porterfield, J. F.: Orbital tumors in children: A report on 214 cases. Int. Clin. Ophthal. 2, 319—335 (1962).
— Zimmerman, L. E.: Rhabdomyosarcoma of the orbita: A clinicopathologic study of 55 cases. Virchows Arch. path. Anat. 335, 329—344 (1962).
Richter, S.: Pers. Mitteilung, 1968 an Lommatzsch.
Rossberg, G.: Orbitale Komplikationen bei Erkrankungen der Nase und ihrer Nebenhöhlen. Klin. Mbl. Augenheilk. 149, 761—800 (1967).
Rubin, M. L.: Cryopexy treatment for retinoblastoma— Amer. J. Ophthal. 66, 870 (1968).
Schappert-Kimmijser, J., Hemmes, G. D., Nijland, R.: The heredity of retinoblastoma. Ophthalmologica (Basel) 151, 197—213 (1966).
Siegert, P.: Erkrankungen der Orbita, S. 653—817. In: Velhagen, K., Der Augenarzt, Bd. III. Leipzig: G. Thieme 1960.
Stallard, H. B.: The conservative treatment of retinoblastoma. Trans. ophthal. Soc. U.K. 82, 473 (1962).
— The treatment of retinoblastoma. Ophthalmologica (Basel) 151, 214 (1966).
— The treatment of retinoblastoma. Mod. Probl. Ophthal. (Basel) 7, 149 (1968).
Tänzer, A.: Die Röntgendiagnostik der Orbitaspitze. Klin. Mbl. Augenheilk. 149, 800—817 (1967).
Terner, J. S., Leopold, J. H., Eisenberg, I. J.: The radioactive phosphorus (P-32) uptake test in ophthalmology. A review of the literature and analysis of results in two hundred sixty-two cases of ocular and adnexal pathology. Arch. Ophthal. 55, 52 (1956).
Tsukahara, J.: A histopathological study on the prognosis and radiosensitivity of retinoblastoma. Arch. Ophthal. 63, 1005—1008 (1960).
Vogel, F.: Die eugenische Beratung beim Retinoblastom (Glioma retinae). Acta genet. (Basel) 7, 565 (1957).
— Genetic prognosis in retinoblastoma. In: Sorsby, A., Modern trends in ophthalmology, vol. 4,
— p. 34—42. London: Butterworth 1967.
Wessing, A.: Fluorescenzangiographie der Retina. Stuttgart: Thieme 1968.
Wetzig, P. C., Jepson, C. N.: Fluorescein photography in the differential diagnosis of retinoblastoma. Amer. J. Ophthal. 61, 341 (1966).
Williams, C. M., Greer, M.: Homovanillic acid and vanilmandelic acid in diagnosis of neuroblastoma. J. Amer. med. Ass. 183, 134 (1963).
Wyburn-Mason, R.: Arteriovenous aneurysm of midbrain and retina, facial naevi and mental changes. Brain 66, 163—205 (1943).
Yanoff, M., Scheie, H. G.: Malignant lymphoma of the orbit-difficulties in diagnosis. Surv. Ophthal. 12, 134 (1967).
Zimmerman, L. E.: Lymphoid tumors. In: Boniuk, M. (ed.), Ocular and adnexal tumors. St. Louis: Mosby 1964 a.
— New concepts regarding certain orbital and lacrimal gland tumors. In: Boniuk, M., loc. cit., p. 395—428.
— Lymphoid tumors. In: Boniuk, M., loc. cit., p. 429—446.
— Squamous cell carcinoma and related lesions of the bulbar conjunctiva, p. 49—119. In: Boniuk, M. (ed.), Ocular and adnexal tumors. St. Louis: Mosby 1964 b.
— Melanocytes, melanocytic naevi and melanocytomas. Invest. Ophthal. 4, 11—41 (1965 a).
— Ocular lesions of juvenile xanthogranuloma. Trans. Amer. Acad. Ophthal. Otolaryng. 69, 412—439 (1965 b).
— Discussion of inflammatory pseudotumors of the orbit. Trans. Amer. Acad. Ophthal. Otolaryng. 71, 322 (1967 a).
— Changing concepts concerning the malignancy of ocular tumors. Arch. Ophthal. 78, 166—173 (1967 b).
— Garron. L. K.: Melanocytoma of the optic dis. Int. Ophthal. Clin. 2, 431—440 (1962).

# Tumoren des Respirationstraktes

F. Hilgenberg, Münster

Der folgende Abschnitt befaßt sich mit den Tumoren der Trachea, der Bronchien, Lunge und Pleura, der Brustwand und des Zwerchfells. Andere, auch im Brustraum lokalisierte Tumoren, insbesondere die Tumoren des Mediastinums, sollen dabei nur im Rahmen der Differentialdiagnose Erwähnung finden; im einzelnen darf auf ihre spezielle Bearbeitung in den entsprechenden Kapiteln dieses Bandes verwiesen werden.

**Historische Daten.** Ältere Mitteilungen über Tumoren der tiefen Luftwege und der Lungen beschränken sich verständlicherweise auf Obduktionsbefunde, da die diagnostischen Möglichkeiten zur Feststellung am lebenden Patienten begrenzt waren. Die erste Beobachtung eines Trachealtumors findet sich im Schrifttum 1767 bei Lieutaud, der bei der Sektion eines an Erstickung verstorbenen 12jährigen Knaben einen langstieligen Trachealpolypen entdeckte, der zur plötzlichen Verlegung der Glottis geführt hatte. Spärliche Mitteilungen betrafen in der Folgezeit ähnliche Einzelbeobachtungen (Stallard, 1844; Rokitansky, 1851). Erst nach der Einführung der Laryngoskopie durch Türck und Czermak (1857) und der Bronchoskopie durch Kirstein (1895) und Killian (1897) wurden häufigere Beobachtungen veröffentlicht. Als erster konnte Türck 1861 über die klinische Diagnose eines Tumors im oberen Anteil der Trachea mit Hilfe des Kehlkopfspiegels berichten. Ähnlich liegen die Verhältnisse bei den Lungentumoren, deren intravitale Objektivierung erst durch die Einführung der Röntgendiagnostik (1896) ermöglicht wurde.

Eine zusammenfassende Darstellung der Tumoren des Respirationstraktes im Kindesalter liegt in der Literatur bisher nicht vor. Wesentliche Beiträge zu diesem Gebiet wurden veröffentlicht von: v. Bruns; Cayley et al.; Condon; Dargeon; Giese; Gilbert et al.; Hanbury; Handy; Hochberg u. Crastnopol; Homann; Kozlowski u. Zychowicz; Link; Mülly; Ochsner; Reifferscheid u. Brinkmann; Roberts; Schwyter; Vawter u. Ferguson; Ward et al.; Weisel u. Lepley; Wurnig.

**Häufigkeit, Alters- und Geschlechtsdisposition.** Im Kindesalter kommen Tumoren des Respirationstraktes so selten vor, daß allein durch persönliche Erfahrung kaum eine vollständige Kenntnis dieses Gebietes zu gewinnen ist. Die Literatur ist deshalb auch arm an umfassenden Übersichten, während Einzelbeobachtungen immer wieder Anlaß zu kasuistischen Mitteilungen gegeben haben. Eine lückenlose Erfassung dieser im Schrifttum der Kinderheilkunde, Strahlenkunde, Hals-Nasen-Ohren-Heilkunde, Chirurgie und Pathologie verstreuten Publikationen ist heute nicht mehr möglich. Zur Beurteilung der Häufigkeit dieser Tumoren wäre eine solche Auslese auch wenig geeignet, da die Anzahl der publizierten Beobachtungen keineswegs der tatsächlichen Frequenz der Tumoren entsprechen dürfte. Auch Statistiken des Krankengutes einzelner Kliniken oder Institute geben keinen Aufschluß über die absolute Häufigkeit dieser Tumoren, zeigen allerdings eindrucksvoll, wie selten sie überhaupt und im Vergleich mit Tumoren anderer Lokalisation beobachtet werden. Bei der Auswertung dieser statistischen Bearbeitungen ist jedoch zu berücksichtigen, daß der Tumorbegriff fast immer nur im Sinne des Malignoms aufgefaßt wurde.

Im Hospital for Sick Children, Great Ormond Street, London, wurde innerhalb von 43 Jahren, von 1860—1903, nur ein Fall eines primären, bösartigen Lungentumors bei einem $3^1/_2$jährigen Mädchen registriert (Baumann u. Bainbridge). In der Statistik der chirurgischen Abteilung der Univ.-Kinderklinik München von 1940—1960 findet sich unter 157 Malignomen kein Tumor der Atmungsorgane (Singer). In einer Aufstellung von 16000 Tumoren im Kindesalter von Schubert wird kein einziger Lungentumor aufgeführt. In der Übersicht von Cocchi über 334 Kinder, die wegen maligner Tumoren in der Radiotherapeutischen Klinik Zürich behandelt wurden, wird ebenfalls kein Lungentumor, wohl eine Pleurabeteiligung von 1,2% angegeben. Zeitler u. Bickel beobachteten unter 102 Sarkomen bei Kindern und Jugendlichen unter 16 Jahren nur 2 Lungensarkome. In der 20 Jahre umfassenden Statistik der Heidelberger Chirurgischen Univ.-Klinik von 1943—1963 werden Malignome der Atmungsorgane im Vergleich mit anderen Organmanifestationen in der ersten Lebensdekade mit einer Häufigkeit von 1,9% bei Jungen und 2% bei Mädchen an 7. und letzter Stelle aufgeführt; in der zweiten Lebensdekade rücken diese Tumoren mit einer Beteiligung der Jungen von 3,9% und der Mädchen von 3,5% bereits an die 6. Stelle vor, in der dritten Dekade nehmen sie schon die 5. Stelle ein (Ott). Von Schmid wurde die Beziehung von Altersverteilung und Lokalisation eindrucksvoll in einem Diagramm nach Zahlenangaben von Patterson aufgezeigt, das die Malignome des Brustraumes im Wachstumsalter mit 0% einer Häufigkeit von 25,4% im Erwachsenenalter gegenüberstellt. In einer eigenen Übersicht über 602 maligne Tumoren der Univ.-Kinderklinik Heidelberg aus den Jahren 1938—1958 werden von Schmid 32 Tumoren des Brustraumes, 5,31%, angeführt. Ochsner sammelte aus dem Schrifttum 24 Fälle maligner Lungentumoren im Kindesalter.

Mortalitätsstatistiken geben ebenfalls kein getreues Bild der Häufigkeit, da die gutartigen Tumoren hierin kaum berücksichtigt werden und auch die geheilten Malignompatienten nicht erfaßt werden, deren Anteil mit dem Fortschritt therapeutischer Möglichkeiten zunimmt. Immerhin zeigen derartige Statistiken in Übereinstimmung mit den klinischen Erfahrungen eine auffallend geringe Beteiligung der Atmungsorgane im Kindesalter (Bauer; Ott; Hecker u. Dörr; Weicker).

Die Seltenheit der Tumoren des Respirationstraktes geht auch daraus hervor, daß bei den zahllosen, in vielen Ländern im Rahmen der Tuberkulosebekämpfung durchgeführten Röntgenreihenuntersuchungen Lungentumoren im Kindesalter nur extrem selten festgestellt werden konnten (Dargeon).

Eine in der Frage der Häufigkeit repräsentative Statistik läßt sich bei Berücksichtigung der Morbidität und Mortalität eines großen Bevölkerungskreises gewinnen. Eine solche Statistik der Malignome des Kindesalters, die durch Zusammenarbeit vieler Instanzen ermöglicht wurde, konnte von Handy bei der Erfassung der 9-Millionen-Bevölkerung von New York State mit einem Anteil von 2 769 000 Kindern für die Jahre 1941—1943, 1949—1951 und 1958—1960 vorgelegt werden. Darin erscheinen die Tumoren des Respirationstraktes nur als kleiner Bruchteil, der in den verschiedenen Zeitabschnitten für alle Altersstufen von 0 bis 14 Jahren immer weit unter 1% liegt. Insgesamt wurden nur 12 Krankheitsfälle bei 6 Jungen und 6 Mädchen und 12 Todesfälle von 4 Jungen und 8 Mädchen beobachtet. Die auch bei uns in Planung oder Aufbau begriffenen zentralen Erfassungsstellen erscheinen geeignet, unsere noch geringen Kenntnisse dieser im Kindesalter seltenen Tumorkrankheiten zu mehren.

Aus den vorliegenden Statistiken und aus der Summe vieler Einzelbeobachtungen lassen sich folgende allgemeine Erkenntnisse entnehmen: Tumoren des Respirationstraktes sind im Kindesalter im Gegensatz zum Erwachsenenalter außerordentlich selten. Unter den Malignomen dominieren die Sarkome über die Carcinome — umgekehrt wie bei Erwachsenen. Eine eindeutige Alters- und Geschlechtsdisposition ist bei der geringen Häufigkeit innerhalb des Kindesalters nicht zu objektivieren.

## Pathobiologie

*Trachealtumoren* werden bei Kindern sehr selten beobachtet. Gilbert et al. (1953) fanden in der Weltliteratur einschließlich zwei eigener Beobachtungen 43 Fälle kindlicher Trachealtumoren, die sie in einer vergleichenden Studie 503 Fällen des Erwachsenenalters gegenüberstellten: Bei den Kindern handelte es sich um 23 Papillome (57,5%), 9 Fibrome (22,5%), 6 Angiome (15%), 1 Osteochondrom, 3 Malignome (6,9%) und einen histologisch nicht definierten Tumor. Bei den Erwachsenen waren 247 Tumoren Malignome (49,1%), 76 Osteochondrome (29,4%), 42 Papillome (16,4%), 30 Fibrome (11,7%) und 2 Angiome (0,78%). Bei den Malignomen der Erwachsenen handelte es sich vorwiegend um Carcinome (194 Fälle = 78,5%), bei den Kindern ausschließlich um Sarkome, die alle bei Mädchen beobachtet wurden. Die Tumoren der Erwachsenen waren vornehmlich im unteren Drittel der Trachea lokalisiert, etwas seltener im oberen Drittel, am seltensten im mittleren Drittel. Bei den Kindern war das obere Drittel etwas häufiger betroffen als das untere. Für den geringen Befall des mittleren Trachealabschnittes bietet sich die Erklärung an, daß dieser Anteil Insulten aller Art am wenigsten ausgesetzt ist (v. Bruns). Aus dem Vergleich mit den wesentlich häufigeren Tumoren des Larynx zieht v. Bruns den Schluß, daß die geringere funktionelle Beanspruchung der Luftröhre auch für ihre geringere Disposition zur Entwicklung von Neubildungen bedeutungsvoll sein muß.

## Gutartige Trachealtumoren

*Papillome* sind histologisch gutartige, fibroepitheliale Geschwülste mit überwiegender Ausbildung ihres epithelialen Anteils. Sie kommen nach übereinstimmenden Erfahrungen verschiedener Untersucher relativ häufig im Kindesalter vor und werden bereits bei Neugeborenen beobachtet. Nach v. Bruns ist, wie bei den Larynxpapillomen, etwa der 4. Teil aller Fälle angeboren. Die Papillome treten als solitäre oder multiple Tumoren von Linsen- bis

Bohnengröße auf und können in flächenhafter Ausdehnung mit isolierten oder zusammenhängenden, breitbasig aufsitzenden Erhabenheiten große Abschnitte der Trachealwand befallen. Meistens sind sie mit Larynxpapillomen kombiniert, wobei der Kehlkopf in der Regel stärker betroffen ist. Ätiologisch werden kongenitale Genese, generalisierte Schleimhautanomalie, chronische Reizwirkung und Virusinfektion diskutiert (FAVRE et al.; HAMPERL; KERNAN; MEESSEN). Nach der Entfernung können Papillome rezidivieren; im Erwachsenenalter wurde auch maligne Entartung beobachtet (OGILVIE).

*Fibrome* sitzen meist als solitäre, rundliche Tumoren mit gestielter oder auch breitbasiger Insertion an der Trachealwand, selten in den Bronchien. Sie haben eine glatte Oberfläche, grau-rötliche oder rote Farbe und harte Konsistenz — ihrem bindegewebigen Aufbau entsprechend. Sie können bei Erwachsenen Walnußgröße erreichen. Neben einer primären Gewebsdisposition werden für ihre Entstehung auch Entzündungen sowie mechanische oder chemische Reizeinwirkungen verantwortlich gemacht, die über ein umschriebenes Ödem zur zellfreien Faserneubildung führen können (LINK).

*Hämangiome* der Trachea sind außerordentlich selten. Die Mehrzahl der wenigen, bisher publizierten Fälle betrifft das Säuglingsalter. Die blau-rötlichen, bei Berührung während der Untersuchung leicht blutenden Hämangiome finden sich vorwiegend im oberen Anteil der Trachea (SHORP; HOFFMANN).

*Amyloidtumoren* sind keine echten Tumoren, sondern lokale Amyloidablagerungen, die in diffuser oder tumoröser Form meist den Kehlkopf oder den subglottischen Anteil der Trachea betreffen. Gelegentlich wurde auch eine diffuse Ausbreitung auf den gesamten Respirationstrakt beobachtet (v. WERTH). Diese „Geschwülste" können in allen Altersstufen auftreten, bevorzugen aber das höhere Lebensalter. Die Ätiologie ist unsicher; eine Stoffwechselstörung des angrenzenden Knorpelgewebes wird diskutiert; ein Ursprung aus Plasmazellen ist wahrscheinlich. Die nur langsam „wachsenden", knotenförmigen, derben, gelbgrauen bis blaugrauen Tumoren verursachen bei subglottischer Lokalisation allmählich zunehmende Heiserkeit und Dyspnoe. Histologisch findet sich schollig oder konzentrisch geschichtetes Hyalid mit Fremdkörperriesenzellen im Umgebungsbereich (GIESE; LINK).

*Schilddrüsengewebe* kann auf Grund einer embryonalen Fehlentwicklung bis in das Lumen der Trachea vordringen. Vor allem während der Pubertät können diese Gewebsanteile, die meist mit dem Hauptorgan in direkter Verbindung stehen, im Rahmen der physiologischen Schilddrüsenvergrößerung als *intratracheale Struma* zur Stenosierung führen (LINK).

## Bösartige Trachealtumoren

Malignome der Trachea sind im Kindesalter ausgesprochene Raritäten; Carcinome sind in der Literatur nicht bekannt. CULP fand im Schrifttum unter 433 Primärtumoren der Trachea 147 Carcinome (34%); der jüngste Patient war ein 18jähriges Mädchen. Bei den 3 von GILBERT et al. (1953) aus der Weltliteratur zusammengetragenen Sarkompatienten handelte es sich um ein 10jähriges Mädchen mit einem Sarkom an der Hinterwand der Trachea oberhalb der Bifurkation (ABBATTE), ein 6jähriges Mädchen mit einem Sarkom im oberen Drittel der Trachea (WATSON-WILLIAMS) und ein 8 Monate altes Mädchen mit einem Fibrosarkom im oberen Drittel (RICHARDS u. DIETRICH).

### Klinik

Die Trachealtumoren rufen in der Regel erst dann deutliche Erscheinungen hervor, wenn sie eine maßgebliche Einengung des Lumens verursachen. Die Symptomatologie ähnelt deshalb in mancherlei Hinsicht derjenigen von Trachealstenosen anderer Ursache. Im wesentlichen werden die klinischen Symptome der Trachealtumoren durch 3 Faktoren bestimmt: 1. Lokalisation des Tumors, 2. Art der Insertion des Tumors, 3. Größe des Tumors bzw. Weite der Trachea (GILBERT et al.). Grundsätzlich sind Lokalisation und Stenosegrad bedeutungsvoller als die Art des Tumors, denn unter den besonderen anatomischen Bedingungen können auch histologisch gutartige Tumoren die gleichen Symptome verursachen wie Malignome und allein durch Stenosierung zu letalen Komplikationen führen.

Im unteren Anteil der Trachea lokalisierte Tumoren bewirken bei fortschreitendem Wachstum durch Verlegung der Bronchien pulmonale

Komplikationen: Neben partiellen oder kompletten Atelektasen können durch Ventilmechanismen Überblähungen, durch Infektion und Sekretverhaltung Pneumonien und Abscesse auftreten. Uncharakteristischer, hartnäckiger Reizhusten, chronisch rezidivierende Bronchitiden und asthmatoide Beschwerden können den Patienten belästigen. Gelegentlich gibt eine Hämoptoe einen deutlicheren Hinweis. Bei Tumorbefall des oberen Trachealgebietes treten

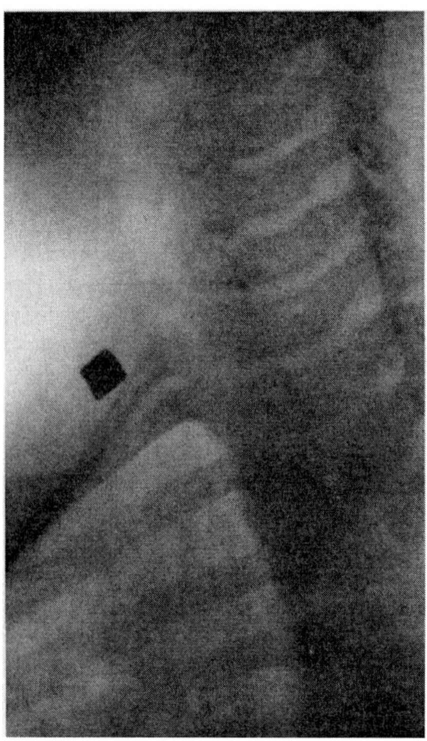

Abb. 175. Trachealstenose durch tumorartiges Granulationsgewebe nach Tracheotomie. 2³/₄ Jahre, ♂. Umschriebene Verschattung im Aufhellungsband der Trachea (dicht oberhalb der bleimarkierten, äußeren Narbe). (Chirurg. Univ.-Klinik Münster)

meist frühzeitig Stridor und Atembeschwerden in Erscheinung, besonders bei hochsitzenden Tumoren mit Übergreifen auf den Larynx. Im mittleren Abschnitt der Trachea können Tumoren verhältnismäßig lange symptomfrei bleiben, ehe ihre Größenzunahme zur Stenose führt, die bei dieser Lokalisation meist einen gemischten Stridor bewirkt.

Die Art des Tumoransatzes ist vor allem insofern von Bedeutung, als gestielte Tumoren mit dem Strom der Atemluft auf- und abwärts bewegt werden. Diese Pendelbewegungen, die

von älteren Patienten auch direkt empfunden werden (v. Bruns), können sich je nach Lokalisation des Tumors durch einen nur in einer Atemphase hörbaren Stridor bemerkbar machen. Langstielige Fibrome im Bereich der Bifurkation können inspiratorisch in die Bronchien gesaugt oder bei subglottischer Insertion exspiratorisch in den Kehlkopf geschleudert werden. Durch plötzlichen Glottisverschluß kann so ein „gutartiger" Trachealtumor einen akuten Erstickungstod verursachen. Bei breitbasigem Tumoransatz sind die Symptome bei gleicher Tumorgröße im allgemeinen nicht so schwerwiegend.

Die Beziehung von Tumorgröße und Weite der Trachea ist gerade im Kindesalter bedeutungsvoll: Bei dem engen Lumen der Trachea junger Kinder kann sich schon ein geringes Tumorwachstum verhängnisvoll auswirken. In diesem Zusammenhang sei auf die Mitteilung von v. Bruns hingewiesen, nach der von 33 Fällen mit Trachealpapillomen die Hälfte der Kinder unter 10 Jahren an Erstickung zugrunde gegangen ist, während in der fast gleich großen Serie der Erwachsenen nur ein Erstickungstod beobachtet wurde.

Bei der klinischen Untersuchung ist der Schweregrad der Atemstörung mit inspiratorischen Einziehungen im Jugulum und Epigastrium oder Erschwerung und Verlängerung des Exspiriums in Verbindung mit dem durch Lageänderung unbeeinflußbaren Stridor Maßstab für den Grad der Stenose. Für die Lokalisation der Stenose läßt sich vor allem die Zuordnung des Stridors zur Atemphase verwenden. Die physikalische Lungenuntersuchung ergibt die Befunde pulmonaler Komplikationen, jedoch keinen Aufschluß über deren Ursache.

Veränderungen des Allgemeinbefindens, Störung der Nahrungsaufnahme und Gewichtsabnahme treten nicht als direkte Tumorfolge, sondern eher im Zuge der stenosebedingten Atemstörungen ein. Da es sich bei Kindern fast ausschließlich um gutartige Tumoren handelt, haben Laborbefunde wie Blutbild und Blutsenkung für die Diagnose keine entscheidende Bedeutung.

Röntgenaufnahmen der Trachea können die Tumoren als weichteildichte Verschattungen im Bereich des Aufhellungsbandes zur Darstellung bringen (Abb. 175); Schichtaufnahmen können die röntgenologische Information erweitern. Lungenaufnahmen sind meist zum

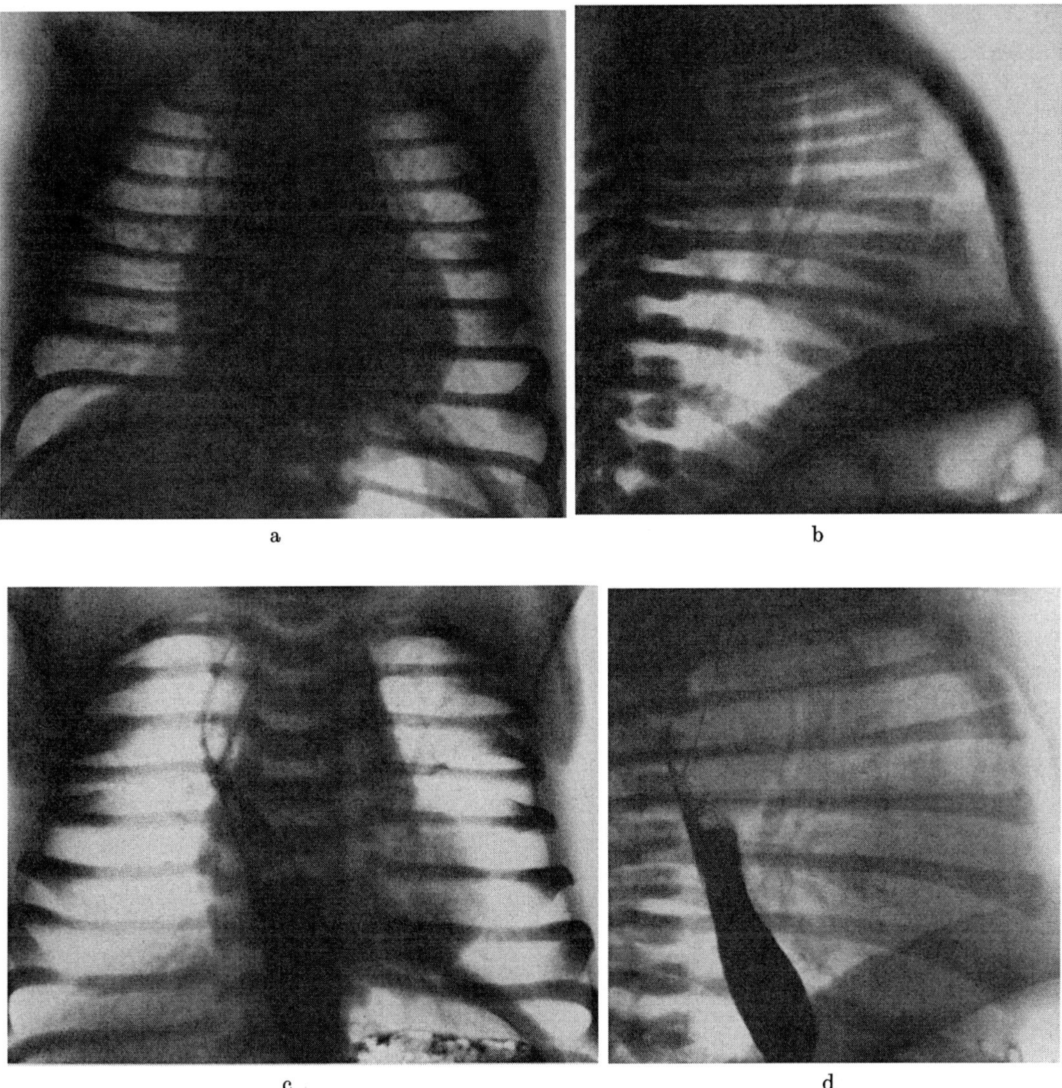

Abb. 176a—d. Trachealcyste, Neugeborenes, ♂. a Rechtsverlagerung des luftmarkierten Oesophagus. b Einengung und Vorwärtsverdrängung der Trachea durch retrotrachealen Weichteilschatten. c Rechtsverdrängung des kontrastmarkierten Oesophagus. d Rückwärtsverdrängung des kontrastmarkierten Oesophagus in Höhe der Trachealcyste. (Heilung nach Resektion)

Nachweis oder Ausschluß pulmonaler Komplikationen erforderlich. Die Röntgendurchleuchtung gestattet bei Einsatz von Bildwandler-Fernsehkette mit Vergrößerungstechnik besonders bei jungen Kindern oft eine bessere Beurteilung der Trachea und gibt zugleich Aufschluß über die funktionelle Störung der tumorbedingten Stenose.

Die entscheidende, zur Sicherung der Diagnose und Bestimmung von Art, Größe und Lokalisation des Tumors geeignete Methode ist die Tracheoskopie. Sie ist auch bei jungen Säuglingen indiziert, wenn nach den übrigen klini-

schen Befunden der Verdacht einer Obturationsstenose der Trachea begründet ist.

**Differentialdiagnose.** Da eine Trachealstenose mit dem führenden Symptom des Stridors auch durch verschiedene andere Ursachen bedingt sein kann, ist die Differentialdiagnose der Trachealtumoren recht umfangreich. In Betracht kommen sowohl endotracheale Prozesse, die zur Obturation führen, als auch krankhafte Veränderungen in der Umgebung der Trachea, die eine Kompressionsstenose bewirken. Insgesamt kommen diese anderen Möglichkeiten sehr viel häufiger vor, so daß bei Vorliegen einer Trachealstenose die Verdachtsdiagnose eines Trachealtumors immer nur mit Zurückhaltung gestellt werden kann. Spezifische und unspezifische Entzündungen können als „Pseudotumoren" eine Obturationsstenose verursachen (Link). Solche, als „inflammatory tumors" bezeichneten reaktiven Veränderungen (Pollak et al.) wurden von Jackson et al. auf Sekretstauung bei eitriger Bronchitis zurückgeführt, da die Autoren nach Absaugen des eitrigen Sekretes Rückbildung und Heilung beobachten konnten. Auch aspirierte Fremdkörper können bei längerem Verweilen in den Bronchien derartige Granulationen hervorrufen, die sich nach Extraktion des Fremdkörpers völlig zurückbilden können.

Von den zahlreichen Ursachen einer Kompressionsstenose seien genannt: Struma und Schilddrüsentumoren, Thymushyperplasie und Thymome, Trachealcysten, Neurinome, Dermoidcysten, Teratome, Lymphknotenvergrößerungen verschiedener Ätiologie, Mediastinitis und Gefäßringe im Bereich des Aortenbogens (s. dieses Handbuch, Bd. VII, S. 76 und 639). Bei den Prozessen ist neben der Einengung auch oft eine Verlagerung der Trachea festzustellen und zugleich häufig auch eine Beeinträchtigung des Oesophagus, die sich in Dysphagie äußert. In der klinischen Differenzierung sind hier ergänzende Röntgenverfahren, insbesondere Kontrastdarstellung des Oesophagus, und Angiographie entscheidend (Heintzen (Abb. 176).

**Therapie und Prognose.** Mit dem Ziel einer vollständigen Beseitigung des Trachealtumors kann die Therapie in geeigneten Fällen gleich mit dem diagnostischen Eingriff der Tracheoskopie verbunden werden. Günstige Voraussetzungen bieten dafür die solitären Fibrome, die sich besonders bei langstieliger Insertion gut abtragen lassen und geringe Rezidivneigung haben. Problematischer sind die meist multiplen Papillome wegen ihrer raschen Wachstumstendenz und häufigen Kombination mit Larynxpapillomen. Ihre Rezidivneigung kann wiederholte Nachoperationen erfordern. Wenn die endotracheale Tumorentfernung im Zuge der Tracheoskopie nicht möglich ist, kommt als Alternative die Exstirpation mit Hilfe der Tracheotomie in Betracht. Auch als Palliativmaßnahme kann eine Tracheotomie notwendig sein, wenn keine ausreichende Beseitigung des Tumorgewebes möglich ist; sie kann die Atemnot natürlich nur dann beheben, wenn die Rachealkanüle unterhalb der stenosierenden Tumormassen einführbar ist. Bei dem häufigeren Tumorbefall des oberen Trachealanteils ist die Tracheotomia inferior hierzu oft noch geeignet. Der Versuch, den Atemweg bei ausgedehnten Stenosierungen durch Intubation und Einführung tief hinabreichender Tuben freizuhalten, kommt als vorübergehende Hilfsmaßnahme in Betracht. Die Prognose wird im wesentlichen von der Lokalisation und Art der Neubildung bestimmt.

## Tumoren der Bronchien, der Lunge und der Pleura

deren Ausgangspunkt — vor allem in fortgeschrittenen Stadien — oft nicht sicher zu bestimmen ist, sollen in einem Abschnitt gemeinsam besprochen werden. Auch diese Tumoren kommen im Kindesalter nur selten vor (Berkmen; Dargeon; Ederer; Mülly; Reifferscheid; Schubert; Wurnig).

### Gutartige Tumoren

Nach Dargeon sind im Kindesalter Hamartome, Chondrome, Adenome und arteriovenöse Lungenaneurysmen beobachtet worden.

*Hamartome* sind Mischgeschwülste, die sich durch örtliche Fehldifferenzierung verschiedener Gewebe entwickeln (Albrecht). Sie enthalten immer einen bindegewebigen Anteil, oft Knorpelgewebe. Nach dem vorherrschenden Gewebsanteil werden Bezeichnungen gewählt

wie Hamartochondrom (Baschidi; Haschke; Shields u. Lynn) oder adenomatoides Hamartom (Goodyear u. Shillitoe). Holder u. Christy verwenden für den Begriff des adenomatoiden Hamartoms auch die Bezeichnung *cystisch adenomatoide Lungenfehlbildung* und konnten aus dem Schrifttum 32 derartige Tumoren bei Neugeborenen sammeln. Dabei handelte es sich in 18 Fällen um Frühgeborene; in 6 Fällen wurde ein Hydramnion beobachtet; bei 13 Kindern bestanden Anasarka. Stoerk, der 1897 den ersten dieser Tumoren veröffentlichte, bezeichnete die Geschwulst als *fetales, cystisches Bronchialadenom.* Der oft schwammige, graue Tumor kann einen ganzen Lungenlappen ausfüllen, in dem der zuführende Bronchus blind endigt. Histologisch bildet das Tumorgewebe drüsige Hohlräume, die fetalem

Lungengewebe vor der alveolären Differenzierung entsprechen (GIESE). In jüngster Zeit wurde auch im deutschen Schrifttum ein solcher Fall bei einem Neugeborenen von WURNIG mitgeteilt. Ein solides Hamartom mit bindegewebigen und knorpeligen Anteilen bei einem Neugeborenen wurde von JONES beobachtet. BIKFALVI et al. konnten 1955 in der Literatur 100 Hamartome erfassen (Abb. 177).

*Chondrome* sind die häufigsten, gutartigen, mesenchymalen Lungentumoren (GIESE). Sie können als solitäre, rundliche, derbe Knoten von Erbsen- bis Walnußgröße in Bronchusnähe oder unter der Pleura lokalisiert sein, der Pleura mit gestieltem Ansatz auflagern oder auch als *Ekchondrome* in der Schleimhaut des Tracheobronchialsystems auftreten und polypös in das Lumen hineinragen (FISCHER). Der gelegentliche Gehalt an drüsigen Elementen, Fettgewebe oder Muskelgewebe eröffnet wiederum Beziehungen zu den Hamartomen (MÖLLER). In den Chondromen kann die Knorpelgrundsubstanz verkalken; echte Verknöcherung wird jedoch nur selten beobachtet (FISCHER).

*Osteome* treten als Rundherde bis zu Kirschgröße auf und erfordern in der Differentialdiagnose eine Abgrenzung von kalkig indurierten, pneumonischen Infiltraten oder verkalkten tuberkulösen Herden.

*Fibrome, Myome* und *Lipome* sind oft subpleural im Lungengewebe, vor allem im unteren Lungenabschnitt und im Winkel zwischen Mediastinum und Zwerchfell lokalisiert (GIESE) (Abb. 178). Gelegentlich wird auch eine endobronchiale Entwicklung dieser Tumoren beobachtet. MEYERSON konnte aus dem Schrifttum

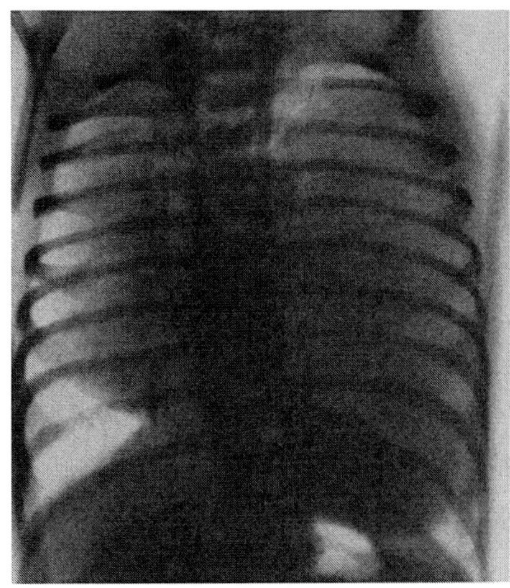

Abb. 177. Hamartom, Neugeborenes, ♀. Die linke Thoraxhälfte ausfüllende Verschattung mit Rechtsverdrängung des Mediastinums. (Univ.-Klinik für Thorax- und Herz-Gefäßchirurgie, Göttingen; Heilung nach Resektion des linken Unterlappens)

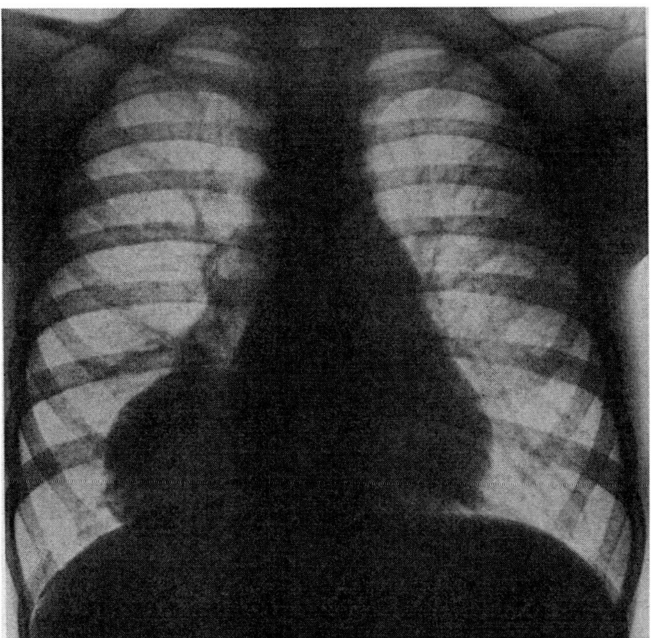

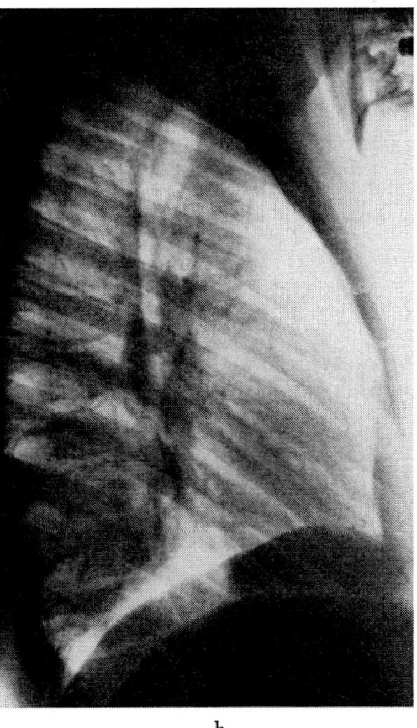

a b

Abb. 178. Fibrom, 8 Jahre, ♀. Apfelgroßer, homogener Rundschatten im rechten Unterlappen. (Univ.-Klinik für Thorax- und Herz-Gefäßchirurgie, Göttingen; Heilung nach Resektion des rechten Unterlappens)

nur 35 endobronchiale Lipome zusammenstellen. Pollak et al. fanden unter 104 benignen Tumoren der Tracheobronchialregion nur 1 Lipom. Vornehmlich sind die Lipome im Stammbronchus lokalisiert, entwickeln sich mit sehr geringer Wachstumstendenz aus der Submucosa, haben rundliche Gestalt, weiche Konsistenz und gelbliche Farbe. Nach Ansicht von Feller und Honig lassen sich auch diese Tumoren im Hinblick auf ihren gelegentlich nachweisbaren Anteil bindegewebigen, knorpeligen oder knöchernen Gewebes ebenfalls als Hamar-

Mayer). Hämangiome sind selten, sie können maligne entarten und metastasieren. Ochsner fand in der Literatur 2 Fälle von bösartigen Hämangiomen im Kindesalter. Bezüglich der arteriovenösen Aneurysmen und der erblichen, hämorrhagischen Teleangiektasie (Morbus Rendu-Osler-Weber) sei auf die bereits in diesem Handbuch enthaltenen eingehenden Beschreibungen (Bd. VII, S. 537—546 und S. 985) verwiesen.

*Bronchialadenome* sind mit etwa 75% die häufigsten gutartigen Bronchialtumoren (Kap-

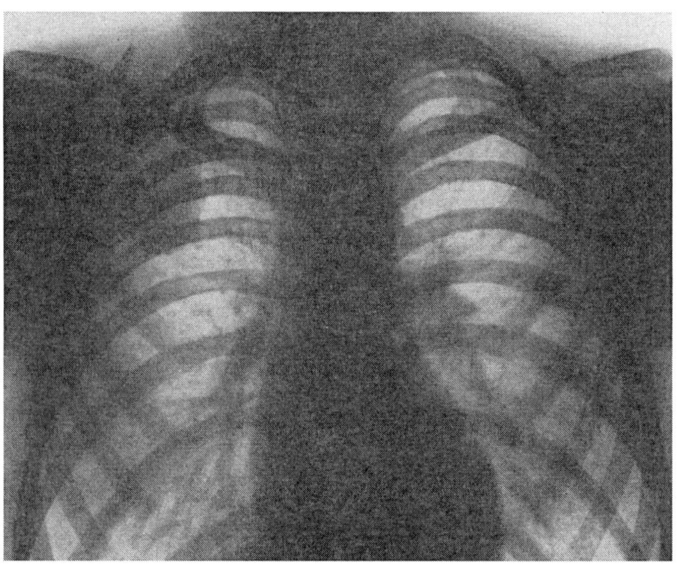

Abb. 179. Intrapulmonales Lipom im rechten Oberlappen, 13 Jahre, ♂. (Röntgeninstitut der Städt. Krankenanstalten Bremen)

tome auffassen; nach dem histologischen Bild kann ihre Differenzierung und Bezeichnung als *Fibrolipom* oder *Lipoosteochondrom* erfolgen (Abb. 179).

Hinsichtlich der *Neurinome* und Neurofibrome, die vom Mediastinum aus gegen die Lunge vordrängen und primäre Lungen- oder Pleuratumoren vortäuschen können, darf auf die besondere Abhandlung dieser Tumoren (s. dieses Handbuch, Bd. VIII/C II) verwiesen werden. *Lymphome* bilden grauweiße Rundherde von weicher Konsistenz, die aus reifem, lymphatischem Gewebe bestehen und nur geringe Wachstumstendenz zeigen (v. Albertini; Giese; Heine).

*Gefäßtumoren* kommen in der Lunge als capilläre *Hämangiome* und *Hämangioendotheliome* vor; auch *Angioneurome* (Glomustumoren) sind beschrieben worden (Obiditsch-

pert; Lindgren). Die erste Beschreibung wurde 1920 von Jackson unter der Bezeichnung *Endotheliom* publiziert. Geipel deutete die Geschwulst 1931 als von Plattenepithelinseln der Bronchialschleimhaut ausgehendes *Basalzellencarcinom*. Womack und Graham sprachen von *Mischtumoren der Lunge*. Hamperl konnte 1937 die Bronchialadenome als gutartige Tumoren von den Bronchialcarcinomen abgrenzen und schlug eine Einteilung in 2 Formen, *Carcinoide* und *Cylindrome*, vor. Die Unterscheidung dieser beiden Haupttypen wird auch heute noch anerkannt (Giese).

Die *Carcinoide* sind solide Adenome mit regelmäßiger Bauweise: Scharf begrenzte, kubische oder zylindrische Zellen mit runden Kernen sind alveolär, trabekulär oder palisadenartig angeordnet und von Onkocyten und ,,wasserhellen Zellen" durchsetzt. Mitosen fehlen fast gänzlich. Das histologische Bild ähnelt den Adenomen inkretorischer Drüsen. Nach Ansicht von HAMPERL entsprechen die Tumoren den Carcinoiden des Dünndarms und des Wurmfortsatzes, während andere Autoren (v. ALBERTINI; LESCHKE) diese Auffassung nicht teilen.

Die *Cylindrome* entwickeln sich aus den seromukösen Drüsen der Bronchialschleimhaut. Sie gleichen in ihrem Bau den Speicheldrüsen. Sie bestehen aus einem Netzwerk von Epithelsträngen, die langgestreckte, zylindrische Hohlräume zwischen sich lassen, die mit hyalinen oder schleimigen Massen ausgefüllt sind. Die Carcinoide kommen mit 90% wesentlich häufiger vor als die Cylindrome (10%) (ROTHE u. KLÄRING).

Der Häufigkeitsgipfel der Bronchialadenome liegt in der 4. Lebensdekade. Beide Geschlechter werden in gleichem Maße betroffen. Im Kindesalter werden Bronchialadenome seltener diagnostiziert: THIEMANN fand im Schrifttum 31 Fälle und konnte noch eine eigene Beobachtung beitragen. Es handelte sich — soweit Angaben über das Geschlecht vorlagen — um 14 Jungen und 13 Mädchen. Das jüngste Kind war 4 Jahre, das älteste 14 Jahre alt. CONDON und PHILLIPS ermittelten aus der Literatur 16 Fälle von Bronchialadenom bei Kindern unter 12 Jahren, denen sie noch 3 eigene Fälle hinzufügen konnten, und außerdem noch 16 weitere Fälle bei Kindern und Jugendlichen von 12 bis 16 Jahren.

Die Bronchialadenome sind vorwiegend in den großen Bronchien, gelegentlich auch in der Trachea, ganz selten in den peripheren Bronchialabschnitten lokalisiert. Bei der Übersicht über 294 Fälle fand JAEGER als Tumorlokalisation 21mal die Trachea, 47mal den rechten, 41mal den linken Hauptbronchus, 20mal den rechten, 26mal den linken Oberlappenbronchus, 71 mal den rechten, 42mal den linken Unterlappenbronchus und 26mal den rechten Mittellappenbronchus. Die Neubildungen haben ihren Ursprung in der Bronchialwand und können sich intramural, endobronchial oder extrabronchial entwickeln Die endobronchialen Tumoren können breitbasig inserieren oder nur mit einem dünnen Stiel angeheftet sein, pilzförmig oder polypartig in das Bronchiallumen hineinragen und die Lichtung mehr oder weniger stark verlegen. Sie haben meist eine glatte, manchmal etwas unregelmäßige Oberfläche mit intaktem Schleimhautüberzug, infolge des Ge-

fäßreichtums rötliche Farbe und erhöhte Blutungsneigung. Bei intramuraler Entwicklung findet sich eine umschriebene Vorwölbung der Bronchialwand mit Einengung des Lumens (sog. „Eisbergform"). Bei extrabronchialer Entwicklung wird die Bronchialwand von Tumorgewebe durchsetzt, das Knorpelgewebe umschlossen und abgebaut. In der Regel dringt das Tumorgewebe auch bei peribronchialer Entwicklung nicht in die Alveolen ein, bleibt von einer Kapsel umschlossen und im ganzen gut abgrenzbar (GIESE). Die Wachstumstendenz ist nur sehr gering, wie aus jahrzehntelangen Verlaufsbeobachtungen hervorgeht (LANGER).

Auf Grund verschiedener, von den Carcinomen abweichender Merkmale wie regelmäßige Struktur im histologischen Bild, Mangel an Mitosen und Nekrosen, nach dem klinischen Verlauf und der Altersverteilung mit Bevorzugung der jüngeren und mittleren Altersstufen ist die grundsätzliche Einordnung der Bronchialadenome in die Gruppe der gutartigen Tumoren gerechtfertigt (HAMPERL u.a.).

Nach jahrelanger, örtlicher Begrenzung können die Bronchialadenome jedoch ihre Kapsel durchbrechen, infiltrierend in die Umgebung vordringen, angrenzende Lymphknoten durchwachsen und auch metastasieren (DELARUE; LESCHKE; WARD et al.). Im Knochensystem und in der Leber werden Fernmetastasen beobachtet, deren histologische Struktur dem Primärtumor entspricht (HAMPERL; JENNY). Maligne Entartung soll in 10% der Fälle eintreten (JENNY; LINK u.a.). Die Neigung zur Metastasierung ist bei den selteneren Cylindromen 3mal so groß wie bei den Carcinoiden (v. ALBERTINI). Die Erfahrungen über maligne Entartung stützen sich jedoch allein auf Beobachtungen bei Erwachsenen. Im Kindesalter sind Metastasierungen bisher nicht beschrieben worden. In der von THIEMANN zusammengestellten Serie von 31 Fällen der Literatur wurde in einem Fall bei einem 10jährigen Mädchen infiltrierendes Wachstum eines Cylindroms festgestellt. Nach den derzeitigen Erfahrungen können die Bronchialadenome als primär gutartige Tumoren mit begrenzter Potenz zur malignen Entartung aufgefaßt werden (DELARUE) (Abb. 180).

### Primäre Malignome

der Lunge kommen im Kindesalter nur selten vor. Nach OCHSNER gehören in diese Gruppe das Sarkom, das Carcinom und das maligne

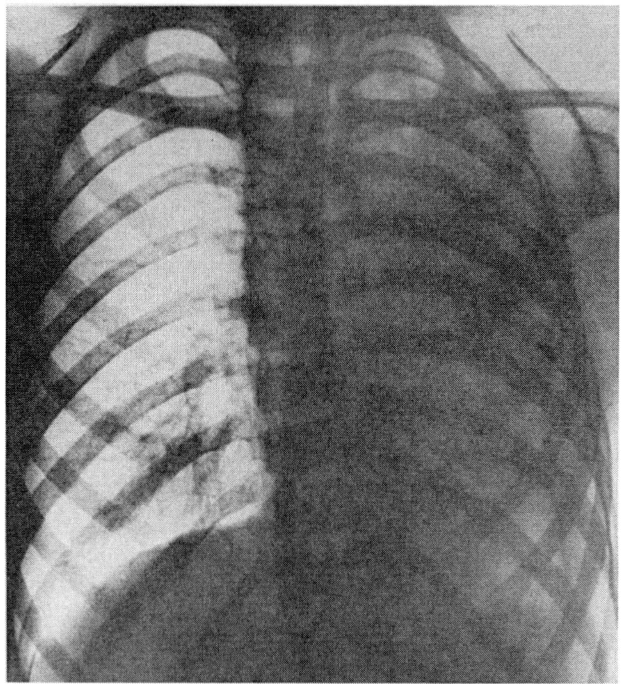

a

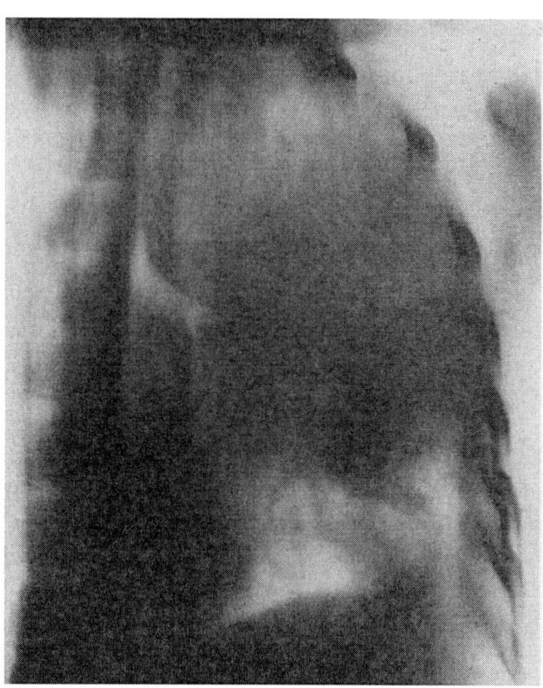

b

Abb. 180a u. b. Bronchialadenom (Carcinoidtyp), 8 Jahre, ♀. a Weitgehende Atelektase der linken Lunge.
b Tomogramm: Apfelgroßer Tumor mit Verschluß des linken Hauptbronchus. (Univ.-Klinik für Thorax-
und Herz-Gefäßchirurgie, Göttingen; Pneumonektomie links, komplikationsloser Verlauf)

Hämangiom. Im Gegensatz zu den bösartigen Lungentumoren der Erwachsenen mit dem weitaus größeren Anteil von Carcinomen sind bei Kindern Sarkome relativ häufiger (Ochsner). Gegenüber anderen Altersgruppen besteht jedoch kein absolutes Überwiegen der Sarkome

(ZEITLER u. BICKEL). Die Ätiologie ist wie bei den meisten Malignomen anderer Lokalisation nicht sicher bekannt. SCHWYTER vermutet einen kausalen Zusammenhang zwischen angeborenen Fehlbildungen der Lunge und der Entwicklung von Malignomen auf Grund seiner histologischen Befunde von 6 bösartigen Lungentumoren. Die Seltenheit epithelialer Malignome der Lunge im Kindesalter wird von vielen Autoren zu der in diesem Alter noch geringen Einwirkung cancerogener Reize in Beziehung gesetzt.

*Sarkome* können grundsätzlich in allen Formen der gutartigen mesenchymalen Tumoren als maligne Variante vorkommen (FISCHER; GIESE). Zur Klassifizierung haben HOCHBERG u. CRASTNOPOL folgende Einteilung vorgeschlagen:

1. Fibrosarkom
2. Malignes Lymphom
   A. Lymphosarkom
   B. Hodgkinsche Krankheit
   C. Reticulumzellsarkom
3. Leiomyosarkom
4. Carcinosarkom
5. Mischzellsarkom
   A. Chondrosarkom
   B. Lipomyxosarkom
   C. Angiosarkom
   D. Malignes Riesenzellsarkom

Die gleichen Autoren sammelten aus dem Schrifttum (1944—1954, unter Ausschluß der vor dieser Zeit veröffentlichten, unsicheren Fälle) 71 Fälle von Lungensarkom und fügten 6 eigene Beobachtungen hinzu. Von diesen 77 Fällen entfielen 6 auf das Kindesalter: 1 Reticulumzellsarkom bei einem $3^1/_2$jährigen Mädchen (GIRAUD et al., 1947), 1 Leiomyosarkom bei einem 4jährigen Jungen (WATSON u. ANLYAN, 1954), 1 Myosarkom bei einem 6jährigen Mädchen (SHERMAN u. MALONE, 1950), 1 Leiomyosarkom bei einem 7jährigen Mädchen (KILLINGSWORTH et al., 1953), 1 Fibrosarkom bei einem 9jährigen Jungen (DREWES u. WILLMANN, 1953) und 1 Fibrosarkom bei einem 13jährigen Mädchen (CURRY u. FUCHS, 1950).

Angesichts dieser Altersverteilung widersprechen HOCHBERG u. CRASTNOPOL der Meinung vieler Autoren, daß die primären Sarkome des bronchopulmonalen Systems vornehmlich eine Erkrankung der jüngeren Altersstufen seien. Der älteste Patient dieser Serie war 70 Jahre alt. Der jüngste Patient mit einem Lungensarkom, ein 29 Monate altes Kind, wurde 1931 von ROSENBLUM u. GASUL beschrieben. GERBASI et al. beobachteten 1958



Tabelle 58. *Alters- und Geschlechtsverteilung von Patienten mit Lungensarkom.* (HOCHBERG u. CRASTNOPOL)

| Alter in Jahren | Männlich | Weiblich | Insgesamt |
|---|---|---|---|
| Bis 10 | 3 | 2 | 5 |
| 11—20 | 3 | 1 | 4 |
| 21—30 | 5 | 4 | 9 |
| 31—40 | 10 | 3 | 13 |
| 41—50 | 6 | 8 | 14 |
| 51—60 | 11 | 3 | 14 |
| 61—70 | 6 | 11 | 17 |
| Nicht angegeben | 1 | | |
| Insgesamt | 45 | 32 | 76 |

ein Fibrosarkom der Lunge bei einem $2^3/_4$jährigen Jungen. BJORKSTÉN berichtete 1904 über ein kleinzelliges Sarkom der Lunge und des Herzens bei einem 2jährigen Kind.

Hinsichtlich des unterschiedlichen Organbefalles erscheint eine Statistik von ZEITLER u. BICKEL repräsentativ, die in einer Serie von 103 Sarkomfällen von Kindern und Jugendlichen bis zu 16 Jahren unter 9 intrathorakalen Sarkomen 2 primäre Lungensarkome beobachteten.

Tabelle 59. *Organbefall von Sarkomen im Kindesalter.* (ZEITLER u. BICKEL).

| Organ | 0—16 Jahre | Auslesefreie Kontrollgruppe aller Altersstufen |
|---|---|---|
| Knochen | 25 | 114 |
| Weichteil (Stamm und Extremitäten) | 10 | 160 |
| Lymphsystem (ohne Hals und Mediastinum) | 5 | 117 |
| Halsorgane (einschl. Speicheldrüsen) | 11 | 44 |
| Orbita | 3 | 13 |
| Schilddrüse | 3 | 8 |
| Mediastinum | 7 | 12 |
| Lunge/Pleura | 2 | 8 |
| Magen/Darm | 2 | 34 |
| Mesenterium/Netz | 4 | 17 |
| Leber/Galle | 1 | 5 |
| Milz | 0 | 3 |
| Retroperitoneum | 7 | 15 |
| Nieren | 20 | 21 |
| Ableitende Harnwege/Genitale | 2 | 60 |
| Andere | 1 | 4 |
| | 103 | 635 |

Ochsner fand in der Literatur unter 24 bösartigen Lungentumoren bei Kindern 20 Sarkome, 2 Carcinome und 2 Hämangiome. Für 18 Sarkomfälle ergab sich dabei folgende Altersverteilung: 3 2jährige Kinder, 4 3jährige, 2 5jährige, 2 8jährige, 1 9jähriges, 3 10jährige, 1 11jähriges und 2 14jährige Kinder. Von 16 Sarkomkranken waren 9 Knaben und 7 Mädchen. Nach den Befunden dieser Serie schlug Ochsner für das Kindesalter folgende Einteilung vor: 1. diffuses Spindelzellsarkom, 2. peri-

*Carcinome.* Während der Lungenkrebs bei Erwachsenen seit 1900 ständig zunimmt und in vielen Statistiken bereits an die erste Stelle getreten ist oder die zweite Stelle nach dem Magenkrebs einnimmt (Giese), sind Lungencarcinome bei Kindern ausgesprochene Raritäten. Die erste, allerdings unsichere Beobachtung wurde 1853 von Köhler (zit. von Philipp) mitgeteilt. Auch der 1880 von Curran veröffentlichte Fall eines Lungencarcinoms bei einem 10jährigen Kind entbehrt einer eindeu-

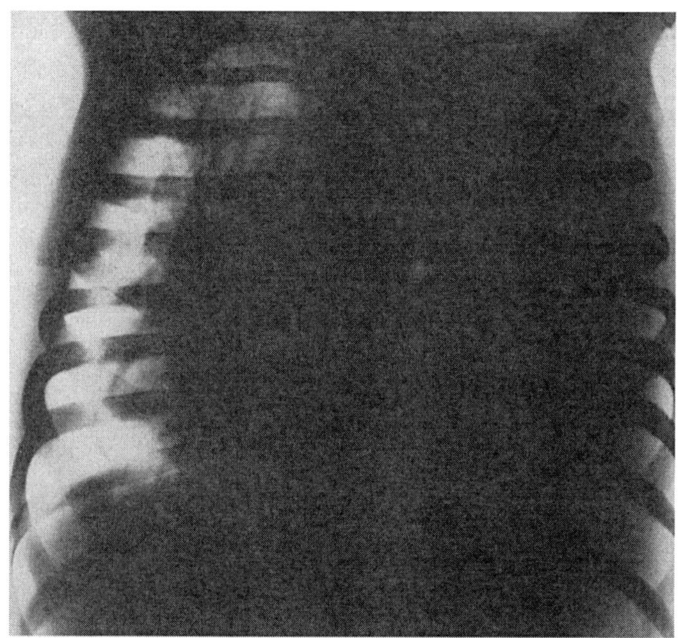

Abb. 181. Angiosarkom, 12 Jahre, ♂. Homogene Weichteilverschattung der ganzen linken Thoraxhälfte mit Mediastinalverdrängung. (Exitus letalis nach Probethorakotomie)

bronchiales Sarkom, 3. großes Rundzellsarkom, 4. Lymphosarkom (Ewing).

Die Tumoren können auf einen Lungenlappen beschränkt sein oder auch eine ganze Lunge erfassen. Der Ausgangspunkt liegt meist im Hilusbereich, wo sich in der Regel auch die Hauptmasse des Tumors entwickelt. Durch infiltrierendes Wachstum werden Pleura und Brustwand ergriffen, während Metastasen seltener beobachtet werden. Zentrale Nekrosen können zu Blutungen und Hohlraumbildungen führen. Im Gegensatz zum Lymphosarkom bleibt das große Rundzellsarkom vorwiegend auf die Lunge begrenzt. Das diffuse Spindelzellsarkom erreicht die größte Ausdehnung (Ochsner) (Abb. 181).

tigen histologischen Beschreibung. Steffen sammelte 1905 aus der Literatur 9 Fälle. Suter stellte 1952 13 Fälle zusammen. Cayley et al. fanden 1951 in der Literatur 15 Fälle und berichteten über eine weitere, eigene Beobachtung bei einem 13jährigen Mädchen. Hanbury et al. fanden 1958 im Schrifttum 60 Fälle von Bronchialcarcinom bei Patienten unter 21 Jahren und fügten noch 3 eigene Fälle hinzu.

Die ausschließlich das Kindesalter betreffende Statistik der 16 Fälle von Cayley et al. zeigt folgende Altersverteilung: 1 5 Monate altes Kind, 3 1jährige Kinder, 1 4jähriges, 1 5jähriges, 1 7jähriges, 1 9jähriges, 2 10jährige, 2 11jährige, 3 13jährige, 1 14jähriges Kind. Mit 8 Jungen und 8 Mädchen sind in dieser Statistik beide Geschlechter in gleichem Maße betroffen. Die im Erwachsenenalter eindeutige Bevorzugung des männlichen Geschlechtes ist also im Kindesalter noch nicht bemerkbar; die Aufstellung von MÜLLY über 25 Carcinomfälle bei Kindern und Jugendlichen zeigt sogar eine deutlich geringere Beteiligung der Jungen mit 8 Fällen gegenüber 17 Mädchen.

Nach ihrem Ursprung von den Bronchien oder vom Lungengewebe werden die Geschwülste als Bronchial- oder Lungencarcinome definiert. Nach Form und Lage unterscheidet GIESE das hilusnahe Bronchialcarcinom, das knotige, periphere Carcinom des Lungengewebes und das diffus infiltrierend wachsende, pneumonische Lungencarcinom. Die Bronchialcarcinome können sich aus dem Bronchialepithel oder den seromukösen Drüsen der Bronchialwand entwickeln, die Lungencarcinome aus dem Alveolarepithel. Die meisten Carcinome lassen sich vom Bronchialepithel ableiten. Histologisch werden im wesentlichen 4 Typen unterschieden: Das *kleinzellige Carcinom*, das *polymorphzellige Carcinom*, das *Plattenepithelcarcinom* und das *Adenocarcinom*.

Das *kleinzellige Carcinom* stellt den Haupttyp des Bronchialcarcinoms; die kleinen, runden oder länglichen Zellen zeigen dichte Kerne mit schmalem Plasmasaum. Sie ähneln Lymphocyten und bilden solides Tumorgewebe mit zahlreichen Mitosen. Gefäße und Stroma sind nur spärlich entwickelt, im Zentrum entstehen häufig Nekrosen. Nach der haferkornähnlichen Zellform werden diese Carcinome, die früher als Sarkome aufgefaßt wurden, auch „Oatcell-Carcinome" genannt.

Das seltenere, *polymorphkernige Carcinom* enthält in verschiedener Anordnung kleinzellige Anteile, Cylinder- und Plattenepithelformationen sowie vielkernige Riesenzellen.

Das *Plattenepithelcarcinom* kommt häufiger in der unreifen, nicht verhornenden Form mit schlechter Prognose, seltener in der reifen, verhornenden Form vor. Die differenzierten Plattenepithelcarcinome stellen den Hauptteil der chirurgischen Indikationen, während die undifferenzierten, kleinzelligen Carcinome häufiger im Sektionsgut beobachtet werden (GIESE).

Das seltene *Adenocarcinom* besteht aus schleimbildendem Cylinderepithel, das die Alveolen auskleidet und das Lungengerüst als Stroma benutzt. Die Ausbreitung erfolgt intracanaliculär.

Eine Sonderstellung nimmt das seltene *Alveolarzellcarcinom* ein, das als herdförmige oder diffuse Krebspneumonie imponiert. Es ist aus gleichförmigen, reifen, schleimproduzierenden Cylinderzellen aufgebaut, die Alveolen und Alveolargänge in einreihiger Anordnung auskleiden. Das Tumorgewebe breitet sich intracanaliculär aus und hat eine ganz geringe Metastasierungstendenz. Die zweifelhafte Zuordnung zu den malignen oder benignen Tumoren kommt auch in der Bezeichnung *Lungenadenomatose* zum Ausdruck.

In der 16 Carcinomfälle des Kindesalters umfassenden Statistik von ANDERSON et al. handelte es sich um 7 Adenocarcinome, 1 Alveolarcarcinom und 8 undifferenzierte Carcinome.

*Metastatische Lungentumoren* kommen bei Kindern häufiger vor als primäre Malignome der Lunge. Die Absiedlung erfolgt auf dem Blut- oder Lymphwege.

*Hämatogene Lungenmetastasen* entstehen nach Einschwemmung von Gewebsanteilen extrapulmonaler Tumoren in die Venen des Körperkreislaufs; auch aus den Lymphgefäßen können Tumorzellen über den Ductus thoracicus der Lunge zugeleitet werden. Durch ihre Filterfunktion ist die Lunge zur Aufnahme dieses embolischen Tumormaterials prädestiniert. Nach Ansiedlung des Tumorgewebes entwickeln sich durch Ausbreitung in das angrenzende Lungengewebe vornehmlich rundliche Knoten, die scharf gegen die Umgebung abgesetzt sind. Häufiger treten die knotenförmigen Metastasen multipel in ganz unregelmäßiger Verteilung auf und können unter Verschmelzung erhebliche Ausdehnung erreichen. Eine kleinknotige Aussaat, die *hämatogene, miliare Carcinose*, kann eine Miliartuberkulose vortäuschen. Auch keilförmige, infarktähnliche Metastasen werden beobachtet neben echten, hämorrhagischen Infarkten, die nach embolischem Gefäßverschluß durch größere Tumorzellverbände entstehen können. Subpleurale Metastasen wölben die Lungenoberfläche vor. Im makroskopischen Bild und histologischen Bau gleichen die Metastasen dem Primärtumor.

Bei *lymphogener Metastasierung* breitet sich das Tumorgewebe mit dem Lymphstrom oder auch retrograd in den Lymphgefäßen aus und bildet strangförmige und netzartige Strukturen, die besonders deutlich an der Pleura in Erscheinung treten und als *Lymphangiosis carcinomatosa* bezeichnet werden.

Nach Dargeon kommen im Kindesalter für die Entwicklung von Lungenmetastasen folgende Primärtumoren in Betracht: Teratome, Ewing-Sarkome, osteogene Sarkome, Angiosarkome, Wilms-Tumoren, Rhabdomyosarkome, Neuroblastome, Lymphosarkome.

Am häufigsten werden Lungenmetastasen bei Wilms-Tumoren beobachtet (Caffey) (Abb. 182).

*Primärtumoren der Pleura* sind in allen Lebensaltern sehr selten. Nach Giese kommt in der Häufigkeitsstatistik auf etwa 1000 Bron-

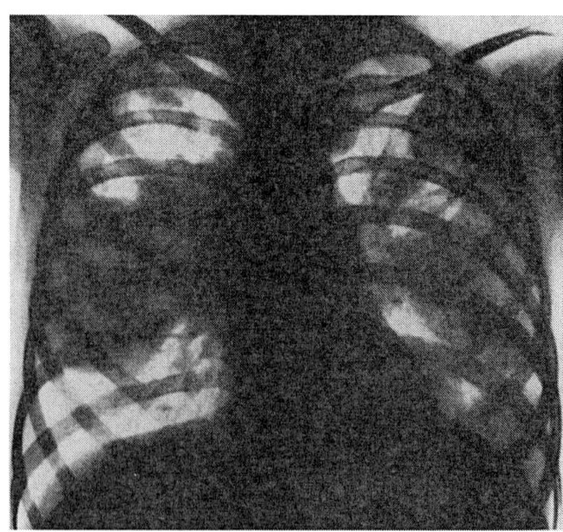

Abb. 182. Lungenmetastasen eines Wilms-Tumors, 4$^1$/$_2$ Jahre, ♀

chialtumoren nur 1 Pleuratumor. Beobachtungen von Pleuratumoren im Kindesalter sind in der Literatur nur vereinzelt mitgeteilt. Der erste Fall, ein Endothelcarcinom bei einem 5jährigen Knaben, wurde 1904 von v. Hilber veröffentlicht. Reals et al. beobachteten einen 19 Monate alten Jungen mit einem Mesotheliom. Der jüngste Patient, ein 3 Monate altes Mädchen, mit einem malignen Mesenchymom wurde von Darling et al. beschrieben.

Für die häufigste Tumorart wird nach histogenetischen Gesichtspunkten die Bezeichnung *Mesotheliom* verwandt, die der Beteiligung mesenchymalen Fasergewebes und der epithelartigen Serosazellen Rechnung trägt. Nach dem Überwiegen des einen oder anderen Gewebeanteils werden verschiedene Formen differenziert: 1. Lokalisierte, vorwiegend fibromatöse Mesotheliome, die von der Pleura visceralis ausgehen, meist von einer Kapsel umgeben sind und gelegentlich gestielt sein können, langsam

expansiv wachsen und nur selten maligne entarten. 2. Lokalisierte, vorwiegend epitheliale Mesotheliome, in denen epitheliale Strukturen das histologische Bild beherrschen. Sie kommen nur selten vor. 3. Diffuse, maligne Mesotheliome, bei denen es sich nach dem Ursprung aus der einen oder anderen Gewebsart um carcinomatöse oder sarkomatöse Formen handeln kann. Sie rufen eine ausgedehnte, schwartige oder knotenförmige Verdickung der Pleura hervor, greifen auch auf die Lappenspalten über und führen meistens zu hämorrhagischen Pleuraergüssen.

*Sekundäre Pleuratumoren* können durch Übergreifen von Tumoren der angrenzenden Organe oder durch Metastasierung entstehen. In fortgeschrittenen Stadien ist die Entscheidung über den Ausgangspunkt sehr schwierig. Erst wenn durch eingehende Untersuchung ein anderer Primärtumor ausgeschlossen ist und der histologische Befund dafür spricht, kann eine primäre Pleurageschwulst angenommen werden (Giese).

## Klinik

Die Symptome der Lungentumoren werden weniger durch ihre Morphologie als durch ihre Lage, Größe und Ausbreitung bestimmt. Aus diesem Grunde erscheint auch die gemeinsame Besprechung der Symptomatologie dieser Tumoren sinnvoll. Es ist ohnehin nicht leicht, bei der geringen Zahl kindlicher Tumoren dieses Systems typische Merkmale herauszuarbeiten, zumal in den einzelnen Mitteilungen der Literatur die Angaben über die klinischen Erscheinungen nicht immer vollständig sind. Zur Gewinnung einer breiteren Orientierung sollen deshalb z. T. auch Erkenntnisse herangezogen wer-

Tabelle 60. *Symptomatologie des Bronchialadenoms.* (Nach Overholt et al.)

| Symptom | Patientenzahl |
| --- | --- |
| Husten | 22 |
| Hämoptoe | 10 |
| Schüttelfrost und Fieber | 7 |
| Pfeifende Atmung | 6 |
| Pneumonie | 4 |
| Ermüdung | 3 |
| Pleuritis | 2 |
| Erkältung | 1 |
| Schwäche | 1 |
| Erbrechen | 1 |
| Asymptomatisch | 3 |

den, die bei der Auswertung größerer Serien unter Einbeziehung von jugendlichen und erwachsenen Patienten gewonnen wurden.

OVERHOLT et al. stellten aus Literaturangaben von 60 Patienten, die wegen eines Bronchialadenoms einer Resektionsbehandlung unterzogen wurden, oben ausgeführte Symptomenreihe auf (Tabelle 60).

HOCHBERG u. CRASTNOPOL entnahmen aus ihrer Literaturübersicht von 69 Patienten mit primären Sarkomen des bronchopulmonalen Systems die folgende Statistik der führenden klinischen Symptome:

Tabelle 61. *Symptomatologie des Lungensarkoms.* (Nach HOCHBERG u. CRASTNOPOL)

| Symptome | Patienten | % |
| --- | --- | --- |
| Husten | 48 | 69,6 |
| Schmerzen | 43 | 62,3 |
| Brustschmerz | 34 | 49,3 |
| Auswurf | 31 | 44,9 |
| Hämoptoe | 17 | 24,6 |
| Dyspnoe | 28 | 40,6 |
| Fieber | 24 | 34,8 |
| Gewichtsverlust | 22 | 31,9 |

Die Autoren weisen darauf hin, daß diese Symptomatologie derjenigen anderer Lungentumoren ähnlich ist und in gleicher Weise von der Lokalisation, Wachstumstendenz und Beeinträchtigung der Funktion des umgebenden Gewebes abhängig ist. Tumoren im proximalen Anteil des Bronchialbaumes mit Ausbreitung in das Lumen zeigen als Initialsymptome oft Husten und Auswurf mit oder ohne blutige Beimengung. Die in der Peripherie gelegenen Tumoren können durch Irritation der Pleura unangenehme Sensationen oder Schmerzen in der Region bewirken, die der Tumorlokalisation entspricht. In der Zwischenregion entwickelte Tumoren können indessen relativ lange symptomlos bleiben, bis sie mit fortschreitender Größenzunahme die Atemfunktion behindern.

Tumoren der Hilusregion können ebenfalls so lange unbemerkt bleiben, bis sie durch Kompression oder Bronchialeinbruch zur Stenose führen. Der weitere Verlauf wird in Abhängigkeit von der Wachstumstendenz durch Atelektasen, Nekrosen des Tumorgewebes, Gefäßarrosionen, entzündliche Lungenveränderungen und Beeinträchtigung der Herz- und Kreislauffunktion gekennzeichnet. ANDERSON et al. fanden

in einer eigenen Beobachtungsserie von 30 jungen männlichen Patienten mit Bronchialcarcinom folgende Häufigkeit der Leitsymptome:

Tabelle 62. *Symptomatologie des Bronchialcarcinoms.* (Nach ANDERSON et al.)

| Symptome | Patienten | % |
| --- | --- | --- |
| Brust- und/oder Schulterschmerz | 22 | 73 |
| Husten | 18 | 60 |
| Infektion der Luftwege | 9 | 30 |
| Dyspnoe | 9 | 30 |
| Oberes Mediastinalsyndrom | 9 | 30 |
| Lymphknotenmetastasen | 8 | 27 |
| Affektion des ZNS | 7 | 23 |
| Hämoptoe | 4 | 13 |
| Knochenschmerzen | 4 | 13 |
| Pleuraerguss | 3 | 10 |
| Horner-Syndrom | 3 | 10 |
| Hautmetastasen | 2 | 7 |
| Pfeifende Atmung | 1 | 3 |
| Keine Symptome | 7 | 23 |

OCHSNER et al. beobachteten in ihrer 331 Bronchialcarcinompatienten aller Altersstufen umfassenden Serie Husten bei 297 Patienten (90%), Brust- und/oder Schulterschmerz bei 292 Patienten (67%), Hämoptoe bei 182 Patienten (55%), Infektion des Respirationstraktes bei 182 Patienten (55%) und pfeifende Atmung bei 52 Patienten (16%). Hinsichtlich der Symptome der primären Lungenmalignome im Kindesalter finden sich bei OCHSNER folgende Angaben: Mit wenigen Ausnahmen ist Husten, meist kurz anstoßender, trockener Husten, das erste Symptom. In vielen Fällen treten Entzündungsreaktionen mit geringen Fiebertemperaturen auf. Brustschmerz ist ein hervorstechendes Kennzeichen, besonders in Fällen mit Pleurabefall. Gewichtsverlust und Abzehrung werden vor allem bei Sarkomen beobachtet. Dyspnoe und Cyanose sind gewöhnlich keine Frühsymptome, können aber im Endstadium auftreten. Auswurf wird selten, Hämoptoe nur ausnahmsweise beobachtet. Durch Kompression der Nachbarorgane können Nervenirritationen und Stenosen des Oesophagus mit Dysphagie und Erbrechen auftreten. Die Atemexkursionen der befallenen Thoraxhälfte können eingeschränkt sein, gelegentlich findet sich eine Vorwölbung der Thoraxwand auf der betroffenen Seite, besonders bei ausgedehnten Sarkomen. Bei Hämangiomen können andere Hämangiomherde, z.B. multiple cutane Tele-

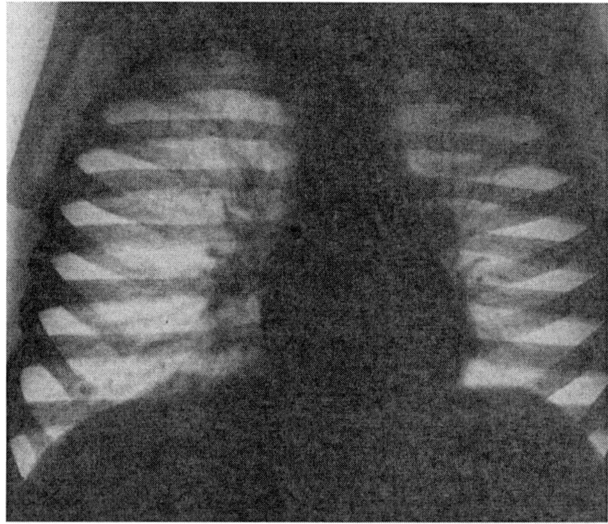

a

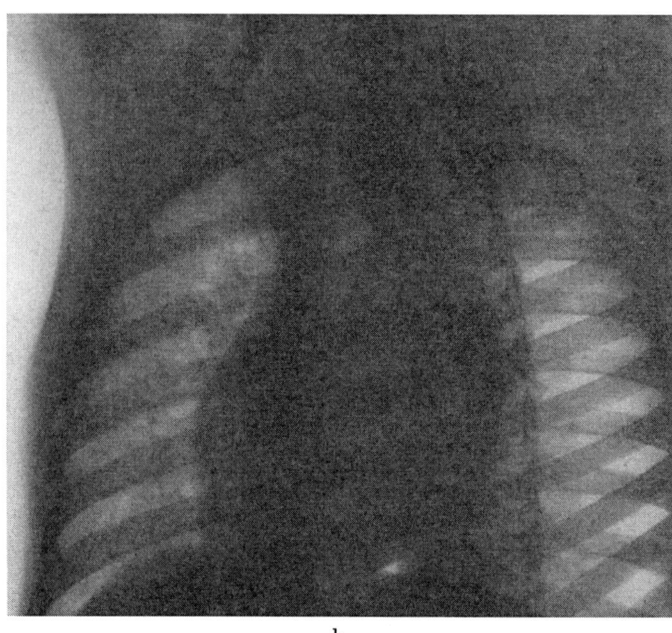

b

Abb. 183a—d. Bronchialcyste, 2¹/₂ Jahre, ♂. a Sagittalaufnahme: Tumoröse Verschattung im Bereich des linken Hilus. b Schrägaufnahme: Freiprojektion eines homogenen Weichteiltumors mit Kompression des linken Hauptbronchus

angiektasien, wegweisend sein. Nicht selten bleiben die Tumoren auch gänzlich erscheinungsfrei, bis sie als Zufallsbefunde entdeckt werden. Oft treten Symptome erst infolge von Komplikationen und Metastasierung in Erscheinung. In Übereinstimmung mit anderen Autoren betont Ochsner, daß es kein klassisches, klinisches Bild der primären kindlichen Lungentumoren gibt.

Bei der physikalischen Untersuchung können in Abhängigkeit von der Ausdehnung des Tumors Klopfschalldämpfung, Abschwächung des Atemgeräusches, Einschränkung der Zwerchfellbeweglichkeit und Mediastinalverdrängung imponieren. Diese Befunde erwecken nicht selten den Verdacht eines Pleuraergusses. Bei der hierdurch veranlaßten Pleurapunktion ist jedoch oft keine Flüssigkeit zu gewinnen;

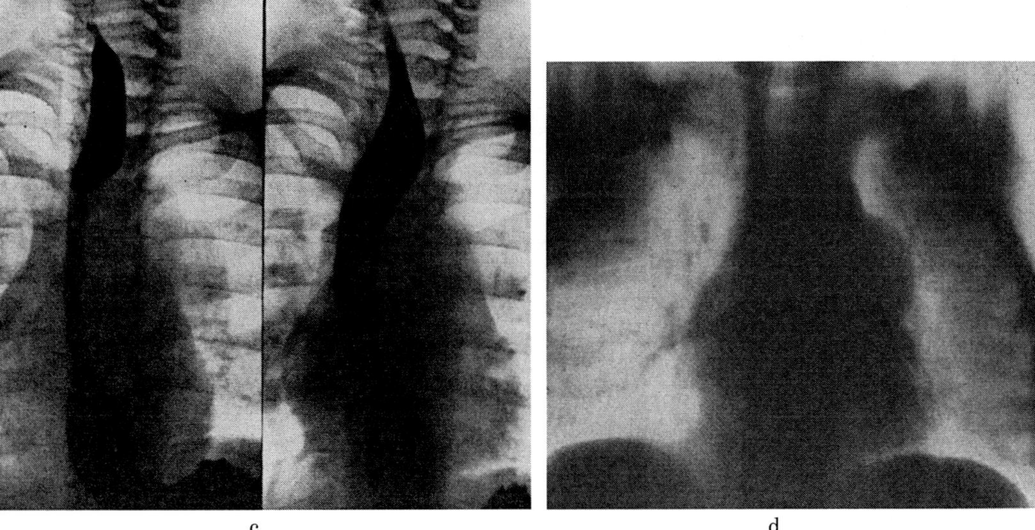

c            d

Abb. 183c u. d. c Oesophagographie: Rechtsverdrängung und Kompression des Oesophagus. d Tomogramm: Hühnereigroßer Weichteiltumor mit Rechtsverdrängung des unteren Trachealabschnittes und Stenosierung des linken Hauptbronchus. (Heilung nach Resektion)

bei Pleurabeteiligung ist das Punktat meist blutig-serös.

Die *Röntgenuntersuchung* liefert die wesentlichste Information mit dem Nachweis solitärer, meist scharf begrenzter, homogener, weichteildichter Verschattungen. Durch infiltrierendes Tumorwachstum können die Konturen jedoch auch unregelmäßig und unscharf erscheinen, zentrale Nekrosen können Transparenzunterschiede verursachen. Sekundäre Entzündungen, Atelektasen und Pleuraergüsse können ganz uncharakteristische Röntgenbefunde hervorrufen. So läßt sich der Röntgenbefund oft nur in Verbindung mit den übrigen klinischen Befunden für die Verdachtsdiagnose eines Tumors verwenden, über dessen Art er jedoch keine verbindliche Aussage geben kann. Zur genaueren Orientierung über Lage, Konfiguration und Ausdehnung sowie zur Abgrenzung von den Nachbarorganen kann der Befund der Nativaufnahme durch die Thoraxdurchleuchtung, Tomographie und Kymographie, Spezialaufnahmen der Trachea und Oesophagogramme ergänzt werden (Abb. 183). Auch eine Angiographie kann, vornehmlich bei Verdacht eines Gefäßtumors, zur Differenzierung notwendig sein. Die Bronchographie ermöglicht die Feststellung einer Verlagerung oder Stenosierung von Anteilen des Bronchialbaumes durch endobronchial oder peribronchial gelagerte Tumoren (Abb. 184). Sie ist besonders aufschlußreich,

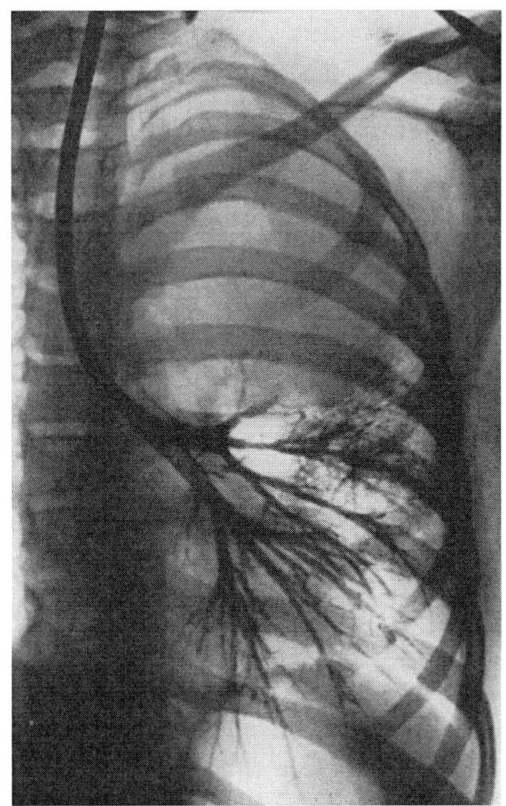

Abb. 184. Lungensarkom des linken Oberlappens, 11 Jahre, ♀. Bronchographie: Füllungsdefekte der Oberlappensegmentbronchien im Bereich der homogenen Verschattung im linken Oberfeld. (Röntgeninstitut der Städt. Krankenanstalten Bremen)

wenn sie gezielt in Verbindung mit der Bronchoskopie durchgeführt wird, die vor allem bei endobronchialem Tumorbefall entscheidende Bedeutung hat und durch direkte Entnahme von Tumorgewebe zur Sicherung der Diagnose führen kann. Die bessere Abgrenzung eines Tumors läßt sich gelegentlich durch Anlage eines Pneumothorax erreichen; auch Pneumomediastinum und Mediastinoskopie können bei auf das Mediastinum übergreifenden Tumoren eingesetzt werden. Die direkte, transpleurale Punktion des Tumors, die am sichersten unter Durchleuchtungskontrolle vorgenommen werden kann, ist mit dem Risiko von Blutung, Pneumothorax, Infektion und Implantationsmetastasen belastet; sie sollte deshalb vornehmlich solchen Situationen vorbehalten sein, in denen der Zustand des Patienten eine Probethorakotomie nicht gestattet (Mülly).

*Laboratoriumsbefunde* ergeben in der Regel keine charakteristischen Daten. Veränderungen des Blutbildes, der Blutsenkung, der Eiweißkörper und Serumfermente sind nicht obligat und müssen mit Zurückhaltung bewertet werden, da sie auch Folge sekundärer Entzündungen sein können. Aufschlußreich kann allerdings die cytologische Untersuchung von Sputum, Bronchialsekret und Punktionsmaterial mit Nachweis von Tumorzellen sein. Als Kennzeichen dieser Tumorzellen führt Giese folgende Veränderungen an: Verschiebung der Kern-Plasma-Relation zugunsten des Kernes, größere Kernkörperchen, Anisocytose, stärkere Kernpolymorphie, Riesenplasmavacuolen, Chromatinverklumpungen, Phagocytose auch von intakten Zellen und gehäufte, pathologische Mitosen. Für die Diagnose lassen sich vor allem Zellverbände mit den entsprechenden Merkmalen verwerten. Da auch bei entzündlichen Prozessen Einzelzellen ähnliche Veränderungen zeigen können, erfordert die Cytodiagnostik viel Erfahrung und kritische Beurteilung.

**Diagnose und Differentialdiagnose.** Die klinischen Untersuchungsbefunde gestatten in der Regel nur eine Verdachtsdiagnose. Sofern nicht mit Hilfe der Bronchoskopie und Biopsie oder der Cytodiagnostik eindeutige Ergebnisse gewonnen werden, ist die Frage der Tumorart, insbesondere die Frage der Malignität, mit klinischen Methoden kaum zu entscheiden. Die Suche nach Metastasen in anderen Organen sollte deshalb grundsätzlich in den Untersuchungsgang einbezogen werden, wobei vor allem das Knochensystem, insbesondere Thoraxskelet und Röhrenknochen, zu berücksichtigen sind. Positive Befunde von Knochenmarkausstrichen bei metastasierenden Lungentumoren im Kindesalter sind aus der Literatur nicht

bekannt. Mehr aus den bei Erwachsenen mit Lungenkrebs gewonnenen Erfahrungen darf die Empfehlung der Biopsie verdächtiger Axillarund Halslymphknoten abgeleitet werden (Dargeon). Gerade im Hinblick auf die klinisch nicht mit Sicherheit auszuschließende Malignität ist zur endgültigen Klärung die Thorakotomie mit histologischer Untersuchung nach Tumorresektion erforderlich.

Wegen der uncharakteristischen Symptome der Lungentumoren und der Konkurrenz zahlreicher anderer Krankheiten mit gleichen oder ähnlichen klinischen Erscheinungen nimmt die Differentialdiagnose einen breiten Raum ein.

In erster Linie kommen hier die in dieser Bearbeitung nicht berücksichtigten Tumoren und Cysten des Mediastinums in Betracht, die bei Kindern wesentlich häufiger vorkommen als Lungentumoren. Da sie vom Mediastinum aus oft weit gegen das Lungengewebe vordringen, ist ihre klinische Abgrenzung schwierig (Abb. 185). Die vielfältigen Möglichkeiten wie Epidermoidcysten, Dermoidcysten, Teratome, Tracheobronchialcysten, Oesophaguscysten und Perikardcysten gestatten eine genaue Differenzierung erst durch Operation und histologische Untersuchung (Abb. 186). Die Anteile aller 3 Keimblätter enthaltenden Teratome können gelegentlich mit dem Röntgenbefund intratumoraler Verknöcherungen einen klinischen Hinweis geben (Abb. 187). Auch die intrapulmonal gelegenen, angeborenen oder erworbenen Lungencysten sowie die Lungensequestration (s. dieses Handbuch, Bd. VII, S. 128) müssen in die Differentialdiagnose einbezogen werden. Gerade im Säuglings- und Kleinkindesalter spielt die Thymushyperplasie in diesem Zusammenhang eine wichtige Rolle und kann bei atypischer Lokalisation eine operative Revision erfordern (Wurnig).

Unter den entzündlichen Veränderungen lassen sich Herdpneumonie und Lungenabsceß meist durch Anamnese und übrige klinische Befunde abgrenzen. Die Bedeutung der Tuberkulose geht aus Beispielen hervor, in denen tuberkulöse Prozesse unter der Diagnose eines Lungentumors zur Thorakotomie geführt haben (Kozlowski u. Zychowicz) oder auch umgekehrt echte Lungentumoren als Tuberkulose verkannt wurden (Thiemann).

Auch aspirierte Fremdkörper können durch Bronchusstenose mit Atelektase oder Überblähung gelegentlich differentialdiagnostische Be-

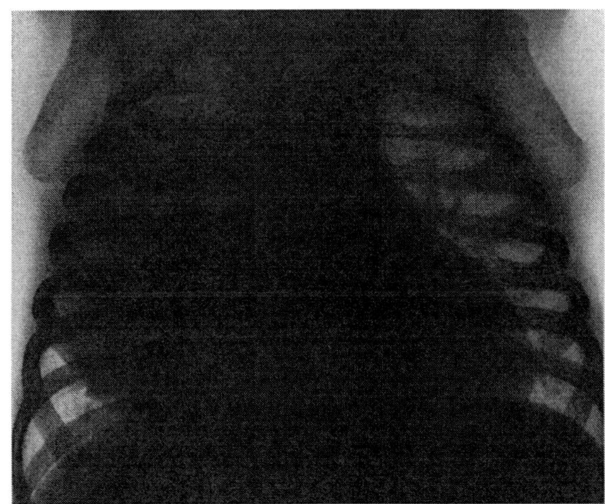

a

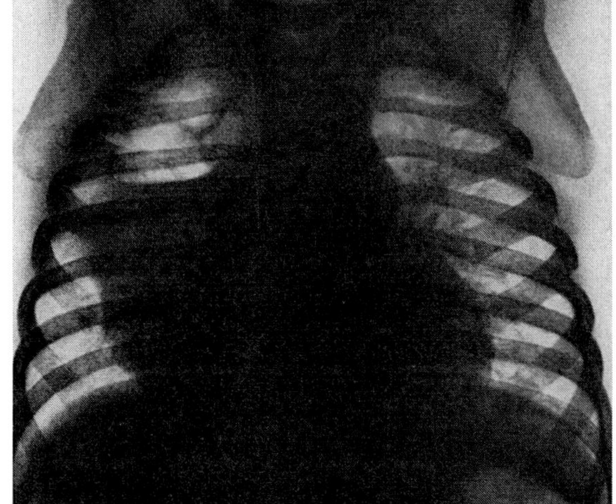

b

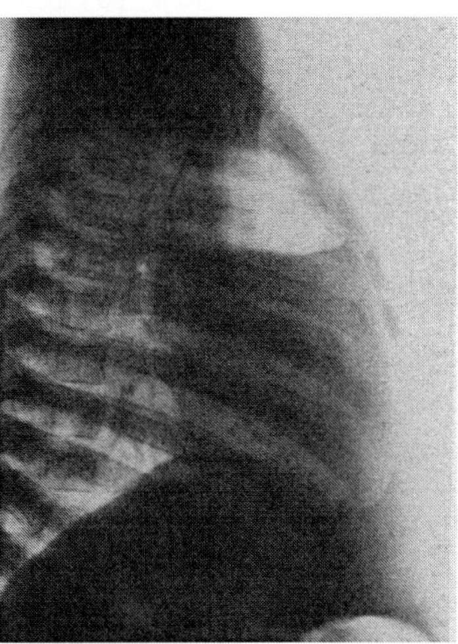

c

Abb. 185a—c. Epithelcyste, 1¹/₂ Jahre, ♂. a Große, vom Mittelschatten nicht abgrenzbare homogene Verschattung der rechten Thoraxhälfte. b und c Identifizierung der Verschattung als Cyste durch Probepunktion und Luftinsufflation. (Heilung nach Resektion)

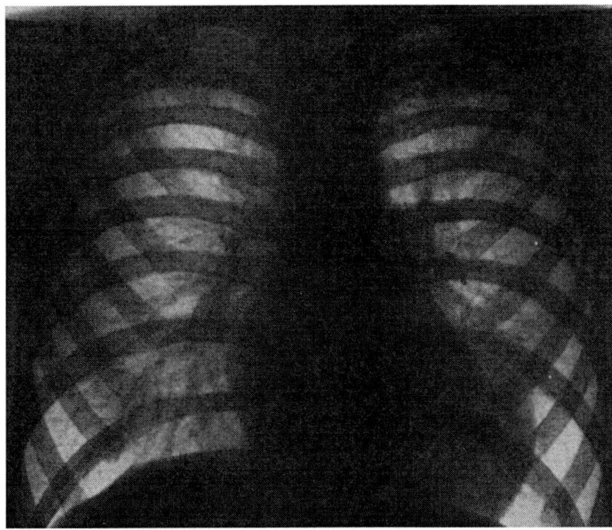

Abb. 186. Perikardcyste, 11 Jahre, ♂. Apfelgroßer Weichteiltumor im linken Herzzwerchfellwinkel, der sich durch etwas geringere Transparenz von der linken Herzkontur abgrenzen läßt. (Heilung nach Resektion)

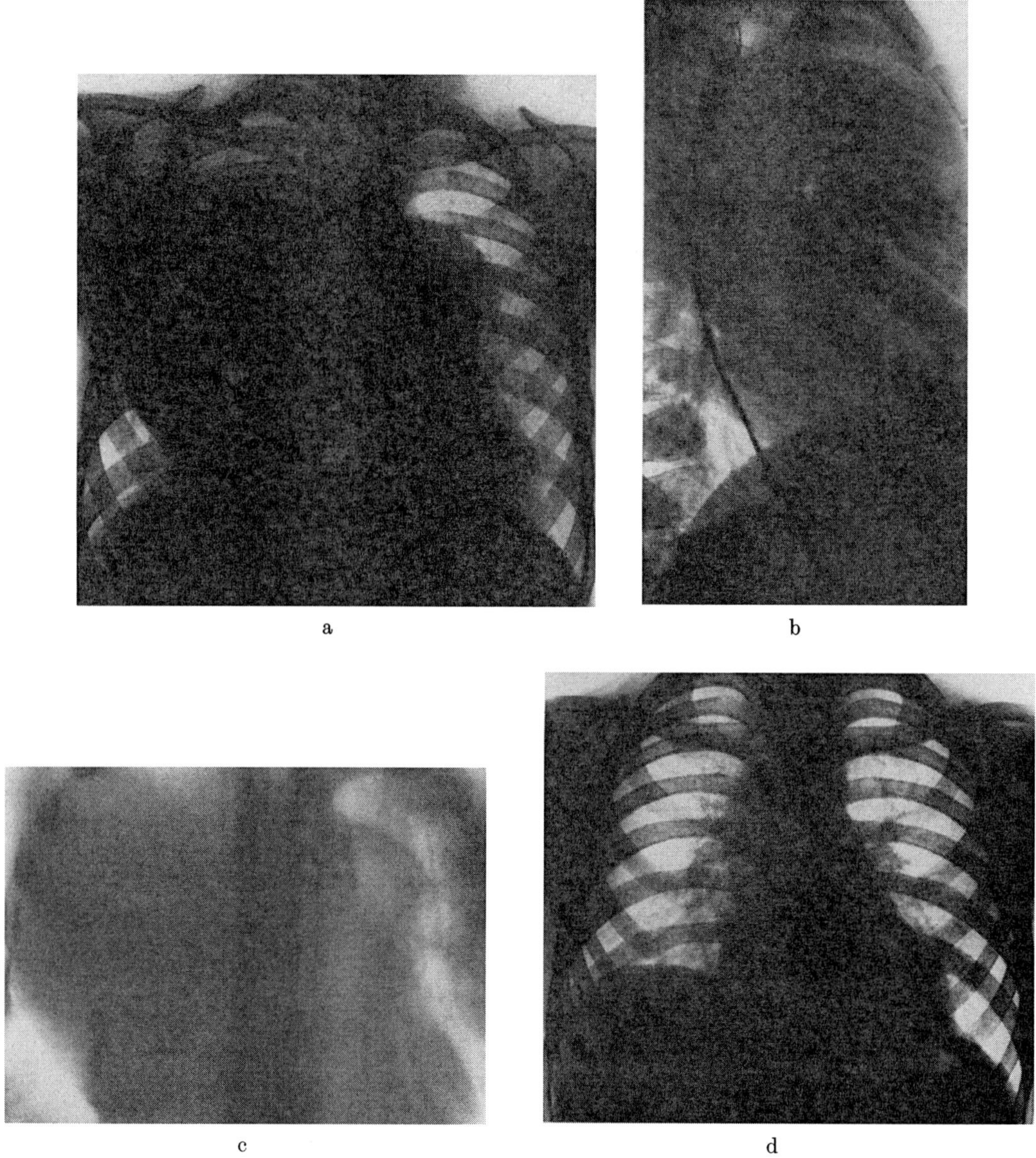

Abb. 187a—d. Embryonales Teratom, 5³/₄ Jahre, ♂. a—c Großer Tumor der rechten Thoraxhälfte, im Frontalbild und Tomogramm Verkalkungen im unteren Anteil. d Weitgehende Normalisierung nach Resektion des Teratoms. (Speziallungenklinik Hemer)

deutung gewinnen (Dietzsch). Große Zwerchfellhernien können als intrathorakale Tumoren imponieren (Mutz u. Göbel) — andererseits wurden auch echte Lungentumoren in der Annahme einer Zwerchfellhernie fälschlicherweise durch eine Laparotomie angegangen (Wurnig). Vor der Probepunktion eines cystischen „Lungentumors" sollte die Möglichkeit einer Echinococcuscyste durch die nahezu spezifische Komplementbindungsreaktion (Ghedine-Weinberg) oder die Intracutanprobe (Casoni) ausgeschlossen werden, um die Gefahr einer Aussaat der Skolizes mit sekundärer Echinokokkose zu vermeiden (Abb. 188). Die zahlreichen, von den echten Tumoren oft klinisch nur schwer abzugrenzenden Substrate solitärer Verschattungen im Bereich des kindlichen Thorax können unter dem Begriff des „Pseudotumor" zusammengefaßt werden (Talmer). Die praktische Bedeutung und die Schwierigkeit dieser Differenzierung gehen aus einer Übersicht von Wurnig über 29 eigene Beobachtungen chirurgisch

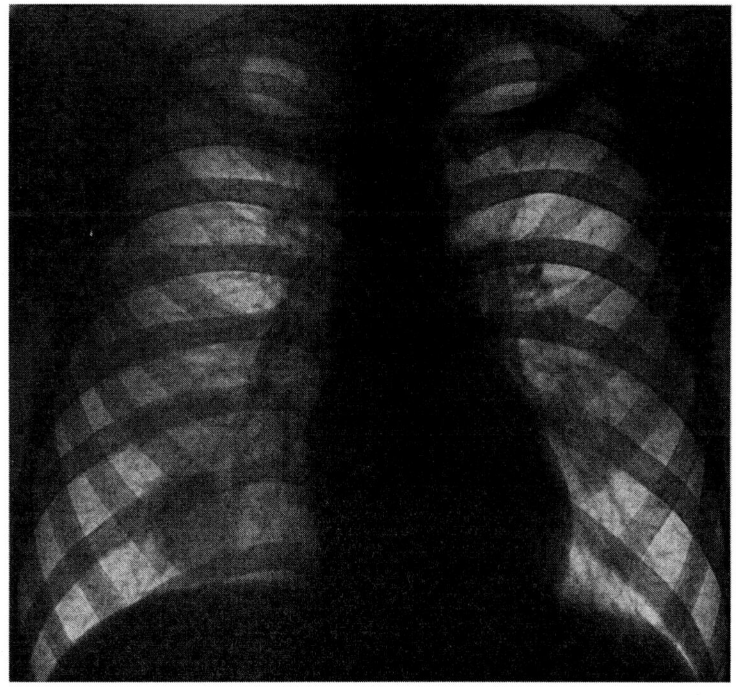

a

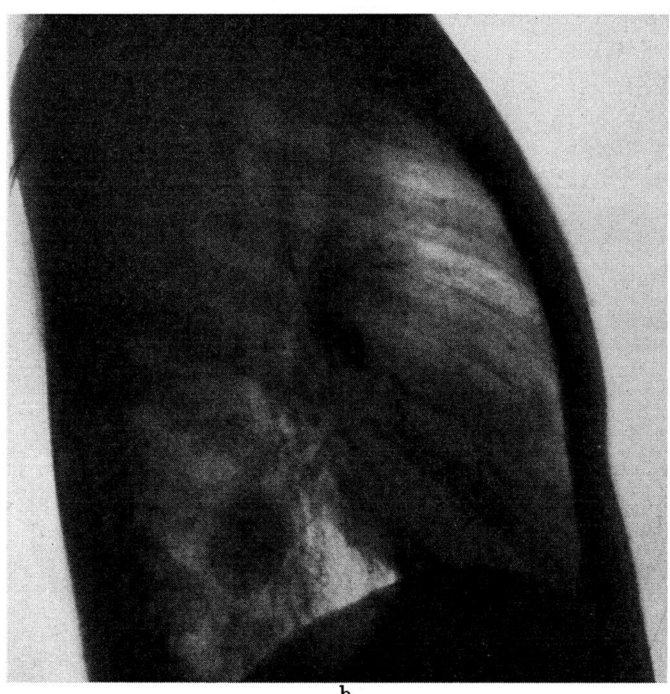

b

Abb. 188a u. b. Echinococcuscyste, 14 Jahre, ♂. Scharf markierter Rundherd im rechten Unterlappen.
(Speziallungenklinik Hemer: Resektion des rechten Unterlappens, Heilung)

behandelter Thoraxtumoren von Kindern hervor, von denen sich 11 als Pseudotumoren her-
ausstellten. Unter den 18 restlichen, echten
Tumoren fanden sich nur 2 eigentliche Geschwülste des Respirationstraktes.

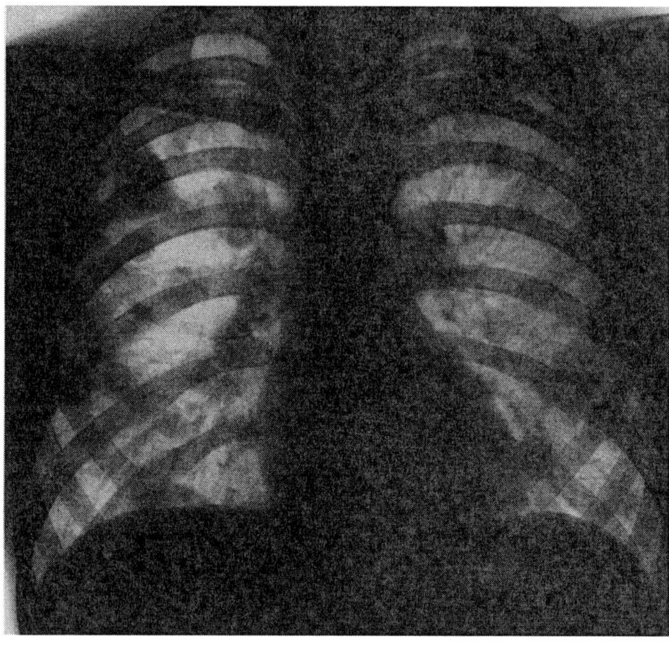

a

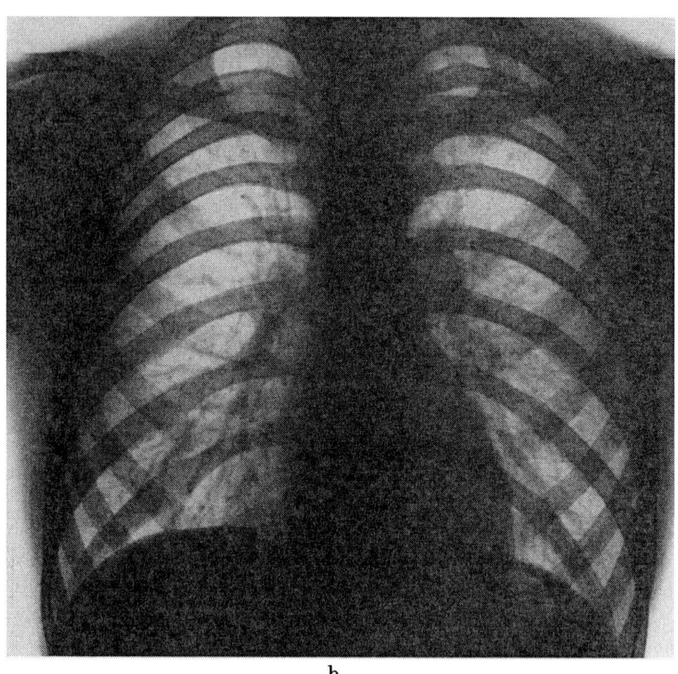

b

Abb. 189 a u. b. Wilms-Tumor, Lungenmetastasen, 10 Jahre, ♀. a Multiple Metastasen in beiden Lungen.
b Vollständige Beseitigung der Metastasen, 3 Monate nach kombinierter Radiochemotherapie. (Clemens-
Hospital Münster)

Klimanskij et al. vertreten die Auffassung, daß allein der röntgenologische Nachweis solitärer, begrenzter Verschattungen eine ausreichende Indikation zur Thorakotomie darstellt.

Auch andere Autoren fordern bei jedem kindlichen „Tumor" im Thoraxbereich die baldmögliche operative Revision unter Verzicht auf zeitraubende diagnostische Maßnahmen (Hasse

u. WALDSCHMIDT). Dagegen wird von anderer Seite gerade mit dem Hinweis auf die Schwierigkeit der Differentialdiagnose vor der übereilten Operation innerhalb der vielfach geforderten 24-Std-Frist gewarnt, da sonst die Rate der unbegründeten Operation von ,,Pseudotumoren" zu groß werde (WURNIG). Eine längere, konservative Verlaufsbeobachtung aus diagnostischen Gründen wird allerdings grundsätzlich, auch für die klinisch stummen Zufallsbefunde, im Hinblick auf die unberechenbare Wachstumstendenz, Komplikationsrate und Gefahr der malignen Entartung abgelehnt (REIFFERSCHEID u. BRINKMANN).

**Verlauf (Komplikationen, Prognose).** Verlauf und Prognose hängen entscheidend von der Art des Tumors und dem Zeitpunkt seiner Entdeckung ab. Wegen der fehlenden oder geringfügigen Krankheitserscheinungen in der Initialphase entgehen die Tumoren leider sehr häufig einer rechtzeitigen Erkennung; oft wird die Frühdiagnose nur durch Zufall gestellt. Die gutartigen Tumoren machen sich vielfach erst durch eine erhebliche Größenzunahme bemerkbar, die bösartigen oft erst in fortgeschrittenen Stadien durch sekundäre Veränderungen. Durch diese ungünstigen Voraussetzungen wird die Prognose schon von vornherein getrübt.

Der Verlauf wird vornehmlich durch Richtung und Geschwindigkeit der Tumorausbreitung bestimmt. Hierbei spielen Einschränkung der Lungenfunktion durch expansives oder infiltrierendes Wachstum, Ausdehnung auf die Nachbarorgane, Mediastinum, Brustwand und Zwerchfell sowie das Auftreten regionaler Metastasen und Fernabsiedlungen in anderen Organen eine Rolle. Die Komplikationen entstehen in erster Linie infolge von Bronchusstenosen: Emphysembildung bei Ventilstenosen, Atelektasen bei kompletten Stenosen, Bronchiektasen und Infektionen distal der Stenose, pneumonische Infiltration, Absceß und Pleuritis. Außerdem wurden Nekrosen, Gefäßarrosionen und Hämoptoe beobachtet.

Die Prognose wird bei den gutartigen Tumoren vorwiegend durch das Risiko der Thorakotomie bestimmt, die im Kindesalter nach REIFFERSCHEID u. BRINKMANN mit einer durchschnittlichen Letalität von 5,3% belastet ist. Die Prognose der malignen Lungentumoren ist schlecht; die geringen Erfahrungen mit diesen im Kindesalter seltenen Tumoren gestatten

allerdings keine verbindlichen, determinierten Angaben. ANDERSON et al. beobachteten bei jungen männlichen Patienten mit Bronchialcarcinom einen besonders kurzen Krankheitsverlauf mit beschleunigtem Tumorwachstum, rascher Metastasierung und frühzeitigem letalen Ausgang. Die durchschnittliche Lebenserwartung vom Einsetzen der ersten Symptome an betrug nur 7,5 Monate; nur 25% der Patienten überlebten 1 Jahr. Aus der Literatur ermittelten die gleichen Autoren für das primäre Bronchialcarcinom im Kindesalter vom Beginn der ersten Erscheinungen an nur eine durchschnittliche Lebenserwartung von 6,1 Monaten, während für das Erwachsenenalter deutlich längere Fristen angegeben werden: 14,2 Monate (BUCHBERG et al.), 14,5 Monate (TINNEY) und 11,9 Monate (ARIEL et al.). Mitteilungen über eine günstigere Prognose beziehen sich meist auf Einzelbeobachtungen: WASCH et al. beobachteten bei einem 11jährigen Jungen mit Bronchialcarcinom eine Überlebenszeit von 7 Jahren. Das längste Intervall in der Serie von ANDERS et al. betrug 9 Jahre. Von den 7 Kindern mit Lungensarkom, die HOCHBERG u. CRASTNOPOL aus der Literatur zusammenstellten, waren 2 Kinder 20 Monate bzw. 2 Jahre nach der chirurgischen Behandlung erscheinungsfrei, ein 13jähriges Mädchen war 4 Jahre nach vollständiger Expektoration eines Fibrosarkoms gesund (CURRY u. FUCHS).

**Therapie.** Für die Behandlung der Lungentumoren kommen 3 Verfahren in Betracht: Operation, Bestrahlung und Chemotherapie, die einzeln oder in Kombination angewandt werden können. Wenn eben möglich, ist die chirurgische Behandlung anzustreben. Unter der Voraussetzung, daß jede intrathorakale Geschwulst im Kindesalter so lange als maligne anzusehen ist, bis das Gegenteil bewiesen ist, erscheinen Empfehlungen maßgeblich, die HASSE u. WALDSCHMIDT für das Vorgehen bei kindlichen Mediastinaltumoren gegeben haben: Die Diagnostik soll nach Möglichkeit innerhalb von 24 Std abgeschlossen sein. Den operativen Eingriff verzögernde und mit einem Risiko belastete Maßnahmen sollten unterlassen werden. Die Thorakotomie ist innerhalb von 24—48 Std durchzuführen. Bei Bestätigung einer bösartigen Geschwulst ist eine konsequente, stationäre, radiologische und langjährige cytostatische Behandlung in Zusammenarbeit mit Pädiatern und Radiologen anzuschließen.

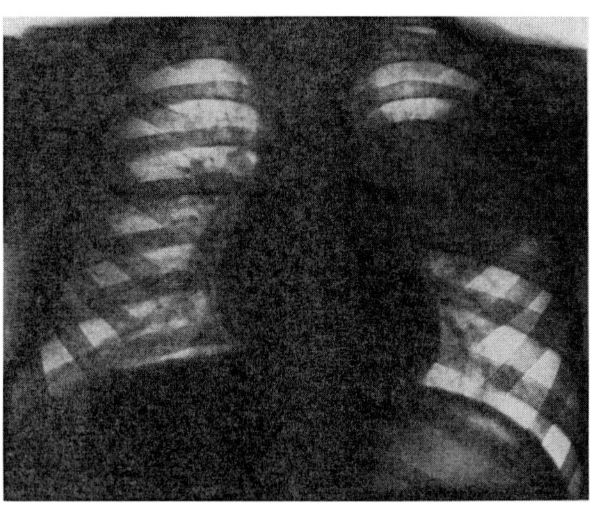
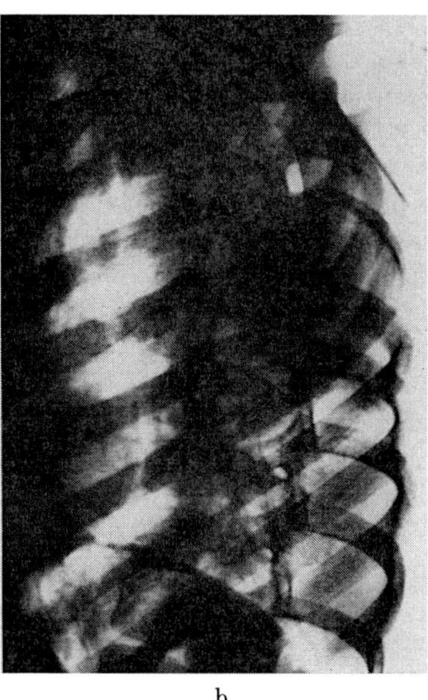

a  b

Abb. 190a u. b. Subpleurales Lipom der linken hinteren Thoraxwand mit Usur der 5. Rippe, 3 Jahre, ♂.
(Heilung nach Resektion)

Die Tumorresektion im Rahmen der Bronchoskopie wird gerade im Kindesalter immer nur besonderen Einzelfällen mit isolierter endobronchialer Tumorlokalisation vorbehalten bleiben. Die Methode der Wahl ist der transpleurale Weg nach Thorakotomie. Die Ausdehnung des Eingriffs — ausschließliche Tumorentfernung, Segmentresektion, Lobektomie oder Pneumonektomie — läßt sich meist erst intra operationem entscheiden. Der Verlust funktionstüchtigen Lungengewebes wird im Kindesalter in der Regel schneller kompensiert als von Erwachsenen, da die Alveolen des wachsenden Organismus den Verlust durch Neusprossung und nicht wie bei Erwachsenen durch Emphysem ausgleichen (WURNIG). Wie sehr der Operationserfolg von der rechtzeitigen Diagnose abhängt, geht aus der Mitteilung von KLIMANSKIJ et al. hervor, die von 7 Kindern mit primären Lungentumoren keines verloren: Es handelte sich um 3 bösartige (Sarkom, Hämangiopericytom und Reticuloplasmocytom) und 4 gutartige Tumoren. Die Diagnose konnte in der symptomfreien Frühphase meist zufällig gestellt werden. Bei 6 Kindern war eine schonende, radikale Entfernung des Tumors möglich, in einem Fall war die Pneumonektomie erforderlich. Alle Kinder überlebten, das Kind mit dem Sarkom bisher 3 Jahre.

Besondere Probleme ergeben sich bei der Behandlung von Lungenmetastasen. In dieser früher hoffnungslosen Situation scheint die kombinierte Behandlung mit Operation, Röntgenbestrahlung und Chemotherapie günstigere Möglichkeiten zu eröffnen. CLIFTON u. POOL berichteten über 27 Kinder mit Lungenmetastasen, die einer solchen kombinierten Behandlung unterzogen wurden: Von 12 postoperativ kontrollierten Patienten lebten 5 länger als 5 Jahre. Bei den Lungenmetastasen des Wilms-Tumors hat sich die Kombination von Resektion, Radiotherapie und Actinomycin D am besten bewährt (ECKELER; MAIER; SCHWEISGUTH (Abb. 189). Der Röntgenbestrahlung sind durch die Gefahr einer Strahlenfibrose des Lungengewebes bei Überschreiten von 3000 r Grenzen gesetzt (RICKHAM; SCHWEISGUTH).

## Tumoren der Brustwand

sind im Kindesalter relativ selten. JAGDSCHIAN fand in der Literatur unter 787 Patienten mit Thoraxwandtumoren nur 1 Kind. HOCHBERG stellte aus dem Schrifttum 250 Rippentumoren zusammen, von denen 25 auf das Kindesalter entfielen. REIFFERSCHEID u. BRINKMANN fanden weitere 29 Einzelmitteilungen kindlicher Brustwandgeschwülste und fügten noch 3 eigene Beobachtungen hinzu. Den differenzierten Gewebsarten der Brustwand entsprechend kommen verschiedene Geschwulstarten vor: Lipome, Neurofibrome, Chondrome, Angiome und Sarkome (Abb. 190).

In der klinischen Symptomatik zeigen gutartige und bösartige Tumoren dieser Region zunächst keine wesentlichen Unterschiede. Durch Druck auf Intercostalnerven und Pleura entstehen als Frühsymptom lokale Schmerzen beim Atmen, die später in Nacken und Arme ausstrahlen (MÜLLY).

## Zwerchfelltumoren

sind außerordentlich selten. Bis heute sind etwa 50 Beobachtungen mitgeteilt worden, von denen nur 3 auf das Kindesalter entfielen (SPÜHLER; REIFFERSCHEID). SCOTT u. MORTON haben zusammen mit CLAGETT u. JOHNSON 40 Fälle in der Literatur gesammelt, von denen 15 als maligne und 21 als benigne Tumoren differenziert waren, während in 4 Fällen keine sichere Entscheidung über die Natur des Tumors zu treffen war. Die gutartigen Zwerchfelltumoren verursachen meist keine Beschwerden und werden daher in der Regel nur zufällig entdeckt, während die bösartigen häufig Schmerzen im unteren Thoraxbereich und im Oberbauch, besonders bei der Einatmung, hervorrufen.

Die *Behandlung* der Tumoren der Brustwand und des Zwerchfells ist chirurgisch. Da die Frage der Malignität klinisch nicht mit Sicherheit zu entscheiden ist, sollte die operative Revision baldmöglich nach Stellung der Verdachtsdiagnose erfolgen.

## Literatur

ABBATTE, L.: Luftröhrensarkom beim Kinde. Arch. Ohrenheilk. 140, 179 (1936).

ALBERTINI, A. v.: Histologische Geschwulstdiagnostik. Stuttgart: Thieme 1955.

ALBRECHT, E.: Über Hamartome. Verh. dtsch. Ges. Path. 7, 153 (1904).

ANDERSON, A. E., BUECHNER, H. A., YAGER, I., ZISKIND, M.: Bronchogenic carcinoma in young men. Amer. J. Med. 16, 404 (1954).

ARIEL, I. M., AVERY, E. E., KANTER, L., HEAD, J. R., LANGSON, H. T.: Primary carcinoma of the lung. Cancer (Philad.) 3, 229 (1950).

— PACK, G. T.: Cancer and allied diseases of infancy and childhood. New York 1960.

BALÓ, J.: Lungenkarzinom und Lungenadenom. Budapest: Verlag der Ungarischen Akademie der Wissenschaften 1957.

BASCHIDI, E.: Hamartochondrom des linken Hauptbronchus. Tuberk.-Arzt 13, 339 (1959).

BAUER, K. H.: Das Krebsproblem. Berlin-Göttingen-Heidelberg: Springer 1963.

BAUMANN, E. P., BAINBRIDGE, F. A.: Lancet 1903 I, 520.

BERGER, S. M., BOREADIS, A. G., KREMENS, V.: Bronchial adenoma. J. Pediat. 43, 417 (1952).

BERKMEN, Y. M.: Rare tumors in children. Amer. J. Roentgenol. 95, 67 (1965).

BIKFALVI, A., MOLNAR, J., HORANYI, J.: Pathologie und Klinik der Hamartochondrome der Lunge. Thoraxchirurgie 2, 123 (1955).

BJORKSTÉN, M.: Über Lungen- und Halsgeschwülste bei Kindern. Finska Läk.-Sällsk. Handl. 46 (1904). Ref. Z. Krebsforsch. 4, 722 (1906).

BLACK, H.: Fibrosarcoma of the bronchus. J. thorac. Surg. 19, 123 (1950).

BRETON, A., GAUDIER, B., PONTÉ, CL.: Tumeurs bronchiques chez l'enfant. Pédiatrie 13, 49 (1958).

BRUNS, P. v.: Die Neubildungen in der Luftröhre. In: Handbuch der Laryngologie und Rhinologie, Bd. I, 2. Teil. Wien: Alfred Hölder 1898.

BUCHBERG, A., LUBLINER, R., RUBIN, E. H.: Carcinoma of the lung: duration of life of individuals not treated surgically. Dis. Chest 20, 257 (1951).

CAFFEY, J.: Pediatric X-ray diagnosis. Chicago: Year Book Publ. 1950.

CAYLEY, C., CAEZ, H. J., MERSHEIMER, W.: Primary bronchogenic carcinoma of the lung in children. Amer. J. Dis. Child. 82, 49 (1951).

CLAGETT, O. T., JOHNSON, M. A.: Tumors of the diaphragm. Amer. J. Surg. 78, 526 (1949).

CLIFTON, E. E., POOL, J. L.: Treatment of lung metastases in children with combined therapy. Surgery and/or irradiation and chemotherapy. J. thorac. cardiovasc. Surg. 54, 403 (1967).

COCCHI, U.: Tumoren im Kindesalter. Strahlentherapie 163, 106 (1958).

CONDON, V. R., PHILLIPS, E. W.: Bronchial adenoma in children. Amer. J. Roentgenol. 88, 543 (1962).

CULP, O. S.: Primary carcinoma of the trachea. J. thorac. Surg. 7, 471 (1938).

CURRAN, W.: A puzzling case of cancer of the lung. Lancet 1880 II, 258.

CURRY, J. J., FUCHS, J. E.: Expectoration of a fibrosarcoma: Patient well 4 years later. J. thorac. Surg. 19, 135 (1950).

DARGEON, H. W.: Tumors in childhood. New York: Hoeber 1960.

— TAN, CH.: Thoracic tumors of childhood. Arch. Surg. 78, 660 (1959).

DARLING, D. B., SEGI, K., MACMAHON, H. E.: Malignant mesenchymoma of pleura in infancy. J. Amer. med. Ass. 199, 848 (1967).

DELARUE, N. C.: Bronchial adenoma. J. thorac. Surg. 21, 535 (1951).

Dietzsch, H. J.: Über Bronchusverschlüsse und Bronchusstenosen im Kindesalter. Arch. Kinderheilk. **155**, 167 (1957).

Drewes, J., Willmann, K. H.: Das primäre Lungensarkom. Langenbecks Arch. klin. Chir. **274**, 95 (1953).

Eckler, E., Gasser, Ch., Württemberger, H., Willich, E.: Zur Behandlung von Wilms-Tumoren. Erfahrungen an 40 Fällen in 20 Jahren. Z. Kinderheilk. **4**, 193 (1967).

— Rehbein, F., Buschmann, O., Landbeck, G.: Heutiger Stand der Therapie maligner Tumoren des Kindesalters. Pädiat. Pädol. **4**, 196 (1968).

Ederer, F.: U.S. childhood—cancer mortality patterns. J. Amer. med. Ass. **192**, 593 (1965).

Ewerbeck, H.: Maligne Tumoren bei Kindern. Med. Klin. **48**, 1973 (1963).

Favre, M., Pallasse, E., Roubier, C., Guichard, A.: Formation nodulaire du poumon à tissus multiples. Interprétations de leur nature: Tumeurs bénignes? Malformations? Neoproductions inflammatoires? J. Méd. Lyon **16**, 783 (1935).

Feller, A.: Über ein lipomartiges Hamartom der Lunge. Virchows Arch. path. Anat. **236**, 470 (1922).

Fischer, W.: Gewächse der Lunge und des Brustfells. In: Handbuch der speziellen pathologischen Anatomie und Histologie, Bd. III, 3. Teil, hrsg. von Henke u. Lubarsch. Berlin: Springer 1931.

Gerbasi, F. S., Margileth, A. M., Kibler, R. S.: Fibrosarcoma of the lung in a young child. J. Pediat. **54**, 488 (1959).

Giese, W.: Atmungsorgane. In: E. Kaufmann u. M. Staemmler, Lehrbuch der speziellen pathologischen Anatomie, Bd. II, 3. Teil. Berlin: Walter de Gruyter & Co. 1960.

Gilbert, J. G., Kaufman, B., Mazzarella, L. A.: Tracheal tumors in infants and children. J. Pediat. **35**, 63 (1949).

— Mazarella, L. A., Feit, L. J.: Primary tracheal tumours in the infant and adult. Arch. Otolaryng. **58**, 1 (1953).

Giraud, P., Bernard, R., Metras, Orsini, A.: Tumeur maligne du poumon développée aux dépens d'un kyste aérien. Arch. franç. Pédiat. **4**, 44 (1947).

Goodyear, J. E., Shillitoe, A. J.: Adenomatoid hamartoma of the lung in a newborn infant. J. clin. Path. **12**, 174 (1959).

Greer, A. E., Winn, G. L.: Leiomyoma of trachea. J. thorac. Surg. **33**, 237 (1957).

Grob, M.: Lehrbuch der Kinderchirurgie. Stuttgart: Thieme 1957.

Gross, R. E.: The surgery of infancy and childhood. Philadelphia and London: Ed. Saunders Company 1958.

Gubler, R.: Primäres polypöses Spindelzellsarkom der Bronchusschleimhaut bei einem 9jährigen Mädchen. Thoraxchirurgie **5**, 320 (1958).

Gütgemann, A., Reifferscheid, M.: Thoraxgeschwülste des Kindes und Jugendlichen. Landarzt **35**, 1281 (1960).

Hamperl, H.: Über gutartige Bronchialtumoren (Cylindrome und Carcinoide). Virchows Arch. path. Anat. **300**, 46 (1937).

Hamperl, H.: Die pathologische Anatomie der Lungentumoren. Wien. klin. Wschr. **62**, 109 (1950).

Hanbury, W. J.: Bronchogenic carcinoma in young persons. Brit. J. Cancer **12**, 202 (1958).

Handy, V. H.: Malignancies in children. Amer. J. Dis. Child. **106**, 54 (1963).

Haschke, E.: Zur Klinik der Hamarto-Chondrome der Lunge. Thoraxchirurgie **3**, 507 (1955/56).

Hasse, W. M., Waldschmidt, J.: Mediastinaltumoren im Kindesalter. Zbl. Chir. **92**, 573 (1967).

Hauber, K., Assang, E.: Primäre Dermoidcyste der Lunge. Thoraxchirurgie **3**, 543 (1955/56).

Hecker, W. Ch., Dörr: Maligne Tumoren im Kindes- und Jugendalter. Klinik und Prognose. Dtsch. med. J. **15**, 570 (1964).

Heine, J.: Lymphozytom der Lunge und generalisierte Plasmozytose. Zbl. allg. Path. path. Anat. **96**, 16 (1957).

Heintzen, P.: Differentialdiagnose des Symptoms: Stridor. In: Catel, Differentialdiagnose von Krankheitssymptomen bei Kindern und Jugendlichen, Bd. II, 3. Aufl. Stuttgart: Thieme 1963.

Herrmann, J. W., Jewett, Th. C., Galetti, G.: Bronchogenic cysts in infants and children. J. thorac. Surg. **37**, 242 (1957).

Hibler, v.: Endothelkrebs der Pleura im Kindesalter. Jb. Kinderheilk. **59**, 367 (1904).

Hochberg, L. A.: Primary tumors of the rib. Review of the literature and presentation of 11 cases not reported previously. Arch. Surg. **67**, 566 (1953).

— Crastnopol, P.: Primary sarcoma of the bronchus and lung. Arch. Surg. **73**, 74 (1956).

Hoffmann, L.: Hämangiom der Trachea. Z. Hals-, Nas.- u. Ohrenheilk. **44**, 435 (1938).

Holder, Th. M., Christy, M. G.: Cystic adenomatoid malformation of the lung. J. thorac. cardiovasc. Surg. **47**, 591 (1964).

Holinger, P. H.: Über die Klinik der Bronchialtumoren. Pract. oto-rhino-laryng. (Basel) **12**, 236 (1950).

— Johnston, K. C., Basinger, C. E.: Benign stenosis of the trachea. Ann. Otol. (St. Louis) **59**, 837 (1950).

Homann, E.: Lungenkrebs und Lungensarkom. Ergebn. inn. Med. Kinderheilk. **35**, 206 (1929).

Honig, A.: Lipomartiges Gebilde des linken Stammbronchus. Mschr. Ohrenheilk. **68**, 155 (1934).

Huth, E. F.: Krebs im Kindesalter. Ärztl. Wschr. **13**, 990 (1958).

Jackson, Ch., Jackson, Ch. C.: Bronchoesophagology. Philadelphia: W. B. Saunders & Co. 1950.

Jackson, E., Ackermann, L. V., Bertoli, F.: Benign tumors of trachea and bronchi with especial reference to tumor formation of inflammatory origin. J. Amer. med. Ass. **99**, 1747 (1932).

Jaeger, J.: Über das Bronchuskarzinoid. Z. Krebsforsch. **59**, 623 (1954).

Jagdschian, V.: Diagnose und operative Therapie der Brustwandtumoren. Chirurg **32**, 170 (1961).

Jenny, R. H.: Ist das Bronchialadenom ein gutartiger Tumor? Schweiz. med. Wschr. **79**, 604 (1949).

Jones, C. F.: Unusual hamartoma of the lung in newborn infant. Arch. Path. **48**, 1950 (1949).

Kappert, A.: Das Krankheitsbild und die Differentialdiagnose des Bronchialadenoms. Schweiz. med. Wschr. **78**, 26 (1948).

KERNAN, J. D.: Congenital papilloma of the trachea. Ann. Otol. (St. Louis) **45**, 865 (1936).

KILLIAN, G.: Über direkte Bronchoskopie. Münch. med. Wschr. **22**, 363 (1898).

KILLINGSWORTH, W. P., McREYNOLDS, G. S., HARRISON, A. W.: Pulmonary leiomyosarcoma in a child. J. Pediat. **42**, 466 (1953).

KIRSTEIN, A.: Die Autoskopie des Kehlkopfes und der Luftröhre. Berlin: O. Coblentz 1896.

KLIMANSKIJ, W. A., SCHECHTER, A. J., REWEIS, M.G.: Primäre Lungentumoren im Kindesalter. Vop. Onkol. **15**, 9 (1969).

KOLLOWSKI, K., ZYCHOWICZ, C.: Diagnostische Schwierigkeiten bei den primären Lungen-Tumoren von Kindern. Mschr. Kinderheilk. **109**, 462 (1961).

KOSENOW, W.: Ringschatten und andere Hohlraumfiguren im Röntgenbild der kindlichen Lunge. Ann. Nestle **4**, 3 (1954).

KREBS, TH., BÜHLMEYER, K.: Die pulmonale arteriovenöse Fistel im Kindesalter und ihre Komplikationen. Mschr. Kinderheilk. **116**, 459 (1968).

LESCHKE, H.: Über schleimbildende Bronchusadenome. Virchows Arch. path. Anat. **330**, 224 (1957).

LIEUTAUD: Historia an. med. Lib. IV. Obs. 64 Parisiis 1767. Zit. v. BRUNS, P.: Die Neubildungen in der Luftröhre. In: Handbuch der Laryngologie und Rhinologie, Bd. I, 2. Teil. Wien: Alfred Hölder 1898.

LINDGREN, A. G. H.: Benignant polypous bronchial tumors. Acta oto-laryng. (Stockh.) **27**, 183 (1939).

LINK, R.: Tumoren der Trachea und der Bronchien. In: BERENDES, J., R. LINK und F. ZÖLLNER, Hals-Nasen-Ohren-Heilkunde, Bd. I. Stuttgart: Thieme 1964.

LÜCHTERATH, H.: Zur Frage der Zystenbildungen in der Lunge. Frankfurt. Z. Path. **62**, 136 (1951).

MAIER, J. G.: Treatment and prognosis of Wilmstumors. Cancer (Philad.) **20**, 96 (1967).

MARSDEN, H. B., STEWARD, J. K.: Tumours in children. Berlin-Heidelberg-New York: Springer 1968.

MEESSEN, H., SCHULZ, H.: Elektronenmikroskopischer Nachweis des Virus im Kehlkopfpapillom des Menschen. Klin. Wschr. **35**, 771 (1957).

MEYERSON, M. D.: Benign neoplasms. Amer. J. Sci. **176**, 720 (1929).

MÖLLER, A.: Zur Entstehung der Lungenmischgeschwülste. Virchows Arch. path. Anat. **291**, 478 (1933).

MÜLLY, K.: Geschwülste der Lunge, Pleura und Brustwand. In: Handbuch der Inneren Medizin, Bd. IV, 4. Teil. Berlin-Göttingen-Heidelberg: Springer 1956.

MUTZ, I., GOEBEL, R.: Zur Diagnostik der rechtsseitigen pseudotumoralen Zwerchfellhernien. Arch. Kinderheilk. **178**, 279 (1969).

NAGER, F. R.: Zur Klinik des Bronchialadenoms. Pract. oto-rhino-laryng. (Basel) **7**, 193 (1945).

NOBILE, F.: Rilievi anatomo-isto-patologici ed istogenetici sull'istiocito-sarcoma primitivo del polmone. Arch. ital. Anat. Istol. pat. **25**, 29 (1952).

OBIDITSCH-MAYER, I.: Über das Vorkommen von Glomustumoren in der Lunge. Zbl. allg. Path. path. Anat. **89**, 51 (1952).

OCHSNER, A.: Primary malignancy of the lung. In: BRENNEMANN, J., Practice of pediatrics, vol. 2, chap. 54. Hagerstown: Prior Comp. 1948.

— Surgery of the thorax. In: BRENNEMANN, J., Practice of pediatrics, vol. II, chap. 54. Hagerstown: W. F. Prior 1966.

— DE CAMP, P. T., DE BAKEY, M. E., RAY, C. J.: Bronchogenic carcinoma, its frequency, diagnosis and early treatment. J. Amer. med. Ass. **148**, 691 (1952).

OGILVIE, O. E.: Multiple papillomas of trachea with malignant degeneration. Arch. Otolaryng. **58**, 10 (1953).

OTT, G.: Krebs im Kindes- und Jugendalter. Allgemeine statistische und ätiologische Gesichtspunkte. Dtsch. med. J. **15**, 565 (1964).

OVERHOLT, R. H., BOUGAS, J. A., MORSE, D. P.: Bronchial adenoma; a study of 60 patients with resections. Amer. Rev. Tuberc. **75**, 865 (1957).

PHILIPP, W.: Über Krebsbildungen im Kindesalter. Z. Krebsforsch. **5**, 326 (1907).

POLLAK, V. S., COHEN, S., GNASSI, A.: Inflammatory tumors. Arch. Otolaryng. **27**, 425 (1938).

REALS, W. J., RUSSUM, B. C., EGAN, W. J.: Mesothelioma of the pleura in a child. Amer. J. Dis. Child. **80**, 85 (1950).

REIFFERSCHEID, M., BRINKMANN, W. H.: Tumoren und Cysten des kindlichen Thorax. Ergebn. Chir. Orthop. **43**, 203 (1961).

RICKHAM, P. P., IZZO, C.: Neonatal pulmonary hamartoma. J. pediat. Surg. **3**, 77 (1968).

ROBERTS, K. D.: Bronchial adenoma in childhood. Arch. Dis. Childh. **29**, 360 (1954).

ROKITANSKY, K.: Wien. med. Z. **3** (1851). Zit. von BRUNS, P., Die Neubildungen in der Luftröhre. In: Handbuch der Laryngologie und Rhinologie, Bd. I, 2. Teil. Wien: Alfred Hölder 1898.

ROSENBLUM, P., GASUL, B.: A case of primary sarcoma of the lung in an infant twenty-nine months of age. Arch. Pediat. **48**, 63 (1931).

ROTHE, G., KLÄRING, W.: Gutartige Bronchusgeschwülste. Zbl. Chir. **80**, 786 (1955).

SCHMID, F.: Maligne Tumoren im Kindesalter. In: Früherkennung des Krebses. Stuttgart: Schattauer 1961.

SCHRÖDER, W.: Das Bronchusadenom. Münch. med. Wschr. **92**, 1365 (1950).

SCHUBERT, F. P.: Zur Frage der malignen Tumoren im Kindesalter. Dtsch. Gesundh.-Wes. **20**, 1183 (1965).

SCHULTZE-JENA, B. S.: Über bösartige Geschwülste im Kindesalter. Med. Welt **55**, 2093 (1960).

SCHWEISGUTH, O.: Metastases of neuroblastoma in children: Possibilities of therapy, surgery, radiotherapy and actinomycin D. Arch. franç. Pédiat. **22**, 939 (1965).

SCHWYTER, M.: Über das Zusammentreffen von Tumoren und Mißbildungen der Lungen. Frankfurt. Z. Path. **36**, 146 (1928).

SCOTT, O. B., MORTON, D. R.: Primary cystic tumor of the diaphragm. Arch. Path. **41**, 645 (1946).

SHERMAN, F. E., NEVILLE, J. P., KENT, E. M.: Bronchial adenoma occurring in childhood. J. Pediat. **49**, 583 (1956).

Sherman, R. S., Malone, B. H.: A roentgen study of muscle tumours primary in the lung. Radiology **54**, 507 (1950).

Shields, Th. W., Lynn, Th. E.: Endobronchial hamartoma. Report of a case. Arch. Surg. **76**, 358 (1958).

Shorp, H. S.: Haemangioma of the trachea in a child. J. Laryng. **63**, 413 (1949).

Singer, H.: Die bösartigen Geschwülste aus der Sicht des Kinderchirurgen. Mschr. Kinderheilk. **110**, 179 (1962).

Somogiy, Zs.: Lungenzysten im Kindesalter. Zbl. Chir. **85**, 2152 (1960).

Spühler, O.: Die Erkrankungen des Zwerchfells. In: Handbuch der Inneren Medizin, Bd. IV, 3. Teil. Berlin-Göttingen-Heidelberg: Springer 1956.

Stallard: Gaz. méd. Paris 385 (1844). Zit. von Bruns, P., Die Neubildungen in der Luftröhre. In: Handbuch der Laryngologie und Rhinologie, Bd. I, 2. Teil. Wien: Alfred Hölder 1898.

Steffen, A.: Die malignen Geschwülste im Kindesalter. Stuttgart: Enke 1905.

Stoerk, O.: Über angeborene blasige Mißbildung der Lunge. Wien. klin. Wschr. **10**, 25 (1897).

Suter, L.: Primäres Bronchialcarcinom im Kindesalter. Ann. paediat. (Basel) **179**, 361 (1952).

Talmer, L. W.: Pleuropulmonary pseudotumors in childhood. Amer. J. Roentgenol. **100**, 208 (1967).

Thiemann, H. H.: Bronchial-Adenom im Kindesalter — nicht selten als Lungentuberkulose verkannt. Kinderärztl. Prax. **30**, 299 (1962).

Tinney, W. D.: Clinical features of bronchiogenic carcinoma. Proc. Mayo Clin. **19**, 354 (1944).

Türck, L.: Klinik der Krankheiten des Kehlkopfes 1886. Zit. von Bruns, P., Die Neubildungen in der

Luftröhre. In: Handbuch der Laryngologie und Rhinologie, Bd. I, 2. Teil. Wien: Alfred Hölder 1898.

Vawter, G. F., Ferguson, Ch. F.: Bronchial adenoma in childhood. Ann. Otol. (St. Louis) **67**, 1113 (1958).

Wahlen, E.: Lipoma of the bronchus. Ann. Otol. (St. Louis) **56**, 811 (1947).

Walther, H. E.: Krebsmetastasen. Basel: Schwabe 1958.

Ward, D. E., Bradshaw, H. H., Prince, Th. C., Jr.: Bronchial adenoma in children. J. thorac. Surg. **27**, 295 (1954).

Wasch, M. G., Lederer, M., Epstein, B. S.: Bronchogenic carcinoma of 7 years duration in an 11 year old boy. J. Pediat. **17**, 521 (1940).

Watson, W. L., Anlyan, A. J.: Primary leiomyosarcoma of the lung. Cancer (Philad.) **7**, 250 (1954).

Weicker, H.: Die bösartigen Tumoren in der Sicht des Kinderarztes. Mschr. Kinderheilk. **110**, 173 (1962).

Weisel, W., Lepley, D.: Tracheal and bronchial adenomas in childhood. Pediatrics **28**, 394 (1961).

Werth, F. v.: Lokales Amyloid im gesamten Respirationstrakt. Beitr. path. Anat. **43**, 236 (1908).

Womack, N. A., Graham, E. A.: Mixed tumors of the lung: So called bronchial or pulmonary adenoma. Arch. Path. **26**, 165 (1938).

Wurnig, P.: Thoraxtumoren im Kindesalter aus chirurgischer Sicht. Pädiat. Pädol. **5**, 114 (1969).

Young, J. M., Jones, E., Hughes, F. A., Foley, F. E., Fox, J. R.: Endobronchial hamartoma. J. thorac. Surg. **27**, 300 (1954).

Zeitler, E., Bickel, E.: Sarkome im Kindesalter. Med. Klin. **57**, 2010 (1962).

# Tumoren des Verdauungstraktes

K. D. Dietel, Jena

Isolierte Tumoren des Verdauungskanals sind im Kindesalter Raritäten, deren Zahlen so niedrig sind, daß sie in allgemeinen Statistiken keine Aufnahme finden. An die Diagnostik stellen sie höchste Ansprüche. Trotzdem kommt der Kliniker in den seltensten Fällen nicht mehr als über Vermutungen hinaus. Eine differentialdiagnostische Klärung oder eine Bestätigung der Diagnose geschieht in den meisten veröffentlichten Beobachtungen durch chirurgische Eingriffe oder erst nach dem Tode.

**Allgemeine Häufigkeit.** Die Suche nach der Häufigkeit von Tumoren des Verdauungskanals im Kindesalter stößt auf manche Schwierigkeiten (verschieden gewählte Altersgruppen, Organsysteme, histologische Gesichtspunkte u.a.). Aus klinischer Sicht gibt es zur Epidemiologie keine Beiträge, die über Morbiditätsziffern Auskunft geben könnten. Von Andersen wird eine Beziehung zwischen benignen und malignen Tumoren wie 50:10 angegeben, wobei er aus

seinem Material aller Tumoren der Jahre 1935—1951 ausgeht. In diesem wurden 768 benigne und 175 maligne Tumoren gefunden.

Unter allen bösartigen Tumoren entfallen im Kindesalter zwischen 0—14 Jahren nach Handy und Goldberg 4,8%, nach Peller bei Knaben 1,4%, bei Mädchen 1,0% auf den Verdauungskanal. Dieser wird mit zunehmendem Alter in immer stärkerem Maße beteiligt (Abb. 191).

Berndt et al. fanden unter 1574 Kindern mit Geschwulstkrankheiten 23, deren Tumor im Verdauungskanal lokalisiert war. Die Häufigkeit macht 1,5% aus. Ott sah in seinem chirurgischen Krankengut bei Knaben im Alter von 0—9 Jahren in 2,3%, in der Altersgruppe von 10—19 Jahren in 5,1% Krebse im Verdauungskanal.

Handy ermittelte für Kinder zwischen 0—14 Jahren, in 3 verschiedenen Altersgruppen unterteilt, auf 100000 Einwohner 0,18—0,72 Erkrankungsfälle für alle neoplastischen Veränderungen im Verdauungssystem.

Genauere Mitteilungen über eine Häufigkeit maligner Tumoren des Verdauungskanals stammen aus

Tabelle 63. *Alters- und Geschlechtsverteilung bösartiger Tumoren des Verdauungskanals auf 100 000 Einwohner.*
(Nach CLEMMESEN)

| Altersgruppe in Jahren | Beobachtungsjahrgänge | | | | | | | |
|---|---|---|---|---|---|---|---|---|
| | 1943—1947 | | 1948—1952 | | 1953—1957 | | 1943—1957 | |
| | ♂ | ♀ | ♂ | ♀ | ♂ | ♀ | ♂ | ♀ |
| 0— 4 | 1,0 | 0,4 | 0,9 | 0,4 | 0,8 | 0,3 | 0,9 | 0,4 |
| 5— 9 | 0,7 | 0,1 | 0,3 | 0,1 | 0,4 | 0,3 | 0,5 | 0,2 |
| 10—14 | 0,3 | 0,7 | 0,5 | 0,4 | 0,3 | 0,3 | 0,4 | 0,4 |
| 15—19 | 1,2 | 0,7 | 0,5 | 0,8 | 0,6 | 0,3 | 0,8 | 0,6 |

Dänemark (CLEMMESEN), England und Wales (PELLER) und den USA (PELLER). Auf 100 000 Einwohner bezogen ermittelte CLEMMESEN in der Altersgruppe von 0—19 Jahren eine Häufigkeit zwischen 0,2—0,9 für den Zeitraum von 1943—1957. Diese Zahlen liegen etwas hoch, weil bösartige Tumoren von Leber, Gallenblase, Pankreas und Papilla Vateri miteinbezogen sind (Tabelle 63). Für England und Wales wird die Sterblichkeit an Krebs in der Altersgruppe von 0 bis 29 Jahren mit 0,08 und für USA mit 0,11 auf 100 000 Einwohner angegeben (Tabelle 64). Nach PELLER sind

Tabelle 64. *Sterblichkeit an bösartigen Geschwülsten in Dänemark, USA, England und Wales.* (Nach CLEMMESEN und PELLER)

| Land | Altersgruppe in Jahren | | |
|---|---|---|---|
| | 0—14 | 15—19 | 15—29 |
| Dänemark 1943—1957 (CLEMMESEN) | 77 | 31 | |
| USA 1952—1957 (PELLER) | 320,5 | | 1410 |
| England 1952—1957 (PELLER) | 39,0 | - | 460 |

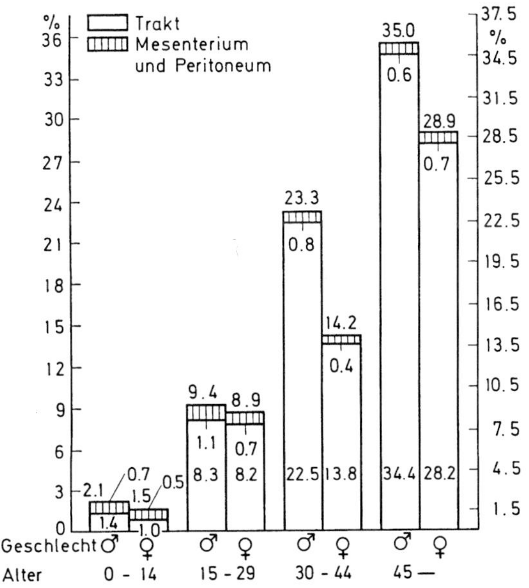



Abb. 191. Beteiligung des Verdauungskanals an der Gesamtmorbidität bösartiger Geschwülste, nach Lebensalter und Geschlecht (PELLER, 1960)

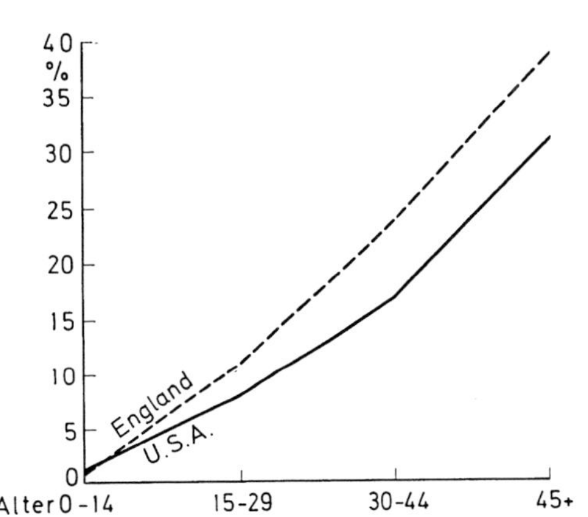



Abb. 192. Krebse des Verdauungskanals in altersmäßiger Verteilung unter allen Krebsen (PELLER, 1961)

die Proportionen von Krebserkrankungen des Kindesalters unabhängig von Zeit und Land (Abb. 192). Die Häufigkeit maligner Geschwülste im Magen-Darmkanal ändert sich mit zunehmendem Alter. Auf eine Erkrankung in der Altersgruppe zwischen 0—29 Jahren entfallen in den USA 230, in England sogar 375 Patienten über 30 Jahre. Die Häufigkeit der Carcinome nimmt schon bei Kindern zwischen 10—14 Jahren deutlich zu (Tabelle 65).

Tabelle 65. *Altersverteilung von Carcinomen und Sarkomen.* (Nach CLEMMESEN)

| Tumor | Altersgruppe in Jahren | | | | |
|---|---|---|---|---|---|
| | 0—4 | 5—9 | 10—14 | 15—19 | 0—19 |
| Carcinom | 15 | 9 | 24 | 43 | 91 |
| Sarkom | 21 | 10 | 8 | 9 | 48 |

  K. D. DIETEL:

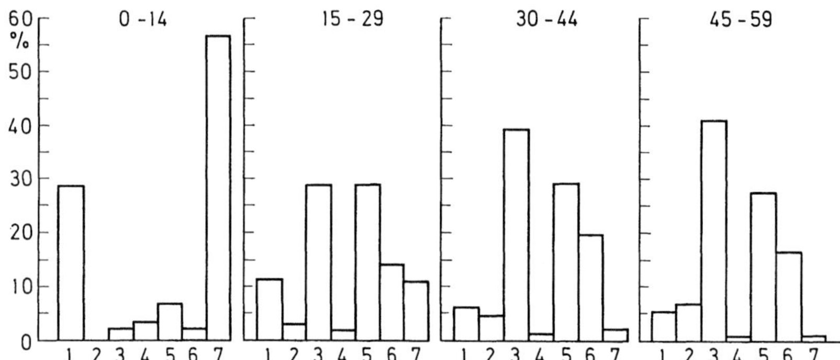

Abb. 193. Prozentuale Verteilung von Krebsen der Verdauungsorgane nach dem Lebensalter (PELLER, 1961). *1* Mund und Pharynx, *2* Oesophagus, *3* Magen, *4* Dünndarm, *5* Colon und Sigma, *6* Rectum, *7* Mesenterium und Peritoneum

Tabelle 66. *Verteilung von Carcinomen und Sarkomen nach Alter, Geschlecht und Lokalisation* (WEICKER)

| Sitz | ♂ | ♀ | Geschlechtsverhältnis | Altersverteilung (Jahre) | | | Zahl | Art |
|---|---|---|---|---|---|---|---|---|
| | | | | 0—5 | 6—10 | 11—15 | | |
| Magen und | 21 | 9 | 2,3:1 | 1 | 2 | 27 | 30 | Carcinom |
| Duodenum | 12 | 9 | 1,3:1 | 6 | 4 | 11 | 21 | Sarkom |
| Jejunum und | 2 | 3 | 1 :1,5 | 1 | 1 | 3 | 5 | Carcinom |
| Ileum | 45 | 13 | 3,5:1 | 29 | 20 | 9 | 58 | Sarkom |
| Colon und | 40 | 16 | 2,5:1 | 4 | 8 | 44 | 56 | Carcinom |
| Sigmoid | 28 | 4 | 7 :1 | 8 | 21 | 3 | 32 | Sarkom |
| Rectum und | 19 | 16 | 1,2:1 | 4 | 3 | 28 | 35 | Carcinom |
| Anus | 7 | 1 | 7 :1 | 2 | 1 | 5 | 8 | Sarkom |
| Summe | 82 | 44 | 1,9:1 | 10 | 14 | 102 | 126 | Carcinom |
| | 92 | 27 | 3,4:1 | 45 | 46 | 28 | 119 | Sarkom |
| Summa summarum | 174 | 71 | 2,45:1 | 55 | 60 | 130 | 245 | |

**Altersverteilung.** Bösartige Tumoren des Verdauungskanals zeigen die auch für andere Tumoren bekannte Häufung in den ersten 4 Lebensjahren. In diesem Lebensabschnitt werden bis zu 50% aller Fälle beobachtet (HANDY und GOLDBERG). Die Zahlen nehmen in den folgenden Jahren ab, um zur Pubertät wieder anzusteigen (Tabelle 64). Benigne Tumoren führen erst später zu klinischen Erscheinungen, weshalb sie erst in höheren Lebensaltern gehäuft zu finden sind.

Im Laufe des Lebens ändert sich die Lokalisationsdisposition der Tumoren. Bei Kindern der Altersgruppe von 0—14 Jahren stehen diejenigen von Peritoneum und Mesenterium mit 55% an erster Stelle. Der Mund-Rachenraum ist mit 28% beteiligt (PELLER). Diese beiden Lokalisationsorte verlieren später an Bedeu-

tung, denn die überwiegende Zahl aller stellen dann Tumoren im Magen, Colon und Rectum (Abb. 193).

**Geschlechtsverteilung.** In den USA starben 1952—1956 an Neubildungen 17695 Kinder. Eine Trennung in beide Geschlechter ergab ein Überwiegen der Knaben gegenüber den Mädchen (9870:7815). Auch im Verdauungskanal sind die Erkrankungen bei Knaben mit 122 Patienten gegenüber 85 Mädchen (1,2 bzw. 1,1%) bevorzugt befallen (PELLER) (Abb. 191). In Dänemark ist das Verhältnis ähnlich (CLEMMESEN). Bei OTT variiert die Verteilung unter den Geschlechtern, denn die Mädchen waren in der Altersgruppe von 0—9 Jahren und die Knaben zwischen dem 10.—19. Lebensjahr stärker betroffen.

Sarkome zeigen eine viel deutlichere Beteiligung des männlichen Geschlechtes (Tabelle 66, WEICKER).

### Allgemeine Bemerkungen zur Klinik isolierter Tumoren des Verdauungskanals

Die vorliegende Besprechung isolierter Tumoren des Verdauungskanals erfolgt nach topographischen Gesichtspunkten. Eine weitere

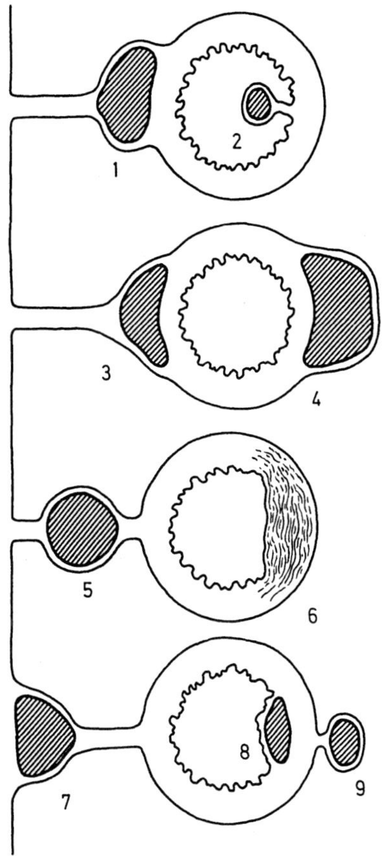

Abb. 194. Topographische Beziehung von Tumor zum Verdauungskanal. *1* Mesenterial, organnah; *2* submukös, gestielt; *3* subserös, mesenterial; *4* subserös, peritoneal; *5* mesenterial, interperitoneal; *6* infiltrativ; *7* mesenterial, radixnahe; *8* submukös, breitbasig; *9* subserös, gestielt

Unterteilung berücksichtigt das Verhalten des Tumors zum Organismus, indem zwischen benignen und malignen Geschwülsten unterschieden wird. Erst in dritter Linie erfolgt eine Differenzierung nach den üblichen histogenetischen Prinzipien mit Einteilung in Geschwülste

1. ektodermaler Herkunft (epithelial: Adenome, Polypen, Papillome, Carcinoid, Carcinome; neurogen: Neurinome, Neurofibrome);

2. endodermaler Herkunft (Hämangiome, Lymphangiome);

3. mesodermaler Herkunft (Bindegewebe: Fibrome, Lipome, Sarkome; Muskulatur: Leiomyome, Leiomyosarkome);

4. Mischzellgeschwülste (Ektopie von Pankreas-, Magengewebe, Cysten, Teratome).

Für das Auftreten von Beschwerden und zur Entwicklung von Krankheitszeichen sind topographische Beziehungen der Geschwulst zum Verdauungskanal entscheidend (Abb. 194).

Relativ frühzeitig manifestieren sich Tumoren in der Nähe physiologischer Engen wie Kardia, Pylorus, Bauhinische Klappe. Dagegen ist der Dünndarm nahezu in seiner gesamten Ausdehnung als relativ stumme Zone zu bezeichnen.

Nicht unerheblich für die Entwicklung klinischer Zeichen ist die Art und Weise, wie sich der Tumor am Ort seiner Entstehung entwickelt:

| | | |
|---|---|---|
| Submukös | Breitbasig, gestielt | Neurinomtyp Polypentyp |
| Intramural | verdrängend, infiltrativ | Myomtyp Sarkomtyp |
| Subserös | peritoneal, mesenterial | |
| Mesenterial | organnahe, intraperitoneal, radixnahe | Duplikatur Cystentyp |

Gutartige Tumoren sind örtlich begrenzt. Sie wachsen langsam und expansiv. Nur selten führen sie durch Druck zu örtlichen Gewebszerstörungen. Ihre Symptome äußern sich meist in Passagebehinderung oder -verlegung, in Verdrängungs-, Kompressions-, Verziehungs- und Torsionserscheinungen. Örtliche regressive Veränderungen wie Ulcerationen, Nekrosen und Erweichungen rufen akute oder chronische Blutungen mit Blutungskollaps oder normochromer Blutungsanämie hervor.

Maligne Tumoren wachsen infiltrativ. Sie destruieren das Gewebe und setzen Metastasen. Sie setzen die normale Funktion der Verdauung und Absorption herab. Daneben spielen toxische Produkte aus dem Stoffwechsel der Geschwulst selbst wie auch als Folge unzureichender Verdauung mit mangelhafter Entgiftung in der Leber eine Rolle. Als sichtbare Folge dieser Funktionsstörung stellen sich Tumoranämie, Hypoproteinämie und Kachexie ein (KURU).

Beiden Tumorformen sind allgemeine Zeichen wie Schmerzen, Völlegefühl, tastbare Massen eigen. Die Diagnose kann durch Röntgen, verschiedenartige Endoskopien mit Biopsien und Histologie sowie durch Labormethoden erweitert abgeklärt werden.

# Tumoren des Oesophagus

## Carcinom

**Häufigkeit.** Carcinome der Speiseröhre sind bei Erwachsenen eine der häufigsten zum Tode führenden Krebsformen. Im Kindesalter sind sie sehr selten. Die jährliche Sterblichkeit an Oesophaguskrebs wird in den USA für die Jahre 1952—1956 mit 0,6 in der

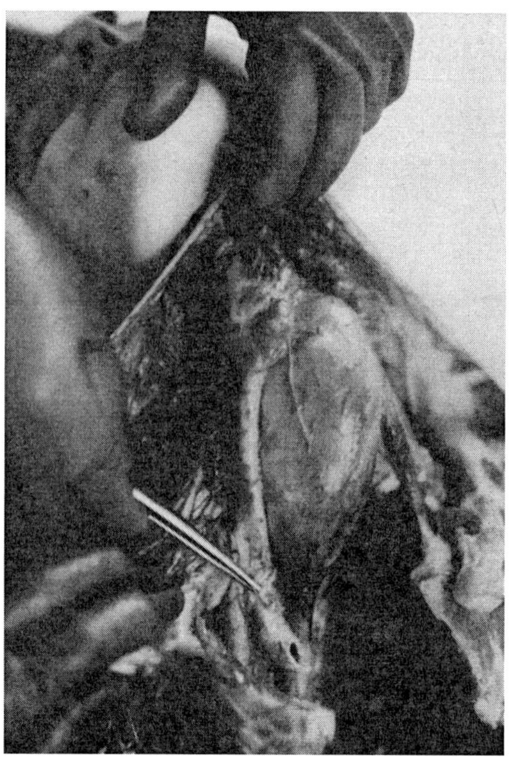

Abb. 195. Sektionsphoto eines Oesophaguscarcinoms mit nach vorn verdrängter Trachea (Hahlbrock, 1961)

Altersgruppe von 0—14 Jahren, mit 1,4 für 15—29jährige gegenüber 3529 Patienten angegeben, die älter als 45 Jahre sind. Im gleichen Zeitraum starben in England in der ersten Altersgruppe keine Kinder und in der zweiten Altersgruppe zwischen 15—29 Jahren umgerechnet 3,2 (Peller). Nach Clemmesen wurde für den 25 Jahre währenden Untersuchungszeitraum kein Kind mit einem Oesophaguscarcinom beobachtet.

**Pathoanatomie.** Primäre Oesophaguskrebse sind beinahe ausschließlich Plattenepithelkrebse, deren Ausbildung ringartig und infiltrativ erfolgt. Polypös ragt die Oberfläche in das Lumen vor. Im Kindesalter werden schon sehr frühzeitig alle Wandschichten durchsetzt. Entzündliche Veränderungen begleiten eine perioesophageale Ausbreitung.

Sekundär kann der Krebs von der Schilddrüse durchwandern oder vom Pharynx bzw. vom Magen über die Kardia übergreifen.

**Symptomatologie.** Das Leiden wird oft zu spät erkannt. Für Lokalisation im oberen Drittel sind Atembeschwerden charakteristisch, die durch frühzeitige Einengung oder Verdrängung der Trachea verursacht werden. Die Zunge kann nicht vorgestreckt werden und passives Herausziehen findet Widerstand und verursacht Schmerzen. Schlucken von Speisen und Flüssigkeit ist ebenfalls behindert (Hahlbrock). Mit

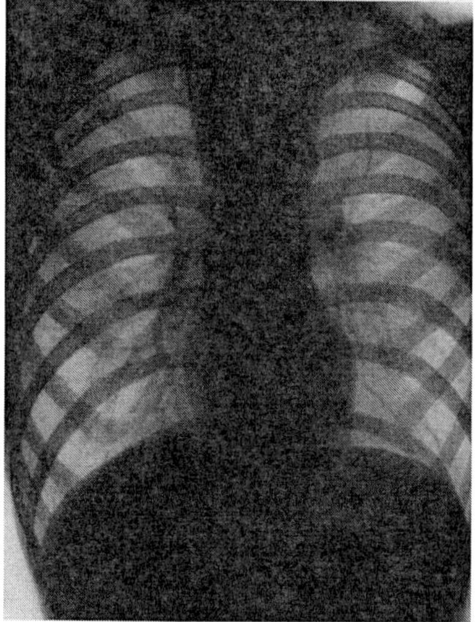

Abb. 196. Thoraxübersicht mit Verbreiterung des Mittelschattens (Hahlbrock, 1961)

der Zeit kann sich lästiger Ptyalismus einstellen (Guisez).

Infiltriert das Carcinom in die Umgebung (Abb. 195), treten Stimmveränderungen und zuweilen ein Hornerscher Symptomenkomplex auf. Speisen werden je nach Intensität der Stenose sofort nach dem Schlucken wieder erbrochen.

Röntgenologisch kann sich ein verbreiterter Mittelschatten darstellen (Abb. 196). Der obere Oesophagusabschnitt ist bei Kontrastdarstellung erweitert und läßt sich nur randständig und mit unregelmäßig begrenzten Defekten füllen (Abb. 197). Eine Oesophagoskopie kann sich wegen Abrutschens in den Hypopharynx schwierig gestalten.

Tiefer sitzende Krebse werden erst beobachtet, wenn größere trockene Bissen nur mit Schmerzen oder überhaupt nicht, dagegen flüs-

sige und breiige Kost gut verschluckt werden
können. Zum Erbrechen, vielfach mit Schleim
und Blut vermengt, kommt es erst einige Zeit
nach der Nahrungsaufnahme bei einer kompletten Stenose (GUISEZ).

Röntgenologisch ist im Frühstadium bei
tiefersitzenden Krebsen eine Wandstarre mit
fehlender Peristaltik verdächtig. Der Oesophagus erweitert sich im oralen Abschnitt sekundär
und geht in einem unregelmäßig begrenzten,
verengten Abschnitt über, der in Form und
Weite sehr variieren kann. Bei infiltrativ wachsenden Krebsen (Scirrhus) ist die Wand oesophagoskopisch starr. Die Mucosa erscheint darüber gespannt, gelblich-weiß. Polypös wachsende Krebse ragen von grau bis schmutzig-roter
Schleimhaut überzogen in das Lumen vor. Oberflächliche Substanzverluste zeigen verschiedene
Blutungsstadien.

**Verlauf.** Blutungen, erbrochen oder als Teerstühle abgesetzt, können zu erheblichen Anämien führen. Sobald sich die Stenose kom-
plettiert, wird eine orale Ernährung unmöglich.
Andere Organbeschwerden wie Zunahme der
Atemnot, ständiger Reizhusten, Singultus,
Brachialgien u.a. stellen sich durch Verdrängung und infiltratives Wachstum in benachbarte Organe ein.

**Differentialdiagnose.** Sarkom, benigne Geschwülste, narbige Veränderungen nach Ver-
ätzungen und Operationen, Oesophagusvaricen
und -spasmen.

**Behandlung.** Im Frühstadium hat eine Ra-
dikalentfernung die beste Aussicht. Radium-
bestrahlung kommt wegen Perforationsgefahr
nicht in Frage, dafür eher eine Röntgentherapie
mit protrahierter Bestrahlung nach der 4-Fel-
der-Methode.

Palliative Bestrahlungen sind zur Linderung
von Beschwerden bei ausgedehnten Prozessen
angezeigt.

Zur Schmerzbekämpfung müssen Analgetica
und Narkotica herangezogen werden. Wiederholte Spülungen mit Mundwassern oder Wasser-
stoffsuperoxyd sind zur Mundhygiene zu empfehlen. Bei kompletter Stenose muß der Patient
über eine Witzel-Fistel ernährt werden.

### Sarkome

Sarkome sind ebenso selten wie Carcinome
und treten meist polypös auf. Histologisch handelt es sich um Lympho-, Rundzell-, Spindelzell-
und Leiomyosarkome. Ihre Symptomatik ist

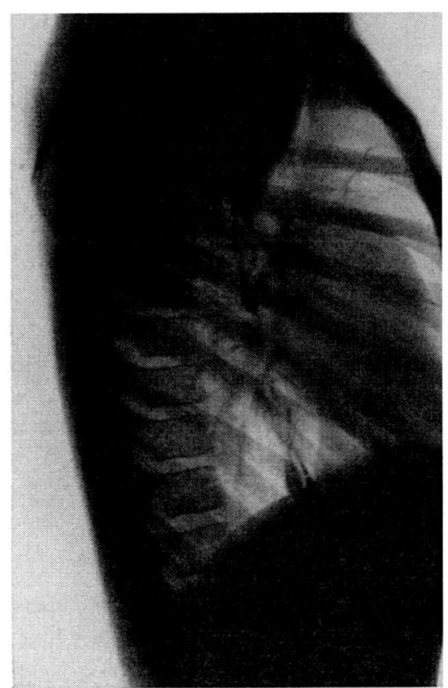

Abb. 197. Kontrastgefüllter Oesophagus mit Erweiterung des oberen Abschnittes, randständiger Füllung
und Füllungsdefekten mit unregelmäßiger Begrenzung
(HAHLBROCK, 1961)

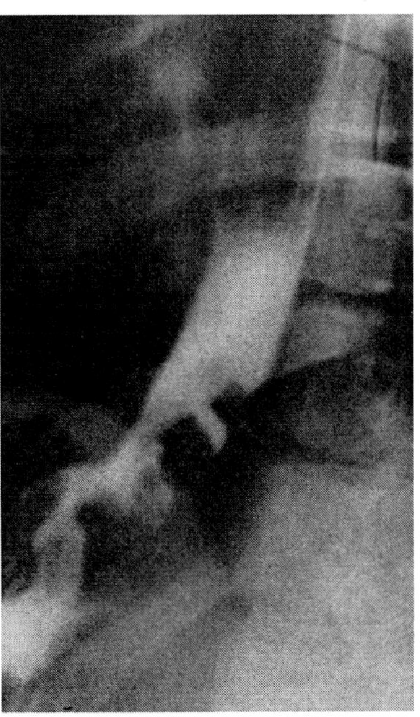

Abb. 198. Unregelmäßige polypöse Schleimhaut-
defekte im unteren Oesophagusdrittel bei Rundzellsarkom (FEARON, 1961)

fast die gleiche wie bei Carcinomen (FEARON;
POTEHINA; STEPHAN). Schmerzen treten schon
sehr frühzeitig auf. Sie stehen ebenso wie eine

Tabelle 67. *Alters- und Geschlechtsverteilung von Magenkrebsen.* (Nach Abel)

| Geschlecht | Absolute Zahl | Altersgruppe (in Jahren) | | | | | | |
|---|---|---|---|---|---|---|---|---|
| | | 0—19 | 20—29 | 20—39 | 40—49 | 50—59 | 60—69 | 70 |
| Männlich | 3629 | 1 | 48 | 290 | 934 | 1431 | 833 | 92 |
| Weiblich | 1648 | 4 | 41 | 157 | 422 | 641 | 335 | 48 |

sich frühzeitig entwickelnde Kachexie im Widerspruch zu einer relativ freien Oesophaguspassage. Röntgenologisch führen auch sie bei intraluminärer Ausbreitung zu unregelmäßig polypösen Schleimhautwucherungen (Abb. 198).

### Gutartige Geschwülste

Gutartige Geschwülste sind noch seltener als die durch ihren fatalen Verlauf besser registrierbaren bösartigen Tumoren. Bei Kindern sind intraluminäre Tumoren noch nicht so entwickelt, daß sie zu Erscheinungen führen könnten. Polypen — meist beim Peutz-Jeghers-Syndrom —, Fibrome, Leiomyome werden als Nebenbefund bei Sektionen erhoben. Hin und wieder können Schluckbeschwerden bei festen oder dickbreiigen Mahlzeiten wechselnd mit Beschwerdefreiheit bei flüssiger Kost beobachtet werden.

Blutbeilagen in erbrochenem Schleim, der bei einem Sitz des Tumors in den oberen Abschnitten reichlich gebildet wird, weisen auf oberflächliche Ulcerationen hin. Stärkere und wiederkehrende Blutungen mit ausgeprägter Anämie oder Verblutungskollaps treten bei Gefäßgeschwülsten (Hämangiomen, Hämangioendotheliomen) auf (Chwalibogowski).

Gutartige Tumoren behindern beim Sondieren des Oesophagus kaum. Röntgenologisch sammelt sich Kontrastmittel vor größeren polypösen Geschwülsten in einem mäßig erweiterten Abschnitt an und zieht bänderartig am Tumor als glatter Randschatten vorbei (Hänisch).

Von äußeren Tumoren sind im Oesophagusbereich Cysten und Duplikaturen (Giedion) besonders erwähnenswert. Sie liegen oft zwischen Oesophagus und Trachea, deshalb geben sie zu Schluckbeschwerden und mechanischen Atemwegsverlegungen Anlaß (Buttenwieser; Lasthaus).

**Therapie.** Operative Entfernung bei klinischen Beschwerden, evtl. oesophagoskopisch durch Galvanokaustik. Hämangiome sollen erfolgreich mit Röntgenstrahlen behandelt werden können.

## Tumoren des Magens
### Carcinom

**Häufigkeit.** Tumoröse Erkrankungen des Magens sind bei Erwachsenen jenseits des 30. Lebensjahres sehr häufig (Abb. 193). In den USA entfallen auf 20434 Krebstote der Jahre 1952—1956 etwa 57 Patienten mit Magenkrebs im Alter von 0—29 Jahren. Für England berechnete man auf 100000 Einwohner eine jährliche Mortalität an Magenkrebs für Kinder zwischen 0—14 Jahren von 0,4, für Jugendliche zwischen 15—19 Jahre 31 Tote (Peller). In Dänemark wurden in 15 Jahren nur 2 Patienten zwischen 0 bis 19 Jahren mit Magenkrebs registriert (Clemmesen). Aus Österreich wird unter 186 Krebssterbefällen nur ein Junge in einem 9jährigen Beobachtungszeitraum gemeldet (Schubert). Die Statistik von Abel weist unter 5277 Patienten mit Magenkrebs nur 5 auf, die jünger als 19 Jahre waren.

**Geschlechtsverteilung.** Das Überwiegen des weiblichen Geschlechtes (4:1) wie bei Abel wird aus den kasuistischen Mitteilungen nicht bestätigt. Wie bei Erwachsenen (Borrmann) erkrankt das männliche Geschlecht häufiger (Weicker) (Tabelle 67).

**Pathoanatomie.** Carcinome treten im Magen bevorzugt an Stellen mit histologisch verschiedenem Gewebsaufbau wie Kardia, Pylorus und Kurvatur auf. Polypös-papilläre Formen (Alaghemand) sind im Kindesalter häufiger als Gallertkrebs (Ogawa) und Scirrhus. Je jünger ein Patient ist, desto früher und ausgedehnter kommt es zu einer Metastasierung, die intramural lymphangisch, später regional und periregional in den Lymphknoten erfolgt. Hämatogene Metastasen breiten sich in die Leber und das Pankreas aus.

**Vorgeschichte.** Magenstörungen stellen allgemeine Frühsymptome dar. Sie beenden bei Erwachsenen das Stadium der „absoluten Latenz" und leiten die Zeit der „relativen Latenz" (Katsch) ein. Dieser Zeitabschnitt ist für das Kindesalter wesentlich kürzer als bei Erwachsenen anzusetzen, bei denen es ggf. Jahre dauern kann.

Appetitlosigkeit ist ein viel zu häufiges Symptom akuter und chronischer Erkrankungen, als daß sie für eine gezielte Frühdiagnose wichtig genommen werden könnte. Dagegen sollten Druckbeschwerden und das Gefühl eines „schweren Bauches" ernster genommen werden und noch mehr Schmerzen. Diese sind von der Größe eines Tumors, der auf den Tumor einwirkenden Peristaltik als auch von der Beeinflussung anderer Organe durch den Tumor abhängig. Sie können nach rechts ausstrahlen und auf eine Leberbeteiligung hinweisen. Ein „Linksschmerz" wird bei Einbeziehung des Pankreas beobachtet. Schmerzen hinter dem Sternum beim Verschlucken großer Bissen weisen auf den Kardiabereich hin.

Erbrechen nach der Mahlzeit, auch kaffeesatzartig, liegt anamnestisch meist nicht allzulange zurück. Es kann das einzige Symptom sein (PODORAZHANSKAYA).

Zunehmende Blässe, Teerstühle und Abmagerung sind stets ernst zu nehmende Zeichen.

**Symptomatologie.** Patienten mit Magenkrebs machen wie so viele Tumorkranke einen müden, unbeteiligten Eindruck. Sie sind auffallend blaß. Ein präödematöser Gewebsturgor verstärkt die anämische Tumorblässe, so daß man von einer „hydropisch-anämischen Form" der Tumorkachexie bei jungen Menschen spricht (ALAGHEMAND; KATSCH).

Die Tastbarkeit eines Tumors ist von seiner Größe, Konsistenz, Oberfläche und seinem Sitz abhängig. Meist fühlt sich der Tumor derb und höckerig an.

Im *Blutbild* zeigt sich eine Anämie. Sie kann vom hypochromen Typ als auch als reine Blutungsanämie, meist jedoch in gemischter Form vorliegen. Eine beschleunigte Senkung der Blutkörperchen rührt von der Anämie als auch von der Verschiebung der Serumeiweiße mit Verminderung des Gesamtproteins und des Albumins her. Das Fibrinogen ist etwas erhöht. Bei Erwachsenen weist eine Aktivitätssteigerung der Lactatdehydrogenase (LDH 2—4) auf Malignome hin (HENNING).

Untersuchungen des *Magensaftes* decken bei Erwachsenen eine histaminrefraktäre Achylie auf (HOCHBAUM et al). Im Kindesalter können die Säurewerte normal sein (DOLETZKY). Bluterbrechen oder okkultes Blut im Stuhl treten nur bei geschwürigem Zerfall des Tumors auf. Zur Lokalisation einer Blutung kann die Fadensonde nach EINHORN angewandt werden.

Bei einer *Röntgenuntersuchung* weisen Füllungsdefekte mit Faltenabbruch, Konturver-

änderungen durch knollige Ausbreitungen, Krater- und Pelottensymptome auf schon ausgebreitete Carcinome hin. Im präpylorischen Abschnitt engt das Carcinom das Lumen bis zur kompletten Stenose ein und ruft zuweilen durch knollig polypöses Wachstum Pseudonischen hervor, die differentialdiagnostisch schwierig Ulcera, Polypen und andere Tumoren abgrenzen lassen.

Für eine Frühdiagnose ist der Bewegungsablauf („beginnende Starre") und das Relief (veränderter Verlauf oder verbreiterte und rigide Falten) von Bedeutung. Läßt sich der Befund durch Röntgenuntersuchungen nicht klären, so ist eine Gastroskopie angezeigt, deren Möglichkeiten durch die Faseroptik mit Biopsiezange (KURU) erweitert werden kann. Verdickte Schleimhautfalten, papillomatöse Veränderungen mit gehöckerter, bläulich-roter Oberfläche, deren Durchblutung unterschiedlich sein kann, zuweilen glasig-blaß überzogen oder auch arrodiert und blutig erscheint, können dabei gleich einer gezielten bioptischen Untersuchung unterzogen werden. Der Verdacht auf Carcinome im Kardiabereich stellt eine Kontraindikation zur Durchführung einer Gastroskopie dar.

**Verlauf.** Kardianahe Krebse führen zu Dysphagien, während solche in Pylorusnähe Stenosen hervorrufen. Längere Zeit können Fornix- und Corpuscarcinome symptomlos verlaufen. Immer stärker entwickelt sich die Kachexie, wenn nicht der Verlauf durch Arrosion von Arterien mit akuten Verblutungen kompliziert wird. Metastasen und infiltratives Tumorwachstum rufen andere Störungen wie Stauungsikterus, hämorrhagischen Pleuraerguß, Skeletschmerzen oder auch mechanische Behinderungen wie Stauungsödeme u. a. hervor.

**Differentialdiagnose.** Gutartige, ulcerierende, blutende Tumoren, Sarkom, Cholecystitis, Ulcus callosum u. a.

**Behandlung.** Die einzige Chance einer Heilung liegt in der Operation mit radikaler Ausräumung.

Konservative Verfahren wie Röntgenbestrahlung, Cytostatica (FOURNIER et al.) sind erfahrungsgemäß ohne wesentliche Wirkung. Bei weit fortgeschrittenen inoperablen Tumoren kommen palliative Operationen wie Gastroenterostomie und Witzelfistel in Frage. Auch sind Kunststoffprothesen, die durch den Tumor und die Stenosestelle durchgezogen werden, zu erwägen.

Diätetisch muß die Kost präoperativ hoch-
calorisch und eiweißreich eingestellt sein. Weiterhin werden Blut- und Plasmatransfusionen
erforderlich.

Eine postoperative Strahlenbehandlung
führt zu erheblichen Röntgenbeschwerden, die
auch durch keine „Kreuzfeuerbestrahlung" verbessert werden kann, weil der Lagewechsel des
Magens zu unregelmäßig ist. Palliativbestrah-
lungen zur Linderung von Beschwerden sind
großzügig zu erwägen. Gegen Schmerzen sind
Hypnotica, Narkotica und Atropin, um gleichzeitig die Brechneigung zu vermindern, angezeigt.

### Sonderformen von Carcinomen

Als besondere Krebse im Kindesalter seien
der Gallertkrebs mit Siegelringzellen (OGAWA),
Carcinome bei gleichzeitiger Acanthosis nigricans (HEROLD et al.) und die verhältnismäßig
häufige maligne Entartung adenomatöser Polypen bei Polyadenomatosis und familiärer Polyposis genannt.

### Sarkome

**Altersverteilung.** Das Sarkom des Magens
bevorzugt im allgemeinen die mittleren Lebensalter (GÜTGEMANN und SCHREIBER). Im Kindesalter lassen Einzelbeobachtungen keinen Eindruck über die Beteiligung an allen Tumoren

Tabelle 68. *Häufigkeit des Magensarkoms nach dem*
*Lebensalter* (BORRMANN)

| Alter (Jahre) | LAFARO | ZIESCHE und DAVIDSON | FLEBBE |
|---|---|---|---|
| 1—10 | 2 | 3 | 2 |
| 11—20 | 9 | 11 | 11 |
| 21—30 | 19 | 18 | 20 |
| 31—40 | 14 | 15 | 22 |
| 41—50 | 26 | 29 | 31 |
| 51—60 | 21 | 24 | 34 |
| 61—70 | 6 | 12 | 21 |
| >70 | 4 | 6 | 21 |

erkennen, zumal erhebliche Unterschiede in der
Nomenklatur bestehen. Deshalb soll eine ältere,
von dem Pathologen BORRMANN aufgestellte
Tabelle, über die relative Häufigkeit in bezug
auf die Lebensalter klarlegen (Tabelle 68).

Im Vergleich zum Magenkrebs sind Sarkome
bei Erwachsenen zu 1,2% an allen bösartigen
Magentumoren beteiligt (GÜTTGEMANN und
SCHREIBER).

**Pathoanatomie.** Eine Entwicklung von Sarkomen
kann von jeder Schicht der Magenwand ausgehen.
Die Richtung ihres Wachstums bedingt die übliche
Einteilung nach topographischen Gesichtspunkten in
exogastrische, endogastrische und intramurale Sarkome. Am häufigsten treten sie im Pylorusbereich auf,
gefolgt von diffuser intramuraler Ausbreitung, der
Lokalisation an der großen Kurvatur und der Magen-
hinterwand (GÜTGEMANN und SCHREIBER).

Eine histologische Unterscheidung ist nach dem
Reifegrad des Gewebes möglich: groß- und kleinzelliges Rundzellsarkom, groß- und kleinzelliges Spindelzellsarkom. Bei bestehender Gewebsdifferenzierung
werden fibro-, myxo-, lipoplastische, lympho- und
myeloplastische Sarkome und Leiomyosarkome unterscheidbar.

**Symptomatologie.** Die Allgemeinerscheinungen des Sarkoms sind uncharakteristisch und
von denen des Carcinoms nicht abgrenzbar.
Unklare Oberbauchbeschwerden, Mattigkeit,
Schwäche, Magendruck und -brennen, lästiges
Völlegefühl, fader Mundgeschmack und periodisch auftretende Schmerzen sind wohl als
regelmäßige Symptome zu werten (MASURIN
et al.; STOUT).

Anämien bilden sich bei ausgedehnteren Sarkomen aus. Sie werden als reine Blutungs-
anämien bei Leiomyosarkomen öfters beobachtet (COMAS; BURGERT et al.).

Bei Jugendlichen ist die Körpertemperatur
öfters erhöht. Ein tastbarer Milztumor und eine
Schwellung der Zungengrundfollikel (Kundrat-
sches Zeichen) werden einem Lymphosarkom
des Magens und der allgemeinen Sarkomatose
zugeschrieben.

Epigastrische Sarkome sitzen dem Magen
außen gestielt oder breitbasig auf. Sie können
erhebliche Größe erreichen. Die Magenform
wird je nach Auswirkung an ihrem Ansatz deformiert. Die bevorzugt an der großen Kurvatur
lokalisierten Tumoren rufen schlauchförmige
Ausziehungen hervor. Sie können aber auch
andere Organe verdrängen und bei Kontrastmitteldarstellung glattwandige Füllungsdefekte
auslösen (BALABAN).

Endogastrische Sarkome sind von Carcinomen nur histologisch abgrenzbar, da sie polypös
einzeln oder auch in der Mehrzahl aufsitzen.
Ihre Oberfläche ist glatt. Auf der Kuppe bilden
sich Schleimhautulcerationen, die zu Blutungen
verschiedener Intensität führen können.

Die intramuralen Sarkome sind hauptsäch-
lich Lymphosarkome, die je nach Größe die
Form des Magens und das Innenrelief verändern
(MASURIN et al.).

**Verlauf.** Sarkome erweichen zentral und lösen dabei erhebliche Blutungen aus. Stenosen des Magenausganges treten schon frühzeitig auf, wenn Sarkome in ihrem bevorzugten Manifestationsbereich, dem Pylorus, wachsen. Die Metastasierung verläuft ohne charakteristisches Schema und erlaubt deshalb keine klinisch-prognostische Symptomenkombination (GÜTGEMANN und SCHREIBER).

**Differentialdiagnose.** Carcinome, Scirrhus, gutartige Tumoren, Netztumoren, Pankreascysten.

**Sarkomsonderformen.** Jeder gutartige Tumor endo- und mesodermaler Herkunft sowie

den unterschiedlich häufig gefunden. Im Vergleich zu bösartigen Tumoren sollen sie bei Erwachsenen zwischen 0,3—26% ausmachen (MEYER).

Ihr Wachstum erfolgt langsam, deshalb sind sie im Kindesalter noch wenig ausgebildet und rufen im Lumen des Magens kaum Krankheitszeichen hervor. Ihre Symptomatologie wird weitgehend von ihrer Lokalisation und ihrer Größe bestimmt.

Beschwerden sind von allgemeiner Art wie Völlegefühl und Inappetenz. Durchfälle und Obstipation können sie abwechselnd begleiten. Verschieden intensive Blutungen führen zu

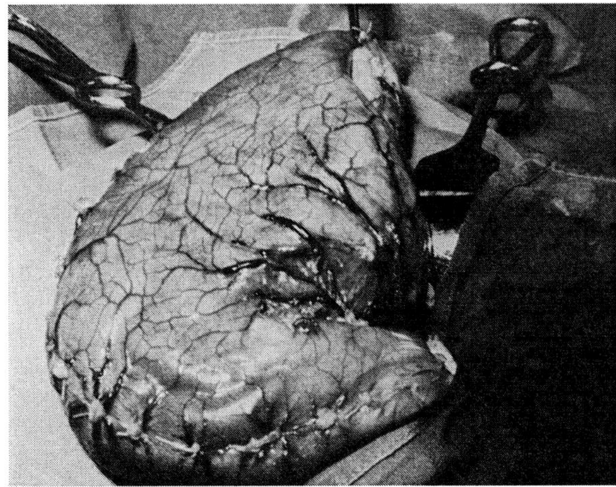

Abb. 199. Operationsphoto eines großen Magens mit tastbar verdickter Wand bei Polyadenomatosis ventriculi (SCHUSTER, 1967)

Mischzellgeschwülste können sarkomatös entarten.

**Behandlung.** Da eine Diagnose klinisch selten endgültig abgeklärt werden kann, entscheidet die histologische Untersuchung durch Gefrierschnitte bei einer Laparotomie das Ausmaß einer operativen Resektionsbehandlung. Auf Bestrahlung sprechen Rundzell- und Lymphosarkome gut an. Sie ist aber auch für mitosearme Sarkome zu erwägen, weil diese möglicherweise eine Steigerung ihrer Malignität erfahren (GÜTGEMANN und SCHREIBER) und strahlensensibler werden. Cytostatica sind zur konservativen und Nachbehandlung heranzuziehen, insbesonders wenn die Resektion nicht radikal erfolgen konnte oder nur eine Palliativresektion durchgeführt wurde.

### Gutartige Magentumoren

Gutartige Tumoren des Magens — epitheliale, nichtepitheliale und Mischformen — werden

relativ leicht beeinflußbaren sekundären Anämien.

Charakteristisch ist ein intervallartiges Auftreten mit längeren Perioden von Beschwerdefreiheit. Chirurgisches Eingreifen wegen akuter Symptome klärt oft die Ursache. Röntgenologisch kann ein Verdacht auf das Vorliegen eines gutartigen Tumors dann aufgestellt werden, wenn sich bei erhalten gebliebener Peristaltik glattrandige Füllungsdefekte, Verstreichen von Schleimhautfalten oder freies Flottieren einer gestielten polypösen Geschwulst erkennen lassen.

Ektodermale gutartige Magentumoren sind epithelialen (Polypen) und neurogenen Ursprungs. *Polypen* — sie werden weiter unten näher besprochen — sitzen breitbasig oder sekundär gestielt der Magenwand auf. Sie führen bei pylorusnahem Sitz zu akuten Stenosen, bei lumenwärts gerichtetem peristaltischem Zug zu Invaginationen und öfters zu Blutungen. Sie werden solitär aber auch als Teilerscheinung

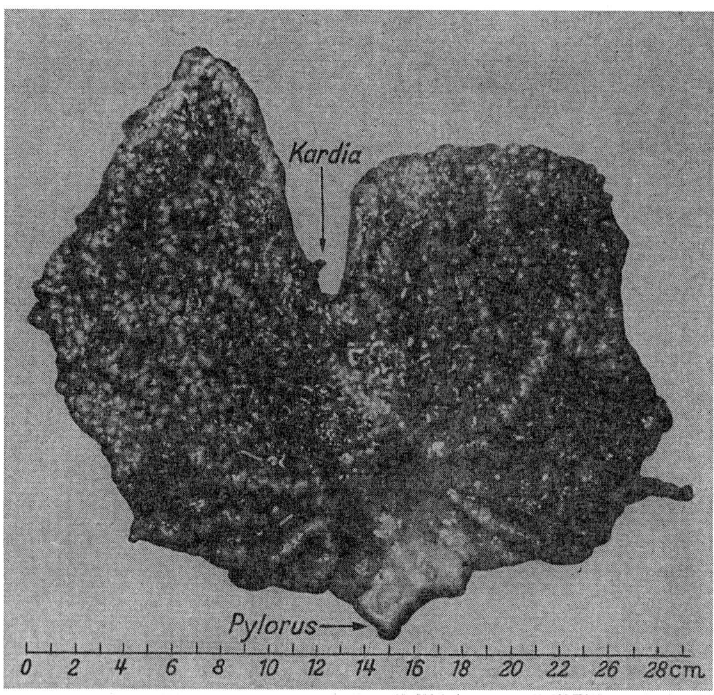


Abb. 200. Resektionspräparat nach totaler Gastrektomie wegen Polyadenomatosis ventriculi (Schuster, 1967)

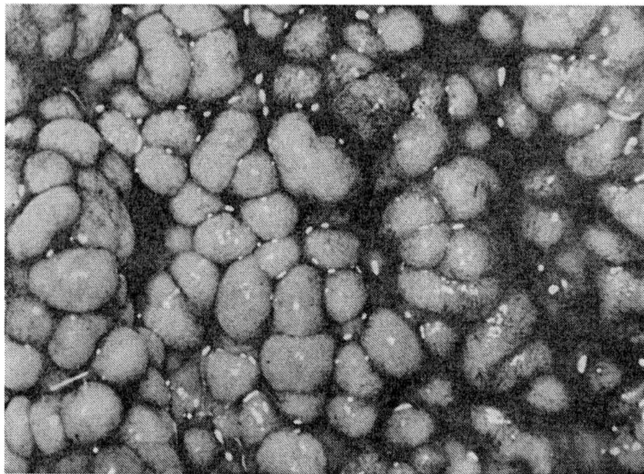

Abb. 201. Polypöse Wucherungen bei Polyadenomatosis ventriculi (Schuster, 1967)

familiärer Polyposis und des Peutz-Jeghers-Syndroms beobachtet.

Die teppichartige Ausbreitung kleiner, bis zu erbsgroßer Polypen wird als *Polyadenomatosis ventriculi* (Synonyma: Menètrier-Syndrom, Polyadenomes en nappes) bezeichnet (Abb. 199 bis 201). Dieses seltene Krankheitsbild geht intervallartig mit z.T. kolikartigen Bauchschmerzen, Erbrechen und Appetitmangel einher. Die Erscheinungen können sich verstärken, zu unklaren dyspeptischen Beschwerden mit starken Schmerzen und zu hochakuten Blutungen, zu akuten und chronischen Eiweißverlusten mit Hypoproteinämie und Ödemen führen (Burns und Gay; Schuster). Als Folge der starken Eiweißverluste werden hin und wieder tetanische Zustände beobachtet, die durch Verschiebung des Gleichgewichtes von jonisiertem und eiweißgebundenem Calcium ausgelöst werden.

Röntgenologisch stellen sich unregelmäßig verbreiterte Falten und Zähnelung der Rand-

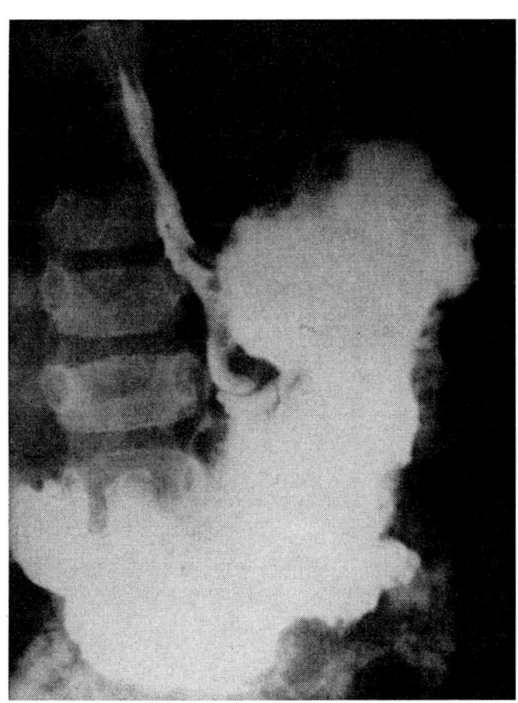

Abb. 202. Großer Magen mit unscharfen Randkonturen und unregelmäßigen, stark verbreiterten Falten bei Polyadenomatosis ventriculi (SCHUSTER, 1967)

kontur dar (Abb. 202). Multiple Polypen können an flachen warzenförmigen, erbsgroßen, meist im Pylorusbereich gelegenen Aussparungen erkannt werden. Solitäre Formen zeichnen sich als ovaläre, scharfe Füllungsdefekte ab.

Behandlung: Ein hoher Prozentsatz der Magenpolypen neigt zu maligner Entartung, weshalb Einzelpolypen lokal nur mit breiter Schleimhautbasis entfernt werden sollen. Jede Form der diffusen Polyposis stellt eine absolute Indikation zu einer krebsprophylaktischen Resektion dar.

### Neurinome

**Synonyma.** Neurom, Neurofibrom.

**Häufigkeit.** Die neurogenen Tumoren sind unter den gutartigen Magengeschwülsten nicht allzu selten (17% nach MEYER). Vor dem 35. Lebensjahr sollen sie nach FEYRTER nicht auftreten. Vereinzelte Beobachtungen sind auch bei Kindern bekannt geworden.

**Pathoanatomie.** Sie stellen Gewebsfehlbildungen dar, die vom Plexus myentericus ausgehen und deren Anlage z.T. vererbt wird wie die Neurofibromatosis v. Recklinghausen (SCHMITT). Diese Tumoren sind im Magen meist solitär, seltener multipel. Sie liegen intramural und erscheinen deshalb breitbasig aufsitzend. Zuweilen können sie auch gestielt gefunden werden.

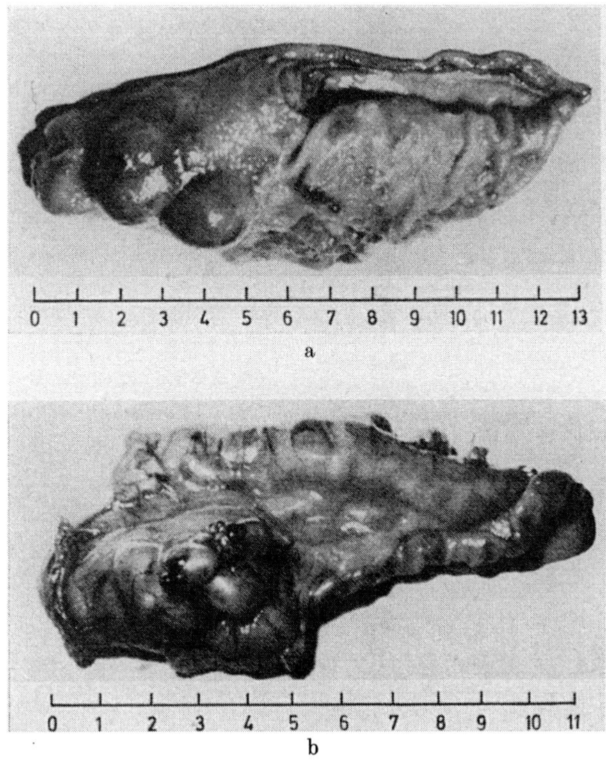


Abb. 203a u. b. Submuköses und subseröses Neurinom des Magens (KÜMMERLE, 1963)

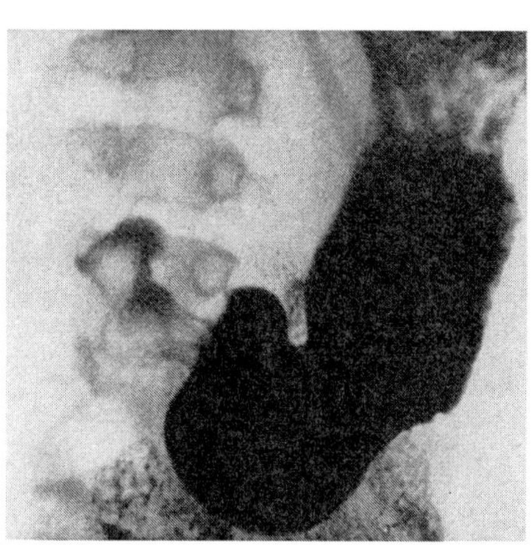

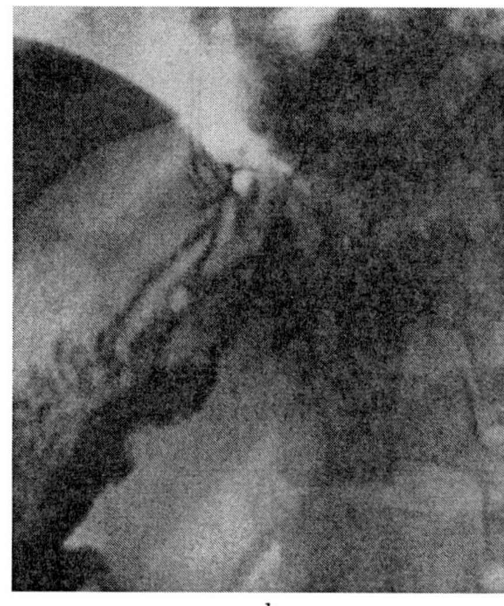

a        b

Abb. 204a u. b. a Bariumbreifüllung des Magens mit verkalktem Neurinom. b Seitliche Aufnahme des Magens mit dem Neurinom. (Sauer, 1966)

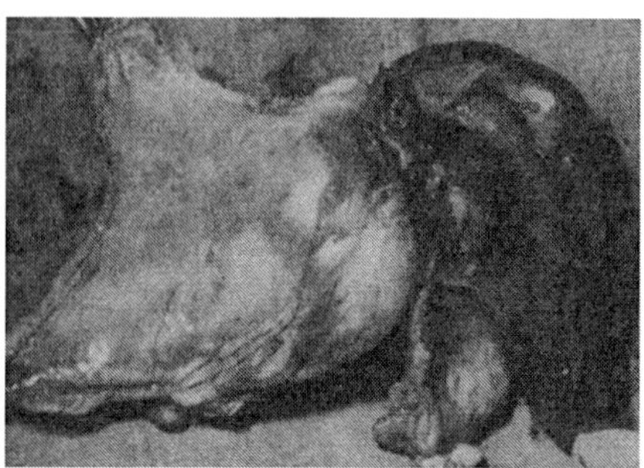

Abb. 205. Operationspräparat mit reseziertem Magen, Neurinom und Milz (Sauer, 1966)

Sie bevorzugen die nervenreichen Gegenden von Antrum, Pylorus sowie entlang der kleinen Kurvatur. Ihre Konsistenz ist derb, fest. Sie sind abgekapselt, ihre Farbe gelblich-weiß und mit unregelmäßiger Oberfläche. Histologisch besteht Polymorphie. Die Kerne der plasmareichen Zellen nehmen die charakteristische Palisadenstellung ein. Eine Eigenschaft des neurogenen Gewebes ist die „Radiochromie" mit einer metachromatischen Rosafärbung durch Weinsteinsäure-Thionin nach Feyrter, welche die histochemische Abgrenzung gegenüber den früher häufiger fehldiagnostizierten Myomen ermöglicht.

**Symptomatologie.** Das langsame, expansive Wachstum der Neurinome führt erst spät zu klinischen Erscheinungen, die uncharakteristisch sind: chronische Oberbauchschmerzen, Gewichtsverluste, Erbrechen, hin und wieder dyspeptische Erscheinungen und intestinale Blutungen. Die sekundäre Anämie mit reaktiver

Retikulose (Rosenkranz) wird als wichtigstes Symptom angesehen (Fritz; Kümmerle und Mappes). Kleine oberflächliche Ulcerationen können schon zu erheblichen Blutungen mit ausgeprägter Anämie oder Kollaps führen (Rehn) (Abb. 203). Stellen sich regressive Veränderungen innerhalb des Tumors ein, kann die Blutkörperchensenkungsgeschwindigkeit erhöht sein (Rosenkranz).

Röntgenologisch stellen sich Füllungsdefekte, glatt begrenzt, oft polycyclisch, zuweilen mit einem „Kuppenulcus" dar, dessen Nische wegen der Verschieblichkeit der Schleimhaut wandern kann. Pylorusnahe Neurinome rufen eine Magenausgangsstenose mit Magenektasie hervor (Fritz). Auch Verkalkungen kommen vor (Sauer) (Abb. 204, 205).

**Verlauf.** Die Prognose wird weitgehend von den örtlichen Komplikationen bestimmt. Auf die Gefahr sarkomatöser Entartung (in 10 bis 15%) wird immer wieder hingewiesen (Reifferscheid).

**Behandlung.** Bei jungen und gestielten Neurinomen kann die Behandlung durch lokale Excision erfolgen. Je frühzeitiger dies erfolgt, um so eher vermeidet man später notwendig werdende Resektionen (Fritz).

Geschwülste mesodermalen Ursprungs werden von den Bindegewebstumoren (Fibrome, Lipome), Muskeltumoren (Leiomyome) und Gefäßtumoren (Hämangiome) vertreten.

Tabelle 69. *Alters-, Geschlechts- und anatomische Verteilung von Pankreasdystopien* (FEYRTER)

| Alter (Jahre) | Ge-schlecht | Gesamt-zahl | Magen | Duodenum | Jejunum | Ileum | Summe | % |
|---|---|---|---|---|---|---|---|---|
| 0—14 | ♂ | 483 | 4 | 4 | 2 | 1 | 11 | 2,3 |
|  | ♀ | 422 | 2 | 5 | 10 | 5 | 22 | 4,3 |
| 15—34 | ♂ | 123 | — | — | 2 | 1 | 3 | 2,4 |
|  | ♀ | 184 | 1 | 3 | 3 | — | 7 | 3,3 |

## Fibrome

**Pathoanatomie.** Fibrome sind von harter Konsistenz und weißlicher Schnittfläche. Histologisch bestehen sie aus kollagenen Fibrillen und Fibrocytenkernen. Mischformen können vorkommen. Gelegentlich finden sich Kalkeinlagerungen. Ihre Lokalisation ist bevorzugt an der kleinen Kurvatur.

**Häufigkeit.** Die Fibrome können in jedem Lebensalter vorkommen (PALMER). Sie verursachen jedoch erst verhältnismäßig spät klinische Erscheinungen. Sie machen 14% der gutartigen Magentumoren aus (MONACI).

**Symptomatologie.** Wachsen Fibrome submukös in das Lumen hinein, können sie durch Blutungen Anämien und allgemeine Schwäche hervorrufen (MONACI). Subseröse Tumoren werden dagegen klinisch nur zufällig bei einer Palpation entdeckt (POPOVA).

Röntgenologisch finden sich glattrandige Füllungsdefekte oder Verdrängungserscheinungen.

## Nebenpankreas

**Synonyma.** Ektopisches, aberrierendes Pankreasgewebe, Pankreasdystopien.

**Pathoanatomie.** Die eigentlich nicht als Tumoren zu bezeichnenden Fehlanlagen versprengter Pankreasgewebsteile sind verhältnismäßig häufig bei Kindern bis zu 14 Jahren (Tabelle 69). Histologisch können 3 Formen unterschieden werden:

1. Vollständig normaler Gewebsaufbau mit Langerhansschen Inseln, Schaltstücken und centroacinären Zellen;
2. fehlenden Inselzellhaufen;
3. Differenzierung nur in sekretorischen Drüsenzellen erfolgt.

**Symptomatologie.** Schmerzanfälle nach dem Essen und Aufstoßen sind erste Zeichen. Die Schmerzen im Oberbauch können mit Brechreiz und ulcusartigem Nüchternschmerz einhergehen. Akute aber auch länger anhaltende Blutungen sind Folgen häufiger komplizierender Schleimhautulcerationen. Mattigkeit, Blässe und Gewichtsabnahme lassen differentialdiagnostisch an maligne Erkrankungen denken.

Schmerzanfälle werden durch chemische Reize und durch Infektionen gleichsinnig anderer Pankreasbeteiligungen ausgelöst.

Das Nebenpankreas liegt häufig im Pylorusbereich. Dort führen sie zu Magenverschlußsymptomen unterschiedlicher Ausprägung. Intermittierend auftretende und jenseits des ersten Trimenons fortdauernde Verschlüsse lassen daran denken (BIKOFF; HALE; HESS).

Röntgenologisch ist der Nachweis von der Größe der Geschwulst abhängig, die je nach Sekretionsphase sehr variieren kann. Das in der Magenwand liegende, wenig prominente Gewebe wird nur bei mäßiger Kompression als Füllungsdefekt erkennbar (DIETHELM).

**Differentialdiagnose.** Solitärpolypen, submuköse benigne Tumoren, maligne Tumoren.

**Behandlung.** Wegen der Wiederkehr akuter Gefahrenzustände ist eine Resektion indiziert. Eine maligne Entartung ist nicht zu befürchten.

## Myome

Myome werden im Magen des Kindes äußerst selten beobachtet. Sie treten solitär oder multipel auf. Im Bereich der großen Kurvatur entwickeln sie sich bevorzugt mit glatt gelappter Oberfläche, die zuweilen höckerig ist.

Subseröse Formen erreichen bis in das Erwachsenenalter erstaunliche Größen. Submukös gelegene ragen meist pilzförmig in das Lumen vor.

Die Beschwerden variieren von uncharakteristischem Völlegefühl und Erbrechen bis zu heftigen, ulcusartigen Oberbauchschmerzen. Intermittierend auftretende Zeichen einer Magenausgangsstenose werden durch im Pylorusbereich sich entwickelnde Myome verursacht. Schwere Blutungen sind des öfteren die Indikation zu chirurgischem Eingreifen, ohne daß vorher der Verdacht auf einen myomatösen Tumor gestellt wurde. Subseröse Myome drücken mitunter auf Leber und Pankreas.

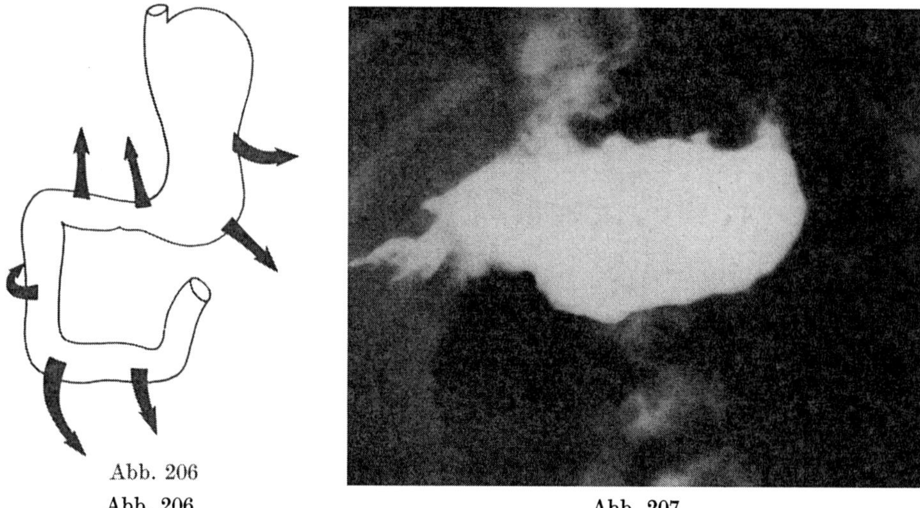

Abb. 206

Abb. 207

Abb. 206. Topographische Lage von Duplikaturen am Magen und Duodenum (PELLERIN und FOUCAULT, 1967)

Abb. 207. Mäßige Magenektasie mit erheblicher Magenausgangsstenose (HERZOG, 1963)

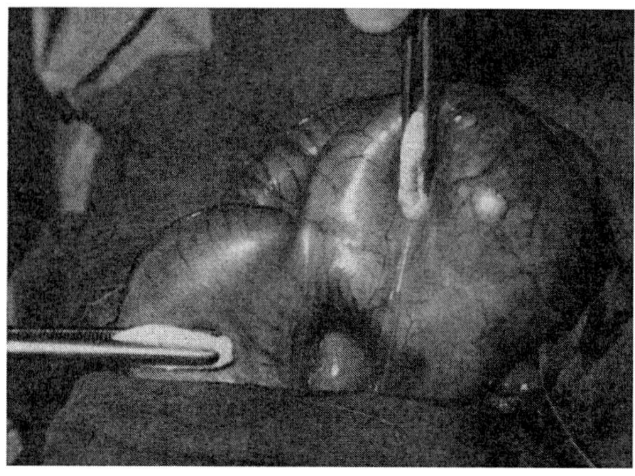

Abb. 208. Operationssitus mit großer Cyste im Antrumbereich des Magens (HERZOG, 1963)

Röntgenologisch stellen sie sich durch intraluminäre Füllungsaussparungen dar (HUMPHREY; KUBISTY und BROLL; PALMER).

### Hämangiome

Von den Geschwülsten entodermaler Herkunft spielen im Magen nur die Angiome in der Weise eine Rolle, weil sie stets die Gefahr lebensbedrohlicher Blutungen in sich tragen. Das Magenhämangiom ist ein blauroter, prall-elastischer meist halbkugeliger Tumor, der im Röntgenbild bei Kontrastuntersuchung glattwandige Defekte hervorruft, die leicht kompressibel sind (KAIJSER). In Übersichtsaufnahmen stellen sich häufig vermehrte Phlebolithen im Bereich des Angioms dar.

Bei der „multilokulären Hämangiomatosis" kann es in 9,6% auch im Magen zur Ausbildung von Angiomen kommen (BABEJ).

**Behandlung.** Eine akute Blutung erfordert die Auffüllung des Kreislaufs mit Blut, Plasma, Plasmaexpandern oder Infusionslösungen von Hämostyptica unterstützt. Eine operative Beseitigung durch Coagulation oder Resektion wird immer erforderlich sein.

Gutartige Tumoren als Mischzellgeschwülste kommen am Magen als *Cysten, Duplikaturen* und *Teratome* vor. Sie sind stets angeboren

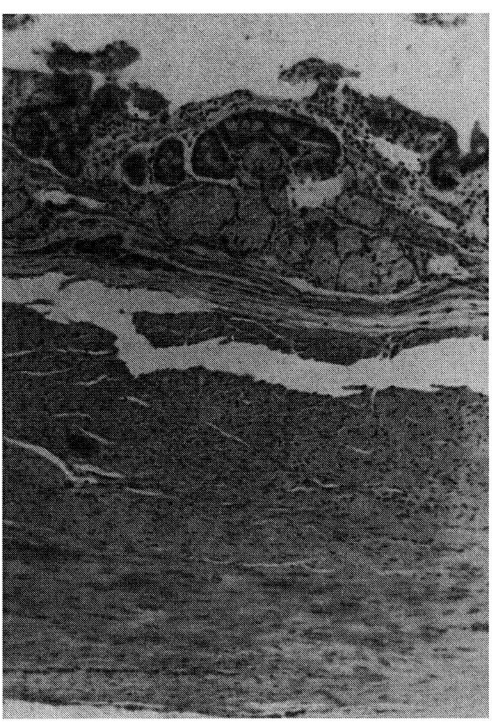

a

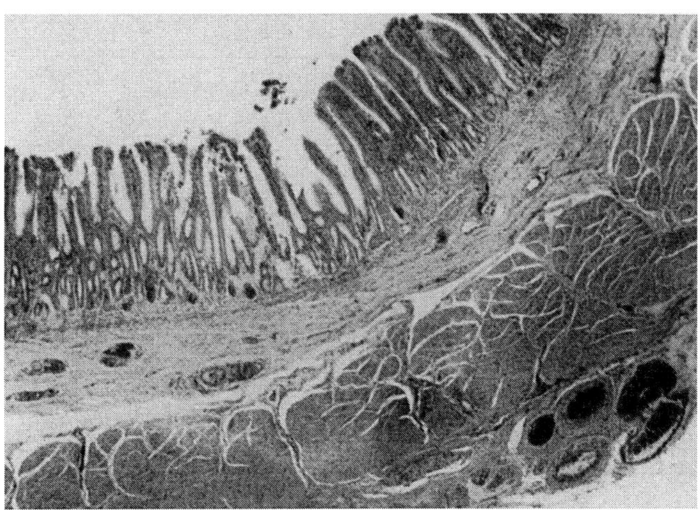

b

Abb. 209a u. b. Magen- und Darmepithel, Muskulatur und Pankreasgewebe in der Cystenwand
(HERZOG, 1963)

(PALMERS). Sie können durch ihre verschiedene topographischen Beziehungen (Abb. 206) (PELLERIN und FOUCAULT) alle Symptome gutartiger meist subserös gelegener Tumoren hervorrufen. Sie müssen stets in die Differentialdiagnose mit einbezogen werden (Abb. 207—209). Ihre Besprechung erfolgt durch GIEDION (siehe dieses Handbuch, Bd. IV, S. 956).

## Teratome

Teratome finden sich relativ häufig im Magenbereich. Sie führen schon frühzeitig, selbst bei Neugeborenen (KEELEY et al.) und jungen Säuglingen (HANDELSMAN et al.; VERHAAK; WAGEMANN) zu klinischen Erscheinungen mit Vorwölbung des Oberbauches oder Erbrechen.

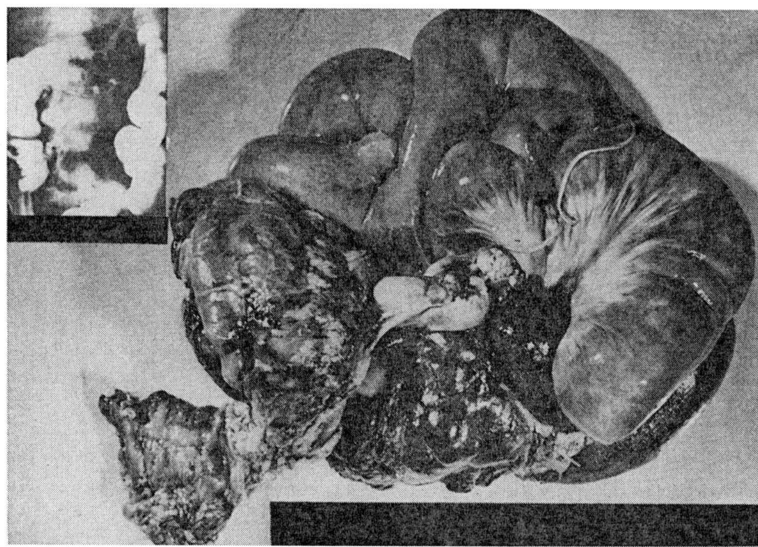

Abb. 210. Extraintestinal sich entwickelndes Leiomyosarkom bei einem 1jährigen Mädchen (Welcker und Bellmann, 1968)

Tabelle 70. *Alters- und anatomische Verteilung von Darmsarkomen.* (Nach Stämmler)

| | Altersgruppe (Jahre) | | | | | | | | |
|---|---|---|---|---|---|---|---|---|---|
| | 1—10 | 11—20 | 21—30 | 31—40 | 41—50 | 51—60 | 61—70 | 71—80 | fraglich |
| Duodenum | — | 5 | 3 | 4 | 3 | 1 | 1 | — | 17 |
| Jejunum | 8 | 2 | 11 | 11 | 6 | 4 | — | 1 | 1 |
| Ileum | 17 | 11 | 15 | 9 | 13 | 3 | 5 | — | 6 |
| Dünndarm | 7 | 3 | 11 | 12 | 5 | 8 | 5 | 1 | 9 |
| Coecum und Bauhini-Klappe | 4 | 3 | 8 | 10 | 6 | 4 | 2 | — | 8 |
| Appendix | — | 1 | 2 | — | 2 | — | — | — | 7 |
| Colon | 3 | 1 | — | 4 | 3 | — | 1 | — | 4 |
| Colon sigm. | — | 1 | 1 | 1 | — | — | — | — | 1 |
| Rectum | 3 | 3 | 7 | 8 | 18 | 23 | 15 | — | 14 |
| Große Darmabschnitte | 3 | — | — | 2 | 1 | 1 | — | 1 | — |
| Summe | 45 | 30 | 58 | 61 | 57 | 44 | 29 | 3 | 67 |

Tastbar ist ein beweglicher, sich fest anfühlender Tumor von unregelmäßiger Oberfläche. Nur in kleinen Portionen können die Kinder gefüttert werden. Bei älteren Säuglingen entwickelt sich als weiteres Leitsymptom eine Anämie (Handelsmann et al.). Sie ist wahrscheinlich durch fortwährende Blutungen aus Geschwüren verursacht.

Röntgenologisch stellen sich in Übersichtsaufnahmen Weichteilschatten manchmal mit Kalkeinlagerungen dar. Füllungsdefekte nach Kontrastdarstellung weisen auf intragastrale Ausbreitung hin (Verhaak).

Die bisher 8 einzigsten tridermalen Magenteratome wurden nur bei Knaben beobachtet.

**Behandlung benigner Magentumoren.** Operative Beseitigung ist wegen der Gefahr sarkomatöser Entartung stets angezeigt. Topographische Lage und Art der Entwicklung eines Tumors bestimmen die Form der Beseitigung.

## Tumoren des Dünndarmes

Im Dünndarm sind Tumoren seltener als in anderen Abschnitten des Magen-Darmkanals. Das wird besonders aus größeren Statistiken ersichtlich, in denen nur Einzelfälle aufgeführt werden.

So registrierte CLEMMESEN in Dänemark nur 3 primäre bösartige Neubildungen in den Jahren 1943 bis 1957 für die Altersgruppe von 0—19 Jahren. PELLER errechnete 0,6 Sterbefälle an Dünndarmkrebs in England und Wales bei Kindern von 0—14 Jahren.

Die Sektionsstatistik von STÄMMLER zeigt, daß unter allen Dünndarmkrebsen diejenigen von Kindern bis zu 10 Jahren 1,6% und bis zu 4,8% für die Altersgruppe von 11—20 Jahren ausmachen.

### Sarkome

**Häufigkeit.** Im Vergleich zu Erwachsenen wird im Kindesalter und bei Jugendlichen das Dünndarmsarkom häufiger beobachtet. Das männliche Geschlecht ist etwa doppelt so häufig wie das weibliche betroffen. Dünndarmsarkome treten in allen Lebensaltern auf.

**Pathoanatomie.** Sarkome können sich intramural und subserös entwickeln (Abb. 210). Sie können in jedem Abschnitt des Dünndarmes vorkommen, jedoch bevorzugen sie die Gegend des terminalen Ileums, gefolgt vom Jejunum. Eine ausgedehntere Analyse gibt STÄMMLER, indem er eine topographische Anordnung zum Lebensalter in Beziehung setzte (Tabelle 70).

Eine Klassifizierung von Sarkomen kann nur histologisch erfolgen. Angeborene Formen sind durch ihre undifferenzierte Zellwucherung und monotonen Bau gekennzeichnet (ESSBACH). Zwischensubstanzen werden nicht gebildet (HABEDANK), nur in manchen Fällen lassen sie gewisse Strukturierungen wie Leiomyosarkom (NASH und STOUT; WELCKER und BELLMANN) erkennen.

Die häufigste Sarkomform des Kindesalters ist das

### Lymphosarkom

**Synonyma.** Lymphoblastisches Sarkom, Lymphoma sarcomatosum, Kundratsche Sarkomatose.

**Pathoanatomie.** Sie gehen von lymphatischem Gewebe der Submucosa, insbesondere den Peyerschen Plaques aus (GROB) und bieten oft Schwierigkeiten bei einer Differenzierung gegenüber Rundzellsarkomen (OBERNDORFER). Das Neoplasma breitet sich infiltrativ in allen Schichten des Darmes fort. Mesenteriallymphknoten sind stets mit einbezogen. Rasch greift das Sarkom auf benachbarte Organe über.

**Symptomatologie.** Sarkome des Dünndarmes führen entweder zu akuten abdominalen Symptomen oder ihre Erscheinungen entwickeln sich langsam. Subileusartige Bilder (POSTH) treten bei lumenwärts sich ausbreitenden Sarkomen, Invaginationen bei solchen mit Wand-

starre des Darmes und ein Volvulus auf, wenn sie nach außen wachsen (AMIOTTI; ZIEGLER).

Die bevorzugte Lokalisation im Bereich des terminalen Ileums gibt häufig Anlaß zu einer Laparatomie wegen Verdachtes auf Appendicitis (OBERNDORFER; ZIEGLER). Eine Ileussymptomatik wird jedoch auch durch eine Perforation im Tumorbereich mit Peritonitis ausgelöst (NASH und STOUT).

Bei langsam sich entwickelnden Sarkomen werden Mattigkeit und Anorexie, diffuse Bauchschmerzen sowie Zunahme des Leibesumfanges beobachtet. Weiterhin können sich Durchfälle, blutige Stühle und Melaena, aber auch hypalbuminämische Ödeme als Folge einer durch das Sarkom ausgelösten exsudativen Enteropathie einstellen (DEL RIO et al.). Mitunter sind die Tumoren derb höckerig tastbar.

Eine röntgenologische Diagnose ist im frühen Stadium oft nicht zu stellen (POSTH). Füllungsdefekte sind uncharakteristisch. Peristaltikarme Abschnitte ohne Stenose sollen auf Sarkom verdächtig sein (HENNING und BAUMANN). Bei frühzeitiger Zerstörung der Muscularis mucosae, aber ebenso wenn Nervenelemente zerstört werden, kann sich das Lumen des Darmes erweitern und zu Abknickungen und Torsionen führen (WELCKER und BELLMANN).

Die Prognose der Sarkome ist ungünstig, denn ohne Berücksichtigung von Operationsfolgen ist der Verlauf in 40% der Fälle fatal (NASH und STOUT).

**Behandlung.** Die Behandlung sollte stets durch Resektion mit gleichzeitiger Entfernung der regionalen Lymphknoten erfolgen. Eine Strahlenbehandlung kommt wegen ihrer Empfindlichkeit beim Lympho- und Rethothelsarkom in Frage.

Eine cytostatische Behandlung ist bei weniger differenzierten Sarkomen stets angezeigt. Dadurch wird die 5-Jahres-Heilungsquote deutlich verbessert (HECKER und BERG).

### Benigne Tumoren des Dünndarmes

Das Spektrum gutartiger Tumoren verschiebt sich im Dünndarm im Vergleich zu oberen Abschnitten. Über mesodermale Geschwülste wie *Lipome, Fibrome* und *Myome* sind kaum repräsentative Veröffentlichungen zu finden. Ihre Seltenheit findet in dem langsamen Wachstum dieser Tumoren seine Erklärung. Die Dia-

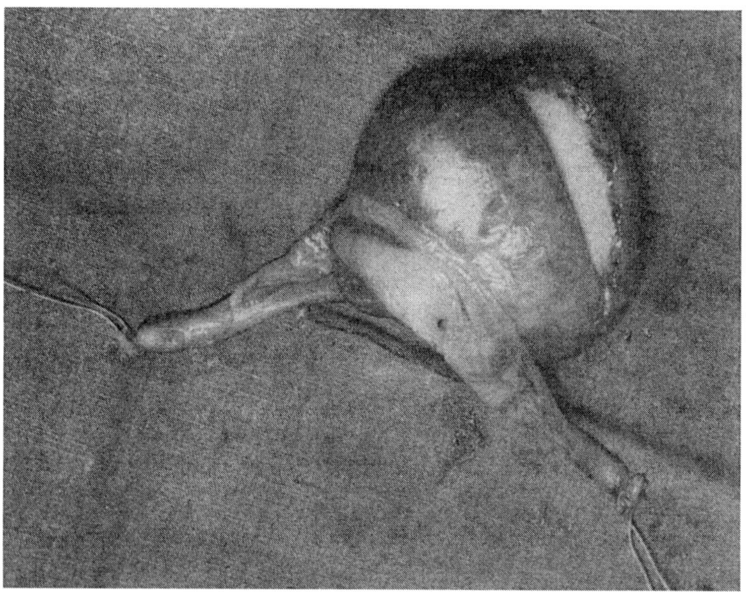

Abb. 211. Fibromyom des Dünndarmes bei einem 4jährigen Jungen (Reifferscheid, 1959)

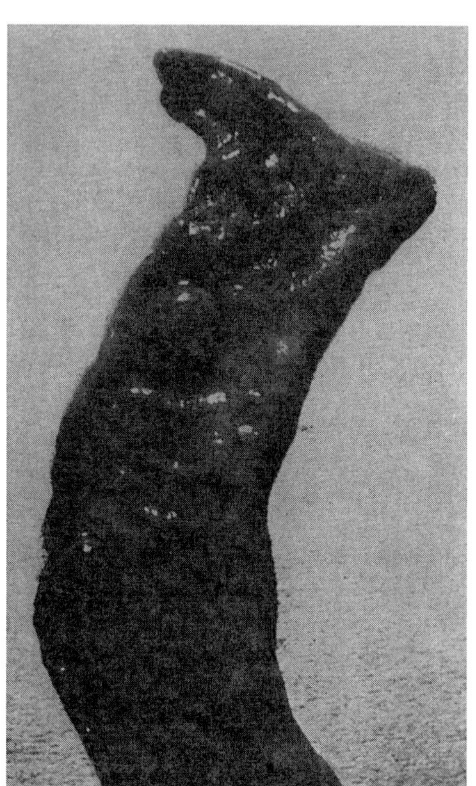

Abb. 212. Hämangiom des Dünndarmes bei multilokulärer Hämangiomatosis (Babej, 1968)

gnostik kann durch Klinik und Röntgenuntersuchungen nur so weit geführt werden, daß die

Veränderungen laparaskopisch in Augenschein genommen, operativ beseitigt und histologisch untersucht werden müssen.

Myome wurden früher häufiger diagnostiziert. Steiner fand von 68 dieser Tumoren allein 10 in der Altersgruppe von 1—29 Jahren. Nach Feyrter sind aber wahrscheinlich die meisten dieser früher als Myome bezeichneten Tumoren den Neurinomen zuzuordnen. Als Hauptlokalisationspunkt wird das terminale Ileum angegeben (Reifferscheid) (Abb. 211). Als sog. „innere Tumoren", d.h. intraluminärer oder submuköser Entwicklung führen alle gutartigen mesodermalen Geschwülste zu unklaren Bauchbeschwerden, ferner zu Blutungen mit Mattigkeit und zuweilen erheblicher Anämie. Schmerzen treten bei gestielten Formen peristaltik-synchron auf. Invaginationen, auch rezidivierend, erfordern ein aktives Eingreifen mit Abtragung oder Resektion.

### Hämangiome

Es lassen sich kavernöse Hämangiome, deren Bluträume die Darmwand weitgehend zerteilen, von capillären umschriebenen, submukösen Formen und Teleangiektasien unterscheiden.

Sie werden als Einzeltumoren (Copple und Kingsbury; Dickstein und Legros; Martins), multilokulär als „Hämangiomatosis" (Babej; Ross; Sager), in Gestalt von Hamartomen (Leber und Stout; Sussig) und in Syntropie mit anderen Fehlbildungen: Gorham-Syndrom (Haferkamp; Hambach und

HENDRICH), Rendu-Oslersche Krankheit (DICKSTEIN und LEGROS), teleangiektatischer Naevus mit Thrombopenie (RAPHAN), Turner-Syndrom beobachtet.

**Geschlechtsdisposition.** Bei der multilokulären Hämangiomatosis überwiegen die Mädchen (RAPHAN). Sonst besteht keine Differenzierung.

**Symptomatologie.** Das Symptom des Hämangioms ist die akute und sofort lebensbedrohliche Blutung (FARRIER), die sich aus häufigem Darmbluten entwickeln kann (COPPLE und KINGSBURY; DICKSTEIN und LEGROS). Darmunwegsamkeiten können durch das hamartomatöse Hämangiom selbst (SUSSIG) oder wegen ausgedehnter submuköser Blutungen (MARTINS) verursacht werden (Abb. 212) (BABEJ).

Eine röntgenologische Darstellung als Breiaussparung ist von der Blutfülle des Hämangioms und von der Intensität des Untersuchungsdruckes abhängig. Von KAIJSER wird auf eine vermehrte Phlebolithenbildung in der Umgebung des Hämangioms aufmerksam gemacht. Differentialdiagnostisch wären alle außerhalb des Ligamentum latum gehäuft auftretende Phlebolithen auf eine Hämangiombildung hin verdächtig.

**Prognose.** Die Prognose eines Hämangioms ist im allgemeinen günstig, weil sie üblicherweise wie die meisten Hämangiome nach der Säuglingszeit regressive Tendenzen aufweisen. In Einzelfällen können Blutungen bis in das Erwachsenenalter sistieren (CZAIKA). Am ungünstigsten sind die Heilungsaussichten bei einer generalisierten multilokulären Hämangiomatosis. Die Patienten sterben weniger an akuten Blutungen als vielmehr an erworbenen Komplikationen oder ihrer Folgezustände (BABEJ; ROSS; SAGER).

**Behandlung.** Läßt sich ein blutendes Hämangiom lokalisieren, was zuweilen selbst bei einer Laparatomie wegen eines Gefäßkollapses schwer ist (COPPLE und KINGSBURY), dann wird die Resektion die optimale Behandlung darstellen.

Röntgenbestrahlungen kommen wegen der mangelhaften Lokalisationsmöglichkeit nicht in Frage.

Akute Blutungen machen Auffüllungen des Kreislaufes mit Blut-, Plasmatransfusionen sowie durch Infusionen mit Plasmaexpandern erforderlich.

### Lymphangiome

des Verdauungskanals sind sehr seltene cystische Gefäßtumoren (KITTREGDE und FINBY).

Ihre Klinik wird von ihrem Einfluß auf die Wegsamkeit des Darmes gekennzeichnet (ANDERSEN).

### Peutz-Jeghers-Syndrom

**Synonyma.** Pigmentfleckenpolyposis, Polyposis (intestini diffusa) cum pigmentatione (cutis et mucosae), lentiginose peri-orificielle et polypose viscerale, lentigin-polypose digestive, hereditäre Hamartose Peutz-Jeghers, Peutz-Touraine-Syndrome, Hutchinson-Weber-Peutz-Syndrome.

**Genetik.** Ein dominant oder unregelmäßig dominantes Erbleiden, dessen Ursache wahr-

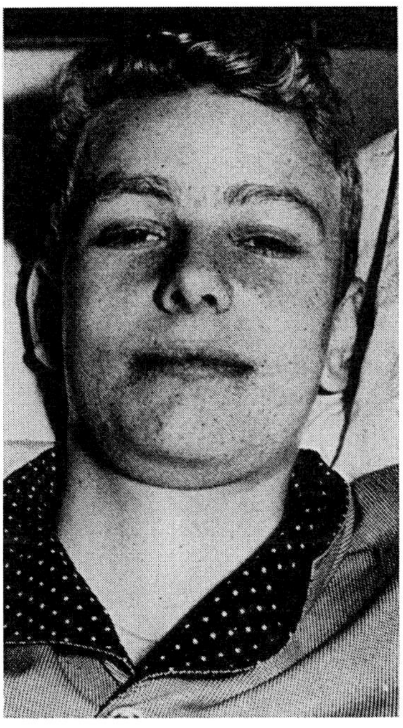

Abb. 213. Pigmentationen des Gesichtes bei Peutz-Jeghers-Syndrom (CONSIGLIO et al., 1968)

scheinlich in einem autosomalen Gen zu suchen ist. Die Mutationsrate wird von KLOSTERMANN mit 1:100000, vielleicht sogar mit 1:1000000 angegeben.

**Pathoanatomie.** Im gesamten Magen-Darmtrakt, gehäuft im Jejunum, finden sich Polypen von eigener Struktur, in der die einzelnen Gewebsbestandteile wie Epithel, Bindegewebe und Muskulatur harmonisch und in normaler Relation verteilt sind. Die Polypen beim Peutz-Jeghers-Syndrom werden den Hamartomen zugerechnet (BARTHOLOMEW et al.). Von der Muscularis mucosae gehen Verzweigungen aus, die am Stamm dick sind und nach der Peripherie hin dünner werden, bis sie schließlich ganz verschwinden. Bindegewebsteile umschließen die muskulären Verzweigungen wie in der normalen Lamina propria.

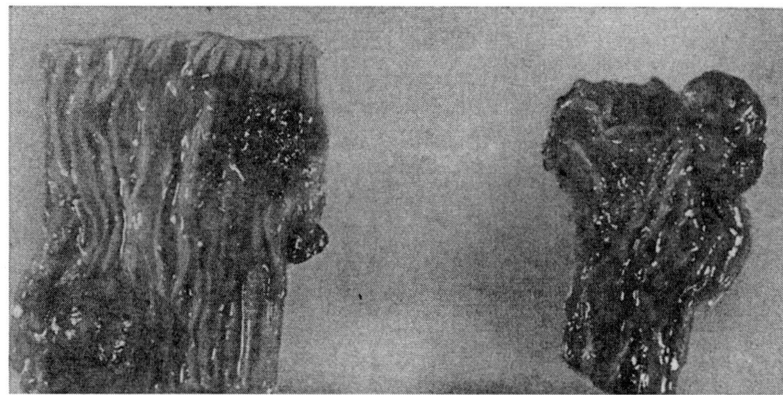

Abb. 214. Resektionspräparate mit Polypen des Dünndarmes bei Peutz-Jeghers-Syndrom (Consiglio et al., 1968)

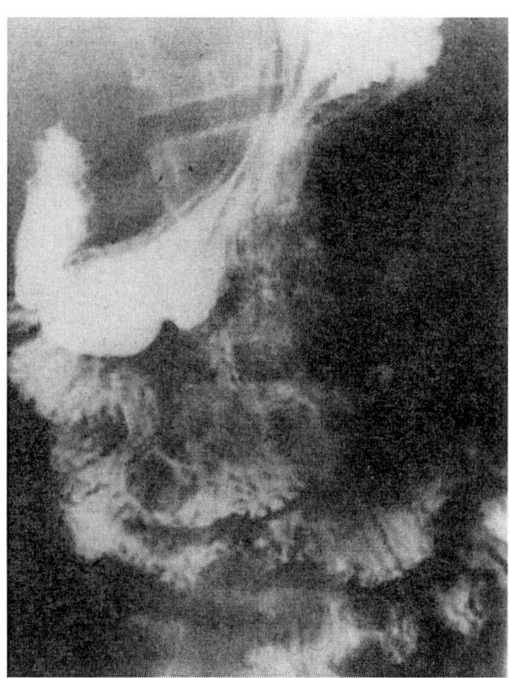

Abb. 215. Kontrastdarstellung des Magen-Darmkanals mit runden, scharf begrenzten Füllungsdefekten durch Polypen bei Peutz-Jeghers-Syndrom (Consiglio et al., 1968)

Das Epithel kleidet ebenfalls diese Verzweigungen aus. Ähnlich in den Lieberkühnschen Krypten der normalen Schleimhaut sind Paneth- sowie argentaffine Zellen an der Basis angeordnet.

**Symptomatologie.** Das früheste Zeichen sind Pigmentationen, die im Gesicht vorwiegend in der Gegend des Mundes, Naseneinganges und der Augen („intraregionale inverse Epheliden") (Abb. 213) und in der Körperperipherie verein-

zelt auf den Streckseiten der Gelenke und Finger zu finden sind. Über das Lippenrot breiten sie sich auf die Wangenschleimhaut, das Zahnfleisch, den Gaumen und die Zunge aus. Die Schleimhaut des Rectums kann ebenfalls Pigmentationen aufweisen. Ihre bevorzugte Lagerung zu embroynalen Saumregionen hat sie als „dysraphische Störungen" ansprechen lassen (Klostermann).

Polypen sind stets vorhanden sowohl beim vollständigen Syndrom als auch bei monosymptomatischen Formen. Sie bevorzugen den Dünndarm (Abb. 214), können aber auch im Magen, Oesophagus, im Colon und im Rectum, selten auch in der Nase beobachtet werden. Ähnlich wie in der Lokalisation sind sie auch in der Zahl variabel, denn manchmal sind vereinzelte vorhanden, die erst durch ihre charakteristische histologische Struktur identifizierbar sind. Meist jedoch stehen sie in der Vielzahl. Im Laufe des Lebens werden ihre klinischen Erscheinungen offensichtlicher, wohingegen Pigmentation abblassen können.

Abdominale Erscheinungen können lange auf sich warten lassen. Uncharakteristisch erscheinen sie mit unklaren Bauchbeschwerden, zeitweisen Schmerzen, die kolikartig sein können. Voller Leib, Obstipation, Übelkeit und Brechreiz sind Ileuszeichen, die durch die häufigste Komplikation, einer Invagination, hervorgerufen werden. Darmbluten führt mitunter zu schweren Anämien. Eine Diagnostik durch Bariumbreidarstellung ist schwierig. Sie muß ggf. öfters wiederholt werden, ehe sich für die Polypen charakteristischen runden Aussparungen finden lassen (Abb. 215). Gastroskopie und Rectosigmoidoskopie erleichtern die Diagnostik.

**Verlauf.** Die Prognose des Leidens wird durch die Potenz zur malignen Entartung (ACHORD und PROCTOR) bestimmt, die sich in

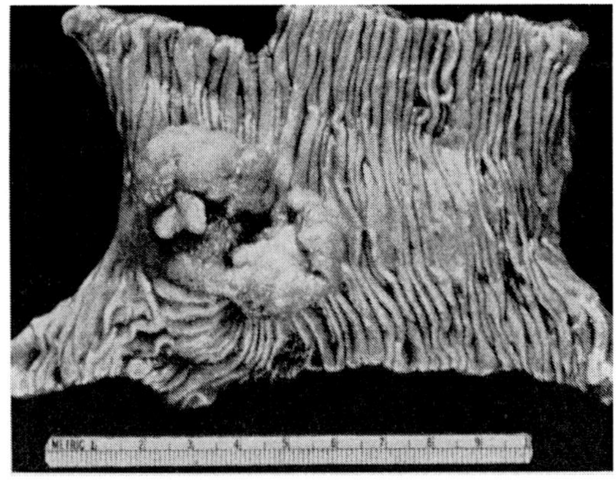

Abb. 216. Polypoide heterotope Magenschleimhaut, Resektionspräparat (SOULE und HALLENBECK, 1959)

**Behandlung.** Die Besonderheiten der Lokalisation und der fraglichen Malignität gibt zu verschiedenen Behandlungsweisen Anlaß. Chirurgische Eingriffe sind bei allen akuten Komplikationen geboten. Ausgedehnte Resektionen, multiple Teilresektionen mit und ohne Entfernung von Einzelpolypen in verbleibenden Darmabschnitten, multiple Enterostomien mit Entfernung von Polypen, die durch Transillumination intra operationem sichtbar gemacht werden, aber auch weitgehende Zurückhaltung wegen der Rezidivgefahr werden empfohlen.

### Polypoide Heterotopien

*Nebenpankreas* wird im Dünndarm in 1,7% der Autopsien gefunden (BARBOSA et al.).

### Heterotope Magenschleimhaut

Heterotope Magenschleimhaut wird im Oesophagus, in Dünndarmdivertikeln insbeson-

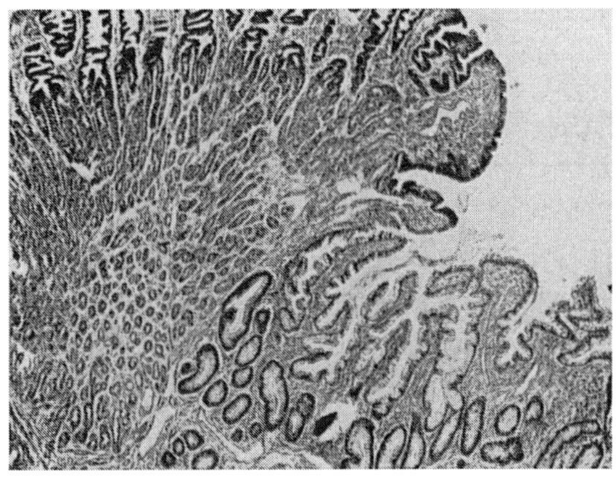

Abb. 217. Übergang von Dünndarm- in Magenschleimhaut bei polypoider heterotoper Magenschleimhaut (SOULE und HALLENBECK, 1959)

allen Abschnitten unabhängig entwickeln kann (HORN et al.), aber bevorzugt die Polypen des Duodenum trifft (REID). Eine adenocarcinomatöse Umwandlung soll bei etwa 20% zu erwarten sein (BACKHAUS). Von anderen Autoren (BARTHOLOMEW et al.; LAUMONIER et al.; RINTALA) wird sie vollkommen in Frage gestellt, weil eine histologische Fehlinterpretation des ungeordneten Aufbaus, in dem die Drüsen zwischen den Bündeln glatter Muskelfasern liegen, zu leicht möglich wäre.

dere im Meckelschen Divertikel und in Duplikaturen häufig gefunden.

Als polypöse Wucherungen treten sie bei Kindern selten in Erscheinung. Sie rufen Blutungen (GORE und WILLIAMS; TAYLOR), intermittierende Schmerzen (SOULE und HALLENBECK), Obstruktionen (GORE und WILLIAMS) und Invaginationen hervor (SOULE und HALLENBECK). Das jüngste Kind war 17 Monate alt (TAYLOR) (Abb. 216, 217).

## Tumoren im Meckelschen Divertikel

Im Meckelschen Divertikel werden verhältnismäßig häufig Tumoren beobachtet. Ihre

Symptomatik besteht meist aus akut einsetzenden und intermittierenden Bauchschmerzen,

Tabelle 71. *Altersverteilung von Appendixcarcinoiden* (Simon)

| Alter (Jahre) bis | 5 | 10 | 15 | 20 | 25 | 30 | 35 | 40 | 45 | 50 | >50 |
|---|---|---|---|---|---|---|---|---|---|---|---|
| Häufigkeit (186=100%) | 0,5 | 2,7 | 7 | 17,2 | 22,6 | 16,1 | 11,3 | 8,6 | 4,8 | 4,3 | 4,1 |

die durch Darmverschlüsse wie durch relativ häufig begleitende Entzündungen ausgelöst werden. Letztere gehen gleichzeitig mit diffuser oder bevorzugt im rechten Unterbauch lokalisierter Abwehrspannung einher. Leiomyome, Adenome und Hämangiome verursachen akute oder intermittierende Blutungen.

Carcinoide (Kaspar) sind schon bei sehr jungen Kindern beobachtet worden. Für sie werden Gewichtsverluste, abdominale Fülle mit Unfähigkeit zur Flatulenz abwechselnd mit Durchfällen angegeben.

Von bösartigen Tumoren wurden Adenocarcinome und Sarkome (Kaufmann; Virchow) beschrieben. Die Carcinome entwickeln sich auf dem Boden versprengter Magenschleimhaut. Auch sie führen zu kolikartigen, intermittierend bis zu Stunden anhaltenden Bauchschmerzen und unspezifischen Bauchsymptomen wie Übelkeit, Erbrechen, Verstopfung, Bauchdeckenspannung, Temperaturerhöhung und Anorexie.

### Das Carcinoid

**Synonyma.** Carcinoid tumour, Adenocarcinoma grade 1, Argentaffinom, argentaffin cell tumour, tumeurs endocrines, kleines Dünndarmcarcinom, gelbe Appendixcarcinoide, Basalzellkrebs des Darmes, Pseudocarcinom, Tumor pancreaticus intestini, Epithelioma solidum benignum intestini.

**Altersdisposition.** Carcinoide werden in allen Lebensaltern beobachtet. Das Carcinoid bei einem 10 Tage alten Säugling ist die jüngste Beobachtung (Ritchie). In jüngeren Altersgruppen werden Carcinoide häufiger in der Appendix gefunden. Diese Besonderheit wird mit der Vorliebe der Carcinoide für dieses Organ überhaupt erklärt. Simon sah 66% von 186 Appendixcarcinoiden bei Patienten unter 30 Jahren. Seine Altersverteilung ist in Tabelle 71 dargestellt.

**Geschlechtsdisposition.** Carcinoide der Appendix sind beim weiblichen, die des Meckelschen Divertikels beim männlichen Geschlecht häufiger. Für übrige Lokalisationen im Magen-

Darmkanal können keine bindenden Aussagen gemacht werden (Kähler und Heilmeyer).

**Pathoanatomie.** Carcinoide sind einzeln oder multipel auftretende epitheliale Geschwülste. Sie sind stecknadelkopf- bis kirschgroß und von halbkugeliger Gestalt. Sie sitzen als derbe Tumoren von weißlichgrauer Farbe bevorzugt dem Mesenterialansatz gegenüberliegend, breit der Darmwand auf. Histologisch erweisen sie sich als epithelähnlich, in Nestern erscheinen die Zellen dicht gedrängt. Die Kerne sind chromatinreich. Das Stroma enthält glatte Muskulatur, faseriges Bindegewebe und manchmal reichlich elastische Fasern (Oberndorfer). Sie wachsen gelegentlich ringförmig und infiltrierend, jedoch nicht grob zerstörend.

Tabelle 72. *Anatomische Verteilung von 509 autoptisch und chirurgisch diagnostizierten Carcinoidfällen* (Ritchie)

| Lokalisation | Anzahl | % |
|---|---|---|
| Magen | 9 | 2 |
| Duodenum | 5 | 1 |
| Gallenblase | 1 | 0,2 |
| Jejunum, Ileum | 117 | 23 |
| Appendix | 341 | 67 |
| Colon | 18 | 4 |
| Rectum | 13 | 3 |
| Unbekannten Ursprungs | 5 | 1 |
| Summe | 509 | |

Carcinoide treten bevorzugt in der Appendix auf (67%). In zweiter Linie sind sie im Dünndarm lokalisiert. Auch in anderen Darmabschnitten können sie auftreten: Meckelsches Divertikel (Andersen), Magen (Eklof; Joszt und Kalicinski), Rectum (Freund) (Tabelle 72).

**Symptomatologie.** Carcinoide wachsen langsam. Sie werden deshalb erst bei einer Autopsie entdeckt. Im Kindesalter stehen die Symptome einer akuten oder rezidivierenden Appendicitis mit Schmerzen, Abwehrspannung, mäßiger Temperaturerhöhung und Leukocytose im Vordergrund (Oeconomopoulos). Erbrechen und Durchfall können hinzutreten (Willox). Die appendicitische Symptomatologie soll durch sekundäre Infektion des durch den submukös

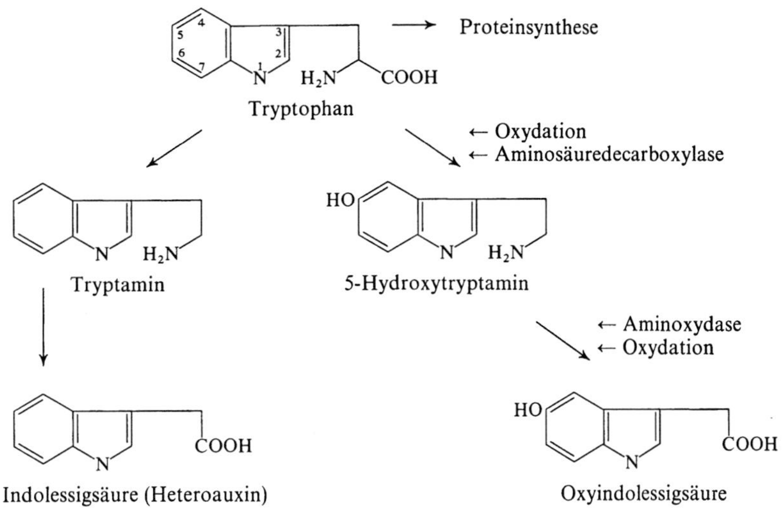

Abb. 218. Abbau des Tryptophans

gelegenen Tumor retinierten Schleimes ausgelöst werden.

Weiterhin kann es zu Invaginationen (McCartney) und Zeichen eines rezidivierenden Subileus mit sich wiederholenden, krampfartigen Leibschmerzen, lebhaften Darmgeräuschen, aufgetriebenem und mäßig gespanntem Leib (Webster und Williams) kommen. Nach Stunden, wenn sich der Subileus wieder gelöst hat, bleiben über längere Zeit lebhafte Darmgeräusche hörbar (Kähler und Heilmeyer). Die Eldredsche Tetrade mit chronisch intermittierendem Darmverschluß, Leibschmerzen, Diarrhoe und bisweilen Gewichtsverlust erweckt am ehesten den klinischen Verdacht auf das Vorliegen eines Carcinoids.

Ihre klinische Diagnostik gehört zu den Seltenheiten. Röntgenologisch lassen sich hin und wieder Füllungsdefekte nachweisen, die wie alle gutartigen Tumoren glatt begrenzt sind (Joszt und Kalicinski).

Das Carcinoid enthält uniforme, polygonale bis zylindrische Zellen mit großem chromatinreichem Kern. Das helle Cytoplasma („Helle Zellen" Feyrters) enthält argentaffine und argyrophile Granula. Diese Zellen („endoparakrine Drüsen") produzieren Serotonin (5-Hydroxytryptamin), das durch Oxydation und Decarboxylierung aus Tryptophan gebildet wird. Nach weiterer Oxydation entsteht 5-Hydroxyindolessigsäure, die im Urin ausgeschieden wird (Abb. 218). Wahrscheinlich entwickelt es über Acetylcholin am Darm seine Wirkung. Die klinischen Erscheinungen der vermehrten Serotoninbildung geben sich als „nervös-endokrine Enteropathie" und bei metastasiertem, endoparakrin-hormonell aktivem Carcinoid als „Carcinoidsyndrom" kund.

Die „nervös-endokrine Enteropathie" (Bohn; Feyrter) wird durch ein benignes Carcinoid ausgelöst und geht mit rezidivierenden Koliken, starken Blähungen und dünnbreiigen bis flüssigen Stühlen einher. Anfälle von Hitzewallungen, Schwindel und Ohnmacht sind Ausdruck vasomotorischer Störungen.

Metastasiert ein Carcinoid, am häufigsten vom Ileum aus (Kähler und Heilmeyer), stellen sich unmittelbare Tumorsymptome wie Gewichtsabnahme und die Zeichen eines „Carcinoidsyndroms" ein. Auch im Kindesalter (Field et al.; Gonzales et al.) geht dieses Krankheitsbild mit verstärkten Zeichen der Enteropathie und vasomotorischen Störungen, dem „Flush", einher. Durch die pharmakologische Wirkung des Serotonins wird die Haut dabei gefleckt rot bis cyanotisch gefärbt und vom Patienten als Hitzewallung empfunden. Asthmaanfälle werden ebenfalls ausgelöst. Mit der Zeit stellen sich pellagroide Hautveränderungen ein. Die Leber wird tastbar vergrößert. Hypalbuminämische und flushbedingte, durch hämodynamische Zirkulationsstörungen hervorgerufene Ödeme können sich ausbilden. Mit der Zeit entwickelt sich ebenfalls als Folge des dauernd einwirkenden Serotonins eine Endokardfibrose.

Zwischen der endokrin-nervösen Enteropathie und dem Carcinoidsyndrom bestehende Gemeinsamkeiten und Unterschiede wurden von Feyrter tabellarisch aufgestellt (Tabelle 73). Biochemisch sind die Blutwerte für

Tabelle 73. *Gemeinsamkeiten und Differentialdiagnose zwischen „endokrin nervöser Enteropathie"*
*und „Carcinoid-Syndrom". (Modifiziert nach Feyrter)*

|  | Endokrin nervöse Enteropathie (benignes Carcinoid) | Carcinoidsyndrom (malignes Carcinoid) |
|---|---|---|
| Enteropathie im engeren Sinne (Durchfälle, Blähungen, Durchfall) | + | ++ wäßrige Stühle |
| Vasomotorische Störungen (Schwindel, Ohnmacht, Wallungen) | + | + Flush |
| Allergische Belastung | + | + |
| Pellagroide Hautveränderungen | + | + |
| Hypoglykämie | + | + |
| Endokardfibrose | − | + |
| 5-Hydroxyindolessigsäure im Harn | − | + |

Serotonin erhöht. Im Urin wird das Abbauprodukt, die Indolessigsäure vermehrt ausgeschieden. Diese kann am einfachsten chromatographisch bestimmt werden.

**Behandlung.** Resektion lokalisierter und metastasierter Tumoren. Da ein multiples Auftreten oder Metastasierungen nicht vorausgesagt werden können, müssen die Patienten einer laufenden Harnkontrolle auf Oxyindolessigsäure unterzogen werden. Nahrungssubstanzen wie Ananas, Bananen, Tomaten und

Walnüsse sind serotoninhaltig. Sie müssen ebenso wie Arzneimittel, die in den Serotoninstoffwechsel eingreifen wie Phenothiazine und Reserpin einen Tag vor der Untersuchung weggelassen werden.

Cytostatische und Röntgenstrahlenbehandlungen sind erfolglos. Von günstiger allgemeiner Wirkung beim Carcinoidsyndrom sind Chlorpromazine und zur Beseitigung der Ödeme Chlorothiazide. Deseril übt eine antagonistische Wirkung auf das Serotonin aus.

## Polypen des Dickdarmes

Polypen im Dickdarm sind kugelige, gestielt oder breit der Schleimhaut aufsitzende Tumoren von variabler Größe, die in 80% einzeln (Mallam und Thomson) oder multipel vor-

Tabelle 74. *Lokalisationsverteilung der Darmpolypen*
(Stämmler)

| Lokalisation | Anzahl |
|---|---|
| Rectum | 34 |
| Rectum und Colon | 35 |
| Rectum und Colon und Dünndarm | 9 |
| Rectum und Magen | 1 |
| Flexura sigmoidea allein | 2 |
| Colon transversum allein | 1 |
| Verschiedene Colonpartien | 15 |
| Ileocöcalgegend | 2 |
| Ileum allein | 2 |
| Magen und Dünndarm | 1 |
| Gesamter Darm | 2 |

kommen. Sie lokalisieren sich bevorzugt im Rectum (80% nach Gelb et al.). Über die örtliche Verteilung gibt eine Tabelle von Stämmler Auskunft (Tabelle 74).

Die Bezeichnung Polyp wurde im älteren Schrifttum nicht einheitlich gehandhabt (Oberndorfer). Sie wurden allesamt als Wucherungen der epithelialen Schleimhaut mit acinösem Bau aufgefaßt, deren Stiel nicht autochthon gewachsen, sondern durch ständigen Zug mechanisch entstanden ist. Sie waren einheitlicher Natur, die ihre Besonderheiten nur in der Art ihres solitären oder multiplen Vorkommens, ihrer Ätiologie und weniger in histologischer oder genetischer Hinsicht hatten. So verteilen sich die Zahlen „undifferenzierter" Polypen überwiegend auf höhere Lebensalter (Stämmler) (Tabelle 75).

Die Angaben über die Häufigkeit von Polypen im Magen-Darmkanal schwankt von 1,8 bis 17,2% erheblich. Im Kindesalter wird sie auf etwa 3% geschätzt (Duhamel; Rauhs).

Histologisch lassen sich adenomatöse, juvenile und Peutz-Jeghers-Polypen trennen (Meyer; Morson und Bussey). Genetische Besonderheiten liegen bei der familiären Colonpolypose, beim Peutz-Jeghers-Syndrom, Gard-

Tabelle 75. *Altersverteilung der Polyposis adenomatosa* (STÄMMLER)

| Alter | 0—10 | 11—20 | 21—30 | 31—40 | 41—50 | 51—60 | 61—70 | >70 |
|---|---|---|---|---|---|---|---|---|
| Anzahl | 10 | 21 | 18 | 25 | 9 | 5 | 8 | 1 |

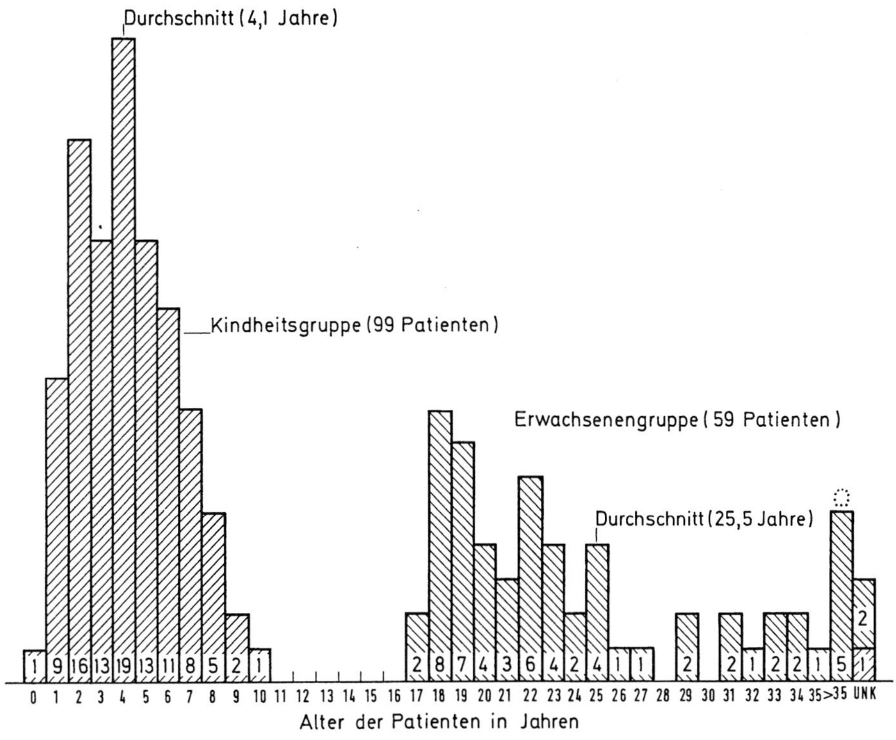


Abb. 219. Altersverteilung von Patienten mit juvenilen Polypen (ROTH und HELWIG, 1963)

Tabelle 76. *Anatomische Verteilung juveniler Polypen.* (Nach ROTH und HELWIG)

| | Kinder | | Erwachsene | | Summe | |
|---|---|---|---|---|---|---|
| | Anzahl | % | Anzahl | % | Anzahl | % |
| Rectum | 72 | 69 | 48 | 80 | 120 | 72 |
| Sigma | 10 | 9,4 | 9 | 15 | 19 | 11 |
| Colon descendens | 3 | 2,8 | 1 | 1,7 | 4 | 2,4 |
| Colon transversum | 5 | 4,2 | 1 | 1,7 | 6 | 3,6 |
| Colon ascendens | 2 | 1,9 | 0 | 0 | 2 | 1,2 |
| Coecum | 1 | 0,95 | 0 | 0 | 1 | 0,6 |
| Colon, multipel | 1 | 0,95 | 0 | 0 | 1 | 0,6 |
| Unbekannt | 12[a] | 11 | 1 | 1,7 | 13 | 7,8 |
| | 106 | | 60 | | 166 | |

[a] 10 davon spontan amputiert.

ner-Syndrom, Turcot-Syndrom, Zollinger-Elli-son-Syndrom und solitären Polypen vor (Mc-KUSICK).

### Juvenile Polypen

**Synonyma.** Retentionspolyp, Solitärpolyp, solitärer Mastdarmpolyp.

**Alters- und Geschlechtsverteilung.** Juvenile Polypen werden schon bei Neugeborenen am 4. Lebenstage beobachtet (KOTTMEIER und CLATWORTHY). Am häufigsten führen sie im 4.—6. Lebensjahr zu klinischen Erscheinungen. Im Alter von 11—16 Jahren werden sie selte-ner, was ROTH und HELWIG auf eine mangel-

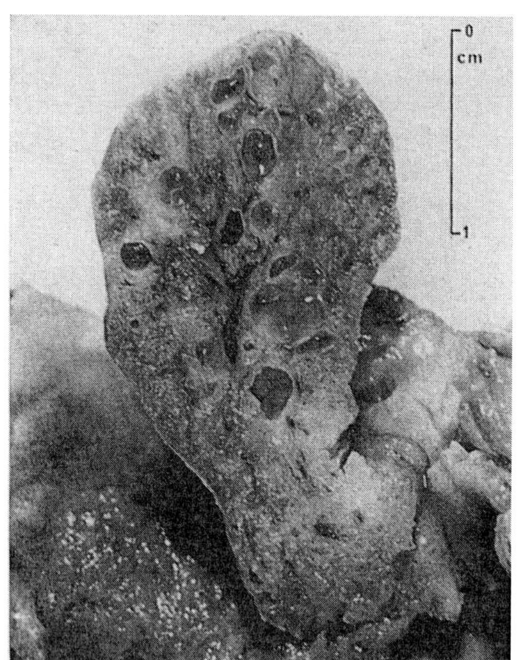

Abb. 220. Juvenile Polypen mit glänzender Oberfläche
und großen, schleimgefüllten Cysten (Veale et al.,
1966)

**Pathoanatomie.** Die leuchtend roten Polypen haben eine glänzende Oberfläche, die bei Berührung oder Prolaps verletzlich ist und leicht blutet. Die Konsistenz ist weich. Die Größe beträgt im Durchmesser von 3—50 mm. Kleinere Polypen sitzen auf, größere sind meist gestielt. Gelegentlich kann die Oberfläche einmal gelappt sein. Die Schnittfläche zeigt viele Cysten, die mit Schleim gefüllt sind (Abb. 220).

Mikroskopisch bestehen sie aus epithelialen und bindegewebigen Anteilen. Im Gegensatz zum Peutz-Jeghers-Polypen spielt die Muscularis mucosae keine Rolle. Das Epithel ist eng geschlossen, mit Zellen durchsetzt, die eine vermehrte Kernaktivität mit Hyperchromasie und Mitosen aufweisen. Schleimzellen sind reichlich vorhanden. Durch retinierten Schleim sind die Krypten verbreitert, die durch reichlich von retikulären Fasern, Lymphocyten und Plasmazellen durchsetztem Bindegewebe getrennt werden (Abb. 221).

Juvenile Polypen mit stärker gelappter Oberfläche sind ärmer an bindegewebigen Elementen, so daß eine stärkere Lappung daraus resultiert. Das Epithel jedoch ist normal und weist keine Hyperplasie oder neoplastische Proliferation auf.

Die Epitheloberfläche ist dünn und deshalb auch leicht verletzlich. Häufig spielen sich sekundäre Entzündungsprozesse bis zur Bildung von Mikroabscessen darin ab.

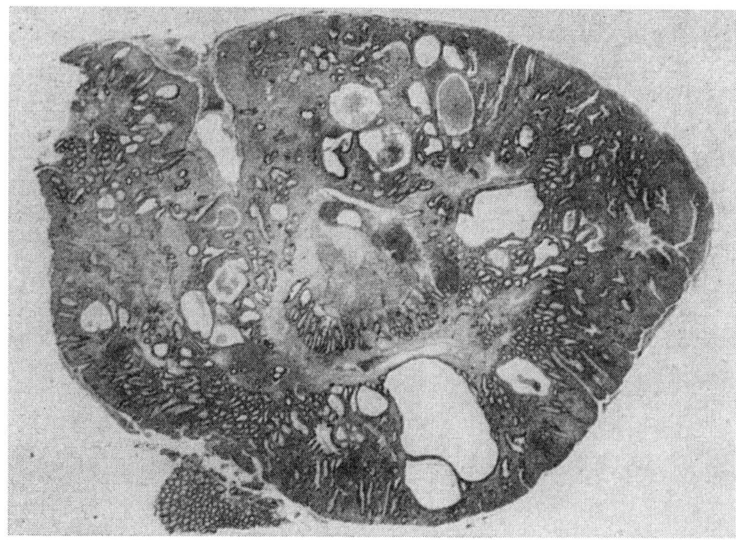

Abb. 221. Histologischer Schnitt durch einen juvenilen Polypen mit zahlreichen cystischen Hohlräumen
(H.E., ×4) (Veale et al., 1966)

hafte Kontrolle dieser Altersgruppe beziehen (Abb. 219).

Knaben sind etwa doppelt so häufig wie Mädchen betroffen (Roth und Helwig). Unter Erwachsenen machen die Männer das 13fache der Frauen aus (Tabelle 76).

Juvenile Polypen werden mitunter auch in die Hamartome eingeordnet. Sie weisen häufiger als andere Polypen Kombinationen mit anderen Mißbildungen wie Malrotation, Herzfehler, Trachealstenose, Hydrocephalus und Amyotonia congenita auf.

**Symptomatologie.** Die ersten Erscheinungen beginnen schon in früher Kindheit, manchmal

Tabelle 77. *Häufigkeit von Symptomen juveniler Polypen an 158 Patienten* (ROTH und HELWIG)

|  | Anzahl | %<br>(99 = 100%) | Anazhl | %<br>(59 = 100%) | Anzahl | %<br>(158=100%) |
|---|---|---|---|---|---|---|
| Rectale Blutung | 81 | 82 | 45 | 76 | 126 | 80 |
| Prolaps oder Vorwölbung<br>  des Anus | 29 | 29 | 9 | 15 | 38 | 24 |
| Gewebevorfall | 10 | 10 | 0 | 0 | 10 | 6,3 |
| Bauchkrämpfe oder<br>  Bauchschmerzen | 4 | 4,0 | 6 | 10 | 10 | 6,3 |
| Zufallsbefund | 0 | 0 | 4 | 6,8 | 4 | 2,5 |
| Stuhlstörungen<br>  (Schleim, Obstipation, Diarrhoe) | 6 | 6,1 | 7 | 12 | 13 | 8,2 |
| Unbekannt | 5 | 5,5 | 2 | 3,4 | 7 | 4,4 |

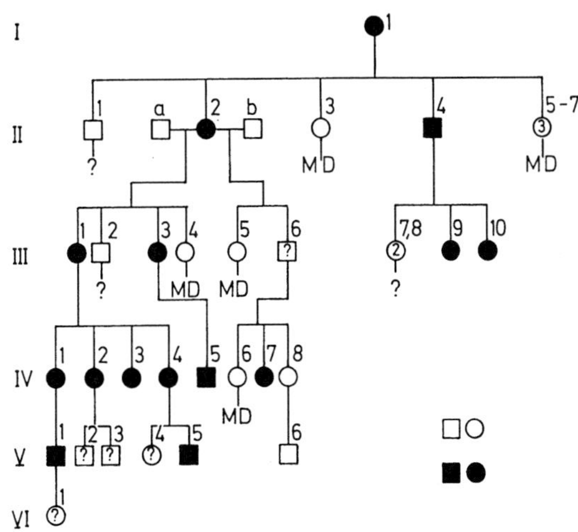

Abb. 222. Stammbaum bei Polyposis des Dickdarmes (McKUSICK, 1962). ▫○ Wahrscheinlich nicht Betroffene; ■● erkrankte Männer und Frauen; *MD* viele unbetroffene Nachkommen

schon bei Säuglingen. Sie werden durch Solitärpolypen verursacht. Später werden auch juvenile Polypen zuweilen multipel gefunden. Das häufigste Symptom ist die rectale Blutung und Durchfall mit Schleimabsonderungen. Häufig werden rechts lokalisierte Schmerzen mitunter geklagt. Öfters treten Mastdarmpolypen durch den After durch. Dann sehen sie düster dunkelrot aus, und ihre Oberfläche blutet. In 10% erfolgen bei Kindern Spontanamputationen (KNOX; ROTH und HELWIG) (Tabelle 77).

Tastbar sind Polypen im Mastdarm. Sie werden durch ihre weiche Konsistenz oft nicht gespürt. Sie bevorzugen die hintere Wand des Rectum (CABRERA und LEGA). Durch Rectosigmoidoskopie kann ihre Lokalisation, Anzahl und Ausdehnung genauer bestimmt werden. Kontrastuntersuchungen bringen in höheren Abschnitten glattrandige, runde Aussparungen zur Darstellung.

**Prognose.** Wegen ihres hamartösen Aufbaus weisen juvenile Polypen eine günstige Prognose auf, denn sie entarten nicht (KNOX et al.; MORSON und BUSSEY).

### Adenomatöse Polypen

**Synonyma.** Adenome, multiple Adenome seu Papillome, diffuse Polypose, hereditäre multiple Polyposis, congenital polyposis, familial polyposis, polyposis coli.

**Genetik und Häufigkeit.** Autosomal-dominantes Leiden, das sich bei etwa 50% aller Angehörigen manifestiert (Abb. 222). REED und NEEL nehmen eine Häufigkeit von 1:8300 Geburten an. Eine Koppelung an die MN-Blutgruppeneigenschaft wird von VEALE diskutiert.

**Altershäufigkeit.** Die Tumoren entwickeln sich üblicherweise zur Zeit der Pubertät und führen erst um das 30. Lebensjahr zu ausgeprägten klinischen Erscheinungen. Vor dem

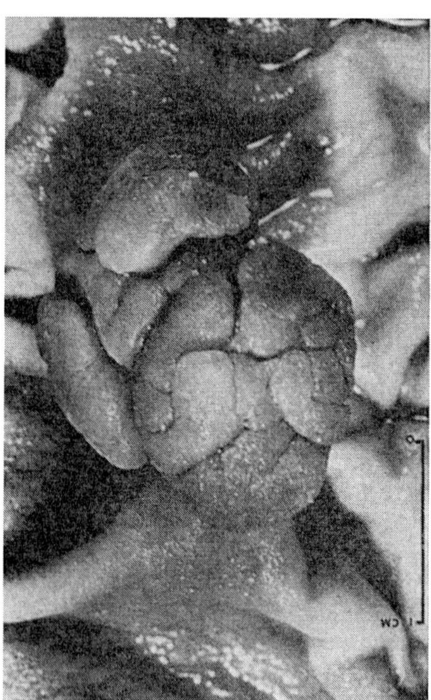

Abb. 223. Adenomatöser Polyp mit gelappter Oberfläche (VEALE et al., 1966)

nimmt von der Ileocöcalklappe bis zum Rectum hin zu (MARSHAK et al.). Als zusätzlicher Manifestationsort kommt auch der Magen in Frage (HALSTEAD et al.).

Adenomatöse Polypen haben eine gelappte, manchmal tief gefurchte Oberfläche. Sie stellen eine starke Proliferation Lieberkühnscher Drüsen dar. Sie sitzen breitbasig oder gestielt auf (Abb. 223).

Histologisch sind innerhalb großer gelappter Abschnitte eng aneinanderliegende Drüsenschläuche erkennbar, in denen die Zahl der Becherzellen vermindert ist. Neben Hyperchromasie fallen zahlreiche Mitosen auf. Die Drüsenschläuche werden durch eine normale Lamina propria voneinander getrennt (Abb. 224).

**Symptomatologie.** Polypen entwickeln sich schon lange vor ihrer klinischen Manifestation. MARSHAK et al. unterscheiden 3 Stadien, von denen das erste ohne klinische und röntgenologische Symptome einhergeht. Im zweiten lassen sich symptomlose Polypen nachweisen. Das dritte Stadium ist durch häufiges Absetzen dünnbreiiger z.T. durchfälliger Stühle gekennzeichnet. Dieses Symptom tritt in 20% aller Beobachtungen auf (BURT). Exzessiver Schleimabgang und intermittierende Blutun-

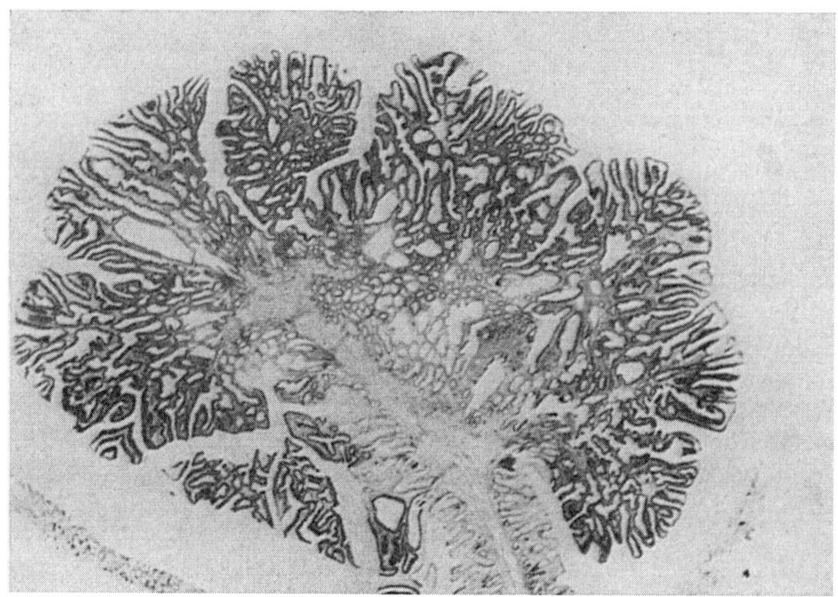

Abb. 224. Histologischer Schnitt durch einen adenomatösen Polypen mit gelappter Oberfläche und proliferierenden Drüsenschläuchen (H.E., ×5) (VEALE et al., 1966)

10. Lebensjahr wurden sie von MORSON nicht beobachtet, jedoch meinen LE FEVRE und JACQUES, daß familiäre Polypen schon im Säuglingsalter vorhanden sein können.

**Pathoanatomie.** Adenomatöse Polypen sind im Dickdarm unregelmäßig verteilt. Ihre Häufigkeit

gen treten hinzu. Zuweilen entwickelt sich eine sekundäre Anämie. Rectale Tastungen verlaufen bei den weichen Polypen öfters ergebnislos (GROB). Krampfartige Leibschmerzen weisen auf einen Peristaltikzug hin, der zuweilen in eine Invagination übergehen kann. Bei einer

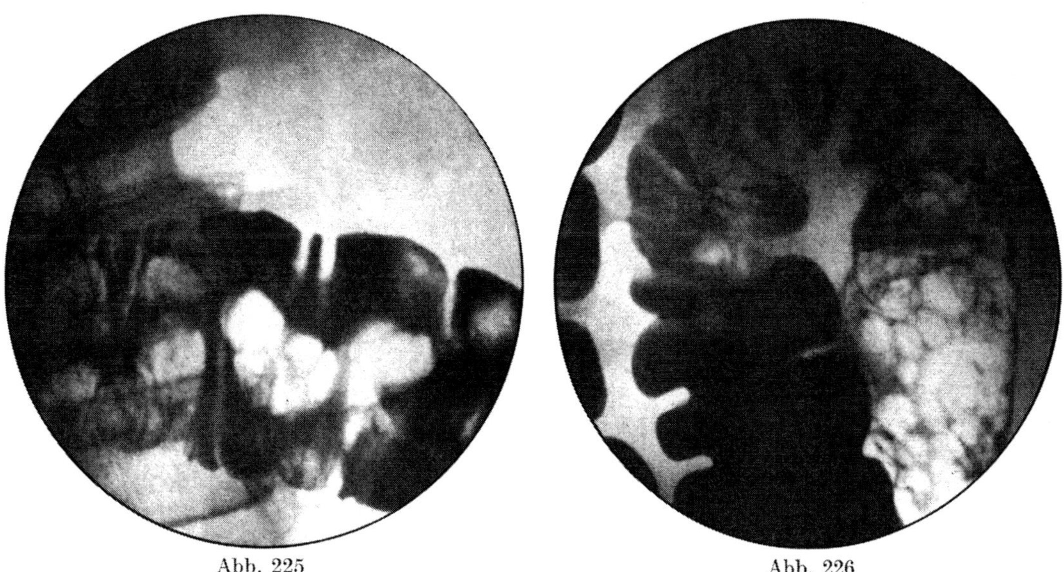

Abb. 225 | Abb. 226

Abb. 225 u. 226. Kontrasteinlauf mit runden, glatt begrenzten Aufhellungen bei Polyposis (DITTRICH, 1953)

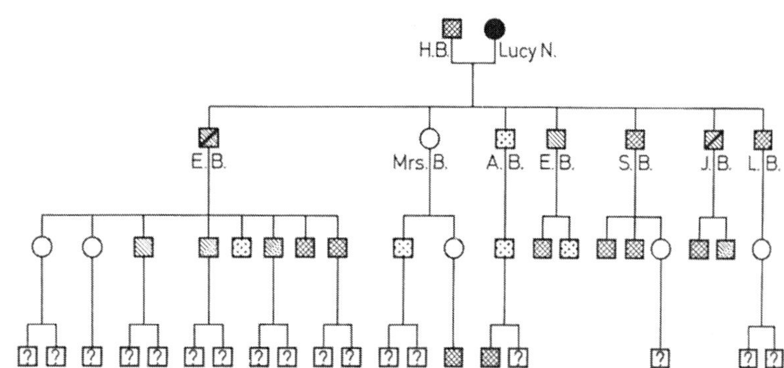

Abb. 227. Stammbaum bei familiärer Polyposis mit Manifestation beim männlichen Geschlecht (CARTER et al., 1968)

Familiäre Polyposis;

familiäre Polyposis mit Krebs;

familiäre Polyposis mit Krebs und Dünndarmpolypen;

familiäre Polyposis und Dünndarmpolypen;

adenomatöse Polypen;

keine Polypen

Rectosigmoidoskopie sehen die kugeligen Polypen hellrot bis bläulich aus. Ihre Oberfläche kann ulceriert sein. Sie bluten bei Berührung leicht. Röntgenologisch stellen sie sich als runde Aufhellungen dar (Abb. 225, 226).

*Sonderformen der Polyposis adenomatosa* lassen sich durch ihr familiäres Auftreten und aus Einzelbeobachtungen in Verbindung mit anderen Störungen unterscheiden:

Das *Gardner-Syndrom* ist ein Leiden mit einfach autosomal-dominantem Erbgang. Die frühesten Erscheinungen sind weiche Tumoren (sebaceous cysts oder epidermal cysts, Trichoepitheliome) der Haut und Fibrome. Hauttumoren können schon bei Geburt vorhanden sein (GARDNER). Knöcherne Tumoren (Osteome) treten an den großen Gesichtsknochen auf und ragen manchmal in die Nasennebenhöhlen. An Schädelknochen imponieren sie als Verdichtungen der Corticalis. Überzählige Zahnanlagen können vorkommen (FADER et al.). Darmpolypen können in allen Darmabschnitten, bevorzugt im Colon und Rectum, auftreten.

Nicht alle Familien weisen die typischen Symptome auf. Als bisymptomatische Formen werden cutan-intestinale Typen ohne Fibrome, Desmoide oder ossäre Tumoren (OLDFIELD) und cutan-ossäre Typen (FUHRMANN et al.) unterschieden.

Eine familiäre Polyposis des Dick- und Dünndarmes, die nur beim männlichen Geschlecht auftritt, beobachteten Carter et al. (Abb. 227).

Von Woolf et al. wird eine autosomal-dominante Polyposis beschrieben, bei der die Polypen an Zahl selten und verstreut sind.

Andere Sonderformen multipler Polyposis gehen mit ektodermalen Veränderungen einher. Als Folge einer Malabsorption durch die Polyposis werden Pigmentationen, Alopecie und Onychotrophie beim Cronkhite-Canada-Syndrom angesehen (Manousos und Webster). Möglicherweise werden durch ähnliche Zustände auch Trommelschlegelfinger und -zehen hervorgerufen (Grigorescu et al.; Sonnenkalb).

**Prognose.** Adenomatöse Polypen entarten. Die Hälfte bis $^2/_3$ aller Polypenträger entwickeln später ein Carcinom, das zuweilen im Kindesalter zur Beobachtung kommen kann (Abramson; Coleman und Eckert).

skopie unterzogen werden. Patienten mit Teilresektionen, bei denen das Rectum noch verblieben ist, werden in 6monatigen Abständen kontrolliert (Streicher).

## Carcinom

**Häufigkeit.** Carcinome des Dickdarmes werden verhältnismäßig häufig beobachtet. O'Brien konnte bis 1967 200 Beobachtungen an Patienten unter 20 Jahren zusammenstellen. Nach Clemmesen sind in Dänemark bösartige Tumoren nicht allzu selten. Im Colon registrierte er 20 und im Rectum 5 Carcinombeob-

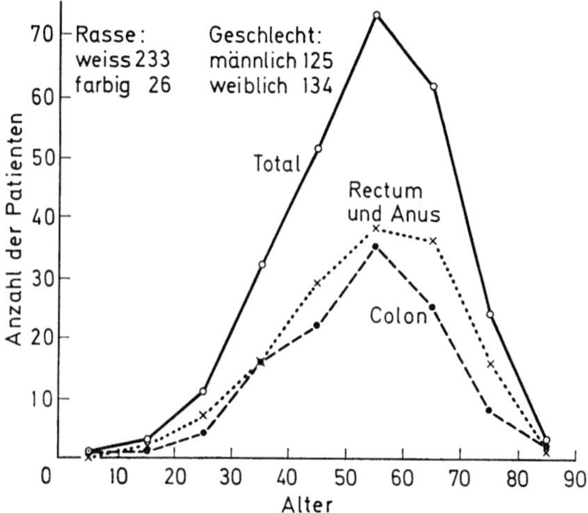


Abb. 228. Altersverteilung von Carcinomen im Dickdarm (McSwain und Williams, 1951)

**Behandlung.** In allen Fällen wird eine radikale Entfernung von Dickdarmabschnitten empfohlen. Eine totale Ausräumung, wenn verschiedene Darmabschnitte befallen sind, kann zum Problem werden, ,,weil die Heilung dann schlimmer als die Krankheit wird" (Boley et al.). Einzelpolypen können lokal abgetragen werden (Burt).

**Prophylaktische Maßnahmen.** Alle Familien mit Polyposis sollten einer ständigen Kontrolle unterworfen werden, da der Verlauf nicht vorausgesagt werden kann. Bei Kindern muß die Diagnostik intensiviert werden, sobald Blutungen, am besten schon, wenn lockere Stühle abgesetzt werden oder Bauchschmerzen auftreten.

Sippenangehörige sollten bis zum 30. Lebensjahr einer 2—3jährigen Rectosigmoido-

achtungen. Das männliche Geschlecht überwiegt (Buchman und Calhoun; Clemmesen).

**Altersverteilung.** Der jüngste Patient war ein 9 Monate altes Mädchen (O'Brien). Vom 12. Lebensjahr an werden die Beobachtungen häufiger (Middelkamp und Haffner). Über die Altersverteilung von 259 Patienten mit Dickdarmkrebs gibt eine Kurve von McSwain Aufschluß (Abb. 228).

**Ätiologie.** Nur in seltenen Fällen kann ein ätiologischer Zusammenhang aufgestellt werden: polypöse Präcancerose (Abramson; Coleman und Eckert; Schilla) und Colitis ulcerosa (Wilcox und Beattie).

**Pathoanatomie.** Carcinome sind bevorzugt im Sigma lokalisiert, gefolgt von der Flexura lienalis, mittleren Abschnitten des Colon ascendens und Colon transversum (Middelkamp und Haffner).

Dickdarmkrebse wachsen meist fungös-papillös und zottig-papillomatös in das Lumen vor (Stämmler). Einige breiten sich infiltrativ in der Darmwand aus.

Tabelle 78. *Symptomenunterschiede von Coloncarcinomen der rechten und linken Seite bei Erwachsenen.*
(Modifiziert nach HENNING und BAUMANN)

| Carcinom der rechten Seite | Carcinom der linken Seite |
| --- | --- |
| Darminhalt flüssig | Darminhalt halbfest oder fest |
| Große Tumoren, ulcerierend zellreich | Fibröse Tumoren mit der Neigung, das Lumen einzuengen |
| Starke Fernwirkung wegen Resorption toxischer Substanzen, deshalb frühzeitig schon Gewichtsabnahme und Anämie | Gewichtsabnahme ist Spätsymptom |
| Lokal palpabler Tumor | Plötzlicher Verschluß, heftige Koliken, verstärkte Peristaltik von rechts nach links |
| Geringer wenig lokalisierbarer Schmerz | |
| Häufig Diarrhoe | Obstipation |
| Okkultes Blut | Okkultes Blut fast regelmäßig |

Histologisch handelt es sich um Cylinderzellkrebse, die im Kindesalter zur Hälfte Gallertkrebse sind (BUCHMAN und CALHOUN; O'BRIEN; WILLIAMS). Adenocarcinome stehen erst an zweiter Stelle.

**Symptomatologie.** Von vielen Autoren wird immer wieder darauf hingewiesen, daß die Symptomatologie die gleiche wie beim Erwachsenen, nur daß der Verlauf schneller ist. Frühzeichen sind unklar und vieldeutig, sofern sie überhaupt von Jugendlichen als Krankheitssymptome registriert werden.

Die Anamnese dauert bei akutem Beginn mit Ileus oder Invagination nur wenige Stunden. Ebenso können appendicitische Erscheinungen die Indikation zur Laparatomie darstellen (CASAGRANDE).

Die üblichen Verläufe gehen mit über Wochen andauernden Leibschmerzen einher. Sie werden in $^9/_{10}$ aller Patienten verspürt (MIDDLEKAMP und HAFFNER). Ein Viertel der Kranken leidet an Obstipation, die zuweilen mit aufgetriebenem Leib und Erbrechen einhergeht. Tumoren sind in etwa 60% tastbar. Im Kindesalter tritt die bei Erwachsenen differentialdiagnostisch so wichtige Blutung in den Hintergrund. Von HENNING und BAUMANN wird eine Tabelle angegeben, die differentialdiagnostisch zwischen Carcinomen der rechten Seite und denen der linken unterscheiden läßt (Tabelle 78).

Untersuchungen müssen durch Kontrastmitteleinlauf erweitert werden, bei dem sich unregelmäßig begrenzte Füllungsdefekte mit abgebrochenen Schleimhautfalten gut mit der Doppelkontrastdarstellung nach FISHER erkennen lassen. Ein weiteres Hauptmerkmal ist die Starre der Colonwand.

Das Carcinom im Rectum ist nach ALAGHEMAND in $^1/_3$ aller Coloncarcinome, nach O'BRIEN sogar in der Hälfte beteiligt. Auch hier stehen Leibschmerzen, Obstipation und Blutabgang ohne akute Schmerzen im Vordergrunde. Der meist polypös wachsende Tumor läßt sich rectal tasten (MIDDELKAMP und HAFFNER).

Von der Rectosigmoidoskopie sollte im Kindesalter häufiger Gebrauch gemacht werden (O'BRIEN), besonders dann wenn appendicitische Beschwerden vorliegen, ohne daß bei einer Laparatomie eine Entzündung des Wurmfortsatzes gefunden wurde.

### Sarkome

Sarkome des Dickdarmes werden im Kindesalter ebenso erst spät erkannt. Sie erscheinen unter dem Bilde einer chronischen Invagination (GIRAUD und VINCENT; HENSE; PLATICELLI). Auch mit vermehrter Darmtätigkeit, Schleim- und zuweilen Blutabgang können sie einhergehen (ROBERTI). Sie sind bevorzugt in der Ileocöcalgegend (GDANIETZ; PLATICELLI) und im Rectumbereich lokalisiert (SHARP und HELWIG; SZTANKAY).

Sarkome entwickeln sich schon sehr frühzeitig. Unter 60 Patienten registrierte CLEMMESEN allein 28, die nicht älter als 4 Jahre waren.

**Differentialdiagnose.** Beim Carcinom wie beim Sarkom sind Appendicitis, Ileus und Invagination, chronische Infektionen, andere abdominale Tumoren, Megacolon congenitum in Erwägung zu ziehen.

**Prognose.** Im Kindesalter wird zu wenig an das Vorliegen bösartiger lokalisierter Tumoren gedacht. Deshalb verzögert sich eine Diagnosestellung. In Gemeinsamkeit mit dem schnellen Wachstum, das sich sowohl in Infiltration wie in frühzeitiger Metastasierung der relativ wenig differenzierten Tumoren äußert, muß die Prognose als ungünstig bezeichnet werden. O'BRIEN stellte unter 200 Carcinompatienten im Kindesalter nur 2 Fälle mit einer Heilung über die 5-Jahres-Grenze hinaus fest.

**Behandlung.** Stets operativ mit radikaler Operation (Hemikolektomie).

Präoperativ soll der Allgemeinzustand durch Blut- und Plasmatransfusionen sowie durch eine kohlenhydrat-, eiweißreiche und schlackenarme Kost gehoben werden. Der Darm wird unmittelbar vor der Operation mit Antibiotica (Streptomycin, Neomycin, Tetracyclin) und schwer resorbierbaren Sulfonamiden mikrobiologisch sterilisiert.

Postoperativ muß ein aufkommender Meteorismus durch dauerndes Absaugen gelindert werden. Komplikationen sind durch Infektionen und Thrombosen häufiger.

### Hämangiome

Auch im Dickdarm lassen sich Haemangioma simplex, von kavernösen, polypösen und infiltrierend wachsenden Hämangiomen unterscheiden.

Meist handelt es sich um diffus infiltrierende Hämangiome, die sich als rundliche Knoten sowohl auf der Serosa- wie Mucosaoberfläche vorwölben und bläulich-rot durchschimmern. Die verdickte Darmwand fühlt sich schwammig an. Das Lumen kann eingeengt sein.

Im Rectumbereich lassen sich 2 Formen unterscheiden: der Typ Barker-Kausch bleibt auf das Rectum beschränkt. Das Übergreifen auf die Haut des Perineums und der Genitalien ist dem Typ Esau-Bensaude eigen.

Das meist einzigste Symptom ist die starke Blutung (SAUER), die rezidivierend auch ohne andere abdominale Erscheinungen über Jahre auftreten kann (CZAIKA).

Zuweilen geht Schleim ab, seltener sind die Patienten obstipiert. Hin und wieder geben die Hämangiome, wenn sie in Ringform wachsen, Anlaß zur Invagination (KÜMMERLE und MAPPES). Die Frühblutung aus dem Hämangiom kann in die Spätblutung des Invaginats übergehen.

**Differentialdiagnose.** Äußere und innere Hämorrhoiden, Colitis ulcerosa, Invagination, Polyp, Carcinom.

**Prognose und Behandlung.** Die Prognose hängt vom Grad der Blutung ab. Ehe differentialdiagnostisch eine Klärung herbeigeführt werden kann oder ehe ein operativer Eingriff möglich ist, muß der Kreislauf mit Blut-, Plasmatransfusionen sowie mit Plasmaexpanderinfusionen aufgefüllt werden. Im Rectum können örtlich begrenzte Hämangiome lokal kauterisiert werden, bei ausgedehnten Formen sind Resektionen unumgänglich.

## Mesenterialtumoren

Mesenterium und Netz gehören zwar nicht zum eigentlichen Verdauungskanal. Doch sollen sie als seine Anhangsorgane mit besprochen werden. Die häufigsten Tumoren resultieren aus Keimversprengungen und Fehlentwicklungen. Sie werden im allgemeinen als „Mesenterialcysten" bezeichnet.

**Synonyma.** Darmcyste, enterogene Cyste, Enterocystom, gastrogene Cyste, Ileum duplex, cystisches Lymphangiom.

**Einteilung.** Nach VAUGH können mesenteriale Cysten in 2 Typen unterteilt werden (siehe nebenstehende Tabelle).

Andere Einteilungen erfolgen nach dem Inhalt wie klar-serös (Serosacyste), milchig-

| Einfache Typen | Neoplastische Typen |
| --- | --- |
| Serös | ektodermal (Dermoidcyste) |
| Chylös | mesodermal (Lymphangiom) |
| Irregulär | entodermal (Enterocystom) |
| | fetale Einschlüsse (Teratom) |

chylös (Chyluscyste) und hämorrhagisch (Blutcysten) oder nach dem den Hohlraum auskleidenden Gewebe wie endodermale und epitheliale Cysten.

Oft ist die Auskleidung der Cyste wegen des Innendruckes zugrunde gegangen, so daß die Wand des cystischen Tumors von Bindegewebe aufgebaut erscheint.

**Altersverteilung.** Etwa 80% aller Beobachtungen kommen bis zum 16. Lebensjahr zur Operation (STÜBINGER). Bevorzugt ist das Kleinkindesalter.

**Pathoanatomie.** Zwischen beiden Blättern des Mesenteriums von Dünn- und Dickdarm oder des Netzes liegen Cysten, die zum Gefäßsystem des Darmes keine Verbindungen haben, mit ihrer glatten Oberfläche gut abgrenzbar einzeln oder multipel auftreten. Sie nehmen im Laufe des Lebens an Umfang zu.

**Häufigkeits- und Geschlechtsverteilung.** Mesenterialcysten sind nicht allzu häufig. BURNELT hatte bis 1950 etwa 200 Literaturmitteilungen zusammengestellt, von denen 25% Kinder waren. Die kasuistischen Mitteilungen haben in den letzten Jahren stark zugenommen. Von HOLLMANN und HECKER wurden einige Häufigkeitszahlen aus größeren Kliniken mitgeteilt: Mayo-Klinik auf 820000 Patienten 8 Patienten, Merey-Krankenhaus auf 750000 Patienten 3 Beobachtungen und im Kinderkrankenhaus Los Angeles auf 12425 Patienten ebenfalls 3 Beobachtungen.

Das weibliche Geschlecht überwiegt (KÜMMERLE und MAPPES).

**Symptomatologie.** Klinische Zeichen sind von der Größe und der Lage abhängig. Mesenterialwurzelnahe Tumoren wirken sich später aus als solche, die dem Darm unmittelbar benachbart sind.

Das auffälligste Symptom ist der zunehmende Leibesumfang (Abb. 229). Das Wachstum erfolgt langsam, deshalb werden sie im Säuglingsalter noch nicht so oft bemerkt. Gerade dieses Lebensalter zeigt aber sehr frühzeitig eine ungenügende Gewichtszunahme, da der Appetit gestört ist und ein ständiges Völlegefühl die Kinder nur kleine Portionen trinken

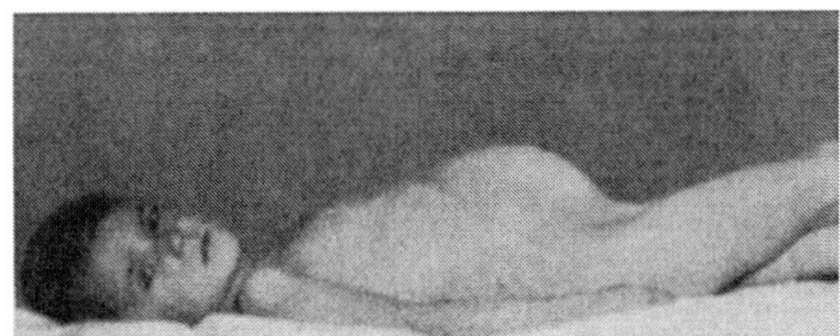

Abb. 229. Großer Leibesumfang bei Mesenterialcyste (WERNICKE, 1955)

läßt. Bei größeren Kindern werden uncharakteristische Bauchbeschwerden besonders beim Gehen und Springen geäußert. Schmerzen werden in ungefähr 60% angegeben (HECKER und BERG). Obstipation und auch Durchfälle werden zuweilen beobachtet.

Bei der Untersuchung läßt sich ein prall elastischer Tumor abgrenzen, der manchmal Fluktuation aufweist. Manche Tumoren können bogenförmig bewegt werden.

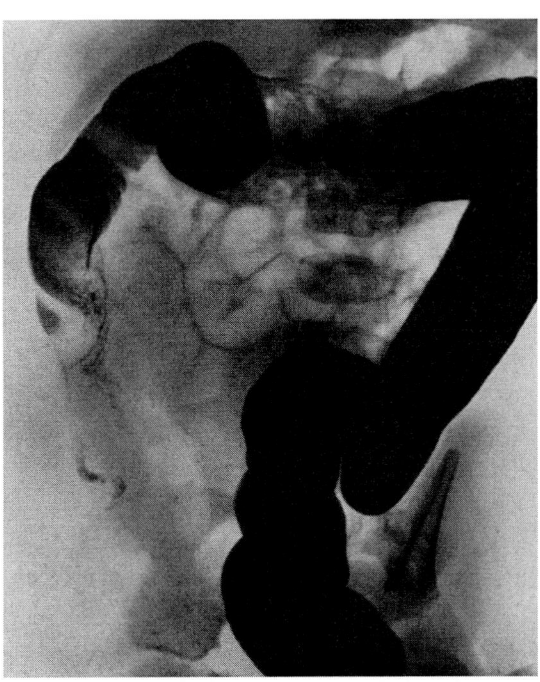

Abb. 230. Pelotteneffekt im Colon ascendens und Coecumbereich bei cystischem Lymphangiom im Mesocolon (HOLLMANN und HECKER, 1962)

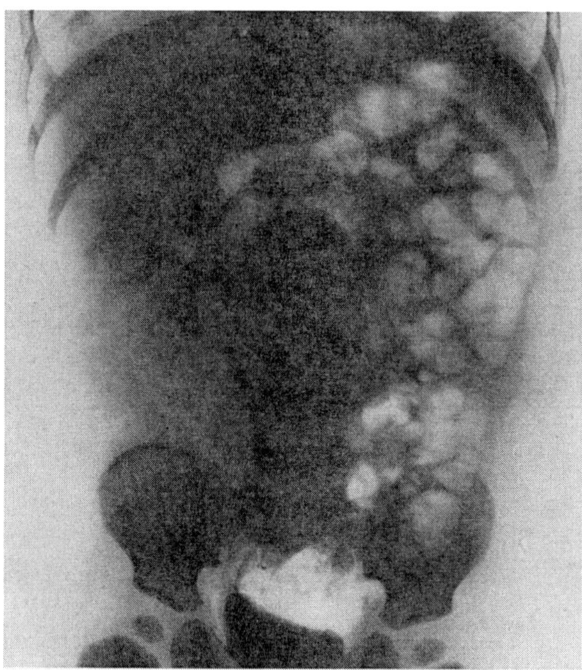

Abb. 231. Entleerungsverzögerung nach i.v. Pyelographie und stauungsbedingter Erweiterung des Nierenbeckens und der Kelche bei cystischem Lymphangiom des Mesocolons (Hollmann und Hecker, 1962)

Röntgenuntersuchungen decken in Übersichtsaufnahmen Weichteilverschattungen auf, die die lufthaltigen Darmschlingen verdrängen. Kontrollen mit Bariumbreipassage, Kontrasteinlauf und Urographie grenzen die Lokalisation näher ab. Zuweilen stellen sich Pelotteneffekte in betroffenen Abschnitten und im ableitenden Harnsystem Stauungserscheinungen dar (Abb. 230, 231).

**Komplikationen.** Durch Kompression, Abknickung, Volvulus oder Torquieren gestielter Cysten können akute Darmverschlüsse ausgelöst werden. Chronisch rezidivierende Passagestörungen sprechen für sanduhrförmig angeordnete Cysten (Kümmerle). Weitere Komplikationen können durch Blutungen und Infarzierungen, durch Perforationen und Infektionen verursacht werden.

**Behandlung.** Während Duplikaturen durch ihre gemeinsame Gefäßversorgung mit den anliegenden Darmabschnitten Resektionen erforderlich machen, brauchen unkomplizierte Mesenterialcysten nur herausgeschält werden. Regionale Resektionen mögen bei Verwachsungen und sanduhrförmigem Umgreifen erforderlich werden.

## Literatur

Abel, W.: Statistisches ums Krebsproblem. Z. Krebsforsch. **56**, 36 (1948).

Abramson, D. J.: Multiple polyposis in children: a review and report of a case in a 6-year old child, who had associated nephrosis and asthma. Surgery **61**, 288 (1967).

Achord, J. L., Proctor, H. D.: Malignant degeneration and metastases in Peutz-Jeghers syndrome. Arch. intern. Med. **111**, 498 (1963).

Alaghemand, A.: Carcinoma of the colon and rectum in children. Amer. Surg. **28**, 784 (1962a).

— Gastric carcinoma in a child. Amer. J. Dis. Child. **103**, 833 (1962b).

Amiotti, P. L., Posenti, B.: Invaginazione intestinale cronica da linfosarcoma dell'ileo in un bambino di 7 anni con tuberculosi fibrocaseosa delle linfoghiandole mesenteriche. Minerva pediat. **5**, 445 (1953).

Andersen, D. H.: Tumors of infancy and childhood: 1. Survey of those seen in pathology, laboratory of Babies Hospital during years 1935—1950. Cancer (Philad.) **4**, 890 (1951).

Babej, K.: Multilokuläre Hämangiomatose. Mschr. Kinderheilk. **116**, 107 (1968).

Balaban, I. J.: Zur Frage des primären Magensarkoms. Fortschr. Röntgenstr. **49**, 513 (1934).

BARBOSA, J. DE, DOCKERTY, M. B., WAUGH, J. M.: Pancreatic heterotopia; surgical cases. Proc. Mayo Clin. **21**, 246 (1948).

BARTHOLOMEW, L. G., DAHLIN, D. C., WAUGH, J. M.: Intestinal polyposis associated with mucocutaneous melanin pigmentation (Peutz-Jeghers syndrome). Review of literature and report of six cases with special reference to pathological findings. Proc. Mayo Clin. **32**, 675 (1957).

BERNDT, H., GIETZELT, F., GUMELT, H., WILDNER, G. P.: Leitsätze zur Verhütung, Erkennung und Behandlung des Krebses. Dtsch. Gesundh.-Wes. **20**, 2093, 2137, 2177 (1965).

BIKOFF, H. S.: Embryonal cyst of the wall of the stomach. Amer. J. Dis. Child. **56**, 594 (1938).

BOHN, H.: Über die endokrin-nervöse Enteropathie (sog. chronische Enteritis). Verh. dtsch. Ges. inn. Med. **52**, 454 (1940).

BOLEY, S. J., McKINNON, W. M. P., MARZULLI, V. F.: The management of familial gastrointestinal polyposis involving stomach and colon. Surgery **50**, 691 (1961).

BORRMANN, R.: Geschwülste des Magens. In: F. HENKE u. O. LUBARSCH, Handbuch der speziellen pathologischen Anatomie und Histologie, Bd. IV, Teil 1, S. 812. Berlin: Springer 1926.

BUCHMANN, J. A., CALHOUN, J. D.: Colloid carcinomas of the colon in children. Amer. Surg. **24**, 280 (1958).

BURGERT, E. O., WAUGH, J. M., DOCKERTY, M. B.: Leiomyosarcoma of the stomach. An unusual cause of anemia in children. Amer. J. Dis. Child. **102**, 399 (1961).

BURNS, B., GAY, B.-B.: Ménétrier's disease of the stomach in children. Amer. J. Roentgenol. **103**, 300 (1968).

BURT, R. R.: Intestinal polyps in children. Northw. Med. (Seattle) **57**, 1004 (1958).

BUTTENWIESER, S.: Beitrag zur Kenntnis der Ösophaguszysten beim Neugeborenen. Z. Kinderheilk. **32**, 352 (1922).

CABRERA, A., LEGA, J.: Polyps of the colon and rectum in children. Amer. J. Surg. **100**, 551 (1960).

CARTER, B. N., HORSLEY, G. W., HORSLEY, J. SH., HUGHES, R. D.: A new form of diffuse familial polyposis: a probable genetic explanation. Ann. Surg. **167**, 942 (1968).

CASAGRANDE, A.: Su di un caso di caso calcificato del colon in patologia infantile. Osped. maggiore **50**, 270 (1962).

CHRONKHITE, L. W., CANADA, W. J.: Generalized gastro-intestinal polyposis: unusual syndrome of polyposis, pigmentation, alopecia, and onychotrophia. New Engl. J. Med. **252**, 1011 (1955).

CHWALIBOGOWSKI, A., ROSNANSKA, K., WALTENBERGER, Z.: A case of angioma cavernosum of the stomach and the lower part of the oesophagus in a 14 year old girl. Pediat. pol. **35**, 795 (1960).

CLEMMESEN, J.: Statistical studies in aetiology of malignant neoplasms, vol. 1: Review and results, vol. 2: Basic tables Denmark 1943—1957. Acta path. microbiol. scand., Suppl. **174**, Part 1 and 2 (1965).

COLEMAN, S. T., ECKERT, C.: Preservation of the rectum in familial polyposis of the colon and rectum. Arch. Surg. **73**, 635 (1956).

COMAS, F. T.: Leiomiosarcoma gastrico infantil. Rev. esp. Enferm. Apar. dig. **22**, 922 (1963).

CONSIGLIO, L., HOFMANN, K. TH., SCHLOSSER, D.: Das Peutz-Jeghers-Syndrom. Polyposis des Magen Darm-Kanals in Verbindung mit einer typischen Melanose der Haut und der Schleimhäute. Münch. med. Wschr. **110**, 2622 (1968).

COPPLE, J. B., KINGSBURY, R. A.: Hemangiomas of the small bowel in children. Report of a case and review of the literature. J. Pediat. **59**, 243 (1961).

CUTLER, G. D., STARK, R. B., SCOTT, H. W.: Lymphosarcoma of the small bowel in childhood. New Engl. J. Med. **232**, 665 (1945).

CZAIKA, F.: Kongenitale Angiomatose im Rectum-Sigmabereich. Bruns' Beitr. klin. Chir. **204**, 370 (1962).

DEL RIO, L., CASSORLA, E., ESPINOZA, J. S.: Gastroenteropatia perdorade proteinas en un caso de linfosarcoma gastrointestinal. Rev. chil. Pediat. **36**, 181 (1965).

DICKSTEIN, M., LEGROS, J.: Maladie de Rendu-Osler avec angiomatose hémorrhagique du grêle. Arch. franç. Pédiat. **20**, 1171 (1963).

DIETHELM, L.: Zur Differentialdiagnose der benignen Magentumoren. Fortschr. Röntgenstr. **58**, 375 (1938).

DITTRICH, J. K.: Zum Röntgennachweis von Dickdarmpolypen. Kinderärztl. Prax. **21**, 463 (1953).

DOLETZKY, S. JA.: Tumour of the stomach in a 13 year old child. Pediatrija (Moskau) **35**, 81 (1957).

DUHAMEL, J.: Polypes solitaires de l'enfant. Arch. franç. Pédiat. **17**, 806 (1960).

— NEZELOF, C.: Polypes dits solitaires du rectum chez l'enfant. Considerations anatomiques, etiologiques evolutives. Méd. infant. **67**, 13 (1960).

EKLOF, O.: Carcinoid tumours of the stomach. A report of three cases with a review of the literature. Acta chir. scand. **121**, 118 (1961).

FADER, M., KLYNE, ST. N., SPATZ, S. S., ZUBROW, H. J.: Gardner's syndrome (intestinal polyposis, osteomas, sebaceous cysts) and a new dental discovery. Oral Surg. **15**, 153 (1962).

FEARON, B.: Lower esophageal disease in infants and children. Ann. Otol. (St. Louis) **70**, 1124 (1961).

FEYRTER, F.: Über die endokrin-nervöse Enteropathie (sog. chronische Enteritis). Verh. dtsch. Ges. inn. Med. **52**, 458 (1940).

— Über die chirurgisch bedeutsamen Neurome des Magen-Darmschlauches. Langenbecks Arch. klin. Chir. **274**, 320 (1953).

— Zur Pathologie und Klinik des Darmkarzinoids. Dtsch. med. Wschr. **81**, 1073 (1956).

— Über das enterale und das bronchiale Carcinoid. Langenbecks Arch. klin. Chir. **296**, 549 (1961).

FIELD, J. L., ADAMSON, L. F., STOECKLE, H. E.: Review of carcinoids in children. Functioning carcinoid in a 15-year old male. Pediatrics **29**, 953 (1962).

FOURNIER, A. M., ORSINI, A., BOUVEYRON, J.: Cancer de l'estomac chez l'enfant. J. Radiol. Électrol. **46**, 791 (1965).

FRITZ, F.: Zum Problem des Magenneurofibroms und der totalen Gastrektomie im Kindesalter. Zbl. Chir. **89**, 1876 (1964).

Fuhrmann, W., Kärcher, K.-H., Pfeifer, H., Schnyder, U. W.: Ein Beitrag zum Gardner-Syndrom. Dtsch. med. Wschr. 93, 145 (1968).

Gardner, E. J.: A genetic and clinical study of intestinal polyposis, a predisposing factor for carcinoma of the colon and rectum. Amer. J. hum. Genet. 3, 167 (1951).

— Plenk, H. P.: Hereditary pattern for multiple osteomas in family groups. Amer. J. hum. Genet. 4, 31 (1952).

Gdanietz, K.: Erkrankungen der Ileozökalgegend im Kindesalter. Zbl. Chir. 91, 999 (1966).

Gelb, A. M., Minkowitz, St., Tresser, M.: Recent advances in medicine and surgery. Rectal and colonic polyps occurring in young people. N.Y. St. J. Med. 62, 513 (1963).

Giraud, H. P., Vincent, P.: Une observation de lymphoblastome du grêle chez un enfant de quatre ans. Arch. franç. Pédiat. 9, 1089 (1952).

Goldstein, H. J.: Cancer of the stomach in children and young adults. Rev. Gastroent. 8, 450 (1941).

Gonzales, I., Graller, D. L., Giuseffi, J., Keirle, A. M.: The carcinoid neoplasm syndrome: a review with extension by unusual cases. Amer. Surg. 25, 226 (1959).

Gore, I., Williams, W. J.: Adenomatous polyp of the jejunum composed of gastric mucosa. Cancer (Philad.) 6, 164 (1953).

Grigorescu, J. J., Steinbach, T., Jonescu, G. H.: Polyposis rectocolica bei einem 13jährigen Kinde. Subtotale Kolektomie-Heilung. Arch. Kinderheilk. 160, 171 (1959).

Grob, M.: Lehrbuch der Kinderchirurgie. Stuttgart: Thieme 1957. ·

Gütgemann, A., Schreiber, H. W.: Über das Magensarkom. Bruns' Beitr. klin. Chir. 198, 332 (1959).

Guisez, J.: A propos de trois cas de cancer de l'oesophage chez très cheunes sujets. Presse méd. 1919, 262.

Habedank, M.: Über das angeborene Spindelzellsarkom des Dünndarmes. Mschr. Kinderheilk. 107, 520 (1959).

Haenisch, F.: Polypöser Ösophagustumor. Fortschr. Röntgenstr. 58, 233 (1938).

Haferkamp, O.: Osteolysis und generalisierte maligne Hämangiomatose. Verh. dtsch. Ges. Path. 45, 242 (1961).

Hahlbrock, K.-H.: Ungewöhnliches Oesophaguscarcinom bei einem 12³/₄jährigen Jungen. HNO (Berl.) 9, 110 (1961).

Hale, K.: A study of the accessory pancreas. Ann. Surg. 83, 774 (1926).

Halstead, J. A., Harris, E. J., Bartlett, M. K.: Involvement of the stomach in familial polyposis. Gastroenterology 15, 763 (1950).

Hambach, R., Hendrich, F.: Ein Fall von generalisierter Hämangiomatose. Zbl. allg. Path. path. Anat. 100, 236 (1959/60).

Handelsman, J. F., Rienhoff, W. F., Ward, G. E.: Benign teratoma of the stomach in an infant. Amer. J. Dis. Child. 90, 196 (1955).

Handy, V. H.: Malignancies in children. Amer. J. Dis. Child. 106, 54 (1963).

— Goldberg, I. D.: The occurrence of malignancies in children. N.Y. St. J. Med. 56, 258 (1960).

Hecker, W. Ch., Berg, H.: Seltenere Ileusformen im Neugeborenen- und frühesten Kindesalter. Arch. Kinderheilk. 154, 162 (1957).

Henning, N.: Über die Grenzen der Diagnostik des Magencarcinoms. Münch. med. Wschr. 108, 293 (1966).

— Baumann, W.: Krankheiten des Darmes. In: Bergmann, G. v., W. Frey, H. Schwiegk, Handbuch der inneren Medizin, Bd. 3, Teil 2, S. 156. Berlin-Göttingen-Heidelberg: Springer 1953.

Hense, G.: Beitrag zum Dickdarmsarkom bei Kindern. Zbl. Chir. 82, 1884 (1957).

Herold, W. C., Kaufman, W. H., Smith, D. C.: Acanthosis nigricans; its occurrence in association with gastric carcinoma in a 17 year old girl. Arch. Derm. Syph. (Chic.) 44, 789 (1941).

Herzog, K. H.: Beitrag zur Kenntnis kongenitaler Cystenbildungen (unter Mitteilung einer angeborenen Magencyste). Chirurg 34, 414 (1963).

Hess, A. T.: Consideration of the pancreas and its ducts in congenital obliteration of the bile ducts. Arch. intern. Med. 10, 37 (1912).

Hochberg, K., Nöller, H. G., Kelly, Th.: Magenuntersuchungen mit der „Heidelberger Kapsel". Münch. med. Wschr. 106, 789 (1964).

Hollmann, G., Hecker, W. Ch.: Beitrag zur Klinik seltener abdomineller Tumoren im Säuglings- und Kleinkindesalter. Mschr. Kinderheilk. 110, 362 (1962).

Horn, R. C., Payne, W. A., Fine, G.: The Peutz-Jeghers syndrome. Gastrointestinal polyposis with mucocutaneous pigmentation. Report of a case terminating with disseminated gastrointestinal cancer. Arch. Path. 76, 29 (1963).

Humphrey, H. A.: Some observations on gastric disease in pediatric roentgenology. Amer. J. Roentgenol. 84, 518 (1960).

Joszt, W., Kalicinski, Z.: Magencarcinoid bei einem acht Jahre alten Kind. Z. Kinderchir. 5, 451 (1968).

Kähler, H. J., Heilmeyer, L.: Klinik und Pathophysiologie des Karzinoids und Karzinoidsyndroms unter besonderer Berücksichtigung der Pharmakologie des 5-Hydroxy-tryptamins. Erg. inn. Med. Kinderheilk., N.F. 16, 292 (1961).

Kaijser, R.: Über Hämangiome des Tractus gastrointestinalis. Langenbecks Arch. klin. Chir. 187, 351 (1936).

Kaspar, F.: Ein Zylindrom des Meckelschen Divertikels. Dtsch. Z. Chir. 128, 95 (1914).

Katsch, G., Pickert, H.: Die Krankheiten des Magens. In: Bergmann, G. v., W. Frey, H. Schwieg, Handbuch der inneren Medizin, Bd. 3, Teil 1, S. 172. Berlin-Göttingen-Heidelberg: Springer 1953.

Kaufmann, E.: Über eine Geschwulstbildung des Nabelstranges. Virchows Arch. path. Anat. 121, 513 (1890).

Keeley, J. L., Schairer, A. E., Keeley, R. E.: Gastric teratoma in the newborn. Surgery 54, 526 (1963).

Kittredge, R. D., Finby, N.: The many facets of lymphangioma. Amer. J. Roentgenol. 95, 56 (1965).

Klostermann, F.: Pigmentfleckenpolypose. Klinische, histologische und erbbiologische Studien am sogenannten Peutz-Jeghers-Syndrom. Stuttgart: Thieme 1960.

KOTTMEIER, P. K., CLATHWORTHY, H. W.: Intestinal polyps associated carcinoma in childhood. Amer. J. Surg. 110, 709 (1965).

KREYSEL, H. W.: Intestinale Hämangiomatose. Gastroenterologia (Basel) 98, 321 (1962).

KUBISTY, W., BROLL, A.: Leiomyoma of the stomach in a girl, aged 3. Przegl. chir. 38, 58 (1966).

KÜMMERLE, F.: Zur Klinik und Therapie der Mesenterialcysten. Med. Klin. 58, 631 (1963).

— MAPPES, G.: Zur Klinik akuter Blutungen aus gutartigen Tumoren des Verdauungstraktes. Dtsch. med. Wschr. 82, 569 (1957).

KURU, M.: Pathophysiologie und Früherkennung des Magenkrebses. Münch. med. Wschr. 108, 737 (1966).

LASTHAUS, M.: Die echten Zysten. Erg. Chir. Orthop. 34, 472 (1943).

LAUMONIER, R., LAQUIER, R., GUILLARD, J.: Pathologie du syndrome Peutz-Jeghers. Ann. Anat. path. 10, 75 (1965).

LE BER, M. S., STOUT, A. P.: Benign mesenchymomas in children. Cancer (Philad.) 15, 598 (1962).

LE FEVRE, H. W., JACQUES, T. F.: Multiple polyposis in an infant of four months. Amer. J. Surg. 91, 90 (1951).

LUBOLDT, W., GREGORCZYK, K., DÜWELL, H.-J.: Abdominale Neurofibromatose beim Kind. Z. Kinderheilk. 100, 35 (1967).

LUDIN, M.: Krankheiten der Speiseröhre. In: BERGMANN, G. V., W. FREY, H. SCHWIEGK, Handbuch der inneren Medizin, 4. Aufl., Bd. 3, Teil 1, S. 48. Berlin-Göttingen-Heidelberg: Springer 1953.

MALLAUS, A. S., THOMSON, ST. A.: Polyps of the rectum and colon in children. A ten year review at the hospital for sick children. Canad. J. Surg. 3, 17 (1959).

MANOUSOS, O., WEBSTER, C. U.: Diffuse gastrointestinal polyposis with ectodermal changes. Gut 7, 375 (1966).

MARSHAK, R. H., MOSELEY, J. E., WOLF, B. S.: The roentgen findings in familial polyposis with special emphasis on differential diagnosis. Radiology 80, 374 (1963).

MARTINS, A. G.: Subserosal haematoma of the ileum. Arch. Dis. Childh. 35, 509 (1960).

MASURIN, A. V., SOBOLEVA, N. I., CHIZKOVA, Z. P.: Two cases of diffuse lymphosarcomatosis of the gastrointestinal tract in children. Pediatrija (Moskau) 37, 85 (1959).

McKUSICK, V. A.: Genetic factors in intestinal polyposis. J. Amer. med. Ass. 182, 271 (1962).

McSWAIN, B., WILLIAMS, R. B., JR.: The relative frequency of cancer. Cancer (Philad.) 4, 416 (1951).

MEYER, A.: Zur Klinik und Therapie gutartiger Magengeschwülste. Münch. med. Wschr. 105, 1726 (1963).

— Gutartige Geschwülste des Magen-Darm-Traktes. Münch. med. Wschr. 108, 1101 (1966).

MIDDELKAMP, J. J., HAFFNER, H.: Carcinoma of the colon in children. Pediatrics 32, 558 (1963).

MONACI, M., BETTINI, U., GORI, F.: Il fibroma gastrico nell'età infantile. Arch. De Vecchi Anat. pat. 43, 837 (1964).

MORSON, B. C.: Der feingewebliche Bau intestinaler Polypen. Münch. med. Wschr. 108, 310 (1966).

— BUSSEY, H. J. R.: Intestinal polyposis in children. Z. Kinderchir. 4, 337 (1967).

NASH, A., STOUT, A. P.: Malignant mesenchymomas in children. Cancer (Philad.) 14, 524 (1961).

NEEF, G.: Das Meckelsche Divertikel. Erg. Chir. Orthop. 30, 227 (1937).

OBERNDORFER, S.: Die Geschwülste des Darmes. In: F. HENKE und O. LUBARSCH, Handbuch der speziellen pathologischen Anatomie und Histologie, Bd. 4, Teil 3, S. 717. Berlin: Springer 1929a.

— Karzinoide. In: F. HENKE und O. LUBARSCH, Handbuch der speziellen pathologischen Anatomie und Histologie, Bd. 4, Teil 3, S. 814. Berlin: Springer 1929b.

O'BRIEN, S. E.: Carcinoma of the colon in childhood and adolescence. Canad. med. Ass. J. 96, 1217 (1967).

OECONOMOPOULOS, C. T.: Argentaffin cell tumours (carcinoids) of the appendix in children. Pediatrics 27, 134 (1961).

OGAWA, SH., NAGASAKA, K., HONDA, H.: An autopsy case of gastric cancer in a child. Nagoya med. J. 7, 27 (1961).

OLDFIELD, J.: Polyposis of the small intestine with pigmentation of the face, buccal mucosa and digits. Brit. J. Surg. 47, 578 (1959).

OLDFIELD, M. C.: Association of familial polyposis of the colon with multiple sebaceous cysts. Brit. J. Surg. 41, 534 (1954).

PALMER, E. D.: Stomach disease as diagnosed by gastroscopy. Philadelphia: Lea & Febiger 1949.

PELLER, S.: Cancer in childhood and youth. Bristol: Wright and Sons 1960.

— Zur Krebsepidemiologie des Erwachsenen und des Kindes. Krebsarzt 16, 309 (1961).

— Essential differences between cancer in children and cancer in adults. N.Y. St. J. Med. 62, 53 (1962).

PELLERIN, D., FOUCAULT, D.: Les duplications du tube digestif: a propos de 28 observations recueillies en 10 ans (1955—65). Ann. Chir. infant. 8, 18 (1967).

PERKEL, L. L., ALAGHEMAND, A.: Carcinoma of the colon in children. Amer. J. Proctol. 13, 170 (1962).

PLATICELLI, G.: Sarcoma linfoblastico des colon destro invaginato in bambino di 8 ani. Emicolectomia dextra. Guarigione da 5 anni. Clin. pediat. (Bologna) 34, 369 (1952).

PODOROZHANSKAYA, S. Z.: On gastric cancer in childhood. Pediatrija (Moskau) 35, 79 (1957).

POPOVA, T. A.: Seltene Beobachtung eines gutartigen Magentumors bei einem Kinde. Vestn. Khir. 76, 104 (1955).

POSTH, H.-E.: Abdominaltumoren in der Kinderchirurgie. Münch. med. Wschr. 106, 26 (1964).

POTEHINA, N. S., RZHEVERUSKAYA, I. E.: A rare case of initial cardiosarcoma in a 6-year old child. Pediatrija (Moskau) 42, 78 (1963).

RAPHAN, H.: Multiple hemangiomas of the skin, liver and intestinal tract. Helv. paediat. Acta 21, 56 (1966).

RAUHS, R.: Der Dickdarmpolyp im Kindesalter. Med. Klin. (Wien) 15, 62 (1960).

Reed, T. E., Neel, J. V.: A genetic study of multiple polyposis of the colon (with appendix deriving a method of estimating relative fitness). Amer. J. hum. Genet. 7, 236 (1955).

Rehn, E., jr.: Zur Diagnostik des Magenneurinoms. Berlin-München: Urban & Schwarzenberg 1948.

Reid, J. D.: Duodenal carcinoma in the Peutz-Jeghers syndrome. Report of a case. Cancer (Philad.) 18, 970 (1965).

Reifferscheid, M.: Die gutartigen Tumoren des Magens und des Dünndarmes. Med. Klin. 54, 41 (1959).

Rintala, A.: Histological appearance of gastrointestinal polyps in the Peutz-Jeghers syndrome. Acta chir. scand. 117, 366 (1959).

Ritchie, A. C.: Carcinoid tumours. Amer. J. med. Sci. 232, 311 (1956).

Roberti, A.: Tumeurs malignes ano-rectales de l'enfant. Ann. Pédiat. 35, 469 (1959).

Rosenkranz, A., Hehner, F.: Neuroma reticulare bei einem 13jährigen Mädchen. Gleichzeitig ein Beitrag zur Frage des Erkrankungsalters beim neurogenen Tumor. Helv. paediat. Acta 9, 191 (1954).

Ross, W.: Multilokuläre Hämangiomatosis im Säuglingsalter mit besonderem Befall der Leber. Acta hepato-splenol. (Stuttg.) 11, 207 (1964).

Roth, S. I., Helwig, E. B.: Juvenile polyps of the colon and rectum. Cancer (Philad.) 16, 468 (1963).

Sager, C.-A.: Generalisierte Hämangiomatose. Pädiat.prax. 7, 295 (1968).

Sauer, H.: Neurinom des Magens im Kleinkindesalter. Z. Kinderchir. 3, 233 (1966).

— Kavernöses Rektumhämangiom im Säuglingsalter. Z. Kinderchir. 4, 28 (1967).

Schilla, F. W.: Carcinoma in rectal polyp; report of a case in infancy. Amer. J. Surg. 88, 759 (1954).

Schmitt, I., Tridon, P.: Les formes viscerales des phacomatoses chez l'enfant. Rev. Neuropsychiat. infant. 8, 25 (1960).

Schubert, K.: Die Krebssterblichkeit in Österreich zwischen 1952—1960 mit einigen ausländischen Vergleichsangaben. Krebsarzt 16, 424 (1961).

Schuster, W.: Ein Beitrag zur exsudativen Gastroenteropathie: Ménétriersche Erkrankung im Kindesalter. Mschr. Kinderheilk. 115, 171 (1967).

Sharp, W. C., Helwig, E. B.: Sarcoma botryoides (embryonal rhabdomyosarcoma) of the anus. Amer. J. Dis. Child. 97, 845 (1959).

Simon, W. V.: Das Karzinom und das Karzinoid der Appendix mit einem kurzen Überblick auch über die übrigen an der Appendix vorkommenden Tumoren. Erg. Chir. Orthop. 9, 291 (1916).

Sonnenkalb, H.: Ein Beitrag zum gemeinsamen Auftreten von Massenpolyposis des Colons mit Trommelschlegelfinger und -zehenbildung. Kinderärztl. Prax. 32, 59 (1964).

Soule, E. H., Hallenbeck, G. A.: Polypoid gastric heterotopia of the jejunum and ileum causing subacute intestinal obstruction. Surg. Gynec. Obstet. 108, 282 (1959).

Staemmler, M.: Die Neubildungen des Darmes. 1. Pathologisch-anatomischer Teil. Neue Dtsch. Chir., Bd. 33a (1924).

Steiner, R.: Über Myome des Magendarmkanals. Bruns' Beitr. klin. Chir. 22 (1), 1 (1898).

Stephan, B. H.: Zur Kasuistik der Dysphagie bei Kindern (Sarkoma oesophagei bei einem 4-jährigen Knaben). Jb. Kinderheilk. 30, 354 (1890).

Stout, A. P.: Bizarre smooth muscle tumors of the stomach. Cancer (Philad.) 15, 400 (1962).

Streicher, H.-J.: Wie radikal muß die Behandlung der Polyposis coli sein? Med. Welt, N.F. 19, 50 (1968).

Stübinger, K.: Zystenbildung lymphatischen Ursprungs am Mesenterium. Zbl. Chir. 69, 1693 (1942).

Sussig, L.: Ein Fall von blastomatösem Hamartom des Dünndarmes als Ursache einer Invagination im Säuglingsalter. Bruns' Beitr. klin. Chir. 130, 353 (1923).

Sztankay, C.: Geheiltes Rektumsarkom im Kindesalter. Zbl. Chir. 84, 826 (1959).

Taylor, A. L.: Epithelial heterotopias of the alimentary tract. J. Path. Bact. (Lond.) 30, 415 (1927).

Taylor, E. S.: Primary lymphosarcoma of the stomach. Ann. Surg. 110, 200 (1939).

Vaugh, A. H., Less, W. M., Henry, J. W.: Mesenteric cysts; a review of the literature and report of a calcified cyst of the mesentery. Surgery 23, 306 (1948).

Veale, A. M.: Possible autosomal linkage in man. Nature (Lond.) 182, 409 (1958).

Verhaak, R. L. O. M.: Gastric tridermal teratoma in an infant. J. belge Radiol. 47, 18 (1964).

Virchow, R.: Über einen kongenitalen Umbilicalanhang. Virchows Arch. path. Anat. 31, 128 (1864).

Wagemann, U.: Teratoide Geschwülste im Kindesalter. Langenbecks Arch. klin. Chir. 296, 460 (1960).

Webster, R., Williams, A.: Notes on argentaffin (carcinoid) tumours: three examples in childhood. Med. J. Aust. 1956 II, 553.

Weicker, H.: Tumoren des Kindesalters. In: H. Bartelheimer und H.-J. Maurer, Diagnostik der Geschwulstkrankheiten. Stuttgart: Thieme 1962.

Weinstein, E. C., Dockerty, M. B., Waugh, J. M.: Neoplasms of Meckel' diverticulum. Surg. Gynec. Obstet. 116, 103 (1963).

Welcker, U., Bellmann, G.: Leiomyosarkom des Dünndarmes bei einem Kleinkind. Bruns' Beitr. klin. Chir. 216, 177 (1968).

Wernicke, H.-H.: Ein Beitrag zur Kenntnis der Mesenterialzysten. Mschr. Kinderheilk. 103, 23 (1955).

Wilcox, H. R., Beattie, J. L.: Carcinoma complicating ulcerative colitis during childhood. Amer. J. clin. Path. 26, 778 (1956).

Williams, C., Jr.: Carcinoma of the colon in childhood. Ann. Surg. 139, 816 (1954).

Willox, St. W.: Carcinoid tumours of the appendix in childhood. Brit. J. Surg. 51, 110 (1964).

Woolf, C. M., Richards, R. C., Gardner, E. J.: Occasional discrete polypes of the colon and rectum showing inherited tendency in kindred. Cancer (Philad.) 8, 403 (1955).

Ziegler, B.: Fünfjahresheilung eines Dünndarm-Retothelsarcoms. Helv. paediat. Acta 17, 240 (1962).

# Die primären Lebertumoren im Kindesalter

H.-M. Heinisch, Köln

## Allgemeine historische, diagnostische und differentialdiagnostische Vorbemerkungen

*Primäre*, histologisch benigne und raumverdrängende sowie primäre maligne und gewebszerstörende tumoröse Läsionen der Leber von Kindern sind bereits im vorigen Jahrhundert unter sehr unterschiedlichen Diagnosen mitgeteilt worden. Auch morphologisch gutartige Geschwülste oder Cysten verliefen in der damaligen Zeit infolge Verdrängungserscheinungen, Ruptur oder sonstiger Komplikationen so häufig letal, daß sich hinsichtlich der Gutartigkeit eines primären Lebertumors ein gewisser Fatalismus einstellte, wenn auch bereits in dieser Zeit einzelne operative Behandlungserfolge mitgeteilt wurden (HUETER, 1887). Zahlreiche Kasuistiken dieser Zeit beziehen sich auf autoptische Zufallsbefunde. Eine frühe zusammenfassende Übersicht der Geschwülste im Kindesalter stammt von STEFFEN (1905), der auch die primären Lebertumoren berücksichtigt. Die Natur als echtes primäres Lebermalignom muß jedoch in zahlreichen älteren Kasuistiken in Zweifel gezogen werden, wobei in erster Linie das Neuroblastom mit Metastasierung in die Leber (Typ Pepper) als primärer Lebertumor fehlgedeutet wurde. Weitere zusammenfassende Darstellungen stammen von STEINER (1938) sowie KARLIN-WEISSMANN (1939, s. auch CAUSSADE et al., 1947). RICKERS (1963) konnte bereits auf 464 Lebergeschwülste in der Weltliteratur hinweisen. Damit stellen sowohl die gutartigen, besonders aber die bösartigen primären Lebertumoren des Kindesalters eine klinisch nicht länger zu vernachlässigende Realität dar.

Die *Definition* und *pathologisch-anatomische Klassifikation* von Leber-Neoplasmen im Kindesalter blieb lange Zeit unbefriedigend, da man sich zunächst weitgehend an den Verhältnissen beim Erwachsenen orientierte. Dieser Versuch, die bei den sehr viel häufigeren Lebertumoren des Erwachsenen gewonnenen Erfahrungen auf die Verhältnisse beim Kinde zu übertragen, hat zu Verwirrung in der Definition und Nomenklatur primärer Lebergeschwülste, besonders auch im Hinblick auf ihren benignen oder malignen Charakter, Anlaß gegeben, die bis auf den heutigen Tag andauert. Weitere Schwierigkeiten ergaben

Tabelle 79. *Klassifikation primärer Lebertumoren beim Kind*

*A. Benigne Tumoren und tumoröse Affektionen ortsständigen Gewebes*
1. a) Fokal-knotige Hyperplasie
   b) multiple knotige Hyperplasie
2. Epitheliale Tumoren: Adenom
3. Mesenchymale Tumoren
   a) Haemangioma cavernosum
   b) infantiles Hämangioendotheliom
   c) cystisches Lymphangiom
   d) sonstige mesenchymale Tumoren
4. Hamartome
5. Cysten

*B. Maligne Tumoren ortsständigen Gewebes*
1. Embryonales Hepatoblastom
   a) epithelialer Typ
   b) epithelial-mesenchymaler Typ (sog. embryonaler Mischtumor)
2. Leberzellcarcinome
   das Carcinom ohne Lebervorschäden
   das Carcinom im Gefolge von Hepatopathien
   a) bei Cirrhose (posthepatitisch etc.)
   b) bei Gallengangsatresie
   c) bei Riesenzellhepatitis
3. Mesenchymome
4. Sarkome

*C. Tumoren organfremder Zellverbände*
1. Nebennierenrest-Tumor („adrenal-rest-tumor") (gutartige wie bösartige Variante)
2. Teratom
   gutartige (Teratoma adultum seu cysticum) wie bösartige (Teratoma embryonale seu solidum) Variante

sich durch verschiedenartige Interpretationen solcher Tumoren durch einzelne Pathologen oder ganze Pathologenschulen, wie das Fehlen einer einheitlichen Nomenklatur der Geschwülste beim Kinde. Von den zahlreichen Klassifikationsversuchen sollen nur die grundlegenden Klassifizierungen von EDMONDSON; CLATWORTHY; NEIMANN et al. sowie GLATZL genannt werden, die eine Einteilung nach histogenetischen Kriterien versucht haben.

Diesem Kapitel wurde eine Disposition zugrunde gelegt, die Tumoren ortsständigen Gewebes gutartiger wie bösartiger Natur von Tumoren organfremder Zellverbände gutartigen wie bösartigen Charakters mit ihren jeweiligen Erscheinungsformen beim Kind zu berücksichtigen versucht (s. Tabelle 79).

**Häufigkeit.** Primäre Malignome der Leber stellen heutzutage keine Rarität mehr dar. Gutartige Tumoren sind seltener als Lebermalignome (Packard u. Palmer, 1955). Häufigkeitsangaben stammen von Andersen (1951), Packard u. Palmer (1955), Lee et al. (1956), Cleland (1959), Clatworthy et al. (1960, 1961), Hünerwadel (1962), Hasse (1970) u.a. Eine vergleichende Übersicht der Frequenz von primären Lebertumoren im Vergleich zu den Wilms-Tumoren und Neuroblastomen geben Alpert et al. (1967) unter Berücksichtigung größerer Statistiken der Literatur, denen jedoch wegen unterschiedlicher Kriterien Mängel anhaften. Gegensätzlich zu der weitverbreiteten Annahme des Leberzellcarcinoms als häufigstem Lebertumor stellt das sog. frühinfantile, embryonale Hepatoblastom das häufigste Lebermalignom im Kindesalter dar. Alle übrigen Primärtumoren der Leber erreichen dagegen nur geringere Prozentsätze. Detaillierte Angaben sind bei den einzelnen Tumorformen zu finden.

**Altersverteilung.** Keine Altersstufe verschonend sind mehr oder minder charakteristische Altersgipfel bei einzelnen Tumoren nachweisbar, worauf bei den jeweiligen Spezialkapiteln näher eingegangen wird. Der Nachweis bestimmter Neubildungen bei Neugeborenen und jungen Säuglingen weist auf die pränatale Entstehungsmöglichkeit derartiger Geschwülste hin.

**Geschlechtsverteilung.** Nähere Angaben für die verschiedenen Primärtumoren sind in den Spezialkapiteln zu finden.

**Allgemeine Symptomatologie.** Abgesehen von einer ganzen Reihe von Zufallsentdeckungen bei einer ärztlichen Untersuchung aus anderen Gründen, nicht selten nach einem vorausgegangenen Trauma, stellt in der Regel das vergrößerte Abdomen den häufigsten Befund dar, der zu einer ärztlichen Untersuchung Anlaß gibt. Aber auch sehr vage Beschwerden wie Blässe, Appetitlosigkeit, Abmagerung oder eine intestinale Symptomatik infolge Irritation oder schließlich Verdrängung von Eingeweiden kann die tumoröse Affektion der Leber erstmals manifest werden lassen. Nicht selten sind auch Verläufe bösartiger Tumoren mitgeteilt worden, bei denen das vergrößerte Abdomen lange Zeit ohne nennenswerte Rückwirkungen auf das Allgemeinbefinden und Gedeihen blieb, eine allgemeine Erfahrung, die von Fèvre (1954) als „erste Phase der Toleranz" charakterisiert wurde. Daran schließt sich oft die „zweite Phase der explosiven Malignität" nach Fèvre mit rascher Größenzunahme des Tumors und akuter Verschlechterung des Allgemeinzustandes, offensichtlich durch einen plötzlichen Wachstumsschub infolge intrahepatischer Metastasierung und Dissemination des Tumors hervorgerufen.

**Allgemeine Diagnostik.** Alter, Anamnese, Inspektion, Hauthämangiome u.a., Auskultation (Geräusche bei Gefäßtumoren u.a.), Perkussion und Palpation lassen nicht selten bereits wichtige diagnostische Rückschlüsse zu, gestatten zumindest den Verdacht auf eine Leberaffektion, können aber auch völlig zweifelhafte Resultate ergeben.

**Radiologische Untersuchungsverfahren.** Zur Abgrenzung anderer abdomineller Geschwülste steht die *Röntgenuntersuchung* im Vordergrund (Margulis et al.; Nice et al.; Gerhard u. Willich, 1969; Rehbein et al., 1969; Sorsdahl u. Gay). Allein mit der *Abdomenleeraufnahme* ist die Lokalisation des Tumors im rechten Oberbauch, bei Befall des linken Leberlappens auch im mittleren und linken Oberbauch möglich. Die seitliche Aufnahme läßt die Tumorausdehnung in der Sagittalebene erkennen. Die Vergrößerung des Leberschattens oder Konturunregelmäßigkeiten des Unterrandes, die Verlagerung von Darmschlingen in die linke untere Bauchhöhle, ein rechtsseitiger Zwerchfellhochstand, besonders im ventralen Anteil, und schließlich die oft normal abgrenzbaren Weichteilschatten der Nieren lassen bereits eine Nierenaffektion oder einen Retroperitonealtumor mit großer Wahrscheinlichkeit ausschließen. Nicht selten gibt das verlagerte Colon transversum wichtige Hinweise auf die Lebergröße.

Intrahepatische *Verkalkungen* sind bei Lebertumoren selten und können von den vorwiegend retroperitonealen, sehr viel häufiger mit Verkalkungen einhergehenden Neuroblastomen durch die seitliche Aufnahme differenziert werden. Aber auch röntgenologisch nachweisbare Verkalkungen von Lebermetastasen des Neuroblastoms kommen vor (Ross; Cree resp. Nash u. Roberts). Daneben sind nach Emery Leberverkalkungen beim Neugeborenen auf eine abgelaufene intrauterine Meconiumperitonitis, eine lokale Vasculitis, massive Thrombose oder das sog. „inspissed bile syndrome" wie auch auf eine abgelaufene intrauterine Toxoplasmose (Caldera et al.; de Keyzer et al.) verdächtig. Neben den Hämangiomen zeigen unter allen Lebertumoren besonders die Lebercarcinome Calcifikationen (Sorsdahl u. Gay).

Zur Abgrenzung von Nierenaffektionen wie retroperitonealen Tumoren eignet sich vorzugsweise das *intravenöse Urogramm*, bei dessen Durchführung wegen Tumorverdachts auf eine Aufnahme im seitlichen Strahlengang nicht verzichtet werden sollte. Bei Lebertumoren wird nicht selten ein unauffälliges Nierenbeckenkelchsystem beobachtet. In Abhängigkeit von Größe und Ausdehnungsrichtung des Tumors können jedoch auch charakteristische Befunde erhoben werden (MARGULIS et al.; NICE et al.; GERHARD u. WILLICH u.a.), wie Kompression des Nierenbeckenkelchsystems und der proximalen Ureterenabschnitte durch eine sich vorwiegend in dorsaler Richtung ausbreitende Geschwulst. Stärkere Grade von Abflußbehinderung sind dabei selten, häufig läßt sich eine verzögerte und verminderte Kontrastmittelausscheidung nachweisen. Ein rechtsseitiger relativer oder absoluter Nierenhochstand ist wiederholt beobachtet und von SINGER als für Lebertumoren typischer Befund hervorgehoben worden infolge der Tumorausbreitung in dorso-cranialer Richtung, die zum Nierenhochstand führt. Von NICE et al. wurde dagegen auf eine Depression der rechten Niere bei Tumorlokalisation im rechten Leberlappen, eine Verlagerung der linken Niere nach caudal und dorsal dagegen bei Geschwülsten des linken Leberlappens hingewiesen.

Orale oder rectale *Kontrastmittelfüllungen des Digestionstraktes* ergeben indirekte Hinweissymptome wie Verlagerungen, Verdrängungen, Pelottensymptome sowie Impressionen durch Beeinträchtigung von Nachbarorganen. Tumoren des rechten Leberlappens sind nicht selten von einer Magenverlagerung nach links oder Impression der kleinen Kurvatur bei normaler Lage des Duodenums einschließlich der Flexura duodeno-jejunalis, Verlagerung des Colon transversum und der Flexura hepatica nach caudal, letztere auch nach dorsal, begleitet. Ein Tumorsitz im linken Leberlappen führt zur Verdrängung der Flexura coli lienalis nach unten, Ventralverlagerung des Colon transversum, das vom Tumor nach oben oder unten verdrängt sein kann, Verlagerung des ganzen Magens nach links und der Flexura duodeno-jejunalis nach unten. Bei diffuser Lebervergrößerung ist eine Kombination der beschriebenen Organverlagerungen zu erwarten (MARGULIS et al.; NICE et al.; GERHARD u. WILLICH). In neuerer Zeit sind derartige Befunde mit indirektem Hinweis auf eine Leberaffektion in den Hintergrund getreten (GERHARD u. WILLICH).

Die *Cholangiocystographie* wird von zahlreichen Autoren als wenig ergiebig angesehen, jedoch konnten GERHARD und WILLICH bei einem Lebercarcinom die kontrastgefüllte Gallenblase bis über die Wirbelsäule hinaus nach links nachweisen.

Weitere, seltener indizierte oder eingreifende Untersuchungsmethoden sind:

Die *Ganzkörperkontrastmitteluntersuchung* nach O'CONNOR u. NEUHAUSER bei Säuglingen. Infolge hoher Kontrastmitteldosierung (bis max. 4 ml/kg Körpergewicht eines wasserlöslichen Kontrastmittels) stellen sich die Abdominalorgane schattendichter dar. Cysten, nekrotische Areale und gefäßarme Tumoren lassen sich infolge verminderter Kontrastmittelanfärbung relativ gut nachweisen (STANDEN et al.; SORSDAHL u. GAY).

Das *Pneumoperitoneum* läßt bei verwachsungsfreiem Oberbauch und bestimmten Positionen die Leber in einem Luftmantel zur Darstellung bringen (DI GRUTTOLA). Subphrenisch gelegene Tumorverwachsungen können z.B. nachweisbar sein (GERHARD u. WILLICH).

Die *Gefäßdiagnostik* wie die *Arteriographie* bzw. *Cöliakographie*, die *Splenoportographie*, die *Cavographie* und die *Lymphographie* ist mit dem Vorteil des direkten Nachweises der tumorösen Affektion verbunden. Gefäßdiagnostische Erfahrungen sind von ARONSEN et al.; BOIJSEN 1964, 1965; BOIJSEN u. ABRAMS; BOIJSEN u. BRON; BOUCHIER u. LESSOF; COLT u. FRAUNFELDER; KAHN u. ALEXANDER; NEBESAR et al.; 1966; RÖSCH u. BRET; STECKENMESSER et al., bei kindlichen Tumorträgern von ALLEN et al.; BRON et al.; CHAUMONT et al.; DEBRUN et al.; DIEKMANN et al.; FREDENS; MCDONALD; MOES u. BURRINGTON mitgeteilt worden. Gefäßneubildungen und die gelegentlich ungewöhnlich lange, persistierende Tumoranfärbung (NEBESAR et al., 1966) sind definitive Kriterien eines Neoplasmas, Gefäßverdrängungen, Verschlüsse und Atypien indirekte Hinweissymptome. Daneben besitzt der Nachweis einer der zahlreichen Varianten der Leberarterie operationstechnische Bedeutung. Die Splenoportographie ist für die Tumordiagnostik weniger aufschlußreich, da die Malignome vorwiegend arteriell versorgt werden. Eine Verbesserung der Portographie stellt das transumbilicale Verfahren mit Injektion des Kontrastmittels durch die kanülierte Nabelvene dar (Colt u. Fraunfelder; Künzli u. Ludin).

Die **Leberszintigraphie** hat die Trefferquote in der Tumordiagnostik deutlich verbessert und sich außerordentlich bewährt. Tumoren gelangen als Aussparungen, d.h. Defekte im Radioaktivitätsverteilungsmuster zur Darstellung (Bonte et al., u.a.). Die Radiogold-($^{198}$Au-) Szintigraphie (Stirrett et al.; Einhorn u. Lundell; Ackerman u. McFee; Johnson u. Grossman; Tefft) wurde wegen ihrer relativ hohen Strahlenbelastung (zwischen 6 und 10 rad) neuerdings durch das günstigere $^{131}$J-markierte Albumin ersetzt (Sorsdahl et al.; Loken u. Gerding; Tefft), das die Leber nur mit 0,1—0,15 rad belastet (Ball u. Wolf). Auch die Leberszintigraphie mit $^{99}$TC-Schwefelkolloid (0,2—0,3 rad) führte zu einer deutlichen Senkung der Strahlenbelastung (Dworkin et al.; Loken u. Gerding; Mussa et al.; Tefft). Ein Parenchymdefekt von 2,5 cm Durchmesser ist szintigraphisch nachweisbar (Kampmann). Eine Darstellung in mehreren Ebenen gestattet darüber hinaus eine einigermaßen zuverlässige Lokalisation. Eine Kombination der Szintigraphie mit der Angiographie verbessert die diagnostische Ausbeute (Nebesar et al., 1970).

**Ultraschalldiagnostik.** Da das Leberparenchym fast ideale schallphysikalische Eigenschaften besitzt und die Ultraschalldiagnostik rationell und ohne Aufwand durchzuführen ist, kann man sich nach Blauenstein und Müller zuverlässig und ausreichend über Art und Ausdehnung z.B. multipler intrahepatischer Prozesse informieren. Neben der B-scan-Technik für die Routine erwies sich ein zweidimensional arbeitendes Gerät — die A-Sonotomographie — als zufriedenstellend geeignet (Blauenstein u. Müller). Erfahrungen mit der Ultraschalldiagnostik bei Lebertumoren im Kindesalter stammen von Lin et al. sowie McCarthy et al.

**Laboratoriumsdiagnostik.** Blutbild, Blutsenkung sowie die Leberfunktionsproben ergeben uncharakteristische Befunde (Rickham u. Artigas u.a.) und zeigen häufig erst im Terminalstadium verwertbare Resultate. Dagegen hat sich die Fermentdiagnostik von Lebertumoren und Lebermetastasen nach den Erfahrungen von E. u. F.W. Schmidt, sowie Kärcher bei Erwachsenen bewährt. Zur Diagnostik wurde ein Standardfermentmuster mit Bestimmung der Lactatdehydrogenase (LDH), Malatdehydrogenase (MDH), Glutamat-Oxal-acetat-Transaminase (GOT), Glutamat-Pyruvat-Transaminase (GPT), Leucin-Amino-Peptidase (LAP) und alkalische Phosphatase (AP) benutzt. Diesbezügliche Erfahrungen fehlen bislang für das Kindesalter.

Bedeutungsvoll ist der Nachweis einer Cystathioninurie bei Hepatoblastomen (Gjessing u. Mauritzen; Lieberman et al.; Raine; Shaw et al.; Voute u. Wadman), die auch beim Neuroblastom beobachtet wird. Genetisch bedingter Cystathionasemangel (zwei Formen), transitorische Cystathioninurie junger Säuglinge und sekundäre Cystathioninurie bei Thyreotoxikose oder Vitamin $B_6$-Mangel sind auszuschließen.

**Die immunologische Diagnostik des Leberkrebses.** Bei primärem Leberkrebs wurde im Serum ein $\alpha_1$-Protein vom fetalen Typ immunelektrophoretisch entdeckt (Abelev, 1963, 1968; Abelev et al.; Alpert et al.; Economopoulos et al.; Foli et al.; Hirsch-Marie et al.; Lin; Masopust et al.; Masseyeff et al.; O'Connor et al.; Purves et al.; Shanmugaratnam et al.; Tatarinov; Uriel et al.), das normalerweise nur bei Feten und Neugeborenen nachgewiesen werden kann (Bergstrand u. Czar, 1956, 1957; Halbrecht et al.; de Muralt u. Roulet; Galdo et al.; Andreoli u. Robbins; Masopust u. Kotál; Gitlin u. Boesman; Foy et al.). Darüber hinaus war dieses Protein bei testiculären Teratoblastomen (Abelev et al.; Masopust et al.; Mawas et al., 1969 u.a.) sowie bei Hepatitiden oder anderen Lebererkrankungen des ersten Lebensjahres (Masopust et al.), nicht jedoch bei andersartigen Tumoren nachweisbar. Alpert u. Seeler; Bagshawe u. Parker; Mawas et al. (1969, 1970) sowie Neidhardt et al. fanden besonders in der kindlichen Altersstufe einen hohen Prozentsatz positiver Befunde beim Lebermalignom. Die bislang vorliegenden Ergebnisse rechtfertigen es, diesen immunologischen Nachweis von fetalem $\alpha_1$-Protein als relativ wenig aufwendige Methode in die Routinediagnostik von Lebermalignomen einzubeziehen. Vorschläge für eine einheitliche Terminologie erfolgten 1970 durch die Weltgesundheitsorganisation.

**Chirurgisch-histologische Diagnostik.** Von den 3 Verfahren: transcutane Leberbiopsie, laparoskopische Biopsie und Probelaparotomie besitzt letztere bislang noch wegen der größtmöglichen Sicherheit der intraoperativen, histologischen Diagnose mittels Gefrierschnitt, der

Möglichkeit der Beurteilung der Operabilität in situ und des Vorteils einer sofortigen Therapie (GRASER, 1962; REHBEIN et al., 1969; u. a.) die größte Bedeutung.

**Differentialdiagnostisch** ist jede Hepatomegalie ungeklärter Genese auch auf einen Primärtumor der Leber verdächtig (ALAGILLE, 1962). Neben entzündlichen, toxischen und kardiovasculären Ursachen, System- und Bluterkrankungen sind alle raumfordernden Prozesse der Bauchorgane und Bauchhöhle zu erwägen. Choledochus-, Pankreas- und Mesenterialcysten, Tumoren und Mißbildungen des Urogenitalsystems, Magen-Darmkanals und des Retroperitoneums sind differentialdiagnostisch vorrangig in Betracht zu ziehen (LONGINO u. MARTIN; KOOP; AREY; NEIMANN et al.; HENDREN; GERHARD u. WILLICH u. a.). Kongenitale Formvarianten mit isolierter Lappenvergrößerung oder abnormer Leberlappung sowie der sog. akzessorische Leberlappen können selten einmal große diagnostische Schwierigkeiten verursachen (KORNBLUM u. STEPHENSON; PUTSCHAR; FRIEDMAN et al.; PRIESCHING; MAIER; ARIEL u. PACK; PETTERSSON). Zusammenfassende anatomische Untersuchungen und Übersichten derartiger Lebervarianten stammen von CULLEN; BERTRAND u. JANBON; HANSER; KETTLER; PAGES u. MARTY.

**Metastasen.** Allgemein gilt als Regel, daß primäre bösartige Lebertumoren bei Kindern relativ spät und selten metastasieren. Die Metastasierung ist naturgemäß von der Art und dem Zeitpunkt der Entdeckung des Malignoms abhängig. Verbindliche Aussagen sind daher nur mit Vorbehalt möglich. SPRANEL hat die Frequenz von Tochtergeschwülsten auf ca. 34% der Fälle veranschlagt. Das Metastasierungsmuster entspricht dem Lungen-Kava-Typ nach SCHINZ und BOTSTEJN. Die weitaus häufigste Lokalisation von Metastasen stellen Lungen und Pleura dar, Lymphknoten und Hirnmetastasen folgen mit sehr viel niedrigeren Prozentsätzen. Daneben wurden Skeletmetastasen (Rippen, Wirbelsäule, Schädel, Sternum u. a.), Tochtergeschwülste in Pankreas, Milz, Gallenblase und -gänge, Magen, Mesenterium, Herzbeutel u. a. beobachtet. Örtliche Metastasen in Form einer ausgebreiteten Dissemination im Organ selbst sind in fortgeschrittenen Stadien die Regel. Hinsichtlich der unterschiedlichen Metastasierungstendenz der einzelnen Malignomformen muß auf die Spezialkapitel verwiesen werden.

## Allgemeine therapeutisch-prognostische Vorbemerkungen

Dank der Pionierarbeit von WENDEL (1911, 1920) und der Weiterentwicklung der Leberresektionstechnik, die besonders an die Namen von BRUNSCHWIG (1953—1965), COINAUD, LONGMIRE, LORTAT-JACOB und ROBERT, MANN; PACK, PETTINARI, QUATTLEBAUM (1953, 1962), QUATTLEBAUM u. QUATTLEBAUM jr., RAVEN, REIFFERSCHEID (1956, 1957, 1968), SÉNEQUE et al. sowie STUCKE (1959, 1969) gebunden ist, hielt die Radikaloperation in Form von mehr oder minder modifizierten Resektionstechniken sehr rasch auch Eingang in die Behandlung von Lebergeschwülsten im Kindesalter (ALAGILLE et al.; ALPERT et al.; ARIEL u. PACK; CHANDLER u. WALTERS; CLATWORTHY et al., 1960, 1961; FÈVRE; FÈVRE u. DASSIOS; FISH u. McCRARY; KASAI et al., 1963, 1967; KREMER u. HILKE; KÜMMERLE u. NAGEL; MARGULIS et al.; NIXON, 1964, 1965; PETTINARI; REIFFERSCHEID, 1953; STUCKE, 1959; TAYLOR et al. u. a.). Morphologisch gutartige Tumoren können — bis auf Ausnahmen wie das diffuse infantile Hämangioendotheliom — durch operative Maßnahmen mit Resektion der befallenen Leberanteile im günstigsten Falle, Marsupialisation beispielsweise bei manchen Cysten oder zweizeitiger Behandlung in ungünstiger gelagerten Fällen fast ausnahmslos geheilt werden.

Jedoch auch bei einem durch Probelaparotomie makroskopisch wie im Schnellschnitt als bösartig verifizierten Tumor ist — falls der andere Leberlappen frei von Metastasen ist — die Lobektomie indiziert. Denn bekanntlich metastasieren zahlreiche kindliche Malignome der Leber erst relativ spät in extrahepatische Gebiete. Nach den Untersuchungen von LIN et al. (1966) werden Resektionen der Leber bei primärem Carcinom von Kindern unter 5 Jahren besser toleriert als von älteren. Technisch lassen sich derartige Eingriffe wegen der besseren Luxierbarkeit der kindlichen Leber leichter durchführen als bei Erwachsenen. Auch KASAI u. WATANABE schließen aus ihren Untersuchungen, daß die Häufigkeit der operablen Fälle im Kindesalter größer als bei Erwachsenen, ausgedehnte Resektionen von Kindern besser toleriert werden und die Größe des Tumors nicht von ausschlaggebender Bedeutung für die Operabilität sei. Die funktionellen Reserven der Leber, die eine größere Reduktion ihrer Parenchymmasse ermöglichen, wie die ausgeprägte Fähigkeit zur Gewebsregeneration bzw. zur kompensatorischen Hypertrophie gestatten auch ausgedehnte organverkleinernde Operationen, ohne daß Rückwirkungen auf die Leberfunktion resultieren (PACK et al.). HELBIG berichtete kürzlich über einen 7 Monate alten Säugling, bei dem 90% der Leber wegen eines dysontogenetischen, malignen Hepatoms entfernt werden mußten. Ähnliche Erfahrungen wurden schon früher von McDERMOTT et al. mitgeteilt, die bei Erwachsenen nach ausgedehnten Leberresektionen eine Funktionstüchtigkeit auch in den ersten postoperativen Tagen nachweisen konnten, sofern 10% des normalen Lebergewebes erhalten werden konnten. Die Regeneration von Restparenchym erfolgt rasch und kann in 6 Monaten erwartet werden, sofern nicht strahlentherapeutische Maßnahmen oder Chemotherapie die Regenerationskraft schädigen (TEFFT et al., 1969, 1970). Neben den Leberfunktionsproben stellt die Leberszintigraphie eine gute Kontrollmethode der Leberregenerationsrate dar.

Hinsichtlich der verschiedenen *Resektionstechniken der Leber* (anatomiegerecht, typisch und atypisch, peripher und hilär, Hemihepatektomie, Lobektomie und Segmentresektion) sei auf die vorgenannten Autoren verwiesen. Eine ausführliche Untersuchung der Gefäßarchitektur der Leber bei Neugeborenen und Säuglingen stammt von HASSE. Neuere anatomische Untersuchungen, die vorzugsweise die verschiedenen Gefäßvarianten berücksichtigen, stammen von DÜX et al.; KÜMMERLE u. NAGEL; MICHELS; PLATZER u. MAURER; REIFFERSCHEID, 1956, 1957; STUCKE, 1959.

Die *operationsvorbereitenden Maßnahmen* umfassen neben einer Stabilisierung der Herz-Kreislauf-Verhältnisse und den Bemühungen um eine normale Lungenfunktion die Korrektur einer Anämie durch Bluttransfusionen sowie den Ausgleich des Flüssigkeits- und Elektrolythaushaltes. Daneben stehen Maßnahmen zur Normalisierung eines etwaigen reduzierten Serumalbuminspiegels sowie der Gerinnungsverhältnisse im Vordergrund.

Die *postoperative Behandlung* nach größeren Leberresektionen (Hemihepatektomien) muß typischen Stoffwechselveränderungen Rechnung tragen. Regelmäßig fallen in den ersten postoperativen Tagen die Serumeiweißwerte rasch ab, so daß insbesondere eine erhebliche Hypalbuminämie resultiert. Eine entsprechende Substitutionstherapie für die Dauer von mindestens 7 Tagen ist daher angezeigt. Eine weitere postoperative Stoffwechselstörung betrifft die Neigung zur Hypoglykämie, der durch eine konstante Dauertropfinfusion mit 10%iger Glucoselösung in den ersten 48 Std nach der Operation wirksam begegnet werden kann. Störungen der Gerinnungsfaktoren (Prothrombin, Faktor V und VIII) werden in der Regel nicht klinisch manifest, doch sollte prophylaktisch Vitamin $K_1$ zugeführt werden. Wegen der häufigen septischen Komplikationen ist die Verabreichung eines Breitspektrum-Antibioticums als Routinemaßnahme zu empfehlen. Mit einer Normalisierung der Leberfunktion kann nach 7—10 Tagen gerechnet werden. Der Übergang auf eine kohlenhydrat- und eiweißreiche Kost sollte so früh wie möglich erfolgen. Die Regeneration des Lebergewebes ist nach etwa 6 Monaten abgeschlossen. Spätestens zu diesem Zeitpunkt sind Funktionsstörungen nicht mehr nachzuweisen (McDERMOTT et al.).

*Postoperative Komplikationen* werden seltener mitgeteilt als man erwarten sollte. Blutungen, gallige Peritonitis infolge Gallesekretion aus der Resektionsfläche, postoperatives Nierenversagen, Lungenkomplikationen (Obturationsatelektasen, Pleuritis, Pleuraempyem) sowie ein subphrenischer Absceß erfordern entsprechende Maßnahmen. Falls die Patienten vor der Operation intakte Leberfunktionen aufwiesen, zeigten sich postoperativ keine wesentlichen Veränderungen, wenn man von der Hypoglykämie und Hypalbuminämie absieht. Postoperatives Leberversagen stellt die Ausnahme dar.

Die *Fernprognose* ist naturgemäß vom Charakter des entfernten Tumors sowie dem Vorliegen oder Fehlen von Tochtergeschwülsten einschließlich eines bereits stattgehabten Einbruchs in die Gefäße abhängig. Wenn auch Operationserfolge bei gutartigen wie bösartigen Tumoren zunehmend häufiger mitgeteilt werden, stellen sog. 5-Jahres-Heilungen bei Malignomen noch immer Einzelbeobachtungen dar (RICKHAM u. ARTIGAS).

Die *Chemotherapie* der bösartigen Lebertumoren mit Cytostatica bzw. Antimetaboliten hat nach übereinstimmender Meinung einen begrenzten Wert (ALCALDE et al.; CLATWORTHY et al.; HERMANN u. LONSDALE; ISHAK u. GLUNZ; JAMES; JAMES et al., 1964, 1966; KASAI et al., 1967; KÖTTGEN et al.; LASCARI; SITARTZ et al.; TEFFT et al., 1969 u.a.), wird aber neuerdings wieder befürwortet.

Eine neue Art der Behandlung bösartiger Tumoren der Leber scheint sich mit der *Desarterialisierung* abzuzeichnen, da die Tumoren nur durch die Arteria hepatica versorgt werden. Die Unterbindung dieses Gefäßes als Desarterialisierung mit oder ohne onkolytische Infusionen auf intraarteriellem oder intraportalem Wege (BENGMARK u. ROSENGREN; ALMERSJÖ et al.), die auf entsprechenden Versuchen bei experimentellen Lebertumoren im Tierversuch basiert, harrt noch der breiteren klinischen Erprobung, zumal sich sehr rasch Kollateralen bilden.

Eine Übersicht der Behandlungsergebnisse maligner Lebertumoren bei Kindern aus dem Weltschrifttum von 1953—1966 stammt von FISH u. McCRARY (1966). Danach zeitigte die operative Behandlung die besten Resultate.

Eine Röntgentherapie, die bei 23 Kasuistiken versucht wurde, zeigte nur einen schwer bestimmbaren Effekt und ist mit der Gefahr von Knochenschäden, der Strahlenfibrose der Leber sowie einer Strahlennephritis belastet. Die Chemotherapie ergab keinen wesentlichen therapeutischen Erfolg. Bei 47 unbehandelten Patienten betrug die durchschnittliche Überlebenszeit nach Diagnosestellung eines Lebermalignoms 5 Monate mit einer Streuung von einem Tag bis zu 24 Monaten. Bei 47 operierten Patienten betrug die Operationssterblichkeit 21%. Von 37 Kindern, die den Eingriff überlebten, waren 7 Patienten 5 Jahre nach der Lobektomie wegen eines bösartigen Lebertumors noch am Leben. Erwartungsgemäß war die Erfolgsquote bei den benignen Geschwülsten größer als bei den malignen (NIKAIDOH et al., TAYLOR et al.).

Eine bislang im Kindesalter einzig dastehende Spontanheilung eines Lebermalignoms bei einem $5^1/_2$jährigen Kleinkind, dessen bösartiger Charakter durch GRÄFF sowie erneut durch SCHMINCKE bestätigt worden war, wurde von BURKHARD (1935) publiziert.

## Literatur

ABELEV, G. I.: Study of the antigenic structure of tumors. Acta Un. int. Cancr. 19, 80—82 (1963).
— Production of embryonal serum α-globulin by hepatomas: Review of experimental and clinical data. Cancer Res. 28, 1344—1350 (1968).
— ASSECRITOVA, I. V., KRAEVSKY, N. A., PEROVA, S. D., PEREVODCHIKOVA, N. I.: Embryonal serum α-globulin in cancer patients: diagnostic value. Int. J. Cancer 2, 551—558 (1967).
ACKERMAN, N. B., McFEE, A. S.: Radioisotope liver scanning in children as a diagnostic aid to the surgeon. Surg. Gynec. Obstet. 117, 41—43 (1963).
ALAGILLE, D.: Les gros foies du nourrisson et de l'enfant. Rev. Prat. (Paris) 12, 3453—3461 (1962).
— PERNOD, R., BORDE, J., ROBINEAU-BAGOT, TH., Mlle. PHELIZOT: Hépatectomie réglée pour tumeur du foie chez un nourrisson. Rev. int. Hépat. 11, 835—847 (1961).
ALCALDE, V. M., TRAISMAN, H. S., BAFFES, TH.: Primary carcinoma of the liver in infancy and childhood. J. Amer. Dis. Child. 104, 245—251 (1962).
ALLEN, J. E., MORSE, TH. S., FRYE, TH. R., CLATWORTHY, H. W., JR.: Vena cavagrams in infants and children. Ann. Surg. 160, 568—574 (1964).
ALMERSJÖ, O., BENGMARK, S., ENGEVIK, L., HAFSTRÖM, L. O., NILSSON, L. A. V.: Hepatic artery ligation as pretreatment for liver resection of metastatic cancer. Rev. Surg. (Philad.) 23, 377—380 (1966).
ALPERT, M. E., SEELER, R. A.: Alpha fetoprotein in embryonal hepatoblastoma. J. Pediat. 77, 1058—1060 (1970).
ALPERT, S., METCALF, W., VREEDE, A. A., MENG, C. H.: Right hepatectomy for hamartoma in an eleven-month-old infant. Ann. Surg. 165, 286—292 (1967).

ANDERSEN, D. H.: Tumors of infancy and childhood. I. A survey of those seen in the Pathology Laboratory of the Babies Hospital during the years 1935—1950. Cancer (Philad.) 4, 890—906 (1951).
ANDREOLI, M., ROBBINS, J.: Serum proteins and thyroxine-protein interaction in early human fetuses. J. clin. Invest. 41, 1070—1077 (1962).
AREY, J. B.: Abdominal masses in infants and children. Pediat. Clin. N. Amer. 10, 665—691 (1963).
ARIEL, J. M., PACK, G. T.: Cancer and allied diseases of infancy and childhood. London: J. A. Churchill Ltd. 1960.
ARONSEN, K. F., LUNDERQUIST, A., NYLANDER, G.: The comparison of celiacography and direct portography in the diagnostic evaluation of liver diseases. Radiology 92, 313—322 (1969).
BAGSHAWE, A., PARKER, A. M.: Age-distribution of α-fetoprotein in hepatocellular carcinoma. Lancet 1970 II, 268.
BALL, F., WOLF, R.: Zur Frage der Strahlenexposition bei der Anwendung von Radioisotopen im Kindesalter. Mschr. Kinderheilk. 115, 581—590 (1967).
BENGMARK, S., ROSENGREN, K.: Angiographic study of the collateral circulation to the liver after ligation of the hepatic artery in man. Amer. J. Surg. 119, 620—624 (1970).
BERGSTRAND, C. G., CZAR, B.: Demonstration of a new protein fraction in serum from the human fetus. Scand. J. clin. Lab. Invest. 8, 174 (1956).
— — Paper electrophoretic study of human fetal serum proteins with demonstration of a new protein fraction. Scand. J. clin. Lab. Invest. 9, 277—286 (1957).

Bertrand, L., Janbon, M.: Une cause inédite d'hypertension portale: L'agénésie du lobe droit du foie. Rev. int. Hépat. 12, 897—920 (1962).

Blauenstein, U. W., Müller, H. R.: Beitrag zur Differentialdiagnose tumoröser Leberprozesse mittels Ultraschall. Schweiz. med. Wschr. 96, 1716—1720 (1968).

Boijsen, E.: Visceral arteriography. Ann. Rev. Med. 15, 273—286 (1964).

— Selective hepatic angiography in primary and secondary tumors of the liver. Rev. int. Hepat. 15, 385—395 (1965).

— Abrams, H. L.: Roentgenologic diagnosis of primary carcinoma of the liver. Acta radiol. (Stockh.). 3, 257—277 (1965).

— Bron, K. M.: Visceral arteriography. Ann. Rev. Med. 15, 273—286 (1964).

Bonte, F. J., Krohmer, J. S., Elmendorf, E., Presley, N. L., Andrews, G. J.: Scintillation scanning of the liver. II. Clinical applications. Amer. J. Roentgenol. 88, 275—288 (1962).

Bouchier, I. A. D., Lessof, L.: Primary carcinoma of the liver: its diagnosis by radiographic techniques. Brit. J. Radiol. 37, 34—37 (1964).

Bron, K. M., Riley, R. R., Girdany, B. R.: Pediatric arteriography in abdominal and extremity lesions. Clinical experience, indications, and technic. Radiology 92, 1241—1255 (1969).

Brunschwig, A.: Surgery of hepatic neoplasms. Cancer (Philad.) 6, 725—742 (1953).

— The surgery of hepatic neoplasms with special reference to right and left hepatic lobectomies. Cancer (Philad.) 8, 1226—1233 (1955).

— Long term survival following right hepatic lobectomy. Amer. J. Surg. 94, 2—8 (1957).

— Hepatic lobectomy. Amer. J. Surg. 97, 148—150 (1959).

— Hepatic lobectomies. Amer. J. Gastroent. 44, 245—253 (1965).

Burkard, P.: Über Spontanheilungen von Krebsen. Mschr. Krebsbekämpf. 3, 44—49 (1935).

Caldera, R., Sarrut, S., Rossier, A.: Calcifications hépatiques au cours de la toxoplasmose congenitale. Arch. franç. Pédiat. 19, 1087—1093 (1962).

Caussade, L., Florentin, P., Neimann, N.: Les néoplasies viscérales malignes de l'enfance, système nerveux excepté. Ass. franç. Pédiat.-Congrès 11, 169—338 (Leber: 262—269) (1947).

Chandler, E. M., Walters, W. D.: Solitary liver tumours in childhood. Ann. Surg. 160, 986—993 (1964).

Chaumont, P., Fontaine, Y., Gubert, J. P., Savary, M., Silverstoff, S.: Indications des explorations vasculaires hépatiques et spléniques chez l'enfant. J. Radiol. Électrol. Méd. 51, 696—699 (1970).

Clatworthy, H. W., Jr., Boles, E. Th., Jr., Kottmeier, P. K.: Liver tumors in infancy and childhood. Ann. Surg. 154, 475—484 (1961).

Clatworthy, H. W., Jr., Boles, E. Th., Jr.: Newton, W. A.: Primary tumours of the liver in infants and children. Arch. Dis. Childh. 35, 22—28 (1960).

Cleland, R. S.: Benign and malignant tumors of the liver. Pediat. Clin. N. Amer. 6, 427—447 (1959).

Coinaud, C.: Le foie: Études anatomiques et chirurgicales. Paris: Masson 1957.

Colt, J. D., Fraunfelder, D.: Transumbilical portal phlebography. A new diagnostic procedure. Amer. Surg. 35, 40—44 (1969).

Cree, J. E. (resp. Nash, F. W., Roberts, P. A. L.): Neuroblastoma. Proc. roy. Soc. Med. 62, 326—327 (1969).

Cullen, Th. S.: Accessory lobes of the liver. Arch. Surg. 11, 718—764 (1925).

Debrun, G., Michel, J. R., Lefebvre, J., Pellerin, D., Kliszowski, H.: Explorations aortographiques de certaines tumeurs abdominales de l'enfant. Ann. Radiol. 10, 513—521 (1967).

Diekmann, L., Hilgenberg, F., Honkomp, J.: Angiographische Diagnostik bei kindlichen Bauchtumoren. Arch. Kinderheilk. 182, 88—97 (1970).

Düx, A., Bücheler, E., Thurn, P.: Der arterielle Kollateralkreislauf der Leber. Fortschr. Röntgenstr. 105, 1—17 (1966).

Dworkin, H. J., Nelis, A., Dowse, L.: Rectilinear liver scanning with technetium 99m sulfide colloid. Amer. J. Roentgenol. 101, 557—560 (1967).

Economopoulos, P., Theodoropoulos, G., Sakellaropoulos, N.: α-Fetoprotein in Greece and France. Lancet 1970 I, 1337.

Edmondson, H. A.: Differential diagnosis of tumors and tumor-like lesions of liver in infancy and childhood. J. Dis. Child. 91, 168—186 (1956).

Einhorn, J., Lundell, G.: Detection of space occupying lesions in the liver. Acta radiol. (Stockh.) 5, 366—372 (1962).

Emery, J. L.: Calcification of the liver in the newborn. Acta pediat. scand. 56, 115 (1967).

Fèvre, M.: A propos de l'exérèse des tumeurs malignes du foie. Mém. Acad. Chir. 60, 140—142 (1940).

— Dassios, G.: Possibilités chirurgicales dans les tumeurs malignes du foie, chez l'enfant et chez l'adulte. J. Chir. (Paris) 51, 321—353 (1938).

— Huguenin, R.: Malformations tumorales et tumeurs de l'enfant. Paris: Masson 1954.

Fish, J. C., McCrary, R. G.: Primary cancer of the liver in childhood. Arch. Surg. 93, 355—359 (1966).

Foli, A. K., Sherlock, S., Adinolfi, M.: Serum α₁-fetoprotein in patients with liver disease. Lancet 1969 II, 1267—1269.

Foy, H., Kondi, A., Parker, A. M., Stanley, R., Venning, C. D.: The α-fetoprotein test in pregnant women, women on oral contraceptives, newborn babies, and pyridoxine-deprived baboons. Lancet 1970 I, 1336—1337.

Fredens, M.: Angiography in primary hepatic tumours in children. Acta radiol. (Stockh.) 8, 193—200 (1969).

Friedman, P. S., Solis-Cohen, L., Levine, S.: Accessory lobe of the liver and its significance in roentgen diagnosis. Amer. J. Roentgenol. 57, 601—603 (1947).

Galdo, A., Casado, J.-P., Talavera, R.: Démonstration dans les sérum du foetus humain d'une nouvelle fraction protéique au moyen de l'électrophorèse sur papier. Arch. franç. Pédiat. **16**, 954—962 (1959).

GERHARD, K., WILLICH, E.: Die primären Lebertumoren im Kindesalter. Z. Kinderchir. **6** (Suppl.), 276—289 (1969).

GITLIN, D., BOESMAN, M.: Serum α-fetoprotein, albumin, and γ-G-globulin in the human conceptus. J. clin. Invest. **45**, 1826—1838 (1966).

GJESSING, L. R., MAURITZEN, K.: Cystathioninuria in hepatoblastoma. Scand. J. clin. Lab. Invest. **17**, 513—514 (1965).

GLATZL, J.: Primäre Lebergewächse im Kindesalter. Frankfurt. Z. Path. **71**, 14—32 (1961).

GRASER, F.: Lebertumoren im Kindesalter. Mschr. Kinderheilk. **110**, 192—193 (Schlußwort 194) (1962).

— Primäre Malignome der Leber bei Kindern. Z. Kinderchir. **6** (Suppl.), 270—275 (1969).

GROSS, R. E.: The surgery of infancy and childhood. Philadelphia-London: Saunders 1954.

GRUTTOLA, G. DI: Su di un caso di tumore solitario primitivo del fegato in lattante. (Adenoma solitario trabecolo-vesicolare.) Pediatria (Napoli) **66**, 238—249 (1958).

HALBRECHT, I., KLIBANSKI, C., BRZOZA, H., LAHAV, M.: Further studies on the various hemoglobins and the serum protein fractions in early embryonic life. Amer. J. clin. Path. **29**, 340—344 (1958).

HANSER, R.: Mißbildungen der Leber. In: Handbuch der speziellen pathologischen Anatomie, hrsg. von HENKE, F., LUBARSCH, O., Bd. V, Teil 1. Berlin: Springer 1930.

HASSE, W.: Die Segmenteinteilung der Neugeborenen- und Säuglingsleber. Z. Kinderchir. **1**, 87—96 (1964).

— Maligne Tumoren der parenchymatösen Organe im Kindesalter. Dtsch. med. J. **21**, 105—107 (1970).

HELBIG, D.: Primäre maligne Lebertumoren im Säuglingsalter. Z. Kinderchir. **6** (Suppl.), 262—270 (1969).

HENDREN, W. H.: Abdominal masses in newborn infants. Amer. J. Surg. **107**, 502—510 (1964).

HERMANN, R. E., LONSDALE, D.: Chemotherapy, radiotherapy, and hepatic lobectomy for hepatoblastoma in an infant: Report of a survival. Surgery **68**, 383—388 (1970).

HIRSCH-MARIE, H., CONTI, M.: Présence et signification de l'alpha-foetoprotéine dans la sérum. Sem. Hôp. Paris **46**, 3057—3063 (1970).

HÜNERWADEL, U.: Lebertumoren im Kindesalter. Ann. paediat. (Basel) **198**, 44—63 (1962).

HUETER, C.: Ein großes Cystom der Leber bei einem Kinde nebst Bemerkungen über cystische Erkrankungen der Leber. Med. Diss. Göttingen 1887.

ISHAK, K. G., GLUNZ, P. R.: Hepatoblastoma and hepatocarcinoma in infancy and childhood. Cancer (Philad.) **20**, 396—422 (1967).

JAMES, D. H., JR.: Chemotherapy of malignant tumors of children. Postgrad. Med. **38**, 445—452 (1965).

— GEORGE, PH., HUSTU, O., WRENN, E. L., JR., BORELLA, L., HERNANDEZ, K., PINKEL, D.: Chemotherapy of localized inoperable malignant tumors of children. J. Amer. med. Ass. **189**, 124—126 (1964).

JAMES, D. H., JR. HUSTU, O., WRENN, E. L., JR., JOHNSON, W. W.: Childhood malignant tumors. Concurrent chemotherapy with Dactinomycin and Vincristine Sulfate. J. Amer. med. Ass. **197**, 213—215 (1966).

JOHNSON, PH. M., GROSSMAN, F. M.: Radioisotope scanning in primary carcinoma of the liver. Radiology **84**, 868—872 (1965).

KÄRCHER, K. H.: Fermentdiagnostik von Lebertumoren und -metastasen während einer Strahlenbehandlung. Münch. med. Wschr. **110**, 2617—2621 (1968).

— Enzymatische und szintigraphische Veränderungen während der Strahlentherapie von Lebermetastasen. Strahlentherapie **137**, 540—545 (1969).

KAHN, P. C., ALEXANDER, F. K.: Total hepatic angiography and vascular dynamics in liver disease. Amer. J. Gastroenterol. **52**, 317—325 (1969).

KAMPMANN, H.: Szintigraphische und funktionsszintigraphische Untersuchungen der Leber. Therapiewoche **19**, 717—723 (1969).

KARLIN-WEISSMANN, B.: Étude documentaire et critique des tumeurs malignes des organes digestifs abdominaux chez l'enfant. Méd. Thèse de Nancy 1939.

KASAI, M., KIMURA, S., SASAKI, M., OUCHI, H.: Successful total right hepatic lobectomy for primary hepatoma in an infant. Surgery **54**, 351—355 (1963).

— — WATANABE, I.: Primary carcinoma of the liver in infancy and childhood. Z. Kinderchir. **4**, 347—355 (1967).

KETTLER, L. H.: Die Leber. In: Lehrbuch der speziellen pathologischen Anatomie, hrsg. von STAEMMLER, M., Bd. II, Teil 2. Berlin: W. de Gruyter 1958.

KEYZER, L. DE, BUYL-STROUVENS, M. L., DOUROV, N.: Les calcification intrahépatiques chez le nouveauné. Ann. Pédiat. **16**, 674—677 (1969).

KÖTTGEN, U., NEIDHARDT, M., DIETHELM, L., CLAUS, H. G.: Die kombinierte Behandlung maligner Tumoren im Kindesalter. Strahlentherapie **129**, 481—496 (1966).

KOOP, C. E.: Abdominal tumours in infants and children. Arch. Dis. Childh. **35**, 1—16 (1960).

KORNBLUM, K., STEPHENSON, G. W.: Anomalous enlargement of the liver and a dissecting hematoma of phrenic nerve. Amer. J. Roentgenol. **24**, 38—41 (1930).

KREMER, K., HILKE, H.: Operative Behandlung von Lebertumoren. Zbl. Chir. **84**, 1225—1232 (1959).

KÜMMERLE, F., NAGEL, M.: Zur Chirurgie der Lebergeschwülste. Chirurg **33**, 218—222 (1962).

KÜNZLI, H. F., LUDIN, H.: Zur Lokalisation und Beurteilung herdförmiger Lebererkrankungen mittels Hepatographie durch die wiedereröffnete Nabelvene. Schweiz. med. Wschr. **100**, 280—283 (1970).

LASCARI, A. D.: Vincristine therapy in an infant with probable hepatoblastoma. Pediatrics **45**, 109—112 (1970).

LEE, C. M., NEWSTEDT, J. R., SIDDAL, H. ST.: Large abdominal tumors of childhood (other than Wilms' tumor or neuroblastoma). Ann. Surg. **143**, 803—815 (1956).

Lieberman, E., Shaw, K. N. F., Donnell, G. N.: Cystathioninuria in galactosemia and certain types of liver disease. Pediatrics **40**, 828—833 (1967).

Lin, Ch.-Ch., Yang, Y.-Ch., Ch'en, S.-P., Hsia, T.-Ch.: Primary carcinoma of liver. Clinical observations on 207 cases. Chin. med. J. **81**, 303—314 (1962).

Lin, T.-Y.: The results of hepatic lobectomy for primary carcinoma of the liver. Surg. Gynec. Obstet. **123**, 289—294 (1966).

Lin, T.-Y., Chen, Ch.-Ch., Liu, W.-P.: Primary carcinoma of the liver in infancy and childhood: Report of 21 cases, with resection in 6 cases. Surgery **60**, 1275—1281 (1966).

Loken, M. K., Gerding, D.: Visualisation of filling defects in a liver phantom containing $Tc^{99m}$, $Hg^{197}$, $I^{131}$ or $Au^{198}$ using a rectilinear scanner or scintillation camera. Amer. J. Roentgenol. **101**, 551—556 (1967).

Longino, L. A., Martin, L. W.: Abdominal masses in the newborn infant. Pediatrics **21**, 596—604 (1958).

Longmire, W. P., Jr.: Hépatic surgery. Trauma, tumors, cysts. Ann. Surg. **161**, 1—14 (1965).

Lortat-Jacob, J.-L.: L'hépatectomie droite. Technique et applications. Rev. int. Hépat. **10**, 975—994 (1960).

— Robert, H. G.: Hépatectomie droite réglée. Presse méd. **60**, 549—551 (1952).

Maier, W.: Das gestielte Hamartom der Leber. Z. Kinderheilk. **77**, 422—432 (1955).

Mann, F. C.: The portal circulation and restoration of the liver after partial removal. Surgery **8**, 225—238 (1940).

Margulis, A. R., Nice, Ch. M., Rigler, L. G.: The roentgen findings in primary hepatoma in infants and children. Radiology **66**, 809—817 (1956).

Masopust, J., Kithier, K., Rádl, J., Koutecký, J., Kotál, L.: Occurrence of fetoprotein in patients with neoplasms and non-neoplastic diseases. Int. J. Cancer **3**, 364—373 (1968).

— Kotál, L.: Fetoprotein: immuno-chemical behaviour of an autonomous fetal component in sera from human fetuses. Ann. paediat. (Basel) **103**, 138—140 (1965).

Masseyeff, R., Sankalè, M., Onde, M., Menye, A., Camain, R., Quénum, C., Maydat, L., Mattern, P., Ancelle, J.-P., Leblanc, L.: Valeur de la recherche de l'Alpha 1-foeto-protéine sérique pour le diagnostic du cancer primitif du foie. Bull. Soc. méd. Afr. noire Langue franç. **13**, 537—548 (1968).

Mawas, C., Buffe, D., Burtin, P.: Influence of age on α-fetoprotein incidence. Lancet **1970 I**, 1292.

— Kohen, M., Lemerle, J., Buffe, D., Schweisguth, O., Burtin, P.: Serum $\alpha_1$-foeto-protein (Fetuin) in children with malignant ovarian or testicular teratomas. Preliminary results. Int. J. Cancer **4**, 76—79 (1969).

McCarthy, C. F., Wells, P. N. T., Ross, F. G. M., Read, A. E. A.: The use of ultrasound in the diagnosis of cystic lesions of the liver and upper abdomen and the detection of ascites. Gut **10**, 904—912 (1969).

McDermott, W. V., Jr., Greenberger, N. J., Isselbacher, K. J., Weber, A. L.: Major hepatic resection: diagnostic techniques and metabolic problems. Surgery **54**, 56—66 (1963).

McDonald, P.: Hepatic tumours in childhood. Clin. Radiol. **18**, 74—82 (1967).

Michels, N. A.: Newer anatomy of liver-variant blood supply and collateral circulation. J. Amer. med. Ass. **172**, 125—132 (1960).

Moes, C. A. F., Burrington, J. D.: The use of aortography in the diagnosis of abdominal masses in children. Radiology **98**, 59—67 (1971).

Muralt, G. de, Roulet, D. L. A.: Etude immunologique des protéines sériques foetales humaines. Helv. paediat. Acta **16**, 517—533 (1961).

Mussa, G.C., Mauri, M.M., Bacolla, D.: Importanza della scintigrafia epato-splenica con $Tc^{99m}$ e $In^{113m}$ in patologia pediatrica. Minerva pediat. **22**, 919—932 (1970).

Nebesar, R. A., Pollard, J. J., Stone, D. L.: Angiographic diagnosis of malignant disease of the liver. Radiology **86**, 284—292 (1966).

-— Tefft, M., Filler, R. M.: Correlation of angiography and isotope scanning in abdominal diseases of children. Amer. J. Roentgenol. **109**, 323—340 (1970).

Neidhardt, M., Burtin, P., Buffe, D.: Die Bedeutung des Nachweises von $\alpha_1$-Foetoprotein im Rahmen der pädiatrischen Tumordiagnostik. Klin. Wschr. **48**, 1244—1246 (1970).

Neimann, N., Rauber, G., Manciaux, M., Prevot, J., Duprez, A.: Les tumeurs malignes du foie chez l'enfant. Rev. int. Hépat. **13**, 81—129 (1963).

Nice, Ch. M., Jr., Margulis, A. R., Rigler, L. G.: A simple approach to the roentgen diagnosis of abdominal tumors in infants and children. Amer. J. Roentgenol. **75**, 977—993 (1956).

Nikaidoh, H., Boggs, J., Swenson, O.: Liver tumors in infants and children. Clinical and pathological analysis of 22 cases. Arch. Surg. **101**, 245—257 (1970).

Nixon, H. H.: Leberchirurgie im Säuglings- und Kindesalter. Z. Kinderchir. **1**, 83—86 (1964).

— Hepatic tumours in childhood and their treatment by major hepatic resection. Arch. Dis. Childh. **40**, 169—172 (1965).

O'Conor, G. T., Tatarinov, Y. S., Abelev, G. J., Uriel, J.: A collaborative study for the evaluation of a serologic test for primary liver cancer. Cancer (Philad.) **23**, 1091—1098 (1970).

O'Connor, J. F., Neuhauser, E. B. D.: Total body opacification in conventional and high dose intravenous urography in infancy. Amer. J. Roentgenol. **90**, 63—71 (1963).

Pack, G. T.: Surgical management of primary and metastatic cancers of the liver. Northw. Med. (Seattle) **57**, 881—885 (1958).

— Islami, A. H., Hubbard, J. C., Brasfield, R. D.: Regeneration of human liver after major hepatectomy. Surgery **52**, 617—623 (1962).

Packard, G. B., Palmer, H. D.: Primary neoplasms of the liver in infants and children. Ann. Surg. **142**, 214—227 (1955).

Pages, A., Marty, Ch.: Les dysgenèses hépatiques. Arch. Anat. path. **15**, 215—224 (1967).

Pepper, W.: A study of congenital sarcoma of the liver and suprarenal. Amer. J. med. Sci. **121**, 287—299 (1901).

PETTERSSON, G.: Hepatic surgery in infancy and childhood. Acta chir. scand. **122**, 422—427 (1961).

PETTINARI, V.: Leberresektion. Operationsindikation, Technik und Erfolgsmöglichkeiten. Wien: Urban & Schwarzenberg 1960.

PLATZER, W., MAURER, H.: Zur Segmenteinteilung der Leber. Acta anat. (Basel) **63**, 8—31 (1966).

— — Zur Variabilität der Lebersegmente. Chir. Praxis **10**, 499—505 (1966).

PRIESCHING, A.: Lage- und Formanomalie einer fetalen Leber. Virchows Arch. path. Anat. **326**, 216—225 (1954).

PURVES, L. R., BERSOHN, I., GEDDES, E. W.: Serum alpha-feto-protein and primary cancer of the liver in man. Cancer (Philad.) **25**, 1261—1270 (1970).

PUTSCHAR, W.: Über eine angeborene isolierte Lagestörung der Leber. Virchows Arch. path. Anat. **274**, 712—715 (1930).

QUATTLEBAUM, J. K.: Massive resection of the liver. Ann. Surg. **137**, 787—796 (incl. Disk.) (1953).

— Hepatic lobectomy for benign and malignant lesions. Surg. Clin. N. Amer. **42**, 507—518 (1962).

— QUATTLEBAUM, J. K., JR.: Technique of hepatic lobectomy. Ann. Surg. **149**, 648—651 (1959).

RAINE, D. N.: Cystathioninuria in the diagnosis of abdominal tumors. Clin. Chem. **14**, 768 (1968).

RAVEN, R. W.: Partial hepatectomy. Brit. J. Surg. **36**, 397—401 (1949).

REHBEIN, F., WILLICH, E., ECKLER, E., BUSCHMANN, O., NAHNSEN, L., WILKENING, K.: Wilms-Tumoren, Neuroblastome und andere maligne Bauchtumoren des Kindesalters. Z. Kinderchir. **6** (Suppl.), 207—238 (1969).

REIFFERSCHEID, M.: Grundlagen anatomiegerechter Leberresektion. Langenbecks Arch. klin. Chir. **284**, 641—649 (1956).

— Über die Indikation anatomiegerechter Leberresektion. Med. Klin. **51**, 535—538 (1956).

— Chirurgie der Leber. Klinik und Technik. Stuttgart: Georg Thieme 1957.

— Die operative Behandlung der Lebergeschwülste. In: Therapie maligner Tumoren, Hämoblastome und Hämoblastosen, Bd. II, hrsg. von E. HOLDER. Stuttgart: F. Enke 1968.

RICKERS, H. J.: Lebertumoren im Kindesalter. Med. Diss. Bonn 1963.

RICKHAM, P. P., ARTIGAS, J. L. R.: Tumours of the liver in childhood. Z. Kinderchir. **7**, 447—457 (1969).

RÖSCH, J., BRET, J.: Angiographie in der Diagnostik der Epigastriumgeschwülste. Fortschr. Röntgenstr. (Beiheft, Tagungsbericht 45. Tagg Dtsch. Röntgenol. Ges.) 81—87 (1965).

ROSS, P.: Calcification in liver metastases from neuroblastoma. Radiology **85**, 1074—1079 (1965).

SCHINZ, H. R., BOTSZTEJN, CH.: Der elektive Metastasierungstypus bei Malignomen. Oncologia (Basel) **2**, 65—80 (1949).

SCHMIDT, E., SCHMIDT, F. W.: Enzymdiagnostik der Metastasen-Leber. Dtsch. med. Wschr. **93**, 1153—1155 u. 1198—1200 (1968).

SCHMÖGER, R.: Lebergeschwülste im Kindesalter. Mat. Med. Nordmark **13**, 206—213 (1961), I. Mitt.; 238—246 (1961), II. Mitt.

SÉNEQUE, J., ROUX, M., CHATELIN, C. L.: Technique de l'hépatectomie gauche typique réglée. J. int. Chir. **13**, 59—70 (1953).

SHANMUGARATNAM, K., CHUA, K. L., SEAH, C. S.: The alpha-foetoprotein test for liver cancer. Singapore med. J. **10**, 230—233 (1969).

SHAW, K. N. F., LIEBERMAN, E., KOCH, R., DONNELL, G. N.: Cystathioninuria. Amer. J. Dis. Child. **113**, 119—128 (1967).

SITARZ, A., HEYN, R., MURPHY, M. L., ORIGENES, M. L., JR., SEVERO, N. C.: Triple drug therapy with actinomycin D (NSC-3053), Chlorambucil (NSC-3088), and Methotrexate (NSC-740) in metastatic solid tumors in children. Cancer Chemother. Rep. **45**, 45—51 (1965).

SORSDAHL, O. A., GAY, B. B.: Roentgenologic features of a primary carcinoma of the liver in infants and children. Amer. J. Roentgenol. **100**, 117—127 (1967).

SPRANEL, J.: Contribution à l'étude des cancers primitifs du foie chez l'enfant et le nourrisson. Thèse (Paris) 1949, zit. nach HÜNERWADEL, U., Lebertumoren im Kindesalter, Ann. paediat. (Basel) **198**, 44—63 (1962).

STANDEN, J. R., NOGRADY, M. B., DUNBAR, J. S., GOLDBLOOM, R. B.: The osmotic effects of methylglucamine diatrizoate (renografin 60) in intravenous urography in infants. Amer. J. Roentgenol. **93**, 473—479 (1965).

STECKENMESSER, R., BAYINDIR, S., HEGER, N., RISTIG, W., SCHIRMER, H.: Die Leistungsfähigkeit der selektiven Arteriographie bei raumfordernden Prozessen der Leber. Bericht über 117 Untersuchungen. Fortschr. Röntgenstr. **114**, 58—74 (1970).

STEFFEN, A.: Die malignen Geschwülste im Kindesalter. Stuttgart: F. Enke 1905.

STEINER, M. M.: Primary carcinoma of the liver in childhood. Report of two cases, with a critical review of the literature. Amer. J. Dis. Child. **55**, 807—824 (1938).

STIRRETT, L. A., YUHL, E. T., CASSEN, B.: Clinical applications of hepatic radioactivity surveys. Amer. J. Gastroent. **21**, 310—317 (1954).

STUCKE, K.: Leberchirurgie. Grundlagen, Grenzen, Möglichkeiten. Berlin-Göttingen-Heidelberg: Springer 1959.

— Die chirurgische Behandlung der Leber-Tumoren. Schweiz. med. Wschr. **99**, 567—571 (1969).

TATARINOV, J. S.: Presence of embryonal α-globulin in the serum of patient with primary hepatocellular carcinoma. Vop. med. Khim. **1**, 90—91 (1964); zit. nach ABELEV, G. I., et al.: Embryonal serum α-globulin in cancer patients: Diagnostic value. Int. J. Cancer **2**, 551—558 (1967).

TAYLOR, P. H., FILLER, R. M., NEBESAR, R. A., TEFFT, M.: Experience with hepatic resection in childhood. Amer. J. Surg. **117**, 435—441 (1969).

TEFFT, M.: Radioisotope liver scans in pediatrics. Amer. J. Roentgenol. **101**, 570—584 (1967).

— MITUS, A., DAS, L., VAWTER, G. F., FILLER, R. M.: Irradiation of the liver in children: Review of experience in acute and chronic phases, and in the intact normal and partially resected. Amer. J. Roentgenol. **108**, 365—385 (1970).

Tefft, M , Traggis, D., Filler, R. M.: Liver irradiation in children: acute changes with transient leucopenia and thrombocytopenia. Amer. J. Roentgenol. **106**, 750—765 (1969).
— Vawter, G. F., Mitus, A.: Second primary neoplasms in children. Amer. J. Roentgenol. **103**, 800—822 (1968).
Uriel, J., Nechaud, B. de, Stanislawski-Birencwajg, M., Masseyeff, R., Leblanc, L., Quenum, C., Loisillier, F., Grabar, P.: Le diagnostic du cancer primaire du foie par des méthodes immunologiques. Presse méd. **76**, 1415—1417 (1968).

Voûte, P. A., Jr., Wadman, S. K.: Cystathioninuria in hepatoblastoma. Clin. chim. Acta **22**, 373—378 (1968).
Wendel, W.: Beiträge zur Chirurgie der Leber. Langenbecks Arch. klin. Chir. **95**, 887—894 (1911).
— Über Leberlappenresektion. Langenbecks Arch. klin. Chir. **114**, 982—1000 (1920).
World Health Organisation: Fetospecific serum proteins: Recommandations for a uniform terminology. Bull. Wld Hlth Org. **43**, 309—310 (1970).

# Gutartige Geschwülste und tumoröse Affektionen der Leber
## Die fokal-knotige Hyperplasie

**Synonyma.** Solitäre knotige Hyperplasie (Simmonds, 1884); fokale Cirrhose; fokale noduläre Hyperplasie (Edmondson); adenomatöser hyperplastischer Knoten (Arey); hyperplastischer Knoten.

**Definition.** Die sog. fokal-knotige Hyperplasie betrifft eine selten klinisch evident werdende tumorartig anmutende Affektion der Leber. Wegen der bemerkenswerten Regenerationsfähigkeit dieses Organs ist es oft schwer zu entscheiden, ob der vorliegende Tumor hyperplastischer oder neoplastischer Natur ist.

### Pathobiologie

Die wahre Natur der fokalen Hyperplasie ist unbekannt (Edmondson; Arey; Cleland). Mit großer Wahrscheinlichkeit handelt es sich um kein Neoplasma im eigentlichen Sinne. Von Simmonds (1884) wurde bereits die Möglichkeit des kongenitalen Ursprungs diskutiert. Die Bedeutung derartiger hyperplastischer Knoten in einer sonst nicht cirrhotischen Leber besteht in ihrer Beziehung zu den Adenomen wie Hamartomen (Albrecht). Von Witwicky (1899) stammt die Annahme — die Entstehung von Leberadenomen auf cirrhotischer Basis postulierend — daß hyperplastische Knoten lediglich einen Schritt auf diesem Wege darstellen würden. Von Stewart et al. wurde die „fokale Cirrhose" als Folge lokaler Gewalteinwirkungen auf umschriebene Leberregionen gedeutet. Benz u. Baggenstoss denken an eine Entstehung aus Arealen mit aberrierender Blutversorgung oder mit Gallengangsfehlbildungen. Nach Begg u. Berry sind diese Knoten die Folge reparativer Vorgänge in Arealen von traumatisiertem oder destruiertem Lebergewebe mit der Potenz zur neoplastischen Entartung. Die operative Entfernung derartiger Läsionen sei daher gerechtfertigt. Für Maier

sind hyperplastische Knoten abgegrenzte Cirrhoseherde nach umschriebener Leberparenchymschädigung, die nach Henson et al. zur Bildung großer solitärer Tumoren führen können. Die Beziehungen zwischen Cirrhose, hyperplastischem Knoten und Adenom wurden u. a. von v. Albertini; Ewing; Garancis et al.; Herxheimer; Kaufmann sowie von Masson diskutiert.

### Pathoanatomie

*Makroskopisch* erinnert das knotig-feste Parenchym, von zahlreichen fibrösen Bändern durchzogen, an eine örtliche Cirrhose. Meist solitär und umschrieben ist sie makroskopisch vom umgebenden normalen Lebergewebe abgesetzt.

*Histologisch* besteht eine gewisse Ähnlichkeit mit einer Cirrhose, von der sie sich nach Edmondson durch das strukturale Verhältnis von Bindegewebe und hyperplastischen Zellen unterscheiden läßt. Sinusoide sind nachweisbar, jedoch keine Zentralvene (Arey, 1963). Die Begrenzung erfolgt durch fibröses Gewebe, das sich z. T. in die Nachbarschaft fortsetzt, ohne eine eigentliche echte Kapsel. Gegensätzlich zum Adenom besteht in der Regel eine Drainage zum Stammorgan. Verkalkungen, knöcherne oder knorpelige Anteile werden vermißt.

Einschlägige Beobachtungen bei Kindern sind wegen der genannten Problematik unter den Diagnosen „Adenom", „Hamartom", „gemischtes Adenom", „fokale Cirrhose", „hamartöses Cholangiohepatom" u. a. mitgeteilt worden und wurden von Edmondson (1956) als fokale, knotige Hyperplasie bewertet (Benson u. Penberthy; Christopherson u. Collier; Duckett u. Montgomery; Gerding et al.; Kay u. Talbert; Mangé). Wie schwierig die Zuordnung ist, zeigt der von Edmondson (1956) als fokale knotige Hyperplasie, von den Autoren selbst als Leberzelladenom (Hepatom) angesehene Fall von Packard u. Stevenson. Nach erfolgreicher Entfernung der tumorösen Leberaffektion gedieh das Kind zunächst, verstarb jedoch — wie die Autoren im Nachtrag, den EDMONDSON möglicherweise übersah, sowie in einer späteren Publikation (PACKARD u. PALMER) mitteilen — $1^3/_4$ Jahre später an einem Lebercarcinom. Weitere Beobachtungen bei Kindern stammen von CICERI; CLELAND; HERSHEY; LONGMIRE u. MARABLE sowie STUCKE. Die von GARANCIS et al. mitgeteilten drei Kasuistiken bei Kindern wurden nach Diskussion über die Abgrenzung gegen die fokal-knotige Hyperplasie bzw. gegen regenerative Leberknoten von den Autoren als Leberadenome bezeichnet.

### Klinik

Von der Vergrößerung des Abdomens abgesehen sind die Kinder in der Regel erscheinungsfrei mit normalen Leberfunktionen (MICHAEL). Das *Alter* der mitgeteilten Beobachtung der pädiatrischen Altersklasse liegt zwischen 7 Monaten und dem ausklingenden Schulalter. Nennenswerte *Geschlechtsunterschiede* sind nicht mitgeteilt worden.

**Prognose, Therapie.** Eine Behandlung ist nicht erforderlich, sofern nicht die Veränderungen bei entsprechender Größe zu klinischen Erscheinungen führen. Gute Operabilität vorausgesetzt, wird von manchen Autoren dennoch ihre Entfernung empfohlen, obwohl nach EDMONDSON sowie MICHAEL nicht die Gefahr der malignen Entartung bestehen soll. Längere

Überlebenszeiten ohne Operation sind von CLELAND, GERDING et al. und KAY u. TALBERT mitgeteilt worden.

### Multiple, knotige Hyperplasie

Bereits 1865 von FRIEDREICH als „hyperplastische Wucherungen der präexistierenden Leberelemente", als „multiple hyperplastische Tumoren der Leber" beschrieben, ist diese gegensätzlich zur fokalen, knotigen Hyperplasie durch multiple, knotige Areale hyperplastischen Gewebes charakterisiert. Als „multiple Adenome der Leber" werden 1896 von MARCKWALD wahrscheinlich hierher gehörende Affektionen diskutiert. Neben diffusem Befall der Leber können auch multiple, große, klinisch palpable Knoten beobachtet werden, die immer sessil sind. Mikroskopisch variieren die Leberzellen bezüglich Größe und Form. Unreife Zellformen kommen vor. Die Proliferation kann so exzessive Grade erreichen, daß das Biopsiematerial wie malignes Gewebe imponiert. Die Läsion wird als kompensatorische Hyperplasie nach akutem Gewebsuntergang infolge entzündlicher bzw. diffuser Lebererkrankungen gedeutet (EDMONDSON, 1956; ARIEL u. PACK; AREY, 1963; MICHAEL). Ein chirurgischer Eingriff ist nicht indiziert. Die Prognose dieser in jeder Altersstufe zu beobachtenden Veränderungen ist von dem Ausmaß und Grad der Leberschädigung abhängig.

## Literatur

ALBERTINI, A. v.: Histologische Geschwulstdiagnostik. Stuttgart: Thieme 1955.

ALBRECHT, E.: Über Hamartome. Verh. dtsch. path. Ges. 7, 153—157 (1904).

AREY, J. B.: Abdominal masses in infants and children. Pediat. Clin. N. Amer. 10, 665—691 (1963).

— Neoplasms and neoplastic-like lesions. In: Textbook of pediatrics (W. E. NELSON, ed.). Philadelphia-London: W. B. Saunders Co. 1964.

ARIEL, J. M., PACK, G. T.: Cancer and allied diseases of infancy and childhood. London: J. A. Churchill Ltd. 1960.

BEGG, CH. F., BERRY, W. H.: Isolated nodules of regenerative hyperplasia of the liver. The problem of their differentiation from neoplasm. Amer. J. clin. Path. 23, 447—463 (1953).

BENSON, C. D., PENBERTHY, G. C.: Surgical excision of primary tumor of liver (hamartoma) in infant seven months old with recovery. Surgery 12, 881—886 (1942).

BENZ, E. J., BAGGENSTOSS, A. H.: Focal cirrhosis of the liver: Its relation to the so-called hamartoma (adenoma, benign hepatoma). Cancer (Philad.) 6, 743—755 (1953).

CHRISTOPHERSON, W. M., COLLIER, H. S.: Primary benign liver-cell tumors in infancy and childhood. Cancer (Philad.) 6, 853—861 (1953).

CICERI, C.: Adenoma epatocellulare nodulare in fegato luetico. Gazz. int. Med. Chir. 39, 72—79 (1931).

CLELAND, R. S.: Benign and malignant tumors of the liver. Pediat. Clin. N. Amer. 6, 427—447 (1959).

DUCKETT, J. W., MONTGOMERY, H. G.: Resection of primary liver tumors. Surgery 21, 455—469 (1947).

EDMONDSON, H. A.: Differential diagnosis of tumors and tumor-like lesions of liver in infancy and childhood. J. Dis. Child. 91, 168—186 (1956).

— Tumors of the liver and the intrahepatic bile ducts. Atlas of tumor pathology, sect. VII, fasc. 25. Washington, D.C.: Armed Forces Institute of Pathology 1958.

EWING, J.: Neoplastic diseases; a treatise on tumors. 4th ed. Philadelphia: W. B. Saunders Co. 1940.

FRIEDREICH, N.: Über multiple knotige Hyperplasie der Leber und Milz. Virchows Arch. path. Anat. 33, 48—66 (1865) sowie Nachtrag S. 553.

GARANCIS, J. C., TANG, T., PANARES, R., JUREVICS, I.: Hepatic adenoma. Biochemical and electron microscopic study. Cancer (Philad.) **24**, 560—568 (1969).

Gerding, W. J., Popp, M. F., Martineau, P. C.: Hamartomatous cholangiohepatoma. Report of a case. J. Amer. med. Ass. **145**, 821—822 (1951).

Henson, St. W., Gray, H. K., Dockerty, M. B.: Benign tumors of the liver. I. Adenomas. Surg. Gynec. Obstet. **103**, 23—30 (1956).

Hershey, C. D.: Partial hepatectomy in certain primary tumors of the liver. Sth. Surg. **12**, 245—252 (1946).

Herxheimer, G.: Lebergewächse. In: Handbuch der speziellen pathologischen Anatomie und Histologie, hrsg. F. Henke u. O. Lubarsch, Bd. V, Teil 1. Berlin: Springer 1930.

Kaufmann, E.: Lehrbuch der speziellen pathologischen Anatomie, 9. u. 10. Aufl., Bd. 1. Berlin u. Leipzig: de Gruyter & Co. 1931.

Kay, S., Talbert, P. C.: Adenoma of the liver, mixed type (hamartoma). Report of two cases. Cancer (Philad.) **3**, 307—315 (1950).

Longmire, W. P., Marable, S. A.: Clinical experiences with major hepatic resections. Ann. Surg. **154**, 460—474 (1961).

Maier, W.: Das gestielte Hamartom der Leber. Z. Kinderheilk. **77**, 422—432 (1955).

Mangé, J.: Adénome pédicule du foie. Bordeaux chir. **10**, 42—44 (1939); zit. bei Edmondson (1956).

Marckwald, E.: Das multiple Adenom der Leber. Virchows Arch. path. Anat. **144**, 29—66 (1896).

Masson, P.: Les tumeurs. Traité de Path. Méd. et de Thérapeutique Appliquée. Paris: A. Maloine et Fils 1923.

Michael, P.: Tumors of infancy and childhood. Philadelphia-Montreal: J. B. Lippincott 1964.

Packard, G. B., Palmer, H. D.: Primary neoplasms of the liver in infants and children. Ann. Surg. **142**, 214—227 (1955).

— Stevenson, A. W.: Hepatoma in infancy and childhood. Surgery **15**, 292—306 (1944).

Popper, H., Schaffner, F.: Liver: Structure and function. New York-Toronto-London: McGraw-Hill Book Comp. Inc. 1957.

Simmonds, M.: Die knotige Hyperplasie und das Adenom der Leber. Dtsch. Arch. klin. Med. **34**, 388—408 (1884).

Stewart, H. L., Morgan, D. R., Sprenkel, V. L.: Focal fatty change of liver and focal cirrhosis. Amer. J. clin. Path. 8, 405—421 (1938).

Witwicky, R.: Zur Lehre von den adenoiden Neubildungen der Leber. Z. klin. Med. **36**, 474—490 (1899).

## Das Leberadenom

### Synonyma (Hamperl u. Ackerman):

| | |
|---|---|
| Adenoma hepatocellulare | Adenoma biliare |
| Hepatoma benignum | Cholangioma benignum |
| Leberzelladenom | Gallengangsadenom |
| Gutartiges Hepatom | Benignes Cholangiom |
| Liver cell adenoma | Bile duct adenoma |
| Benign hepatoma | Benign cholangioma |
| Adénome à cellules hépatiques | Adénome biliaire |
| Hépatome bénin | Cholangiome bénin |

Sonstige Bezeichnungen des Schrifttums: Hepatoadenom, cholangiocelluläres Adenom, Cholangioadenom, Hepatocholangioadenom, letzteres auch Adenom vom Mischtyp genannt.

Irreführend die Bezeichnungen als „Hamartom", „hamartöses Adenom", wie auch „fokale Hyperplasie hamartösen Typs".

**Definition.** Das solitäre Leberadenom ist eine umschriebene, eingekapselte epitheliale Neubildung, die von den Leberzellen ihren Ausgang nimmt. Mit Masson unterscheidet v. Albertini das trabeculäre Adenom (solides, trabeculäres Adenom) und das vesiculäre Adenom (tubuläres oder alveoläres Adenom). Die trabeculären Adenome sind dem Lebergewebe am ähnlichsten. Die vesiculären Adenome enthalten nach Masson als Folge einer Sekretion von eiweißhaltiger, gelegentlich Schleim enthaltender Flüssigkeit bläschenförmige Hohlräume, in denen bisweilen desquamierte Zellen mit Gallepigment liegen. Das von den Adenomen gebildete Sekret ist jedoch keine vollwertige Galle. Das Vorkommen von echten Gallengangsadenomen wird auch von Edmondson bezweifelt. Nachdem Warvi (1944, 1945) Beziehungen des Leberzelladenoms zum Hamartom postulierte, wurde später von Henson et al. eine Einteilung der Adenome nach histogenetischen Gesichtspunkten in hepatocelluläre, cholangiocelluläre und Tumoren vom gemischten Typ (Hamartom) versucht, die in der Tumorpathologie des Kindesalters zu großer Verwirrung Anlaß gegeben hat. Denn damit wurde nicht nur die Abtrennung und Deutung des Hamartoms im Sinne von Albrecht sowie Edmondson, sondern auch der fokalen, knotigen Hyperplasie erschwert.

Von eminenter klinischer Bedeutung sind histogenetische Beziehungen zwischen dem Leberzelladenom mit der Möglichkeit maligner Entartung (Edmondson, 1958) und dem Leberzellcarcinom. Daß auch offensichtlich die Gefahr der Fehlinterpretation echter Carcinome als Adenome besteht, wird durch eine Reihe von Kasuistiken im Schrifttum wie durch eigene Erfahrungen bezeugt.

## Pathoanatomie

*Makroskopisch* sind es meist solitäre, eingekapselte, grün bis lichtbraune, gelegentlich graue oder gelbliche Tumoren. Ihre Lokalisation betrifft häufig den rechten Leberlappen in einer sonst normalen Leber. Eine Cirrhose darf bei exakter Klassifizierung nicht nachweisbar sein. Die Größe der Knoten variiert. Multiples Vorkommen ist selten.

*Mikroskopisch.* Die Variation der Zellen erstreckt sich von fast normalen Leberzellformen bis zu solchen Atypien, die eine Entartung vortäuschen. Die Leberzellen sind oft größer als normal, können Vacuolen mit reichlich granuliertem, eosinophilen Cytoplasma enthalten, sind in Bändern, Röhren oder Alveolen angeordnet und erinnern an die Leberstruktur. Portale Züge, Gallengänge und Zentralvene fehlen, es besteht keine Verbindung zum Gallengangssystem der Leber. Echte Läppchen werden nicht gebildet. Dagegen findet sich ein zartes bindegewebiges Netzwerk, in dem gelegentlich eine blutgefüllte Capillare nachweisbar ist. Die Feinstruktur der Zelle läßt manchmal nicht die Möglichkeit einer Diagnose von benignem Charakter zu, so daß nach Malignitätszeichen wie Invasion der Gefäße oder der Kapsel gefahndet werden muß. Ein Leberzelladenom sollte nur nach sorgfältiger feingeweblicher Untersuchung zahlreicher Gewebsschnitte im ständigen Vergleich mit histologischen Präparaten eines Leberzellcarcinoms diagnostiziert werden (EDMONDSON, 1956). Elektronenmikroskopisch zeigen Adenome gegensätzlich zur fokal-knotigen Hyperplasie exzessive Glykogeneinlagerungen (GARANCIS et al.).

**Häufigkeit.** Nach EDMONDSON (1956) sind echte Leberzelladenome bei Säuglingen und Kindern extrem selten, worauf schon FRIEDREICH sowie ROKITANSKY hingewiesen hatten. Diese Auffassung wird von zahlreichen anglo-amerikanischen Autoren geteilt (POPPER u. SCHAFFNER; ARIEL u. PACK; AREY). Bei kritischer Sichtung läßt EDMONDSON bis 1956 nur die Beobachtungen von WILENS sowie die von CHRISTOPHERSON u. COLLIER (Fall 3) als echte Adenome gelten. Weitere Beobachtungen offensichtlicher Leberadenome stammen von CHANDLER u. WALTERS; DAGRADI u. BREAR-

LEY; HOUGHTON sowie SMITH. Inwieweit EDMONDSON die Fälle von ABT, APOLLONIO, COLLIN u. CLERMONT, EDMONDS et al., GARANCIS et al., DI GRUTTOLA, LANGMEAD, MILNE, MUIR, SEBEK, SOBIN, STÔL, TENG et al., TURNER bzw. SHAW sowie TAYLOR et al. unter die echten Adenome eingereiht hätte, ist zumindest fraglich. Ebenso dürfte es sich nach den Kriterien von EDMONDSON bei den „Adenomen" der Beobachtungen bei Kindern von HENSON et al. um eine fokale, knotige Hyperplasie, in den beiden anderen Fällen um ein Hamartom gehandelt haben. Dagegen läßt sich wieder nicht entscheiden, inwieweit Beobachtungen mit tödlichem Ausgang infolge lokalen Rezidivs mit Metastasierung (JOHNSON; DUCKETT u. MONTGOMERY; PACKARD u. STEVENSON bzw. PAKKARD u. PALMER; SHAW) sekundär-maligne entartete Adenome oder primäre Lebercarcinome darstellen. Auch das von POSTH beschriebene Kind mit einem „Adenom der Leber" kam später in unserer Klinik an den Folgen eines lokalen Rezidivs mit Metastasierung ad exitum.

### Klinik

Die Symptomatologie des echten Leberadenoms entspricht der gutartiger Lebertumoren. Die klinischen Erscheinungen sind in erster Linie von der Größe der Geschwulst abhängig. Erscheinungsfreiheit wie Beschwerden vorzugsweise infolge Verdrängung von Nachbarorganen sind mitgeteilt worden.

**Differentialdiagnose, Therapie und Prognose.** Wegen der Gefahr einer malignen Entartung (EDMONDSON, 1958) ist die radikale Therapie analog dem Vorgehen bei bösartigen Lebergeschwülsten die Behandlung der Wahl. Regelmäßige Kontrolluntersuchungen sind auch bei histologischer Gutartigkeit dringend angezeigt.

### Literatur

ABT: In: Diskussion zu HOLT, L. E., Primary adenosarcoma of the liver in a child of nine months. Arch. Pediat. **22**, 248—256 (1905).

ALBERTINI, A. v.: Histologische Geschwulstdiagnostik. Stuttgart: Thieme 1955.

APOLLONIO, T.: Gli adenomi del fegato nell'infanzia. Clin. pediat. (Bologna) **44**, 501—513 (1962).

AREY, J. B.: Abdominal masses in infants and children. Pediat. Clin. N. Amer. **10**, 665—691 (1963).

— Neoplasms and neoplastic-like lesions. In: Textbook of pediatrics (W. E. NELSON, ed.). Philadelphia-London: W. B. Saunders Co. 1964.

ARIEL, J. M., PACK, G. T.: Cancer and allied diseases of infancy and childhood. London: J. A. Churchill Ltd. 1960.

CHANDLER, E. M., WALTERS, W. D.: Solitary liver tumors in childhood. Report of two cases. Ann. Surg. **160**, 986—993 (1964).

CHRISTOPHERSON, W. M., COLLIER, H. S.: Primary benign liver-cell tumors in infancy and childhood. Cancer (Philad.) **6**, 853—861 (1953).

COLLIN, P.-P., CLERMONT, J.: Cancer primitif du foie chez l'enfant. Un. méd. Can. **94**, 579—585 (1965).

Dagradi, A., Brearley, R.: The surgery of hepatic tumours. Postgrad. med. J. **38**, 670—687 (1962).

Duckett, J. W., Montgomery, H. G.: Resection of primary liver tumors. Surgery **21**, 455—469 (1947).

Edmonds, A. M., Hennigar, G. R., Crooks, R.: Galactosemia. Report of case with autopsy. Pediatrics **10**, 40—47 (1952).

Edmondson, H. A.: Differential diagnosis of tumors and tumor-like lesions of liver in infancy and childhood. J. Dis. Child. **91**, 168—186 (1956).

— Tumors of the liver and the intrahepatic bile ducts. Atlas of tumor pathology, sect. VII, fasc. 25. Washington, D.C.: Armed Forces Institute of Pathology 1958.

Friedreich, N.: Über multiple knotige Hyperplasie der Leber und Milz. Virchows Arch. path. Anat. **33**, 48—66 (1865) sowie Nachtrag S. 553.

Garancis, J. C., Tang, T., Panares, R., Jurevics, I.: Hepatic adenoma. Biochemical and electron microscopic study. Cancer (Philad.) **24**, 560—568 (1969).

Gruttola, G. di: Su di un caso di tumore solitario primitivo del fegato in lattante. (Adenoma solitario trabecolo-vesicolare.) Pediatria (Napoli) **66**, 238—249 (1958).

Hamperl, H., Ackerman, L. V.: Illustrierte Tumornomenklatur, 2. Aufl. Berlin-Heidelberg-New York: Springer 1969.

Henson, St. W., Gray, H. K., Dockerty, M. B.: Benign tumors of the liver. I. Adenomas. Surg. Gynec. Obstet. **103**, 23—30 (1956).

Houghton, P. W.: Successful surgical removal of a hepatoma. Gut **5**, 253—255 (1964).

Johnson, E. W.: An unusual case of primary carcinoma of liver. Lancet **1924 II**, 19.

Langmead, F.: A case of congenital adenoma of the liver. Proc. roy. Soc. Med. **6**, 46—48 (1912).

Masson, P.: Les tumeurs. Traité de pathologie médicale et de thérapeutique appliquée. Paris: A. Maloine et Fils 1923.

Milne, L. S.: Primary epithelial tumour growth in the liver. J. Path. Bact. **13**, 348—361 (1909).

Muir, R.: On proliferation of the cells of the liver. J. Path. Bact. **12**, 287—305 (1908).

Packard, G. B., Palmer, H. D.: Primary neoplasms of the liver in infants and children. Ann. Surg. **142**, 214—227 (1955).

Packard, G. B., Stevenson, A. W.: Hepatoma in infancy and childhood. Surgery **15**, 292—306 (1944).

Popper, H., Schaffner, F.: Liver: Structure and function. New York-Toronto-London: The Blackstone Division; McGraw-Hill Book Comp. Inc. 1957.

Posth, H.-E.: Abdominaltumoren in der Kinderchirurgie. Münch. med. Wschr. **106**, 26—32 (1964).

Rokitansky: Allgem. Wiener medic. Zeit. No 14, 1859, sowie Lehrbuch der pathologischen Anatomie, 3. Aufl., Bd. 3, 1861, S. 262, bd. zit. bei Friedreich, N.

Šebek, A.: Kongenitální adenom a teratoidní nádor jater u kojencu. Čas. Lék. čes. **89**, 1177—1179 (1950).

Shaw, A. F. B.: Primary liver-cell adenoma (hepatoma). J. Path. Bact. **26**, 475—484 (1923).

Smith, R.: Hepatectomy. Proc. roy. Soc. Med. **57**, 547—550 (1964).

Sobin, L. H.: Multiple congenital neoplasms. Arch. Path. **76**, 602—608 (1963).

Stôl, J.: Leberadenom beim Säugling. Rozhl. Chir. **32**, 18—21 (1953).

Taylor, P. H., Filler, R. M., Nebesar, R. A., Tefft, M.: Experience with hepatic resection in childhood. Amer. J. Surg. **117**, 435—441 (1969).

Teng, C. T., Daeschner, C. W., Singleton, E. B., Rosenberg, H. S., Cole, V. W., Hill, L. L., Brennan, J. C.: Liver disease and osteoporosis in children. I. Clinical observations. J. Pediat. **59**, 684—702 (1961).

Turner, G. G.: A case in which an adenoma weighing 2 lb. 3 oz. was successful removed from the liver; with remarks on the subject of partial hepatectomy. Proc. roy. Soc. Med. **16**, part III, 43—56 (1923).

Warvi, W. N.: Primary neoplasms of the liver. Arch. Path. **37**, 367—382 (1944).

— Primary tumors of the liver. Surg. Gynec. Obstet. **80**, 643—650 (1945).

Wilens, G.: Adenoma of the liver. Amer. J. Dis. Child. **55**, 792—797 (1938).

## Das Haemangioma cavernosum der Leber

**Synonyma** (Hamperl u. Ackerman):

| | |
|---|---|
| Haemangioma cavernosum (venosum) | Cavernous (venous) hemangioma |
| Cavernoma | Cavernoma |
| Kavernöses Hämangiom | Hémangiome caverneux (veineux) |
| Kavernom | Cavernome |

Weitere Bezeichnungen: Haemangioma cavernosum simplex, Hämangio-Kavernom, Angioma hepatis.

**Definition.** Das kavernöse Hämangiom wird zu den gutartigen, nicht epithelialen Geschwülsten gerechnet. Es sind meist solitäre, umschriebene Tumoren unterschiedlichster Größe, die aus großen, blutgefüllten Hohlräumen mit Endothelbelag bestehen und ein limitiertes Wachstumspotential besitzen (Edmondson, 1958).

**Allgemeine Vorbemerkungen und Historisches.** Die Leber stellt unter allen inneren Organen den bevorzugten Sitz kavernöser Hämangiome dar (Henson et al.; Popper u. Schaffner; Geschickter u. Keasbey). Meist klinisch stumm, werden sie bei der Operation oder Sektion gelegentlich als Zufallsbefund entdeckt, kommen vorwiegend im mittleren oder höheren Lebensalter mit einer ausgeprägten Prävalenz des weiblichen Geschlechts (ISSA) vor und erfordern nur bei entsprechender Größe durch Kompression von Nachbarorganen, Nekrosen, Ruptur mit Blutung in das Kavernom oder in die Bauchhöhle therapeutische Maßnahmen (SHUMACKER; NIEMANN u. PENITSCHKA; STUCKE). Die überwiegende Mehrzahl klinisch evidenter Leberhämangiome betrifft das Erwachsenenalter.

Nach FRERICHS (1861) wurden Leberhämangiome bereits von DUPUYTREN sowie CRUVEILHIER beschrieben. Nach ersten eingehenden Untersuchungen von ROKITANSKY und VIRCHOW berichtet PAYNE (1869) über multiple Hämangiome der inneren Organe und v. EISELSBERG (1893) sowie PFANNENSTIEL (1898) über erste operative Erfahrungen. Weitere Übersichten stammen von ROGGENBAU (1910), MAJOR und BLACK (1918), PECK (1921), ECKLES (1927), SHUMACKER (1942) sowie HENSON et al. (1956). Einschlägige Kasuistiken im Kindesalter betreffen Zufallsbefunde wie klinisch relevante Beobachtungen. Frühe Fallmitteilungen erschienen von STEFFEN (1883), CHERVINSKY (1885), MARTINOTTI (1890), SCHMIEDEN (1900), HAMMER (1903), GATEWOOD (1912) sowie KAWAMURA (1915). Im neueren Schrifttum wurde über Zufallsbefunde bei Kindern von KAUFMANN (1931), RÖSENER (1931), SLOBOZIANU u. PAVLOVICI-GHINEA (1940), POTTER (1953), CLELAND (1959) sowie von RASO et al. (1969) als Nebenbefund anläßlich einer Angiographie wegen Vitium cordis berichtet.

Eine Übersicht über die erreichbaren klinischen Beobachtungen gibt Tabelle 80.

### Pathobiologie

Nach v. ALBERTINI betreffen die gutartigen Varianten der Geschwülste vom Capillartypus das Haemangioma simplex cavernosum sowie das Haemangioma simplex capillare hypertrophicum. Inwieweit diese gutartigen Gefäßgeschwülste im Säuglings- und frühen Kindesalter tatsächlich echte Geschwülste oder Fehlbildungen darstellen, ist bis heute nicht geklärt (STOWENS). Am häufigsten wird diese Affektion als ein Hamartom im Sinne von ALBRECHT gedeutet. HERXHEIMER denkt an angeborene dysontogenetische Störungen. v. ALBERTINI hält es für wahrscheinlich, „daß ein guter Teil dessen, was man als Hämangiome bezeichnet, ... vor allem auch in der Leber (Haemangioma cavernosum), keine echten Geschwülste, sondern Mißbildungen sind. Andererseits fällt es schwer, die sog. hypertrophischen Capillarhämangiome einfach als Mißbildungen aufzufassen. Sie erwecken aus verschiedenen Gründen den Eindruck echter Geschwülste". Auch RIBBERT; SCHMIEDEN;

KAWAMURA; LANDING u. FARBER u.a. haben die Frage, ob es sich um ein Neoplasma, Hamartom oder eine Mißbildung handelt, diskutiert.

Dennoch möchte v. ALBERTINI das echte Haemangioma simplex cavernosum wahrscheinlich nur als eine Spielart des hypertrophischen Capillarhämangioms ansprechen. Diese Auffassung erhält durch das gemeinsame Vorkommen kavernöser wie capillärer Anteile in ein und derselben Geschwulst eine reale Grundlage. Die Zuordnung kann in solchen Fällen eine Ermessensfrage darstellen.

### Pathoanatomie

*Makroskopisch* imponieren sie als glatte oder grob gelappte Tumoren von schwammiger Konsistenz und gelbbrauner oder purpurroter Farbe. Gelegentlich können sie protrudieren oder sogar einmal gestielt sein (BOIX-OCHOA et al.; DAUDET; BELLINI u. BELTRAME). Sie können in sämtlichen Leberabschnitten beobachtet werden.

*Mikroskopisch* zeigen sich unterschiedlich große Hohlräume mit einem Endothelzellbelag, die durch feine bindegewebige Septen voneinander getrennt sind. Von ANDRIES u. KAUMP, SHULLER et al., KUŠČ, SHIM u.a. wurden deutliche Übergänge bzw. die Kombination mit einem Haemangioma capillare hypertrophicum beschrieben. In der Beobachtung von BOUREAU lag histologisch ein capilläres Hämangiom vor, das sich jedoch makroskopisch und klinisch wie ein „Angiome solitaire massif" (ALAGILLE et al., 1966) verhielt. Die Grenzen zum normalen Leberparenchym sind nicht immer scharf. Mitunter findet sich jedoch eine bindegewebige, fibröse Pseudokapsel. Vermehrung des fibrösen Bindegewebes mit fibroblastischer Proliferation in der Peripherie weist auf eine gewisse Selbstheilungstendenz hin. Derartige Veränderungen sind als „Fibroangiome" von CLATWORTHY et al. (1960) sowie SAGNOTTI beschrieben worden und können solche Ausmaße erreichen, daß die Tumoren völlig durch Bindegewebe ersetzt werden (ANDRIES u. KAUMP; POPPER u. SCHAFFNER; ECKER u. DOANE), oder wurden als „sklerosierendes Angiom" charakterisiert (STOWENS). Vielleicht sind auch die cirrhotischen Veränderungen bei diffuser Angiomatose der Leber (SAWYER) das Resultat derartiger Rückbildungsvorgänge. Regressive Veränderungen in Form ausgedehnter Thrombenbildung (FOURNIER et al.; ANDERSEN; HENDRICK), nekrobiotische Veränderungen (HENDRICK; MOORE; ESPARZA-SANDOVAI; SCHMID), Blutungen ohne Ruptur (GRAIVIER et al., 1966, 1967; BERMAN et al.) sowie Nekroseherde und Verkalkungen (ALAGILLE et al., 1961, 1966; BOIX-OCHOA et al.; GRAIVIER et al., 1966, 1967) wie schließlich entzündliche Reaktionen (BELLINI u. BELTRAME) sind als Ausdruck der spontanen Rückbildungstendenz anzusehen. Bezüglich weiterer Einzelheiten besonders der Beziehungen zu den Hämangioendotheliomen sei auf das Kapitel über die Hämangioendotheliome der Leber verwiesen (s. S. 463).

**Häufigkeit.** Klinisch evidente Leberhämangiome sind im Kindesalter selten. Insgesamt liegen bislang 43 Fälle aus dem Schrifttum und eine klinikeigene Beobachtung vor. Offensichtlich liegt die Frequenz des klinisch evidenten Kavernoms etwas unter der Häufigkeit des Leberhamartoms und des sog. „infantilen Hämangioendothelioms". Diese Auffassung deckt sich mit den Erfahrungen von EDMONDSON; SWEED u. WEINBERG; WILLIS, 1962; MICHAEL; BERMAN et al.

**Altersdisposition.** Bei bestimmtem Sitz und entsprechender Größe des Tumors ist die Initialsymptomatik so dominierend auf die Neugeborenenperiode und das frühe Säuglingsalter beschränkt, daß man geradezu von einer zwar seltenen, aber typischen Komplikation dieser Altersstufe sprechen kann, betrafen doch 27 der 44 Fallbeispiele Neugeborene der ersten 10 Lebenstage. Ungewöhnlich ist die Manifestation bei einem 9jährigen (PAINTER u. ZAHIR) und einem 15jährigen Mädchen (KRUPPA), die möglicherweise schon die spätere Häufung bei Frauen reflektiert.

**Geschlechtsdisposition.** Soweit ersichtlich, betrafen unter den Säuglingen und Kleinkindern 24 Beobachtungen das männliche und nur 13 das weibliche Geschlecht mit einer nachweislichen Knabenprävalenz.

### Klinik

In der Neugeborenenperiode steht das sich rasch vergrößernde Abdomen, der wachsende Lebertumor oder die zunehmende Hepatomegalie, die bis in den Unterbauch reichen kann, im Vordergrund. Kollaps bzw. Schock infolge Rupturblutung auf dem Boden einer Nekrose führten bislang fast regelmäßig zum Tode (s. Tabelle 80). Bekanntlich ist die geburtstraumatische Ruptur parenchymatöser Bauchorgane eine wichtige perinatale Todesursache und betrifft am häufigsten die Leber. In den Beobachtungen von KISSINGER et al.; RÖSENER; SCHMID sowie SIDERYS et al. wird über einen langen, komplizierten Geburtsverlauf berichtet. Obwohl die Rupturblutung schon sub partu zu klinischen Erscheinungen und Exitus führen kann, ist ein sog. freies Intervall von 2—4 Tagen, gelegentlich sogar bis zum 10. Lebenstag, charakteristisch und wird durch die Zweizeitigkeit des Blutungsereignisses erklärt. Einer Blutung in das Kavernom

folgt nach temporärem Sistieren eine Rupturblutung in die freie Bauchhöhle mit plötzlicher Blässe, Kollaps, Cyanose, Blutdruckabfall-Tachypnoe, Pseudopneumonie, Temperaturabfall und weiterer Vergrößerung des Abdomens. Blässe und akute Anämie können auch durch alleinige Blutungen in die Geschwulst resultieren. Gefäßgeräusche über dem Tumor (FOURNIER et al.) wurden nachgewiesen, sind jedoch nicht pathognomonisch (ISSA) und werden nur ausnahmsweise beobachtet (NIEMANN u. PENITSCHKA). Eine abweichende Symptomatik in Form von Obstruktionserscheinungen des unteren Dünndarms infolge Adhäsion mit einem regressiv veränderten kavernösen Hämangiom des rechten Leberlappens bei einem 19 Tage alten männlichen Säugling wurde von GRAIVIER et al. (1966, 1967) mitgeteilt. Dagegen entspricht die Symptomatik bei einem 9jährigen Mädchen in der Beobachtung von PAINTER u. ZAHIR dem typischen Befund eines zweizeitigen Blutungsereignisses.

Die *diagnostischen* Maßnahmen werden von dem klinischen Bild der Hepatomegalie bzw. der Komplikationen: Blutung in das Kavernom, Rupturblutung oder Ileus bestimmt. Die radiologischen Befunde bei Ruptur basieren auf dem Nachweis einer Hepatomegalie, freier Flüssigkeit in der Bauchhöhle sowie der Verlagerung von Magen-Darmabschnitten (BERMAN et al.; CLATWORTHY et al., 1961; GRAIVIER et al., 1966, 1967).

Die *Differentialdiagnose* umfaßt entsprechend dem klinischen Bild die verschiedenen Ursachen einer sich rasch verstärkenden Hepatomegalie (cave Leberstauung!), eine Rupturblutung sowie einen Darmverschluß. Eine lokalisierte Meconiumperitonitis kann differentialdiagnostische Schwierigkeiten bereiten, sofern nicht Verkalkungen eine entsprechende Lokalisation erlauben (BERMAN et al.).

**Therapie und Prognose.** Von SHULLER et al. (1949) wurde erstmals über die erfolgreiche operative Entfernung eines Leberhämangioms bei einem Neugeborenen berichtet. In der Folge sind insbesondere bei dem häufigeren protrahierten Verlauf und dank verbesserter Diagnostik (Leberszintigraphie, Gefäßdarstellung u.a.) erfolgreiche operative Behandlungsresultate mitgeteilt worden (s. Tabelle 80). Eine Hemihepatektomie wird auch von Neugeborenen gut toleriert (BERMAN et al., 1955).

Tabelle 80. *Übersicht über die Leberkavernome im Kindesalter*

| Autor (Jahr) | Geschlecht und Alter | Verlauf | Ausgang | Pathologisch-anatomische Diagnose |
|---|---|---|---|---|
| Hammer (1903) | männliches Neugeborenes | Ruptur am 7. Tag | Exitus | zwei kavernöse Hämangiome |
| Stern (1915) | weiblich, 1. Trimenon | — | Exitus | kavernöses Angiom |
| Adalid u. Escardo (1932) | Neugeborenes | Ruptur am 3. Tag, Operation | Exitus | Kavernom im linken Leberlappen |
| Kissinger et al. (1940) | Neugeborenes | Ruptur am 3. Tag | Exitus | Haemangioma cavernosum, multipel, rechter Leberlappen |
| Andries u. Kaump (1944) | weibliches Neugeborenes | Ruptur am 10. Tag | Exitus | Kavernome und Hämangioendotheliom in beiden Leberlappen |
| Hendrick (1948) | männliches Neugeborenes | Ruptur am 3. Tag | Exitus | Hämangiom der ganzen Leber, Nekrosen und Thromben |
| Shuller et al. (1949) | männliches Neugeborenes | Operation | Heilung | capilläres und kavernöses Hämangiom im rechten Leberlappen |
| Andersen (1951) | männliches Neugeborenes | — | Exitus | kavernöses Hämangiom im linken Leberlappen, Thromben |
| Kruppa (1951) | weiblich, 15 Jahre | Ruptur, Operation (Deckung) | Genesung | makroskopisch: umschriebenes Kavernom der Leberunterfläche |
| Salomone (1953) | weiblich, 2 Jahre 9 Monate | Probelaparotomie, Röntgentherapie | Heilung | Kavernom im rechten Leberlappen (keine Histologie) |
| Pryles u. Heggstad (1954) | weiblich, bei Aufnahme 18 Monate | Operation | Heilung | Kavernom im linken Leberlappen |
| Berman et al. (1955) | männliches Neugeborenes | Operation | Heilung | Kavernom des ganzen linken und von Teilen des rechten Leberlappens |
| Henson et al. (1956) | männlich, 10 Monate | Operation | Exitus | Hämangiom rechter Leberlappen |
| Garcia-Villa (1959) | weiblich, 17 Monate | Operation | Exitus | diffuses kavernöses Hämangiom |
| Clathworthy et al. (1960) | Neugeborenes | Operation | Heilung | Fibroangiom linker Leberlappen |
| Painter u. Zahir (1961) | weiblich, 9 Jahre | Ruptur | Exitus | diffuse kavernöse Angiomatose der ganzen Leber |
| Essbach (1961) | männliches Neugeborenes | Ruptur am 4. Tag | Exitus | Riesenkavernom des ganzen rechten Leberlappens |
| Esparza-Sandoval (1961) | männliches Neugeborenes | Operation | Exitus | Kavernom des linken Leberlappens, Nekrosen |
| Moore (1961) | Neugeborenes | Operation | Heilung | kavernöses Hämangiom mit reichlich Nekrosen im linken Leberlappen |
| Schmid (1962) | männliches Neugeborenes | — | Exitus | Riesenhämangiom des linken Leberlappens |
| Sagnotti (1962) | Neugeborenes | Operation | Heilung | Fibroangiom |
| Siderys et al. (1962) | weibliches Neugeborenes | Operation | Heilung | Hämangiom im linken Leberlappen, auf den rechten übergreifend |
| Boureau (1964) | männlich, 2 Monate | Operation | Heilung | solitäres, capilläres Hämangiom, Involutionszeichen |
| Kušč (1964) | weiblich, 2$^1/_2$ Monate | Operation | Exitus | kavernöses und kapilläres Hämangiom im rechten Leberlappen, Thromben |
| Bellini u. Beltrame (1965) | männlich, 3$^1/_2$ Monate | Operation | Heilung | Kavernom des linken Leberlappens |

Tabelle 80 (Fortsetzung)

| Autor (Jahr) | Geschlecht und Alter | Verlauf | Ausgang | Pathologisch-anatomische Diagnose |
|---|---|---|---|---|
| STONE u. NIELSON (1965) | männliches Neugeborenes | Operation | Heilung | kavernöses Hämangiom im linken Leberlappen |
| DAUDET (1965) | weiblich, 3 Monate | Operation | Heilung | Hémolymphangiome hépatique des rechten Leberlappens |
| HEINISCH (1966) | männliches Neugeborenes | Ruptur am 3. Tag | Exitus | kavernöses Hämangiom im rechten Leberlappen |
| FOURNIER et al. (1966) | männliches Neugeborenes | Operation | Heilung | Kavernom im rechten Leberlappen, Thrombosen |
| ALAGILLE et al. (1966) | weibliches Neugeborenes | Operation | Exitus | solitäres Kavernom im rechten Leberlappen |
| ALAGILLE et al. (1966) | männlich, 4 Monate | Operation | Heilung | solitäres Hämangiom im linken Leberlappen, Nekroseherde |
| ALAGILLE et al. (1966) | männliches Neugeborenes | Operation | Exitus | solitäres Kavernom im linken Leberlappen |
| ALAGILLE et al. (1966) | männliches Neugeborenes | Operation | Heilung | Kavernom des linken Leberlappens |
| GRAIVIER et al. (1966) | männlich, 49 Tage | Operation | Heilung | Kavernom im rechten Leberlappen, Verkalkungen |
| GRAIVIER et al. (1967) | männliches Neugeborenes | Operation | Heilung | Kavernom im linken Leberlappen mit Blutungen und Nekrosen |
| GRAIVIER et al. (1967) | weibliches Neugeborenes | Operation | Heilung | Kavernom im linken Leberlappen |
| GRAIVIER et al. (1967) | weibliches Neugeborenes | Operation | Exitus | Kavernom im linken und rechten Leberlappen. Verkalkungen, Hämorrhagien und Nekrosen |
| GRAIVIER et al. (1967) | männlich, 19. Tag | Ileus, Operation | Heilung | kavernöses Hämangiom im rechten Leberlappen, Verkalkungen, Nekrosen |
| KORÁNYI et al. (1967) | weibliches Neugeborenes | Operation | Heilung | hämorrhagisches Kavernom im linken Leberlappen |
| SHIM (1968) | männliches Neugeborenes | Operation | Heilung | kavernöses Hämangiom mit capillären Anteilen. Thrombocytopenie |
| STOBA u. CIMASZEWSKI (1968) | männlich, 14 Tage | Probelaparotomie, Biopsie | Exitus | umschriebenes Hämangiom des rechten Leberlappens |
| BOIX-OCHOA et al. (1969) | männlich, 15. Tag | Operation | Heilung | Kavernom des linken Leberlappens, Kalkeinlagerungen, Nekrosen |
| BOIX-OCHOA et al. (1969) | männliches Neugeborenes | Operation | Exitus | kavernöses Hämangiom des gesamten rechten Leberlappens (Zufallsbefund bei Sektion) |
| ECKER u. DOANE (1969) | weiblich, 1. Trimenon | Probelaparotomie, Biopsie | Spontanheilung | kavernöses Hämangiom des linken Leberlappens |

## Das sog. infantile Hämangioendotheliom der Leber

**Synonyma** (HAMPERL u. ACKERMAN):

| | |
|---|---|
| Haemangioma capillare | Capillary hemangioma |
| Haemangioendothelioma benignum | benign hemangio-endothelioma |
| Capilläres Hämangiom | Hémangiome capillaire |
| Gutartiges Hämangio-endotheliom | Hémangio-endothéliome benin |

Weitere Bezeichnungen: Haemangioma capillare hypertrophicum (v. ALBERTINI); Angiosarkom (PACKARD u. PALMER); multiples kongenitales Hämangioendotheliom (VEEDER u. AUSTIN); Sarcoma angioreticuloendotheliale (BRUNI); Angiomatose évolutive du foie (CAUSSADE et al.; NEIMANN et al.); Angioendotheliom (SPIEGEL); Hémangiomatose hépatique multinodulaire (LE TAN VINH et al.; AICARDI u. NEZELOF; ALAGILLE et al., 1966; CHRISTIAENS et al.).

**Definition.** Das sog. infantile Hämangioendotheliom der Leber ist pathologisch-anatomisch durch multiple Knoten unterschiedlicher Größe, die Gefäßwucherungen in einem zugehörigen Stroma darstellen, charakterisiert. Morphologisch gutartig, bedroht diese Lebergeschwulst durch Kreislaufstörungen mit Herzinsuffizienz, weniger durch Verdrängung von Nachbarorganen oder nekrobiotische Veränderungen das Leben von Neugeborenen und jungen Säuglingen.

**Historisches.** Bereits aus dem vorigen Jahrhundert sind Beobachtungen diffuser Gefäßgeschwülste der Leber bekannt, denen die meist jungen Säuglinge nach kurzem Krankheitsverlauf erlagen. Einschlägige Fallbeispiele aus dem älteren Schrifttum stammen von CHERVINSKY (1885), BRÜCHANOW (1899) sowie ERNST (1912). Klinisch bösartiger Verlauf, multiple identische Veränderungen an Haut und weiteren inneren Organen wie das histologisch unruhige, oft sehr zellreiche Gewebsbild führten zur Annahme einer metastasierenden oder multizentrisch entstandenen bösartigen Geschwulst. Noch KUNSTADTER (1933), neben einer eigenen Beobachtung 14 weitere aus dem Schrifttum sammelnd, bewertete diese Affektion als malignen Tumor. Es ist das Verdienst von HOWARD (1936), das „infantile Hämangioendotheliom" als einen morphologisch benignen Tumor identifiziert zu haben. Diese Auffassung wird heute allgemein anerkannt. Die Aufklärung der diese Gefäßgeschwulst begleitenden Erscheinungen einer fortschreitenden Herzinsuffizienz mit früher häufig tödlichem Ausgang ist das Verdienst von LEVICK u. RUBIE (1953).

### Pathoanatomie und Pathobiologie

*Makroskopisch* ist in typischen Fällen die Leber von unterschiedlich großen, purpurroten Knoten einer Größe von 0,5—3 cm diffus durchsetzt, die die Leberoberfläche vorwölbend mitunter genabelt sind und sich vom normalen helleren Leberparenchym deutlich absetzen. In seltenen Fällen von umschriebenem oder solitärem Sitz können sie mit einem solitären oder multiloculären Kavernom verwechselt werden. Andererseits kann die Leber in einen großen Tumor umgewandelt sein, ohne die Organgröße wesentlich zu verändern.

Auf der *Schnittfläche* variieren die Befunde um den klassischen Aufbau eines rundlichen Knotens mit einer weißlich-fahlen peripheren Zone, die sich zum Zentrum hin zunehmend auflockert, blutreicher und dadurch purpurfarbener wird und schließlich im Zentrum kavernöse, blutgefüllte Hohlräume aufweisen kann. Die in der Peripherie nachweisbaren feinen Bindegewebssträge verlieren sich zum Zentrum mehr und mehr und gehen in den roten Hohlräumen unter. Vorwiegend bei größeren Knoten werden aber auch kavernomähnliche Bilder mit schmaler, peripherer Zone und großem kavernösen Zentrum beobachtet. Kleinere Tumoren können einen grauweißen, lockeren, nur wenig rötlichen Aspekt bieten. Die Knoten können voneinander durch fibröses oder komprimiertes Lebergewebe abgegrenzt sein oder aber auch konfluieren. Die zentralen Hohlräume enthalten Blut oder Blutcoagula, selten einmal nekrotisches Gewebe.

Den bevorzugten extrahepatischen Sitz bei überwiegendem Leberbefall stellen die Cutis, Subcutis und das Unterhautfettgewebe dar. Daneben können Knochen, Lunge, Pleura, Darm, Mesenterium u.a., jedoch nie in größerem Umfang befallen sein.

*Mikroskopisch* sind Hämangioendotheliome mitunter schwer zu klassifizieren und wurden früher häufig als Sarkome fehlgedeutet. In klassischen Fällen bestehen die Knoten aus endothelbegrenzten Capillaren, die sich nach der Peripherie hin verschmälern und, ohne Blut zu enthalten, bei Aneinanderlagerung oft den Aspekt vielschichtiger Endothelschichten bieten. Dazwischen liegt lockeres, wenig differenziertes, an Mesenchym erinnerndes retikuläres Bindegewebe. „Je wuchskräftiger die Bildung ist, um so mehr gleicht dieses Gewebe dem mesenchymalen, rein zelligen Netz; je älter sie ist, um so mehr wird es einerseits zur Accessoria der Gefäße und andererseits zum zellig-fasrigen Füll- und Gleitgewebe zwischen ihnen" (HUECK, 1939). Zum Zentrum hin ist dagegen eine zunehmende Dilatation der Capillaren bis schließlich zu kavernomartigen Hohlraumbildungen nachweisbar (AICARDI u. NEZELOF; CROCKER u. CLELAND; ROSS). Die makroskopisch hellere Peripherie und das dunklere Zentrum mit wechselndem Farbaspekt findet damit seine Erklärung.

Das undifferenzierte, unreife Gewebe in der Peripherie mit den blutleeren, dicht beieinanderliegenden Capillaren kann bei nachweislichen Mitosen auf Grund des vielschichtigen, uniformen Endothelgewebes wie ein infiltrierend wachsendes Sarkom imponieren. Nach v. Albertini sollte man jedoch die Unreife des Stromas nicht als Entdifferenzierung, sondern nur als embryonale Unreife verstehen, während die weitgehend differenzierten Capillaren des Zentrums mit schließlich kavernöser Ausweitung den Endzustand einer Entwicklungsreihe darstellen, die durch ein embryonales, zellreiches Anfangsstadium charakterisiert ist. Diese hypothetischen Deduktionen, Klinik und Gewebsbild aber gut vereinbarende Interpretation veranlaßten v. Albertini, das Haemangioma capillare hypertrophicum als *angioplastisches Reticulom* aufzufassen und wegen des mesenchymalen Gewebscharakters und dem bevorzugten Auftreten bei Säuglingen als dysontogenetische Geschwulst im engeren Sinne, die wahrscheinlich mit dem Gefäßsystem in direkter Beziehung steht, zu charakterisieren. Das „Aufblühen", „Reifen" und „Verwelken" derartiger Gefäßgeschwülste wie die Annahme eines einheitlichen Geschehens (Andersen; Crocker u. Cleland; Arey; Pages u. Marty) mit reifen Formen (Haemangioma cavernosum) wie jüngeren Stadien (Hämangioendotheliom) findet damit eine Erklärung. Weitere Diskussionen der Genese der Hämangiome stammen von Schmieden; Borst; Masson; Geschickter u. Keasbea; Stout, 1943, 1953; Haferland u.a. Involutionszeichen können sich auch beim infantilen Hämangioendotheliom in Form von Thromben, Nekrosen oder feinsten Verkalkungen zeigen (Berdon u. Baker; Blumenfeld et al.; Diriart et al.; Pages u. Marta; Selke u. Cornell).

Beispiele für besonders unreife Gewebsformationen sind die Beobachtungen von Ruggeri sowie Taylor u. Moore, für ein typisches gemischtes Bild mit allen Stadien reifer kavernöser und proliferierender capillärer Angiome das klassische Fallbeispiel von Brüchanow aus dem Jahre 1899.

Die extrahepatischen Tumoren bieten — von lokalen Gewebseigentümlichkeiten abgesehen — histologisch im großen und ganzen einen analogen Aspekt. Die Frage, ob sie Metastasen darstellen — von älteren Autoren wie Orzechowski; Foote; Kunstadter u.a. vermutet —, oder ob es sich um multizentrisches Wachstum handelt, wird heutzutage weitgehend im zuletzt genannten Sinne beantwortet

(Edmondson, 1956, 1958; Arey; Crocker u. Cleland; Howard; Videbaek; Le Tan Vinh et al. u.a.). Dennoch ist in Analogie zur kavernösen Variante letztlich nicht sicher erwiesen, ob es sich bei den angeborenen Gefäßtumoren um Mißbildungen, echte oder dysontogenetische Geschwülste oder aber um Hamartien oder Hamartome handelt („Pseudotumor dysgenetischer Art vom Typ des Hamartoms", Pages u. Marty). Gegensätzlich zum älteren Schrifttum, in dem das infantile Hämangioendotheliom mit dem gleichnamigen malignen Gefäßtumor des Erwachsenen identifiziert wurde, treten im jüngeren Schrifttum Andersen; Edmondson, 1956, 1958; Caussade et al.; Aicardi u. Nezelof; Cruveillier et al.; Stout, 1943, 1953; Le Tan Vinh et al.; Pages u. Marty u.a. für eine grundsätzliche Unterscheidung zwischen dem Hämangioendotheliom des Kindes und dem Reticulosarcoma angioplasticum (v. Albertini) des Erwachsenen ein.

## Pathophysiologie

Die Sonderstellung des infantilen Hämangioendothelioms wird weniger durch pathologisch-anatomische Kriterien als durch ein zum Kavernom unterschiedliches klinisches Erscheinungsbild unterstrichen (Alagille et al., 1966; Aicardi u. Nezelof; Cruveillier et al.; Le Tan Vinh et al.; Graivier et al., 1966, 1967; Korányi et al.; Pages u. Marty u.a.). Von Levick u. Rubie wurde erstmals die begleitende, mitunter tödliche Herzinsuffizienz als kreislaufphysiologische Folge arteriovenöser Fisteln (Shunts) im Tumor gedeutet. Durch das rasche Wachstum wie die besonderen histologischen Veränderungen derartiger Geschwülste im Einflußgebiet des rechten Herzens wird das Volumen dieser Kurzschlüsse in stärkerem Maße erhöht, als die reaktive Hypertrophie des kindlichen Herzens zu kompensieren vermag (Winters et al.; Crocker u. Cleland). Le Tan Vinh et al. gelang es 1959 erstmals, histologisch Anastomosen im Tumor nachzuweisen, die sich in Abhängigkeit von der Proliferationsintensität vermehren und vergrößern und damit den raschen Eintritt der Herzinsuffizienz als Folge der Wachstumsgeschwindigkeit, Quantität und dem Kaliber der intrahepatischen Shunts mit Überlastung des rechten Herzens erklären. 1965 gelingt es Cooper u. Bolande, angiographisch in einem großen capillären

Angiom der Hals- und Nackenregion post mortem Shunts auf Angiomniveau nachzuweisen. In der Folge erscheinen zahlreiche Mitteilungen, die die angeführten Befunde bestätigen und präzisieren (AICARDI u. NEZELOF; O'CONNOR u. NEUHAUSER; AREY; SCHNEEGANS et al.; u.a.). Langsame Entwicklung führt zu Vergrößerung, Hypertrophie und Dilatation des rechten wie schließlich auch des linken Herzens (CROCKER u. CLELAND; LEVICK u. RUBIE; SCHNEEGANS et al.; WINTERS et al.; BEREZIN et al.; LE TAN VINH et al.; CHRISTIAENS et al.; AICARDI u. NEZELOF; DESBAILLETS; DE LORIMER et al.; u.a.). Bei rascher Entwicklung derartiger Shunts kann das Kind, das bislang nur diskrete klinische Zeichen einer Herzkreislaufbeeinträchtigung bot, binnen kurzem in einem cyanotisch-apnoischen Anfall erliegen. Die langsame progrediente Verlaufsform ist jedoch analog den Verhältnissen bei angeborenen arteriovenösen Fisteln anderer Lokalisation (NORMAN et al.; WALKER et al.; MENNICKEN u. RAU) häufiger. Kreislaufphysiologische Untersuchungen zum Shuntproblem bei Gefäßgeschwülsten stammen von COHEN et al.; COOPER u. BOLANDE; ELKIN u. WARREN; FRANK et al.; GAUER u. LINDER; HOLMAN (1924, 1940, 1962); MONCADA u. BICOFF; NICKERSON et al.; REID; ROWE et al., insbesondere bei Leberhämangiomen von DE LORIMER et al.

### Disposition

**Häufigkeit.** Im erreichbaren Schrifttum konnten bislang 74 pathologisch-anatomisch oder makroskopisch während der Probelaparotomie verifizierte Fälle von infantilem Hämangioendotheliom der Leber eruiert werden. Auch nach EDMONDSON; BERMAN et al.; SWEED u. WEINBERG; WILLIS, 1962; ARIEL u. PACK; AREY u.a. ist es häufiger als klinisch evidente Leberkavernome.

**Altersdisposition.** Übereinstimmend wird das infantile Hämangioendotheliom als eine Erkrankung des Neugeborenen- und frühen Säuglingsalters angesehen. Zahlreiche Neugeborene boten erste klinische Erscheinungen bereits nach der Geburt. Nach dem 6. Lebensmonat wird die Erstmanifestation zunehmend seltener, jenseits des 3. Trimenon praktisch nicht mehr beobachtet (s. Tabelle 81).

**Geschlechtsdisposition.** Die Mädchenprävalenz wird betont (SWEED u. WEINBERG; DE LORIMER et al.) und läßt sich in der eigenen



Zusammenstellung mit 42 Mädchen zu 28 Jungen bestätigen. Damit ergeben sich zur Knabenwendigkeit beim Leberkavernom konträre Verhältnisse.

### Klinik

Den wegweisenden Befund stellen cutane Gefäßgeschwülste dar, die etwa in der Hälfte der Fälle von hepatischer Hämangiomatose vorkommen. Im Gegensatz zu den uncharakteristischen Initialsymptomen anderer Lebergeschwülste im Kindesalter wie „großes Abdomen", „Tumor in abdomine" oder „Hepatomegalie" sind die Erscheinungen der subklinischen oder manifesten Herzinsuffizienz im Zusammenhang mit einer zunehmenden Hepatomegalie bei diffusen Hauthämangiomen für die akute Verlaufsform geradezu pathognomonisch. Die Wachstumsaktivität des Hämangioendothelioms der Leber kann abgesehen von den klinischen Erscheinungen an dem nicht selten raschen Aufschießen von Hautangiomen und ihrer Größenzunahme verfolgt werden (ADAM et al.; AICARDI u. NEZELOF; BRÜCHANOW; CAUSSADE et al.; NEIMANN et al.; ORZECHOWSKI; PLENERT u. WOHLGEMUTH; RICKHAM u. ARTIGAS; SCHNEEGANS et al.; SWEED u. WEINBERG u.a.). Falls die Kinder überleben, kann man das Ausmaß der Regression auch an der spontanen Rückbildung derartiger Gefäßgeschwülste der Haut abschätzen. In zahlreichen Fällen (AICARDI u. NEZELOF; CHRISTIAENS et al.; CROCKER u. CLELAND; CRUVEILLIER et al.; DE LORIMER et al.; DESBAILLETS; LEVICK u. RUBIE; O'CONNOR u. NEUHAUSER; RICKHAM u. ARTIGAS; ROBBINS u. CASTLE; SELKE u. CORNELL; SWEED u. WEINBERG; LE TAN VINH et al.; WINTERS et al. u.a.) standen die Erscheinungen der progredienten Herzinsuffizienz mit Cyanose, Dyspnoe, Lungenstauung, mitunter sogar cyanotisch-apnoischen Anfällen und Konvulsionen mit entsprechenden physikalischen, röntgenologischen und elektrokardiographischen Befunden ganz im Vordergrund des Krankheitsgeschehens. Diese können auch nach einem relativ erscheinungsfreien Intervall plötzlich auftreten (ROSS; SCHNEEGANS et al.; SPIEGEL; WINTERS et al.). Nicht selten wird zunächst ein Vitium diagnostisch erwogen (AICARDI u. NEZELOF; CHRISTIAENS et al.; CROCKER u. CLELAND; DESBAILLETS; ORZECHOWSKI) und eine Herzkatheteruntersuchung durchgeführt (DE LORIMER et al.; SELKE u. CORNELL). Die dann wegwei-

Tabelle 81. *Altersverteilung bei Beginn der Erkrankung; 74 im Weltschrifttum eruierbare Fälle von sog. infantilen Hämangioendotheliom*

Besonders gelagerte, nicht berücksichtigte Kasuistiken betrafen Mitteilungen von Sawyer; Schlapfer sowie ein Fall bei Graivier et al. Nicht in die Tabelle aufgenommen wurden ferner wegen ungenügender Sicherung die Fälle von Blauel; Dordick; Goodale; Passaro; Salomone; Schumann; Stoba u. Cimaszewski. — Kursorische Erwähnung eines umschriebenen, durch Hemihepatektomie entfernten benignen Angio-Endothelioms bei einem 10 Tage alten weiblichen Säugling durch Smith.

| | Männlich | Weiblich | Unbekanntes Geschlecht | Insgesamt | Autoren |
|---|---|---|---|---|---|
| Neugeborenes bis 14 Tage | 13 | 17 | 1 | 31 | Aicardi u. Nezelof; Alagille et al.; Andersen; Berdon u. Baker; Berezin et al.; Burman et al.; Caussade et al.; Christiaens et al.; Clatworthy et al.; Crocker u. Cleland; de Lorimer et al.; Desbaillets; Diriart; Holden u. Alexander; Koop; Neimann et al.; O'Connor u. Neuhauser; Petrescu-Coman et al.; Pettersson; Plenert Wohlgemuth; Posarelli; Rake et al.; Rickham u. Artigas; Ruggeri; Selke u. Cornell; Le Tan Vinh et al.; Veeder u. Austin |
| 14 Tage bis 4 Wochen | 4 | 7 | — | 11 | Aurelius; Brüchanow; v. Falkowski resp. Ernst; Goldberg u. Fonkalsrud; Mussa; Levick u. Rubie; Packard u. Palmer; Robbins u. Castle; Schwartz; Sweed u. Weinberg; Winters et al. |
| 2—3 Monate | 7 | 9 | 2 | 18 | Aicardi u. Nezelof; Alagille et al.; Alpert u. Benisch; Blumenfeld et al.; Bruni; Crocker u. Cleland; Cruveillier et al.; Edmondson; Falcone et al.; Foote; Howard; Kunstadter; McGahan et al.; Pages u. Marty; Orzechowski; Sager; Schneegans et al.; Videbaek |
| 4—6 Monate | 2 | 7 | 1 | 10 | Adam et al.; Aicardi u. Nezelof; Edmondson; Graivier et al.; Lamy et al.; Pages u. Marty; Park u. Phillips; Ross; Schmelling; Taylor u. Moore; Wagget et al. |
| 7—9 Monate | 2 | 2 | — | 4 | Fox u. Cella; Kümmerle u. Nagel; Spiegel; Touloukian |
| Insgesamt | 28 | 42 | 4 | 74 | |

senden Gefäßgeräusche über der Leber werden von Alpert u. Benisch, Rake et al. sowie Rickham u. Artigas hervorgehoben. Das letale Krankheitsbild verläuft regelmäßig unter den Erscheinungen der Rechtsherzinsuffizienz.

Protrahierte Krankheitsverläufe mit gastrointestinalen Störungen, Blässe mit erheblicher Anämie, Gewichtsverlust, Exsiccose, Ikterus und schließlich Marasmus sind weitere, besonders bei älteren Fallbeobachtungen mitgeteilte Befunde. Komplizierende Blutungen infolge einer Verbrauchscoagulopathie (Kasabach-Merritt-Syndrom) sind von Burman et al.; Holden u. Alexander sowie Wagget et al. mitgeteilt worden. Zeichen der Leberinsuffizienz wurden dagegen regelmäßig vermißt. Tumorrupturen wurden von Caussade et al. sowie Neimann et al. mitgeteilt und sind gegensätzlich zu den Verhältnissen beim Kavernom selten.

Für die *Diagnose* besitzen die radiologischen Untersuchungsbefunde, insbesondere die Ergebnisse der Arterio- oder Aortographie große Bedeutung (ALPERT u. BENISCH; DESBAILLETS; FALCONE et al.; GOLDBERG u. FONKALSRUD; RAKE et al.; SELKE u. CORNELL). Weitere diagnostische Hinweise sind mit der Szintigraphie (GOLDBERG u. FONKALSRUD; RAKE et al.) oder anderen organlokalisierenden Untersuchungsverfahren zu erzielen.

Die *Differentialdiagnose* wird von der Entscheidung: Tumor in abdomine oder Herzaffektion beherrscht. Gezielte angiographische Untersuchungen dürften in Zukunft die diagnostische Trefferquote verbessern.

**Therapie.** Bei diffusem Befall der Leber ist nicht nur eine operative Therapie, sondern sogar eine Probeexcision kontraindiziert, zumal bereits der makroskopische Aspekt bei der Laparotomie die Diagnose erlaubt. Solitärer Befall eines Leberlappens mit der Möglichkeit der operativen Behandlung wie in der Beobachtung von McGAHAN et al. ist die Ausnahme.

Unter den symptomatischen Maßnahmen steht die Stabilisierung der Herz-Kreislaufverhältnisse mit herzwirksamen Glykosiden ganz im Vordergrund und besitzt lebensrettende Bedeutung. Diese klinischen Erfahrungen lassen sich mit experimentellen Befunden von ZWEIFACH et al. gut in Einklang bringen. Vor einer Strahlentherapie von Leberangiomen wird heutzutage gewarnt (RICKHAM u. ARTIGAS), zumal die Rückbildungstendenz nach den Erfahrungen bei Hautangiomen nicht wesentlich beeinflußt wird (u.a. SIMPSON; MARGILETH u. MUSELES).

Einen entscheidenden Fortschritt stellt die *Corticoid-Therapie* der Hämangiome (ZAREM et al., FOST u. ESTERLY; KATZ u. ASKIN) dar, deren Erfolge erstmals von GOLDBERG u. FONKALSRUD bei einem Kind mit Leberhämangiom und drohendem Herzversagen mitgeteilt wurden. Die Medikation wurde knapp 3 Monate durchgeführt und führte auch zu einem prompten Verschwinden der begleitenden Hautaffektionen.

Neue therapeutische Möglichkeiten wurden mit der Unterbindung der A. hepatica von DE LORIMER et al. eingeführt. Das so behandelte Kind verlor sukzessiv seine Erscheinungen und war nach 1 Jahr wohlauf. Diese Maßnahme erwies sich auch in einer weiteren Beobachtung als erfolgreich (RAKE et al.). Über derartige Eingriffe aus anderer Indikation wurde von POSTLETHWAITE et al.; MAYS berichtet.

Die *Prognose* ist abhängig vom Wachstumspotential bzw. der Involutionstendenz der Gefäßveränderungen und den daraus resultierenden shuntbedingten Kreislaufstörungen. Unerkannt und unbehandelt erliegen die Neugeborenen und jungen Säuglinge fast regelmäßig den Folgen des Herzversagens. Wird jedoch die akute Phase überstanden, so bessern sich in Analogie zur spontanen Regression derartiger Hautmanifestationen die Heilungsaussichten.

## Systematisierte Hämangiomatosen mit Beteiligung der Leber

**Definition.** Die multiple diffuse oder generalisierte Hämangiomatose betrifft überwiegend die junge Altersstufe und ist durch ausgedehnte capilläre und kavernöse Hämangiome der Haut und der inneren Organe gekennzeichnet.

### Pathobiologie

Der wahre Charakter derartiger Affektionen ist unbekannt. Das generalisierte, gemeinsame Vorkommen von Hämangiokavernomen und Hämangioendotheliomen in Haut, Subcutis und verschiedenen Viscera wurde als angeborene, generalisierte Mißbildung im Sinne mesenchymaler Hamartien, als echte Geschwulst mit primär multizentrischem Wachstum sowie als Hamartom gedeutet.

**Pathoanatomie.** Die morphologischen Veränderungen entsprechen den Hämangiokavernomen bzw. Hämangioendotheliomen (s. S. 459 u. 463). Unter den Viscera stellt das Mesenterium und das Pfortadereinzugsgebiet die Lieblingslokalisation derartiger Veränderungen dar.

### Klinik

Entsprechend der unterschiedlichen Lokalisation ist die Symptomatologie sehr wechselnd. Von SOMMACAL wird ein Hautsyndrom, ein respiratorisches, intestinales sowie ein hepatolienales Erscheinungsbild unterschieden. Hautangiome, Anämie und Dystrophie sind gemeinsame Merkmale, während die mehr organspezifischen Erscheinungen wie Dyspnoe, Leber- und Milzschwellung, okkulte oder massive Darmblutungen von dem bevorzugten Sitz derartiger Läsionen abhängig sind. Dyspnoe,

Cyanose und progrediente Herzinsuffizienz weisen auf das Vorliegen von generalisierten Hämangioendotheliomen mit arterio-venösen Shunts hin.

Intestinale Hämangiomatosen können zum Verblutungstod führen.

Kasuistiken über systematisierte Hämangiomatosen mit Leberbeteiligung stammen von Askanazy; Braxatoris et al.; Cooper u. Bolande; Haferland; Kleint; Michailow; Parsons u. Ebbs; Raphan et al.; Ricchi; Runge; Sager; Sommacal sowie Töpfer.

**Therapie und Prognose.** Die Affektion verlief in der Regel bislang tödlich. Nach den guten Erfahrungen mit der Corticoidmedikation bei den Hämangioendotheliomen (Goldberg u. Fonkalsrud) ist ein derartiger Therapieversuch mit entsprechend hohen Corticoiddosen angezeigt und dürfte dazu beitragen, die bislang ungünstige Prognose zu bessern.

## Literatur

Adalid et Escardo: Un caso di angioma cavernoso congenito di higado. Arch. argent. Pediat. **3**, 728—731 (1932); zit. bei Rickers, H. J. (1953).

Adam, Y. G., Huvos, A. G., Fortner, J. G.: Giant hemangiomas of the liver. Ann. Surg. **172**, 239—245 (1970).

Aicardi, J., Nezelof, Ch.: L'hémangiomatose multinodulaire du foie du nourrisson. Arch. franç. Pediat. **20**, 933—954 (1963).

Alagille, D., Borde, J., Le Tan Vinh, Gubler, J. P., Cochard, A. M., Wucher, R.: Les tumeurs vasculaires du foie chez le nourrisson. Rev. Int. Hépat. **16**, 71—125 (1966).

— Pernod, R., Borde, J., Robineau-Bagot, Th., Mlle. Phelizot: Hépatectomie réglée pour tumeur de foie chez un nourrisson. Rev. Int. Hépat. **11**, 835—847 (1961).

Albertini, A. v.: Histologische Geschwulstdiagnostik. Stuttgart: Thieme 1955.

Albrecht, E.: Ueber Hamartome. Verh. dtsch. path. Ges. **7**, 153—157 (1904).

Alpert, L. I., Benisch, B.: Hemangioendotheliomas of the liver associated with microangiopathic hemolytic anemia. Report of four cases. Amer. J. Med. **48**, 624—628 (1970).

Andersen, D. H.: Tumors in infancy and childhood. I. A survey of those seen in the Pathology Laboratory of Babies Hospital during the years 1935—1950. Cancer (Philad.) **4**, 890—906 (1951).

Andries, G. H., Kaump, D. H.: Multiple malignant hemangiomas of the liver. Amer. J. clin. Path. **14**, 489—494 (1944).

Arey, J. B.: Abdominal masses in infants and children. Pediat. Clin. N. Amer. **10**, 665—691 (1963).

Ariel, J. M., Pack, G. T.: Cancer and allied diseases of infancy and childhood. London: J. A. Churchill Ltd. 1960.

Askanazy, M.: Pathologisch-anatomische Demonstrationen. Schweiz. med. Wschr. **69**, 318—321 (1939).

Aurelius, G.: Hemangioendoteliom i lever hos spädbarn. Nord. Med. **70**, 1248—1249 (1963).

Becker, V., Büsscher, K.: Über das Hämangioendotheliom der Leber. Acta hepato-splenol. (Stuttg.) **8**, 356—379 (1961).

Bellini, F., Beltrame, A.: Su un caso di emangioendotelioma epatico in lattante. Arch. ital. Chir. **91**, 594—602 (1965).

Berdon, W. E., Baker, D. H.: Giant hepatic hemangioma with cardiac failure in the newborn infant. Radiology **92**, 1523—1528 (1969).

Berezin, S. W., Sharnoff, J. G., Stein, J. D.: Primary hemangioendothelioma of the liver in infancy. Report of a case. New Engl. J. Med. **238**, 906—907 (1948).

Berman, J. K., Kirkhoff, P., Levene, N.: Hepatic lobectomy for hemangioma of the liver in a five-day-old infant. Arch. Surg. **71**, 249—253 (1955).

Blauel, I.: Über das Hämangioendotheliom der Leber bei Kindern. Mschr. Kinderheilk. **91**, 345—361 (1942).

Blumenfeld, T. A., Fleming, I. D., Johnson, W.W.: Juvenile hemangioendothelioma of the liver. Cancer (Philad.) **24**, 853—857 (1969).

Boix-Ochoa, J., Marques-Gubern, A., Moragas, A., Botey-Sala, J.: Leberhamartome im Säuglingsalter. Bericht über drei Fälle. Z. Kinderchir. **7**, 95—106 (1969).

Borst, M.: Pathologische Histologie. 4. Aufl. München: J. F. Bergmann 1950.

Boureau, M.: L'hépatectomie chez l'enfant. Med. Infant. (Paris) **71**, 365—370 (1964).

Braxatoris, R., Gerlei, F., Krasznay, J.: Angeborene Hämangiomatose (Haemangioma multiplex). Mschr. Kinderheilk. **108**, 313—318 (1960).

Brüchanow, N.: Über die Natur und Genese der cavernösen Hämangiome der Leber. Z. Heilk. **20**, 131—157 (1899).

Bruni, R.: Su due casi di angioendoteliosarcoma primitivo in fegato di bambino. Minerva pediat. **8**, 1348—1357 (1956).

Burman, D., Mansell, P. W. A., Warin, R. P.: Miliary haemangiomata in the newborn. Arch. Dis. Childh. **42**, 193—197 (1967).

Caussade, L., Neimann, N., Tridon, P.: Hémangioendothéliome du foie chez un nouveau-né mort par rupture du foie. Arch. franç. Pédiat. **11**, 514—517 (1954).

Chervinsky: Angiome caverneux multiple chez un enfant de 6 mois. Arch. Physiol. Norm. Path. **6**, 553—563 (1885). Zit. nach Tan Vinh et al. (1959).

Christiaens, L., Clay, A., Demaille, A., Farriaux, J. P.: Hémangiomatose multinodulaire du foie chez un nourrisson. Lille méd. **9**, 484—487 (1964).

Clatworthy, H. W., Jr., Boles, E. Th., Jr., Kottmeier, P. K.: Liver tumours in infancy and childhood. Ann. Surg. **154**, 475—484 (1961).

— — Newton, W. A.: Primary tumours of the liver in infants and children. Arch. Dis. Childh. **35**, 22—28 (1960).

Cleland, R. S.: Benign and malignant tumors of the liver. Pediat. Clin. N. Amer. **6**, 427—447 (1959).

Cohen, S. M., Edholm, O. G., Howarth, S., McMichael, J., Sharpey-Schafer, E. P.: Cardiac output and peripheral bloodflow in arteriovenous aneurysm. Clin. Sci. 7, 35—47 (1948).

COOPER, A. G., BOLANDE, R. P.: Multiple hemangiomas in an infant with cardiac hypertrophy. Postmortem angiographic demonstration of the arteriovenous fistula. Pediatrics 35, 27—35 (1965).

CROCKER, D. W., CLELAND, R. S.: Infantile hemangioendothelioma of the liver. Report of three cases. Pediatrics 19, 596—606 (1957).

CRUVEILLER, J., LAFOURCADE, J., VALLÉE, G., BOCQUET, L., LAURENT, M., TURPIN, R.: L'hémangiomatose hépatique congénitale. Sem. Hôp. Paris 41, 3049—3063 (1965).

DAUDET, M.: Réflexions à propos d'un cas d'hémolymphangiome hépatique du nourrisson — intervention — guérison. Pédiatrie 20, 445—451 (1965).

DE LORIMER, A. A., SIMPSON, E. B., BAUM, R. S., CARLSSON, E.: Hepatic-artery ligation for hepatic hemangiomatosis. New Engl. J. Med. 277, 333—337 (1967).

DESBAILLETS, P.: Hémangioendothéliome du foie à symptomatologie avant tout cardiaque. Radiol. clin. (Basel) 32, 301—308 (1963).

DIRIART, H., POUJOL, J., ISIDOR, P.: Angio-mésenchymone (hamartome) hépatique du nouveau-né et érythro-leucémie. Arch. franç. Pédiat. 20, 484—488 (1963).

DORDICK, J. R.: Multiple malignant hemangio-endotheliomas in an infant. J. Dis. Child. 55, 559—565 (1938).

ECKER, J. A., DOANE, W. A.: Massive cavernous hemangioma of the liver. Amer. J. Gastroenterol. 52, 25—36 (1969).

ECKLES, B. F.: Hemangioma of the liver. Virginia med. Mth. 54, 46—50 (1927); zit. bei HENSON et al.

EDMONDSON, H. A.: Differential diagnosis of tumors and tumor-like lesions of liver in infancy and childhood. J. Dis. Child. 91, 168—186 (1956).

— Tumors of the liver and the intrahepatic bile ducts. Atlas of tumor pathology, sect. VII, fasc. 25. Washington, D.C.: Armed Forces Institute of Pathology 1958.

ELKIN, D. C., WARREN, J. V.: Arteriovenous fistulas. J. Amer. med. Ass. 134, 1524—1528 (1947).

ERNST: Angiomatosis der Haut, Leber und Milz. Verh. dtsch. path. Ges. 15, 232—234 (1912), resp. FALKOWSKI, A. v. (1914).

ESPARZA-SANDOVAL: Hemangioma del higado. — Publication de un caso contretamiento quirurgico que se complico con negrosis hemoglobinorica. Bol. méd. Hosp. infant (Méx.) 1, 59 (1961); zit. nach ALAGILLE et al. 1966.

ESSBACH, H.: Paidopathologie. Leipzig: VEB G. Thieme 1961.

FALCONE, D. M., FRIEDMAN, S., PEKER, H.: Precordial murmurs in high cardiac output states: Differentiation from murmurs of congenital heart disease in infancy. J. Pediat. 66, 729—736 (1965).

FALKOWSKI, A. v.: Über eigenartige mesenchymale Hamartome in Leber und Milz neben multiplen eruptiven Angiomen der Haut bei einem Säugling. Beitr. path. Anat. 57, 385—414 (1914), resp. ERNST (1912).

FOOTE, J.: Hemangio-endotheliosarcoma of the liver. J. Amer. med. Ass. 73, 1042—1045 (1919).

FOST, N. C., ESTERLY, N. B.: Successful treatment of juvenile hemangiomas with prednisone. J. Pediat. 72, 351—357 (1968).

FOURNIER, A., DESORGHER, G., PAULI, A., DUCOULOMBIER, H., COUSIN, J.: Hémangiome du foie du nouveau-né. J. Sci. méd. Lille 84, 263—272 (1966).

FOX, P. F., CELLA, L. E.: Hemangio-endothelioma of the liver. Ann. Surg. 134, 1042—1047 (1951).

FRANK, CH. W., HSUEH-HWA WANG, LAMMERANT, J., MILLER, R., WÉGRIA, R.: An experimental study of the immediate hemodynamic adjustments to acute arteriovenous fistulae of various sizes. J. clin. Invest. 34, 722—731 (1955).

FRERICHS, F. TH.: Klinik der Leberkrankheiten, Bd. II. Braunschweig: F. Vieweg & Sohn 1861.

GARCIA-VILLA, A.: Contribucion al estudio de los tumores hepaticos en la infancia. Aportation de un caso de hemangioma cavernosa diffuso de higado. Bol. Soc. valenc. Pediat. 1, 197 (1959); zit. nach ALAGILLE et al. 1966.

GATEWOOD, A.: A congenital hemangioma of the liver. Trans. Chic. path. Soc. 8, 312 (1912). Zit. nach AICARDI et al. (1963).

GAUER, O., LINDER, F.: Kreislaufsdynamik und vegetativer Tonus des Menschen bei arterio-venösen Fisteln. Klin. Wschr. 26, 1—8 (1948).

GESCHICKTER, CH. F., KEASBEY, L. E.: Tumors of blood vessels. Amer. J. Cancer 23, 568—591 (1935).

GOLDBERG, ST. J., FONKALSRUD, E.: Successful treatment of hepatic hemangioma with corticosteroids. J. Amer. med. Ass. 208, 2473—2474 (1969).

GOODALE, R. H.: Hemangio-endothelioma of the liver. Arch. Path. 9, 528—533 (1930).

GRAIVIER, L., JENNINGS, R. L., JONES, W. A., REA, W. J.: Liver angioma in the neonate. Amer. J. Surg. 112, 777—782 (1966).

— VOTTELER, TH. P., DORMAN, G. W.: Hepatic hemangiomas in newborn infants. J. Pediat. Surg. 2, 299—307 (1967).

HAFERLAND, W.: Hämangiomatose im Pfortadergebiet als Kasabach-Merritt'sches Syndrom. Z. Kinderheilk. 85, 125—140 (1961).

HAMMER, F.: Beiträge zur Pathologie des Neugeborenen. Z. Geburtsh. Gynäk. 50, 213—232 (1903).

HAMPERL, H., ACKERMAN, L. V.: Illustrierte Tumornomenklatur, 2. Aufl. Berlin-Heidelberg-New York: Springer 1969.

HENDRICK, J. G.: Hemangioma of the liver causing death in a newborn infant. J. Pediat. 32, 309—310 (1948).

HENSON, ST. W., JR., GRAY, H. K., DOCKERTY, M. B.: Benign tumors of the liver. II. Hemangiomas. Surg. Gynec. Obstet. 103, 327—331 (1956).

HERXHEIMER, G.: Das kavernöse Hämangiom. In: Handbuch der speziellen pathologischen Anatomie und Histologie, hrsg. von F. HENKE u. O. LUBARSCH, Bd. V, Teil 1. Berlin: Springer 1930.

HOLDEN, K. R., ALEXANDER, F.: Diffuse neonatal hemangiomatosis. Pediatrics 46, 411—421 (1970).

HOLMAN, E.: Experimental studies in arteriovenous fistulas. III. Cardiac dilatation and blood vessel changes. Arch. Surg. 9, 856—879 (1924).

— Clinical and experimental observations on arteriovenous fistula. Ann. Surg. 112, 840—878 (1940).

— Contributions to cardiovascular physiology gleaned from clinical and experimental observations of abnormal arteriovenous communications. J. cardiovasc. Surg. **3**, 48—63 (1962).

Howard, W. A.: Multiple hemangio-endotheliomas of the liver. J. Pediat. **8**, 588—592 (1936).

Hueck, W.: Über das Mesenchym. III. Teil: Mesenchymale Tumoren. Beitr. path. Anat. **103**, 308—349 (1939).

Issa, Ph.: Cavernous haemangioma of the liver: the role of radiotherapy. Brit. J. Radiol. **41**, 26—32 (1968).

Katz, H. P., Askin, J.: Multiple hemangiomata with thrombopenia. An unusual case with comments on steroid therapy. Amer. J. Dis. Child. **115**, 351—357 (1968).

Kaufmann, E.: Lehrbuch der speziellen pathologischen Anatomie, 9. u. 10. Aufl., Bd. I. Berlin u. Leipzig: W. de Gruyter & Co. 1931.

Kawamura, R.: Ein Beitrag zur Kenntnis der Entstehung des Leberkavernoms. Verh. Jap. Path. Ges. **5**, 156—159 (1915).

Kissinger, C. C., Sternfeld, E., Zucker, S. D.: Rupture of a cavernous hemangioma as a cause of death in a newborn infant. Ohio St. med. J. **36**, 383—384 (1940).

Kleint, W.: Ausgedehnte Hämangiomatose im Pfortadergebiet bei einem Neugeborenen. Kinderärztl. Prax. **27**, 376—378 (1959).

Konjetzny, G. E.: Zur Pathologie der Angiome. Münch. med. Wschr. **59**, 241—242 (1912).

Koop, E. C.: Abdominal tumoors in infancy and children. Arch. Dis. Child. **35**, 1—16 (1960).

Korányi, G., Rajk, A., Róbert, R.: Successfully operated giant hemorrhagic liver hemangioma in a newborn infant. Helv. paediat. Acta **22**, 201—210 (1967).

Kruppa, F.: Bericht über ein geplatztes Kavernom der Leber ohne letalen Ausgang. Zbl. Chir. **76**, 1411 (1951).

Kümmerle, F., Nagel, M.: Zur Chirurgie der Lebergeschwülste. Chirurg **33**, 218—222 (1962).

Kunstadter, R. H.: Hemangio-endothelioma of the liver in infancy. Case report and review of the literature. Amer. J. Dis. Child. **46**, 803—810 (1933).

Kušč, M. L.: Ein Fall von Umbildung eines Leberhämangioms in ein Fibrom bei einem Kind von 4 Monaten. Pediat. Akuš. Ginek. **1964**, Nr. 1, 28. Ref. Zbl. Kinderheilk. **94**, 109 (1964).

Lamy, M., Jammet, M. L., Pellerin, D., Guibert, C.: L'angiomatose hépatique. Rev. méd. franç. **42**, 293—298 (1961).

Landing, B. H., Farber, S.: Tumors of the cardiovascular system. Atlas of tumor pathology, sect. III, fasc. 7. Washington, D.C.: Armed Forces Institute of Pathology 1956.

Levick, C. B., Rubie, J.: Haemangioendothelioma of the liver simulating congenital heart disease in an infant. Arch. Dis. Childh. **28**, 49—51 (1953).

McGahan, J. J., Crellin, P. R., Whittinghill, J. A., Swenson, O. A.: Solitary infantile hemangioendothelioma of the liver. Rocky Mtn med. J. **61**, 38—39 (1964).

Major, R. H., Black, D. R.: A huge hemangioma of the liver associated with hemangiomata of the skull and bilateral cystic adrenals. Amer. J. Med. Sci. **156**, 469—483 (1918).

Margileth, A. M., Museles, M.: Cutaneous hemangiomas in children. J. Amer. med. Ass. **194**, 523—526 (1965).

Martinotti: Angioma hepatis bei einem Mädchen. Atti della R. Accad. Med. di Torino. Ref. Jb. Kinderheilk. **31**, 103—104 (1890).

Masson, P.: Tumeurs humaines, 2. édit. Paris: Librairie Masson 1956.

Mays, E. T.: Observations and management after hepatic artery ligation. Surg. Gynec. Obstet. **124**, 801—807 (1967).

McGahan, J. J., Crellin, P. R., Whittinghill, J. A., Swenson, O. A.: Solitary infantile hemangioendothelioma of the liver. Rocky Mtn med. J. **61**, 38—39 (1964).

Mennicken, U., Rau, G.: Herzinsuffizienz bei einem Neugeborenen mit kongenitaler intrakranieller arteriovenöser Fistel. Mschr. Kinderheilk. **117**, 393—394 (1969).

Michael, P.: Tumors of infancy and childhood. Philadelphia-Montreal: J. B. Lippincott Co. 1964.

Michailow: Ein Fall von Leberangiom bei einem Kinde. Arch. Kinderheilk. **31**, 291 (1901).

Moncada, R., Bicoff, J. P.: Systemic arteriovenous fistula. In: Heart disease in children, hrsg. v. B. M. Gasul, R. A. Arcilla u. M. Lev. London-Philadelphia: J. B. Lippincott Co. 1966.

Moore, T. C.: In: Diskussion zu H. W. Clatworthy et al., Liver tumors in infancy and childhood. Ann. Surg. **154**, 483—484 (1961).

Mussa, B.: Su di un caso di emangioendotelioma del fegato in una bambina di 25 giorni. Policlin. infant. Riv. Ped. Puer. **15**, 309—313 (1947).

Neimann, N., Rauber, G., Maniciaux, M., Prevot, J., Duprez, A.: Les tumeurs malignes du foie chez l'enfant. Rev. int. Hépat. **13**, 81—129 (1963).

Nickerson, J. L., Elkin, D. C., Warren, J. V.: The effect of temporary occlusion of arteriovenous fistulas on heart rate, stroke volume, and cardiac output. J. clin. Invest. **30**, 215—219 (1951).

Niemann, F., Penitschka, W.: Die kavernösen Hämangiome „Kavernome" der Leber. Bruns' Beitr. klin. Chir. **195**, 257—277 (1957).

Norman, J. A., Schmidt, K. W., Grow, J. B.: Congenital arteriovenous fistula of the cervical vertebral vessels with heart failure in an infant. J. Pediat. **36**, 598—604 (1950).

O'Connor, J. F., Neuhauser, E. B. D.: Total body opacification in conventional and high dose intravenous urography in infancy. Amer. J. Roentgenol. **90**, 63—71 (1963).

Orzechowski, G.: Über die primären blutbildenden Hämangioendotheliome der Leber. Virchows Arch. path. Anat. **267**, 63—72 (1928).

Packard, G. B., Palmer, H. D.: Primary neoplasms of the liver in infants and children. Ann. Surg. **142**, 214—227 (1955).

Pages, A., Marty, Ch.: L'hémangio-endothéliome hépatique du nourrisson. J. Méd. Montpellier **2**, 216—224 (1967).

Painter, N. S., Zahir, M.: Angiomatosis of liver causing fatal heamorrhage. Brit. J. Surg. **49**, 8—10 (1961).

Park, W. C., Phillips, R.: The role of radiation therapy in the management of hemangiomas of the liver. J. Amer. med. Ass. **212**, 1496—1498 (1970).

PARSONS, L. G., EBBS, J. H.: Generalized angiomatosis presenting the clinical characteristics of storage reticulosis. Arch. Dis. Childh. 15, 129—158 (1940).

PASSARO, G.: Contributo allo studio dell'emangioendotelioma maligno del fegato nell'infanzia. Arch. ital. Pediat. 17, 157—172 (1955).

PAYNE: Vascular tumours of the liver, suprarenal capsules, and other organs. Trans. path. Soc. Lond. 20, 203—205 (1869).

PECK, C. H.: Cavernous haemangioma of left lobe of liver. Surg. Gynec. Obstet. 33, 277—280 (1921).

PETRESCU-COMAN, V., CHIVULESCU, N., POPESCU-MICLOSANU, S., ZAHARIA, B., FILIP, V., CONSTANTINESCU, C.: Hemangiomatoza multinodulara hepatica la un nou-nascut. Consireatii anatomoclinice. (Dtsch. Titel der Zusammenfassung: Multinoduläre Hämangiomatosis der Leber bei einem Neugeborenen. Klinisch-anatomische Betrachtungen.) Pediatria (Buc.) 16, 131—136 (1967).

PETTERSSON, G.: Hepatic surgery in infancy and childhood. Acta chir. scand. 122, 422—427 (1961).

PFANNENSTIEL: Erfolgreiche Exstirpation eines großen cavernösen Leberangioms. Allg. med. Centr.-Ztg. (Berl.) 67, 177—179 (1898).

PLENERT, W., WOHLGEMUTH, B.: Über eine anlagebedingte proliferierende Gefäßgeschwulst der Leber und Haut bei einem Neugeborenen. Z. Kinderheilk. 84, 576—587 (1960).

POSARELLI, S.: In tema di neoplasie infantili: emangioendotelioma del fegato in bambina di cinque mesi. Minerva pediat. 15, 93—97 (1963).

POSTLETHWAIT, R. W., HERNANDEZ, R. R., DILLON, M. L.: Hepatic artery lesions. Ann. Surg. 159, 895—910 (1964).

POTTER, E. L.: Pathology of the fetus and the newborn. Chicago: The Year Book Publisher Inc. 1953.

PRYLES, CH. V., HEGGSTAD, G. E.: Large cavernous hemangioma of the liver. Successful resection in an eighteen-month-old infant. Amer. J. Dis. Child. 88, 759—763 (1954).

RAKE, M. O., LIBERMAN, M. M., DAWSON, J. L., EVANS, R., RAFTERY, E. B., LAWS, J., WILLIAMS, R.: Ligation of the hepatic artery in the treatment of heart failure due to hepatic haemangiomatosis. Gut 11, 512—515 (1970).

RAPHAN, H.: Multiple hemangiomas of the skin, liver, and intestinal tract. Helv. peadiat. Acta 21, 56—65 (1966).

RASO, A. M., GALLI, T., GALLINGANI, R.: Gli angiomi epatici. Minerva chir. 24, 518—543 (1969).

REID, M. R.: The effect of arteriovenous fistula upon the heart and blood-vessels. An experimental and clinical study. Johns Hopk. Hosp. Bull. 31, 43—50 (1920).

RIBBERT, H.: Ueber Bau, Wachstum und Genese der Angiome, nebst Bemerkungen über Cystenbildung. Virchows Arch. path. Anat. 151, 381—401 (1898).

RICCI, P. L.: Contributo anatomo patologico alla conoscenza dell'emoangioandotelioma nell'infanzia Tumori 39, 21—46 (1953).

RICKERS, H. J.: Lebertumoren im Kindesalter. Med. Diss. Bonn 1963.

RICKHAM, P. P., ARTIGAS, J. L. R.: Tumours of the liver in childhood. Z. Kinderchir. 7, 447—457 (1969).

ROBBINS, B. H., CASTLE, R. F.: Hemangiomas, hepatic involvement, congestive failure (to the editor). Pediatrics 35, 868—869 (1965).

RÖSENER, E.: Über ein ungewöhnlich großes kavernöses Haemangiom des rechten Leberlappens bei einem Neugeborenen. Med. Diss. Göttingen 1931.

ROGGENBAU, F.: Zur Kenntnis der cavernösen Angiome der Leber. Beitr. path. Anat. 49, 313—337 (1910).

ROSS, W.: Multilokuläre Hämangiomatose im Säuglingsalter mit besonderem Befall der Leber. Acta hepato-splenol. (Stuttg.) 11, 207—217 (1964).

ROWE, G. G., CASTILLO, C. A., AFONSO, S., CRUMPTON, CH. W.: The systemic and coronary hemodymanic effects of arteriovenous fistulas. Amer. Heart J. 64, 44—49 (1962).

RUGGERI, R. G.: Contributo allo studio degli emoangioendoteliomi del fegato nell'infanzia. Pediatria (Napoli) 43, 1171—1180 (1935).

RUNGE, H.: Multiple kavernöse Hämangiome beim Neugeborenen. Arch. Gynäk. 122, 491—496 (1924).

SAGER, C.-A.: Generalisierte Hämangiomatose. Pädiat. Prax. 7, 295—298 (1968).

SAGNOTTI: L'epatectomia. Considerazioni interno ad un caso de fibroangioma del fegato in un lattante. Riv. Chir. pediat. 4, 47 (1962). Zit. nach ALAGILLE et al., 1966.

SALOMONE, P.: I tumori primitivi del fegato. Minerva pediat. 5, 574—587 (1953).

SAWYER, J. E. H.: A case of diffuse angiomatous condition of the liver. Soc. Study Dis. Child. (Lond.) 6, 19—24 (1906).

SCHLAPFER, A.: Les tumeurs hépatiques de l'enfant. Expérience clinique et thérapeutique dans deux formes particulières. Rev. méd. suisse Rom. 85, 179—196 (1965).

SCHMELLING, J. W.: Een bijsonder geval van aangeboren, multiple gezwellen in de lever (Hamartomen) bij een kind van vier maanden. Ned. T. Geneesk. 78, 3566—3571 (1934).

SCHMID, K. O.: Vergleichende Kavernomstudien an einem Riesengewächs der Neugeborenen- und Erwachsenenleber. Beitr. path. Anat. 127, 378—394 (1962).

SCHNEEGANS, E., KORN, R., HAARSCHER, A., ALT, J.: Hémangiomatose multinodulaire du foie. Pédiatrie 19, 799—805 (1964).

SCHUMANN, H. D.: Beitrag zur Kasuistik des primären Hämangioendothelioms der Leber. Frankfurt. Z. Path. 55, 1—6 (1941).

SCHWARTZ, A. R.: Multiple malignant hemangioendothelioma in an infant. Arch. Pediat. 62, 1—3 (1945).

SELKE, A. C., CORNELL, ST. H.: Infantile hepatic hemangioendothelioma. Amer. J. Roentgenol. 106, 200—203 (1969).

SHIM, W. K. T.: Hemangiomas of infancy complicated by thrombocytopenia. Amer. J. Surg. 116, 896—906 (1968).

SHULLER, T., ROSENZWEIG, J. L., AREY, J. B.: Successful removal of hemangioma of the liver in an infant. Pediatrics 3, 328—332 (1949).

SHUMACKER, H. B., JR.: Hemangioma of the liver. Surgery 11, 209—222 (1942).

SIDERYS, H., MOORE, TH. C., SHUMACKER, H. B., JR.: Left hepatic lobectomy for hemangioma of the liver in the newborn. Surgery 52, 502—504 (1962).

Simpson, J. R.: Natural history of cavernous haemangiomata. Lancet **1959** II, 1057—1059.

Slobozianu, H., Pavlovici-Ghinea, M.: Hémangiomes multiples dans le foie d'un prématuré. Arch. Méd. Enf. **43**, 158—161 (1940).

Smith, R.: Hepatectomy. Proc. roy. Soc. Med. **57**, 547—550 (1964).

Sommacal, D.: Ein Fall von multipler Hämangiomatose im Säuglingsalter. Helv. paediat. Acta **12**, 666—678 (1957).

Spiegel, H. A.: Pedunculated angioendothelioma of the liver. Arch. Pediat. **46**, 188—192 (1929).

Steffen, A.: Ueber Angiom der Leber. Jb. Kinderheilk. **19**, 348—350 (1883).

Stern, A.: I. Cavernous angioma of the liver in a baby six weeks old. Arch. Diagn. **8**, 72—73 (1915).

Stoba, C., Cimaszewski, M.: Leberhämangiom bei Neugeborenen. Wiad. lek. **21**, 2039—2042 (1968).

Stone, H. H., Nielson, I. C.: Hemangioma of the liver in the newborn. Arch. Surg. **90**, 319—322 (1965).

Stout, A. P.: Hemangio-endothelioma: A tumor of blood vessels featuring vascular endothelial cells. Ann. Surg. **118**, 445—464 (1943).

— Tumors of the soft tissues, sect. II, fasc. 5, publ. by The Armed Forces Institute of Pathology. Washington, D.C. 1953.

Stowens, D.: Pediatric pathology, 2. Aufl. Baltimore: Williams & Wilkins Comp. 1966.

Stucke, K.: Leberchirurgie. Grundlagen, Grenzen, Möglichkeiten. Berlin-Göttingen-Heidelberg: Springer 1959.

Sweed, A., Weinberg, T.: Hemangioendothelioma of the liver in infancy. Amer. J. Dis. Child. **80**, 436—441 (1950).

Tan Vinh Le, Rivron, Obaldia, A.-G., Canlorbe, P., Lelong, M.: Hémangiome multi-nodulaire du foie exprimé cliniquement par un syndrome d'insuffisance cardiaque progressive et mortelle. Démonstration de la fistule artério-veineuse intra-hépatique. Arch. franç. Pédiat. **16**, 808—816 (1959).

Taylor, A. C., Moore, E.: Multiple hemangiomas showing certain malignant characteristics in an infant. Amer. J. Cancer **19**, 31—39 (1933).

Töpfer, D.: Über ein infiltrierend wachsendes Hämangiom der Haut und multiple Kapillarektasien der Haut und inneren Organe. Frankfurt. Z. Path. **36**, 337—345 (1928).

Touloukian, R. J.: Hepatic hemangioendothelioma during infancy: Pathology, diagnosis and treatment with prednisone. Pediatrics **45**, 71—76 (1970).

Veeder, B. S., Austin, J. H.: Multiple congenital hemangio-endotheliomas of the liver. Amer. J. med. Sci. **143**, 102—107 (1912).

Videbaek, A.: Haemangio-endothelioma of the liver. Acta paediat. **31**, 129—143 (1946).

Wagget, J., Inkster, J. S., Ashkroft, T.: Hemangioendothelioma of the liver in an infant. Hypotensive crisis during resection. Surgery **65**, 352—357 (1969).

Walker, W. J., Mullins, Ch. E., Knovick, G. C.: Cyanosis, cardiomegaly, and weak pulses. A manifestation of massive congenital systemic arteriovenous fistula. Circulation **29**, 777—781 (1964).

Willis, R. A.: The pathology of the tumours of children. Edinburgh-London: Oliver & Boyd 1962.

Winters, R. W., Robinson, S. J., Bates, G.: Hemangioma of the liver with heart failure. Pediatrics **14**, 117—121 (1954).

Zarem, H. A., Edgerton, M. T.: Induced resolution of cavernous hemangiomas following prednisolone therapy. Plast. reconstr. Surg. **39**, 76—83 (1967).

Zweifach, B. W., Shorr, E., Black, M. M.: The influence of the adrenal cortex on behavior of terminal vascular bed. Ann. N.Y. Acad. Sci. **56**, 626—633 (1952—1954).

# Das Lymphangiom der Leber

**Synonyma.** Lymphangioma cysticum; Lymphangioma simplex cavernosum (v. Albertini); Hémolymphangiome hépatique (Daudet).

**Definition.** Das echte Lymphangiom läßt sich auf die häufigste Form des Lymphangioma simplex cavernosum einschränken, die die Möglichkeit der cystischen Umwandlung in kavernöse Hohlräume einschließt (v. Albertini). Diese stellen typische, morphologisch gutartige Geschwülste des frühen Kindesalters dar.

## Pathobiologie

Pathologisch-anatomisch wie ätiopathogenetisch bestehen Schwierigkeiten und Kontroversen bezüglich der Grenzen zu ähnlich gebauten Lebertumoren. So werden von Edmondson die von Maresch als „cystisches Lymphangiom" wie auch die von Symmers u. Ward-McQuaid als „cavernous lymphangiomatoid lesion" charakterisierten Geschwülste unter die cystischen mesenchymalen Hamartome eingereiht. Weitere Unsicherheiten bestehen hinsichtlich der Abgrenzung gegen gewisse Formen der solitären, nichtparasitären Cysten (Helmer et al.), sowie gegen angiomatöse Tumoren (Daudet).

## Pathoanatomie

*Makroskopisch* imponiert das Leberlymphangiom mitunter als sehr großer, weißlich-grauer, durch Cystenbildung charakterisierter Tumor. Die Konsistenz ist bei meist geringer Innendruckspannung weichelastisch, bei stärkerer Kapselbildung und reichlicherem Bindegewebe solider. Die Kapsel wird durch fibröses Gewebe, eine relativ zarte Membran oder durch einen schmalen Saum von Lebergewebe gebildet. Die Grenze zum normalen Lebergewebe ist nicht immer scharf (Dagradi et al.; Prochiantz et al.). Die Cysten können zum Teil kommunizieren. Der Cysteninhalt der recht unterschiedlich großen Hohlräume ist meist klar-serös, viscös oder aber auch gelatinös. Eine chemische und mikroskopische Analyse des Cysteninhalts stammt von DAGRADI et al.

*Mikroskopisch* gilt die endotheliale Auskleidung derartiger Hohlräume als charakteristisch, die eine Abgrenzung zu den Pseudocysten wie zur polycystischen Affektion mit meist epithelial ausgekleideten Cysten gestatten soll (DAGRADI et al.).

**Häufigkeit.** Die Seltenheit von Leberlymphangiomen wird durch die Übersicht von BACHMANN u. WORM unterstrichen: unter 1000 erreichbaren Kasuistiken des Weltschrifttums fanden sich zwar 177 Lymphangiome der Bauchhöhle, darunter jedoch kein einziges mit einem Sitz in der Leber. Nach Ausschluß der Kasuistiken von MARESCH und SYMMERS u. WARD-McQAUID konnten nur 6 histologisch gesicherte Fälle von Lymphangiom im Weltschrifttum eruiert werden:

PROCHIANTZ et al.: Bei der Operation war der männliche Säugling in einem Alter von 9 Monaten;

CLATWORTHY u. BOLES: Männlicher Säugling, mit 5 Monaten operiert;

CLATWORTHY et al. (1960, 1961): Säugling, im Alter von 9 Monaten operiert;

DAGRADI et al.: Junge, zum Zeitpunkt der Operation 4 Jahre alt;

HELMER et al.: Mädchen, im Alter von $1^1/_2$ Jahren operiert;

HELMER et al.: Weiblicher Säugling, Operation im Alter von 5 Wochen.

Weitere nicht spezifizierte Kasuistiken von Lymphangiomen bei Kindern stammen von GOHRBANDT (1 Fall) sowie von TAYLOR et al. (4 Fälle).

Auffällig ist das Fehlen von Mitteilungen aus dem älteren Schrifttum. Möglicherweise wurden früher einschlägige Beobachtungen als nichtparasitäre Lebercysten gedeutet, wie beispielsweise durch SONNTAG in seiner vielbeachteten Klassifikation der Cysten.

### Klinik

Übereinstimmend wird als wesentlichster Befund das seit der Geburt bestehende vergrößerte Abdomen, das in der Folge nur langsam weiter an Umfang zunahm, hervorgehoben. Die sonstige Erscheinungsfreiheit, abgesehen von leichten gastrointestinalen Beschwerden, findet in der Anpassung der Nachbarorgane an die sehr langsam wachsende Geschwulst ihre Erklärung.

**Therapie und Prognose.** Die operative Behandlung mit Entfernung der Cyste unter Teil- oder Ganzresektion eines Leberlappens führte in allen Fällen zur Heilung. Von PROCHIANTZ et al. mußte nach Restmarsupialisation eine sich neu gebildete Tumormasse in einem zweiten Eingriff entfernt werden. In 4 Fällen war der rechte, in 2 Beobachtungen der linke Leberlappen betroffen.

### Literatur

ALBERTINI, A. v.: Histologische Geschwulstdiagnostik. Stuttgart: Thieme 1955.

BACHMANN, K.-D., WORM, R.: Über das Lymphangiom. Z. Kinderheilk. 98, 187—196 (1967).

CLATWORTHY, H. W., JR., BOLES, E. TH., JR.: Right lobectomy of the liver in children. Surgery 39, 850—859 (1956).

— — KOTTMEIER, P. K.: Liver tumors in infancy and childhood. Ann. Surg. 154, 475—484 (1961).

— — NEWTON, W. A.: Primary tumors of the liver in infants and children. Arch. Dis. Childh. 35, 22—28 (1960).

DAGRADI, A., PIZZECCO, E., DAGRADI, V.: Zystisches Lymphangiom des rechten Leberlappens. Z. Kinderchir. 6, 343—349 (1968).

DAUDET, M.: Réflexions à propos d'un cas d'hémo-lymphangiome hépatique du nourrisson — intervention — guérison. Pédiatrie 20, 445—451 (1965).

EDMONDSON, H. A.: Differential diagnosis of tumors and tumor-like lesions of liver in infancy and childhood. J. Dis. Child. 91, 168—186 (1956).

GOHRBANDT, E., KARGER, P., BERGMANN, E.: Chirurgische Krankheiten im Kindesalter. Berlin: S. Karger 1928.

HELMER, F., HOWANIETZ, L., ZWEYMÜLLER, E.: Chirurgische Probleme der Behandlung der solitären, nicht parasitären Leberzysten im Säuglings- und Kleinkindesalter. Z. Kinderchir. 6, 205—211 (1968).

MARESCH, R.: Über ein Lymphangiom der Leber. Z. Heilk. 24, 39—50 (1903).

PROCHIANTZ, A., AUPINEL, SAEATIER: Lymphangiome du foie opéré et guéri. Arch. franç. Pédiat. 8, 282—286 (1951).

SONNTAG, E.: Beitrag zur Frage der solitären, nicht parasitären Lebercysten. Bruns' Beitr. klin. Chir. 86, 327—377 (1913).

SYMMERS, W. ST. C., WARD-McQUAID, J. N.: Successful resection of a large cavernous lymphangiomatoid lesion of the liver of a child aged 19 months. Brit. J. Surg. 38, 12—17 (1950).

TAYLOR, P. H., FILLER, R. M., NEBESAR, R. A., TEFFT, M.: Experience with hepatic resection in childhood. Amer. J. Surg. 117, 435—441 (1969).

## Seltene benigne mesenchymale Tumoren der Leber

Unter den gutartigen Lebertumoren des Kindes stellen Fibrome, Lipome und Myxome extreme Raritäten dar, die meist als Zufallsbefunde bei der Operation oder Sektion beobachtet werden und nur ausnahmsweise bei entsprechender Lokalisation oder Größe klinische Erscheinungen hervorrufen.

In der Beobachtung von Quincke hatte ein hühnereigroßes Fibrom an der Unterfläche des rechten Leberlappens infolge Kompression des Ductus choledochus zu einem Verschluß-ikterus mit acholischen Stühlen geführt. Das Kind verstarb an cholämischen Blutungen.

Von Formiggini wurde die Beobachtung eines riesigen gestielten Tumors am Unterrand des rechten Leberlappens bei einem 10 Monate alten männlichen Säugling mitgeteilt. Das Kind verstarb unter den Erscheinungen der Tumorkachexie. Histologisch wurde ein Fibrom diagnostiziert.

De Pascale et al. berichten über die erfolgreiche partielle Lobektomie eines Tumors des rechten Leberlappens bei einem 15 Monate alten männlichen Säugling. Histologisch bestand die Geschwulst fast ausschließlich aus Bindegewebe mit wenig nekrotischen myxoiden Anteilen und wurde als Fibrohepatom charakterisiert.

Von Lee et al. stammt die Beobachtung eines Myxofibroms bei einem 11jährigen Jungen. Es wurde nur eine Probelaparotomie mit Biopsie vorgenommen. Das Kind war 22 Monate nach dem Eingriff bei wachsendem Tumor am Leben.

Über Lipome der Leber im Kindesalter konnte mit Ausnahme einer Angabe bei Ninard über einen Zufallsbefund bei der Autopsie eines 5jährigen Kindes nichts weiteres eruiert werden.

## Literatur

Formiggini, B.: Osservazioni sopra un caso di fibroma peduncolato del fegato presumibilmente congenito. Clin. Pediat. 35, 295—314 (1953).

Lee, C. M., Newstedt, J. R., Siddall, H. S.: Large abdominal tumors of childhood. (Other than Wilms' tumor of neuroblastoma.) Ann. Surg. 143, 803—815 (1956).

Ninard, B.: Tumeurs du foie. Paris: Librairie Le Francois 1950.

Pascale, A. de, Marin, A., Zaffagnini, B.: Contributo anatomo-clinico allo studio dei tumori primitivi del fegato nella prima infanzia. Pediatria (Napoli) 74, 791—806 (1966).

Quincke: Zit. nach Holzinger, J., Ueber ein Fibrom des Ductus hepaticus. Med. Diss. München 1901.

## Das Hamartom der Leber

**Synonyma.** Mesenchymales Hamartom (Edmondson, 1956); hamartös-lymphangioma-töser Tumor; Fibroadenome solitaire à cellules biliaires; benignes Cholangiohepatom.

**Definition.** Das Hamartom der Leber im Säuglings- und Kindesalter ist eine gutartige Geschwulst, die nach Albrecht (1904) weniger ein Neoplasma als eine kongenitale Fehlbildung mit geschwulstartigem Charakter darstellt. Das morphologisch gutartige Hamartom kann bei entsprechender Größe, häufig infolge starker Flüssigkeitszunahme in den cystischen Hohlräumen, lebensbedrohliche Erscheinungen hervorrufen.

**Historische und allgemeine Vorbemerkungen.** Der Begriff „Hamartom" stammt von Albrecht (1904). Die erste einschlägige Beobachtung bei einem Kind betrifft nach Edmondson (1956) und Ishida et al. die Mitteilung von Maresch (1903). In der Folge wurden zwar wiederholt benigne Lebertumoren aller Altersklassen in der Annahme eines kongenitalen Ursprungs als „hamartös" klassifiziert, Mitteilungen über dieses nosologisch einheitliche Krankheitsbild beim Kind blieben dagegen spärlich. Erst nach den grundlegenden Untersuchungen von Edmondson (1954, 1956, 1958), der unter den verschiedensten Diagnosen publizierte Kasuistiken in diese Gruppe einreihte (Lee; Patton; Symmers u. Ward-McQuaid; Bartlett u. Shellito; Levenson u. Mason; Packard u. Palmer), mehrt sich die Anzahl der Beobachtungen. Von Edmondson wurden die Kriterien der morphologischen Diagnostik dieses Tumors herausgestellt, deren Hauptkomponenten das bereits von Albrecht hervorgehobene Bindegewebe sowie die cystischen Bildungen darstellen, und daher die Bezeichnung „Mesenchymales Hamartom" gewählt.

### Pathobiologie

Hamartome sind „geschwulstartige Fehlbildungen, in denen in Wirklichkeit sich nur nachweisen läßt eine abnorme Mischung der normalen Bildungsbestandteile des Organs, in dem sie auftreten, sei es der Menge oder Anordnung oder dem Grade der Ausbildung, Ausreifung nach, oder in allen diesen drei Hinsichten" (Albrecht, 1904). Dieser Hamartombegriff kann auf Tumoren verschiedenartigster Gewebsformationen ausgeweitet werden und als sog. „Hamartomkrankheit" die unterschiedlichsten Affektionen wie tuberöse Hirnsklerose, Syringomyelie, multiple Neurofibromatose sowie Hämangiome einschließen (Albrecht, 1904, 1907, 1909; Willis, 1958, 1962; Levenson u. Mason; Graham u. Singleton; Enzinger).

Die Grundlage derartiger Geschwülste ist eine örtliche Gewebsmißbildung, nämlich die Hamartie, die jederzeit den Übergang zum Hamartom mit selbständigem, geschwulstartigen Wachstum in allen ortsständigen Organbestandteilen einleiten kann. Von PATTON werden Hamartome als kongenitale, teratoide Tumoren mit Persistenz gewisser embryonaler Eigenschaften charakterisiert.

Mit weiteren Beobachtungen wurde der Eindruck der Vielgestaltigkeit dieser Lebergeschwülste immer deutlicher und führte infolge des Pleomorphismus zu neuen Bezeichnungen wie „Hamartöses Cholangiohepatom", „gemischtes Adenom" mit der zusätzlichen Bezeichnung Hamartom sowie „Mischtumor oder Hamartom". Dieser unterschiedlichen Nomenklatur liegt das Bedürfnis nach einer mehr deskriptiven Diagnose zugrunde, da immer die eine oder andere Gewebskomponente überwiegt. Daher unterscheiden CHELLOUL u. ROUJEAU 2 Formen der Leberhamartome in Abhängigkeit von dem Überwiegen bindegewebiger oder parenchymatöser Gewebselemente. Die Abgrenzung von hyperplastischen Knoten (EDMONDSON), wie von Adenomen, besonders solchen mit gemischtem Aufbau (sog. Cholangiohepatome), wie sie vorzugsweise im Erwachsenenalter anzutreffen sind, führte zu weiteren Schwierigkeiten (WARVI, 1944, 1945; HENSON et al.; POPPER u. SCHAFFNER; BRANCH et al.; LEVENSON u. MASON u.a.), da sie mitunter mit den Hamartomen identifiziert oder als „hamartös" angesehen werden.

Für die nosologische Einheit des Leberhamartoms im Kindesalter mit scharfer Trennung zu anderen gutartigen Neubildungen treten neben EDMONDSON auch WILLIS; PATTON; BENZ u. BAGGENSTOSS sowie GROSS ein. Nach WILLIS sind Hamartome durch einen Bildungsüberschuß eines bestimmten Gewebsanteils, d.h. nur als ein Tumor „mit unspezifischem Sinngehalt charakterisiert, der jedoch primär *nicht* neoplastischer Natur ist". Nach GROSS handelt es sich um eine typische, kongenitale Fehlbildung, eine Entwicklungsstörung mit dem Versuch, Lebergewebe zu bilden, ohne daß eine normale Organstruktur resultiert. Eine Unterteilung in Hamartom, Adenom und fokale, knotige Hyperplasie ist auch von klinischer Bedeutung, da das Hamartom offensichtlich nicht die Potenz zur malignen Entartung besitzt.

## Morphologie

*Makroskopisch* bietet das Leberhamartom in der Regel bereits bei der Laparotomie einen gutartigen Aspekt (EDMONDSON, 1956). Die Geschwulst nimmt meist vom unteren Leberrand ihren Ausgang, ist rundlich oder eiförmig und kann bei cystischen Formationen wie ein Lymphangiom imponieren. Die Oberfläche ist entweder glatt, höckerig oder grob gelappt, mattglänzend und z.T. mit einer dünnen Schicht fibrösen Bindegewebes bedeckt, mitunter stärker vascularisiert und von gelblichrosa bis graubrauner Farbe. Die Konsistenz wechselt entsprechend der Gewebszusammensetzung (elastisch, weich oder cystisch) und kann auch in ein und demselben Tumor variieren, wie in der Beobachtung von PATTON. In zahlreichen Fällen hängt der Tumor pendelnd mit einem mehr oder weniger breiten Stiel an der Leberunterfläche.

Die *Schnittfläche* zeigt ein unterschiedlich stark ödematöses Gewebe von myxödematöser Konsistenz. Cysten, die durch zarte Membranen inkomplett septiert sein können und in eine blaßgraugelbe, mitunter marmoriert erscheinende Grundsubstanz eingebettet sind, enthalten meist eine seröse, helle, evtl. auch gelatinöse Flüssigkeit. Mit der jeweiligen Konsistenz, Struktur und dem Grad der Vascularisation des Bindegewebes variiert der Farbton von grauweiß bis purpurrot. Das mehr oder minder stark vascularisierte Bindegewebe macht regelmäßig einen großen Teil der Geschwulst aus. Das hamartöse Gewebe ist meist nicht scharf gegen das benachbarte normale Parenchym abgesetzt, da es sich in den Übergangszonen allmählich verliert. Es werden aber auch fibrös abgekapselte Areale beobachtet. Bei raschem Wachstum — meist infolge Sekretzunahme in den cystischen Hohlräumen — kann der Flüssigkeitsdruck zu Atrophie und fibröser Umwandlung des begrenzenden Leberparenchyms führen.

*Mikroskopisch* bietet das Hamartom auf Grund seiner Histogenese, die jede Variationsmöglichkeit hinsichtlich Quantität und Qualität der im Stammorgan vorhandenen Gewebs- und Zellbestandteile beinhaltet, recht unterschiedliche Bilder, die in älteren Bezeichnungen hervorgehoben wurden.

In klassischen Fällen steht das Bindegewebe im Vordergrund, und zwar als junges, ödematöses Gewebe verschiedenen Reifegrades mit unterschiedlichem Zellgehalt und wechselndem Vorkommen von kollagenen Bestandteilen. Areale von embryonalem Mesenchym können angiomatöse und hämatopoetische Herde enthalten. Daneben kann man einen mehr fibrösen Typ mit stärkerem Vorkommen von kollagenem Gewebe, das mitunter zahlreiche Fibroblasten enthält, beobachten. Die cystischen Hohlräume bieten meist als Pseudocysten wenig oder keinen auskleidenden Zellbesatz oder sind durch Zellen ausgekleidet, die an Mesothelzellen erinnern. Gelegentlich wird in den Cysten kubisches oder Säulenepithel beobachtet, Befunde, die EDMONDSON, REWELL sowie CHAPTAL et al. als Ausdruck cystisch dilatierter Gallengänge bewerten. Entsprechend den Innendruckverhältnissen können alle Abstufungen hinsichtlich der Höhe des Epithelbesatzes beobachtet werden. Große flüssigkeitsgefüllte Hohlräume erwecken den Eindruck eines Lymphangioms, jedoch spricht das Fehlen eines entsprechenden Grenzendothels — wie in der Beobachtung von De Loore u. Buyssens — nach Edmondson (1956) gegen einen derartigen Befund. Mitunter kann der cystische Charakter so stark im Vordergrund stehen, daß die wahre Natur der zugrunde liegenden Affektion nur histologisch verifiziert werden kann, wie das in den Kasuistiken von Nezelof u. Sarrut sowie Stephens u. Jenevein der Fall war.

Zusammen mit den mesenchymalen Gewebsbestandteilen zeigen sich vor allem in der Peripherie Leberzellstänge, Gallekanälchen sowie Gefäße verschiedener Größe in wechselnder Menge und unterschiedlichem Reifegrad. Infolge der nichtorganoiden Gewebsanordnung resultiert ein sehr ungeordnetes Bild der Leberzellbalken ohne typische Läppchenstruktur, die aus annähernd normal erscheinenden Zellen sowie torquierten, stark verzweigten und irregulären Gallengängen mit zylindrisch-kubischem Epithel aufgebaut sind.

Bei fehlgebildeten Gefäßstrukturen kann der Tumor stellenweise einen angiomatös-kavernösen Aspekt bieten, wie beispielsweise in den von Diriart et al. sowie Schmelling mitgeteilten Kasuistiken.

Reichlicher Gehalt an festerem, reifen Bindegewebe und Kollagen führt bei Fehlen von Cysten und spärlichen Leberzellstrukturen, aber deutlicher Proliferation von Gallengängen oder sogar Lymphocytenanhäufungen zu soliderer Konsistenz und mikroskopisch zu einem cirrhoseähnlichen, sehr bunten Bild (Bartlett u. Shellito; Grime et al.; Kudlich; Lee; Maier).

**Häufigkeit.** Echte Leberhamartome, die den genannten Kriterien von Edmondson (1956) entsprechen, sind selten. Bis zum Jahre 1956 kann Edmondson auf 12 Fälle verweisen, von denen er nur 8 Beobachtungen als „mesenchymale Hamartome" gelten läßt.

Infolge der schon genannten wechselnden Interpretation und Anwendung des Hamartombegriffs müssen jeder retrospektiven Zuordnung Mängel anhaften, die die nicht übereinstimmenden Resultate größerer Übersichten erklären (Bienaymé u. Prawerman; Edmondson, 1956; Ishida et al.; Levenson u. Mason; Maier; Rickers; Sutton u. Eller). Mit Kasuistiken, z.T. mehrerer Beobachtungen oder kursorischer Erwähnungen, die nach der Mitteilung von Edmondson erschienen und z.T. durch Ishida et al. sowie Sutton u. Eller bestätigt wurden (Akbay et al.; Alpert et al.; Benson u. Reiners; Bienaymé u. Prawerman; Boix-Ochoa et al.; Boureau; Bron et al.; Chaptal et al.; Chelloul u. Roujeau resp. Dayras; Cleland; Creyssel et al.; De Loore u. Buyssens; Dillard; Diriart et al.; Fiocchi u. Casagrande; Foucard u. Peloux; Grime et al.; Guglielmi et al.; Hartemann et al.; Hivet et al.; Hommerich; Ishida et al.; Isfort u. Kluge; Kølle-Jørgensen; Kudlich; Kümmerle u. Nagel; Kwan u. Daamen; Ladd u. Gross; Maier; Malt et al.; Nezelof u. Sarrut; Nicole; Nixon; Petereit; Rewell; Rickham u. Artigas; Saubier et al.; Stephens u. Jenevein; Sutton u. Eller; Taylor et al.; Vialatte et al.; Vignoli) sowie den von Henson et al. als Cholangiohepatoadenom, d.h. als sog. „mixed adenom" oder Hamartom bezeichneten Beobachtungen bei zwei männlichen Säuglingen beläuft sich ihre Anzahl auf 62 Fälle von Leberhamartom. Nicht berücksichtigt wurde in diesem Zusammenhang die Kasuistik von Schmelling.

Innerhalb der Gruppe der gutartigen Lebertumoren erreicht damit das Hamartom eine ähnlich große Häufigkeit wie das kavernöse Hämangiom der Leber.

**Altersverteilung.** Nach übereinstimmender Auffassung in der Literatur ist das Hamartom ein Tumor, der vorzugsweise beim Säugling und jungen Kleinkind beobachtet wird. Eine Manifestation jenseits des 6. Lebensjahres ist selten.

**Geschlechtsverteilung.** Auffällige Unterschiede sind im Schrifttum nicht mitgeteilt worden. Das kann anhand von 59 Angaben mit einem Verhältnis von 29 Jungen zu 30 Mädchen bestätigt werden.

## Klinik

Im Vordergrund steht das vergrößerte Abdomen bzw. der Oberbauchtumor bei unterschiedlicher Anamnesendauer, der wegen des anfänglich guten Allgemeinzustandes nicht als krankhaft angesehen wird. Langsames Tumorwachstum ist die Regel, sofern nicht massive Flüssigkeitszunahme in etwaigen cystischen Hohlräumen zu plötzlicher Größenzunahme führt. Bei entsprechender Größe und Lokalisation werden gastrointestinale Erscheinungen wie Erbrechen, Appetitverlust, Durchfälle oder Obstipation beobachtet.

Der klinische Befund ist durch die palpable Resistenz im rechten Oberbauch geprägt. Da das Hamartom nicht selten mit einem mehr oder weniger breiten Stiel pendelnd mit dem unteren Leberrand verbunden ist, läßt sich dann der Tumor gut abgrenzen und bewegen. Mitunter wird die Palpation des Tumors, der bei vorwiegend fibrösem Gewebe als feste, bei Vorliegen von Cysten und ödematöseren Bezirken als prall-elastische oder weiche Resistenz erscheint, von den Kindern als schmerzhaft empfunden. Adhäsionen mit Nachbarorganen wurden nur selten beobachtet. Abgesehen von einer leichten Anämie und den bereits genannten gastrointestinalen Störungen bleibt der Allgemein- und Ernährungszustand über lange Zeit ausreichend.

Die *Diagnose* basiert auf den Ergebnissen der konventionellen wie speziellen radiologischen Untersuchungsverfahren. Verdrängungserscheinungen von Magen-Darmabschnitten sind bei dem nicht selten gestielten oder protrudierenden Hamartom weniger regelhaft als bei sessilen Lebertumoren. Eine Elevation der Zwerchfellkuppe wird nur selten beobachtet, da sich der Tumor fast immer vom unteren Leberrand in die Bauchhöhle hinein entwickelt. Angiographische Ergebnisse teilen ALPERT et al.; BIENAYMÉ u. PRAWERMAN; BRON et al.; CHELLOUL u. ROUJEAU sowie MALT et al. mit. Ergebnisse der Szintigraphie liegen von ALPERT et al.; BIENAYMÉ u. PRAWERMAN; CHELLOUL u. ROUJEAU; NICOLE; SUTTON u. ELLER, der

Ultraschalldiagnostik von ISHIDA et al. beim Leberhamartom vor.

Die *Differentialdiagnose* umfaßt neben Lebertumoren und Lebercysten cystische Mesenterial-, Omentum- und Ovarialtumoren, Darmduplikaturen sowie retroperitoneale raumfordernde Prozesse.

*Komplikationen* wie Stieldrehung, Platzen einer Cyste mit Erguß in den Bauchraum oder Blutung aus einem dilatierten Gefäß oder stark vascularisierten Tumoranteil sind in der Literatur nicht mitgeteilt worden.

Die *Therapie* der Wahl stellt die radikale Entfernung des Tumors dar. So führte der chirurgische Eingriff bei 45 von 50 operativ behandelten Kindern zur Heilung. 6 Kinder verstarben während oder kurz nach der Operation. Ein sehr cystischer Tumor wurde lediglich drainiert, das Kind war 14 Monate danach in gutem Zustand (CLELAND). In der Beobachtung von BOUREAU wurde der Tumor trotz Laparotomie belassen, das Kind entwickelte sich gut.

## Literatur

AKBAY, Y. Z., AYKAN, T. B., AKÜN, M., CORBACIOGLU, D.: Mesenchymal hamartoma of the liver. Turk. J. Pediat. 8, 109—115 (1966).

ALBRECHT, E.: Über Hamartome. Verh. dtsch. path. Ges. 7, 153—157 (1904).

— Die Grundprobleme der Geschwulstlehre. Frankfurt. Z. Path. 1, 221—247 (1907).

— Zur Einteilung der Geschwülste. Frankfurt. Z. Path. 3, 1—7 (1909).

ALPERT, S., METCALF, W., VREEDE, A., MENG, C. H.: Right hepatectomy for hamartoma in an eleven-month-old infant. Ann. Surg. 165, 286—292 (1967).

BARTLETT, W. C., SHELLITO, J. G., WICHITA, K.: Hamartoma of the liver. Surgery 29, 593—595 (1951).

BENSON, C. D., REINERS, C. R.: Asymptomatic abdominal masses in infants and children. Arch. Surg. 78, 688—697 (1959).

BENZ, E. J., BAGGENSTOSS, A. H.: Focal cirrhosis of the liver: its relation to the so-called hamartoma (adenoma, benign hepatoma). Cancer (Philad.) 6, 743—755 (1953).

BIENAYMÉ, J., PRAWERMAN, A.: L'hamartome du foie chez l'enfant à l'éxclusion des angiomes. À propos de six observations. Ann. Chir. infant. 10, 399—414 (1969).

BOIX-OCHOA, J., MARQUES-GUBERN, A., MORAGAS, A., BOTEY-SALA, J.: Leberhamartome im Säuglingsalter. Bericht über drei Fälle. Z. Kinderchir. 7, 95—106 (1969).

BOUREAU, M.: L'hépatectomie chez l'enfant. Méd. infant. 71, 365—370 (1964).

BRANCH, A., TONNING, D. J., SKINNER, G. F.: Adenoma of the liver. Canad. med. Ass. J. 53, 53—54 (1945).

BRON, K. M., RILEY, R. R., GIRDANY, B. R.: Pediatric arteriography in abdominal and extremity lesions. Clinical experience, indications, and technic. Radiology 92, 1241—1255 (1969).

CHAPTAL, J., JEAN, R., ROUSTAN, J., DOSSA, D.: Hamartome hépatique du nourrisson. Pédiatrie 18, 209—213 (1963).

CHELLOUL, N., ROUJEAU, J.: Les hamartomes hépatiques. Rev. int. Hépat. 18, 613—623 (1968), resp. DAYRAS et al. (1966).

CLELAND, R. S.: Benign and malignant tumors of the liver. Pediat. Clin. N. Amer. 6, 427—447 (1959).

CREYSSEL, J., JEUNE, M., VIALTEL, M., BADON: Dysembryome hépatique pédiculé — ablation —guérison. Pédiatrie 10, 175—177 (1954).

DAYRAS, J.-C., ROUJEAU, J., CHAVANNES, L., RATHLE, Y., SÉE, M.-G.: Hamartome hépatique du nourrisson. Arch. franç. Pédiat. 23, 963—964 (1966), resp. CHELLOUL u. ROUJEAU (1968).

DE LOORE, F., BUYSSENS, N.: Lymphangiomatosis van de lever. Belg. T. Geneesk. 21, 273—278 (1965).

DILLARD, B. M.: Experience with twenty-six hepatic lobectomies and extensive hepatic resections. Surg. Gynec. Obstet. 129, 249—257 (1969).

DIRIART, H., POUJOL, J., ISIDOR, P.: Angio-mésenchymom (hamartome) hépatique du nouveau-né et érythro-leucémie. Arch. franç. Pédiat. 20, 484—488 (1963).

Edmondson, H. A.: Differential diagnosis of tumors and tumor-like lesions of liver in infancy and childhood. J. Dis. Child. **91**, 168—186 (1956).
— Tumors of the liver and the intrahepatic bile ducts. Atlas of tumor pathology, sect. VII, fasc. 25. Washington, D.C.: Armed Forces Institute of Pathology 1958.
— Steiner, P. E.: Primary carcinoma of the liver. Cancer (Philad.) **7**, 462—503 (1954).
Engelbart, K.: Über ein neurofibromatöses Hamartoblastom der Leber. Z. Krebsforsch. **63**, 569—574 (1960).
Enzinger, F. M.: Fibrous hamartoma of infancy. Cancer (Philad.) **18**, 241—248 (1965).
Fiocchi, A., Casagrande, A.: L'amartoma del fegato. Minerva pediat. **14**, 999—1004 (1962).
Foucard, H., Peloux, Y.: Volumineux hamartome hépatique observé chez un enfant africain guérison après exérèse. Méd. Trop. (Marseille) **24**, 310—314 (1964).
Graham, G. G., Singleton, J. W.: Diffuse hamartoma of the upper lobe in an infant. Amer. J. Dis. Child. **89**, 609—611 (1955).
Greinacher, I.: Zur Kenntnis der Leber-Hamartome. Beitr. path. Anat. **111**, 1—12 (1950).
Grime, R. T., Moore, Th., Nicholson, A., Whitehead, R.: Cystic hamartomas and polycystic disease of the liver. Brit. J. Surg. **47**, 307—313 (1959).
Gross, R. E.: The surgery of infancy and childhood. Philadelphia-London: Saunders Co. 1954.
Guglielmi, M., Moschini, A., Ricci, G.: Amartoma mesenchimale del fegato in bambino. Acta chir. ital. **24** (Suppl.), 77—84 (1968).
Hartemann, E., Gilly, J., Campo-Paysaa, A., Larbre, F.: Hamartome hépatique du nourrisson. Rev. lyon. Méd. **18**, 423—430 (1969).
Henson, St. W., Jr., Gray, H. K., Dockerty, M. B.: Benign tumors of the liver. I. Adenomas. Surg. Gynec. Obstet. **103**, 23—30 (1956).
Hivet, M., Bocquet, G., Guillamon, J.-L., Caroli, J.: Deux cas d'hamartomes du foie. Rev. méd.-chir. Mal. Foie **45**, 299—306 (1970).
Hommerich, K.: Hamartoma haemoplasticum hepatis. Frankfurt. Z. Path. **1**, 126—129 (1907).
Isfort, A., Kluge, A.: Das Hamartom der Leber beim Säugling. Chirurg **38**, 80—82 (1967).
Ishida, M., Tsuchida, Y., Saito, S., Sawaguchi, S.: Mesenchymal hamartoma of the liver. Ann. Surg. **164**, 175—182 (1966).
Kølle-Jørgensen, P.: Hamartoma hepatis hos et spaedbarn. Ugesk. Læg. **117**, 1345—1347 (1955).
Kudlich, H.: Zu den Bildungsanomalien der Leber. Frankf. Z. Path. **36**, 346—352 (1928).
Kümmerle, F., Nagel, M.: Zur Chirurgie der Lebergeschwülste. Chirurg **33**, 218—222 (1962).
Kwan, T. S., Daamen, C. B. F.: Een kind met een navelbreuk. Ned. T. Geneesk. **113**, 892—895 (1969).
Ladd, W. E., Gross, R. E.: Abdominal surgery of infancy and childhood. Philadelphia: W. B. Saunders Co. 1941.
Lee, E. S.: Large solitary bile-cell fibro-adenoma of the liver. Proc. roy. Soc. Med. **36**, 33—35 (1942).

Levenson, R. M., Mason, D. G.: Mixed adenoma (hamartoma) of the liver. Ann. int. Med. **38**, 136—141 (1953).
Maier, W.: Das gestielte Hamartom der Leber. Z. Kinderheilk. **77**, 422—432 (1955).
Malt, R. A., Hershberg, R. A., Miller, W. L.: Experience with benign tumors of the liver. Surg. Gynec. Obstet. **130**, 285—291 (1970).
Maresch, R.: Ueber ein Lymphangiom der Leber. Z. Heilk. **24** (N.F. 4), 39—50 (1903).
Nezelof, Ch., Sarrut, S.: Tumeur mésenchymateuse pseudo-kystique du foie chez un nouveau-né (hamartome). Sem. Hôp. Paris **33**, 582—587 (1957).
Nicole, R.: Leberresektion bei Tumoren des Kindes. Helv. chir. Acta **36**, 53—58 (1969).
Nixon, H. H.: Hepatic tumors in childhood and their treatment by major hepatic resection. Arch. Dis. Childh. **40**, 169—172 (1965).
Packard, G. B., Palmer, H. D.: Primary neoplasms of the liver in infants and children. Ann. Surg. **142**, 214—227 (1955).
Patton, R. J.: Hamartoma of the liver. Ann. Surg. **127**, 180—186 (1948).
Petereit, M. F.: Radiologic case presentation No. 7. S. Dak. J. Med. Pharm. **23**, 11—12 (1970).
Popper, H., Schaffner, F.: Liver: Structure and function. New York-Toronto-London: The Blackstone Division McGraw-Hill Book Comp. Inc. 1957.
Rewell, R. E.: Benign hamartoma of the liver. Arch. Dis. Childh. **32**, 159—160 (1957).
Rickham, P. P., Artigas, J. L. R.: Tumours of the liver in childhood. Z. Kinderchir. **7**, 447—457 (1969).
Saubier, E., Termet, H., Tomasi, M., Jegou, Y., Mlle. Goudard: Hépatectomie droite réglée chez un enfant de 2 ans, pour hamartome du foie. Syncope cardiaque. Guérison. Lyon chir. **57**, 414—420 (1961).
Schmelling, J. W.: Een bijzonder geval van aangeboren, multiple gezwellen in de lever (hamartomen) bij een kind van vier maanden. Ned. T. Geneesk. **78**, 3566—3571 (1934).
Stephens, Ch. L., Jenevein, E. P.,Jr.: Mesenchymal hamartoma of liver. Arch. Path. **80**, 413—414 (1965).
Sutton, Ch. A., Eller, J. L.: Mesenchymal hamartoma of the liver. Cancer (Philad.) **22**, 29—34 (1968).
Symmers, W. St. C., Ward-McQuaid, J. N.: Successful resection of a large cavernous lymphangiomatoid lesion of the liver of a child aged 19 months. Brit. J. Surg. **38**, 12—17 (1950).
Taylor, P. H., Filler, R. M., Nebesar, R. A., Tefft, M.: Experience with hepatic resection in childhood. Amer. J. Surg. **117**, 435—441 (1969).
Vialatte, J., Pellerin, D., Nézelof, C., Meyer, B., Chaussain, J.-L., Charlas, J., Fékété, M.-C.: Hamartome suppuré du foie chez un nourrisson de un mois. Arch. franç. Pédiat. **26**, 230—231 (1969).
Vignoli, R.: Tumeurs hépatiques rares (hépatoblastome — hamartome — adénome multinodulaire). Problèmes nosologiques. Essai d'interpretation. Thèse Méd. Marseille 1963.

WARVI, W. N.: Primary neoplasms of the liver. Arch. Path. **37**, 367—382 (1944).
— Primary tumors of the liver. Surg. Gynec. Obstet. **80**, 643—650 (1945).

WILLIS, R. A.: The borderland of embryology and pathology. London: Butterworth Co. Publ. Ltd. 1958.
— The pathology of the tumours of children. Edinburgh-London: Oliver and Boyd 1962.

## Die nichtparasitären Cysten der Leber

**Definition.** Klinisch evidente und behandlungsbedürftige, nicht-parasitäre Cysten stellen keine nosologische Einheit dar. Cysten der Leber bieten in der Regel das klinische Bild eines vorwiegend benignen Tumors, der durch Verdrängung von Nachbarorganen klinisch manifest wird. Stärkere Flüssigkeitszunahme kann zu plötzlichen Wachstumsschüben führen.

**Historisches.** Mitteilungen über nichtparasitäre Lebercysten und entsprechende Behandlungsversuche stammen aus der Mitte des vorigen Jahrhunderts (BRODIE, 1846; MICHEL, 1856; GLOZ, 1864, u.a.). In das Jahr 1856 fällt die Erstbeschreibung der polycystischen Erkrankung mit Befall von Leber und Nieren (BRISTOWE).

Die Erstbeobachtung einer Cyste bei einem 11jährigen Kind mit Behandlung durch Punktionen wird BOUCHUT (1872) zugeschrieben. Von HUETER (1887) stammt die detaillierte Beschreibung einer erfolgreichen Exstirpation eines cystischen Tumors bei einem 11jährigen Mädchen, der als Cystadenom angesehen wurde. Weitere Kasuistiken aus dem älteren Schrifttum: SÄNGER u. KLOPP (1880), BAGOT (1892), SHAW u. ELTING (1909). Eine erste grundlegende Darstellung der Lebercysten stammt von MOSCHCOWITZ (1906).

**Klassifikation.** Cysten sind das Resultat von Prozessen sehr unterschiedlicher Ätiologie und Pathogenese. Anatomischer Aufbau, klinisches Bild sowie schließlich Behandlung sind daher nicht immer identisch. Auf pathogenetischer Basis wurden zahlreiche Klassifikationsversuche unternommen, wie das bereits 1913 in noch heute anerkannter Weise von SONNTAG angestrebt wurde. Dieses grundlegende Einteilungsprinzip von SONNTAG findet sich in mehr oder minder modifizierter Form in neueren Klassifikationen wieder wie beispielsweise bei JONES; DESSER u. SMITH und CLARK et al. GRIME et al. berücksichtigen neben einer modifizierten Nomenklatur einzelner Cysten die cystischen Hamartome.

Die zahlreichen Klassifikationsversuche spiegeln die vielschichtige Problematik der Entstehung von Cysten wider. Im Kindesalter relativ selten, sind nur nachfolgende Formen von klinischer Bedeutung:

1. Pseudocysten (degenerative wie traumatische),

2. endotheliale (Cilienepithel-)Cysten,

3. sog. teratomatöse (Dermoid-) oder embryonale Cysten,

4. sog. lymphangiomatöse Cysten,

5. cystische Hamartome,

6. Cystadenome (sog. proliferative Cysten),

7. sog. kongenitale, solitäre oder umschrieben multiple, ein- und mehrkammerige Cysten.

Hinsichtlich der Leberbeteiligung besitzt die sog. polycystische Erkrankung im Kindesalter nur eine untergeordnete klinische Bedeutung, denn in der Regel stehen dann die Nierenerscheinungen ganz im Vordergrund. Eingehende Untersuchungen unter Berücksichtigung der Leberbeteiligung stammen u.a. von BACCARINI; BRADFORD et al.; MELNICK; LIGHTWOOD u. LOOTS; PIERSON et al.; RÜMLER; SIMON u. THOMPSON; WAHLQVIST; WARD et al.; WILLIAMS. Die Beziehungen zur kongenitalen Leberfibrose werden von CAMPBELL et al.; KERR et al.; KÖSSLING; PARKER; SWEETNAM u. SYKES u.a., intrahepatische Gallengangsmißbildungen unter dem Bilde einer Lebercirrhose mit simultanen Cystennieren als präcystische Veränderungen von WOHLGEMUTH u. MÜHL sowie von RÜMLER diskutiert.

1. Die *Pseudocyste* ist als Hohlraumbildung nach einem Trauma (Hämatom u.a.) oder auf dem Boden eines degenerativen Prozesses mit fehlender Epithelauskleidung charakterisiert. Die Cystenwand ist meist derb, fibrotisch und zeigt nicht selten eine entzündliche Reaktion mit lymphocytärer Infiltration. Der Cysteninhalt wechselt in Abhängigkeit von dem Alter und der Herkunft der Cyste und ist häufig gallig oder blutig.

Posttraumatische Lebercysten sind im Kindesalter selten. Im Krankengut der Mayo-Clinic von 1907—1954 konnten HENSON et al. (1957c) resp. HALLENBECK et al. 5 Beobachtungen eruieren, von denen 4 Kinder betrafen. Das Intervall zwischen Trauma und Manifestation der Leberläsion lag zwischen 11 Tagen und 4 Monaten. Neben der Vergrößerung des Abdomens und den lokalisierten Beschwerden besitzt das vorausgegangene Trauma diagnostische Bedeutung, wie es auch in der eindrucksvollen Beobachtung einer Leberomentumcyste von Willich der Fall war.

Hinsichtlich Einzelheiten sei auf die Veröffentlichung von Henson et al. (1957c) verwiesen.

2. *Cilienepithelcysten* wurden bei Kindern nur von Desser u. Smith als kleine, unter der Leberkapsel liegende Cysten zufällig bei der Autopsie beobachtet. Ihre Entstehung wird aus versprengten Zellelementen des primitiven Vorderdarms vermutet.

3. Die sog. *teratomatösen Cysten* (Dermoid- oder embryonale Cysten) werden unter den Teratomen berücksichtigt (s. S. 525).

4. Hinsichtlich der sog. *lymphangiomatösen Cysten* sei auf die Ausführungen beim Lymphangiom verwiesen (s. S. 472), mit dem sie von einigen Autoren identifiziert werden.

5. Die *cystischen Hamartome* (mesenchymale Hamartome; Edmondson) sind bei den Hamartomen besprochen worden (s. S. 474).

6. Die *Cystadenome* werden als sog. proliferierende Cysten charakterisiert. Sie entstehen wahrscheinlich infolge der Neigung exokriner Adenome zur cystischen Umwandlung, die auf einer Sekretretention oder häufiger auf einer flächenhaften Epithelproliferation innerhalb eines Hohlraums beruht. Derartige Adenomcysten zeigen nicht selten bei stärkerer Epithelproliferation Pseudo- oder sogar echte Papillenbildungen (v. Albertini; Henson et al., 1957b), die zur Bezeichnung „Cystadenoma papilliferum" Anlaß gegeben haben. Dieses Kriterium wird zur Unterscheidung des Cystadenoms von anderen Cysten benutzt (Henson et al., 1957b). Der Inhalt der Cystadenome ist milchig, gelblich-mukös oder stärker viscös.

Cystadenome sind im Säuglings- und Kindesalter ausgesprochen selten. Im Krankengut der Mayo-Clinic von 1907—1954 konnten Henson et al. (1957b) nur auf 5 einschlägige Fälle verweisen, darunter auf eine Beobachtung bei einem Kind.

Die erste Mitteilung eines Cystadenoms bei einem 11jährigen Mädchen stammt von Hueter (Med. Diss. unter König, 1887; daher mitunter auch als Fall König zitiert). Der cystische Tumor wurde mit Erfolg operativ entfernt und das Kind genas. Die Beobachtung von Henson et al. (1957b) betrifft einen 4jährigen Jungen.

Der cystische Tumor des linken Leberlappens wurde operativ behandelt. Der Patient war 20 Jahre nach dem Eingriff ohne die Erscheinungen eines Rezidivs.

Eine einschlägige Beobachtung aus unserer Klinik wurde von Posth mitgeteilt. Der Junge wurde im Alter von 1 Jahr operiert. Wegen des unbefriedigenden Resultats der Marsupialisation wurde in einer Zweitoperation die Lobektomie des rechten Leberlappens vorgenommen. Nach eigenen Erhebungen ist das Kind 3 Jahre nach dem Zweiteingriff erscheinungsfrei.

7. Die sog. *kongenitale, solitäre Cyste* stellt den Prototyp einer echten Cystenbildung dar, auf die sich die weiteren Ausführungen beziehen.

## Pathobiologie der sog. kongenitalen solitären Cyste

Die Frage, ob es sich bei den sog. solitären ein- oder mehrkammrigen Cysten sowie multicystischen Gebilden der Leber um eine eigene Krankheitseinheit im Gegensatz zur polycystischen Erkrankung handelt, ist auch heute noch nicht geklärt. Nicht wenige Autoren möchten darin Varianten eines einheitlichen Krankheitsgeschehens sehen, zumal sich auch bei vorwiegend solitären Cysten in deren Umgebung häufig weitere Cysten unterschiedlicher Größe nachweisen lassen. Auch handelt es sich bei den solitären Cysten nicht immer um unilokuläre Gebilde, sondern es finden sich vielfach mehrkammerige Hohlräume.

Die Notwendigkeit der Trennung der klinisch-prognostisch mehr gutartigen solitären Lebercysten von den dubiösen polycystischen Formen mit generalisiertem Befall zahlreicher Abdominalorgane wird u. a. von Davis; Davis, Jr. u. Rydeen hervorgehoben.

Ausführliche Diskussionen der Entstehung von Lebercysten, meist für alle Altersstufen, bei Leppmann (1900), Hofmann (1902), Moschcowitz (1906), Sonntag (1913), Boyd (1913), Meyenburg (1918), Jones (1923), Teuscher (1926), Wackerle (1926), Moll (1928), Stoesser u. Wangensteen (1929), Wakeley u. MacMyn (1931), Beattie u. Robertson (1932), Eliason et al. (1934), Wikle u. Charache (1936), Davis (1937), Munroe (1942), Stock (1952), Horton (1954), Geist (1955), Melnick (1957), Schwenzer (1955), Spath u. Köle (1955), Desser u. Smith (1956), Henson et al. (1956), Webster (1956/57), Grime et al. (1959), Lathrop (1959), Pel-

TOKALLIO u. KURKIPÄÄ (1958), CLARK et al. (1967) sowie FLAGG u. ROBINSON (1967). Schon MUNROE (1942) hat auf die erhebliche Diskrepanz in der individuellen Interpretation des Einzelfalles, der Histogenese und die damit verbundenen Klassifikationsschwierigkeiten hingewiesen. Übereinstimmend werden jedoch die nichtparasitären, mit Epithel ausgekleideten Lebercysten in der Mehrzahl der Fälle als kongenitale Fehlbildungen angesehen. Die Natur der Ursprungselemente sowie der Wachstumsmodus sind nicht sicher bekannt (Retentionstheorie; dysontogenetische Theorie; Proliferationstheorie). Auch bei unterschiedlicher Ätiologie und Pathogenese resultieren bei der Uniformität der einzelnen Entwicklungsphasen (Vergrößerung, Kammerung, Konfluieren, Konglomeration sowie Konfluieren mit anderen Cysten) relativ uniforme Zwischen- bzw. Endprodukte, denen entscheidende Bildungsmerkmale verloren gingen, wodurch die Zuordnungsschwierigkeiten hinreichend erklärt sind.

## Pathoanatomie

*Makroskopisch* von variabler Größe können solitäre Lebercysten bereits im Kindesalter erhebliche Ausmaße erreichen (DESSER u. SMITH). Intra- oder extrahepatisches Wachstum führt zu entsprechenden Verdrängungserscheinungen. In einzelnen Fällen war fast der gesamte rechte Leberlappen in einen einzigen Hohlraum umgewandelt (STOESSER u. WANGENSTEEN; LOWENBURG). Kugelig vorgewölbte oder gestielte Cysten wurden von MONTGOMERY; DAVIS u. RYDEEN beschrieben. Solitärer oder multipler Sitz von unilokulären oder multilokulären Cysten der anteriorinferioren Oberfläche des rechten Leberlappens stellt die häufigste Lokalisation dar (Tabelle 82).

Die Cystenwand ist glatt-glänzend, oft von perlmutterartig bläulicher Farbe. Ihre Dicke schwankt zwischen 0,5—5 mm und ist nur selten stärker als 8 mm. Die Cystenwand besteht aus drei Schichten (SCHAACK): einer inneren Lage aus lockerem Bindegewebe, reich an cellulären Elementen; einer dichten, zirkulären mittleren Schicht mit kollagenen Fibrillen und Gefäßelementen; schließlich der Außenschicht, die außer Blutgefäßen Gallengänge und Inseln von komprimiertem Leberparenchym enthält. Die bindegewebige Wand ist meist von einer dünnen Schicht komprimierten Lebergewebes bedeckt. Die nichtparasitären Cysten haben gegensätzlich zu den Echinococcuscysten keinen Kalksaum. Eine Ausnahme davon stellt die Beobachtung von HENSON et al. (1956) dar.

Der *Cysteninhalt* kann wäßrig-flüssig, dick-viscös, blutig, gallig oder eitrig sein in Abhängigkeit von der auskleidenden Zellschicht und von Sekundärveränderungen wie Infektion, Blutung oder Degeneration (HENSON et al., 1956). Der Cysteninhalt kann bis zu 10 Liter betragen (SCALONE). Das spezifische Gewicht ist sehr variabel und schwankt zwischen 1007 und 1024 bei einem Eiweißgehalt von 5—6%. Eine differenzierte Untersuchung des Cysteninhalts stammt von GEIST.

*Mikroskopisch* ist die Innenfläche mit einem kubischen bis zylindrischen Epithel ausgekleidet, das dem der Gallengänge ähnelt. Von HENSON et al. (1956) sind, alle Altersklassen berücksichtigend, Säulenepithel, schleimproduzierendes Epithel, Cilienepithel und sogar squamöses Epithel nachgewiesen worden. Bei entsprechendem Druck kann sich der Epithelsaum zu flachen, endothelähnlichen Zellen umwandeln, die dann nicht zu differenzieren sind. Der Zellbelag kann sogar gänzlich untergehen oder desquamieren („Pseudo-Pseudocyste").

Auch anscheinend unilokuläre Cysten können im Bereich der Wandung Bänder und zarte Leisten aufweisen, die das Innere durchziehen (SONNTAG; WIKLE u. CHARACHE). Schon SONNTAG vermutete darin Reste von Septen, die auf eine Entstehung aus einer primär multilokulären Cyste hinweisen. In der Nachbarschaft der solitären, den klinischen Befund beherrschenden großen Cyste werden nicht selten zahlreiche kleinere Satellitencysten gefunden (WIKLE u. CHARACHE u.a.), deren noch erhaltenes Epithel diagnostische Rückschlüsse auf den Ursprung der cystischen Veränderung erlaubt. Die mehrkammerige Cyste besteht aus einem septierten Hohlraum und bildet ein mehr cystischtumoröses Gewächs. Epithelauskleidung, Wandung und Cysteninhalt entsprechen den Variationsmöglichkeiten der unilokulären Cyste.

**Häufigkeit.** Lebercysten sind in allen Altersklassen selten (ACKMAN u. RHEA; ELIASON u. SMITH; FLAGG u. ROBINSON; GEIST; HENSON et al.; LENORMANT u. CALVAT; PAUSCH u.a.). MUNROE konnte bis 1942 insgesamt 28 Fälle bei Kindern bis zu 13 Jahren sammeln. In der Zusammenstellung von GEIST über 193 Kasuistiken sind 22 Kinder. 1956 haben DESSER u. SMITH 38 Fälle von Lebercysten im Kindesalter aus dem Weltschrifttum gesammelt. In Tabelle 82 wurden 38 einschlägige Kasuistiken des erreichbaren Schrifttums zusammengestellt.

**Altersverteilung.** Lebercysten können in jeder Altersstufe manifest werden. Klinische Erscheinungen werden vorzugsweise im 4., 5. und 6. Lebensjahrzehnt beobachtet. Im Kindesalter ist die Bevorzugung eines bestimmten Altersabschnitts, das Neugeborenenalter nicht verschonend (5 Fälle), nicht nachweisbar (s. Tabelle 82).

**Geschlechtsverteilung.** Gegensätzlich zum Erwachsenenalter mit einer deutlichen Prävalenz des weiblichen Geschlechts zeigt sich im Kindesalter eine etwas größere Häufigkeit bei Knaben (s. Tabelle 82).

### Klinik

Abgesehen von einer Vergrößerung des Abdomens bzw. einer Vorwölbung im Oberbauch bestehen häufig nur vage Beschwerden. Große

Tabelle 82. *Die nichtparasitären Lebercysten im Kindesalter*

| Autor (Jahr) | Alter und Geschlecht | Therapie und Ausgang | Pathologisch-anatomischer Befund |
|---|---|---|---|
| Sänger u. Klopp (1880) | Totgeburt | absolutes Geburtshindernis | zwei große Lebercysten, drei kleine im Darmbereich |
| Bagot (1892) | Totgeburt, männlich | absolutes Geburtshindernis | linker Leberlappen: „Lebercyste bei einem Fetus" |
| Leppmann (1900) | 14 Jahre, weiblich | Marsupialisation, Heilung mit Fistel | „echte Cyste der Leber" |
| Sharp (1906) | 7 Jahre, männlich | Teilresektion, Drainage, Heilung | linker Leberlappen (zit. nach Geist) |
| Shaw u. Elting (1909) | 17 Monate weiblich | Drainage, Exitus | rechter Leberlappen: „kongenitale Cyste" |
| Urrutia (1916) | 8 Jahre, männlich | Marsupialisation, Exitus p. op. | tief in der Leber (zit. nach Geist) |
| Scalone (1924) | 8 Jahre, weiblich | Marsupialisation, Heilung | keine Histologie |
| Alexander (1925) | 11 Jahre, männlich | Excision, Drainage, Exitus p. op. | rechter Leberlappen: multilokuläre Cyste |
| Stoesser u. Wangensteen (1929) | 19 Monate, männlich | Teilexstirpation, Marsupialisation, Heilung | rechter Leberlappen: „solitäre, nichtparasitäre Cyste der Leber" |
| Eliason (1934) | 3 Jahre, 9 Monate, weiblich | Excision, Heilung | zwischen beiden Leberlappen: „kongenitale, nichtparasitäre Lebercyste" |
| White (1936) | $3^1/_2$ Monate, männlich | Exstirpation, Heilung | rechter Leberlappen: mehrkammerige „Solitärcyste" |
| Wikle u. Charache (1936) | 7 Jahre, männlich | Enucleation, Heilung | rechter Leberlappen: „nichtparasitäre Lebercyste" |
| Atakam (1936) | 9 Jahre, weiblich | Abtragung, Heilung | linker Leberlappen: „Hepar cysticum congenitum" |
| Montgomery (1940) | 8 Monate, weiblich | Exstirpation, Heilung | „nichtparasitäre Cyste der Leber" |
| Munroe (1942) | 9 Monate, männlich | Marsupialisation Heilung | rechter Leberlappen: „kongenitale Lebercyste von Gallengängen stammend" |
| Eliason u. Smith (1944) | $2^1/_2$ Jahre, männlich | Exstirpation, Heilung | rechter Leberlappen: mehrkammerige „kongenitale Lebercyste, wahrscheinlich infolge fehlgebildeter Gallengänge" |
| Eliason u. Smith (1944) | 12 Jahre, weiblich | Marsupialisation, Verödung, Heilung | „große Lebercyste" mit sekundärer Infektion |
| Villaca et al. (1945) | 12 Jahre, männlich | partielle Resektion und Marsupialisation, Heilung | „kongenitale Cyste ohne Anhalt für Malignität" |
| Longo et al. (1947) | 2 Jahre, männlich | partielle Resektion und Marsupialisation, Genesung | zit. bei Geist |
| Chaffin (1948) | 11 Jahre, männlich | Marsupialisation, Heilung | linker Leberlappen: „Lebercyste", akut u. chronisch entzündlich verändert, Calcifikationen, Fremdkörperreaktion |
| Desser u. Smith (1956) | 2 Jahre, männlich | Enucleation, Heilung | rechter Leberlappen: „nichtparasitäre Lebercyste" |
| Desser u. Smith (1956) | 11 Jahre, männlich | Marsupialisation, Tamponade, Genesung | linker Leberlappen: trabekulierte „nichtparasitäre Lebercyste" |

| | | | |
|---|---|---|---|
| Dresser u. Smith (1956) | $5^{1}/_{2}$ Monate, weiblich | Teilresektion, Heilung | „multilokuläre Lebercyste" |
| Henson et al. (1956) | 11 Jahre, männlich | Fistel seit 11 Jahren | rechter Leberlappen: Verkalkungen, „solitäre Cysten" |
| Webster (1956/57) | 9 Jahre, männlich | Teilresektion, Genesung | linker Leberlappen: große Lebercyste, Ursprung von Gallengängen vermutet |
| Webster (1956/57) | 4 Jahre, weiblich | Drainage, Exitus | rechter Leberlappen: mehrkammerige, eitrige infizierte Cyste bei cholestatischer Lebercirrhose |
| Staun u. Christensen (1957) | 2 Jahre, weiblich | Exstirpation, Heilung | „Cystis hepatis mit einschichtigem Lumenepithel" |
| Longino u. Martin (1958) | Neugeborenes | Exstirpation, Exitus p. op. | „solitäre Lebercyste" |
| Glanzman et al. (1960) | 2 Jahre | Drainage, Marsupialisation, Verödung, Heilung | rechter Leberlappen: „unilokuläre Lebercyste" |
| Marks (1960) | Neugeborenes | post partum verstorben | rechter Leberlappen: große solitäre Cyste ohne epitheliale Auskleidung |
| Davis, jr. u. Rydeen(1961) | 44 Tage, weibliche Frühgeburt | operative Entfernung, Heilung | rechter Leberlappen: gestielte, lobulierte „kongenitale Lebercyste" |
| Dagradi u. Brearley (1962) | 29 Tage, männlich | lokale Excision, Heilung | „solitäre Cyste" |
| Pickett (1962) | Neugeborenes | Resektion, Heilung, 4 Jahre post operationem symptomfrei | linker Leberlappen: kongenitale solitäre Cyste |
| Goette u. Flach (1965) | 15 Tage, männlich | Teilresektion, Drainage, Heilung | „solitäre Lebercyste", chronische Entzündungszeichen in der Wandung |
| Grimsehl u. Schaffelder (1966) | 5 Jahre, männlich | operative Entfernung, Heilung | rechter Leberlappen: „auf Entwicklungsstörung beruhende Lebercyste, wahrscheinlich von aberriertem Gallengang stammend" |
| Gans et al. (1966) | 2 Jahre, weiblich | linksseitige Lobektomie, Genesung, nach 4 Jahren guter Zustand | linker Leberlappen: „kongenitale Cyste" |
| Flemming u. Weese (1966) | 11 Monate, männlich | I. OP: Drainage II. OP: Anastomose zum Jejunum | „solitäre Lebercyste", kleine Satellitencysten mit Zylinderepithel |
| Walther (1967) | 9 Monate, weiblich | Exstirpation, post Op. interkurrent Exitus | „konnatale Lebercyste", flach-kubisches Epithel |

Weitere Kasuistiken von Fittipaldi u. DeChiara (1935); Baccarini (1936); Mitchell (1942); v. Haberer (1943) sowie von Kafka (1946) bereiten Klassifikationsschwierigkeiten. Die von Stasek (1949) beobachtete Cyste bei einem $3^{1}/_{2}$jährigen Mädchen wurde nur röntgenologisch gesichert. In den Kasuistiken von Moll sowie Witzel handelt es sich offensichtlich um eine polycystische Erkrankung mit gleichzeitigem Befall der Nieren. Kursorische Erwähnung weiterer Lebercysten bei Bron; Pickett sowie Taylor et al.

Cysten können einen Ascites vortäuschen, falls die Cystenwand unter geringer Spannung steht. Komplikationen wie Strangulation, Ruptur, Ikterus, Hämorrhagien u. a. werden im Kindesalter praktisch vermißt. Große Lebercysten können ein Geburtshindernis darstellen (Bagot; Sänger u. Klopp).

Die *Laboratoriumsuntersuchungen* sind in der Regel ohne wesentlichen informativen Wert.

*Diagnose.* Die diagnostischen Kriterien entsprechen denen von cystischen bzw. benignen Tumoren.

Die *Differentialdiagnose* umfaßt neben parasitären Cysten alle übrigen cystischen Veränderungen, die in der Bauchhöhle beobachtet werden. Große Schwierigkeiten können Cysten des Ligamentum teres (Lightwood u. Campbell; Montgomery) sowie Choledochuscysten verursachen. Nierenaffektionen, retro-

peritoneale Geschwülste, Meningocelen, Gallenblasenhydrops, Darmduplikaturen sowie tuberkulöse Peritonitis müssen differentialdiagnostisch ausgeschlossen werden (Wilson; Desser u. Smith). Wichtig ist die Unterscheidung von Pseudocysten der Leber, die nach einem Absceß oder Hämatom entstehen können (Poth u. de Loach). Typisch für posttraumatische Lebercysten ist das Auftreten nach einem Unfallereignis und das häufige Vorkommen von galligem Inhalt (Hallenbeck u. Fricke; Robertson; Brandberg).

**Therapie und Prognose.** Die radikale operative Entfernung stellt die Behandlungsmethode der Wahl dar. Die Operationsresultate sind fast ausnahmslos günstig (s. Tabelle 82). Über das offensichtlich einmalige Ereignis der krebsigen Entartung des Epithels einer kongenitalen Cyste bei einer 27jährigen Frau wurde von Willis berichtet.

## Literatur

Ackman, F. D., Rhea, L. J.: Non-parasitic cysts of the liver: Their clinical and pathological aspects. Brit. J. Surg. 18, 648—654 (1931).

Albertini, A. v.: Histologische Geschwulstdiagnostik. Stuttgart: Thieme 1955.

Alexander, R. Ch.: Solitary non-parasitic cysts of the liver. Edinb. med. J. 32, 61—68 (1925).

Ariel, J. M., Pack, G. T.: Cancer and allied diseases of infancy and childhood. London: Churchill Ltd. 1960.

Atakam, E. N.: „Hepar cysticum congenitum" als großes Eierstockcystom erkannt. Zbl. Chir. 63, 204—208 (1936).

Baccarini, L.: Contributo allo studio della patogenesi del „Fegato policistico". Arch. ital. Chir. 43, 92—114 (1936).

Bagot, W. S.: Dystocia due to a cyst in the liver of a foetus. Dublin med. J. Sci. 93, 265—269 (1892).

Beattie, D. A., Robertson, H. D.: A case of simple cyst of the liver, with an analysis of sixty two other cases. Lancet 1932 II, 674—677.

Bouchut: Kyste séreux du foie. Gaz. Hôp. (Paris) (1872). Zit. nach Sonntag, E., 1913.

Boyd, S.: Non-parasitic cysts of the liver. Lancet 1913 I, 951—959.

Bradford, W. D., Bradford, J. W., Porter, F. St., Sidbury, J. B., Jr.: Cystic disease of liver and kidney with portal hypertension. Clin. Pediat. 7, 299—306 (1968).

Brandberg, R.: Beitrag zur Klinik der traumatischen Leberverletzungen bei unverletzter Kapsel. Acta chir. scand. 63, 321—345 (1928).

Bristowe, J. S.: Cystic disease of the liver, associated with similar disease of the kidneys. Trans. path. Soc. Lond. 7, 229—234 (1856).

Brodie, B. C.: Lectures illustrative of various subjects in pathology and surgery: Lecture V. London: Longmans 1846. Zit. nach Geist, D. C., 1955.

Campbell, G. S., Bick, H. D., Paulsen, E. Proehl, Lober, P. H., Watson, C. J., Varco, R. L.: Bleeding esophageal varices with polycystic liver. New Engl. J. Med. 259, 904—910 (1958).

Chaffin, L.: Congenital cystic disease of the liver. West. J. Surg. 56, 193—199 (1948).

Clark, D. D., Marks, Ch., Bernhard, V. M., Bunkfeldt, F., Jr.: Solitary hepatic cysts. Surgery 61, 687—693 (1967).

Dagradi, A., Brearley, R.: The surgery of hepatic tumours. Postgrad. med. J. 38, 670—687 (1962).

Davis, C. R.: Non-parasitic cysts of liver. Amer. J. Surg. 35, 590—594 (1937).

Davis, Ch. E., Jr., Rydeen, J. O.: Massive congenital solitary cyst of the liver in infant. Surgery 49, 265—270 (1961).

Desser, P. L., Smith, S.: Nonparasitic liver cysts in children. J. Pediat. 49, 297—305 (1956).

Edmondson, H. A.: Differential diagnosis of tumors and tumor-like lesions of liver in infancy and childhood. J. Dis. Child. 91, 168—186 (1956).

Eliason, E. L.: Congenital non-parasitic cyst of the liver. Ann. Surg. 99, 691—696 (1934).

— Smith, D. C.: Solitary nonparasitic cyst of the liver. Clinics 3, 607—621 (1944).

Fittipaldi, C., Chiara, G. de: Le cisti non parassitarie del fegato. Pathologica 27, 503—518 (1935).

Flagg, R. S., Robinson, D. W.: Solitary nonparasitic hepatic cysts. Arch. Surg. 95, 964—973 (1967).

Flemming, F., Weese, K.: Solitäre Leberzyste bei einem Kleinkind. Zbl. Chir. 91, 1392—1402 (1966).

Gans, H., Koh, S.-K., Aust, J. B.: Hepatic resection. Arch. Surg. 93, 523—530 (1966).

Geist, D. C.: Solitary nonparasitic cyst of the liver. Arch. Surg. 71, 867—880 (1955).

GLANZMAN, S., CALLY, J. R., HAMMETT, J. E.: Treatment of solitary nonparasitic cyst of the liver. N.Y. St. J. Med. **60**, 3684—3687 (1960).

GLOZ, A.: Über Cysten in und an der Leber. Inaug.-Diss., Tübingen 1864. Zit. nach GEIST, D. C., 1955.

GOETTE, U., FLACH, A.: Zur Differentialdiagnose des großen Bauches in der Neugeborenen-Periode: Solitäre Lebercyste. Mschr. Kinderheilk. **113**, 371—373 (1965).

GRIME, R.T., MOORE,TH., NICHOLSON, A., WHITEHEAD, R.: Cystic hamartomas and polycystic disease of the liver. Brit. J. Surg. **47**, 307—313 (1959).

GRIMSEHL, H., SCHAFFELDER, G.: Zur Pathogenese, Klinik und Therapie von Leber- und Milzcysten im Kindesalter. Z. Kinderchir. **3**, 200—208 (1966).

HALLENBECK, G. A., FRICKE, R. W.: Traumatic bile cyst of the liver: Report of 2 cases. Mayo Clin. Proc. **25**, 648—651 (1950).

HENSON, ST. W., JR., GRAY, H. K., DOCKERTY, M. B.: Benign tumors of the liver. III. Solitary cysts. Surg. Gynec. Obstet. **103**, 607—612 (1956).

— — — IV. Polycystic disease of surgical significance. Surg. Gynec. Obstet. **104**, 63—67 (1957a).

— — — VI. Multilocular cystadenomas. Surg. Gynec. Obstet. **104**, 551—554 (1957b).

— HALLENBECK, G. A., GRAY, H. K., DOCKERTY, M. B.: V. Traumatic cysts. Surg. Gynec. Obstet. **104**, 302—306 (1957c).

HOFMANN, C.: Über wahre Cysten der Leber mit besonderer Berücksichtigung der klinisch bedeutungsvollen Cystadenome. Mitt. Grenzgeb. Med. Chir. **10**, 476—500 (1902).

HORTON, R. E.: Giant cyst of the liver complicated by rupture. Brit. J. Surg. **41**, 442—444 (1954).

HUETER, C.: Ein großes Cystom der Leber bei einem Kinde nebst Bemerkungen über cystische Erkrankungen der Leber. Med. Diss. Göttingen 1887.

JONES, J. F. X.: Removal of a retention cyst from the liver. Ann. Surg. **77**, 68—89 (1923).

KAFKA, V.: Cyste solitaire du foie. Rev. Chir. (Paris) **25**, 130—133 (1946).

KERR, D. N. S., HARRISON, C. V., SHERLOCK, S., WALKER, R. M.: Congenital hepatic fibrosis. Quart. J. Med. **30**, 91—117 (1961).

KÖSSLING, F. K.: Zur Embryologie und angeborenen Hyperplasie der intrahepatischen Gallengänge mit perilobulärer und nodulärer Leberfibrose. Virchows Arch. path. Anat. **338**, 210—223 (1965).

LATHROP, D. B.: Cystic disease of the liver and kidney. Pediatrics **24**, 215—224 (1959).

LENORMANT, CH., CALVAT, J.: Les grands kystes non parasitaire du foie. J. Chir. (Paris) **45**, 715—745 (1935).

LEPPMANN, F.: Ueber die echten Cysten der Leber. Dtsch. Z. Chir. **54**, 446—467 (1900).

LIGHTWOOD, R., CAMPBELL, L. I. S.: Congenital cyst of round ligament of liver. Lancet **1939 II**, 1027—1028.

— LOOTS, G. H.: Three cases of familial congenital cystic disease of kidney and liver. Proc. roy. Soc. **25**, 1230—1232 (1932).

LONGINO, L. A., MARTIN, L. W.: Abdominal masses in the newborn infant. Pediatrics **21**, 596—604 (1958).

LONGO, O. F., LAVISSE, J., HALAC, J. J.: Quiste hepatico de origin biliar. Bol. Soc. Cirurg. Córdoba **8**, 85 (1947); zit. nach GEIST, D. C.

LOWENBURG, H.: Congenital unilocular cyst of the liver (hemangioma). Arch. Pediat. **35**, 285—289 (1918).

MARKS, I. M.: Isolated non-parasitic cysts of the liver in newborn infants. S. Afr. med. J. **34**, 954—956 (1960).

MELNICK, P. J.: Polycystic liver. Analysis of seventy cases. Arch. Path. **59**, 162—172 (1955).

MEYENBURG, H. v.: Über die Cystenleber. Beitr. path. Anat. **64**, 477—532 (1918).

MICHEL, J.: Kyste de la face postérieur du foie. Gaz. Hôp. (Paris) **29**, 397 (1856). Zit. nach GEIST, D. C., 1955.

MITCHELL, T.: Cystic liver of the newborn. Memphis med. J. **17**, 163—164 (1942).

MOLL, J. A.: Beitrag zur Lehre von den solitären Leberzysten. Frankfurt. Z. Path. **36**, 225—248 (1928).

MONTGOMERY, A. H.: Solitary nonparasitic cysts of the liver in children. Arch. Surg. **41**, 422—435 (1940).

MOSCHCOWITZ, E.: Non-parasitic cysts (congenital) of the liver, with a study of aberrant bile ducts. Amer. med. J. Sci. **131**, 674—699 (1906).

MUNROE, H. ST., JR.: Solitary nonparasitic cyst of the liver. Ann. Surg. **116**, 751—762 (1942).

PARKER, R. G. F.: Fibrosis of the liver as a congenital anomaly. J. Path. Bact. **71**, 359—368 (1956).

PAUSCH, L.: Chirurgie der cystischen Lebertumoren. Med. Diss. Köln 1967.

PELTOKALLIO, P., KURKIPÄÄ, M.: Polycystic disease of the liver. Ann. Chir. Gynaec. Fenn. **47**, 148—162 (1958).

— TASKINEN, P. J., PELTOKALLIO, V.: The value of liver scanning in the diagnosis of polycystic disease of the liver. Amer. J. Roentgenol. **101**, 543—547 (1967).

PICKETT, L. K.: Congenital anomalies and tumors of the liver. In: Pediatric surgery, vol. I, hrsg. von C. D. BENSON et al. Chicago: Year Book Med. Publ. Inc. 1962.

PIERSON, M., COLLIGNON, P., FLOQUET, J., BOILEAU, F.: La fibro-adénomatose kystique du foie. Pédiatrie **26**, 31—46 (1971).

POSTH, H.-E.: Abdominaltumoren in der Kinderchirurgie. Münch. med. Wschr. **106**, 26—32 (1964).

POTH, E. J., DELOACH, A. W.: Pseudocyst of the liver. Arch. Surg. **59**, 925—927 (1949).

ROBERTSON, D. E.: Rupture of the liver occurring without tear of the capsule. Ann. Surg. **106**, 467—469 (1937).

RÜMLER, E.: Die polycystische Entwicklungsstörung im Pankreas, zugleich ein Beitrag zur Frage der Cystenleber und Cystennieren. Virchows Arch. path. Anat. **292**, 151—165 (1934).

SÄNGER, M., KLOPP, A.: Zur anatomischen Kenntnis der angeborenen Bauchcysten. Arch. Gynäk. **16**, 415—435 (1880).

SCALONE, I.: Contributo alla chirurgia delle grosse cisti biliari non parassitarie del fegato nei bambini. Policlinico, Sez. chir. **31**, 260—274 (1924).

SCHAACK, W.: Zur Frage der nichtparasitären Lebercysten. Langenbecks Arch. klin. Chir. **125**, 183—192 (1923).

SCHWENZER, E.: Über angeborene Cystenleber. Mschr. Kinderheilk. **103**, 421—423 (1955).

SHARP, C. W.: Solitary cyst of liver in a child. S. Afr. med. Rec. **4**, 39 (1906). Zit. nach GEIST, D. C. (1955).

Shaw, H. L. K., Elting, A. W.: Congenital cyst of the liver, with report of a case. Arch. Pediat. **26**, 818—823 (1909).

Simon, H. B., Thompson, G. J.: Congenital renal polycystic disease. A clinical and therapeutic study of three hundred sixty-six cases. J. Amer. med. Ass. **159**. 657—662 (1955).

Sonntag, E.: Beitrag zur Frage der solitären, nicht parasitären Lebercysten. Bruns' Beitr. klin. Chir. **86**, 327—377 (1913).

Spath, F., Köle, W.: Zur Klinik und Therapie der Zystenleber. Medizinische **1955**, 519—522.

Stašek, V.: Contribution au radiodiagnostic des tumeurs primitives et des kystes non-parasitaires du foie chez les enfants. Acta radiol. bohemosl. **4**, 48—56 (1949).

Staun, J., Christensen, E. R.: Cystis hepatis. Ugeskr. Læg. **119**, 1334—1336 (1957).

Stock, F. E.: Non-parasitic cysts of the liver. Brit. J. Surg. **39**, 530—533 (1952).

Stoesser, A. V., Wangensteen, O. H.: Solitary non-parasitic cysts of the liver. Amer. J. Dis. Child. **38**, 241—257 (1929).

Sweetman, W. P., Sykes, C. G. W.: Congenital fibrosis of the liver as a familial defect. Lancet **1961 I**, 374—376.

Teuscher, M.: Über die kongenitale Cystenleber mit Cystennieren und Cystenpankreas. Beitr. path. Anat. (Jena) **75**, 459—485 (1926).

Urrutia, L.: Sobre los quistes simples de hígado. Rev. méd. chir. pract. **112**, 361 (1916); zit. nach Geist, D. C.

Villaça, J., Falci, A., Duarte, M.: Cistos não parasitários do fígado. Rev. bras. Med. **2**, 658—660 (1945).

Wackerle, L.: Zur Frage der Cystenleber. Virchows Arch. path. Anat. **262**, 508—530 (1926).

Wahlqvist, L.: Cystic disorders of the kidney: Review of pathogenesis and classification. J. Urol. (Baltimore) **97**, 1—6 (1967).

Wakeley, C. P. G., MacMyn, D. J.: Non-parasitic cysts of the liver. Lancet **1931 II**, 675—680.

Walther, M.: Konnatale Solitärzyste der Leber. Pädiat. Praxis **6**, 423—426 (1967).

Ward, J. N., Draper, J. W., Lavengood, R. W., Jr.: A clinical review of polycystic kidney disease in 53 patients. J. Urol. (Baltimore) **98**, 48—53 (1967).

Webster, R.: Non-parasitic cysts of the liver. Aust. N. Z. J. Surg. **26**, 255—262 (1956/57).

White, M.: Solitary cyst of the liver in a child aged four months. Arch. Dis. Childh. **11**, 319—320 (1936).

Wikle, H. T., Charache, H.: Solitary non-parasitic cyst of the liver. Amer. J. Surg. **31**, 345—360 (1936).

Willich, E.: Traumatische Leber- und Omentumcyste nach Ruptur. Z. Kinderchir. **4**, 251—253 (1967).

Willis, R. A.: Carcinoma arising in congenital cysts of the liver. J. Path. Bact. **55**, 492—495 (1943).

Wilson, J. W.: The diagnosis of abdominal cysts in infants and children. Radiology **64**, 178—190 (1955).

Wohlgemuth, B., Mühl, H.: Simultane Lebercirrhosen und Cystennieren im Kindesalter.. Virchows Arch. path. Anat. **336**, 470—474 (1963)

## Das primäre Lebermalignom des Kindes ausschließlich der Sarkome

### Allgemeine Vorbemerkungen

Unter den im Kindesalter zu beobachtenden malignen Primärtumoren der Leber verbergen sich pathologisch-anatomisch wie klinisch Geschwülste unterschiedlichen Charakters.

Eine Gruppe ist histologisch durch mehr oder minder unreife epitheliale und mesenchymale Gewebsstrukturen gekennzeichnet und tritt bereits frühzeitig, d.h. im Säuglings- und Kleinkindesalter in Erscheinung (embryonales Hepatoblastom, sog. kongenitaler oder embryonaler Mischtumor der Leber etc.). Diese embryonalen Lebertumoren stellen wahrscheinlich histologische Varianten eines einheitlichen Geschwulsttyps dar. Bei einer weiteren Gruppe handelt es sich morphologisch um Tumoren, die weitgehend die feingeweblichen Kriterien des Leberzellcarcinoms des Erwachsenen bieten, in der Regel in einer späteren Altersstufe auftreten und bei denen mitunter zusätzliche, offensichtlich primäre, pathologische Veränderungen im Lebergewebe nachgewiesen werden können.

**Historisches.** Bereits Mitte des vorigen Jahrhunderts erste Mitteilungen über bösartige Lebertumoren im Kindesalter (West, 1857; Roberts, 1867; Gee, 1871; Affleck, 1875; Wulf, 1876 u.a.). Einzelne in dieser Zeit publizierte Beobachtungen betrafen zweifellos keine echten primären Lebergeschwülste, sondern Geschwulstmetastasen beim Neuroblastom (Typ Pepper). Die weitere geschichtliche Entwicklung ist hauptsächlich mit den Namen von Steffen (1905), Philipp (1907), Yamagiwa (1911), Idzumi (1913), Castle (1918), Griffith (1918), Dansie (1922), Kilfoy u. Terry (1929), Ducas u. Albot (1933) verbunden, die anhand eigener Beobachtungen jeweils erneut das Schrifttum sichteten.

1938 erscheint die kritische Übersicht von Steiner, der von 105 Kasuistiken nur 75 Fälle als primäres Lebercarcinom gelten läßt und selbst auf 2 eigene Beobachtungen verweisen kann. 1939 gibt Karlin-Weissmann eine zusammenfassende Darstellung maligner Tumoren der Bauch- und Verdauungsorgane, die auch die bösartigen Lebertumoren berücksichtigt. In der Folgezeit mehren sich Einzelmitteilungen sowie Übersichtsarbeiten (Ungari, 1943; Ninard, 1950; Bigelow u.

WRIGHT, 1953; KAZVINI, 1953; KEMPF u. KORN, 1956; EDMONDSON, 1956; JONES, 1960; SCHMÖGER, 1961; ALCALDE u. BAFFES, 1962; GRASER, 1962; HÜNERWADEL, 1962; RICKERS, 1963; ISHAK u. GLUNZ, 1967; MISUGI et al., 1967; KASAI et al., 1967; EHRHARDT u. DIETEL, 1968; KASAI u. WATANABE, 1970 u.a.). Neueste Erfahrungen mit eingehender Differenzierung der pathologisch-anatomischen Befunde sowie der diagnostischen und therapeutischen Möglichkeiten, alle Altersklassen berücksichtigend, wurden von PACK u. ISLAMI (1970) mitgeteilt.

Im gleichen Maße, wie man primäre von sekundären Lebertumoren abzugrenzen lernte, erfuhr mit wachsender Fallzahl und verbesserten histopathologischen Kriterien die Klassifizierung der einzelnen Tumoren eine weitergehende Differenzierung. Es zeigte sich, daß bei Kindern eine in sehr jungem Alter auftretende Geschwulstform, die sich von dem primären Lebercarcinom des Erwachsenen histopathologisch unterschied, besonders häufig angetroffen wurde und eine einheitliche Gruppe unter den Lebergeschwülsten darstellt. In jüngster Zeit findet die Histopathologie dieses so früh auftretenden Tumors beim Kinde auch im Zusammenhang mit der Geschwulstpathologie zunehmendes Interesse.

## Das embryonale Hepatoblastom: Die Entwicklung unserer Vorstellungen über die Pathobiologie als Sonderform gegenüber dem Leberzellcarcinom des Erwachsenen

### Synonyma (HAMPERL u. ACKERMAN, 1969):

| | |
|---|---|
| Carcinoma embryonale | Embryonales Carcinom der Leber |
| Hepatoma embryonale | Embryonales Hepatom |
| Hepatoblastom | Hepatoblastom |
| Tumor mixtus | Mischtumor der Leber |
| Embryonal carcinoma of liver | Epithélioma embryonnaire du foie |
| Embryonal hepatoma | Hépatome embryonnaire |
| Hepatoblastoma | Hépatoblastome |
| Mixed tumor of liver | Tumeur mixte du foie |

„Die bösartigen epithelialen Lebertumoren bei Säuglingen und Kleinkindern differieren klinisch wie histologisch in einem solchen Maße von denen der Erwachsenen, daß ihnen ein eigenes Kapitel gewidmet werden muß" (EDMONDSON, 1958). Diese Feststellung, bereits von ANDERSEN (1951) vorweggenommen, bezieht sich auf die typische bösartige Lebergeschwulst des Säuglings- und frühen Kleinkindesalters. Aus weitgehend immaturem Gewebe bestehend, wird sie wahrscheinlich schicksalhaft in utero aus embryonalen (metahepatogenen) Zellverbänden angelegt und daher besser als „embryonales Hepatoblastom" charakterisiert.

Auf die Existenz dieses embryonalen Tumors, dessen Gewebsbild von dem des hepatocellulären Carcinoms des Erwachsenen abwich, wurde man schon früh aufmerksam. Gewissermaßen als Basis für die Erklärungs- und Deutungsversuche bot sich der Vergleich mit dem einige Jahre zuvor von BIRCH-HIRSCHFELD (1898) und kurze Zeit später auch von WILMS als Tumor embryonaler Genese und embryonalen Charakters bewerteten Nephroblastom an, das ebenfalls nicht mit den bislang bekannten Ordnungsprinzipien der Geschwülste in Einklang zu bringen war. Bereits 1908 diskutiert

PHILIPP die Schwierigkeiten bei der Deutung bösartiger Lebergeschwülste des Kindes, deren wenig differenzierte, embryonale Geschwulstzellen mitunter nicht mit Sicherheit identifiziert werden konnten, nicht zuletzt infolge des Auftretens von Derivaten verschiedener Keimblätter. „Demnach bilden diese embryonalen Mischtumoren, die hauptsächlich beim Kind, und zwar beim jüngeren Kind vorkommen, eine besondere Geschwulstgruppe für sich, sie lassen sich eben ihres eigentümlichen histologischen Baues und ihrer Genese wegen in keine bekannte Blastomgruppe einreihen" (PHILIPP, 1908). LUBARSCH charakterisiert den ihm von PHILIPP (1908) vorgelegten Tumor als ein „Chondroepithelioma hepaticum destruens". Auch HIPPEL (1910) bezeichnet einen schwer zu klassifizierenden Lebertumor bei einem $1^{3}/_{4}$jährigen Mädchen als kongenitalen Mischtumor, der histologisch neben überwiegend adenomähnlichem Gewebe Knorpel sowie plattenepithelartige Gewebsbestandteile mit zentraler Keratinbildung enthielt.

Grundlegend sind ferner die Untersuchungen von YAMAGIWA (1911), IDZUMI (1913) sowie von PEIPER (1912). PEIPER, in dessen Beobachtung sich ein epitheliales Bild bot, vermutete, daß derartige Neubildungen von Zellen ausgehen könnten, die sich noch in einem indifferenten, embryonalen Zustand befänden und gewissermaßen latent die Fähigkeit besäßen, später entweder zu Leberzellen oder Gallengangsepithelien auszureifen, d.h. nach PEIPER geht der Lebertumor des jungen Kindes aus embryonalem Gewebe hervor und zeigt ein entsprechendes histologisches Bild.

Wenn bezüglich der genannten Beobachtungen Einheitlichkeit hinsichtlich der Annahme der Tumorentstehung aus immaturen, pluripotenten Zellen bestand, so unterschieden sich jedoch die Geschwülste durch ihren histologischen Bau. Lag in den Kasuistiken von Philipp, Hippel sowie Yamagiwa das Bild eines „Mischtumors" aus ekto- und mesodermalen Gewebsabkömmlingen vor, so fand sich ein embryonaler, leberzellähnlicher Tumor in der Mitteilung von Peiper. Mit größeren Beobachtungsreihen wurde das Bild des „embryonalen, kongenitalen Hepatoblastoms" sowohl pathologisch-anatomisch wie auch klinisch als eine eigenständige Einheit gegenüber dem sog. adulten, primären Lebercarcinom des Erwachsenen immer offensichtlicher. Das histologische Bild kann einem Adenom so ähneln, daß mitunter in der Literatur ein solcher Tumor als „Adenom mit Zeichen der Malignität" bezeichnet wurde. Tumoren, die neben den primitiv-epithelialen Gewebsanteilen Derivate des Mesoderms in mehr oder weniger starker Ausprägung und Differenzierung enthielten, wurden dagegen als „Mischtumoren" oder „embryogenic mixed tumors" etc. bezeichnet.

Da diese sog. Mischtumoren ein sehr buntes Bild bieten können, war die Abgrenzung gegen das Teratom mitunter schwierig. Aus diesem Grunde tragen zahlreiche Mitteilungen die Bezeichnung eines „teratoiden" Tumors. Unglücklich ist die Bezeichnung der Geschwulst als „Mischtumor", da immer wieder die Gefahr der Verwechslung mit dem „Mischtumor" der Leber des Erwachsenen, nämlich dem aus Leberzellen und Gallengangsepithelien aufgebauten Carcinom gegeben ist. Die Eigenständigkeit dieser kongenitalen Lebergeschwülste des Säuglings- und frühen Kindesalters und ihre embryonale Natur wird von zahlreichen Autoren hervorgehoben, unter denen v. Albertini (1955); Andersen; Böhmig; Edmondson (1956); Herxheimer; Ishak u. Glunz; Ito u. Johnson; Kasai et al.; Misugi et al.; Schiødt und Willis als Repräsentanten gelten mögen. Wegen mangelnder Kenntnisse und unterschiedlicher Deutung wurden sie mit den mannigfaltigsten und teilweise widersinnigen Bezeichnungen belegt (Böhmig; Ito u. Johnson):

„Leberzelladenom mit überwiegend bösartigem Wachstum; malignes, embryonales Adenom; parenchymatöses Lebercarcinom; Chondroepithelioma hepatis; kongenitale Mischgeschwulst; embryonaler Mischtumor; embryonales Lebersarkom; Adenocarcinom mit starker Stromawucherung; malignes Adenom; Leberhamartom; teratoides Lebercarcinom" u. a.

Die weitgehende Übereinstimmung des makroskopischen wie histologischen Bildes dieser Tumoren läßt unseres Erachtens jedoch an ihrer histogenetischen Zusammengehörigkeit, aus embryonalen (metahepatogenen) Zellverbänden entstanden, keinen Zweifel. Ishak u. Glunz unterscheiden im Anschluß an Willis (1953, 1958, 1962) pathologisch-anatomisch zwei Tumorformen, nämlich den „epithelialen Typ", prädominierend aus epithelialen Zellen unterschiedlichen Reifegrades zusammengesetzt („fetaler und embryonaler Leberzelltyp"), sowie den „gemischt epithelial-mesenchymalen Typ" („mixed hepatoblastoma"). Letzterer enthält neben den epithelialen Elementen noch mesenchymale Derivate. Misugi et al. schließen sich dieser Unterteilung in zwei Formen des Lebertumors des jungen Kindes nicht an. Nach Misugi et al. ist prinzipiell der gemischte Aufbau das typische Merkmal. Unterschiedliche Bilder würden durch unterschiedliche quantitative Verhältnisse der epithelialen und mesenchymalen Anteile mit der Möglichkeit einer völligen Überwucherung resultieren, eine Auffassung, die bereits von v. Albertini; Böhmig; u.a. geäußert worden war. Um Irrtümer in der Nomenklatur zu vermeiden, sprechen Böhmig sowie Misugi et al. nur vom „embryonalen Hepatom" oder „Hepatoblastom". In einer rezenten Untersuchung differenzieren Kasai u. Watanabe den epithelialen Anteil des Hepatoblastoms in anaplastische, fetale und embryonale Leberzelltypen und trennen diese vom adulten Typ, ohne beim Vorkommen mesenchymaler Elemente einen rein epithelialen und einen epithelial-mesenchymal-gemischten Tumortyp zu trennen.

Mit diesem Tatbestand sollte gezeigt werden, daß es in Analogie zu den Nephroblastomen eine Form des Lebermalignoms des Säuglings und jungen Kleinkindes gibt, die nach übereinstimmender Meinung embryonaler Genese ist und vom sog. adulten, primären Lebercarcinom des Erwachsenen abgetrennt werden muß, wie inzwischen elektronenmikroskopisch von Misugi et al. sowie Ito et al. bestätigt wurde. Daß es darüber hinaus im Kindesalter, vorzugsweise bei älteren Kindern, eine dem adulten Leberzellcarcinom feingeweb-lich analoge Geschwulstform wie auch deren Vorkommen auf dem Boden einer Lebercirrhose gibt, wird in letzter Zeit zunehmend hervorgehoben. Bei dem augenblicklichen Stand der Kenntnisse erscheint der Versuch gerechtfertigt, im Hinblick auf Klinik, Verlauf, Prognose sowie pathologisch-anatomische Besonderheiten die Varianten des embryonalen Hepatoblastoms, die offensichtlich andere Wachstums- und Differenzierungspotentiale aufweisen, und die sog. adulte Form des Leberkrebses anhand einzelner, eindeutig niedergelegter Merkmale isoliert zu betrachten.

Problematisch bleibt bislang die Stellung einzelner in der Literatur mitgeteilter Lebertumoren bei Erwachsenen, die histologisch dem infantilen embryonalen Hepatoblastom nahestanden (Alexander; Barnett et al.; Carter; Ito u. Johnson; Kerr; Rommel et al.).

**Häufigkeit.** Im allgemeinen wird das Lebermalignom unter den bösartigen Geschwülsten des Kindesalters als eine Rarität angesehen. Nach eigenen Erhebungen an dem Sektionsgut des Pathologischen Instituts der Universität München in einem Zeitraum von 25 Jahren (1930—1954) waren nur 2 Lebermalignome im Kindesalter zur Sektion gelangt. Jedoch weisen Ishak u. Glunz mit Recht darauf hin, daß es schwierig sei, etwas über die Häufigkeit primärer maligner Lebertumoren auszusagen, da sich die Aussagen im Schrifttum auf sehr unterschiedliche Unterlagen beziehen würden. Dennoch versuchen Ishak u. Glunz eine tabellarische Übersicht über diesbezügliche Ergebnisse einzelner Untersucher der Jahre 1947—1963 mit unterschiedlicher geographischer Provenienz. Für die Häufigkeit der Lebertumoren gemessen an der Anzahl stationärer Patienten ergeben sich Werte von 0,04—0,16%, für die Zahl der behandelten Tumorfälle von 1,4 bis 5,8%. Französische Autoren wie Caussade et al. (1947) und Neimann et al. sind dabei mit den höchsten Prozentsätzen vertreten.

Neuere Übersichten wie die Zusammenstellung der Weltgesundheitsorganisation, der Vereinigungen für Krebsbekämpfung und anderer Institutionen zeigen, daß gerade das Lebermalignom unter den Todesursachen im Kindesalter zunehmend an Bedeutung gewinnt (Margulis et al.). Clatworthy et al. (1961) geben an, daß die primären Lebertumoren nach dem Neuroblastom und dem Nephroblastom am Columbus-Children-Hospital Ohio an dritter Stelle der intraabdominellen Tumoren rangieren. Diese Fragestellung ist 1968 von Fraumeni et al. statistisch untersucht worden. Unter 22000 Kindern unter 15 Jahren, die in den USA von 1960—1964 registriert und an einem Carcinom verstorben waren, fanden sich 282 Todesfälle infolge eines Lebermalignoms, von denen die Autoren annehmen, daß es sich um Neoplasmen epithelialen Ursprungs gehandelt hat. Das entspricht einer Häufigkeit von 1,28% primärer Lebergeschwülste an den Todesfällen durch bösartige Tumoren im Kindesalter einschließlich Leukämien und Hirntumoren. Nach einer erneuten statistischen Zusammenstellung (Miller, 1969) aller zwischen 1960 und 1966 an einem Malignom einschließlich Leukosen verstorbener Kinder in den USA lagen die Todesfälle an Lebermalignom bei Kindern unter 15 Jahren an 8., bei Jugendlichen zwischen 15 und 19 Jahren an 10. Stelle.

**Altersverteilung.** Größere Untersuchungsreihen ergaben, daß das primäre Lebermalignom offensichtlich zwei Altersgipfel besitzt. Der erste höhere liegt vor dem 2. Lebensjahr, der zweite dagegen etwa im älteren Schul- und Pubertätsalter.

Eine detaillierte Übersicht über die Altersverteilung von 77 Beobachtungen stammt von Steiner (1938):

Geburt bis

| | | | | |
|---|---|---|---|---|
| 1. Lebensmonat | 2 Fälle | Säuglings- | | |
| 2.— 6. Lebensmonat | 8 Fälle | alter | 41 Fälle | |
| 6.—12. Lebensmonat | 18 Fälle | 28 Fälle | (53,2%) | |
| 1.— 2. Lebensjahr | 13 Fälle | | | |
| 2.— 6. Lebensjahr | 8 Fälle | | | |
| 6.—10. Lebensjahr | 9 Fälle | | | |
| 10.—16. Lebensjahr | 19 Fälle | | | |

Diese Ergebnisse sind in der Folge wiederholt bestätigt worden (Alcalde u. Baffes; Bigelow u. Wright; Cleland; Fish u. McCrary; Fraumeni et al., 1968; Lin et al., 1966; MacNab et al.; Margulis et al.; Shorter et al.; Watanabe u. Kobayashi). Die zwei Altersgipfel sind offensichtlich durch die zwei unterschiedlichen Typen des primären epithelialen Malignoms verursacht: der größere, das jüngere Alter betreffende Gipfel dürfte durch das embryonale Hepatoblastom, die allmählich im Schulkindesalter und der Pubertät zu beobachtende Häufung durch das sich dann manifestierende adulte Lebercarcinom bedingt sein (Ishak u. Glunz; Kasai u. Watanabe; Misugi et al.).

In den Untersuchungen von Fraumeni et al. (1968) an 282 an Lebermalignom verstorbenen Kindern läßt sich ein Sterblichkeitsmaximum im 2. Lebensjahr nachweisen. Das 1., 2. und 3. Lebensjahr war hauptsächlich betroffen, danach ging die Häufigkeit erheblich zurück. In 10 Beobachtungen trat der Exitus letalis bereits im 1. Lebensmonat ein, ein Tatbestand, der auf die pränatale Manifestationsmöglichkeit dieser Geschwulst in Analogie zu den Verhältnissen bei Nephroblastomen und Neuroblastomen (Anders et al.; Bachmann u. Kröll) hinweist.

**Konstitutionelle bzw. rassische und geographische Besonderheiten.** Eine außergewöhnliche Erscheinung stellt die Häufigkeit primärer Lebercarcinome bei Erwachsenen in Afrika, China, Japan und auf den Philippinen dar (Bergeret u. Roulet; Berman; Lin et al., 1962; Oettlé; Oettlé u. Higginson; Steiner u. Davies; Wilbur et al.). Derartige Tumoren bei Kindern wurden dagegen offensichtlich in einer viel geringeren Häufigkeit beobachtet als beispielsweise in den USA (Smulders et al.; Benson). Inzwischen haben japanische Autoren nachweisen können, daß die Todesrate an primärem Lebermalignom unter den zum Tode führenden Erkrankungen bei japanischen Kindern sogar größer ist als in den USA (Watanabe u. Kobayashi; Okamoto u. Shiraki; Lin et al., 1966; Kasai et al., 1967). So ergab eine Umfrage, daß von insgesamt 369 Malignomen des Kindes 36 Fälle Lebergeschwülste betrafen. Leukämien und Hirntumoren waren nicht berücksichtigt worden. Der Anteil der primären Lebermalignome an den malignen Tumoren des Kindes in Japan beträgt danach 10 %. Diese Ergebnisse wurden durch eine Veröffentlichung der Japanischen Pathologischen Gesellschaft, die sich auf die Autopsieergebnisse stützt, bestätigt (Kasai et al., 1967). Offensichtliche Besonderheiten in der geographischen Häufigkeitsverteilung dokumentieren die Untersuchungsergebnisse von Prates u. Torres, die in Mozambique von 1956—1961 unter 131 Malignomen der pädiatrischen Altersklasse auf 42 Lebertumoren verweisen konnten.

**Geschlechtsdisposition.** Im älteren Schrifttum wurde beim primären Lebermalignom eine deutliche Knabenprävalenz betont. So schreibt noch Edmondson (1956), daß der typische Befund beim kindlichen primären Lebermalignom der Befall bei einem Jungen unter 2 Jahren sei. Mit größeren Beobachtungsreihen scheint sich die Geschlechtsverteilung anzugleichen. Ein etwa gleich starkes Vorkommen bei Jungen wie Mädchen wird von Castle; Fish u. McCrary; Fraumeni et al., 1968; Griffith; MacNab et al. mitgeteilt. Eine stärkere Knabenprävalenz fanden Bigelow u. Wright; Kasai u. Watanabe; Lin et al., 1966; Margulis et al.; Steiner; Watanabe u. Kobayashi; Watanabe et al.

## Pathoanatomie des embryonalen, epithelialen Hepatoblastoms

*Makroskopischer Befund.* Die Tumoren bilden massiv-solitäre oder multipel-noduläre, das Lebergewebe eines Lappens durchsetzende Knoten. Bei der seltenen diffusen Form ist der ganze Lappen in einen Tumor umgewandelt. Die Tumorknoten wölben sich unter der Glissonschen Kapsel vor und zeigen keine Nabelung. Die Knoten können von Erbs- bis Apfelgröße variieren. Das Gesamtgewicht der Leber kann erheblich vergrößert sein. Die solitär-großexpandierende Form ist offensichtlich unizentrischen Ursprungs. Auch bei anscheinend multizentrischem Wachstum handelt es sich eher um eine intrahepatische Dissemination aus einem Solitärherd, als um einen echten multizentrischen Ursprung (Bigelow u. Wright).

Der Aspekt der mehr oder weniger lobulierten Tumormasse ist von der Zusammensetzung des Tumorgewebes sowie der Kapsel, unter der große Gefäße sichtbar sein können, abhängig. Eine dichte, irreguläre Schicht fibrösen Gewebes demarkiert den Tumor makroskopisch vom gesunden Leberparenchym.

Da die meisten der Tumoren nur ein capilläres Stroma besitzen, sind sie oft weich. Reichliches Stroma und kräftige, bindegewebige Septen sowie Verkalkungen führen zu fester Konsistenz. Typisch ist der bevorzugte Befall des rechten Leberlappens, nach Köhn allein durch dessen Größe erklärt.

Auf der Schnittfläche ist die Farbe des Tumorgewebes fallweise und von Knoten zu Knoten verschieden (gelblich, gelblichgrün, fleischfarben, graugelblich). Grünbraune Areale sind Residuen von Nekrosen, Blutungen oder Folge einer lokalen Cholestase. Die häufig zu beobachtende fettige Degeneration beeinflußt ebenfalls die Farbe. Die Knoten können zentralnekrotische Areale oder cystische Räume mit geronnenem oder frischem Blut enthalten.

Die kompakten Areale zeigen groblobuläre Struktur. Die ca. 2—3 cm großen Lobuli sind durch unregelmäßig angeordnete dünne, fibröse Septen getrennt.

Das übrige Lebergewebe zeigt in der Regel nur unspezifische Veränderungen wie Folgen der Kompression oder fettige Degeneration. Cirrhotische Veränderungen werden beim embryonalen Hepatoblastom regelmäßig vermißt. Die extrahepatischen Gallengänge verlaufen oft über die Tumorareale gestreckt und torquiert, aber ohne anatomische Obstruktion. Jedoch kann die Restleber ausnahmsweise einen Ikterus oder sogar eine dann sekundäre biliäre Cirrhose infolge funktioneller Obstruktion aufweisen.

Der umschriebene Sitz des Primärtumors läßt vermuten, daß die Tumorausbreitung vorwiegend expansiv und verdrängend und weniger invasiv erfolgt. Auch intrahepatische Metastasen bleiben häufig auf den primär befallenen Lappen beschränkt.

Nach KÖHN neigen primäre Lebertumoren zu nekrotischem Zerfall. Diese Nekrosen sind offensichtlich durch das rasche Wachstum bedingt und häufig mit Blutungen vergesellschaftet. Tumoren mit zahlreichen nekrotischen und hämorrhagischen Arealen wurden von L'ESPERANCE als eine Sonderform herausgestellt. Die genannten Befunde sind jedoch sekundärer Natur und relativ häufig (BATTAGLINO et al.; BIGELOW u. WRIGHT; EHRHARDT u. DIETEL; ISHAK u. GLUNZ; KUMAR u. SINGH; SILEN et al.; TOMSYKOWSKY u. STEVENS; WATANABE u. KOBAYASHI; WILBUR et al.). Morphologisch derartig strukturierte Tumoren beanspruchen daher keine Sonderstellung.

Der *mikroskopische Befund* kann zu Irrtümern Anlaß geben. Die Diagnose läßt sich häufig erst anhand mehrerer Schnittpräparate und durch Vergleich mit gesichert gutartigen Adenomen und knotigen Hyperplasien erstellen.

In der Regel sind die Tumorzellen anaplastischer und kleiner als beim Carcinom des Erwachsenen. Daher erscheinen sie auch solider angeordnet. Cytoplasma ist nicht so reichlich nachweisbar und nicht so acidophil. Fettige Umwandlung kann angedeutet oder reichlich, oft als irreguläre, fleckige Bezirke innerhalb des neoplastischen Gewebes nachweisbar sein. Gallebildung wird beobachtet. Die Gallencanaliculi sind zarter und irregulärer als in den Tumoren des Erwachsenen.

Nach MACNAB et al. erinnern die Tumoren an embryonales Lebergewebe, insbesondere im Hinblick auf die anastomosierenden Zellstränge, die durch sinusoidale Gefäßräume getrennt sind. Es fehlt das Stadium der lobulären Organisation. Damit resultiert keine entsprechende Orientierung hinsichtlich der Gefäße und Gallengänge, die daher mehr oder minder regellos verlaufen. Das Tumorgewebe kann nicht die Differenzierung zu reifem Lebergewebe vollziehen. Eine ausführliche Darstellung der diagnostischen Kriterien des embryonalen Hepatoblastoms stammt u.a. von EHRHARDT u. DIETEL, OKAMOTO u. SHIRAKI, SILEN et al., TOMSYKOWSKY u. STEVENS. Riesen- oder Spindelzellen wie beim Geschwulsttyp des Erwachsenen will EDMONDSON (1956) bei Tumoren im Säuglings- und Kindesalter nie beobachtet haben. Areale mit geringer Wachstumspotenz lassen weniger häufig Mitosen, solche mit hoher Proliferationsrate anaplastische Zellen mit zahlreichen Mitosen erkennen. HOE u. TUAN beobachteten alle Stadien des Übergangs von Leberzellen in Krebszellen bei einem mit 14 Monaten verstorbenen Kind.

Mitunter finden sich Herde osteoiden Gewebes. Dann erhebt sich die Frage, inwieweit ein derartiger Tumor den rein epithelialen, embryonalen Hepatoblastomen, deren Sonderstellung zunehmend bestritten wird, oder denen, die auch mesenchymale Anteile ent-

halten, zuzuordnen ist. SHORTER et al. fordern bei nur geringem Vorkommen osteoiden Gewebes den Ausschluß aus der Gruppe der rein epithelialen Hepatoblastome und reihen sie dann unter die embryonalen Mischtumoren ein. Diesbezügliche Fallbeispiele stammen u.a. von ABDINE u. MOKHTAR; v. ALBERTINI; BIGELOW u. WRIGHT; RUTTEN et al.; SILEN et al.; STEIN; WATANABE u. KOBAYASHI (1961, 1962). Die damit verbundenen Klassifikationsschwierigkeiten sind auch von EDMONDSON hervorgehoben worden.

Andere Geschwülste zeigen Areale mit starker Calcifikation (ABDINE u. MOKHTAR; BIGELOW u. WRIGHT; SILEN et al.; STEIN; WATANABE u. KOBAYASHI). Hinsichtlich der Genese der Verkalkungen s. TOMLINSON u. WOLF; Case Rec. Mass. Gen. Hosp. 1959; KATTAN et al.; SMULDERS et al. In der Regel als postnekrotische Residuen gedeutet, sind sie mitunter auch röntgenologisch nachweisbar.

Gelegentlich enthält der Tumor hämatopoetisches Gewebe (HALLER u. STOWENS; SILEN et al.; SMULDERS et al.; STEIN; WATANABE u. KOBAYASHI u.a.).

Für die histologische Diagnose ist von eminenter Bedeutung, daß diese Tumoren aber auch einen so reifen und „normalen" Aspekt bieten können, daß sie als Adenome bzw. benigne Hepatome fehlinterpretiert werden oder nur eine geringgradige Malignität vermutet wird (BRADHAM et al.; CHANDLER u. WALTERS; HALLER u. STOWENS; PACKARD u. PALMER resp. PACKARD u. STEVENSON). CLATWORTHY et al. (1960, 1961) fordern daher mit Recht, daß selbst histologisch relativ gutartig imponierende und ausdifferenzierte Leberzelladenome klinisch stets als bösartig anzusehen sind, wie aus dem letalen Verlauf in einer eigenen Beobachtung bestätigt werden muß. Morphologische Kriterien der Malignität sind extrahepatische und intrahepatische Metastasen, örtliche Infiltration, vasculärer Tumoreinbruch und schließlich der cytologische Charakter (KEMPF u. KORN). Einwachsen neoplastischen Gewebes in Lebervenen ist als Zeichen der Malignität zu bewerten.

## Metastasen

*Intrahepatische Tochtergeschwülste* sind während eines längeren Zeitraumes häufig nur auf den primär befallenen Lappen beschränkt. Immerhin beobachteten KASAI et al. (1967) unter 96 Fällen in 34% Metastasen auch in den anderen Leberlappen. Intrahepatische Ausbreitung im gleichen Lappen erfolgt wahrscheinlich durch frühzeitigen Tumoreinbruch in die Gefäße (STEINER). In fortgeschrittenen Stadien können die Tumoren die Vena portae, Vena hepatica und sogar die Vena cava inferior erreichen.

Nach übereinstimmender Meinung in der Literatur metastasieren die primären Lebermalignome des Kindes seltener und zu einem späteren Zeitpunkt als die Carcinome des Erwachsenen. In größeren Statistiken, denen allerdings als Einschränkung die fragliche Einschlägigkeit mancher älterer Kasuistiken wie die Subsummierung aller primären Lebermalignome anhaftet, fanden sich Häufigkeitsangaben über extrahepatische Metastasen bei STEINER (1938): 27,2%; BIGELOW u. WRIGHT (1953): 29,5%; FISH u. McCRARY (1966): 39,8%; KASAI et al. (1967): 21,0%.

Fernmetastasen entstehen offensichtlich hämatogen, wie Tumorembolien in den Lungengefäßen bezeugen (EHRHARDT u. DIETEL; GEISER et al.; SMULDERS et al.; u.a.). Übereinstimmend wird berichtet, daß die Lunge von extrahepatischen Metastasen weitaus am häufigsten betroffen wird. Seltener sind Hirnmetastasen (MACNAB et al.; STEIN; STONE), Absiedlungen in Lymphknoten des Bauchraumes (GJØRUP; MACNAB et al.; PETRONE; SMULDERS et al.; WATANABE u. KOBAYASHI), Hiluslymphknoten (MACNAB et al.; PETRONE), das Skeletsystem (MARTIN u. WOODMAN; STEIN; WILBUR et al.), die inguinalen Lymphknoten (SMULDERS et al.), den Magen (LONGMIRE u. MARABLE) und schließlich das Rückenmark (NACHMAN).

TOMLINSON u. WOLF konnten eine direkte Tumorinvasion in die rechte Niere und Nebenniere mit Durchbruch durch die Kapsel sowie auch durch das Zwerchfell in das Mediastinum nachweisen.

Histologisch zeigen die Tochtergeschwülste in der Regel den gleichen Aufbau wie der Primärtumor; die Ausbreitung der Metastasen im Nachbargewebe findet offensichtlich ebenfalls eher durch Expansion als durch Invasion statt (MACNAB et al.).

## Der sog. embryonale Mischtumor: Eine histologische Variante des embryonalen Hepatoblastoms im Kindesalter

Ergänzend zu den Ausführungen über das embryonale Hepatoblastom und seine beiden Varianten „epithelialer" sowie „epithelial-mesenchymaler Typ bzw. embryonaler Mischtumor" sollen der Vollständigkeit halber für letzteren einzelne Punkte gesondert besprochen werden. Damit soll der bislang im Schrifttum betonten Sonderstellung des sog. embryonalen Mischtumors Rechnung getragen werden, die in neuerer Zeit angezweifelt werden muß.

**Synonyma.** Epithelial-mesenchymales Hepatoblastom; Hepatom vom Mischtyp; embryonaler Mischtumor; malignes teratoides Hepatom u.a.

Entsprechend der großen morphologischen Variabilität ist die einschlägige Nomenklatur außerordentlich vielfältig und unübersichtlich wie der Überblick von WOHLGEMUTH zeigt.

**Historisches.** MISICK (1898) hat zuerst über einen embryonalen Mischtumor unter der Bezeichnung „Teratoma hepatis" berichtet. Weitere frühe Kasuistiken und Diskussionen von PHILIPP (1908), HIPPEL (1910), YAMAGIWA (1911) sowie IDZUMI (1913) wurden bereits erwähnt. Hinsichtlich der Kasuistik sei auf die Tabelle 83 verwiesen.

### Pathobiologie

Die *Pathobiologie* mit der Deduktion embryonaler Tumoren in Analogie zum embryonalen Mischtumor der Niere des Kindes fand bereits Berücksichtigung. WEBSTER charakterisiert das epithelial-mesenchymale Hepatoblastom als „Leberanalogon des Wilms-Tumors", eine Ähnlichkeit, die auch von ALLISON u. WILLIS sowie von ISHAK u. GLUNZ und durch die außergewöhnliche Mannigfaltigkeit des histologischen Bildes unterstrichen wird.

Von EDMONDSON (1958) wurden die 4 Variationsmöglichkeiten in der Zusammensetzung aus epithelialen und mesenchymalen Komponenten diskutiert.

| | Epitheliale Komponente | Mesenchymale Komponente |
|---|---|---|
| Gutartige Tumoren | benigne | benigne |
| Bösartige Tumoren | benigne | maligne |
| | maligne | benigne |
| | maligne | maligne |

Der gutartige Tumor wurde dabei nur der theoretischen Vollständigkeit halber berücksichtigt, da sein Vorkommen fraglich ist (EDMONDSON, 1958), sofern man nicht das Hamartom darunter subsummiert.

Im Vordergrund stehen Geschwülste, deren epitheliale Formationen bösartig, deren mesenchymale Derivate benigne und mehr oder weniger polymorph oder aber uniform sind. Seltener sind Tumoren, die neben gutartigen epithelialen Geweben bösartige, mesenchymale oder beide Formationen in maligner Entartung enthalten (EDMONDSON, 1958; GLATZL).

Das auffällige und daher oft hervorgehobene osteoide Gewebe ist mit undifferenziertem Mesenchym, mit Fibroblasten sowie reiferem Bindegewebe vergesellschaftet. Damit erhebt sich die Frage nach der Einordnung epithelialer Hepatoblastome mit geringen Anteilen osteoiden Gewebes in die eine oder andere Form, deren Beantwortung EDMONDSON (1956) für noch nicht abgeschlossen hielt. Jeglicher Übergang von einem Leberzellneoplasma mit wenig osteoidem Gewebe zu ausgeprägten Mischtumoren mit Malignität beider Ursprungsgewebe können vorkommen und weisen auf die einheitliche Genese hin. Wenn beispielsweise Metastasen osteoides Gewebe aufweisen, ist der gutartige Charakter der mesenchymalen Komponente zweifelhaft. Wahrscheinlich stellt das Wachstumspotential des Bindegewebes das wesentliche Unterscheidungsmerkmal dar.

Für eine gewisse Eigenständigkeit der Mischformen setzen sich u.a. EDMONDSON; ISHAK u. GLUNZ; PANG; SHORTER et al.; WILLIS ein. Gegen eine Unterscheidung und Trennung in Mischtumoren und rein epitheliale, embryonale Hepatoblastome wurden Einwände von HALLER u. STOWENS; KASAI u. WATANABE, 1970; KRUTSAY; MARGULIS et al. sowie vor allem von MISUGI et al. geäußert. Von WILLIS (1962) wurde dagegen eine noch weitergehende Differenzierung in embryonale Hepatome, Mischtumoren aus embryonalem Lebergewebe und Knochen oder Knorpel sowie in rhabdomyoblastische Mischtumoren versucht, die jedoch keine allgemeine Anerkennung erfahren hat.

## Pathoanatomie

*Makroskopischer Befund.* Aspektmäßig differiert das makroskopische Bild naturgemäß wenig von dem anderer maligner Lebertumoren. Mesenchymale Komponenten können vermutet werden, wenn harte Areale palpabel sind. Der Tumor kann als große Geschwulstmasse auftreten oder in Form zahlreicher Knoten die Leber durchsetzen und so ein grobnoduläres Bild der Tumoroberfläche hervorrufen. Ein pendelnder Anteil, der mit dem Stammtumor in Zusammenhang stand, wurde von ALLISON u. WILLIS mitgeteilt.

Konsistenz und Farbe des Geschwulstgewebes sind fallweise sowie innerhalb desselben Tumors sehr heterogen und von der Gewebsstruktur abhängig. Medullär-weiche Bezirke wechseln mit solideren Arealen oder mehr oder weniger cystischen Veränderungen wie sie von MISICK; PANG; SHEEHAN; WEBSTER; WOHLGEMUTH u.a. beobachtet werden konnten.

Auch dieser Typ des Hepatoblastoms befällt vorzugsweise den rechten Leberlappen (24 Fälle), nur selten den linken Leberanteil (8 Fälle), in 9 Beobachtungen hatte der Tumor bereits auf den zweiten Leberlappen übergegriffen. In dem Fallbeispiel von NISSEL bei einem weiblichen Neugeborenen, das wenige Minuten post partum unter zunehmender Cyanose verstarb, ergab die Autopsie die Ruptur eines hämorrhagischen Tumors mit Hämaskos und Verblutung in die Bauchhöhle. Eine analoge Komplikation wurde von OSTERMANN sowie ROBERTS (1961) mitgeteilt, hinsichtlich der Tumorzugehörigkeit in diese Gruppe bestehen jedoch Zweifel.

Die *Schnittfläche* ist durch die Vielfältigkeit des mit der histologischen Zusammensetzung wechselnden Bildes besonders in bezug auf die Farbe charakterisiert. Dunkelblaurote bis schwärzliche Bezirke sind durch Blutungen oder kavernomartige Gewebsstrukturen bedingt (HIPPEL; MILMAN u. GRAYZEL; MISICK; NISSEL; PANG; PHILIPP, 1908). Bereits beim Schnitt kann die knorpelige Konsistenz zutage treten (PANG).

Bei multinodulärer Ausbildung sind die Einzelknoten scharf gegeneinander abgesetzt. Massiv-solitäre Tumoren zeigen eine mehr oder weniger deutliche lobuläre Aufteilung durch bindegewebige Septen bzw. eine Zusammensetzung aus ungleichmäßig zusammengeballten Herden.

Im Fall von ALLISON u. WILLIS enthielt der intrahepatische Anteil so ausgedehnte knöcherne Bezirke, daß der Tumor zersägt werden mußte wie das ebenfalls in der Kasuistik von OLESEN der Fall war. Der gestielte Tumoranteil bestand dagegen aus weichem, weißen, teilweise degenerativem und hämorrhagischen Gewebe, das stellenweise käsige Konsistenz aufwies. Histologisch boten beide Anteile dieselben aus unterschiedlich differenzierten Derivaten des Entoderms und Mesoderms zusammengesetzte Strukturen.

*Mikroskopischer Befund.* Das histologische Bild ist durch die Zusammensetzung des Tumors aus zwei Gewebskomponenten geprägt, die quantitativ und qualitativ sehr variieren können.

Die *epitheliale Komponente* enthält Lebergewebe unterschiedlicher Differenzierung und Reifung mit fetalen und embryonalen Leberzellen, die in regellosen, trabekelähnlichen Formationen angeordnet sind. Die Bildung von Gallengängen ist weniger konstant (ALLISON u. WILLIS). Mitunter werden jedoch große gallengängähnliche Gebilde oder Cysten gefunden (LEFFERS; MISICK). Verbände von Pflasterepithel mit Cholesteatombildung oder Hornperlen (BAIEROVA et al.; BIGELOW u. WRIGHT; HIPPEL; ISHAK u. GLUNZ; LIN et al., 1960; McRAE; MISICK; ROTH; SEBEK; WATANABE u. KOBAYASHI) sind nach WILLIS Befunde, die praktisch nicht in Hepatoblastomen vom rein epithelialen Typ nachgewiesen wurden. Das keratoide Gewebe brachte dem embryonalen Mischtumor mitunter den Begriff des Teratoms ein. Um eine Aufklärung dieses Befundes bemühten sich

Tabelle 83. *Übersicht über die bislang als sog. embryonaler Mischtumor der Leber klassifizierte Variante des embryonalen Hepatoblastoms im Kindesalter*

| Autor (Jahr) | Geschlecht, Alter bei Beginn | Therapie | Ausgang | Diagnose des Autors | Extrahepatische Metastasen und Besonderes |
|---|---|---|---|---|---|
| Misick (1898) | männlich, 4 Wochen | — | Exitus 6 Wochen | Teratoma hepatis | |
| Grüneberg (1904) | — | — | Exitus 2 Jahre | kleinzelliges Spindelzellsarkom | |
| Philipp (1908) | männlich, 9 Monate | — | Exitus 11 Monate | Chondroepithelioma hepaticum destruens | |
| Hippel (1910) | weiblich, $1^3/_4$ Jahre | — | Exitus | kongenitale Mischgeschwulst | |
| Nakamura (1911) | weiblich | — | Exitus 18 Monate | Embryonaltumor | |
| Yamagiwa (1911) | weiblich | — | Exitus, 1 Jahr | teratoides Adenocarcinom | |
| Yamagiwa (1911) | weiblich | — | Exitus | teratoides Adenocarcinom | |
| Idzumi (1913) | männlich, 7 Monate | Probelaparotomie | Exitus post op. 7 Monate | kongenitales Adenocarcinom | |
| Stranz (1913) | männlich | — | Exitus | Osteoepithelioma destruens hepatis | |
| Nissel (1928) | weibliches Neugeborenes | post partum asphyktisch | Exitus post partum | Mischgeschwulst | Hämaskos |
| Sheehan (1930) | weiblich, $5^1/_2$ Jahre | — | Exitus 6 Jahre | embryonaler Tumor | |
| Ostermann (1932) | weibliches Neugeborenes | — | Exitus post partum | Mischgeschwulst | Hämaskos |
| Bittner (1934) | — | — | Exitus 7 Monate | kongenitales Hamartom | |
| McRae (1935) | männlich, 4 Monate | Strahlenbehandlung operative Entfernung | Exitus 6 Monate | malignes Adenom | |
| Umeda u. Mikami (1936) | männlich | — | Exitus 3,7 Jahre | maligne Mischgeschwulst | |
| Roth (1938) | weiblich | Probelaparotomie, Probeexcision | Exitus 11 Monate | maligne Mischgeschwulst vom Charakter eines Teratoids | Hemihypertrophie links, Nebennieren-rindenadenome beiderseits |
| Webster (1938) | männlich | — | Exitus 6 Monate | Mischtumor | |

| | | | | | |
|---|---|---|---|---|---|
| Leffers (1940/41) | männlich, 11 Monate | — | Exitus 16 Monate | komplexe Mischgeschwulst | |
| Šebek (1950) | männlich | Probeexcision | Exitus 8 Monate | teratoider Tumor | |
| Milman u. Grayzel (1951) | männlich, seit Kindheit | Tumor entfernt mit 6 Jahren | Exitus mit 8½ Jahren | Mischtumor | Lymphknoten-, Lungen-, Hirnmetastasen; Nebennierenrindenadenom rechts |
| MacNab et al. (1952) | männlich | — | Exitus 7 Jahre | Hepatoblastom, mesenchymaler Typ | |
| Bigelow u. Wright (1953) | weiblich | Probelaparotomie, 8 Monate | Exitus 10 Monate | gemischtes teratoides Lebercarcinom | |
| Williams (1953) | männlich, 2 Jahre | 2 Probelaparotomien, Obstruktionsikterus | Exitus 2½ Jahre | Lebertumor, Mischtyp | |
| Debré et al. (1954) | weiblich, 19 Monate | Probelaparotomie, Probeexcision | Exitus 29 Monate | embryonaler epithelial-mesenchymaler Mischtumor | Lungen- u. Schädelmetastasen |
| Overton et al. (1955) | männlich, 8 Monate | Lobektomie rechts, Röntgentherapie | Exitus 19 Monate | embryonales Hepatom (malignes Teratom) | Lungenmetastasen |
| Albertini v. (1955) | weiblich | — | Exitus 6 Monate | embryonale Mischgeschwulst | ausgedehnte Metastasen |
| Allison u. Willis (1956) | männlich, 3 Monate | Probelaparotomie, Probeexcision: 5½ Monate | Exitus 8 Monate | embryonaler Mischtumor | |
| Kempf u. Korn (1956) | weiblich | — | Exitus 9 Monate | pleomorpher Lebertumor | Restleber cirrhotisch |
| Kempf u. Korn (1956) | weiblich 1½ Jahre | — | Exitus 2 Jahre | pleomorpher Lebertumor | Hämaskos |
| Olesen (1957) | männlich, 23 Monate | — | Exitus 24 Monate | embryonaler (teratoider) maligner Tumor | Lungenmetastasen |
| T'ung-Kuang et al. (1959) | weiblich, 8 Monate | Lobektomie | Exitus post op., 10 Monate | maligner embryonaler Mischtumor | |
| Lin et al. (1960) | weiblich, 5 Monate | Lobektomie rechts, | Exitus 7½ Monate | primäres Hepatom | |
| Baierova et al. (1960) | männlich, 8½ Monate | Probelaparotomie, Probeexcision | Exitus | embryonaler Lebermischtumor | |
| Shorter et al. (1960) | weiblich, 7 Monate | Strahlenbehandlung | Exitus 2,7 Jahre | Mischtumor | Lungenmetastasen |
| Shorter et al. (1960) | männlich, 5 Monate | Strahlenbehandlung | Exitus 9 Monate | Mischtumor | Lungen-, Pleura- u. Perikardmetastasen |

Tabelle 83 (Fortsetzung)

| Autor (Jahr) | Geschlecht, Alter bei Beginn | Therapie | Ausgang | Diagnose des Autors | Extrahepatische Metastasen und Besonderes |
|---|---|---|---|---|---|
| Shorter et al. (1960) | männlich, 2 Jahre | — | Exitus 3,4 Jahre | Mischtumor | |
| Shorter et al. (1960) | weiblich, $2^1/_2$ Jahre | Resektion | Exitus 2,7 Jahre | Mischtumor | Lungen- u. mesenteriale Lymphknotenmetastasen |
| Wohlgemuth (1960) | männlich, seit Kindheit | Probelaparotomie, 1 Jahr | Exitus 1,3 Jahre | Mischtumor | biliäre Cirrhose |
| Wohlgemuth (1960) | männlich, 11 Monate | Probelaparotomie, Probeexcision | Exitus | Mischtumor | |
| Cruickshank (1961) | weiblich, 3 Monate | — | Exitus | Mischtumor | |
| Peterson et al. (1961) | weiblich, 4 Monate | Lobektomie links | nach 5 Jahren rezidivfrei | embryonales Hepatom | |
| Pang (1961) | männlich, seit Geburt | Probelaparotomie, Biopsie 18 Monate | Exitus 24 Monate | Hepatoblastom | Lungenmetastasen |
| Roberts (1961) | weiblich, $2^1/_2$ Jahre | Probelaparotomie, Probeexcision, Röntgentherapie | Exitus 2,8 Jahre | Hepatic embryoma | Hämaskos |
| Wuester u. Knauer (1961) | männlich, 16 Monate | Probelaparotomie, Probeexcision, dann Lobektomie rechts | nach 1 Jahr rezidivfrei | teratoides Lebercarcinom, Rhabdomyosarcohepatom | |
| Böhmig (1961) | männlich, 6 Monate | — | plötzlicher Exitus, 6 Monate | embryonales Hepatom | Hämaskos |
| Hünerwadel (1962) | 6 Monate | Probelaparotomie | Exitus post op. | primitiver Mischtumor (Hamartoblastom, Osteo-Chondroepitheliom) | — |
| Wurnig u. Langer (1963) | weiblich | Tumor aus linkem Leberlappen entfernt, 9 Monate | mit $1^1/_2$ Jahren rezidivfrei | embryonales Hepatom | |
| Vignoli (1963) | weiblich, 11 Monate | Probeexcision | Exitus | Dysembryome hépatique | finale Purpura |
| Weis u. Lüchterath (1964) | männlich, 6 Monate | — | Exitus, 8 Monate | malignes embryonales Teratom der Leber | — |

| LONGMIRE (1965) | weiblich, 3 Wochen | Teilresektion linker Leberlappen | nach 10 Monaten rezidivfrei | embryonaler Mischtumor | |
|---|---|---|---|---|---|
| ROMMEL et al. (1967) | weiblich, 9 Monate | Tumorresektion | Rezidiv nach 2 Jahren | Mischgeschwulst | |
| MARSDEN u. STEWARD (1968) | weiblich, 4 Monate | — | Exitus nach 3 Monaten | „mixed tumour" | Lungenmetastasen |
| | männlich, 1 Jahr | — | Exitus nach 7 Monaten | „mixed tumour" | keine Metastasen |
| ITO u. JOHNSON (1969) | männlich, seit Geburt | partielle Hepatektomie, | Exitus, 29 Monate | Hepatoblastom, Mischtyp | — |
| ITO u. JOHNSON (1969) | männlich, 3 Jahre | Chemotherapie | Exitus 3,5 Jahre | Hepatoblastom, Mischtyp | extramedulläre Hämatopoese |
| | männlich, 4 Monate | partielle Hepatektomie Strahlentherapie | lebt 20 Monate post op. | Hepatoblastom, Mischtyp | extramedulläre Hämatopoese |

Zwei von KOZUMI (1915) mitgeteilte Kasuistiken beziehen sich auf Sektionsbefunde; weitere Erwähnungen solcher Neoplasmen bei SCHIØDT (5 Fälle); ISHAK u. GLUNZ (19 Fälle), MISUGI et al. (19 Fälle); KASAI u. WATANABE (11 Fälle).

WATANABE et al. (1962) sowie ITO u. JOHNSON (1969). Über ausgedehnte Gefäßneubildungen, die an manchen Stellen die Septen zwischen den epithelialen Massen bilden, berichtet MISICK. Innerhalb dieser Gefäße wie im Tumorgewebe verstreut kann hämatopoetisches Gewebe vorkommen, das jedoch nicht für einen bestimmten Tumortyp spezifisch zu sein scheint (ITO u. JOHNSON).

Die *mesenchymalen Formationen* des Tumors variieren ebenfalls stark. Sie können sehr zellreich und undifferenziert sein wie primitives Mesenchym mit jungen, fasciculär oder strudelartig angeordneten Fibroblasten, die jedoch gegensätzlich zu entdifferenzierten Geweben nur eine geringe Mitoserate aufweisen. Dagegen sind die reiferen Bindegewebsanteile zellarm, hyalinisiert oder zeigen eine Differenzierung in muköses und kollagenes Bindegewebe, Knochen und Knorpel. Letztere treten etwa in der gleichen Häufigkeit auf, mitunter sind beide Strukturen nachweisbar. Diese Gewebsbestandteile führten zu Bezeichnungen wie „Chondroendothelioma hepaticum destruens" (PHILIPP, 1908) oder „Osteoepithelioma destruens hepatis" (STRANZ).

Die Ansichten über die mesenchymale oder enchondrale Genese der osteoiden Gewebsanteile divergieren und sind noch Gegenstand der Diskussion (ALLISON u. WILLIS; ISHAK u. GLUNZ; WATANABE u. KOBAYASHI; WILLIS).

Die mesenchymale Komponente bestand im Fallbeispiel von MILMAN u. GRAYZEL aus myxödematösem Bindegewebe. SHEEHAN fand myxödematöse sowie Areale mit quergestreifter Muskulatur, die für Rhabdomyoblastensarkome charakteristisch sind.

Ein sarkomatöser Aspekt der mesenchymalen Komponente ist selten, wird aber von MISICK beschrieben. Das Mesenchym wies stellenweise eine derart starke Proliferation auf, daß es das neoplastische Lebergewebe komprimierte und zerstörte. Maligne mesenchymale resp. sarkomatöse Areale wurden auch von IDZUMI sowie SHEEHAN beobachtet. Inwieweit der von OSTERMANN publizierte Tumor mit undifferenzierten, mesenchymalen Anteilen, knorpel- und knochenartigen Strukturen sowie reichlicher Gefäßneubildung zu den Mischtumoren gehört oder unter die Sarkome einzureihen ist, kann wegen des fehlenden Nachweises von epithelialem Gewebe infolge Autolyse nicht entschieden werden.

Histologisch-differentialdiagnostisch bemerkenswert ist das seltene Vorkommen von Rhabdomyoblasten, die WILLIS zur Bildung einer gesonderten Tumorklasse veranlaßten. SHEEHAN et al. (1930) sowie WILLIS (1953) berichteten über Tumoren, die sich durch einen Aufbau der epithelialen Komponente aus gut differenzierten Gallengängen und Cysten ohne Leberzellen, der mesenchymalen Formation aus embryonalem Mesenchym und quergestreifter Muskulatur auszeichneten. Von WILLIS wird eine Verwandtschaft mit den polypösen, embryonalen Rhabdomyosarkomen der extrahepatischen Gallengänge für möglich erachtet. Die Cysten der Beobachtung von SHEEHAN zeigten papilliforme Proliferationen, die sich in den Hauptgallengang ausbreiteten. EDMONDSON(1958) hält die histologische Natur der Befunde von MILMAN u. GRAYZEL, SHEEHAN sowie von WILLIAMS für ähnlich, stimmt aber der Unterteilung nach WILLIS (1953, 1958) nicht zu. Um eine ähnliche Beobachtung handelt es sich möglicherweise in der Mitteilung von WUESTER u. KNAUER. Dieser Tumor wurde durch STOUT als Rhabdomyosarkohepatom charakterisiert.

Von PANG wurde eine Zusammenstellung der in der Literatur bekanntgewordenen Hepatoblastome nach ihrer geweblichen Zusammensetzung mit knöchernen und knorpeligen Anteilen sowie mit prädominierend parenchymatöser und mesenchymaler Differenzierung versucht, und auch der Fall FOOT (1927) berücksichtigt.

**Alters- und Geschlechtsverteilung** sind der Tabelle 83 zu entnehmen.

### Malignitätscharakter und Metastasen

Dieses Neoplasma wächst schnell und führt rasch zum Tode (WILLIS, 1962). Im örtlich expansiven Wachstum, dem Malignitätsgrad wie der Metastasenhäufigkeit und -ausbreitungsart (s. Tabelle 83) verhält sich der sog. embryonale Mischtumor offensichtlich ähnlich wie das embryonale Hepatom ohne mesenchymale Anteile.

Die extrahepatischen Metastasen zeigen nur gelegentlich die Struktur des Primärtumors und brauchen nicht alle Gewebsformationen des Stammtumors zu enthalten (BAIEROVA et al.; ISHAK u. GLUNZ; PANG).

### Die Klinik des embryonalen Hepatoblastoms

Die *klinischen Erscheinungen* der beiden morphologischen Varianten des embryonalen Hepatoblastoms („epitheliales Hepatoblastom" sowie „epithelial-mesenchymales Hepatoblastom" oder sog. „embryonaler Mischtumor") bieten keine spezifischen Unterscheidungsmerkmale.

Die Symptomatik entwickelt sich häufig schleichend mit einem bei vorhandenem Lokalbefund erscheinungsfreien Latenzstadium. Der Tumorbefund wird daher oft lange Zeit nicht bemerkt. Die Kinder zeigen in der Regel keine Gedeihstörungen und weisen relativ lange einen befriedigenden Allgemein- und Ernährungszustand auf. Das einzige auffällige Merkmal ist bisweilen eine ausgeprägte Blässe. In diesem Initialstadium scheinen offensichtlich keine tumorbedingten Schmerzen zu bestehen. Daher wird diese „Hepatomegalie" nicht selten als „Zufallsbefund" entdeckt.

Bei entsprechender Größenentwicklung stellen die nun auch den Eltern auffällige Vergrößerung des Bauches oder Verdrängungserscheinungen seitens des Gastrointestinaltraktes den Anlaß zur ärztlichen Konsultation dar. Der weitere Verlauf ist dann häufig stür-

misch. Rapide Abmagerung, mit dem ständig größer werdenden Bauchtumor kontrastierend, Kollateralvenen im Oberbauch- und Thoraxbereich sowie die erhebliche Anämie stehen im Vordergrund. Ein Ikterus wird dagegen selten beobachtet. Wie man dem älteren Schrifttum entnehmen kann, kamen die Kinder meist an zunehmender Kachexie bei grotesk wachsender und verdrängender Geschwulst ad exitum. Regelhaft ist dieser Verlauf mit rascher Auszehrung jedoch nicht. Wiederholt wurde auch darauf hingewiesen, in welchem Gegensatz der relativ gute Allgemeinzustand zu dem massiven Tumorbefund stehen kann (DUCAS u. ALBOT).

Die Verdrängungserscheinungen im Bereich des Intestinaltraktes mit Erbrechen, Diarrhoen oder Obstipation sind wenig charakteristisch. Geschwulstausbreitung in thorakaler Richtung kann zu auch röntgenologisch nachweisbarer buckeliger Elevation der einen oder sogar beider Zwerchfellkuppeln mit entsprechender Beeinträchtigung der Lungenfunktion führen. Auch die Niere der entsprechenden Seite, überwiegend die rechte Niere, kann durch den Tumor meist nach caudal verdrängt oder gedreht oder gekantet sein, ein Befund, der weniger eine klinische als röntgenologischdiagnostische Bedeutung besitzt.

Erfahrungsgemäß treten Metastasen beim embryonalen Hepatoblastom verhältnismäßig selten und spät auf. Die initiale Ausbreitung findet intrahepatisch statt und führt zu einem bestimmten Zeitpunkt zu dem immer wieder betonten plötzlichen Wachstumsschub der Geschwulst. Die extrahepatische Metastasierung erfolgt vorzugsweise in die Lungen und führt klinisch zu Reizhusten, bei massivem Ausmaß auch zu einer mehr oder minder ausgeprägten Dyspnoe. Tochtergeschwülste in den intraabdominellen Lymphknoten sind kaum von zusätzlichen klinischen Erscheinungen begleitet. Die seltenen Tumorabsiedlungen in das Großhirn waren gelegentlich mit Hirnnervenausfällen, Konvulsionen sowie schließlich auch mit Störungen des Bewußtseins verbunden. Skeletmetastasen wurden in der Regel klinisch nicht mehr evident.

Die Geschwulst kann in den Anfangsstadien als Hepatomegalie imponieren, besonders wenn sie tief im Organ lokalisiert ist. Dann ist eine vergrößerte, eher feste und glatte Leber palpabel. Bei dem seltenen Tumorsitz im linken Leberlappen kann die Identifikation und Zugehörigkeit zur Leber Schwierigkeiten bereiten. Lokalisation an der Oberfläche und besonders disseminierte, intrahepatische Ausbreitung lassen mehr oder minder große Knoten oder eine grobhöckerige Konsistenz der Leberoberfläche erscheinen. Ikterus, Ascites, Ödeme sowie erhöhte Körpertemperaturen sind meist terminale Erscheinungen. Letztere können jedoch nach MARTIN u. WOODMAN auch bei Kindern in gutem Allgemeinzustand und der Möglichkeit einer radikalen operativen Behandlung beobachtet werden.

Eine Splenomegalie wird in den meisten Fällen vermißt. Nur in fortgeschrittenen Stadien führen Störungen des Pfortaderkreislaufes infolge Einwachsens von Tumormassen zu einer entsprechenden Milzvergrößerung.

Wegen des gefäßreichen Tumorstromas kann die Ruptur eines Tumorknotens zu einer bedrohlichen, gelegentlich tödlichen Blutung in die Bauchhöhle führen. Erscheinungen des akuten Abdomens mit starken Schmerzen und Kollapssymptomatik sind von ACHTERBERG; BLOCH u. CHAZAN; BRUNSCHWIG (1957); BHATTACHARYA; FÈVRE u. DASSIOS; HÜNERWADEL; MARGULIS et al.; McCREARY; McDOUGAL u. GATZIMOS; MOREHEAD; NEIMANN et al.; NISSEL; NICOLAYSEN; PACKARD u. PALMER; PREMATILLEKE et al.; ROBERTS, 1961; RUTTEN et al.; STONE beobachtet worden. Weitere Komplikationen wie Nekrosen und Blutungen mit Fieberschüben und sich verstärkender Anämie wie auch ein Subileus sind zu sehr mit der Grundkrankheit verwoben, als daß sie das Vollbild noch entscheidend prägen könnten.

**Konkomittierende Erscheinungen** wie Hemihypertrophien (BODIAN u. WHITE; FRAUMENI et al. (1958); GEISER et al.; ISHAK u. GLUNZ; MacNAB et al.; MARTIN u. WOODMAN; PERRIN u. SUSKIND; ROTH) besitzen keinen spezifischen Charakter (BERRY et al.) und sind auch bei kindlichen Geschwulstträgern mit anderer Tumorlokalisation mitgeteilt worden (FRAUMENI u. MILLER; LORIDAN u. SENIOR).

**Verlauf und Prognose.** Insgesamt kontrastieren das späte Auftreten klinisch alarmierender Zeichen sowie die fehlenden Funktionsausfälle seitens der Leber mit dem meist schon erheblichen Tumorbefund. Der Krankheitsverlauf ist in der Regel relativ monoton, in den Kasuistiken des älteren Schrifttums betrug die Zeitspanne von der Entdeckung der Geschwulst bis zum letalen Ausgang etwa 4 Monate (STEINER). Im neueren Schrifttum wird dagegen auf Grund der Frühdiagnostik und operativen Behandlungsversuche über längere Überlebenszeiten berichtet. Bezüglich der Behandlungs-



Tabelle 84. *Überlebenszeiten radikal chirurgisch behandelter primärer maligner epithelialer Leberneoplasmen bei Säuglingen und Kindern. Schrifttumsübersicht.* (Nach FOSTER, 1970)

| | Überlebenszeit nach der Operation | | |
| --- | --- | --- | --- |
| | unter 5 Jahre | über 5 Jahre | insgesamt |
| Lebt, erscheinungsfrei | 22 | 14 | 36 |
| Lebt, Rezidiv | 10 | — | 10 |
| Durch den Tumorprozeß verstorben | 28 | — | 28 |
| Insgesamt | 60 | 14 | 74 |

ergebnisse von 74 radikal operierten Kindern mit einem malignen epithelialen Lebertumor s. Tabelle 84 nach FOSTER (1970).

An *Todesursachen* steht die fortschreitende Kachexie oft bei schweren Stauungserscheinungen im Bereich der unteren Hohlvene und der Pfortader im Vordergrund. Weniger häufig prägen Pneumonien im Verein mit Lungenmetastasen, ein Leberkoma, eine carcinomatöse Peritonitis und schließlich die bereits erwähnten Rupturblutungen aus stark vascularisiertem Tumorgewebe das Terminalstadium.

Hinsichtlich der Fernprognose von Tumoren mit zusätzlichen mesenchymalen Komponenten gehen die Ansichten auseinander. WILLIS (1962) hält die gemischt aufgebauten Tumoren für besonders bösartig. ISHAK u. GLUNZ weisen jedoch anhand von 5 Langzeitbeobachtungen unter sechs radikal operierten Kindern auf eine relative Gutartigkeit hin. Die Untersuchung von KASAI u. WATANABE ergab bezüglich Operabilität und Fernprognose — soweit die kleine Fallzahl eine Aussage erlaubt — keine Unterschiede in Abhängigkeit von der Tumorstruktur mit oder ohne mesenchymale Komponenten. Dabei zeigte sich weiter, daß alle Kinder ohne operative Entfernung der Geschwulst innerhalb von 12 Monaten verstarben. Von der Strahlentherapie und cytostatischen Behandlung wurde nur eine vorübergehende Wirkung mit Tumorverkleinerung gesehen.

Operationserfolge konnten BRUNSCHWIG, 1957; CHANDLER u. WALTERS; CHRISTOPHERSON u. COLLIER; COHN; DISTEFANO et al.; DONOVAN u. SANTULLI; FÈVRE u. DASSIOS; FÈVRE; FREDENS; GERHARD u. WILLICH; ITO u. JOHNSON; KASAI et al.; KNOX et al.; LIN et al.; LORIMER; MARGULIS et al.; NIXON; O'SULLIVAN; PACKARD u. PALMER; PACKARD u. STEvenson; Pettinari; Pirie; Posth; Rehbein et al.; Reifferscheid; Rickham u. Artigas; Shorter et al.; Silen et al.; Singleton; Stucke; Sunada et al..; Tefft; Wuester u. Knauer aufweisen. Längere Überlebenszeiten sind von Bradham et al.; Dillard; Helbig; Gans et al.; Graser, 1962; Longmire u. Marable; Ishak u. Glunz; Martin u. Woodman; Nelson et al.; Nixon; Parker et al.; Peterson et al.; Watkins; sowie Taylor et al. mitgeteilt worden. Kasai u. Watanabe konnten anhand eines größeren Untersuchungsmaterials zeigen, daß die Prognose um so günstiger ist, je jünger das Kind zum Zeitpunkt des Eingriffs war.

Ob hinsichtlich der Fernprognose in analoger Weise zum Wilms-Tumor und dem Neuroblastom die Collinsche Regel oder die 2jährige rezidivfreie Überlebenszeit als Risikorate auch für das infantile Hepatoblastom zutrifft, läßt sich wegen der noch zu geringen Fallzahl mit moderner Therapie nicht abschätzen.

Weitere Einzelheiten hinsichtlich *Diagnostik, Untersuchungsmethoden, Differentialdiagnose* und *operative* sowie *chemotherapeutische Behandlungsmöglichkeiten* wurden im einführenden Abschnitt über die primären Lebertumoren im Kindesalter besprochen.

## Die paraendokrinen Syndrome

Unter diesem Sammelbegriff werden die klinischen Erscheinungen von Neoplasmen mit hormoneller Wirkung, deren Ursprungsgewebe nicht-endokriner Natur ist und die — als nicht adäquate Leistung — als „ektopisch" oder „paraendokrin" angesehen wird, zusammengefaßt. Entsprechend der ungemein größeren Häufigkeit maligner Geschwülste im fortgeschrittenen Alter wurden solche paraendokrinen Syndrome vorzugsweise bei Erwachsenen mitgeteilt. Wegen der großen theoretischen und praktischen Bedeutung liegt hierüber schon ein umfangreiches Schrifttum vor. Übersichten u. a. bei Gellhorn; Liddle et al.; Lipsett; Omenn; Sircus; Sommers. Als häufigste ektopische Hormonbildner gelten das sog. Haferzellcarcinom der Lunge, bestimmte mesenchymale Tumoren des Retroperitonealraums, Leber- und vor allem Pankreasgeschwülste. Aus klinischer Sicht werden beispielsweise ein Erythrocytose-Syndrom, ein Hypoglykämie-Syndrom, ein Cushing-Syndrom und ein Hypercalcämie-Syndrom unterschieden.

In den letzten Jahren mehren sich die Mitteilungen über derartige Erscheinungen bei Tumorpatienten der pädiatrischen Altersklasse. Das gilt vorzugsweise für das infantile embryonale Hepatoblastom, bei dem charakteristische Erscheinungsbilder herausgestellt werden konnten.

### Hepatoneoplastisches Pubertas praecox-Syndrom

(Ektopisches Gonadotropin-Syndrom bei Hepatoblastom)

Hierbei handelt es sich um die Folgen einer ektopischen Gonadotropinsekretion einzelner Hepatoblastome. Leitsymptome sind eine vorzeitige Größenzunahme der Keimdrüsen mit Erscheinen der typischen sekundären Geschlechtsmerkmale bei Jungen vor dem 10. Lebensjahr. Die Identifikation des Tumorhormons steht noch aus. Die endokrine Aktivität des ektopischen Gonadotropins ähnelt am stärksten der Wirkung des interstitialzell-stimulierenden Hormons. Damit steht auch die klinische Erfahrung in Einklang, daß alle bislang bekanntgewordenen Kasuistiken ausschließlich das männliche Geschlecht betrafen. Offensichtlich führt das luteinisierende Hormon bei Mädchen nicht zu entsprechenden ins Auge fallenden Erscheinungen (Omenn). Wie Kirschner et al. gezeigt haben, ist als Folge des Gonadotropinexzesses der Testosteronspiegel bei Jungen vor der Pubertät erhöht, nach der Pubertät dagegen trotz gesteigerter Leydig-Zellhyperplasie im Altersnormbereich.

Im erreichbaren Schrifttum sind 12 Kasuistiken mitgesteilt worden (s. Tabelle 85). Eine eingehende Diskussion der Klinik und Pathobiologie findet sich in der Untersuchung von Kosenow et al.

Abgesehen von einem 7½jährigen Jungen (Reeves et al.) lag das Alter bei Erkrankungsbeginn maximal bei 2½—3 Jahren. Die klinischen Erscheinungen sind neben dem Lebertumor durch eine mehr oder weniger ausgeprägte Pubertas praecox mit Vergrößerung des Genitales, beginnender Schambehaarung, Stimmbruch, angedeuteter Hodenvergrößerung, akzelerierter körperlicher Entwicklung mit Zunahme und Kräftigung der Körpermuskulatur und besonders auch dem vorauseilenden Knochenkernalter gekennzeichnet. 11 Kinder verstarben nach unterschiedlich langer Überlebenszeit und Behandlung (s. Tabelle 85), einige nach Rückgang der virilisierenden Erscheinungen (Hung et al.; Thamdrup). In der Beobachtung von Fredens (resp. Schiødt) konnte ein umschrieben im linken Leberlappen wachsendes Hepatoblastom ohne Anhalt für Metastasen so frühzeitig entfernt werden, daß sich das Kind etwa 1 Jahr nach Beginn der ersten Erscheinungen in rezidivfreiem Zustand befand; die Zeichen der Pubertas praecox sistierten, bestanden aber weiter. Auffällig sind ausgedehnte, extrahepatische Tumorabsiedlungen mit einem sehr vielfältigen Metastasierungsmuster (Behrendt: Lunge, Milz, Occipitallappen; Behrle et al.: Lunge,

Tabelle 85. *Das paraneoplastische Pubertas praecox-Syndrom bei primärem Lebermalignom*

| Autor (Jahr) | Alter bei | | | Therapie | Überlebenszeit nach | |
|---|---|---|---|---|---|---|
| | Initialsymptomatik | klinischer Beobachtung | Todeseintritt | | Krankheitsbeginn | Therapiebeginn |
| BEHRENDT (1931) | 2 Jahre, 8 Monate | 2 Jahre, 10 Monate | 3 Jahre, 2 Monate | Probelaparotomie, Röntgenbestrahlung | 6 Monate | ca. 2¹/₂ Monate |
| MacNab et al. (1952) | 15 Monate | 16 Monate | 23 Monate | — | 8 Monate | 7 Monate |
| REEVES et al. (1959) | 7¹/₂ Jahre | 8 Jahre | 8 Jahre 8 Monate | Probelaparotomie | 13 Monate | 8 Monate |
| Case Record (1960) | 2 Jahre | 2¹/₂ Jahre | 2³/₄ Jahre | Probelaparotomie, Chemotherapie | 9 Monate | 3 Monate |
| BEHRLE et al. (1963) | 2¹/₄ Jahre | 3 Jahre | 3 Jahre 8 Monate | Probelaparotomie, Kobaltbestrahlung | 17 Monate | 8 Monate |
| HUNG et al. (1963) | 2 Jahre | 2¹/₂ Jahre | 3 Jahre 8 Monate | Tumorexcision, Röntgenbestrahlung, Cytostatica | 20 Monate | 15 Monate |
| THAMDRUP (1965) | 12 Monate | 17 Monate | 2 Jahre 1 Monat | Tumorexcision | 13 Monate | 8 Monate |
| KOSENOW et al. (1967) | 2¹/₂ Jahre | 3 Jahre | 4 Jahre | Probelaparotomie, Röntgenbestrahlung, Cyclophosphamid | 17 Monate | 12 Monate |
| FREDENS (1969) (Fall 3) resp. SCHIØDT (1970) (Fall 4) | 17 Monate | 18 Monate | — | Operation, Tumorentfernung | 1 Jahr nach Operation rezidivfrei | |

Weitere Kasuistiken ohne detailliertere Angaben: JOLLY (1955), 2jähriger Junge; DANOWSKI (1962), 3 Jahre alter Junge (Zitat einer Associated Press-Nachricht 1961). SORSDAHL u. GAY (1967), 8 Monate alter männlicher Säugling.

über die Vena cava Ausbreitung in den rechten Herzvorhof, Wirbelsäule mit Einbruch in den Epiduralraum; HUNG et al.: Lungen, Rippen; THAMDRUP: Lungen, Hirn; KOSENOW et al.: Lungen.

Nach Ansicht von ISHAK u. GLUNZ handelt es sich bei diesen Lebertumoren histologisch um embryonale Hepatoblastome. In der Beobachtung von HUNG et al. ließen sich im Tumor Herde osteoiden Gewebes sowie Hämatopoese nachweisen. Insgesamt boten endokrin aktive und nichtaktive Tumoren keine eindeutigen feingeweblichen Unterscheidungsmerkmale. Von REEVES et al., BEHRLE et al. sowie THAMDRUP wurden histologisch nichttumoröse Veränderungen der Hypophyse erhoben. Bis auf die Beobachtung von THAMDRUP mit altersentsprechendem histologischem Bild und den Kasuistiken BEHRENDT sowie FREDENS, die diesbezüglich nicht untersucht worden waren, konnte histologisch eine Leydig-Zellhyperplasie, jedoch keine Spermiogenese nachgewiesen werden.

Die 17-Ketosteroidausscheidung in den Urin war in den Kasuistiken von HUNG et al. sowie KOSENOW et al. erhöht, in den übrigen Fällen — soweit untersucht — normal bis schwach angehoben. Dagegen ließ sich bis auf eine Ausnahme (JOLLY) regelmäßig eine Erhöhung der Gonadotropine nachweisen, die bei den Patienten von REEVES et al., HUNG et al. sowie KOSENOW et al. besonders ausgeprägt war. Diesbezügliche Untersuchungsergebnisse liegen für die Kasuistiken von BEHRENDT sowie MacNab et al. nicht vor.

ALBERT konnte erstmals im Tumorgewebe des Patienten von REEVES et al. ein dem menschlichen Choriongonadotropin ähnliches Gonadotropin nachweisen. Nach BEHRLE et al. sind eine Erhöhung der Gonadotropine im Harn bei relativ niedriger 17-Ketosteroidausscheidung sowie die Hyperplasie der Leydig-Zellen von differentialdiagnostischer Bedeutung hinsichtlich anderer Ursachen von Virilismus wie Nebennieren-Hyperplasie (bzw. -tumor) oder Nebennierenrest-Tumor der Leber (WILKINS u. RAVITCH) oder auch eines Hodentumors.

Für die Indentifikation der ektopischen Hormonbildung eignet sich der Suppressionstest mit Oestrogenen. Gegensätzlich zum Abfall des hypophysär bedingten Gonadotropinexzesses bleibt die Tumorgonadotropinsekretion davon unbeeinflußt (LIDDLE et al.).

Aufgrund der guten Methrotrexatwirkung beim Chorionepitheliom hat man dieses Medikament, wie von LIDDLE et al. empfohlen, auch zur *Therapie* des gonadotropinsezernierenden Hepatoblastoms eingesetzt. Ein Sistieren der Hormonsekretion wie eine verlängerte Überlebenszeit wurden dabei beobachtet (HUNG et al.). Das Wiederauftreten derartiger Hormone bei einem Rezidiv besitzt damit auch diagnostische Bedeutung.

## Hepatoneoplastisches Hypercalcämie-Hypophosphatämie-Syndrom

### (Ektopisches Parathormon-Syndrom bei Hepatoblastom)

Hypercalcämien als Folge einer ektopischen Parathormonbildung von Tumoren unterschiedlicher Struktur und Lokalisation sind, im Gegensatz zu den Verhältnissen bei Erwachsenen, in der pädiatrischen Altersklasse — mit einer Ausnahme — bislang nicht bekannt geworden. Diese Geschwülste — darunter auch das Lebermalignom — simulieren dadurch die Erscheinungen eines primären Hyperparathyreoidismus mit Hypercalcämie, Hypophosphatämie, Erhöhung der alkalischen Serumphosphatase, Hypercalciurie und gesteigerter Phosphatausscheidung bei erniedrigter tubulärer Rückresorption von Phosphat. Die Nebenschilddrüse erscheint normal oder atrophisch, analog den Befunden bei einem funktionell aktiven Nebenschilddrüsenadenom. Eine Ostitis fibrosa generalisata cystica ist weder makroskopisch noch mikroskopisch nachweisbar, dagegen bestehen regelmäßig Zeichen einer Osteoporose bzw. einer gesteigerten Osteoclastenaktivität. Mittels Bioassay wie auch immunologisch konnte in derartigen Tumoren der Nachweis von parathormonähnlichen Wirkstoffen erbracht werden (Sommers).

Offensichtlich die Erstbeobachtung eines ektopischen Parathormon-Syndroms bei einem Tumorträger der pädiatrischen Altersklasse betrifft einen 2jährigen Jungen mit einem Hepatoblastom mit Ascites und hypophosphatämischer Hypercalcämie. Der Parathormonnachweis im Tumor wurde von Tashjian immunologisch in Zellkulturen von aus dem Ascites gewonnenen Malignomzellen erbracht und die Identifikation als solches zweifelsfrei gesichert.

Allerdings muß die Frage nach einer derartigen Ätiologie bei einer ganzen Reihe von Kasuistiken mit mehr oder minder ausgeprägten Osteoporosen bis zu solchen mit Spontanfrakturen (Alcalde u. Baffes; Hansen et al.; McDonald; McNab et al.; Roberts u. Sullivan; Sorsdahl u. Gay; Teng et al.) in Ermangelung gezielter Untersuchungen offenbleiben.

Für die Abgrenzung von Hypercalcämien bei Tumoren mit knochendestruierenden Metastasen besitzt der Befund der Hypophosphatämie differentialdiagnostische Bedeutung, sofern die Nierenfunktion intakt ist. Gegensätzlich zu Hypercalcämien infolge Parathormonexzesses sind erhöhte Serumcalciumspiegel bei ausgedehnten skeletzerstörenden Tumoren und Metastasen von einer Normo- oder Hyperphosphatämie begleitet (Omenn).

## Hepatoneoplastisches Cushing-Syndrom

### (Ektopisches ACTH-Syndrom bei Hepatoblastom)

Von den Geschwülsten mit ektopischer ACTH-Produktion ist das Haferzellcarcinom des Bronchialsystems am geläufigsten. Auch zahlreiche Tumoren anderer Lokalisation (Pankreas, Thymus, Niere u.a.) zeigen diese Eigenschaft. Nach Sommers konnten bislang in wenigstens 42 paraendokrinen Neoplasmen ektopische ACTH-Aktivitäten, z.T. auch in den Metastasen, nachgewiesen werden. Die Identität des Tumorhormons mit menschlichem ACTH ist inzwischen biologisch und immunologisch weitgehend gesichert (Liddle et al.; Göbel). Der ACTH-Exzeß bedingt einen Mineralocorticoidexzess, der nicht das Aldosteron betrifft, d.h. ist durch einen nicht aldosteronbedingten Mineralocorticoidismus charakterisiert (Göbel).

Das Vollbild des ektopischen ACTH-Syndroms ist neben dem mehr oder minder ausgeprägten klinischen Cushing-Syndrom auch eine beidseitige Nebennierenhyperplasie, normalem Hypophysenvorderlappenbefund, negative Ergebnisse mit dem Dexamethason-Suppressionstest bei erhöhtem Plasma-ACTH-Spiegel sowie schließlich durch den positiven ACTH-Hormonnachweis im Tumorgewebe charakterisiert. Mit dem Verschwinden aller Erscheinungen nach Resektion des hormonsezernierenden Tumors erfährt die Diagnose eine weitere Bestätigung. Typische Cushing-Erscheinungen brauchen nicht immer nachweisbar zu sein und gelangen immer dann nicht zur vollen Ausprägung, wenn es sich um einen rasch progredienten und schnell zum Tode führenden Tumorprozeß handelt, wie das häufig bei derartigen Affektionen im Erwachsenenalter der Fall ist. Adynamie, Polydipsie und Polyurie sind zusammen mit einer Hypokaliämie und metabolischen Alkalose hochverdächtig auf ein ektopisches ACTH-Syndrom und bedürfen dann einer gezielten diesbezüglichen Diagnostik.

Charakteristische Laborbefunde sind eine hypokaliämische metabolische Alkalose bei erhöhtem Desoxycorticosteron- und normalen oder erniedrigten Aldosteronspiegel (Göbel).

Eine einschlägige Kasuistik der pädiatrischen Altersklasse bei primärem Lebermalignom stammt möglicherweise von Ito u. Johnson, nachdem schon 1965 von Liddie et al. in einem Lebertumor eines Kindes ACTH-Aktivität nachgewiesen worden war.

Eine gewisse therapeutische Bedeutung als präoperative oder palliative Behandlungsmaßnahme besitzt in Fällen mit ausgeprägten metabolischen Störungen das Metapyron, das in spezifischer Weise die Nebennierenrindenfunktion hemmt (Liddie et al., 1969). Die Differentialdiagnose betrifft vor allem die sehr seltenen Nebennierenrest-Tumoren der Leber, die weniger durch das histologische Bild als durch erhöhte Glucocorticoidspiegel im Plasma bei nachweislicher Nebennierenhypoplasie gekennzeichnet sind.

## Hepatoneoplastisches Erythrocytose-Syndrom

### (Ektopisches Erythropoetin-Syndrom bei Hepatoblastom)

Eine ektopische Erythropoetinsekretion mit konsekutiver Polycythämie, hyperplastischem rotem Knochenmark bei normalen Befunden von weißem Blutbild und Thrombocyten ist in etwa 11% von Lebertumoren im Erwachsenenalter nachgewiesen worden (McFadzean et al., 1958) und wird auch bei Tumoren anderer Lokalisation, besonders cystischen und neoplastischen Affektionen der Niere, beobachtet (Greenberg et al.; Omenn; Sommers). Im Kindesalter liegt bislang keine Kasuistik für eine hepatoneoplastische Erythropoetinbildung vor. Die Beobachtung eines 10jährigen Jungen mit Phaeochromocytom und positivem Erythropoetinnachweis im Tumorgewebe bei typischen hämatologischen Befunden (Waldmann u. Bradley) soll daher nur beispielhaft angeführt werden.

## Hepatoneoplastisches Hypoglykämie-Syndrom

### [(Ektopisches Insulin-Syndrom( ?)]

Nach SOMMERS sind hypoglykämische Zustände mit erniedrigtem Blutzucker und vermindertem α-Rhythmus im Hirnstrombild bislang bei etwa 145 Fällen von extrapankreatischen Tumoren in der Literatur bekannt geworden. In einzelnen Tumoren verschiedener Lokalisation konnte dabei eine insulinartig wirkende Substanz biologisch nachgewiesen werden (GINSBERG; PERKOFF u. SIMONS; SCHONFELD et al.; VOLPÉ et al.), deren Natur als echtes Insulin noch nicht gesichert ist, da dieses immunologisch bislang nicht nachgewiesen werden konnte (s. auch MÜHE et al.; PERKOFF u. SIMONS; VOLPÉ et al.). Die Charakterisierung derartiger Hypoglykämien als ektopisches Insulinsyndrom muß daher beim augenblicklichen Wissensstand hypothetisch bleiben. Von den zahlreichen Erklärungsversuchen ist jedoch die Annahme der Synthese dieser Wirkstoffe als tumor-spezifische Leistung bestimmter Geschwülste die befriedigendste Einzeltheorie. Inwieweit darüber hinaus noch eine gesteigerte Glucoseutilisation des Tumors die Hypoglykämie vertieft und der Tryptophanstoffwechsel daran beteiligt ist (SILVERSTEIN et al.) bzw. derartig bedingte tumorassoziierte Hypoglykämien ohne ektopische Hormonbildung vorkommen, muß ebenfalls offen bleiben.

Paraneoplastische Hypoglykämien wurden bei den verschiedensten Malignomen mitgeteilt, insbesondere bei mesenchymalen Neoplasmen und großen Lebercarcinomen. Nach McFADZEAN et al. werden etwa 30% der primären Lebermalignome bei Erwachsenen von Hypoglykämien begleitet. Für die pädiatrische Altersklasse konnte lediglich die Beobachtung von URTEGA et al. aus dem Schrifttum eruiert werden. Einzelheiten über die Verhältnisse in der Erwachsenenpathologie bei BOWER et al.; GINSBERG; KLEIN u. KLEIN; McFADZEAN et al., 1956; MÜHE et al.; UNGER.

## Literatur

Weitere Literaturhinweise am Schluß der allgemeinen Vorbemerkungen.

ABDINE, F. H., MOKHTAR, N. A.: Primary tumors of the liver in infancy and childhood. Arch. Path. **72**, 216—221 (1961).

ACHTERBERG, H. G.: Primair levercarcinoom bij een kleuter van $2^1/_2$ jaar. Maandschr. Kindergeneesk. **24**, 118—126 (1956).

ACKERMAN, L. V., DEL REGATO, J. A.: Cancer. Diagnosis, treatment, and prognosis, 3. Aufl. St. Louis C. V. Mosby Co. 1962.

AFFLECK, T. R.: Sitzungsbericht. Trans. Edinb. obstet. Soc. **4**, 58 (1875).

ALBERTINI, K. v.: Histologische Geschwulstdiagnostik. Stuttgart: Thieme 1955.

ALCALDE, V. M., BAFFES, TH.: Primary carcinoma of the liver in infancy in childhood. Amer. J. Dis. Child. **104**, 245—251 (1962).

ALEXANDER, M. K.: A mixed tumour of the liver in an adult. J. Path. Bact. **82**, 217—221 (1961).

ALLISON, R. M., WILLIS, R. A.: An ossifying embryonic mixed tumour of an infant's liver. J. Path. Bact. **72**, 155—159 (1956).

ANDERS, D., FRICK, R., KINDERMANN. G.: Metastasierendes Neuroblastom des Feten mit Aussaat in die Placenta. Geburtsh. u. Frauenheilk. **30**, 969—975 (1970).

Associated Press Announcement, January 2, 1961: Boy, 3, victim of a rare disease. University of Kansas Medical Center. Zit. nach T. S. DANOWSKI, Clinical endocrinology, vol. I. Baltimore: Williams & Wilkins Co. 1962.

BACHMANN, K. D., KÖLLE, W.: Zur Frage der pränatalen Erkrankung an malignen Tumoren. Mschr. Kinderheilk. **116**, 226—227 (1968).

BAIEROVÀ, M., DOBLÁŠ, J., DANĚČKOVÁ, I.: Ein embryonaler gemischter Lebertumor bei einem achteinhalb Monate alten Säugling. Neoplasma (Bratisl.) **7**, 110—116 (1960).

BARNETT, W. H., ERICKSON, E. E., HALPERT, B.: Embryonic tumor of the liver in an adult. Cancer (Philad.) **11**, 306—309 (1958).

BATTAGLINO, G., CAVALIERI, S., LORENZINI, E.: Carcinoma del fegato, anemia emolitica, acantocitosi con iperlipidemia in un lattante. Fracastoro **61**, 729—739 (1968).

BEHRENDT, H.: Primäres Leberkarzinom bei einem $2^1/_2$jährigen Kind. Kinderärztl. Prax. **2**, 463—446 (1931).

BEHRLE, F. C., MANTZ, F. A., JR., OLSON, R. L., TROMBOLD, J. C.: Virilization accompanying hepatoblastoma. Pediatrics **32**, 265—271 (1963).

BENHAMOU, J. P., VIALLET, A., FAUVERT, R.: Les manifestations paranéoplastiques des cancers primitifs du foie. In: R. DUPUY u. R. VIGUIE, Les tumeurs malignes du foie. Paris: Masson & Cie. 1963.

BENSON, R. P.: Primary carcinoma of the liver in infancy: With a case report of a coloured infant. S. Afr. med. J. **32**, 845—849 (1958).

BERGERET, CH., ROULET, F.: Au sujet des ictères graves, de la cirrhose et du cancer primitif du foie chez le noir d'Afrique. Acta trop. (Basel) **4**, 210—240 (1947).

BERMAN, CH.: The pathology of primary carcinoma of the liver in the bantu races of South Africa. S. Afr. J. med. Sci. **6**, 11—26 (1941).

BERRY, C. L., KEELING, J., HILTON, C.: Coincidence of congenital malformation and embryonic tumours of childhood. Arch. Dis. Childh. **45**, 229—231 (1970).

BHATTACHARYA, R. CH.: Primary malignancy of the liver in childhood. J. Indian med. Ass. **51**, 401—403 (1968).

BIGELOW, N. H., WRIGHT, A. W.: Primary carcinoma of the liver in infancy and childhood. Cancer (Philad.) **6**, 170—178 (1953).

BIRCH-HIRSCHFELD, F. V.: Sarkomatöse Drüsengeschwulst der Niere im Kindesalter (embryonales Adenosarkom). Beitr. path. Anat. **24**, 343—362 (1898).

BITTNER: Kongenitales Hamartom der Leber. Wien. klin. Wschr. **47**, 223 (1934).

BLOCH, H., CHAZAN, S.: Primary carcinoma of the liver with cirrhosis. Arch. Pediat. **73**, 89—93 (1956).

BODIAN, M., WHITE, L. L. R.: Neoplastic diseases in childhood. Gt Ormond Str. J. **4**, 105—117 (1952).

Böhmig, H. J.: Das embryonale Hepatom. Zbl. allg. Path. path. Anat. 102, 26—38 (1961).

Bower, B. F., Gordan, G. S.: Hormonal effects of nonendocrine tumors. Ann. Rev. Med. 16, 83—118 (1965).

Bradham, R. R., Paul, J. R., Thrower, W. B., McIver, F. A.: Malignant hepatoma in a child: Survival following right hepatectomy, right pneumonectomy, and resection of diaphragmatic and parietal recurrence. Surgery 57, 767—773 (1965).

Bron, K. M., Riley, R. R., Girdany, B. R.: Pediatric arteriography in abdominal and extremity lesions. Radiology 92, 1241—1255 (1969).

Carter, R.: Hepatoblastoma in the adult. Cancer (Philad.) 23, 191—197 (1969).

Case Records Massachusetts General Hospital No. 45211. New Engl. J. Med. 260, 1080—1088 (1959).

— — — — — No. 46451 New Engl. J. Med. 263, 965—971 (1960).

Castle, O. L.: Primary carcinoma of the liver in childhood. Surg. Gynec. Obstet. 18, 477—483 (1918).

Caussade, L., Neimann, N., Guinoiseau, A.: Le cancer à la clinique médicale infantile de Nancy. Pédiatrie 8, 155—161 (1953).

Christopherson, W. M., Collier, H. S.: Primary benign liver-cell tumors in infancy and childhood. Cancer (Philad.) 6, 853—861 (1953).

Clatworthy, H. W., Jr., Boles, E. Th., Jr.: Right lobectomy of the liver in children. Surgery 39, 850—859 (1956).

Cohn, R.: Right hepatic lobectomy in children. Amer. J. Surg. 118, 512—516 (1969).

Cruickshank, A. H.: The pathology of 111 cases of primary hepatic malignancy collected in the Liverpool region. J. clin. Path. 14, 120—131 (1961).

Danowski, T. S.: Clinical endocrinology, vol. I. Baltimore: Williams & Wilkins Co. 1962.

Dansie, C. B.: Primary malignant growth of the liver in infants. Lancet 1922 II, 228—229.

Davies, J. N. P.: Some variations in childhood cancers throughout the world. In: Recent results in cancer research. Tumours in children, ed. by Marsden, H. B., and J. K. Steward, Berlin-Heidelberg-New York: Springer 1968.

Debré, R., Mozziconacci, P., Habib, R., Ledoux, Cl., Caramanian, M. K.: L'hépatoblastome (tumeur maligne du foie à cellules embryonnaires). Arch. franç. Pédiat. 11, 1013—1034 (1954).

Dillard, B. M.: Experience with twenty-six hepatic lobectomies and extensive hepatic resections. Surg. Gynec. Obstet. 129, 249—257 (1969) sowie pers. Mitt. an Foster, J. H. (1970).

Distefano, G., Meli, S., Maugeri, S., Artale, S.: Contributo anatomo-clinico allo studio dei tumori primitivi epatici nella prima infanzia. Riv. pediat. sicil. 21, 373—392 (1966).

Donovan, E. J., Santulli, Th. V.: Resection of the left lobe of the liver for mesenchymoma. Ann. Surg. 124, 90—93 (1946).

Ducas, P., Albot, G.: Les épithéliomas primitifs du foie chez l'enfant. Arch. Méd. Enf. 36, 595—605 (1933)

Edmondson, H. A.: Tumors of the liver and the intrahepatic bile ducts. Atlas of tumor pathology, sect. VII, fasc. 25. Washington: Armed Forces Institute of Pathology 1958.

Edmondson, H. A., Steiner, P. E.: Primary carcinoma of the liver. A study of 100 cases among 48,900 necropsies. Cancer (Philad.) 7, 462—503 (1954).

Ehrhardt, G., Dietel, K.: Primäres Leberkarzinom im Säuglings- und Kleinkindesalter. Arch. Kinderheilk. 176, 298—309 (1968).

L'Esperance, E. S.: Atypical hemorrhagic malignant hepatoma. J. med. Res. 32, 225—249 (1915).

Foot, N. Ch.: A case of primary mesenchymal hepatoma: with necropsy. Amer. J. Path. 3, 653—661 (1927).

Foster, J. H.: Survival after liver resection for cancer. Cancer (Philad.) 26, 493—502 (1970).

Fraumeni, J. F., Jr., Miller, R. W.: Adrenocortical neoplasms with hemihypertrophy, brain tumors, and other disorders. J. Pediat. 70, 129—138 (1967).

— — Cancer deaths in the newborn. Amer. J. Dis. Child. 117, 186—189 (1969).

— — Hill, J. A.: Primary carcinoma of the liver in childhood: an epidemiologic study. J. Nat. Cancer Inst. 40, 1087—1099 (1968).

Gans, H., Suk-Kyung Koh, Aust, J. B.: Hepatic resection. Results in 39 patients operated during the 11-year period from 1952 to 1963. Arch. Surg. 93, 523—530 (1966).

Gee, S. J.: Cancer of the liver in an infant. St. Barth. Hosp. Rep. 7, 143—144 (1871).

Geiser, C. F., Baez, A., Schindler, A. M., Shih, V. E.: Epithelial hepatoblastoma associated with congenital hemihypertrophy and cystathioninuria: Presentation of a case. Pediatrics 46, 66—73 (1970).

Gellhorn, A.: Recent studies on pathophysiologic mechanisms in human neoplastic disease. J. chron. Dis. 8, 158—170 (1958).

Ginsberg, D. M.: Hypoglycemia associated with extrapancreatic neoplasms. Advanc. intern. Med. 12, 33—65 (1964).

Gjørup, E.: Primaert levercarcinom hos 13-aarig dreng. Hospitalstidende 78, 211—216 (1935).

Göbel, P.: Die Chemie der paraneoplastischen Endokrinopathien. Therapiewoche 21, 2583—2586 (1971).

Greenberg, E., Divertie, M. B., Woolner, L. B.: A review of unusual systemic manifestations associated with carcinoma. Amer. J. Med. 36, 106—120 (1964).

Griffith, J. P. C.: Primary carcinoma of the liver in infancy and childhood. Amer. J. med. Sci. 155, 79—85 (1918).

Grüneberg: Sitzungsber. Ärztl. Verein Hamburg, 15. März 1904. Münch. med. Wschr. 51, 1037 (1904).

Haller, J. A., Jr., Stowens, D.: Right hepatic lobectomy in infancy. Surgery 53, 368—371 (1963).

Hamperl, H.: Über die Gutartigkeit und Bösartigkeit von Geschwülsten. Verh. dtsch. Ges. Path. 35, 29—54 (1951).

— Ackerman, L. V.: Illustrierte Tumornomenklatur. 2. Aufl. Berlin-Heidelberg-New York: Springer 1969.

Hansen, A. E., Ziegler, M. R., McQuarrie, I.: Disturbance of osseous and lipid metabolism in a child with primary carcinoma of the liver. J. Pediat. 17, 9—30 (1940).

HEINISCH, H.-M.: Über die zum Tode führenden Erkrankungen im Kindesalter aufgrund der Obduktionsergebnisse in einem Zeitraum von 25 Jahren. Mschr. Kinderheilk. 108, 449—452 (1960).

— Vergleichende Untersuchung über die Abhängigkeit von Todesalter und Grundkrankheit bei 2—15jährigen Kindern auf Grund der Ergebnisse von 1262 Sektionen. Mschr. Kinderheilk. 108, 485—486 (1960).

HERXHEIMER, G.: Lebergewächse. In: Handbuch der speziellen pathologischen Anatomie und Histologie, hrsg. F. HENKE u. O. LUBARSCH, Bd. V, Teil 1, Berlin: Springer 1930.

HIPPEL, B.: Zur Kenntnis der Mischgeschwülste der Leber. Virchows Arch. path. Anat. 201, 326—335 (1910).

HOE, V. C., TUAN, P. D.: Cancer primitif du foie chez un enfant de 14 mois. Nourrisson 39, 248—253 (1951).

HUBBLE, D.: Puberty. In: Paediatric endocrinology, ed. by HUBBLE, D. Oxford and Edinburgh: Blackwell Scientific Publications 1969.

HUNG, W., BLIZZARD, R. M., MIGEON, C. J., CAMACHO, A. M., NYHAN, W. L.: Precocious puberty in a boy with hepatoma and circulating gonadotropin. J. Pediat. 63, 895—903 (1963).

IDZUMI, G.: Ueber einen Fall von primärem Lebercarcinom im Säuglingsalter. Langenbecks Arch. klin. Chir. 100, 1181—1187 (1913).

ISHAK, K. G., GLUNZ, P. R.: Hepatoblastoma and hepatocarcinoma in infancy and childhood. Cancer (Philad.) 20, 396—422 (1967).

ITO, J., JOHNSON, W. W.: Hepatoblastoma and hepatoma in infancy and childhood: Light and electron microscopic studies. Arch. Path. 87, 259—266 (1969).

JOLLY, H.: Sexual precocity. Oxford: Blackwell Sci. Publ. 1955.

JONES, E.: Primary carcinoma of the liver with associated cirrhosis in infants and children. Arch. Path, 70, 5—12 (1960).

KASAI, M., WATANABE, I.: Histologic classification of liver-cell carcinoma in infancy and childhood and its clinical evaluation: A study of 70 cases collected in Japan. Cancer (Philad.) 25, 551—563 (1970).

KATTAN, K., LANGER, L., SUFRUN, H.: Calcified foci in primary hepatic carcinoma in infancy. Israel med. J. 18, 296—298 (1959).

KAZVINI, H. M.: Leberzellcarcinom im Säuglings- und Kindesalter. Med. Diss. Zürich 1953.

KEMPF, J., KORN, R.: Le cancer primitif du foie chez l'enfant. Ann. Anat. path., N. S. 1, 514—547 (1956).

KERR, J. F. R.: Hepatic embryonic mixed tumour in an adult. J. Path. Bact. 92, 238—240 (1966).

KILFOY, E. J., TERRY, M. C.: Primary carcinoma of the liver in childhood. Surg. Gynec. Obstet. 48, 751—756 (1929).

KIRSCHNER, M. A., WIDER, J. A., ROSS, G. T.: Leydig cell function in men with gonadotrophin- producing testicular tumors. J. clin. Endocr. 30, 504—511 (1970).

KLEIN, H., KLEIN, S. P.: Spontaneous hypoglycemia associated with massive hepatoma. Arch. intern. Med. 103, 273—278 (1959).

KNOX, W. G., ZINTEL, H., BEGG, CH. F.: Partial hepatectomy for primary carcinoma of the liver in childhood. Cancer (Philad.) 11, 1044—1048 (1958).

KÖHN, K.: Der primäre Leberkrebs. Berlin-Göttingen-Heidelberg: Springer 1955.

KOSENOW, W., FEIL, G., TÖRNE, H. v., BIERICH, J. R., APOSTOLAKIS, M.: Sexuelle Führeife durch primäres Lebercarcinom: „Hepatogenitales Syndrom". Mschr. Kinderheilk. 115, 37—46 (1967).

KOZUMI, K.: Zwei Fälle von parenchymatösem Leberkarzinom bei Kindern. Siehe Verh. Jap. Path. Ges. 5, 150—151 (1915).

KRUTSAY, M.: Primary carcinoma of the liver in infancy. Path. et Microbiol. (Basel) 26, 184—190 (1963).

KUMAR, R., SINGH, S.: Primary carcinoma of the liver in infancy. Indian J. Pediat. 33, 107—110 (1966).

LEFFERS, I.: Über eine seltene, maligne Mischgeschwulst der Leber bei einem 16 Monate alten Knaben. Beitr. path. Anat. 105, 203—218 (1940/41).

LIDDLE, G. W., GIVENS, J. R., NICHOLSON, W. E., ISLAND, D. P.: The ectopic ACTH syndrome. Cancer Res. 25, 1057—1061 (1965).

— ISLAND, D. P., NEY, R. L., NICHOLSON, W. E., SHIMIZU, N.: Nonpituitary neoplasms and Cushing's syndrome. Ectopic "adrenocorticotropin" produced by nonpituitary neoplasms as a cause of Cushing's syndrome. Arch. intern. Med. 111, 471—475 (1963).

— NICHOLSON, W. E., ISLAND, D.-P., ORTH, D. N., ABE, K., LOWDER, S. C.: Clinical and laboratory studies of ectopic humoral syndromes. Recent Progr. Hormone Res. 25, 283—314 (1969).

LIN, T.-Y.: Primary cancer of the liver. Scand. J. Gastroent., Suppl. 6, 223—241 (1970).

— CHEN, K.-M., LIU, T. K.: Total right hepatic lobectomy for primary hepatoma. Surgery 48, 1048—1060 (1960).

LIPSETT, M. B.: Humoral syndromes associated with cancer. Cancer Res. 25, 1068—1073 (1965).

LONGMIRE, W. P. Jr., MARABLE, S. A.: Clinical experiences with major hepatic resections. Ann. Surg. 154, 460—474 (1961).

LORIDAN, L., SENIOR, B.: Cushing's syndrome in infancy. J. Pediat. 75, 349—359 (1969).

LORIMER, W. S., JR.: Right hepatolobectomy for primary mesenchymoma of the liver. Ann. Surg. 141, 246—250 (1955).

MacNAB, G. H., MONCRIEFF, S. A., BODIAN, M.: Primary malignant hepatic tumours in childhood. p. 168—176. Brit. Emp. Cancer Camp., 15th Annual Rep., London 1952.

MARSDEN, H. B., STEWARD, J. K.: Epithelial and miscellaneous tumors. In: Recent results in cancer research. Tumours in children (MARSDEN, H. B., STEWARD, J. K., ed.). Berlin-Heidelberg-New York: Springer 1968.

MARTIN, L. W., WOODMAN, K. S.: Hepatic lobectomy for hepatoblastoma in infants and children. Arch. Surg. 98, 1—7 (1969).

McCREARY, T. W.: Primary carcinoma of the liver. Case report of a child, age 3. Pennsylvania med. J. 40, 630—631 (1937).

McDONALD, P.: Hepatic tumours in childhood. Clin. Radiol. 18, 74—82 (1967).

McDOUGAL, R. A., GATZIMOS, CH. D.: Primary carcinoma of the liver in infants and children. Cancer (Philad.) 10, 678—686 (1957).

McFadzean, A. J. S., Todd, D., Tsang, K. C.: Polycythemia in primary carcinoma of the liver. Blood 13, 427—435 (1958).

— Yeung Tse Tse: Hypoglycemia in primary carcinoma of the liver. Arch. intern. Med. 98, 720—731 (1956).

McRae, F. W.: Unusual tumor (malignant adenoma) of liver in baby. Amer. J. Surg. 28, 575—581 (1935).

Miller, R. W.: Fifty-two forms of childhood cancer: United states mortality experience, 1960—1966. J. Pediat. 75, 685—689 (1969).

Milman, D. H., Grayzel, D. M.: Mixed tumor of the liver. Report of a case with a review of the literature. Amer. J. Dis. Child. 81, 408—420 (1951).

Misick, O. S.: A case of teratoma hepatis. J. Path. Bact. 5, 128—137 (1898).

Misugi, K., Okajima, H., Misugi, N., Newton, W., Jr.: Classification of primary malignant tumors of liver in infancy and childhood. Cancer (Philad.) 20, 1760—1771 (1967).

Morehead, R. P.: Carcinoma in young persons. Arch. Path. 38, 141—146 (1967).

Mühe, E., Schricker, K. T., Raithel, D.: Die Behandlung spontaner Hypoglykämien bei einem inoperablen Leberzellkarzinom durch Glucagon. Dtsch. med. Wschr. 94, 1781—1785 (1969).

Nachman, R. L.: Metaplasia of parietal capsular epithelium of renal glomerulus. Arch. Path. 73, 48—52 (1962).

Nakamura, H.: Über einen Fall von primärem Lebercarcinom im Kindesalter. Gann 5, 1 (1911). Zit. nach Yamagiwa, K., (1911), Idzumi, D. (1913), Milman, D. H., and Grayzel, D. M. (1951), Pang, L. S. C. (1961).

Nelson, R. S., Elizalde, R. de, Howe, C. D.: Clinical aspects of primary carcinoma of the liver. Cancer (Philad.) 19, 533—537 (1966).

Nicolaysen, L.: (I. Barlow's sygdom.) II. Cancer hepatis hos 20 maaneder gammelt barn. Norsk. Mag. Lægevidensk. 85, 717—721 (1924).

Ninard, B.: Tumeurs du foie. Paris: Librairie le François 1950.

Nissel, W.: Die Mischgeschwülste der Leber. Mit besonderer Berücksichtigung eines Falles von geplatzter Mischgeschwulst der Leber bei einem Neugeborenen. Virchows Arch. ges. Path. 269, 446—457 (1928).

Oettlé, A. G.: The incidence of primary carcinoma of the liver in the Southern Bantu. I. Critical review of the literature. J. nat. Cancer Inst. 17, 249—280 (1956).

Okamoto, Y., Shiraki, K.: Five cases of primary liver carcinoma in childhood. Paediat. Univ. (Tokyo) 6, 39—43 (1961).

Olesen, H.: Embryonic (teratoid), malignant tumour of the liver in a two-year-old child. Acta path. microbiol. scand. 40, 110—118 (1957).

Omenn, G. S.: Ectopic hormone syndromes associated with tumors in childhood. Pediatrics 47, 613—622 (1971).

Ostermann, W.: Mischgeschwulst der Leber bei einem Neugeborenen. Mschr. Geburtsh. Gynäk. 92, 191—196 (1932).

O'Sullivan, W. D.: Hepatoma in five year old child treated with excision. Amer. J. Surg. 82, 295—298 (1951).

Overton, R. C., Kaden, G. van, Livesay, W. R.: The surgical significance of primary carcinoma of the liver. Surgery 37, 519—532 (1955).

Pack, G. T., Islami, A. H. (eds.): Recent results in cancer research. Tumors of the liver. Berlin-Heidelberg-New York: Springer 1970.

Packard, G. B., Stevenson, A. W.: Hepatoma in infancy and childhood. Surgery 15, 292—306 (1944).

Pang, Sh.-Ch.: Bony and cartilaginous hepatoblastoma. J. Path. Bact. 82, 273—280 (1961).

Parker, J. C., Dahlin, D. C., Stauffer, M. H.: Malignant hepatoma: Evaluation of surgical (including needle biopsy) material from 69 cases. Proc. Mayo Clin. 45, 25—35 (1970).

Peiper, A.: Malignes embryonales Leberadenom im ersten Lebensjahre. Jb. Kinderheilk. 75, 690—717 (1912).

Perkoff, G. T., Simons, E. L.: Hypoglycemia in a patient with a fibrous tumor. Arch. intern. Med. 112, 589—593 (1963).

Perrin, E. V., Suskind, R. G.: Unpublished data, zit. bei Fraumeni, J. F., Miller, R. W.: Adrenocortical neoplasms with hemihypertrophy, brain tumors and other disorders. J. Pediat. 70, 129—138 (1967).

Peterson, R. D. A., Varco, R. L., Good, R. A.: A 5-year survival of an infant after surgical excision of an embryonal hepatoma. Pediatrics 27, 474—476 (1961).

Petrone, G. A.: Adeno-carcinoma primitivo del fegato in un lattante di 4 mesi. Contributo allo studio dei tumori maligni del fegato nell'età infantile. Pediatria (Napoli) 15, 179—198 (1907).

Philipp, P. W.: Über Krebsbildungen im Kindesalter. Z. Krebsforsch. 5, 326—416 (1907).

— Zwei interessante Fälle von bösartigen Neubildungen bei kleinen Kindern. Jb. Kinderheilk. 68, 353—365 (1908).

Pirie, G. R.: Primary carcinoma of the liver in infants and young children. Canad. med. Ass. J. 27, 401—402 (1932).

Posth, H.-E.: Abdominaltumoren in der Kinderchirurgie. Münch. med. Wschr. 106, 26—32 (1964).

Prates, M. D., Torres, F. O.: A cancer survey in Lourenco Marques, Portugese East Afr.. Nat. Cancer Inst. 35, 729—757 (1965). Zit. nach Davies, J. N. P., 1968.

Prematilleke, M. N., Kumarasinhe, M., Balasubramaniam, C. C.: Hepatoblastoma presenting as an acute abdomen. Postgrad. med. J. 43, 126—128 (1957).

Reeves, R. L., Tesluk, H., Harrison, C. E.: Precocious puberty associated with hepatoma. J. clin. Endocr. 19, 1651—1660 (1959).

Roberts, J. B.: Primary hepatic malignancy. With particular reference to the embryoma of infancy. Brit. J. Surg. 49, 3—8 (1961).

Roberts, M. H., Sullivan, C.: Influence of the liver on bone metabolism. J. Amer. med. Ass. 159, 1002—1007 (1955).

Roberts, W. M.: Fungus haematodes of the liver. Lancet 1867 I, 77—79.

Rommel, K., Walb, D., Nägele, E.: Maligne multinoduläre Mischgeschwulst der Leber. Med. Klin. 62, 1663—1665 (1967).

ROTH, F.: Zur Kenntnis und Auffassung der Leber-mischgeschwülste und des halbseitigen Riesenwuchses. Frankfurt. Z. Path. **52**, 163—196 (1938).

RUTTEN, A. P. M., SIKKENK, P. J. H., ARIENS, A. TH.: Two cases of primary carcinoma of the liver in children. Arch. chir. Neerl. **21**, 267—276 (1969).

SCHIØDT, T.: Hepatoblastoma and hepatocarcinoma in infancy and childhood. Acta path. microbiol. scand., Suppl. **212**, 181—192 (1970).

SCHONFELD, A., BABBOTT, D., GUNDERSEN, K.: Hypoglycemia and polycythemia associated with primary hepatoma. New Engl. J. Med. **265**, 231—233 (1961).

ŠEBEK, A.: Kongenitální adenom a teratoidni nádor jater u kojencu. Čas. Lék. cesk. **89**, 1177—1179 (1950).

SHEEHAN, H. L.: An embryonic tumour of the liver containing striated muscle. J. Path. Bact. **33**, 251—258 (1930).

SHORTER, R. G., BAGGENSTOSS, A. H., LOGAN, G. B., HALLENBECK, G. A.: Primary carcinoma of the liver in infancy and childhood. Report of 11 cases and review of the literature. Pediatrics **25**, 191—203 (1960).

SILEN, W., MAWDSLEY, D., JENSEN, P., GARDNER, R. E.: Hepatic lobectomy in the treatment of tumors of the liver in children. Ann. Surg. **150**, 1065—1070 (1959).

SILVERSTEIN, M. N., WAKIM, K. G., BAHN, R. C.: Further observations on the role of tryptophan and its metabolites in hypoglycemia associated with neoplasia. Clin. Res. **13**, 334 (1965).

SINGER, H.: Leberchirurgie im Kindesalter. Münch. med. Wschr. **106**, 2137—2143 (1964).

SINGLETON, A. O., Disk. (S. 581) zu: MCRAE, F. W.: Unusual tumor (malignant adenoma) of liver in baby. Amer. J. Surg. **28**, 575—581 (1935).

SIRCUS, W.: Peptide-secreting tumours with special reference to the pancreas. Gut **10**, 506—515 (1969).

SMULDERS, J., GEFFEL, R. VAN, DUSTIN, P., JR.: Deux cas de cancer primitif de la travée hépatique chez le nourrisson avec hématopoïèse intratumorale. Ann. Anat. path., N. S. **1**, 493—506 (1956).

SOMMERS, SH. C.: Endocrine activities of non-endocrine tissue tumors. In: BLOODWORTH, J. M. B., JR. (ed.), Endocrine pathology. Baltimore: Williams & Wilkins Co. 1968.

STEIN, F.: Blutbildung in einem primären Leberkrebs und in seinen Metastasen beim Säugling. Virchows Arch. path. Anat. **322**, 145—158 (1952).

STEINER, P. E., DAVIES, J. N. P.: Cirrhosis and primary liver carcinoma in Uganda Africans. Brit. J. Cancer **11**, 523—534 (1957).

STONE, N. C.: Primary carcinoma of the liver in a boy aged 20 months. J. Pediat. **41**, 578—581 (1952).

STRANZ, H.: Über Mischgeschwülste der Leber. Med. Diss. Breslau 1913.

SUNADA, T., SANO, K., IWASA, S., SHIMAMURA, Y., SENOO, K., MUKAI, Y.: Der primäre Leberkrebs im Kindesalter. Surg. Ther. (Osaka); Geka chiryo (Tokyo) **22**, 241—248 (1970) [Jap.].

TASHJIAN, A. H., Jr.: Animal cell cultures as a source of hormones. Biotechnology & Bioengineering **11**, 109—126 (1969).

TENG, CH. T., DAESCHNER, C. W., JR., SINGLETON, E. B., ROSENBERG, H. S.: Liver diseases and osteo-porosis in children. II. Etiological considerations. J. Pediat. **59**, 703—709 (1961).

THAMDRUP, E.: Precocious puberty in a boy with hepatoma. Acta endocr. (Kbh.), Suppl. **101**, 23 (1965).

TOMLINSON, W. J., WOLF, E.: Primary liver-cell carcinoma in infancy. Report of two cases, one showing calcification. Amer. J. clin. Path. **12**, 321—327 (1942).

TOMSYKOWSKI, A. J., STEVENS, R. C.: Embryonal cell carcinoma of the liver in infancy. J. Pediat. **43**, 309—311 (1953).

T'UNG-KUANG, LI.: Hepatic embryonal tumor. A case report. Chinese med. J. **78**, 556—558 (1959).

UMEDA, K., MIKAMI, M.: Zur Kasuistik der malignen Mischgeschwülste der Leber. Gann **30**, 358—359 (1936).

UNGARI, C.: Sui tumori maligni primitivi del fegato nell'infanzia. (Studio clinico e anatomo-istologico.) Arch. De Vecchi Anat. pat. **5**, 121—166 (1943).

UNGER, R. H.: The riddle of tumor hypoglycemia. Amer. J. Med. **40**, 325—330 (1966).

— LOCHNER, J. de V., EISENTRAUT, A. M.: Identification of insulin and glucagon in a bronchogenic metastasis. J. clin. Endocr. **24**, 823—831 (1964).

URTEGA, O. B., DIEGUEZ, J. N., VILLANUEVA, A.: Cancer primario del higado y de las vias biliares Comunicacion de 31 casos. Arch. peru Pat. Clin. **3**, 3 (1949). Zit. nach BENHAMOU, J.-P., A. VIALLET, R. FAUVERT, Les manifestations paranéoplasiques des cancers primitifs du foie, S. 203—223, in: Les tumeurs malignes du foie, R. DUPUY, R. VIGUIE, édit. Paris: Masson & Cie. 1963.

VIGNOLI, R.: Tumeurs hépatiques rares (hépato-blastome — hamartome — adénome multinodulaire). Problèmes nosologiques. Essai d'interpretation. Thèse Méd. Marseille 1963.

VOLPÉ, R., EVANS, J., CLARKE, D. W., FORBATH, N., EHRLICH, R.: Evidence favoring the sarcomatous origin of an insulin-like substance in a case of fibrosarcoma with hypoglycemia. Amer. J. Med. **38**, 540—553 (1965).

WALDMANN, TH. A., BRADLEY, J. E.: Polycythemia secondary to a pheochromocytoma with production of an erythropoiesis stimulating factor by the tumor. Proc. Soc. exp. Biol. (N.Y.) **108**, 425—427 (1962).

WATANABE, H., KOBAYASHI, T.: Embryonal hepatoma in Japan: Pathological study on 19 cases of hepatic carcinoma in infancy and childhood. Keio J. Med. **10**, 181—190 (1961).

— — Histopathological studies on embryonal hepatoma. Gann **53**, 7—16, Plate I u. II (1962).

WATKINS, G. L.: Primary carcinoma of the liver in an infant. Right lobectomy with six-year survival. Ann. Surg. **162**, 264—266 (1965).

WEBSTER, R.: Malignant (teratoid) hepatoma in infancy. Med. J. Aust. **2**, 381—383 (1938).

WEIS, J., LÜCHTRATH, H.: Embryonales Teratom der Leber. Virchows Arch. path. Anat. **338**, 45—50 (1964).

WILBUR, D. L., WOOD, D. A., WILLETT, F. M.: Primary carcinoma of the liver. Ann. intern. Med. **20**, 453—485 (1944).

WILKINS, L., RAVITCH, M. M.: Adrenocortical tumor arising in the liver of a three year old boy with signs of virilism and Cushing's syndrome. Pediatrics **9**, 671—681 (1952).

WILLIAMS, A. W.: Liver tumour of mixed type. Brit. J. Surg. **41**, 13—15 (1953).

WILLIS, R. A.: The pathology of the tumours of children. Edinburgh and London: Oliver and Boyd 1962.

WILMS, M.: Die Mischgeschwülste der Niere. Leipzig: A. Georgi 1899.

WOHLGEMUTH, B.: Maligne Mischtumoren der kindlichen Leber. Z. Kinderheilk. **84**, 39—50 (1960).

WUESTER, W. O., KNAUER, W. H.: Complete right hepatic lobectomy for rare teratoid liver cancer in infancy. Cancer (Philad.) **14**, 361—368 (1961).

WULFF, H. F.: Der primäre Leberkrebs. Med. Diss. Tübingen 1876.

WURNIG, P., LANGER, G.: Typische Leberresektion beim Säugling. Wien. klin. Wschr. **75**, 407 (1963).

YAMAGIWA, K.: Zur Kenntnis des primären parenchymatösen Leberkarzinoms („Hepatoma"). Virchows Arch. path. Anat. **206**, 437—467 (1911).

# Das primäre Leberzellcarcinom im Kindesalter

### Synonyma (HAMPERL u. ACKERMAN):

| | |
|---|---|
| Carcinoma hepatocellulare | Leberzellcarcinom |
| Hepatoma malignum | Bösartiges Hepatom |
| Livercell carcinoma | Epithéliome à céllules hépatique |
| Malignant hepatoma | Hépatome malin |

**Begriff.** Das primäre Leberzellcarcinom des Kindes weist pathologisch-anatomisch wie klinisch ähnliche Charakteristika wie das entsprechende Neoplasma des Erwachsenen auf. Der Tumor wächst infiltrierend in die Gefäße, Lymphbahnen und das Nachbargewebe und metastasiert häufig. Besonderheiten, die bei dem frühinfantilen, embryonalen Hepatoblastom vermißt werden, kommen vor.

### Allgemeine Vorbemerkungen

Mit der Charakterisierung des embryonalen Hepatoblastoms als typische und häufigste maligne Lebergeschwulst des Kindes ergaben sich für davon abweichende epitheliale Lebertumoren Klassifikationsschwierigkeiten. Es ging um die Frage, inwieweit neben dem typischen frühkindlichen Neoplasma noch ein weiterer, dem primären Lebercarcinom des Erwachsenen analoger Tumor beim Kind vorkommt. Zwar warnt WILLIS davor, die Lebermalignome des Kindes in 2 Geschwulsttypen zu unterteilen, da es häufig nicht möglich sei, ein spät auftretendes Hepatoblastom von einem sich früh manifestierenden Carcinom des adulten Typs scharf zu unterscheiden, hebt jedoch andererseits ausdrücklich hervor, daß beide Geschwulstformen im Kindesalter beobachtet werden können. Diese Auffassung wird in neuerer Zeit zunehmend von weiteren Autoren geteilt, von denen FRAUMENI et al.; ISHAK u. GLUNZ; ITO u. JOHNSON; KASAI u. WATANABE; KIRKHAM; MACNAB et al.; MISUGI et al.; SCHIØDT; SUNADA et al. als Repräsentanten genannt werden sollen. Schließlich konnte in rezenten elektronenmikroskopischen Studien gezeigt werden, daß das embryonale Hepatoblastom auch morphologische Unterscheidungsmerkmale zum Hepatocarcinom aufweist, die lichtmikroskopisch nicht erhoben werden können (ITO u. JOHNSON).

### Pathobiologie

Das primäre Leberzellcarcinom unterscheidet sich vom embryonalen Hepatoblastom nicht nur durch aggressiveres Wachstum und größere Metastasierungstendenz, sondern auch durch den Tumorzellaspekt und den feingeweblichen Aufbau. Darüber hinaus ist die Frequenz einer begleitenden Lebercirrhose für dieses Neoplasma so geläufig, daß kausalgenetische Beziehungen zwischen beiden Prozessen allgemein anerkannt werden. Nach v. ALBERTINI können die lückenlosen Zusammenhänge, die schon für das Adenom zwischen dem regenerierenden Leberparenchym, der Hyperplasie und der Adenombildung angenommen werden, ohne Bedenken bis zu den Krebsen des Leberparenchyms weitergeführt werden. Bezüglich der pathogenetischen Beziehungen zwischen Lebercirrhose und primärem Leberkrebs neigt v. ALBERTINI dazu, die Leberzellkrebse — und um diese handelt es sich bei cirrhotischen Prozessen in der Regel — mit der Regeneration von Leberzellen in Zusammenhang zu bringen.

Die Einteilung der epithelialen Lebermalignome in hepatocelluläre und cholangiocelluläre Carcinome — basierend auf den von HORSTMANN sowie DOLIANSKI u. ROULET widerlegten embryologischen Konzeptionen von HAMMAR — wird heutzutage von den meisten Autoren nur noch aus traditionellen Gründen vorgenommen. Die Entstehung des Leberkrebses aus einer gemeinsamen Stammzelle der Parenchym- und der Gallencanaliculiepithelien wird aufgrund der Kenntnisse der ontogenetischen Leberentstehung von den meisten Untersuchern anerkannt (ELIAS; SCHAPER u. COHEN; KÖSSLING). Auch im pädiatrischen Schrifttum wird die Meinung vertreten, daß es sich bei dem Lebercarcinom des Kindes in der Regel um einen Leberzellkrebs handelt (BIGELOW u. WRIGHT; EDMONDSON; DUCAS u. ALBOT).

Hinsichtlich der experimentellen Untersuchungen über die Genese des Lebercarcinoms liegt eine Fülle von Resultaten vor. Beispielhaft sei nur auf die Monographie von KÖHN sowie auf den Gann-Report verwiesen. Gegensätzlich zu BÜNGELER nimmt heute die Mehrzahl experimentell oder klinisch ausgerichteter Autoren fließende Übergänge zwischen gutartigen und bösartigen Neubildungen an. Diese Auffassung, die keinen grundsätzlichen Unterschied zwischen beiden Neoplasmen impliziert, wird von BENZ u. BAGGENSTOSS; BÜCHNER; DRUCKREY; KÖHN sowie RÖSSLE vertreten.

Die erst im rezenteren Schrifttum im Anschluß an die Untersuchungen von ANDERSEN; EDMONDSON sowie WILLIS erfolgte Trennung der Lebertumoren des Kindes in einen embryonalen und einen „adulten" Typ mit oder ohne Cirrhose (GERBASI; ISHAK u. GLUNZ; ITO u. JOHNSON; KASAI u. WATANABE; MISUGI et al.; SCHIØDT; SUNADA et al.) erschwert die Darstellung des primären Lebercarcinoms in dieser Altersklasse.

Erste vergleichende Untersuchungen der beiden Formen epithelialer Lebertumoren der pädiatrischen Altersklasse auch hinsichtlich Klinik, Verlauf und Prognose anhand eigenen Untersuchungsmaterials stammen vor allem von ISHAK u. GLUNZ, MISUGI et al. sowie KASAI u. WATANABE. ISHAK u. GLUNZ kommen dabei zu dem Ergebnis, daß sich „kein typisches klinisches Bild bei Säuglingen oder Kindern mit einem Hepatoblastom oder einem Hepatocarcinom aus ihrer vorliegenden Studie ergibt". KASAI u. WATANABE betonen für das adulte Lebercarcinom die Metastasierungstendenz in die Lunge und verweisen auf die sehr ungünstige Prognose: alle, auch die operativ behandelten Kinder verstarben im Gegensatz zu mehreren wegen eines Hepatoblastoms chirurgisch behandelten und offensichtlich geheilten Patienten, sofern die bislang beobachteten Überlebenszeiten die Annahme einer Heilung rechtfertigen.

Die Fülle der älteren Kasuistik kann wegen der fehlenden Spezifizierung zu einer Untersuchung nicht herangezogen werden, denn eine retrospektive Zuordnung der Fälle ist nicht vertretbar. Jedoch können wohl jene Tumorformen auch bei unterschiedlicher Nomenklatur als Leberzellcarcinome angesehen werden, die pathologisch-anatomisch im Zusammenhang mit einer Lebercirrhose standen.

Unter Berücksichtigung der pathogenetisch gesicherten Beziehungen zwischen Lebercirrhose und Carcinom beim Erwachsenen soll insbesondere im Hinblick auf die zunehmende Anzahl länger überlebender Kinder mit Lebercirrhose im Gefolge von Grundkrankheiten versucht werden, die Charakteristika des primären Lebercarcinoms anhand gesicherter Fallbeispiele im Kindesalter darzustellen.

## Das primäre Lebercarcinom auf dem Boden einer Lebercirrhose im Kindesalter

### Pathobiologie

Die vorausgehende Läsion kann sehr vielgestaltig sein (s. auch CRAIG u. LANDING). Alle Ursachen einer Lebercirrhose im Kindesalter wie *Gallenabflußstörungen*, *Stoffwechselstörungen* (Galaktosämie, Fructose-Intoleranz, M. Wilson, Hämochromatose, Glykogenose Typ IV, Lipoidspeicherkrankheiten, Proteinmangel), *Infektionskrankheiten* (Hepatitis A und B, Cytomegalie, Lues, Malaria, Toxoplasmose, Kala-Azar, Nabelveneninfektionen), *kardiovasculäre Erkrankungen* (Herzinsuffizienz, Störungen der lokalen Leberzirkulation), *hämolytische Erkrankungen* (Erythroblastose, Sichelzellanämie), *Transfusionssiderose*, *Intoxikationen* (Arsen, Alkohol) sowie nicht zuletzt die *Mucoviscidose* und schließlich der *M. Osler* müssen prospektiv bei zunehmend längeren Überlebensraten auch als Kausa eines Lebercarcinoms in Betracht gezogen werden.

**Pathoanatomie.** Das pathologisch-anatomische Bild richtet sich nach dem Befund der zugrunde liegenden Leberläsion und bietet auf der einen Seite den Aspekt des Grundleidens, auf der anderen die Erscheinungen des Neoplasmas.

*Makroskopischer Befund.* Die Leber ist meist erheblich vergrößert (COLLIN u. CLERMONT), und nur selten wird eine kleine, derbe, cirrhotische Leber (WENTZ u. KATO; KARSNER; McCREARY) beobachtet. Die Konsistenz ist oft fest, das Organ zeigt eine fein- bis grobgranulierte Oberfläche. Mehr oder minder große Knoten, sich rundlich vorwölbend oder in traubiger Anordnung können nachweisbar sein. In der Regel sind die Knoten nicht genabelt und deutlich durch bindegewebige Septen getrennt. Die Farbe der Leber wie der Tumorknoten wird als hellgelb bis grau angegeben. Gegenüber dem festen, cirrhotisch veränderten Lebergewebe wird die Konsistenz der tumorösen Veränderungen im allgemeinen als weich bezeichnet.

Auf dem Schnitt werden Struktur und Anordnung der Tumorknoten erkennbar. Die Farbe wird bestimmt durch die Zusammensetzung des tumorösen Gewebes, das zu Nekrosen und Blutungen neigt und zu Rupturen mit tödlicher Verblutung Anlaß geben kann (McCreary u.a.). Der bevorzugte Befall eines Lappens stellt die Ausnahme dar, fast immer sind beide Lappen von der meist vorausgehenden oder konkommittierenden Grundkrankheit betroffen.

Das *mikroskopische Bild* des Carcinomgewebes ähnelt dem des Erwachsenen mit mäßig vergrößerten bis großen Zellen mit acidophilem Plasma, die in ungeordneten Strängen oder irregulären, mehrschichtigen Trabekeln mit bis zu 20 Zellschichten und regellosen Sinusoiden aufgebaut sind. Die Regel stellt ein solid-alveoläres Carcinomwachstum mit nur geringen oder angedeuteten, drüsenartigen Formationen dar. Der Gesamteindruck entspricht meist einem reinen Leberzellcarcinom. Von Kratkova u. Masek sowie Habanek u. Lanova wurden daneben auch cholangiocelluläre Bildungen beobachtet. Meist sind die Tumornester in weite Gebiete stark bindegewebiger, proliferierender Stränge und Septen eingelagert, die stellenweise Leberzellregenerate zeigen. Mitunter können zellige Infiltrationen nachweisbar sein. Chronisch entzündliches Granulationsgewebe mit einzelnen nekrotischen Arealen wurde von Hamburger sowie von Jones hervorgehoben.

Eine Gegenüberstellung charakteristischer pathologisch-anatomischer Befunde beim embryonalen Hepatoblastom und dem Leberzellcarcinom stammt von Ishak u. Glunz sowie Misugi et al.

*Metastasen* bzw. Eindringen in die Gefäße wird bei dieser Form des epithelialen Leberneoplasmas offensichtlich häufiger beobachtet als beim embryonalen Hepatoblastom, ebenso infiltrierendes Wachstum.

*Sonstige pathologisch-anatomische Besonderheiten* stehen im Zusammenhang mit der Grundkrankheit: Oesophagusvaricen und analoge Veränderungen im Bereich von Kardia und Magenfundus (Herzog; Kratkova u. Masek; Alcalde u. Baffes; Wentz u. Kato; Bloch u. Chazan; Jones; Habanek u. Lanova u.a.) oder ein ausgeprägter Kollateralkreislauf im Sinne eines Caput medusae (Kratkova u. Masek; Wentz u. Kato; Hamburger u.a.). Eine Splenomegalie ist u.a. von Karsner; Kratkova u. Masek; Alcalde u. Baffes; MacNab et al.; Wentz u. Kato; Roberts u. Sullivan; Habanek u. Lanova; Palazzi, eine ausgeprägte Milzfibrose von van Creveld, Ascites wie eine Panhämocytopenie sind von Habanek u. Lanova; Kilfoy u. Terry; Karsner; Kratkova u. Masek; Wentz u. Kato beschrieben worden.

**Häufigkeit.** Gegensätzlich zur Häufigkeit des epicirrhotischen Lebercarcinoms des Erwachsenen sind derartige Befunde beim Kind selten. In der Tabelle 86 wurden die im Schrifttum erreichbaren, hinreichend gesicherten Ka-

suistiken zusammengestellt. Weitere, nicht genügend detaillierte Fallbeispiele stammen von Frølich; MacNab et al.; Clatworthy et al.; Ishak u. Glunz; Fraumeni et al.; Lin et al.; Misugi et al.; Parker et al.; Ito u. Johnson.

**Geschlechtsdisposition.** Mit 21:14 Fällen zeigt sich ein gewisses Überwiegen des männlichen Geschlechts (s. Tabelle 86), wobei vor allem in den jüngeren Altersklassen die Jungen stärker beteiligt waren.

**Altersdisposition.** Berücksichtigt man bei der Altersbestimmung den Zeitpunkt der Diagnose bzw. der Operation, so ergibt sich eine Altersverteilung, die der Erwartung einer Häufung bei älteren Kindern entspricht:

| | |
|---|---|
| bis 3 Jahre | 2 Fälle |
| 4.—6. Lebensjahr | 4 Fälle |
| 7.—9. Lebensjahr | 8 Fälle |
| 10.—12. Lebensjahr | 10 Fälle |
| über 12 Jahre | 12 Fälle |

### Klinik

**Symptomatologie.** Das ausgesprochen bunte klinische Bild wird durch die vorausgehende, eventuell rezidivierende Grundkrankheit bestimmt oder ist nur durch die anamnestische Angabe „Ikterus" oder durch die Folgen der bereits eingetretenen Lebercirrhose geprägt. Unter Berücksichtigung von Anamnese, Grundkrankheit und schließlich den Erscheinungen des Neoplasmas lassen sich drei Verlaufsformen unterscheiden, wobei fließende Übergänge beobachtet werden:

*Verlauf mit hepatopathischer Vorphase.* Das klinische Bild wird meist durch die Vor- oder Grundkrankheit beherrscht. Klinisch besteht eine verhärtete, vergrößerte Leber bei mitunter chronisch-rezidivierender Hepatitis mit mehr oder minder pathologischem Ausfall der Leberfunktionsproben oder aber mäßigen Zeichen einer portalen Hypertension. Dieser Zustand bleibt relativ lange stationär, bis plötzlich ein deutlicher Wechsel im Krankheitsgeschehen auf die neoplastischen Veränderungen hinweist (Kilfoy u. Terry; Palazzi; Roberts u. Sullivan u.a.). Diese neue Krankheitsphase ist durch eine rasche Zunahme der Lebervergrößerung oder das Auftreten von Tumorknoten charakterisiert mit Erbrechen, Übelkeit, Abmagerung und Ascites. Häufig erfolgt erst in diesem Stadium eine Laparotomie, die dann regelmäßig einen durch disseminierte

Tabelle 86. *Übersicht über die Lebercarcinome auf dem Boden einer Lebercirrhose im Kindesalter*

| Autor (Jahr) | Alter und Geschlecht | Vorschaden | Tumordiagnose des Autors | Cirrhosediagnose des Autors | Metastasen |
| --- | --- | --- | --- | --- | --- |
| KNOX et al. (1958) | 1 Jahr bei Operation, weiblich | — | primäres Lebercarcinom | postnekrotische Cirrhose linker Leberlappen | keine |
| OKUBO (1936) | 2,9 Jahre, männlich | — | primäres, parenchymatöses Lebercarcinom | Cirrhose nach parenchymatöser Entzündung, | keine |
| McCREARY (1937) | 3 Jahre, männlich | — | Leberzellcarcinom, Rupturblutungen | mäßige Cirrhose, Leber klein und derb | keine |
| ROBERTS u. SULLIVAN (1955) | 3 Jahre, männlich | mit 17 Monaten Cirrhose, wahrscheinlich sekundär nach infektiöser Hepatitis | primäres Leberzellcarcinom | zeitweise auf dem Boden eines Morbus GAUCHER, schließlich als posthepatische Cirrhose gedeutet | Sternum, Lungen, Pleura, Diaphragma, Mediastinum, Omentum, retroperitoneale Lymphknoten |
| JONES (1960) | 3$^1/_2$ Jahre, männlich | — | primäres Leberzellcarcinom | Lebercirrhose | Lungen, Tumor in portaler und hepatischer Vene |
| HAMBURGER (1938) | 5$^1/_2$ Jahre, männlich | — | Leberzellcarcinom | akute und chronische Hepatitis mit Nekrosen, beginnende Cirrhose | Lungen, Abdomen, Fossa inguinalis |
| WENTZ u. KATO (1940) | 6$^1/_4$ Jahre, weiblich | — | primäres Lebercarcinom | fortgeschrittene Lebercirrhose | nur intrahepatisch |
| CREVELD VAN (1952) | 7 Jahre, männlich | als Säugling 4 Monate Mangelernährung | primäres solides Lebercarcinom | Lebercirrhose, Typ LAENNEC | keine |
| GRASER (1968, Fall 8) | 7 Jahre, männlich | seit 3 Jahren Ikterus | Carcinom | Lebercirrhose | Tumoreinbruch in die Pfortader |
| FRAUMENI et al. (1968) | 7 Jahre, weiblich | Cirrhose seit Säuglingsalter, Osteoporose | Hepatoma | Lebercirrhose | keine |
| HABANEC u. LANOVA (1963) | 8 Jahre, | Hepatitis epidemica mit 2 Jahren | Cholangiohepatocarcinom | Lebercirrhose, postnekrotisch nach Hepatitis epidemica | Lunge, Pfortader |
| KRATKOVA u. MASEK (1956) | 8 Jahre, männlich | mit 5—6 Jahren Hepatitis infectiosa | hepato- und cholangiocelluläres Carcinom | Lebercirrhose (LAENNEC) mit postnekrotischen Narben | Pfortader, Gallengang infiltriert |
| MARTONI u. BRILLANTI (1954) | 8 Jahre, männlich | unbekannt | Carcinom | Cirrhose | Verlauf unbekannt |

Tabelle 86. *Fortsetzung*

| Autor (Jahr) | Alter und Geschlecht | Vorschaden | Tumordiagnose des Autors | Cirrhosediagnose des Autors | Metastasen |
|---|---|---|---|---|---|
| Zschiesche (1960) | 8 Jahre, männl. | Frühgeburt, M. haemolyticus neonatorum | multilokuläres primäres Lebercarcinom | perilobuläre und intralobuläre Cirrhose | Pfortader, Leberhilus, Lymphknoten |
| Kilfoy u. Terry (1929) | 9 Jahre, weiblich | seit Kindheit Hepatomegalie | primäres Lebercarcinom | Cirrhose, wahrscheinlich pränatal | Lungen, intrahepatisch, retroperitoneale Lymphkn. |
| Graser (1968) (Fall 9) | 9 Jahre männlich | unbekannt | Carcinom | Cirrhose | Tumoreinbruch in die Pfortader |
| (Fall 10) | 9 Jahre, weiblich | unbekannt | Carcinom | Lebercirrhose | — |
| Phillips u. Murikami (1960) | 9 Jahre, weiblich | — | hepatozelluläres Carcinom | Cirrhose | keine, Hämoperitoneum |
| Reikowski u. Müting (1966) | 9 Jahre, männlich | — | multinoduläres primäres Lebercarcinom | feinknotige Lebercirrhose | Pfortader |
| Graser (1968) (Fall 11) | 10 Jahre, männlich | 2 Jahre chronische Hepatitis | Carcinom | Lebercirrhose | Tumoreinbruch in die Pfortader |
| (Fall 12) | 10 Jahre, weiblich | unbekannt | Carcinom | Cirrhose | — |
| Bonome (1900/01) | 11 Jahre, männlich | — | Adenocarcinom der Leber | Cirrhose | nicht vermerkt |
| Karsner (1911) | 11 Jahre, weiblich | — | Adenocarcinom | progressive Cirrhose | nur Bauchsektion |
| Maier (1955) | 11 Jahre, weiblich | — | primäres, multizentrisches Lebercarcinom | multipel-knotige Cirrhose | keine |
| Balasingham u. Sreenivasan (1938) | 12 Jahre, männlich | — | primäres Lebercarcinom | portale Cirrhose | Lungen, linker Frontallappen, intrahepatisch |
| Bloch u. Chazan (1956) | 12 Jahre, weiblich | — | primäres Leberzellcarcinom | Lebercirrhose | Lungen |
| Chabal et al. (1969) | 12 Jahre, männlich | unbekannt | Lebercarcinom | portale Cirrhose | Metastasen im Stirnbein, Femur, Hiluslymphknoten |
| Collin u. Clermont (1965) | 12 Jahre männlich | einige Jahre zuvor kurz Gelbsucht | Hepatom | cirrhotischer Prozeß | keine Autopsie |
| Sorsdahl u. Gay (1967) | 12 Jahre, weiblich | — | primäres Lebercarcinom | Cirrhose | Lungen, Leber |

| | | | | | |
|---|---|---|---|---|---|
| Tefft (1967) | 12 Jahre, weiblich | mit 3 Jahren durch Biopsie portale Cirrhose festgestellt | hepatocelluläres Carcinom | Cirrhose | Lungen, intrahepatisch |
| Fraumeni et al. (1968) | 13 Jahre, weiblich | portale Cirrhose mit 3 Jahren diagnostiziert | Hepatom | portale Cirrhose | nicht bekannt |
| Herzog (1918) | 13 Jahre, männlich | — | primärer Leberkrebs linker Leberlappen | diffuse chronische interstitielle Hepatitis I. Grades mit stärkerer Cirrhose des linken Leberlappens | Peritoneum, Zwerchfell, rechte Nierengegend, Mesocolon |
| Fredens (1969) | 14 Jahre, weiblich | unbekannt | „Hepatom" | Cirrhose linker Leberlappen | Infiltration der V. cava inf., Metastasen in retroperitonealen Lymphknoten |
| Palazzi (1955) | 14 Jahre, männlich | vor 1 Jahr Ikterus | kleinknotiges Carcinom | cirrhotische Leber | Geschwulstembolien in die Pfortader |
| Poujol u. Lagrot (1924) | 14 Jahre, männlich | — | Adenocarcinom | Cirrhose Typ Laennec | infiltrierendes Wachstum in die Gefäße |
| Alcalde u. Baffes (1962) | 15 Jahre, männlich | mit 9$^1/_2$ Jahre posthepatischer Obstruktionsikterus, seither in Behandlung | Hepatocarcinom | Lebercirrhose | keine extrahepatischen Metastasen |



Aussaat inoperablen Tumorbefund ergibt (Alcalde u. Baffes; van Creveld; Kratkova u. Masek).

*Verlauf unter den Symptomen der portalen Hypertension.* Hier stehen die Erscheinungen der portalen Hypertension mit Oesophagusvaricen oder intestinalen Blutungen sowie schließlich das Leberversagen mit Kachexie so sehr im Vordergrund, daß sich eine Tumorsymptomatik nicht mehr ausbilden kann (Herzog; Jones; Reikowski u. Müting; Tefft; Wentz u. Kato).

*Verlauf mit „stummer" Anamnese und plötzlicher Tumorsymptomatik.* Bei relativ stummer Anamnese bieten die Kinder auch klinisch keine Besonderheiten und zeigen plötzlich eine Tumorsymptomatik, der pathologisch-anatomisch ein Carcinom auf dem Boden einer Lebercirrhose zugrunde liegt (Balasingham u. Sreenivasan; Bloch u. Chazan; Hamburger; Kilfoy u. Terry; Maier; McCreary; MacNab et al., 1951; Poujol u. Lagrot; Zschiesche u.a.).

Osteoporotische Knochenveränderungen sind wie beim embryonalen Hepatoblastom auch beim primären Leberzellcarcinom u.a. von Roberts u. Sullivan; Fraumeni et al. (1968) beschrieben worden.

Einzigartig ist bislang offensichtlich die Beobachtung eines adulten Lebercarcinoms bei einem Jugendlichen, der während seiner Kindheit wiederholt wegen eines Wilms-Tumors mit Metastasen chirurgisch und radiologisch behandelt worden war (Tefft et al., 1968).

## Komplikationen

Gewalteinwirkung auf das Abdomen kann zur Ruptur tumoröser Knoten (Alcalde u. Baffes; Maier u.a.) mit Hämaskos führen. Die klinischen Erscheinungen können dem Bild des „subakuten Abdomens" gleichen (Alcalde u. Baffes; McCreary; Phillips u. Murikami; Maier u.a.). Ein foudroyanter Verlauf wird von Bloch u. Chazan mitgeteilt. Die Vielfalt anderer als Komplikationen imponierender Erscheinungen ist vorzugsweise durch den cirrhotischen Grundprozeß mit portaler Hypertension bedingt und ist in das Gesamtkrankheitsbild einbezogen.

Die *Leberfunktionstests* und *übrigen Laborergebnisse* sind in der Regel von der Grundkrankheit abhängig. Bei langsamer Entwicklung liegt häufig eine subklinische Leberinsuffizienz vor. Im Ascites können Tumorzellen nachweisbar sein. Mit der Bestimmung des alpha-Fetoproteins sind neue diagnostische Möglichkeiten gegeben (Näheres im allgemeinen Teil über primäre Lebergeschwülste, S. 416).

**Verlauf und Prognose** sind wegen des fortschreitenden Grundprozesses sowie des komplizierenden, häufig multizentrischen Tumors stets dubiös. Die Patienten erliegen schließlich immer der einen oder anderen Komponente des krankhaften Geschehens mit Marasmus, Ikterus, Ascites und ausgeprägter Tumor- und Blutungsanämie. Eine Operation ist daher kaum aussichtsreich und hat in der Regel nur den Charakter einer Palliativmaßnahme.

## Primäres Leberzellcarcinom bei sog. kongenitaler Gallengangsatresie

Die Genese eines häufig multizentrischen Leberzellcarcinoms bei biliärer Cirrhose auf dem Boden eines Obstruktionsikterus infolge sog. kongenitaler Gallengangsatresie ist bislang selten mitgeteilt worden, aber wegen des zunehmenden Vorkommens, der besonderen Altersdisposition sowie des klinischen Bildes bedeutsam.

### Pathobiologie

Pathologisch-anatomisch handelt es sich um Fehlbildungen der intra- und extrahepatischen Gallengänge, deren Ätiopathogenese zunehmend als postentzündliches Residuum gedeutet wird (Brent, 1962; Blanc, 1962; Scott et al., 1954). Die Abflußbehinderung mit konsekutiver Cholestase führt unterschiedlich rasch zu der cirrhotischen Umwandlung des Leberparenchyms. Sehr häufig erliegen diese Kinder schon frühzeitig den Folgen der zunehmenden Leberinsuffizienz. In den letzten Jahren werden jedoch vereinzelt immer längere Überlebensspannen mitgeteilt.

Einschlägige Fallbeispiele über hepatocelluläre Carcinome wie auch Adenome im Gefolge einer biliären Cirrhose stammen von Kazvini (1953), Herold (1955), Berger et al. (1957), Absolon et al. (1965), Okuyama (1965), Fish u. McCrary (1966), Ishak u. Glunz (1967), Deoras u. Dicus (1968), Fraumeni et al. (1968). Cain u. Kraus konnten bei gezielter Suche unter 30 Kindern mit intrahepatischen Gallengangsfehlbildungen, die in 12 Fällen mit Mißbildungen der extrahepatischen Gallengänge kombiniert waren, sogar bei 5 Patienten auf dem Boden einer sog. cholangiodysplastischen Pseudocirrhose ein hepatocelluläres Carcinom mit multizentrischer Entwicklung nachweisen.

### Pathoanatomie

*Makroskopisch.* Regelmäßig wird bei diesen Kindern eine große, harte, grünlich verfärbte und granulierte Leber als Zeichen der biliären Cirrhose nachgewiesen. Im Fallbeispiel von Okuyama waren die Tumoren infolge ihrer grauen Farbe und weichen Konsistenz deutlich vom umgebenden cirrhotischen Lebergewebe zu unterscheiden.

*Mikroskopisch* finden sich biliäre Cirrhosen mit Gallestauung in den Leberzellen und Gallethromben in den Canaliculi. Bei Herold sowie Kavzini stellte das in multizentrischer Form aufgetretene Carcinom einen Nebenbefund dar. In zwei weiteren Fällen konnten Herold und neuerdings Berger et al. bei sog. familiärer kongenitaler Lebercirrhose mit Agenesie von Gallenblase und Ductus cysticus, Nierenmißbildung und Cholesterinspeicherkrankheit über Adenombildungen im cirrhotisch veränderten Lebergewebe sehr jung verstorbener Säuglinge berichten. Sowohl in den Beobachtungen von Kavzini; Herold; Fish u. McCrary sowie von Okuyama hatte sich bei einer früheren Biopsie lediglich eine Cirrhose nachweisen lassen. Da das Carcinom erst bei der Autopsie mit $3^{1}/_{2}$ Jahren resp. 2 und 3 Jahren evident geworden war, folgert Okuyama, daß derartige Neoplasmen innerhalb eines kurzen Zeitraums ante exitum entstanden sind.

Das *histologische Bild* des Carcinoms selbst entspricht dem des primären Leberzellcarcinoms, wie es bereits bei den vorgenannten Cirrhosen beschrieben wurde. Im Falle von Okuyama ließen sich noch Riesenzellen nachweisen.

Über *Metastasen* in den Lungen wird von Fish u. McCrary sowie Okuyama berichtet.

Das *klinische Bild* wird von der Grundkrankheit beherrscht. Zusätzliche Erscheinungen seitens des Malignoms gehen in der Regel in der Symptomatik des Grundprozesses unter. Der Patient von Kazvini starb nach $3^{1}/_{2}$jähriger Beobachtung und Behandlung an einer letalen Blutung in den Magen-Darmtrakt infolge schwerer portaler Hypertension.

## Primäres Leberzellcarcinom und Riesenzellhepatitis

Die sog. Riesenzellhepatitis des Neugeborenen gewann in den letzten Jahren hinsichtlich ihres Vorkommens bzw. der Entstehung und Behandlung, darüber hinaus aber auch bei der Diskussion der Genese der Gallengangsfehlbildungen zunehmendes Interesse (Craig u. Landing, 1952; Brent, 1962; Thalhammer et al., 1966; Willnow, 1971 u.a.).

Neben einer kurzen Erwähnung eines „Hepatoblastoms" nach neonataler Hepatitis (Riesenzellhepatitis) bei einem 1jährigen sowie 3jährigen Mädchen (Fraumeni et al.) stammen Kasuistiken und Diskussionen der kausalgenetischen Beziehungen zwischen einer neonatalen resp. infantilen Riesenzellhepatitis und einem Lebermalignom von Roth u. Duncan, Fajers et al. sowie Lynch.

*Pathobiologie und Pathoanatomie.* Während Roth u. Duncan eine direkte Beziehung zwischen Riesenzellhepatitis und Lebercarcinom diskutieren, dabei allerdings das Vorhandensein cirrhotischer Veränderungen beim Auftreten des Carcinoms betonen, nehmen Fajers et al. eher einen Zusammenhang über die Cirrhose an. Nach den Erfahrungen von Watson (1966) sollen 30% der Kinder mit einer Riesenzellhepatitis später eine Cirrhose entwickeln.

*Makroskopisch* wie *mikroskopisch* zeigen sich keine Abweichungen vom typischen Bild des Leberzellcarcinoms, wenn man von den Erscheinungen der Grundkrankheit absieht. Von Fajers et al. sind ausgedehnte Lungenmetastasen nachgewiesen worden.

Das *klinische Bild* ist durch das Ausmaß der Lebererkrankung gekennzeichnet, sofern nicht Fernmetastasen (Lunge) klinisch in Erscheinung treten.

## Literatur


Absolon, K. B., Rikkers, H., Aust, J. B.: Thoracic duct lymph drainage in congenital biliary atresia. Surg. Gynec. Obstet. **120**, 123—127 (1965).

Alcalde, V. M., Baffes, Th.: Primary carcinoma of the liver in infancy and childhood. Amer. J. Dis. Child. **104**, 245—251 (1962).

Balasingham, T., Sreenivasan, B. R.: Tumor of the brain in a boy, secondary to a primary carcinoma of the liver, with unusual features. J. Malaya Br. Brit. med. Ass. **2**, 98—100 (1938).

Benz, E. J., Baggenstoss, A. H.: Focal cirrhosis of the liver: its relation to the so-called hamartoma (adenoma, benign hepatoma). Cancer (Philad.) **6**, 743—755 (1953).

Berger, H., Wavre, D., Buchner, H., Scheidegger, S., Hess, R., Lindlar, F., Bernhard, K.: Familiäre congenitale Leberzirrhose und Nierenmißbildung bei Cholesterinspeicherkrankheit. Schweiz. med. Wschr. **87**, 1439—1448 (1957).

Bigelow, N. H., Wright, A. W.: Primary carcinoma of the liver in infancy and childhood. Cancer (Philad.) **6**, 170—178 (1953).

Blanc, W. A.: Disk. zu Brent, R. L. 1962.

Bloch, H., Chazan, S.: Primary carcinoma of the liver with cirrhosis. Arch. Pediat. **73**, 89—93 (1956).

Bonome, A.: Adenoma e cirrosi del fegato. Atti R. Ist. Veneto Sci. Lett. ed Art. **60**, 259—299 (1900/1901).

Brent, R. L.: Persistent jaundice in infancy. J. Pediat. **61**, 111—144 (1962).

Cain, H., Kraus, B.: Hepatozelluläre Carcinome im Säuglings- und Kindesalter bei angeborenen intrahepatischen Gallengangsfehlbildungen. Vortrag Nürnberg 1971, Verh. Dtsch. Ges. Path., im Druck.

Chabal, J., Goudoté, E., Diop, A., Tourame, G., Quénum, C.: Cancer primitif du foie chez l'enfant. (A propos de deux observations sénégalaises.) Bull. Soc. méd. Afr. noire Langue franç. **13**, 610—622 (1968).

Clatworthy, H. W., Jr., Boles, E. Th., Jr., Kottmeier, P. K.: Liver tumors in infancy and childhood. Ann. Surg. **154**, 475—484 (1961).

Collin, P.-P., Clermont, J.: Cancer primitif du foie chez l'enfant. Union méd. Can. **94**, 579—585 (1965).

Craig, J. M., Gellis, S. S., Hsia, D. Y.-Y.: Cirrhosis of the liver in infants and children. Amer. J. Dis. Child. **90**, 299—322 (1955).

— Landing, B. H.: Form of hepatitis in neonatal period simulating biliary atresia. Arch. Path. **54**, 321—333 (1952).

Creveld, S. van: Late gevolgen van de hongerwinter? (Primair levercarcinoom; hypoproteinaemisch oedeem door leverbeschadiging?). Ned. T. Geneesk. **96**, 3234—3238 (1952).

Deoras, M. P., Dicus, W.: Hepatocarcinoma associated with biliary cirrhosis. Arch. Path. **86**, 338—341 (1968).

Doljanski, L., Roulet, F.: Über die gestaltende Wechselwirkung zwischen dem Epithel und dem Mesenchym, zugleich ein Beitrag zur Histogenese der sogenannten „Gallengangswucherungen". Virchows Arch. path. Anat. **292**, 256—267 (1934).

Druckrey, H.: Beiträge zur Pharmakologie cancerogener Substanzen. Versuche mit Anilin. Naunyn-Schmiedebergs Arch. exp. Path. Pharmak. **210**, 137—158 (1950).

Ducas, P., Albot, G.: Les épithéliomas primitifs du foie chez l'enfant. Arch. Méd. Enf. **36**, 595—605 (1933).

Elias, H.: Embryonic diversity leading to adult identity: The early embryology of the liver of vertebrates. Anat. Anz. **101**, 153—167 (1955).

Fajers, C.-M., Falkmer, St., Frisell, E., Pehrson, M.: Primary carcinoma of the liver and giant-cell hepatitis in infancy. Acta paediat. (Uppsala) **49**, 96—110 (1960).

Fish, J. C., McCrary, R. G.: Primary cancer of the liver in childhood. Arch. Surg. **93**, 355—359 (1966).

Fraumeni, J. F., Jr., Miller, R. W., Hill, J. A.: Primary carcinoma of the liver in childhood: An epidemiologic study. J. nat. Cancer Inst. **40**, 1087—1099 (1968).

Fredens, M.: Angiography in primary hepatic tumours in children. Acta radiol. (Stockh.) **8**, 193—200 (1969).

Frøhlich, Th.: Et tilfaelde av cancer hepatis hos et 1-aars gammelt barn. Norsk. Mag. Lægevidensk. **5** R, 78—82 (1917).

Gerbasi, M.: Contributo del pediatra alla diagnosi di malattie chirurgiche del fegato e delle vie biliari. Riv. Chir. pediat. 11, 224—335 (1969).

Graser, F.: Primäre Lebertumoren im Kindesalter. Praxis 57, 1715—1719 (1968).

Habanec, B., Laxová, R.: Cholangiocellular carcinoma with cirrhosis in a boy of eight years. Neoplasma (Bratisl.) 10, 419—426 (1963).

Hamburger, H. J.: A calcified primary liver-cell carcinoma in a 5 years old child. Indian J. Pediat. 5, 98—101 (1938).

Herold, A.: Beitrag zur Ätiologie, pathologischer Anatomie und Pathogenese der kindlichen Lebercirrhose. Helv. paed. Acta 10, 427—449 (1955).

Herzog, G.: Demonstration eines primären Leberkrebses mit Metastasen bei einem 13jährigen Knaben. Münch. med. Wschr. 65, 950 (1918).

Horstmann, E.: Entwicklung und Entwicklungsbedingungen des intrahepatischen Gallengangsystems. Arch. Entwickl.-Mech. Org. 139, 363—392 (1939).

Ishak, K. G., Glunz, P. R.: Hepatoblastoma and hepatocarcinoma in infancy and childhood. Cancer (Philad.) 20, 396—422 (1967).

Ito, J., Johnson, W. W.: Hepatoblastoma and hepatoma in infancy and childhood. Arch. Path. 87, 259—266 (1969).

Jones, E.: Primary carcinoma of the liver with associated cirrhosis in infants and children. Arch. Path. 70, 19—26 (1960).

Karsner, H. T.: A clinicopathological study of primary carcinoma of the liver. Arch. intern. Med. 8, 238—261 (1911).

Kasai, M., Watanabe, I.: Histologic classification of liver-cell carcinoma in infancy and childhood and its clinical evaluation. Cancer (Philad.) 25, 551—563 (1970).

Kazvini, H. M.: Primäres Leberzellcarcinom im Säuglings- und Kindesalter. Med. Diss. Zürich 1953.

Kilfoy, E. J., Terry, M. C.: Primary carcinoma of the liver in childhood. Surg. Gynec. Obstet. 48, 751—756 (1929).

Kirkham, J. S.: Primary carcinoma arising in normal liver in a boy aged 7. Proc. roy. Soc. Med. 57, 838 (1964).

Knox, W. G., Zintel, H., Begg, Ch. F.: Partial hepatectomy for primary carcinoma of the liver in childhood. Cancer (Philad.) 11, 1044—1048 (1958).

Köhn, K.: Der primäre Leberkrebs. Berlin-Göttingen-Heidelberg: Springer 1955.

Kössling, F. K.: Zur Embryologie und angeborenen Hyperplasie der intrahepatischen Gallengänge mit perilobulärer und nodulärer Leberfibrose. Virchows Arch. path. Anat. 338, 210—223 (1965).

Kratková, E., Mašek, R.: Multinoduläres Leberkarzinom auf zirrhotischer Grundlage nach epidemischer Hepatitis bei einem 8jährigen Knaben. Česk. o. Slovenska oncol. (Bratisl.) 3, 128—136 (1956).

Lin, T. Y., Chen, Ch.-Ch., Liu, W. P.: Primary carcinoma of the liver in infancy and childhood: Report of 21 cases with resection in 6 cases. Surgery 60, 1275—1281 (1966).

Lynch, D.: Cirrhosis and hepatoma in a child (ed.: Potter, J. F.). Amer. J. Surg. 111, 764 (und Diskussion bis S. 767) (1966).

MacNab, G. H., Moncrieff, S. A., Bodian, M.: Primary malignant hepatic tumours in childhood. In: Brit. Emp. Cancer Camp., 15th Annual Report London 1952, p. 168—176.

Maier, W.: Das gestielte Hamartom der Leber. Ein Beitrag zur Diagnostik, Morphologie und Behandlung von Lebertumoren im Kindesalter. Z. Kinderheilk. 77, 422—432 (1955).

Martoni, L., Brillanti, F.: I tumori primitivi del fegato nell'infanzia. Clin. Pediat. 36, 3—24 (1954).

McCreary, Th. W.: Primary carcinoma of the liver. Penn. med. J. 40, 630—631 (1937).

Misugi, K., Okajima, H., Misugi, N., Newton, W. A., Jr.: Classification of primary malignant tumors of liver in infancy and childhood. Cancer (Philad.) 20, 1760—1771 (1967).

Okubo, Y.: Über den im Kindesalter entstandenen primären parenchymatösen Leberkrebs. Gann 30, 353—358 (1936).

Okuyama, K.: Primary liver cell carcinoma associated with biliary cirrhosis due to congenital bile duct atresia. J. Pediat. 67, 89—93 (1965).

Palazzi, D.: Considerazioni intorno a un caso di carcinoma del fegato in adolescente. Biol. lat. (Milano) 8, 1218—1230 (1955).

Parker, J. C., Dahlin, D. C., Stauffer, M. H.: Malignant hepatoma: Evaluation of surgical (including biopsy) material from 69 cases. Proc. Mayo Clin. 45, 25—35 (1970).

Philipps, R., Murikami, K.: Primary neoplasms of the liver. Results of radiation therapy. Cancer (Philad.) 13, 714—720 (1960).

Poujol, G., Lagrot, F.: Contribution à l'étude de la lésion du foie dite «adéno-cancer nodulaire avec cirrhose». Arch. franç. Path. Gén. et Exp. et d'Anat. Path. 11, 1—24 (1924).

Reikowski, H., Müting, D.: Zur Klinik und Biochemie des primären Leberkarzinoms. Med. Welt 34, 1739—1742 (1966).

Roberts, M. H., Sullivan, C.: Influence of the liver on bone metabolism. J. Amer. med. Ass. 159, 1002—1007 (1955).

Roth, D., Duncan, P. A.: Primary carcinoma of the liver after giant-cell hepatitis of infancy. Cancer (Philad.) 8, 986—991 (1955).

Schiødt, T.: Hepatoblastoma and hepatocarcinoma in infancy and childhood. Acta path. microbiol. scand., Suppl. 212, 181—192 (1970).

Scott, R. B., Wilkins, W., Kessler, A.: Viral hepatitis in early infancy. Pediatrics 13, 447—452 (1954).

Sorsdahl, O. A., Gay, B. B.: Roentgenologic features of a primary carcinoma of the liver in infants and children. Amer. J. Roentgenol. 100, 117—127 (1967).

Sunada, T., Sano, K., Iwasa, S., Shimamura, Y., Senoo, K., Mukai, Y.: Der primäre Leberkrebs im Kindesalter. Surg. Ther. (Osaka); Geka chiryo (Tokyo) 22, 241—248 (1970).

Tefft, M.: Radioisotope liver scans in pediatrics. Amer. J. Roentgenol. 101, 570—584 (1967).

— Vawter, G. F., Mitus, A.: Second primary neoplasms in children. Amer. J. Roentgenol. 103, 800—822 (1968).

Thalhammer, O., Vercruysse, G.: Angeborene Hepatitis. Wien. klin. Wschr. 78, 37—40 (1966).

Watson, Ch.: Diskussion zu Lynch, D. (1966).

WENTZ, V. B., KATO, K.: Primary carcinoma of the liver, with Banti's syndrome. J. Pediat. 17, 155—165 (1940).

WILLNOW, U.: Zur Klinik, Morphologie und Pathogenese der mit Riesenzellbildung einhergehenden connatalen Lebererkrankungen. Arch. Kinderheilk. 182, 153—168 (1971).

ZSCHIESCHE, W.: Leberzirrhose und primäres Leberkarzinom nach Morbus haemolyticus neonatorum. Zbl. allg. Path. path. Anat. 101, 265—270 (1960).

# Das Mesenchymom der Leber im Kindesalter

**Synonyma.** Malignes Mesenchymom; mesenchymaler Mischtumor.

**Definition.** Das Mesenchymom ist ein aus zwei oder mehreren Derivaten des Mesenchyms bestehender Tumor, der überall im Organismus auftreten kann, wo mesenchymale Abkömmlinge vom somatischen oder visceralen Mesoderm vorhanden sind. STOUT (1948, 1953) unterscheidet eine benigne und eine maligne Variante. Die benigne Variante wird mit dem als Hamartom bekannten mesenchymalen Tumor identifiziert (STOUT, 1953). Der Terminus „malignes Mesenchymom" betrifft Tumoren, in denen Derivate des Mesenchyms einen malignen Charakter entwickelt haben. Die meisten dieser Geschwülste werden im Bereich der Extremitätenweichteile sowie des Urogenitaltraktes beobachtet. Mesenchymome der Leber im Kindesalter sind Raritäten (DONOVAN u. SANTULLI, 1946; ANDERSEN, 1951; LORIMER, 1955; BARTALENA, 1956; GLATZL, 1961; NASH u. PURDY-STOUT, 1961).

## Pathobiologie

Die Bezeichnung „Mesenchymom" wurde 1943 durch GILMOUR für Geschwülste eingeführt, die aus 2 und mehr mesenchymalen Derivaten zusammengesetzt sind. Name und Begriff wurden 1948 von STOUT aufgegriffen und präzisiert (1953). Beim „malignen Mesenchymom" handelt es sich um Tumoren mesenchymalen Ursprungs, die aus Tumorzellen bestehen, die sich jeweils in nicht mehr miteinander verwandte bösartige Gewebsformationen entwickelt haben. Es kann bei diesen Geschwülsten jedoch eine Gewebsformation so stark überwuchern, daß ein Sarkom vorgetäuscht wird. Daher bezeichnet GLATZL den von ihm untersuchten Tumor als „Mesenchymoma malignum myxosarcomatosum", denn das Gallertgewebe prädominierte. Wegen des regelmäßig vorhandenen fibrosarkomatösen Gewebes bewertete STOUT diese Komponente nicht als einen speziellen Abkömmling, eine Ansicht, die von WILLIS (1963) kritisiert wurde.

WILLIS wies gleichzeitig auf die große Konfusion hinsichtlich der Anwendung des Terminus durch verschiedene Autoren hin. Nach STOUT (1948) handelt es sich um Geschwülste mit individueller Gewebszusammensetzung, die sich jedoch nicht nur in der aktuellen und potentiellen Malignität gleichen, sondern auch dadurch, daß alle Tumoren aus Zellen und Geweben einer großen Vielfalt zusammengesetzt sind, meist von primitivem Mesenchym abstammen und nicht unter die Sarkome eingereiht werden können. Jeder einzelne Tumor müßte eigentlich einen eigenen Namen, der die verschiedenen Gewebskomponenten berücksichtigt, erhalten. Nach EDMONDSON (1958) läßt das histologische Bild dieser Geschwülste vermuten, daß sie differenzierte und undifferenzierte Sarkome verschiedener Reifestadien darstellen. Für STOUT sind es dysontogenetische Geschwülste, die sich aus einem multipotenten Blastem entwickelt haben.

**Pathoanatomie.** Der makroskopische Befund ist entsprechend der unterschiedlichen Gewebszusammensetzung derartiger Geschwülste wechselnd: Cystisch und protrudierend (DONOVAN u. SANTULLI), knotig-cystisch (LORIMER), grobknotig-solid (ANDERSEN). Auf dem Schnitt bieten diese Tumoren gemäß ihrer Zusammensetzung aus den verschiedensten Derivaten des Mesenchyms ein von Fall zu Fall sehr unterschiedliches Bild.

Das *mikroskopische* Bild ist ebenso bunt und fallweise verschieden. Die Vielfalt mesenchymaler Gewebsformationen — die Tumorkomponenten der Mesenchymome können von embryonalen, lipomatösen, angiomatösen, knorpeligen, knöchernen, myomatösen und hämopoetischen Gewebsformationen dargestellt werden —, brachte den Mesenchymomen auch die Bezeichnung „Konfettitumoren" (STOWENS) ein.

Das bunte morphologische Bild mit etwaigen Cysten sowie andererseits von traubigen Strukturen mit rhabdomyomatösen Gewebsbestandteilen läßt die Schwierigkeiten der pathologisch-anatomischen Abtrennung dieser Geschwülste von den epithelial-mesenchymalen Hepatoblastomen wie den Rhabdomyosarkomen (Sarcoma botryoides) erkennen.

**Alters- und Geschlechtsverteilung.** Die Fälle betrafen bei ANDERSEN (1951) ein bei der Sektion $3^1/_4$ Jahre altes Mädchen, einen bei der Sektion $5^3/_4$ Jahre alten Jungen, bei DONOVAN u. SANTULLI einen bei der Operation 6 Jahre alten Jungen, bei BARTALENA einen 4 Monate alten, bei NASH u. PURDY-STOUT einen 6 und 7 Jahre alten Jungen, bei GLATZL sowie HÜNERWADEL einen bei der Sektion, bei NICOLE einen bei der Operation 11 Jahre alten Jungen, bei LORIMER ein bei der Operation 15jähriges Mädchen.

**Die klinischen Erscheinungen,** therapeutisches Vorgehen und Prognose zeigen im wesentlichen keine Abweichungen von der üblichen Symptomatik eines primären Lebermalignoms im Kindesalter. Auch bei diesem Malignom wurden tödliche Tumorrupturblutungen beobachtet (HÜNERWADEL).

## Das primäre Lebersarkom

Bekanntlich ist die Bezeichnung „Sarkom" ein übergeordneter Begriff für maligne Neoplasmen, deren pathologisch-anatomisches Bild feingewebliche Struktureigenschaften mehr oder weniger differenzierten Mesenchyms oder seiner Derivate in unterschiedlicher Reife aufweist. Im älteren Schrifttum wurde der Terminus „Sarkom" offensichtlich umfassender angewandt (ROUKKULA, 1959). Wegen der Ubiquität des Bindegewebes und seiner Derivate können derartige Neubildungen überall im Organismus vorkommen. Sarkome der Leber gehören jedoch in allen Altersstufen zu den großen Seltenheiten.

Die Problematik der *Häufigkeit* des Sarkoms der kindlichen Leber spiegelt sich an den *historischen* Daten wider. Vergleicht man das ältere mit dem neueren Schrifttum, so zeigt sich, daß trotz der erheblichen Zunahme der publizierten Lebermalignome des Kindesalters in den letzten Jahrzehnten die Häufigkeit von Mitteilungen über Lebersarkome stark rückläufig ist. Unter dem Eindruck der großen Frequenz von Sarkomen im Kindesalter (HERXHEIMER) wurde offensichtlich mancher nicht eindeutig zu bestimmende Tumor beim jungen Kind als Sarkom klassifiziert. Im neueren Schrifttum wird übereinstimmend hervorgehoben, daß das primäre Lebersarkom eine ausgesprochene Rarität darstellt (WILLEFORD u. STEMBRIDGE, 1950; EDMONDSON, 1956; ARIEL u. PACK, 1960; AREY, 1963, 1964). Nur ANDERSEN (1951) hatte noch den Eindruck, daß das Lebersarkom häufiger sei als das Carcinom.

### Pathobiologie

Entsprechend der Differenzierung der verschiedenen Derivate des Mesenchyms können maligne Neoplasmen unter dem Bild spezieller Gewebsstrukturen (Tumoren vom Typus des retikulären Bindegewebes, des lockeren, interstitiellen Bindegewebes, des fibrillären Bindegewebes, des Fettgewebes, des Pigmentbindegewebes, ferner des Knorpel-, Knochen-, glatt- und quergestreiften Muskelgewebes) von mehr oder weniger undifferenzierten Neubildungen aus runden bis spindeligen Zellen oder aus gallertigem Bindegewebe unterschieden werden. In Analogie zu Vergleichsgeweben wurden diese Geschwülste als „Reticulosarkom", „Fibrosarkom" etc. näher gekennzeichnet oder bei undifferenziertem Aufbau mit Bezeichnungen wie „groß-, spindelzellige oder polymorphkernige Sarkome" belegt. Allerdings wurden in die Internationale Tumornomenklatur (HAMPERL u. ACKERMAN, 1969) Bezeichnungen wie Rundzellsarkom und Spindelzellsarkom nicht aufgenommen, da derartige Diagnosen als unvollständig oder vorläufig anzusehen sind. Die pathologisch-anatomische Diagnose und die Einordnung derartiger Geschwülste ist nach übereinstimmender Meinung für den Histopathologen schwierig, da es sich in den meisten Fällen um sehr undifferenziertes Gewebe handelt (EDMONDSON, 1956; ARIEL u. PACK; AREY, 1963, 1964).

Hinsichtlich der Histogenese hat EWING hervorgehoben, daß der wahre Ursprung des primären Lebersarkoms nie wirklich herausgefunden wurde, obwohl zahlreiche Diskussionen in der Literatur vorliegen. Ein Ursprung von Bindegewebe im Bereich der Gefäße oder der Acini, den cellulären Elementen der Gefäße, dem perilymphatischen Bindegewebe, von normalem oder von neugebildetem Bindegewebe bei portaler Cirrhose, aus einem präexistierenden Kavernom u.a. sind erwogen worden.

**Pathoanatomie.** Wegen Klassifikationsmängel infolge der täuschenden Ähnlichkeit zwischen hochanaplastischen Carcinomen und einzelnen Sarkomen und der häufig schwierigen Entscheidung über den Tumorursprung ist eine auch nur einigermaßen befriedigende Zusammenstellung der in der Literatur bekanntgewordenen Kasuistiken sowie eine einheitliche Darstellung der Pathoanatomie nur mit Vorbehalt möglich. Mit Fehlinterpretation von Neuroblastommetastasen oder von embryonalen Hepatoblastomen muß im älteren Schrifttum gerechnet werden. Als Neuroblastom (Typ Pepper) sind offensichtlich die Kasuistiken von PARKER, 1880; LENDROP, 1893; HEATON, 1897/98; PEPPER, 1901; BRUCK, 1905; WILKE, 1909; JOHAN ,1922 u.a. zu bewerten. Eine eingehende Diskussion des älteren Schrifttums stammt von GOLDSTEIN (1921) sowie von NINARD (1950).

Die meisten als Lebersarkom mitgeteilten Fälle boten ein sehr undifferenziertes Bild. Sie wurden in morphologischer Betrachtungsweise meist als *rund-, spindel-, polymorphzellige* oder einfach als *undifferenzierte* oder „medulläre" *Sarkome* bezeichnet (in chronologischer Folge: PORT resp. SCHEIDEMANTEL; BOSSOWSKI; BAUMANN u. FORBES; GRÜNEBERG; HOLT; CARMICHAEL u. WADE; BASSO; HERXHEIMER; BENDER; WILLEFORD u. STEMBRIDGE; FRIEDERICI; EDMONDSON bei Sichtung des Materials von ANDERSEN; KEMPF u. KORN; ZEITLER u. BICKEL; GAUBERT). Auf die in der Internationalen Tumornomenklatur (HAMPERL u. ACKERMAN) niedergelegten Einwände wurde bereits hingewiesen. Inwieweit ein von KAMBER mitgeteilter Lebertumor (Fall 5), der wegen des undifferenzierten, embryonalen Gewebsbildes und fehlender Ähnlichkeit mit dem Muttergewebe histogenetisch weder dem Epithel noch dem Mesenchym zuzuordnen war, als „Meristom" (FISCHER-WASELS) bezeichnet wurde, den Sarkomen oder aber den Carcinomen zuzurechnen ist, muß offen bleiben.

Einige wenige Fälle konnten aufgrund ihrer Differenzierungstendenz näher klassifiziert werden. So führte eine deutliche myxomatöse Komponente des Bindegewebes zu der Einordnung als *Myxosarkom* in den Kasuistiken von WILLIAMS; BERGHINZ sowie SARRA u. BERTOLINI.

Ein *Lymphosarkom* wurde von TOOTH; ZAMORANI sowie GAUBERT diagnostiziert. Dabei ist in der Beobachtung von ZAMORANI die Frage eines in die Leber metastasierenden Neuroblastoms wegen der stark tumorösen Veränderungen der Nebennieren möglich. *Reticulosarkome* wurden von KEMPF u. KORN sowie von MASTELLA u. PADUANO mitgeteilt. BALOUET u. DESTOMBES bezeichnen den von ihnen beobachteten Tumor als eine den „Sarcomes embryonnaires" zuzurechnende Form mit angio-

und fibroplastischen Formationen. Eine Rarität stellt eine auf die Leber beschränkte Lymphogranulomatose bei einem 15jährigen Mädchen dar (LOEHRY).

„Nichts ist schwieriger zu definieren als das *Angiosarkom*" (MASSON). Bei diesem Tatbestand soll auf weitere Ausführungen von HUECK sowie v. ALBERTINI verwiesen werden. Da das wesentliche Element des Gefäßes sein Endothel ist (MASSON), kann man annehmen, daß jegliches Angiosarkom dieses Endothel zum Ausgang haben müßte; unter dieser Voraussetzung würde die Bezeichnung Angio-Sarkom (bzw. angioplastisches Sarkom) dem Terminus Angio-Endotheliom (oder „Endotheliom im engeren Sinne", HUECK) entsprechen. „Nicht der Gefäßreichtum eines beliebigen Sarkoms an sich ist es, welcher die Diagnose „angioplastisches Sarkom" erlaubt, sondern es muß sich erweisen lassen, daß die Gefäßneubildung die eigentliche Tendenz des geschwulstbildenden Prozesses ist. Es muß sich also der angioplastische Wachstumstyp wiedererkennen lassen. Freilich entstehen in diesen Sarkomen keine typischen Gefäße, sondern unreife, angioplastische Formationen,, (BORST, 1950). Nach v. ALBERTINI handelt es sich um eine primäre, nichtepitheliale Lebergeschwulst, die zu den Reticulosarkomen gehört und die Eigentümlichkeit der Gefäßspaltenbildung bis zur Ausbildung von kavernösen Räumen zeigt. Daher spricht v. ALBERTINI von einem „Reticulosarcoma angioplasticum" und führt die Bezeichnungen Endotheliom, Angiosarkom, Angioendotheliom, Hämangioendotheliom als Synonyma an. Letztere stellt die im deutschen Schrifttum gebräuchlichste Bezeichnung dar. Im Rahmen der Vereinheitlichung wurden die zahlreichen Bezeichnungen in der „Internationalen Tumornomenklatur" auf

| | |
|---|---|
| Haemangioendothelioma malignum | Malignant hemangio-endothelioma |
| Haemangiosarcoma | Hemangiosarcoma |
| Bösartiges Hämangio-endotheliom | Hémangio-endothéliome malin |
| Hämangiosarkom | Hémangiosarcome |

reduziert (HAMPERL u. ACKERMAN, 1969).

Mitteilungen über maligne Angiome bzw. angioplastische Sarkome der Leber stammen von ARNOLD; DE HAAN; BONDY; GESCHICKTER; FANFANI et al.; ANDERSEN. Maligne Hämangioendotheliome (bzw. -sarkome) sind von BLAUEL; BRUNI (Fall 2, allerdings nur durch Probeexcision gesichert); Fredens; Lund; Nielsen sowie Salomone beobachtet worden. Inwieweit Fehlinterpretationen vorliegen (de Haan; Israel; Kremer u. Hilke), kann nur zur Diskussion gestellt werden.

Hinsichtlich der Sonderstellung des sog. infantilen Hämangioendothelioms des Neugeborenen und jungen Säuglings, das früher mit dem malignen Hämangioendotheliom identifiziert wurde, siehe das entsprechende Kapitel (S. 463).

Das *embryonale Rhabdomyosarkom* (Stout) der Leber stellt nach übereinstimmender Meinung eine Rarität dar (Arey; Edmondson; Lam et al.; Pack u. Miller). Es ist das Verdienst von Stobbe u. Dargeon, auf die Rhabdomyoblastennatur (,,embryonales Rhabdomyosarkom") bestimmter solider Tumoren hingewiesen zu haben. Charakteristisch ist das unreife Gewebsbild, in dem die Tumorzellen embryonale, quergestreifte und glatte Muskelfasern oder deren Vorläufer nachzubilden versuchen (Stobbe u. Dargeon). Da jedoch nur in einem Drittel der Fälle Rhabdomyoblasten gefunden werden (Neidhardt), ist die exakte Bestimmung oft schwierig, wie in den Kasuistiken von Lam et al.; Sacrez u. Lagoutière; Schmidt. Neuere elektronenmikroskopische (Bässler et al.; Toker et al.) sowie immunologische Befunde (Johnson et al.) erleichtern offensichtlich die Diagnose.

Den Ursprung des embryonalen Rhabdomyosarkoms der Leber können nach Farinacci et al. sowohl das Parenchym wie die Gallengänge darstellen. Traubenförmige Gestalt entwickelt der Tumor bei einer Expansion in Hohlräume. Sitz in relativ soliden Geweben wie beispielsweise der Leber führt dagegen zur Bildung solid-gelatinöser oder schleimiger Massen, ohne daß zwischen beiden Formen histologische Unterscheidungsmerkmale nachweisbar wären. In solchen Fällen kann die Zuordnung als Leber- oder Gallengangstumor Ermessensfrage sein (Williamson et al.), wie beispielsweise in der Kasuistik von Arey: Das Neoplasma stellte im Lebergewebe eine große solide Masse dar und zeigte an Bezirken der Expansion in den extrahepatischen Gallengang traubenförmige Tumorformationen. Letztere erreichten in der Beobachtung von Schmidt das Duodenum, in der Kasuistik von Lam et al. über die Vena cava sogar den rechten Herzvorhof. Weiteres ist den Ausführungen über das embryonale Rhabdomyosarkom der Gallenwege zu entnehmen (s. S. 528).

**Altersverteilung.** Gegensätzlich zu den undifferenzierten Sarkomen mit einer gewissen Häufung bei Säuglingen und Kleinkindern betrafen die Sarkome mit Differenzierungsmerkmalen meist ältere Kinder. Nur bei den Gefäßgeschwülsten handelte es sich in der Regel um Säuglinge.

**Geschlechtsverteilung.** Von einer gewissen Knabenprävalenz bei den undifferenzierten Sarkomen abgesehen ergaben sich keine besonderen Geschlechtsverhältnisse.

**Klinisches Bild.** Im Falle eines rasch wachsenden und metastasierenden Lebersarkoms zeigen sich praktisch keine Unterschiede zu malignen epithelialen Neubildungen. Das Terminalstadium ist durch ein stärker aggressiv-infiltrierendes Wachstum in die Umgebung geprägt, so daß u. U. kontinuierliches und metastatisches Wachstum nicht exakt differenziert werden können. Besonderheiten bieten bestimmte Sarkome wie beispielsweise das embryonale Rhabdomyosarkom, wenn es Hohlräume wie die großen Gallengänge, Darm oder Gefäße erreicht und dann eine Primärerkrankung dieser vortäuschen kann.

Die *Prognose* war bislang bei den Sarkomen wegen des fortgeschrittenen Stadiums zum Zeitpunkt der Diagnose, das eine erfolgversprechende Therapie von vornherein ausschloß, fast immer infaust. Über einen Therapieerfolg bei einem zunächst offensichtlich aussichtslosen Tumorbefund berichten Pack u. Miller. Bei einem 14jährigen Mädchen verkleinerte sich ein bereits ausgedehntes Rhabdomyosarkom nach Strahlentherapie so stark, daß der Tumor operativ entfernt werden konnte. Bei der Nachuntersuchung nach $2^1/_2$ Jahren war die Patientin noch am Leben.

## Literatur

Albertini, A. v.: Histologische Geschwulstdiagnostik. Stuttgart: Thieme 1955.

Andersen, D. H.: Tumors of infancy and childhood. I. A survey of those seen in the Pathology Laboratory of the Babies Hospital during the years 1935—1950.

Arey, J. B.: Abdominal masses in infants and children. Pediat. Clin. N. Amer. 10, 665—691 (1963).

— Tumors of the liver. In: W. E. Nelson, Textbook of pediatrics, 8. Aufl. Philadelphia-London: Saunders & Co. 1964.

ARIEL, J. M., PACK, G. T.: Cancer and allied diseases of infancy and childhood. London: Churchill Ltd. 1960.

ARNOLD, J.: Zwei Fälle von primärem Angiosarcom der Leber. Beitr. path. Anat. 8, 123—139 (1890).

BÄSSLER, R., VOTH, D.: Pathologie und submikroskopische Morphologie des sogenannten Sarcoma botryoides der großen Gallengänge. Z. Krebsforsch. 65, 44—55 (1962).

BALOUET, G., DESTOMBES, P.: A propos de quelques tumeurs mésenchymateuses hépatiques d'apparence primitive. Essai de classification et de diagnostic des tumeurs à cellules fusiformes du foie. Ann. Anat. path. 12, 273—286 (1967).

BARTALENA, R.: Su di un caso di tumore embrionale primitivo del fegato in lattante. Lattante 27, 443—451 (1956).

BASSO, E.: Un caso raro di sarcoma primitivo del fegato in un bambino di undici mesi. Clin. pediat. (Bologna) 6, 143—176 (1924).

BAUMANN, E. P., FORBES, J. G.: Sitzungsbericht. Lancet 1904 I, 1503.

BENDER, L. F.: Primary sarcoma of the liver in a seven month infant. Med. J. Rec. 136, 405 (1932).

BERGHINZ, G.: Mixosarcoma del fegato di un bambino. Clin. med. ital. 39, 254—256 (1900).

BLAUEL, I.: Über das Hämangioendotheliom der Leber bei Kindern. Mschr. Kinderheilk. 91, 345—361 (1942).

BONDY, J.: Angiosarcoma of the liver in an infant. J. Amer. med. Ass. 56, 873 (1911).

BORST, M.: Pathologische Histologie, 4. Aufl. München: J. F. Bergmann 1950.

BOSSOWSKI, A.: Über die primären Sarkome der Leber. Medycyna Nr 28 (1902) [Poln.]. Ref. Zbl. allg. Path. path. Anat. 14, 42 (1903) sowie Jb. Kinderheilk. 57, 681—682 (1903).

BRUCK, A. W.: Ein Fall von kongenitalem Lebersarkom und Nebennierensarkom mit Metastasen. Jb. Kinderheilk. 62, 84—92 (1905).

BRUNI, R.: Su due casi di angioendotheliosarcoma primitivo in fegato di bambino. Minerva pediat. 8, 1348—1357 (1956).

CARMICHAEL, E. W. S., WADE, H.: A case of primary sarcoma of the liver in a child aged four months. Lancet 1907 I, 1217—1219.

DONOVAN, E. J., SANTULLI, TH. V.: Resection of the left lobe of the liver for mesenchymoma. Ann. Surg. 124, 90—93 (1946).

EDMONDSON, H. A.: Differential diagnosis of tumors and tumor-like lesions of liver in infancy and childhood. J. Dis. Child. 91, 168—186 (1956).

— Tumors of the liver and the intrahepatic bile ducts. In: Atlas of tumor pathology, sect. VII, fasc. 25. Washington: Armed Forces Institute of Pathology 1958.

EWING, J.: Neoplastic diseases; a treatise on tumors, 4. Aufl., Philadelphia: Saunders Co. 1940.

FANFANI, M., MARCONI, G., PIERAGNOLI, E.: I tumori maligni delle prime età della vita nei dati generali e nelle singole localizzazioni anatomiche. Arch. De Vecchi Anat. pat. 23, 149—338 (1955).

FARINACCI, CH. J., FAIRCHILD, J. P., SULAK, M. H., GILPATRICK, C. W.: Sarcoma botryoides (a form of embryonal rhabdomyosarcoma) of the common bile duct. Cancer (Philad.) 9, 408—417 (1956).

FISCHER-WASELS: Zit. nach KAMBER, J., 1967.

FREDENS, M.: Angiography in primary hepatic tumours in children. Acta radiol. (Stockh.) 8, 193—200 (1969).

FRIEDERICI, L.: Primäres Lebersarkom bei einem 5 Monate alten Knaben. Zbl. allg. Path. path. Anat. 88, 373—376 (1952).

GAUBERT, J.: Les tumeurs malignes du tube digestif et ses annexes chez l'enfant. Une expérience de 15 années. Pédiatrie 20, 445—554 (1965).

GESCHICKTER, CH. F., KEASBY, L. E.: Tumors of blood vessels. Amer. J. Cancer 23, 568—591 (1935).

GILMOUR, J. R.: A recurrent tumour of mesenchyme in an adult. J. Path. Bact. 55, 495—499 (1943).

GLATZL, J.: Primäre Lebergewächse im Kindesalter. (Bericht über ein malignes Mesenchymom.) Frankfurt. Z. Path. 71, 14—32 (1961).

GOLDSTEIN, H. I.: Primary sarcoma of the liver. Int. Clin. 2, 73—90 (1921).

GRÜNEBERG: Sitzungsber. Ärztl. Verein Hamburg, 15. März 1904. Münch. med. Wschr. 51, 1037 (1904).

HAAN, J. DE: Primäres Angiosarcoma alveolare multiplex der Leber bei einem 4 Monate alten Kinde. Beitr. path. Anat. 34, 215—219 (1903).

HAMPERL, H., ACKERMAN, L. V.: Illustrierte Tumornomenklatur, 2. Aufl. Berlin-Heidelberg-New York: Springer 1969.

HEATON, G.: Congenital round-celled sarcoma of liver. Trans. path. Soc. Lond. 49, 140—143 (1897); zit. nach GOLDSTEIN, H. J.

HERXHEIMER, G.: Lebergewächse. In: Handbuch der speziellen pathologischen Anatomie und Histologie, hrsg. v. HENKE u. LUBARSCH, Bd. V/1. Berlin: Springer 1930.

HOLT, L. E.: Primary adenosarcoma of the liver in a child of nine months. Arch. Pediat. 22, 248—256 (1905); als historischer Fall wiederholt: 71, 226—230 (1954).

HUECK, W.: Über das Mesenchym. III. Mesenchymale Tumoren. Beitr. path. Anat. 103, 308—349 (1939).

HÜNERWADEL, U.: Lebertumoren im Kindesalter. Ann. paediat. (Basel) 198, 44—63 (1962).

ISRAEL, J.: Exstirpation eines primären Lebersarkoms. Dtsch. med. Wschr. 20, 669—670 (1894).

JOHAN, B.: Kongenitales Lymphosarkom der Leber eines drei Wochen alten Säuglings. Jb. Kinderheilk. 97, 200—208 (1922).

JOHNSON, W., JURAND, J., HIRAMOTO, R.: Immunhistologic studies of tumors containing myosin. Amer. J. Path. 47, 1139—1155 (1965).

KAMBER, J.: Primäre Leberkarzinome des Säuglings und Kleinkindes. Med. Diss. Zürich 1967.

KEMPF, J., KORN, R.: Le cancer primitif du foie chez l'enfant. Ann. Anat. path., N. S. 1, 514—547 (1956).

KREMER, K., HILKE, H.: Operative Behandlung von Lebertumoren. Zbl. Chir. 84, 1225—1232 (1959).

LAM, C. R., WEBB, D., GREEN, E.: Primary liver tumor presenting as right atrial tumor: A case report. Surgery 59, 872—877 (1966).

LENDROP, O.: Et Tilfaelde af Leversarkom hos et spaedt Barn. Hospitalstidende 1, 217—223 (1893).

LOEHRY, G. A.: Hodgkin's disease limited to the liver. Brit. med. J. 1964 II, 1594.

Lorimer, W. S., Jr.: Right hepatolobectomy for primary mesenchymoma of the liver. Ann. Surg. **141**, 246—250 (1955).

Lund, J. S.: Congenital haemangioendotheliosarcoma of the liver. Acta paediat. scand. **57**, 354—357 (1968).

Masson, P.: Tumeurs humaines, 2. ed. Paris: Maloine 1956.

Mastella, G., Paduano, A. R.: Reticulosarcoma primitivo del fegato in un bambino di otto anni. Pediatria (Napoli) **68**, 722—736 (1960).

Nash, A., Stout, A. P.: Malignant mesenchymoma in children. Cancer (Philad.) **14**, 525—533 (1961).

Neidhardt, M.: Das embryonale (Rhabdomyo-) Sarkom. Literaturübersicht und Bericht über acht eigene Beobachtungen. Z. Kinderheilk. **103**, 169—181 (1968).

Nicole, R.: Leberresektion bei Tumoren des Kindes. Helv. chir. Acta **36**, 53—58 (1969).

Nielsen, O. St.: Primary hemangio-endotheliosarcoma in the liver of children. Acta paediat. (Basel) **40**, 431—438 (1951).

Ninard, B.: Tumeurs du foie. Paris: Librairie le François 1950.

Pack, G. T., Miller, Th. R.: Total right hepatic lobectomy for rhabdomyosarcoma. Arch. Surg. **73**, 1060—1062 (1956).

Parker, R. W.: Diffuse sarcoma of liver, probably congenital. Trans. path. Soc. Lond. **31**, 290—293 (1880).

Pepper, W.: A study of congenital sarcoma of the liver and suprarenal. Amer. J. med. Sci. **121**, 287—299 (1901).

Port: Sitzungsbericht Ärztl. Verein in Nürnberg vom 15. Mai 1902. Dtsch. med. Wschr. **28**, 262 (1902).

Roukkula, M.: Sarcoma. Incidents and results of treatment. Ann. Chir. Gynaec. Fenn. **48**, Suppl. 91, 1—171 (1959).

Sacrez, R., Lagoutière, M.: Deux observations de cancer primitif du foie chez l'enfant. Arch. franç. Pédiat. **5**, 104—106 (1948).

Salomone, P.: I tumori primitivi del fegato. (Con particolare riguardo all'emoangioendothelioma.) Minerva pediat. **5**, 574—587 (1953).

Sarra, A., Bertolini, A.: Il mixosarcoma epatico primitivo dell'infanzia. Clin. pediat. (Bologna) **50**, 825—838 (1968).

Scheidemantel, E.: Ein Fall von primärem Sarcom der Leber. Med. Diss. Erlangen 1903.

Schmidt, F.: Primäres Myxosarkom der Leber eines Kleinkindes mit Durchbruch in die Gallenwege und das Duodenum und tödlicher Darmblutung. Med. Diss. Marburg 1936.

Schumann, H. D.: Beitrag zur Kasuistik des primären Hämangioendothelioms der Leber. Frankfurt. Z. Path. **25**, 1—16 (1941).

Stobbe, G. D., Dargeon, H. W.: Embryonal rhabdomyosarcoma of the head and neck in children and adolescents. Cancer (Philad.) **3**, 826—836 (1950).

Stout, A. P.: Mesenchymoma, the mixed tumor of mesenchymal derivatives. Ann. Surg. **127**, 278—290 (1948).

— Tumors of the soft tissues. In: Atlas of tumor pathology, sect. 2, fasc. 5. Wahsington: Armed Forces Institute of Pathology 1953.

Stowens, D.: Tumors in childhood. Pediatric pathology. Baltimore: Williams & Wilkins Co. 1966.

Toker, C., Trevino, N.: Ultrastructure of human primary hepatic carcinoma. Cancer (Philad.) **19**, 1594—1606 (1966).

Tooth, H.: Notes of a case of diffused lympho-sarcoma of the liver. Lancet **1884 II**, 827.

Wilke, A.: Kongenitales Rundzellensarkom, primär in Leber und Nebennieren entstanden. Jb. Kinderheilk. **70**, 209—219 (1909).

Willeford, G., Stembridge, V. A.: Primary sarcoma of liver. Amer. J. dis. Child. **80**, 404—407 (1950).

Williams, R.: The malignant tumours of infancy, childhood, and youth. Lancet **1897 I**, 1328—1331.

Williamson, M. E., Leestma, J. E., Black, W. C., King, D. W.: Histologic patterns in tumor pathology. Evanston (N.Y.) and London: Hoeber Med. Div. 1968.

Willis, R. A.: Pathology of tumours. London: Butterworth & Boyd 1963.

Zamorani, V.: Linfosarcoma congenito del fegato. Riv. Clin. pediat. **25**, 456—461 (1927).

Zeitler, E., Bickel, E.: Sarkome im Kindesalter. Med. Klin. **57**, 2010—2015 (1962).

## Der Nebennierenrest-Tumor der Leber

**Synonyma.** Primäres Hypernephrom der Leber, Adrenalrest-Tumor.

**Definition.** Adrenalrest-Tumoren sind Neubildungen, die von verlagertem Nebennierengewebe innerhalb der Leberkapsel ausgehen. Eingekapselte Tumoren mit benignem Verlauf können als ein Analogon zum Nebennierenrindenadenom, anaplastische metastasierende Tumoren als Analogon zum Nebennierenrindencarcinom angesehen werden. Heterotope Nebennierenrindenreste unter der Leberkapsel sind an sich noch nicht als Neoplasmen anzusprechen (Edmondson, 1958). Die in diesem Zusammenhang mitunter verwendete Bezeichnung „Hypernephrom" oder „hypernephroider Tumor" bedeutet nach Grawitz (1884) die Tumorentstehung aus verlagerten Nebennierenkeimen. Etwaige Zeichen einer Pubertas praecox oder Symptome eines Morbus Cushing sind auf das Vorliegen eines endokrin aktiven Neoplasmas verdächtig, seit Kenntnis paraendokrin aktiver Geschwülste jedoch kein Beweis für die Existenz eines Nebennierenrest-Tumors, der damit problematisch geworden ist und in Zweifel gezogen wurde.

## Pathobiologie

In den letzten Jahren wurde wiederholt darauf hingewiesen, daß Keimverlagerungen von Nebennierengewebe häufiger sind, ohne daß sich ein Tumor entwickelt. Bei Neugeborenen und Feten sollen sie besonders oft vorkommen und sogar eine Frequenz bis zu 50% erreichen, sich aber zum größten Teil bis zum Ende des 1. Lebensjahres wieder zurückbilden (SPIROV). Derartige Keimverlagerungen werden meist autoptisch als Zufallsbefund nachgewiesen.

Für die Verlagerung von Nebennierengewebe in Nachbarorgane werden embryologische Gesetzmäßigkeiten verantwortlich gemacht. BOTHE konnte bei menschlichen Embryonen die enge Nachbarschaft der Nebennierenanlage zu den Primitivstrukturen von Leber, Nieren, Ovar, Testikel, Nebenhoden und Uterus nachweisen. Diese engen nachbarschaftlichen Beziehungen schließen die Möglichkeit adrenaler Einschlüsse in eines dieser Organe ein. Hieraus können sich Geschwülste entwickeln, die nach DIETRICH et al. morphologisch keine Ähnlichkeit mit einem primär ortsständigen Nebennierenrindentumor bieten müssen, wie das beispielsweise in der Beobachtung von PENDL der Fall war. Nach RAMSEY wird der Charakter der Neubildung von der Entwicklungsstufe der Zellanlage zum Zeitpunkt der Trennung von der Hauptanlage wie auch vom Gastgewebe — in diesem Zusammenhang vom Leberparenchym — bestimmt. WELLER unterscheidet akzessorische resp. Restnebennieren in oder auf der Kapsel von Niere und Leber und die Heterotopie einer Nebenniere. Die echte Heterotopie ist eine Entwicklungsstörung, eine Malposition, die zwar als verstärkter Grad eines akzessorischen oder einer Restnebenniere angesehen werden kann, sich aber bis auf wenige Ausnahmen (Duplikatur einer vollständigen Nebenniere auf einer Seite, ein äußerst seltener Befund) dadurch vom sog. „Rest" unterscheidet, daß sich auf der Seite der Heterotopie keine vollständige Nebenniere mit normaler Lokalisation nachweisen läßt. Dies ist bei den sog. akzessorischen oder „Resten" regelmäßig der Fall. Das Vorkommen einer wohlausgebildeten Nebenniere schließt also — von Ausnahmen abgesehen — die Heterotopie dieses Organs auf dieser Seite aus. Die Auffassung von WELLER wird durch die Beobachtung von WILKINS u. RAVITCH

unterbaut. Statt einer rechten Nebenniere wurde lediglich ein durch Lebergefäße versorgtes Hypernephrom im Bereich des rechten Leberlappens gefunden. Neuerdings wird die Existenz echter Nebennierenresttumoren von KÖHN und KETTLER sowie HAMPERL bezweifelt und von HAMPERL die endokrine Aktivität derartiger Geschwülste im Sinne eines paraendokrinen Mechanismus gedeutet.

## Pathoanatomie

*Makroskopisch* wie *mikroskopisch* findet sich in der Mehrzahl ein gut abgekapselter, häufig derber Tumor, der mitunter röntgenologisch Verkalkungen erkennen läßt. Befallen ist in der Regel der rechte Leberlappen in Kapselnähe oder in der Kapsel selbst, und zwar die Gegend der Impressio suprarenalis (ABELL).

Mikroskopisch ähnelt das Bild dem des Nebennierentumors, doch kann der Aspekt durch das Gastorgan sowie durch entwicklungsgeschichtlich bedingte Einflüsse verändert sein.

## Klinik

Primäre Adrenalrest-Tumoren sind im Kindesalter eine extreme Rarität. PENDL u. SCHERLACHER haben 1960 zusammen mit einer Kasuistik bei einem Kind die erreichbaren Beobachtungen des Schrifttums aller Altersklassen tabellarisch zusammengestellt und konnten 23 sichere und 3 fragliche Fälle ermitteln. Darunter befanden sich nur 2 Beobachtungen bei Kindern (ABELL; MASON u. SPEESE). Inzwischen sind weitere Beobachtungen von WILKINS u. RAVITCH sowie von SMITH (persönliche Mitteilung an OMENN) bekannt geworden.

Der autoptische Zufallsbefund von OBERNDORFER (1900) mit einer Adhärenz der rechten Nebenniere in der Impressio suprarenalis bei völliger Isolierung beider Organe voneinander, wahrscheinlich auf dem Boden einer syphilitischen Leberaffektion entstanden, ist mit WELLER nur mit Vorbehalt zu den echten Heterotopien der Nebenniere in die Leber zu rechnen.

**Kasuistik.** ABELL: 13 Monate alter weiblicher Säugling, seit 1 Monat Auftreibung des Leibes mit rascher Zunahme. Laparotomie: großer, länglichovaler, gut eingekapselter Tumor, der mit dem rechten Leberlappen verbunden ist. Tumorentfernung. Heilung. 17 Monate p.op. kein Anhalt für Rezidiv. Mikroskopische Diagnose: Hypernephrom, keine Mitosen, keine gallengangähnlichen Strukturen.

**Kasuistik.** MASON u. SPEESE: 17 Monate alter Junge, seit 1 Woche unvermittelt heftige Bauchschmerzen. Stark vergrößertes Abdomen. Palpation: harte, irreguläre, schmerzhafte Masse im linken Hypochondrium, die nicht mit der Atmung verschieblich ist und keinen Zusammenhang mit der Milz aufweist. Operation: eingekapselter, vascularisierter Tumor an der Unterfläche des rechten Leberlappens. Tumorentfernung. Heilung.

*Makroskopisch.* Orangengroßer, fibrotischer Tumor, Schnittfläche stark blutig. Keine Leberzellen oder Gallengänge. *Mikroskopisch:* neben Gewebe, das der Zona fasciculata der Nebenniere entspricht, Strukturen entsprechend der Zona glomerulosa sowie schließlich acinusähnliche Gewebsareale mit hohen kubischen Zellen, die sich keinem bekannten Organ zuordnen lassen. Wegen des hohen Differenzierungsgrades wurde ein benigner Tumor oder ein solcher mit sehr geringgradiger Malignität angenommen. Nachkontrolle 7 Monate nach der Operation: kein Anhalt für Rezidiv. Im Alter von $6^1/_2$ Jahren erneute Vorstellung: Seit ca. 3 Monaten Erscheinungen einer Pubertas praecox, nach weiteren 2 Monaten starke Schmerzen im Rücken und den Extremitäten. Die Untersuchung ergibt Metastasen in der Wirbelsäule, linken Lunge, Ileum und am rechten Femur. Das Kind verstarb fast $5^1/_2$ Jahre nach der Exstirpation des Adrenalrest-Tumors. Keine Autopsie. Inwieweit die multiplen Knochen- und Lungenmetastasen Folgen eines neu entstandenen Nebennierenrest-Tumors oder eines Rezidivs des ursprünglichen Tumors darstellen, konnte nicht geklärt werden. Nach EDMONDSON stellt dieser Tumor wahrscheinlich ein Adrenalrest-Carcinom der Leber dar.

**Kasuistik.** PENDL u. SCHERLACHER: 19 Monate alter Knabe, akutes Krankheitsgefühl. Seit ca. 6 Monaten Vergrößerung des Abdomens. Laparotomie: gestielter, kindskopfgroßer, abgekapselter, höckeriger Tumor, der in toto entfernt wird. Postoperativer Verlauf unauffällig. Mikroskopisch besteht das Tumorgewebe aus polygonalen Zellen. Hypernephroider Tumor. Lokalisation entgegen der Regel am linken Leberlappen.

**Kasuistik.** WILKINS u. RAVITCH: Virilisierender adrenocorticaler Tumor der Leber bei einem 2,9 Jahre alten Jungen. Seit 3 Monaten schwache Pubesbehaarung. Wachsen der Geschlechtsorgane. Röntgenologisch im rechten oberen Quadranten rundliches Areal fleckiger Verkalkungen. I.v.-Pyelographie: leichte Depression der rechten Niere. 17-Ketosteroide im Urin erhöht. Laparotomie: rechts keine Nebenniere nachweisbar. Im rechten Leberlappen Tumor von maximal 8 cm Ausdehnung, der sich vom Lebergewebe nicht abgrenzen läßt. Biopsie. Im Alter von 3,10 Jahren bot der Junge nun eher den Eindruck eines Cushing-Syndroms. Erneute Laparotomie: großer, steinharter, gut abgegrenzter Tumor im rechten Leberlappen, der eine Lobektomie erforderlich machte. Mikroskopisch wird ein adreno-corticaler Tumor mit primärem Sitz in der Leber diagnostiziert. Im Alter von 5 Jahren und 10 Monaten war das Kind in gutem Zustand. Völlige Rückbildung der endokrinen Veränderungen mit Normalisierung der 17-Ketosteroide.

Die kursorische Erwähnung eines unter dem rechten Leberlappen eingebetteten Tumors bei einem Jungen mit isosexueller Pubertas praecox stammt von BROSTER u. PATTERSON, der sich als Carcinom der in dieser Form allein vorhandenen Nebenniere herausstellte.

**Diagnose.** Alle Altersklassen berücksichtigend, weist EDMONDSON (1958) darauf hin, daß die Diagnose eines Adrenalrest-Tumors nur mit Vorsicht gestellt werden sollte. Nicht selten dürften derartig klassifizierte Tumoren in Wirklichkeit echte Leberzellcarcinome darstellen. EDMONDSON hält die Diagnose eines Adrenalrest-Tumors nur dann für gerechtfertigt, wenn eine Nebennierenüberfunktion nachweisbar ist oder die entsprechenden Hormone im Tumorgewebe selbst identifiziert werden können. Die Nebennierenhypoplasie bei erhöhten Glucocorticoidspiegeln sind charakteristische Befunde des Nebennierenrest-Tumors (OMENN).

## Literatur

ABELL, I.: Primary hypernephroma of the liver. Ann. Surg. 87, 829—836 (1928).

BOTHE, A. E.: Hypernephromata. Ann. Surg. 84, 57—88 (1926).

BROSTER, L. R., PATTERSON, J.: An unusual case of adrenal carcinomas. Brit. med. J. 1948 I, 781—782.

DIETRICH, A., SIEGMUND, H.: Die Nebenniere und das chromaffine System (Paraganglien, Karotisdrüse, Steißdrüse). In: Handbuch der speziellen pathologischen Anatomie und Histologie, hrsg. F. HENKE u. O. LUBARSCH, Bd. 8. Berlin: Springer 1926.

EDMONDSON, H. A.: Tumors of the liver and the intrahepatic bile ducts. Atlas of tumor pathology, sect. VII, fasc. 25. Washington, D.C.: Armed Forces Institute of Pathology 1958.

GRAWITZ, P.: Die Entstehung von Nierentumoren aus Nierengewebe. Langenbecks Arch. klin. Chir. 10, 824—834 (1884).

HAMPERL, H.: The classification of liver tumors. In: Tumors of the liver, edit. G. T. PACK and A. H. ISLAMI. Recent results in cancer research, Bd. 26. Berlin-Heidelberg-New York: Springer 1970.

MASON, J. B., SPEESE, J.: Tumor of the liver of adrenal origin. Ann. Surg. 97, 150—153 (1933).

INAMA, K.: Über ein hypernephroides Karzinom der Leber. Krebsarzt 3, 132—138 (1948).

KETTLER, L.-H.: Die Leber. Gewächse der Leber einschließlich geschwulstartiger Fehlbildungen und Zysten. In: Lehrbuch der speziellen pathologischen Anatomie, begr. E. KAUFMANN, hrsg. M. STAEMMLER, 11. u. 12. Aufl. Berlin: W. de Gruyter 1958.

KÖHN, K.: Der primäre Leberkrebs. Berlin-Göttingen-Heidelberg: Springer 1955.

OBERNDORFER, S.: Keimversprengung von Nebennieren in die Leber. Zbl. allg. Path. path. Anat. 11, 145—151 (1900).

OMENN, G. S.: Ectopic hormone syndromes associated with tumors in childhood. Pediatrics 47, 613—622 (1971).

PENDL, O., SCHERLACHER, A.: Über einen Fall von Hypernephrom der Leber. Neue öst. Z. Kinderheilk. 4, 269—279 (1950).

RAMSEY, TH. L.: Primary hypernephroma of the liver (Grawitz-Tumor). Ann. Surg. 90, 41—46 (1929).

SCHMORL, G.: Zur Kenntnis der accessorischen Nebennieren. Beitr. path. Anat. **9**, 523—529 (1890).
SPIROV, M.: Development of human accessory suprarenals. In: Arch. Russ. Anat. Hist. Embr. **10**(1), 158—163 (1931) [Russ., Engl.]. Ref. in: Anat. Ber. **29**, 140 (1934).

WELLER, C. V.: Heterotopia of adrenal in liver and kidney. Amer. J. med. Sci. **169**, 696—712 (1925).
WILKINS, L., RAVITCH, M. M.: Adrenocortical tumor arising in the liver of a three year old boy with signs of virilism and Cushing's syndrome. Pediatrics **9**, 671—681 (1952).

# Das Teratom der Leber

**Synonyma** (HAMPERL u. ACKERMAN):

| | |
|---|---|
| Teratoma differentiatum | Differentiated teratoma |
| Reifes Teratom | Tératome différencié |
| Teratoma malignum | Malignant teratoma |
| Bösartiges Teratom | Tératome malin |

*Weitere Bezeichnungen:* I. Teratoma adultum seu cysticum; großcystisches Teratom; Tridermom; Dysembryom; Dermoid; Dermoidcyste; Wundergeschwulst.

II. Teratoma embryonale seu solidum; Teratoblastom.

**Definition.** Das Teratom der Leber stellt einen äußerst seltenen, aus Abkömmlingen aller drei Keimblätter wahllos zusammengesetzten Tumor dar. In Form des Teratoma adultum seu cysticum verhält er sich wie eine gutartige Lebergeschwulst, kann jedoch infolge großer Ausmaße Komplikationen hervorrufen. Als Teratoma embryonale dagegen verhält er sich wie ein sehr bösartiges Neoplasma mit örtlich destruierendem und metastasierenden Wachstum.

## Pathobiologie

„Teratome sind die Produkte dreier Keimblätter, die sich nach Art eines fehlgegangenen Organismus zusammenfinden; es ist eine organismoide Bildung" (ASKANAZY). Nach Bau und Reifegrad unterscheidet ASKANAZY zwei Gruppen. Das Teratoma adultum seu cysticum mit seinen weitgehend ausgereiften Bestandteilen stellt kein echtes Blastom, sondern eine geschwulstartige Mißbildung dar. Das Teratoma embryonale seu solidum dagegen ist vorzugsweise durch embryonalen Gewebsaufbau charakterisiert und verhält sich in jeder Beziehung wie ein echtes, bösartiges Blastom.

Wie embryonale Tumoren entstehen auch Teratome während der Embryonalentwicklung aus unreifem Gewebe, d.h. von Herden pluripotenter Zellen. Aktives Wachstum führt zur Bildung embryonaler wie differenzierter Gewebe aller drei Keimblätter, die eigenartige Stellung zwischen Neubildung und Fehlbildung bedingend. Da den Teratomen die Organspezifität des „Gast"gewebes fehlt, bilden sie jedoch ortsfremdes Gewebe (WILLIS, 1935), sie unterscheiden sich von den dysgenetischen embryonalen Tumoren (wie beispielsweise dem embryonalen Hepatoblastom) im Fehlen jeglicher Beziehung zu einem bestimmten Organ (HOFMANN). BÜCHNER definiert das Teratom als „eiwertige oder totipotente Embryonalgeschwulst". Von extrem seltenen und zweifelhaften Ausnahmen abgesehen zeigen Teratome keinerlei Anzeichen für irgendeine axiale Ausrichtung, metamere Segmentation oder Delamination von Keimschichten, d.h. die frühesten und fundamentalsten Kennzeichen der Bildung des Soma werden vermißt. Aus diesen und weiteren Gründen weist WILLIS (1935) die Annahme eines Teratoms als eines Analogons zum Fetus („Foetus in foetu") zurück. Die Bezeichnung „Dermoid" oder „Dermoidcyste" für das gutartige Teratom ist irreführend, da diese nur Abkömmlinge zweier Keimblätter enthalten (v. ALBERTINI). Besteht Einigkeit in der Annahme, daß Teratome aus pluripotenten embryonalen Zellen entstehen, so existieren hinsichtlich der Herkunft dieser Zellen zwei Theorien:

1. Teratome entstehen aus Zellen, die dem Einfluß des primären Organisators entglitten sind. Diese Auffassung, die im wesentlichen auf ASKANAZY (1907) zurückgeht, wurde von englischen Autoren erweitert und u.a. auch von WILLIS geteilt.

2. Teratome entstehen aus Keimzellen. Diese Theorie basiert vor allem auf Ergebnissen aus Tierexperimenten und wird hauptsächlich durch amerikanische Autoren vertreten.

Da im vorliegenden Zusammenhang auf Einzelheiten nicht eingegangen werden kann, sei u.a. auf die Untersuchungen von AHLFELD; ASKANAZY; BORST; v. ALBERTINI; FRIEDMAN u. MOORE; HOFMANN; HOLMDAHL; HUNTER u. LENNOX; KRAFKA; MARCHAND; MYERS; PIERCE u. DIXON; SPEMAN; TAVARES; WILLIS (1935, 1951, 1958), hinsichtlich neuerer Gesichtspunkte auf MÜNTENER u. TÖNDURY verwiesen.

**Pathoanatomie.** Infolge der verschiedenen Gewebsformationen variieren die Tumoren bezüglich Form, Farbe und Konsistenz und besitzen eine unregelmäßige Gestalt. Die adulten Teratome enthalten vorzugsweise auch Hohlräume, die ein solches Ausmaß erreichen können, daß die gesamte Geschwulst als Cyste oder cystisches Gebilde imponiert. Der Cysteninhalt ist meist gelblich-flüssig und enthält die unterschiedlichsten Gewebsbestandteile. Bereits bei der Palpation können knochen- und knorpelartige Formationen identifiziert werden.

Das embryonale Teratom ist dagegen solider. Evtl. vorhandene reifere Gewebsanteile sind in das Tumorgewebe eingelagert. Die Cysten beschränken sich auf kleine Areale, die nie die Größe von reifen Teratomen erreichen.

*Histologisch* enthält das adulte Teratom regelmäßig die Derivate von Ektoderm, Mesoderm und Entoderm. Häufig finden sich weitgehend ausgereifte, mitunter auch embryonal anmutende Gewebe, die meist in völlig regelloser Weise zusammengelagert sind. Die auskleidende Schicht der Hohlräume kann ektodermaler Natur mit Haaren und Drüsen, aber auch entodermaler Natur mit Mucosa und Schleimproduktion sein. Respiratorisches Epithel mit umgebendem Knorpelkranz wird nicht selten gefunden. Areale primitiven Neuroektoderms sowie Nervengewebe, auch in Bildung befindliche Strukturen eines Choreoidalplexus können ebenso wie Zähne und Zahnanlagen nachweisbar sein. Von mesodermalen Strukturen werden glatte und quergestreifte Muskulatur, Knorpel, Knochen und hämatopoetisches Gewebe gefunden. Rudimente des Gastrointestinaltrakts, Pankreasgewebe mit Inselzellen sowie Lebergewebe und Abkömmlinge des respiratorischen Epithels sind in einzelnen Leberteratomen beobachtet worden.

Das bösartige Teratom ist dagegen durch das überwiegende Vorkommen embryonalen Gewebes gekennzeichnet. Alle möglichen Gewebsformationen der unterschiedlichsten Reifegrade werden in noch systemloserer Zusammenlagerung als beim adulten Teratom beobachtet. In geringerem Umfang können auch reifere Gewebsstrukturen vorkommen, so daß ein noch bunteres Gewebsbild resultiert als beim adulten Teratom (v. Albertini). Daneben sind Zellatypien im Sinne bösartiger Geschwülste nachweisbar. Das Verhältnis von reifen zu unreifen Geweben scheint den Grad der Bösartigkeit zu beeinflussen (Müntener u. Töndury).

**Häufigkeit.** Gegensätzlich zu der nicht unbeträchtlichen Anzahl adulter wie embryonaler Teratome anderer Lokalisation konnten nur 4 benigne Tumoren mit Sitz in der Leber sowie 2 bösartige Teratome eruiert werden.

**Alter und Geschlecht.** In Übereinstimmung mit den ungleich häufigeren Steißbeinteratomen (Krenn) handelte es sich bei der gutartigen Form um junge Säuglinge: Yarbrough, weiblicher Säugling im 1. Trimenon; Hartz u. van der Sar, weibliches Neugeborenes; Froboese, weibliche Totgeburt; Kiryabwire u.

Mugerwa, weiblicher Säugling im 3. Trimenon. Die bösartige Variante wurde dagegen bei zwei Kleinkindern beobachtet: Misugi u. Reiner, $2^1/_2$jähriger Junge; Drüner et al., $2^1/_2$jähriger Junge.

### Klinik

Die morphologisch *gutartigen Teratome* der Leber zeigen eine den cystischen Neubildungen analoge Symptomatik. In der Beobachtung von Yarbrough wurde der raumverdrängende Tumor rechtzeitig entfernt. Das Kind war nach 12 Jahren klinisch unauffällig (Yarbrough u. Evashwick). In der Kasuistik von Hartz u. van der Sar führte der intraabdominelle Tumor zu starken Verdrängungserscheinungen der Mediastinalorgane, so daß der Exitus letalis noch vor einem Eingriff im Alter von 5 Wochen eintrat. Die Nabelschnur des Kindes wies ebenfalls eine teratoide Geschwulst auf, deren Beziehung zum Lebertumor diskutiert wird.

Eine Besonderheit stellt die Beobachtung von Froboese dar. Ein kindskopfgroßer, cystischer Tumor in abdomine verursachte ein absolutes Geburtshindernis. Nach Perforation erfolgte die Extraktion der toten Frucht.

Das typische Bild eines sich seit Geburt langsam vergrößernden symptomlosen Bauchtumors beobachteten Kiryabwire u. Mugerwa. Röntgenologisch fanden sich Kalkschatten in der Lebergegend. Das Kind verstarb beim Versuch der operativen Tumorentfernung.

Morphologisch boten die Geschwülste dieser genannten Beobachtungen den bereits betonten typischen Aufbau des Teratoma adultum mit Abkömmlingen aller drei Keimblätter.

Schließlich soll noch die Kasuistik von Imai erwähnt werden, die zwar einen Erwachsenen betrifft, der jedoch schon seit Kindheit einen Tumor in abdomine aufgewiesen hatte, und ein Beispiel für die Entstehung eines Pflasterzellcarcinoms im ektodermalen Gewebe eines adulten, d. h. cystischen Teratoms darstellt.

Klinische wie morphologische Unterschiede werden dagegen beim *bösartigen Teratom* beobachtet. Im Fallbeispiel von Misugi u. Reiner wurde nach kurzer, uncharakteristischer Anamnese ein großer Tumor im Oberbauch mit röntgenologisch sichtbaren amorphen Verkalkungen nachgewiesen. In beiden Lungen fragliche Metastasen. Lobektomie eines großen, mit dem Diaphragma verwachsenen Tumors der Leber. Intrahepatische und Lungenmetastasen. Exitus am 10. postoperativen Tag.

Autoptischer Befund: Das Leberparenchym ist fast ganz von einem großen, aus Knoten zusammengesetzten Tumor verdrängt, der auf dem Schnitt neben gelblich-weichen härtere Areale sowie Hämorrhagien aufweist. Histologisch war der Tumor aus embryonalen, maligne entarteten Leberzellen, hämatopoetischen Herden, sarkomatösem Mesenchym sowie mehr oder weniger reifen Abkömmlingen aller drei Keimblätter zusammengesetzt. Wegen des neuroektodermalen Gewebes wurde der Tumor als echtes Teratom ohne Cystenbildung bewertet. Die Frage der Entartung eines primär benignen Teratoms mußte offenbleiben.

Nach MISUGI u. REINER handelt es sich um die erste Mitteilung eines malignen Teratoms der Leber bei einem Kind, denn eine Umfrage an 42 großen pädiatrischen Institutionen der USA erbrachte keine Hinweise für weitere analoge Beobachtungen.

Von DRÜNER et al. wurde die Diagnose des malignen Leberteratoms bei dem $2^1/_2$ Jahre alten Jungen anläßlich einer Probelaparotomie mit Probeexcision gestellt. Wegen offensichtlicher Inoperabilität sowie Metastasen Strahlentherapie und Behandlung mit Cytostatica. Der Verlauf dauerte vom Zeitpunkt des Therapiebeginns bis zum tödlichen Ausgang 9 Monate.

**Diagnose und Differentialdiagnose.** Im Hinblick auf die embryonalen „Mischtumoren" der kindlichen Leber wird von EDMONDSON (1956) nachdrücklich darauf hingewiesen, daß der Schlüssel zur Diagnose bestimmter Lebertumoren von der Interpretation dessen abhängt, woraus das Fremdgewebe besteht. Mesodermale Derivate wie Muskulatur, osteoides Gewebe, Knochen und Knorpel können auch in einem „Mischtumor" vorkommen. Die Diagnose Teratom basiert auf dem Nachweis ektodermaler Gewebselemente wie Hirn, Haut, Respirationstrakt und anderer Gewebsformationen, die nicht mesodermaler Natur sind.

**Verlauf, Therapie und Prognose** sind von der Natur der Geschwulst und vom Zeitpunkt der Erkennung und des Eingriffs abhängig.

## Literatur

AHLFELD, F.: Beitrag zur Lehre von den Zwillingen. Arch. Gynäk. **7**, 210 (1875).

ALBERTINI, A. v.: Histologische Geschwulstdiagnostik. Stuttgart: Thieme 1955.

— Allgemeine Systematik der Geschwülste. In: Handbuch der allgemeinen Pathologie, hrsg. BÜCHNER, F., LETTERER, E., ROULET, F., Bd. VI, Teil 3. Berlin-Göttingen-Heidelberg: Springer 1956.

ASKANAZY, M.: Die Teratome nach ihrem Bau, ihrem Verlauf, ihrer Genese und im Vergleich zum experimentellen Teratoid. Verh. dtsch. Ges. Path. **11**, 39—82 (1908).

BORST: Die Teratome und ihre Stellung zu anderen Geschwülsten. Verh. dtsch. Ges. Path. **11**, 83—108 (1908).

DRÜNER, H. U., BÖTTCHER, H., HECKER, W. CH.: Beitrag zur Prognose maligner Teratome. Bruns' Beitr. klin. Chir. **216**, 693—697 (1968).

EDMONDSON, H. A.: Differential diagnosis of tumors and tumor-like lesions of liver in infancy and childhood. J. Dis. Childh. **91**, 168—186 (1956).

FRIEDMAN, N. B., MOORE, R. A.: Tumors of the testis. A report of 922 cases. Milit. Surg. **99**, 573 (1946).

FROBOESE, C.: Kindskopfgroßes echtes Teratoma triphyllicum adultum polycysticum congenitum der Leber als absolutes Geburtshindernis. Zbl. allg. Path. path. Anat. **89**, 364—379 (1952).

HAMPERL, H., ACKERMAN, L. V.: Illustrierte Tumornomenklatur, 2. Aufl. Berlin-Heidelberg-New York: Springer 1969.

HARTZ, PH. H., SAR, A. VAN DER: Teratoma of the liver in an infant. Amer. J. clin. Path. **15**, 159—162 (1945).

HOFMANN, V.: Das sacrococcygeale Teratom. Z. Kinderchir. **3**. 519—531 (1966).

HOLMDAHL, D. E.: Beitrag zur Frage von der Teratomgenese. Acta path. microbiol. scand. **19**, 603—620 (1942).

HUNTER, W. F., LENNOX, B.: The Sex of teratoma. Lancet **1954 II**, 633—634.

IMAI, T.: Ein Fall von zystischem Teratom der Leber, in welchem Plattenepithelkrebs entstand. Trans. Soc. Path. Japan **24**, 578—580 (1934).

KIRYABWIRE, W. M., MUGERWA, J. W.: Teratoma of the liver in an african child. Brit. J. Surg. **54**, 585—587 (1967).

KRAFKA, J.: Teratoma. An explanation of its cause, based on the organizer theory of embryology. Arch. Path. **21**, 756—764 (1936).

KRENN, R.: Zur Problematik des Steißteratoms. Z. Kinderchir. **9**, 349—354 (1971).

MARCHAND, F.: Mißbildungen. Eulenbergs Realenzyklopädie der gesammelten Heilkunde, Bd. 15, S. 432. Wien u. Leipzig: Urban & Schwarzenberg 1897.

MISUGI, K., REINER, CH. B.: A malignant true teratoma of liver in childhood. Arch. Path. **80**, 409—412 (1965).

MÜNTENER, M., TÖNDURY, G.: Zur Genese embryonaler Tumoren. Z. Kinderchir. **6** (Suppl.), 11—29 (1969).

MYERS, L. M.: Sex chromatin in teratomas. J. Path. Bact. **78**, 43—55 (1959).

PIERCE, G. B., DIXON, F. J.: Testicular teratomas. Cancer (Philad.) **12**, 573—783 (1959).

SPEMAN, H.: Experimentelle Forschungen zum Determinations- und Individualitätsproblem. Naturwissenschaften **7**, 581—591 (1919).

Tavares, A. S.: On sex of cancer and teratoma cells. Lancet **1955** I, 948—949.

Willis, R. A.: The structure of teratoma. J. Path. Bact. **40**, 1—36 (1935).

— Teratomas. Atlas of tumour pathology, sect. III, fasc. 9. Washington: Armed Forces Institute of Pathology 1951.

Willis, R. A.: The borderland of embryology and pathology. London: Butterworth & Co. (Publ.) Ltd. 1958.

Yarbrough, S. M.: Report of a case of teratoma of the liver in an infant. Tex. St. J. Med. **40**, 426—427 (1944).

— Evashwick, G.: Case of teratoma of the liver, with fourteen-year postoperative survival. Cancer (Philad.) **9**, 848—850 (1956).

# Tumoren der Gallenblase und ableitenden Gallenwege

H.-M. Heinisch, Köln

Gegensätzlich zur idiopathischen Choledochuscyste (s. Véghelyi, dieses Handbuch) sind maligne wie benigne Neubildungen des Gallenwegsystems im Kindesalter extreme Raritäten.

## Das Gallenblasencarcinom

Unter 226 Fällen kindlicher Gallenblasenaffektionen des Schrifttums fand Potter nur zweimal (Moxon; Erdmann) Angaben über die Beobachtung eines Gallenblasencarcinoms in der pädiatrischen Altersklasse. So wird auch in allen größeren Statistiken über das Gallenblasencarcinom die Bevorzugung der älteren Erwachsenenjahrgänge betont (Andrews et al.; Arminski; Mohardt; Reifferscheid, 1948, 1959; Rivkin et al.; Salmon; Warren et al.; Yadav et al.). Nach Mohardt betreffen nur 6,9% aller Gallenblasencarcinome die Altersgruppe unter 30 Jahren. Dieser Autor erwähnt als jüngsten Fall einen 23jährigen Patienten. Hansen zitiert die Mitteilungen von Haberfeld (20jähriger Mann), Heddäus (27jähriger Patient) sowie von Kehr (28jährige Frau).

Nach Jones soll es sich bei dem im Schrifttum erwähnten Fall von Moxon nicht um einen 4jährigen Jungen, sondern um einen Erwachsenen ohne Altersangabe handeln. Dieser Fall ist wahrscheinlich mit der von Ewing sowie Potter zitierten Kasuistik „Maxon" identisch.

Die Beobachtung eines 15jährigen Jungen mit einem Gallenblasencarcinom stammt von Erdmann.

Biering kann auf ein autoptisch gesichertes Carcinoma solidum der Gallenblase bei einem 13jährigen Mädchen verweisen, das etwa 9 Monate nach der Initialsymptomatik (kontinuierliche Schmerzen im Epigastrium, Müdigkeit, Appetitlosigkeit, Abmagerung) bei ausgedehnter Metastasierung in Leber, mesenteriale Lymphknoten, Peritoneum und Pleurahöhle sowie das kleine Becken ad exitum kam.

Eine weitere einschlägige Beobachtung bei einem 14jährigen Mädchen stammt von Cruz et al., die kurz zuvor einen analogen Befund bei einer 17jährigen erhoben hatten. Das 14jährige Kind zeigte einen symptomarmen Krankheitsverlauf mit einem Tumor im Oberbauch, der erst kurz vor Klinikaufnahme Beschwerden verursachte. Außer der harten, mit der Atmung beweglichen Resistenz im rechten Hypochondrium war kein weiterer krankhafter Befund zu erheben. Die Probelaparotomie mit Biopsie ergab ein medulläres, solides Carcinom der Gallenblase. 5 Wochen später war das Kind bereits kachektisch und wies Leber- und Lungenmetastasen mit Ikterus und Ascites auf. Schließlich weist Gohrbandt (1926) auf die Beobachtung eines Gallenblasencarcinoms bei einem 12jährigen Jungen durch Uhlhorn hin.

Auch die geringe Anzahl von Gallenblasencarcinomen bei älteren Kindern läßt erkennen, daß hinsichtlich Klinik, Verlauf und Prognose keine wesentlichen Unterschiede zu der Erkrankung des Erwachsenen bestehen (Reifferscheid, 1948, 1959).

## Das embryonale Sarkom der Gallenwege

**Synonyma.** Embryonales Rhabdomyosarkom, Rhabdomyosarkom, Sarcoma botryoides.

**Definition.** Das Rhabdomyosarkom der Gallenwege stellt einen äußerst bösartigen, embryonal-mesenchymalen Tumor dar, der durch intraluminale Wucherungen zum Okklusionsikterus mit biliärer Cirrhose sowie infolge lokaler Rezidivfreudigkeit wie von metastasierendem und örtlich infiltrierenden Wachstum bislang regelmäßig rasch zum Tode führt.

## Pathobiologie

Seit den grundlegenden Untersuchungen des Rhabdomyosarkoms der Skeletmuskulatur durch STOUT sowie zur (embryonalen) Rhabdomyoblastennatur bestimmter Weichteiltumoren des Kindes durch STOBBE u. DARGEON mehren sich Beobachtungen über analoge Tumoren anderer Lokalisation, besonders des Urogenitaltrakts, der Kopf-, Hals-, Nackenregion sowie sehr selten der Gallenwege. Zusammenfassende Darstellungen derartiger Neubildungen im Kindesalter haben u. a. ALBORES-SAAVEDRA et al.; HORN et al. (1955, 1958); MASSON u. SOULE; PATTON u. HORN; PINKEL u. PICKREN; DE SAINT-MAUR et al.; STOBBE u. DARGEON gegeben.

Das Sarcoma botryoides stellt offensichtlich eine morphologische Variante des Rhabdomyosarkoms dar und ist durch typische traubenförmige Wucherungen bei einer Lokalisation unter den Schleimhäuten von Hohlorganen oder Körperhöhlen charakterisiert. Von HORN et al. (1958) wurden 4 morphologische Formen herausgestellt, unter denen die embryonale sowie die botryoide Variante bevorzugt im Kindesalter vorkommen.

## Pathoanatomie

*Makroskopisch* ist das Sarcoma botryoides durch ein polypös-traubenartiges Aussehen gekennzeichnet. Bevorzugter Sitz in der Leber und dem Gallengangsystem sind die extrahepatischen Gallengänge und die Gallenblase. Im Verlaufe der Erkrankung findet ein penetrierendes Wachstum in die intrahepatischen Gallengänge bis tief in das Leberparenchym wie auch exophytische Ausbreitung in die Bauchhöhle statt (HAYS et al.; LERICHE). Auf die seltene primäre Lokalisation im Leberparenchym wurde bereits im Kapitel über die Lebersarkome eingegangen (s. S. 520). Das wenig konsistente Gewebe ist meist rötlich-gelb oder gallig imbibiert. Metastasen in den serösen Häuten können wie grau-weißliche Perlen imponieren. Die Gewebstrauben lassen sich aus den Hohlorganen meist leicht heraussaugen, zu deren Wandung sie offensichtlich keine sehr innige Verbindung mehr besitzen.

Das *histologische Bild* ist im Prinzip monoton. Das Epithel scheint in Form des Gallengangepithels (kubisch oder zylindrisch) in passiver Weise die direkt darunter liegenden Wucherungen zu bedecken. Die Tumormasse besteht aus einem sehr undifferenzierten, embryonalen Mesenchym, einem „undifferenzierten Blastem, das sich subepithelial zu einer Cambiumschicht verdichtet" (BÄSSLER u. VOTH). Die dicht gelagerten, meist spindeligen Zellen dieser Cambiumschicht zeigen einen dunklen Farbton sowie zahlreiche

Zellatypien. In diesem Bereich lassen sich — falls vorhanden — die charakteristischen, quergestreiften Rhabdomyoblasten nachweisen. Nach FARINACCI et al. sowie HORN et al. (1955, 1958) weisen jedoch einige Geschwülste lediglich spindelzellige, myxomatöse und ödematöse, undifferenzierte Gewebsformationen auf wie beispielsweise in den Kasuistiken von LERICHE sowie WILLIS. Rezente detaillierte Untersuchungen hinsichtlich der embryologischen Charakteristika stammen ferner von DAVIS et al. sowie von PATTON u. HORN. Beim Fehlen der wegweisenden Querstreifung im lichtmikroskopischen Bild erleichtert die elektronenmikroskopische Untersuchung mit Nachweis von fibrillären Elementen mitunter die Diagnose (positiv bei TOKER et al., negativ bei BÄSSLER u. VOTH). Jenseits dieser Cambiumschicht geht das Geschwulstgewebe relativ abrupt in sehr lockere, ödematöse, mesenchymale Tumorstrukturen über.

In zahlreichen Beispielen von Sarcoma botryoides bei Kindern wurden Metastasierungen unterschiedlicher Lokalisation (seröse Häute und Körperhöhlen, regionäre und entfernte Lymphknoten, Lunge, Skeletsystem) sowie infiltrierendes Wachstum beschrieben (Leber, Duodenum, Pankreas).

**Häufigkeit.** Unter den traubenförmig in Hohlorganen oder Körperhöhlen wuchernden Sarkomen ist die Lokalisation im Gallengangssystem, wie eingangs erwähnt, eine Rarität. Im Schrifttum konnten unter Berücksichtigung der Kasuistik von LERICHE 22 Beobachtungen bei Kindern eruiert werden (s. Tabelle 87). Die von SHEEHAN sowie WILLIAMS mitgeteilten Kasuistiken — in der vorliegenden Untersuchung den embryonalen Hepatoblastomen zugerechnet — sehen DAVIS et al. ebenfalls als embryonale Rhabdomyosarkome des Gallengangssystems an. Das von KÜMMERLE et al. erwähnte 18 Monate alte Mädchen ist offensichtlich mit der Kasuistik BÄSSLER u. VOTH (1962) resp. NEIDHARDT (1968) identisch.

**Altersverteilung.** Überwiegend ist das Kleinkindesalter betroffen, wenn man von dem aus dem Gros herausragenden Befund bei einem 11jährigen Jungen (HORN et al.) absieht.

**Die Geschlechtsverteilung** ergibt mit 11 Jungen und 10 Mädchen keine Geschlechtsprävalenz.

**Symptomatologie.** Klinisch steht fast regelmäßig ein intermittierender Okklusionsikterus im Vordergrund. Wechselnde Temperaturen, Appetitlosigkeit, Müdigkeit, Pruritus wie Schmerzen im rechten Oberbauch kommen vor. Nicht selten wird zunächst eine infektiöse Hepatitis diagnostisch erwogen (DELANY et al.; FARINACCI et al.; HORN et al.; NEIDHARDT; SOPER u. DUNPHY). In der Regel ist die Leber vergrößert, die Gallenblase oder ein Tumor lassen sich nur selten palpatorisch abgrenzen. Schließlich gibt der therapieresistente Okklusionsikterus zur Probelaparotomie Anlaß. Dabei zeigt sich ein umschriebener Tumor an der Leber, der den erweiterten Choledochus darstellt. Die Cholecystotomie mit dem Nachweis von traubenartigen, polypösen Tumormassen gestattet

Tabelle 87. *Übersicht über die Kasuistik des embryonalen Rhabdomyosarkoms der Gallenwege*

| Autor (Jahr) | Alter und Geschlecht | Behandlung | Verlaufsdauer (Initialsymptome bis Exitus) | Pathologisch-anatomischer Befund |
|---|---|---|---|---|
| Rehn (1887/88) | 4 Jahre, männlich | keine | 7 Monate | Sarcoma phyllodes des Gallenganges |
| Wilks u. Moxon (1875) | 4 Jahre, unbekanntes Geschlecht | keine | nicht mitgeteilt | zottiger, myxomatöser Tumor des Choledochus |
| Leriche (1934) | 4¹/₂ Jahre, männlich | Drainage | Exitus post operationem | dysembryoplastischer, papillomatöser Tumor des Choledochus |
| Goeters (1941) | 3 Jahre, männlich | Tumorentfernung, Cholecystektomie, Choledochus-drainage | Exitus post operationem | Spindelzellen-Myxo-Fibro-Lipo-Sarkom des Ductus choledochus |
| Willis (1948) | 4 Jahre, weiblich | — | 7 Wochen | polypoider Tumor aus undifferenziertem, spindel-zelligen, ödematösen und myxödematösen embryonalen Mesenchym |
| Werner (1951) | 2 Jahre, männlich | Curettage | Exitus post operationem | polymorphzelliger, stellenweise myxomatöser maligner Tumor, Metastasen |
| Horn et al. (1955) | 11 Jahre, männlich | Curettage (2 Eingriffe) | 4 Monate | Sarcoma botryoides, Metastasen |
| Farinacci et al. (1956) | 4¹/₂ Jahre, männlich | Curettage (3 Eingriffe) | 9 Monate | Sarcoma botryoides, Metastasen |
| | 6 Jahre, männlich | inoperabel (intra-hepatisch infiltrierend) | 9 Wochen | Sarcoma botryoides, Metastasen, infiltrierendes Wachstum |
| Bernheim et al. (Sterlin (1960) | 3 Jahre, weiblich | Curettage (mehr-malige Eingriffe) | 7 Monate | malignes, undifferenziertes Mesenchymom, Metastasen |
| Toudoire (Lelong) (1962) | 10 Monate, weiblich | Curettage | 2 Monate | malignes Mesenchymom mit Differenzierungs-tendenz, infiltrierendes Wachstum |
| Hays u. Snyder (1965) | 6 Jahre, weiblich | Curettage, Drainage zum Duodenum | 10 Wochen | celluläres Sarkom mit Rhabdomyoblasten im Gallengangsystem, intra-hepatische und exophytische Ausbreitung |
| | 6 Jahre, weiblich | Radio- und Chemo-therapie, aus-gedehnte Operation | 4¹/₂ Monate | Rhabdomyosarkom der extrahepatischen Gallen-wege |
| Delany et al. (1966/I) | 4¹/₂ Jahre, männlich | Curettage, Chol.-duodenostomie, Radio- und Chemo-therapie | 8 Monate | Sarcoma botryoides der extrahepatischen Gallen-wege, ausgedehnte Metastasen |
| Virenque et al. (1966) bzw. Gaubert (1965) | 2 Jahre, weiblich | Curettage | 5 Monate | Sarcoma botryoides, klinisch Metastasen, keine Autopsie |

Tabelle 87 (Fortsetzung)

| Autor (Jahr) | Alter und Geschlecht | Behandlung | Verlaufsdauer (Initialsymptome bis Exitus) | Pathologisch-anatomischer Befund |
|---|---|---|---|---|
| NEIDHARDT (1968) bzw. BÄSSLER u. VOTH (1962) | $1^1/_2$ Jahre, weiblich | Curettage (2 Eingriffe) | $4^1/_2$ Monate | Sarcoma botryoides, Metastasen, infiltrierendes Wachstum |
| SOPER u. DUNPHY (1968) | 3 Jahre, weiblich | Curettage und Drainage, 2 Eingriffe | ca. 5 Monate | Sarcoma botryoides des Hauptgallengangs, klinisch Metastasen |
| DAVIS et al. (1969) | $3^1/_2$ Jahre, männlich | Excision, Radio- und Chemotherapie | 6 Monate | embryonales Rhabdomyosarkom der Leber und des Hauptgallengangs |
| | $4^1/_{\iota}$ Jahre, männlich | Excision, Radio- und Chemotherapie, Pankr.-Duod.-ektomie | 16 Monate | embryonales Rhabdomyosarkom der Leber und extrahepatischen Gallenwege, infiltrierendes Wachstum |
| | 5 Jahre, männlich | Excision, Radio- und Chemotherapie | 11 Monate | embryonales Rhabdomyosarkom, Ductus choledochus |
| | $1^1/_3$ Jahre, weiblich | örtliche Excision | 6 Monate | „low grade mesenchymoma" des Ductus choledochus |
| | 3 Jahre, weiblich | unbekannt | unbekannt | embryonales Rhabdomyosarkom des Ductus choledochus |

bereits makroskopisch die Diagnose. Nach Absaugen der leicht entfernbaren weichen Massen (Curettage), die zur Okklusion mit mehr oder minder starker biliärer Lebercirrhose führen, erholen sich die Kinder zunächst bei Schwinden der Hyperbilirubinämie, sofern sie den Eingriff überleben. Typisch ist das Auftreten eines Rezidivs nach wenigen Wochen, wobei ein noch leidlicher Allgemeinzustand wiederholte Curettagen zuläßt (BERNHEIM et al. bzw. STERLIN; FARINACCI et al.; HORN et al.; NEIDHARDT; SOPER u. DUNPHY) und die biliäre Cirrhose nicht zu weit fortgeschritten ist. Schließlich erliegen die Kinder den Folgen des ausgedehnten Geschwulstleidens mit bösartig infiltrierendem Wachstum wie der Metastasen.

**Die Prognose** ist bislang regelmäßig infaust, zumal wegen der Seltenheit und des irreführenden klinischen Bildes die wahre Natur meist erst spät entdeckt wird, so daß einer kausalen Therapie von vornherein Grenzen gesetzt sind. Die durchschnittliche Überlebenszeit vom Beginn erster Erscheinungen betrug etwa 4 Monate. Einen protrahierteren Verlauf über 9 Monate beobachteten FARINACCI et al. Dank einer präoperativen Strahlen- und Chemotherapie, gefolgt von einer radikalen Pankreatikoduodenektomie, konnten DAVIS et al. die Überlebens-zeit — vom Auftreten erster Erscheinungen gerechnet — bis auf 16 Monate verlängern.

**Komplikationen** gehen in dem schweren Krankheitsbild unter.

**Therapie.** Wie bei den Traubensarkomen anderer Lokalisation stellt die Ausräumung und Freilegung der Gallengänge mit Drainage nach außen oder in den Gastrointestinaltrakt bislang die einzige, wegen der Rezidive aber unbefriedigende Behandlung dar. Röntgenstrahlen und Cytostatica zeitigten bislang nur vorübergehende Remissionen (PINKEL u. PICKREN; DAVIS et al.; HAYS u. SNYDER; NEIDHARDT).

**Diagnostische Bedeutung** besitzt bei diesem vieldeutigen Krankheitsbild die Cholecystographie, die häufig keine Darstellung der Gallenwege ergibt, deren Ursache dann eine rasche Klärung verlangt. Die Laborbefunde und Leberfunktionsproben variieren in Abhängigkeit von dem Grad der Obstruktion bzw. dem Ausmaß der cholestatischen Cirrhose. Den größten diagnostischen Informationsgehalt besitzt das Ergebnis der Probelaparotomie, die zudem die Möglichkeit der sofortigen Therapie einschließt.

**Differentialdiagnostisch** kommen alle Ursachen eines Verschlußikterus in dieser Altersstufe vorrangig in Betracht.

## Benigne tumoröse Affektionen der Gallenblase und Gallenwege

Gutartige Tumoren der extrahepatischen Gallenwege sind in allen Altersklassen ausgesprochene Raritäten (Kümmerle). Bei Kindern konnten nur 5 Kasuistiken aus dem Schrifttum eruiert werden.

Ein bohnengroßer, gelblicher, homogener, als Fettgewebe gedeuteter Knoten führte infolge des Sitzes an der Einmündung des Ductus cysticus in den Ductus choledochus zur Obstruktion mit konsekutiver Cholestase und tödlichem Verlauf bei einem 3jährigen Mädchen (Wardell).

Ein kongenitales, multilokuläres Gallengangscystom wurde von Zbinden bei einem 1½jährigen Mädchen beschrieben, dessen Genese wahrscheinlich von gar nicht so selten vorkommenden aberrierenden Gallengängen (Zandanell) abzuleiten ist. Seit der Geburt bestand ein großes, symptomloses Abdomen. Das Kind kam bei stark reduziertem Allgemeinzustand mit Ileuserscheinungen zur Aufnahme. Die unter dem Verdacht einer Mesenterialcyste durchgeführte Probelaparotomie ergab einen dunkelroten, cystischen, gestielten Tumor an der Leberunterseite. Da die Probeexcision histologisch keine Anzeichen für Malignität erbrachte, wurde in einem zweiten Schritt die Entfernung der 2,5 kg schweren Geschwulst vorgenommen. Das Kind genas.

Eine „benigne Hamartoplasie der Gallenblase mit adenomatöser Hyperplasie" mit pathologisch-anatomischer Sicherung durch mehrere Autoren wurde von Brown u. Brown beschrieben. Bei dem 7jährigen Jungen mit einer spastischen Tetraplegie hatte sich der Tumor innerhalb eines halben Jahres entwickelt. Nach Ruptur der offensichtlich cystischen Geschwulst wurde diese erfolgreich entfernt. Pathologisch-anatomisch ergab sich eine auf das 5fache der Norm vergrößerte, mit mucoidem Material angefüllte Gallenblase mit schwach calcifizierter Wand.

Papillomatöse Neubildungen der Gallenblasenschleimhaut bei Kindern wurden von Elfving et al. (1967) sowie von Kohn im Rahmen einer metachromatischen Leukodystrophie mitgeteilt. Eine pathologisch-anatomische Untersuchung derartiger als „Stippchengallenblase" bezeichneten Befunde stammt von Feyrter (1958).

Die Differentialdiagnose umfaßt bei diesen vorzugsweise expansiv wachsenden, nicht bösartigen Tumoren neben der ungleich häufigeren idiopathischen (kongenitalen) Choledochuscyste — es liegen bislang etwa 300 Beobachtungen bei Kindern vor — vor allem weitere Mißbildungen und Formvarianten von Gallenblase und Gallenwegen (Gross; Frommhold u. Braband; Caroli et al.) wie auch Entzündungen, Steinleiden oder einen Gallenblasenhydrops (Oberniedermayr; Haith et al.).

## Literatur

Albores-Saavedra, J., Martin, R. G., Smith, J. L.: Rhabdomyosarcoma: a study of 35 cases. Ann. Surg. 157, 186—197 (1963).

Andersen, D. H.: Tumors of infancy and childhood. Cancer (Philad.) 4, 890—906 (1951).

Andrews, E. C., Bennett, D. E., Arhelger, R. B.: Carcinoma of the gallbladder: Report of 45 cases. Sth. med. J. 62, 573—578 (1969).

Arminski, T. C.: Primary carcinoma of the gallbladder. A collective review with the addition of twenty-five cases from the Grace Hospital, Detroit, Michigan. Cancer 2, 379—398 (1949).

Bässler, R., Voth, D.: Pathologie und submikroskopische Morphologie des sogenannten Sarcoma botryoides der großen Gallengänge. Z. Krebsforsch 65, 44—55 (1962).

Bernheim, M., Feroldi, J., Larbre, F., Sterlin, M.: Les sarcomes botryoides de la voie biliaire principale. Pédiatrie 17, 243—250 (1962); s. auch Sterlin, M. (1962).

Biering, A.: Galdeblaerecancer hos 13 Aars Pige. Nord. Med. 29, 64 (1946).

Brown, R. C., Brown, R. J.: Hamartoma of the gall bladder in a child. J. Pediat. 52, 319—323 (1958).

Caroli, J., Corcos, V.: Maladies des voies biliaires intrahépatiques segmentaires. Paris: Masson & Cie. 1964.

Cruz, R. Armas, J. G. Lira S., Harnecker, J.: Sobre dos casos de cancer de la vesicula biliar en edad juvenil. Rev. méd. Chile 73, 433—435 (1945).

Davis, G. L., Kissane, J. M., Ishak, K. G.: Embryonal rhabdomyosarcoma (Sarcoma botryoides) of the biliary tree. (Report of five cases and a review of the literature.) Cancer (Philad.) 24, 333—342 (1969).

Delany, H. M., Driscoll, P. J., Ainsworth, H.: Sarcoma botryoides of the common bile duct. Report of a case and review of the literature. J. pediat. Surg. 1, 571—578 (1966/I).

Elfving, G., Lehtonen, T., Teir, H.: Clinical significance of primary hyperplasia of gallbladder mucosa. Ann. Surg. 165, 61—69 (1967).

— Palmu, A.: Hyperplasia of the gallbladder mucosa as the cause of biliary distress in children. Ann. Paediat. Fenn. 13, 100—103 (1967).

Erdmann, J. F.: Incidence of malignancy in diseases of the gall bladder. Amer. J. Obstet. 80, 618—622 (1919).

Ewing, J.: Neoplastic diseases, 2nd ed. Philadelphia: W. B. Saunders Co. 1919.

Farinacci, Ch. J., Fairchild, J. P., Sulak, M. H., Gilpatrick, C. W.: Sarcoma botryoides (a form of embryonal rhabdomyosarcoma) of the common bile duct. Cancer (Philad.) 9, 408—417 (1956).

Feyrter, F.: Zur Pathogenese der sog. Stippchengallenblase. Langenbecks Arch. klin. Chir. 290, 86—96 (1958).

Frommhold, W., Braband, H.: Mißbildungen und Varianten der Gallenblase und der Gallenwege. Radiologe 7, 33—40 (1967).

GAUBERT, J.: Les tumeurs malignes du tube digestif et de ses annexes chez l'enfant. Pédiatrie 20, 545—554 (1965); s. auch VIRENQUE et al. (1966).

GOETERS, W.: Bösartige Mischgeschwulst des Ductus choledochus bei einem Kleinkind. Arch. Kinderheilk. 122, 217—221 (1941).

GOHRBANDT, E., KARGER, P., BERGMANN, E.: Chirurgische Krankheiten im Kindesalter. Berlin: S. Karger 1926.

GROSS, R. E.: Congenital anomalies of the gallbladder. A review of one hundred and forty-eight cases, with report of a double gallbladder. Arch. Surg. 32, 131—162 (1936).

HAITH, E. E., KEPES, J. J., HOLDER, T. M.: Inflammatory pseudotumor involving the common bile duct of a six-year-old boy: Successful pancreaticoduodenectomy. Surgery 56, 436—441 (1964).

HANSEN, R.: Geschwülste der Gallenblase und Gallenwege. In: Handbuch der speziellen Anatomie und Histologie, Bd. V/I. Berlin: Springer 1929.

HAYS, D. M., SNYDER, W. H.: Botryoid sarcoma (rhabdomyosarcoma) of the bile ducts. Amer. J. Dis. Child. 110, 595—605 (1965).

HORN, R. C.: Sarcomas of soft tissues. J. Amer. med. Ass. 183, 511—115 (1963).

— JR., YAKOVAC, W. C., KAYE, R., KOOP, C. E.: Rhabdomyosarcoma (sarcoma botryoides) of the common bile duct. Cancer (Philad.) 8, 468—477 (1955).

— ENTERLING, H. T.: Rhabdomyosarcoma: A clinicopathological study and classification of 39 cases. Cancer (Philad.) 11, 181—199 (1958).

JONES, C. J.: Carcinoma of the gallbladder, a clinical and pathologic analysis of fifty cases. Ann. Surg. 132, 110—120 (1950).

KOHN, R.: Papillomatosis of the gallbladder in metachromatic leukodystrophy. Amer. J. clin. Path. 52, 737—740 (1969).

KÜMMERLE, F., EHLERT, C. P., NAGEL, M., PROSS, E.: Operative Behandlung der Geschwülste der Gallenblase, der Gallengänge, des Duodenums und des exkretorischen Pankreasanteils. In: HOLDER, E., Die operative Behandlung der Geschwülste. Stuttgart: F. Enke 1968.

LERICHE, R.: Volumineuse tumeur papillomateuse du cholédoque chez un enfant. Lyon chir. 31, 598—602 (1934).

MASSON, J. K., SOULE, E. H.: Embryonal rhabdomyosarcoma of the head and neck. Report on eighty-eight cases. Amer. J. Surg. 110, 585—591 (1965).

MAXON: Zit. bei J. EWING, Neoplastic diseases. Philadelphia: W. B. Saunders 1919.

MOHARDT, J. H.: Carcinoma of the gall bladder. Int. Abstr. Surg. 69, 440—451 (1939).

MOXON, W.: Villous cancer of gallbladder. Path. Soc. London 18, 140 (1867). Zit. nach C. J. JONES, Carcinoma of the gallbladder. Ann. Surg. 132, 110—120 (1950).

NEIDHARDT, M.: Das embryonale (Rhabdomyo-)Sarkom. Literaturübersicht und Bericht über acht eigene Beobachtungen. Z. Kinderheilk. 103, 169—181 (1968).

OBERNIEDERMAYR, A.: Lehrbuch der Chirurgie und Orthopädie des Kindesalters, Bd. II, Spezieller Teil II. Berlin-Göttingen-Heidelberg: Springer 1959.

PATTON, R. B., HORN, R. C., JR.: Rhabdomyosarcoma: Clinical and pathological features and comparison with human fetal and embryonal skeletal muscle. Surgery 52, 572—584 (1962).

PINKEL, D., PICKREN, J.: Rhabdomyosarcoma in children. J. Amer. med. Ass. 175, 293—298 (1961).

POTTER, A. H.: Gall-bladder disease in young subjects. Surg. Gynec. Obstet. 46, 795—808 (1928).

REHN, H.: Primäres Sarkom der Leber und des gemeinschaftlichen Gallengangs bei einem 4jährigen Knaben. Verh. 5. Versammlung der Gesellschaft f. Kinderheilkunde, Wiesbaden 1887, 5, 129—132 (1887/88).

REIFFERSCHEID, M.: Der heutige Stand der Erkennung und Behandlung von Tumoren der extrahepatischen Gallenwege. Langenbecks Arch. klin. Chir. 261, 513—541 (1948).

— Das Karzinom der extrahepatischen Gallenwege, seine Ätiologie, Therapie und Prognose unter neueren Gesichtspunkten. Münch. med. Wschr. 101, 272—275 (1959).

RIVKIN, L. M.: Carcinoma of gall bladder. Report of fifty-two operative cases and résumé of the literature. Arch. Surg. 70, 128—135 (1955).

DE SAINT-MAUR, P. P., NEZELOF, C.: Le sarcome embryonnaire de l'enfant. Etude anatomoclinique de 82 observations. Pathologia Europ. (Brüssel) 4, 309—335 (1969).

SALMON, P. A.: Carcinoma of the pancreas and extrahepatic biliary system. Surgery 60. 554—565 (1966).

SHEEHAN, H. L.: An embryonic tumour of the liver containing striated muscle. J. Path. Bact. 33, 251—258 (1930).

SOPER, R. T., DUNPHY, D. L.: Sarcoma botryoides of the biliary tree. Surgery 63, 1005—1011 (1968).

STERLIN, M.: Les sarcomes botryoides de la voie biliaire principale chez l'enfant. (A propos d'une observation personnelle.) Thèse, Lyon 1962. Zit. nach BERNHEIM, M., et al. (1962).

STOBBE, G. D., DARGEON, H. W.: Embryonal rhabdomyosarcoma of the head and neck in children and adolescents. Cancer (Philad.) 3, 826—836 (1950).

STOUT, A. P.: Rhabdomyosarcoma of skeletal muscles. Ann. Surg. 123, 447—472 (1946).

TOKER, C., TREVINO, N.: Ultrastructure of human primary hepatic carcinoma. Cancer (Philad.) 19, 1594—1606 (1966).

TOUDOIRE, CL. M.: Les sarcomes embryonnaires du cholédoque chez l'enfant. Thèse, Paris 1962. Zit. nach J. VIRENQUE et al., Une observation de sarcome botryoide des voies biliaires. Ann. Chir. infant. 7, 25—38 (1966).

VÉGHELYI, P. V.: Idiopathische Choledochuscyste. In: Handbuch der Kinderheilkunde, Bd. 4, S. 1167—1170. Berlin-Heidelberg-New York: Springer 1965.

VIRENQUE, J., GAUBERT, J., BOUISSOU, H., FABRE, M.-TH.: Une observation de sarcome botryoide des voies biliaires. Ann. Chir. infant. 7, 25—38 (1966); s. auch GAUBERT, J. (1965).

WARDELL: Small fatty growths obstructing cystic and common ducts. Lancet 1869 II, 407.

WARREN, K. W., HARDY, K. J., O'ROURKE, M. G. E.: Primary neoplasia of the gallbladder. Surg. Gynec. Obstet. 126, 1036—1040 (1968).

Werner, E.: Primäres Gallengangsarkom als Ursache eines Verschlußikterus beim Kleinkind. Kinderärztl. Prax. **19**, 122—124 (1951).

Wilks, S., Moxon, W.: Lectures on pathological anatomy, 3rd ed. London 1889; zit. nach Davis et al. sowie Hays u. Snyder.

Williams, A. W.: Liver tumour of mixed type. Brit. J. Surg. **41**, 13—15 (1953).

Willis, R. A.: Pathology of tumour. London: Butterworth & Co. Ltd. 1948.

Yadav. R. V. S., Dhawan, I. K., Rao, B. N. B.: Obstructive jaundice and carcinoma of the gallbladder. International Surgery (Chicago) **52**, 240—244 (1969).

Zandanell, E.: Über die Häufigkeit aberranter Gallengänge im Gallenblasenbett. Virchows Arch. ges. Path. **317**, 770—779 (1950).

Zbinden, G.: Gutartiger Riesentumor des Abdomens bei einem anderthalb Jahre alten Kind. Ann. paediat. (Basel) **6**, 240—246 (1954).

# Tumoren und tumoröse Affektionen des Pankreas

H.-M. Heinisch, Köln

## Endokrin nicht aktive tumoröse Affektionen des Pankreas
### Maligne, epitheliale Neubildungen. Das Pankreascarcinom

**Synonyma.** Acinöses Zellcarcinom; Adenocarcinom; Kolloidcarcinom des Pankreas; Gangzellencarcinom u. a.

**Begriff.** Das Pankreascarcinom stellt einen malignen, epithelialen Tumor ohne inkretorische Aktivität dar, dessen histogenetische Herkunft von den exkretorischen Gangepithelien, dem exokrinen, acinösen Parenchym wie von Mutterzellen des Inselorgans noch diskutiert wird. Der bösartige, infiltrierende und metastasierende Tumor verhält sich im Kindesalter analog wie beim Erwachsenen.

**Historisches.** Von Oberling u. Guérin (1931) stammt eine ausführliche Studie über das Pankreascarcinom. Die Erstbeobachtung eines Pankreascarcinoms bei einem Kind wird Bohn (1885) zugeschrieben. Weitere Kasuistiken stammen von Kühn (1887), Simon (1889) sowie Stout und Todd (1932). Mielcarek sichtete anläßlich einer eigenen Beobachtung im Jahre 1935 erstmals das Weltschrifttum. 1959 kann Frantz 8 weitere Fälle eruieren. Moynan et al. können 1964 bereits auf 15 gesicherte Beobachtungen im Weltschrifttum hinweisen. Weitere Kasuistiken, die nicht eigens publiziert wurden, stammen von Ewing (1928) sowie Swenson (1962). Bei dem von Poinso u. Poursines (1934) beobachteten Pankreastumor handelt es sich mit großer Wahrscheinlichkeit um eine Metastase eines Neuroblastoms vom Typ Smith. Die von Seifert (1956) zitierten Beobachtungen von Dutil (1888) über ein 14jähriges Kind sowie von v. Sotow (1903) über ein 1¹/₂jähriges Kind mit Pankreastumor konnten nicht im Original eingesehen werden. Weitere Hinweise auf kindliche Pankreastumoren stammen von Fèvre u. Huguenin (1954).

Die maligne Entartung einer multilokulären Pankreascyste, histologisch als cystisches Teratom bewertet, in ein unreifes Adenocarcinom bei einem 14jährigen Mädchen wurde von Kern beschrieben, der pankreatogene Ursprung des Teratoma adultum, das jedoch an einzelnen Stellen Anklänge an ein unreifes Teratoma embryonale aufwies, konnte allerdings nicht zweifelsfrei gesichert werden (Franke u. Kern).

**Häufigkeit.** Im Weltschrifttum sind bislang 20 Carcinome, die nach der histologischen Diagnose der Autoren vom Gang- oder Acinusepithel ihren Ursprung nahmen, sowie 6 Tumoren, deren histologisches Bild nicht eindeutig von dem eines Inselcarcinoms abgegrenzt werden konnte (Becker, 1957; Beaujeu et al., 1964) und z. T. als Inselzellcarcinome bewertet wurden (Warren, 1955; Morlock u. Dockerty, 1959; Ellis resp. Wastell, 1965; Fonkalsrud et al., 1966), bekannt geworden. Damit liegen insgesamt 26 ausreichend gesicherte Kasuistiken eines primären, epithelialen Neoplasmas des exo- und/oder endokrinen Pankreas ohne hormonelle Aktivität der pädiatrischen Altersklasse im Schrifttum vor (s. Tabelle 88).

**Alters- und Geschlechtsverteilung.** Wie die Tabelle 88 zeigt, besteht eine gewisse Bevorzugung von Kindern bis zum 3. Lebensjahr (10 Fälle). Pankreascarcinome bei Jugendlichen betrafen ausschließlich das weibliche Geschlecht: Grant u. Perceval (1954): 16jährige; Jeanney u. Laporte (1936): 17jährige; Nanson (1954): 17jährige; Kaufmann (1931): eine 19jährige.

Im Gegensatz zur starken Prävalenz des männlichen Geschlechts unter den Carcinomträgern im Erwachsenenalter zeigt sich mit 12 Jungen und 13 Mädchen eine ausgeglichene Geschlechtsverteilung.

### Pathobiologie

Das häufigste epitheliale Malignom des Pankreas stellt offensichtlich das Adenocarcinom dar, das eine unterschiedliche Differenzierung aufweisen kann. Während im älteren Schrifttum bis zu 11 verschiedene histologische Typen

Tabelle 88. *Die Kasuistik der endokrin nicht aktiven Pankreascarcinome im Kindesalter*

| Autor (Jahr) | Alter und Geschlecht | Operation | Verlauf | Mikroskopische Diagnose | Bemerkungen |
|---|---|---|---|---|---|
| BOHN (1885) | 7 Monate, weiblich | — | nach 2 Monaten Exitus | Carcinoma simplex (FRANTZ: Adenocarcinom) | Metastasen in Leber und Bauchlymph-knoten |
| KÜHN (1887) | 2 Jahre, weiblich | — | nach 6 Wochen Exitus | adenoides Zylinderzellcarcinom | Lungenmetastasen |
| SIMON (1889) (BANDELIER, 1896) | 13 Jahre, männlich | — | nach 11 Wochen Exitus | Carcinom | infiltrierendes Wachstum (Duodenum); Metastasen in Leber und Nieren |
| STEWART u. STEWART (1915) | 9 Jahre, männlich | Probelaparotomie, ohne Probeexcision | nach 3$^1/_2$ Monaten Exitus | medulläres Carcinom | nur Incisionsautopsie |
| STOUT u. TODD (1932) | 4 Jahre, männlich | Probelaparotomie | Exitus p. op. | Zylinderzell-Adenocarcinom | wenig Tumorzellen in benachbarten Lymphknoten, Lebermetastasen |
| MIELCAREK (1935) | 15 Jahre, männlich | — | nach 10 Monaten Exitus | Adenocarcinom | Gallengang durch Tumor komprimiert, Metastasen in Lymphknoten und Leber, biliäre Cirrhose |
| SMITH (1935) | 14$^1/_2$ Jahre, männlich | — | nach 5$^1/_2$ Monaten Exitus | diffuses, solides und alveoläres Adenocarcinom | Metastasen in Lungen, Leber, Magen, Nebennieren, peritracheal und -broncheal; periaortal und in Mesenteriallymphknoten |
| KALETCHEFF (1939) | 14 Jahre, weiblich | — | nach 4 Wochen Exitus | Carcinom des Pankreas | |
| CORNER (1943) | 7 Monate weiblich | Probelaparotomie, Probeexcision Leber | Exitus p. op. | zylinderzelliges Adenocarcinom | Metastasen in Leber, Pleura, Abdominal- und Mediastinal-Lyrmphknoten |
| CHILD (1948) | 11 Jahre | Pankreatiko-duodenektomie | nach 5 Monaten Exitus | primäres Pankreascarcinom | — |
| WARTHEN et al. (1952) | 15 Monate, männlich | 1. partielle Resektion, Röntgentherapie 2. palliative Cholecysto-jejunostomie | nach 15 Wochen Exitus | embryonales Adenocarcinom | Metastasen: Leberpforte, Lumen des Hauptgallengangs, Mesenterialwurzel, Milzkapsel, rechte Lunge. Biliäre Cirrhose |
| GROSS (1952) | 9 Jahre weiblich | pankreatikoduodenale Resektion | lebt (1957) | Pankreascarcinom | — |
| WARREN (1955) (bzw. CATTEL) | 11 Jahre, weiblich | Pankreatiko-duodenektomie | lebt 42 Monate p. op. | Inselzellcarcinom | Invasion der Kapsel und Duodenalwand; bisherige Überlebenszeit 8$^1/_2$ Jahre (KERNEN et al.) |
| BECKER (1957) | 15 Monate, männlich | Pankreatiko-duodenektomie | lebt 10 Monate p. op. | Adenocarcinom, wahrscheinlich Inselzellursprung | Tumorausdehnung bis dicht an das Duodenum |

Tabelle 88 (Fortsetzung)

| Autor (Jahr) | Alter und Geschlecht | Operation | Verlauf | Mikroskopische Diagnose | Bemerkungen |
|---|---|---|---|---|---|
| Morlock u. Dockerty (1959) | 6 Jahre, weiblich | Cholecystogastrotomie wegen Ikterus | nach 1 Jahr Lebermetastasen, nach 8 Monaten Exitus | Inselzellcarcinom | Penetration in das Duodenum; Metastasen in Leber, Omentum, Peritoneum. Duodenalulcus |
| Stein u. Rossi (1962) | 3 Monate, weiblich | Probelaparotomie | Exitus p. op. | undifferenziertes Adenocarcinom | Lebermetastasen |
| Kochkina u. Jakovlev (1962) | 2 Jahre 10 Monate, männlich | — | nach 5 Monaten Exitus | glanduläres Carcinom | — |
| Moynan et al. (1964) | 5½ Jahre weiblich | percutane Leberbiopsie | nach 9 Tagen Exitus | Adenocarcinom | Metastasen: Leber, Retroperitoneum, linkes Nierenbecken. Tracheobronchialbaum durch Metastasen verzogen. Obliteration des Pankreasgangs. Invasion der perineuralen Lymphräume. Metastaseninfarkte in der Lunge |
| Beaujeu et al. (1964) | 5 Jahre, männlich | Pankreatikoduodenektomie | nach 10 Monaten gute Entwicklung | epithelialer Tumor (Carcinom) mit glandulären und endokrinen Strukturen | Tumorobstruktionen des Ductus choledochus |
| Wastell (1965) resp. Ellis | 14 Jahre, weiblich | Pankreatikoduodenektomie | nach 10 Monaten guter Allgemeinzustand | Inselzellcarcinom | Gallengangsobstruktion, Duodenalschleimhaut infiltriert. Duodenalulcera |
| Fonkalsrud et al. (1966) | 3 Jahre, männlich | Probeexcision, nach Strahlentherapie Resektion | nach 5 Jahren guter Allgemeinzustand | Inselzellcarcinom | — |
| James et al. (1966) | 1½ Jahre, weiblich | inoperabel, Chemotherapie | Rückgang von Tumor und Obstruktionsikterus für 8 Monate | Adenocarcinom des Pankreas | — |
| Squartini u. Bolis (1967) | 9 Monate, männlich | Probelaparotomie, Probeexcision | Exitus p. op. | alveoläres Carcinoma solidum | keine Autopsie |
| Grosfeld et al. (1970) | 12 Jahre, weiblich | Pankreatikoduodenektomie | 12 Monate p. op. guter Zustand | Adenocarcinom | keine Metastasen (Hamoudi et al., 1970: nach 19 Monaten wohlauf) |
| | 10 Jahre, männlich | inoperabel, Chemotherapie | nach 9 Monaten unverändert | Adenocarcinom | Multiple Leber- und Bauchfellmetastasen |
| Frable et al., (1971) | 4 Jahre, weiblich | Pankreatico-duodenektomie, partielle Gastrektomie, Hemicolektomie | Exitus p. op. | Carcinom | — |

(Kursorische Erwähnung eines Pankreascarcinoms bei einem 18 Monate alten Jungen durch Mapanagopalan et al.)

unterschieden wurden, ließ EWING nur 2 Formen gelten, nämlich das Cylinderzell-Adenocarcinom, das vom Gangepithel seinen Ursprung nehmen soll, und das Carcinoma simplex, das aus dem Parenchym abstammen soll und durch ein diffuses, schnelleres Wachstum charakterisiert ist. Übereinstimmend wird darauf hingewiesen, daß die histologischen Bilder häufig sehr ähnlich sind, unabhängig davon, ob sich die Tumoren primär im Bereich des Hauptgallengangs, der Ampulle, des Pankreaskopfes oder des Duodenums entwickeln. In fortgeschritteneren Stadien ist daher die Bestimmung des Ursprungssitzes schwierig und fraglich und hat zu der Bezeichnung „Pancreaticoduodenales Carcinom" Anlaß gegeben.

Seit Bekanntwerden der bösartigen Inselzelltumoren, die nach SEIFERT u. BERDROW 15% aller Inselzelltumoren ausmachen, herrscht hinsichtlich der Nomenklatur und Klassifikation eine gewisse Unsicherheit. Von FRANTZ stammt der Vorschlag, die Einteilung von EWING beizubehalten und die Inselzellcarcinome mit dem Zusatz „funktionell aktiv" oder „funktionell nicht aktiv" zu charakterisieren und nicht histologisch noch weitere Differenzierungen zu versuchen. Da Acinus- wie Inselzellen vom Gangepithel abstammen, sind Differenzierungen der Pankreasgeschwülste in solche, die vom Pankreasgang, Acinus- oder Inselzellorgan abstammen, mehr oder minder irrelevant geworden (BECKER; FRANTZ; MOYNAN et al.; FONKALSRUD et al.; SEIFERT u. BERDROW u.a.). Neuerdings machen BENCOSME et al.; GROSFELD et al.; HAMOUDI et al.; LACY, 1961, 1968 sowie PORTA auf die Möglichkeit aufmerksam, elektronenmikroskopisch über die Herkunft sowie die Zugehörigkeit eines Tumors zu den verschiedenen Gewebsformationen der Bauchspeicheldrüse zu entscheiden.

### Pathoanatomie

*Sitz des Primärtumors.* Klinisch sind 3 Lokalisationen bedeutsam: Tumoren des Pankreaskopfes, des übrigen Pankreas sowie schließlich Geschwülste in aberrierendem Pankreasgewebe. Die Tumorlokalisation im Pankreaskopf steht mit 13 Fällen gegenüber dem Sitz im Schwanzbereich (2 Fälle), der Lokalisation im Kopf und mehr oder weniger großen Anteilen des Pankreaskörpers in 3 und in ebenfalls 3 Fällen mit diffusem Befall des Pankreas bei weitem im Vordergrund.

*Makroskopischer Befund.* Von der krankhaften Vergrößerung des befallenen Organabschnittes abgesehen, läßt der makroskopische Befund keine weiteren diagnostischen Rückschlüsse zu. Die Palpation ergibt meist einen derben Bezirk in einem ebenfalls verhärteten Pankreas. Dieser Befund ist besonders bei den Carcinomen des Pankreaskopfes infolge Obstruktion mit konsekutiver Entzündung und Fibrose ausgeprägt, jedoch nicht für eine bösartige Neubildung pathognomonisch (KÜMMERLE, 1967). Der häufigste histologische Typ ist das infiltrierende Adenocarcinom mit mehr oder weniger starker Differenzierung und fester Konsistenz, das auf der Schnittfläche grau- oder gelbweißes Gewebe mit einzelnen gelblichen, roten oder braunen Herden erkennen läßt. Nekrotische, cystische Hohlräume enthalten oft hämorrhagischen Inhalt. Wegen der begleitenden Entzündung und Fibrose ist eine scharfe Grenze zwischen neoplastischem und nichtneoplastischem Parenchym nicht oder kaum erkennbar. Die seltenen acinösen resp. parenchymatösen Carcinome sind weich, wie auch manche große Tumoren mit ausgedehnten Nekrosen.

Das *mikroskopische Bild* ist durch den wechselnden Charakter gekennzeichnet (MIELCAREK; SMITH; MOYNAN et al.; BECKER; WARREN; ELLIS resp. WASTELL; FONKALSRUD et al.). Neben deutlich fibrösen Arealen findet man alle Übergänge vom Normalgewebe mit verschiedenen Graden der Fibrose bis zu typisch adenocarcinomatös veränderten Bezirken und schließlich zu anaplastischem Wachstum (GRANT u. PERCEVAL). Histologische Bilder, die mehr oder minder inselzellorganähnlichen Aufbau zeigen, sind durch trabeculäre, bandartige oder rosettenförmige Strukturen ohne Elemente der Gangformationen gekennzeichnet (WARREN; MORLOCK u. DOCKERTY; FONKALSRUD et al.). Die Schwierigkeiten der histologischen Differenzierung wurden schon hervorgehoben (BECKER; BEAUJEU et al.).

*Infiltrierendes Wachstum* in die Nachbarschaft ist in fortgeschrittenen Fällen die Regel und setzt naturgemäß der radikalen operativen Entfernung Grenzen. Die Ausbreitung in das retroperitoneale Gewebe erfolgt häufig über die Nervenscheiden (MOYNAN et al.). Das Nachbargewebe ist mit dem Tumorgewebe verbacken. Hauptgallengang, Gallenblase, Magen und Duodenum können ebenfalls befallen sein. Das Übergreifen auf das Duodenum (SIMON; BECKER; KÜMMERLE, 1965; MORLOCK u. DOCKERTY; WARREN; ELLIS resp. WASTELL) ist durch Infiltrationen und Ulcerationen der Duodenalschleimhaut gekennzeichnet, die von massiven Blutungen gefolgt sein können. Neben Leber, Milz, Nebennieren können auch die Blutgefäße wie z.B. die Pfortader, die Mesenterialgefäße, die Milzvene und sogar die Vena cava durch infiltrierendes Wachstum erreicht werden.

### Metastasen

In einem hohen Prozentsatz der ausreichend autoptisch untersuchten Beobachtungen sind ausgedehnte Metastasen nachweisbar. Neben der Leber sind Lungen, Pleura und Mediastinallymphknoten (CORNER; GRANT u. PERCEVAL; GROSFELD et al.; KALETCHEFF;

MOYNAN et al.), seltener die Milz (WARTHEN et al.), Thymus (SMITH), Nebenniere (SMITH), der Hauptgallengang (WARTHEN et al.) sowie die Unterfläche des Zwerchfells (GRANT u. PERCEVAL) befallen. Nicht selten waren besonders die portalen, aber auch die mesenterialen, aortalen und auch die hilären Lymphknoten von Tumorgewebe infiltriert. Ein Obstruktionsikterus infolge Verschluß des Hauptgallengangs wurde von MIELCAREK; WARTHEN et al.; BEAUJEU et al., infiltrierendes Wachstum in den Magen-Darmkanal mit Ulcerationen von SIMON; BECKER; MORLOCK u. DOCKERTY; WARREN; ELLIS resp. WASTELL beobachtet, wobei sogar eine tumorbedingte Darmblutung selten einmal die erste klinische Manifestation des Geschwulstleidens darstellte.

Die Metastasen boten histologisch durchweg das Bild des primären Pankreasmalignoms. Nur bei MIELCAREK fanden sich Zellverbände mit rundlichen oder rosettenartigen Bildungen, wie sie im Primärtumor in dieser Form nicht erkennbar waren.

### Klinische Symptomatologie

Nach Auftreten der ersten, oft unbestimmten Krankheitserscheinungen entwickelt sich in der Regel relativ rasch eine stürmische Symptomatik mit einem bedrohlichen Zustandsbild. Gewisse Tumorlokalisationen sind durch entsprechende Erscheinungen wie Obstruktion des Ductus choledochus mit Ikterus, Verdrängung der Nachbarorgane oder Blutungen in den Gastrointestinaltrakt gekennzeichnet. Letztere sollen bei Kindern häufiger auftreten als bei Erwachsenen (BOUCHIER). Die tumorbedingte Anämie wird nicht selten durch eine akute Blutung in den Tumor verstärkt bzw. manifest. Häufig führen erst die klinischen Erscheinungen seitens der Metastasen zur Manifestation des Grundleidens.

In der Regel ist die manifeste Krankheitsphase relativ kurz. Vom Auftreten der ersten Symptomatik bis zum vollentwickelten Krankheitsbild vergingen häufig nur wenige Wochen, selten mehrere Monate. Besonders bei Kleinkindern entwickelt sich rasch ein schweres Zustandsbild, während von älteren Kindern während eines längeren Zeitraums nur über unbestimmte allgemeine Krankheitserscheinungen wie Müdigkeit, Schwäche, Inappetenz und schlechtes Befinden geklagt wird. Gelegentlich werden die Beschwerden in den Rücken lokalisiert (MIELCAREK; SMITH). In der Regel gelangen die Kinder in einem bereits fortgeschrit-

tenen, gelegentlich bedrohlichen Krankheitszustand zur stationären Aufnahme. Klinisch stehen — in einem gewissen Gegensatz zu den Verhältnissen bei den Lebermalignomen — zunächst meist gastrointestinale Erscheinungen mit Erbrechen, Diarrhoe oder Obstipation im Vordergrund. Weniger auffällig als bei Lebergeschwülsten war dagegen der Lokalbefund des Abdomens. Befunde wie ein vergrößertes Abdomen, eine Hepatomegalie oder im Abdomen palpable Resistenzen waren jedoch fast regelmäßig nachweisbar.

**Diagnose.** Die *Laboratoriumsbefunde* (Untersuchung des Stuhls auf Nahrungsausnutzung oder okkulte Blutbeimengungen, Analyse des Duodenalsaftes mit Fermentbestimmungen, Kontrollen der Pankreasfermente im Serum oder Urin, Blutzuckerbestimmungen sowie die verschiedenen Leberfunktionsproben einschließlich der Untersuchung des Gerinnungsstatus u.a.) ergeben zunächst häufig keine schlüssigen Resultate.

Die *röntgenologischen* Untersuchungsverfahren sind für die Erkennung von tumorösen Affektionen der Bauchspeicheldrüse von großer Bedeutung, obwohl solche idealen Methoden, wie sie das Ausscheidungs- und Refluxurogramm darstellen, für dieses Organ bislang nicht existieren und Überlagerungen durch andere Eingeweide die Befunderhebung beeinträchtigen. Einen gewissen Fortschritt gegenüber den konventionellen Verfahren stellt die relativ einfache und risikolose (ADOLPH) hypotone Duodenographie nach LIOTTA dar (MARTELL et al.), die jedoch mit einer nicht unbeträchtlichen Versagerquote belastet ist. Noch weniger aussageträchtig sind die Ergebnisse der Pneumotomographie dieses Organs.

*Gefäßdiagnostische Verfahren* gewinnen dagegen zunehmend an Wert, werden aber durch die Gefäßversorgung dieses Organs ohne eigene Stammarterie erschwert. Auch hierbei sind Fehldiagnosen infolge falschnegativer wie falschpositiver Befunde möglich. CHUDACEK hat bei Carcinomen der Gallenwege und Gallenblase die gleichen Gefäßveränderungen beobachtet wie bei Pankreaskopftumoren. Verbesserte radiologische Resultate sind mit der Pharmakoangiographie (CEN et al. sowie WEHLING) zu erreichen, die die momentan aussagekräftigste röntgenologische Untersuchungsmethode dieses Organs darstellt (WEHLING).

Bezüglich näherer Einzelheiten wie Durchführung, Risiken und Trefferquote der verschiedenen Untersuchungsverfahren sei auf folgende Autoren verwiesen: ANACKER (1965, 1969); ANACKER et al.; BARON et al.; BAUM u. HOWE; BECKER; BEAUJEU et al.; CEN et al.; ELLIS (resp. WASTELL); FONKALSRUD et al.; GROSFELD et al.; HEUCK; LUNDERQUIST; RÖSCH; RÖSCH u. BRET; SMITH sowie WEHLING.

Die *szintigraphische* Darstellung des Pankreas, die durch die versteckte, schlecht zugängliche topographische Lage des Organs zwischen Leber und Milz erschwert ist (DIETHELM u. HAAKE; HAYNIE et al.; KAPLAN et al.; SCHNEIDER; SODEE; SONDERKAMP), wird durch neue Techniken zunehmend verbessert. Einzelheiten bei der Diagnostik der Inselzellgeschwülste.

Jeder begründete Verdacht auf das Vorliegen eines Pankreasmalignoms rechtfertigt die Durchführung der Probelaparotomie. Das weitere operative Vorgehen wird von dem Ergebnis der histologischen Untersuchung mittels Schnellschnitt bestimmt, da makroskopischer Befund wie Konsistenz zu Irrtümern Anlaß geben können (RIVAROLA et al.; KÜMMERLE u. a.). So ergab die in der Literatur immer wieder als Pankreascarcinom bei einem Kind zitierte Beobachtung von RIVAROLA et al. histologisch den Befund einer chronischen Entzündung.

**Therapie und Prognose** sind in erster Linie von dem Ausmaß des tumorösen Prozesses bzw. dem Vorkommen oder Fehlen von Metastasen abhängig. Bei frühzeitiger Diagnose sind längere Überlebensraten nach radikaler Pankreaticoduodenektomie in Analogie zu den Erfolgen bei Erwachsenen auch für derartige Affektionen im Kindesalter zu erwarten. Hinsichtlich erster ermutigender Ergebnisse sei auf BEAUJEU et al.; BECKER; ELLIS; FONKALSRUD et al.; GROSFELD et al.; GROSS; WARREN resp. KERNEN et al. verwiesen. Daß auch von einem jungen Kind, ohne allerdings Tumorträger gewesen zu sein, ein so ausgedehnter operativer Eingriff wie eine gegenüber der Pankreaticoduodenektomie noch erweiterte Operation mit partieller Gastrektomie toleriert wird, dokumentieren die Erfahrungen von RIVAROLA et al. Das bei der Operation einjährige Kind weist 16 Jahre nach dem Eingriff einen guten Allgemeinzustand auf (RIVAROLA, 1970, persönliche Mitteilung).

Palliative Wirkungen einer konservativen Therapie mit Cytostatica oder Antimetaboliten bei Kindern mit inoperablen Pankreasgeschwülsten sind von JAMES et al. sowie GROSFELD et al. mitgeteilt worden.

## Benigne, epitheliale Tumoren des Pankreas

*Adenome* des exokrinen und endokrinen Pankreas werden gelegentlich als Zufallsbefunde bei der Autopsie entdeckt, u. a. NICHOLLS (1902), EWING (1928), GRUBER (1929), SEIFERT (1956), FRANTZ (1959), EHRHARDT u. DIETEL (1968).

Vor Kenntnis der Insellzelltumoren wurden die *Adenome des exokrinen* Pankreas nie näher klassifiziert. Sie können ihren Ursprung vom Gangsystem, seltener von den Acini nehmen. Daneben sollen auch gemischte Formen sowie Fibroadenome vorkommen (FRANTZ). Nur selten erreichen diese Geschwülste ein solches Ausmaß, daß sie durch Raumverdrängung, Einmauerung des Gallengangs oder degenerativen Zerfall zu klinischen Erscheinungen führen. Im pädiatrischen Schrifttum konnte nur ein Fallbeispiel eruiert werden:

1968 beschrieben HARTMANN u. GÖRING ein 14jähriges Mädchen, das etwa 1 Jahr lang vor der Operation wegen einer Lebercirrhose bei chronisch fortdauernder Hepatitis behandelt worden war. Eine faustgroße Resistenz unterhalb der Leber gab zur Laparotomie Anlaß, bei der ein Tumor des Pankreaskopfes entfernt wurde, der den Hauptgallengang komprimiert hatte. Die histologische Untersuchung ergab ein trabeculäres Adenom von fraglicher Malignität sowie eine biliäre Lebercirrhose.

Auch die *funktionell nicht aktiven Adenome des Inselorgans* sind meist klein, imponieren makroskopisch als irreguläre, violette Areale oder sind mitunter verkalkt. Sie können als Adenomatose das ganze Organ befallen und alle Übergänge von Hypertrophie, Hyperplasie und benignem Neoplasma zeigen (FRANTZ). Größere Neubildungen sind sehr selten. Ein pädiatrisches Fallbeispiel stammt von FORSHALL et al.

## Maligne, nicht-epitheliale Geschwülste des Pankreas

Auf die extreme Seltenheit sarkomatöser Tumoren des kindlichen Pankreas wird insbesondere in der neueren Literatur hingewiesen. Im Schrifttum werden immer wieder dieselben, mehr oder weniger gesicherten Beobachtungen genannt. Nach SEIFERT ist jeder Fall

so lange zweifelhaft, bis alle Möglichkeiten eines anderweitigen Primärtumors wie ein Lymphosarkom der Bauchlymphknoten, Neuroblastom u. a. ausgeschlossen sind, worauf bereits MARXER (1925) hingewiesen hatte. Nach neuerer Auffassung (NEIBLING, 1968) sind nur die spindelzelligen und Fibrosarkome als echte Sarkome der Bauchspeicheldrüse anzusehen, Reticulum- und Riesenzellsarkome gehören dagegen zu den Lymphadenosen.

Im pädiatrischen Schrifttum kann offensichtlich nur die Beobachtung von Malcolm (1902) bei einem 4jährigen Mädchen mit einem Fibrosarkom im Pankreasschwanz zu den echten Pankreassarkomen gerechnet werden.

In den Kasuistiken von L'Huillier, ein im Alter von 9 Tagen verstorbenes weibliches Neugeborenes mit einem Tumor des Pankreaskopfes, sowie von Eichler (1928), ein mit 7 Tagen verstorbenes männ-liches Neugeborenes mit einem Tumor des Pankreaskopfes und -körpers, handelte es sich dagegen offensichtlich um echte intrauterin im lymphatischen Gewebe des Pankreas entstandene Lymphosarkome.

Nespolo berichtet in der Diskussion zu Rivarola et al. (1954) über ein Pankreaskopfsarkom bei einem 8jährigen Jungen, das inoperabel war und autoptisch gesichert werden konnte. Ein Rhabdomyosarkom bei rezidivierendem Cystadenom des Pankreas bei einem Kleinkind wird von Grosfeld et al. kursorisch erwähnt.

Der Primärsitz der „Pankreassarkome" in den immer wieder zitierten Mitteilungen von Litten (1888), Bing (1906) sowie Schlossmann (1921) ist dagegen zweifelhaft.

## Benigne, nicht-epitheliale Neubildungen des Pankreas

Theoretisch könnten derartige Neubildungen vom Bindegewebe, den Blut- und Lymphgefäßen und dem oft im Pankreas vorhandenen Fett ausgehen, doch lassen sich kaum Mitteilungen über solche klinisch manifeste Tumoren auffinden (Gruber; Frantz; Seifert).

So berichtet Gross über die erfolgreiche Entfernung eines Lymphoms des Pankreaskopfes mittels Pankreatikoduodenektomie bei einem 2jährigen Jungen, der nach 7 Jahren erscheinungsfrei war. Weitere Kasuistiken stammen von Querneau (11jähriges Kind) sowie von Christie u. Karlan ($6^1/_2$jähriges Mädchen). Beide Kinder erkrankten plötzlich unter den Erscheinungen des akuten Abdomens als Folge rascher Vergrößerung der cystischen Lymphangiome.

Bei generalisierten Hämangiomatosen der inneren Organe sind derartige Befunde auch im Pankreas gefunden worden (Braxatoris et al.).

Cattell kann auf eine Pankreatikoduodenektomie wegen eines Hämangioms des Pankreas bei einem 11jährigen Mädchen verweisen; das Kind erlag gastrointestinalen Blutungen 8 Jahre nach der Operation.

## Literatur

Adolph, K.: Das Pankreasneoplasma und seine Differentialdiagnose in der Duodenographie. Langenbecks Arch. klin. Chir. **313**, 257—261 (1965).

Anacker, H.: Kritische Bewertung der röntgenologischen Untersuchungsmethoden zur Pankreasdiagnostik. Radiologe **5**, 312—318 (1965).

— Schwerpunkte der röntgenologischen Pankreasdiagnostik. Dtsch. med. Wschr. **94**, 1127—1132 (1969).

Bandelier, B.: Beitrag zur Casuistik der Pankreastumoren. Med. Diss. Greifswald 1896; siehe auch Simon, F.

Baron, M. G., Mitty, H. A., Wolf, B. S.: The arteriographic appearance of carcinoma of the uncinate process of the pancreas. Amer. J. Roentgenol. **101**, 649—655 (1967).

Baum, M., Howe, C. T.: Hypotonic duodenography in the diagnosis of carcinoma of the pancreas and its further use when combined with percutaneous cholangiography and pancreatic scintiscanning. Amer. J. Surg. **115**, 519—525 (1968).

Beaujeu, M. J. de, Chabal, J., Metais, B., Maurel, Cl.: Duodéno-pancréatectomie céphalique pour tumeur pancréatique chez un enfant de 4 ans et demi. Pédiatrie **19**, 369—373 (1964).

Becker, W. F.: Pancreatoduodenectomy for carcinoma of the pancreas in an infant. Ann. Surg. **145**, 864—872 (1957).

Bencosme, S. A., Allen, R. A., Latta, H.: Functioning pancreatic islet cell tumors studied electron microscopically. Amer. J. Path. **42**, 1—21 (1963).

Bing, R.: Ein Fall von Lymphosarkom im Kindesalter. Arch. Kinderheilk. **44**, 10—20 (1906).

Bohn: Krebs der Leber, der portalen und retroperitonealen Lymphdrüsen und des Pankreas bei einem halbjährigen Kinde. Jb. Kinderheilk. **23**, 143—146 (1885).

Braxatoris, R., Gerlei, F., Krasznay, J.: Angeborene Hämangiomatose (Haemangiomatosis multiplex). Mschr. Kinderheilk. **108**, 313—318 (1960).

Cattel, R. B., in Disk. zu Becker, W. F. (S. 871—872): Pancreatoduodenectomy for carcinoma of the pancreas in an infant. Ann. Surg. **145**, 864—872 (1957); siehe auch Warren, K. W.

Cen, M., Rosenbusch, G., Frick, W., Kalff, G.: Pharmakoangiographie des Pankreas mit Sekretin und Adrenalin. Dtsch. med. Wschr. **94**, 1970—1972 (1969).

Child, Ch. G.: Radical one-stage pancreaticoduodenectomy. Surgery **23**, 492—500 (1948).

Christie, J. P., Karlan, M. S.: Lymphangioma of the pancreas with symptoms of "acute surgical abdomen". Calif. Med. **111**, 22—24 (1969).

Chudáček, Z.: Zöliakographie und Angiographie der A. mesenterica superior bei ikterischen Kranken. Fortschr. Röntgenstr. **108**, 1—9 (1968).

Corner, B. D., Primary carcinoma of the pancreas in an infant aged seven months. Arch. Dis. Childh. **18**, 106—108 (1943).

Diethelm, L., Haacke, W.: Bisherige Erfahrungen mit der Isotopendiagnostik des Pankreas. Radiologe **5**, 307—312 (1965).

Ehrhardt, G., Dietel, K.: Primäres Leberkarzinom im Säuglings- und Kleinkindesalter. Arch. Kinderheilk. **176**, 298—309 (1968).

EICHLER, P.: Ein Fall von kongenitalem Lymphosarkom des Pankreas. Frankfurt. Z. Path. **36**, 326—333 (1928).

ELLIS, H.: Malignant nonfunctioning ilset cell tumour of the pancreas in a 14-year-old girl. Proc. roy. Soc. **58**, 432—434 (1965).

EWING, J.: Neoplastic diseases, 3. Aufl. Philadelphia-London: W. B. Saunders Co. 1928.

FÈVRE, M., HUGUENIN, R.: Malformations tumorales et tumeurs de l'enfant. Paris: Masson & Cie. 1954.

FONKALSRUD, E. W., WILKERSON, J. A., LONGMIRE, W. P.: Pancreatoduodenectomy for islet-cell tumor of the pancreas in infancy and childhood. J. Amer. med. Ass. **197**, 586—588 (1966).

FORSHALL, I., RICKHAM, P. P., HALL, E. G.: An unusual islet-cell tumour of the pancreas. Brit. J. Surg. **40**, 181—184 (1952).

FRABLE, W. J., STILL, W. J. S., KAY, S.: Carcinoma of the pancreas, infantile type. A light and electron microscopic study. Cancer (Philad.) **27**, 667—673 (1971).

FRANKE, H., KERN, E.: Komplikationen bei der operativen Behandlung von Pankreascysten. Chirurg **25**, 73—77 (1954).

FRANTZ, V. K.: Tumors of the pancreas. In: Atlas of tumor pathology, fasc. 27 u. 28. Washington, D.C. 1959.

GRANT, G. H., PERCEVAL, P. E.: Carcinoma of the pancreas in a girl of 16, presenting as carcinomatosis of lungs. Brit. med. J. **1954 I**, 857.

GROSFELD, J. L., CLATWORTHY, H. W., JR., HAMOUDI, A. B.: Pancreatic malignancy in children. Arch. Surg. **101**, 370—375 (1970).

GROSS, R. E.: Pers. Mitt. an W. F. BECKER (S. 870): Pancreatoduodenectomy for carcinoma of the pancreas in an infant. Ann. Surg. **145**, 864—872 (1957).

GRUBER, G. B.: Geschwulstartige Neubildungen im Bereich der Bauchspeicheldrüse. 1. Gutartige Geschwulstbildungen. In: Handbuch der pathologischen Anatomie und Histologie, hrsg. v. F. HENKE u. O. LUBARSCH, Bd. 5, Teil 2. Berlin: Springer 1929.

HAMOUDI, A. B., MISUGI, K., GROSFELD, J. L., REINER, CH. B.: Papillary epithelial neoplasm of pancreas in a child. Report of a case with electron microscopy. Cancer (Philad.) **26**, 1126—1134 (1970).

HARTMANN, G., GÖRING, G.: Benignes Adenom des Pankreaskopfes bei einem Kind. Zbl. Chir. **93**, 1687—1692 (1968).

HAYNIE, T. P., SVOBODA, A. C., ZUIDEMA, G. D.: Diagnosis of pancreatic disease by photoscanning. J. nucl. Med. **5**, 90—94 (1964).

JAMES, D. H., JR., HUSTU, O., WRENN, E. L., JR., JOHNSON, W. W.: Childhood malignant tumors. Concurrent chemotherapy with Dactinomycin and Vincristine sulfate. J. Amer. med. Ass. **197**, 1043—1045 (1966).

JEANNEY, G., LAPORTE, F.: On a case of epithelial cancer of the pancreas in a young girl of 17 years [French]. J. méd. Bordeaux **113**, 791 (1936); zit. nach MOYNAN, R. W., et al., 1964.

KALETCHEFF, A.: Carcinoma del pancreas en una muchacha de 14 anos. Gac. méd. Caracas **46**, 393—394 (1939).

KAPLAN, E., CLAYTON, G., FINK, S., JACOBSON, B., BEN-PORATH, M.: Elimination of liver interference from the seleno-methionine pancreas scan. J. nucl. Med. **7**, 387 (1966).

KAUFMANN, E.: Lehrbuch der speziellen pathologischen Anatomie, 9. u. 10. Aufl. Berlin u. Leipzig: de Gruyter 1931.

KERN, E.: Über Pankreascysten und -abszesse. Ärztl. Wschr. **8**, 897—904 (1953).

KERNEN, J. A., SCOFIELD, G., KOUCKY, CH., BENITEZ, R. E., ACKERMAN, L. V.: Long survival with islet cell carcinoma of the pancreas. Amer. J. clin. Path. **39**, 137—147 (1963).

KOCHKINA, T. O., JAKOVLEV, A. I.: Maligne Tumoren. bei zwei Kindern einer Familie. Vop. Onkol. **8**, 83—84 (1962).

KÜHN, A.: Ueber primäres Pankreascarcinom im Kindesalter. Berl. klin. Wschr. **24**, 494—496 (1887).

KÜMMERLE, F.: Die Chirurgie der duodenopankreatischen Region. Divertikel und Tumoren. Langenbecks Arch. klin. Chir. **313**, 218—227 (1965).

— Probleme der Erkennung und Behandlung maligner Tumoren des Pankreas. In: Pathologie, Biochemie und Therapie der Pankreaserkrankungen, hrg. BECK. Stuttgart: Schattauer 1967.

LACY, P. E.: Electron microscopy of the beta cell of the pancreas. Amer. J. Med. **31**, 851—859 (1961).

— The islets of Langerhans. In: Endocrine pathology, ed. by J. M. B. BLOODWORTH, JR. Baltimore: The Williams & Wilkins Co. 1968.

L'HUILLIER, A.: Über einen Fall von kongenitalem Lymphosarkom des Pankreas. Virchows Arch. path. Anat. **178**, 507—509 (1904).

LIOTTA, D.: Pour le diagnostic des tumeurs du pancréas: La duodénographie hypotonique. Lyon chir. **50**, 455—460 (1955).

LITTEN, M.: Ein Fall von primärem Sarkom des Pancreas mit enormen Metastasen bei einem vierjährigen Knaben. Dtsch. med. Wschr. **14**, 901 (1888).

LUNDERQUIST, A.: Angiography in carcinoma of the pancreas. Acta radiol. (Stockh.), Suppl. **235** (1965).

MADANAGOPALAN, N., SUBRAMANIAM, R., KRISHNAN, M. N.: Experiences with percutaneous transhepatic cholangiography (P.T.C.) and review of cases of carcinoma pancreas met at General Hospital, Madras, over last three-and-a-half-years. J. Ass. Phycns India **18**, 717—721 (1970).

MALCOLM: Zit. bei A. SCHMINCKE, Pathologische Anatomie des Pankreas. In: BRÜNING-SCHWALBES Handbuch der allgemeinen Pathologie und pathologischen Anatomie des Kindesalters, Bd. II/3. München: Bergmann 1924.

MARTEL, W., SCHOLTENS, P. A., LIM, L. W.: "Tubeless" hypotonic duodenography: Technique, value and limitations. Amer. J. Roentgenol. **107**, 119—130 (1969).

MARXER, H.: Über das Pankreas-Sarkom. Langenbecks Arch. klin. Chir. **135**, 606—628 (1925).

MIELCAREK, P. A.: Primary adenocarcinoma of the pancreas in a fifteen year old boy. Amer. J. Path. **11**, 527—533 (1935).

MORLOCK, C. G., DOCKERTY, M. B.: Carcinoma of the pancreas during the first two decades of life:

Report of two cases. Postgrad. Med. **26**, 329—333 (1959).

Moynan, R. W., Neerhout, R. C., Johnson, Th. S.: Pancreatic carcinoma in childhood. J. Pediat. **65**, 711—720 (1964).

Nanson, E. M.: An unusual case of carcinoma of the head of the pancreas. Brit. J. Surg. **41**, 439—441 (1954).

Neibling, H. A.: Primary sarcoma of the pancreas. Amer. Surg. **34**, 690—693 (1968).

Nespolo, S.: Disk. zu J. E. Rivarola et al., Ictericia obstructiva en una nina de 1 ano de edad. Bol. Trab. Soc. Cir. Buenos Aires **38**, Nr. 19 (1954).

Nicholls, A. G.: Simple adenoma of the pancreas arising from an island of Langerhans. J. med. Res. **8**, 385—395 (1902).

Oberling, C., Guérin, M.: Cancer du pancréas. Paris 1931.

Poinso, R., Poursines, Y.: Granulie cancéreuse d'origine épithéliale chez un jeune sujet myopathique. Bull. Ass. franç. Cancer **23**, 506—517 (1934).

Porta, E. A., Yerry, R., Scott, R. F.: Amyloidosis of functioning islet cell adenomas of the pancreas. Amer. J. Path. **41**, 623—629 (1962).

Querneau, M. J.: Kyste congénital du pancréas. Mém. Acad. Chir. **65**, 777—781 (1939).

Rivarola, J. E., Maggi, R., Toce, A.: Ictericia obstructiva en una niña de 1 año de edad. Tumor de cabeza de páncreas. Gastroduodenopancreatectomia en un tiempo. Bol. Trab. Soc. Cir. Buenos Aires **38**, Nr. 19 (Separatum S. 1—17) (1954).

Rösch, J.: Roentgenologic diagnosis of pancreatic diseases. Amer. J. Roentgenol. **100**, 664—672 (1967).

— Bret, J.: Angiographie in der Diagnostik der Epigastriumgeschwülste. Fortschr. Röntgenstr., Beiheft 1965, 81—87.

Schlossmann, E.: Über einen Fall von angeborener allgemeiner Sarkomatose. Frankfurt. Z. Path. **25**, 486—496 (1921).

Schneider, C.: Morphologische Pankreasdiagnostik mit Radioisotopen. Dtsch. med. Wschr. **91**, 1122—1124 (1966).

Seifert, G.: Die Pathologie des kindlichen Pankreas. Leipzig: VEB Thieme 1956.

— Berdrow, J.: Morphologische Klassifikation der Inseltumoren des Pankreas und endokrine Aktivität. Ärztl. Wschr. **13**, 829—835 (1958).

Simon, F.: Ueber ein Pancreascarcinom bei einem 13jährigen Knaben. Med. Diss. Greifswald 1889; siehe auch Bandelier, B.

Smith, W. R.: Primary carcinoma of the pancreas in children. Amer. Dis. J. Child. **50**, 1482—1494 (1935).

Sodee, D. B.: Radioisotope scanning of the pancreas with selenomethionine (Se[75]). Radiology **83**, 910—916 (1964).

Sonderkamp, H. M.: Pankreas-Szintigraphie. Therapiewoche **19**, 727—729 (1969).

Squartini, F., Bolis, G. B.: Il carcinoma del pancreas nell'infanzia. Lav. Ist. Anat. Univ. Perugia **27**, 27—38 (1967).

Stein, M. L., Rossi, V. C.: Carcinoma de pãncreas em lactente. Pediat. prát. (S. Paulo) **33**, 75—82 (1962).

Stewart, S. C., Stewart, L. F.: A case of cancer of the pancreas in an nine-year-old boy, with notes on other reported cases of cancer in children. Int. Clin. **2**, 118—126 (1915).

Stout, B. F., Todd, D. A.: Report of a case of primary adenocarcinoma of the pancreas in a four-year-old child. Tex. St. J. Med. **28**, 464—467 (1932).

Warren, K. W.: Nonfunctioning islet cell carcinoma in an 11 year old child treated by pancreatoduodenectomy. Lahey Clin. Bull. **9**, 155—159 (1955); siehe auch Cattel, R. B.

Warthen, R. O., Sanford, M. C., Rice, E. C.: Primary malignant tumor of the pancreas in a fifteen-month-old boy. Amer. J. Dis. Child. **83**, 663—666 (1952).

Wastell, C., s. Ellis, H. 1965.

Wehling, H.: Zur Frühdiagnose von Pankreastumoren. Untersuchungen zur angiographischen Darstellung des Pankreas unter Verwendung vasoaktiver Stoffe. Fortschr. Med. **89**, 1008—1011 (1971).

# Die nichtparasitären Pankreascysten

**Definition.** Nichtparasitäre Pankreascysten stellen keine nosologische Einheit dar. Kongenitale, sog. dysontogenetische Cysten und neoplastische oder proliferative Cysten sind beim Kind als Raritäten beschrieben worden. Klassifikationen stammen von Brunschwig; Cattell; Kern, E., 1953; Mahorner u. Mattson; Wegelin).

## Die kongenitalen (dysontogenetischen) Cysten des Pankreas

### Pathobiologie

Kongenitale Pankreascysten werden als Entwicklungsanomalien angesehen. Die Annahme ihrer Entstehung aus aberrierenden, isolierten Pankreasgängen mit konsekutiver Retention und inkoordinierter Epithelproliferation hat zur Bezeichnung „dysontogenetische Cyste" geführt (Nygaard u. Stacy; Miles).

Auch die teratoiden bzw. Dermoidcysten werden im allgemeinen in diese Gruppe eingereiht.

**Pathoanatomie.** Dysontogenetische Cysten des Pankreas sind nach Nygaard u. Stacy durch einen charakteristischen morphologischen Befund mit kleineren oder größeren Hohlräumen in umschriebenen Bezirken mit unterschiedlicher Lokalisation im Pankreas gekennzeichnet. Vermehrung des interstitiellen Gewebes und Verdrängung des normalen Parenchyms sind typische Folgeerscheinungen. Das Parenchym weist dabei normale Strukturen mit intakten Langerhansschen Inseln auf. Die Cystenwand zeigt kubisches, mitunter auch zylindrisches Epithel mit einzelnen papillären Proliferationen. BOUREAU et al. konnten bei einem mehrcystischen Tumor drei auskleidende Zelltypen nachweisen, nämlich Endothelien, unverhornte Epithelien von der Art der Zellen des Stratum Malpighii sowie solche, die dem Neuroektoderm ähnelten. Der Cysteninhalt war serös, schleimig bzw. seromukös. Einzelcysten können einkammerig oder mehrkammerig sein. Im Kindesalter überwiegen die unilokulären Formen bei solitärem Auftreten, oft mit mikroskopisch kleinen Hohlraumbildungen in der Umgebung. Daneben gibt es Varianten, bei denen der Epithelsaum in den größeren Hohlräumen sekundär geschwunden ist (EHA; HOLLMANN u. HECKER).

**Häufigkeit.** Kongenitale, dysontogenetische Pankreascysten sind Raritäten. MILES konnte neben einer eigenen Beobachtung nur auf 8 weitere Fälle bei Kindern unter 2 Jahren im Schrifttum verweisen (RICHARDSON, 1895; RAILTON, 1896; TELLING u. DOBSON, 1909; CONNOLLY, 1911; EHA, 1922; FRIEDENWALD u. CULLEN, 1926; DE LANGE u. JANSSEN, 1948; McPHERSON u. HEERSMA, 1948). Allerdings wurden die Kasuistiken von CONNOLLY sowie TELLING u. DOBSON von OECONOMOPOULOS u. LEE später als Pseudocysten bewertet. Weitere Beobachtungen sind von DE COURCY (1943) sowie HUARD u. PHANDINH-TUAN (1955) als Dermoidcysten, von CORNES u. AZZOPARDI (1959) als ‚teratomatöse Cyste‘, von BITTNER u. SARRAZIN (1970) als cystisches Teratom, von BOUREAU et al. als benignes Dysembryon sowie von KERN (1953), POWER (1961), HOLLMANN u. HECKER (1962), LABUN, 2 Fälle (1962) und NISSEN (1965) publiziert worden. Inwieweit die von BANGE (1935) beschriebene Cyste hier eingereiht werden kann, muß offen bleiben. Die immer wieder zitierte Beobachtung von McPHERSON u. HEERSMA betrifft eine große isolierte Cystenbildung bei Mucoviscidose und gehört nicht in diese Gruppe.

**Altersverteilung.** Die Mehrzahl der Beobachtungen betrifft Neugeborene, Säuglinge und Kleinkinder. Eine Ausnahme stellt die Kasuistik von NISSEN bei einem 15jährigen Jungen dar.

**Geschlechtsverteilung.** Von kongenitalen, dysontogenetischen Cysten sind Mädchen und Knaben etwa gleich häufig betroffen.

## Klinik

Die Symptomatologie der Pankreascyste ist uncharakteristisch, so daß mitunter zufällig bei einer ärztlichen Untersuchung ein pathologischer Befund erhoben wird (BOUREAU et al.).

Eine mehr oder minder augenfällige Auftreibung des Leibes oder eine deutlich palpable Resistenz sind in der Regel die initialen Erscheinungen, an die sich bei entsprechender Raumverdrängung gastrointestinale Erscheinungen wie Erbrechen etc. anschließen können. Rasche Größenzunahme wurde wiederholt beschrieben. Bei mechanischer Obstruktion des Hauptgallengangs kann eine Cholestase mit progredientem Ikterus sowie acholischen Stühlen in Erscheinung treten. Komplikationen wie Rupturen wurden bei den echten Cysten gegensätzlich zu den Pseudocysten bislang nicht beschrieben.

**Untersuchungsbefunde und Diagnose.** Die physikalischen Untersuchungsbefunde sind meist uncharakteristisch. Die radiologischen Ergebnisse entsprechen weitgehend denen bei neoplastischen Pankreasaffektionen. Von MATTER u. MARZANO sowie FERNHOLZ stammt eine ausführliche röntgenologische Studie zur Lokalisation von Cysten in den verschiedenen Abschnitten des Pankreas.

**Behandlung und Prognose.** Die operative Entfernung der Cyste stellt die Therapie der Wahl dar. Bei innigem Kontakt mit dem Stammorgan sind Teilresektionen des Pankreas gelegentlich nicht zu umgehen. Die technisch einfachere Marsupialisation (GUSSENBAUER), die aber mit dem Nachteil einer längeren Krankheitsdauer und Fistelbildung behaftet ist (KERN, 1955), wird heutzutage kaum noch durchgeführt. Daneben besteht noch die Möglichkeit der Anastomosierung der Cyste mit Magen, Duodenum oder Jejunum, Verfahren, die insbesondere bei den Pseudocysten Anwendung finden (KERN, 1955; PRIESTLEY u. REMINE; SCHOLZ et al.; WARREN et al.).

Experimentelle Grundlagen und klinische Ergebnisse zur Therapie der Pankreascysten wurden von SCHEGA u. SCHULTZE erarbeitet.

Die *Prognose* ist bei rechtzeitigem Eingriff günstig. Selbst im älteren Schrifttum sind Heilungen (RICHARDSON; TELLING u. DOBSON; EHA; FRIEDENWALD u. CULLEN) durch partielle oder totale Cystektomie oder Drainage mitgeteilt worden.

## Die proliferativen oder neoplastischen Pankreascysten

Bei den proliferativen Cysten, auch Cystadenome, papilläre Cystadenome oder Cystome genannt, handelt es sich um epitheliale Neubildungen, deren Ursprungselemente in Zellen der interacinären Gänge, d.h. den embryonalen Vorstufen der Insel- wie Acinuszellen gesucht werden. Neuerdings werden sie ebenso wie das solide Gangadenom bei bestehender papillärer Hyperplasie als potentiell maligne angesehen (GLENNER u. MALLORY). Diese Auffassung wird durch die Erfahrungen von PROBSTEIN u. BLUMENTHAL während einer 10jährigen Verlaufsbeobachtung einer Frau im Alter zwischen 24 und 34 Jahren mit Entartung eines offensichtlich primär benignen Cystadenoms des Pankreas zu einem schließlich infiltrierend wachsenden Cystadenocarcinom mit konsekutivem Exitus letalis bestätigt.

**Pathoanatomie.** Makroskopisch sind es groblappige Massen mit Hohlräumen unterschiedlicher Größe, die serösen oder schleimig-gelatinösen, hellen bis bräunlichen Inhalt mit Fermentaktivitäten des Pankreas enthalten. Nach dem Auslaufen nehmen sie schwammartige Konsistenz an.

*Histologisch* sind die Cysten mit kubischem bis flachem Epithel ausgekleidet, die papilläre Variante zeigt epithelbedeckte polypöse, in das Lumen hineinragende Wucherungen.

**Häufigkeit.** Derartige Neubildungen, die bereits beim Erwachsenen Raritäten darstellen (BECKER et al.; GLENNER u. MALLORY; MOZAN; PIPER et al.) — nach VAN CANGH u. THORLAKSON sind bislang ca. 170 Fälle im Weltschrifttum bekannt geworden — wurden im

Kindesalter nur von PETRYKOWSKY bei einem $3^1/_2$jährigen Jungen sowie von GUNDERSEN u. JANIS bei einem 16 Monate alten Knaben beobachtet. Bei der Sichtung des Schrifttums konnten GUNDERSEN u. JANIS noch zwei von BRUNSCHWIG erwähnte Beispiele eines Cystadenoms des Pankreas im Kindesalter auffinden. Von MOZES u. BOGOKOWSKY stammt schließlich die Mitteilung über ein 15jähriges Mädchen, bei dem ein vom Pankreasschwanz ausgehender gestielter, cystischer Tumor entfernt wurde, dessen histologische Untersuchung ein Cystadenocarcinoma papillare des Pankreas ergab. Das Mädchen war 5 Monate nach der Operation erscheinungsfrei.

Die *Differentialdiagnose* aller Formen von Pankreascysten betrifft in erster Linie die auch beim Kinde sehr viel häufigeren posttraumatischen bzw. postpankreatitischen Pseudocysten (KERN et al.). Darüber hinaus muß bei mehrkammerigen oder mehrcystischen Gebilden die multicystische bzw. polycystische Form erwogen werden (GIBB; MELAM et al.). Dagegen sind in unseren Breiten parasitäre Cysten des kindlichen Pankreas (LAGROT u. GRECO; DISTEFANO VELONA et al.) von untergeordneter Bedeutung.

## Literatur

BANGE: Pankreascysten bei Kindern. Zbl. Chir. **62**, 1550—1551 (1935).

BECKER, W. F., WELSH, R. A., PRATT, H. S.: Cystadenoma and cystadenocarcinoma of the pancreas. Ann. Surg. **161**, 845—861 (1965).

BITTNER, K., SARRAZIN, O.: Potworniak trzustki u 2-letniej dziewczynki. Wiad. lek. **23**, 1251—1252 (1970).

BLEIFELD, W., EFFERT, S.: Über den Nachweis zystischer Gebilde in verschiedenen Körperregionen mit dem Ultraschallreflexionsverfahren. Dtsch. med. Wschr. **92**, 1747—1750 (1967).

BOUREAU, M., BENSAHEL, H., TAUSSIG, G., DRAPEAU, P., PETIT, D.: A propos d'un cas de dysembryome pancréatique. Ann. Chir. infant. **9**, 85—89 (1968).

BRUNSCHWIG, A.: Surgery of pancreatic tumors. St. Louis: Mosby 1942.

CANGH, P. J. VAN, THORLAKSON, R. H.: Cystadenoma of the pancreas. Canad. J. Surg. **11**, 63—68 (1968).

CATTELL, R. B.: Pancreatic cysts. Surg. Clin. N. Amer. **32**, 851—856 (1952).

CONNOLLY, D. I.: Note on a case of pancreatic cyst in a child aged 14 months. Lancet **1911 I**, 803—804.

CORNES, J. S., AZZOPARDI, J. G.: Papillary cystadenocarcinoma of the pancreas with report of two cases. Brit. J. Surg. **47**, 139—144 (1959).

DECOURCY, J. L.: Dermoid cyst of pancreas. Case report. Ann. Surg. **118**, 394—395 (1943).

DISTEFANO VELONA, G., MAUGERI, S., MELI, S., ARTALE, S.: Un caso di cisti idatidea della testa del pancreas in una bambina di sei anni. Riv. pediat. sicil. **21**, 243—259 (1966).

EHA, CH. E.: Case of congenital pancreatic cyst. J. Amer. med. Ass. **78**, 1294—1295 (1922).

FERNHOLZ, H.-J.: Diagnostik der Pankreaszysten. Dtsch. med. Wschr. **93**, 2128—2129 (1968).

FRIEDENWALD, J., CULLEN, TH. S.: Pancreatic cysts, with the report of seven cases. Amer. J. med. Sci. **172**, 313—334 (1926).

GIBB, B.: Das angeborene Zystenpancreas. Zbl. allg. Path. path. Anat. **103**, 524—528 (1962).

GLENNER, G. G., MALLORY, G. K.: The cystadenoma and related nonfunctional tumors of the pancreas. Cancer (Philad.) **9**, 980—996 (1956).

GUNDERSEN, A. E., JANIS, J. F.: Pancreatic cystadenoma in childhood. Pediat. Surg. **4**, 478—481 (1969).

GUSSENBAUER, C.: Zur operativen Behandlung der Pankreas-Cysten. Langenbecks Arch. klin. Chir. **29**, 355—364 (1883).

HOLLMANN, G., HECKER, W. CH.: Beitrag zur Klinik seltener abdomineller Tumoren im Säuglings- und Kleinkindesalter. Mschr. Kinderheilk. **110**, 362—366 (1962).

HUARD, P., PHAN-DINH-TUAN: Coexistence de deux kystes pancréatiques, l'un colloide, l'autre sébacé, chez un enfant de 13 ans. Arch. franç. Pédiat. **12**, 219—222 (1955).

HÜNIG, R.: Ultraschalltomographie am kindlichen Abdomen. Helv. paediat. Acta, Suppl. **24**, 1—22 (1970).

KERN, E.: Über Pankreascysten und -abszesse. Ärztl. Wschr. 8, 897—904 (1953).

— Der heutige Stand der Chirurgie der Pankreascysten. Ergebn. Chir. Orthop. **39**, 450—492 (1955).

KERN, J., HAGGENMÜLLER, F., GUMRICH, H.: Kindliche Pankreaspseudozysten. Med. Welt **20** (N.F.), 1619—1622 (1966).

LABUN, E.: Pankreaszysten bei Kindern. Pol. Przegl. chir. **34**, 9—13 (1962).

LAGROT, F., GRECO, J., LAVERGNE et SAYAG: Kyste hydatique du pancréas. Pédiatrie **14**, 94—95 (1959).

LANGE, C. DE, JANSSEN, T. A. E.: Large solitary pancreatic cyst and other developmental errors in a premature infant. Amer. J. Dis. Child. **75**, 587—594 (1948).

MAHORNER, H. R., MATTSON, H.: The etiology and pathology of cysts of the pancreas. Arch. Surg. **22**, 1018—1033 (1931).

MATTER, H., MARZANO, E.: Pankreascysten. Schweiz. med. Wschr. **91**, 1482—1490 (1961).

McPHERSON, T. C., HEERSMA, H. S.: Diagnosis and treatment of pancreatic cysts in children with report of a case. J. Pediat. **33**, 213—218 (1948).

MELAM, H. L., TRAISMAN, H. S., LIPARDO, R., KIDD, J. M.: Multicystic disease. Association with congenital cretinism and infantile diabetes. Amer. J. Dis. Child. **119**, 270—273 (1970).

MILES, R. M.: Pancreatic cyst in the newborn. Ann. Surg. **149**, 576—581 (1959).

MOZAN, A. A.: Cystadenoma of the pancreas. Amer. J. Surg., N.S. **81**, 204—214 (1951).

MOZES, M., BOGOKOWSKY, H.: Les cystadénocarcinomes papillaires du pancréas. A propos d'un cas chez une fille de quinze ans. Lyon chir. **59**, 499—503 (1963).

NISSEN, R.: Induzierte Selbstverdauung der Wand einer kongenitalen, ins Mediastinum eingewucherten Pankreascyste. Langenbecks Arch. klin. Chir. **310**, 292—299 (1965).

NYGAARD, K. K., STACY, L. J.: Solitary congenital (dysontogenetic) cyst of the pancreas. Arch. Surg. **45**, 206—212 (1942).

OECONOMOPOULOS, CH. T., LEE, C. M., JR.: Pseudocysts of the pancreas in infants and young children. Surgery **47**, 836—845 (1960).

PETRYKOWSKI, A. K. VON: Über Kystome (Cystoadenome) des Pankreas. Med. Diss. Würzburg 1889.

PIPER, CH. E., JR., REMINE, W. H., PRIESTLEY, J. T.: Pancreatic cystadenomata. J. Amer. med. Ass. **180**, 648—652 (1962).

POWER, W. H.: Pancreatic cyst in infancy: Recovery after marsupialization. Brit. med. J. **1961**, 625—626.

PRIESTLEY, J. T., REMINE, W. H.: Problems in the surgical treatment of pancreatic cysts. Surg. Clin. N. Amer. **38**, 1313—1324 (1958).

PROBSTEIN, J. G., BLUMENTHAL, H. T.: Progressive malignant degeneration of a cystadenoma of the pancreas. Arch. Surg. **81**, 683—689 (1960).

RAILTON, T. C.: A case of pancreatic cyst in an infant. Brit. med. J. **1896 II**, 1318—1319.

RICHARDSON, M. H.: A case of pancreatic cyst treated by drainage with recovery. Boston med. surg. J. **132**, 280 (1895); zit. nach MILES, R. M. (1959).

SCHEGA, W., SCHULTZE, R.: Experimentelle Untersuchungen zur Therapie der Pankreascysten. Chirurg **31**, 195—200 (1960).

SCHOLZ, O., KOTHE, W.: Erfolge und Mißerfolge innerer Anastomosenoperationen bei Pankreascysten. Chirurg **28**, 401—406 (1957).

TELLING, W. H. M., DOBSON, J. F.: Pancreatic cyst in an infant. Brit. J. Child. Dis. **6**, 202—205 (1909).

WARREN, K. W., ATHANASSIADES, S., FREDERICK, P., KUNE, G. A.: Surgical treatment of pancreatic cysts: Review of 183 cases. Ann. Surg. **163**, 886—891 (1966).

WEGELIN: Zur Genese und Einteilung der Pankreaszysten. Verh. dtsch. path. Ges. **18**, 169—174 (1921).

# Endokrin aktive Tumoren des Pankreas
## Die insulinbildenden Inselzellgeschwülste

**Synonyma** (HAMPERL u. ACKERMAN, 1969):

| | |
|---|---|
| Adenoma insulocellulare | Inselzelladenom |
| Insuloma benignum | Gutartiges Insulom |
| Islet cell adenoma | Adénome insulaire |
| Benigne insuloma | Nésidioblastome bénin |
| Carcinoma insulocellulare | Inselzellcarcinom |
| Insuloma malignum | Bösartiges Insulom |
| Islet cell carcinoma | Epithélioma insulaire |
| Malignant insuloma | Nésidioblastome malin |

Bezeichnungen, die vorzugsweise die funktionell-hormonelle Wirkung der Tumoren betonen: Organischer Hyperinsulinismus, perniziöser Hyperinsulinismus (KATSCH, 1948), „Harris-Syndrom", insulinogene Inselzellgeschwulst. Ferner „Benignes oder malignes Nesidioblastom" im deutschen Schrifttum gebräuchlich.

**Definition.** Der organische Hyperinsulinismus ist durch die Erscheinungen der Hypoglykämie geprägt, deren Ursache insulinproduzierende Inselzelltumoren darstellen. Ohne Behandlung sind irreversible Hirnschäden wie schließlich der Exitus letalis die Folge.

### Historische Daten

1869 Identifikation der Inselzellen durch LANGERHANS.

1893 LAGUESSE prägt den Namen „Langerhanssche Inseln".

1902 Erstbeschreibung adenomatöser Inselzellgeschwülste (NICHOLLS).

1920 Autoptische Erstbeschreibung einer Hypertrophie der Inselzellen bei einem

Neugeborenen einer Diabetica (Dubreuil u. Anderodias).

1921 resp. 1922 Entdeckung der Insulinwirkung durch Banting und Best.

1924 Darstellung der klinischen Symptomatik des Hyperinsulinismus durch Harris („Harris-Syndrom").

1926 Nachweis von Inselgewebshyperplasien als Ursache einer Hypoglykämie beim Neugeborenen (Gray u. Feemster).

1927 Beobachtung eines „Harris-Syndroms" infolge Carcinoms der Langerhansschen Inseln (Wilder et al.). Probelaparotomie bei inoperablem Tumor durch Mayo. Der eigentliche Entdecker dieses Krankheitsbildes war der Patient selbst, ein Arzt von 40 Jahren, der sich mit der Angabe, er habe Anfälle, die denen nach Insulinüberdosierung gleichen würden, im November 1926 in die Mayo-Klinik aufnehmen ließ.

1929 Erste erfolgreiche, chirurgische Entfernung eines isolierten Inselzelladenoms mit Heilung des Patienten (Graham), im gleichen Jahr durch Howland et al. publiziert.

1933 Erstbeobachtung eines Insulinoms bei einem 10jährigen Jungen (Wolf et al.).

1935 Erstbeobachtung eines derartigen Befundes bei einem 14jährigen Mädchen in Deutschland durch Frank.

1936 Das von Harnapp diagnostizierte Inseladenom bei einem 7jährigen Mädchen wird von Sauerbruch erfolgreich exstirpiert (Publikation durch Harnapp, 1936; durch Sauerbruch, 1940).

Wesentliche Erkenntnisse über den Hyperinsulinismus verdanken wir u.a. Thalhimer u. Murphy (1928), Massa (1929), McClenahan u. Norris (1929), O'Leary u. Womack (1934), Whipple u. Frantz (1935), Whipple (1938, 1944), Laidlaw (1938), Frantz (1940), Meyer et al. (1941), Duff u. Murray (1942), Gomori (1943), Lopez-Kruger u. Dockerty (1947), Terbrüggen (1948), Crain u. Thorn (1949), Breidahl et al. (1955). Zusammenfassende Überblicke geben u.a. Porter u. Frantz (1956), Meythaler u. Müller (1966) sowie Spath u. Cesnik (1968). Howard et al. können 1950 bereits auf 398 Beobachtungen der Literatur hinweisen. Hinsichtlich der Kasuistiken im Kindesalter wird von Boley et al. (1960) auf 17 Fälle, 1969 von Mann et al. auf 39 Beobachtungen verwiesen.

## Pathobiologie

Die Differenzierung der Inselzellgeschwülste muß pathologisch-anatomische wie physiologische, d.h. Wachstums- wie Sekretionscharakteristika der Zellen berücksichtigen. Definitive Aussagen hinsichtlich Benignität oder Malignität bedürfen der Sicherung durch die Langzeituntersuchung (Frantz). Wie die Erfahrung gezeigt hat, handelt es sich jedoch in den meisten Fällen um benigne Neubildungen, d.h. Adenome, bei denen die Resektion zur Heilung führt. Allerdings können auch diffuse Hyperplasien oder aber multiple, z.T. nicht auffindbare Tumoren die operative Behandlung erschweren. Benigne, semimaligne und maligne Tumoren mit oder ohne Insulinproduktion sind beschrieben worden.

**Pathoanatomie.** Wie beim Erwachsenen handelt es sich auch bei Kindern meist um solitäre Inselzelladenome, wie durch den Befund bei 60 Kasuistiken bestätigt wird. Multiples Vorkommen ist relativ selten. Bei 3 Kindern (Frank; Howard et al.; Dave u. Savage, 1962) wurden jeweils 2 Adenome, bei 3 weiteren (Wolf et al.; Géraud et al.; Drash u. Schultz) jeweils 3 Adenome nachgewiesen. Im Krankengut der Mayo-Klinik wurde unter Berücksichtigung aller Altersklassen ein multipler Sitz in 10—15% beobachtet (Lopez-Kruger u. Dockerty). Das Vorkommen maligner Eigenschaften dieser Neubildungen bei Kindern ist fraglich und wird nur von Géraud et al. sowie Hurez et al. für ihre Kasuistiken vermutet.

Hinsichtlich der Tumorlokalisationen war unter den diesbezüglich detaillierten Kasuistiken mit entsprechenden Angaben eine Beteiligung des Pankreaskopfes in 41,2% zu verzeichnen, 23,5 bzw. 21,5% saßen im Pankreaskörper bzw. dem Pankreasschwanz und nur 5,9 resp. 7,8% in den Übergangszonen Pankreaskopf/Körper und Pankreaskörper/Schwanz. Diese relativ häufige Lokalisation im Pankreaskopf ist therapeutisch-operativ bedeutsam.

Bei den 2 Beobachtungen von Boley et al. sowie von Engelhardt u. Kooreman handelt es sich entsprechend der mikroskopischen Natur der Veränderungen um eine diffuse Hyperplasie.

*Makroskopisch* sind Inselzelladenome meist haselnuß- bis kirschgroße, d.h. durchschnittlich 1—1,5 cm im Durchmesser betragende dunkelrote bis blauviolette Knoten, die makroskopisch gut gegen das umgebende Gewebe abgegrenzt sind. Bei kapselnaher Lokalisation lassen sie sich wegen ihrer Farbe intraoperativ leicht entdecken. In der Regel haben sie dieselbe Konsistenz wie das Umgebungsgewebe, mitunter sind sie jedoch etwas fester, bei Nekrosen im Tumor auch weicher als normales Pankreasgewebe.

*Mikroskopisch* sind die Inselzelladenome durch sog. Rieseninselhaufen, Rosetten- und schließlich Bandformen gekennzeichnet. Die histologische Unterscheidung von A- und B-Inselzellen ist schwierig (Ziegler et al.). Obwohl die B-Zellen als Quelle der Insulinbildung angesehen werden, fanden Mann et al.

in dem von ihnen beobachteten Fall unerklärlicherweise ein Prädominieren der A-Zellen. Hinsichtlich weiterer histologischer Einzelheiten sei auf BARGMANN (1939, 1967); BLOODWORTH u. ELLIOTT; CREUTZFELDT; FERNER; FERNER u. v. BEEK; FERNER u. STOECKENIUS; FEYRTER; NERENBERG sowie SEIFERT u. BERDROW verwiesen.

*Kriterien der Malignität* stellen nach FRANTZ nicht allein das histologische Bild, sondern besonders auch der Verlauf dar. Funktionell aktive Carcinome sind mitunter von Tumoren mit fraglicher Malignität histologisch nur schwer oder nicht zu unterscheiden. Klärung bringt häufig erst der Befund von Metastasen. Darüber hinaus ist aber auch die Entscheidung der Abgrenzung mikroskopisch kleiner „Adenome" von Inselzellhyperplasien häufig schwierig und strittig, vor allem wenn sie in diffuser, multipler Form wie in den Fällen von BOLEY et al. sowie ENGELHARDT et al. vorliegen. Beide Kasuistiken wurden in der vorliegenden Untersuchung als nur „histologisch erkennbare Adenome" nicht berücksichtigt. Über „Mikroadenome" als Substrat infantiler idiopathischer Spontanhypoglykämien berichten auch FERNER u. v. BEEK.

**Pathophysiologie.** Die Ursachen einer Hypoglykämie bestehen einerseits in einer pathologischen Hyperinsulinämie, andererseits in einem Mißverhältnis zwischen Insulinkonzentration und Substratangebot, d.h. einem relativen Hyperinsulinismus bei normalem Serumspiegel (CORNBLATH u. SCHWARTZ). Die zuletzt genannten Formen werden meist unter den Begriff der „funktionellen Spontanhypoglykämie" subsummiert. Da die Bestimmung des Plasmainsulins immer mehr an Verbreitung und Bedeutung gewinnt, wird sich die Einteilung in normo- und hyperinsulinämische Formen bald durchsetzen (ZUPPINGER u. ROSSI). In die erste Gruppe sind Hypoglykämien bei Malabsorptionssyndromen, Intoleranzen, hormonellen Insuffizienzen (Hypophyse, Nebenniere u.a.), bei bestimmten Glykogenosen sowie die idiopathische, infantile Hypoglykämie einzureihen (McQUARRIE), zur zweiten Gruppe sind Hypoglykämien bei Inselzellgeschwülsten, -zellhyperplasie, Leucinsensibilität (COCHRANE et al.) und schließlich die artifizielle Hypoglykämie zu rechnen.

Grad und Häufigkeit der Hypoglykämien werden durch exogene und endokrine Faktoren mitbestimmt. Fett- und eiweißreiche Kost hemmen die Anfallsbereitschaft; kohlenhydratreiche Kost fördert sie durch die postalimentären, reaktiven Hypoglykämien, die 2—5 Std nach kohlenhydratreichen Mahlzeiten in verstärktem Maße auftreten. Alle den Kohlenhydratbedarf steigernden Momente wirken anfallverstärkend und -auslösend, besonders wenn leicht verwertbare Kohlenhydrate nicht

ausreichend zur Verfügung stehen (körperliche und psychische Belastungen, Fasten und Hungern). Daneben sind zentralnervöse Einflüsse (KRETSCHMER, 1950) sowie die Gegenregulation des übrigen Endocrinium von ausschlaggebender Bedeutung. Infekte und Fieber, beispielsweise auch nach Pyrifergabe (HARNAPP), beeinflussen die Hypoglykämie, offenbar durch verstärkte Anregung aller Stoffwechselvorgänge (KATSCH, 1948) günstig.

Wenn auch die Symptome in der Regel bei einem niedrigen Blutzucker — meist unter 20 mg-% — auftreten, so lassen sich doch die verschiedenen Grade der cerebralen Symptomatik nicht mit bestimmten Glucosekonzentrationen korrelieren, d.h. die Blutzuckerkonzentrationen beim Auftreten klinischer Erscheinungen wechseln von Patient zu Patient und von einem Anfall zum anderen auch bei dem gleichen Patienten. Von CONN und SELTZER stammt die Vermutung, daß die Erscheinungen beim jeweiligen Patienten mehr von der Geschwindigkeit des Blutzuckerabfalls als von dem Grad der Hypoglykämie bestimmt werden. Der Entstehungsmechanismus hypoglykämischer Krämpfe ist noch nicht in allen Einzelheiten geklärt. An ihrer zentralnervösen Genese bestehen jedoch keine Zweifel.

Charakteristisch ist der prompte Erfolg einer Zufuhr von Glucose mit Beseitigung der hypoglykämischen Symptomatik. Die Möglichkeit der spontanen Erholung ist beim organischen Hyperinsulinismus nicht eindeutig bewiesen, jedoch sind Spontanremissionen infolge Adrenalinausschüttung und Glykogenmobilisierung möglich. Versagen der Kompensationsmechanismen bzw. eine Verzögerung in der Glucosezufuhr kann zu Irreversibilität des Komas mit Exitus führen, auch wenn schließlich verspätet noch Glucose zugeführt wird. Wiederholte Attacken führen allmählich zu einer langsamen funktionellen Degeneration der corticalen Zentren mit Atrophie der Cortex und Basalganglien bei diffuser wie lokalisierter Ausbreitung. Autoptisch konnten in Abhängigkeit von der Krankheitsdauer die verschiedenen Schweregrade der Hirnschädigung mit cerebralen Hyperämien, perivasculären Rundzellinfiltraten, Atrophie der Hirnrinde, Degeneration von Ganglienzellen, Gliaödem, Nekrosen der Achsencylinder und ausgedehnten Zellnekrosen in sämtlichen Hirnarealen nachgewiesen werden. Diese Veränderungen sind die organische Grundlage der schweren Ausfallserscheinungen und Folgezustände nach chronischer Hypoglykämie (Bell et al.; Darrow; Höpker; Lawrence et al.; Malamud u. Grosh; Moersch u. Kernohan; Oberdisse u. Schaltenbrand; Sherman; Wilder, 1940). Schwere Defektzustände mit Hemiplegien, Demenz und schließlich Idiotie können resultieren.

Für das Verständnis der klinischen Erscheinungen ist der Tatbestand von Bedeutung, daß die Sauerstoffsättigung des arteriellen Blutes und die Sauerstoffaufnahmefähigkeit des Hirns im hypoglykämischen Anfall offensichtlich vermindert sind.

Die enge Bindung des Stoffwechsels und der Funktion nervaler Strukturen an eine ausreichende Versorgung mit Sauerstoff wie Glucose ist die theoretische Grundlage für das Verständnis der Ähnlichkeit der Symptomatik bei der akuten Anoxie wie Hypoglykämie (Howard et al.). Die klinischen Erscheinungen sind die Folge des gestörten Hirnstoffwechsels und zeigen eine phylogenetisch bedingte Rangordnung, wobei die phylogenetisch jüngeren Hirnareale führen und empfindlicher auf entsprechende Störungen reagieren als die phylogenetisch älteren Hirnbezirke (Himwich).

**Häufigkeit.** Im Kindesalter sind solitäre oder multiple insulinogene Inselzelladenome oder -carcinome relativ selten. Inselzellhypertrophien bzw. -hyperplasien bei Kindern diabetischer Mütter werden dagegen autoptisch häufiger beobachtet. Beispielsweise betrafen in der Übersicht von Howard et al. von 398 Kasuistiken nur 14 Fälle das Kindesalter, von denen 9 (5 bei der Operation und Autopsie) Inselzelltumoren aufwiesen.

Die Seltenheit insulinbildender Inselzelltumoren im Kindesalter wird auch durch die Erhebungen von Mann et al., die bis 1969 39 einschlägige Fälle der Weltliteratur sammeln konnten, bestätigt. Insgesamt liegen bislang 60 Beobachtungen vor (s. Tabelle 89), auf die sich die folgenden Aussagen beziehen.

Die **Geschlechtsverteilung** zeigt mit 32 Jungen gegenüber 25 Mädchen eine leichte Knabenprävalenz.

**Altersverteilung.** Aus den genannten Kasuistiken konnte für den Krankheitsbeginn folgende Altersverteilung ermittelt werden:

Neugeborene  
(bis zum 14. Lebenstag) — 10 Fälle  
Säuglinge — 3 Fälle  
(bis zum 1. Lebensjahr)  } 13 Fälle

Kleinkinder  
(2.—6. Lebensjahr) — 4 Fälle  
Schulkinder  
(7.—12. Lebensjahr) — 26 Fälle  
(13.—15. Lebensjahr) — 17 Fälle  } 43 Fälle

Noch Boley et al. hielten — nur über zwei Kasuistiken bei Säuglingen verfügend — den Krankheitsbeginn nach dem 4. Lebensjahr für ein wichtiges diagnostisches Kriterium des Inselzelladenoms. Bereits Mann et al. konnten jedoch auf 7 Fälle bei Neugeborenen verweisen. Im Vergleich zu 13 Säuglingen mit einem Adenom ist die Seltenheit im Kleinkindesalter und die Zunahme im Schulalter bemerkenswert. Berücksichtigt man jedoch die relative Häufigkeit hypoglykämischer Zustände unterschiedlicher Genese im Neugeborenen- und Säuglingsalter, dann stellt das Inselzelladenom als deren Ursache eine Rarität dar. Andererseits sind Spontanhypoglykämien bei älteren Kindern auch bei gezielter Suche relativ selten, ein Insulinom ist dagegen dann in jedem Falle diagnostisch ernsthaft zu erwägen und durch entsprechende Untersuchungen auszuschließen.

Diese Ergebnisse stehen in einem gewissen Gegensatz zur Altersverteilung beim organischen Hyperinsulismus infolge Inselzellhyperplasie, die bei Berücksichtigung von 44 Fällen folgendes Resultat ergibt:

Neugeborene  
(bis zum 14. Lebenstag) — 9 Fälle  
Säuglinge — 26 Fälle  
(bis zur Vollendung des  
1. Lebensjahres  } 35 Fälle  
Kleinkinder  
(2.—6. Lebensjahr) — 8 Fälle  
Schulkinder — 2 Fälle

Diese unterschiedliche, die jüngeren Kinder bevorzugende Altersverteilung wird auch im Schrifttum hervorgehoben.

**Symptomatologie.** Die Klinik des organischen Hyperinsulinismus ist durch 3 Merkmale gekennzeichnet, die von Whipple bei Erwachsenen beobachtet wurden (Whipplesche Trias):

A. Die krankhaften Attacken treten während des Fastens, d. h. meist in den frühen Morgenstunden vor dem Frühstück oder sogar in der Nacht, nach körperlicher Belastung oder nach verzögerter Nahrungsaufnahme auf.

B. Der Blutzuckerspiegel liegt während des hypoglykämischen Anfalls oder bei Nahrungskarenz unter 50 mg%.

Tabelle 89. *Übersicht über 60 Kinder mit insulinbildendem Inselzelladenom bzw. -malignom (nach Alter bei Diagnose der Hypoglykämie geordnet)*

| Autor (Jahr) | Geschlecht, Alter bei Beginn | Krankheitsdauer bis zur Diagnose Hypoglykämie | Operation | Lokalisation | Pathologisch-anatomische Diagnose des Autors | Verlauf |
|---|---|---|---|---|---|---|
| Garces et al. (1968) | männliches Neugeborenes 3 Std nach Geburt | 7$^1$/$_2$ Monate | subtotale Pankreatektomie | Caput | Adenom | Heilung; Retardierung |
| Bernheim et al. (1961) (= Fall 1) (François et al., 1962) | weibliches Neugeborenes | ca. 2 Tage | konservative Behandlung | Übergang Caput/Corpus | Adenom | Exitus 3. Lebenstag; Ödem, Nekrosen, Hämorrhagien im Hirn |
| Salinas et al. (1968) | weibliches Neugeborenes | 36 Std | subtotale Pankreatektomie | Corpus | Adenom | Heilung; Retardierung |
| Scholten u. van der Vegt (1960) | männliches Neugeborenes | Exitus 39 Std post partum trotz Glucosezufuhr | keine | Caput/Corpus | kirschkerngroßes Adenom | Exitus; Autopsiebefund |
| Grant u. Barbor (1970) | weibliches Neugeborenes | 14 Wochen | partielle blinde Pankreatektomie | Cauda | Betazell-Insulom | Heilung |
| Buist et al. (1971) | männliches Neugeborenes | 3 Tage | partielle Pankreatektomie | Corpus | Adenom | Heilung |
| Farquhar (1967) | männlich, 3 Tage | ca. Stunden | distale Pankreatektomie ohne Tastbefund | Corpus/Cauda | Adenom | Anfallsleiden |
| Sherman (1947) | weibliches Neugeborenes | ca. 3 Tage | Probelaparotomie 14. Tag; ohne Adenombefund | Cauda | Adenom (Autopsiebefund) | Exitus mit 6 Wochen |
| Robinson et al. (1971) | weibliches Neugeborenes | 4 Tage | Caudaresektion, da kein Adenom palpabel | Cauda | Adenom | Heilung |
| | männliches Neugeborenes | 2 Tage | Exitus am 4. Tag trotz Glucosezufuhr | Autopsie: Caput | Adenom | |
| Bell et al. (1970) | weiblich, 4$^1$/$_2$ Monate | 14 Tage | subtotale Pankreatektomie | ohne Angabe | Adenom | Exitus p. op., Darminfarkt |
| Garces et al. (1968) | männlich, 5 Monate | 1 Monat | wahrscheinlich Operation | | Adenom | |
| Rabinovitch u. Achs (1945) | weiblich, 6 Monate | | keine | | Adenom | Exitus mit 9 Monaten; Autopsiebefund |
| Hartmann et al. (1960) | männlich, 22 Monate | 3 Monate | partielle Pankreasresektion | Cauda | walnußgroßes Adenom | Heilung |

Tabelle 89 (Fortsetzung)

| Autor (Jahr) | Geschlecht, Alter bei Beginn | Krankheitsdauer bis zur Diagnose Hypoglykämie | Operation | Lokalisation | Pathologisch-anatomische Diagnose des Autors | Verlauf |
|---|---|---|---|---|---|---|
| Stokes et al. (1966) | männlich, 2 Jahre | ca. Tage | Corpusresektion und Splenektomie, II. Adenomentfernung aus der Leber | Corpus | Inselzelltumor, Metastasen in der Leber | Heilung |
| Watkins u. Traylor (1963) | männlich, 4 Jahre | 4 Wochen | Adenomektomie | Corpus | Adenom | Heilung |
| Boley et al. (1960) | männlich, $4^1/_2$ Jahre | 6 Monate | Adenomektomie | Caput | Adenom | Verhaltensstörungen |
| Underwood u. Jacobs (1963) | weiblich, 6 Jahre | 4 Jahre | Adenomektomie | Caput | Adenom | Heilung (s. auch Wermer-Syndrom) |
| Pender (1959) | weiblich, 7 Jahre | 5 Jahre | Adenomektomie | — | Adenom | Heilung (s. auch Wermer-Syndrom) |
| Harnapp (1936), Sauerbruch (1940) | weiblich, 7 Jahre | 1 Jahr | Adenomektomie | Corpus/Cauda | kirschkerngroßes Adenom | Heilung |
| Drukker et al. (1943) | weiblich, 7 Jahre | ca. 7 Monate | Adenomektomie | Cauda | haselnußgroßes Adenom | Heilung |
| Etheridge u. Millichap (1964) | männlich, 7 Jahre | $1^1/_2$ Jahre | operative Entfernung | — | Inselzelladenom | — |
| Fonkalsrud et al. (1964) | weiblich, 7 Jahre | 3 Jahre | Enucleation | Cauda | Adenom | Verhaltensstörungen |
| Roxburgh (1954) | weiblich, $7^1/_2$ Jahre | 2 Jahre | Adenomektomie | Caput | Adenom | Retardierung |
| MacGillivray et al. (1958) | weiblich, $7^1/_2$ Jahre | 6 Monate | partielle Resektion | Cauda | Inselzelltumor | Anfallsleiden |
| Bernheim et al. (1961) (= Fall 2) (François et al., 1962) | weiblich, $7^1/_2$ Jahre | ca. 19 Monate | I. partielle Resektion, II. subtotale Pankreatektomie | Caput | Adenom | Diabetes mellitus; Pankreasinsuffizienz |
| Werder et al. (1971) | weiblich, $7^1/_2$ Jahre | 2 Monate | Enucleation | Corpus/Cauda-übergang | Adenom | Heilung |
| Schondel (1947) | männlich, 8 Jahre | 6 Monate | Adenomektomie | Corpus | Adenom | Heilung |
| Simek u. Stein (1951) | männlich, 9 Jahre | 3 Jahre | Adenomektomie | | Adenom | Heilung |

| Autor | Geschlecht, Alter | Dauer | Operation | Lokalisation | Diagnose | Ergebnis |
|---|---|---|---|---|---|---|
| HUREZ et al. (1961) | männlich, 9 Jahre | ca. 1 Jahr | Adenomektomie mit 10¹/₄ Jahren, Pankreatico-Duodenektomie mit 11,4 Jahren | Caput | 2 Malignome, Lebermetastasen, Carcinom | ungewiß |
| ETHERIDGE u. MILLICHAP (1964) | männlich, 9 Jahre | 1 Jahr | operative Entfernung | — | Inselzelladenom | — |
| BOUCHER et al. (1970) | männlich, 9 Jahre | 10 Monate | Caudaresektion | Cauda | 3 Betazell-insulinome | Heilung |
| WYKE (1952) | weiblich, 9 Jahre | ca. 5—6 Monate | Enucleation | Caput | Adenom | Heilung |
| HUDSON (1961) | weiblich, 9,2 Jahre | 2 Monate | Adenomektomie | Caput | Adenom | Heilung |
| WILDER (1940) | männlich, 9¹/₂ Jahre | 1¹/₃ Jahre | Adenomektomie | Corpus/Cauda | Adenom | Heilung |
| WOLF et al. (1933) | männlich, 10 Jahre | 18 Monate | keine | Corpus/Cauda/Caput | 3 Adenome | Exitus im Status |
| DAVE u. SAVAGE (1963) | weiblich, 10 Jahre | 2 Jahre | Adenomektomie | Cauda | 2 Adenome | Heilung |
| ANTONY et al. (1967) | 10¹/₂ Jahre bei Operation | — | Corpus/Cauda-resektion | — | Adenom | Heilung |
| BOONE (1934), MARBLE u. McKITTRICK (1946) | weiblich, 11 Jahre | 4 Monate, Relaparotomie nach ca. 5 Jahren | 1. Biopsie Cauda negativ, 2. Adenomektomie im Alter von 16 Jahren | Caput | Adenom | nach 2. Operation Heilung |
| WANGENSTEEN (1937) | männlich, 11 Jahre | 17 Monate | Adenomektomie und Caudaamputation | Caput | Adenom | Heilung |
| MARKS u. KLEIN (1961) | weiblich, 11 Jahre | 8 Monate | Adenomektomie | Caput | Adenom | Heilung |
| DRASH u. SCHULTZ (1967) | männlich, 11 Jahre | 4 Jahre | partielle Pankreatektomie | Corpus | 2 Adenome, 1 makroskopisch, 1 mikroskopisch | Anfallsleiden |
| GRAY et al. (1970) | männlich, 12 Jahre | 12 Monate | Operation | Cauda | Adenom | keine Angaben |
| v. BEEK (1952), DAVIES (1950) | männlich, 12 Jahre | 4 Monate | ²/₃ Resektion Corpus und Cauda | Corpus | Adenom | Heilung |
| BERGER (1954) | männlich, 12 Jahre | 15 Monate | Adenomektomie | Caput | Nesidioblastom | Heilung |

Tabelle 89 (Fortsetzung)

| Autor (Jahr) | Geschlecht, Alter bei Beginn | Krankheitsdauer bis zur Diagnose Hypoglykämie | Operation | Lokalisation | Pathologisch-anatomische Diagnose des Autors | Verlauf |
|---|---|---|---|---|---|---|
| Galli u. Carlo (1956) | männlich, 12 Jahre | 2 Jahre | Adenomektomie | Übergang Caput/Corpus | haselnußgroßes Adenom | Anfallsleiden |
| Géraud et al. (1966) | männlich, 12 Jahre | ca. 17 Monate | Adenomektomie | | 3 Adenome mit potentieller Malignität, Gefäßembolien | Heilung |
| Mann et al. (1969) | weiblich, $12^1/_2$ Jahre | 13 Monate | partielle Pankreatektomie | Corpus/Cauda | Insulinom, Adenom | Verhaltensstörungen |
| Ziegler et al. (1959) | männlich, $12^3/_4$ Jahre | 8 Monate | Adenomektomie | Caput | Adenom | Heilung |
| Holmes et al. (1946) | männlich, 13 Jahre | 1 Jahr | Adenomektomie | Caput | erbsgroßer Inselzelltumor | Heilung |
| Antony et al. (1967) | $13^1/_2$ Jahre | 1 Jahr | Adenomektomie | Caput | Adenom | Heilung |
| Frank (1935) | weiblich, 14 Jahre | 6 Monate | konservative Therapie | Caput, Cauda gestielt | 2 Adenome | Exitus im Koma trotz Glucosezufuhr |
| Jirasek u. Gjurik (1940) | männlich, 14 Jahre | 2 Jahre | | | kirschkerngroßes Adenom | Heilung |
| Mason (1948) | (14 Jahre) | — | Excision | Corpus | Inselzelladenom | Heilung |
| White et al. (1966) | männlich, 14 Jahre | 4 Monate | Adenomektomie | Caput | Adenom | Heilung |
| Rogers (1960) | weiblich, 14 Jahre | | Adenomektomie | Corpus | Adenom | Heilung |
| Neligan (1963) | männlich, 14 Jahre | 2 Monate | Adenomektomie | Corpus | Adenom | Heilung |
| Cohen (1950) | männlich, 15 Jahre | $2^1/_2$ Jahre | 2 Operationen | 1. Cauda 2. Caput | 1. Lymphknoten, 2. Inselzelladenom | 1. keine Besserung 2. Heilung |
| Marshall (1958) | weiblich, 15 Jahre | — | subtotale Pankreatektomie | Corpus | Adenom | Heilung |
| Buchem, van u. Eerland (1957) | männlich, 11 Jahre | 4 Jahre | Enucleation eines Adenoms | Caput | Adenom | Exitus an postoperativer Pankreatitis |

Kasuistiken mit nicht genügend detaillierten Angaben (2 kursorisch erwähnte Fälle (Hendren) anläßlich eines „Case Record Mass. Gen. Hosp.“; Colle et al.; François et al.; Mason), mit unschlüssigem histologischen Befund (Case Rec. Mass. Gen. Hosp. Nr. 38—1962; Griffith et al.) sowie Kasuistiken mit sog. „Mikroadenomen“ (Boley et al.; Engelhardt et al.; McFarland et al.) mußten unberücksichtigt bleiben.

C. Die Symptome verschwinden prompt auf intravenöse Zufuhr von Traubenzucker.

Die Whipplesche Trias besitzt für den organischen Hyperinsulinismus im Neugeborenen- und Säuglingsalter nur geringen diagnostischen Informationsgehalt. Auch die Charakteristika des organischen Hyperinsulinismus, wie sie beispielsweise von KEPLER u. MOERSCH; MEYTHALER; WILDER; ZENKER et al. für Erwachsene betont werden, sind auf die Verhältnisse im Kindesalter nur bedingt übertragbar.

Auf ältere Kinder ist dagegen die Whipplesche Triade anwendbar. Die Erscheinungen bei Erkrankungsbeginn sind als Zeichen der Gegenregulation zu deuten. Vasomotorische Veränderungen stehen in diesem Stadium im Vordergrund mit Schwitzen, Schweißausbruch, Acroparästhesien, Zittern, motorischer Unruhe, Verhaltensstörungen wie auch Konzentrationsschwäche, Antriebslosigkeit, Schlafanfälle, Affektlabilität oder aggressives Verhalten (BERNHEIM et al.; BOLEY et al.; DRUKKER et al.; HARNAPP; HUREZ et al.; DAVE u. SAVAGE; MARKS u. KLEIN; ROXBURGH; WYKE; u.a.). Daneben kann bereits zu Beginn der „Anfall" die Symptomatik beherrschen, wie das charakteristischerweise bei dem von ZIEGLER et al. beobachteten 12jährigen Jungen der Fall war. In fortgeschrittenen Stadien können diese Zustände mit generalisierten tonischklonischen Zuckungen und Schaum vor dem Mund, Bewußtlosigkeit sowie konsekutivem Tiefschlaf so sehr an ein Anfallsleiden erinnern, daß das Kind in Verkennung der Natur des Grundleidens zunächst antikonvulsiv behandelt wird (DRASH u. SCHULTZ; ENGELHARDT et al.; HARTMANN et al.; JIRASEK u. GJURIK; MANN et al.; ROXBURGH; SIMEK u. STEIN; UNDERWOOD u. JACOBS; ZIEGLER et al.). Aber auch Absencen, Anfälle von Petit mal-Charakter, Dämmerattacken, mehr oder minder lokalisierte, aber auch generalisierte Muskelzuckungen, Störungen des Bewußtseins und schließlich tiefes Koma, aus dem das Kind dann auch trotz intravenöser Glucosezufuhr nicht mehr zu erwecken ist, wie das beispielsweise in den Erstbeschreibungen von WOLF et al. sowie FRANK der Fall war, können vorkommen. Ob auch im Kindesalter das Erscheinungsbild von Patient zu Patient wechselnd, jedoch beim einzelnen immer demselben individuellen Muster folgt (ROGERS), steht noch zur Diskussion.

Über neurologische Ausfälle, wie sie beim Erwachsenen häufig beschrieben wurden, wird bei Kindern lediglich von ZIEGLER et al. (Facialisparese), MACGILLIVRAY et al. (Athetose des rechten Armes), MANN et al. (vorübergehende Hemiparesen und Aphasie), WYKE (Reflex- und Sehstörungen) berichtet. Persistierende neurologische Veränderungen wurden von BOLEY et al. nur bei 4 Patienten als bilaterale Pyramidenbahnzeichen, Nystagmus, positives Romberg-Phänomen, zentrale Facialisparese, Hypotonie sowie transitorische Paraplegien erhoben. Nach GINSBERG kann die Triade des organischen Hyperinsulinismus durch den Verlust des alpha-Rhythmus im Elektroencephalogramm während einer hypoglykämischen Attacke erweitert werden. Zustände von Heißhunger mit zum Teil erfahrungsbedingter Selbsttherapie des Patienten und entsprechender Adipositas sind in etwa einem Drittel älterer Kinder beschrieben worden (FRANK; ENGELHARDT et al.; NELIGAN; JIRASEK u. GJURIK; UNDERWOOD u. JACOBS; HUREZ et al. u.a.). In Abhängigkeit vom Zeitpunkt der Untersuchung zum vorausgegangenen „hypoglykämischen Anfall" kann der Befund von klinischer Unauffälligkeit bis zu komatösen Zuständen variieren.

Die Symptomatologie beim Neugeborenen und Säugling ist durch das unvermittelte Auftreten schwerer bedrohlicher Erscheinungen charakterisiert, die bereits in den ersten Lebenstagen — in der Beobachtung von GARCES et al. in der 3. Lebensstunde — auftreten können. Cyanotisch-apnoische Zustände mit Muskelzuckungen, fahlgraues oder cyanotisches Hautkolorit, Lethargie und Apathie stehen im Vordergrund. Reflexlosigkeit ist die Regel und ein wichtiges diagnostisches Hinweissymptom. Generalisierte „Krämpfe" können hinzutreten. Diesem Zustand kann schrilles, cerebrales Schreien vorausgehen. Meist zeigen auch diese jungen Kinder deutliche Schweiße. Trotz Glucosezufuhr droht das irreversible Koma mit Exitus letalis, wie das bei SCHOLTEN u. VAN DER VEGT; BERNHEIM et al. und SHERMAN der Fall war. Bei dem Patienten von SHERMAN wurde im Alter von 14 Tagen eine Probelaparotomie vorgenommen, ohne daß jedoch ein pathologischer Befund erhoben werden konnte. Bei der Autopsie des nach dramatischer, progredienter Entwicklung im Alter von 6 Wochen verstorbenen Säuglings wurde ein Adenom der Cauda des Pankreas nachgewiesen.

Nicht selten ist das Schicksal dieser Kinder durch die Indikation zur „blinden" partiellen oder subtotalen Pankreatektomie bei Therapieresistenz und Verdacht auf die in dieser Altersstufe häufigere Inselzellhyperplasie gekennzeichnet, die schon in einigen Fällen zu Erfolgen hinsichtlich der Normalisierung der Hypoglykämie geführt hat (HAMILTON et al.). Andererseits haben bekanntlich nach den Erfahrungen von SALINAS et al.; GARCES et al. u. a. alle konservativen Behandlungsmaßnahmen (Diät, Steroide, ACTH, Diazoxide) bei makroskopisch nachweisbaren Adenomen versagt.

**Verlauf, Komplikationen, Prognose.** Ohne kausale Therapie ist der Verlauf regelmäßig progredient. Schwere irreversible Hirnschäden mit entsprechender Symptomatik sind die unausbleiblichen Folgen. Über Komplikationen, d. h. von den Hypoglykämiefolgen unabhängige Krankheitszustände fehlen Hinweise im Schrifttum. Die Prognose ist von dem Grad der Hirnschädigung zum Zeitpunkt der Entdeckung und der Möglichkeit einer kausalen Therapie mit operativer Entfernung des Tumors abhängig. In der Regel ist der Behandlungserfolg bezüglich des Hyperinsulinismus bei makroskopisch sichtbaren Adenomen gut. Die Prognose quoad vitam ist bei Totalentfernung des Tumors vor allem bei älteren Kindern günstig, doch bleiben auch im Klein- und Schulkindesalter gelegentlich Defekte auf dem Boden irreversibler Hirnschädigungen zurück, deren Ausmaß sich allerdings nur bedingt mit der Dauer der Beschwerden korrelieren läßt.

Die Behandlungserfolge bei Neugeborenen sind wechselnd. 4 Neugeborene wurden erfolgreich operativ behandelt. 2 Kinder blieben danach retardiert, bei einem mit der Notwendigkeit einer Antikonvulsivtherapie bei Anfallsleiden.

Nach GRANT u. BARBOR (1970) ist die Prognose des organischen Hyperinsulinismus — eine rechtzeitige Therapie vorausgesetzt — offensichtlich günstiger als bei den anderen Formen der Hypoglykämie.

**Diagnostische Verfahren.** Von den *Stoffwechseluntersuchungen* besitzen die Bestimmung des Blutzucker-Tagesprofils, langfristige Nüchternblutzuckerkontrollen sowie die Bestimmung des Blutzuckers im hypoglykämischen Anfall als Suchmethoden diagnostische Bedeutung (HEMPEL et al.; ROSSI et al.; ZUPPINGER u. ROSSI u. a.).

Ein technisch einfacher aber nicht risikoloser Test zur Provokation einer Spontanhypoglykämie stellt der sog. Hungerversuch dar, bei dem während strikter Nahrungskarenz über 24 Std und mehr nur Flüssigkeitszufuhr erlaubt ist. Das nicht ungefährliche Testverfahren muß bei liegendem Infusionssystem, durch das notfalls sofort Glucose zugeführt werden kann, unter ständiger Kontrolle der Blutzuckerwerte durchgeführt werden, da beim organischen Hyperinsulinismus mitunter steile, lebensbedrohliche Blutzuckerabfälle mit Krämpfen beobachtet wurden, die eine allgemeine Empfehlung dieser Methode verbieten.

Von den verschiedenen Provokations- bzw. Belastungstests haben der Glucosetoleranztest mit oraler Glucosebelastung (50 g/m² Körperoberfläche), der Leucintest mit oraler Leucinbelastung (150 mg/kg Körpergewicht) sowie der Tolbutamidtest mit intravenöser Tolbutamidgabe (600 mg/m² Körperoberfläche) Eingang in die Klinik gefunden (FAJANS u. CONN; DI GEORGE u. CHIOWANICH; FLOYD, Jr. et al.; CUNNINGHAM). Die Bedeutung der oralen Glucosebelastung wird dadurch eingeschränkt, daß bei Inseltumoren sowohl hohe, normale wie flache Glucosekurven beobachtet werden.

Leucininduzierter Hyperinsulinismus ist sowohl bei Insulinomen (COLLE u. ULSTROM; GARCES et al.; GRANT u. BARBOR) wie bei diffuser Inselzellhyperplasie (HADDAD et al.) beschrieben worden, ohne auf eine entsprechende Diät anzusprechen. Weder die Schwere der Hypoglykämie noch das Ausmaß des Insulinanstiegs lassen diesen jedoch von der sog. leucinsensiblen Hypoglykämie, von COCHRANE et al. (1956) beschrieben, abgrenzen. Der Therapieerfolg mit Diazoxiden mit Verschwinden der Leucinsensibilität bei letzterer und das regelmäßige Therapieversagen einer Diazoxidmedikation beim organischen Hyperinsulinismus (DRASH u. SCHULTZ; GARCES et al.; GRANT u. BARBOR; SALINAS et al.) mit Bestehenbleiben der Leucinsensibilität auch unter Diazoxiden wird von GRANT u. BARBOR als diagnostisches Kriterium leucinsensibler Formen des organischen Hyperinsulinismus angesehen.

Problematisch sind auch die Ergebnisse der Tolbutamidbelastung, da tolbutamidresistente Insulinome besonders bei Kindern und Jugendlichen zunehmend häufiger beschrieben werden (GRANT; MANN et al.; WERDER et al.).

Der Nachweis erhöhter Plasmainsulinkonzentrationen (hinsichtlich methodischer Fragen s. DITSCHUNEIT et al.; HALES u. RANDLE; MARTIN et al.; SAMOLS u. MARKS; YALOW u. BERSON) bei tiefen Blutzuckerspiegeln, die nüchtern oder nach dem Fasten auftreten, sind so gut wie beweisend für einen insulinbildenden Tumor (WERDER et al.). Erhöhte Insulinkonzentrationen sind jedoch kein regelmäßiger Befund (LUNDBACK et al.; SAMOIS u. MARKS) und werden besonders bei Kindern nicht immer nachgewiesen (DRASH u. SCHULTZ; GARCES; MANN et al.). So hatte beispielsweise auch der Patient von WERDER et al. nie erhöhte Insulinkonzentrationen bei Nüchternglucosewerten um 50 mg-%. Diagnostisch wegweisend kann dann das Ergebnis der Bestimmung der Plasmainsulinkonzentrationen bei Glucosebelastung sein. Eine überschießende Insulinausschüttung (POWER) wie auch eine Hemmung der Insulinsekretion als Folge der Glucosezufuhr sind auf einen insulinaktiven Tumor verdächtig (WERDER et al.). Die Frage, über welchen Mechanismus der fehlende Insulinanstieg zustande kommt und inwieweit dabei eine Hemmung der normalen Insulinsekretion durch das Tumorinsulin vorliegt, wie in Analogie zu Tierversuchen mit transplantierten B-Zelltumoren (SODOYEZ et al.

1969a, b) vermutet wird (WERDER et al.), muß noch offen bleiben. Bei der Beurteilung der Insulinwerte ist zu berücksichtigen, daß der Fasten-Insulinspiegel in der Kindheit normalerweise zwischen kaum nachweisbaren Werten bis zu solchen von 32 m$\mu$E/ml variieren kann (GRANT; SLONE et al.).

Eine isolierte Beobachtung stellt die Erhöhung der alkalischen Serumphosphate des Patienten von MANN et al. dar, die diese Autoren jedoch nicht zu deuten vermögen. Eine tabellarische Übersicht der gebräuchlichen Untersuchungsverfahren bei Hypoglykämie mit Richtlinien für die Durchführung der einzelnen Tests stammt von TELLER.

Die *radiologischen Verfahren* stehen bei ständig verfeinerter Technik immer mehr im Vordergrund, zumal die Stoffwechseluntersuchungen in Einzelfällen unschlüssige Resultate ergeben können. Darüber hinaus ermöglicht nur die Direktdarstellung des Tumors die Differenzierung gegenüber einer diffusen B-Zellhyperplasie. Bei den indirekten Untersuchungsmethoden mit Verdrängungs- und Impressionseffekten am Magen-Darmkanal ist die Trefferquote von vornherein sehr beschränkt. Eine exaktere Pankreasdiagnose gestatten direkte Untersuchungsmethoden wie die Pankreasangiographie, Pankreasszintigraphie und eine Kombination beider Verfahren als sog. Angioszintigraphie. Der präoperative *arteriogrpahische* Nachweis eines Insulinoms gelang erstmals OLSSON. Seitdem mehren sich die positiven Erfahrungen (ANACKER; BESSLER et al.; GRAY et al.; HEGER et al.; OLSSON; RÖSCH; WERDER et al.). Die arteriographische Nachweismöglichkeit von Pankreastumoren liegt nach OLSSON bei einer Größenausdehnung von 2 cm. In der Regel werden Inseltumoren von mindestens 3 cm Durchmesser sicher erfaßt. Auf neue Möglichkeiten mit der Pharmakoangiographie (CEN et al.; WEHLING) wurde schon hingewiesen.

Die *Szintigraphie* des Pankreas wird mit Selen[75]-markiertem Methionin durchgeführt. Technische Verbesserungen und methodische Variationen wie die Serienszintigraphie nach HUNDESHAGEN und die Computer- oder Subtraktionsszintigraphie nach WINKLER gestatten eine zunehmend selektivere Darstellung. Gefäßreiche Inselzelltumoren lassen sich als Aktivitätskonzentrationen nachweisen.

Mit der *Angioszintigraphie* des Pankreas (BESSLER et al.) läßt sich der Informationsgehalt von Angiographie und Szintigraphie summieren. Während die Angiographie über die großen und mittleren Pankreasgefäße orientiert, soll sich mit der Angioszintigraphie auch die Versorgung des Pankreasparenchyms mit feinen und feinsten Gefäßen beurteilen lassen. Parenchymläsionen imponieren dabei als Speicherungsaussparung, Hypervascularisationen als Radioaktivitätsanreicherung (BESSLER et al.).

Von großer praktischer Bedeutung ist der Tatbestand, daß durch die lange physikalische und biologische Halbwertzeit des [75]Selen andere nuclearmedizinische Untersuchungsverfahren, vor allem die radioimmunologische Plasmainsulinbestimmung, nach der Pankreasszintigraphie für über ein Jahr nicht durchgeführt werden kann (KÜHNAU u. PFEIFER). Die Entwicklung von Isotopen mit kürzeren Halbwertzeiten dürfte diesen Nachteil bald weitgehend gegenstandslos machen.

Die *Elektrecephalographie* ergibt häufig unspezifische Veränderungen. Hirnstromkurven mit generalisierter Verlangsamung, Dysrhythmien wie normale Grenzbefunde sind beschrieben worden (BOOLEY et al.; ETHERIDGE u. MILLICHAP; GARCES et al.; WYKE). Sofern ein $\alpha$-Rhythmus zu erwarten ist, besitzt seine Verlangsamung während einer hypoglykämischen Attacke eine gewisse diagnostische Bedeutung, die GINSBERG als Ergänzung der Whippleschen Trias bewerten möchte.

Diese Verhältnisse dokumentieren, daß die präoperative Diagnose eines Inselzelladenoms beim Kind, ganz besonders beim Säugling und Neugeborenen, gelegentlich den Charakter einer Ausschlußdiagnose besitzt (GARCES et al.; MCKENDRICK). Bisweilen führte erst die Therapieresistenz gegenüber den üblichen konventionellen Behandlungsmaßnahmen zu dem Entschluß einer operativen Behandlung mit subtotaler Pankreatektomie, wobei bisweilen dann ein Inselzelladenom als unerwarteter Befund erhoben wurde (GARCES et al.; SALINAS et al., u.a.).

Die *Differentialdiagnose* umfaßt die idiopathischen Formen der Hypoglykämie (MCQUARRIE), solche bei Prädiabetes der Mutter, Glucagonmangel infolge verändertem A:B-Zellverhältnis (BIERICH u. KORNATZ-STEGMANN) oder kongenitalen $\alpha$-Zellmangels (WAGNER et al.), bei Hypophysenvorderlappen- und Nebennierenrindeninsuffizienz, schweren Lebererkrankungen, Tumoren des Bauchraums (LOUFTI et al.; MCPEAK u.a.), einzelnen Formen der Glykogenose (I, III, IV, VI), bei Galaktosämie, hereditärer Fructoseintoleranz (FROESCH et al.), hereditärer renaler Glucosurie, bei primären und sekundären Mono- und Disaccharid-Malabsorptionsformen, die Hypoglykämien bei Alkohol- und Salicylsäureintoxikationen (PICKERING) sowie schließlich die artifizielle Form infolge heimlicher Insulinzufuhr bei verhaltensgestörten oder abnormen Patienten. Letztere kann durch den Nachweis zirkulierender Insulinantikörper relativ einfach ausgeschlossen werden (DITSCHUNEIT u. FEDERLIN, 1969). Die Existenz isolierter Insulinomträger in Sippen mit familiärer Polyadenomatose (Wermer-Syndrom) verpflichtet nicht nur zu entsprechenden Sippenanalysen, sondern stets auch zu weiterer endokrinologischer Diagnostik, um klinisch u. U. nicht evidente Endokrinopathien zu erfassen. Vorzugsweise bei älteren Kindern sollte schließlich auch an das paraneoplastische Hypoglykämiesyndrom gedacht werden (s. dort). Verkennung und Verwechslung mit hirnorganischen Anfallsleiden, Hirntumoren und anderen zentralnervösen Erkrankungen dürften sich dagegen in Zukunft durch simultane Blut- und Liquorzuckerbestimmungen im Rahmen der dann ohnehin indizierten Liquorkontrolle vermeiden lassen.

## Therapie

Bei organischem Hyperinsulinismus stellt die operative Behandlung mit Exstirpation eines isolierten Adenoms oder entsprechender Resektion bei multipler Adenomatose die Behandlung der Wahl dar, für deren präoperative wie intraoperative Sicherung gefäßdiagnostische Verfahren und daneben verfeinerte scintigraphische Untersuchungen zunehmend bedeutungsvoller geworden sind. Bezüglich der Behandlungserfolge sei auf die Tabelle 89 verwiesen. Die Probleme der blinden Pankreasresektion bei Fehlen eines isolierten Tumors wurden von Crigler; Hamilton et al.; Mengoli u. Le Quesne; Vossschulte u. Becker; Warren et al. u. a. sowie in einer „Annotation" im Lancet 1967 mit dem Hinweis auf eine abwartende Haltung bei ergebnisloser Probelaparotomie und eventueller späterer Auffindung eines inzwischen gewachsenen Ademons beim „second look" diskutiert.

Erfahrungen einer konservativen Therapie (diätetische Maßnahmen, Steroide, ACTH, Diazoxide, Zinkglucagon, Wachstumshormon) mit dem zusätzlichen Informationsgehalt einer Diagnose ex iuvantibus werden u.a. von Garces et al. sowie Salinas et al. mitgeteilt. Auf die Gefahren einer Diazoxide-Therapie wurde jüngst von Appleyard sowie Baker et al. hingewiesen. Inwieweit das diabetogene Antibioticum Streptozotocin, das gegensätzlich zum Alloxan eine isolierte, selektive Schädigung des Inselorgans verursachen soll, eine Bereicherung der konservativen Behandlungsmaßnahmen (Murray-Lyon et al.) darstellt, bleibt abzuwarten.

## Literatur

Anacker, H.: Schwerpunkte der röntgenologischen Pankreasdiagnostik. Dtsch. med. Wschr. **94**, 1127—1132 (1969).

Annotation: Blind pancreatectomy. Lancet **1967 II**, 1404—1405.

Antony, G. J., Underwood, L. E., Wyk, J. J. van: Studies in hypoglycemia of infancy and childhood. Amer. J. Dis. Child. **114**, 345—369 (1967).

Appleyard, W. J.: Pluriglandular syndrome with hyperinsulinism. Cardiomegaly as a possible complication of diazoxide therapy. Proc. roy. Soc. Med. **61**, 1257—1258 (1968), resp. Lloyd J.

Baker, L., Kaye, R., Root, A. W., Prasad, A. L. N.: Diazoxide treatment of idiopathic hypoglycemia of infancy. J. Pediat. **71**, 497—505 (1967).

Bargmann, W.: Zur Histologie des Inseladenoms. Z. Zellforsch. **29**, 562—568 (1939).

— Histologie und mikroskopische Anatomie des Menschen, 6. Aufl. Stuttgart: Thieme 1967.

Beek, C. van: Spontane hypoglycaemie en hyperinsulinisme bij zuiglingen en kinderen (I), (II), (III). Maandschr. Kindergeneesk. **20**, 84—93; 129—139; 141—156 (1952).

Bell, W. E., Samaan, N. A., Longnecker, D. S.: Hypoglycemia due to organic hyperinsulinism in infancy. Arch. Neurol. **23**, 330—339 (1970).

Berger, H.: Ein Insulom. Med. Klin. **1954**, 880—881.

Bernheim, M., François, R., Sacrez, P., Guy, P. M., Feroldi, J., Germain, D., Sherrer, M., Mme. Ruiton-Ugliengo, Pradon, M.: Hypoglycémie par adénome pancréatique chez une filette de 8 ans. Intervention. Guérison. Pédiatrie **16**, 339—358 (1961).

— Larbre, F., François, R., Gilly, R., Pradon, M.: Hypoglycémie mortelle par adénome des ilots de Langerhans du pancréas chez le nouveau-né. Pédiatrie **16**, 631—635 (1961).

Bessler, W., Jucker, A., Kappeler, H.: Radiologische Direktuntersuchungen des Pankreas. Ther. Umsch. **27**, 203—209 (1970).

Bierich, J. R., Kornatz-Stegmann, B.: Zur Entstehung der spontanhypoglykämischen Krämpfe. Mschr. Kinderheilk. **102**, 49—51 (1954).

Bloodworth, J. M. B., Jr., Elliott, D. W.: The histochemistry of pancreatic islet cell lesions. J. Amer. med. Ass. **183**, 115—119 (1963).

Boley, S. J., Lin, J., Schiffmann, A.: Functioning pancreatic adenomas in infants and children. Surgery **48**, 592—605 (1960).

Boone, J. A.: A case of hyperinsulinism without demonstrable pancreatic changes in an eleven year old child. New Engl. J. Med. **211**, 49—53 (1934).

Boucher, B. J., Frankel, R. J., Walters, P., Abel, M.: Rate of disappearance of endogenous insulin from the circulation after removal of insulinomas. Brit. med. J. **1970 I**, 535—537.

Breidahl, H. D., Priestley, J. T., Rynearson, E. H.: Hyperinsulinism: Surgical aspects and results. Ann. Surg. **142**, 698—708 (1955).

Brunschwig, A.: Surgery of pancreatic tumors. St. Louis: Mosby 1942.

Buchem, F. S. P. van, Eerland, L. D.: Diagnosis and treatment of hyperinsulinism due to adenomata of the islets of Langerhans. Arch. Chir. Neerl. **9**, 391—404 (1957).

Buist, N. R. M., Campbell, J. R., Castro, A., Brant, B.: Congenital islet cell adenoma causing hypoglycemia in a newborn. Pediatrics **47**, 605—610 (1971).

Case Rec. Mass. Gen. Hosp.: Case 38—1962 (s. auch J. F. Crigler, Jr.), New Engl. J. Med. **266**, 1269—1275 (1962).

Cochrane, W. A., Payne, W. W., Simpkiss, M. J., Woolf, L. I.: Familial hypoglycemia precipitated by amino acids. J. clin. Invest. **35**, 411—422 (1956).

Cohen, H.: Hypoglycemia and hyperinsulinism. Ann. roy. Coll. Surg. **6**, 3—27 (1950).

Colle, E., Ulstrom, R. A.: Ketotic hypoglycemia. J. Pediat. **64**, 632—651 (1964).

Conn, J. W., Seltzer, H. S.: Spontaneous hypoglycemia. Amer. J. Med. **19**, 460—478 (1955).

Cornblath, M., Schwartz, R.: Disorders of carbohydrate metabolism in infancy. Philadelphia-London: W. B. Saunders Co. 1966.

Crain, E. L., Jr., Thorn, G. W.: Functioning pancreatic islet cell adenomas. Medicine (Baltimore) **28**, 427—445 (1949).

Creutzfeldt, W.: Zur Histophysiologie des Inselapparates. Z. Zellforsch. **34**, 280—336 (1949).

Crigler, J. F., Jr.: Case Rec. Massachusetts Gen. Hosp.: Case 38/1962, in: New Engl. J. Med. **266**, 1269—1275 (1962).

Cunningham, G. C., Jr.: Tolbutamide tolerance in hypoglycemic children. Amer. J. Dis. Child. **107**, 417—423 (1964).

Darrow, D. C.: Mental deterioration associated with convulsions and hypoglycemia. Amer. J. Dis. Child. **51**, 575—582 (1936).

DAVE, S. H., SAVAGE, T. R.: Pers. Mitt. an J. R. MANN et al., (1969).

DITSCHUNEIT, H., FEDERLIN, K.: Beitrag zur Pathogenese der Insulinresistenz. Dtsch. med. Wschr. 90, 960—965 (1965).

— — Pers. Mitt. an J. KÜHNAU jr., U. PFEIFER (1969).

— PFEIFFER, E. F., SCHÖFFLING, K.: Seruminsulinbestimmungen bei Inselzelladenomen. Verh. dtsch. Ges. inn. Med. 67, 359—362 (1961).

DRASH, A., SCHULTZ, R.: Islet cell adenoma in childhood: Report of a case. Pediatrics 39, 59—67 (1967).

DRUKKER, W., TJIOOK, K. B., BEUSEKOM, H. L. VAN: Spontane hypoglycaemie bij een kind. Ned. T. Geneesk. 87, 67—75 (1943).

DUBREUIL, G., ANDERODIAS: Ilots de Langerhans géants chez un nouveau-né issu de mère glycosurique. C. R. Soc. Biol. (Paris) 83, 1490—1493 (1920).

DUFF, G. L., MURRAY, E. G. D.: The pathology of islet cell tumors of the pancreas. Amer. J. Med. Sci. 203, 437—451 (1942).

ELLIS, H.: s. PICKERING, D.

ENGELHARDT, J., KOOREMAN, P. J.: Pancreatogenic hypoglycaemia. Arch. chir. neerl. (Arnhem) 9, 85—95 (1957).

— KRAAYENBRINK, K., VILLENEUVE, V. H. DE: Een geval van spontane hypoglycaemie. Maandschr. Kindergeneesk. 23, 85—100 (1955).

ETHERIDGE, J. E., JR., MILLICHAP, J. G.: Hypoglycemia and seizures in childhood. Neurology (Minneap.) 14, 397—404 (1964).

FAJANS, ST. S., CONN, J. W.: An intravenous tolbutamide test as an adjunct in the diagnosis of functioning pancreatic islet cell adenomas. J. Lab. clin. Med. 54, 811—812 (1959).

FARQUHAR, J. W.: Pers. Mitt. an J. R. MANN et al., Insulinoma in childhood. Arch. Dis. Childh. 44, 441—442 (1969).

FERNER, H.: Das Inselsystem des Pankreas. Stuttgart: Georg Thieme 1952.

— BEEK, C. V.: Morphologische Befunde am Inselsystem bei schweren kindlichen Hypoglykämien. Endokrinologie 37, 86—91 (1959).

— STOECKENIUS jr., W.: Die Zytogenese des Inselsystems beim Menschen. Z. Zellforsch. 35, 147—175 (1959).

FEYRTER, F.: Über den Begriff des insulären Gangorgans. Z. mikr.-anat. Forsch. 59, 227—253 (1953).

FLOYD, J. C., JR., FAJANS, ST. S., KNOPF, R. F., CONN, J. W.: Plasma insulin in organic hyperinsulinism: Comparative effects of tolbutamide, leucine and glucose. J. clin. Endocr. 24, 747—760 (1964).

FONKALSRUD, E. W., DILLEY, R. B., LONGMIRE, W. P. ,JR.: Insulin secreting tumors of the pancreas. Ann. Surg. 159, 730—741 (1964).

FRANÇOIS, R., PRADON, M., SHERRER, M., UGLIENGO, A. R.: Hypoglycemia due to pancreatic islet cell adenoma. J. Pediat. 60, 721—729 (1962).

FRANK, H.: Letale Spontanhypoglykämie. Münch. med. Wschr. 82, 1829—1830 (1935).

FRANTZ, V. K.: Tumors of islet cells with hyperinsulinism; benign, malignant, and questionable. Ann. Surg. 112, 161—176 (1940).

FRERICHS, H., CREUTZFELDT, W.: Die Leucin-Hypoglykämie. Dtsch. med. Wschr. 90, 960—965 (1965).

FROESCH, E. R., PRADER, A., LABHART, A., STUBER, H. W., WOLF, H. P.: Die hereditäre Fructoseintoleranz, eine bisher nicht bekannte kongenitale Stoffwechselstörung. Schweiz. med. Wschr. 87, 1168—1171 (1957).

GALLI, T., CARLO, P. G.: Malattia ipoglicemica infantile da adenoma insulare del pancreas. Clin. Pediat. 38, 290—313 (1956).

GARCES, L. Y., DRASH, A., KENNY, F. M.: Islet cell tumor in the neonate. Pediatrics 41, 789—796 (1968).

GEORGE, A. M. DI, CHIOWANICH, P.: The intravenous tolbutamide response test in infants and children. Diabetes 11, Suppl. 135, 135—137 (1962).

GÉRAUD, J., PASQUIÉ, M., RASCOL, A., BENAZET, J., JUSKIEWENSKI, S.: Adénomes langerhansiens hypoglycémiants chez un enfant de 12 ans. Ann. Chir. infant. 7, 39—47 (1966).

GOMORI, G.: Pathology of the pancreatic islets. Arch. Path. 36, 217—232 (1943).

GRANT, D. B.: Fasting serum insulin levels in childhood. Arch. Dis. Childh. 42, 375—378 (1967).

— BARBOR, P. R. H.: Islet-cell tumour causing hypoglycemia in an newborn infant. Arch. Dis. Childh. 45, 434—436 (1970).

GRAY, R. K., RÖSCH, J., GROLLMAN, J. H.: Arteriography in the diagnosis of islet-cell tumors. Radiology 97, 39—44 (1970).

GRAY, S. H., FEEMSTER, I. C.: Compensatory hypertrophy and hyperplasia of the islands of Langerhans in the pancreas of a child born of a diabetic mother. Arch. Path. 1, 348—355 (1926).

GRIFFITH, J. E., JR., JACKSON, R. L., JANES, R. G.: Action of alloxan on a hypoglycemic infant. Pediatrics 7, 616—622 (1951).

HADDAD, H. M., ROBERTS, W. C., PRONOVE, P., BARTTER, F. C.: Leucine-induced hypoglycemia. New Engl. J. Med. 267, 1057—1060 (1962).

HALES, C. N., RANDLE, P. J.: Immunoassay of insulin with insulin-antibody precipitate. Biochem. J. 88, 137—146 (1963).

HAMILTON, J. P., BAKER, L., KAYE, R., KOOP, C. E.: Subtotal pancreatectomy in the management of severe persistent idiopathic hypoglycemia in children. Pediatrics 39, 49—58 (1967).

HARNAPP, G. O.: Hyperinsulinismus. Dtsch. med. Wschr. 62, 840—842 (1936).

HARRIS, S.: Hyperinsulinism and dysinsulinism. J. Amer. med. Ass. 83, 729—733 (1924).

HARTMANN, A. F., WOHLTMANN, H. J., HOLOWACH, J., CALDWELL, B. M.: Studies in hypoglycemia. J. Pediat. 56, 211—233 (1960).

HEGER, N., BAYINDIR, S., RISTIG, W.: Zur angiographischen Lokalisation von Inselzellgeschwülsten. Med. Welt 20 (N.F.), 1999—2003 (1969).

HEMPEL, H.-C., HUPFER, H., GRIMM, J.: Differentialdiagnose und Therapie hypoglykämischer Anfälle im Kindesalter. Mschr. Kinderheilk. 117, 90—96 (1969).

HENDREN, W. H.: In: Diskussion zu Case Rec. Mass. Gen. Hosp. Nr. 38—1962. New Engl. J. Med. 266, 1274 (1962).

HIMWICH, H. E.: Brain metabolism and cerebral disorders. Baltimore: Williams & Wilkins 1951.

HÖPKER, W.: Die Wirkung des Glucosemangels auf das Gehirn. Leipzig: Thieme 1954.

Holmes, J. M., Sworn, B. R., Edwards, J. L.: Paroxysmal hyperinsulinism due to islet-cell tumour of the pancreas. Brit. J. Surg. 33, 330—335 (1946).

Howard, J. M., Moss, N. H., Rhoads, J. E.: Hyperinsulinism and islet cell tumors of the pancreas. Int. Abstr. Surg. 90, 417—455 (1950).

Howland, G., Campbell, W. R., Maltby, E. J., Robinson, W. L.: Dysinsulinism. Convulsions and coma due to islet cell tumor of the pancreas, with operation and cure. J. Amer. med. Ass. 93, 674—679 (1929).

Hudson, F. P.: Pers. Mitt. an J. R. Mann et al., Insulinoma in childhood. Arch. Dis. Childh. 44, 441 (1969).

Hundeshagen, H.: Quantitative Organverteilungsuntersuchungen nach Applikation mehrerer Radionuklide mittels eines Zehnkristallscanners und der Computer-Scintigraphie. In: Radioaktive Isotope in Klinik und Forschung, Bd. VIII, S. 1—10. München-Berlin-Wien: Urban & Schwarzenberg 1968.

Hurez, A., Bedouelle, J., Debray, H., Le Bras, A., Hallé, B.: Carcinome langerhansien avec manifestations hypoglycémiques sévères chez un enfant de 9 ans — pancréatectomie partielle. Arch. franç. Pédiat. 18, 625—632 (1961).

Irmer, W., Daweke, H., Wedell, J., Grüneklee, D., Schmitt, H., Jünemann, A.: Zur Diagnostik und Therapie der Inselzelladenome. Dtsch. med. Wschr. 94, 1—9 (1969).

Jirásek, A., Gjurić, A.: Hypoglykaemie pri adenomu Langerhansovych ostruvku. Čas. Lék. čes. 41, 857—862 (1940).

Katsch, G.: Über perniziösen Insulinismus. Dtsch. med. Wschr. 73, 271—274 (1948).

— Gülzow, M.: Die Krankheiten der Bauchspeicheldrüse. In: Handbuch der inneren Medizin, hrsg. v. G. v. Bergmann, W. Frey u. H. Schwiegk, Bd. III, Teil II. Berlin-Göttingen-Heidelberg: Springer 1963.

Kepler, E. J., Moersch, F. P.: The psychiatric manifestations of hypoglycemia. Amer. J. Psychiat. 94, 89—110 (1937).

Kretschmer, R.: Beitrag zur Pathogenese des Hyperinsulinismus. Z. ges. inn. Med. 5, 193—196 (1950).

Kühnau, J., Jr., Pfeifer, U.: Diagnostik bei Verdacht auf organischen Hyperinsulinismus. Fortschr. Med. 87, 615—619 (1969).

Lawrence, R. D., Meyer, A., Nevin, S.: The pathological changes in the brain in fatal hypoglycemia. Quart. J. Med. 11, 181—201 sowie Abb. 11—13 (1942).

Lloyd, J.: s. Appleyard, W. J.

Longmire, W. P., Jr. (Moderator): The UCLA Interdepartmental Conference: Islet cell tumors of the pancreas. Ann. int. Med. 68, 203—221 (1968).

Lopez-Kruger, R., Dockerty, M. B.: Tumors of the islets of Langerhans. Surg. Gynec. Obstet. 85, 495—511 (1947).

Loufti, A. H., Mehrez, I., Shahbender, S., Abdine, F. H.: Hypoglycemia with Wilms' tumour. Arch. Dis. Childh. 39, 197—203 (1964).

Lundbaek, K., Lyngsöe, J., Madsen, B., Yde, H., Örskov, H.: The diagnosis of insuloma. Acta med. scand. 181, 269—280 (1967).

MacGillivray, P. C., Galloway, J. P., Easton, H. G.: Islet-cell tumour of the pancreas. Report of a case in a child aged 7 years. Brit. J. Surg. 46, 180—182 (1958).

Malamud, N., Grosh, L. C., Jr.: Hyperinsulinism due to an islet-cell adenoma of the pancreas with destruction of the cerebral cortex. Univ. Hosp. Bull. (Ann Arbor, Mich.) 3, 70 (1937).

— — Hyperinsulinism and cerebral changes. Report of a case due to an islet cell adenoma of the pancreas. Arch. intern. Med. 61, 579—599 (1938).

Mann, J. R., Rayner, P. H. W., Gourevitch, A.: Insulinoma in childhood. Arch. Dis. Childh. 44, 435—442 (1969).

Marble, A., McKittrick, L. S.: Islet-cell tumor of the pancreas with hyperinsulinism. New Engl. J. Med. 235, 637—645 (1946).

Marks, J. F., Klein, R.: Effect of leucine on plasma insulin concentration in a girl with a pancreatic adenoma. J. clin. Endocr. 21, 1498—1499 (1961).

Marshall, S. F.: Islet cell tumors of the pancreas producing hypoglycemia. Surg. clin. N. Amer. 38, 775—784 (1958).

Martin, D. B., Renold, A. E., Dagenais, Y. M.: An assay for insulin-like activity using rat adipose tissue. Lancet 1958 II, 76—77.

Mason, E. H.: Hyperinsulinism. A study of four cases. Trans. Ass. Amer. Phycns 61, 245—252 (1948).

Massa, M.: Stati ipoglicemici ed iperinsulinismo. G. Clin. med. 10, 679—721 (1929).

McClenahan, W. U., Norris, G. W.: Adenoma of the islands of Langerhans with associated hypoglycemia. Amer. J. med. Sci. 177, 93—97 (1929).

McFarland, J. O., Gillett, F. S., Zwemer, R. J.: Total pancreatectomy for hyperinsulinism in infants. Surgery 57, 313—318 (1965).

McKendrick, T.: Hypoglycemia as a cause of convulsive disorder. Develop. Med. Child. Neurol. 4, 328—335 (1962).

McPeak, Ch. J.: Soft-part tumors producing hypoglycemia. In: Cancer management. Philadelphia-Toronto: J. B. Lippincott Co. 1968.

McQuarrie, I.: Idiopathic spontaneously occurring hypoglycemia in infants. Amer. J. Dis. Child. 87, 399—428 (1954).

— Hypoglycemia in infancy and childhood: Differential diagnosis and therapy. Postgrad. Med. 18, 287—293 (1955).

Mengoli, L., LeQuesne, L. P.: Blind pancreatic resection for suspected insulinoma: A review of the problem. Brit. J. Surg. 54, 749—756 (1967).

Meyer, K. A., Amtman, L., Perlman, L.: Islet cell tumors of the pancreas. J. Amer. med. Ass. 117, 16—20 (1941).

Meythaler, F., Müller, A.: Pancreopathia hypoglycaemia. Ärztl. Forsch. 20, 337—350, 467—499, 518—548 (1966).

Moersch, F. P., Kernohan, J. W.: Hypoglycemia. Neurologic and neuropathologic studies. Arch. Neurol. Psychiat. (Chic.) 39, 242—257 (1938).

Murray-Lyon, I. M., Eddleston, A. L. W. F., Williams, R., Brown, M., Hobgin, B. M., Bennet, A., Edwards, J. C., Taylor, K. W.: Treatment of multiple-hormone-producing malignant islet-cell tumour with streptozotocin. Lancet 1968 II, 895—898.

Neligan, G. A.: Pers. Mitt. an J. R. Mann et al., Insulinoma in childhood. Arch. Dis. Childh. 44, 441 (1969).

NERENBERG, S. T.: Microscopic recognition of active islet-cell tumors of pancreas in man. Amer. J. clin. Path. **24**, 27—34 (1954).

NICHOLLS, A. G.: Simple adenoma of the pancreas arising from an island of Langerhans. J. med. Res. **8**, 385—395 (1902).

O'LEARY, J., WOMACK, N.: Histology of adenoma of the islets of Langerhans. Arch. Path. **17**, 291—310 (1934).

OLSSON, O.: Roentgen examination as an aid in the diagnosis of islet adenoma in the pancreas. Acta radiol. (Stockh.) **28**, 833—837 (1947).

PENDER, B.- Islet-cell tumour of pancreas associated with peptic ulceration. Lancet **1959 I**, 123—124.

PICKERING, D. (for ELLIS, H.): Neonatal hypoglycaemia due to salicylate poisoning. Proc. roy. Soc. Med. **61**, 1256 (1968).

PORTER, M. R., FRANTZ, V. K.: Tumors associated with hypoglycemia — pancreatic and extrapancreatic. Amer. J. Med. **21**, 944—961 (1956).

POWER, L.: A glucose-responsive insulinoma. J. Amer. med. Ass. **207**, 893—896 (1969).

RABINOVITCH, J., ACHS, S.: Tumors of the islands of Langerhans. Arch. Path. **40**, 74—77 (1945).

ROBINSON, M. J., CLARKE, A. M., GOLD, H., CONELLY, J. F.: Islet cell adenoma in the newborn: Report of two patients. Pediatrics **48**, 232—236 (1971).

RÖSCH, J.: Roentgenologic diagnosis of pancreatic diseases. Amer. J. Roentgenol. **100**, 664—672 (1967).

ROGERS, F. A.: Islet cell tumors of the pancreas and hyperinsulinism. Amer. J. Surg. **99**, 268—282 (1960).

ROSSI, E., ZUPPINGER, K., JOSS, E.: Hypoglykämien im Kindesalter. Mschr. Kinderheilk. **117**, 225—230 (1969).

ROXBURGH, R. C.: Islet-cell adenoma of the pancreas in a child aged seven years. Lancet **1954 I**, 1057—1058.

SALINAS, E. D., JR., MANGURTEN, H. H., ROBERTS, ST. S., SIMON, W. H., CORNBLATH, M.: Functioning islet cell adenoma in the newborn. Pediatrics **41**, 646—653 (1968).

SAMOLS, E., MARKS, V.: Insulin assay in insulinomas. Brit. med. J. **1963 I**, 507—510.

SAUERBRUCH, F.: Die chirurgische Behandlung der durch Inseladenome bedingten hypoglykämischen Zustände. Schweiz. med. Wschr. **70**, 587—589 (1940).

SCHALTENBRAND, G.: Die Nervenkrankheiten. Stuttgart: G. Thieme 1951.

SCHOLTEN, H. G., VEGT, J. H. VAN DER: Functionerend eilandceladenoom van het pancreas bij een pasgeborene. Maansdchr. Kindergeneesk. **28**, 140—142 (1960).

SCHONDEL, A.: Et Tilfoelde af Insulom hos et Barn. Nord. Med. **33**, 423 (1947).

SEIFERT, G., BERDROW, J.: Morphologische Klassifikation der Inseltumoren des Pankreas und endokrine Aktivität. Ärztl. Wschr. **13**, 829—835 (1958).

SHERMAN, H.: Islet cell tumor of pancreas in a newborn infant (nesidioblastoma). Amer. J. Dis. Child. **74**, 58—79 (1947).

SIMEK, J., STEIN, J.: Insulárni adenom (nesidiom) u 9 letého chlapce. Čas. Lék. čes. **90**, 1178—1180 (1951).

SLONE, D., SOELDNER, J. S., STEINKE, J., CRIGLER, J. F., JR.: Serum insulin measurements in children with idiopathic spontaneous hypoglycemia and in normal infants, children and adults. New Engl. J. Med. **274**, 820—826 (1966).

SODOYEZ, J.-C., SODOYEZ-GOFFAUX, F., FOÀ, P. P.: Evidence for an insulin-induced inhibition of insulin release by isolated islets of Langerhans. Proc. Soc. exp. Biol. (N.Y.) **130**, 568—571 (1969a).

— — ROSSEN, R. M., FOÀ, P. P.: Function of the pancreatic B-cells in hamsters bearing a transplantable islet cell tumor. Metabolism **18**, 433—438 (1969b).

SPATH, E., CESNIK, H.: Geschwülste des endokrinen Pankreasanteils. In: HOLDER, E., Die operative Behandlung der Geschwülste. Stuttgart: F. Enke 1968.

STOKES, J. M., WOHLTMANN, H. J., HARTMANN, A. F.: Pancreatectomy for refractory hypoglycemia in children. Arch. Surg. **93**, 40—48 (1966).

TELLER, W.: Die idiopathische Hypoglykämie des Kindes. Dtsch. med. Wschr. **94**, 661—663 (1969).

TERBRÜGGEN, A.: Untersuchungen über Inselapparat und Inseladenome des Pankreas, insbesondere über die Zelltypen bei Diabetes mellitus und Spontanhypoglykämie. Virchows Arch. path. Anat. **315**, 407—460 (1948).

THALHIMER, W., MURPHY, F. D.: Carcinoma of the islands of the pancreas. Hyperinsulinism and hypoglycemia. J. Amer. med. Ass. **91**, 89—91 (1928).

UNDERWOOD, L. E., JACOBS, N. M.: Familial endocrine adenomatosis. Amer. J. Dis. Child. **106**, 218—223 (1963).

VOSSSCHULTE, K., BECKER, W. H.: Über die Problematik der chirurgischen Maßnahmen bei der Hypoglykämie durch Tumor oder sog. Hyperplasie des Inselzellapparates. Dtsch. med. Wschr. **78**, 185—190 (1953).

WAGNER, TH., SPRANGER, J., BRUNCK, H.-J.: Kongenitaler Alpha-Zellmangel als Ursache einer chronischen infantilen Hypoglykämie? Mschr. Kinderheilk. **117**, 236—238 (1969).

WANGENSTEEN, O. H.: Surgical diseases of the pancreas with special reference to cysts, acute pancreatic necrosis, and hyperinsulinism. Minn. Med. **20**, 566—576 (1937).

WARREN, K. W., McDONALD, W., VIEDENHEIMER, M. C.: Trends in pancreatic surgery. Surg. clin. N. Amer. **44**, 743—761 (1964).

WATKINS, D. H., TRAYLOR, F. A.: Islet-cell adenoma as a cause of juvenile hyperinsulinism in a four-year-old boy. J. Amer. med. Ass. **185**, 139—142 (1963).

WERDER, E., EHRAT, H. H., MORGER, R., HERZER, H., LUDIN, H., ILLIG, R.: Bewußtseinsstörungen und Krampfanfälle infolge Inselzelltumors bei einem 7jährigen Mädchen. Helv. paediat. Acta **26**, 131—143 (1971).

WHIPPLE, A. O.: Hyperinsulinism in relation to pancreatic tumors. Surgery **16**, 289—305 (1944).

— FRANTZ, V. K.: Adenoma of islet cells with hyperinsulinism. Ann. Surg. **101**, 1299—1335 (1935).

WHITE, J. J., PICCONE, V. A., WEBSTER, D. R., McCORRISTON, J. R.: Insulin secreting islet cell tumors of the pancreas. Arch. Surg. **93**, 593—597 (1966).

Wilder, R. M., Allan, F. N., Power, M. H., Robertson, H. E.: Carcinoma of the islands of the pancreas. Hyperinsulinism and hypoglycemia. J. Amer. med. Ass. **89**, 348—355 (1927).

Winkler, C.: Computer-Szintigrafie. Proc. XI. Internat. Congr. on Radiol. Rome 1965.

Wolf, A., Hare, C. C., Riggs, H. W.: Neurological manifestations in two patients with spontaneous hypoglycemia. Bull. neurol. Inst. N.Y. **3**, 232—251 (1933).

Wyke, B. D.: Brain function and blood sugar: Observations based on a case of islet cell adenoma of the pancreas. Electrenceph. clin. Neurophysiol. **4**, 339—350 (1952).

Yalow, R. S., Berson, S. A.: Immunoassay of plasma insulin. Meth. biochem. Anal. **12**, 69—96 (1964).

Ziegler, W., Constam, G. R., Labhart, A.: Epileptiforme Anfälle durch Hyperinsulinismus bei 12jährigem Knaben. Schweiz. med. Wschr. **89**, 382—383 (1959).

Zuppinger, K., Rossi, E.: Kindliche Hypoglykämien. Päd. Fortbildungskurse **19**, 103—123 (1967).

# Glucagonbildende A-Zellgeschwülste des Inselorgans, s. S. 746

## Weitere endokrin aktive Inselzellgeschwülste
### Das Zollinger-Ellison-Syndrom

**Synonyma.** Ulcerogener Pankreastumor, Strøm-Zollinger-Ellison-Syndrom.

**Definition.** Das Krankheitsbild des ulcerogenen Pankreastumors, 1955 von Zollinger und Ellison als Einheit beschrieben und nach ihnen als Zollinger-Ellison-Syndrom bezeichnet, ist durch meist multiple, rezidivierende, oft atypisch lokalisierte Ulcera des Magens, oberen Dünndarms und gegebenenfalls Oesophagus bei exzessiver hyperacider Magensaftsekretion infolge eines nicht-insulinproduzierenden Inselzelltumors charakterisiert, dessen Natur noch nicht sicher geklärt ist, doch besteht er offensichtlich nicht aus B-Zellen des Inselorgans. Das Leiden ist konservativ-therapeutisch unbeeinflußbar.

Übersichten aus dem deutschsprachigen Schrifttum stammen von Becker (1967, 1970); Creutzfeldt, ed. (1970); Demling u. Ottenjann, ed.; Enderlin; Grözinger; Ottenjann (1970); Perrier; Planta; Strohmeyer.

### Pathobiologie

Die Beobachtungen von Elman u. Hartmann (1931), Dragstedt (1943) sowie der Arbeitsgruppe um Poth (1948) u.a., daß fast alle Hunde mit einer Pankreasfistel (Umgehung der Sekretion des exokrinen Anteils in das Duodenum) Ulcera entwickeln, jedoch nicht Tiere, bei denen das Pankreas in toto entfernt worden war, ließen vermuten, daß ein Faktor im endokrinen Anteil der Bauchspeicheldrüse gebildet wird, der Magensaftsekretion auslöst und auf andere Weise als nur durch Neutralisierung des sauren Magensaftes im Duodenum ulcusfördernd wirkt (Poth et al., 1948).

Nach Bekanntwerden der Beobachtungen von Zollinger und Ellison über den Zusammenhang zwischen Magen bzw. Dünndarmulcera bei gesteigerter hyperacider Magensaftsekretion und Inselzellgeschwülsten wurde vielerorts versucht, in den Tumoren eine Substanz nachzuweisen, die zu der exzessiven hyperaciden Magensaftsekretion führt. Tumorextrakte —

vom Primärtumor wie den Metastasen — zeigten dabei eine gastrinartige Aktivität, die im Tierversuch einen erheblichen Magensäureanstieg auslöste, die einen entsprechenden Histaminreiz an Intensität übertraf (Angervall et al.; Code et al.; Fahrländer et al.; Freisen et al.; Gregory et al., 1960; Grossman et al.; Hirschowitz et al.; Marks et al.; Monaco et al.; Osborne et al.; Summerskill et al.; Zollinger et al. u.a.). Neuere Untersuchunge (Gregory et al., 1967; Gregory, 1969) haben erwiesen, daß es sich dabei um Gastrin handelt, wie es unter physiologischen Bedingungen aus der Antrumschleimhaut gewonnen werden kann (Gregory u. Tracy, 1964, 1966; Grossman et al.). Die Gastrinsynthese selbst gelang Anderson et al. Gastrinenthaltende Hautmetastasen beobachteten Colin-Jones et al. Von Bonfils et al. (1963) konnte ein sekretstimulierendes Prinzip im Harn der Patienten nachgewiesen werden. Bader et al. sowie Lai geben einen biologischen Test unter Verwendung von Harn oder Magensaft der Patienten an. Der Nachweis einer im Plasma der Kranken zirkulierenden sekretagogenen gastrinähnlichen Substanz gelang Sircus. Das aktive Substrat mit Gastrinwirkung aus normalem Pankreasgewebe konnte bislang noch nicht gewonnen werden (Hallenbeck et al.; Lai). Dagegen wiesen Zollinger et al. eine sekretagoge Substanz in atrophiertem Pankreas mit Hyperplasie und Proliferation von Inselzellgewebe nach. Weitere gastrointestinale Sekretagoga, nämlich für die Salzsäure- und Pepsinsekretion des Magens, den Pankreassaft mit Anstieg der Amylasesekretion des Pankreas und den Tonus des Magens und Dünndarms konnten von Jackson et al. sowie Hirschowitz (1963) aus Tumorgewebe extrahiert werden. Die Problematik des Ursprungs, der Chemie, Physiologie und Pathophysiologie gastrointestinaler Hormone war kürzlich Thema eines Symposium unter Creutzfeldt, ed. (Gregory u. Tracy; McGuigan; Grossman; Mutt; Bonfils et al.).

Das klinische Bild des Zollinger-Ellison-Syndroms ist Folge der Dauerstimulation der Belegzellen (Salzsäure) und der Hauptzellen (Pepsin) der Magenschleimhaut durch ein exzessiv produziertes Hormon von Inselzelltumoren jeglicher Lokalisation, das dem Gastrin in

Struktur und Wirkung gleicht. Die normalerweise in nahrungsabhängigen Phasen verlaufende Magensaftsekretion unterliegt beim Zollinger-Ellison-Syndrom nicht mehr dieser physiologischen Regelung, sondern wird nun im wesentlichen von der Intensität der Gastrinbildung der hyper- oder neoplastischen Inselzellformationen bestimmt. Die Folgen sind nicht nur eine gesteigerte Basalsekretion, sondern auch eine Hyperplasie der Corpusschleimhaut (BOCKUS et al.; OTTENJANN u. ELSTER; OTTENJANN et al.; POLACEK u. ELLISON, 1966; SUM u. PERRY) mit starker Vermehrung der Belegzellen, die etwa 4—8mal häufiger als normalerweise auch an Stellen auftreten, an denen sie sonst nur spärlich vorkommen oder ganz fehlen. Der Krankheitsverlauf des ZES zeigt, daß die Belegzellen nach Exstirpation auch großer Magenanteile in den jeweils verbliebenen Resten unter dem Einfluß hormonbildender Zellen erneut auftreten, bis das Erfolgsorgan vollständig entfernt ist. Belegzellenbildung in der Oesophagusgegend mit konsekutiver Ulcusbildung ist beschrieben worden.

Für die Ulcusgenese ist neben der Säure- auch die Pepsinsekretion bedeutsam, wie SIRCUS an einer Kasuistik von gastrinproduzierendem Inselzelltumor demonstrieren konnte: Bei erheblicher Säuresekretion blieb die Ulcusbildung aus, da die Corpusschleimhaut kein Pepsin bildete.

Tierexperimentell läßt sich das Geschehen durch Dauerstimulation der Magensekretion mit einem exogenen Gastrin (GOBBEL u. ADKINS) nachahmen. Gleichzeitige Gabe von Sekretin, das das Gastrin hemmt, verhindert die Geschwürsbildung.

Die Genese der Diarrhoe beim ZES infolge Aktivitätsabnahme der Pankreasfermente bei Übersäuerung und Elektrolytüberflutung des Darms ist inzwischen experimentell bestätigt worden. Konsequentes Absaugen des hyperaciden Magensekrets hat eine Normalisierung der Darmfunktion zur Folge und damit konservativ-therapeutische Bedeutung.

**Pathoanatomie.** Meist liegt dem Krankheitsgeschehen ein Inselzellcarcinom oder -adenom in der Bauchspeicheldrüse oder in aberrierendem Pankreasgewebe zugrunde. Maligne Formen können zu Metastasen in die regionalen Lymphknoten wie in die Leber führen. Nach ELLISON u. WILSON sind 60% der Inselzelltumoren beim Zollinger-Ellison-Syndrom histologisch maligne, 30% benigne und in 10% läßt sich trotz typischen Krankheitsbildes makroskopisch kein Tumor nachweisen, so daß die Inselzellformationen, die

zu diesem Syndrom führen, auch durch eine Hyperplasie oder aberrierendes Gewebe repräsentiert werden (ZOLLINGER u. McPHERSON; SUMMERSKILL et al.).

Schon die Entscheidung darüber, ob ein Inselzelltumor histologisch als gut- oder bösartig zu bewerten ist, stößt auf große Schwierigkeiten und ist häufig erst durch den Krankheitsverlauf zu beweisen. Noch problematischer ist die Beurteilung eines heterotop gelegenen Tumors als Metastase eines nicht auffindbaren primären Pankreastumors oder als Primärtumor innerhalb ektopischen Pankreasgewebes (BASIAN u. ZEIFER; CHRISTLIEB u. SCHUSTER; OBERHELMAN et al.). ZOLLINGER u. McPHERSON fanden eine nahezu 10%ige Häufigkeit des Tumors in heterotopen Geweben, ELLISON u. WILSON 26% der Inselzellformationen atypisch lokalisiert. Auch im Kindesalter konnte nur in 5 von 15 Fällen eine Neubildung im Pankreas selbst nachgewiesen werden (CAWKWELL; DAVIS et al.; JACKSON et al.; MOUCHA; BURMESTER et al.).

In allen übrigen Fällen fanden sich keine tastbaren Knoten in der Bauchspeicheldrüse, sondern Tumoren in Leber und Lymphknoten, aus denen die morphologische Diagnose von Inselzelltumoren, meist von Nicht-B-Inselzelladenomen, gestellt wurde. Ein Carcinom wurde bei den Patienten von WILSON u. ELLISON (1965), FRIESEN et al., BUCHTA u. KAPLAN sowie DAVIS et al. diagnostiziert. Die außerhalb des Pankreas liegenden Neubildungen wurden allgemein als Metastasen bei unbekanntem Primärtumor angesehen. Ein Eingriff am Pankreas fand bis auf den Fall von BURMESTER et al. nicht statt, sondern es wurden neben einer Gastrektomie lediglich die Lymphknoten- oder Lebertumoren mehr oder minder vollständig entfernt. Um so erstaunlicher ist das Behandlungsresultat mit z.T. bereits langfristigen Nachbeobachtungszeiten bzw. Heilungen (s. Tabelle 90). Eine Wechselwirkung zwischen z.T. ektopischem Tumor bzw. „Metastase" und Belegzellen des Magens mit Regression der Tumoren oder ausbleibendem Tumorrezidiv bei vollständiger Entfernung des Erfolgsorgans wurde daher vermutet (ELLISON in Diskussion zu WILSON et al.; WILSON u. ELLISON, 1965; ROSENLUND et al., 1969; ZAKELJ et al.). Eine Reinterpretation des Syndroms auf dem Boden der Umkehr der Entstehung versuchten RUDOLPH et al.

Bei Vorliegen einer isolierten Geschwulst im Pankreas zeigt sich makroskopisch ein rundlicher Tumor. Durch Spezialfärbungen kann im histologischen Bild das Vorhandensein insulinproduzierender B-Zellen ausgeschlossen werden. Die Tumoren haben histologisch Ähnlichkeit mit den argentaffinen Tumoren, den Carcinoiden, doch konnte Serotonin als wirksames Agens nicht nachgewiesen werden. Die Verwandtschaft mit den Tumoren des sog. „Helle-Zellen-Organs" wird insbesondere von FEYRTER (1953, 1962b) diskutiert und von BECKER (1970) betont. Der wahre Charakter der Zellen, es wurden A- wie auch D-Zellen (CAVALLERO et al.) genannt, die „Hellen Zellen" des insulären Gangorgans (FEYRTER, 1953, 1962b) sowie die Gastrinzellen des Antrums erwogen, ist bislang noch Gegenstand der Diskussion. Elektronenmikroskopisch zeigt die Ultrastruktur der Tumorzellen eine gewisse Ähnlichkeit mit den A-Zellen der Pankreasinseln (GREIDER et al., 1963, 1964). Fragen der Histopathologie und Genese der Tumorzellen wurden kürz-

Tabelle 90. *Übersicht über die Behandlungsergebnisse bei Kindern mit Zollinger-Ellison-Syndrom*

| Autor (Jahr) | Geschlecht, Alter bei Beginn | Anzahl der Operationen | Magenstatus nach letzter Operation | Verlauf bzw. Zustand bei letzter Kontrolle |
|---|---|---|---|---|
| Cawkwell (1960) | weiblich, 11 Jahre | 4 | totale Gastrektomie | Alter 21 Jahre, beschwerdefrei |
| Davis et al. (1962) | männlich, $14^1/_2$ Jahre | 5 | totale Gastrektomie | Alter 22 Jahre, beschwerdefrei |
| Hardy (1963) | männlich, 8 Jahre | 4 | 90% Gastrektomie | Exitus 1 Jahr nach Eingriff (keine Autopsie) |
| Jackson et al. (1963) | männlich, 8 Jahre | 4 | partielle Gastrektomie, Gastroenterostomie, Vagotomie | Exitus nach Eingriff (paralytischer Ileus) |
| Judd et al. (1964) | männlich, ca. 12 Jahre | 3 (und vorherige Appendektomie) | nahezu totale Gastrektomie, 1 cm an Kardia belassen | Exitus 8 Monate nach Eingriff (Verblutung aus Restmagenulcus) |
| Oglesby et al. (1964) | männlich, 9 Jahre | 5 | totale Gastrektomie | Alter 13 Jahre, beschwerdefrei |
| Shafer (1964) | männlich, 15 Jahre | 2 | totale Gastrektomie | nach dem 2. Eingriff kontinuierliche Besserung |
| Herrington (1965) | männlich, 13 Jahre | 2 | totale Gastrektomie | 1 Jahr nach Eingriff beschwerdefrei |
| Wilson u. Ellison (1965) | männlich, 11 Jahre | 1 | totale Gastrektomie | 2 Jahre nach Eingriff beschwerdefrei |
| Moucha (1965) | männlich, 15 Jahre | 2 | $^2/_3$ Resektion des Magens | klinisch noch nicht geheilt |
| Friesen (1967) | weiblich, 14 Jahre | 2 (und "second look") | totale Gastrektomie | 5 Jahre nach Eingriff beschwerdefrei (bzw. 1968 7 Jahre) |
| Rosenlund et al. (1969) | männlich, 10 Jahre | 2 | totale Gastrektomie | 2 Jahre nach Eingriff beschwerdefrei |
| Burmester et al. (1969) | männlich, 10 Jahre, 3 Monate | 1 | Antrektomie bei Duodenalulcus | nach dem Eingriff bisher 15 Monate erscheinungsfrei, Magensaftwerte normal |
| Cathcart et al. (1969) | männlich, 7 Jahre | verstarb vor operativem Eingriff | | Obduktionsbefund: perforiertes Oesophagus/Magenulcus, Duodenalulcus in das Pankreas perforiert |
| Buchta u. Kaplan (1971) | männlich, 9 Jahre | 2 | totale Gastrektomie, Tumorknoten der Leber entfernt | 3 Monate nach totaler Gastrektomie beschwerdefrei |

lich auf dem Symposium in Erlangen 1968 (Demling u. Ottenjann; Becker u. Seelig; Creutzfeldt et al.; Forssmann et al.; Schmidt u. Riecken) diskutiert.

**Häufigkeit.** Seit der Erstbeschreibung sind etwa 500 einschlägige Kasuistiken publiziert worden (Zollinger u. Moore). Eine erste Zusammenstellung derartiger Beobachtungen bei Kindern stammt von Wilson u. Ellison (1965) mit 8 Kasuistiken der pädiatrischen Altersklasse. Rosenlund konnte 1967 auf 16 Beobachtungen bei Kindern und Jugendlichen hinweisen. Zum augenblicklichen Zeitpunkt beträgt bei Nichtberücksichtigung der jugendlichen Patienten über 15 Jahren die Anzahl der pädiatrischen Kasuistiken 15 Beobachtungen (s. Tabelle 90). Damit beläuft sich der Anteil von Patienten der pädiatrischen Altersklasse am gesamten bislang bekannten Krankengut auf etwa 2%.

**Geschlechtsverhältnis.** Unter den 15 Kindern ergibt sich mit 13 Jungen und 2 Mädchen eine auch bei der kleinen Zahl bemerkenswerte Knabenprävalenz.

**Altersverteilung.** Der bislang jüngste Patient ist ein 7jähriger Junge, die übrigen entwickelten die ersten Symptome in den folgenden Lebensjahren ohne eine bestimmte Altersdisposition (s. Tabelle 90).

**Symptomatologie.** Die Klinik des Zollinger-Ellison-Syndroms ist bei Erwachsenen wie Kindern gleichartig und durch multiple, an ungewöhnlichen Lokalisationen auftretende Ulcera, die sich bei zunehmender, exzessiver und hyperacider Magensaftsekretion gegenüber einer konservativen Behandlung als therapieresistent erweisen, gekennzeichnet. Bei Kindern ist offensichtlich die Blutungsneigung der Ulcera besonders ausgeprägt. Rezidive nach operativer Behandlung mit Teilentfernung des Magens sind solange die Regel, bis jeglicher Boden für eine Hyperplasie von Parietalzellen, d.h. bis der Magen in toto entfernt ist.

Darüber hinaus zeigen etwa 36% der Patienten starke Diarrhoen mit bedrohlichen Flüssigkeitsverlusten (ELLISON u. WILSON, 1967), die vor, während, alternierend oder nach der Ulcusentstehung in Erscheinung treten können. Sie sind therapeutisch ebenfalls unbeeinflußbar und höchstens vorübergehend durch kontinuierliches Absaugen des sauren Magensaftes zu beherrschen. Derartige Zustände leiten zu Krankheitsverläufen über, bei denen sich auf dem Boden eines sekretagogenen Tumors ein praktisch von der Diarrhoe beherrschtes Bild bietet, das als Priest-Alexander-Verner-Morrison-Syndrom noch Erwähnung finden wird.

**Diagnostisch** bedeutsam sind die *radiologischen* Untersuchungsbefunde. Der große, atonische Magen mit hypertrophierter Schleimhaut, Dilatation des Duodenums (Megaduodenum), Ödem der Dünndarmmucosa mit sägeblattartigem Bild, rascher Inhaltstransport sowie insbesondere das Vorhandensein multipler, oft atypisch lokalisierter Ulcera sind charakteristische Befunde. Einige Autoren sehen Jejunalulcera

als geradezu richtungsweisendes Symptom an (ZOLLINGER u. MCPHERSON). Detaillierte Röntgenbefunde bei Erwachsenen stammen von AMBERG et al.; ELLISON u. WILSON (1964, 1967); WEBER et al.; ZBORALSKI u. AMBERG; bei Kindern von WILSON u. ELLISON (1965).

Der Nachweis eines ulcerogenen Tumors kann gelegentlich mit Hilfe moderner Untersuchungsverfahren wie der *Szintigraphie* und der *selektiven Angiographie* gelingen. Bei der Probelaparotomie bzw. dem therapeutischen Eingriff ist auf evtl. aberrierendes ulcerogenes Tumorgewebe zu achten.

Unter den *Laborbefunden* hat die Untersuchung des Magensaftes große Bedeutung. Bei erwachsenen Patienten mit Zollinger-Ellison-Syndrom kann die Gesamtmenge des Magensaftes auf Werte von 3 000 ml und darüber erhöht sein; der Aciditätsgrad des Magensekrets ist beträchtlich. Da eine 12 Std-Bestimmung des Magensaftes für den Patienten belastend sein kann, genügt zunächst als Orientierung die Bestimmung der 2 Std-Menge. Gegensätzlich zu den Normalwerten von 60 bis 100 ml/Std sezernieren Patienten mit ulcerogenem Tumor mehr als 100—150 ml/Std mit einer Säureproduktion von mehr als 15 mVal/Std (Normalwerte 1,4—4,1 mVal/Std). Bezüglich näherer Einzelheiten sei auf STROHMEYER sowie OTTENJANN (1970) verwiesen. Bei nur mäßig abweichenden Werten sollte der Verdacht durch Säureprovokation bestätigt oder entkräftet werden. Auf Histamingabe reagiert der Patient ohne einen ulcerogenen Tumor mit einem kräftigen Anstieg der Salzsäureproduktion (etwa auf den 6fachen Wert der Basalsekretion), bei Kranken mit einem Zollinger-Ellison-Syndrom, deren Belegzellen durch das im Blut kreisende Inkret eine maximale Funktion aufweisen, läßt sich dagegen kaum eine weitere Steigerung der Säuresekretion erreichen, in der Regel zumindest nicht über Werte, die 25% über der Basalsekretion liegen. Bei 4 diesbezüglich kontrollierten Kindern lagen die 12 Std-Werte zwischen 915 und 1 800 ml Magensaft mit einem Säuregehalt von 90 bis 117 mVal Salzsäure. Der bei einem Patienten durchgeführte Histamintest führte zu keiner Steigerung der Basalsekretion (WILSON u. ELLISON).

Neben biologischen Tests zum Nachweis sekretagogener bzw. gastrogener Substanzen im Serum, Magensaft oder Harn (BADER u.

36*

Bonfils; Bader et al.; Bonfils et al.; Halter; Lai; Sircus) wurde neuerdings ein empfindlicher Radioimmuntest auf Gastrin entwickelt (McGuigan u. Trudeau; McGuigan; Hansky u. Cain), der sich offensichtlich als einfache diagnostische Methode wie auch zur Nachkontrolle der Patienten bewährt. Seine Durchführung ist jedoch bei vorausgegangener Szintigraphie nicht möglich, so daß man auf letztere verzichten sollte, sofern die Möglichkeit des Radioimmuntests gegeben ist.

Da beim Zollinger-Ellison-Syndrom neben einem ulcerogenen Pankreastumor endokrine Drüsenadenome anderer Lokalisation im Spiel sein können (Wermer-Syndrom), sollten entsprechende gezielte radiologische wie endokrinologische Untersuchungen eingesetzt werden, um derartige Affektionen auszuschließen (Einzelheiten s. beim Wermer-Syndrom, S. 565).

**Differentialdiagnose.** Abgesehen von Ulcusleiden anderer Genese sind bei Diarrhoen deren verschiedene Ursachen wie schließlich das Priest-Alexander-Verner-Morrison- und das Wermer-Syndrom wie Durchfälle beim Neuroblastom und Ganglioneurom diagnostisch zu erwägen.

**Verlauf, Komplikationen, Prognose.** Lebensbedrohliche Komplikationen werden durch Ulcusperforationen, Ulcusblutungen wie auch akute und schwere Elektrolytstörungen besonders infolge von Kaliumverlusten verursacht. Die Prognose ist bei Früherkennung und entsprechender kunstgerechter operativer Therapie nicht ungünstig (s. Tabelle 90).

**Therapie.** Übereinstimmend wird zum augenblicklichen Zeitpunkt als Therapie der Wahl beim typischen Zollinger-Ellison-Syndrom die sofortige totale Gastrektomie betont sowie — falls möglich — die vollständige Entfernung etwaiger nachgewiesener Tumoren. Diese sehr eingreifenden Maßnahmen werden auch von Kindern gut toleriert (s. Tabelle 90).

Den konservativen Maßnahmen ist dagegen regelmäßig kein bleibender Erfolg beschieden. Sie haben nur als operationsvorbereitende Maßnahmen Bedeutung. Im Vordergrund steht die Korrektur des Flüssigkeits- und Elektrolythaushalts sowie die Hebung des Allgemeinzustandes. Die konservative Ulcusbehandlung führt nur zu passageren Besserungen. Eine begleitende Diarrhoe sistiert lediglich durch kontinuierliches Absaugen des hyperaciden Magensafts. Eine Röntgenbestrahlung der Belegzellenareale des Magens bringt nur einen schwachen, vorübergehenden Erfolg (Zollinger u. McPherson).

## Das Priest-Alexander-Verner-Morrison-Syndrom

Kurz nach Bekanntwerden des Zollinger-Ellison-Syndroms als klassischem Beispiel einer gastroenterologischen Endokrinopathie (Creutzfeldt et al.) wurden unabhängig voneinander von Priest und Alexander (1957) sowie von Verner und Morrison (1958) klinische Beobachtungen mitgeteilt, bei denen die Autoren ebenfalls einen Zusammenhang zwischen einer exzessiven Diarrhoe mit erheblichen Elektrolytentgleisungen und einem Inselzelltumor vermuteten. Obwohl unter den bislang mitgeteilten Beobachtungen — soweit erreichbar — kein hinreichend gesicherter Fall die pädiatrische Altersklasse betraf, soll dieses Syndrom kurz erwähnt werden, da auch Kinder theoretisch von dieser Endokrinopathie nicht verschont werden dürften.

**Pathophysiologie.** In den operativ entfernten Tumoren konnte kein Gastrin, jedoch Substanzen mit gastrinähnlicher Wirkung von Brown u. Cleveland; Deleau et al. sowie Mathews et al. nachgewiesen werden. Die Mehrzahl der Autoren vermutet die Bildung eines diarrhogenen Inkrets, das eine verstärkte Sekretion von Succus entericus zur Folge hat (Murray et al.; Espiner u. Beaven; Morrison et al.; Verner u. Morrison, 1969; Longmire et al., 1964; Hindle et al.; Becker; Matsumoto et al.; Sircus, 1969). Die Identifikation, Isolierung und Synthese dieser Inkrete steht noch aus (Hindle et al.; Matsumoto et al.).

Die Relationen zwischen den offensichtlich nicht einheitlichen Inselzelltumoren und den genannten Syndromen werden unterschiedlich interpretiert: Morrison et al. heben 3 verschiedene Verlaufsformen des Zollinger-Ellison-Syndroms hervor, nämlich langdauernde Diarrhoen ohne Ulcerationen, Durchfälle mit späterem Auftreten von Geschwüren sowie schließlich rezidivierende Ulcera ohne vorausgehende Durchfälle. Telling u. Smiddy erklären die unterschiedlichen Krankheitsbilder auf dem gemeinsamen Boden eines Inselzelltumors in der Annahme zweier Typen von Nicht-B-Zelltumoren, die auch 2 verschiedene Wirkstoffe produzieren: Einzelne Inselzellgeschwülste bewirken Hypersekretion von Magensaft mit klinisch dominierender Ulcuskrankheit, andere hingegen haben über eine anomale Steigerung der intestinalen Sekretion überwiegend Durchfälle zur Folge. Eine solche Interpretation berührt bereits das Problem der multihormonellen paraendokrinen Tumoren.

Gelegentlich zu beobachtende flushartige Erytheme (MARTINI et al.; MURRAY et al.; ZENKER et al.) sowie die histologische Ähnlichkeit der Tumoren mit den „Helle-Zellen-Organen" (Carcinoide) ließen an einen entsprechenden Zusammenhang denken, jedoch konnte Serotonin bislang nicht als beteiligter Faktor nachgewiesen werden.

### Das klinische Bild

ist abgesehen von den profusen, wäßrigen Durchfällen (MAYNARD u. POINT), die mehrere Liter betragen können, durch starken Flüssigkeitsverlust mit erhöhter Kaliumausscheidung durch den Stuhl und entsprechendem Kaliumdefizit charakterisiert. Steatorrhoe kommt vor. Muskelschwäche, Hypotonie, elektrokardiographische und Nierenveränderungen wie schließlich eine erhebliche Auftreibung des Abdomens mit Megacolon und Darmatonie sind typische Folgeerscheinungen. Erbrechen kommt ebenfalls vor (PRIEST u. ALEXANDER). Hypoglykämien wurden mehrfach beschrieben. Die häufigste Todesursache stellt die Hypokaliämie dar (VERNER u. MORRISON).

Wegen des Zusammenhangs mit der Inselzellaffektion wurde das Zustandsbild auch als „pankreatische Cholera" bezeichnet. Vor seiner Beschreibung wurden derartige Krankheits-

verläufe als „nichttropische Sprue", „regionale Enteritis", „Malabsorptionssyndrom", „Colitis" oder als „kryptogene Durchfallserkrankung" fehlgedeutet (ZENKER et al.). Differentialdiagnostisch ist auch an einen villösen Dickdarmtumor oder an das Carcinoidsyndrom zu denken.

*Befunde.* Gegensätzlich zum Zollinger-Ellison-Syndrom fehlt die gesteigerte hyperacide Magensaftsekretion, sondern es wurden sogar Zustände von Hyposekretion oder Achlorhydrie beschrieben. Probeexcisionen aus der Darmschleimhaut sowohl des Dünn- wie Dickdarms ergaben kein wegweisendes morphologisches Substrat.

Ausführliche *röntgenologische Befunde* stammen von WEBER et al.: Die Autoren beschreiben ein anscheinend bei keiner anderen Darmerkrankung zu beobachtendes Dünndarmrelief mit spinnenwebartigen Strukturen.

*Behandlung und Prognose.* Die exzessiven Diarrhoen sind durch keine der konventionellen Behandlungsmaßnahmen zu beherrschen, die schwere Hypokaliämie ist auf die Dauer nicht zu kompensieren, sofern der ursächliche Tumor nicht entfernt wird.

Vorübergehend konnten die Durchfälle durch Verabreichung von Glucocorticosteroiden beeinflußt werden, ohne daß der Wirkungsmodus erklärt werden konnte (HINDLE et al.; KNAPPE et al.; PABST et al. u.a.). Hierbei besteht jedoch die Gefahr der Ulcusbildung mit konsekutiver Perforation.

VERNER u. MORRISON können 1968 in einer Literaturübersicht über 33 Kasuistiken auf eine Heilungsquote von ca. 30% als Erfolg der Tumorresektionen verweisen.

## Das Wermer-Syndrom

**Synonyma.** Hereditäre endokrine Polyadenomatose; familiäre endokrine Adenomatose.

**Definition.** Das Wermer-Syndrom stellt die erbliche, systemische, endokrine Adenomatose dar. Die Symptome sind entsprechend der Lokalisationen der Neubildungen vielfältig, können beim einzelnen Patienten im zeitlichen Ablauf wechseln und sind in der Regel durch die prädominierende Wirkung eines Adenoms bestimmt.

**Historisches.** Als pathologisch-anatomische Rarität schon länger bekannt (ERDHEIM, 1903; CLAUDE u. BAUDOUIN, 1911; LLOYD, 1929; KALBFLEISCH, 1937 u.a., s. auch PERRIER) fand das simultane Auftreten von Adenomen der Hypophyse, der Para-

thyreoidea und der Inselzellen des Pankreas erst relativ spät allgemeines Interesse (KALBFLEISCH, 1937; SHELBURN u. McLAUGHLIN, 1945; UNDERDAHL et al., 1953; Case Record Massachusetts General Hospital, 1953; MOLDAWER, 1954). 1954 gab WERMER ein klares Konzept der Erkrankung und kennzeichnete sie als autosomal dominantes Leiden im Gegensatz zur nichtfamiliären Adenomatose (PERRIER; GRUNDNER et al.). Insbesondere die Mitteilung von ZOLLINGER u. ELLISON (1955) über das Krankheitsbild der ulcerogenen Tumoren des Inselorgans und die darauffolgenden Untersuchungen neuer im Schrifttum mitgeteilter Kasuistiken, zusammengefaßt durch ZOLLINGER et al., (1962) sowie ELLISON u. WILSON (1964), rückte das Bild der endokrinen Polyadenomatose in den Vordergrund. BECKER u. SCHNEIDER konnten 1968 unter Einschluß einer eigenen Beobachtung und 18 Familienkasuistiken des Schrifttums 19 Sippen mit insgesamt 50 Patienten überblicken.

## Pathobiologie

Lokalisation, Anzahl und Größe der Adenome machen die vielfältige Symptomatik mit Akromegalie, Amenorrhoe, Hypercalcämie mit Neigung zur Nephrolithiasis, Erscheinungen von Nebennierenrindenfunktionsstörungen, Hyperinsulinismus, vor allem aber auch das schon vor Zollinger u. Ellison beobachtete gehäufte Auftreten von Ulcusleiden mit tödlichem Ausgang in den betroffenen Familien verständlich. Die Krankheitserscheinungen können entsprechend dem Sitz der ursächlichen Tumoren bei den einzelnen Patienten in zeitlichem Ablauf nacheinander auftreten oder nebeneinander bestehen. In der Regel bestimmt ein Adenom mit prädimonierender Wirkung das klinische Erscheinungsbild, wobei neben Akromegalie und Amenorrhoe bei Hypophysentumoren vor allem die Erscheinungen seitens eines Nicht-B-Zelltumors unter dem Bilde des Zollinger-Ellison-Syndroms im Vordergrund zu stehen scheinen. Damit ergaben sich neue Aspekte über das Wesen des Zollinger-Ellison-Syndroms als Fragment einer generalisierten endokrinen Adenomatose (Underdahl et al.; Ellison, 1956; Fisher u. Flandreau; Zubrod et al.; Zollinger u. Craig; Summerskill et al.). 1964 konnten Ellison u. Wilson nachweisen, daß die Assoziation wenigstens einer anderen endokrinen Affektion neben dem ulcerogenen Pankreastumor bei 21% der bislang beschriebenen Kasuistiken zu beobachten ist. Ausdruck derartiger Adenome oder Carcinome im Rahmen der polyglandulären Adenomatose kann gelegentlich auch einmal das Priest - Alexander - Verner - Morrison - Syndrom sein (Brown u. Cleveland; Matsumoto et al.; Moldawer et al.). Innerhalb solcher Sippen kann ein Wechsel der Art bzw. der Lokalisation dieser Geschwulst beobachtet werden. Falls die Diagnose im Einzelfall nicht hinreichend gesichert werden kann, bieten sich Sippenanalysen als diagnostisches Hilfsmittel an, bei denen gelegentlich eine Fülle unterschiedlicher Endokrinopathien erhoben werden können (Becker u. Schneider; Johnson et al.).

Das familiär gehäufte, simultane Auftreten unterschiedlicher endokriner Adenome bei einem Patienten führte Wermer zur Annahme eines genetischen Ursprungs im Sinne einer dominanten Vererbung. Ein einziges autosomales Gen mit hoher Penetranz wurde als Ursache des gesamten Formenkreises vermutet. Für Becker u. Schneider besteht das Besondere darin, daß das Endokrinium als Ganzes erkrankt und dieses offenbar unter einer einheitlichen genetischen Steuerung steht. Weitere Theorien zur Genese des Syndroms u.a. bei Vance et al.

## Pathoanatomie

Isolierte oder multiple Adenome unterschiedlicher Größe wurden in der Hypophyse, den Epithelkörperchen, im Pankreas sowie — seltener — in der Nebenniere und der Schilddrüse nachgewiesen. Neben B-Zelltumoren des Inselorgans wurden häufiger Adenome und Carcinome angetroffen, die keine Charakteristika der A- oder B-Zellen aufweisen und im angloamerikanischen Schrifttum als „Nicht-B-Zelltumoren" bezeichnet wurden. Nach der Zusammenstellung von Becker u. Schneider beläuft sich die Häufigkeit der Tumorlokalisation in der Nebenschilddrüse auf 62%, für Tumoren des Pankreas ohne B-Zellstruktur auf 59% und für entsprechende Affektionen der Hypophyse auf 32%.

Histologisch sind die in diesem Rahmen interessierenden Pankreasadenome oft durch Fehlen von B-Zellen mit den bereits angeführten Differenzierungsschwierigkeiten gekennzeichnet.

**Häufigkeit.** Becker u. Schneider vermuten in ihrer Übersicht über 19 Sippen, daß das Wermer-Syndrom wahrscheinlich häufiger ist als in der Literatur zum Ausdruck kommt und weisen auf die Bedeutung einer sorgfältigen Familienanamnese hin.

**Alters- und Geschlechtsverteilung.** Die ersten Anzeichen einer derartigen Endokrinopathie treten vorzugsweise im jugendlichen Erwachsenenalter in Erscheinung. Eine ausgeprägte Geschlechtsprävalenz war unter Erwachsenen bislang nicht erkennbar. Die Beobachtungen der pädiatrischen Altersklasse betrafen bislang 3 Mädchen und 2 Jungen.

## Klinik resp. Kasuistik

Stand bei Erwachsenen besonders das Erscheinungsbild des Zollinger-Ellison-Syndroms im Vordergrund (Böhm et al.), so betrafen die Beobachtungen des Wachstumsalters klinisch bislang überwiegend den Zustand des organischen Hyperinsulinismus.

So konnte Pender über ein 12jähriges Mädchen berichten, das seit dem 5. Lebensjahr unter der Symptomatik einer „Epilepsie" gelitten hatte, die als Hyperinsulinismus mit hypoglykämischen Anfällen geklärt werden konnte. Das Kind — die einzige Tochter eines Patienten mit einem Zollinger-Ellison-Syndrom — genas nach Entfernung eines Adenoms vom B-Zelltyp.

APPLEYARD beobachtete ein 8jähriges Mädchen mit hypoglykämischen Anfällen, das im subtotal entfernten Pankreas diffuse Mikroadenome im Sinne eines organischen Hyperinsulinismus aufwies. Postoperativ bestanden weiterhin Hypoglykämien, die nur durch Diazoxide zu beherrschen waren. Wegen anhaltender Hypercalcämie wurde eine elektive Parathyreoidektomie vorgenommen, nach der sich die Calciumwerte normalisierten. Leider enthält die Publikation keine Angaben zur Familienanamnese.

Geschwister mit hypoglykämischen Anfällen infolge organischen Hyperinsulinismus, deren Vater u.a. ebenfalls an den Erscheinungen des organischen Hyperinsulinismus sowie Hyperparathyreoidismus litt, wurden von UNDERWOOD u. JACOBS beschrieben.

VANCE et al. wiesen in einer Sippe mehrere Adenomträger nach, darunter auch Kinder. Ein 6jähriges Mädchen bot hypoglykämische Anfälle und die Erscheinungen der Pubertas praecox. Operative Eingriffe am Pankreas ergaben zunächst eine diffuse Inselzellhyperplasie und Mikroadenome, später ein metastasierendes Inselzellcarcinom. Neben einer bilateralen Nebennierenhyperplasie wurde ein unilaterales isoliertes Nebennierenadenom gefunden (GRABER et al.). Ein Bruder litt an den Erscheinungen eines Hyperinsulinismus bei Inselzellhyperplasie und multiplen Inseladenomen. Daneben wurde eine Hyperplasie der Nebenschilddrüse nachgewiesen. Eine Schwester war asymptomatisch. Dagegen bestand beim Vater ein Zollinger-Ellison-Syndrom und ein Hypercalcämie-Syndrom. Der Großvater väterlicherseits hatte offensichtlich an den Erscheinungen eines Zollinger-Ellison-Syndroms gelitten.

In einer Untersuchung von 5 Generationen einer Sippe konnten JOHNSON et al. auf zwei erkrankte Familienmitglieder zwischen 10 und 19 Jahren hinweisen.

Der Verdacht auf eine pluriglanduläre Adenomatose besteht auch bei dem von BOUCHER et al. beobachteten 10jährigen Jungen mit organischem Hyperinsulinismus, der darüber hinaus eine Hypercalcämie aufwies.

**Diagnose.** Bei Verdacht auf das Wermer-Syndrom sind wiederholte Untersuchungen des Blutzuckers, Kalium-, Calcium- sowie Phosphatspiegels, der alkalischen Serumphosphatase, der Corticoidausscheidung durch den Harn sowie schließlich Röntgenuntersuchungen besonders des Schädels mit Bestimmung der Sellagröße indiziert. Die Diagnose muß durch gerichtete endokrinologische, röntgenologische wie nuclear-medizinische Untersuchungen unter Berücksichtigung der Familienanamnese gesichert werden.

**Differentialdiagnose.** Im Vordergrund steht die Abgrenzung zur nichtfamiliären Polyadenomatose sowie zu solchen Inselzelltumoren, die mehrere Inkrete bilden (s. unter den paraneoplastischen Syndromen, S. 567). Hirnorganische Erscheinungen sowie endokrine Störungen, die Teilerscheinungen des Wermer-Syndroms imitieren, müssen ausgeschlossen werden.

**Therapie.** Der Verdacht auf einen Inselzelltumor rechtfertigt eine Probelaparotomie mit evtl. anschließender operativer Therapie. Näheres s. unter Hyperinsulinismus und Zollinger-Ellison-Syndrom.

Weitere Einzelheiten zum Wermer-Syndrom in den Arbeiten von ESPINER u. BEAVEN; MARKOWITZ et al.; MOLDAWER; ROTH u. VILARDELL; SUMMERSKILL et al.; WERMER sowie von BECKER u. SCHNEIDER, die ein ausführliches Schrifttumsverzeichnis enthält.

## Paraneoplastische (paraendokrine) Syndrome bei Pankreastumoren

Wie bei den paraneoplastischen Syndromen der Lebertumoren bereits ausgeführt, können konventionell nicht-endokrine Tumoren in ektopischer Weise endokrine Wirkungen entwickeln. Unter diesen Neubildungen finden sich solche, die nicht nur *ein* paraendokrines (endokrin monovalent), sondern *mehrere* (endokrin polyvalent) Hormonaktivitäten in unterschiedlichster Kombination aufweisen, wobei im klinischen Bild meist die Erscheinungen eines Inkrets im Vordergrund stehen. Daher werden derartige Neoplasmen von BECKER (1970) als „Facettentumoren" gekennzeichnet. Übersichten stammen u.a. von AZZOPARDI et al.; BOWER u. GORDAN; FIELD et al.; FREI et al.; GOODALL; GREENBERG et al.; LIDDLE et al.; OMENN; SASANO et al.; SOMMERS.

Tabelle 91. *Klinische Syndrome bei endokrin aktiven Geschwülsten des Pankreas*

| Zelltyp | Inkret | Klinik | Wegweisende Beobachtungen |
|---|---|---|---|
| A-Zellen | Glucagon | Diabetes und Ekzem | McGavran et al. (1966) |
| B-Zellen | Insulin | organischer Hyper-insulinismus | (s. Kapitel der insulinbildenden Inselzellgeschwülste, S. 545) |
| Nicht-B-Zellen | Gastrin | Magen-Darmulcera, hyperacide Magen-saftsekretion | Zollinger u. Ellison (1955) (ferner Strøm 1953) |
| (?) | Diarrhogenes Sekret | wäßrige Diarrhoe, Hypokaliämie | Priest u. Alexander (1957), Verner u. Morrison (1958) |
| (?) | Multiple Hormone wie: ACTH, Parathormon, Gastrin, Serotonin etc. | Polyendokrinopathie | Law et al. (1965), Shieber (1963), Veer et al. (1964), Sircus (1967), Vance et al. (1968), Murray-Lyon et al. (1968), Sayle et al. (1965), Crooke (1946), Gloor et al. (1964) |

Einen Überblick über die bislang in der Literatur beschriebenen endokrinen und para-endokrinen Aktivitäten von Pankreasgeschwülsten Erwachsener (Adenomen bzw. Carcinomen) gibt Tabelle 91. Für die pädiatrische Altersklasse konnte gegensätzlich zu den Verhältnissen bei den Lebergeschwülsten bislang nur ein einziges Fallbeispiel, nämlich ein offensichtlich monovalentes ektopisches ACTH-Syndrom bei einem fraglich malignen Inselzelltumor eruiert werden (Burkinshaw et al.). Der 2jährige Junge bot ein paraneoplastisches Cushing-Syndrom bei entsprechend veränderten Hormonspiegeln mit Heilung bzw. Normalisierung nach Tumorresektion.

Gegensätzlich zu ihrem Vorkommen bei paraendokrinen Syndromen konnten derartige Inkrete im normalen Inselzellgewebe bislang nicht nachgewiesen werden. Von Creutz-feldt et al. stammt die Vermutung, daß die Inselzellen lediglich die Potenz zur Bildung verschiedener Polypeptide besäßen und unter bestimmten Bedingungen (z.B. Stimulation durch extrapankreatische Faktoren oder Mutation) ungehemmt wachsen und verschiedene Inkrete bilden könnten. Daher wurden diese paraendokrinen Inseltumoren von Sircus auch als peptidbildende Adenome charakterisiert.

Die Formenkreise der paraendokrinen und der endokrinen Neubildungen zusammenfassend, kann man feststellen, daß das so bunte und verwirrende „Symptomenmosaik" (Otten-jann, 1970) nicht nur durch einen endokrin-ektopisch polyvalenten Tumor — beispielsweise durch einen Inselzelltumor — sondern auch durch eine endokrin aktive Polyadenomatose bedingt sein kann. Bei einem monovalent erscheinenden Symptomenbild sollte daher stets an das Prädominieren nur einer „Facette" bzw. nur einer Adenomlokalisation gedacht und nach weiteren Veränderungen gefahndet werden.

## Literatur

Amberg, J. R., Ellison, E. H., Wilson, St. D., Zboralske, F. F.: Roentgenographic observations in the Zollinger-Ellison syndrome. J. Amer. med. Ass. **190**, 97—99 (1964).

Anderson, J. C., Barton, M. A., Gregory, R. A., Hardy, P. M., Kenner, G. W., MacLeod, J. K., Preston, J., Sheppard, R. C.: Synthesis of gastrin. Nature (Lond.) **204**, 933—934 (1964).

Angervall, L., Dotevall, H. G., Lehmann, K.-E., Norberg, P. B.: Zollinger-Ellison-Syndrom: Report of a case. Gastroenterology **44**, 512—518 (1963).

Appleyard, W. J. (for J. Lloyd): Pluriglandular syndrome with hyperinsulinism. Cardiomegaly as a possible complication of diazoxide therapy. Proc. roy. Soc. Med. **61**, 1257—1258 (resp. „41—42") (1968).

Azzopardi, J. G., Path, M. C., Williams, E. D.: Pathology of "nonendocrine" tumors associated with Cushing's syndrome. Cancer (Philad.) **22**, 274—286 (1968).

Bader, J. P., Bonfils, S.: Biological diagnosis of the Zollinger-Ellison-syndrome. In: Non-insulin producing tumors of the pancreas, eds. Demling, L., Ottenjann, R. Stuttgart: Thieme 1969.

— — Laudat, P., Dubrasquet, M., Lambling, A.: Le pouvoir gastro-secretagogue des urines dans le syndrome de Zollinger-Ellison. Rev. int. Hépat. **16**, 723—736 (1966).

BASIAN, H., ZEIFER, H. D.: Chronic recurrent peptic ulceration associated with multiple endocrinopathies. Ann. Surg. **152**, 885—889 (1960).

BECKER, V.: Funktionelle Morphologie der Bauchspeicheldrüse, dargestellt an seltenen Krankheitsbildern. Med. Welt (Stuttg.), N.F. **18**, 1711—1719 (1967).

— Das Zollinger-Ellison-Syndrom. Pathologische Anatomie und Pathogenese. Fortschr. Med. **88**, 764—768 (1970).

— SCHNEIDER, H. H.: Das Wermer-Syndrom: hereditäre endokrine Polyadenomatose. Dtsch. med. Wschr. **93**, 935—940 (1968).

— SEELIG, H. P.: Pathologic anatomy and pathophysiology of the Zollinger-Ellison syndrome. In: L. DEMLING, R. OTTENJANN, Non-insulin-producing tumors of the pancreas, S. 49—64 inkl. Disk. Stuttgart: Georg Thieme 1969.

BÖHM, N., NÄGELE, E., GRUNDNER, H. G., WAGNER, E., BENEKE, G.: Syndrom multipler endokriner Hyperplasien und Adenome (MEHA-Syndrom) mit Zollinger-Ellison-Syndrom. Med. Welt **18** (N. F.) 2633—2640 (1967).

BONFILS, S., BADER, J.-P., DUBRASQUET, M., LAMBLING, A.: Dépistage, dans les urines humaines, de substances excitant la sécrétion gastrique du rat. C. R. Soc. Biol. (Paris) **157**, 259—263 (1963).

— VATIER, J., ACCARY, J. P.: Bioassay for gastrin (P.S.U.) and its theoretical and clinical significance. In: CREUTZFELDT, W. (ed.) (1970).

BOWER, B. F., GORDAN, G. S.: Hormonal effects of nonendocrine tumors. Ann. Rev. Med. **16**, 83—118 (1965).

BROWN, CH. H., CLEVELAND, G.C., JR.: Pancreatic adenoma with intractable diarrhea, hypokalemia, and hypercalcemia. J. Amer. med. Ass. **190** 142—146 (1964).

BUCHTA, R. M., KAPLAN, J. M.: Zollinger-Ellison syndrome in a nine-year-old child: A case report and review of this entity in childhood. Pediatrics **47**, 594—598 (1971).

BURKINSHAW, J. H., O'BRIEN, D., PENDOWER, J. E. H.: Cushing's syndrome associated with an islet-cell tumour of the pancreas in a boy aged 2 years. Arch. Dis. Childh. **42**, 525—531 (1967).

BURMESTER, H. B. C., HALL, R., MUNAWER, N.: The Zollinger-Ellison syndrome in a child. Gut **10**, 800—803 (1969).

Case Rec. Mass. Gen. Hosp.: Case 39501. New Engl. J. Med. **249**, 990—993 (1953).

CATHCART, R. S., WEBB, C. M., OTHERSEN, H. B.: Zollinger-Ellison syndrome in a seven-year-old boy: A case report. Surgery **66**, 401—404 (1969).

CAVALLERO, C., SOLCIA, E., SAMPIETRO, R.: Cytology of islet tumours and hyperplasias associated with the Zollinger-Ellison syndrome. Gut **8**, 172—177 (1967).

CAWKWELL, W. I.: The Zollinger-Ellison syndrome. N. Z. med. J. **59**, 466—468 (1960).

CHRISTLIEB, A. R., SCHUSTER, M. M.: Zollinger-Ellison syndrome. A clinical appraisal based on a review of the literature. Arch. intern. Med. **114**, 381—388 (1964).

CLAUDE, H., BAUDOUIN, A.: Etude histologique des glandes à sécrétion intern dans un cas d'acromégalie. C. R. Soc. Biol. (Paris) **71**, 75—78 (1911).

CODE, CH. F., HALLENBECK, G. A., SUMMERSKILL, W. H. J.: Extraction of a gastric secretagogue from primary and metastatic islet cell tumors in three cases of Zollinger-Ellison syndrome. J. surg. Res. **2**, 136—140 (1962).

COLIN-JONES, D. G., GIBBS, D. D., COPPING, R. M. L., SHARR, M. M.: Malignant Zollinger-Ellison syndrome with gastrin-containing skin metastases. Lancet **1969 I**, 492—494.

CREUTZFELDT, W. (ed.): Origin, chemistry, physiology and pathophysiology of the gastrointestinal hormones. In cooperation with GREGORY, R. A., GROSSMAN, M. I., PEARSE, A. G. E. Stuttgart u. New York: F. K. Schattauer 1970.

— CREUTZFELDT, C., PERINGS, E.: Light and electron microscopic findings in three clinical cases of the Zollinger-Ellison syndrome. In: L. DEMLING, R. OTTENJANN, Non-insulin-producing tumors of the pancreas, S. 86—99. Stuttgart: Georg Thieme 1969.

CROOKE, A. C.: Basophilism and carcinoma of the pancreas. J. Path. Bact. **58**, 667—673 (1946).

DAVIS, CH. E., JR., SMITH, P., JR., DAVALOS, X. S.: Ulcerogenic tumor of the pancreas. Ann. Surg. **155**, 669—677 (Disk. 677—680) (1962).

DEMLING, L., OTTENJANN, R. (ed.): Non-insulin-producing tumors of the pancreas. Modern aspects on Zollinger-Ellison syndrome and gastrin. Internat. Symposion at Erlangen, July 16th and 17th, 1968. Stuttgart: Georg Thieme 1969.

DRAGSTEDT, L. R.: Some physiologic problems in surgery of the pancreas. Ann. Surg. **118**, 576—593 (1943).

ELLISON, E. H.: The ulcerogenic tumor of the pancreas. Surgery **40**, 147—169 (1956).

— Disk. (S. 173) zu: ST. D. WILSON, E. H. ELLISON, Total gastric resection in children with Zollinger-Ellison syndrome. Arch. Surg. **91**, 165—173 (1965).

— WILSON, ST. D.: The Zollinger-Ellison syndrome: Re-appraisal and evaluation of 260 registered cases. Ann. Surg. **160**, 512—528 (Disk. 528—530) (1964).

— — Ulcerogenic tumor of the pancreas. Progr. clin. Cancer **3**, 225—244 (1967).

ELMAN, R., HARTMANN, A. F.: Spontaneous peptic ulcers of duodenum after loss of total pancreatic juice. Arch. Surg. **23**, 1030—1040 (1931).

ENDERLIN, F.: Das Zollinger-Ellison-Syndrom. Ergebn. Chir. Orthop. **44**, 112—143 (1962).

ERDHEIM, J.: Zur normalen und pathologischen Histologie der Glandula thyreoidea, Parathyreoidea und Hypophysis. Beitr. path. Anat. **33**, 158—236 (1903).

ESPINER, E. A., BEAVEN, D. W.: Non-specific islet-cell tumour of the pancreas with diarrhoea. Quart. J. Med. **31**, 447—471 (1962).

FAHRLÄNDER, H., NISSEN, R., SCHEIDEGGER, S., PFEIFFER, K., BESENDORF, H., STRÄSSLE, R.: Nicht-insulinproduzierendes Pancreasadenom mit Ulcus duodeni (Zollinger-Ellison-Syndrom). Schweiz. med. Wschr. **91**, 1288—1292 (1961).

FEYRTER, F.: Über den Begriff des insulären Gangorgans. Z. mikr.-anat. Forsch. **59**, 227—253 (1953).

— Über die peripheren endokrinen (parakrinen) Drüsen und ihre Geschwülste, insbesondere das enterale und das bronchiale Carcinoid. Verh. dtsch. Ges. inn. Med. **68**, 161—182 (1962a).

Field, J. B., Keen, H., Johnson, P., Herring, B.:
Insulinlike activity of nonpancreatic tumors associated with hypoglycomia. J. clin. Endocr. **23**,
1229—1236 (1963).

Fisher, E. R., Flandreau, R. H.: Multiple endocrine
tumors and peptic ulcer. Gastroenterology **32**,
1075—1094 (1957).

Forssmann, W. G., Orci, L., Forssmann, W., Rouil-
ler, Ch.: On the problem of the gastrin-producing-
cell. In: L. Demling, R. Ottenjann, Non-insulin-
producing tumors of the pancreas, S. 82—85.
Stuttgart: Georg Thieme 1969.

Frei III, E., Bentzel, C. J., Rieselbach, R., Block,
J. B.: Renal complications of neoplastic disease.
J. chron. Dis. **16**, 757—776 (1963).

Freisen, St. R., Tracy, H. J., Gregory, R. A. (offensichtlich Friesen): Mechanism of the gastric
hypersecretion in the Zollinger-Ellison syndrome:
Successful extraction of gastrin-like activity from
metastases and primary pancreatico-duodenal
islet cell carcinoma. Ann. Surg. **155**, 167—174
(1962).

Friesen, St. R.: Effect of total gastrectomy on the
Zollinger-Ellison tumor: Observations by second-
look procedures. Surgery **62**, 609—613 (1967).

— A gastric factor in the pathogenesis of the Zollinger-Ellison syndrome. Ann. Surg. **168**, 483—501
(1968).

Gloor, F., Pletscher, A., Hardmeier, Th.: Metastasierendes Inselzelladenom des Pankreas mit
5-Hydroxytryptamin- und Insulinproduktion.
Schweiz. med. Wschr. **94**, 1476—1480 (1964).

Gobbel, W. G., Jr., Adkins, R. B.: Production of
duodenal ulcers by exogenous gastrin. An experimental model. Amer. J. Surg. **113**, 183—187
(1967).

Goodall, C. M.: On para-endocrine cancer syndromes. Int. J. Cancer **4**, 1—13 (1969).

Graber, A. L., Porte, D., Jr., Williams, R. H.:
Clinical use of diazoxide and mechanism for its
hyperglycemic effects. Diabetes **15**, 143—148
(1966).

Greenberg, E., Divertie, M. B., Woolner, L. B.:
A review of unusual systemic manifestations associated with carcinoma. Amer. J. Med. **36**, 106—120
(1964).

Gregory, R. A.: The chemical nature of the active
principle in Zollinger-Ellison tumors compared
with gastrin. In: L. Demling, R. Ottenjann,
Non-insulin-producing tumors of the pancreas,
S. 19—40 (inkl. Disk.). Stuttgart: Georg Thieme
1969.

— — Some aspects of the chemistry of gastrin. In:
Creutzfeldt, W. (ed.) (1970).

— — French, J. M., Sircus, W.: Extraction of a
gastrin-like substance from a pancreatic tumor in
a case of Zollinger-Ellison syndrome. Lancet
**1960 I**, 1045—1048.

Greider, M. H., Elliott, D. W.: Electron microscopy of human pancreatic tumors of islet cell
origin. Amer. J. Path. **44**, 663—678 (1964).

— — Zollinger, R. M.: An electron microscope
study of islet cell adenomas .J. Amer. med. Ass.
**186**, 120—123 (resp. „566—569") (1963).

Grözinger, K.-H.: Klinik der endokrinen Pankreasgeschwülste. Med. Welt **44**, 2611—2621 (1967).

Grossman, M. I.: Effect of gastrin, cholecystokinin
and secretin on gastric and pancreatic secretion:
A theory of interaction of hormones. In: Creutzfeldt, W. (ed.) (1970).

Grundner, H. G., Böhm, N., Mittermayer, C.,
Wagner, E., Schultis, K., Nägele, E.: Multiple
endokrine Hyperplasien und Adenome mit Zollinger-Ellison-Syndrom und allgemeiner Throm-
boseneigung. Dtsch. med. Wschr. **94**, 375—379
(1969).

Hallenbeck, G. A., Code, Ch. F., McIlrath, D. C.:
Absence of demonstrable gastric secretagogue in
normal pancreatic tissue. Gastroenterology **44**,
627—630 (1963).

Hansky, J., Cain, M. D.: Radioimmunoassay of gastrin
in human serum. Lancet **1969 II**, 1388—1390.

Hardy, J. D.: Islet cell tumors. Amer. J. med. Sci.
**246**, 218—238 (1963).

Hendrick, J. W., Davis, J. S., Shamblin, J. L.:
Ulcerogenic tumors of the pancreas. Amer. J. Surg.
**97**, 92—97 (1959).

Herrington, J. L.: A teen-age boy with the Zollinger-Ellison syndrome presenting multiple ulcerations including perforation of a colonic ulcer.
Surgery **58**, 442—447 (1965).

Hindle, W., McBrien, D. J., Creamer, B.: Watery
diarrhoea and an islet cell tumor. Gut **5**, 359—362
(1964).

Hirschowitz, B. I., Schenker, S., Boyett, J. D.:
A highly active gastric secretagogue extracted
from a metastasis of a Zollinger-Ellison tumor:
Report of a case. Amer. J. dig. Dis. **8** 499—508
(1963).

Jackson, R. H., Blair, E. L., Dawson, P. J., Reed,
J. D., Watts, W. P. T.: Gastrin activity of tumour
tissue in a child with the Zollinger-Ellison syndrome. Lancet **1963 II**, 908—912.

Johnson, G. J., Summerskill, W. H. J., Anderson,
V. E., Keating, F. R., Jr.: Clinical and genetic
investigation of a large kindred with multiple
endocrine adenomatosis. New Engl. J. Med. **277**,
1379—1385 (1967).

Judd, D. R., Heimburger, I. L., Vellios, F., Waldhausen, J. A.: Zollinger-Ellison syndrome in
adolescents. Surgery **54**, 673 —677 (1963).

Kalbfleisch, H. H.: Adenome inkretorischer Drüsen
bei Hypoglykämie. Frankfurt. Z. Path. **50**, 462—
477 (1937).

Knappe, G., Flemming, F., Stobbe, H., Wendt, F.:
Pankreasinselzelladenom mit der Trias Diarrhoe,
Hypokaliämie und Hyperglykämie. Dtsch. med.
Wschr. **91**, 1224—1230 (1966).

Lai, K. S.: Studies on gastrin. Part I: Method of biological assay of gastrin. Gut **5**, 327—333 (1964).

— Part II: Quantitative study of the distribution of
gastrin-like activity along the gut. Gut **5**, 334—336
(1964).

Law, D. H., Liddle, G. W., Scott, H. W. Jr., Tauber,
S. D.: Ectopic production of multiple hormones
(ACTH, MSH and gastrin) by a single malignant
tumor. New Engl. J. Med. **273**, 292—296
(1965).

LIDDLE, G. W., GIVENS, J. R., NICHOLSON, W. E., ISLAND, D. P.: The ectopic ACTH-syndrome. Cancer Res. **25**, 1057—1061 (1965).

LONGMIRE, W. P. (1964), in Diskussion zu: ELLISON, E. H., WILSON, ST. D., The Zollinger-Ellison syndrome: Re-appraisal and evaluation of 260 registered cases. Ann. Surg. **160**, 512—528 (Disk. 528—530) (1964).

LLOYD, P. C.: A case of hypophyseal tumor with associated tumor-like enlargement of the parathyroids and islands of Langerhans. Bull. Johns Hopk. Hosp. **45**, 1—14 (1929). Zit. nach P. WERMER, Genetic aspects of adenomatosis of endocrine glands. Amer. J. Med. **16**, 363—371 (1954).

LLOYD, J.: Siehe auch W. J. APPLEYARD, Pluriglandular syndrome with hyperinsulinism. Proc. roy. Soc. Med. **61**, 1257—1258 (1968).

MARKOWITZ, A. M., SLANETZ, CH. A., FRANTZ, V. K.: Functioning islet cell tumors of the pancreas. Ann. Surg. **154**, 877—884 (1961).

MARKS, V., SAMOLS, E., BOLTON, R.: Hyperinsulinism and Cushing's syndrome. Brit. med. J. **1965 I**, 1419—1420.

MARTINI, G. A., STROHMEYER, G., HAUG, P., GUSEK, W.: Inselzelladenom des Pankreas mit urticariellem Exanthem, Durchfällen sowie Kalium- und Eiweißverlust über den Darm. Dtsch. med. Wschr. **89**, 313—322 (1964).

MATHEWS, R. E., BETT, H. D., EDMEADS, J. G., EZRIN, C., MCPHEDRAN, N. T.: Physiological effects of extracts of a diarrhea-producing nonbeta islet cell tumor of the pancreas. Surg. Gynec. Obstet. **115**, 490—493 (1962).

MATSUMOTO, K. K., PETER, J. B., SCHULTZE, R. G., HAKIM, A. A., FRANCK, P. T.: Watery diarrhea and hypokalemia associated with pancreatic islet cell adenoma. Gastroenterology **50**, 231—242 (1966).

MAYNARD, E. P., POINT, W. W.: Steatorrhea associated with ulcerogenic tumor of the pancreas. Amer. J. Med. **25**, 456—459 (1958).

MCGAVRAN, M. H., UNGER, R. H., RECANT, L., POLK, H. C., KILO, C., LEVIN, M. E.: A glucagon-secreting alpha-cell carcinoma of the pancreas. New Engl. J. Med. **274**, 1408—1413 (1966).

MCGUIGAN, J. E.: Immunochemical studies with synthetic human gastrin. Gastroenterology **54**, 1005—1011 (1968).

— Experiences with the immunoassay and the fluorescence microscopical localisation of gastrin. In: CREUTZFELDT, W. (ed.) (1970).

— TRUDEAU, W. L.: Immunochemical measurement of elevated levels of gastrin in the serum of patients with pancreatic tumors of the Zollinger-Ellison variety. New Engl. J. Med. **278**, 1308—1313 (1968).

MOLDAWER, M.: Multiple endocrine tumors and Zollinger-Ellison syndrome in families: One or two syndromes. A report of two new families. Metabolism **11**, 153—166 (1962).

MOLDAWER, M. P., NARDI, G. L., RAKER, J. W.: Concomitance of multiple adenomas of the parathyreoids and pancreatic islets with tumor of the pituitary: a syndrome with familial incidence. Amer. J. med. Sci. **228**, 190—206 (1954).

MONACO, A. P., LYTHGOE, J. P., WADDELL, W. R.: Immunological study in the Zollinger-Ellison syndrome. Lancet **1961 II**, 1016—1017.

MORRISON, A. B., RAWSON, A. J., FITTS, W. T.: The syndrome of refractory watery diarrhea and hypokalemia in patients with a non-insulin-secreting islet cell tumor. Amer. J. Med. **32**, 119—127 (1962).

MOUCHA, D.: Un cas de syndrome de Zollinger-Ellison chez un garçon de 15 ans. Bull. Soc. Chirurgiens Paris **55**, 197—200 (1965).

MURRAY, J. S., PATON, R. R., POPE, CH. E.: Pancreatic tumor associated with flushing and diarrhea New Engl. J. Med. **264**, 436—439 (1961).

MURRAY-LYON, I. M., EDDLESTON, A. L. W. F., WILLIAMS, R., BROWN, M., HOGBIN, B. M., BENNETT, A., EDWARDS, J. C., TAYLOR, K. W.: Treatment of multiple-hormon-producing malignant islet-cell tumour with streptozotocin. Lancet **1968 II**, 895—898.

MUTT, V.: The chemistry of secretin, cholecystokinin and pancreozymin. In: CREUTZFELDT, W. (ed.) (1970).

OBERHELMAN, H. A., JR., NELSON, T. S., JOHNSON, A. N., DRAGSTEDT, L. R.: Ulcerogenic tumors of the duodenum. Ann. Surg. **153**, 214—227 (1961).

OGLESBY, J. W., MULL, J. D., HUMPHRIES, A. L., JR., BRACKNEY, E. L.: Zollinger-Ellison syndrome in a nine year old boy. Amer. J. Surg. **108**, 412—415 (1964).

OMENN, G. S.: Ectopic hormone syndromes associated with tumors in childhood. Pediatrics **47**, 613—622 (1971).

OSBORNE, M. P., BROWN, M. E., LeCOMPTE, PH. M.: Ulcerogenic non-beta cell pancreatic islet carcinoma. Amer. J. Surg. **100**, 48—53 (1960).

OTTENJANN, R.: Zollinger-Ellison-Syndrom. Pathophysiologie und Klinik. Fortschr. Med. 88, 769—773 (1970).

— ELSTER, K.: Analysis of gastric secretion in Zollinger-Ellison-syndrom. In: Non-insulin-producing tumors of the pancreas, Hrsg. DEMLING, L., OTTENJANN, R. Stuttgart: Thieme 1969.

— GALL, F., ELSTER, K.: Tumorförmige Hyperplasie der Magenschleimhaut bei Zollinger-Ellison-Syndrom. Dtsch. med. Wschr. **92**, 1538—1541, 1545—1546 (1967).

PABST, K., KÜMMERLE, F., HENNEKEUSER, H. H., MAPPES, G.: Beitrag zum Krankheitsbild des Verner-Morrison-Syndroms. Dtsch. med. Wschr. **94**, 9—13 (1969).

PENDER, B.: Islet-cell tumour of pancreas associated with peptic ulceration. Lancet **1959 I**, 123—124.

PERRIER, C. V.: The Zollinger-Ellison syndrome. Its place in the pathophysiology of gastric acid secretion and of its hormonal regulation. Ergebn. inn. Med. Kinderheilk. **23**, 89—124 (1965).

PLANTA, F. v.: Nicht-insulinproduzierende Inselzellgeschwulst des Pankreas und Ulcus pepticum (Zollinger-Ellison-Syndrom). Schweiz. med. Wschr. **87**, 1272—1274 (1957).

POLACEK, M. A., ELLISON, E. H.: A comparative study of parietal cell mass and distribution in normal stomachs, in stomachs with duodenal ulcer, and in stomachs of patients with pancreatic adenoma. Surg. Forum **14**, 313—315 (1963).

Polack, M. A., Ellison, E. H.: Parietal cell mass and gastric acid secretion in the Zollinger-Ellison syndrome. Surgery **60**, 606—614 (1966).

Poth, E. J., Cleveland, B. R., Nash, J. B.: Pancreatic secretion and peptic ulcer formation. Amer. J. Surg. **101**, 154—158 (1961).

— Manhoff, L. J., Loach, A. W. de: The relation of pancreatic secretion to peptic ulcer formation. Effect of pancreatectomy, ligation of pancreatic ducts, and diabetes on the production of histamine-induced ulcers in the dog. Surgery **24**, 62—69 (1948).

Priest, W. M., Alexander, M. K.: Islet-cell tumour of the pancreas with peptic ulceration, diarrhoea, and hypokalaemia. Lancet **1957 II**, 1145—1147.

Rawson, A. B., England, M. T., Gillam, G. G., French, J. M., Stammers, F. A. R.: Zollinger-Ellison syndrome with diarrhoea and malabsorption. Observations on a patient before and after pancreatic islet-cell tumour removel without resort to gastric surgery. Lancet **1960 II**, 131—134.

Rosenlund, M. L.: The Zollinger-Ellison syndrome in children. A review. Amer. J. med. Sci. **254**, 884—892 (1967).

— Crean, G. P., Johnson, D. G., Holtzapple, Ph. G., Brooks, F. P.: The Zollinger-Ellison syndrome in a 10-year-old boy. J. Pediat. **75**, 443—448 (1969).

Roth, J. L. A., Vilardell, F.: Pituitary adenoma and peptic ulcer disease. Gastroenterology **39**, 558—565 (1960).

Rudolf, L. E., Dammin, G. F., Moore, F. D.: Intractable peptic ulcer and endocrine adenomas with pituitary amphophilic hyperplasia. A reinterpretation of the Ellison-Zollinger syndrome. Surgery **48**, 170—184 (1960).

Sasano, N., Fukuda, T., Satoh, E.: Pathology of ectopic ACTH syndrome with emphasis on pituitary Crooke cells and adrenocortical hyperplasia related to ACTH activities in tumor tissues. Tohoku J. exp. Med. **99**, 361—371 (1969).

Sayle, B. A., Lang, P. A., Green, W. O., Jr., Bosworth, W. C., Gregory, R.: Cushing's syndrome due to islet cell carcinoma of the pancreas. Report of two cases: one with elevated 5-hydroxyindol acetic acid and complicated by aspergillosis. Ann. intern. Med. **63**, 58—68 (1965).

Schmidt, H. A., Riecken, E. O.: Histochemical studies on Zollinger-Ellison tumors. In: L. Demling, R. Ottenjann, Non-insulin-producing tumors of the pancreas, S. 65—81 (inkl. Disk.). Stuttgart: Georg Thieme 1969.

Shafer, W. H.: Nonbeta islet-cell carcinoma of the pancreas presenting as diarrhea. Ann. intern. Med. **6**, 539—543 (1964),

Shelburne, S. A., McLaughlin, Ch. W.: Coincidental adenomas of islet-cells, parathyreoid gland and pituitary gland. J. clin. Endocr. **5**, 232—234 (1945).

Shieber, W.: Insulin-producing Zollinger-Ellison tumor. Surgery **54**, 448—450 (1963).

Sircus, W.: Evidence for a gastric secretagogue in the circulation and gastric juice of patients with the Zollinger-Ellison syndrome. Lancet **1964 II**, 671—672.

Sircus, W.: Medical News, London (1967), Suppl. on Gastroenterology (1967); zit. nach Murray-Lyon, I. M., et al. (1968).

— Peptide-secreting tumours with special reference to the pancreas. Gut **10**, 506—515 (1969).

Sommers, S. C.: Endocrine activities of nonendocrine tissue tumors. In: Endocrine pathology, ed. by J. M. B. Bloodworth, Jr., Baltimore: The Williams & Wilkins Co. 1968.

Strohmeyer, G.: Diagnostische Maßnahmen bei Verdacht auf Zollinger-Ellison-Syndrom. Dtsch. med. Wschr. **93**, 1283—1284 (1968).

Strøm, R.: A case of peptic ulcer and insuloma. Acta chir. scand. **104**, 252—260 (1953).

Sum, P., Perey, B. J.: Parietal-cell mass (PCM) in a man with Zollinger-Ellison syndrome. Canad. J. Surg. **12**, 285—288 (1969).

Summerskill, W. H. J.: Malabsorption and jejunal ulceration due to gastric hypersecretion with pancreatic islet-cell hyperplasia. Lancet **1959 I**, 120—123.

— Code, Ch. F., Hallenbeck, G. A., Priestley, J. T.: Intractable peptic ulcer in hereditary endocrine-ulcer disease: "Gastrin" content of endocrine tissues. Mayo Clin. Proc. **36**, 611—617 (1961).

Telling, M., Smiddy, F. G.: Islet tumours of the pancreas with intractable diarrhoea. Gut **2**, 12—17 (1961).

Underdahl, L. O., Woolner, L. B., Black, B. M.: Multiple endocrine adenomas: Report of 8 cases in which the parathyroids, pituitary and pancreatic islets were involved. J. clin. Endocr. **13**, 20—47 (1953).

Underwood, L. E., Jacobs, N. M.: Familial endocrine adenomatosis. Amer. J. Dis. Child. **106**, 218—223 (1963).

Vance, J. E., Kitabchi, A. E., Buchanan, K. D., Stoll, R. W., Hollander, D., Wood, F. C.: Hypersecretion of insulin, glucagon and gastrin in a kindred with multiple adenomatosis. Diabetes **17**, Suppl. No 1, 299 (1968).

— Stoll, R. W., Kitabchi, A. E., Williams, R. H., Wood, F. C., Jr.: Nesidioblastosis in familial endocrine adenomatosis. J. Amer. med. Ass. **207**, 1679—1685 (1969).

Veer, J. van der S., Choufoer, J. C., Querido, A., Heul, R. O. van der, Hollander, C. F., Rijssel, T. G. van: Metastasising islet-cell tumour of the pancreas associated with hypoglycaemia and carcinoid syndrome. Lancet **1964 I**, 1416—1419.

Verner, J. V., Morrison, A. B.: Islet cell tumor and a syndrome of refractory watery diarrhea and hypokalemia. Amer. J. Med. **25**, 374—380 (1958).

— — Clinical syndromes associated with non-insulin producing tumors of the pancreas islets. In: L. Demling, R. Ottenjann, Non-insulin-producing tumors of the pancreas, S. 165—186 (inkl. Disk.). Stuttgart: Georg Thieme 1969.

Weber, J. M., Lewis, S., Heasley, K. H.: Observations on the small bowel pattern associated with the Zollinger-Ellison syndrome. Amer. J. Roentgenol. **82**, 973—977 (1959).

Wermer, P.: Genetic aspects of adenomatosis of endocrine glands. Amer. J. Med. **16**, 363—371 (1954).

WILSON, ST. D., ELLISON, E. H.: Total gastric resection in children with the Zollinger-Ellison syndrome. Arch. Surg. **91**, 165—173 (1965).
— — Survival in patients with the Zollinger-Ellison syndrome treated by total gastrectomy. Amer. J. Surg. **111**, 787—791 (1966).
ZÄKELJ, V., MATKO, I., FERLUGA, D.: Das Zollinger-Ellison-Syndrom bei ektopischem ulcerogenem Pankreastumor in der Leber. Med. Welt (N.F.) **20**, 1642—1648 (1969).
ZBORALSKE, F. F., AMBERG, J. R.: Detection of the Zollinger-Ellison syndrome: The radiologist's responsibility. Amer. J. Roentgenol. **104**, 529—543 (1968).
ZENKER, R., FORELL, M. M., ERPENBECK, R.: Zur Kenntnis eines seltenen, durch ein Pankreasadenom verursachten Krankheitssyndroms. Dtsch. med. Wschr. **91**, 634—640 (1966).
ZOLLINGER, R. M., CRAIG, T. V.: Ulcerogenic tumors of the pancreas. Amer. J. Surg. **99**, 424—432 (1960).
ZOLLINGER, R. M., ELLIOTT, D. W., ENDAHL, G. L., GRANT, G. N., GOSWITZ, J. T., TAFT, D. A.: Origin of the ulcerogenic hormone in endocrine induced ulcer. Ann. Surg. **156**, 570—578 (1962).
— ELLISON, E. H.: Primary peptic ulcerations of the jejunum associated with islet cell tumors of the pancreas. Ann. Surg. **142**, 709—728 (1955).
— McPHERSON, R. C.: Ulcerogenic tumors of the pancreas. Amer. J. Surg. **95**, 359—365 (1958).
— MOORE, F. T.: Zollinger-Ellison syndrome comes of age. Recognition of the complete clinical spectrum and its management. J. Amer. med. Ass. **204**, 361—365 (1968).
ZUBROD, CH. G., PIEPER, W., HILBISH, T. F., SMITH, R., DUTCHER, TH., WERMER, P.: Acromegaly, jejunal ulcers and hypersecretion of gastric juice: Clinical-pathological conference at the National Institutes of Health. Ann. intern. Med. **49**, 1389—1409 (1958).

# Tumoren und tumoröse Affektionen der Milz

H.-M. HEINISCH, Köln

## Die bösartigen Geschwülste der Milz

### Das Milzsarkom

Eine problematische Tumorgruppe stellen die primären Milzmalignome im Kindesalter dar. Auf Grund der mesenchymalen Natur dieses Organs sind als Primärtumoren nur mesenchymale Geschwülste, d.h. Sarkome zu erwarten. Schwierigkeiten ergeben sich häufig bereits bei der Entscheidung, ob es sich tatsächlich um einen Primärtumor handelt oder ob im Rahmen einer Systemerkrankung des lymphatischen Gewebes die Milz gleichzeitig oder sekundär miterkrankt ist. Da primäre Milzsarkome im Kindesalter überaus selten sind — bei den im Gegensatz zu heute relativ zahlreichen Kasuistiken des alten Schrifttums handelt es sich offensichtlich häufiger um Fehlinterpretationen —, über deren feingewebliche Differenzierung und Zuordnung zudem oft kontroverse Meinungen bestehen (v. ALBERTINI), sind verbindliche Aussagen nur mit Vorbehalt möglich.

**Historisches.** Aus den letzten Jahrzehnten des ausgehenden Jahrhunderts stammen relativ zahlreiche Mitteilungen über primäre Malignome der Milz aller Altersstufen, die von SMITH u. RUSK (1923) mit kurzen Referaten und Kommentaren zusammengefaßt wurden, in denen bereits Zweifel bezüglich der Diagnose auftauchen. Unter 104 Fällen aller Altersklassen betrafen 11 Beobachtungen Kinder. Weitere statistische Übersichten aller Altersstufen folgten von HAUSMANN u. GAARDE (1943), BOSTICK (1945), BENHAMOU u. LAFFARGUE (1950), CAUSSADE et al. (1947), CAMPBELL u. LUBCHENKO (1949), DAS GUPTA et al. (1965), JANTSCHEW u. WIN (1961).

### Pathoanatomie und Pathobiologie

Bei den Malignomen des Reticulums (Reticulosarkome) unterscheidet HUECK (1939) entsprechend dem Differenzierungsgrad und dem Prädominieren bestimmter Gewebsbestandteile neben dem Retothelsarkom rundzellige und polymorphzellige Sarkome in Abhängigkeit von der Art der Zellen, die im sog. Reticulummaschenwerk nachweisbar sind. Bestimmte Differenzierungsmerkmale dieser Zellen (Histiocyto- und Hämocytoblastome) führen zu der Bezeichnung wie Myelo- und Lymphoreticulosarkome. Als „Fibroblastome im weiteren Sinne" wurden Tumoren charakterisiert, bei denen die zwischenzellige Substanz durch Ausbildung ihrer gestaltlichen Glieder (Schleim, Faser etc.) die anderen Bestandteile übertrifft. Unter den Angioblastomen (angioplastische Reticulosarkome), bei denen der angiomatöse Anteil (über den reticulären) überwiegt, werden die „Endotheliome im engeren Sinne", die sog. Angioendotheliome, hervorgehoben.

Grundlegende Untersuchungen zur Klassifikation insbesondere der „Sarkome der blutbildenden Gewebe" (BORST, 1950) stammen von EWING; FRESEN; GALL u. MALLORY; GROSS u. BOCK; HAMPERL; LENNERT; OBERLING u. RAILEANU; DE OLIVEIRA; PARKER u. JACKSON; RAPPAPORT et al.; ROBB-SMITH; RÖSSLE; ROULET; UEHLINGER u. a. Dabei ist das histologische Verhalten des Reticulosarkoms nach LENNERT sowohl der Cytologie wie des Fasergehalts nach so uneinheitlich, daß es schwer sei, hier scharfe Grenzen zu ziehen, da man dann zu stark typisieren würde. Bezüglich weiterer Einzelheiten muß auf die entsprechenden Spezialkapitel verwiesen werden.

In der Milz findet man nach v. ALBERTINI von den primären, nichtepithelialen Geschwülsten nur bestimmte Formen, die z.T. der besonderen Gewebsstruktur des Organs entsprechen. Es kommen Neubildungen des lymphatischen Apparates, der roten Pulpa, der Blut- und Lymphgefäße und des bindegewebigen Stützgewebes von Kapsel und Trabekel vor. Diese Einteilung, die auf der Milzstruktur basiert, besitzt eine praktische Bedeutung für die Zuordnung primärer Milzmalignome.

Gegensätzlich zu den Retikulosen und Lymphadenosen handelt es sich beim Reticulosarkom und Lymphosarkom um unilokulär beginnende Erkrankungen, die in Wachstum, Ausbreitung und Verlauf die Charakteristika bösartiger Geschwülste aufweisen (Begemann et al.).

Entgegen den Anschauungen von Ewing, der im Endothelsarkom das häufigste primäre Malignom der Milz vermutete, ergaben spätere Untersuchungen, daß das Lymphosarkom in allen Altersklassen am häufigsten vorzukommen scheint (Hausmann u. Gaarde; Bostick; Benhamou u. Laffargue; Lazarus u. Marks; Campbell u. Lubchenko; Gordon u. Paley; Jantschew u. Win; Ahmann et al.), worauf schon Smith u. Rusk hingewiesen hatten.

Wenn auch einige Autoren den Primärsitz des Lymphosarkoms in der Milz bezweifeln, indem sie darin eine Systemerkrankung sehen, möchten Rousselot u. Stein doch annehmen, daß das Lymphosarkom primär in der Milz vorkommen kann, da es Hinweise (Stout) für den fokalen oder regionalen Ursprung einzelner Beobachtungen von Lymphosarkom gibt und gelegentlich die Milz offensichtlich den Primärsitz darstellt. Bezüglich der Problematik „der malignen Lymphome als Systemerkrankung und des Lymphosarkoms als Tumor mit einem Primärsitz" orientieren im Schrifttum die Untersuchungen von Rappaport et al.; Hamperl sowie Gross u. Bock. Wie selten jedoch die Milz den Primärsitz einer Lymphosarkomatose bei Kindern darstellt, wird durch die Untersuchungen von Bailey et al. dokumentiert: unter 48 Kindern unter 15 Jahren des Krankenguts der Mayo-Klinik fand sich nur ein einziger einschlägiger Fall.

Reticulosarkome wie auch Endotheliome, insbesondere Fibro- und Spindelzellsarkome scheinen dagegen noch seltener zu sein. Unter 45 Kindern mit einem Reticulumzellsarkom der Jahre 1933—1961 fand sich beispielsweise kein einziger Fall mit einem Primärsitz in der Milz (Borella).

**Häufigkeit.** "Genaue Angaben über die Häufigkeit der Reticulo- und Lymphosarkome liegen bisher nicht vor" (Begemann et al.). Von Gordon u. Paley, Rousselot u. Stein sowie Matejicek wird die Anzahl bekanntgewordener Beobachtungen von primärem Milzsarkom aller Altersklassen auf etwa 200 Fälle geschätzt. Beobachtungen bei Kindern finden sich weder in den großen Untersuchungsreihen von Dargeon noch bei Andersen.

Die Seltenheit primärer Milzsarkome wird auch an größeren pathologisch-anatomischen Untersuchungsreihen deutlich. So konnte Krumbhaar eine Frequenz von 0,64% primärer Milzsarkome an der Gesamtzahl untersuchter Tumoren und einen Prozentsatz von 0,09% unter Berücksichtigung sämtlicher Sektionen errechnen. Hierunter war kein einziger Fall bei einem Kind. Analoge Erfahrungen stammen von Bostick.

**Kasuistiken** über Milzsarkome der pädiatrischen Altersklasse, denen häufig die schon genannten Mängel anhaften, stammen von Hart (1856), Bacelli (1876), Clark (1883), Notta (1886), Helmuth (1888), Acker (1895), Herczel (1895), Jordan (1896), Jepson u. Albert (1904), Cerkasov (1907), Ladreyt (1923), Sabarzès u. Dupérié (1929), Carrara (1953), Sansone (1953), Matejicek (1960), Jantschew u. Win (1961), Bailey et al. (1964), Pellerin u. Bertin (1970).

Über den seltenen Befund eines offensichtlich zunächst isoliert in der Milz angetroffenen großfollikulären Lymphoms (Brill-Symmers) bei Kindern (12jähriges Mädchen, 2jähriger Junge) berichten Bernheim et al. (1955) sowie de Luca et al. (1962).

## Klinik

Die Symptomatologie eines primären Milzsarkoms ist bereits im Erwachsenenalter sehr uncharakteristisch. Smith u. Rusk versuchten auf Grund der Analyse von 90 Fällen aller Altersklassen bei den oft vagen Krankheitserscheinungen 4 Verlaufsformen zu unterscheiden:

1. Schnelle Größenzunahme eines Milztumors mit oder ohne palpable Knoten.

2. persistierende oder intermittierende Schmerzen, die mitunter in das Abdomen oder in die Scapulagegend ausstrahlen,

3. Druckempfindlichkeit der Milzregion,

4. Kachexie und Allgemeinsymptome, wie sie auch bei anderen Malignomen beobachtet werden.

Die *hämatologischen Rückwirkungen* der Milzsarkome sind zusammenfassend von Olmer u. Muratore mitgeteilt worden. Sekundäre wie hämolytische Anämien, Leukocytosen, normale Leukocytenwerte wie Leukopenien,

Thrombocytopenien, ein sekundäres Hyperspleniesyndrom (DAMASHEK u. BLOOM) und schließlich leukämoide Reaktionen (GIGLI) wurden im Zusammenhang mit Milzsarkomen beschrieben.

**Diagnostik, Therapie, Verlauf, Prognose.** Bezüglich der diagnostischen Untersuchungsverfahren sei auf die übrigen tumorösen Milzaffektionen verwiesen. Erfahrungen mit der Szintigraphie (FISCHER et al.) sowie der selektiven Gefäßdarstellung (EDSMAN) stammen bislang nur von Erwachsenen.

Das diagnostische Verfahren der Wahl stellt bei begründetem Verdacht auf ein Milzmalignom die Probelaparotomie mit intraoperativer histologischer Untersuchung des bioptisch gewonnenen Gewebes dar, das zudem bei entsprechendem Befund mit dem Vorteil einer radikalen Therapie durch Splenektomie in einer einzigen Sitzung verbunden ist.

Nicht gerade ermutigende Behandlungsergebnisse auf dem Boden größerer Statistiken, alle Altersklassen betreffend, stammen von GORDON u. PALEY; HAUSMANN u. GAARDE; OLMER u. MURATORE. Tödliche Verläufe bei Kindern trotz Splenektomie sind beispielsweise von MATEJICEK sowie JANTSCHEW u. WIN mitgeteilt worden. Nur SANSONE kann auf den guten Zustand eines im Alter von 8 Jahren operierten Kindes 2 Jahre nach dem operativen Eingriff hinweisen. In den Kasuistiken des älteren Schrifttums verstarben die Kinder meist unter den Erscheinungen der Kachexie.

**Die Differentialdiagnose** betrifft alle Formen der Splenomegalie infektiöser, toxischer oder neoplastischer Genese, wobei die Hämoblastosen und die generalisierten Erkrankungen des lymphatischen Systems an erster Stelle rangieren (s. auch die Ausführungen von BEGEMANN et al.; CREMER u. SCHEIBLINGER; HITTMAIR; STREICHER).

## Literatur

ACKER, G. N.: Lympho-sarcoma of the spleen. (Case and specimen.) Arch. Pediat. 12, 592—594 (1895).

AHMANN, D. L., KIELY, J. M., HARRISON, E. G., PAYNE, W. S.: Malignant lymphoma of the spleen. A review of 49 cases in which the diagnosis was made at splenectomy. Cancer (Philad.) 19, 461—469 (1966).

ALBERTINI, A. v.: Histologische Geschwulstdiagnostik. Stuttgart: Georg Thieme 1955.

ANDERSEN, D. H.: Tumors in infancy and childhood. Cancer (Philad.) 4, 890—906 (1951).

BACELLI: Primäres Carcinom der Milz, Rom 1876. Zit. nach C. E. SMITH et al., Endothelioma of the spleen. Arch. Surg. 7, 371—414 (1923).

BAILEY, R. J., JR., BURGERT, O., JR., DAHLIN, D. C.: Malignant lymphoma in children. Pediatrics 28, 985—992 (1964).

BEGEMANN, H., RASTETTER, J., KABOTH, W.: Klinische Hämatologie. Stuttgart: G. Thieme 1970.

BENHAMOU, E., LAFFARGUE, P.: Les aspects anatomopathologiques des sarcomes de la rate. Bull. Ass. franç. Cancer 37, 207—229 (1950).

BERNHEIM, M., MOURIQUAND, CL., FRANÇOIS, R., GILLY, R.: La forme hypersplénique de la maladie de Brill-Symmers chez l'enfant. Pédiatrie 10, 595—605 (1955).

BORELLA, L.: Reticulum cell sarcoma in children. Cancer (Philad.) 17, 26—31 (1964).

BORST, M.: Pathologische Histologie, S. 414—418. II. Sarkome der blutbildenden Gewebe, 4. Aufl. München: J. F. Bergmann 1950.

BOSTICK, W. L.: Primary splenic neoplasms. Amer. J. Path. 21, 1143—1159 (1945).

CAMPBELL, H. E., LUBCHENKO, A. E.: Primary splenic sarcoma, report of a case. Surgery 26, 847—851 (1949).

CARRARA, N.: Contributo alla conoscenza dei sarcomi nell'infanzia. Minerva pediat. 5, 468—470 (1953).

CAUSSADE, L., FLORENTIN, P., NEIMANN, N.: Tumeurs de la rate, S. 271—274, in: Les néoplasies viscérales malignes de l'enfance, système nerveux excepté. Ass. Franç. Pédiat.-Congr. 11, 169—338 (1947).

CERKASOV: Peritheliom der Milz. Z. Path. u. Anat. 4, 153 (1907). Zit. nach C. E. SMITH et al., Endothelioma of the spleen. Arch. Surg. 7, 371—414 (1923).

CLARK, H. E.: Congenital sarcoma of abdomen. Brit. med. J. 1883 I, 418.

CREMER, J., SCHEIBLINGER, W.: Klinik der Milzkrankheiten. Stuttgart: F. Enke 1967.

DAMASHEK, W., BLOOM, M.: Verlauf eines primären Lymphosarkoms der Milz mit Hypersplenismus. Ein „Film" über acht Jahre. Medizinische 1956, 509—514 (1956).

DARGEON, H. W.: Lymphosarcoma in childhood. Advanc. Pediat. 6, 13—32 (1953).

— Tumors of childhood. New York: P. B. Hoeber Inc. 1960.

— Lymphosarcoma in childhood. Amer. J. Roentgenol. 85, 729—732 (1961).

DAS GUPTA, T., COOMBES, B., BRASFIELD, R. D.: Primary malignant neoplasms of the spleen. Surg. Gynec. Obstet. 120, 947—960 (1965).

EDSMAN, G.: Malign tumour of the spleen diagnosed by lienal arteriography. Acta radiol. (Stockh.) 42, 461—464 (1954).

EWING, J.: Neoplastic diseases, 3rd ed. Philadelphia-London: W. B. Saunders Co. 1928.

FISCHER, J., MUNDSCHENK, H., WOLF, R.: Milzszintigraphie mit 1-Bromomercuri ($^{197}$Hg)-2-hydroxypropan (BMHP). Fortschr. Röntgenstr. 103, 349—366 (1965).

FRESEN, O.: Die Pathomorphologie des Retothelialen Systems. Verh. dtsch. Ges. Path. 37, 26—85 (1954).

Gall, E. A., Mallory, T. B.: Malignant lymphoma. A clinico-pathologic survey of 618 cases. Amer. J. Path. 18, 381—415 (1942).

Gigli, G.: Neoplasia primitiva della milza con lieve reazione leucemoide. G. Clin. med. 31, 854 (1950). Zit. nach J. Cremer, W. Scheiblinger, Klinik der Milzkrankheiten. Stuttgart: F. Enke 1967.

Gordon, J. D., Paley, D. H.: Primary malignant tumors of the spleen. Statistical review and report of a case of lymphosarcoma. Surgery 29, 907—913 (1951).

Gross, R., Bock, H. E.: Erkrankungen der Leukopoese und des reticulohistiocytären Systems. In: R. Cobet, K. Gutzeit, H. E. Bock, F. Hartmann, Klinik der Gegenwart, Bd. 10. München-Berlin: Urban & Schwarzenberg 1962.

Hart: Primary encephaloid of the spleen. Western Lancet 17, 659 (1856). Zit. nach C. E. Smith et al. (1923).

Hausmann, P. F., Gaarde, F. W.: Malignant neoplasms of the spleen. Review of the literature and report of a case of primary lymphosarcoma (reticulum-cell type). Surgery 14, 246—255 (1943).

Helmuth: Splenectomy for sarcoma. Reports of Helmuth House 3, 14, New York 1888. Zit. nach C. E. Smith et al. (1923).

Herczel: Primäres Rundzell-Sarkom der Milz. [Ungar.] Orv. Hetil. 39, 582 (1895). Zit. nach C. E. Smith (1923).

Hittmair, A.: Die Physiologie und Pathologie der Milz. München-Berlin-Wien: Urban & Schwarzenberg 1969.

Hueck, W.: Über das Mesenchym. III. Teil. Mesenchymale Tumoren. Beitr. path. Anat. 103, 308—349 (1939).

Jantschew, W. G., Win, W. W.: Über das primäre Milzsarkom. Z. ges. inn. Med. 16, 828—834 (1961).

Jepson, W., Albert, F.: Primary sarcoma of the spleen, and its treatment by splenectomy. Ann. Surg. 40, 80—97 (1904).

Jordan, M.: Exstirpation eines Lymphosarkoms der Milz. Heilung. Verh. der Ges. Dtsch. Naturforscher u. Ärzte 1896, 151—152.

Krumbhaar, E. B.: The incidence and nature of splenic neoplasms. With a report of forty recent cases. Ann. clin. Med. 5, 833—860 (1926/27).

— Scott, J. P.: Tumors of the spleen with a report on twenty-eight recent cases. Surg. Clin. N. Amer. 7, 61—81 (1927).

Ladreyt, M. F.: Sur un sarcome primitif de la rate chez une filette de 12 ans. Bull. Acad. Méd. (Paris) 1923, 118—119.

Lazarus, J. A., Marks, M. S.: Primary malignant tumors of the spleen. With special reference to endotheliomas. Amer. J. Surg. 71, 479—490 1946).

Lennert, K.: Pathologie der Halslymphknoten. Arch. Ohr.-, Nas.- u. Kehlk.-Kr. 182, 1—126 (1963).

Luca, R. de, Caruso, P., Guzzetta, F.: Su un caso di malattia di Brill-Symmers a localizzazione splenica in lattante. Pediatria (Napoli) 70, 125—152 (1962).

Matejiček, E.: Primary sarcoma of the spleen in a three-year old child. Ann. paediat. (Basel) 195, 167—173 (1960).

Notta: Primary carcinoma of the spleen. Arch. gén. Méd. 17 (1886). Zit. nach C. E. Smith et al., Endothelioma of the spleen. Arch. Surg. 7, 371—414 (1923).

Oberling, C., Raileanu, C.: Nouvelles recherches sur les réticulosarcomes de la moelle osseuse (sarcomes d'Ewing). Bull. Ass. franç. Cancer 21, 333—347 (1932).

Oliveira, G. de: Über die Stellung der Retothelsarkome im System der Lymphdrüsengeschwülste. Virchows Arch. path. Anat. 298, 464—514 (1937).

Olmer, J., Muratore, R.: A propos de huit observations de sarcomes de la rate. Sang 31, 29—48 (1960).

Parker, F., Jr., Jackson, H., Jr.: Primary reticulum cell sarcoma of bone. Surg. Gynec. Obstet. 68, 45—53 (1939).

Pellerin, D., Bertin, P.: Les tumeurs de la loge splénique chez l'enfant. (A propos de 11 observations.) Ann. Chir. 24, 1351—1361 (1970).

Rappaport, H., Winter, W. J., Hicks, E. B.: Follicular lymphoma. A re-evaluation of its position in the scheme of malignant lymphoma, based on a survey of 253 cases. Cancer (Philad.) 9, 792—821 (1956).

Robb-Smith, A. H. T.: The lymph node biopsy. In: Recent advances in clinical pathology. London: Churchill 1947.

Rössle, R.: Das Retothelsarkom der Lymphdrüsen. Seine Formen und Verwandtschaften. Beitr. path. Anat. 103, 385—415 (1939).

Roulet, F.: Das primäre Retothelsarkom der Lymphknoten. Virchows Arch. path. Anat. 277, 15—47 (1930).

— Weitere Beiträge zur Kenntnis des Retothelsarkoms der Lymphknoten und anderer Lymphoiden-Organe. Virchows Arch. path. Anat. 286, 702—732 (1932).

— Das Verhalten der Milz beim Retothelsarkom der Lymphknoten. Schweiz. Z. Path., Suppl. 10, 88—101 (1947).

Rousselot, L. M., Stein, C.: Malignant neoplasms of the spleen. Primary and secondary. Surg. Clin. N. Amer. 33, 493—499 (1953).

Sabrazès, J., Dupérié, R.: Réticulo-endothéliosarcome de la rate. Bull. Ass. Anat. (Nancy) 24, 454—464 (1929).

Sansone, G.: Sarcoma della milza in un bambino di 8 anni. Risultato favorevole a distanza della splenectomia. Minerva pediat. 5, 587—590 (1953).

Smith, C. E., Rusk, G. Y.: Endothelioma of the spleen. A study of two cases, with review of the literature of primary malignancy of the spleen. Arch. Surg. 7, 371—414 (1923).

Stout, A. P.: Is lymphosarcoma curable? J. Amer. med. Ass. 118, 968—970 (1942).

Streicher, H. J.: Operative Behandlung der Geschwülste der Lymphknoten und der Milz. In: Holder, E., Die operative Behandlung der Geschwülste. Stuttgart: F. Enke 1968.

Uehlinger, E.: Geschwülste des reticuloendothelialen Systems. In: Heilmeyer, L., Hittmair, A., Handbuch der gesamten Hämatologie, Bd. 5. München: Urban & Schwarzenberg 1964.

# Gutartige Geschwülste und tumoröse Affektionen der Milz

## Das Milzhamartom (Splenom, knotige Hyperplasie der Milz u. a.)

Die Splenome oder knotigen Hyperplasien der Milz sind Raritäten. Von ROKITANSKY (1861) erstmals zufällig bei der Autopsie gefunden und für intralienale Nebenmilzen gehalten, stellen sie nach E. ALBRECHT *Hamartome* dar. Sie bleiben meist klein, sind morphologisch gutartig und daher bis auf Ausnahmen asymptomatisch. In neuerer Zeit haben sich vor allem BERGE; COE u. v. DRASHEK; HARDMEIER; KIRKLAND u. MCDONALD; MORDASINI; SCHRIJVER u. VERDONK; SWEET u. WARREN; VIDEBAEK; WEXLER u. ABRAMS; WIENBECK u. KINDLER mit der Problematik der Milzhamartome beschäftigt. Die Splenome nehmen an der Funktion der Milz teil und machen deren Reaktionen und Involutionsprozesse mit (MORDASINI). Sie haben eine gewisse *pathophysiologische Bedeutung* als Ursache eines Hypersplenismus mit peripherer Panhämocytopenie (Anämie, Leukocytopenie, Thrombocytopenie in verschiedener Kombination) bei normalem oder hyperplastischen Knochenmarksbefund mit Normalisierung oder zumindest deutlicher Besserung nach Splenektomie (HITTMAIR; MORDASINI).

*Makroskopisch* meist solitär, von mikroskopischer bis Kirschgröße, können sie inmitten der Milz oder unter der Kapsel lokalisiert sein. Ohne eigene Kapsel sind sie jedoch deutlich demarkiert. Sekundär kann es in ihnen infolge von Blutstauungen, Blutungen oder Involutionsprozessen zu Sklerosierung des Reticulums und starker Zunahme des bindegewebigen Stromas kommen (MORDASINI). Nur vereinzelte Knoten nehmen einen solchen Umfang an, daß sie als Tumoren imponieren.

Die Erfahrungen bei Erwachsenen haben gezeigt, daß die Milzhamartome *histologisch* in unterschiedlichster Weise, jedoch immer aus normalem Milzgewebe zusammengesetzt sind: follikuläre, pulpaartige, fibröse und gemischte Formen werden unterschieden (BERGE; CREMER u. SCHEIBLINGER; MORDASINI).

**Die Häufigkeitsangaben** der autoptisch nachgewiesenen Splenome schwanken mit dem Grad der Aufmerksamkeit, der diesen Veränderungen geschenkt wird. Ihre Frequenz im Sektionsgut aller Altersklassen wird beispielsweise von BERGE mit 0,8% angegeben. Bis 1964 sind dagegen nach WEXLER u. ABRAMS nur 38 Fälle in der Literatur mitgeteilt worden, von denen 7 klinisch in Erscheinung getreten waren, darunter zwei Beobachtungen bei Kindern unter 5 Jahren (WIENBECK u. KINDLER; WEXLER u. ABRAMS).

**Die Symptomatologie** ist bei Erwachsenen häufig durch die Erscheinungen des Hypersplenismus geprägt (SCHRIJVER u. VERDONK; HARDMEIER; VIDEBAEK u. a.). Bei den zwei Kindern stand daneben die Milzgeschwulst im Vordergrund der Erscheinungen.

WIENBECK u. KINDLER beobachteten einen männlichen Säugling, der seit dem 6. Lebensmonat eine sich verstärkende Anämie mit zunehmender Auftreibung des Leibes sowie unklare Abdominalbeschwerden aufwies, so daß das Kind mit 15 Monaten in kachektischem Zustand bei schwerer Anämie zur Aufnahme kam. Nach Entleerung von blutigem Ascites war ein Tumor im linken Hypochondrium nachweisbar. Die Laparotomie ergab einen großen Milztumor mit hämangiomartigem Aspekt. Das Kind verstarb nach der Splenektomie. Das die Milz weitgehend durchsetzende, „zottig-fetzige" Tumorgewebe bot histologisch das Bild eines aus Hülsenarterien zusammengesetzten Hamartoms.

Bei dem 4jährigen, sonst unauffälligen Jungen der Mitteilung von WEXLER u. ABRAMS wurde anläßlich einer Routineuntersuchung eine Splenomegalie nachgewiesen. Außer mäßiger Anämie und Proteinurie keine krankhaften Erscheinungen. Die bei der Aortographie nachgewiesenen plumpen und irregulär verzweigten Gefäße mit zahlreichen Anastomosen ließen eine kongenitale angiomatöse Fehlbildung oder ein Hämangiosarkom der Milz vermuten. Splenektomie mit Heilung. Die Proteinurie — vermutlich durch Druck des Milztumors auf die Nierenvene hervorgerufen — bildete sich zurück. Pathologisch-anatomisch wurde ein Hamartom vom Pulpatyp nachgewiesen, das den angiographischen Befund mit primitiven und embryonalen Gefäßen erklärte.

Bemerkenswert ist der Krankheitsverlauf einer Patientin mit Milzhamartom von VIDEBAEK, die seit dem 8. Lebensjahr konservativ wegen eines Milztumors bei wechselnd starker hämorrhagischer Diathese erfolglos behandelt worden war und erst nach der Splenektomie mit 29 Jahren erscheinungsfrei wurde.

Nach operativer Entfernung als *Therapie* der Wahl ist die *Prognose* gut. *Komplikationen* können infolge Rupturblutung in die Bauchhöhle eintreten.

## Das Milzhämangiom

Hämangiome der Milz können im Rahmen einer *diffusen Hämangiomatose* (BÖCKELMANN; ECKART; ERNST; JAFFÉ; KOBLENZER u. BUKOWSKI; PARSONS u. EBBS; RITCHIE u. ZEIER;

Scheid) oder als gutartige *umschriebene Gefäß-fehlbildungen* als Zufallsbefund bei einer Operation oder Sektion beobachtet werden. Als Nebenbefund stellen sie die häufigsten benignen Tumoren der Milz dar. Nach E. Albrecht sind sie als *hamartöse Fehlbildungen* der Gefäße anzusehen (Cremer u. Scheiblinger). Selten einmal erreichen Milzhämangiome eine Größe, die eine Therapie notwendig macht. Hodge konnte bereits 1895 über die erfolgreiche Splenektomie wegen eines Milzhämangioms bei einem Erwachsenen berichten.

Von H. Albrecht stammen grundlegende *pathologisch-anatomische* Studien über die Milzhämangiome. Betrafen die Gefäßveränderungen beim Hamartom in der Mitteilung von Wienbeck u. Kindler (s. dort) die Hülsenarterien, so sind offensichtlich die Hämangiome vorzugsweise in den Milzsinus bei starker Hyperplasie, sekundärer Proliferation und Bildung von kavernösen Räumen lokalisiert, so daß auch von diffuser Hämangiomatose mit multizentrischer kavernöser Umwandlung gesprochen wurde (Scheid; Eckart; Pines u. Rabinovitch). Hämangiome der Milz sind wie bei anderen Lokalisationen durch vorwiegend expansives, parenchymverdrängendes Wachstum charakterisiert (Matas; Grove). Die Struktur der Milzhämangiome unterscheidet sich nicht grundsätzlich von Hämangiomen anderer Lokalisation (Matas). Allerdings hat das Endothel der Gefäßlacunen offensichtlich eine *Steigerung der physiologischen Funktionen* der normalen Pulpa zur Folge. Bezüglich weiterer ätiopathogenetischer Überlegungen sei auf die Untersuchungen von Schottenfeld u. Wolfson; Husni sowie der bereits genannten Autoren und die allgemeinen Ausführungen über das Haemangioma simplex cavernosum et capillare der Leber verwiesen.

Die *Häufigkeitsangaben* über Milzhämangiome schwanken beträchtlich (von 0,03 bis 14%, Husni). Klinisch evidente Milzhämangiome sind sehr selten. Im Schrifttum konnten nur 6 Beobachtungen bei Kindern eruiert werden (Grove; Caussade et al.; Clarke u. Talbert; Raushenbakh u. Zikeeva; Ritchie u. Zeier; Zervos et al.) sowie die Kasuistik eines 16jährigen (Stewart). Eckart berichtete über eine 30jährige Frau, deren Leiden bis in die frühe Kindheit zurückverfolgt werden konnte. Ein autoptischer Zufallsbefund eines kleinen Milzhämangioms bei einem 4jährigen Jungen stammt von Pines u. Rabinovitch.

**Alters- und Geschlechtsverteilung.** Die klinisch evidenten Milzhämangiome betrafen 3 Säuglinge und jeweils 2-, 11-, 14- und 16jährige. Ein Säugling war weiblichen Geschlechts, bei den übrigen Beobachtungen handelte es sich um Jungen.

**Die Klinik** ist im Erwachsenenalter durch Abdominalschmerzen infolge Entzündung oder Adhäsionen gekennzeichnet. Leichte Temperaturerhöhungen, Anorexie und Anämie können vorkommen. Es besteht die Gefahr der Ruptur. Ein Überblick über die Symptomatologie aller Altersstufen stammt von Husni, ohne jedoch die besonderen Verhältnisse im Kindesalter zu berücksichtigen, deren Erscheinungsbild kaum gemeinsame Züge erkennen ließ.

Ein 4 Monate alter weiblicher Säugling wird wegen gastrointestinaler Erscheinungen mit Erbrechen bei palpabler Resistenz im Oberbauch laparotomiert. Heilung durch Splenektomie. Pathologisch-anatomische Diagnose: Fibroangiom der Milz (Grove).

8 Monate alter männlicher Säugling mit akut bedrohlicher, therapieresistenter Purpura und Splenomegalie; Kasabach-Merritt-Syndrom bei Milzhämangiom, das wegen des schlechten Zustandes des Kindes erst nach dreimonatiger konservativer Behandlung entfernt werden kann. Postoperativ schlagartige Besserung mit Normalisierung der hämatologischen Befunde. Pathologisch-anatomische Diagnose: Milzhämangiom (Zervos et al.).

2jähriger Junge mit multiplen Frakturen auf dem Boden von Knochenhämangiomen. Splenektomie wegen eines multizentrischen, cystischen Tumors. Pathologisch-anatomische Diagnose: Milzhämangiom (Ritchie u. Zeier).

Ein 14jähriger Junge wurde wegen einer Splenomegalie, monatelang währender Schmerzen und schlechten Allgemeinzustandes laparotomiert. Nach Entfernung des großen Milztumors Genesung. Pathologisch-anatomische Diagnose: Knotige Angio-Reticulomatose der Milz mit Sklerose (Caussade et al.).

16jähriger Junge, vor 3 Wochen leichter Autounfall, jetzt plötzlich unter den Zeichen des akuten Bauches erkrankt. Laparotomie: frisches Blut in der Bauchhöhle bei Riß im oberen Milzpol. Splenektomie. Heilung. Pathologisch-anatomische Diagnose: großes kavernöses Hämangiom der Milz (Stewart).

Bei einem 8 Monate alten Säugling wird die Diagnose so rechtzeitig gestellt, daß das Milzhämangiom vor Auftreten von Komplikationen entfernt werden kann (Raushenbach u. Zikeeva).

Ein 11jähriger Junge klagt seit 3 Wochen über Bauchschmerzen. Das i.v.-Pyelogramm zeigt die durch einen linksseitig lokalisierten Tumor nach caudal verdrängte Niere. Bei der Laparotomie wird der blaurote, cystische Tumor des Milzhilus mittels Splenektomie entfernt. Pathologisch-anatomische Diagnose: Haemangioma cavernosum. Das Kind genas (Clarke u. Talbert).

Schließlich sei noch die Beobachtung von Eckart erwähnt. Klinisch bestanden seit der Geburt die Erscheinungen einer generalisierten Hämangiomatose mit Venektasien und Elephantiasis der rechten unteren Extremität. Die Patientin verstarb mit 30 Jahren

an den Folgen einer Rupturblutung aus der hämangiomatös veränderten Milz.

## Literatur

ALBRECHT, E.: Ueber Hamartome. Verh. dtsch. path. Ges. 7, 153—157 (1904).

ALBRECHT, H.: Über das Cavernom der Milz. Z. Heilk. 23, 97—117 (1902).

BERGE, TH. Splenoma. Acta path. microbiol. scand. 63, 333—339 (1965).

BÖCKELMANN, TH.: Über ein Angiom der Milz. Inaug.-Diss., Greifswald 1906; zit. nach SMITH, C. E., RUSK, G. Y., Endothelioma of the spleen. A study of two cases, with review of the literature of primary malignancy of the spleen. Arch. Surg. 7, 371—414 (1923).

CAUSSADE, WILLIG, MARTIN: Angiomatose nodulaire de la rate chez une fille de 14 ans. Arch. franç. Pédiat. 4, 299—304 (1947).

CLARKE, J. M., TALBERT, J. L.: Neoplastic cysts of the spleen in children. Amer. Surg. 35, 488—491 (1969).

COE, J. I., DRASHEK, ST. C. VON: Hamartoma of the spleen. A report of four cases. Amer. J. Path. 28, 663—671 (1952).

CREMER, J., SCHEIBLINGER, W.: Klinik der Milzkrankheiten. Stuttgart: Enke 1967.

ECKART, A.: Diffuse Hämangiomatose der Milz und der Haut. Zbl. Chir. 77, 263—270 (1952).

ERNST: Angiomatosis der Haut, Leber und Milz. Verh. dtsch. path. Ges. 15, 232—234 (1912).

GROVE, L. W.: Fibro-angioma of the spleen. Report of a case in an infant of four months. Ann. Surg. 105, 969—974 (1937).

HARDMEIER, TH.: Hypersplenismus bei einem Hamartom der Milz (Splenom). Schweiz. med. Wschr. 92, 1270—1274 (1962).

HITTMAIR, A.: Die Physiologie und Pathologie der Milz. München-Berlin-Wien: Urban & Schwarzenberg 1969.

HODGE, M. D., JR.: Angioma cavernosum of the spleen. Med. Rec. 48, 418 (1895). Zit. nach J. CREMER, W. SCHEIBLINGER, Klinik der Milzkrankheiten. Stuttgart: Enke 1967.

HUSNI, E. A.: The clinical course of splenic hemangioma. With emphasis on spontaneous rupture. Arch. Surg. 83, 681—688 (1961).

JAFFÉ, R. H.: Multiple hemangiomas of the skin and of the internal organs. Arch. Path. 7, 44—54 (1929).

KIRKLAND, W. G., McDONALD, J. R.: Hamartoma of the spleen. Report of three surgical cases. Arch. Path. 45, 371—379 (1948).

MATAS, R.: Vascular tumors. In: G. M. PIERSOL, E. L. BORTZ, Encyclopedia of medicine, vol. 12, p. 834 ff. Philadelphia: F. A. Davis Co. 1934.

MORDASINI, E.: Über Splenome (Hamartome) der Milz. Virchows Arch. path. Anat. 298, 594—615 (1937).

PINES, B., RABINOVTICH, J.: Hemangioma of the spleen. Arch. Path. 33, 787—503 (1942).

RAUSHENBAKH, G. I., ZIKEEVA, A. I.: Primary tumor of the spleen. [Russ.] Pediatrija 8, 78—79 (1958).

RITCHIE, G., ZEIER, F. G.: Hemangiomatosis of the skeleton and the spleen. J. Bone Jt Surg. 38, 115—122 (1956).

ROSS, W.: Multilokuläre Hämangiomatose im Säuglingsalter mit besonderem Befall der Leber. Acta hepato-splenol. (Stuttg.) 11, 207—217 (1964).

SCHEID, P.: Hämangiomatose der Haut, Milz und Niere im Rahmen multipler Mißbildungen. Zbl. Chir. 83, 422—433 (1958).

SCHOTTENFELD, L. E., WOLFSON, W. L.: Cavernous hemangioma of the spleen. Report of a case and review of the literature. Arch. Surg. 35, 867—877 (1937).

SCHRIJVER, H., VERDONK, G. J.: Hamartoma of the spleen with inhibition of the bone marrow. Acta med. scand. 158, 235—237 (1957).

STEWART, E. H., JR.: Cavernous hemangioma of the spleen. Amer. J. Surg. 71, 536—538 (1946).

SWEET, R. H., WARREN, S.: Hamartoma of the spleen: Report of a case. New Engl. J. Med. 226, 757—759 (1942).

VIDEBAEK, A.: Hypersplenism associated with hamartomas of the spleen. Acta med. scand. 146, 276—280 (1953).

WEXLER, L., ABRAMS, H. L.: Hamartoma of the spleen. Angiographic observations. Amer. J. Roentgenol. 92, 1150—1155 (1964).

WIENBECK, J., KINDLER, K.: Hülsenarteriengeschwulst der Milz. Z. Krebsforsch. 47, 135—146 (1938).

ZERVOS, N., VLACHOS, J., KARPATHIOS, T., MANTAS, J.: Giant hemangioma of the spleen with thrombocytopenia and fibrinogen deficiency. Acta paediat. scand., Suppl. 172, 206—209 (1967).

## Die Cysten der Milz

**Definition.** Milzcysten kommen als solitäre oder multiple, einkammerige oder mehrkammerige Hohlräume vor. Entsprechend ihrer primären oder sekundären Genese werden sog. „echte Cysten" und „Pseudocysten" unterschieden. Intraoperative oder autoptische Zufallsbefunde sind offensichtlich häufiger als große klinisch evidente Cysten.

**Historisches.** Die Erstbeschreibung einer Milz-Cyste wird ANDRAL (1829) zugeschrieben. Die erste

erfolgreiche Splenektomie wegen einer Milzcyste wurde 1867 von PÉAN durchgeführt. Ein historischer Überblick über die Problematik der Milzcysten stammt von HEINRICIUS (1903/04). Hinsichtlich neuerer Untersuchungen sei auf POHLE (1929), McCLURE u. ALTEMEIER (1942), TAMAKI (1948), BOSTICK u. LUCIA (1949), LINN u. ELLIS (1949), FOWLER (1940, 1953), KAPLAN u. HAYEM (1964), CREMER u. SCHEIBLINGER u.a. (1967) verwiesen.

**Pathobiologie.** Die zahlreichen Einteilungsversuche primärer Milzcysten sowohl nach morphologischen Kriterien, wie dem Cysteninhalt oder dem Aufbau der Cystenwandung, als auch nach ätiopathogenetischen Gesichtspunkten spiegeln die Problematik und die Zuordnungsschwierigkeiten wider. Eine detaillierte Klassifikation aus ätiopathogenetischer Sicht stammt von Fowler (1913) und wurde von Hoffman modifiziert übernommen. Weitere Einteilungen bei Cremer u. Scheiblinger; Qureshi u. Hafner; McClure u. Altemeier; Moynihan; Sweet u.a.

Die sehr seltenen Dermoidcysten, Hautanhangsgebilde enthaltend, sind als echte Mißbildungen anzusehen. Problematisch ist die Genese von Cysten, die mit einem epidermoidalen Epithel ausgekleidet sind, da in der mesodermalen Milz epitheliale Strukturen, wie Tubuli oder Acini, die zu Retentions- oder Proliferationscysten Anlaß geben könnten, fehlen. Als Ursprungsort echter Milzcysten mit einem Endothelbelag der Innenwand werden die Milzsinus, die Lymphräume sowie die Gefäße diskutiert. Nähere Einzelheiten bei Fowler (1913, 1940, 1953); Howald; Piša u. Šikl.

### Pathoanatomie

Unter den epithelialen Cysten sind die *Dermoidcysten* der Beobachtungen von Andral sowie Kumaris zu erwähnen, die echte Mißbildungen darstellen und Hautanhangsgebilde enthalten. Bei Andral fehlt eine Altersangabe, bei Kumaris handelt es sich um eine Erwachsene. Auch in der Beobachtung von Werner, einer 22jährigen Frau, scheint es sich um eine Dermoidcyste gehandelt zu haben.

*Epidermoidcysten* enthalten ein mehr oder weniger geschichtetes squamöses Pflasterepithel, das der Epidermis ähnelt und zu dessen Differenzierung weitere Charakteristika wie Intercellularbrücken etc. herangezogen werden müssen. Verhornung, Papillarschicht und Hautanhangsgebilde fehlen. Diese Cysten sind in der Regel solitär, außen glatt und können eine beträchtliche Größe erreichen. Die Grenzmembran ist von dichtem, hyalinisierten Bindegewebe umgeben. Die Zellauskleidung kann in Falten geworfen sein und so an Trabekel erinnern. Der Inhalt variiert von brauner bis grüner, meist trüber Flüssigkeit. Cholesterinkristalle, auch verkalkte Gewebstrümmer können darin vorkommen. Die bräunliche bis schokoladenfarbige Verfärbung des Inhalts in echten Cysten ist als Folge vorausgegangener Blutungen anzusehen. Der Milzrest ist bis auf die Erscheinungen der Druckatrophie meist unverändert (Shawan; Allen u. Condon).

Dachte man früher bezüglich der Genese der Epidermoidcysten an eine Verlagerung der Wolffschen Gänge (Santy; Shawan; Dinand), so wird neuerdings mehr die Umwandlung verlagerter mesodermaler Gewebselemente oder auch des Endothels am Orte selbst in epidermoidale Zellstrukturen betont (Fowler; Bostick u. Lucia; Pohle; Linn u. Ellis; Shawan). Nach der Theorie der autochthonen Bildung besitzt das Mesoderm die Fähigkeit, die Produkte einer jeden der zwei anderen primären Keimblätter zu bilden. Daher kann auf bislang sonst nicht erklärbare Weise die Cystenwand einen squamös geschichteten Zellbelag aufweisen, der mesodermalen Ursprungs ist. Diese Auffassung erhielt durch Untersuchungsergebnisse von Fischl sowie Müller eine Stütze. Müller fand, daß sich epidermoides Gewebe offensichtlich aus Keimschichten nichtektodermaler Natur entwickeln kann und schließt daraus, daß die Epithelbildung bei pathologischen Prozessen nicht an die Regel der Spezifität gebunden ist. Die Bezeichnung „metaplastische Mesodermalcyste" (Bostick u. Lucia) erscheint daher zutreffender zu sein als der Name „Epidermoidcyste". Wichtig für die cytologische Diagnose ist auch die Epithelauskleidung evtl. vorhandener Satellitencysten.

Darüber hinaus wird die Möglichkeit des Einschlusses von Anteilen des Peritoneums mit der Fähigkeit zur Epithelbildung während der Milzentwicklung diskutiert (Schneider; Piša u. Šikl). Weitere Deutungsversuche der Entstehung von Epidermoidcysten der Milz stammen von Harding; Lereboullet et al.; Radakovich.

Eine Endothelschicht weisen neben den Lymphangiomen und den Hämangiomen auch die sog. *Lymph- und serösen Cysten* auf, die zumeist in der Mehrzahl perlschnurartig angeordnet, oft unter der Kapsel liegend, vorkommen. Ihr Ursprung wird von den Lymphspalten abgeleitet. Mikroskopisch lassen sie sich von den Lymphangiomen unterscheiden. Das Kriterium eines Lymphangioms gegenüber einer Lymphcyste besteht nach Fowler (1953) im Nachweis von Zellknospen in den Lymphsinusoiden. Bezüglich weiterer Einzelheiten sei auf Fowler (1953) verwiesen.

Daß auch die Milz im Rahmen einer *polycystischen Erkrankung* mit Befall von Leber, Niere, Pankreas und anderen Organen mitbefallen sein kann, soll hier nur erwähnt werden.

Als morphologisches Kriterium einer *Pseudocyste* wird das Fehlen des Cystenepithels angesehen, ein Merkmal, das jedoch allein nicht zu einer Differenzierung einer echten von einer Pseudocyste ausreicht. Denn einerseits kann der Zellbelag durch hohe Innendruckspannung in echten Cysten schwinden, andererseits wird bei in Organisation befindlichen Bluträumen die Bildung endothelartiger Wandschichten beobachtet wie beispielsweise in der Beobachtung von TAMAKI. Eine celluläre Metaplasie wird für die Zellauskleidung mancher Pseudocysten verantwortlich gemacht (ALLEN u. CONDON; PAUL). Die Zuordnungsschwierigkeiten können durch sekundäre Veränderungen infolge Blutung, Infektion u. a. noch vermehrt werden. Anamnestische Angaben (Trauma u. a.) gewinnen dann diagnostische Bedeutung. Der Inhalt einer Pseudocyste ist wesentlich vom Alter der Hohlraumbildung abhängig.

**Häufigkeit.** Klinisch evidente Milzcysten sind selten, die Häufigkeitsangaben aber widersprechend. Unter 800 Splenektomien der Mayo-Klinik waren nur 4 Cysten (PEMBERTON). QURESHI et al. fanden dagegen unter 150 Splenektomien 7 Fälle von behandlungsbedürftigen Milzcysten. FOWLER konnte 1953 unter Einschluß der Hämangiome 265 publizierte Beobachtungen aller Altersstufen eruieren, unter denen sich 110 primäre und 155 sekundäre Cysten fanden. QURESHI et al. konnten 1964 auf 421, im Jahre 1965 bereits auf 435 nichtparasitäre Cysten der Milz im Weltschrifttum hinweisen.

Klinisch evidente Milzcysten sind im Kindesalter Raritäten, was in einem gewissen Widerspruch zu der meist dysontogenetischen Entwicklung autochthoner Milzcysten zu stehen scheint. Vielleicht führt der morphologisch gutartige Krankheitszustand oft erst nach jahrelangem Wachstum zu klinischer Manifestation (BURMEISTER). GANDHI u. BAIN konnten 14 Beobachtungen bei Kindern, KAPLAN u. HAYEM bereits 39 Milzcysten dieser Altersstufe zusammenstellen. Läßt man die Kasuistiken von GROVE wegen diagnostischer Unsicherheiten, die Fälle von DELAINI; DINAND; GOSSET et al.; PARKER u. BROWN; SHAWAN sowie SWEET, die nicht mehr in die pädiatrische Altersklasse gehören, unberücksichtigt, so können unter Einschluß der Beobachtungen von BOSTICK u. LUCIA (Krankheitserscheinungen mit 15 Jahren) insgesamt 53 primäre Milzcysten bei Kindern überblickt werden.

Kasuistiken über Epidermoidcysten der Milz stammen von SCHNEIDER (1929), SANTY (1930), ÉMILE-WEIL et al. (1936), MONTGOMERY et al. (1938, 2 Fälle), LEREBOULET et al. (1939); CARNETT et al. (1941); BOSTICK (1945); BOSTICK u. LUCIA (1949); HECTOR (1952); Case Rec. Lahey-Clinic (zit. bei FOWLER 1953); Case Rec. Massachusetts General Hosp. (1954); POSENER u. LITHERLAND (1956); MARION et al. (1959), LEWIS (1960), ALLEN u. CONDON (1961, 3 Fälle), GANDHI u. BAIN (1962), VERNÉJOUL et al. (1962), SCHINDLÉRY et al. (1962), AUBRY (1963), DIBBLE u. WEIGENT (1965); ISLAM (1965), GRISCOM (1965), ANSINGH u. STAPLETON (1967), ERIKSON (1968), MAHOUR et al. (1968), McNAMARA et al. (1968), CLARKE u. TALBERT (1969), MORGAN u. JOHNSON (1970), und PELLERIN u. BERTIN (1970). Damit beläuft sich die Anzahl der Epidermoidcysten der Milz bei Kindern bislang auf 32 Fälle.

Über Cysten mit Endothelauskleidung (Lymphcysten, ,,simple cyst" etc.) berichteten FINK (1890), HEINRICIUS (1903/04), KUBÁNYI (1938), WATTS u. WARTHEN (1941), SWEET (1943), WHITHAM et al.

Tabelle 92. *Altersverteilung der primären, nichtparasitären Milzcysten in 53 Fällen*

| Bis 1 Jahr | 1 Fall |
|---|---|
| 2—6 Jahre | 6 Fälle |
| 7—9 Jahre | 16 Fälle |
| 10—12 Jahre | 14 Fälle |
| 13—15 Jahre | 16 Fälle |

(1953), BURMEISTER (1953), MARTIN (1958, 2 Fälle). RAISCH (1960), DELAINI (1962), KAPLAN et al. (1963).

Ohne nähere Differenzierung sind Cysten von HASSAN et al. (1970), TURPIN et al. (1946) unter Diagnosen wie ,,serosanguinöse Cyste" (ROUSSET u. PÉAN, 1863), ,,echte seröse Cyste" (QURESHI u. DORCHAK, 1964), ,,angiomatöse Cyste" (ISLAM, 1965) sowie schließlich ,,solitäre Milzcyste" (GRIMSEHL u. SCHAFFELDER, 1966) mitgeteilt worden.

Inwieweit unter den Kasuistiken von SUCHANEK (1912), SAILER (1963), LEGER u. MOUKTAR (1963) sowie SCHADKHU (1965) echte kavernöse Lymphangiome vorlagen, muß offen bleiben. Multiple lymphangiomatöse Milzcysten bei einem 9 Monate alten Jungen mit generalisierter Lymphangiomatose wurden von MORPHIS et al. bei einem 8jährigen Mädchen von COHEN u. CRAIG beschrieben.

Beispiele für sog. Pseudocysten stellen die Beobachtungen von DENEEN (1942), McCLURE u. ALTEMEIER (1942), TAMAKI (1948), JAYASURIYA (1953), RAISCH (1960), POSTH (1964), SCHADKHU (1965), GRISCOM (1965), McNAMARA et al. (1968) dar, ohne daß regelmäßig ein vorausgegangenes Trauma zu eruieren war.

**Die Altersverteilung** der primären Milzcysten (Epidermoid-, lymphangiomatöse, endotheliale und sonstige Cysten), ist in Tabelle 92 wiedergegeben und zeigt eine Frequenzzunahme mit steigendem Alter.

Auch die Pseudocysten betrafen meist ältere Schulkinder.

**Geschlechtsverteilung.** Für das Erwachsenenalter wird allgemein eine Prävalenz des weiblichen Geschlechtes hervorgehoben (Fowler), ein Tatbestand der mit endokrinen Einflüssen in Zusammenhang gebracht wurde, da bei vielen Patientinnen die Beschwerden seitens der Milzcyste sich mit dem Menstruationscyclus verstärkten.

Im Kindesalter ist diese Prävalenz mit 21 Erkrankungen bei Jungen und 31 bei Mädchen noch nicht so ausgeprägt, doch läßt sich die ausgesprochene Mädchenwendigkeit bereits bei Jugendlichen jenseits der pädiatrischen Altersklasse wieder nachweisen (9 Mädchen und 3 Jungen).

### Klinik

**Symptomatologie.** Die klinischen Erscheinungen der echten Milzcyste sind monoton und uncharakteristisch. Entsprechende Größenentwicklung führt zu Druckerscheinungen auf die Nachbarorgane wie Magen, die Flexura lienalis des Colons sowie das Colon transversum und schließlich die linke Niere. Das Resultat sind Beschwerden seitens des Magen-Darmtraktes mit Appetitverlust, Erbrechen oder Verdauungsstörungen. Bei Sitz im oberen Milzpol kann eine Verdrängung der linken Zwerchfellkuppel mit Atembeschwerden sowie Husten resultieren (Shawan; Posener u. Litherland). Auch die sichtbare Vorwölbung der linken Thoraxapertur wurde beobachtet, die bei Pankreascysten in der Regel vermißt wird (Sweet; Boureau u. Lassau). Meist entwickelt sich der Miltzumor jedoch nach unten. Vor allem bei aufrechter Körperhaltung, wobei die Hilusgefäße strangförmig ausgezogen werden, wie durch Druck der Cyste können mannigfaltige Beschwerden seitens der Verdauungsorgane resultieren. Typisch ist dann die Angabe eines dumpfen Druck- und Zuggefühls besonders bei bestimmten Körperhaltungen. Verstärkung der Beschwerden resultiert infolge perisplenitischer Veränderungen mit konsekutiven Adhäsionen. Bei entsprechender peritonealer Reizung, d.h. besonders bei den sekundären Milzcysten, werden neben den erheblichen Beschwerden auch Erbrechen und Fieber beobachtet (Shawan).

Das auffälligste und regelmäßigste Symptom stellt jedoch die palpatorisch abgrenzbare derbe bis pralle Resistenz im linken Hypochondrium dar, die bei plötzlichem Wachstum — meist infolge starker Blutung oder Inhaltsverflüssigung — erhebliche Ausmaße erreichen kann. Ohne Adhäsionen ist der Tumor gut verschieblich und mit der Atmung synchron beweglich. Ausstrahlende Schmerzen in die linke Schulter wurden von Shawan beobachtet. Albuminurie und Blutdrucksteigerung wahrscheinlich infolge Drucks der Cyste auf die homolaterale Nierenarterie mit Normalisierung nach Cystektomie wurde von Allen u. Condon mitgeteilt. In der Regel wird das relativ gute Allgemeinbefinden hervorgehoben. Aber auch stärkere Gewichtsverluste werden beobachtet, die weniger auf Verdauungsstörungen oder auf einen Appetitverlust zurückzuführen sind, sondern die Folge der bewußten Nahrungseinschränkung aus Furcht vor Schmerzen darstellen.

Eine tabellarische Übersicht der klinischen Erscheinungen bei Milzcysten aller Altersklassen stammt von Hoffman.

Komplikationen wie Rupturen einer Milzcyste (Sailer) oder stärkere Blutungen in die Cyste (Émile-Weil et al.; Soutter u. Castleman, sowie Posener u. Litherland) sind im Kindesalter relativ seltene Ereignisse.

**Die Diagnose einer Milzcyste** basiert nach Martin auf folgenden Kriterien:

1. Palpable Masse im linken oberen Quadranten.

2. Vorwölbung der linken unteren Thoraxapertur mit Erweiterung der Zwischenrippenräume.

3. Nachweis von Undulation innerhalb der Resistenz.

Bei Verdacht auf eine Milzcyste ist der Ausschluß einer parasitären Genese besonders in solchen Ländern vordringlich, in denen derartige Erkrankungen gehäuft beobachtet werden (Südamerika, Südeuropa, Australien, u.a.).

Die Ergebnisse der *Laboratoriumsuntersuchungen* sind uncharakteristisch. Gelegentlich wird eine leichte Anämie beobachtet. Druck auf die Niere kann zur Eiweißausscheidung im Urin führen. Erscheinungen einer splenogenen Markhemmung sind von Shawan; Bostick u. Lucia; Grimsehl u. Schaffelder mitgeteilt worden.

Die *Röntgenuntersuchung* zeigt bei der Leeraufnahme eine entsprechende Verschattung des linken Hypochondriums, die gelegentlich Kalkschatten erkennen läßt (Allen u. Condon; Martin; Tamaki). Aber auch nur mikroskopisch nachweisbare Verkalkungen kommen vor (Burmeister; Sailer). Eine Einschränkung der Beweglichkeit der linken Zwerchfellkuppel mit Streifenatelektasen im linken Lungenuntergeschoß oder sogar entzündliche pleuritische Veränderungen sind beschrieben worden.

Die Kontrastdarstellung des Magen-Darmtraktes läßt im Idealfall eine mehr oder minder kugelige Impression der großen Kurvatur des Magens mit Verdrängung nach rechts und hinten oder vorn sowie der Flexura lienalis des Colons nach rechts und medial wie eventuell sogar des Transversums erkennen. Ein charakteristisches Merkmal stellt die Verlagerung der kardianahen Oesophagusabschnitte nach rechts dar (SANDER u. LESCHKE; SHAWAN). Weitere Hinweise bezüglich der röntgenologischen Symptomatik stammen von HAMPTON; HOFFMAN; MCNAMARA et al.; PELLERIN et al.

Das intravenöse Urogramm kann neben mangelnder oder ungenügender Darstellung Verdrängungserscheinungen von Niere und ableitenden Harnwegen erkennen lassen (ALLEN u. CONDON; BOUREAU u. LASSAU; KAPLAN u. HAYEM; LEWIS; MONTGOMERY et al., u.a.). Sowohl eine stumme Niere (ALLEN u. CONDON) wie auch deren Verlagerung bis zum Bild der „umgebogenen Lilie" (FRIEDL) mit typischer medio-caudaler Verlagerung und Ausziehung des Nierenkelchsystems können nachweisbar sein.

Skoliotische Veränderungen der Wirbelsäule sind von ALLEN u. CONDON; BOUREAU u. LASSAU sowie KAPLAN et al. beschrieben worden.

Von GRISCOM stammen röntgenologische Unterscheidungsmerkmale zwischen einer Milzcyste und Splenomegalien anderer Genese.

Die Frage Cyste oder Tumor kann u. a. auch durch die *Ultraschalltomographie* beantwortet werden (HÜNIG).

Auch über die diagnostischen Befunde bei der *selektiven Arteriographie* oder *Splenoporto-graphie* liegen bereits Erfahrungen im Kindesalter vor (GRIMSEHL u. SCHAFFELDER; LEGER u. MOUKTAR; PELLERIN u. BERTIN).

Auf die Vorteile der *Szintigraphie* ist von ANSINGH u. STAPLETON; FISCHER et al.; MORGAN u. JOHNSON; PFANNENSTIEL u. KLEMM; TEFFT sowie WAGNER et al. hingewiesen worden.

Die diagnostische *Milzpunktion* wird unterschiedlich beurteilt. Bei Echinococcuscysten besteht die Gefahr des anaphylaktischen Schocks bzw. der Metastasierung in die Bauchhöhle. Bei Blutungscysten droht die Gefahr der Verblutung, ferner muß man stets mit einer Peritonitis rechnen, sofern die Cyste bereits infiziert war.

**Die Differentialdiagnose** umfaßt alle raumverdrängenden Prozesse im linken Oberbauch, vorrangig Tumoren und Cysten des Pankreas, Omentums, Mesenteriums, linken Leberlappens, Ovars, der linken Niere sowie Aneurysmen der Arteria lienalis. Parasitäre Cysten sind durch entsprechende immunologische Tests auszuschließen und wurden bei Kindern von SEAGER sowie MILLS beschrieben. Weitere sind in der Zusammenstellung von FOWLER (1953) enthalten.

**Die Therapie** der Wahl stellt die Splenektomie dar. Alle übrigen Methoden (Marsupialisation, Punktion, Incision, Drainage) sind nicht nur durch eine Verzögerung des Heilungsverlaufs, sondern mit der Gefahr der Sepsis, Peritonitis bzw. Perisplenitis belastet.

**Die Prognose** ist nach übereinstimmender Erfahrung bei radikaler Cystenentfernung in der Regel günstig. Über etwaige Splenektomiefolgen orientieren die Untersuchungen von COLER; ELLIS u. SMITH; ERIKSON et al.; HODAM; HORAN u. COLEBATCH; KING u. SHUMAKER; LENNERT et al.; sowie SCHUMACHER.

## Literatur

ALLEN, R. P., CONDON, V. R.: Epidermoid cysts of the spleen in children. Amer. J. Roentgenol. 86, 534—539 (1961).

ANDRAL: Précis d'anatomie pathologique, tome II, p. 341—342. Paris: Gabon 1829; zit. nach HEINRICUS, G. (1903/04); s. auch BOSTICK, W. L., u. LUCIA, S. P. (1949).

ANSINGH, H. R., STAPLETON, J. E.: Epidermoid cyst of the spleen. Diagnosis by photoscanning. Northw. Med. (Seattle) 66, 461—463 (1967).

AUBRY, J.: Pers. Mitt. an M. KAPLAN, F. HAYEM, Les kystes non parasitaires de la rate chez l'enfant. Arch. franç. Pédiat. 21, 153—164 (1964).

BOSTICK, W. L.: Primary splenic neoplasms. Amer. J. Path. 21, 1143—1159 (1945).

— LUCIA, S. P.: Nonparasitic noncancerous cystic tumors of the spleen. Arch. Path. 47, 215—222 (1949).

BOUREAU, M., LASSAU, J. P.: Le grand kyste uniloculaire dit congénital de la rate. (A propos de 4 observations). Ann. Chir. infant. 7, 321—328 (1966).

BURMEISTER, H.: Große, nichtparasitäre Milzzyste im Kindesalter. Zbl. Chir. 78, 1952—1960 (1953).

CARNETT, J. B., BATES, W., LINNEY, R. Z.: Splenectomy for Hodgkin's sarcoma and for epidermal cyst with observations on blood calcium and blood platelets. Surg. Clin. N. Amer. 11, 1255—1265 (1931).

Case Rec. Lahey Clinic: Pers. Mitt. an R. H. FOWLER, Nonparasitic benign cystic tumors of the spleen. Int. Abstr. Surg. 96, 209—227 (1953).

— — Massachusetts General Hospital No. 40092. New Engl. J. Med. 250, 390—393 (1954).

CLARKE, J. M., TALBERT, J. L.: Neoplastic cysts of the spleen in children. Amer. Surg. 35, 488—491 (1969).

Cohen, J., Craig, J. M.: Multiple lymphangiectases of bone. J. Bone Jt Surg. A 37, 585—596 (1955).

Coler, R. S.: Postsplenectomy sepsis. A review of the literature and two new cases. Northw. Med. (Seattle) 62, 865—870 (1963).

Cremer, J., Scheiblinger, W.: Klinik der Milzkrankheiten. Stuttgart: Enke 1967.

Delaini, G.: Le cisti spleniche: su una osservazione di cisti sierosa della milza. Fracastoro 55, 28—40 (1962).

Denneen, E. V.: Hemorrhagic cyst of the spleen. Ann. Surg. 116, 103—108 (1942).

Dibble, J. B., Weigent, Ch. E.: Epidermoid cyst of the spleen presenting as an abdominal emergency. J. Amer. med. Ass. 194, 242—244 (1965).

Dinand, F.: Riesige epitheliale Solitärzyste der Milz. Langenbecks Arch. klin. Chir. 158, 485—499 (1930).

Ellis, E. F., Smith, R. T.: The role of the spleen in immunity. With special reference to the postsplenectomy problem in infants. Pediatrics 37, 111—119 (1966).

Émile-Weil, P., Roux-Berger, Scemama: Les kystes épithéliaux de la rate. Sang 10, 929—941 (1936).

Erikson, W. D., Burgert, E. O., Jr., Lynn, H. B.: The hazard of infection following splenectomy in children. Amer. J. Dis. Child. 116, 1—12 (1968).

Fink, F.: Ein Fall von Milzresektion. Z. Heilk. (Prag) 10, 353—367 (1890).

Fischl, A.: Lehrbuch der Entwicklung des Menschen. Berlin: Springer 1929.

Fischer, J., Mundschenk, H., Wolf, R.: Milzszintigraphie mit 1-Bromomercuri ($^{197}$Hg)-2-hydroxypropan (BMHP). Fortschr. Röntgenstr. 103, 349—366 (1965).

Fowler, R. H.: Cysts of the spleen. A pathological and surgical study. Ann. Surg. 57, 658—690 (1913).

— Cystic tumors of the spleen. Int. Abstr. Surg. 70, 213—223 (1940).

— Hydatid cysts of the spleen. Int. Abstr. Surg. 96, 105—116 (1953).

— Nonparasitic benign cystic tumors of the spleen. Int. Abstr. Surg. 96, 209—227 (1953).

Friedl, E.: Nierenverlagerung bei leukämischer Milz. Röntgenpraxis 5, 930—931 (1933).

Gandhi, R. K., Bain, A. D.: A large unilocular cyst of the spleen in a child. Brit. J. Surg. 49, 601—603 (1962).

Gosset, A., Bertrand, I., Gosset, J.: Contribution à l'étude des kystes spléniques à revêtement épidermoide. J. Chir. (Paris) 54, 289—303 (1939).

Grimsehl, H., Schaffelder, G.: Zur Pathogenese, Klinik und Therapie von Leber- und Milzzysten im Kindesalter. Z. Kinderchir. 3, 200—208 (1966).

Griscom, T.: Huge splenic cysts. Amer. J. Dis. Child. 109, 224—227 (1965).

Hampton, A. O.: Pers. Mitt. an R. H. Sweet, Single true cysts of the spleen. New Engl. J. Med. 228, 705—710 (1943).

Harding, H. E.: A large inclusion cyst in a spleen. J. Path. Bact. 36, 485 (1933).

Hassan, M., Bonnemazou, A., Bléry, M.: Les difficultés du diagnostic angiographique des tumeurs de l'hypochondre gauche chez l'enfant. Ann. Radiol. 13, 177—187 (1970).

Hector, A.: Kystes épidermoides multiples de la rate associés à la maladie polykystique du rein. Presse méd. 60, 925—928 (1952).

Heinricius, G.: Über die Zysten der Milz und über ihre Behandlung speciell durch Splenectomie. Langenbecks Arch. klin. Chir. 72, 138—171 (1903/04).

Hodam, R. P.: The risk of splenectomy. A review of 310 cases. Amer. J. Surg. 119, 709—713 (1970).

Hoffman, E.: Non-parasitic splenic cysts. Amer. J. Surg. 93, 765—770 (1957).

Horan, M., Colebatch, J. H.: Relation between splenectomy and subsequent infection. Arch. Dis. Childh. 37, 398—414 (1962).

Howald, R.: Pathogenese der großen Milzzysten. Frankfurt. Z. Path. 33, 349—371 (1926).

Hünig, R.: Ultraschalltomographie am kindlichen Abdomen. Helv. paediat. Acta, Suppl. 24, 1—22 (1970).

Islam, N.: Splenic cysts. Postgrad. med. J. 41, 139—142 (1965).

Jayasuriya, J. H. F.: Cysts of the spleen. J. Ceylon Br. Brit. med. Ass. 36, 457 (1938). Zit. nach M. Radakovich, Epidermoid cyst of the spleen. Ann. Surg. 131, 268—276 (1950).

Kaplan, M., Hayem, F.: Les kystes non parasitaires de la rate chez l'enfant. Arch. franç. Pédiat. 21, 153—164 (1964).

— Straus, P., Hayem, F., Ducas, P., Jarlier, H.: A propos d'un cas de kyste non parasitaire de la rate chez un garçon de 12 ans. Bull. Soc. méd. Hôp. Paris 114, 1367—1374 (1963).

King, H., Shumaker, H. B.: Splenic studies. I. Susceptibility to infection after splenectomy performed in infancy. Ann. Surg. 136, 239—242 (1952).

Koblenzer, P. J., Bukowski, M. J.: Angiomatosis (hamartomatous hem-lymphangiomatosis). Report of a case with diffuse involvement. Pediatrics 28, 65—76 (1961).

Kubányi, E.: Aus einem 11jährigen Kind entfernte 3 kg schwere Milzzyste. Zbl. Chir. 65, 1655—1657 (1938).

Kumaris, J.: Milzdermoid und Wandermilz. Langenbecks Arch. klin. Chir. 106, 699—705 (1915).

Leger, L., Mouktar, M.: Hémangiomes et lymphangiomes de la rate. J. Chir. (Paris) 86, 249—264 (1963).

Lennert, K. A., Saenger, M. D., Mondorf, W.: Splenektomie-bedingte Spätveränderungen. Münch. med. Wschr. 111, 190—197 (1969).

Lereboullet, P., Grégoire, R., Bernard, J., Ibarran, R.: Les kystes épidermoides de la rate. Sang 13, 853—869 (1939).

Lewis, H.: Epidermoid cyst of the spleen. Amer. J. Surg. 99, 242—243 (1960).

Linn, H. J., Ellias, E. P.: Epidermoid cyst of the spleen. Amer. J. clin. Path. 19, 558—564 (1949).

Mahour, G. H., Soule, E. H., Lynn, H. B.: Multiple epidermoid cysts of the spleen. Arch. Surg. 96, 394—396 (1968).

Marion, J., Jeune, M., Larbre, F., Dubois, J., Germain, D.: Kyste épidermoid de la rate — splenectomie. Pédiatrie 14, 619—625 (1959).

Martin, J. W.: Congenital splenic cysts. Amer. J. Surg. **96**, 302—308 (1958).

McClure, R. D., Altemeier, W. A.: Cysts of the spleen. Ann. Surg. **116**, 98—102 (1942).

McNamara, J. J., Murphy, L. J., Griscom, N. Th., Tefft, M.: Splenic cysts in children. Surgery **64**, 487—491 (1968).

Mills, H. W.: Hydatid cysts of the spleen, with report of four cases. Surg. Gynec. Obstet. **38**, 491—505 (1924).

Montgomery, A. H., McEnery, E. T., Frank, A. A.: Epidermoid cysts of the spleen. Ann. Surg. **108**, 877—884 (1938).

Morgan, H., Johnson, P. M.: Splenic masses detected by scintillation imaging and contrast tomography. Radiology **97**, 301—306 (1970).

Morphis, L. G., Arcinue, E. L., Krause, J. R.: Generalized lymphangioma in infancy with chylothorax. Pediatrics **46**, 566—575 (1970).

Moynihan, B.: Cysts of the spleen. Surg. Gynec. Obstet. **40**, 778—782 (1925).

Müller, H.: Die histologische Übereinstimmung zwischen Epithelregeneration und Krebsbildung. Z. Krebsforsch. **28**, 383—417 (1929).

Parsons, L. G., Ebbs, J. H.: Generalized angiomatosis presenting the clinical characteristics of storage reticulosis. Arch. Dis. Childh. **15**, 129—158 (1940).

Paul, M.: Cysts of the spleen. Brit. J. Surg. **30**, 336—339 (1943).

Péan, J.: Opération de splénotomie: guérison. Gaz. hebd. méd. Chir. **4**, 795 (1867). Zit. nach M. Kaplan, F. Hayem, Les kystes non parasitaires de la rate chez l'enfant. Arch. franç. Pédiat. **21**, 153—164 (1964).

Pellerin, D., Bertin, P.: Les tumeurs de la loge splénique chez l'enfant. (A propos de 11 observations.) Ann. Chir. **24**, 1351—1361 (1970).

Pemberton, J. de: In Disk. zu: F. Robertson, Solitary cysts of the spleen. Ann. Surg. **111**, 848—850 (1940).

Pfannenstiel, P., Klemm, D.: Präoperative Diagnose einer Milzzyste mit Hilfe der Photoszintigraphie. Med. Klin. **65**, 1024—1026 (1970).

Piša, V., Šikl, H.: Ein Beitrag zur Pathologie und Klinik der nicht-parasitären Milzcysten. Dtsch. Z. Chir. **252**, 746—755 (1939).

Pohle, W.: Über Milzzysten. Dtsch. Z. Chir. **221**, 211—222 (1929).

Posener, L. J., Litherland, O. K.: An epidermoid cyst of the spleen. Canad. med. Ass. J. **75**, 510—512 (1956).

Posth, H.-E.: Abdominaltumoren in der Kinderchirurgie. Münch. med. Wschr. **106**, 26—32 (1964).

Qureshi, M. A., Hafner, Ch. D.: Clinical manifestations of splenic cysts. Study of 75 cases. Amer. Surg. **31**, 605—608 (1965).

— — Dorchak, J. R.: Nonparasitic cysts of the spleen. Arch. Surg. **89**, 570—574 (1964).

Radakovich, M.: Epidermoid cyst of the spleen. Ann. Surg. **131**, 268—276 (1950).

Raisch, O.: Über Milzzysten im Kindesalter. Riv. Chir. pediat. (Roma) **2**, 3—8 (1960).

Ritchie, G., Zeier, F. G.: Hemangiomatosis of the skeleton and the spleen. J. Bone Jt Surg. A **38**, 115—122 (1956).

Rousset u. Péan, J.: In: J. Péan, Des tumeurs de l'abdomen I., 1863. Zit. nach Heinricius (1903/04).

Sailer, V.: Ein seltener Fall des Überlebens bei Ruptur einer Riesenmilzzyste. Kinderärztl. Prax. **31**, 439—448 (1963).

Sander, E., Leschke, W.: Zur Diagnostik der Milzzysten. Bruns' Beitr. klin. Chir. **197**, 129—138 (1958).

Santy, P.: Splénectomie pour un kyste vrai de la rate chez un enfant. Lyon chir. **27**, 101—104 (1930).

Schadkhu, P.: Zystische Bildungen der Milz. Zbl. Chir. **90**, 2378—2383 (1965).

Schindléry, B., Duchek, M., Horáček, J.: Epidermoidní cysta sleziny u tříletého dítěte. Čs. Pediat. **17**, 228—230 (1962).

Schneider, P.: Eine splenomegalische Epidermoidzyste. Verh. dtsch. Ges. Path. **24**, 280—281 (1929).

Schumacher, M. J.: Serum immunoglobin and transferrin levels after childhood splenectomy. Arch. Dis. Childh. **45**, 114—117 (1970).

Seager, F. R.: Note on a case of hydatid cyst of the spleen. Lancet **1903 I**, 655.

Shawan, H. K.: Epidermoid cysts of the spleen. Arch. Surg. **27**, 63—74 (1933).

Soutter, L., Castleman, B.: s. Case Rec. Mass. Gen. Hosp. No 40092. New Engl. J. Med. **250**, 390—393 (1954).

Suchanek, E.: Ein Beitrag zur Casuistik der Milzzysten. Langenbecks Arch. klin. Chir. **98**, 209—221 (1912).

Sweet, R. H.: Single true cysts of the spleen. Report of three cases. New Engl. J. Med. **228**, 705—710 (1943).

Tamaki, H. T.: Splenic cysts. Arch. Path. **46**, 550—558 (1948).

Turpin, R., Fèvre, M., Chassagne, P., Mme Pillet: Etude anatomo-clinique d'un kyste splénique découvert chez un garçon de 12 ans. Arch. franç. Pédiat. **3**, 382—385 (1946).

Vernéjoul, R. de, Audier, Payan, Serradimigni, Delmont, Gosset: Kyste épidermoide de la rate. Marseille-med. **99**, 51 (1962). Zit. nach M. Kaplan et al., Les kystes non parasitaires de la rate chez l'enfant. Arch. franç. Pédiat. **21**, 153—164 (1964).

Wagner, H. N., McAfee, J. G., Winkelman, J. W.: Splenic disease. Diagnosis by radioisotope scanning. Arch. intern. Med. **109**, 673—684 (1962).

Watts, T. D., Warthen, H. J.: Non parasitic cysts of the spleen. Sth. Surg. **10**, 34 (1941). Zit. nach M. Kaplan et al., Les kystes non parasitaires de la rate chez l'enfant. Arch. franç. Pédiat. **21**, 153—164 (1964).

Werner, E.: Zur Kenntnis der Milzzysten (unter Berücksichtigung eines Falles von Dermoidzyste der Milz). Bruns' Beitr. klin. Chir. **176**, 460—465 (1947).

Whitham, Garlinghouse, Tanner, Moesner: Zit. nach R. H. Fowler, Nonparasitic benign cystic tumors of the spleen. Int. Abstr. Surg. **96**, 209—227 (1953).

# Herztumoren

K. Bühlmeyer, München

Tumoren des Herzens sind auch im Kindesalter ausgesprochen selten. Bis vor einigen Jahren haben diese Art von Geschwülsten meist nur das Interesse des Pathologen erregt. Mit der Fortentwicklung der kardiologisch-diagnostischen Methoden jedoch, besonders der Herzkatheterisation und der Angiokardiographie, ist auch das Interesse des Klinikers an den Herztumoren erwacht. Besonders stimulierend wirkte sich auch hier die Verbesserung der Möglichkeiten der Herzchirurgie aus, die in bestimmten Fällen von Herztumoren sogar eine kausale Therapie ermöglicht.

## I. Einteilung

Die Herztumoren bilden eine sehr heterogene Gruppe, die echte Neoplasmen, Hamar-

Tabelle 93

---

A. *Primäre* Herztumoren:
   I. Benigne Tumoren
     1. Rhabdomyom
     2. Fibrom
     3. Myxom
     4. Klappenmyxom und Papillom
     5. Teratom
     6. Lipom
   II. Maligne Tumoren

B. *Sekundäre* Tumoren (metastatische Tumoren):
    I. intrakavitär
   II. myokardial
 III. perikardial

---

tome und Teratome einschließt, eine zufriedenstellende Klassifikation ist daher kaum möglich. Die heute allgemein gebräuchliche Einteilung unterscheidet primäre und sekundäre Herztumoren.

Primäre Tumoren sind solche, die im Herzen selbst entstanden sind, d. h. sowohl benigne als auch maligne Tumoren können in dieser Gruppe gefunden werden. Allerdings sind auch Tumoren, die auf Grund ihrer pathologisch-anatomischen Eigenschaften als benigne zu bezeichnen sind, bei einer Lokalisation im Herzen meist, was den Verlauf anbelangt, durchaus maligne.

Als sekundäre Tumoren werden metastatisch abgesiedelte bezeichnet. Es handelt sich hierbei also immer um maligne Tumoren.

Die weitaus größte Mehrzahl der im Kindesalter gefundenen Herztumoren fallen in 4 Gruppen. Geordnet nach ihrer Häufigkeit sind dies:

   1. die Rhabdomyome,
   2. die Fibromyome,
   3. die Myxome,
   4. die Teratome.

Primäre maligne Tumoren des Herzens sind im Kindesalter extreme Seltenheiten. Auch metastatische Tumorabsiedlungen im Herzen, sieht man von solchen bei Leukosen ab, werden im Kindesalter nur ausnahmsweise bei der Sektion gefunden, häufig ohne faßbare klinische Erscheinungen

## II. Symptomatologie

Herztumoren können nahezu jede kardiovasculäre Erkrankung nachahmen. Ihre Diagnose und Differentialdiagnose kann sich deshalb äußerst schwierig gestalten. Sowohl primäre als auch sekundäre Tumoren können hämodynamische Auswirkungen haben, doch treten hauptsächlich die primären in dieser Weise in Erscheinung. Sekundäre dagegen führen, wenn sie auch das Myokard infiltrieren können, kaum zu Veränderungen der Hämodynamik. Sie zeigen mehr Rhythmusstörungen oder perikardiale Affektionen. Im übrigen hän-

Tabelle 94

---

A. Hämodynamische Störungen:
   1. Füllungs- und Funktionsbehinderung durch intrakavitäres Wachstum
   2. Embolien
   3. Arrhythmien
   4. Perikarditis

B. Mechanische Hämolyse bei intrakavitärem Tumor

C. Biochemische Effekte bei bestimmten Tumoren

D. Allgemeinsymptome wie Gewichtsverlust, Veränderung des Serumeiweißgehaltes, chronisch entzündliche Erscheinungen

---

gen die Art und die Ausprägung der Symptome nicht nur von der Lage, sondern selbstverständlich auch von der Größe des Tumors ab. So können gutartige primäre Herztumoren so klein sein, daß sie keinerlei Erscheinungen verursachen, so z. B. im Myokard gelegene Fibrome.

Mit GOODWIN (1968) kann man die Hauptmanifestation der Herztumoren in 4 Gruppen einteilen:

Eine weitere Tabelle nach GOODWIN (1968) zeigt die wichtigsten diagnostischen Kriterien der Herztumoren:

Tabelle 95

1. Bei Befallensein des Perikards Perikarditis mit Erguß bis zur Tamponade, Zeichen konstruktiver Perikarditis

2. Behinderung der Auswurfleistung des Herzens
Synkopen
Pektanginöse Beschwerden
Lungenödem
Klinische und hämodynamische Zeichen einer Einengung des Ausflußtraktes der beiden Herzkammern wie bei Aorten- oder Pulmonalklappenstenose

3. Herzinsuffizienz
Erhöhter Venendruck
Ödeme
Ascites

4. Pulmonale Hypertonie
Rezidivierende Mikroembolie in der Lunge
Pulmonale Hypertonie als Folge einer Druckerhöhung im Lungenvenensystem und im linken Vorhof

5. Multiple Embolien (pulmonale und arterielle)

6. Arrhythmien
Vorhofflimmern
Rezidivierende, supraventriculäre oder ventriculäre Tachykardien

7. Herzschmerzen
Myokardnekrosen bei infiltrativem Tumorwachstum
Coronarembolien durch Tumorwachstum

8. Allgemeinerscheinungen
Fieber
BKS-Beschleunigung
Gewichtsverlust
Hyperglobulinämie (Vorhofmyxom)

9. Hämolytische Anämie durch mechanische Destruktion der Erythrocyten

10. Zeichen, die eine bakterielle Endokarditis vermuten lassen
Fieber
Wechselnde Geräusche
Anämie

## A. Hämodynamische Störungen

### 1. Füllungs- und Funktionsbehinderung des Herzens

Eine Verlegung einer Herzhöhle durch einen Tumor kann bei jeder Tumorform auftreten und selbstverständlich eine Vielzahl von Myokard- und vor allem Herzklappenerkrankungen vortäuschen. Ein im rechten Vorhof gelegener Tumor, z. B. ein Myxom, kann die ausgeprägten klassischen Zeichen einer Tricuspidalstenose bieten. Durch Behinderung des venösen Einstroms in das rechte Herz bei einem solchen Tumor können auch Zeichen auftreten, die differentialdiagnostisch die Abgrenzung einer Perikarditis constrictiva äußerst schwierig gestalten. Tumoren im rechten Ventrikel simulieren hauptsächlich eine Pulmonalstenose mit typischem Geräusch, das allerdings in seiner Intensität wechseln kann und im Elektrokardiogramm Zeichen der Rechtshypertrophie aufweist. Bei der Herzkatheteruntersuchung findet sich in diesen Fällen auch ein klassischer Druckgradient zwischen Arteria pulmonalis und rechtem Ventrikel. So fand sich in 11 Fällen, in denen ein Tumor im rechten Ventrikel gelegen war, die von GOLDSTEIN und MAHONEY aus der Literatur gesammelt wurden, immer ein Druckgradient zwischen rechtem Ventrikel und der Arteria pulmonalis. Auffallend ist, daß Allgemeinsymptome im Gegensatz zum Myxom des rechten Vorhofs gewöhnlich bei Tumoren im rechten Ventrikel fehlen. Ähnliche Verhältnisse wie bei Tumorlokalisation im rechten Vorhof finden sich bei Ansiedlung des Tumors im linken Vorhof. Hier wird durch eine solche intrakavitär gelegene Geschwulst in erster Linie eine Mitralstenose vorgetäuscht. Mit Abstand als häufigster Tumor ist hier das Myxom des linken Vorhofs zu finden.

Alle plötzlich auftretenden Mitralstenosen oder Tricuspidalstenosen müssen an einen Herztumor denken lassen. Tumoren im linken Ventrikel verursachen im allgemeinen nicht so eindrucksvolle Einengungszeichen wie Tumoren im rechten Ventrikel. Doch auch hier stellen sich die klinischen Zeichen einer Aortenstenose oder häufiger einer Subaortenstenose mit allen typischen Symptomen wie Dyspnoe, Krämpfen, pektanginösen Beschwerden und plötzlichem Herztod ein. Ähnlich wie bei der angeborenen Aortenklappenstenose scheinen solche Tumoren lange Zeit stumm zu sein und auch die EKG-Veränderungen verhalten sich parallel, d. h. ausgeprägte Linkshypertrophien sind selten, so daß die Tumoren des linken Ventrikels im allgemeinen wesentlich mehr diagnostische Schwierigkeiten bereiten als die des linken Vorhofs oder die auf der rechten Herzseite gelegenen.

### 2. Embolien

Es ist leicht einzusehen, daß jeder intrakardial gelegene Tumor Ausgangspunkt für einen Embolus sein kann. Wiederholt vom rechten Herzen ausgehende Embolien können so zu einer pulmonalen Hypertonie führen. Auch Embolien in den großen Kreislauf sind relativ häufig. So fand Goodwin (1963) bei 45 Patienten mit Myxom des linken Vorhofs 21mal arterielle Embolien.

### 3. Arrhythmie und EKG-Alteration

Im Kindesalter sind Tachykardien, die auf einen Herztumor zurückzuführen sind, relativ häufig, vor allem ventriculäre Tachykardien. Die häufigste Rhythmusstörung ist aber Vorhofflimmern, meist allerdings durch metastatische Tumoren verursacht. Je nach Tumorlokalisation im Bereich des Reizbildungs- und des Reizleitungssystems sind alle Formen von Rhythmusstörungen möglich. Verständlich, daß in diesen Fällen die Tumorgröße gegenüber der Tumorlokalisation eine untergeordnete Rolle spielt..

### 4. Perikarditis

Tumoren des Perikards sind nach der Literatur am ersten einer Diagnose zugänglich. Hier sind Perikarderguß, Perikardreiben, abgeschwächte Herztöne und entsprechende Röntgenzeichen richtungsweisend. Dabei sind primäre Tumoren des Perikards ungewöhnlich und meist handelt es sich um infiltrativ gewachsene Herztumoren oder metastatische Absiedlungen, die wie erwähnt im Kindesalter im allgemeinen von geringer Bedeutung sind.

### B. Mechanische Effekte

Seit langem ist bekannt, daß Myxome im rechten Vorhof mit Anämie einhergehen. Erst die Beobachtung, daß die Implantation einer künstlichen Herzklappe zu Anämie durch mechanische Hämolyse führen kann, lenkt den Verdacht darauf, daß das gleiche für die Anämie bei Herztumoren gilt. Vuopio und Mikkilä konnten in einem Fall von Myxom des linken Vorhofs nachweisen, daß die Lebensdauer der Erythrocyten von einem gesunden Spender stark verkürzt war. Im Blutausstrich fanden sie traumatische Veränderungen der roten Blutzellen.

### C. Biochemische Veränderungen

Hier sind vor allem die Veränderungen der Serumeiweißkörper beim Vorhofmyxom zu erwähnen. MacGregor und Cullen berichteten hierüber als erste, genaue Untersuchungen folgten durch Goodwin et al. (1962). Sie fanden eine Hyperglobulinämie ohne qualitative Veränderung der Serumgammaglobuline. Als Ursache wird das dauernde Übertreten von Muco- und Polysacchariden aus dem Tumor in die Blutbahn diskutiert. Die Hyperglobulinämie wird außerdem für die erhöhte Körperchensenkungsgeschwindigkeit verantwortlich gemacht. Die Veränderung der Bluteiweiße scheint ziemlich spezifisch zu sein. Für das Kindesalter liegen aber keine näheren Untersuchungen vor.

### D. Allgemeinerscheinungen

Diese bestehen in Fieber und allgemeinen Symptomen, die an eine subakute bakterielle Endokarditis und auch an ein rheumatisches Fieber denken lassen müssen. Hier werden von Vuopio und Mikkilä Immunreaktionen, verursacht durch Tumorbruchteile, die in die Blutbahn gelangen, als Ursache diskutiert. Wegen des im allgemeinen sehr rapiden Verlaufs im Kindesalter stehen solche uncharakteristischen Symptome in dieser Altersgruppe mehr im Hintergrund.

# III. Herztumoren

Im folgenden sollen zunächst die 4 im Kindesalter am häufigsten Tumorarten besprochen werden, ehe auf extrem seltene Bilder eingegangen wird.

## 1. Rhabdomyom

Die Rhabdomyome stellen den häufigsten raumfordernden Prozeß unter den primären Herztumoren im Kindesalter dar. Obwohl sich alle neueren Autoren darüber einig sind, daß die Rhabdomyome keine echten Tumoren mit entsprechenden histologischen Kriterien sind, sondern Mißbildungen, müssen sie wegen ihrer klinischen Symptomatologie hier mit den echten Tumoren abgehandelt werden. Es dürften wegen der Seltenheit der Herztumoren bisher wohl nahezu alle diagnostizierten Fälle publiziert sein. KIDDER hat 1950 eine Anzahl von 69 Fälle zusammengestellt. Eine Reihe von weiteren Veröffentlichungen folgte. Zuletzt von MASSUMI et al., so daß jetzt 107 Beobachtungen vorliegen. Bei BIGELOW et al. waren von 69 überblickten Fällen nur 11 älter als 5 Jahre. Mehr als 40% der Patienten starben vor Erreichen des 7. Lebensjahres. Von den bis 1962 gesammelten 78 Kranken waren nur 8 älter als 15 Jahre. Diese Zahlen zeigen eine eindeutige Bevorzugung des frühen Kindesalters.

Die Pathogenese wurde wiederholt ausführlich diskutiert (KIRCH, 1927; HUDSON, 1965). Die Kombination von Rhabdomyomen mit tuberöser Hirnsklerose (Adenoma sebaceum), Mischgeschwülsten der Niere und Entwicklungsstörungen des Herzens sowie der großen Gefäße sprechen nach KIRCH für eine entwicklungsgeschichtliche, systematisierte Fehlbildung. Mehr als die Hälfte aller Fälle sind mit tuberöser Hirnsklerose vergesellschaftet. Während dies bei älteren Kindern fast die Regel ist, soll es bei Neugeborenen selten sein. Daraus wird der Schluß gezogen, daß eine gewisse Zeit vergehen muß, ehe das Vollbild der anatomischen Veränderungen bei tuberöser Sklerose ausgebildet ist. Dasselbe soll auch betreffend das Adenoma sebaceum der Fall sein. Während, was die Hauterscheinung anbelangt, wir diese Beobachtung bestätigen können, war in dem von uns gefundenen Fall bei einem 8 Wochen alten Säugling bereits pathologisch-anatomisch ausgeprägte tuberöse Hirnsklerose vorhanden.

Gegenüber der Anschauung, daß Rhabdomyome eine Gewebsfehlbildung des Myokards sind, haben die Theorien der umschriebenen Glykogenspeicherkrankheit und der Beziehung des Tumors zu den Purkinjeschen Fasern an Bedeutung verloren.

Makroskopisch finden sich in klassischer Form weiße oder graue Knoten, die das Myokard an vielen Stellen betreffen. Einzelne Knoten können dabei sehr groß sein, größer als ein Ventrikelcavum, wie wir das auch in dem von uns beobachteten Fall sehen konnten, so daß das Bild von Klappenstenosen vorgespiegelt werden kann. Metastasen werden nie beobachtet. Histologisch finden sich gleichförmig vergrößerte Herzmuskelzellen mit typischer Querstreifung. HEATH spricht von atypischen Purkinjeschen Zellen. Diese Zellen sind vacuolisiert, so daß von schwammartigen Strukturen die Rede ist. Bei Alkoholfixation wird in diesen Vacuolen ein Mucopolysaccharid gefunden, das wahrscheinlich ein Glykogen ist (HEATH). Diese Anschauung ist aber nicht allgemein anerkannt (BEAIRD et al.).

Die *klinischen Erscheinungen* bei Säuglingen und jungen Kindern gehen zunächst ausschließlich auf das Herz zurück und bestehen aus hohen charakteristischen Dekompensationszeichen. Bei älteren Kindern können systolische oder auch diastolische Geräusche vorhanden sein, die eine Klappenstenose oder seltener auch eine Klappeninsuffizienz vermuten lassen. Im Elektrokardiogramm sind je nach Tumorlokalisation Rhythmusstörungen mit Tachykardieneigung oder Hypertrophiezeichen bei Ausflußtrakteinengung zu beobachten. Das Röntgenbild zeigt im allgemeinen eine uncharakteristische Herzform bei gleichzeitiger meist recht beträchtlicher Vergrößerung des Herzens.

Wichtigstes diagnostisches Mittel ist die Angiokardiographie, die einen Füllungsdefekt in der betroffenen Kammer zeigen kann.

Da Rhabdomyome meist multipel sind und auch im allgemeinen tief in das Myokard reichen, ist chirurgische Therapie wenig erfolgversprechend. Trotzdem wurde von TABER und LAM ein erfolgreich operierter Fall beschrieben.

## 2. Fibrom

Auch die große Mehrzahl der Fibrome im Herzen wurde im Kindesalter gefunden. FREEMAN et al. berichten 1965 über ein großes intramurales Fibrom bei einem 7 Monate alten Kind. Dabei konnten sie einen Überblick über 26 Fälle aus der Literatur geben.

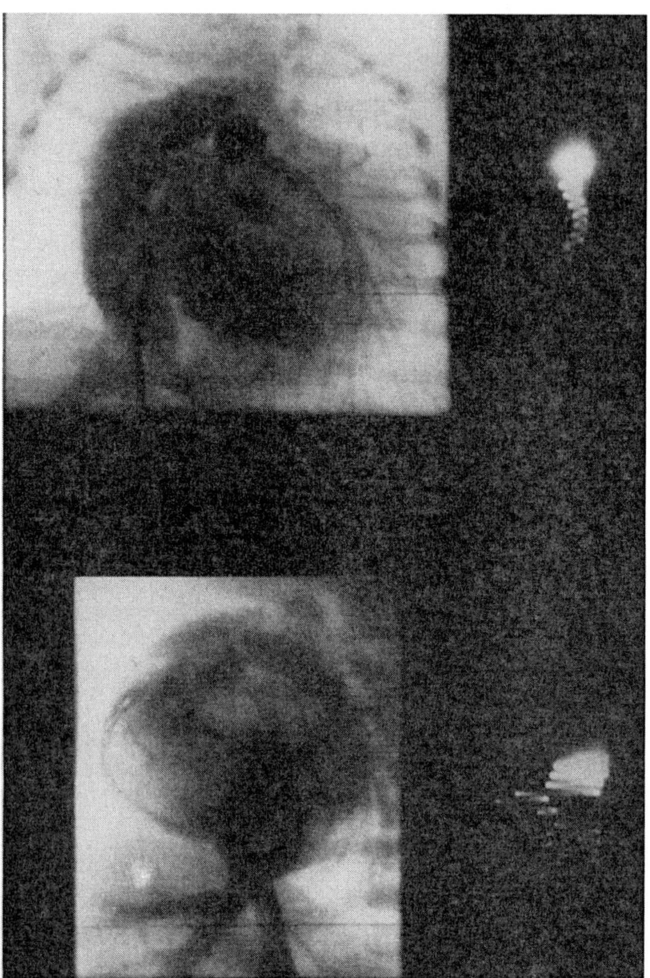

Abb. 232. Angiokardiographie eines 2 Monate alten Säuglings mit Rhabdomyom des rechten Ventrikels.
Im oberen Bild im ap-Strahlengang Abdrängung des rechten Herzens nach rechts. Rechts-Links-Shunt
über Foramen ovale. Unteres Bild im seitlichen Strahlengang deutlich der Tumor erkennbar

Weitere Mitteilungen (PARKS et al.; NICKS; VAN DER HAUWAERT) führten zur Veröffentlichung von bisher 32 Fällen, 14 von diesen waren Kinder im Alter von unter 1 Jahr. Nur 6 Fibrome fanden sich bei älteren Patienten.

Auch für die Fibrome wird ein echter tumoröser Charakter abgelehnt. Sie werden ebenfalls wie die Rhabdomyome als Hamartome, und zwar vom Interstitium ausgehende, aufgefaßt (SYMEONIDIS u. LINZBACH, ebenso PRICHARD).

Makroskopisch ist der Tumor meist rund, weißlich und von derber Struktur. Die Größe wechselt stark. Das Fibrom tritt ausschließlich singulär auf und Metastasierungen wurden nie beobachtet. Die Knoten sind vorzugsweise im linken Herzen lokalisiert, so im Kammermyokard des linken Ventrikels (23mal), im Septum (6mal). Doch auch die Muskulatur des rechten Ventrikels (3mal) ist mitunter befallen.

Histologisch finden sich Bindegewebsfaserbündel, die vernetzt sind. Die Zellen sind Spindelzellen, die von reifen Fibroblasten nicht zu unterscheiden sind. An den Tumorrändern können Bindegewebsfasern und Muskelfasern verflochten sein. Im Tumor selbst finden sich unterschiedliche Mengen von elastischen Fasern, teilweise Verkalkungen oder Nekrosen.

Die klinischen Zeichen ergeben sich wie bei allen benignen Tumoren in erster Linie aus dem mechanischen Effekt des Tumors. Beeinflußt dieser das Reizleitungssystem, so entstehen Rhythmusstörungen. Hauptsächlich sind die Symptome aber durch Einengung des Ventrikels bedingt. Da vorzugsweise der linke Ventrikel betroffen ist, ergeben sich die Zeichen einer Aorten- oder Subaortenstenose. Doch auch andere Klappenstenosen können imitiert werden. Plötzlicher Herztod wird in einem Drittel der Fälle beschrieben, was wiederum zur Diagnose einer Aortenstenose bzw. zu deren hämodynamischen Auswirkungen paßt. Im Elektrokardiogramm wird gewöhnlich eine Linkshypertrophie festgestellt, auskultatorisch ein wechselndes systolisches Geräusch über der Aorta gefunden.

Röntgenbefunde unspezifisch mit Herzvergrößerung, doch auch in Einzelfällen deutliche Vergrößerung des linken Ventrikels. Die Diagnose dieses an sich gutartigen Tumors ist extrem wichtig, da die Prognose ohne Operation ungünstig, die Operation aber nach Literaturberichten (PARKS; NICKS) durchaus erfolgreich sein kann.

### 3. Myxom

Die Myxome stellen eine äußerst interessante Gruppe von Herztumoren dar, da sie in ihrer Symptomatologie als Modellbeispiel für alle Herztumoren gewertet werden können. Außerdem sind sie zahlenmäßig die wichtigste Gruppe aller intrakardialen primären Tumoren. So sind in den Überblickarbeiten von MAHAIM und PRICHARD etwa die Hälfte der zusammengefaßten Herztumoren Myxome. Wegen dieser relativen Häufigkeit sind diese Geschwülste eingehend bearbeitet worden, so daß ein ausgedehntes Schrifttum betreffend Myxome des Herzens vorliegt (PRICHARD; GRIFFITH; GOODWIN, 1963). Auffallend ist, daß der Tumor, obwohl er allgemein eher etwas häufiger ist, im Kindesalter selten auftritt. So glauben DIFFERDING et al., daß sichere Myxome bisher nicht vor dem 3. Lebensjahr beobachtet wurden, und dieselben Autoren zweifeln den von MAHAIM beschriebenen jüngeren Fall, der bei einem 3 Monate alten Jungen diagnostiziert wurde, an. Hauptsächlich die Lage der in diesem Fall gefundenen myxomatösen Gewebspartien von mikroskopischer Größe im Ventrikelseptum berechtigen diese Zweifel.

Zu 75 % liegen diese Tumoren im linken Vorhof und fast der gesamte Rest ist in den rechten Vorhof lokalisiert. Nur einige wenige Fälle wurden in den Ventrikeln gefunden (GREENWOOD). Charakteristischerweise nehmen die Myxome ihren Ursprung aus dem Vorhofseptum im Bereich der Fossa ovalis und sind häufig gestielt (zu 80 %). Lange Zeit wurde diskutiert, ob ein myxomatös umgewandelter Thrombus (THOREL; HUSTEN) oder ein echter Tumor der Geschwulst zugrunde liegt (RIBBERT). Eine Reihe

von pathologisch-anatomischen Zeichen und auch klinischen Befunden wurden von RIBBERT hierzu angeführt, und heute sind auch die meisten Autoren überzeugt, daß es sich bei den Myxomen um echte Tumoren handelt (BLUM; PRICHARD).

Auffällig bleibt trotzdem die makroskopische Ähnlichkeit mit organisierten Thromben. Die Tumoren stellen eine gelatinöse, weißlichgelbliche Masse dar, die gelappt ist und oft polypöse Fortsätze aufweist (PANSCH). Manchmal finden sich hämorrhagische Bezirke.

Das histologische Erscheinungsbild des intrakavitären Myxoms variiert in sich etwas. Im Grund liegt jedoch ein relativ zellarmes Gewebe mit meist geringer Vascularisierung vor. Die Matrix ist gewöhnlich amorph mucoid und dabei basophil. Die Myxomzellen sind spindelförmig in netzartiger Anordnung. Die Tumormatrix ist ein Mucopolysaccharid, das in Beziehung zu Chondroitin C steht (HEATH).

Die klinischen Symptome werden hauptsächlich geprägt durch die verschiedengradige Einengung einer AV-Klappe und weiter durch vom Tumor ausgehende Embolie. Daneben werden auch noch Allgemeinerscheinungen gefunden.

Die durch Behinderung der AV-Klappenfunktion bedingten Symptome hängen von der betroffenen Klappe ab. Da 75 % der Tumoren im linken Vorhof liegen, ist es verständlich, daß das Myxom hauptsächlich eine Mitralstenose simuliert. Dabei können sogar die Zeichen einer pulmonalen Hypertonie mit Rechtshypertrophie und histologischer Veränderung der kleinen Lungenarterien auftreten. Auch ein typisches präsystolisches Geräusch kann gefunden werden. Als differentialdiagnostisch wichtig wird dessen Veränderlichkeit allgemein hervorgehoben (VAN DER HAUWAERT). Ebenso wie die Klappenöffnungsfläche durch ein Myxom verändert werden kann, kann auch eine Schlußunfähigkeit durch einen in den Klappenring prolabierten Tumor resultieren, so daß eine Mitralinsuffizienz vorgetäuscht wird. Bei Vorliegen der Symptome einer Mitralstenose muß unter gewissen Umständen differentialdiagnostisch an ein Myxom des linken Vorhofs gedacht werden. Diese sind normal großer linker Vorhof, wechselndes Geräusch, embolisches Geschehen, Allgemeinerscheinungen nach Art eines rheumatischen Fiebers oder chronischer Endokarditis, die nicht auf übliche Therapie ansprechen.

Wird der rechte Vorhof betroffen, so entstehen parallel zu dem Angeführten die Zeichen einer Tricuspidalstenose oder einer Tricuspidalinsuffizienz. Im Vordergrund steht hier die fortschreitende Rechtsinsuffizienz mit Ödem, Albuminurie und erhöhtem zentralen Venendruck. Auch das Bild einer Ebsteinschen Anomalie der Tricuspidalklappe kann simuliert werden. Bei Lokalisation des Tumors in einem Ventrikel resultiert eine Ausflußbahnbehinderung mit der hämodynamischen Auswirkung, wie bei Stenosen der Semilunarklappen.

Arterielle Embolien vom Tumor ausgehend wurden bei 9 von 15 Fällen im Kindesalter beschrieben. Pulmonale Embolien können durch größere Tumormassen, ausgehend vom rechten Vorhof oder auch durch kleinere Tumorpartikel bedingt sein, die dann im letzteren Fall zu einer obstruktiven pulmonalen Hypertension führen können.

Allgemeinerscheinungen beim Myxom sind subfebrile Temperaturen, Gewichtsverlust, Leukocytose, Anämie, Erhöhung des Serumeiweiß und beschleunigte Blutkörperchensenkungsreaktion (Goodwin, 1963). Goodwin fand die Veränderung der Serumeiweißkörper diagnostisch von erstaunlicher Signifikanz, und zwar stellen sich Erhöhungen des Gammaglobulins ein mit Veränderung des Quotienten Albumin-Globulin.

Die Kombination der beschriebenen Allgemeinbefunde weisen diagnostisch häufig in Richtung rheumatisches Fieber oder subakute bakterielle Endokarditis. Einzelne Zeichen aber, wie Wechseln des Geräusches, wiederholte arterielle Embolien, Verschlechterung des Krankheitsbildes trotz entsprechender Therapie, müssen den Verdacht auf das Vorliegen eines Myxoms erwecken.

Die beste diagnostische Aussage erlaubt wiederum die Angiokardiographie und auch hier ist eine Diagnose wichtig, da bei der morphologischen Eigenart des Tumors eine Operation selbstverständlicherweise erfolgversprechend ist. So wurde auch bereits über einige erfolgreich operierte Myxome berichtet (Differding et al.; Lelong).

*Klappenmyxom oder Papillom*

Die Myxome müssen von den Klappenmyxomen oder Papillomen getrennt werden. Solche Klappenveränderungen myxomatöser Art werden relativ häufig bei Sektionen von Neugeborenen gefunden, ohne daß diese Veränderungen zu nennenswerter Beeinträchtigung der Klappenfunktion geführt haben. Es wird angenommen, daß es sich hierbei um Ablagerung von primitivem Bindegewebe und nicht um echte Tumorbildung handelt (Edwards). Anders die gestielt mit einer Klappe verbundenen Papillome, die nach Prichard als echte Tumoren angesehen werden müssen. Andere Autoren betrachten auch diese als nicht tumorös und diskutieren Mißbildungen oder abgelaufene Entzündungen als Ursache (Raeburn). Von Bedeutung sind die Papillome, da sie bei Lokalisation in der Nähe des Sinus Valsalva zu Coronarverschluß führen können.

### 4. Teratome

Teratome sind wie multicystische, benigne Tumoren meistens extrakardial, aber intraperikardial gelegen. Nach Wilson et al. fanden sich von 14 echten Teratomen 8 bei Kindern unter 2 Jahren. Ein intrakardiales Teratom (Williams u. Scoman) bei einem neugeborenen Kind belegte den ganzen rechten Ventrikel, so daß es zur Herzinsuffizienz bei einem Bild einer Pulmonalstenose kam.

Makroskopisch sind Teratome meist rund und von einer ausgesprochenen Kapsel umgeben.

Histologisch finden sich kleine Cysten mit mucoider Masse ausgefüllt, und alle Strukturen, die von Endoderm, Mesoderm und Ektoderm gebildet werden können.

Die Klinik wird bestimmt von der Größe und der Lage des Tumors. Das Röntgenbild zeigt wiederum ein uncharakteristisch vergrößertes Herz, häufig mehr den oberen Mittelschatten betreffend. Unauffällige Elektrokardiogramme sind möglich. Die Diagnostik ist äußerst schwierig und die Angiokardiographie bringt in diesen Fällen nicht so sicher diagnostische Hilfe wie bei den anderen Tumoren, doch ist sie noch die wertvollste diagnostische Methode und kann Einengung oder Verlagerung des Herzens aufzeigen. Die frühe Diagnostik dieser Tumoren ist wichtig, da sie benigne sind und erfolgreiche Operation möglich ist (Wilson et al.; Berg).

*Primäre maligne Herztumoren*

Im Kindesalter wurden nur wenige primäre maligne Herztumoren beschrieben. Sie waren alle Sarkome mit Ausnahme eines malignen Teratoms (Solomon) und eines primären Mesothelioms (Booch). Whorton gibt einen umfassenden Überblick über 100 veröffentlichte Fälle. Hierbei tritt klar zutage, daß das Kindesalter seltener betroffen ist als das Erwachsenenalter (75% der Fälle im Alter zwischen 20 und 60 Jahren). Unter diesen zusammengefaßten Fällen wird aber auch über einen 3 Tage alten Säugling mit einem Herzsarkom berichtet. Was die Lokalisation anbelangt, so ist häufig der Tumor an der Herzbasis gelegen. In 65 Fällen der beschriebenen 100 fand sich der Tumor im Bereich des Vorhofseptums, in der Wand des rechten Vorhofs und in der Arteria pulmonalis.

Von einem Rhabdomyomsarkom wird gesprochen, wenn histologisch typische quergestreifte Zellen überwiegen. Werden hauptsächlich Spindelzellen gefunden, so spricht man von einem Fibrosarkom. Der Tumor hat die Tendenz, sich in die Herzhöhle, die ihrem Ursprungsgebiet am nächsten liegt, auszubreiten. Oft ist auch der intraperikardiale Raum betroffen. Bei den im Kindesalter beobachteten Fällen stand klinisch eine therapieresistente Herzinsuffizienz im Vordergrund. Über besondere Herzgeräusche wurde nicht berichtet.

Röntgenologisch fällt eine ganz massive Vergrößerung des Herzens auf, die zum Teil durch Perikarderguß bedingt wird. Diagnostische Maßnahmen sind wiederum die Angiokardiographie, doch sind hier Perikardpunktion mit histologischer Untersuchung des Ergusses, evtl. gefolgt von einem Pneumoperikard, von großem diagnostischem Wert.

### Metastatische Tumoren

Da maligne Tumoren im Kindesalter im allgemeinen nicht so häufig sind, sind Tumormetastasen allgemein und besonders im Herzen auch relativ selten zu beobachten. Leukosen dagegen führen häufiger zu Absiedlungen von Tumorzellen im Herzen. Eine solche Absiedlung kann still sein oder auch zu Symptomen führen, die entweder durch Beeinflussung des Reizleitungssystems bedingt sind oder aber aus einer Funktionsbeeinträchtigung des Myokards resultieren. Häufig sind bei Leukosen histologische, leukämische Infiltrationen des Herzens nachweisbar, ohne daß besondere kardiologische Symptome bestanden haben.

Ist das Perikard betroffen, so kann es zu perikarditischen Zeichen kommen, bei denen ein Erguß im Vordergrund steht oder aber sogar die Zeichen einer Perikarditis constrictiva durch massive Metastasierung hervorgerufen werden können.

## Literatur

BEAIRD, J., MOWRY, R. W., CUNNINGHAM, J. A.: Congenital rhabdomyoma of the heart. Case report with histochemical study of tumor polysaccharide. Cancer (Philad.) 8, 916 (1955).

BERG, E.: An intrapericardial teratoma removed by operation. Acta chir. scand. 123, 75 (1962).

BIGELOW, N. H., KLINGER, S., WRIGHT, A. W.: Primary tumors of the heart in infancy and early childhood. Cancer (Philad.) 7, 549 (1954).

BLUM, J. E.: The problem of cardiac polyps. Cardiologia (Basel) 20, 193 (1952).

BUCHEM, F. S. P. VAN, NIEVEEN, J., SLIKKE, J. B. VAN DER: The diagnosis of myxoma cordis. Diagnosis established pre-operatively in two cases. Cardiologia (Basel) 30, 353 (1958).

BUCHS, S.: Verlauf eines klinisch diagnostizierten Rhabdomyoms des Herzens bei einem jungen Mädchen. Cardiologia (Basel) 37, 50 (1960).

CATTON, R. W., GUNTHEROTH, W. G., REICHENBACH, D. D.: A myxoma of the pulmonary valve causing severe stenosis in infancy. Amer. Heart J. 66, 248 (1963).

CLAIREAUX, A. E.: An intrapericardial teratoma in a newborn infant. J. Path. Bact. 63, 743 (1951).

CLAY, R. D., SHORTER, R. G.: Intramural fibroma of the heart. J. Path. Bact. 74, 163 (1957).

DIFFERDING, J. T., GARDNER, R. E., ROE, B. B.: Intracardiac myxomas with report of two unusual cases and successful removal. Circulation 23, 929 (1961).

EDLUND, S., HOLMDAHL, K.: Primary tumour of the heart. Acta paediat. (Uppsala) 46, 59 (1957).

EDWARDS, A. T., JOHNSON, W.: A case of myxoma of the left atrium with peripheral arterial emboli. Brit. J. Surg. 46, 391 (1959).

EDWARDS, J. E.: Cardiac tumors. Heart disease in infants, children and adolescents, p. 1072. Baltimore: Moss-Adams 1968.

ELLIOTT, G. B., McGEACHY, W. G.: The monster Purkinje-cell nature of so-called "congenital rhabdomyoma of heart". A forme fruste of tuberous sclerosis. Amer. Heart J. 63, 636 (1962).

ENGLE, M. A., GLENN, F.: Primary malignant tumour of the heart in infancy. Case report and review of the subject. Pediatrics 15, 562 (1955).

— ITO, T., EHLERS, K. H., GOLDBERG, H. P.: Rhabdomyomatosis of heart; diagnosis during life with clinical and pathologic findings. Circulation 26, 712 (1962).

FARBER, S., CRAIG, J. M.: Congenital rhabdomyoma of the heart. Amer. J. Path. 7, 105 (1931).

FREEMAN, J. A., GEER, J. C., RANDALL, W. S., JR., PALFREY, W. G.: Intramural fibroma of the heart. Amer. J. clin. Path. 39, 374 (1963).

GOLDSTEIN, S., MAHONEY, E. B.: Right ventricular fibrosarcoma causing pulmonic stenosis. Amer. J. Cardiol. 17, 570 (1966).

Goodwin, J. F.: Diagnosis of left atrial myxoma. Lancet **1963** I, 464.
— The spectrum of cardiac tumors. Amer. J. Cardiol. **21**, 3 (1968).
— Kay, J. M., Heath, D.: Clinical pathological conference. Amer. Heart J. **70**, 239 (1965).
— Stanfield, C. A., Steiner, R. E., Bentall, H. H., Sayed, H. M., Bloom, V. R., Bishop, M. B.: Clinical features of left atrial myxoma. Thorax **17**, 91 (1962).
Goudie, R. B.: Secondary tumours of the heart and pericardium. Brit. Heart J. **17**, 183 (1955).
Greenwood, W. F.: Profile of atrial myxoma. Amer. J. Cardiol. **21**, 3 (1968).
Griffith, G. C.: A review of primary tumors of the heart. Progr. cardiovasc. Dis. **7**, 465 (1965).
Heath, D.: Pathology of cardiac tumors. Amer. J. Cardiol. **21**, 3 (1968).
— Best, P. U., Davis, B. T.: Papilliferous tumours of the heart valves. Brit. Heart J. **23**, 20 (1961).
— McKim Thompson, J.: Papillary tumours of the left ventricle. Brit. Heart J. **29**, 150 (1967).
Hudson, R. E. B.: Cardiovascular pathology. Baltimore: Williams & Wilkins Co. 1965.
Husten, K.: Über Tumoren und Pseudotumoren des Endocards. Beitr. path. Anat. **71**, 132 (1923).
James, U., Stanfield, M. H.: A case of fibroma of the left ventricle in a child of 4 years. Arch. Dis. Childh. **30**, 187 (1955).
Kay, J. H., Anderson, R. M., Meihaus, J., Lewis, R., Magidson, O., Bernstein, S., Griffith, G.C.: Surgical removal of an intracavitary left ventricular myxoma. Circulation **20**, 881 (1959).
Kidder, L. A.: Congenital glycogenic tumors of the heart. Arch. Path. **49**, 55 (1950).
Kirch, E.: Geschwülste des Herzens. Ergebn. allg. Path. path. Anat. **22**, 115 (1927).
Landing, B. H., Farber, S.: Tumors of the cardiovascular system [Atlas of tumor pathology, sect. 3, fasc. 7 (1956)]. Washington, D.C.: Armed Forces Institute of Pathology 1956.
Lelong, M., Dubost, C., Canlorbe, P., Ecoiffier, J., Le Tan Vinh, Vassa, J., Jean, R., Benaim, P., Plainfosse, B., Piwnica, A., Blondeau, P., Rivron, J.: Myxome de l'oreillette gauche chez un enfant de douze ans et demi. Bull. Soc. méd. Hôp. Paris **77**, 797 (1961).
MacGregor, G. A., Cullen, R. A.: The syndrome of fever, anaemia, and high sedimentation rate with an atrial myxoma. Brit. med. J. **1959** II, 991.
Mahaim, I.: Les tumeurs et le polypes du cœur: étude anatomo-clinique. Paris: Masson & Cie. 1945.
Massumi, R. A., Adkins, P. C., Reichelderfer, T. R., Fraga, J. R., Sampson, R.: Congenital rhabdomyoma of the heart presentation of two cases. J. thorac. cardiovasc. Surg. **55**, 711 (1968).
Nadas, A. S.: Cardiac tumors in infancy. Amer. J. Cardiol. **21**, 3 (1968).
Nicks, R.: Hamartoma of the right ventricle. J. thorac. cardiovasc. Surg. **47**, 762 (1964).
Pansch, J.: Funktionelle Mitralstenose durch Vorhofmyxom. Z. Kreisl.-Forsch. **45**, 619 (1956).
Parks, F. R., Jr., Adams, F., Longmire, W. R., Jr.: Successful excision of a left ventricular hamartoma. Report of a case. Circulation **26**, 1316 (1962).

Prichard, R. W.: Tumors of the heart. Review of the subject and report of one hundred and fifty cases. Arch. Path. **51**, 98 (1961).
Raeburn, C.: Papillary fibro-elastic hamartomas of the heart valves. J. Path. Bact. **65**, 371 (1953).
Ribbert, H.: Die Erkrankungen des Endokards. In: Henke-Lubarsch, Handbuch der speziellen pathologischen Anatomie und Histologie, Bd. 2, S. 269. Berlin: Springer 1924.
Rossi, E.: Herzkrankheiten im Säuglingsalter. Stuttgart: Georg Thieme 1954.
Sakakibara, S., Osawa, M., Konno, S., Hashimoto, A., Gomi, H., Miyamoto, A. M., Takao, A.: Myxoma of the right ventricle of the heart. Report of a case with successful removal and review of the literature. Amer. Heart J. **69**, 382 (1965).
Silverman, J., Olwin, J. S., Graettinger, J. S.: Cardiac myxomas with systemic embolization. Review of the literature and report of a case. Circulation **26**, 99 (1962).
Solomon, R. D.: Malignant teratoma of the heart. Report of case with necropsy. Arch. Path. **52**, 561 (1951).
Sussman, W., Stasney, J.: Congenital glycogenic tumor of the heart. Amer. Heart J. **40**, 312 (1950).
Svejda, J., Tomasek, V.: Fibrous hamartoma or so called fibroma of the myocardium. J. Path. Bact. **80**, 430 (1960).
Symeonidis, A., Linzbach, A.: Über fibro-elastöse Hamartien des Myokards (sog. Herzfibrome). Virchows Arch. path. Anat. **203**, 383 (1938).
Taber, R. E., Lam, C. R.: Diagnosis and surgical treatment of intracardiac myxoma and rhabdomyoma. J. thorac. cardiovasc. Surg. **40**, 337 (1960).
Thorel, C.: Pathologie der Kreislauforgane. Geschwülste und Parasiten des Herzens. Ergebn. allg. Path. path. Anat. **17** (II), 677 (1915).
Van der Hauwaert, L. G.: Cardiac tumours in childhood. Paediatric cardiology (Watson, H.), p. 773—778. St. Luois: The Mosby Company 1968.
— Corbeel, L., Maldague, P.: Fibroma of the rigth ventricle producing severe tricuspid stenosis. Circulation **32**, 451 (1965).
Vuopio, P., Mikkilä, E. A.: Hemolytic anemia and thrombocytopenia in a case of left atrial myxoma associated with mitral stenosis. Amer. J. Cardiol. **17**, 585 (1966).
Whorton, C. M.: Primary malignant tumors of the heart. Report of a case. Cancer (Philad.) **2**, 245 (1949).
Williams, A., Scoman, J. G.: Myosarcoma of the heart in an infant. J. Path. Bact. **71**, 421 (1956).
Wilson, J. R., Wheat, M. W., Jr., Arean, U. M.: Pericardial teratoma. J. thorac. cardiovasc. Surg. **45**, 670 (1963).
Winstanley, D. P.: Sudden death from multiple rhabdomyomata of the heart. J. Path. Bact. **81**, 249 (1961).
Yater, W. M.: Tumors of the heart and pericardium. Pathology, symptomatology and report of nine cases. Arch. intern. Med. **48**, 627 (1931).

# Tumoren der Nieren

H. Truckenbrodt, Erlangen

Nierengeschwülste kommen bei Kindern häufig vor. Schließt man die Leber- und Milzvergrößerung mit ein, so gehen $1/3$ aller tastbaren Resistenzen des Abdomens von der Nierenregion aus. Ungefähr die Hälfte davon sind maligne Tumoren. Dabei stellen das Nephroblastom und das Neuroblastom der Nebenniere den größten Anteil. Mit großem Abstand folgen die Nierenleukämie, das Nierencarcinom und andere retroperitoneale Tumoren. Differential-diagnostisch kommen vor allem die Hydronephrose, cystische Nierenerkrankungen sowie die akute Nierenvenenthrombose in Frage.

Daraus ergibt sich die Forderung, jede tastbare Resistenz der Nierenregion einer raschen Klärung zuzuführen. Sie ist solange als maligne anzusehen, bis durch das Ausscheidungsurogramm bzw. die histologische Untersuchung eine bösartige Geschwulst ausgeschlossen werden kann.

## Maligne Tumoren der Nieren

Bei den malignen Tumoren der Nieren handelt es sich zum allergrößten Teil um *embryonale Geschwülste*. Sie sind dadurch charakterisiert, daß sie rasch wachsen und relativ lange symptomlos bleiben.

### Nephroblastom (Wilms-Tumor)

Der Wilms-Tumor ist der *häufigste Nierentumor* im Kindesalter. Betroffen sind vor allem *Kleinkinder*. Unter den Anfangssymptomen steht die *einseitige Auftreibung des Bauches* im Vordergrund, die durch einen großen, gut abgrenzbaren Tumor im Bereich der Flanke bedingt ist. Für die Verdachtsdiagnose entscheidend ist das Ausscheidungsurogramm.

**Begriff und Bezeichnung.** Das Nephroblastom ist eine *embryonale Mischgeschwulst*. Es setzt sich aus epithelialen und mesenchymalen Anteilen mit glatten und quergestreiften Muskelfasern, gelegentlich auch knorpeligen Herden und unreifem Fettgewebe zusammen.

Da das histologische Bild sehr unterschiedlich ist, wurden *zahlreiche Benennungen* vorgeschlagen, die teilweise zu einer irreführenden Nomenklatur geführt haben. International anerkannt sind die Bezeichnungen *Nephroblastom, Wilms-Tumor, embryonales Nephrom* und Adenosarkom, wobei Nephroblastom und Wilms-Tumor am gebräuchlichsten sind.

Eine Übersicht der *Synonyma* sowie der mit dem Nephroblastom in Beziehung gebrachten Bezeichnungen gaben Culp und Hartman (1948):

Adenomyosarkom; Adenosarkom; alveoläres Carcinom; atypisches Fibrolipo-Osteoadenom; blastomatöser Tumor; Blastoma mesoblastica polyvalentia; Carcinosarkom; Chondrosarkom; Dysembryom; Dysembryoplasie; Embryom; embryonales Adenocarcinom; embryonales Adenomyosarkom; embryonales Adenosarkom; embryonales Carcinom; embryonale Mischgeschwulst; embryonales Myosarkom; embryonales Nephrom; embryonales Sarkom; Fibrolipo-Osteoadenom; Fibrosarkom; hypernephroides Sarkom; Leiomyoadenosarkom; Leiomyosarkom; mesenchymaler Tumor; mesoblastisches Nephrom; Mesotheliom; myoblastisches Sarkom; Myochondro-Adenosarkom; Myochondrosarkom; Myosarcoma striocellulare; Myofibrosarkom; Myoma sarcomatodes; Nephroblastom; nephrogenes Dysembryom; Osteoblastom; Rhabdomyoadenosarkom; Rhabdomyosarkom; Rundzellsarkom; Sarcoma fusocellulare; sarkomatöses Myom; Spindelzellsarkom; teratoider Mischtumor; Teratom; Tumor der Entwicklungsphase (developmental tumor); unklassifizierter embryonaler Tumor; Wilms-Tumor.

In der Literatur wird erwogen, das sog. *kongenitale mesodermale Nephrom* vom Wilms-Tumor abzutrennen (Bolande et al., 1967).

Es ist jedoch bisher nicht sicher zu entscheiden, ob es sich um einen eigenständigen Tumor handelt. Nach den heutigen Kenntnissen hat es eher den Anschein, daß das kongenitale mesodermale Nephrom ebenfalls zum Nephroblastom zu rechnen ist. Es wäre dann als besondere Form des Wilms-Tumors dadurch charakterisiert, daß die mesenchymalen Anteile stark überwiegen. Epitheliales Gewebe ist nur spärlich zu finden oder fehlt in dem untersuchten Gewebsbezirk völlig. In ähnlicher Weise dürfte es sich bei den publizierten *maligne entarteten Teratomen* der Niere zum größeren Teil um Wilms-Tumoren handeln, zumal diese sowohl knorpelige als auch knöcherne Strukturen aufweisen können.

Tabelle 96. *Häufigkeit und Relation maligner Tumoren im Kindesalter*

| Autoren | Kiesewetter (1960) | Hartmann (1967) | Marsden (1968) | Summe | % |
|---|---|---|---|---|---|
| Leukämie | 151 | 271 | 293 | 715 | 34,3 |
| Hodgkin, Lymphome, Retikulosen | 19 | 52 | 86 | 157 | 7,5 |
| Wilms-Tumor | 33 | 58 | 54 | 145 | 7,0 |
| Andere nephrogene Tumoren | | | 10 | 10 | 0,5 |
| Neuroblastom | 51 | 63 | 65 | 179 | 8,6 |
| Andere Tumoren des sympathischen Nervensystems | | 9 | 10 | 19 | 0,9 |
| ZNS-Tumoren und Retinoblastome | 75 | 151 | 200 | 426 | 20,5 |
| Bindegewebstumoren | | 40 | 117 | 157 | 7,5 |
| Carcinome | | 31 | 38 | 69 | 3,3 |
| Nicht klassifizierte Tumoren | 63 | 47 | 97 | 207 | 9,9 |
| Gesamtzahl | 392 | 722 | 970 | 2 084 | 100 |

**Historische Daten.** Die *erste Mitteilung* stammt von Rance aus dem Jahre 1814; sie trägt die Bezeichnung „Fungus haematodes renum". Das 17 Monate alte Kind starb 13 Monate später. Bei der Autopsie zeigte sich eine totale Zerstörung der linken Niere und eine knotige Vergrößerung auf der rechten Seite. 14 Jahre später berichtete Gairdner (1828) über eine ähnliche Beobachtung bei einem 3jährigen Mädchen. In beiden Publikationen war die Vorwölbung des Abdomens das auffälligste Symptom. 1856 folgte eine Mitteilung von van der Byl. Er beschrieb einen ausgedehnten Tumor bei einem 7jährigen Mädchen, der ein Gewicht von 14 kg erreichte.

Die ersten ausführlichen Beschreibungen gaben Eberth (1872) sowie 3 Jahre später Cohnheim (1875) unter dem Titel „Myoma sarcomatodes renum" bzw. „Congenitales quergestreiftes Muskelsarkom der Niere". 1886 berichtete Paul als erster über das Adenosarkom der Niere bei einem *Neugeborenen bzw. Feten*, wobei beide Nieren betroffen waren.

Die beiden *klassischen Veröffentlichungen* von Birch-Hirschfeld, Pathologe in Leipzig, sowie Wilms, Chirurg in Leipzig, erschienen 1898 und 1899. Birch-Hirschfeld erkannte als erster, daß es sich um eine *Mischgeschwulst* aus einem bindegewebigen und epithelialen Anteil handelt und schlägt daher die Bezeichnung „*embryonales Adenosarkom der Niere*" vor. Wilms gibt 1 Jahr später die typische Beschreibung des klinischen Bildes und sucht den Ursprung des Tumors im primitiven, undifferenzierten mesodermalen Gewebe.

*Therapeutisch* wurde erstmals von Jessop im Jahre 1877 eine erfolgreiche *Tumorexstirpation* bei einem 2jährigen Mädchen erreicht. 17 Jahre später berichtete dann auch Israel über die gelungene Nephrektomie bei einem 10jährigen Knaben, der überlebte und 6 Jahre später erscheinungsfrei war. Die Letalität der Nephrektomie wird zu dieser Zeit noch mit 35—45%, bei malignen Tumoren sogar mit 52—66% angegeben.

*Röntgenstrahlen* wurden 1913 in den Behandlungsplan des Nephroblastoms aufgenommen; als erster berichtete Heimann über die postoperative Bestrahlung. Auch als alleinige therapeutische Maßnahme wurde die Bestrahlung eingesetzt (Friedlaender, 1916). Erst 1960 kam als dritte Maßnahme die *Chemotherapie* hinzu. Farber et al. berichteten als erste über den erfolgreichen Einsatz von Actinomycin D, das auch heute noch als Cytostaticum erster Wahl zählt.

## Disposition

**Häufigkeit.** Der Wilms-Tumor kommt in allen Ländern und Rassen in etwa gleicher Häufigkeit vor. Sein *Anteil* an den *kindlichen Malignomen* wird in der Literatur unterschiedlich mit 4—20% angenommen (Bennet, 1963; Burgert, 1966; Campbell, 1961; Cox, 1964; Kolle, 1959; Koop, 1961). Am häufigsten ist die Angabe von 20% zu finden. Sie ist jedoch zu hoch gegriffen. So entfallen von 2 162 bösartigen Geschwülsten aus 3 Sammelstatistiken 7,0% auf den Wilms-Tumor, wobei die bösartigen Systemerkrankungen mit einbezogen sind. Klammert man die Leukämie und andere Systemerkrankungen aus, so steigt der Anteil des Wilms-Tumors auf 11,1% (Tabelle 96).

Von den *palpablen Tumoren im Bereich des Bauches* gehen bei Kindern $^1/_3$ von der Nierenregion aus, wobei unter dem Begriff Nierenregion die topographisch-anatomische Einheit von Niere und Nebenniere zu verstehen ist (MELICOW, 1959). Tastbare Resistenzen der Nierenregion sind ungefähr in der Hälfte der Fälle maligne Tumoren. Und unter den bösartigen Geschwülsten der Nierenregion ist das Nephroblastom etwa zur Hälfte vertreten (MARSDEN u. STEWARD, 1968; HASTINGS, 1965; MEISSNER, 1967).

Bezieht man das Erwachsenenalter in die Betrachtung mit ein, so weist eine repräsentative Statistik von 27 904 Malignomen aller Or-

1959; JAGASIA et al., 1965; BISHOP u. HOPE, 1966; STEIN u. WILLARD, 1966; SMALL et al., 1968). Er dürfte etwa 3—5% betragen. HERMES hat 1968 100 kasuistische Mitteilungen bilateraler Nephroblastome zusammengestellt.

Der unterschiedliche Anteil doppelseitiger Wilms-Tumoren in den verschiedenen Statistiken ist einmal durch den Fehler der kleinen Zahl und zum anderen dadurch bedingt, daß es sich sowohl um eine *multizentrische Entstehung* als auch um eine *Metastase der gegenüberliegenden Seite* handeln kann. Im Einzelfall ist das nicht immer zu klären. Fehlen weitere

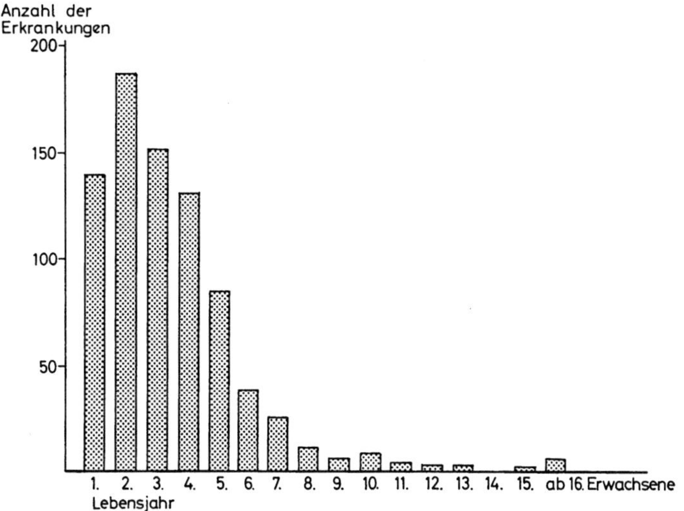


Abb. 233. Altersverteilung bei 796 Kindern mit Wilms-Tumor. Der Altersgipfel liegt im 2. und 3. Lebensjahr. (Nach HERMES, 1969)

gane 2,2% Nierentumoren auf. Dabei ist der Wilms-Tumor unter den Nierentumoren mit 5,6% beteiligt (LUCKÉ und SCHLUMBERGER, 1957). Das stimmt auch mit einer neueren englischen Übersicht überein, die 7% Wilms-Tumoren unter allen bösartigen Geschwülsten der Niere enthält (RICHES, 1967). Bezogen auf die Gesamtbevölkerung errechneten GLENN und RHAME (1961) eine Morbidität von 0,2 pro 100 000 Einwohner und Jahr. Eine andere Zusammenstellung ermittelt 1 Wilms-Tumor auf 10 000 Geburten (COCHRAN u. FROGATT, 1967).

**Seitenverteilung.** Im allgemeinen sind Wilms-Tumoren *einseitig* und kommen in der rechten und linken Niere in gleicher Häufigkeit vor. Gelegentlich sind jedoch beide Nieren befallen. Der prozentuale Anteil *doppelseitiger Tumoren* wird in der Literatur recht unterschiedlich mit 1—11% angegeben (GROSS u. NEUHAUSER, 1950; SCOTT, 1954; KLAPPROTH,

Metastasen, werden beide Tumoren zur gleichen Zeit entdeckt und sind etwa gleichgroß, so wird der Wilms-Tumor eher primär doppelseitig entstanden sein. Besteht dagegen ein zeitliches Intervall in der Manifestation der beiden Seiten oder ein deutlicher Größenunterschied der Tumoren, gewinnt die metastatische Entstehung an Wahrscheinlichkeit.

**Alters- und Geschlechtsdisposition.** Der Wilms-Tumor tritt typischerweise in den *ersten 5 Lebensjahren* auf. 80% der Kinder haben das 5. Lebensjahr noch nicht vollendet. Der *Häufigkeitsgipfel* liegt im *2. und 3. Jahr* (HERMES, 1968; SCOTT, 1954). Nach dem 5. Jahr nimmt die Morbidität rasch ab; Kinder nach dem 8.—10. Lebensjahr werden nur mehr selten betroffen (Abb. 233).

Unter den *Säuglingen* überwiegen die Erkrankungen im 2. Lebenshalbjahr. Aber auch Neugeborene und Feten können betroffen sein und einen tastbaren Tumor aufweisen. Große Geschwülste können sogar den Geburtsablauf behindern (Porter u. Carter, 1920; Silver, 1947). Bachmann und Kröll (1969) stellten 309 Wilms-Tumoren im 1. Lebensjahr zusammen. Davon entfielen 62 auf Neugeborene bis zur 2. Lebenswoche bzw. Frühgeborene und Feten. Selten tritt der Wilms-Tumor erst im Erwachsenenalter auf; bisher sind nur rund 150 Fälle mitgeteilt (Culp u. Hartman, 1948; Gleichmann, 1952; Hermes, 1968; Klapproth, 1959).

Eine Geschlechtsdisposition besteht nicht. Knaben und Mädchen sind gleich häufig betroffen. So fand beispielsweise Hermes (1968) unter 985 Kindern 52% Jungen und 48% Mädchen.

### Konstitutionelle Disposition

*Familiäres Vorkommen.* Eine erbliche Disposition ist bisher umstritten und wird von den meisten Autoren eher abgelehnt. In der Familienanamnese findet sich nur ausnahmsweise der Hinweis auf einen Wilms-Tumor oder Neigung zu bösartigen Erkrankungen. In Einzelbeobachtungen wurde jedoch mehrfach über familiäre Häufungen berichtet. So sind Erkrankungen bei 2, 3 und sogar 4 Geschwistern mitgeteilt worden (Deuticke, 1931; Chapian, 1948; Maslow, 1940). Auch eineiige Zwillinge können gleichzeitig betroffen sein (Gaulin, 1951).

Ähnliche Häufungen sind auch in der Ascendens beobachtet worden. Fitzgerald und Hardin berichteten 1955, daß der Vater von 2 Geschwistern, die im Alter von 4 und 6 Jahren an einem Wilms-Tumor erkrankten, selbst im Alter von 4 Jahren wegen eines Wilms-Tumors operiert worden ist. In einer anderen Familie traten sogar in 3 Generationen insgesamt 5 Nierengeschwülste auf, die Kinder im Alter von 11 Monaten bis zu 3 Jahren betrafen (Strom, 1957).

*Nephroblastom und Mißbildungen.* Kinder mit Wilms-Tumoren sind überdurchschnittlich häufig mißgebildet. Nach den Angaben der Literatur ist der Wilms-Tumor in 5—17% mit angeborenen Anomalien vergesellschaftet (Benson et al., 1963; Björklund, 1955; Fontana et al., 1965; Jagasia, 1965; Schaeffer, 1960). Miller et al. (1964) stellte in einer Übersicht von 440 Kindern mit Nephroblastom 78 Fälle von Mißbildungen zusammen. Dabei

stehen in Übereinstimmung mit anderen Autoren die *Anomalien des Urogenitaltraktes*, insbesondere Mißbildungen der Niere und ableitenden Harnwege, im Vordergrund: Von den 78 Kindern wiesen 15 Patienten Hufeisennieren, Doppelnieren bzw. Doppelbildungen der Ureteren oder auch eine Nierenhypoplasie auf. 11 Kinder hatten einen ein- oder doppelseitigen Kryptorchismus, 5 eine Hypospadie. Die weiteren Mißbildungen sind recht unterschiedlich. Hervorzuheben sind *Augenanomalien* wie Aniridie und Katarakt sowie die *Hypertrophie einer Körperhälfte*, ferner Mikrocephalie mit geistiger Rückständigkeit sowie Neigung zu Pigmentnaevi und Hämangiomen (Woodward u. Levine, 1969).

Das gehäufte Zusammentreffen von Wilms-Tumor und Mißbildungen wird von fast allen Autoren als Ausdruck einer gemeinsamen Störung der embryonalen Entwicklung gedeutet.

### Pathobiologie

**Tumorgenese.** Nach den heutigen Kenntnissen ist das Nephroblastom zu den *embryonalen Tumoren* zu rechnen. Embryonale Geschwülste sind dadurch charakterisiert, daß sie als ein Teil der Organanlage aufzufassen sind, die neoplastisch entartet ist. Dabei dürften die meisten derartigen Tumoren bereits in der Embryonal- und Fetalzeit entstehen. Sie können sich wahrscheinlich auch erst nach der Geburt entwickeln, da verschiedene Organe auch postpartal zunächst noch embryonales Gewebe enthalten.

Das Nephroblastom entwickelt sich anscheinend analog zum normalen Nierenparenchym sowohl aus dem *metanephrogenen Gewebe* als auch der *Ureterknospe* (Müntener und Töndury, 1969). Das metanephrogene Gewebe (Nachnierenblastem) geht aus den Ursegmentstielen der unteren Lendenregion hervor und bildet die Nachnierennephrome sowie das interstitielle Bindegewebe. Aus der Ureterknospe, eine Ausstülpung des Wolffschen Ganges, entwickeln sich diejenigen Kanälchen, die sich als initiale Sammelrohre sekundär mit den Nephrokanälchen vereinigen. Der Tumor ist also als ein Bestandteil der sich entwickelnden Niere anzusehen, in der die Organogenese bzw. Differenzierung gestört sind, und das Wachstum nicht mehr zum Stillstand kommt. Die Entstehung von ausdifferenziertem Gewebe wie Fett, Knorpel, Knochen und Muskulatur könnte als Metaplasie des metanephrogenen Blastems erklärt werden.

Der *Zeitpunkt der Tumorentstehung* ist im Einzelfall noch unklar, dürfte aber überwiegend in die *embryonale Entwicklung* fallen. So gibt es Beweise dafür, daß zumindest ein Teil der Nephroblastome in der embryonalen bzw. fetalen Phase entstehen. Dafür spricht einmal, daß in einer Reihe von Beobachtungen Nephroblastome bereits bei Feten, Frühgeborenen und ausgetragenen Neugeborenen vorgekommen sind (Bachmann u. Kröll, 1969). Auch die relativ häufige Kombination des Wilms-Tumors mit Mißbildungen weist darauf hin, daß der Anstoß zur Bildung des Nephroblastoms zumindest in einem Teil der Fälle bereits zwischen dem 15. und 60. Tag nach der Befruchtung in der hochempfindlichen Phase der Organogenese zu suchen ist.

Daneben ist auch die *postnatale Entstehung* denkbar. Denn die Nieren von Neugeborenen weisen an ihrer Oberfläche, dicht unter der Capsula fibrosa, undifferenziertes, metanephrogenes Gewebe auf, das als Ausgangspunkt für den Tumor in Frage käme (Müntener u. Töndury, 1969). Möglicherweise ist der Zeitpunkt der Entstehung der Nephroblastome also unterschiedlich und erstreckt sich von wenigen Wochen nach der Befruchtung bis in die ersten Lebensjahre. Dafür könnte auch sprechen, daß mit zunehmendem Alter der Kinder eine fortschreitende Ausreifung des Tumorgewebes zu beobachten ist. So kann gerade bei älteren Kindern ein beträchtlicher Anteil des Tumorgewebes gutartigen Charakter aufweisen.

Als *Ursache* der Tumorentstehung werden vor allem exogene Noxen diskutiert. In Frage kommen ionisierende Strahlen, insbesondere Röntgenstrahlen, sowie Chemikalien die während der Schwangerschaft transplacentar übertreten oder den Kindern nach der Geburt verabreicht werden. Zusammenhänge mit bestimmten Substanzen wurden bisher jedoch nicht nachgewiesen. Möglicherweise sind außerdem auch genetische Faktoren von Bedeutung, worauf die zwar seltene, jedoch mehrfach beschriebene familiäre Häufung des Wilms-Tumors hindeutet.

**Pathoanatomie.** *Makroskopischer Befund.* Zum Zeitpunkt der Diagnose besteht in der Regel bereits ein ausgedehnter Tumor. Der durchschnittliche *Durchmesser* wird von Marsden u. Steward mit 12 cm (5—20 cm) angegeben. Das *Tumorgewicht* beträgt 30—800 g und liegt gelegentlich noch höher. Lattimer et al. geben bei 42 Fällen ein durchschnittliches Gewicht von 540 g an. Bei Garcia et al. liegt es etwas niedriger; 41 Nephroblastome zeigten folgende Verteilung: 23 Tumoren wogen 30—275 g, 10 lagen zwischen 275 und 550 g und 8 weitere zwischen 550 und 1440 g.

Der Wilms-Tumor entwickelt sich bevorzugt in den beiden Nierenpolen, kommt jedoch in allen Abschnitten vor. Dabei können zur Zeit der Operation noch große Teile des Nierengewebes erhalten sein. In anderen Fällen ist die Niere bereits insgesamt kugelig vergrößert und kaum mehr normales Gewebe zu finden. Nicht selten wächst die Geschwulst aus der Niere heraus und dehnt sich pararenal aus.

Der überwiegend *großknotige Tumor* weist eine *glatte* oder *leicht buckelige Oberfläche* auf. Seine Konsistenz ist sehr unterschiedlich, meist weich, aber auch derb oder prall-elastisch. Im Schnitt scheint das Nephroblastom von einer Kapsel umgeben. Es ist weißlich-gelblich oder mehr grau gefärbt, wobei häufig violette oder braune Bezirke eingestreut sind. Durch Nekrosen oder Hämorrhagien, ödematöse Bezirke sowie cystische Gebilde kann ein recht buntes Bild entstehen. In fortgeschrittenen Fällen dringt die Geschwulst in das Nierenbecken oder die Nierenvenen vor.

*Histologischer Befund.* Im histologischen Schnitt ist das Bild sehr variabel. Stets sind 2 Gewebstypen nebeneinander anzutreffen, nämlich *mesenchymale und epitheliale Bestandteile*, wobei der eine oder andere Gewebstyp vorherrschen kann. Dazu kommt eine unterschiedliche Differenzierung der Tumorzellen. Von völlig unreifen bis zu weit ausgereiften Formen gibt es alle Übergänge. Dabei wächst der Tumor sowohl infiltrativ als auch expansiv und neigt zum Einbruch in die Venen. Eine bindegewebige Kapsel ist histologisch nicht zu erkennen. Da das anliegende Nierengewebe komprimiert wird und fibrosiert, kann eine kapselartige Hülle entstehen.

Der mesenchymale Anteil wird von kleinen, spindelförmigen Zellen gebildet, die in Wirbeln und Netzen zusammenliegen und unscharf begrenzt sind. Mit zunehmender Differenzierung kommen mehr oder weniger ausgereiftes Stützgewebe wie kollagene Fasern oder glatte und quergestreifte Muskelfasern, Fettgewebe und gelegentlich auch knorpelige oder sogar knöcherne Strukturen hinzu. Ausdifferenziertes Stützgewebe ist in etwa $1/3$ der Fälle zu erwarten (Zollinger, 1966).

Der *epitheliale Anteil* kann in den undifferenzierten Formen stark zugunsten der mesenchymatös-sarkomatösen Bestandteile zurücktreten. Er besteht aus diffus oder mehr radiär angeordneten unreifen epithelialen Zellverbänden. In weiter differenzierten Tumoren sind strangförmige Zellanordnungen, schließlich kleine, hochzylindrische Drüsenschläuche und auch abortive Glomerula zu finden.

**Metastasierung.** Der Wilms-Tumor breitet sich häufiger *hämatogen* als *lymphogen* aus. Dabei besteht anscheinend eine gewisse Abhängigkeit vom Grad der Differenzierung. Während

Tabelle 97. *Häufigkeit und Verteilung von Metastasen, die bei 480 Kindern mit Wilms-Tumoren bei der ersten klinischen Untersuchung nachgewiesen wurden*

| | Zahl der Kinder | Metastasen bei Klinikaufnahme | Lunge (Pleura) | Leber | Knochen |
|---|---|---|---|---|---|
| Bixler (1944) | 13 | 7 | 6 | 1 | |
| Bourne (1967) | 45 | 3 | 3 | | |
| Daw (1948) | 7 | 0 | | | |
| Kelly (1965) | 45 | 5 | 5 | | |
| Lalli (1966) | 31 | 0 | | | |
| Palival (1967) | 26 | 14 | 6 | | 4 |
| Pearson (1964) | 96 | 8 | 8 | | |
| Scott (1954) | 51 | 20 | 12 | 6 | 3 |
| Silva-Sosa (1966) | 150 | 25 | 17 | 7 | 1 |
| Eigene Beobachtungen | 16 | 0 | | | |
| Summe | 480 | 82 | 57 | 14 | 8 |
| Prozentuale Verteilung | 100% | 17% | 12% | 3% | 1,6% |

Tabelle 98. *Erstsymptome bei 767 Wilms-Tumoren.* (Nach Mühlbauer, 1969)

| Literatur | Fälle | Bauch-schwellung | Bauch-schmerzen | Hämat-urie | Gewichts-verlust | Magen-Darm-Symptome | Fieber |
|---|---|---|---|---|---|---|---|
| Archie (1945) | 80 | 51 | 13 | 13 | 10 | 8 | |
| Baert et al. (1966) | 57 | 45 | 20 | 11 | 5 | | |
| Bjelke (1964) | 79 | 31 | 18 | 17 | 12 | 5 | 5 |
| Erdös et al. (1962) | 20 | 10 | 3 | 2 | | 1 | 3 |
| Kelly (1965) | 45 | 13 | 11 | 6 | 6 | 8 | |
| Lattimer et al. (1958) | 42 | 27 | 5 | 5 | 1 | 10 | 5 |
| Pearson et al. (1964) | 96 | 42 | 32 | 18 | 11 | 15 | |
| Reiquam et al. (1965) | 42 | 21 | 14 | 11 | 13 | | |
| Richter (1962) | 11 | 6 | 2 | 2 | | 4 | 1 |
| Silva-Sosa et al. (1966) | 150 | 105 | 12 | 9 | 9 | 6 | 7 |
| Singer (1964) | 100 | 49 | 37 | 14 | 38 | 9 | 17 |
| Sommerkamp et al. (1966) | 29 | 22 | 3 | 5 | | | |
| Eigene Beobachtungen | 16 | 15 | 4 | 2 | 1 | 6 | 4 |
| Summe | 767 | 437 | 174 | 115 | 106 | 72 | 42 |
| % | 100 | 56,9 | 22,6 | 14,9 | 13,8 | 9,3 | 5,4 |

undifferenzierte Formen mehr hämatogen metastasieren, breiten sich die differenzierten Geschwülste eher lymphogen aus. Befallen sind in erster Linie die *Lungen*, jedoch auch die *Leber*, das *Skeletsystem*, die Haut und das Gehirn. Bei der Klinikaufnahme sind im Durchschnitt bei jedem 6. Kind Metastasen zu erwarten. 12% der Kinder weisen röntgenologisch faßbare Absiedlungen in den Lungen, 3% in der Leber und 1,6% im Skeletsystem auf (Tabelle 97).

In einer neueren Zusammenstellung geben Jereb et al. (1969) bei 50 Kindern mit metastasierendem Wilms-Tumor folgende Organverteilung an: 55% der Absiedlungen fanden sich in den Lungen, 30% im Abdomen, 10% in Lungen und Abdomen, 4% in Lungen und Skeletsystem und nur 1% im Skeletsystem allein. Im Krankengut von ABESHOUSE (1957) fanden sich in 44% der Fälle Lungen-, in 20% Leber- und in 8% Skelet- bzw. Lymphknotenmetastasen.

Die Häufigkeit der Metastasen in den *regionalen Lymphknoten*, die meist erst bei der Operation entdeckt werden, geben JEREB et al. (1969) bei 93 Patienten mit 12% an. HASTINGS (1965) fand intra operationem bei $^1/_3$ der Patienten lymphogene Absiedlungen.

### Klinik

**Symptomatologie.** Der Wilms-Tumor verläuft ausgesprochen *symptomarm* und wird daher erst verhältnismäßig spät entdeckt. Die *Anfangssymptome* sind in Tabelle 98 zusammengestellt und in Abb. 234 veranschaulicht. In 50—60% der Erkrankungen, in unserem Krankengut wesentlich häufiger, fällt den Eltern als erstes die *Verdickung des Bauches* auf (MÜHLBAUER, 1969). Nur $^1/_4$ der Kinder klagen über *Leibschmerzen*, die sie nicht näher lokalisieren. Nur relativ selten, in rund 15% beobachteten die Eltern einen *blutigen Urin* bzw. eine blutig-tingierte Windel. Die Hämaturie kann über einige Tage anhalten oder auch nur kurzfristig auftreten. Bei jedem 10. Kind sind gastrointestinale Störungen wie Erbrechen, Obstipation oder auch Durchfall zu finden.

*Fieber* mag insgesamt häufiger auftreten als nach der Tabelle 98 mit 5% zu erwarten ist, da die Temperaturerhöhungen in manchen Veröffentlichungen unberücksichtigt blieben. Insgesamt dürfte in 10—20% eine erhöhte Körpertemperatur zu erwarten sein (WEICKER, 1962; SINGER, 1964). Dazu kommen *Gedeihstörungen*, gelegentlich auch zunehmende Schwäche, Spielunlust und Müdigkeit, die dann den Anlaß zu einer ärztlichen Untersuchung geben.

Bei der *klinischen Untersuchung* ist der *tastbare Tumor* das wichtigste Symptom. In 85 bis 95% der Erkrankungen ist in der Nierenregion eine Resistenz palpabel. Sie hat meist bereits ein beträchtliches Ausmaß erreicht und wölbt Ober- und Mittelbauch einer Seite sichtbar vor. Nach unten kann der Tumor den Rippenbogen nur wenig überschreiten oder auch bis ins kleine Becken herabreichen. Die Mittellinie wird auch von ausgedehnten Geschwülsten nur ausnahms-

weise überschritten. Der derbe Tumor zeigt meist eine glatte oder auch gelappte Oberfläche, ist nur wenig verschieblich und erweist sich in der Regel als indolent. Der rechtsseitige Wilms-Tumor kann die Leber nach vorne und unten verdrängen, so daß die palpatorische Abgrenzung zwischen Tumor und Leber Schwierigkeiten bereiten kann.

Nach allgemeiner Ansicht muß vorsichtig palpiert werden. Anscheinend können durch

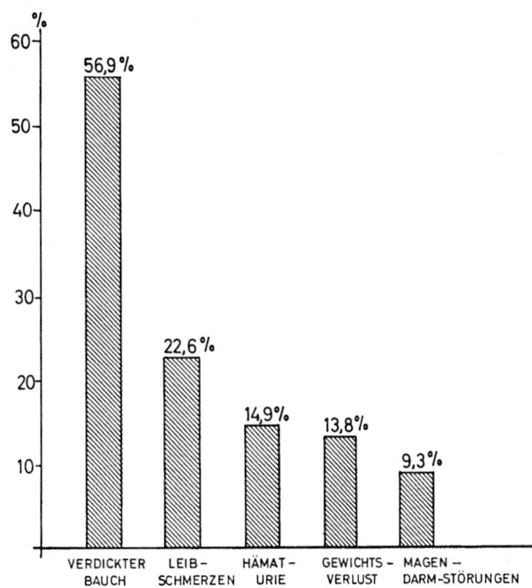


Abb. 234. Anfangssymptome bei 767 Kindern mit Wilms-Tumor. Im Vordergrund steht die asymmetrische Vorwölbung des Abdomens. (Nach MÜHLBAUER, 1969)

Abtastung der Geschwulst maligne Zellverbände losgelöst werden und zu Lungenmetastasen führen.

Verhältnismäßig häufig findet sich ein erhöhter *Blutdruck*. Die diesbezüglichen Angaben in der Literatur sind recht unterschiedlich. Man wird jedoch in 50—75% der Erkrankungen mit einer Hypertonie rechnen können. Der Blutdruck ist besonders bei fortgeschrittenen Stadien erhöht (BUSCHMANN, 1964; LATTIMER et al., 1958; MELICOW, u. USON 1959; SINGER, 1964; WATKINS, 1957).

Die *Laboratoriumsuntersuchungen* helfen diagnostisch nicht wesentlich weiter. Im Gegensatz zu den Nierentumoren des Erwachsenenalters sind die *Makro-* und auch *Mikrohämaturie* nur inkonstante Symptome, die lediglich in rund 20% der Erkrankungen beobachtet werden (SIGEL, 1971; SINGER, 1964). Auch Ei-

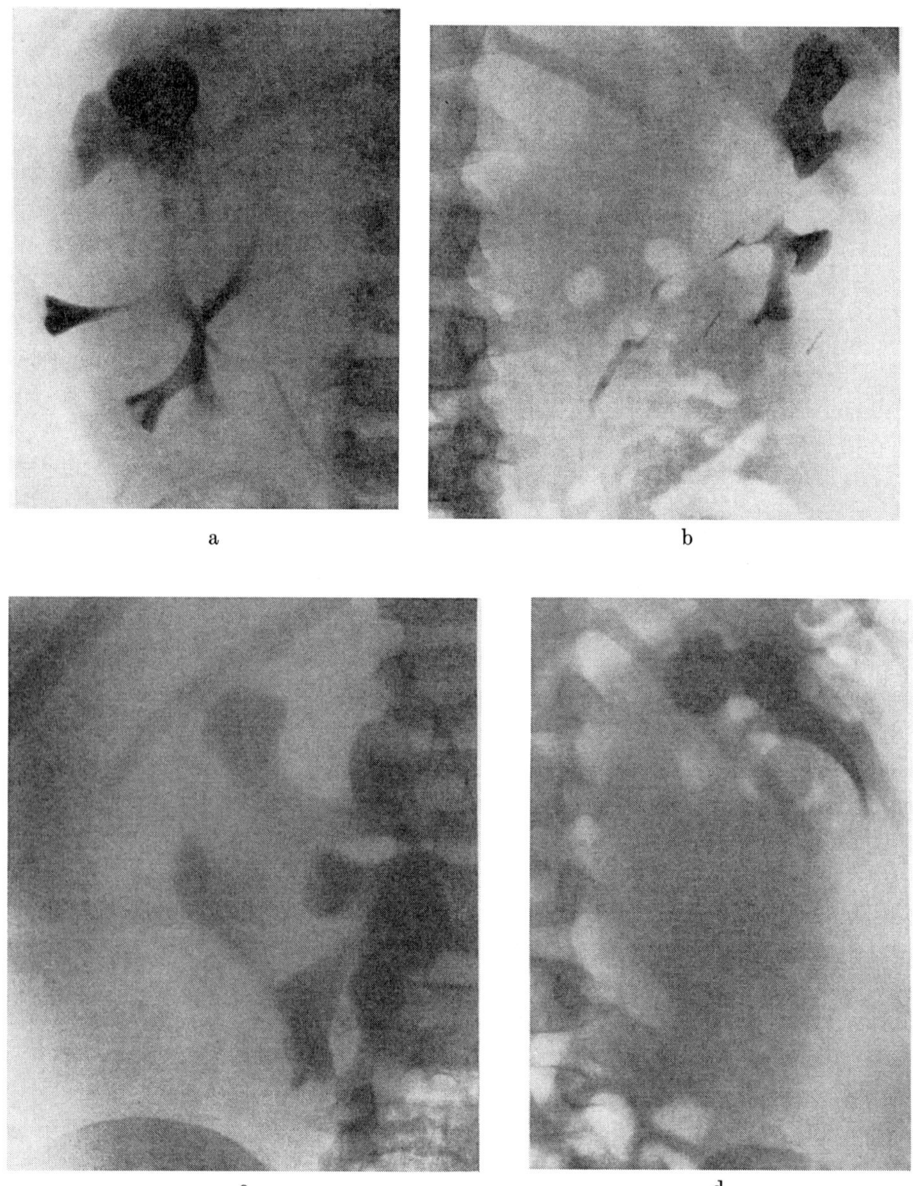

Abb. 235a—d. Unterschiedliche Bilder des Wilms-Tumors im Ausscheidungsurogramm. a Unregelmäßig auseinandergedrängtes Kelchsystem mit auseinandergezogenen Kelchhälsen und erweiterter oberer Kelchgruppe. b Verlagerung des ungleichmäßig erweiterten Kelchsystems nach lateral. c Das Hohlraumsystem hat seine normale Form verloren, ist insgesamt erweitert und nach unten medial verlagert. d Fehlende untere, erweiterte und deformierte obere Kelchgruppe

weiß und Leukocyten können im Urin vermehrt ausgeschieden werden. Die *Blutkörperchensenkung* kann, muß jedoch nicht erhöht sein. Die Hinweise der Literatur, daß der Wilms-Tumor fast immer mit einer *Leukocytose* einhergeht, können wir nicht bestätigen, zumal Leukocytenzahlen von 8000—10000/mm³ beim älteren Säugling und Kleinkind als physiologisch anzusehen sind. In unserem Krankengut wiesen nur 3 von 16 Kindern eine Leukocytenzahl über 10000/mm³ auf. Dazu kommt etwa in der Hälfte der Fälle eine *Anämie*, die meist nur geringgradig ist (SNYDER, 1965). Der Reststickstoff steigt nur bei ausgedehnten doppelseitigen Tumoren an.

**Röntgendiagnostik.** Die Kinder werden so rasch wie möglich einer Röntgenuntersuchung unterzogen. Sie ist für die Diagnose und Ver-

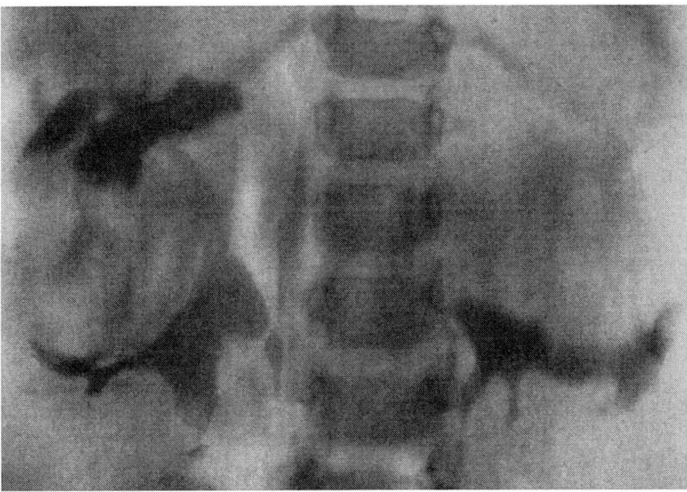

Abb. 236. Doppelseitiger Wilms-Tumor bei 1½jährigem Jungen. Die Differentialdiagnose gegenüber Cystennieren konnte erst durch Probeexcision bei der Laparotomie gestellt werden (Zonographie)

laufskontrolle von entscheidender Bedeutung. Dabei hat sich in den letzten Jahren die *Zonographie* zunehmend eingeführt, eine Weiterentwicklung der Tomographie mit kleinerem Pendelwinkel. Sie bildet eine dickere Schicht ab als die Tomographie und erhöht die Aussagefähigkeit des Ausscheidungsurogramms vor allem bei stark lufthaltigen Darmschlingen.

*Leeraufnahme.* Die Exploration beginnt stets mit der Leeraufnahme, die das Vorliegen eines großen Tumors als *homogene Weichteilverschattung* bestätigt. Er nimmt vor allem den Ober- und Mittelbauch einer Seite ein. Die benachbarten Hohlorgane wie Dickdarm, Dünndarm und Magen werden zur Gegenseite und nach vorne verdrängt. *Kalkablagerungen* kommen nur selten in etwa 3—5% der Fälle zur Darstellung. Sie sind meist lamellenförmig angeordnet (LALLI et al., 1966; REIQUAM et al., 1965; SILVA SOSA, 1966).

*Ausscheidungsurographie.* Das Kontrastmittel wird vom Wilms-Tumor in der Regel gut ausgeschieden; nur in rund 5—10% wird die Darstellung des Kelchsystems vermißt (SILVA SOSA, 1966). Derartig stumme Nieren sprechen für Einbruch des Tumors in die Venae renales, die oft bereits mit einer hämatogenen Aussaat und somit vor allem mit Lungenmetastasen verbunden ist.

Da sich der Wilms-Tumor an verschiedenen Stellen entwickelt, resultiert eine *unterschiedliche Deformierung des Hohlsystems* mit Verdrängung der Niere aus ihrer normalen Lage.

Je nach dem Ausgangspunkt der Geschwulst und der Richtung ihres Wachstums ist das Hohlsystem in den einzelnen Abschnitten unterschiedlich auseinandergedrängt, komprimiert oder erweitert. Die einzelnen Kelche werden dabei oft abgeflacht, in die Länge gezogen, dilatiert und verlagert (Abb. 235 und 236).

Die Mehrzahl der Autoren spricht von einer „Distorsion" von Kelchsystem und Nierenbecken (COX u. SMITH, 1964; LALLI et al., 1966; PEARSON, 1964). Dabei wird die Niere und somit das verbliebene Hohlraumsystem oft nach unten, lateral oder auch medial verdrängt. Im seitlichen Strahlengang ist das Kelchsystem meist nach vorne verlagert. Erreicht der Tumor eine gewisse Größe, oder entwickelt er sich vom unteren Nierenpol aus, so wird der Ureter nach medial und schließlich auf die Gegenseite gedrängt.

Wird das Ausscheidungspyelogramm unter optimalen Bedingungen vorgenommen und bei stummer Niere durch ein Infusionspyelogramm ergänzt (OLBING u. BRUNIER, 1969), reicht es für die Diagnose bzw. Verdachtsdiagnose und somit für die Indikation zur Operation fast immer aus. Weitere diagnostische Maßnahmen wie die *retroperitoneale Luftfüllung* und die *Renovasographie* bringen zwar eindrucksvolle Bilder, sind jedoch selten erforderlich. Sie sind nur unter folgenden Umständen angezeigt:

1. Im Ausscheidungspyelogramm einschließlich Infusionspyelogramm ist keine ausreichen-

de Kontrastmittelanfärbung zu erzielen; in den Lungen sind keine Metastasen nachweisbar.

2. Klinisch unklare Fälle ohne palpablen Bauchtumor, wobei im i.v. Pyelogramm die Möglichkeit eines kleineren Tumors nicht sicher auszuschließen ist.

*Aortographie.* Die intrarenalen Arterien sind beim Wilms-Tumor meist stark erweitert und geschlängelt, wobei auch neue Gefäße entstanden sind. Der Tumor erscheint insgesamt stark vascularisiert. An der Grenze zwischen Tumorgewebe und noch ungeschädigtem Nierenparenchym stellen sich kleine, runde Kontrastmittelschatten dar, die durch Gefäßknötchen der Tumorarterien verursacht werden. Sie werden als besonderes Charakteristikum des Wilms-Tumors angesehen (Bookstein u. Steward, 1964; Farah, 1968). Ferner kann sowohl die Aorta als auch die A. renalis durch das Tumorgewebe verdrängt sein.

*Venocavographie.* Sie ist auf einfache Weise durch Injektion des Kontrastmittels in die Vena saphena durchzuführen, bringt jedoch keine entscheidenden Informationen. Bei einem Teil der Tumoren ist die untere Hohlvene komprimiert oder bis zur Gegenseite und nach vorne verlagert (McDonald u. Hiller, 1968; Marsden u. Steward, 1968).

Die *Lymphographie* kommt zunehmend zum Einsatz, ohne daß sie nach den heutigen Kenntnissen beim Wilms-Tumor zur Diagnose notwendig ist. Bei der Verlaufsbeobachtung kann sie zur Frage der lymphogenen Metastasierung gute Dienste leisten.

Die *Szintigraphie* von Leber und Milz als nuclearmedizinische Methode ist vor allem dann zu erwägen, wenn der Verdacht auf Metastasen in der anderen Niere oder Leber besteht. Die Tumorabsiedlungen sind jedoch nur dann mit einiger Sicherheit zu erfassen, wenn sie mindestens einen Durchmesser von 0,8—1,0 cm erreicht haben.

Bei allen Kindern mit Verdacht auf Wilms-Tumor soll eine *Thoraxaufnahme* in 2 Ebenen angefertigt werden. Damit gelingt es, evtl. Metastasen in den Lungen zu erfassen. Sie sind bei der Erstuntersuchung etwa bei jedem 6. Kind nachweisbar.

**Diagnose und Differentialdiagnose.** Verdächtig ist jede *Resistenz im Oberbauch*, die in der Nierenregion lokalisiert ist. Für die Diagnose wesentlich ist das *Ausscheidungsurogramm*, das nur bei stummer Niere und fehlenden Lungenmetastasen durch die Aortographie ergänzt wird. Gesichert wird die Diagnose durch den Operationsbefund mit der histologischen Untersuchung.

Für die *Differentialdiagnose* kommen der etwaigen Häufigkeit nach folgende Erkrankungen in Frage:

*1. Hydronephrose.* Sie steht mit rund 80% an der Spitze der gutartigen Nierenvergrößerungen (Melicow u. Uson, 1959) und ist meist durch eine angeborene Stenose der ableitenden Harnwege bedingt. Beim Tastbefund ist die Nierenform erhalten, der Tumor weniger ausgeprägt als im fortgeschrittenen Stadium des Nephroblastoms. Die Abgrenzung im Ausscheidungspyelogramm bereitet in der Regel keine Schwierigkeiten. Besonders auf der Spätaufnahme nach einer oder mehreren Stunden kommt die gleichmäßige Erweiterung und Verplumpung des Hohlraumsystems einer oder beider Nieren zur Darstellung.

*2. Neuroblastom.* Das Neuroblastom des Nebennierenmarkes und der pararenalen Ganglien ist zu rund 40% an den malignen Tumoren der Nierenregion beteiligt und manifestiert sich ebenfalls meist in den ersten Lebensjahren (Dargeon, 1961; Bachmann, 1962; Hastings et al., 1965). Die Erstsymptome werden im Gegensatz zum Wilms-Tumor in 60—70% durch Metastasen verursacht, die sich bevorzugt im Skeletsystem (Schädel, insbesondere Orbita, Femur, Humerus), beim Säugling in der Leber ansiedeln (Jungblut u. Reimold, 1967; Rubin, 1968). Der Tumor ist z. Z. der Diagnose im Durchschnitt kleiner als beim Nephroblastom, kann jedoch Kindskopfgröße erreichen und die Mittellinie überschreiten. Röntgenologisch unterscheidet sich das Neuroblastom durch die Neigung zur unregelmäßig angeordneten Kalkablagerung und das Ausscheidungspyelogramm mit der nach unten und außen verdrängten Niere, deren Hohlraumsystem lange erhalten bleibt (Abb. 237). Differentialdiagnostisch wichtig ist die Bestimmung der Vanillinmandelsäure im Urin, die in etwa 85% der Fälle erhöht und mit einer vermehrten Ausscheidung von Homovanillinmandelsäure verbunden ist (Mühlbauer, 1969).

*3. Cystische Nierenerkrankungen.* Cystische Veränderungen kommen in unterschiedlicher Größe solitär oder multipel, ein- oder doppelseitig vor und sind in rund 10% die Ursache gutartiger Nierengeschwülste. Gelegentlich sind auch in anderen Organen wie Leber, Pankreas und Lungen Cysten zu finden. Das Ausscheidungspyelogramm ist je nach Sitz, Zahl und Ausmaß der Cysten sehr variabel und kann dem Wilms-Tumor durchaus ähnlich sein. Die vergrößerten Nieren scheiden entweder kein Kontrastmittel aus oder Kelchsilhouetten und Nierenbecken sind in wechselnder Weise verkürzt oder verlängert, komprimiert oder auch erweitert (Abb. 238). Differentialdiagnostische

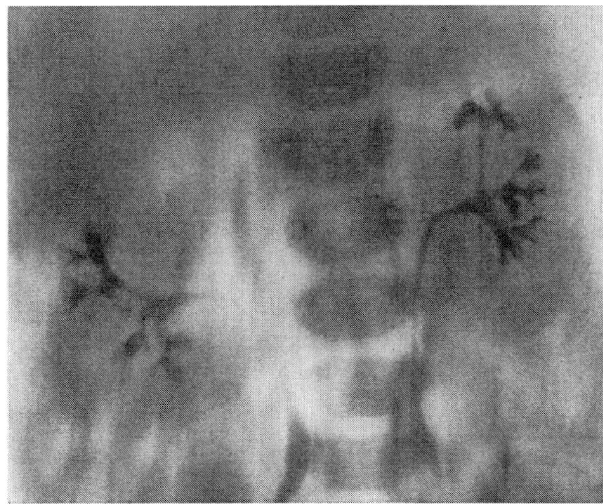

Abb. 237. 6 Monate alter Säugling mit Neuroblastom der Nebennieren. Typisch ist die Verlagerung des intakten Hohlraumsystems nach unten außen (Zonographie)

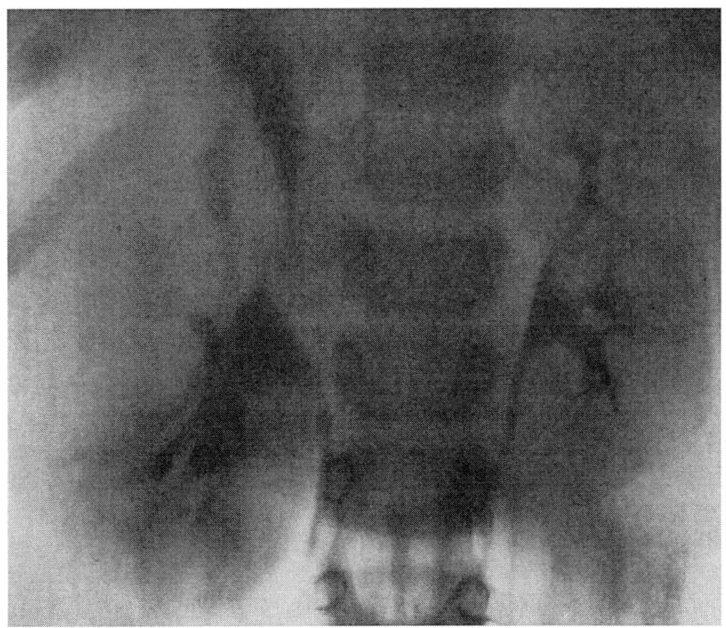

Abb. 238. Nierencyste rechts, Laparotomie unter dem Verdacht auf Wilms-Tumor (Zonographie)

Schwierigkeiten bereitet vor allem die einseitige Erkrankung, zumal die Nierencysten überdurchschnittlich häufig mit einem Wilms-Tumor verbunden sind. Im Zweifelsfall wird man sich zur Laparotomie und histologischen Klärung entschließen müssen.

*4. Nierenleukämie.* Etwa 5% der malignen Tumoren der Nierenregion sind durch leukämische Infiltrate bedingt. Charakteristisch ist die seitengleiche Vergrößerung beider Nieren, wo-

bei das Hohlraumsystem bei erhaltener Gliederung in allen Abschnitten gleichmäßig auseinandergezogen ist (vgl. Abb. 242). Erst im Spätstadium können Ausscheidungs- und Abflußstörungen hinzukommen. Die Verdachtsdiagnose wird durch die Knochenmarkpunktion gesichert.

*5. Nierencarcinom.* Epitheliale Malignome kommen nur selten vor; sie sind in weniger als 1% zu erwarten. Wenn auch Schmerzen und

Hämaturie im Durchschnitt häufiger auftreten als beim Wilms-Tumor, so sind beide Geschwülste klinisch und röntgenologisch nicht sicher voneinander abgrenzbar (vgl. Abb. 241 a u. b). Diese diagnostischen Schwierigkeiten sind für den weiteren Verlauf jedoch nicht von Bedeutung, da beide Tumoren eine sofortige Nephrektomie erfordern.

*6. Xanthomatöse Form der Pyelonephritis.* Es handelt sich um eine seltene Sonderform der Pyelonephritis, die anscheinend im Kindesalter häufiger vorkommt als bei Erwachsenen. Dabei sind makroskopisch 2 Formen zu unterscheiden.

*8. Glykogenose.* Von den verschiedenen Formen der Glykogenose führt der Typ I, der durch Mangel an Glucose-6-Phosphatase bedingt ist, neben der Leberschwellung zur Vergrößerung beider Nieren. Die Verdachtsdiagnose ergibt sich aus der Hypoglykämie und Ketose. Die Diagnose kann durch die biochemische Untersuchung von Lebergewebe gesichert werden.

**Verlauf und Prognose.** Ohne Behandlung führt der Wilms-Tumor innerhalb von einigen Monaten, spätestens nach 1—2 Jahren zum Tod. Treten trotz Operation und Nachbestrahlung Metastasen auf, so werden sie größtenteils

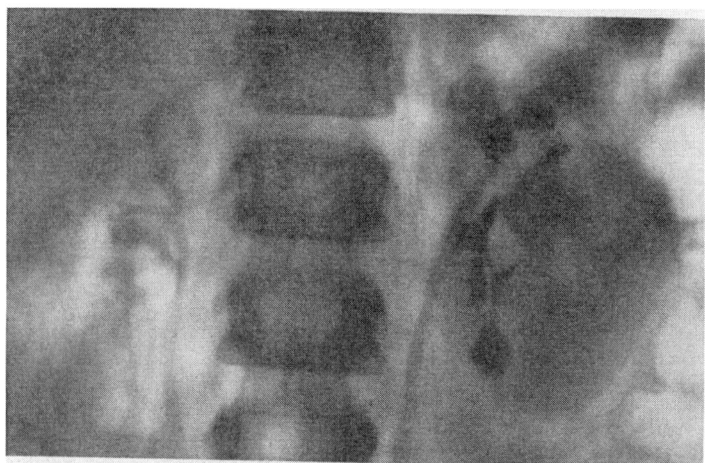

Abb. 239. Pseudotumoröse Form der Pyelonephritis bei 8jährigem Mädchen. Im Unterschied zum Wilms-Tumor sind meist beide Seiten betroffen

Die pseudotumoröse Form erscheint urographisch und auch noch am freigelegten Organ tumorverdächtig. Differentialdiagnostisch wichtig ist, daß auch die Gegenseite meist miterkrankt ist (Abb. 239). Im Zweifelsfall kann die Angiographie bzw. die histologische Untersuchung nach Freilegung die Diagnose klären. Die zweite Variante ist durch verkalkende Pyramiden gekennzeichnet und wird daher leicht als Nephrolithiasis fehlgedeutet (Dupont u. Houcke, 1969).

*7. Akute Nierenvenenthrombose.* Sie weist einen ausgeprägten Altersgipfel im 1. Lebensmonat auf, kommt ein- oder doppelseitig vor und ist durch Hämaturie, tastbare Nierenvergrößerung und fehlende Kontrastanfärbung im Urogramm charakterisiert. Meist besteht gleichzeitig eine Thrombopenie. Dazu können Schocksymptome und bei doppelseitigem Befall Oligurie bzw. Anurie als Zeichen des Nierenversagens treten.

schon in den ersten 3—6 Monaten manifest. Insgesamt entfallen etwa 90—95% der tödlichen Verlaufsformen auf die ersten 2 Jahre nach der Operation, wobei allein 75—80% der Kinder im ersten postoperativen Jahr sterben (Garcia et al., 1963; Hermes, 1968; Klapproth, 1959; Marsden u. Steward, 1968). So konnten die meisten Kinder, die 2 Jahre nach der Operation ohne Rezidiv überlebten, als geheilt angesehen werden.

Durch die intensive Chemotherapie bzw. Chemoprophylaxe, anscheinend auch durch die frühzeitigere Diagnose und verbesserte Operations- und Bestrahlungstechnik ist in den letzten Jahren ein Wandel in zweifacher Hinsicht eingetreten. Einmal hat sich die Prognose insgesamt gebessert. Zum anderen wird die Manifestation der Metastasen öfters über die 2- bzw. 3-Jahres-Grenze hinausgeschoben. Das wird in der Veröffentlichung von Jereb et al. (1969) deutlich. In seinem Krankengut waren zwischen

Tabelle 99. *Anstieg der Überlebensrate in verschiedenen Kliniken*

| Klinik und Autor | Jahre | Anzahl der Fälle | Überlebensrate % |
|---|---|---|---|
| Boston Children's Hospital (GROSS and NEUHAUSER, 1950) | 1914—1930 | 27 | 14,9 |
| | 1931—1939 | 31 | 32,2 |
| | 1940—1947 | 38 | 47,3 |
| Hospital for Sick Children London (WILLIAMS, 1964) | 1925—1944 | 36 | 13,8 |
| | 1945—1951 | 35 | 28 |
| | 1952—1959 | 38 | 50 |
| Univ.-Kinderklinik München (COERDT, 1969) | 1934—1943 | 15 | 13 |
| | 1944—1953 | 25 | 32 |
| | 1954—1963 | 52 | 26,9 |
| | 1964—1967 | 20 | 30 |
| Karolinska Sjukhuset Stockholm (JEREB et al., 1969) | 1927—1949 | 26 | 11 |
| | 1950—1959 | 32 | 37 |
| | 1960—1966 | 26 | 54 |
| Kinderklinik Helsinki (SIROLA, 1969) | 1947—1954 | 33 | 24 |
| | 1955—1962 | 36 | 42 |
| | 1963—1967 | 20 | 60 |

1927 und 1949 alle Metastasen innerhalb der ersten 6 Monate nachweisbar, 1950—1959 waren es nurmehr 83%. Von 1960—1966 ist der Anteil sogar auf 53% abgefallen. Daraus ergeben sich 2 Folgerungen. Erstens müssen die Kinder mindestens 5 Jahre nach der Operation sorgfältig kontrolliert werden. Zweitens ist für die Erfolgsstatistiken eine Beobachtungszeit von 5 Jahren zu fordern (REHBEIN et al., 1969).

Die Deutsche Arbeitsgemeinschaft für Leukämieforschung und -behandlung im Kindesalter gibt für die *Verlaufskontrolle* folgende Richtlinien, die man im Einzelfall in Abhängigkeit vom Alter der Kinder und dem Erstbefund variieren wird:

1. Die Patienten sollen *im ersten Jahr* nach der Operation alle *4 Wochen*, im *zweiten Jahr*, soweit sie rezidivfrei sind, im Abstand von *3 Monaten* kontrolliert werden. Anschließend werden die Abstände bis zu 5 Jahren auf 6 Monate, bis zu 10 Jahren auf 12 Monate vergrößert.

2. Vor jeder cytostatischen Therapie werden *Urinstatus, Harnstoff-N, BSG, Blutbild* und *Blutdruck* untersucht.

3. Röntgenologisch sind *Thoraxaufnahme* und *i.v. Pyelogramm* zur Verlaufskontrolle wichtig: Die Thoraxaufnahme soll im 1. Jahr nach der Operation alle 4 Wochen, im 2. Jahr alle 3 Monate kontrolliert, das Ausscheidungsurogramm der verbliebenen Niere wegen der Möglichkeit des Befalles der anderen Seite 6, 12,

18 und 24 Monate nach Operation des Primärtumors wiederholt werden.

Die *Prognose* ist vor allem von 2 Faktoren abhängig, nämlich dem *Alter des Kindes* und dem *Stadium der Geschwulstausbreitung.* Insgesamt konnte die Überlebensquote in den letzten 20—30 Jahren zunehmend angehoben werden.

Der *Anstieg der Überlebensrate* in den *vergangenen Jahrzehnten* ist einer verbesserten Operationstechnik und Anaesthesie, Röntgenbestrahlung und Chemotherapie, vielleicht auch frühzeitigeren Diagnose zu verdanken. Ergebnisse aus namhaften Kliniken, die in Tabelle 99 zusammengestellt sind, sollen die Entwicklung veranschaulichen. Während bis 1940 eine mittlere Überlebensrate von 10—15% angenommen werden kann, sind die Chancen inzwischen auf 30—50% gestiegen. In einzelnen Mitteilungen sind sogar Erfolgsquoten von 90% angegeben (Literaturübersicht bei COERDT, 1969, sowie HERMES, 1968). Wenn die Überlebensraten in einzelnen Zusammenstellungen schwanken, so mag das insbesondere durch den Fehler der kleinen Zahl und das unterschiedliche Krankengut bedingt sein.

Maßgebend wird die Prognose vom *Alter des Kindes* beeinflußt. Dabei sind die Aussichten *um so günstiger, je jünger der Patient* ist. So berichteten BACHMANN und KRÖLL (1969) über 33 Früh- bzw. Neugeborene, von denen 27 erfolgreich operiert worden und am Leben geblieben sind. Metastasen sind bisher bei Neugeborenen mit Wilms-Tumor nie nachgewiesen worden. Auch im 1. und 2. Lebensjahr ist die Prognose noch wesentlich günstiger als später. Alle diesbezüglichen Statistiken stimmen darin überein, daß die Erfolgsquote im 1. Lebensjahr

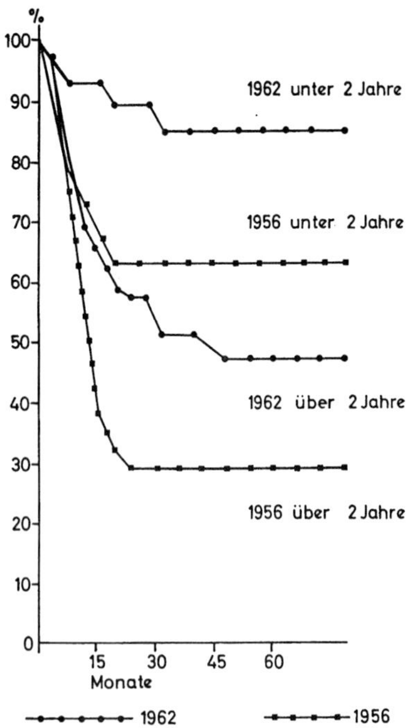


Abb. 240. Prozentuale Überlebensrate beim Nephroblastom. Die Abbildung soll zweierlei veranschaulichen: 1. Die Überlebenschance ist bei Kindern unter 2 Jahren deutlich günstiger als nach dem 2. Lebensjahr. 2. Die Prognose hat sich 1962 gegenüber 1956 für beide Altersgruppen gebessert. (Nach Sutow et al., 1970)

mit 60—70% etwa doppelt so hoch liegt wie im späteren Kindesalter (Coerdt, 1969; Gross u. Neuhauser, 1950; Jereb et al., 1969; Williams, 1964). Die Überlebensquote für Kinder unter und über 2 Jahre ist für 1956 und 1962 in Abb. 240 nach Sutow et al. (1970) dargestellt. Trotz der deutlich verbesserten Lebenserwartung aller Altersgruppen liegt dabei die Erfolgsquote der Kinder unter 2 Jahren von 1956 noch über der von denjenigen Kindern, die 1962 z.Z. der Diagnose älter als 2 Jahre waren.

Collins stellte für die Prognose 2 Thesen auf: 1. Die *Wachstumsgeschwindigkeit* des Tumors ist *um so größer, je jünger* das Kind ist. 2. Für die Beurteilung ist das *Alter des Tumors* abhängig, das aus der längstmöglichen Dauer des Tumorwachstums errechnet wird, nämlich aus der Zeit von der Konzeption bis zur Diagnose. Nach seiner Hypothese gelten die Kinder als geheilt, wenn sie die Risikoperiode ohne Metastasen überlebt haben, die sich aus dem Alter des Kindes zum Zeitpunkt der Diagnose plus 9 Monaten ergibt. Dieser Vorschlag ist in der Literatur sehr unterschiedlich aufgenommen worden, zumal Collins von der keineswegs erwiesenen Annahme ausgeht, daß der Wilms-Tumor bei älteren Kindern langsamer wächst als bei jüngeren. Der Vorschlag von Collins konnte sich deshalb nicht durchsetzen, weil er in der Praxis gegenüber einer konstanten Beobachtungsdauer zur Beurteilung der Überlebensrate für alle Altersgruppen keinen wesentlichen Vorteil bringt (Platt u. Linden, 1964; Williams, 1968).

Neben dem Alter des Kindes wirken sich *Tumorgröße und Stadium der Entwicklung* auf die Spätprognose aus. Sie wird dadurch verschlechtert, daß die Geschwulst die Nierenkapsel überschreitet und lokal oder hämatogen Metastasen setzt (Lattimer et al., 1958; Maier u. Harshaw, 1967; Jereb et al., 1969). Garcia et al. (1963) schlagen daher die *Einteilung in 3 Stadien* vor:

*Stadium I* bedeutet, daß der Tumor von einer Kapsel umgeben ist, keine extrarenalen Absiedlungen bestehen und das Tumorvolumen unter 550 ml liegt. In diesem Stadium wird die Überlebensrate mit 78% angegeben. Das *Stadium II* liegt vor, wenn die Geschwulst nicht mehr sicher im Nierenparenchym abgrenzbar, die Niere an benachbarten Organen adhärent ist, der Tumor in andere Organe infiltriert ist oder bereits kleine Tumorthromben in den Nierengefäßen entstanden sind, die nur mikroskopisch nachgewiesen werden können. Fernmetastasen fehlen. In diesem Stadium sinkt die Überlebensrate auf 27% ab. Besonders ungünstig zu beurteilen ist dann das *Stadium III* mit einem Tumorvolumen von über 550 ml, ausgedehnten lokalen oder auch hämatogenen Metastasen.

Daraus leitet sich die Forderung nach der Frühdiagnose und Frühtherapie ab. Bemerkenswert erscheint, daß in den letzten Jahren immer wieder über *Erfolge in fortgeschrittenen Stadien*, selbst bei ausgedehnten Lungenmetastasen, berichtet worden ist (Rehbein et al., 1969; Wedemeyer et al., 1968). Wenn es sich bisher auch um Einzelbeobachtungen handelt, so gewinnen sie doch an Bedeutung und ermutigen zu aktivem therapeutischen Vorgehen. Interessant ist der Vergleich der Überlebensrate für die Jahre 1956 und 1962, der auf Grund einer Umfrage in den USA von Sutow et al. (1970) angestellt worden ist. Während 1956 alle Kinder mit Metastasen verstorben sind, überlebten 1962 annähernd 40% dieser Patientengruppe die 5-Jahres-Grenze.

Weitere Faktoren wie Seitenlokalisation des Tumors, Geschlecht oder Rasse des Kindes bzw. das gleichzeitige Auftreten von Mißbildungen beeinflussen die Prognose nicht.

### Therapie

Die Behandlung setzt sich aus 3 Maßnahmen zusammen:

1. Operative Entfernung des Tumors,
2. Bestrahlung,
3. cytostatische Therapie.

#### *Operative Entfernung des Tumors*

In der Wertigkeit der therapeutischen Maßnahmen steht die Tumorexstirpation an erster Stelle. Sobald die Verdachtsdiagnose gestellt ist, soll möglichst frühzeitig in den ersten 24 bis 48 Std eingegriffen werden. Dabei sind 2 Richtlinien zu beachten:

Erstens muß das operative Vorgehen darauf Rücksicht nehmen, daß in 15—25% der Fälle der Tumor bereits als Thrombus in die V. renalis vorgedrungen ist (MCDONALD u. PRIESTLEY, 1943; RICHES, 1967). Um eine Zellverschleppung zu vermeiden, erscheint es daher wichtig, *vor jeder Manipulation am Tumor* die *V. renalis* an der Einmündungsstelle in die untere Hohlvene zu *unterbinden*. Das gelingt nur bei transperitonealem Vorgehen. Je nach Lage, Größe und Form des Tumors wird ein medianer Längsschnitt, der links und rechts nach Bedarf erweitert werden kann, paravertebraler Längsschnitt oder ein Rippenbogenrandschnitt, der medial über die Mittellinie hinweg und lateral bis in die Lumbalregion reicht, bevorzugt (REHBEIN et al., 1969; SIGEL, 1971; SINGER, 1964). Bei sehr großen Tumoren kann es jedoch notwendig werden, die Geschwulst zunächst von der Peripherie her zu mobilisieren, bevor die Gefäße ligiert werden können.

Zweitens wird die *möglichst radikale Entfernung* des Tumors angestrebt. Das gilt auch für Geschwülste, die bereits Nachbarorgane mit einbezogen oder Fernmetastasen gesetzt haben. So müssen gelegentlich Dickdarmabschnitte, Duodenum, Pankreasschwanz oder Milz mit exstirpiert werden. Der große operative Eingriff wird erst durch die Fortschritte der Anaesthesie möglich und ist naturgemäß mit einem erhöhten Risiko verbunden. Er erscheint jedoch dadurch gerechtfertigt, daß auch bei ausgedehnten Tumoren mit Lungenmeta-

stasen gelegentlich Heilungen erzielt worden sind.

*Operative Behandlung pulmonaler Metastasen.* Zum Zeitpunkt der Diagnose haben etwa 10—20% der Kinder röntgenologisch faßbare Tumorabsiedlungen in der Lunge. In der Behandlung der Metastasen hat sich in der letzten Zeit ein Wandel dahingehend vollzogen, daß man bestrebt ist, auch die Lungentumoren operativ zu entfernen. Das ist vor allem bei solitären, pleuranahen Metastasen möglich. Aber auch eine Lobektomie wurde mehrfach durchgeführt. Die Möglichkeit der operativen Entfernung pulmonaler Metastasen ist somit in jedem Einzelfall zu diskutieren. Während manche Operateure die Nephrektomie und Exstirpation des betroffenen Lungengewebes in der gleichen Sitzung durchführen, schließen andere den zweiten Eingriff einige Tage später an. In Einzelfällen wurden auf diese Weise ermutigende Ergebnisse erzielt (LALLI et al., 1966; SWENSON u. BRENNER, 1967; JEREB et al., 1969; REHBEIN et al., 1969; SIGEL, 1971).

*Zur operativen Behandlung doppelseitiger Tumoren.* Bei doppelseitigem Nephroblastom ist das Vorgehen der einzelnen Autoren unterschiedlich und im Einzelfall von der Ausdehnung der Geschwulst abhängig. Sind die Nieren nur teilweise zerstört, wird von einigen Autoren die Tumorexcision unter Erhaltung des gesunden Nierenparenchyms vorgenommen (REHBEIN et al., 1969; SIROLA, 1969). Vor allem die Tumoren der Neugeborenen und jungen Säuglinge sind im Hinblick auf ihre relativ günstige Prognose für die partielle Nephrektomie geeignet. Entschließt man sich zur Operation, wird man die Diagnose zunächst durch die histologische Untersuchung einer Probeexcision sichern, um polycystische oder hydronephrotische Veränderungen mit der nötigen Zuverlässigkeit auszuschließen. Über eine doppelseitige Nephrektomie wurde bisher nur einmal berichtet (DE LORIMIER et al., 1968). Werden beide Nieren entfernt, muß entweder gleichzeitig ein arteriovenöser Shunt angelegt werden, um eine intermittierende Dauerdialyse vorzunehmen, oder eine passende Spenderniere transplantiert werden.

#### *Strahlentherapie*

Das Nephroblastom ist strahlenempfindlich. Als ergänzende Maßnahme zur Operation wird daher die Bestrahlung allgemein befürwortet. Strittig ist der optimale Zeitpunkt vor oder nach der Tumorexstirpation. Von den meisten Autoren wird die Strahlentherapie im Anschluß an die Nephrektomie angewandt; die präoperative Bestrahlung hat dagegen nur wenig Anhänger. Im Vergleich zu den Erwachsenen wirft die Bestrahlung bei Kindern 2 Probleme auf:

1. Das *Verhältnis* zwischen *Tumorvolumen* und *Körpervolumen* ist beim kindlichen Tumor meist ungünstiger als im Erwachsenenalter. Eine relativ große Geschwulst steht einem kleinen Körpervolumen gegenüber. Das ist für die Strahlenbehandlung von Nachteil, da hohe Volumendosen erforderlich werden. Die beste Ausgangslage für die Bestrahlung ist daher ein möglichst kleiner Tumor. Dieses Ziel ist durch eine tumorverkleinernde Operation zu erreichen, soweit keine radikale Exstirpation möglich ist.

2. Die *Gefahr des Strahlenschadens* ist für den *wachsenden Organismus größer* als für den ausgewachsenen. Sie ist um so ausgeprägter, je jünger die Kinder sind und je höher die Herddosis gewählt werden muß (Neuhauser, 1952; Stender u. Berndt, 1968; Vorhauer, 1966). Auch bei optimaler Bestrahlungstechnik sind *Wachstumsstörungen* der Wirbelsäule nicht immer zu vermeiden, die mit einer Schädigung der Weichteile verbunden sind. Als Spätschäden resultiert öfters eine Skoliose oder Kyphoskoliose, wobei die konvexe Begrenzung zur gesunden Seite gerichtet ist. — Weiterhin kann durch die Bestrahlung eine *Nephritis* hervorgerufen werden, die allerdings mit verbesserter Technik kaum mehr auftritt (Westfall, 1961). Dazu kommt insbesondere bei Mädchen die Möglichkeit der *Keimdrüsenschädigung*, zumal die Ovarien im Säuglingsalter bedeutend höher liegen als nach der Menarche.

*Präoperative Bestrahlung.* Verschiedene Kliniker befürworten die Vorbestrahlung (Meissner, 1967; Palacek et al., 1965; Stender u. Berndt, 1968), die Mehrzahl jedoch lehnt sie als Routinemaßnahme mehr oder weniger entschieden ab (Gross u. Neuhauser, 1950; Marsden u. Steward, 1968; Rickham, 1964; Sigel, 1971; Singer, 1964). Insgesamt wird die Vorbestrahlung heute nur selten vorgenommen. Sie ist dann zu erwägen, wenn sich der Tumor als inoperabel erweist. Dabei muß nach Beendigung der Bestrahlung die Frage der Operation erneut entschieden werden.

Die Argumente, die für die Vorbestrahlung angeführt werden, erscheinen bisher nicht ausreichend stichhaltig. Vor allem fehlt der Beweis dafür, daß die Prognose dadurch verbessert werden kann. Die Verkleinerung des Tumors durch die Bestrahlung würde lediglich das operative Vorgehen erleichtern. Von den Gegnern der Bestrahlung wird einmal der Zeitverlust bis zur Operation ins Feld geführt. Zum anderen wird auf die Möglichkeit der Bestrahlung bei einer Fehldiagnose hingewiesen, die bei multicystischen Veränderungen einer Niere durchaus möglich ist. Die Häufigkeit, mit der die Bestrahlung gutartiger Tumoren zu erwarten wäre, wird in der Literatur mit 2—4% angegeben (Darte, 1965; Palacek et al., 1965).

*Postoperative Bestrahlung.* Der *Wert der Nachbestrahlung* wird überwiegend *günstig beurteilt* (Abeshouse, 1957; Buschmann, 1964; Coerdt, 1969; Singer, 1964). Nach Rehbein et al. (1969) werden die Resultate um etwa 10% angehoben. Freilich sind auch Zweifel angemeldet worden. Johnston et al. lehnen die Nachbestrahlung ab, wenn die Tumorexstirpation ohne Schwierigkeiten gelang. Solange die Diskussion nicht abgeschlossen ist, wird man die Kinder der Nachbestrahlung zuführen.

Eine *Ausnahme* bilden die *Neugeborenen*, die insgesamt eine günstigere Prognose aufweisen. Bachmann und Kröll (1969) konnten an 33 Wilms-Tumoren bei Neugeborenen zeigen, daß die Radikaloperation allein zur Heilung führt. Die Bestrahlung wird sich daher auf diejenigen Fälle beschränken, bei denen entweder beide Nieren betroffen sind oder der Tumor nicht radikal entfernt werden kann.

Die Bestrahlung der Kinder erfolgt allgemein mit konventioneller *Technik*. Gegebenenfalls können die Vorzüge eines Telekobaltgerätes oder einer Elektronenschleuder genutzt werden. Nach erfolgreicher operativer Entfernung wird allgemein eine *Herddosis* von 3000 rad vorgeschlagen. Konnte der Tumor nicht vollständig entfernt werden, wird die Herddosis auf 4000 rad erhöht. Die Einzeldosis liegt bei 100—300 rad, wobei jeweils nach 5 Bestrahlungen ein bestrahlungsfreies Wochenende eingeschaltet wird.

Mit der Bestrahlung kann entweder *unmittelbar nach der Operation* oder *erst einige Tage später* begonnen werden. Wir leiten sie im Anschluß an die erste Actinomycinkur nach 5 Tagen ein. Die Kinder sind durch die Operation und Chemotherapie stark belastet und dürfen durch die Bestrahlung nicht gefährdet werden. Zu Beginn der Strahlentherapie sollen die

Leukocyten über 3 000/mm³, die Thrombocyten über 100 000/mm³ betragen.

*Bestrahlung der Metastasen.* Die Absiedlungen des Wilms-Tumors können ebenfalls mit Erfolg bestrahlt werden. So wird bei Lungenmetastasen eine Dosis von 1 000 rad vorgeschlagen (KERR u. FLYNN, 1956). Dabei wird man die Bestrahlung im allgemeinen mit einer cytostatischen Behandlung kombinieren (HOWARD, 1964; SCHWEISGUTH et al., 1965). REHBEIN et al. (1969) dagegen setzen sich für eine primäre Operation der Lungenmetastasen ein. Sie schließen eine Nachbestrahlung mit 1 000 rad an, wenn Zweifel an der Radikalität des chirurgischen Eingriffes bestehen.

Auch bei den übrigen Metastasen können Bestrahlungsversuche unternommen werden. Lebermetastasen sind jedoch nicht immer günstig zu beeinflussen. Dabei werden Dosen von 1 200—1 500 rad vorgeschlagen (SEAMAN u. EAGLETON, 1957; WITTENBORG, 1950).

### Cytostatische Behandlung

Die Chemotherapie hat sich *als dritte Maßnahme allgemein durchgesetzt.* Die Erfahrungen verschiedener Autoren stimmen im wesentlichen darin überein, daß die *Überlebensquote* durch die konsequent durchgeführte cytostatische Behandlung *angestiegen* ist (FERNBACH u. MARTYN, 1966; LANDBECK et al., 1969; REHBEIN et al., 1969; SIROLA, 1969). Gelegentlich wird der Wert der cytostatischen Therapie jedoch auch bezweifelt (JOHNSTON et al., 1969).

Das Hauptanwendungsgebiet der Cytostatica liegt in der *Vorbeugung* und *Behandlung von Metastasen.* Die lokale Behandlung des Primärtumors durch Operation und Bestrahlung kann dagegen kaum mehr verbessert werden. Dabei werden 2 Anwendungsformen unterschieden:

*1. Chemotherapie.* Bereits vorhandene Metastasen sollen zum Einschmelzen gebracht werden. Im Einzelfall müssen sich Cytostatica, Strahlenbehandlung und operative Maßnahmen ergänzen. So kann es beispielsweise angezeigt sein, daß Tumorabsiedlungen zunächst durch Cytostatica verkleinert werden, bevor sie operativ entfernt werden können.

*2. Chemoprophylaxe.* Da der Wilms-Tumor zur hämatogenen Metastasierung neigt, soll auch bei Kindern, die zum Zeitpunkt der Operation noch keine Absiedlungen aufweisen, spätestens zu Beginn der Operation mit der



cytostatischen Behandlung begonnen werden. Dadurch sollen Tumorembolien unter der Operation unschädlich gemacht werden. Das ist besonders wichtig bei ausgedehnten Tumoren, bei denen es nicht immer gelingt, die Gefäße der Niere sofort nach der Laparotomie zu unterbinden. Ferner sollen evtl. vorhandene kleine Tumorabsiedlungen, die noch nicht zu erkennen sind, zerstört werden.

Als Cytostaticum *erster Wahl* hat sich das *Actinomycin D* allgemein eingeführt. Versagt die Therapie mit Actinomycin D, stehen als Mittel *zweiter Wahl* Vincristinsulfat und Cyclophosphamid zur Verfügung, die im weiteren Verlauf auch mit Actinomycin D kombiniert werden können.

Das *Actinomycin D* wird seit etwa 10 Jahren eingesetzt und hat sich sowohl in der Prophylaxe als auch Therapie der Metastasen bewährt (BURGERT u. GLIDEWELL, 1967; FARBER et al., 1960; FERNBACH u. MARTYN, 1966; HOWARD, 1965; LANDBECK et al., 1969; RUBIN, 1968). Der Wirkungsmechanismus von Actinomycin D besteht darin, daß es sich mit der Desoxyribonucleinsäure des Zellkernes verbindet und die DNS-abhängige Ribonucleinsäure- und Eiweißsynthese hemmt.

Von den meisten Autoren wird empfohlen, entweder zu *Beginn der Nephrektomie* oder schon 1—2 Tage vor der Operation mit dem Actinomycin zu beginnen (z.B. Lyovac-Cosmegen). Es wird 5 Tage nacheinander in einer Dosierung von 0,015 mg/kg Körpergewicht intravenös injiziert. Actinomycinkuren in gleicher Dosis werden nach völliger Erholung des Blutbildes auch ohne Metastasen in den ersten Jahren in 2monatigem, im 2. Jahr in 3monatigem Abstand wiederholt. Als *Nebenwirkungen* treten häufig schon wenige Stunden nach der Injektion *Übelkeit* und *Erbrechen* auf, die mit einer Beeinträchtigung des Allgemeinzustandes einhergehen. Infolge der Knochenmarkdepression tritt eine Pancytopenie auf, die nach 7 bis 10 Tagen ihren Höhepunkt erreicht und nach 14 Tagen wieder abklingt.

Bestehen bereits Metastasen, verspricht die kombinierte Anwendung von *Actinomycin D, Vincristin* und *Endoxan* nach neuerer Ansicht die besten Chancen. Im Anschluß an die Actinomycinkur erhalten die Kinder über 6 Wochen einmal wöchentlich eine Injektion von Vincristin bzw. Endoxan im Wechsel. Das Vincristin wird in einer Dosierung von 0,05 mg/kg

Körpergewicht, das Endoxan von 15 mg/kg Körpergewicht intravenös verabfolgt. Als *Nebenwirkungen* sind Haarausfall und neurologische Störungen wie Verlust des Patellarsehnenreflexes, Gangstörungen und Paraesthesien zu befürchten. Diese Störungen sind größtenteils reversibel. Sinken die Leukocyten unter 2000/mm³ ab, muß die cytostatische Behandlung unterbrochen werden. Bei Werten zwischen 2000—3000/mm³ wird die Dosis auf die Hälfte reduziert.

In letzter Zeit wird die Gabe von *Anticoagulantien* als zusätzliche Maßnahme zur Prophylaxe hämatogener Metastasen diskutiert. Der Anwendung von gerinnungshemmenden Substanzen liegt folgende Überlegung zugrunde. Hämatogen verschleppte Tumorzellen werden im Organismus zunächst durch Fibrinogen und Fibrin verklebt, bevor sie zu Tochtergeschwülsten heranwachsen. Man kann daher hoffen, daß Tumorembolien unter Heparin seltener zu Metastasen führen. Ferner sollen bei verhinderter Fibrinverklebung Cytostatica besser angreifen (Gastpar, 1968). Brüster (1970) setzt peri- und postoperativ Heparin und im Intervall Marcumar ein. Prophylaktisch wird eine Dosis von 150—300 E Heparin/kg Körpergewicht/24 Std in der Dauertropfinfusion empfohlen. Therapeutisch erhalten Neugeborene und Säuglinge 700—800 E/kg/Tag, Klein- und Schulkinder 500—600 E/kg/Tag. Dabei ist die Überwachung der Blutgerinnung mit dem Ziel erforderlich, die Antithrombin II-Zeit bei prophylaktischen Dosen auf das 1,5—2fache, bei therapeutischen Dosen auf das 2- bis 3,5fache zu verlängern. Als Antidot neutralisieren 1000 USP Protamin „Roche" 1000 USP Liquemin. Das Antidot für Marcumar ist Vitamin $K_1$.

Abschließend sollen die *therapeutischen Empfehlungen der Deutschen Arbeitsgemeinschaft für Leukämieforschung und Behandlung im Kindesalter* wiedergegeben werden:

1. Radikaloperation innerhalb von 24 bis 48 Std nach Diagnose.

2. Actinomycin D, 0,015 mg/kg i.v., nach Eröffnung der Bauchhöhle. Am 1.—4. postoperativen Tag Actinomycin D in gleicher Dosis intravenös wiederholen.

3. Nachbestrahlung des Tumorbettes, frühestens am 2., spätestens am 5. Tag p. op. beginnen. Im allgemeinen wird eine Herddosis von 3000 rad nach Tumorentfernung, eine Herddosis bis zu 4000 rad bei unvollständiger Tumorexstirpation empfohlen.

4. Nach Abschluß der Strahlentherapie neuerliche Gabe von Cytostatica, sobald die Leukocytenzahl über 3000/mm³ und die Thrombocytenzahl über 100000/mm³ liegt (Mittel 1. Wahl: Actinomycin D; Mittel 2. Wahl: Vincristin, Endoxan).

### a) Schema 1

Radikale Operation ohne Hinweis auf Metastasenbildung
Act. D 0,015 mg/kg/täglich i.v. über 5 Tage
Im *1. Jahr* p. op. weitere Act. D-Kuren in 2monatigen Abständen jeweils 0,015 mg/kg/täglich i.v. über 5 Tage
Im *2. Jahr* p .op. weitere Act. D-Kuren in 3monatigen Abständen jeweils 0,015 mg/kg/täglich i.v. über 5 Tage
Ende der Rezidivprophylaxe 2 Jahre nach der Operation

### b) Schema 2

Nichtradikale Operation und/oder Metastasenbildung
Act. D 0,015 mg/kg/täglich i.v. über 5 Tage
1 Woche Pause
6 Wochen lang im wöchentlichen Wechsel jeweils eine Injektion: Vincristin 0,05 mg/kg/i.v. Endoxan 15 mg/kg/i.v.
Act. D 0,015 mg/kg/täglich i.v. über 5 Tage
1 Woche Pause
6 Wochen lang im wöchentlichen Wechsel jeweils eine Injektion: Vincristin 0,05 mg/kg/i.v. Endoxan 15 mg/kg/i.v.
Weiter im selben Rhythmus bis Ende des *1. Jahres* p. op.: Alle 8 Wochen Act. D-Kur über jeweils 5 Tage
1 Woche Pause
6 Wochen alternierend VCR/END.
Im *2. Jahr* p. op. wie Schema 1

5. Bei Auftreten von *Metastasen* oder *Tumorrezidiven* wird empfohlen, wiederum eine operative Entfernung unter Cytostatica-Abschirmung anzustreben. Bei Lungenmetastasen ist eine Segmentresektion bzw. Lobektomie zu erwägen, jedoch nicht in jedem Fall angezeigt. Umschriebene Metastasen können exzidiert werden. Bereits der Verdacht auf Tumorrezidiv sollte durch Laparotomie geklärt werden. Eine Nachbestrahlung des Tumor- bzw. Metastasenbettes ist in jedem Falle angezeigt. Die cytostatische Behandlung wird anschließend wiederum mindestens 2 Jahre fortgesetzt.

## Nierencarcinom

Maligne epitheliale Nierentumoren kommen bei Kindern sehr selten vor. Symptome und Verlauf ähneln dem Wilms-Tumor.

**Begriff und Bezeichnung.** In der Literatur werden die epithelialen Malignome der kindlichen Niere als Einzelfälle unter der Diagnose

Tabelle 100. *Altersverteilung von 33 kindlichen Nierencarcinomen*

| | Fälle | Lebensjahr | | | | | | | | | | | | | | |
|---|---|---|---|---|---|---|---|---|---|---|---|---|---|---|---|---|
| | | 1. | 2. | 3. | 4. | 5. | 6. | 7. | 8. | 9. | 10. | 11. | 12. | 13. | 14. | 15. |
| American Tumor Register | 4 | | | | | | | 1 | | | | | | | 1 | 2 |
| BEATTI (1954) | 1 | | | | | | | | 1 | | | | | | | |
| BHAJEKAR et al. (1961) | 1 | | | | | | | | | | | 1 | | | | |
| BRANDESKY et al. (1961) | 2 | | | | | | | | 1 | | | 1 | | | | |
| CAMPBELL et al. (1961) | 1 | | | | | | | | 1 | | | | | | | |
| CARLSON (1955) | 1 | | | | | | | | | | 1 | | | | | |
| CATHEART (1929) | 1 | | | | | | | | | | | | | | | 1 |
| CLINTON et al. (1956) | 1 | | | | | | | | | | | 1 | | | | |
| CURRIE (1955) | 1 | | | | | | | 1 | | | | | | | | |
| GIBERT (1964) | 1 | | | | | | | | 1 | | | | | | | |
| HOGAN et al. (1957) | 1 | | | | | | 1 | | | | | | | | | |
| JOHNSON et al. (1955) | 4 | | | 2 | | | | | | | | | 2 | | | |
| KRZESKI et al. (1966) | 1 | | | | | | | | | 1 | | | | | | |
| MARCUS et al. (1966) | 1 | | | | | | | | | | | 1 | | | | |
| NOTTI et al. (1961) | 1 | | | | | | 1 | | | | | | | | | |
| NOURSE et al. (1959) | 2 | | | | | | | | | | | | | 1 | | 1 |
| ROBERTSON et al. (1959) | 1 | | | | 1 | | | | | | | | | | | |
| SALMON et al. (1964) | 1 | | | | | | | | | | | | | | 1 | |
| SCOTTI (1939) | 3 | 1 | | | | 1 | | 1 | | | | | | | | |
| STAHL (1958) | 1 | | | | 1 | | | | | | | | | | | |
| STEFAN (1969) | 1 | | | | | | 1 | | | | | | | | | |
| Eigene Beobachtungen | 2 | | | | | 1 | | 1 | | | | | | | | |
| Summe | 33 | 1 | — | 2 | 2 | 2 | 3 | 4 | 4 | 1 | 1 | 4 | 2 | 1 | 2 | 4 |

Carcinom, Adenocarcinom, hypernephroides Carcinom bzw. Hypernephrom oder Grawitz-Tumor und Epitheliom beschrieben. Die deutschsprachige Literatur unterscheidet dabei zwischen dem *Adenocarcinom* und *hypernephroiden Carcinom* bzw. *Hypernephrom*. Angloamerikanische Veröffentlichungen dagegen stellen das hellzellige Carcinom, das dem hypernephroiden Carcinom entspricht, dem granuliertzelligen Carcinom gegenüber. Diese Trennung lockert sich zunehmend, da in ein und demselben Tumor beide Zellarten angetroffen werden können und somit wahrscheinlich einheitlicher Genese sind.

### Disposition

**Häufigkeit.** Die Nierencarcinome sind im Kindesalter nur *selten anzutreffen*, wobei umgekehrt wie im Erwachsenenalter mit dem Adenocarcinom noch eher zu rechnen ist als mit der hypernephroiden Form. Insgesamt sind in der Literatur etwa 80—100 Fälle mitgeteilt (BRANDESKY u. FLOTH, 1961; CLINTON-THOMAS u. ROBINSON, 1956; NOURSE u. YURDIN, 1959). Der Anteil an den malignen Tumoren der Nierenregion schwankt in den einzelnen Veröffent-

lichungen. Er dürfte *um oder noch unter 1%* liegen. Im Vergleich dazu ist das Hypernephrom bei Erwachsenen zu rund 75% an den malignen Nierentumoren beteiligt.

JOHNSON und MARSHALL berichteten 1955 über 5 Nierencarcinome im Vergleich zu 59 Wilms-Tumoren. LATTIMER et al. fanden 1958 unter 74 malignen Nierengeschwülsten 1, MEISSNER (1967) unter 110 bösartigen Geschwülsten der Niere 4, SCOTT (1954) unter 70 Nierentumoren 1 Nierencarcinom. In zahlreichen anderen größeren Statistiken ist jedoch überhaupt kein Nierencarcinom zu finden. Diese Unterschiede sind einmal durch die relativ kleinen Zahlen zu erklären. Zum anderen besteht die Gefahr, daß der Wilms-Tumor als Carcinom verkannt wird, wenn die epithelialen Anteile das Bild beherrschen.

**Alters- und Geschlechtsverteilung.** Die Nierencarcinome sind typische Geschwülste des Erwachsenenalters, kommen erst nach dem 30. Lebensjahr zunehmend häufig vor und haben ihren Gipfel zwischen dem 50. und 60. Jahr. Im Kindesalter selbst können alle Altersgruppen betroffen sein. Im Gegensatz zum Wilms-Tumor erkranken jedoch eher Kinder nach dem 3. Jahr (Tabelle 100).

Das Verhältnis von Männern zu Frauen beträgt 2:1. Anscheinend erkranken Jungen ebenfalls häufiger als Mädchen.

### Pathobiologie

**Tumorgenese.** Ursache und Zeitpunkt der Carcinomentstehung sind noch nicht geklärt. Die malignen epithelialen Tumoren könnten sich einmal aus den Nierenkanälchen entwickeln, wobei auch die Entstehung über das Adenom denkbar wäre. Zum anderen erscheint es möglich, daß sie sich von Frühstadien der Nieren ableiten. Diese dysontogenetische Entstehung steht heute im Vordergrund der Betrachtung, wobei ein Zusammenhang mit den embryonalen Mischtumoren diskutiert wird. Hinsichtlich des Zeitpunktes der dysontogenetischen Störung wäre die sehr frühe Entwicklung aus dem Mesothel im embryonalen Sinn denkbar. Mehr Anhänger sind der Ansicht, daß die Geschwulst aus dem Nierenblastem hervorgeht (ZOLLINGER, 1966). Wie weit äußere Noxen oder genetische Schädigungen dabei von Bedeutung sind, ist nicht zu entscheiden. Die frühere Ansicht, daß Hypernephrome aus versprengten Nebennierenkeimen entstehen, gilt als überholt (BRANDESKY u. FLOTH, 1961).

*Pathoanatomisch* können sich die Nierencarcinome in allen Abschnitten manifestieren, sollen jedoch überdurchschnittlich häufig vom unteren Nierenpol ausgehen. Zum Zeitpunkt der Diagnose erreichen sie einen Durchmesser von 3,5—15 cm. Das Gewicht beträgt 80—1090 g (MARCUS u. WATT, 1966). Durch expansives und infiltratives Wachstum wird das umgebende Nierenparenchym zerstört, schließlich die Nierenkapsel durchbrochen. Während *Adenocarcinome* als grobe, *solide Knoten* imponieren und eine weiche Konsistenz aufweisen, sind *hypernephroide Carcinome* mehr *polycystisch* aufgebaut. Sie weisen auf der Schnittfläche in den randständigen Knoten eine gelbe oder gelblich-bräunliche Farbe auf. In den älteren, mehr zentral gelegenen Abschnitten finden sich dagegen mehr glasig-gallertige Bezirke, die von Blutungen durchsetzt sein können. Verhältnismäßig frühzeitig durchbrechen die Tumorzellen Nierengefäße und Nierenbecken.

*Mikroskopisch* sind die Geschwülste gewöhnlich gut ausdifferenziert. Die *Adenocarcinome* sind durch ihre Neigung zur Bildung von Drüsenschläuchen mit papillären oder trabeculären Strukturen ausgezeichnet. Ihr Epithel ist ausgesprochen dunkelzellig. Die *hypernephroiden Carcinome* sind dagegen durch wasserhelle Zellen mit einem aufgeblähten, vacuoligen Protoplasma und kleinen Kern charakterisiert. Sie enthalten Lipoid- und Glykogengranula. Kommen dunkle wie auch wasserhelle Zellen nebeneinander vor, entsteht ein recht buntes Bild.

Das Nierencarcinom *metastasiert* verhältnismäßig frühzeitig in die paraaortalen Lymphknoten, ferner in die Lungen, die Leber und in das Skeletsystem. Zum Zeitpunkt der Diagnose sind oft bereits lymphogene und hämatogene Absiedlungen anzutreffen (CLINTON-THOMAS u. ROBINSON, 1956; BOROVOY u. ROME, 1963; JANSEN, 1964; JOHNSON u. MARSHALL, 1955).

### Klinik

**Symptomatologie.** Das Nierencarcinom führt ähnlich wie der Wilms-Tumor spät zu Krankheitserscheinungen. Die Trias *asymmetrische Vorwölbung des Bauches, Hämaturie* und *Bauchschmerzen* soll häufiger als beim Nephroblastom vollständig sein, kann jedoch ebenfalls als Spätstadium mit Tumoreinbruch in das Nierenbecken gewertet werden. Als Leitsymptom wurde bei 11 von 20 Patienten der Literatur die Auftreibung des Bauches angegeben. 9 Kinder klagten zunächst über Leibschmerzen, die infolge Harnstauung durch Bildung von Coagula kolikartigen Charakter annehmen können oder als dumpfes Gefühl in der Nierengegend geschildert werden. Die Hämaturie, die nur kurzfristig in Erscheinung treten kann, wurde bei 8 der 20 Kinder beobachtet. Sie tritt vor allem als Mikrohämaturie auf (MEISSNER, 1967). — Gelegentlich bedingen erst Metastasen im Skeletsystem oder in den Lungen die ersten Beschwerden.

Bei der *Untersuchung* ist fast immer ein *Tumor im Bereich* der *Flanken* zu tasten. Die Geschwulst ist indolent, derb, oft knotig höckrig. Auch eine Hypertonie ist möglich. Der Allgemeinzustand wird bei großen Tumoren durch *Erbrechen, Gewichtsverlust* und *Fieberschübe* beeinträchtigt. Ausgedehntere Blutungen in den Tumor können das Bild eines akuten Abdomens verursachen.

Für die Beurteilung wichtig ist die *Röntgenuntersuchung.* Auf der *Übersichtsaufnahme* stellt sich der Tumor als homogene Verschattung dar, in die Kalk eingelagert sein kann. BRANDESKY und FLOTH (1961), die 79 maligne epitheliale Nierentumoren im Kindesalter gesammelt haben, geben die Häufigkeit der *Verkalkungen mit 5—10%* an. Charakteristisch sind zarte, schalenförmige Kalkablagerungen (Abb. 241 a).

Ist noch funktionstüchtiges Nierengewebe erhalten, sind Nierenbecken und Kelchsystem im *Ausscheidungspyelogramm* in wechselnder Weise auseinandergedrängt, abgeplattet oder erweitert und aus ihrer normalen Lage verdrängt (Abb. 241 b). Der Ureter ist häufig in seinem proximalen Abschnitt nach medial ver-

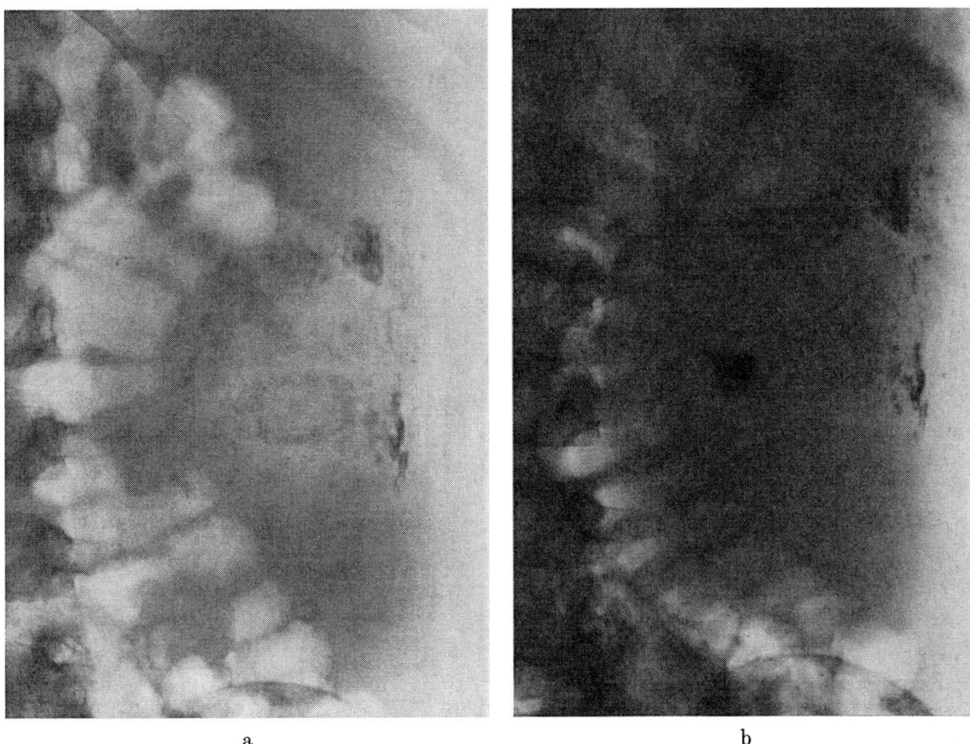

a          b

Abb. 241. a Übersichtsaufnahme bei 6jährigem Jungen mit Nierencarcinom. Multiple Kalkablagerungen im Bereich der Geschwulst. b Ausscheidungspyelogramm des gleichen Kindes. Die obere und untere Kelchgruppe sind weit auseinandergedrängt und gestaut

lagert. Wird im Urogramm, das gegebenenfalls als Infusionspyelogramm durchgeführt wird, keine ausreichende Kontrastdarstellung erreicht, können die Nierenszintigraphie und Nephrographie, insbesondere aber die Aortographie den Verdacht auf einen malignen Prozeß erhärten.

Um Lungenmetastasen zu erfassen, wird man stets eine Röntgenaufnahme der Thoraxorgane in 2 Ebenen anfertigen.

Die *Diagnose* wird im Kindesalter praktisch immer erst nach der Operation bei der *histologischen Untersuchung* des Tumors gestellt. Operiert werden die Kinder unter der Verdachtsdiagnose Wilms-Tumor.

Die *Differentialdiagnose* entspricht dem Nephroblastom und muß in erster Linie neben dem Wilms-Tumor selbst das Neuroblastom der Nebennierenrinde, die Hydronephrose infolge Abflußstörungen sowie cystische Nierenveränderungen erwägen (s. S. 604). Die Abgrenzung vom Wilms-Tumor ist nur histologisch möglich (REISMANN u. LEHMANN, 1971).

**Verlauf und Prognose.** Entscheidend ist die *Frühdiagnose.* Bestehen z.Z. der Operation bereits Metastasen oder hat der Tumor auf die Nachbarorgane übergegriffen, so können die Kinder nur selten am Leben erhalten werden. Die besten Ergebnisse bringt die frühzeitige und radikale Operation. Insgesamt überleben nach BRANDESKY und FLOTH (1961) etwa die Hälfte der Kinder die ersten 2—3 Jahre. Eine Überlebensrate über 5 Jahre wird in 30% der Fälle angegeben. Beim hypernephroiden Carcinom treten mitunter noch nach 10 Jahren Spätmetastasen auf. Von anderen Autoren wird die Prognose noch ungünstiger beurteilt (MARCUS u. WATT, 1966; WILLIAMS, 1964).

**Therapie.** Die entscheidende Maßnahme ist die baldige und möglichst radikale *operative Entfernung* des Tumors, die auch bei ausgedehnten Geschwülsten anzustreben ist. Die *Röntgenbestrahlung* ist problematisch, da das Nierencarcinom im allgemeinen nur wenig strahlenempfindlich ist. Man wird eine postoperative Bestrahlung erwägen, wenn die Radikaloperation nicht befriedigend gelungen ist

(Brandesky u. Floth, 1961). Auch *Cytostatica* können mit eingesetzt werden. Ihre Wirksamkeit ist im Einzelfall ungewiß. Die Frage der *cytostatischen Therapie* ist vor allem dann zu diskutieren, wenn bereits Tumorabsiedlungen vorhanden sind. Versucht werden kann das Cyclophosphamid (Endoxan), das in einer Dosierung von 15 mg/kg Körpergewicht im Abstand von 1 Woche als Stoß i.v. injiziert wird. Vorübergehende Besserungen sind in Einzelfällen auch durch Vincristin oder Vinblastin beschrieben worden (Kaufman u. Mims, 1966).

## Nierenmanifestation von Leukämie und Lymphosarkom

Unter den malignen Erkrankungen der Nierenregion nimmt die leukämische Infiltration die dritte Stelle nach dem Nephroblastom und Neuroblastom ein. Die Diagnose kann schwierig sein, wenn Leber-, Milz- und Lymphknotenvergrößerungen fehlen. Die Nierentumoren werden dann leicht als Cystennieren, Hydronephrose oder bilaterales Nephroblastom fehlgedeutet. Charakteristisch ist die Vergrößerung beider Nieren, wobei die Gliederung des Hohlraumsystems erhalten bleibt.

### Disposition

**Häufigkeit.** Bei der Leukämie und anderen malignen Systemerkrankungen wie der Retikulose und Lymphosarkomatose sind die Nieren oft am Krankheitsgeschehen beteiligt. Das gilt ganz besonders für das Kindesalter (Gowdey u. Neuhauser, 1948). Aber auch bei Erwachsenen deckt die Autopsie in über der Hälfte der Fälle maligne Zellen im Interstitium der Nieren auf (Barney, 1931; Kirshbaum u. Preuss, 1943; Voigt u. Helbig, 1963).

Die meisten leukämischen Infiltrate der Nieren bleiben klinisch stumm. *Tastbare Nierentumoren* sind nur in etwa *3—4% der kindlichen Leukämie* zu erwarten. Ramsay berichtet über 3 Patienten mit einer Nierenmanifestation unter 100 kindlichen Leukämien. Das stimmt mit unseren Erfahrungen überein. Wir behandelten in den letzten 10 Jahren 110 Leukämiepatienten. Bei 4 der 110 Kinder waren primär die Nieren betroffen.

Der *Anteil der Nierenleukämie* an den *malignen Geschwülsten der Nierenregion* wird in den einzelnen Veröffentlichungen unterschiedlich angegeben und darf mit etwa 5% veranschlagt werden. So stellten Lattimer et al. (1958) unter 74 Kinder mit Nierengeschwülsten zweimal doppelseitige Nierentumoren fest, die durch eine Sarkomatose bedingt waren. Scott teilte 1954 neben 51 Kindern mit Wilms-Tumor 4 Fälle von Nierenveränderungen durch eine Lymphosarkomatose mit. In unserem Krankengut liegt der Anteil mit 4:35 sogar noch höher.

**Altersverteilung.** Leukämische Niereninfiltrate können in jedem Alter auftreten, werden jedoch vornehmlich in den ersten 2—5 Lebensjahren beobachtet (Sloof, 1960; Mühlbauer, 1969).

### Pathobiologie

*Makroskopisch* sind beide Nieren gleichermaßen vergrößert, wobei die Nierenform gewahrt ist. Das Organgewicht kann auf das 3—5fache oder mehr ansteigen (Freifeld, 1946; White, 1931). Die gräulich verfärbten Nieren weisen zahlreiche Blutungen auf, die die Oberfläche als tiefbraune oder rote Flecken sprengeln. Auf der blaßgrauen oder mehr rosafarbenen Schnittfläche, die ebenfalls von Hämorrhagien durchsetzt ist, ist der Nierenmantel verbreitert und das Hohlraumsystem auseinandergezogen. Die Gliederung in Rinde und Mark ist in fortgeschrittenen Stadien aufgehoben.

*Mikroskopisch* sind die leukämischen Infiltrate vorwiegend im *Interstitium der Rinde* gelegen. In schweren Fällen wird jedoch auch das Mark mit einbezogen. Glomerula und Tubuli werden auseinandergedrängt und gehen teilweise zugrunde. In schweren Fällen beherrschen die Tumorzellen das histologische Bild schließlich weitgehend. Auch auf die Nierenkapsel sowie das umgebende Fettgewebe können die Infiltrate übergreifen (Gowdey u. Neuhauser, 1948).

### Klinik

**Symptomatologie.** In der *Anamnese* überwiegen uncharakteristische Symptome wie Inappetenz, Erbrechen und Gewichtsverlust sowie Neigung zu Infekten. Auch Schmerzen in den Extremitäten oder eine Verdickung des Bauches werden angegeben.

Bei der *Untersuchung* fällt dann meist das beidseits *vorgewölbte Abdomen* mit ausladenden Flanken auf. Es ist durch *doppelseitige, gleichgroße Nierentumoren* mit glatter, runder Oberfläche bedingt, die vom Rippenbogen unterschiedlich weit nach unten, in schweren Fällen bis ins kleine Becken reichen. Leber- und Milzschwellung können fehlen (Scott, 1954; Sloof, 1960). Die Kinder sind meist blaß und weisen Hautblutungen auf.

Wichtig ist die *Röntgenuntersuchung*, insbesondere das Urogramm. Die Übersichtsaufnahme bestätigt lediglich den ausladenden

Bauch und die doppelseitigen Tumoren des Ober- und Mittelbauches. Das *Ausscheidungs-urogramm* ist durch ein *gleichmäßig vergrößertes, nicht erweitertes Hohlraumsystem* gekennzeichnet (Abb. 242). Nierenbecken und Kelche sind in allen Abschnitten auseinandergedrängt und verlängert, wobei typischerweise die Gliederung des Hohlsystems erhalten ist. Erst im Spätstadium können Abflußstörungen im Bereich der Kelchhälse hinzutreten, die zur Erweiterung und Verplumpung der Kelche führen und mit Ausscheidungsstörungen einhergehen.

rung aller drei corpusculären Anteile im Blut. Gesichert wird die Diagnose durch das *Knochenmarkpunktat*, das bei negativem Ergebnis und klinischem Verdacht mehrfach an verschiedenen Stellen wiederholt werden muß.

Die häufigste Fehldiagnose ist die *Pancytopenie* anderer Genese. So kamen 2 unserer 4 Kinder mit der Diagnose Panmyelophthise zur Aufnahme, da bei der Knochenmarkpunktion zunächst lediglich ein zellarmes Mark ohne Anhalt für Malignität zu gewinnen war. Werden im Urin Leukocyten und Eiweiß ausge-

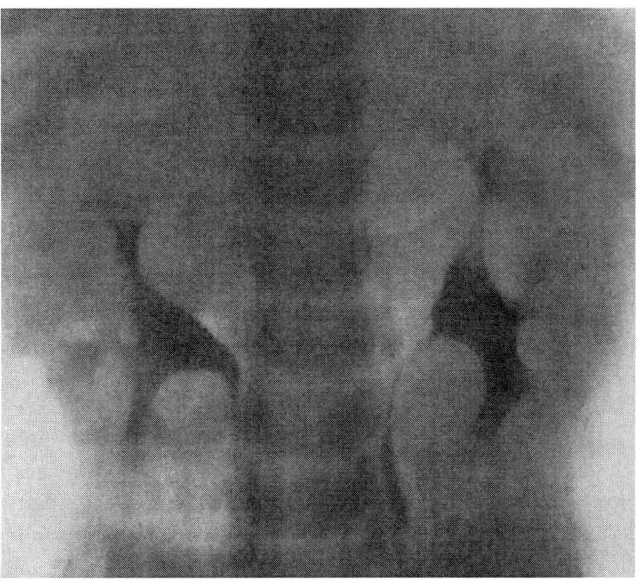

Abb. 242. Ausscheidungspyelogramm bei 1jährigem Mädchen mit Nierenleukämie. Typisch sind die vergrößerten Nierenschatten und das gleichmäßig vergrößerte Hohlraumsystem ohne Stauungserscheinungen

Dabei sind wiederum alle Kelche in annähernd gleicher Weise betroffen. Charakteristisch ist ferner die *Verbreiterung des Parenchymmantels*.

Unter den *Laboratoriumsdaten* ist das Blutbild wesentlich. Es zeigt meist eine *Pancytopenie*, die jedoch nur gering sein kann. Im peripheren Blut werden maligne Zellen nicht selten vermißt. Der Serumharnstoff ist normal oder im Spätstadium erhöht und geht dann mit einer Isosthenurie einher. Im Urin können vermehrt Eiweiß sowie Leukocyten und Erythrocyten ausgeschieden werden.

**Diagnose und Differentialdiagnose.** Die Verdachtsdiagnose ergibt sich aus dem doppelseitigen, glatten Tumor im Flankenbereich, dem Urogramm mit gleichförmig vergrößertem, nicht erweitertem Hohlraumsystem bei lang ausgezogenen Kelchhälsen und der Verminde-

schieden, ist die Möglichkeit der Verwechslung mit einer *Pyelonephritis* gegeben, bis die Nierentumoren getastet und ein Urogramm angefertigt wird.

Unter den tumorösen Erkrankungen der Niere kommen vor allem die *cystischen Nierenveränderungen* in Frage. Sie unterscheiden sich meist dadurch, daß im intravenösen Pyelogramm multiple rundliche Füllungsdefekte zur Darstellung kommen, die das Nierenbecken und Kelchsystem unregelmäßig, oft spinnenartig deformieren. Auch der *bilaterale Wilms-Tumor* ist zu bedenken, jedoch im Urogramm durch die unregelmäßige Distorsion des Kelchsystems abzugrenzen.

Die *Hydronephrose* infolge angeborener Abflußstörungen hat nur mit dem Spätstadium der Nierenleukämie eine gewisse Ähnlichkeit, da die Kelche ebenfalls erweitert und verplumpt sein können. Ein wesentlicher Unterschied besteht darin, daß der Gewebsmantel bei der Hydronephrose verschmälert, bei der leukämischen Infiltration dagegen verbreitert ist.

**Therapie.** Sie entspricht den anderen Manifestationen der Leukämie (S. 89 ff).

## Benigne Geschwülste der Nieren

Gutartige Nierentumoren sind bei Kindern gelegentlich möglich, besitzen jedoch kaum klinische Bedeutung. Da sie überwiegend klein bleiben, verursachen sie keine Beschwerden und werden als Nebenbefund bei Obduktionen entdeckt. Nur äußerst selten wachsen sie zu ausgedehnteren Tumoren heran und sind dann klinisch und röntgenologisch nicht von den bösartigen Geschwülsten zu trennen. Die befallene Niere wird meist unter dem Verdacht auf ein Nephroblastom operativ entfernt. Differentialdiagnostisch kommen neben dem Wilms-Tumor vor allem cystische Nierenerkrankungen in Frage, die im Handbuch unter den angeborenen Fehlbildungen der Niere abgehandelt sind (LOESCHKE, 1966).

*Morphologisch* sind die gutartigen Geschwülste der Niere unterschiedlich aufgebaut. Ähnlich wie bei den malignen Geschwülsten werden *mesenchymale Tumoren häufiger angetroffen als epitheliale.* Im einzelnen kommen Fibrome und Fibromyome, Hämangiome und Lymphangiome, Lipome und Adenome sowie Mischtumoren aus mesenchymalen und epithelialen Anteilen in Betracht.

Die **Fibrome** sind zum größeren Teil in der Marksubstanz zu finden. Sie bleiben meist klein. Nur ausnahmsweise wachsen sie zu großen Tumoren heran und zerstören das umgebende Nierengewebe durch ihr expansives Wachstum (FOSTER, 1956).

Auch **Lymphangiome**, die eine cystische Tumormasse bilden, können gelegentlich so groß werden, daß eine tastbare Resistenz in der Nierenregion entsteht. Sie haben die Tendenz, sich in das Nierenbecken vorzuwölben. Durch Verlegung des Ureters können sie zur Hydronephrose führen (WILLIAMS, 1968).

Das **Hämangiom** bzw. Lymphohämangiom wird weit häufiger als Ursache einer unklaren Hämaturie in Erwägung gezogen, als es tatsächlich vorkommt. Treten Hämangiome auf, bleiben sie in der Regel klein. Sie können dennoch im Ausscheidungspyelogramm zur Deformierung einer Kelchgruppe führen, da sie bevorzugt im Mark und zwar im Bereich der Papillenspitzen lokalisiert sind (STAEMMLER, 1957). Wird die Diagnose vor der Operation gestellt, gilt bei anhaltender Blutung die partielle Nephrektomie als Methode der Wahl (WILLIAMS, 1968).

Die *benignen*, überwiegend mesenchymalen *Mischtumoren* der Nieren werden von den meisten Autoren als **Hamartome** bzw. Hamartoblastome angesehen und bezeichnet (LUCKÉ u. SCHLUMBERGER, 1957; STAEMMLER, 1957). Sie kommen sowohl isoliert als auch im Zusammenhang mit der *tuberösen Sklerose* vor. Die Hamartome sind meist bilateral angelegt und werden in Mark und Rinde einzeln oder multipel beobachtet. Zusammengesetzt sind sie aus Bündeln glatter Muskelzellen, untermischt mit Bindegewebe, Blutgefäßen und auch Fettgewebe. Fast immer sind neben den unregelmäßig angeordneten, zum Teil recht undifferenzierten Zellen einzelne Tubuli eingeschlossen (ZOLLINGER, 1966). Die Tumoren sind nur stecknadelkopf- bis linsengroß, können aber auch Faustgröße erreichen (LANGHOF, 1955). Überwiegen die unreifen Zellen, besteht auch histologisch die Gefahr, daß sie mit dem Wilms-Tumor verwechselt werden (WIGGER, 1969).

Bei Patienten mit *tuberöser Hirnsklerose* sind in 60—80% Hamartome der Niere zu erwarten (STAEMMLER, 1957; WILLIAMS, 1968). Die tuberöse Sklerose tritt familiär gehäuft auf und ist durch knötchenartige Gliazellwucherungen im Gehirn mit epileptiformen Anfällen, geistiger Rückständigkeit und schließlich Hirndruckzeichen charakterisiert. Im Gesicht treten schmetterlingsförmig um Mund und Nase stecknadelkopfgroße Papeln auf (Adenoma sebaceum).

Die seltenen **Adenome** sind in der Regel dicht unter der Nierenkapsel gelegen; sie sind nur hirse- bis linsengroß und werden extrem selten als größere Tumoren klinisch manifest, wobei neben dem typischen glandulären Bild Blutungen und cystische Veränderungen zu finden sind (TOBENKIN u. FRAZIER, 1964).

**Lipome** sind außerordentlich selten. Sie werden vor allem in der äußeren Rinde als wenige Millimeter große, goldgelbe Gebilde angetroffen und können mit Fibromen kombiniert sein (ZOLLINGER, 1966).

Retroperitoneale **Teratome** sind ebenfalls sehr selten. Kommen sie vor, sind sie größtenteils perirenal gelegen (ARNHEIM, 1951; BAKER u. RAGINS, 1950). In der Niere selbst entstehen Teratome nur ausnahmsweise (McCURDY, 1934; SCOTT, 1954). Diesbezügliche Veröffentlichungen sind stets kritisch aufzunehmen, da der Wilms-Tumor leicht mit dem Teratom verwechselt werden kann. Das gilt besonders für Nephroblastome, die knorpelige oder gar knöcherne Strukturen enthalten. So kann beispielsweise knorpeliges Gewebe als abortive Bronchialwandung fehlgedeutet werden. Die Teratome sind *meist benigne* und wachsen langsam, können jedoch *maligne entarten* und metastasieren. Als bösartige Geschwulst wird das Teratom auch als *embryonales Carcinom* bezeichnet.

Die Teratome verursachen kaum Beschwerden. Sie werden durch die Vorwölbung des Bauches mit der *palpablen Resistenz* der Nierenregion entdeckt. Röntgenologisch ist das Hervortreten von Knochen und Zähnen im Tumor charakteristisch. Im Urogramm wird die Niere aus ihrer Lage verdrängt, der Aufbau des Hohlraumsystems bleibt zunächst erhalten. Erst im fortgeschrittenen Stadium führt die Kompression des Ureters zur Abflußstörung und Hydronephrose.

## Literatur

ABESHOUSE, B. S.: The management of Wilms tumor as determined by national survey and review of the literature. J. Urol. (Baltimore) 77, 792 (1957).

ÅHSTRÖM, L., ERICSSON, N. O.: Nephroblastoma: Results of treatment 1927—1967. Z. Kinderchir., Suppl. 6, 165 (1969).

ARCHIE, L. D.: Wilms-tumors. N. Y. St. J. Med. 45, 1213 (1945).

AREY, J. B.: Abdominal masses in infants and children. Pediat. Clin. N. Amer. 10, 665 (1963).

ARNHEIM, E. E.: Retroperitoneal teratomas in infancy and childhood. Pediatrics 8, 309 (1951).

ARON, B. S., GROSS, M.: Renal adenocarcinoma in infancy and childhood: Evaluation of therapy and prognosis. J. Urol. (Baltimore) 102, 497 (1969).

BACHMANN, K. D.: Das Neuroblastoma sympathicum, Klinik und Prognose von 1030 Fällen. Z. Kinderheilk. 86, 710 (1962).

— KRÖLL, W.: Der Wilms-Tumor im ersten Lebensjahr. Dtsch. med. Wschr. 94, 2598 (1969).

BAERT, L., VERDUYN, H., VEREECKEN, R.: Wilms' tumors (nephroblastomas): report of 57 histologically proved cases. J. Urol. (Baltimore) 96, 871 (1966).

BAKER, W. J., RAGINS, A. B.: Pararenal teratoma. J. Urol. (Baltimore) 63, 819 (1950).

BALOGH, F., SZENDRÖI, Z.: Pathologie und Klinik der Nierengeschwülste. Budapest. Ungarische Akademie der Wissenschaften 1960.

BARNEY, J. D.: Lymphoblastoma as seen by the urologist. New Engl. J. Med. 205, 1037 (1931).

BEATTIE, J. W.: Hypernephroma in seven year old white girl. J. Urol. (Baltimore) 42, 625 (1954).

BECKER, H.: Sympathikustumoren im Kindesalter. Arch. Kinderheilk. 176, 280 (1967/68).

BENNET, M. B.: Malignant diseases in children. Clin. Radiol. 14, 266 (1963).

BENSON, P. F., VULLIAMY, D. G., TAUBMAN, J. O.: Congenital hemihypertrophy and malignancy. Lancet 1963 I, 468.

BHAJEKAR, A. B., MOSES, A., BHAT, H. S., WEBB, J. K. G.: Renal carcinoma in childhood. Indian J. Surg. 23, 138 (1961).

BIRCH-HIRSCHFELD, F. V.: Sarcomatöse Drüsengeschwulst der Niere im Kindesalter (embryonales Adenosarcom). Beitr. path. Anat. 24, 343 (1898).

BISHOP, H. C., HOPE, J. W.: Bilateral Wilms' tumor. J. pediat. Surg. 1, 476 (1966).

BIXLER, L. G., STENSTROM, K. W., CREEVY, C. D.: Malignant tumors of the kidney: review of 117 cases. Radiology 42, 329 (1944).

BJELKE, E.: Malignant neoplasmas of the kidney in children. Cancer (Philad.) 17, 318 (1964).

BJÖRKLUND, S. J.: Hemihypertrophy and Wilms-tumors. Acta paediat. (Uppsala) 44, 287 (1955).

BOLANDE, R. P., DROUGH, A. J., IZANT, R. J.: Congenital mesoblastic nephrome of infancy: Report of 8 cases and relationship to Wilms-tumor. Pediatrics 40, 272 (1967).

BOOKSTEIN, J. J., STEWARD, B. H.: The current status of renal arteriography. Radiol. Clin. N. Amer. 2, 461 (1964).

BOROVOY, B., ROME, L. P.: Hypernephrome in a ten year old child. Amer. J. Dis. Child. 105, 85 (1963).

BOURNE, R. G.: Wilms-tumour, a review of 45 consecutive cases. Clin. Radiol. 18, 379 (1967).

BRANDESKY, G., FLOTH, H.: Maligne epitheliale Nierentumoren im Kindesalter. Neue öst. Z. Kinderheilk. 6, 154 (1961).

BRODY, H., LIPSHUTZ, H.: Concomitant intrarenal and pararenal angiomyolipomas. J. Urol. (Baltimore) 74, 741 (1955).

BRÜSTER, H.: Wilms-Tumoren. Kinderärztl. Prax. 38, 150 (1970).

BURGERT, E. O., JR., GLIDEWELL, O.: Dactinomycin in Wilms-tumor. J. Amer. med. Ass. 199, 464 (1967).

— MILLS, S. D.: Chemotherapy of malignant lesions unique in children. Proc. Mayo Clin. 41, 361 (1966).

BUSCHMANN, O.: Nierentumoren im Kindesalter. Münch. med. Wschr. 106, 1096 (1964).

BYL, VAN DER: Cancerous growth of the kidney, weighing thirtyone pounds. Lancet 1856 II, 309.

CAMPBELL, A. C. P., GAISFORD, W., PATERSON, E., STEWARD, J. K.: Tumours in children. Brit. med. J. 1961 Ia, 448.

CARLSON, H. E.: Hypernephroma in children. Trans. S. centr. Sect. Amer. urol. Ass. 1955, 9.

CATHEART, E.: An usual case of renal tumor. Proc. Mayo Clin. 4, 342 (1929).

CHAPIAN, M. A.: Wilmstumor, report of 2 cases in same family. R. I. med. J. 31, 105 (1948).

Clinton-Thomas, C. L., Robinson, T. M.: Renal cell carcinoma in childhood. Brit. J. Urol. **28**, 132 (1956).

Cochran, W., Frogatt, P.: Bilateral nephroblastoma in two sisters. J. Urol. (Baltimore) **97**, 216 (1967).

Coerdt, J.: Wilmstumoren im Kindesalter. Z. Kinderchir., Suppl. **6**, 201 (1969).

Cohnheim, J.: Congenitales quergestreiftes Muskelsarkom der Niere. Virchows Arch. path. Anat. **65**, 64 (1875).

Collins, V. P.: Wilms-tumor. Its behavior and prognosis. J. L. med. Soc. **107**, 474 (1953).

— Treatment of Wilms-tumor. Cancer (Philad.) **1**, 89 (1958).

Cox, C. E., Smith, D. R.: Neoplasma of the kidney and arenal gland. Calif. Med. **100**, 351 (1964).

Culp, O. U., Hartman, F. W.: Mesoblastic nephroblastoma in adults: A clinico-pathologic study of Wilms-tumor and related renal neoplasms. J. Urol. (Baltimore) **60**, 552 (1948).

Currie, J. A.: Hypernephroma in a child of five years. Sth Amer. Med. J. **29**, 777 (1955).

Dagradi, A., Pizzecco, Dagradi, V.: Leiomyosarkom der Prostata. Z. Kinderchir., Suppl. **6**, 303 (1969).

Dargeon, H. W.: Neuroblastoma. J. Pediat. **61**, 456 (1961).

Darte, J. M.: In: Progress in radiation therapy, vol. III. New York-London: F. Buschke 1965.

Daw, W. H.: Wilms-tumor. J. Urol. (Baltimore) **60**, 18 (1948).

Dehner, L. P.: Renal cell carcinoma in children: A clinicopathologic study of 15 cases review of the literature. J. Pediat. **76**, 358 (1970).

Deuticke, P.: Nierentumoren. Dtsch. Z. Chir. **231**, 767 (1931).

Dupont, C. A., Houcke, M.: Pyelonephrite xanthogranulomatense. Etude anatomique de 15 observations. Lille méd. **14**, 577 (1969).

Eberth, C. J.: Myoma sarcomatodes renum. Virchows Arch. path. Anat. **55**, 518 (1872).

Erdös, Z., Cserhati, E., Hittner, J.: Über die Prognose des Wilms-Tumors. Acta paediat. Acad. Sci. hung. **3**, 349 (1962).

Farah, J., Lofstrom, J. E.: Angiography of Wilms' tumor. Radiology **90**, 775 (1968).

Farber, S., D'Angio, G., Evens, A., Mitus, A.: Clinical studies of Actinomycin D with special reference to Wilms-tumor in children. Ann. N.Y. Acad. Sci. **89**, 421 (1960).

Fernbach, D. J., Martyn, D. T.: Role of actinomycin in the improved survival of children with Wilms-tumor. J. Amer. med. Ass. **195**, 1005 (1966).

Fitzgerald, W. L., Hardin, H. C.: Bilateral Wilmstumor in a Wilms-tumor family. J. Urol. (Baltimore) **73**, 468 (1955).

Fontana, V. I., Ferrara, A., Perciaccante, R.: Wilms-tumor and associated anomalies. Amer. J. Dis. Child. **109**, 459 (1965).

Foster, D. G.: Large benign renal tumors: a review of the literature and report of a case in childhood. J. Urol. (Baltimore) **76**, 231 (1956).

Fraumeni, J. F., Geiser, C. F., Manning, M. D.: Wilms-tumor and congenital hemihypertrophy: Report of five new cases and review of literature. Pediatrics **40**, 886 (1967).

Freifeld, S. E.: Lymphoblastoma of the kidney. Radiology **46**, 507 (1946).

Friedlaender, A.: Sarcoma of the kidney treated by the roentgen ray. Amer. J. Dis. Child. **12**, 328 (1916).

Gairdner, E.: Case of fungus haematodes in the kidney. Edinb. med. Surg. J. **29**, 312 (1828).

Garcia, M., Douglass, C., Schlosser, J. V.: Classification and prognosis in Wilms-tumor. Radiology **80**, 574 (1963).

Gastpar, H.: Metastasierung und Blutgerinnung. Stuttgart: Schattauer 1968.

Gaulin, E.: Simultaneous Wilms-tumor in identical twins. J. Urol. (Baltimore) **66**, 547 (1951).

Gibert, J.: Hypernephroma in childhood. J. Urol. Néphrol. **70**, 883 (1964).

Gleichmann, H. G.: Die embryonalen Mischgeschwülste der Niere. Z. Urol. **45**, 193 (1952).

Glenn, J. F., Rhame, R. C.: Wilms-tumor, epidemiological experience. J. Urol. (Baltimore) **85**, 911 (1961).

Gowdey, J. F., Neuhauser, E. B. B.: Roentgen diagnosis of diffuse leukemic infiltrations of the kidneys in children. Amer. J. Roentgenol. **60**, 13 (1948).

Gross, R. E., Neuhauser, E. B. D.: Treatment of mixed tumors of the kidney in childhood. Pediatrics **6**, 843 (1950).

Hartmann, J. R.: Incidence of childhood malignancies, Seattle 1949, 1966. Pediatrics **40**, 523 (1967).

Hastings, N., Pollock, W. F., Snyder, W.: Retroperitoneal tumors of infant and children, treatment and prognosis. Amer. J. Surg. **110**, 492 (1965).

Heimann, A.: Über Nierentumoren im Kindesalter. Diss. Freiburg/Breisgau 1915.

Helbig, D.: Primäre maligne Lebertumoren im Säuglingsalter. Z. Kinderchir., Suppl. **6**, 262 (1969).

Hermes, F.: Wilmstumor. Diss. Erlangen 1968.

Hogan, J. F., Simons, C. E.: Renal cell adenocarcinoma in a five year old girl, with a reduplicated collecting system and ectopic ureter opening into urethra. J. Urol. (Baltimore) **78**, 212 (1957).

Howard, R.: Nephroblastoma (Wilms-tumor): Improved prognosis with actinomycin D. Med. J. Aust. **2**, 141 (1964).

— Actinomycin D in Wilms-tumours: treatment of lung metastases. Arch. Dis. Childh. **40**, 200 (1965).

Israel, J.: Erfahrung über Nieren-Chirurgie. Langenbecks Arch. klin. Chir. **47**, 302 (1894).

Jagasia, K. H.: Congenital anomalies of the kidney in association with Wilms-tumor. Pediatrics **35**, 338 (1965).

— Thurman, W. G., Pickett, E., Grabstaldt, H.: Bilateral Wilms-tumor in children. J. Pediat. **65**, 371 (1964).

Jansen, H. H.: Zur Differentialdiagnose der retroperitonealen Geschwülste im Kindes- und Jugendalter. Urologe **3/4**, 257 (1964/65).

Jereb, B., Åhström, L., Ericson, N. O.: Nephroblastoma: Results of treatment 1927—1967. Maligne Tumoren im Kindesalter. Hrsg. v. Rehbein. Z. Kinderchir., Suppl. **6**, 165 (1969).

Jessop: Exstirpation of the kidney. Lancet 1877 I, 889.

Johnson, D. G., Maceira, F., Koop, C. E.: Wilms-tumor treated with actinomycin D: The relationship of age and extent of disease to survival. J. pediat. Surg. 2, 13 (1967).

Johnson, S. H. (III), Marshall, M.: Primary kidney tumors of childhood. J. Urol. (Baltimore) 74, 707 (1955).

Johnston, J. H., Mainwaring, D., Rickham, P. P.: Ten years experience with actinomycin D in the treatment of nephroblastoma. Z. Kinderchir., Suppl. 6, 171 (1969).

Jungblut, R., Reimold, E.: Klinischer Verlauf und Behandlung des Neuroblastoms im Kindesalter. Arch. Kinderheilk. 1, 176 (1967).

Kafka, V., Koutecky, J., Kolihova, E., Palecek, L.: Beitrag zur Therapie der Wilmstumoren aufgrund eigener Erfahrungen. Z. Kinderchir., Suppl. 6, 177 (1969).

Kaufman, J. J., Mims, M. M.: Tumors of the kidney. Current probl. surg. 1966, 1.

Kelly, F.: Wilms tumor — a ten-year review. J. Irish med. Ass. 56, 105 (1965).

Kerk, L., Müller, H.: Beitrag zur Angiographie in der Diagnose ausgewählter kindlicher Tumoren. Z. Kinderchir., Suppl. 6, 153 (1969).

Kerr, H. D., Flynn, R. E.: The role of irradiation in the treatment of Wilms-tumor in children. Amer. J. Roentgenol. 75, 971 (1956).

Kiesewetter, W. B., Mason, E. J.: Malignant tumors in childhood. J. Amer. med. Ass. 172, 1117 (1960).

Kirshbaum, M. J., Preuss, F.: Leukemia. A clinical and pathologic study of one hundred and twenty three fatal cases in a serie of 14000 necropsies. Arch. intern. Med. 71, 777 (1943).

Klapproth, H. J.: Wilmstumor, a report of 45 cases and analysis of 1351 cases reported in the world literature from 1940—1958. J. Urol. (Baltimore) 81, 633 (1959).

Kocher, T., Langhans, T.: Eine Nephrotomie wegen Nierensarkom. Dtsch. Z. Chir. 9, 312 (1878).

Kolle, P.: Zur Behandlung und Prognose frühkindlicher Nierentumoren. Dtsch. med. Wschr. 84, 1256 (1959).

Koop, C. E.: Nephroblastoma and neuroblastoma in children. Amer. J. Surg. 101, 566 (1961).

Krzeski, T., Wyszynska, T.: Adenoscarcinomy of the kidney in an eight year old girl. Pediat. pol. 41, 341 (1966).

Kuffer, F., Wagner, H. P., Fuchs, W. A., Bettex, M.: Die Bedeutung der Angiographie in der Diagnose ausgewählter kindlicher Tumoren. Z. Kinderchir., Suppl. 6, 132 (1969).

Lalli, A. F., Åhström, L., Ericsson, N. O., Rudhe: Nephroblastoma (Wilms-tumor). Urographic diagnosis and prognosis. Radiology 87, 495 (1966).

Landbeck, G., Bläker, F., Bock, P., Kurme, A., Wriedt, K.: Die zytostatische Behandlung maligner Tumoren im Kindesalter. Z. Kinderchir., Suppl. 6, 30 (1969).

Langhof, J.: Üner ein großes Hamartom der Niere. Z. Urol. 48, 321 (1955).

Lattimer, K. K., Melicow, M. M., Uson, A. C.: Wilms-tumor. A report of 71 cases. J. Urol. (Baltimore) 80, 401 (1958).

Loeschke, A.: Angeborene Fehlbildungen der Niere und Harnwege. In: Handbuch der Kinderheilkunde, Hrsg.: H. Opitz und F. Schmid, Bd. VII. Berlin-Heidelberg-New York: Springer 1966.

Lorimier, A. A. de, Belzer, F. O., Kountz, S. L., Kushner, J. H.: Simultaneous bilateral nephrectomy and renal allotransplantation for bilateral Wilms-tumor. Surgery 64, 850 (1968).

Lucké, B., Schlumberger, H. G.: Tumor of the kidney, renal pelvis and ureter. Atlas of tumor pathology. Washington: Armed Forces Institute of Path. 1957.

Maier, J. G., Harshaw, W. G.: Treatment and prognosis in Wilms-tumor. A study of 51 cases with special reference to the role of actinomycin D. Cancer (Philad.) 20, 96 (1967).

Marcus, R., Watt, J.: Renal carcinoma in children. Brit. J. Surg. 53, 351 (1966).

Marsden, H. B., Steward, J. K.: Tumours in children. Recent results in cancer. Research, ed. P. Pentchnick. Berlin-Heidelberg-New York: Springer 1968.

Maslow, I. A.: Wilms-tumor, report of 3 cases and a possible fourth one in the same family. J. Urol. (Baltimore) 43, 75 (1940).

McAdams, A. J.: Neuroblastoma. Pract. Pediat. 4, 12 (1966).

McCurdy, G. A.: Renal neoplasms in childhood. J. Path. Bact. 39, 623 (1934).

McDonald, H. R., Priestley, J. T.: Malignant tumor of the kidney surgical and prognostic significance of tumor thrombosis of renal vein. Surg. Gynec. Obstet. 15, 122 (1943).

McDonald, P., Hiller, H. G.: Angiography in abdominal tumours in childhood with particular reference to neuroblastoma and Wilms-tumour. Clin. Radiol. 19, 1 (1968).

Meissner, F.: Neuroblastom und Nierensarkom im Kindesalter. Zbl. Chir. 92, 1691 (1967).

Melicow, M. M., Uson, A. C.: Palpable abdominal masses in infants and children. J. Urol. (Baltimore) 81, 705 (1959).

Merrill, D., Jackson, H.: Renal complications of leukemia. New Engl. J. Med. 228, 271 (1943).

Miller, R. W., Fraumeni, J. F., Manning, M. D.: Association of Wilms-tumor with aniridia, hemihypertrophy and other congenital malformations. New Engl. J. Med. 270, 922 (1964).

Mühlbauer, A.: Differentialdiagnose maligner Tumoren der Niere und Nebenniere im Kindesalter. Diss. Erlangen 1969.

Müntener, M., Töndury, G.: Zur Genese embryonaler Tumoren. Z. Kinderchir., Suppl. 6, 11 (1969).

Neuhauser, E.: Irradiation effects of roentgentherapy of the growing spine. Radiology 59, 637 (1952).

Notti, H., Sevilla, F.: Hypernephroma en el nino. Rev. argent. Urol. 30, 291 (1961).

Nourse, M. H., Yurdin, D. H.: Renal cell carcinoma in children. J. Urol. (Baltimore) 82, 21 (1959).

Olbing, H., Brunier, E.: Über die Indikation zur Infusionsurographie. Mschr. Kinderheilk. 117, 292 (1969).

Palecek, L., Hladik, M., Stasek, V., Kolar, J.: Zur Behandlungsmethodik embryonaler Mischgeschwülste der Niere (Wilms-Tumoren) bei Kindern. Strahlentherapie 126, 192 (1965).

Paliwal, Y. D., Singh, R. P.: Nephroblastoma, a clinical study of 26 cases. Int. J. Surg. 48, 139 (1967).

Paul, F. T.: Congenital adenosarcoma of the kidney. Trans. path. Soc. Lond. 37, 292 (1886).

Pearson, D., Duncan, W. B., Pointon, R. C. S.: Tumors of the kidneys and suprarenals. Wilms-tumors—a review of 96 consecutive cases. Brit. J. Radiol. 37, 154 (1964).

Platt, B. B., Linden, G.: Wilmstumor, a comparsitation of 2 criterials for survival. Cancer (Philad.) 17, 1573 (1964).

Porter, L., Carter, W. E.: Observations on tumor of the kidney in children. Amer. J. Dis. Child. 20, 323 (1920).

Raffensperger, A. A.: Abdominal masses in children under one years of age. Surgery 63, 514 (1968).

Rance, T. F.: Case of fungus haematodes of the kidneys. Med. a. Phys. I. 32, 14 (1814).

Rehbein, F., Willich, E., Eckler, E., Buschmann, O., Nahnsen, L., Wilkening, K.: Wilmstumoren, Neuroblastome und andere maligne Bauchtumoren des Kindesalters. Z. Kinderchir., Suppl. 6, 207 (1969).

Reiquam, C. W., Beatty, E. C., Allen, R. P.: Neuroblastomas in infancy and children. J. Dis. Child. 91, 588 (1956).

— Prosper, J., Akers, D. R., Allen, R. P., Beatty, E. C. J.: Wilms-tumor. A study of 42 cases at Denver Children's Hospital (1943—1964). Rocky Mtn. med. J. 62, 43 (1965).

Ribbert, H.: Lehrbuch der allgemeinen Pathologie und pathologischen Anatomie. Berlin-Göttingen-Heidelberg: Springer 1950.

Riches, E. W.: Tumours of kidney and ureter. In: Handbuch der Urologie, Bd. XI/1, Hrsg.: Alken, C. E., V. W. Dix, H. M. Weyrauch, E. Wildbolz. Berlin-Heidelberg-New York: Springer 1967.

Richter, G.: Maligne Nierentumoren im Kindesalter. Diss. Erfurt 1962.

Rickham, P. P.: Zur Behandlung und Prognose der Wilmstumoren. Z. Kinderchir. 1, 105 (1964).

Robertson, D. M., Kipkie, G. F., Berry, N. E.: Urogenital tract tumors occurring in unusual age groups: Report of two cases. J. Urol. (Baltimore) 82, 26 (1959).

Rubin, P.: Cancer of the urogenital tract. Wilmstumor and neuroblastoma. J. Amer. med. Ass. 205, 153 (1968).

Salmon, M., Payan, H., Heurtematte, A., Aubrespy, P., Lavaurs, G., Farnarier, G., Bergman, Noirclerc, M., Parsemain, Balzing, M.: Adénome-carcinome papillaire à cellules sombres du rein chez une enfant. Ann. Chir. infant. 5, 119 (1964).

Schaeffer, W.: Halbseitenriesenwuchs und Wilmstumor. Mschr. Kinderheilk. 108, 505 (1960).

Schweisguth, C., Bamberger, J.: Les metastases dans le nephroblastome de l'enfant. Arch. franç. Pédiat. 22, 939 (1965).

— Guy, E., Seutenac: La place de la radiothérapie dans le traitement du néphroblastome de l'enfant. J. Radiol. Électrol. 46, 377 (1965).

Scott, L. S.: Renal tumors in childhood. Glasg. med. J. 35, 33 (1954).

— Bilateral Wilms' tumors. Brit. J. Surg. 42, 513 (1955).

Scotti, D. W.: Malignancies in infancy and childhood. N. Y. St. J. Med. 39, 1188 (1939).

Seaman, W. B., Eagleton, M. D.: Radiation therapy of neuroblastoma. Radiology 68, 1 (1957).

Siegel, W. H., Pincus, M. B.: Epithelial bladder tumors in children. J. Urol. (Baltimore) 101, 55 (1969).

Sigel, A.: Lehrbuch der Kinderurologie. Stuttgart: Thieme 1971.

Silva-Sosa, M., Gonzalesz-Cerna, J. L.: Wilmstumor in children. Progr. clin. Cancer 2, 323 (1966).

Silver, H. K.: Wilms tumor. J. Pediat. 31, 643 (1947).

Singer, H.: Klinik und Behandlung der bösartigen Nierengeschwülste im Kindesalter. Urologe 3, 245 (1964).

Sirola, K.: Behandlungsresultate von Wilmstumoren mit besonderer Berücksichtigung der Lungenmetastasen und bilateraler Tumoren. Z. Kinderchir., Suppl. 6, 183 (1969).

Sloof, J. P.: Über die Niere bei der Leukämie. Mschr. Kindergeneesk. 28, 181 (1960).

Small, P. M., Anderson, E., Atwill, W. H.: Simultaneous bilateral renal cell carcinoma: Case report and review of the literature. J. Urol. (Baltimore) 100, 8 (1968).

Snyder, H. E., Brockman, S. K., Grant, B. P.: Bilateral Wilmstumor. Amer. J. Surg. 110, 492 (1965).

Sommerkamp, B., Jungblut, R.: Wilms-Tumor, klinischer Bericht über 29 Fälle. Kinderärztl. Prax. 34, 457 (1966).

Staemmler, M.: Die Harnorgane. In: Lehrbuch der speziellen Pathologie, Hrsg. Kaufmann u. Staemmler. Berlin: de Gruyter 1957.

Stefan, H.: Malignant renal tumors in infancy and childhood. Rare incidence and long-time survival. Z. Kinderchir., Suppl. 6, 189 (1969).

Stein, J. J., Willard, G.: Bilateral Wilms-tumor including report of a patient surviving ten years after treatment. Amer. J. Roentgenol. 96, 626 (1966).

Stender, H. St., Berndt, G.: Strahlenbehandlung von Tumoren der Nieren und der Nierenbecken. Röntgen-Bl. 21, 69 (1968).

Strom, R.: A Wilms-tumor family. Acta pediat. (Uppsala) 46, 601 (1957).

Sutow, W. W., Chairman, E. A., Gehan, Ph. D., Heyn, R. M., Kung, F. H., Willer, R. W., Murphy, M. L., Traggis, D. G.: Comparison of survival curves, 1956 versus 1962, in children with Wilms-tumor and neuroblastoma. Pediatrics 45, 800 (1970).

Swenson, O., Brenner, R.: Aggressive approach to the treatment of Wilms-tumor. Ann. Surg. 166, 657 (1967).

Tobenkin, M. J., Frazier, T. H.: Giant renal papillary tubular adenoma: case report in a seven-year old boy. J. Urol. (Baltimore) **91**, 141 (1964).

Vahlensieck, W., Gödde, St.: Diagnostik, Therapie und Prognose von Wilms-Tumoren. Med. Welt **33**, 1859 (1965).

Voigt, K. G., Helbig, W.: Pathologie und Klinik der leukämischen Niere. Med. Klin. **58**, 867 (1963).

Vorhauer, U.: Strahlenbehandlung bei Kindern mit Wilmstumoren und Rhabdomyosarkom der Blase. Röntgen-Bl. **19**, 106 (1966).

Watkins, J. P.: Wilms-tumor with ureteral metastases extending in the bladder. J. Urol. (Baltimore) **77**, 593 (1957).

Wedemeyer, P. P., White, J. G., Nesbit, M. E., Aust, J. B., Leonard, A. S., D'Angio, G. J., Krivit, W.: Resection of metastases in Wilmstumor: A report of three cases occured of pulmonary and hepatic metastases. Pediatrics **41**, 446 (1968).

Weicker, H.: Die bösartigen Tumoren in der Sicht des Kinderarztes. Mschr. Kinderheilk. **110**, 173 (1962).

Westfall, M. P.: Radiation nephritis in adults and children. Effects of radiation in growing bones. J. Urol. (Baltimore) **85**, 476 (1961).

White, P. J., Burns, E. L.: Fatal acute lymphoblastic leukemia with great enlargement of kidneys in an infant three weeks old. Amer. J. Dis. Child. **41b**, 866 (1931).

Wigger, H. J.: Fetal hamartoma of kidney. A benign symptomatic congenital tumor not a form of Wilms-tumor. Amer. J. clin. Path. **51**, 323 (1969).

Williams, D. I.: Nephroblastoma. Clinical picture and diagnosis. In: Tumours of kidney and ureter, ed.: E. Riches. Edinburgh and London: Livingstone 1964.

— Paediatric urology. London: Butterworth 1968.

— Young, D. G.: Malignant tumours of the genitourinary tract in childhood. Practitioner **200**, 678 (1968).

Willis, R. A.: Wilmstumor: Its treatment and prognosis. Brit. med. J. **1**, 200 (1956).

Wilms, M.: Die Mischgeschwülste der Nieren. Leipzig: Arthur Georgi 1899.

Wittenborg, M. H.: Roentgentherapy in neuroblastoma; review of 73 cases. Radiology **54**, 679 (1950).

Woodward, J. R., Levine, M. K.: Nephroblastoma (Wilms-tumor) and congenital aniridia. J. Urol. (Baltimore) **101**, 140 (1969).

Zollinger, H. U.: In: Spezielle pathologische Anatomie, Bd. 3, Niere und ableitende Harnwege, Hrsg.: W. Doerr und E. Uehlinger. Berlin-Heidelberg-New York: Springer 1966.

# Tumoren der ableitenden Harnwege

### H. Truckenbrodt, Erlangen

Die Geschwülste der ableitenden Harnwege sind weitaus seltener als die Tumoren der Niere und an der Gesamtzahl aller Tumoren im Kindesalter mit weniger als 1% beteiligt. Am ehesten sind sie in der Harnblase zu erwarten, wobei maligne mesenchymale Tumoren überwiegen.

## Tumoren des Nierenbeckens

Primäre Neubildungen im Bereich des Nierenbeckens gehören bei Kindern zu den Raritäten. Auch sekundäre Absiedlungen von bösartigen Tumoren der Niere oder anderen Organen sind die Ausnahme. Die Symptome entsprechen den Tumoren der Niere bzw. Ureteren.

### Gutartige Geschwülste

In Einzelfällen werden *Hämangiome* (Scott, 1954) sowie *fibroepitheliale Polypen* mitgeteilt (Evans u. Stevens, 1961; Hermanek u. Schimatzek, 1964). Letztere bestehen aus Bindegewebe, glatter Muskulatur und hyperplastischem Epithel. Ihre Entstehung ist noch unklar. Vermutlich handelt es sich um Polypoide, die als Mißbildungen im Sinne von Hamartomen aufzufassen sind (Mooney, 1955; Zollinger, 1966).

### Bösartige Geschwülste

Ebenso selten sind die malignen Tumoren des Nierenbeckens. In der Literatur sind nur ganz vereinzelt Angaben über ein Sarkom (Ribbert, 1950; Willich, 1970) oder carcinomatös entartetes Papillom bzw. Übergangszellcarcinom (Rehbein et al., 1969; Williams, 1968) zu finden.

## Tumoren der Ureteren

Die Geschwülste der Harnleiter sind fast immer sekundär bedingt und gehen von malignen Tumoren der Niere oder Harnblase aus. Primäre Geschwülste treten außerordentlich selten auf. Der Anteil kindlicher Tumoren an der Gesamtzahl einschließlich Erwachsenenalter geht aus der Übersicht von SCOTT (1970) hervor. Sie enthält unter 474 malignen epithelialen Tumoren der Ureteren nur je 1 Carcinom im 1. und 2. Lebensjahrzehnt. Unter den auch bei Erwachsenen sehr seltenen 12 mesenchymalen Malignomen findet sich 1 Junge im Alter von 14 Jahren. Und von 144 Patienten mit gutartigen Geschwülsten entfallen 1 Kind auf das 1. und 4 Patienten auf das 2. Lebensjahrzehnt.

Die *Symptome* werden in erster Linie durch die Verlegung des Ureterlumens geprägt, die zur Hydronephrose führt. Klinisch stehen Schmerzen und Entzündungserscheinungen im Vordergrund. Gelegentlich ist die Hämaturie das erste Symptom. Die Klärung bringt in der Regel das Ausscheidungspyelogramm. Dabei ist jedoch zu bedenken, daß kleinere Tumoren im Bereich des proximalen Uterers im Urogramm ein ähnliches Bild wie die Ureterabgangsstenose hervorrufen können. Die *Therapie* besteht in der Resektion des Tumors; bei malignen Geschwülsten wird die Ureteronephrektomie erforderlich.

### Gutartige Geschwülste

Ähnlich wie im Nierenbecken kommen gelegentlich *fibroepitheliale Polypen* vor. Sie können in allen Abschnitten, bevorzugt im oberen Drittel, lokalisiert sein und in jedem Alter auftreten (CRUM et al., 1969; EVANS u. STEVENS, 1961; SODERTHAL u. SCHUSTER, 1969; WILLIAMS u. NIEDERHAUSEN, 1963). Die schlanken, teilweise gestielten Gebilde sind von Epithel bedeckt und enthalten fibröses, nicht selten von glatter Muskulatur durchsetztes Stroma. Während manche Autoren annehmen, daß es sich lediglich um Schleimhauthyperplasien handle (STAEMMLER, 1957), läßt das Vorhandensein von Muskelfasern eher eine Mißbildung vermuten (ZOLLINGER, 1966). Daneben können auch echte *Papillome* aus Übergangsepithel vorkommen (CAMPBELL, 1970; WILLIAMS, 1968).

Neuerdings wurde über eine *Polyposis* der Harnleiter im Rahmen des *Peutz-Jeghers-Syndroms* berichtet (SOMMERHAUG u. MASON, 1970). Es ist durch sommersprossenartige Pigmentflecken der Haut um Mund und Nase sowie der Mundschleimhaut und multiple Polypen des Magen-Darm-Kanals charakterisiert und kann familiär gehäuft auftreten (hereditäre Hamartose.)

### Bösartige Geschwülste

Auch einige wenige maligne Tumoren sind beobachtet worden, die primär von den Ureteren ausgingen. Dabei handelt es sich sowohl um unterschiedlich aufgebaute *Sarkome* als auch *Carcinome* (CAMPBELL, 1970; SMYTHE u. HWANG, 1967; STAHL, 1958).

## Tumoren der Harnblase

Im Kindesalter treten Geschwülste der Harnblase selten auf; MELICOW fand unter 2500 Obduktionen von Patienten mit Blasentumoren nur 4 Kinder. Dennoch stehen die Blasentumoren der Häufigkeit nach an der Spitze der Geschwülste der ableitenden Harnwege. Dabei handelt es sich fast durchweg um Tumoren *mesenchymaler Herkunft*, die größtenteils *bösartig* sind und eingehender besprochen werden sollen.

### Maligne Tumoren der Harnblase

#### Sarkome der Harnblase
**Begriff und Bezeichnung.** Bei den bösartigen Geschwülsten der mesenchymalen Reihe handelt es sich größtenteils um *Mischgeschwülste*. Die Vielgestaltigkeit des histologischen Bildes hat zu Schwierigkeiten in der Nomenklatur geführt. Sie hat sich in einer *Vielzahl von Bezeichnungen* niedergeschlagen. So stellte McFARLAND 119 verschiedene Benennungen zusammen. Am gebräuchlichsten ist *Sarcoma botryoides*, womit der makroskopische Befund umschrieben wird. Die Bezeichnung leitet sich

aus dem Griechischen her und bringt das weintraubenähnliche Wachstum der Geschwulst zum Ausdruck. Da die Tumoren oft quergestreifte Muskulatur enthalten, ist auch die Benennung *Rhabdomyosarkom* allgemein üblich. Ferner sind *Myxosarkom*, *Myomyxosarkom* und bei Vorkommen glatter Muskulatur *Leiomyosarkom*, auch *Fibrosarkom* sowie seltener Müllerscher Mischtumor gebräuchlich.

Als erweiterte Begriffe werden „*embryonales Sarkom des Sinus urogenitalis*" (WHITE, 1958) oder „*Rhabdomyosarkom des Sinus urogenitalis*" (WILLIAMS, 1966) vorgeschlagen. Sie tragen der Tatsache Rechnung, daß diese mesodermalen Mischtumoren sowohl von der Blasenwand als auch von der Prostata oder dem paravaginalen Gewebe ausgehen können.

**Historische Daten.** Die erste Beobachtung geht wohl auf GOLDSMITH aus dem Jahr 1863 zurück. Ihr folgt 1891 die Mitteilung von BILLROTH über ein Myxosarkom der Harnblase. Die nächsten Veröffentlichungen erschienen 1902 von SOCIN u. BURCKHARDT sowie KAUFMANN. In den folgenden 50 Jahren wurden etwa 90 Fälle kindlicher Sarkome der Harnblase publiziert (DEMING, 1924; HENRY, 1949); bis 1967 wurden weitere 74 gesammelt (KROLUPPER et al.). Ausführliche Darstellungen mit Literaturübersicht finden sich bei LEGIER (1961), NAGEL (1962), KROLUPPER et al. (1967) sowie TRUSS u. SCHLACHETZKI (1964).

## Disposition

**Häufigkeit.** Die malignen mesenchymalen Blasentumoren kommen bei Kindern und auch Erwachsenen sehr selten vor. Sie sind an der Gesamtzahl der malignen Tumoren aller Altersgruppen mit weniger als 0,5% vertreten. Im Kindesalter sind etwa 200 Fälle veröffentlicht worden (KROLUPPER et al., 1967; SHOESMITH u. ROBINSON, 1961).

**Alters- und Geschlechtsdisposition.** Das Rhabdomyosarkom tritt überwiegend bei *älteren Säuglingen* und *Kleinkindern* in den ersten 2—4 Lebensjahren auf (Abb. 243). Etwa 40% betreffen die ersten beiden, rund 75% die ersten 5 Lebensjahre (HANBURY, 1952; HENRY, 1949; KROLUPPER et al., 1967). Nach dem 10. Jahr wird das Rhabdomyosarkom nur mehr ausnahmsweise manifest.

Dabei erkranken *Knaben* mehr als *doppelt so häufig* wie *Mädchen* (LEGIER, 1961; SHOESMITH u. ROBINSON, 1961). Das mag zum Teil dadurch bedingt sein, daß nicht immer entschieden werden kann, ob der Tumor aus der Blase oder der Prostata hervorgegangen ist.



## Pathobiologie

**Tumorgenese.** Die Ätiologie und Pathogenese sind bisher unklar geblieben. Nach den heutigen Erkenntnissen überwiegt die Meinung, daß die Geschwülste von multipotenten mesenchymalen Zellen der urogenitalen Furche oder Resten des Wolffschen Ganges ausgehen. Als Ursprung des Leiomyosarkoms werden auch der Müllersche Gang, Urachus oder überzählige Ureteren in Erwägung gezogen. Dabei stimmen die meisten Autoren darin überein, daß die Geschwülste als *Fehlentwicklung embryonalen Gewebes* anzusehen sind. Dafür könnte einmal die Vielgestaltigkeit des histologischen Bildes sprechen. Zum anderen weist das frühe

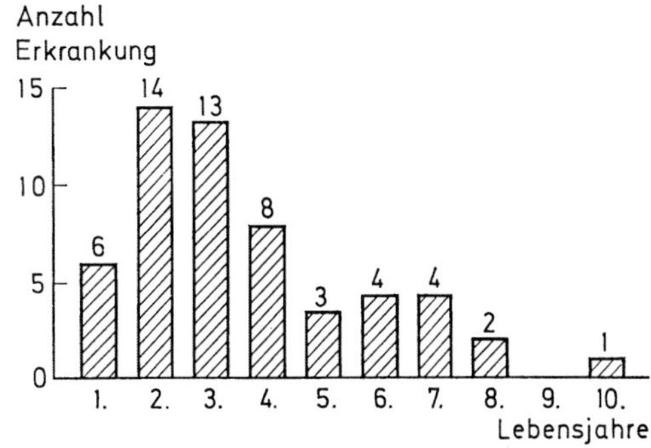


Abb. 243. Altersverteilung bei 55 Kindern mit Sarcoma botryoides. Betroffen sind vor allem die ersten 2—4 Lebensjahre

Auftreten schon in den ersten Lebensjahren auf eine dysontogenetische Entstehung hin.

**Pathoanatomie.** Die Mehrzahl der Tumoren geht von der *Submucosa* aus und ist im Bereich des *Blasenbodens*, also Trigonum, Umgebung der Ureterenmündungen oder Blasenhals lokalisiert. Sie wachsen rasch und zwar hauptsächlich *exophytisch in das Blasenlumen* hinein. Dabei entwickelt sich eine polypöse, traubenförmig gelappte oder auch mehr großpapilläre, rundliche Geschwulst, die das Lumen der Harnblase zunehmend ausfüllt (Abb. 244). Außerdem *infiltrieren* die Tumorzellen in das *umgebende Gewebe*. In der Blasenwand und Urethra breitet sich das Sarkom flächenförmig in submukösen Plaques aus und kann auch die unteren Ureterabschnitte mit umfassen.

Das Rhabdomyosarkom ist von derber Konsistenz, weist eine glatte Oberfläche auf und zeigt auf der Schnittfläche einen perlgrauen oder mehr blauroten Farbton. Bei den myxomatösen Formen läßt sich von der glasigen Oberfläche schleimiges Material gewinnen.

*Histologisch* überwiegen *unreife Mesenchymzellen*, die in verschiedenen Graden der Ausreifung zu *quergestreiften* oder *glatten Muskelzellen* und zu Bindegewebszellen stehen (WILLIAMS, 1968). Zum Teil kann der Tumor einen mehr myxomatösen Charakter auf-

weisen. Dadurch besteht die Gefahr, daß er als gutartiger Tumor fehlgedeutet wird. Nach Mostofi und
Morse sollen die quergestreiften Muskelzellen mehr
in tieferen Tumorschichten und eher in fortgeschrittenen Stadien anzutreffen sein.

Obwohl das Sarcoma botryoides als hochgradig
maligne anzusehen ist, *metastasiert* es verhältnismäßig
selten und spät. Tochtergeschwülste sind bei der Erstuntersuchung die Ausnahme. In fortgeschrittenen
Fällen können sowohl die lokalen Lymphknoten im
Becken als auch Lunge und Leber befallen werden.

## Klinik

**Symptomatologie.** Ähnlich wie bei den Nierentumoren verursachen die Blasensarkome
erst relativ spät Beschwerden. Am Beginn

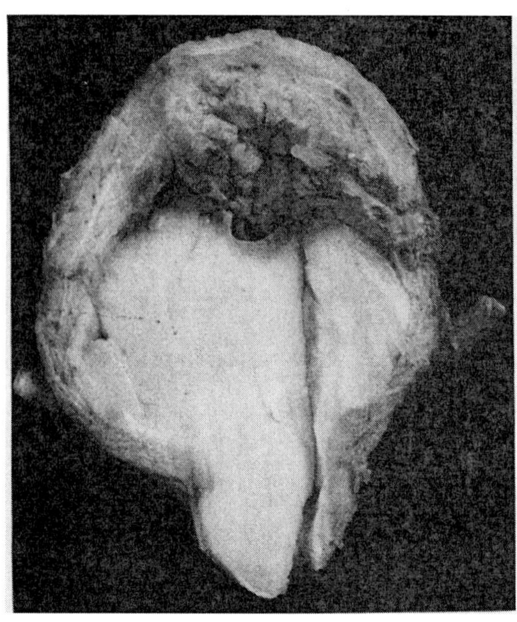

Abb. 244. Frontalschnitt durch die resezierte Harnblase eines 3jährigen Jungen mit ausgedehntem
Rhabdomyosarkom. Ausgang sowohl von Prostata als
auch Harnblase möglich. Das Lumen der Harnblase
ist weitgehend mit Tumor ausgefüllt. Verdickung der
Blasenwand durch Hypertrophie der Muskulatur und
Schleimhautschwellung

stehen meist *Miktionsstörungen* wie Enuresis
oder schmerzhafter Harndrang. Dann folgen
Inkontinenz und zunehmende Harnverhaltung
bis zum Bild der Ischuria paradoxa. Auch *kolikartige Leibschmerzen* können der erste Anlaß zur
ärztlichen Untersuchung sein. Sie sind dadurch
zu erklären, daß flotierende Tumorzapfen die
Urethra intermittierend verlegen. Gelegentlich
fällt den Eltern zuerst die *Vorwölbung des Bauches* auf. Kommt eine Harnwegsinfektion hin-

zu, können *Erbrechen* und *Fieber* im Vordergrund stehen. Eine Hämaturie tritt im Gegensatz zu den Blasentumoren bei Erwachsenen
erst relativ spät hinzu.

Bei der *Untersuchung* fällt fast immer eine
*sichtbare Verdickung* des Unterbauches auf, die
beim Abtasten der gefüllten Harnblase entspricht. Im Gegensatz zur Harnverhaltung
anderer Ursache bleibt die *Resistenz* oft nach

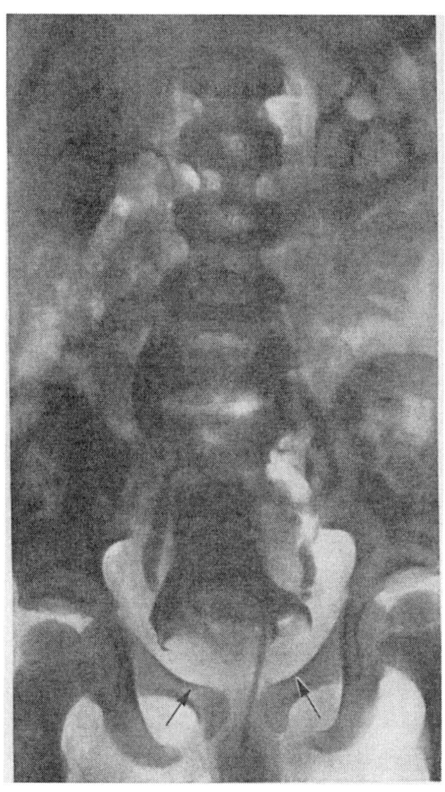

Abb. 245. Ausscheidungsurogramm des gleichen Kindes wie Abb. 244. Rhabdomyosarkom des Sinus urogenitalis. Multiple Füllungsdefekte des angehobenen
Blasenbodens, Balkenblase, Erweiterung der Ureteren
im unteren Drittel

der Katheterisierung erhalten (Krolupper
et al., 1967). Wichtig ist die *rectale*, besser bimanuelle Untersuchung, die wegen der Möglichkeit einer Ausschwemmung von Tumorzellen schonend vorgenommen werden muß. Dabei
stellt sich eine Resistenz im Bereich der Harnblase heraus, wobei nach dem Katheterisieren
*knotige Verdickungen* zu tasten sind. Bei Mädchen kann der polypöse Tumor durch die Harnröhre prolabieren oder ein abgelöstes Tumor-
läppchen mit dem Urin ausgeschwemmt werden (Truss u. Schlachetzki, 1964).

Im *Ausscheidungsurogramm* können Ureteren und Hohlraumsystem der Nieren infolge Harnstauung erweitert sein. Die Harnblase selbst weist unterschiedlich konfigurierte, meist multiple rundliche Füllungsdefekte und randständig bogige Aussparungen auf (Abb. 245). Die unteren Enden der Ureteren können durch den Tumor nach außen verdrängt sein. Im *Cystourethrogramm* stellt sich der Tumor am besten bei geringer Füllung als lobuläre Kontrastmittelaussparung und Verformung der Blasenkonturen dar. Nach Zugeben von Luft heben sich die Tumorknoten durch Doppelkontrast besonders deutlich ab. Die Urethra kann vor allem im hinteren Anteil eingeengt und verlagert sein.

Die *Angiographie* der Harnblase wird gelegentlich als ergänzende Untersuchung durchgeführt. Es genügt, das Kontrastmittel durch manuellen Druck in die A. iliaca externa zu injizieren, um die iliacalen Gefäßnetze auf beiden Seiten ausreichend anzufärben. In der frühen arteriellen Phase zeigen sich umschrieben atypische Gefäßbezirke. Die spätarterielle Phase bringt im Tumorbereich diffus angeordnete, teilweise korkzieherartig verlaufende pathologische Gefäße zur Darstellung. Für die Diagnose bringt die Angiographie keine zusätzliche Information. Man wird daher im allgemeinen darauf verzichten können. Ein gewisser Wert liegt darin, daß die Ausdehnung des Prozesses besser abgeschätzt werden kann. Das Fehlen pathologischer Gefäße außerhalb der Blase gilt als Zeichen dafür, daß die Tumorinfiltrationen nicht über die Blasenwand hinausgehen (BABO u. VIEHWEGER, 1970).

**Diagnose.** Dringend verdächtig ist jede pathologische Resistenz im Bereich der Harnblase, die mit Kontrastmittelaussparungen im Ausscheidungs- oder Cystourethrogramm verbunden ist. Nach Möglichkeit wird die Diagnose durch die *Cystoskopie*, die durch Einengung der Harnröhre erschwert sein kann, und die histologische Untersuchung einer *Probeexcision* gesichert. Aber auch ohne pathologisch-anatomische Bestätigung wird man sich bei typischem Tast- und Röntgenbefund zur Laparotomie entschließen, zumal das histologische Bild der Probeexcision bei ausdifferenzierten Formen eine gutartige Geschwulst vortäuschen kann. In der Literatur wird ferner auf die diagnostische Bedeutung von Geschwulstzellen im Harnsediment hingewiesen (HORN u. ENTERLINE, 1958).

**Differentialdiagnose.** Neben den anderen Tumoren der Harnblase sind folgende Erkrankungen in die differentialdiagnostischen Erwägungen einzubeziehen:

*1. Rhabdomyosarkom der Prostata.* Es zählt wie das Sarcoma botryoides zum embryonalen Sarkom des Sinus urogenitalis. Wenn es auch im fortgeschrittenen Stadium nicht immer vom Blasensarkom zu trennen ist, so weist es doch einige unterschiedliche Merkmale auf (DAGRADI et al., 1969; IMMERGUT u. FLOCKS, 1966; WILLIAMS, 1968): Das Rhabdomyosarkom der Prostata wächst in der Regel als solider, kugelförmiger Tumor, der rectal als glatte, derbe oder auch cystische Vorwölbung im Bereich der Prostata zu tasten ist. Im Cystourethrogramm wird die Harnblase typischerweise nach oben und vorne verdrängt und die Harnröhre auf der Tumoroberfläche überdehnt. Dabei wird das Blasenlumen von der Prostata her eingeengt, die elongierte Urethra meist stark stenosiert. Zum Zeitpunkt der Erstuntersuchung sind im Gegensatz zum Blasensarkom oft bereits Fernmetastasen in den Lungen, auch in der Leber und im Skeletsystem nachweisbar.

*2. Prostata-Absceß.* Gelegentlich ist bereits im Kindesalter eine abscedierende Entzündung der Prostata möglich. Sie geht mit Fieber, Beeinträchtigung des Allgemeinbefindens und Leukocytose einher. Die Abgrenzung vom Blasen- und Prostatasarkom geschieht durch die Punktion, wobei Eiter aspiriert wird (WILLIAMS u. MARTINS, 1960).

*3. Ureterocele.* Unter den Mißbildungen ist vor allem die Ureterocele zu bedenken. Es handelt sich um eine Vorwölbung des ballonartig erweiterten unteren Ureterendes in das Blasenlumen. Sie kann an typischer (einfache Ureterocele) oder auch atypischer Stelle (ektopische Ureterocele) gelegen sein und ist vor allem durch eine Stenose des Ureterostiums bedingt. Die Ureterocele kommt häufig bei Doppelnieren und Doppelureteren vor und führt regelmäßig zur prästenotischen Harnstauung mit Hydroureter und Hydronephrose. Die Abgrenzung durch das Urogramm in Verbindung mit der rectalen Untersuchung bereitet daher keine Schwierigkeiten (LOESCHKE, 1966).

*4. Cystitis.* Die akute, bullös-hyperplastische Form der Blasenentzündung kann zu einem ausgeprägten Ödem der Blasenschleimhaut führen. Dadurch entsteht eine wellenförmige, unregelmäßige Begrenzung der Blasenwand im Ausscheidungs- bzw. Cystourogramm, die einen Tumor vortäuschen kann (Abb. 246). Im Unterschied zum Blasensarkom ist bei der rectalen Untersuchung jedoch keine Resistenz zu tasten. Im Zweifelsfall kann die Biopsie Klarheit verschaffen.

Weiterhin sind *Konkremente, Fremdkörper* und *Innervationsstörungen* in Betracht zu ziehen. Von außen her kann die Harnblase außerdem von einem perityphlitischen Absceß, einer Urachus-Cyste oder Hydrometrocolpos bei Vaginalatresie verformt sein (TUCKER u. PERSKY, 1970). Unter den Tumoren kommen ferner das präsacrale Neuroblastom und Teratom in Frage, die nur sehr selten vorkommen und bei der rectalen Untersuchung hinter dem Enddarm gelegen sind.

**Verlauf und Prognose.** Die anfänglichen Miktionsstörungen gehen im Verlauf der Erkrankung in Abflußstörungen mit Harnstauung und Nierenschädigung über. Sie werden meist durch eine rezidivierende, aufsteigende Infektion kompliziert. Da der Tumor das kleine Becken zunehmend ausfüllt, kommen schließlich gastrointestinale Symptome wie Störungen der Defäkation hinzu. Gewichtsabnahme bis

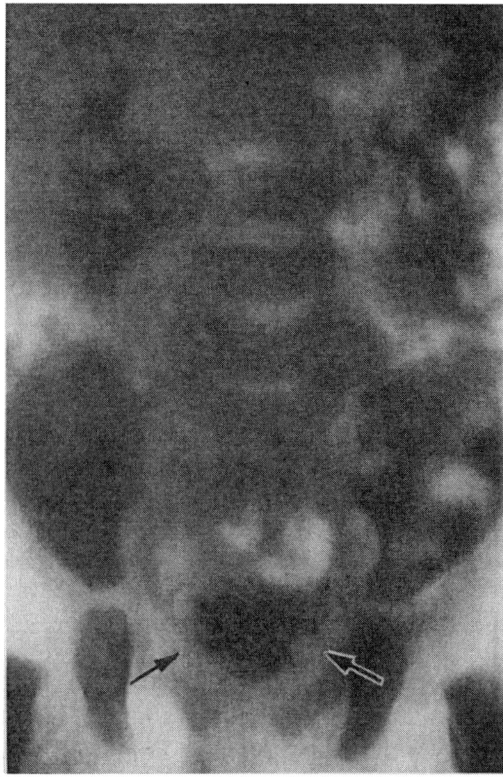

Abb. 246. Ausscheidungsurogramm bei 14 Tage altem Säugling mit hämorrhagischer Cystitis. Die ausgeprägte Schleimhautschwellung verursacht eine unregelmäßige, bogige Begrenzung der Harnblase und täuscht einen Tumor vor. Rectal keine Resistenz zu tasten

zur Kachexie und Anämie sind die Folge. Die meisten Todesursachen sind die Pyelonephritis, Urosepsis und Urämie (MALETTA u. HORTON, 1961; NAKAO u. OKAMOTO, 1967).

Da das Rhabdomyosarkom sehr rasch wächst und die Nachbarorgane infiltriert, steht und fällt die *Prognose* mit der Frühdiagnose und möglichst radikalen operativen Entfernung. Auch nach der anscheinend vollständigen Tumorexstirpation ist jedoch die Aussicht auf Dauerheilung zurückhaltend zu beurteilen, da die Geschwülste ausgesprochen zu lokalen Rezi-

diven neigen. Nach TRUSS u. SCHLACHETZKI überleben nur 10% der Kinder die 5-Jahres-Grenze. Ermutigender sind die Ergebnisse von WILLIAMS. Von 14 Kindern überlebten 9; sie boten 3 Jahre nach der Operation keinen Anhalt für ein Rezidiv. DABNEY u. KENEALY stellten 14 Patienten, KROLUPPER et al. 20 Kinder der Literatur zusammen, bei denen die Tumorexstirpation länger als 5 Jahre zurücklag (CLEVELAND u. FORSYTHE, 1963; LEGIER, 1961; SHOESMITH u. ROBINSON, 1961).

**Therapie.** In der Wertigkeit therapeutischer Maßnahmen kommt der operativen Entfernung des Tumors die größte Bedeutung zu, zumal die Strahlentherapie und cytostatische Behandlung umstritten sind und anscheinend oft unwirksam bleiben.

Von allen Autoren wird die *erweiterte Cystektomie* als Methode der Wahl angesehen. Je nach Ausdehnung des Tumors müssen neben der Harnblase, der hinteren Harnröhre und den regionalen Lymphknoten auch die Nachbarorgane exstirpiert werden, da die Gefahr in erster Linie im lokalen Rezidiv und weniger in der hämatogenen Metastasierung liegt. Bei den Jungen müssen daher Prostata- und Samenbläschen, bei den Mädchen Uterus und hintere Vagina mit entfernt werden (BABO u. VIEHWEGER, 1970; JARMAN u. KENEALY, 1970; KROLUPPER et al., 1967; WILLIAMS, 1968). Von CAMPBELL (1970) wird vorgeschlagen, beide Ureteren zunächst in die Haut einzupflanzen. Erst zu einem späteren Zeitpunkt werden dann die Ureteren in eine Bricker-Blase implantiert. Andere Autoren empfehlen dagegen die Ureterosigmoidostomie in der gleichen Sitzung wie die Cystektomie vorzunehmen (KROLUPPER et al., 1967).

Leider ist der Tumor zur Zeit der Diagnose nicht selten bereits soweit fortgeschritten, daß die radikale Entfernung nicht mehr möglich ist. Es kommen dann nur mehr Palliativmaßnahmen in Frage.

Die *Strahlentherapie* wird verschieden beurteilt. Das ist möglicherweise durch den unterschiedlichen Grad der Differenzierung des Sarcoma botryoides zu erklären. Da die Sarkome der Harnblase zumindest teilweise strahlenresistent sind und die entzündeten Harnwege zusätzlich geschädigt werden können, wird die Bestrahlung von WILLIAMS (1968) eher abgelehnt. Andere Autoren dagegen befürworten sie (LEGIER, 1961; KROLUPPER et al., 1967;

RICHES, 1960). Man wird sie vor allem nach unvollständiger Resektion versuchen, wobei im allgemeinen in einer Bestrahlungsserie 4000 r HD verabfolgt werden.

Die Wirksamkeit der *cytostatischen Behandlung* ist nach den heutigen Kenntnissen ebenfalls relativ gering. LANDBECK et al. (1969) schlagen als erstes die Gabe von Actinomycin D in einer 5-Tages-Kur wie beim Wilms-Tumor vor (0,015 mg/kg/Tag, Wiederholung der Kur nach 6—12 Wochen). Tritt keine Besserung ein, werden als Mittel zweiter Wahl Cyclophosphamid (15—20 mg/kg 14täglich i.v.) oder Vincristinsulfat (0,05 mg/kg 7täglich i.v., insgesamt 6 Injektionen) empfohlen. Auch Daunomycin (0,8 mg/kg/Tag i.v.) kann versucht und gegebenenfalls mit Vincristin kombiniert werden.

### Carcinome der Harnblase

Die epithelialen Tumoren der Harnblase, die bei Erwachsenen ganz im Vordergrund stehen, sind bei Kindern weitaus seltener als die mesenchymalen. Nur vereinzelt sind diesbezügliche Mitteilungen in der Literatur zu finden (LOWRY et al., 1955; MELICOW, 1955; MOGG, 1963). Seit der ersten Veröffentlichung von SMYTH im Jahr 1872 haben FITCH und RUBENSTONE 10 Fälle der Literatur zusammengetragen. Dabei handelt es sich meist um *Übergangszellcarcinome* (Urothelcarcinom), die unterschiedlich ausdifferenziert sind. Sie wachsen immer papillär. Solide epitheliale Geschwülste der kindlichen Harnblase sind bisher unbekannt. Sowohl klinisch als auch pathologisch-anatomisch kann es dabei schwierig sein, das Carcinom von gutartigen Tumoren abzugrenzen, zumal es alle Übergangsformen vom Papillom zum Carcinom gibt (JADADPOUR u. MOSTOFI, 1969).

Das Blasencarcinom wächst langsamer als das Sarkom und hat nach Exstirpation im Gesunden eine günstigere Prognose.

## Gutartige Tumoren der Harnblase

Unter den kindlichen Blasengeschwülsten sind in sehr seltenen Fällen auch gutartige Tumoren zu finden. Die letzte Entscheidung darüber, ob es sich um eine *benigne oder maligne* Geschwulst handelt, kann jedoch *nicht sicher aus dem histologischen Bild einer Probeexcision*, sondern leider erst aus der Untersuchung der Gesamtgeschwulst und dem klinischen Verlauf getroffen werden. So bietet nicht selten die Probeexcision aus oberflächlichen Gewebsbezirken das Bild einer gutartigen Neubildung, wogegen zentrale bzw. tiefer gelegene Geschwulstpartien maligne Zellformation enthalten können. Es empfiehlt sich daher, jeden kindlichen Blasentumor, besonders wenn es sich um polypöse Gebilde handelt, als potentiell maligne anzusehen und das therapeutische Vorgehen darauf einzustellen.

Auch unter den gutartigen Blasengeschwülsten sind die *mesenchymalen* Tumoren häufiger als die epithelialen. Das geht aus der Zusammenstellung von GANEM und AINSWORTH (1955) hervor. Unter 30 benignen Geschwülsten der Literatur fanden sie nur ein Papillom. Eine ähnliche Übersicht von 16 Beobachtungen geben RATHBUN et al. (1958). Im einzelnen kommen Hämangiom, Neurofibrom, Fibrom und Fibromyom, Myxom und Fibromyxom, Fibropapillom und Papillom sowie auch Teratom in Frage. Etwa die Hälfte dieser Tumoren sind basal, im Bereich des Trigonum lokalisiert und breiten sich allmählich in das Blasenlumen aus.

In der Literatur sind etwa 75 Patienten mit einem oder mehreren *Hämangiomen* der Harnblase beschrieben; etwa die Hälfte der Patienten ist jünger als 20 Jahre, wobei die frühe Kindheit bevorzugt ist. Etwa $^1/_4$ der Kinder weisen gleichzeitig Hämangiome der Haut auf (CAMPBELL, 1970; GANEM u. AINSWORTH, 1955). Auch die Kombination mit einem Lymphangiom ist möglich (STANLEY, 1966).

Zu den gutartigen Geschwülsten zählt auch die *Neurofibromatose* der Blase, wobei die Tumorknoten zur Obstruktion der Harnwege oder Hämaturie führen können (SCHOENBERG u. MURPHY, 1961). Die Diagnose ist leicht, wenn die typischen kaffeebraunen Pigmentnaevi den Verdacht in die richtige Bahn lenken. PESSIN u. BODIAN sammelten 6 Fälle im Kindesalter und fügten 2 eigene Beobachtungen hinzu. Nur bei 2 der insgesamt 8 Kinder war das Krankheitsbild auf die Blase beschränkt; die übrigen Patienten wiesen das Vollbild der Erkrankung auf.

Das *Papillom* als gutartige epitheliale Geschwulst ist bei Kindern eine Rarität. Es tritt um so seltener auf, je jünger die Kinder sind

(Firstaler et al., 1969; Jadadpour u. Mostofi, 1969; Siegel u. Pincus, 1969). Selbst bei der histologischen Untersuchung des gesamten Tumors kann die Abgrenzung vom Carcinom Grad 1 noch schwierig sein (Rossi et al., 1967). Als Kriterium der Malignität gilt nach Zollinger (1966) das Verhalten im Stielbereich, wobei jede Anaplasie oder auch nur andeutungsweise zu erkennende Infiltration in die glatte Muskulatur als beginnende maligne Entartung zu werten sind.

Über ein intravesicales *Teratom* berichten Ramakrishnan et al. (1966). Auch 2 Patienten mit einem *Phäochromocytom* der Harnblase sind beobachtet worden (Lathem u. Hunt, 1966; Scott u. Eversole, 1960). Bei beiden war der Blutdruck erhöht und normalisierte sich nach der Resektion.

## Tumoren der Urethra
### Gutartige Geschwülste

*Polypen* und auch *Papillome* der Harnröhre kommen bei Jungen gelegentlich vor (Flanagan et al., 1963; Williams u. Abbassian, 1966). Die solid aufgebauten Polypen gehen überwiegend von der posterioren Urethra aus und pendeln als mehr oder weniger langgestielte Gebilde in der Harnröhre. Sie können eine Länge von 3 cm und mehr und einen Durchmesser von 1 cm erreichen und verlegen ventilartig das Lumen der Urethra. Gelegentlich ragen sie als gefäßreiche, hochrote Gebilde aus dem Orificium urethrae heraus. Die Kinder werden durch eine *Enuresis*, nachdem sie vorher sauber waren, Miktionsbeschwerden oder eine initiale und terminale Hämaturie auffällig. Gelegentlich bemerken die Eltern zuerst blutigen Ausfluß auf der Wäsche. Da die kindliche Harnröhre relativ eng ist, gelingt der Nachweis eher durch die Urethrographie als Urethroskopie und Probeexcision. Die *Therapie* besteht in der operativen Abtragung, die in der Regel transvesical erfolgt (Campbell, 1970).

Sogenannte *Karunkel,* die von manchen Autoren ebenfalls als Urethralpolypen bezeichnet werden, kommen bei Frauen öfters vor und werden gelegentlich bereits bei Mädchen beobachtet. Es handelt sich um stromareiche Gebilde, welche keine eigenständige Proliferation des Oberflächenepithels, jedoch oft Metaplasien erkennen lassen. Sie sind durch ausgesprochene Teleangiektasien ausgezeichnet und zeigen durchwegs eine lockere, unspezifische entzündliche Infiltration. Bisher ist nicht geklärt, ob sie unter die echten Tumoren einzureihen oder als Reizhyperplasien des Stromas aufzufassen sind (Zollinger, 1966). Sie können zu *Schmerzen* bei der *Miktion* führen, *entzündliche Veränderungen* der Harnwege hervorrufen oder auch lange symptomlos bleiben. Die ideale Behandlung besteht nach Campbell in der *Elektroresektion.*

*Hämangiome* der Harnröhre sind sehr selten. Treten sie auf, können sie einzeln oder multipel vorkommen und auf den Penis übergreifen. Da sie leicht bluten, steht die Hämaturie klinisch im Vordergrund. Behandelt werden sie durch Elektrocoagulation, lokale Anwendung von Kälte oder Excision; bei ausgedehntem Befall kann eine Urethroplastik erforderlich werden.

### Maligne Geschwülste

Die malignen Tumoren der Urethra entstehen praktisch immer sekundär. Sie werden meist durch Sarkome der Harnblase und Prostata hervorgerufen.

### Literatur

Abeshouse, B. S.: Primary benign and malignant tumors of the ureter. I. Review of the literature and report of one benign and 12 malignant tumors. Amer. J. Surg. **91**, 237 (1956).

Babo, H. V., Viehweger, G.: Sarkome der Harnblase im Kindesalter. Radiologe **10**, 122 (1970).

Batsakis, J. G.: Urogenital rhabdomyosarcoma; histogenesis and classification. J. Urol. (Baltimore) **90**, 188 (1963).

Begley, B. J.: Hemangioma of the male urethra. J. Urol. (Baltimore) **84**, 111 (1960).

Billroth: Zit. nach Canard u. Rivarola.

Campbell, M. F.: Tumors of the urogenital tract. In: Urology, vol. 2, eds. Campbell, M. F., and Harrison. Philadelphia-London-Toronto: Saunders Company 1970.

Canard, R. D., Rivarola, J. E.: Bladder tumor in childhood. Report of three cases. J. Urol. (Baltimore) **69**, 272 (1952).

CLEVELAND, J. C., FORSYTHE, W. E.: Sarcoma botryoides: report of three-year survival. J. Urol. (Baltimore) 89, 683 (1963).

CRUM, P. M., SAYEGH, E. S., SACHER, E. C., WESCOTT, J. W.: Benign ureteral polyps. J. Urol. (Baltimore) 102, 678 (1969).

DABNEY, W., KENEALY, J. C.: Polypoid rhabdomyosarcoma of the bladder in children. J. Urol. (Baltimore) 103, 227 (1970).

DAGRADI, A., PIZZECCO, DAGRADI, V.: Leiomyosarkom der Prostata. Z. Kinderchir., Suppl. 6, 303 (1969).

DEMING, C. L.: Primary bladder tumors in the first decade of life. Surg. Gynec. Obstet. 39, 432 (1924).

EVANS, A. T., STEVENS, R. K.: Fibroepithelial polyps of ureter and renal pelvis; a case report. J. Urol. (Baltimore) 86, 313 (1961).

FIRSTALER, M., HEYMAN, I., LOEWENTHAL, M.: Bladder papilloma in a child: case report. J. Urol. (Baltimore) 101, 57 (1969).

FITCH, L. B., RUBENSTONE, A. I.: Carcinoma of the bladder in childhood. J. Urol. (Baltimore) 87, 549 (1962).

FLANAGAN, M. J., KIEFER, H. J., McDONALD, J. H.: Pedunculated solid polyp of posterior urethra. J. Urol. (Baltimore) 90, 200 (1963).

GANEM, E. J., AINSWORTH, L. B.: Benign neoplasms of the urinary bladder in children. Review of the literature and report of a case. J. Urol. (Baltimore) 73, 1032 (1955).

GOLDSMITH, nach MOSTOFI, F. K., MORSE, W. H.: Polypoid rhabdomyosarcoma of bladder in children. J. Urol. (Baltimore) 67, 681 (1952).

HANBURY, W. J.: Rhabdomyomatom tumours of urinary bladder and prostate. J. Path. Bact. 64, 763 (1952).

HENRY, G. W.: Sarcoma of the urinary bladder in children with review of literature. Amer. J. Roentgenol. 62, 843 (1949).

HERMANEK, P., SCHIMATZEK, A.: Zur Kenntnis der gutartigen nicht papillären Geschwülste des Nierenbeckens. Zbl. allg. Path. path. Anat. 105, 316 (1964).

HORN, R. C., ENTERLINE, H. T.: Rhabdomyosarcoma. A clinico-pathological study and classification of 39 cases. Cancer (Philad.) 11, 181 (1958).

IMMERGUT, M., FLOCKS, R. H.: Carcinoma of the prostata in patients less than 21 years old. J. Urol. (Baltimore) 95, 724 (1966).

JADADPOUR, N., MOSTOFI, F. K.: Primary epithelial tumours of the bladder in the first two decades of life. J. Urol. (Baltimore) 101, 706 (1969).

JARMAN, W. D., KENEALY, J. C.: Polypoid rhabdomyosarcoma of bladder in children. J. Urol. (Baltimore) 103, 227 (1970).

KAUFMANN, E.: Rhabdomyoma der Prostata. Korresp.-Bl. schweiz. Ärz. 32, 757 (1902).

KERK, L., MÜLLER, H.: Beitrag zur Angiographie der Nierentumoren im Kindesalter. Z. Kinderchir., Suppl. 6, 153 (1969).

KROLUPPER, M., KAFKA, V., PALECEK, L.: Geschwülste der Harnblase bei Kindern. Z. Kinderchir. 4, 383 (1967).

LANDBECK, G., BLÄKER, F., BOCK, P., KURME, A., WRIEDT, K.: Die zytostatische Behandlung maligner Tumoren im Kindesalter. Z. Kinderchir., Suppl. 6, 30 (1969).

LATHEM, J. E., HUNT, L. D.: Pheochromocytoma of the urinary bladder. J. Amer. med. Ass. 197, 588 (1966).

LEGIER, J. F.: Botryoid sarcoma and rhabdomyosarcoma of the bladder. Review of the literature and report of three cases. J. Urol. (Baltimore) 86, 583 (1961).

LOESCHKE: Angeborene Fehlbildung der Niere und Harnwege. In: Handbuch der Kinderheilkunde, Bd. 7, Hrsg.: OPITZ, H., u. F. SCHMID. Berlin-Heidelberg-New York: Springer 1966.

LOWRY, E. C., SOANES, W. A., FORBES, K. A.: Carcinoma of the bladder in children: case report. J. Urol. (Baltimore) 73, 307 (1955).

MALETTA, T., HORTON, B.: Botryoidal sarcoma of the bladder in children: a case report. J. Urol. (Baltimore) 86, 583 (1961).

McFARLAND, J.: Dysontogenetic and mixed tumors of the urogenital region. Surg. Gynec. Obstet. 61, 42 (1935).

MELICOW, M. M.: Tumors of the urinary bladder: a clinico-pathological analysis of over 2500 specimens and biopsies. J. Urol. (Baltimore) 74, 498 (1955).

MOGG, R. A.: Tumours of the urinary tract in children. S. Afr. med. J. 37, 276 (1963).

MOONEY, K.: Hamartoma of kidney. J. Urol. (Baltimore) 73, 951 (1955).

MOSTOFI, F. K., MORSE, W. H.: Polypoid rhabdomyosarcoma. (Sarcoma botryoides) of bladder in children. J. Urol. (Baltimore) 67, 681 (1952).

NAGEL, R.: Sarkome der Harnblase. Z. Urol. 55, 313 (1962).

NAKAO, K., OKAMOTO, E.: Sarcoma botryoides der Harnblase. Münch. med. Wschr. 109, 2306 (1967).

PESSIN, J. I., BODIAN, M.: Neurofibromatosis of pelvic autonomic plexus. Brit. J. Urol. 33, 510 (1964).

PINKEL, D.: Cyclophosphamide in children with cancer. Cancer Chemother. Rep. 12, 187 (1961).

RAMAKRISHNAN, M. S., VEDACHALAM, S. P., SONNDARAPANDIAN, K.: Intravesical teratoma in a newborn. J. Urol. (Baltimore) 92, 928 (1966).

RATHBUN, N. P., RUSSEL, N. P., LIPIN, J. L., GAINES, J. W.: Tumors of the bladder in infants: a case report of a benign tumor and a review of the literature. J. Urol. (Baltimore) 79, 823 (1958).

REHBEIN, F., WILLICH, E., ECKLER, E., BUSCHMANN, O., NAHNSEN, L., WILKENING, K.: Wilms-Tumoren, Neuroblastome und andere maligne Bauchtumoren im Kindesalter. Z. Kinderchir. 6, 207 (1969).

RICHES, E. W.: Choice of treatment in carcinoma of the bladder. J. Urol. (Baltimore) 84, 472 (1960).

ROSSI, M. B., WOGALTER, H., SPATZ, M.: Papillary transitional cell tumor of bladder in a 5-year-old boy. J. Urol. (Baltimore) 97, 88 (1967).

SCHOENBERG, H. W., MURPHY, J. J.: Neurofibroma of the bladder. J. Urol. (Baltimore) 85, 806 (1961).

SCOTT, W. W.: Tumors of the ureter. In: Urology, eds.: M. C. CAMPBELL and J. H. HARRISON, vol. II, p. 977. Philadelphia-London-Toronto: Saunders Company 1970.

SCOTT, W. W., EVERSOLE, S. L.: Pheochromocytoma of the urinary bladder. J. Urol. (Baltimore) **83**, 656 (1960).

SHOESMITH, J. H., ROBINSON, M. P.: Malignant bladder tumors in infants. Brit. J. Urol. **33**, 292 (1961).

SIEGEL, W. H., PINCUS, M. B.: Epithelial bladder tumors in children. J. Urol. (Baltimore) **101**, 55 (1969).

SMYTH, S. T.: Zit. bei DEMING, C. L., Primary bladder tumors in the first decade of life. Surg. Gynec. Obstet. **39**, 432 (1924).

SMYTHE, C. A., HWANG, M. Z.: Ureteral tumor in childhood. A case report. J. Urol. (Baltimore) **97**, 837 (1967).

SOCIN, A., BURCKHARDT, E.: Die Verletzungen und Krankheiten der Prostata. Dtsch. Chir. Stuttgart 1902.

SODERTHAL, D. W., SCHUSTER, S. R.: Benign ureteral polyp in the newborn. J. Amer. med. Ass. **207**, 1714 (1969).

SOMMERHAUG, R. G., MASON, T.: Peutz-Jeghers-syndrome and ureteral polyposis. J. Amer. med. Ass. **211**, 120 (1970).

STAHL, D. M.: Unusual primary hypernephroma (renal cell carcinoma) of the ureter in a child. J. Urol. (Baltimore) **80**, 176 (1958).

STANLEY, K. E.: Hemangioma-lymphangioma of the bladder in a child: report of a case with associated hemangiomas of the external genitalia. J. Urol. (Baltimore) **96**, 51 (1966).

THOMPSON, I., COPPRIDGE, A. J.: The management of bladder tumors in children: a study of sarcoma botryoides. J. Urol. (Baltimore) **82**, 590 (1959).

TILAK, C. H.: Multiple hemangiomas of the male urethra. J. Urol. (Baltimore) **97**, 96 (1967).

TRUSS, F., SCHLACHETZKI, J.: Frühkindliche Blasengeschwülste. Urologe **3**, 266 (1964).

TUCKER, A. S., PERSKY, L.: Cystography in childhood, tumors and pseudotumors. Amer. J. Roentgenol. **109**, 390 (1970).

WAY: Zit. nach KROLUPPER et al.

WHITE: Handbuch der Urologie, Bd. XV. Berlin-Göttingen-Heidelberg: Springer 1958.

WILLIAMS, D. I.: Rhabdomyosarcoma of genitourinary tract. Proc. roy. Soc. Med. **59**, 413 (1966).

— Pediatric urology. London: Butterworth 1968.

— ABBASSIAN, A.: Solitary pedunculated polyp of the posterior urethra in children. J. Urol. (Baltimore) **96**, 483 (1966).

— MARTINS, A. G.: Periprostatic haematoma and prostatic abscess in the neonatal period. Arch. Dis. Childh. **35**, 177 (1960).

— NIEDERHAUSEN, W.: Les polypes de l'uretère. J. Urol. Néphrol. **69**, 145 (1963).

WILLICH, E.: Malignant tumors of the abdomen in children. VII. Meeting of the European Society of Pediatric Radiology Rome, April 16—18, 1970.

ZOLLINGER, H. U.: In: Spezielle pathologische Anatomie, Bd. 3, Niere und ableitende Harnwege, Hrsg. W. DOERR u. E. UEHLINGER. Berlin-Heidelberg-New York: Springer 1966.

# Tumoren der Schilddrüse

### D. KNORR, München

**Begriff und Abgrenzung.** Es sollen hier die entwicklungsgeschichtlich bedingten Tumoren, die Adenome und die echten Malignome der Schilddrüse besprochen werden. Die euthyreote Struma und die hyperthyreote Struma als Ausdruck der Arbeitshypertrophie sind primär endokrine Erkrankungen (s. Band I und Band II „Endokrinologie").

**Historische Daten.** Die Bedeutung maligner Schilddrüsentumoren im Kindesalter wurde in Europa spät erkannt. Das Vorkommen hat in den letzten Dezennien in Amerika stark zugenommen. Noch in der 4. Auflage des Handbuches der Kinderheilkunde von PFAUNDLER 1931 und im Ergänzungsband 1942 erwähnt E. WIELAND maligne Schilddrüsentumoren im Kindesalter nicht. Im Handbuch der allgemeinen Pathologie und pathologischen Anatomie des Kindes führt E. THOMAS 1931 einen „einzig dastehenden Fall von Schilddrüsencarcinom im Kindesalter" an. 1966 berichtete WINSHIP über 704 nachgeprüfte Fälle von Schilddrüsencarcinom im Kindesalter.

**Disposition.** Verglichen mit der euthyreoten Struma sind Tumoren der Schilddrüse im Kindesalter selten. Bei den Schilddrüsencarcinomen besteht wie bei anderen Schilddrüsenerkrankungen eine Mädchenwendigkeit, welche bei 2:1 liegt. Eine Häufung von Schilddrüsenmalignomen im Kindesalter in Jodmangelgebieten wurde nicht gefunden. Eine familiäre Häufung von medullärem Schilddrüsencarcinom findet sich bei dem Syndrom nach SIPPLE kombiniert mit Phäochromocytom.

### Entwicklungsgeschichtlich bedingte Schilddrüsentumoren und Atopien

Die Schilddrüsenanlage sproßt bei einer Embryogröße von 3—4 mm in Höhe des zweiten Branchialbogens in der Medianlinie nach ventral aus und proliferiert schnell nach caudal. Der Ort der Aussprossung entspricht dem späteren Foramen caecum. Der verbindende Ductus thyreoglossus verschwindet normalerweise in der 6. Embryonalwoche. Im Verlauf des Ductus thyreoglossus können akzessorische Schilddrüsen liegen bleiben und nach caudal bis ins Perikard verschleppt werden.

Bei der sog. konnatalen Athyreose läßt sich in einem hohen Prozentsatz im Szintigramm im Bereich des Zungengrundes ein radiojodspeicherndes Schilddrüsenrudiment nachweisen. Diese Zungengrund-

funden werden. Sie entstehen durch mangelhafte Rückbildung des Ductus thyreoglossus (Abb. 248). Die mit kubischem oder zylindrischem Epithel ausgekleideten Cysten wachsen im allgemeinen langsam während der Kindheit.

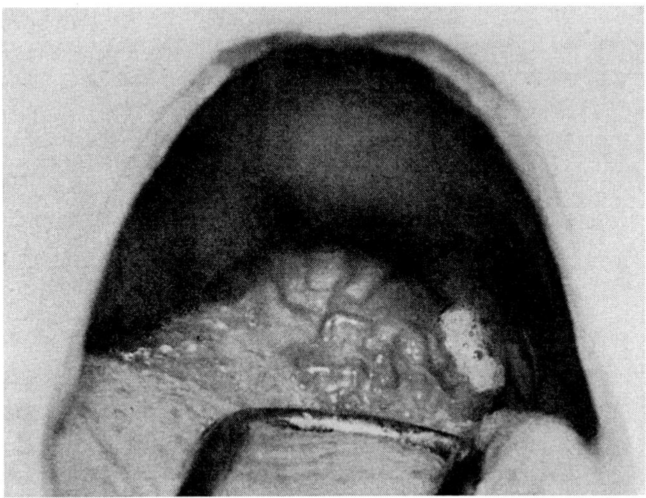

Abb. 247. Zungengrundstruma bei einem leicht hypothyreoten Mädchen von 8 Jahren

schilddrüsen können proliferieren und als Zungengrundstruma zu ernsten Schluckbeschwerden führen (Abb. 247). Die Behandlung der Wahl besteht in der lebenslänglichen, ausreichend hoch dosierten Substitution mit Schilddrüsenhormon.

### Schilddrüsenektopien

Diese können zunächst als Tumor imponieren, bis man entdeckt, daß eine normotope Schilddrüse fehlt. In 70% von Schilddrüsenektopie fehlt die reguläre Schilddrüse. WARD berichtet über 200 Fälle von lingualer Schilddrüsenektopie. In einem Bericht von THOREN sind 97 Fälle intratrachealer und intralaryngealer Schilddrüsenektopien zusammengestellt. Es ist auffällig, daß diese Schilddrüsenektopien häufig erst in der späteren Kindheit klinische Erscheinungen machen. Es hat als Grundregel zu gelten, daß vor der operativen Entfernung einer ektopischen Schilddrüse die normotope Schilddrüse — wenn nötig durch Szintigraphie — nachzuweisen ist.

### Die mediane Halscyste

Mediane Halscysten können über den ganzen Bereich des Ductus thyreoglossus, also vom Foramen caecum über den medianen Teil des Zungenbeines bis zum Schilddrüsenisthmus ge-

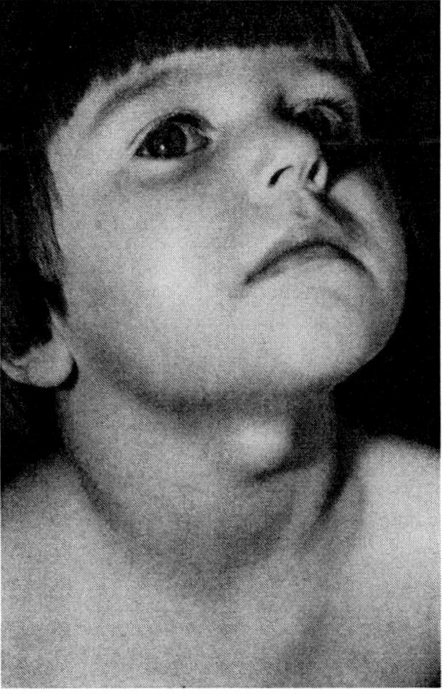

Abb. 248. Mediane Halscyste bei einem 5jährigen Mädchen

Nach KISSANE perforieren etwa 15% der Cysten nach außen. Maligne Degeneration scheint extrem selten zu sein.

Die Behandlung besteht in der Exstirpation der Cyste. Rezidive sind dabei nicht ungewöhnlich. In schwierigen Fällen muß der mediane Teil des Zungenbeines reseziert werden.

Differentialdiagnostisch ist die Erkennung rudimentärer, oft kugelförmiger Schilddrüsen wichtig. Wir sahen ein Kind, dem ein kirschgroßer medianer Tumor unter der Annahme einer medianen Halscyste entfernt worden war. Der „Tumor" bestand aus Schilddrüsengewebe. Das Kind war nach der Operation athyreot. Eine partielle Substitution ohne Operation wäre besser gewesen.

### Seltene Schilddrüsentumoren

Nach MICHAEL waren bis 1964 insgesamt 61 Teratome des Halses im Kindesalter beschrieben, welche aber nur teilweise in direktem Zusammenhang mit der Schilddrüse standen.

Bekannt sind lymphangiomatöse und hämangiomatöse Veränderungen der Schilddrüse. Die Abgrenzung eines cervicalen Lymphangioms oder Hämangioms von einer Struma connata kann große Schwierigkeiten machen. Im Zweifelsfalle behandle man erst für 1 bis 2 Wochen mit Jodid.

## Schilddrüsenadenome

Im Kindesalter sind Schilddrüsenadenome selten. Das autonome (= toxische) Adenom im Kindesalter wurde nur in wenigen Fällen beobachtet. Die Kenntnis der Schilddrüsenadenome ist wichtig, da jeder solitäre intrathyreoidale Knoten solange carcinomverdächtig ist, als das Gegenteil nicht bewiesen wird.

Zusammenfassende Darstellungen der Schilddrüsenadenome im Kindesalter fehlen. In den alten Handbüchern sind sie nicht erwähnt.

Die Ätiologie bleibt in vielen Fällen unklar. Doch fanden PIFER, TOYOOKA sowie BEACH und DOLPHIN bei Kindern, welche meist im Säuglingsalter Röntgenbestrahlungen der Halsregion erhalten hatten, eine starke Häufung von Schilddrüsenadenomen und Carcinomen (s. S. 636).

Histologisch lassen sich folgende Typen unterscheiden:

Follikuläre Adenome:

a) Makrofollikuläre Adenome mit Kolloid.

b) Mikrofollikuläre (= fetale) Adenome.

c) Trabeculäre (= embryonale) Adenome.

Papilläre Adenome:

Onkocytäre Adenome (Hürthle-Zelladenome).

Beim papillären Adenom scheint die Abgrenzung zum papillären Carcinom besonders schwierig und nicht immer möglich zu sein.

**Symptomatologie.** Die klinischen Erscheinungen der Schilddrüsenadenome im Kindesalter sind uncharakteristisch. Da es sich nur sehr selten um autonome Adenome handelt, ist die Stoffwechsellage euthyreot. PBI- und Trijodthyronin-in vitro-Test liegen im Normbereich.

Palpatorisch findet man in der Regel einen mäßig derben, meist bis kirschgroßen intrathyreoidalen Tumor. Regionäre Lymphknotenschwellung gehört nicht zum Bild des Adenoms, obwohl vom papillären Adenom mehrfach behauptet wurde, daß es regionäre Absiedelungen machen könne. Entzündliche Reaktionen oder Beschleunigung der BKS fehlen. Im Szintigramm unterscheiden sich die kindlichen Adenome in ihrer Jodaktivität meist nicht wesentlich vom benachbarten Schilddrüsengewebe (Abb. 249 a—c).

**Behandlung.** Da ein Schilddrüsenadenom klinisch nicht von einem Schilddrüsencarcinom zu unterscheiden ist und da papilläre Adenome metastasieren können, soll jeder intrathyreoidale Knoten besonders im Kindesalter reseziert werden, wenn es sich nicht um einen typischen Knotenkropf handelt. Diese Entscheidung kann im Einzelfall schwer sein.

Da Adenome gehäuft in Familien mit Jodfehlverwertungen auftreten, was auf die Möglichkeit der thyreotropen Induktion hinweist, führen wir nach der Operation prinzipiell eine lebenslängliche, partielle Substitution mit Schilddrüsenhormon durch. Eine mittlere Substitutionsdosis wäre 50 $\mu$g l-Thyroxin $+$ 10 $\mu$g Trijodthyronin/Tag für das Schulalter.

**Prognose.** Ohne partielle Substitution kann es zu Rezidiven kommen. Unter der genannten Behandlung ist die Prognose gut.

### Das autonome Adenom („toxisches Adenom")

**Klinik.** Bei dieser Form des Adenoms steht die Hyperthyreose klinisch im Vordergrund. Bei MALAMOS waren im Erwachsenenalter von

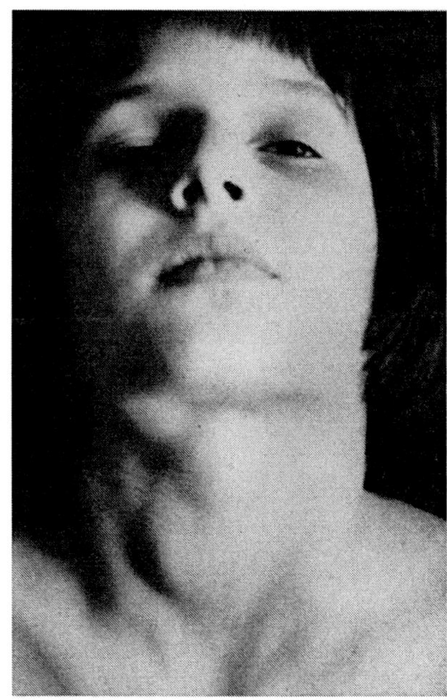
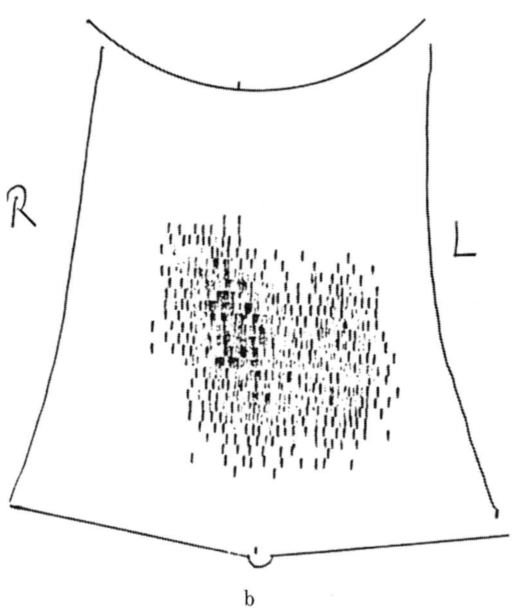

a         b

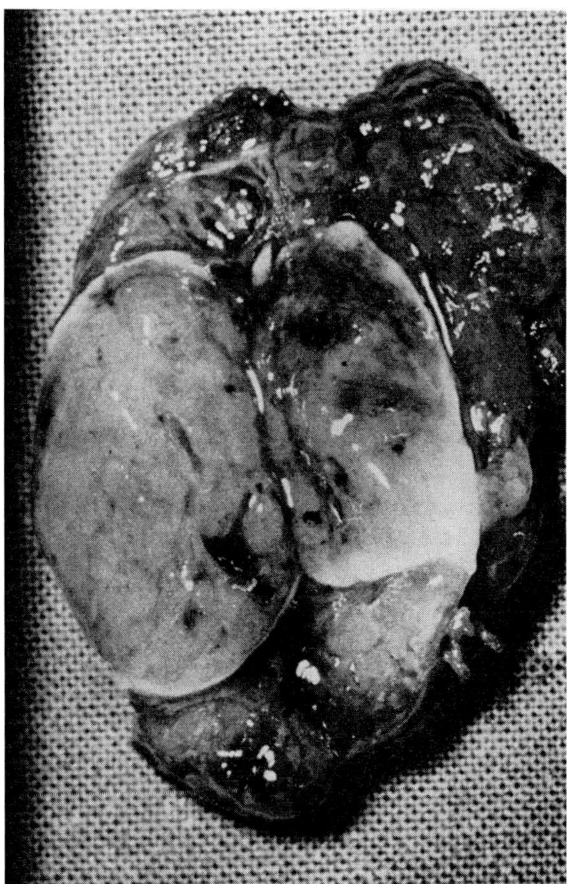

c

Abb. 249. a Follikuläres Adenom. Solitärer Knoten im rechten Schilddrüsen-Seitenlappen eines 10jährigen Mädchens. b Szintigramm. Vermehrte Radiojodspeicherung im Bereich des Knotens. c Operationspräparat eröffnet. Histologisch follikuläres, teilweise papilläres Adenom von einer Kapsel umgeben. Daneben normales Schilddrüsengewebe

680 Hyperthyreosen 65 durch ein autonomes Adenom bedingt. In 95% handelte es sich um Frauen. In dieser Serie war die jüngste Patientin 19 Jahre alt. Jeune et al. behandelten 2 Mädchen im Alter von 12 und 13 Jahren wegen eines autonomen Adenoms.

Die autonomen Adenome sind nicht immer palpatorisch nachzuweisen. Das proteingebundene Jod und der in vitro-$I^{131}T_3$-Test sind wie bei jeder Hyperthyreose erhöht. Die Diagnose kann nur im Schilddrüsenszintigramm durch den Nachweis des lokal vermehrten Radiojodeinbaues gestellt werden.

Charakteristisch für das autonome Adenom ist der Befund, daß sich diese Adenome nicht durch exogene Schilddrüsenhormonzufuhr supprimieren lassen, d. h., daß sie TSH-unabhängig sind. Nach etwa 10tägiger Suppression mit ca. 100 μg/Tag Trijodthyronin (für das spätere Schulalter) findet man in einem zweiten Schilddrüsenszintigramm eine unverminderte Speicherung des Adenoms, während das umgebende Schilddrüsengewebe praktisch inaktiv ist. Ist jedoch die umgebende Schilddrüse schon vom autonomen Adenom supprimiert und deshalb im Szintigramm nicht erkennbar, so kann man sie durch vorangehende Gabe von je 10 IE TSH für 3 Tage zur Darstellung bringen.

**Behandlung.** Ein autonomes Adenom ist in jedem Fall chirurgisch durch Enucleation zu behandeln. Die thyreostatische Behandlung führt hier im Gegensatz zur LATS-bedingten Hyperthyreose (Graves Disease) nie zum Dauererfolg.

## Maligne Schilddrüsentumoren
### Schilddrüsencarcinome

**Häufigkeit in Europa und Amerika.** Auf dem Gebiet der Schilddrüsencarcinome im Kindesalter herrschte jahrelang große Verwirrung. Im letzten deutschen Handbuch für Kinderheilkunde werden Schilddrüsencarcinome nicht erwähnt. In einer Zusammenstellung der europäischen Literatur konnte Guttfreund-Bachian (1960) ganze 62 Fälle von Schilddrüsencarcinom im Kindesalter finden. Etwa zur gleichen Zeit hatten Winship und Rosvoll 562 Fälle auf der ganzen Welt gesichert und davon rund 80% in den USA gefunden.

Diese Diskrepanz in der Häufigkeit führte dazu, daß in den USA der Verdacht geäußert wurde, in Europa würden die Schilddrüsencarcinome im Kindesalter nicht diagnostiziert, während man in Europa argwöhnte, in den USA würden viele gutartige Schilddrüsenveränderungen als Carcinom angesprochen. Inzwischen wissen wir, daß in Amerika sehr viele Schilddrüsencarcinome im Kindesalter strahleninduziert waren.

Welti berichtet aus Paris über 15000 Kropfoperationen. Davon wurden 558 als Schilddrüsencarcinom erkannt. Von diesen 558 Schilddrüsencarcinomen wurden 9 bei Kindern zwischen 12 und 16 Jahren gefunden, 7 bei Mädchen, 2 bei Knaben.

### Schilddrüsencarcinom im Kindes- und Jugendalter und Strahlenbelastung

Es ist das große Verdienst von Duffy und Fitzgerald, Winship und Clark, gegen einigen Widerstand gezeigt zu haben, daß der Strahlenexposition des Hals-Nacken-Bereiches im Säuglings- und Kleinkindalter große Bedeutung für die Entstehung von Schilddrüsencarcinomen und Adenomen im Kindes- und Jugendalter zukommt.

Insgesamt stellt sich gegenwärtig die Situation so dar. Winship et al. hatten bis 1966 704 Fälle von Schilddrüsencarcinom im Kindesalter in aller Welt nachgeprüft, rund 80% davon in den USA. In seiner eigenen Serie von 366 Fällen fand er in 80% eine Bestrahlung der Hals-Nacken-Region in früher Kindheit. Hierbei ist bemerkenswert, daß in Nordamerika in den 30er und frühen 40er Jahren wegen Thymushyperplasie, hypertrophischen Tonsillen, Adenoiden, Hämangiomen, Ekzem, cervicaler Adenitis und anderen benignen Störungen Röntgenbestrahlungen in relativ hoher Dosis großzügig eingesetzt wurden. Die mittlere Dosis der erkrankten Kinder betrug 550 r, in keinem Fall lag die Dosis unter 120 r. Zwei Drittel der erkrankten Kinder waren Mädchen. In Europa, wo Winship persönlich weitere katamnestische Untersuchungen bei Kindern mit Schilddrüsencarcinom anstellte, fand er in keinem Falle eine entsprechende Strahlenexposition.

Der Gipfel der Erkrankungshäufigkeit liegt zwischen 1950 und 1960 mit 30—50 Kindern je Jahr (Abb. 250). Dagegen berichtet Root von einer Strahlenexposition bei 12% der europäischen Kinder mit Schilddrüsencarcinom. Das Intervall zwischen Bestrahlung und Dia-

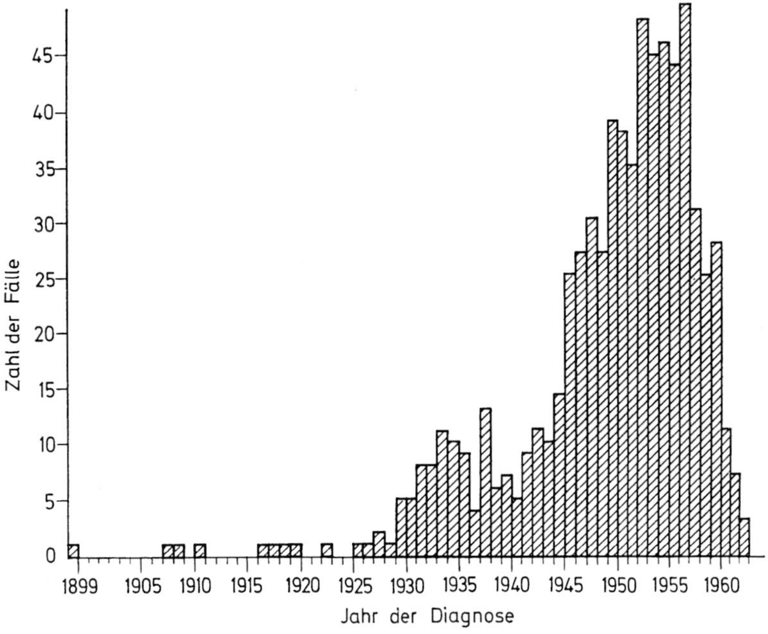


Abb. 250. Häufigkeitsverteilung der Diagnosestellung Schilddrüsencarcinom bei Kindern von 1899—1962. 80% dieser Serie von 366 Fällen hatte eine Röntgenbestrahlung des Brust-Hals-Bereiches im frühen Kindesalter erhalten. (Aus WINSHIP, 1966)

gnosestellung betrug 3,6—14 Jahre, im Mittel 8,7 Jahre.

PIFER et al. führten systematische Nachuntersuchungen bei 1451 Kindern durch, welche 1926—1947 wegen Thymushyperplasie Röntgenbestrahlung erhalten hatten. Die mittlere Röntgendosis betrug 329 r, meist vor dem 6. Lebensmonat. Gleichzeitig untersuchten sie 2073 nicht bestrahlte Geschwister dieser Kinder. Sie fanden:

|  | Bestrahlte Kinder | Nicht bestrahlte Geschwister |
|---|---|---|
| Zahl der Probanden | 1451 | 2073 |
| Schilddrüsencarcinome | 8 | — |
| Schilddrüsenadenome | 21 | — |
| Tumoren insgesamt | 62 | 1 |

Aus dem erweiterten Material berichten später TOYOOKA et al. von 2809 bestrahlten Kindern mit 9 Schilddrüsencarcinomen, 21 Schilddrüsenadenomen, 6 Leukämien und 11 Osteochondromen. Die mittlere Strahlendosis gegen Luft hatte für die Schilddrüsenerkrankungen 437 r betragen.

BEACH und DOLPHIN werteten die Befunde von 4673 Kindern, welche Röntgenbestrah-

lungen mit Einschluß der Schilddrüsenregion erhalten hatten. Sie fanden 23 bösartige und 16 gutartige Schilddrüsentumoren. Unter der Annahme einer linearen Dosisunabhängigkeit errechneten sie, daß durch 500 r Schilddrüsenbelastung im frühen Kindesalter bei 1,7% später ein Schilddrüsencarcinom auftritt.

### Die Klinik des Schilddrüsencarcinoms im Kindesalter

Die klinischen Erscheinungen eines Schilddrüsencarcinoms sind uncharakteristisch und vieldeutig. Ein Teil der Schilddrüsencarcinome imponiert zunächst als solitärer intrathyreoidaler Knoten. Kommt eine derbe, regionäre Lymphknotenschwellung dazu, so ist der Verdacht auf ein Schilddrüsencarcinom sehr ernst. Viele Schilddrüsencarcinome werden jedoch erst an ihren Metastasen erkannt. Das können Lymphknotenmetastasen, aber auch Fernmetastasen im Skelet und in der Lunge sein (Abb. 251).

WEINGÄRTNER beschreibt ein 12jähriges, tuberkulinpositives Mädchen, dessen ausgedehnte Lungenaussaat eines Schilddrüsencarcinoms über Monate als Miliartuberkulose behandelt worden war.

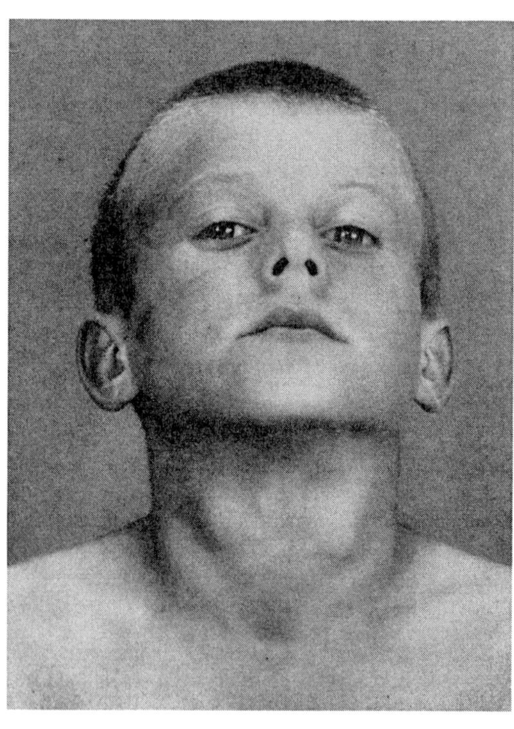

a

Die Mehrzahl der kindlichen Schilddrüsencarcinome verläuft relativ gutartig. Die Jodavidität der Tumoren und deren Metastasen ist uneinheitlich. Radiojodspeichernde Tumoren und Metastasen lassen sich im Szintigramm sehr gut lokalisieren. Ein Teil zeigt erst nach Stimulation mit thyreotropem Hormon genügende Jodspeicherung. Andere, insbesondere undifferenzierte Schilddrüsencarcinome speichern kein Radiojod.

Die meisten Fälle von Schilddrüsencarcinom im Kindesalter betreffen das Schulalter. Es liegen jedoch auch einige wenige Beobachtungen im Säuglingsalter vor. Nach MICHAEL sind bisher 7 angeborene Schilddrüsencarcinome bekannt. Als initiales Symptom beschreibt WINSHIP bei einer Serie von 556 Kindern mit Schilddrüsencarcinom

| | |
|---|---|
| Lymphknotenvergrößerungen im Cervicalbereich | 74% |
| Knoten in der Schilddrüse | 25% |
| Lungenmetastasen | 1% |

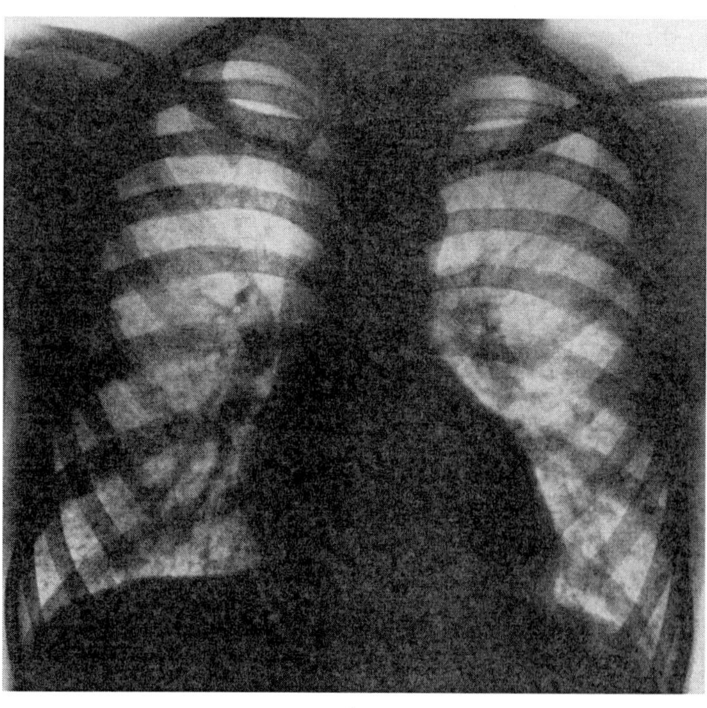

b

Abb. 251. a Schilddrüsencarcinom bei einem 10$^{1}/_{2}$jährigen Buben. Initialsymptom: Heiserkeit. Nach 3 Monaten miliare Lungenaussaat, erst nach 4 Monaten kirschgroße Schilddrüsentumoren und regionäre Lymphknotenschwellung festgestellt. Histologie: Teils solides, teils trabeculäres, teils follikuläres bzw. auch papilläres Schilddrüsencarcinom. b Röntgenbild der Lunge des gleichen Kindes: Miliare Lungenaussaat. (Die beiden Bilder wurden freundlicherweise von Herrn Prof. Dr. SWOBODA, Gottfried von Preyersches Kinderspital Wien, zur Verfügung gestellt)

### Pathologie des Schilddrüsencarcinoms

WOOLNER bearbeitete 885 Fälle von Schilddrüsencarcinom aus den Jahren 1926—1955. Er fand folgende Häufigkeitsverteilung:

| Typ | % | Jünger als 19 Jahre |
|---|---|---|
| Papilläres Carcinom | 61,1 | 10% |
| Follikulär | 17,7 | 2% |
| Solid (medullär) | 6,5 | 5% |
| Anaplastisch | 14,7 | — |

Bei den Schilddrüsencarcinomen nach Strahlenbelastung der Schilddrüse im frühen Kindesalter handelt es sich ganz überwiegend um papilläre Carcinome. WINSHIP und ROSVOLL geben folgende Verteilung bei 468 Kindern an:

| | |
|---|---|
| Papilläres Carcinom | 74% |
| Follikuläres Carcinom | 18% |
| Undifferenziertes Carcinom | 8% |

BASCHIERI fand bei Patienten unter 16 Jahren in 61% der Fälle ein papilläres und in 39% ein follikuläres Schilddrüsencarcinom.

Nach WINSHIP hat der Grad der Differenzierung beim Schilddrüsencarcinom nur geringe prognostische Bedeutung.

### Die Therapie des Schilddrüsencarcinoms

Es wetteifern in ihrer Bedeutung die operative Behandlung, die Röntgenbestrahlung und die Radiojodbehandlung.

Die Behandlung der Wahl scheint die Kombination der möglichst radikalen Operation mit nachfolgender Röntgenbestrahlung oder Radiojodbehandlung zu sein.

Besteht der geringste Verdacht, daß der andere Schilddrüsenlappen auch befallen sein könnte, ist die totale Thyroidektomie durchzuführen.

Im Erwachsenenalter ist bei radikalem Vorgehen die Statistik eindeutig besser. Schwierigkeiten kann die Erhaltung der Epithelkörperchen bereiten. Die Entscheidung Röntgenbestrahlung oder Radiojodbehandlung richtet sich nach der Jodavidität von Primärtumor und Metastasen. Bei einigen Fällen wurde die notwendige Jodavidität erst unter Stimulation mit thyreotropem Hormon erreicht. Die Lymphknotenmetastasen können tief in das Mediastinum hineinreichen und sollen unbedingt ausgeräumt werden. Die alleinige Strahlenbehandlung ist sicher nicht optimal.

Nach BONTE wird die Radiojoddosis so gewählt, daß die Ganzkörperbelastung bei Kindern unter 10 Jahren 25 rad, bei Kindern über 10 Jahren und bei Adoleszenten unter 50 rad liegt. Dazu nennt BONTE folgende relative Ganzkörperbestrahlung:

| | Alter in Jahren | | | Erwachsene |
|---|---|---|---|---|
| | 5 | 10 | 15 | |
| Körpergewicht (kg) | 20 | 35 | 50 | 70 |
| rad/mCi $^{131}$I | 1,5 | 0,8 | 0,55 | 0,45 |

Nach der Thyroidektomie soll versucht werden, für eine beschränkte Zeit von etwa 6 Wochen nicht mit Schilddrüsenhormon zu substituieren.

Dadurch kommt es zu einer vermehrten thyreotropen Stimulation. Am Ende dieser Zeit wird zunächst eine Spürdosis Radiojod zur Erkennung und Lokalisation von Metastasen gegeben.

Nach der Radiojodbehandlung, ebenso nach operativer oder Röntgenbehandlung muß unter allen Umständen lebenslänglich mit hohen Dosen Schilddrüsenhormon substituiert werden, um eine komplette Suppression des thyreotropen Hormones (TSH) zu erreichen. Diese Suppression ist so wichtig, weil nahezu alle Schilddrüsencarcinome eine gewisse Wachstumsabhängigkeit von TSH erkennen lassen. Die Dosis soll ausreichend hoch sein; für ein älteres Schulkind also z.B. 0,3 g Thyreoidea sicc. oder 200 µg l-Thyroxin/Tag. Außerdem ist sehr auf die absolut regelmäßige Einnahme zu achten. Solitäre Metastasen sollen auch späterhin wenn irgend möglich chirurgisch angegangen werden.

### Die Prognose des Schilddrüsencarcinoms

Das Schilddrüsencarcinom zählt zu den am langsamsten verlaufenden Carcinomen. Selbst unbehandelt kann es sich über viele Jahre, selbst Jahrzehnte hinziehen. Der Begriff der 5 Jahres-Heilung verliert vollkommen seine Bedeutung (s. Abb. 252 und 253).

Nach WINSHIP bedürfen noch 25% der Kinder, welche 5 Jahre erscheinungsfrei waren, später erneuter Behandlung wegen Metastasen. 4 Kinder, welche initial als inoperabel angesprochen worden waren, überlebten über 10 Jahre. Aus WINSHIPs Kollektiv (1961) von

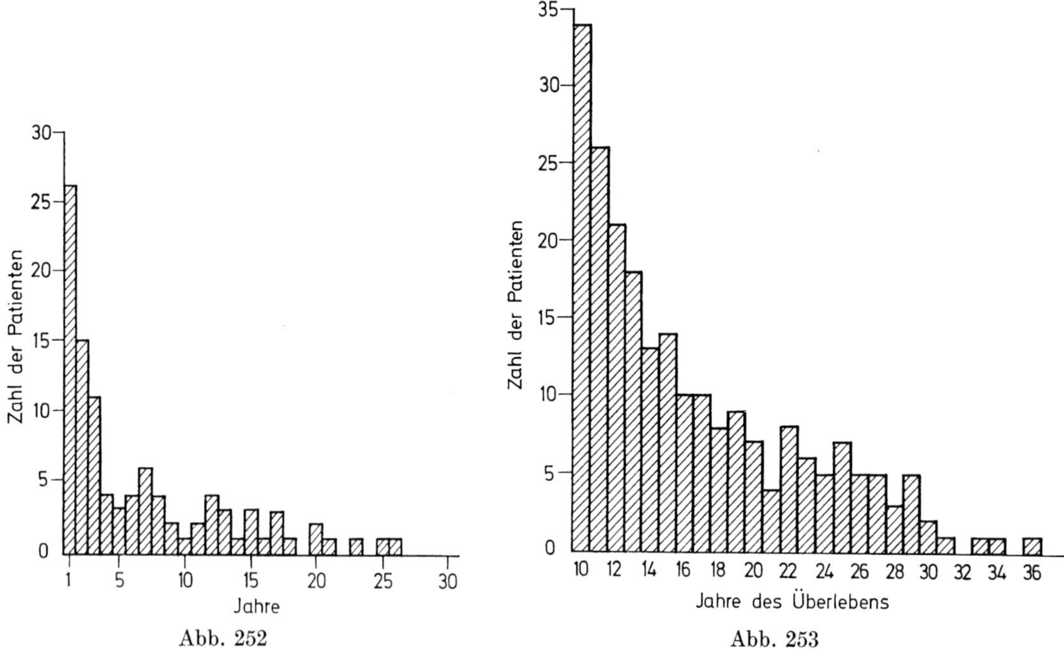

Abb. 252　　　　　　　　　　　　　　　　　　　　Abb. 253

Abb. 252. Überlebenszeit in Jahren gerechnet vom Zeitpunkt der Diagnosestellung bis zum Tod von 100 an Schilddrüsencarcinom verstorbenen Patienten, deren Erkrankungsbeginn im Kindesalter lag. (Aus Winship, 1961)

Abb. 253. Dauer der Nachbeobachtung von 264 an Schilddrüsencarcinom erkrankten Kindern, welche länger als 10 Jahre überlebten. (Aus Winship, 1966)

562 Kindern starben 102 im Beobachtungszeitraum. Die Überlebenszeit bei den Verstorbenen betrug bis zu 26 Jahren. Selbst bei diffuser Lungenaussaat ist jahrelanges Überleben möglich.

### Das familiäre Syndrom: Medulläres Schilddrüsencarcinom und Phäochromocytom

Dieses nach Sipple benannte Syndrom, bei welchem fakultativ auch Adenome der Parathyreoidea auftreten können, ist nach Schminke bis 1965 in 18 Familien mit 54 Fällen beschrieben worden. Das medulläre Schilddrüsencarcinom war früher verschiedentlich auch als amyloidbildendes Carcinom angesprochen worden.

Nach Sarosi hatten Patienten mit Phäochromocytom und Nebenschilddrüsenadenom in 100% auch ein medulläres Schilddrüsencarcinom. Das Syndrom wird auch als multiple, endokrine Neoplasie Typ 2 bezeichnet. Das Vollbild ist bisher im Kindesalter noch nicht bekannt. Jedoch sind in diesen Familien vereinzelt Jugendliche beschrieben worden, welche bisher monosymptomatisch ein Phäochromocytom oder eine sehr hohe Katecholaminausscheidung aufwiesen.

### Entzündliche und degenerative Schilddrüsentumoren

Da es sich hierbei nicht um Tumoren im strengen Sinne handelt, seien diese Formen nur angedeutet.

Bei kachektischen Kindern und bei septischen Erkrankungen tritt selten eine echte eitrige Thyreoiditis auf, welche bei Überleben in eine Hypothyreose ausgehen kann.

Wir sahen an einem Fall bei einem sonst gesunden Schulkind eine rezidivierende, unspezifische, eitrige Thyreoiditis ohne Autoantikörper, welche letztlich mit einer manifesten Hypothyreose abheilte.

Die Immunthyreoiditis (Hashimoto-Struma) ist auch im Kindesalter wohl bekannt und spielt in Skandinavien und England zahlenmäßig eine bedeutende Rolle. Klinisch imponiert zunächst meist nur ein großer, weicher, diffuser Kropf. Manchmal fühlt sich die Schild-

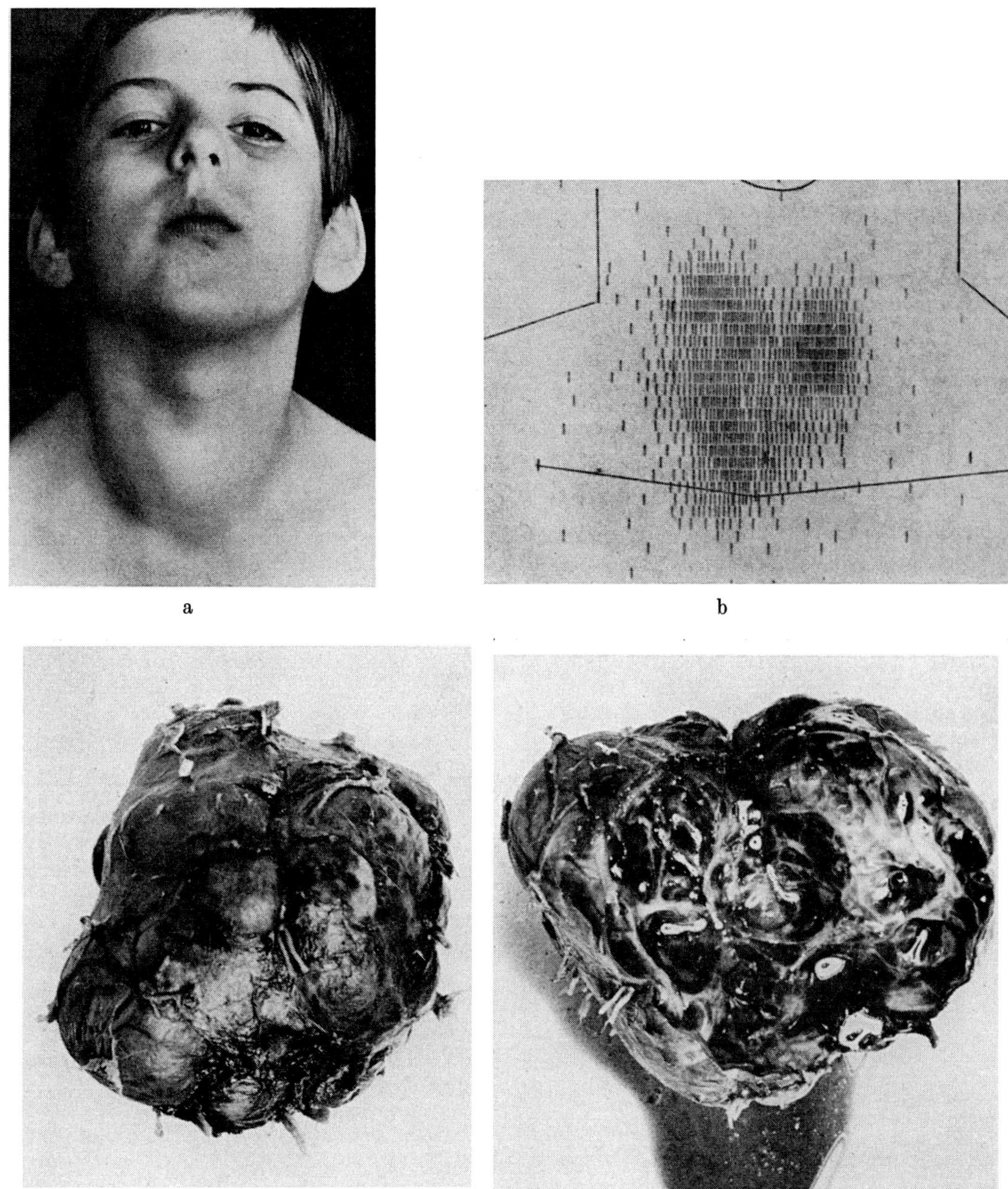

Abb. 254. a Cystisch-degenerative Kolloidstruma. Solitärer, derber Knoten im rechten Seitenlappen der Schilddrüse eines 10jährigen Mädchens. b Szintigramm. Kaum verminderte Radiojodspeicherung im Bereich des Knotens. c Der exstirpierte Knoten. Das umgebende Schilddrüsengewebe war unauffällig. d Der eröffnete Knoten. Histologie: Cystisch degenerierte Kolloidstruma

drüse auch uneben strukturiert an. Die Kinder sind anfangs meist euthyreot. Thyreotoxische Krisen können vorkommen. Viele Fälle gehen in eine Hypothyreose über. Die Diagnose wird durch den Nachweis hochtitriger Thyreoglobulinantikörper gestellt. Für Einzelheiten sei auf den Band „Endokrinologie" verwiesen.

Der Knotenkropf und die cystisch degenerative Struma ist im allgemeinen ein Spätstadium der diffusen parenchymatösen Struma (s. Bd. I/1 „Endokrinologie", S. 251).

Durch trophische Störungen in der Struma kommt es zur cystischen Degeneration (Abbildung 254a—d). Die differentialdiagnostische

Abgrenzung einzelner Cysten gegen ein Adenom oder das Carcinom kann klinisch schwer oder unmöglich sein. Einer konservativen, medikamentösen Behandlung ist die cystisch degenerative Struma nicht mehr zugängig. Postoperativ bedarf sie jedoch zur Rezidivprophylaxe — besonders im Kindes- und Jugendalter — der langfristigen, partiellen Substitution.

## Literatur

BASCHIERI, L.: Il cancro tiroideo nell'étà infantile. Minerva med. **56**, 1720 (1965).

BAY, V.: Klinik und Therapie beim toxischen Adenom der Schilddrüse. Fortschr. Med. **82**, 577 (1968).

BEACH, S. A., DOLPHIN, G. W.: A study of the relationship between x-ray dose delivered to the thyroids of children and the subsequent development of malignant tumours. Phys. in Med. Biol. **6**, 583 (1962).

BEIERWALTES, W. H., CRANE, H. R., WEGST, A., SPAFFORD, N. R., CARR, E. A.: Radioactive iodine concentration in the fetal human thyroid gland from fall-out. J. Amer. med. Ass. **173**, 1895 (1960).

BOCKELMANN, D., DÖRR, D., LINDNER, F., OELLERS, B., RÖHER, H. D., RUDOLPH, H., TRUMM, F. A.: Pathologie und Therapie der Struma maligna. Dtsch. med. Wschr. **95**, 666 (1970).

BONTE, F. J.: Radioiodine and the child with thyroid cancer. Amer. J. Roentgenol. **95**, 1 (1965).

BOWENS, O. M., VANDER, J. B.: Thyroid nodules and thyroid malignancy. The risk involved in delayed surgery. Ann. intern. Med. **57**, 245 (1962).

BRUNNER, K.: Schilddrüsenkarzinom im Kindesalter nach Röntgenbestrahlung eines Naevus vasculonis cutaneus vor 12 Jahren. Schweiz. med. Wschr. **91**, 389 (1961).

BUCKWALTER, J. A.: Childhood thyroid carcinoma. J. clin. Endocr. **15**, 1437 (1955).

CLARK, D. W.: Association of irradiation with cancer of the thyroid in children and adolescents. J. Amer. med. Ass. **159**, 1007 (1955).

DE MARCO, V.: Thyroid carcinoms in children. Arch. ital. Chir. **92**, 707 (1966).

DOINACH, D., NILSSON, L. R., ROITT, I. M.: Autoimmune thyreoiditis in children and adolescence. Acta paediat. scand. **54**, 260 (1965).

DUFFY, B. J., JR., FITZGERALD, P. J.: Thyroid cancer in childhood and adolescence: Report of 28 cases. Cancer (Philad.) **3**, 1018 (1950).

ESSIGKE, G.: Vom Vorkommen der bösartigen Schilddrüsengeschwülste im Kindesalter. Münch. med. Wschr. 472 (1955).

FETTERMAN, G. H.: Carcinoma of the thyroid in children (10 cases). Amer. J. Dis. Child. **92**, 581 (1956).

FREEMAN, D., LINDSAY, S.: Medullary carcinoma of the thyroid gland. A clinical study of 33 patients. Arch. Path. **80**, 575 (1965).

GARDINER, W. R.: Unusual relationship between thyroid gland and sceletal muscle in infants. Cancer (Philad.) **9**, 681 (1956).

GUTTFREUND-BACHIAN, A.: Studie über das kindliche Schilddrüsenkarzinom in Europa. Kinderärztl. Prax. **28**, 469 (1960).

HAYLES, A. B., KENNEDY, R. L. J., BEAHRS, O. H., WOOLNER, L. B.: Management of the child with thyroidal carcinoma. J. Amer. med. Ass. **173**, 21 (1960).

HUANG, S. N., MCLEISH, W. A.: Pheochromocytoma and medullary carcinoma of thyroid. Cancer (Philad.) **21**, 302 (1968).

JEUNE, M., FRANCOIS, R., RELLET, H.: L'adénome toxique chez l'enfant. Clin. Pédiat. (franc.) **21**, 805 (1966).

KLEIN, E.: Die malignen Schilddrüsentumoren. Verh. dtsch. Ges. inn. Med. **66**, 344 (1960).

LINDSAY, ST., CHAIKOFF, I. L.: The effects of irradiation of the thyroid gland with particular reference to the induction of thyroid neoplasms: A review. Cancer Res. **24**, 1099 (1964).

LJUNGBERG, O.: Medullary thyroid carcinoma and phaeochromocytoma. Brit. med. J. **1967 I**, 279.

MALAMOS, B., KONTRAS, D. A., FRIGELI, D., TASSOPONLOS, C. N.: Toxic adenoma of the thyroid. Hormon- u. Stoffwechselforsch. **1**, 19 (1969).

MCRUER, E. E., ROSS, M. D.: Case of thyroid carcinoma in newborn infant. Brit. med. J. **1964 I**, 224.

NILSSON, L. R.: Adolescent colloid goitre. Acta paediat. scand. **55**, 59 (1966).

NISHIYAMA, R. H., SCHMIDT, R. W., BATSAKIS, J. G.: Carcinoma of the thyroid gland in children and adolescents. J. Amer. med. Ass. **181**, 1034 (1962).

NORMANN, T., OTNES, B.: Intestinal ganglioneuromatosis, diarrhoea and medullary thyroid carcinoma. Scand. J. Gastroent. **4**, 553 (1969).

PIPER, J. W., TOYOOKA, E. T., MURRAY, R. W., WENDELL, R. A., HEMPELMANN, L. H.: Neoplasms in children treated with x-rays for thymic enlargement. I. Neoplasms and mortality. J. nat. Cancer Inst. **31**, 1333 (1963).

POLLOCK, W. F., JULER, G.: Thyroid carcinoma in children. Amer. J. Dis. Child. **105**, 243 (1963).

RAVENTOS, A., HORN, R. C., RAVDIN, I. S.: Carcinoma of the thyroid gland in youth. J. clin. Endocr. **22**, 886 (1962).

ROONEY, D. R., POWELL, R. W.: Carcinoma of the thyroid in children after x-ray therapy in early childhood. J. Amer. med. Ass. **169**, 1 (1959).

ROOT, A. W.: Cancer of the thyroid in childhood and adolescence. Amer. J. med. Sci. **246**, 734 (1963).

RUPPERT, R. D., BUERGER, L. F., CHANG, W. W. L.: Pheochromocytoma, neurofibromatosis and thyroid carcinoma. Metabolism **15**, 537 (1966).

SAPIRA, J. D., ALTMAN, M., VANDYK, K., SHAPIRO, A. P.: Bilateral adrenal pheochromocytoma and medullary thyroid carcinoma. New Engl. J. Med. **273**, 140 (1965).

SAROSI, G., DOE, R. P.: Familial occurrence of parathyroid adenomas, pheochromocytoma and medullary carcinoma of the thyroid with amyloid stroam (Sipple's syndrom). Ann. intern. Med. **68**, 1305 (1968).

Schminke, R. N., Hartmann, W. H.: Familial amyloid producing medullary thyroid carcinoma and pheochromocytoma. A distinct genetic entity. Ann. intern. Med. **63**, 1027 (1965).
— — Prout, T. E., Rimoin, D. L.: Syndrome of bilateral pheochromocytoma, medullary thyroid carcinoma and multiple neuromas. A possible regulatory defect in the differentiation of chromaffin tissue. New Engl. J. Med. **279**, 1 (1968).
Silverman, F.: Thyroid carcinoma and x irradiation. Pediatrics **38**, 943 (1966).
Steiner, A. L., Goodman, A. D., Powers, S. R.: Study of a kindered with pheochromocytoma, medullary thyroid carcinoma, hyperparathyroidism and Cushing's disease: Multiple endocrine neoplasia, type 2. Medicine (Baltimore) **47**, 371 (1968).
Stur, O., Swoboda, W.: Zwei Fälle von Schilddrüsenkarzinom im Kindesalter. Neue öst. Z. Kinderheilk. **3**, 73 (1958).
Swoboda, W.: Zur Frage des Schilddrüsencarcinoms im Kindesalter. Radiol. Austriaca **11**, 295 (1961).
Thoenies, H., Müller, G.: Zur Struma maligna im Kindesalter. Ärztl. Wschr. **12**, 411 (1957).
Thoren: Intratracheal goitre. Ann. chir. scand. **95**, 495 (1947).
Toyooka, E. T., Pifer, J. W., Crump, E. L., Dutton, A. M., Hempelmann, L. H.: Neoplasms in children treated with x-rays for thymic enlargement. II. Tumor incidence as a function of radiation factors. J. nat. Cancer Inst. **31**, 1357 (1963).
— — Hempelmann, L. H.: III. Clinical description of cases. J. nat. Cancer Inst. **31**, 1379 (1963).
Ward, G. E., Cantrell, J. R., Allan, W. B.: The surgical treatment of lingual thyroid. Ann. Surg. **139**, 536 (1954).
Weingärtner, L.: Metastasierendes Schilddrüsenadenom. Mschr. Kinderheilk. **107**, 449 (1959).

Welti, H.: Thyroid cancer in the child. Int. Coll. Tum. thyr. Gland, Marseille 330 (1964).
Williams, E. D.: A review of 17 cases of carcinoma of the thyroid and phaeochromocytoma. J. clin. Path. **18**, 288 (1965).
Winship, T.: Childhood thyroid carcinoma. Cancer (Philad.) **14**, 734 (1961).
— Rosvoll, R. V.: Cancer of the thyroid gland in children. Aus: Tumors of the thyroid gland, ed. by A. Appaix (Marseille). Basel-New York: S. Karger 1966.
Wöckel, W.: Zur Frage bösartiger Schilddrüsengeschwülste des Kindesalters. Zbl. allg. Path. path. Anat. **101**, 303 (1960).
Woolner, L. B., Beahrs, O. H., Black, B. M., McConahey, W. M., Keating, F. R.: Classification and prognosis of thyroid carcinoma. Amer. J. Surg. **102**, 355 (1961).
Young, S., Inman, D. R.: Thyroid neoplasia. 2. Imperial cancer Res. London, April 1967. London-New York: Academic Press 1968.

*Zusammenfassende Darstellungen*

Bloodworth, J. M. B., Jr.: Endocrine pathology. In: S. C. Sommer, The thyroid. Baltimore: Williams & Wilkins Co. 1968.
Gardner, L. I.: Endocrine and genetic diseases of childhood. Philadelphia and London: W. B. Saunders Co. 1969.
Hubble, D.: Pediatric endocrinology. Oxford and Edinburgh: Blackwell Scientific Publications 1969.
Kissane, J. M., Schmidt, M. G.: Pathology of infancy and childhood. St. Louis: C. V. Mosby Co. 1967.
Michael, P.: Tumors of infancy and childhood. Philadelphia and Montreal: J. B. Lippincott Co. 1964.
Oberdisse, K., Klein, E.: Die Krankheiten der Schilddrüse. Stuttgart: Thieme 1967.

# Tumoren der männlichen Geschlechtsorgane

E. Straub, Mainz

## Geschwülste des Hodens

**Allgemeines.** Geschwülste des Hodens sind — mit einer Incidenz von etwa 0,0015% in der Gesamtbevölkerung (Gilbert und Hamilton) — selten und als bilaterale Veränderung (maximal 4%) eine Rarität. Ihr Anteil an der Tumormorbidität erwachsener Männer beträgt 0,5% (Hausfeld und Schrandt) bis 2% (Dixon und Moore, 1953). Auf das Kindesalter entfallen 0,5—2% aller Hodengewächse (bei nur etwa 0,1% aller bösartigen Tumoren jedweder Lokalisation unter Ausschluß der Hämoblastosen! — Campbell und Dean; Campbell); die Weltliteratur verzeichnet etwa 500 Patienten, die jünger als 15 Jahre waren (Allen und Skaist; Phelan et al.). Annähernd 3 von 4 diesseits der Pubertät diagnostizierten testiculären Neubildungen sind klinisch bösartig (Gilbert).

Zwar gilt der Hodentumor zu Recht als eine Erkrankung junger Männer (mit einem Durchschnittsalter von 30—35 Jahren), doch kann er prinzipiell in jedem Lebensabschnitt auftreten — selbst in der frühen Säuglings-, ja in der Neugeborenenperiode (Franz; Niwinska-Plocka). Die Mehrzahl der kindlichen Hodengeschwülste manifestiert sich im Verlauf der ersten 3 Lebensjahre.

Bestimmte Tumorarten werden vorzüglich oder nahezu ausschließlich bei Kindern angetroffen (zu nennen wären hier insbesondere von den testiculären Zwischenzellen ausgehende Wucherungen), während das Seminom, also das „eigentliche" Carcinom der samenbildenden Tubulusepithelien — es stellt etwa 50% der Hodentumoren im Erwachsenenalter — kaum jemals beobachtet wird.

Der typische Hodentumor des Kindesalters ist das Teratom (benigner oder maligner Natur). — Im Vergleich mit den höheren Altersstufen sind insgesamt die gutartigen sowie die sekundären (metastatischen) Keimdrüsengeschwülste wesentlich häufiger.

Äußerst selten werden Neubildungen des Hodens bei der schwarzen Rasse festgestellt (z. B. in USA nur 17 Neger unter 1127 Patienten mit testiculären Neoplasmen; KOEHLER et al.).

**Klassifizierung.** Die Klassifizierung der Hodengeschwülste ist bis heute problematisch geblieben.

Die erste umfangreiche und gewissermaßen klassische Übersicht hat CHEVASSU (1906) vorgelegt. Seine aufgrund der histologischen Struktur getroffene Einteilung der bösartigen testiculären Tumoren in a) *Seminome*, deren Beschaffenheit sie als unmittelbar vom spezifischen Hodengewebe stammend auswies; und b) *Embryome*, die mit ihrem komplexen und partiell differenzierten Aufbau an extragenitale Organe erinnerten, bildete die Basis späterer Gruppierungsversuche.

DIXON und MOORE unterschieden 1952 zwischen a) *Samenzelltumoren*, ausgehend von der omnipotenten primitiven Geschlechtszelle; und b) vom testiculären Mesenchym abzuleitenden *nichtgeschlechtsbedingten Hodentumoren*, wobei die quantitativ bedeutendere (96%) und klinisch weit wichtigere Gruppe der Samenzelltumoren in 1. Seminom, 2. embryonales Carcinom einschließlich des Chorioncarcinoms, 3. Teratom und 4. Teratocarcinom gegliedert wurde unter Hinweis auf die große Häufigkeit von Mischbildern.

Auf dem XIII. Internationalen Urologenkongreß in London (1964) konnte eine Einigung nur bezüglich der Gegenüberstellung von a) *germinalen* und b) *nichtgerminalen* Hodengeschwülsten herbeigeführt werden.

PUGH schlug als Ergebnis der in den Jahren 1958—1963 vom Testicular Tumor Panel and Registry in England gemachten Erfahrungen folgendes Schema vor:

I. *Germinale Gruppe*
 1. *Seminome*
  a) klassisches Seminom
  b) spermatocystisches Seminom
 2. *Teratome*
  a) reifes Teratom
  b) malignes differenziertes Teratom mit organoiden Komponenten
  c) malignes Teratom ohne differenzierte oder organoide Anteile
  d) malignes anaplastisches Teratom
  e) malignes trophoblastisches Teratom
 3. *Gemischte Tumoren*
II. *Nichtgerminale Gruppe*
  a) interstitielle Tumoren (Leydig-Zelltumor)
  b) Tumoren der Sertolischen Stützzellen
  c) Androblastome (Orchioblastome)
  d) (maligne) Lymphome
III. *Verschiedene Geschwülste*
  (dysgenetisches Gonadom; carcinoide Tumoren u.a.)
IV. *Metastatische Geschwülste*
V. *Geschwülste mit unsicherer Diagnose*

Die Klassifizierung der germinalen Hodentumoren von DHOM und WEGNER stimmt im wesentlichen mit der vorstehenden überein und setzt sich im deutschen Sprachraum immer mehr durch (die in Klammern gegebenen Ziffern verweisen auf die Pughsche Einteilung):
1. Seminome (I 1a, b)
2. Teratome
 a) reife Form (Teratoma coaetaneum) (I 2a)
 b) embryonales Teratom (adenomatös-papillär) (I 2b, c)
3. embryonales Teratom mit Chorionepitheliom (I 2e)
4. Pseudoseminom (I 2d)

Da das benigne (reife) Teratom (Teratoma adultum sive coaetaneum) eine Sonderstellung einnimmt, genügt für die pädiatrische Praxis — auch in prognostischer und therapeutischer Beziehung — die Unterteilung der germinativen Hodentumoren in a) *Seminome* und b) *Teratocarcinome* (oder embryonale Teratome i.w.S.) durchaus, wobei dann die letztgenannte Gruppe neben dem malignen anaplastischen Teratom (embryonales Carcinom i.e.S. nach DIXON und MOORE, 1952) auch das sehr seltene reine maligne trophoblastische Teratom (Chorioncarcinom nach DIXON und MOORE, 1952) und überhaupt alle Spielarten des malignen Teratoms im Schema von PUGH umfaßt; außerdem aber auch sämtliche gemischten Tumoren einschließlich jener mit chorioncarcinomatösen Elementen. Da die Rubrizierung nach dem Anteil mit der ausgeprägtesten malignen Proliferationstendenz ohne weiteres überzeugt, und da bei der geläufigen Kombination von a) Seminom und b) Teratocarcinom letzteres im allgemeinen dominiert, lassen sich auch solcherart zusammengesetzte Hodengeschwülste zwanglos hinzurechnen. Strittig bliebe allenfalls, ob die „sekundär(?) seminomatös verkrebsten" Tumoren mit ausschließlich „reifem" Teratombestandteil dem Seminom oder dem Teratocarcinom zuzuordnen wären.

### Pathoanatomie. Morphogenese. Pathophysiologie

#### I. Germinale Gruppe

a) Das *Seminom* repräsentiert in direkter maligner (carcinomatöser) Abartung das spezifische — reife oder reifende — samenbildende Epithel des Hodenkanälchens. Man kennt außer dem (häufigeren, das Spermatogonium nachahmenden) klassischen Typ den des spermatocytischen Seminoms (MASSON).

Das locker gefügte, aber homogene histologische Bild wird von großen runden oder ovoiden Zellen einheitlicher Dimension mit großem Kern und hellen, unscharf konturierten Plasmasäumen beherrscht. Das Stroma ist spärlich angelegt, vorwiegend in Gestalt feiner fibröser Septen, und oft lymphocytär infiltriert.

Reine Seminome sind ihrer Herkunft nach hormonell stets inaktiv, im übrigen nicht allzu selten chromatin-positiv. Sie machen im Erwachsenenalter annähernd die Hälfte der Hodentumoren aus, während sie bei Kindern nur einige wenige Male festgestellt worden sind. Keiner der Patienten war jünger als 10 Jahre.

b) Das *maligne Teratom* oder *Teratocarcinom* (i.w.S.; s.o.) ist, über die allen bösartigen Tumoren jedweder Lokalisation gemeinsame Eigenschaft des unkontrollierten Wachstums hinaus, durch die Realisierung von germinativen Potenzen ausgezeichnet, wie sie sonst nur der primordialen Geschlechtszelle zukommen. Die somatische Entwicklung vermag dabei in Richtung einer jeden Gewebsart bzw. irgendeines Organs zu verlaufen. Von der offenbar im Prinzip unbegrenzten Zahl der Potenzen zur Ausformung von Organoiden spricht auf einen (unbekannten) carcinogenen Reiz individuell jeweils nur eine „Auswahl" an. Sehr oft sind gleichzeitig 2 oder alle 3 Keimblätter beteiligt; die Produkte dieser simulierten Ontogenese können die normalen evolutionärenEndstufen aller drei embryonalen Anlagen mit verblüffender Ähnlichkeit imitieren. Der Differen-

zierungsgrad wechselt nicht nur von Fall zu Fall und bezüglich der einzelnen teratomatösen Konstituenten der meist äußerst komplexen Geschwulst, sondern auch innerhalb einer bestimmten Entwicklungslinie, indem junges cartilagenes Gewebe neben maturem Knorpel und Knochen, Neuralrohr neben differenziertem Nervengewebe, drüsiges Material neben funktionstüchtiger Mucosa vorkommt. Je unreifer, desto maligner ist erfahrungsgemäß das Hodenteratom. Fast nur im Kindesalter und hier höchstens bei 25 % kann von relativer Benignität gesprochen werden (JULIEN; GILBERT; BORMEL und MAYS; BICHLER).

Sistiert die Teratomorphose in einem sehr frühen oder dem frühesten Stadium der Evolution, so ist dies per definitionem die „embryonale" Entwicklungsstufe. Wenigstens in mehr oder weniger ausgedehnten Teilbezirken ist das „embryonale" histopathologische Bild, mit Ausnahme des reifen Teratoms und des — vor der Pubertät extrem seltenen — (sekundär?) seminomatös verkrebsten reifen Teratoms, in allen testiculären Teratomen (und in sämtlichen teratomatös-gemischten Hodentumoren) zu erkennen. Die „reinen Hodencarcinome", Teratome ohne organoide oder differenziertere Anteile, sind dementsprechend die eigentlichen „embryonalen Carcinome" (DIXON und MOORE, 1952); wegen des Fehlens „reifer" Strukturen werden sie auch Pseudoseminome (DHOM und WEGNER) oder (maligne) anaplastische Teratome (PUGH) genannt.

Der Versuch, dem Verständnis der Morphogenese und der Pathophysiologie — ja allein schon der einzigartigen, verwirrenden histologischen Vielfalt der Teratocarcinome näher zu kommen, bietet konsequenterweise nur dann Aussicht auf Erfolg, wenn der von der embryologischen Forschung vorgezeichnete und in einigen Abschnitten geebnete Weg beschritten wird.

Ausgehend von histologischen Studien ist man zu der Erkenntnis gelangt, daß es zu diesem Zweck nicht genügt, den menschlichen Embryo für sich, isoliert von seinem nutritiven Apparat und als eigenständige Organisationseinheit zu betrachten, die sich aus den 3 Keimblättern des amnionhöhlenwärts gelegenen Ektoderms, des dem Dottersack zugewandten Endoderms und des interponierten Mesoderms zusammensetzt (MARIN-PADILLA). Der Embryo selbst ist in das extraembryonale Mesoderm eingehüllt. Als extraembryonales Endoderm kann die epitheliale Auskleidung des Dottersacks gelten, soweit er außerhalb des Keims sich ausdehnt. Diese Komponenten sind in den

Trophoblasten eingeschlossen, der seinerseits aus Cytotrophoblasten und Syncytiotrophoblasten besteht und, in enger Verflechtung mit dem extraembryonalen Mesoderm, an der Ausbildung der villösen Placentastrukturen partizipiert.

Bei der histologischen Untersuchung von Teratocarcinomen werden nun (gegebenenfalls neben seminomatösen und organoiden Bestandteilen) primitive Gewebe oder Zellverbände gefunden, die einem oder mehreren der sechs primären histologischen Muster ganz unverkennbar ähneln:

*a) Embryonal-ektodermal.* Die hervorstechendste histopathologische Besonderheit dieser sehr kompakten Zellansammlungen ist die Abwesenheit von Stroma und autochthonen Blutgefäßen. Die dementsprechend schlechte Ernährung liefert vielleicht eine Erklärung für die Neigung zur herdförmigen nekrobiotischen Erweichung. Die relativ großen Zellen zeigen ausgesprochene Pleomorphie; in den zumeist blasigen, gelegentlich atypisch-riesenhaften Zellkernen imponiert ein zentraler Nucleolus. Mitosen treten reichlich in Erscheinung.

*b) Embryonal-endodermal.* Hier sind vor allem zwei histopathologische Charakteristika bemerkenswert: 1. unregelmäßige Formationen drüsiger Elemente sind vom Nachbargewebe durch eine wohlausgebildete Basalmembran abgesetzt. Das ein- oder zweischichtige Epithel besteht aus mittelgroßen, kuboiden oder länglichen transparenten Zellen mit hyperchromatischem Kern. 2. Das zellreiche, kleinzellige Stroma weist deutliche Intercellularspalten auf und infiltriert an manchen Stellen zungenförmig die Drüsenhaufen. Sowohl das glanduläre Epithel als auch das bindegewebige Stützgerüst ist reich an Mitosen.

Das Teratocarcinom mit ausschließlich endodermalem Aspekt ist von Dixon und Moore (1952) als „embryonal carcinoma with early epithelial differentiation" aufgefaßt worden und entspricht dem früher sog. Adenocarcinom des Hodens und damit dem Typ B des „malignant teratoma intermediate" (im obigen Pughschen Schema unter I2c dem malignen Teratom ohne differenzierte oder organoide Anteile; der von Dhom und Wegner gewählte Terminus: adenomatös-papilläres embryonales Teratom bezieht sich auch auf Geschwülste mit organoiden Komponenten (Teratocarcinom i.e.S. nach Dixon und Moore, 1952)].

*c) Embryonal-mesodermal.* Kennzeichnend ist ein histopathologisches Bild, in dem „kompakte" Partien mit solchen alternieren, die locker gefügt sind und breite Intercellularspalten enthalten. Die kleinen rundlichen oder ovalen Zellen besitzen einen kleinen dichten Kern; das Cytoplasma erscheint wenig distinkt. Meist liegt eine innige Verbindung mit anderweitigen teratocarcinomatösen Strukturen vor. Von einigen Autoren werden Tumoren mesodermaler Genese als Keimzellsarkome bezeichnet.

*d) Extraembryonal-mesodermal.* Diese Zellart kommt per se, häufiger aber in enger gegenseitiger Durchdringung zusammen mit dem extraembryonalendodermalen Carcinom vor. Der histologische Bau ist retikulär. Die hellen kleinen Zellen treten über Cytoplasmabrücken miteinander in Kontakt. Die Zwischenräume enthalten eine serös-fibrinöse Flüssigkeit. Die Zellkerne sind bläschenförmig und unregelmäßig gestaltet, Mitosen reichlich vorhanden.

Manche Autoren nennen Tumoren dieser Beschaffenheit „retikuläre Hodensarkome".

*e) Extraembryonal-endodermal.* Diese spezielle Gewebeart zeichnet sich dadurch aus, daß ein- oder zweischichtige Epithelien um Inseln bindegewebiger Natur (mit oder ohne Blutgefäß) angeordnet sind; wahrscheinlich ist das „Stroma" durchweg extraembryonal-mesodermaler Herkunft. Je nach Schnittrichtung ergeben sich runde, ovale oder strangförmige bzw. tubuläre Gebilde. Die epithelialen Elemente sind großzellig. Marin-Padilla spricht vom „Dottersackmuster".

*f) Trophoblastisch.* Hier lassen sich zwei histopathologische Spielarten auseinanderhalten, die verschiedenen Entwicklungsstadien entsprechen dürften. Bei der (häufigeren) „frühen" Form wuchert sowohl die cytotrophoblastische wie die syncytiotrophoblastische Anlage in regellosen Massen. In den syncytiotrophoblastischen Anteilen sieht man Sinusoide und ziemlich regelmäßig Hämorrhagien. Das Gewebebild erinnert an die primitive Placenta vor Erscheinen der Zotten. Die „späte" Form proliferiert in villösen Strukturen.

Die beiden Typen des trophoblastischen teratomatösen Malignoms haben als a) atypisches und b) klassisches Chorioncarcinom des Hodens das Interesse der Untersucher in besonderem Maße beansprucht. Nur selten tritt dieser bösartigste aller testiculären Tumoren in reiner Gastelt auf; meist durchdringen Chorionepitheliome die verschiedenartig zusammengesetzten embryonalen Teratome.

Die (placenta-analogen) trophoblastoiden Epithelien sind in der Lage, sowohl Choriongonadotropin als auch Oestrogene und Progesteron zu produzieren.

Der Umstand, daß die genannten 6 Zellarten bzw. Gewebsverbände den bekannten (normalen) Embryonalstrukturen in unverkennbarer Weise ähneln und letztere vollständig, wenn auch in sehr ungleicher Frequenz vertreten sind, läßt sich kaum als „zufällige" morphologische Koinzidenz deuten. Die Vermutung, daß hier eine direkte „Abstammung" vorliege, ist zweifellos gut begründet, und die Forschung hat von Anfang an unter dem Eindruck dieser Evidenz gestanden.

Als — sozusagen virtueller — morphogenetischer Ursprung der undifferenzierten Teratomanteile einerseits, der organoiden Elemente andererseits ist der Begriff des Embryoids eingeführt worden (Peyron; Masson; Teilum; Marin-Padilla). Die heutigen Vorstellungen gehen dahin, daß primordiale Geschlechtszellen solche Embryoide bilden können; Stimulus und Mechanismus sind unbekannt. Dem diesbezüglich verwendeten Terminus „pathologische Parthenogenese" (WILMS; MARIN-PADILLA) mangelt noch weithin die empirische Fundierung. Er beruht selbst auf dem Postulat des Embryoids sowie darauf, daß eine Selbstbefruchtung zweier haploider Keimzellen (THEISS et al.) in Wahrheit nie hat bewiesen werden können.

Die Embryoide jedenfalls vermögen offenbar entweder eine eigentliche ontogenetische Entwicklung zu absolvieren (mit Organoiden als Resultat), oder aber als solche zu „verkrebsen", wobei die geweblichen Derivate eindeutig die morphologischen Besonderheiten des jeweiligen embryonalen Ausgangsmaterials beibehalten. Jede denkbare Kombination der 6 Gewebsmuster gelangt — bei wechselnder Zahl der Konstituenten — tatsächlich zur Beobachtung (MARIN-PADILLA). Es liegt auf der Hand, daß die sich ergebenden histopathologischen Bilder im einzelnen nicht klassifizierbar sind — kommt doch häufig ein für sich sehr vielgestaltiger, weil wiederum embryologisch spezifisch determinierter „reiferer" Bestandteil hinzu, der überdies (partiell) sekundär maligne entarten kann; eine Seminomkomponente ist dagegen im Kindesalter selten.

Die Gründe dafür, daß Embryoide, Abkömmlinge derselben primordialen Keimzelle, einmal histologisch ausreifen, ein anderes Mal jedoch auf einer primitiveren Stufe der Evolution verharren und dann regelmäßig als undifferenziertes (anaplastic teratoma) oder geringgradig differenziertes (intermediate teratoma) primär-embryonales Gewebe in maligne Proliferation geraten, bedürfen noch der Erhellung. Immerhin hat bereits PEYRON erwogen ob nicht lokale Ernährungsfaktoren die entscheidende Bedingung der Maturation, bzw. umgekehrt: der Bösartigkeit darstellen könnten.

Nicht ohne weiteres verständlich ist auch, daß ein teratomatöser Tumor unreife und adulte Strukturen nebeneinander enthalten kann. Es erhebt sich die Frage nach multipler Embryoidbildung im selben Hoden. Die Umstände, unter denen „reife" Teratome carcinomatös alterieren, sind noch ungenügend bekannt (ein während vieler Jahre gutartiges kindliches Hodenteratom vermag schlagartig

in das Stadium der Malignität einzutreten; die Latenz beträgt manchmal mehrere Jahrzehnte). Solche Verläufe und die Seltenheit reifer und damit (relativ) benigner Teratome beim Erwachsenen [weniger als 5% (CHEVASSU; PATTON und MALLIS; DEAN und DEAN; ABRAMJAN; EKMAN et al.; PUGH) bis 15% (DIXON und MOORE, 1953; HÖST und STOCKE; BEACH und BÖTTGER) aller Hodengeschwülste] sind mit dessen größerer sexualhormonalen Aktivität erklärt worden. Derartige Schlüsse haben bislang jedoch nicht überzeugend belegt werden können (KALLENBACH und DIETERICH).

Beachtung verdient das Problem der Beziehung zwischen Teratom und Seminom. Die Mischgeschwulst des Hodens — im engeren Sinne wird dieser Begriff auf die aus teratomatösen bzw. teratocarcinomatösen und seminomatösen Elementen zusammengesetzten Tumoren angewendet — ist zwar mit einem Anteil von etwa 15% (PUGH) in den höheren Lebensaltern auch relativ um ein Vielfaches häufiger als beim Kind, wird jedoch ganz vereinzelt noch vor der Geschlechtsreife diagnostiziert. Aus dem Vorkommen von rein teratomatösen Metastasen bei ausschließlich seminomatösem Primärtumor hat FRIEDMAN geschlossen, daß das Seminom als Mutterboden des Teratoms zu gelten habe. Nach dieser Theorie würde in reinen Teratomen das Seminom als das primär entartete spezifische Hodengewebe im Verlauf der malignen Wucherung entweder der Verdrängung durch ursprünglich an umschriebenem Ort entstandenes Teratom anheimgefallen, oder aber *in toto* einer „Metaplasie" in Richtung Teratom unterlegen sein. Die mehrfache Beobachtung von teratomatöser Metastasierung bei diffus atrophiertem, fibrosiertem Hoden, testiculär ohne histologischen Anhalt für Bösartigkeit (PRYM; RATHER et al.), wie auch der von AZZOPARDI und HOFFBRAND veröffentlichte Fall eines „ausgebrannten" Primärseminoms mit seminomatöser Metastasierung ist jedoch besser mit dem Standpunkt vereinbar, die teratomatöse Komponente einer (ursprünglichen) Mischgeschwulst mache gelegentlich, und zwar nach erfolgter teratogener Absiedelung, eine vollständige Regression durch. Zwanglos fügt sich hier ein, daß seminomatöse Neubildungen des Hodens mit teratomatösen Tochtergeschwülsten auffallend häufig ausgedehnte Narbenfelder zeigen (DIXON und MOORE 1953; AZZOPARDI et al.; FIELD; CROOK).

Selbst die Vorstellung von einer gemeinsamen Stammzelle für Teratom und Seminom, also eine genetische Identität aller germinalen Hodentumoren, wird fast einhellig abgelehnt. Die begrifflich klare Trennung der seminomatösen Proliferationen einerseits, der Teratogenese andererseits ist eine *conditio sine qua non* der Embryoidtheorie, bereitet jedoch wegen der statistisch eindrucksvollen Konkordanz der beiden Malignomtypen, d.h. im Hinblick auf die relative Häufigkeit von Mischgeschwülsten, einige Schwierigkeiten. Eine gegenseitige Beeinflussung, etwa eine Induktion zur malignen (seminomatösen) Entartung des Tubulusepithels seitens des Teratoms bzw. Teratocarcinoms darf angenommen werden.

An Überlegungen zur Entstehung der Embryoide ihrerseits hat es nicht gefehlt. Marchand-Bonnet machte ausgeschaltete Blastomeren für die Teratogenese verantwortlich (Askanazy). Die Absprengung müßte allerdings in einem sehr frühen Stadium der Ontogenese (Blastula?) geschehen, da anders der Formenreichtum der Teratome und die weithin regelhafte Organbildung unter Beteiligung aller 3 Keimblätter nicht verständlich wäre. Nach Marchand-Bonnet geht eine überschießende Furchung der normalen befruchteten Eizelle vor sich, was aber zu einer nur unvollständigen Abtrennung von Keimmaterial führt. Der Teratomkeimling würde dann bis zur Realisierung des malignen tumorösen Wachstums im Hoden ruhen. Nach den von Spemann initiierten tierexperimentellen Forschungsergebnissen ist Omnipotenz für ein im Verlauf der ersten Zellteilungen losgelöstes und verselbständigtes „Embryoid" nicht von vornherein auszuschließen. So gesehen, wären die Teratome des Hodens eigentliche mißgebildete Organismen.

Die Mehrzahl der Untersucher hat diese Erklärung freilich nicht akzeptiert, und die bereits erwähnte parthenogenetische Teratogenese, d.h. die Abkunft der Embryoide und damit der embryonalen Hodengeschwülste von einem „teratologischen Ei" (Peyron) („durch Inversion weiblich orientiert"; D'Orlando und Della Penna) bzw. von der unbefruchteten Geschlechtszelle wird gegenwärtig von den meisten Autoren unterstellt, ohne daß allerdings hinsichtlich der parthenogeneseauslösenden Momente hat Klarheit geschaffen werden können (s. Abschnitt „Ätiologie", S. 652).

c) Das *reife Teratom* (Teratoma adultum sive coaetaneum) ist im Kindesalter mit annähernd 25% aller Hodengeschwülste (Julien; Oberndorfer; Bormel und Mays; Gremmel und Schulte-Brinkmann; Bichler) relativ (nicht absolut!) häufiger als jenseits der Pubertät. Besonders in den ersten Lebensjahren ist der Prozentsatz differenzierter Teratome verhältnismäßig hoch.

Die fast durchweg gutartigen Tumoren entarten zu maximal 5% (nach Peterson et al. zu nur 0,8%) maligne, im allgemeinen erst im Erwachsenenalter. Im Gegensatz zu den übrigen germinalen Neoplasmen zeigen die reifen Teratome langsames Wachstum, erreichen jedoch zuweilen erheblichen Umfang.

Knorpel, Knochen, Haut und deren Anhangsgebilde, ferner Muskulatur, epitheliale u.a. Gebilde sind, als wohlgestaltete Organteile angeordnet oder aber in dem oft makrocystischen Gewächs verstreut, mit bloßem Auge am eröffneten Präparat auszumachen.

Die embryologische Evolution ist beim Teratocarcinom abgehandelt, von welchem sich das reife Teratom nicht prinzipiell, vielmehr lediglich im geweblichen Differenzierungsgrad unterscheidet. Nach klinischen bzw. prognostischen Kriterien stehen sich freilich gerade diese beiden Tumorarten polar gegenüber.

## II. Nichtgerminale Gruppe

a) *Sertoli-Zelltumoren*, fast stets benigne, kleine bis mittelgroße, solide oder teilweise cystische Hodengeschwülste, gehen von den in der Wandung der Samenkanälchen einzeln und breit der Basalmembran aufsitzenden, radiär-lumenwärts gerichteten (nichtspermatischen, dem testiculären Mesenchym zugehörigen) sog. Stützzellen aus (Teilum; Collins und Symington). Sie kommen namentlich im Kindesalter sehr selten vor (Culp et al.).

Histopathologisch ähneln die wenig differenzierten Neubildungen den Luteomen bzw. luteinisierenden Granulosazelltumoren (Hoffmann), sind hellgelb gefärbt und besitzen eine wohlausgebildete Kapsel.

Die Produktion oestrogener Substanzen (Berthrong et al.; Howard et al.; Lewis und Stockard; Christeson und Nettleship) ist oft erheblich und vermag, eher beim Erwachsenen als beim Kind, klinisch feminisierende Wirkungen hervorzurufen.

Das *Adenoma tubulare* (Pick) stellt wahrscheinlich eine Sonderform des Sertoli-Zelltumors dar und ist typischerweise (meist postpubertär) in nichtdescendierten Testikeln vertreten. Man erklärt gewisse gewebliche Eigentümlichkeiten als Folge der abnormen Hoden-position (KOLLER).

Die meist multiplen, allenfalls bis Bohnengröße anwachsenden, gutartigen Wucherungen setzen sich aus eng zusammengerückten Drüsenschläuchen mit einschichtigem kubischem bis zylindrischem Epithel zusammen.

Für die Verwandtschaft oder Identität mit den Sertoli-Zelltumoren spricht u. a. die Fähigkeit zur Oestrogenbildung (TWOMBLY). Gelegentlich bei männlichen Pseudohermaphroditen beschrieben (PICK; KRÜCKMANN; WACHSTEIN und SCORZA), tritt der hormonale Effekt als Syndrom der testiculären Feminisierung (MORRIS) besonders deutlich hervor („hairless women"; WILKINS und FLEISCHMANN).

*b) Die Zwischenzelltumoren* (Leydig-Zelltumoren — Abb. 255; auch Gynandroblastome genannt), zu wenigstens 90% benigne (SMITH), meist nicht sehr umfängliche, knotenförmige, derbe Hodengeschwülste, leiten sich von den normalerweise in Gruppen zwischen den Samen-kanälchen verstreuten Leydig-Zellen ab. Nicht allzu selten (10%) ist die bilaterale Manifestation (RAZEK und HARDIN). Als bevorzugtes Erkrankungsalter gilt das 5.—7. Lebensjahr (und wiederum das 30.—35. Lebensjahr) (DALGAARD und HESSELBERG). In der Weltliteratur sind etwa 500 einschlägige, z. T. nicht zweifelsfreie Fälle beschrieben (LABHART).

Es sei erwähnt, daß physiologischerweise die Zahl der Leydigschen Zwischenzellen beim Fetus hoch ist, postpartal abfällt, in der Pubertät neuerlich zunimmt, um sich späterhin allmählich wieder zu vermindern.

Die tumorösen, primär im testiculären Mesenchym situierten Zellhaufen dringen unter Destruktion der Tubuli seminiferi gegen das spezifische Hodengewebe vor (WARREN und OLSHAUSEN), sind dabei jedoch mit einer Kapsel ausgestattet. Die in Anbetracht der Benignität überraschend polymorphen Zellen enthalten in wechselnder Menge Lipoide, was die gelbliche bis bräunliche Färbung bedingt. Der intracelluläre Lipoidgehalt steht angeblich in quantitativer Beziehung zur Hormonproduktion (LYNCH und SCOTT).

Leydig-Zelltumoren scheiden sowohl Oestrogene (Oestradiol) als auch Androgene aus (DALGAARD und HESSELBERG; LABHART). Der virilisierende Effekt ist beim Knaben klinisch weitaus bedeutsamer als die vereinzelt auftretende Gynäkomastie (BUDD) mit Aspermie und Atrophie des noch vorhandenen germinativen Hodengewebes (MAYERS; HENI). Beim erwachsenen Patienten bleiben merkwürdigerweise Veränderungen des sexuellen Habitus aus (HENI) oder gehen in Richtung der (im allgemeinen reversiblen) Feminisierung (BUDD).

Die Testosteroninkretion durch Leydig-Zelltumor (SANDBLOOM; REIMERS und HORNE;

NEWNS) ruft (nur beim Kind) Pubertas praecox bzw. Makrogenitosomie hervor; insbesondere die Geschlechtsorgane können — bei allerdings späterhin kleinem, verhärtetem kontralateralem Testikel — extrem hypertrophieren (SELYE; NEWNS; BLUNDEN et al.; THAMDRUP; POMER et al.). Der kindliche Adiposogigantismus geht bei unzureichend behandelten Fällen gewöhnlich in einen disproportionierten Zwergwuchs des Erwachsenenalters über.

Häufiger als der eigentliche Leydig-Zelltumor ist nach MELICOW et al. eine diffuse oder herdförmige Hyperplasie der Zwischenzellen. Ätiologisch kommen u. a. in Frage: Vasektomie, Semicastratio, wahrscheinlich auch Hodendystopie, ferner Röntgenbestrahlung, Vitamin E-Mangel, protrahierte Zufuhr bestimmter Drogen, außerdem akute (Pneumonie?) und chronische Krankheitszustände (bzw. deren Folgeerscheinungen) wie Anämie, Tuberkulose, Malignom, Lebercirrhose (STAEHLER). Daneben soll es aber auch eine „idiopathische" Hyperplasie der Zwischenzellen geben, die ohne infiltratives Wachstum einhergeht und vergleichsweise geringe virilisierende Wirkungen zeitigt (MELICOW et al.).

Das *Androblastom* (Orchioblastom) ist äußerst maligne und wird wohl nur im Kindesalter beobachtet (TEILUM; CAMPBELL und WIGGLESWORTH; ABRAMJAN), vorzüglich in den ersten 3 Lebensjahren (COLLINS und PUGH). Die Klassifizierung dieser sehr selten diagnostizierten, mittelgroßen, aber schnellwachsenden Hodentumoren bereitet große Schwierigkeiten; insbesondere ist umstritten, ob sie als Spielart der Leydig-Zelltumoren angesehen werden dürfen.

Das sog. *clear cell carcinoma of testis* oder *adenocarcinoma with clear cells* wird gewöhnlich mit dem Androblastom identifiziert (WILLIAMS), jedoch auch als Teratocarcinom eingestuft (BODIAN und WHITE) oder als eigenständiger, für das frühe Kindesalter typischer Tumortyp aufgefaßt (MAGNER et al.; MICHAEL).

Folgt man der von MICHAEL gegebenen Deskription, so läßt sich eine sehr primitive, spindelzellige, „sarkomatöse" von der „intermediären" Form des Androblastoms, die neben entartetem Interstitium unreife tubuläre Strukturen zeigt, einigermaßen sicher unterscheiden. In der dritten, relativ weit differenzierten Ausprägung sind recht gut ausgebildete Hodenkanälchen zu erkennen; dieses Gewebebild, das an das Arrhenoblastom des Ovars erinnert, macht die Zuordnung zum Leydig-Zelltumor sehr fragwürdig.

*Nebennierenrindenartige Zwischenzelltumoren* gleichen — im ganzen oder teilweise — der Zona reticularis, fasciculata oder glomerulosa oder mehreren der normalen Nebennierenrindenschichten so vollständig, daß einige Autoren in

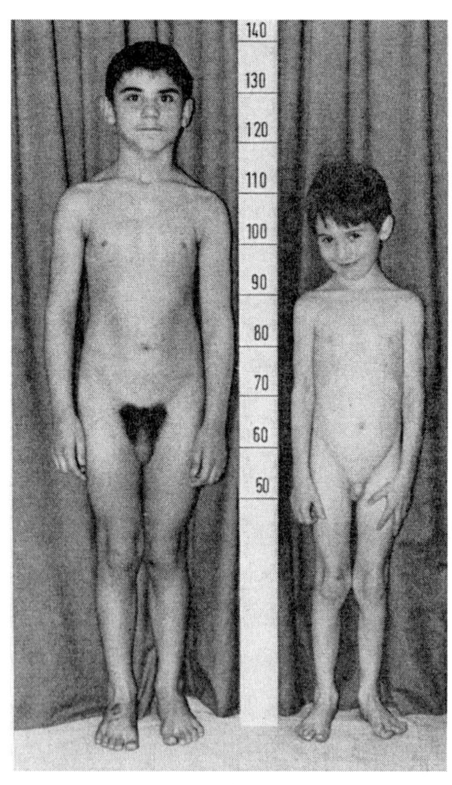
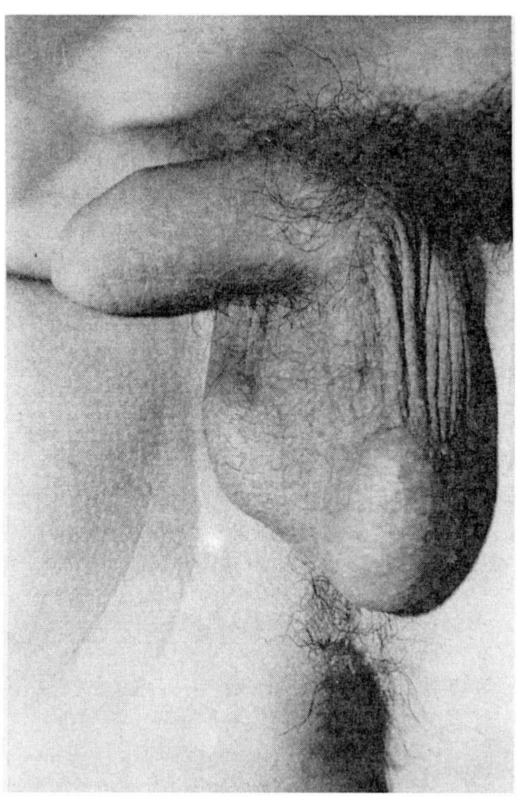

a

b

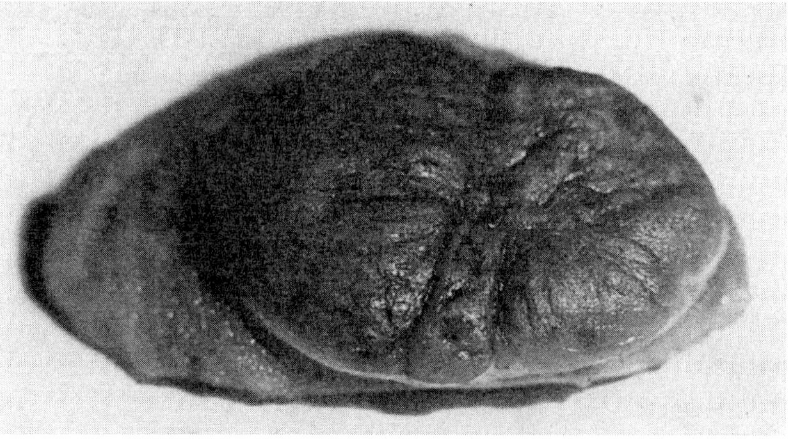

c

Abb. 255a—c. Leydig-Zelltumor. a Der 5 Jahre 8 Monate alte Patient; Körperlänge: 137,5 cm; Stimmbruch erfolgt. Knochenkernalter: 14 Jahre. Intelligenzalter 5 Jahre 10 Monate (I.Q.: 102); Zeichen der psychischen Frühreife fehlen. Ausscheidung der 17-Ketosteroide und der Oestrogene mit dem Harn stark erhöht. b Linker Hoden 4,0:2,2:1,2 cm. c Der zentral entwickelte, histologisch typische (gutartige), bräunlich gefärbte Leydig-Zelltumor. — Ausprägung der Pseudopubertas praecox innerhalb von 10 Wochen (!)

ihnen Wucherungen ektoper suprarenaler Strukturen erblicken (s. Labhart). Im Hoden Neugeborener kann bekanntlich häufig („versprengtes") Nebennierenrindengewebe histolo-gisch nachgewiesen werden. Die meist gutartigen, uneinheitlich aufgebauten Hodengeschwülste würden demnach Hamartome darstellen. v. Albertini hat demgegenüber die Ansicht vertreten, daß es sich um die großzellig-hypernephroide Form eigentlicher Leydig-Tumoren handle.

TEILUM faßte die nebennierenrindenartigen Neubildungen wie die Leydig-Zelltumoren überhaupt sowie die Sertoli-Zelltumoren (samt tubulärem Hodenadenom) als verschiedene Differenzierungsformen bzw. Varianten in einer Tumorgruppe zusammen, für die er eine gemeinsame Stammzelle, den Androblasten, annahm. Der Begriff Androblastom würde dann also nicht für das adenocarcinomatöse Zwischenzellneoplasma reserviert sein. (In einer Arbeit von CULP et al. ist das Androblastom mit dem Sertoli-Zelltumor gleichgesetzt worden.)

Die nebennierenrindenartigen Zwischenzelltumoren sezernieren erhebliche Mengen von Sexualhormonen und vermögen beim Kind Pseudopubertas praecox (beim Erwachsenen Gynäkomastie) auszulösen.

Ein kongenitales adrenogenitales Syndrom mit Hyperplasie von ektopem Nebennierenrindengewebe, bei dem sich die klinische Symptomatik nach Orchidektomie nicht zurückbildet, vielmehr in manchen Fällen verstärkt, muß jeweils ausgeschlossen werden (HEDINGER; LABHART).

*c) Die sonstigen nichtgerminalen (primären) Hodengeschwülste* sind organunspezifischer Natur: histopathologisch gleichartige Tumoren entstehen auch in anderen Körperregionen und Organsystemen.

Von den gutartigen, jedoch stets potentiell malignen mesodermalen Neubildungen sind im Kindesalter als Einzelbeobachtungen Fibrome (MICHOUS), Chondrome (OBERNDORFER), speziell als endotheliale Geschwülste Hämangiome (ROSENTHAL) und Lymphangiome beschrieben worden (WIDOK und SCHMIEDT haben über einen 10jährigen Patienten mit seit 3 Jahren bekanntem Lymphangiom berichtet; BICHLER hat den Fall eines im 8. Lebensmonat aufgetretenen Lymphangiofibroms mitgeteilt; von BLACK et al. stammt die Darstellung eines (gutartigen) „adenomatoid tumour" unklarer Herkunft bei einem 6 Jahre alten Knaben). — Neurofibrome, Lipome, Osteome, Myome usw. sind bislang nur bei Erwachsenen gefunden worden.

Gelegentlich ist nicht sicher zu entscheiden, ob die Gewächse vom Hoden selbst, oder aber von den Hodenhüllen ausgehen. Des weiteren kann hier, ebenso wie bezüglich der malignen nichtgerminalen (primären) Hodengeschülste, oft nicht gesagt werden, ob es sich um nichtembryologische, oder aber um teratomatöse Tumoren handelt, indem einem bestimmten organoiden oder doch geweblich gut differenzierten Teratomkonstituenten die quantitativ beherrschende Rolle zufällt. BICHLER z.B. vermutet, daß die kindlichen mesodermalen Ho-

dentumoren, wie sie in der (älteren) Literatur angeführt sind (OBERNDORFER), rudimentäre Teratome darstellen.

Unter den bösartigen mesodermalen Neubildungen des Hodens (oft fraglich der Hodenhüllen!) ist die lymphatische Gruppe (Lymphoreticulosarkom) die wichtigste (WADDELL; LONGO et al.; ECKERT und SMITH; PUGH). Retothelsarkome i.e.S. (ENNUYER et al.; PAUNIER und GANDARDJIS), Rhabdomyosarkome (DAVIS) u.a. treten an Bedeutung zurück.

d) Der relativ hohe Anteil *sekundärer* (metastatischer) *Hodengeschwülste* an der Gesamtzahl der testiculären Tumoren ist eine Besonderheit des Kindesalters (MELICOW). In erster Linie müssen leukämische Infiltrationen der Testikel genannt werden. Lymphome sind teils primärer (s.o.), teils sekundärer Art.

**Metastasierung.** Die malignen Hodentumoren metastasieren generell sehr frühzeitig und zu einem hohen Prozentsatz.

Im Zeitpunkt des Behandlungsbeginns liegt (im Erwachsenenalter) bei 34% (LOWRY); 35% (ORMOND und BEST); 43% (LEWIS); 67% (DEAN) der Patienten bereits eine Absiedelung vor. Vor der Pubertät sind die Verhältnisse eher noch ungünstiger. — Teratocarcinome setzen weit rascher Tochtergeschwülste als die (im Kindesalter kaum jemals anzutreffenden) Seminome und die nichtgerminalen testiculären Malignome.

Primär gelangen alle bösartigen Hodentumoren auf dem Lymphwege zur Metastasierung — mit Ausnahme der trophoblastischen Teratome (Chorioncarcinome) bzw. der chorioncarcinomatöse Elemente enthaltenden Hodentumoren, welche von vorneherein eine hämatogene Aussaat zeigen.

Von den befallenen Lymphknoten aus verbreiten sich dann allerdings auch die zunächst lymphogen metastasierten Neoplasmen weiter über die Blutbahn. Bei der Obduktion lassen sich in über der Hälfte aller Fälle (hämatogene) Metastasen in der Lunge und zu etwa 40% in der Leber nachweisen, während ossäre Herde selten gefunden werden (EKMAN et al.).

Die Metastasierung vollzieht sich bei den nicht-chorioncarcinomatösen malignen Hodenneubildungen in einer gesetzmäßigen Weise, die von den topographisch-anatomischen Gegebenheiten des lymphatischen Systems bestimmt ist (Abb. 256).

Die Lymphdrainage der Hoden folgt dem Verlauf der das Organ versorgenden Blutgefäße. Da die regionären Lymphknoten im Bereich des Abgangs der A. spermatica von der mittleren Aorta und der Einmündung der rechten V. sper-

matica in die V. cava in Höhe der Niere bzw.
der linken V. spermatica in die (linke) V. renalis
gelegen sind, bilden sich die initialen Metastasen, wie schon von Chevassu (1906) und Jamieson und Dobson (1910) erkannt worden ist,
typischerweise und regelmäßig retroperitoneal-
paraaortal (L II/L III). Erst im weiteren Verlauf werden einerseits „retrograd" die iliacalen
und eventuell die inguinalen, andererseits die
mediastinalen, supraclaviculären, cervicalen
u. a. Lymphdrüsen erreicht.

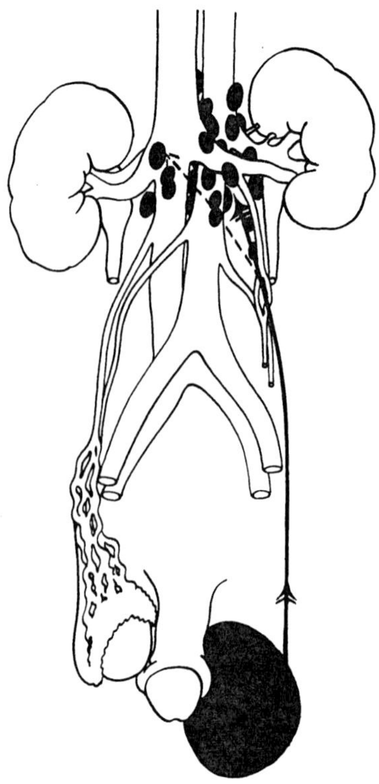

Abb. 256. Lymphatische Drainage der Hoden. Metastasierung der testiculären Malignome primär in den
regionären (paraaortalen) Lymphdrüsen

Bei Einleitung der Therapie sind nach Ekman
et al. in $^2/_3$ der Fälle von Hodenmalignom die abdominalen und zu 7—16% die iliacalen, zu 7—18% die
inguinalen, zu 3—16% die mediastinalen, zu 11—22%
die supraclaviculären und zu 2—3% die cervicalen
Lymphknoten betroffen. Die bei der modernen retroperitonealen Lymphadenektomie erhobenen Befunde
bestätigen die älteren Vorstellungen vom Metasta-
sierungsmodus der bösartigen Hodengeschwülste.

Mit einer Verschleppung tumorösen Materials zur Gegenseite muß bei $^1/_5$ der Kranken
gerechnet werden (Smith).

Der primäre Befall inguinaler Lymphknoten
ist als ungewöhnlich zu bezeichnen; er wird
manchmal dann beobachtet, wenn die testicu-

läre Geschwulst schon im Anfangsstadium die
Hodenhüllen im Mitleidenschaft zieht, außerdem bei maligner Entartung orchidopexierter
Testikel. Bei Beteiligung des unteren Drittels
des Nebenhodens sollen die ersten Tochtergeschwülste in den Lymphknoten um die Bifurkation der Beckengefäße auftreten (Thelen).

Was die außerordentliche Neigung der Hodentumoren, insbesondere der Teratocarcinome
zur frühzeitigen Metastasierung anlangt, so ist
die Bedeutung der natürlichen Beweglichkeit
und der exponierten Lage des Organs diskutiert
worden (Staehler). Die meisten Autoren stimmen darin überein, daß mechanische Traumen
die Absiedelung begünstigen.

Die Tochtergeschwülste gleichen dem Primärtumor prima vista nicht immer insofern,
als die „zusammengesetzten" Neoplasmen
(s. o.), aber auch die prinzipiell „omnipotenten"
(embryonalen) Teratocarcinome in ihren Metastasen zum einen andere quantitative Relationen der einzelnen Bestandteile, im übrigen aber
auch die morphologische Realisierung bestimmter, im malignen Muttergewebe nicht verwirk-
lichter Anlagen erkennen lassen. Die mehrfache
Auffindung nichtseminomatöser (meist tropho-
blastischer) Metastasen bei reinem Hodensemi-
nom ist erwähnt worden (s. o.).

Die Tochtergeschwülste produzieren Hormone, wenn sie — und dies trifft für gewöhnlich
zu — mit den inkretorisch aktiven Zellverbänden des Primärtumors identische Gewebeanteile
aufweisen. Die sekundäre Regression eines zur
Hormonbildung befähigten testiculären Malignoms nach Entstehung einer hormonsezernierenden Absiedelung ist allerdings möglich; dies
entspricht dem Zustand nach Orchidektomie
bei bereits erfolgter Metastasierung (weder die
spontane Verödung des Primärtumors noch
dessen Exstirpation beeinflussen obligat die
Hormonausscheidung der Sekundärgeschwül-
ste; die „spontane" vollständige Rückbildung
von hormonaktiven Metastasen eines chorionepitheliomatösen Teratocarcinoms nach Orchidektomie ist allerdings mehrfach behauptet
worden (Malament und Johnston).

**Ätiologie.** Die Annahme, es bestehe ein ursächlicher Zusammenhang zwischen *pathologischem Hodenhochstand* und Geschwulstkrankheit der Keimdrüse, hat Eingang auch in das
Allgemeinwissen des medizinischen Laien gefunden; nach Wangensteen jedoch „gibt es
in der gesamten Heilkunde keinen Streitpunkt,

in dem die Meinungen so sehr divergieren wie in der Frage der Tumorgefährdung des nicht-descendierten Hodens". Vornehmlich in quantitativer Hinsicht liegen die Standpunkte der einzelnen Autoren bis heute weit voneinander entfernt.

Geht man von der Erfassung der Tumoren aus, die auf retinierte Testikel entfallen, so scheint die Situation zumindest in qualitativer Beziehung eindeutig zu sein.

CHEVASSU stellte von 129 Hodentumoren 15 in maldescendierten Keimdrüsen fest. In der Greiling-schen Serie (297 Fälle) hatte 30mal eine Retentio testis vorgelegen. Bei JEFFERSON betrug der Anteil der in hochstehenden Hoden manifestierten Tumoren 13%. DE BARY kam auf 11,4%, MELICOW auf 5%, EHLERS et al. auf 10%, FERGUSSON auf 6,6% und ABRAMJAN auf 17,5%. Die von COLLINS und Pugh erfaßten 995 Hodentumoren waren zu 5,9% in reti-nierten Testikeln aufgetreten. DEAN und DEAN gaben für 292 Keimdrüsengeschwülste eine Kryptorchismus-frequenz von 14,3% an. GILBERT und HAMILTON werteten etwa 7000 Fälle von Hodentumor aus und bezifferten die Maldescensusrate mit 11%. CUNNING-HAM dagegen beobachtete 67 Neubildungen aus-schließlich in Scrotalhoden, und KALLENBACH und DIETERICH sahen bei 42 Keimdrüsengeschwülsten nur einen Retentionshoden (die Angaben betreffen jeweils ein nicht nach Altersklassen aufgeschlüsseltes, weit überwiegend Männer im mittleren Lebensalter um-fassendes Krankengut).

Gegen diese Resultate ist u. a. vorgebracht worden, daß sie z. T. auf ungeprüften, nach Durchsicht der Literatur kompilierten Sammel-statistiken basieren und Tumoren in dystopen Hoden vergleichsweise häufiger zur Publikation gelangen als Geschwülste in normalen Testikeln. Der Einwand, die Fallzahlen seien für irgend-welche Schlußfolgerungen zu niedrig, trifft zwar auf die Mehrzahl der einschlägigen Publika-tionen zu (vorstehend sind nur solche Mittei-lungen registriert, die sich auf ein größeres Kol-lektiv stützen); der verschiedentlich beschwo-rene „Eindruck erfahrener Kliniker, daß Tumor bei Kryptorchismus sehr selten ist", kann je-doch noch weniger anerkannt werden.

Die Ermittlung verbindlicher Ziffern durch direkte Bestimmung der Tumorrate in positiv diagnostizierten Retentionshoden ist nicht möglich, da nur ein Teil der Personen mit aus-gebliebenem Descensus testis den Arzt aufsucht. Die Berechnungen der Quote maligner Ent-artung bei Retentio testis sind deshalb unter Berücksichtigung der Inzidenz von Hoden-tumor (etwa 1:100000) und pathologischem Hodenhochstand (0,2—0,5%) in der männ-lichen Gesamtbevölkerung einerseits und des Prozentsatzes der retinierten Testikel an der Gesamtzahl der tumorösen Testikel andererseits durchgeführt worden.

Danach ist die Wahrscheinlichkeit für eine nichtscrotale Keimdrüse, ein Malignom zu ent-wickeln, etwa 50mal höher als für einen Scrotal-hoden (CAMPBELL und DEAN; GILBERT und HAMILTON; GORDON-TAYLOR und WYNDHAM; SCHULTE-BRINKMANN und HOHN; DEAN und DEAN; BLANDY). Kritik an diesen Rechenope-rationen haben u. a. CARROL; OSTROWSKI; FASS-BENDER und GUTTMANN; KALLENBACH und DIETERICH geübt.

Nach TIBBS beträgt die Wahrscheinlichkeit für einen Patienten mit pathologischem Hoden-hochstand, im Verlauf von 50 Lebensjahren an Hodentumor zu erkranken, 1:66.

Die statistische Analyse des klinischen und histopathologischen Materials ergibt völlig ver-schiedene Relationen je nachdem, ob man den Zusammenhang zwischen testiculärem Neo-plasma und Retentio testis im Erwachsenen-oder im Kindesalter untersucht.

DOYLE traf bei 26 kindlichen testiculären Tumoren keinen Retentionshoden an. Lediglich GORDON-TAY-LOR und WYNDHAM haben über einen 5 Monate alten Säugling mit bösartiger Geschwulst in einem Bauch-hoden berichtet.

Vor der Pubertät ist die maligne Entartung in Retentionshoden, soweit die niedrigen Fall-zahlen eine solche Aussage überhaupt erlauben, offenbar eher seltener als in normalen Testikeln (WILLIAMS).

An dieser Stelle sei angemerkt, daß das durch-schnittliche Manifestationsalter für testiculäre Ge-schwülste in nichtabgestiegenen Hoden höher liegt als für Tumoren, die sich in scrotalen Hoden bilden (GILBERT und HAMILTON), und daß tumorös alterierte Retentionshoden zu über 80% Seminome aufweisen (FRIEDMAN und MOORE) — eine im Kindesalter sehr seltene Geschwulstart.

Zwar wird im allgemeinen die Gefahr für einen Patienten mit pathologischem Hoden-hochstand, an Hodentumor zu erkranken, über-bewertet — eine quantitative Beziehung zwi-schen Maldescensus testis und testiculärem Tu-morbefall läßt sich aber kaum leugnen. Dies bedeutet freilich nicht, daß es die abnorme Hodenposition als solche ist, die mit ihren Milieufaktoren den retinierten Testikel zur malignen Wucherung disponiert (die um 1,5 bis 4° höhere Umgebungstemperatur, außerdem der höhere Druck im Abdomen bzw. im Leistenkanal sind als cancerogene Schädlichkeiten angeschuldigt worden). Es hat sich nämlich herausgestellt, daß operativ in den Hodensack verlagerte Keimdrüsen ebenso häufig tumorös (meist seminomatös) entarten wie dystop belassene (Patton et al.; Ehlers et al.; Williams).

Gilbert und Hamilton fanden 77 (von etwa 7000) Hodentumoren in orchidopexierten Testikeln. Bei jedem vierten der 58 Patienten von Collins und Pugh mit Koinzidenz von Tumor und Retentio testis war eine Orchidopexie vorausgegangen. Die Latenz zwischen Operation und Manifestation des Malignoms betrug 3 Monate (Gordon-Taylor und Wyndham) bis 29 Jahre (Sumner).

Kaplan und Roswit haben über einen beidseitig orchidopexierten Patienten berichtet, der zunächst auf der einen, mehrere Jahre später auf der anderen Seite einen Hodentumor entwickelte. — Staehler hat empfohlen, bei lokalen Beschwerden nach Orchidopexie unverzüglich die Orchidektomie vorzunehmen.

Auch postoperative Atrophie schließt die Umwandlung des Restgewebes in ein Malignom nicht aus (man wird hier übrigens an die Vermutung Peyrons erinnert, nutritive Faktoren begünstigten die Cancerogenese; s.o.). Nach Robinson und Engle sowie Dean neigen atrophierte Hoden sogar mehr zur malignen Proliferation als funktionell nicht nachweisbar beeinträchtigte.

Es darf heute als gesichert gelten, daß bei Retentio testis die morphologische Abartigkeit und die funktionelle Minderwertigkeit des Hodengewebes in der weit überwiegenden (allenfalls einen Teil der „rein mechanischen" Fälle ausschließenden) Zahl nicht als Folgeerscheinung der fehlerhaften topographischen Situation, sondern als primäre Stigmata verstanden werden müssen; d.h. es handelt sich fast durchweg um koordinierte (nicht um superordinierte) Störungen. Eine Fülle von Indizien weist darauf hin, daß für den weitaus größten Teil der Fälle von Retentio testis der Defekt *genetisch determiniert* ist (Übersicht: Straub).

Besondere Beweiskraft kommt der Feststellung zu, daß auch bei einseitigem pathologischem Hodenhochstand in wenigstens $^2/_3$ der Fälle Infertilität zu erwarten ist (Scott; Michelson; Mack; Robinson und Engle; Charny und Wolgin; Raboch und Zahor; Doepfmer und Nienaber; Eisenhut und Hohenfellner; Lelong und Petit) sowie den Befunden von Hecker et al., wonach bei Kryptorchismuspatienten mit einseitiger Retentio testis im Alter von 6—10 Jahren zu 57% und im Alter von 11 bis 15 Jahren zu 64% auch im Scrotalhoden histopathologisch erhebliche Anomalien nachgewiesen werden konnten, die z.T. ausgeprägter waren als im dystopen Hoden.

Was nun die Onkogenese bei Hodendystopie betrifft, so fanden Gilbert und Hamilton bei 23 von 84 und Collins und Pugh bei 9 von 58 (einseitig) kryptorchen Hodentumorträgern die Geschwulst im descendierten Testikel. Die Analogie zu den Gegebenheiten, wie sie für die geweblichen und funktionellen Alterationen bei Retentio testis aufgezeigt und als genetisch relevant erkannt worden sind, ist frappierend.

In der Serie von Gilbert und Hamilton (ca. 7000 Fälle) lag ein beidseitiger Hodentumor in etwa 2% vor. Bei der Kombination von Hodentumor und beidseitiger Retentio testis bestand ein beidseitiger Hodentumor in 24,6%. Die zeitlichen Abstände zwischen den jeweiligen Manifestationen variierten beträchtlich — bis zu mehreren Jahrzehnten.

Entgegen einer verbreiteten Ansicht sind Abdominalhoden nicht stärker tumorgefährdet als Leistenhoden (Fergusson).

Für *genetische Ursachen* der testiculären Tumorgenese sprechen ganz allgemein das gehäufte Auftreten von Hodengeschwülsten bei eineiigen Zwillingen (Champlin; Domrich; Salm und Adlington), bei „familiären" Fällen von Maldescensus testis (Champlin; Domrich; Patton et al.; Ehlers et al.; Rössler), bei Klinefelter-Syndrom u.a. zu Retentio testis disponierenden „Grundkrankheiten" (Bauer) und bei Intersexualität (s.o.; Labhart; Melicow und Uson; Thelen); ferner das frühe durchschnittliche Erkrankungsalter der Gesamtheit der Hodentumorträger (30—35 Jahre) und der relativ hohe Anteil der Keimdrüsengeschwülste an den kindlichen Tumoren überhaupt. Es sei noch erwähnt, daß die rechte Seite häufiger tumorös entartet als die linke (Chevassu; Cunningham; Oberndorfer; Masch; Renner; Pugh; Ekman et al.), was den Verhältnissen beim Kryptorchismus entspricht und als weiterer Anhalt für die genetische Determination der testiculären Neoplasie gewertet worden ist.

Die ätiologische Bedeutung des *Hodentraumas* für die Entstehung von Hodengeschwülsten wird im Schrifttum sehr unterschiedlich beurteilt. Als auslösender oder begünstigender Faktor ist es u.a. von Oberndorfer; Boeminghaus; Ehlers et al.; Fergusson sowie Abramjan anerkannt, von einigen anderen Autoren dahingestellt gelassen worden. Die Mehrheit der Untersucher lehnt jedoch einen kausalen Zusammenhang zwischen mechanischem Insult und Neoplasie der Keimdrüse ab und stellt sich auf den Standpunkt, daß die posttraumatischen Beschwerden eher die Aufmerksamkeit des Patienten auf die vorbestehende Veränderung am Hoden lenken. Heuer erklärt die in der Tat häufigen positiven Angaben in der Anamnese (z.B. Dixon und Moore, 1953 30%; im allgemeinen 10—15%) darüber hinaus als suggestiv bzw. durch Kausalitätsbedürfnis bedingt, außerdem mit Rentenbegehren.

Desgleichen umstritten ist die ursächliche Rolle von *Entzündungen* bei der Bildung von Hodentumoren. KALLENBACH und DIETERICH räumen, ebenso wie BABELOTZKI, spezifischen wie unspezifischen Entzündungen eine cancerogene Mitbeteiligung ein und werfen die Frage auf, ob nicht lokale Durchblutungsstörungen hier (wie eventuell auch im Gefolge von Hodentraumen) ein tumorförderndes Moment sein könnten.

### Klinische Symptomatologie

Obwohl die Tumoren des Hodens selten sind, verdient ihre Symptomatologie besondere Propagierung: testiculäre Neubildungen lassen sich, da die männliche Keimdrüse (außer bei Retentio testis) für den Untersucher allseits frei zugänglich ist, relativ leicht diagnostizieren, werden erfahrungsgemäß im allgemeinen jedoch verhältnismäßig spät festgestellt oder doch als solche erkannt. Dies ist um so bedenklicher, als sich die malignen Formen durch sehr früheMetastasierung auszeichnen (s. o.). Noch immer wird die Mehrheit der Hodentumoren zufällig entdeckt, indem selbst erhebliche Vergrößerungen der Testikel oft unbegreiflich lange der Beobachtung durch die Eltern entgehen und Inspektion und Palpation der äußeren Geschlechtsorgane bei der routinemäßigen ärztlichen Untersuchung meist unterbleiben. In entscheidendem Maße trägt allerdings die häufige Fehldiagnose vor allem einer Hydrocele zur Verzögerung der Abklärung bei (s. Differentialdiagnose, S. 656).

Leitsymptom der testiculären Geschwulstkrankheit ist die schmerzlose Schwellung des Hodens.

Subjektiv besteht bei Vermehrung der Organmasse, die bis zum 10fachen des Normalen gehen kann, nach einiger Zeit ein unbestimmtes, aber charakteristisches Gefühl der „Schwere", während eigentliche schmerzhafte Sensationen nur bei Hämorrhagie in das Malignom, die nicht selten von örtlicher und allgemeiner Temperaturerhöhung begleitet ist, außerdem bei zunehmender Raumbeengung retinierter (vornehmlich inguinaler) Testikel auftreten. — Ist der normale Hodenschmerz durch Fingerdruck nicht auslösbar, verstärkt dies den Verdacht auf das Vorliegen eines malignen Hodentumors.

Objektiv spürt der Finger des Untersuchers das kaum beschreibbare, höchst eigenartige „abnorme Gewicht" des vergrößerten, meist festen oder harten, nicht elastischen(!) Organs. Manchmal sind cystische Partien zu tasten; gelegentlich imponieren knotige Anteile; die

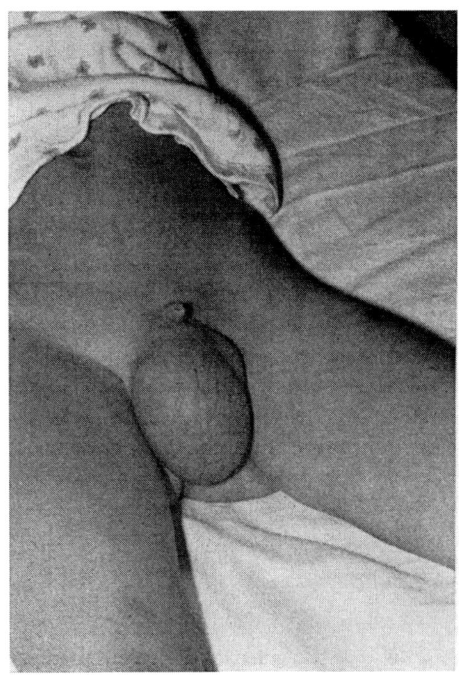

Abb. 257. Primärer bösartiger Hodentumor. Teratocarcinom eines 6jährigen Patienten

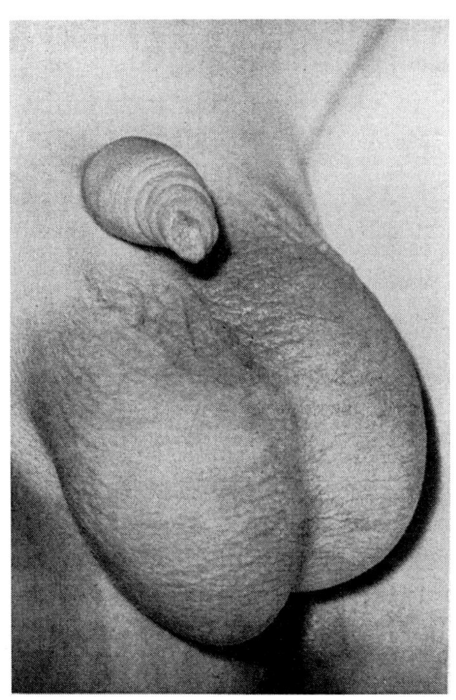

Abb. 258. Sekundäre maligne Hodengeschwulst. Paraleukoblastenleukämie eines 5jährigen Patienten

Straffheit der Tunica albuginea erschwert jedoch deren Nachweis. Die einheitliche Schwellung ist der häufigere Befund, wobei bemerkenswerterweise die ovoide Grundform fast stets beibehalten wird.

Die Scrotalhaut über der Hodengeschwulst ist im allgemeinen frei verschieblich und weist eventuell, ähnlich wie bei Hodenstieltorsion, ein angedeutet livides Kolorit auf.

In Frühfällen palpiert man einen kleinen, derben, umschrieben schmerzunempfindlichen(!) Knoten inmitten normaler Hodensubstanz. Der — am tumorösen Prozeß meist nicht oder doch sehr spät beteiligte — Nebenhoden kann abgegrenzt werden; erst in fortgeschrittenen Stadien verliert er sich in der Tumormasse.

Die Leistenlymphknoten sind fast nie auffällig. Leider wird ein diesbezüglich negativer Befund von manchen Untersuchern im Sinne des Ausschlusses eines testiculären Malignoms verwertet. Verwirrung stiftet auch die Tatsache, daß die Tunica vaginalis bei Hodentumor etwas Flüssigkeit enthalten kann. Eine symptomatische Hydrocele sollte die weitere diagnostische Abklärung nicht aufhalten. (Bei der operativen Versorgung eines testiculären Wasserbruchs ist die sorgfältige Exploration der Keimdrüse selbstverständlich.)

Bei Sanguinolenz des Hydrocelenpunktats (Hämatocele) muß zu allererst an einen bösartigen Hodentumor gedacht werden. Im übrigen ist jedoch mit Nachdruck zu betonen, daß es mit klinischen Mitteln keinerlei Möglichkeit gibt, gutartige und bösartige Hodenneubildungen zu unterscheiden. Man hat sich deshalb an die bereits von Chevassu aufgestellte Regel zu halten, daß jeder Umfangs- und Konsistenzvermehrung des Hodens beim Fehlen entzündlicher Erscheinungen mit größter Wahrscheinlichkeit ein malignes Geschehen zugrunde liegt. Das Gegenteil bleibt jeweils zu beweisen.

Die Entscheidung kann ausschließlich durch Probefreilegung, die schon beim geringsten Verdacht absolut angezeigt ist, herbeigeführt werden (Probepunktion oder -excision stellen Kunstfehler dar).

Unter Operationsbedingungen wird von einer inguinalen Incision aus zunächst der Samenstrang vorsichtig isoliert und weich abgeklemmt, anschließend der Testikel samt seinen Hüllen aus dem Hodensack luxiert, inspiziert und abgetastet. Findet sich eine sichere oder auch nur fragliche Unregelmäßigkeit, z.B. eine etwas resistentere Partie, folgt ein (ausreichend tiefer) Einschnitt an der verdächtigen Stelle. Nur wenn das Ergebnis der histologischen Schnellschnittauswertung sicher negativ ausgefallen ist — besser: wenn eine anderweitige Diagnose oder aber

ein Normalbefund zweifelsfrei feststeht, wird auf die sofortige Orchidektomie verzichtet.

Der Allgemeinzustand der Hodentumorträger ist erst dann beeinträchtigt, wenn es zur metastatischen Ausbreitung des Malignoms gekommen ist. Bei einem geringen Teil der Patienten sind die ersten klinischen Symptome — bei unauffälligem Befund im Bereich der Keimdrüse bzw. bei nicht feststellbarem Primärtumor — durch die Tochtergeschwülste verursacht.

Unklare Lenden- oder Kreuzschmerzen können von lumbalen Lymphdrüsenwucherungen herrühren, die ihrerseits eventuell eine konsekutive Harnabflußstörung (Hydronephrose) mit allen ihren Folgen (Pyelonephritis, Urämie) hervorrufen. „Magenbeschwerden" sind manchmal durch die Vergrößerung der epigastrischen Lymphknoten bedingt. Lungenmetastasen rufen u.a. (hämorrhagische) Hustenanfälle hervor. Anorexie und Gewichtsverlust führen den Kranken zum Arzt.

Die Metastasierung ist klinisch meist schwer verifizierbar. Die Leber mag knotig vergrößert, ein supraclaviculärer oder anderer Sekundärtumor sogar das erste Krankheitszeichen sein, z.B. bei Malignität eines retinierten Testikels. Tastbare Lymphknotenpakete in der Tiefe des Nierenlagers lassen manchmal an einen renalen Tumor denken. Auf die röntgenologischen Untersuchungsverfahren muß jedenfalls bei Verdacht auf testiculäres Neoplasma, das durch Exploration des Hodens nicht gesichert werden kann, ebenso wie bei nachgewiesenem Hodentumor im Rahmen der Suche nach Absiedelungen ausnahmslos zurückgegriffen werden (s.u.).

**Differentialdiagnose.** Differentialdiagnostische Schwierigkeiten bereitet immer wieder die *Hydrocele*, und zwar nicht so sehr wegen ihrer besonderen morphologischen Ähnlichkeit mit Hodentumoren — einige der nachstehend genannten Veränderungen weisen klinisch weit größere Ähnlichkeit mit Keimdrüsengeschwülsten auf als jene; vielmehr ist der testiculäre Wasserbruch eine recht häufige Anomalie und dementsprechend allgemein bekannt.

Im Kindesalter handelt es sich stets um den kommunizierenden Typ, d.h. Peritonealflüssigkeit tritt in den (normalerweise capillaren) Spalt zwischen Epiorchium und Periorchium über und wird dort äußerst langsam resorbiert (Huggins und Entz). Ist der persistierende Processus vaginalis sehr weit, läßt sich der Hydroceleninhalt palpatorisch in die Bauchhöhle abdrängen; andererseits kann leichter eine zusätzliche

Hernie auftreten. Spontane Heilung durch Obliteration des Divertikelhalses ist nicht ungewöhnlich, weshalb die Operationsindikation mit Zurückhaltung, jedenfalls erst nach mehrmonatigem Abwarten gestellt wird.

Die Hydrocele tastet sich zwar bei verdickter Tunica vaginalis oft recht derb, also tumorartig, zeigt jedoch immer positive Transillumination und läßt das ausgesprochene subjektive und objektive „Schweregefühl" der Hodenneubildung selbst bei riesenhaften Ausmaßen vermissen (der Grund hierfür beruht darin, daß bei der Keimdrüsengeschwulst, anders als bei der Hydrocele, die Traktionen unmittelbar am Hodenstiel ansetzen). Der Testikel ist ohne weiteres abzugrenzen; im Hinblick auf die symptomatische Form der Hydrocele (s. o.) gebührt ihm die besondere Aufmerksamkeit des Untersuchers.

Differentialdiagnostisch verwertbar ist auch die anamnestische Angabe, daß die Schwellung jeweils im Laufe eines Tages zunimmt.

Die rechtsseitige Lokalisation wird häufiger beobachtet als die linksseitige; bilaterale Hodenwasserbrüche sind nicht allzu selten.

Bei der Sonderform der *Samenstranghydrocele* befindet sich die rundliche oder längliche Resistenz oberhalb des Testikels, kann aber auch an die tiefste Stelle des Scrotalfachs herabsteigen, im übrigen mit einer regulären Hydrocele kombiniert sein.

*Spermatocelen* liegen als gut bewegliche, meist höchstens bohnengroße, feste, transilluminierende Gebilde oberhalb und hinter dem Testikel (während Hydrocelen die Vorderfläche des Hodens bedecken). Sie rufen im allgemeinen keine subjektiven Beschwerden hervor und werden anläßlich einer routinemäßigen Durchuntersuchung entdeckt. Das Punktat ist dünnflüssig, wolkig, von weißlicher Farbe und enthält mikroskopisch avitale Spermien.

*Primäre Varicocelen* treten nahezu ausschließlich in der Pubertät und linksseitig auf. Die Venektasie des Plexus pampiniformis entwickelt sich allmählich und verursacht bei stärkerer Ausprägung intermittierende schmerzhafte Zustände; das Gefäßknäuel erstreckt sich hinter dem oberen Hodenpol, eventuell bis zum äußeren Leistenring und tastet sich eher weich. Der gleichseitige Testikel erscheint häufig kleiner und weniger konsistent als der gegenseitige.

*Sekundäre Varicocelen* sind durch ein mechanisches Abflußhindernis im intraabdominalen Abschnitt der Vena spermatica bedingt (retroperitonealer Tumor, eventuell auch in Gestalt einer Hodengeschwulstmetastase; häufiger: Malignom der Niere). Im Gegensatz zur primären Form ist hier der Umfang des Cystoids weitgehend lageunabhängig.

Bei *Hodenstieltorsion* setzt lokal, aber auch diffus abdominal sehr plötzlich heftigster Spontan- und fast unerträglicher testiculärer Zugschmerz ein. Das mäßig vergrößerte, feste aber nicht harte, „gespannte" Organ ist höher, der Nebenhoden nach ventral getreten. Das ipsolaterale Scrotum erscheint ödematös. In aufrechter Körperhaltung nimmt der kontralaterale Testikel eine annähernd horizontale Lage ein. Die Patienten bieten oft ein schweres, schockartiges klinisches Bild mit Erbrechen und Fieber. Nach WILLIAMS häufiger, jedenfalls differentialdiagnostisch weit problematischer ist die sich langsam entwickelnde, vor allem aber die *unvollständige*, gelegentlich rezidivierende bzw. sich immer wieder spontan lösende Form der Hodenstieltorsion mit weniger dramatischem Verlauf. — Nach anatomischen Gesichtspunkten lassen sich 3 Typen unterscheiden: 1. supravaginale Torsion; 2. intravaginale Torsion; die Strangulation der (gefäßführenden) Appendices testis et epididymidis kann dann einsetzen, wenn diese Pediculi die oberen Pole von Hoden und Nebenhoden mit der weit am Samenstrang hinaufreichenden Tunica vaginalis in lockerer Überbrückung verbinden; 3. Torsion des Mesorchiums zwischen Hoden und Nebenhoden; in diesem Falle betrifft die akute Durchblutungsstörung nur den Testikel. Die Häufigkeitsgipfel der ätiopathogenetisch unklaren Hodenstieltorsion (abrupte Cremasterkontraktionen?, mechanische Insulte?) liegen im 1. Lebensjahr sowie in der Periode der Pubertät. Eine Seitenbevorzugung hat nicht konstatiert werden können; simultane bilaterale Manifestation ist beschrieben worden (NAEF).

Die testiculäre Strangulation bei (incarcerierter) Inguinalhernie beschränkt sich fast vollständig auf das erste Trimenon und ist schwerlich mit einer Keimdrüsengeschwulst zu verwechseln.

Der sog. *idiopathische Hodeninfarkt* kann klinisch von der Hodenstieltorsion nicht unterschieden werden und wird sehr selten diagnostiziert. Am Beginn des Geschehens (ein- oder beidseitige, wenig schmerzhafte Vergrößerung

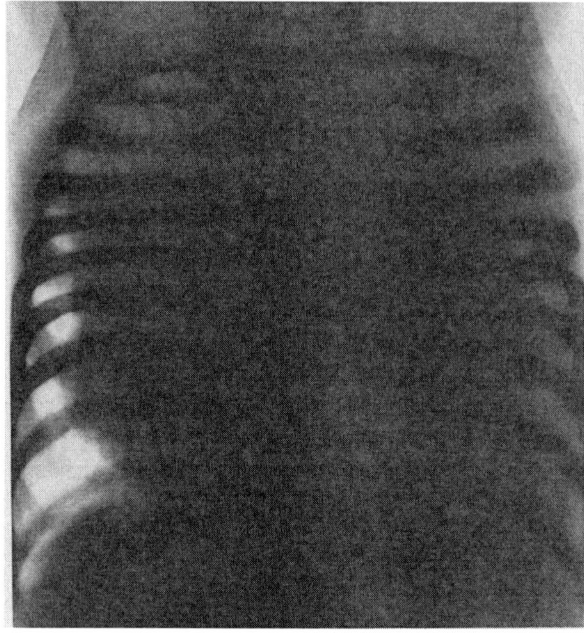

a

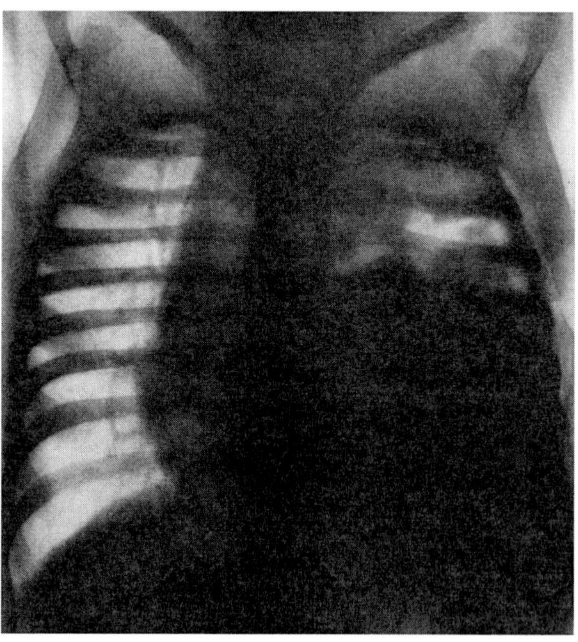

b

Abb. 259a—e. Pulmonale Metastasierung bei Teratocarcinom (Manifestation im 8. Lebensmonat). a 7 Monate nach Orchidektomie (ohne Nachbehandlung). b und c Zustand nach Pleurapunktion (370 cm³); im Pleurapunktat Nachweis von Tumorzellen. d 12 Tage nach Einleitung einer kombinierten (alternierenden) cytostatischen und radiologischen Behandlung. e 6 Monate später (unter cytostatischer Therapie); Exitus im 21. Lebensmonat

und Verhärtung des Testikels; Verfärbung des Hodensacks; gutes Allgemeinbefinden) steht vielleicht eine spontan korrigierte (supravagi- nale) Hodenstieltorsion (GLASER und WALLIS). Tritt der Hodeninfarkt beim Neugeborenen auf, liegt die Annahme eines initialen Geburtstrau-

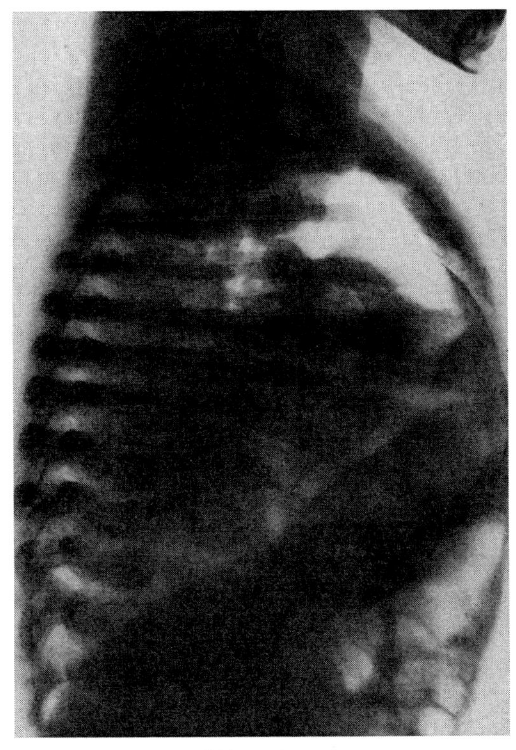

Abb. 259c

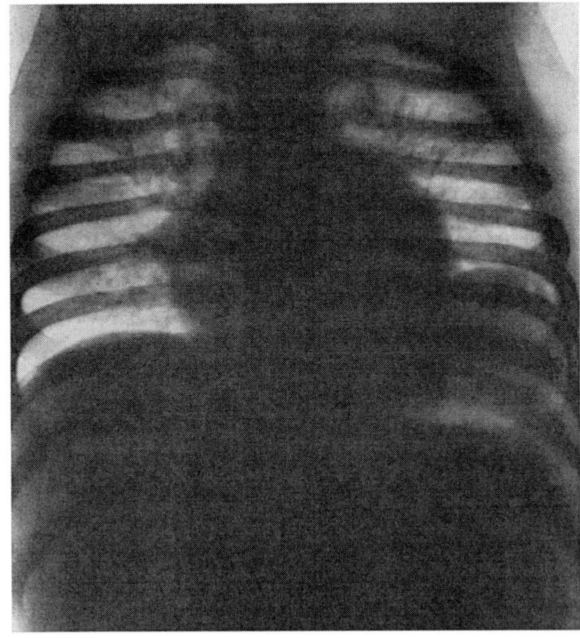

Abb. 259d

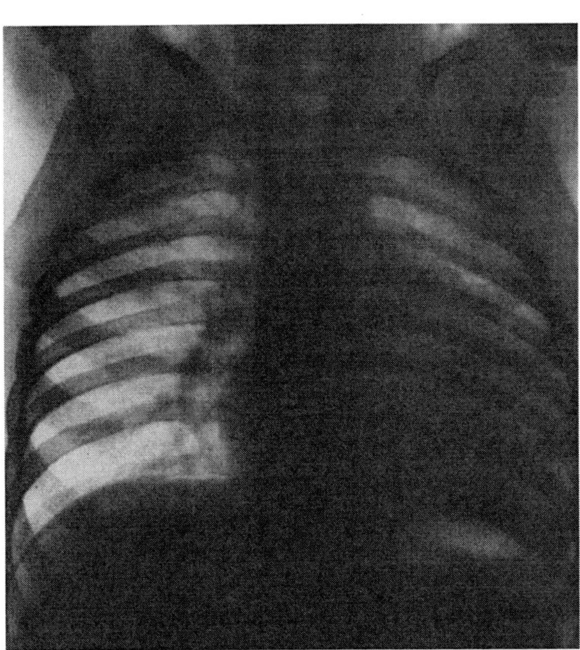

Abb. 259e

mas nahe (RAVICH). WILLIAMS sowie JOHNSTON haben die Prädilektion des oberen Hodendrittels erkannt. — In der Folge bilden sich Adhäsionen aus, die den Testikel fixieren (JOHNSTON).

Angaben über *Hodentrauma* müssen generell als wenig verläßlich betrachtet und selbst dann, wenn sie außer Frage stehen, stets mit dem „Hintergedanken" an einen Hodentumor bewertet werden (s.o.). — Als Reaktion auf Gewalteinwirkung kann die Keimdrüse ödematös anschwellen oder unter der Kompression durch einen Riß der Bindegewebskapsel (Tunica albuginea) hernienartig austreten. Hierbei entsteht eine Hämatocele, die durch Obstruktion der testiculären Blutgefäße die Gefahr der Hodenatrophie heraufbeschwört.

*Polyorchismus*, fast stets linksseitig lokalisiert, stellt eine Rarität dar. Gewöhnlich besteht der „Doppelhoden" aus einem größeren und einem kleineren Anteil (und diese beiden, meist vollständig voneinander getrennten Testikel sind kleiner als normal). Auch der kontralaterale einzelne Hoden ist im allgemeinen dysplastisch. Maldescensus und Torsion sind beobachtet worden (Wilson und Littler).

Die *gekreuzte Hodendystopie* („Doppelhoden" mit leerem kontralateralem Scrotalfach), eventuell mit Synorchismus und bei Kryptorchismus, wird äußerst selten (Campbell), rechts- wie linksseitig gesehen (Williams).

Eine *akzessorische Milz* (Splenunculus) sitzt immer dem oberen Pol der linken Keimdrüse auf und vermag einen Hodentumor täuschend zu imitieren.

*Ektopisches Nebennierenrindengewebe* längs des (rechten oder linken) Samenstrangs erreicht schwerlich einen Umfang, der den palpatorischen Nachweis gestatten würde.

Die (meist einseitige) *Mumps-Orchitis* befällt mehr den adulten Hoden, der leicht schmerzhaft anschwillt. Diese virale Keimdrüsenentzündung ist kaum zu verkennen, auch wenn sie ohne Parotitis und Allgemeinsymptome verläuft.

Die *akute Nebenhodenentzündung* kommt im Kindesalter vereinzelt als Komplikation einer Harnwegsinfektion vor, etwa nach Entlastung mittels Katheter bei infravesikalem Harnabflußhinndernis (Urethralklappe) oder bei ektopischem, in das Vas deferens mündendem Ureter (Johnston). Die subakute oder chronische Form („sterile Epididymitis") wird manchmal mit einer Hydrocele verwechselt; der vergrößerte Nebenhoden läßt sich sicher und an normaler Stelle vom Testikel abgrenzen.

Anderweitige eitrige oder spezifische Entzündungen (Tuberkulose, Lues) spielen differentialdiagnostisch im Kindesalter keine nennenswerte Rolle.

Das *idiopathische Scrotalödem* tritt bevorzugt zwischen dem 3. und 9. Lebensjahr als rasch sich entwickelnde, schmerzlose, im allgemeinen einseitige ödematöse Schwellung des Hodensacks auf (und verschwindet wieder innerhalb weniger Tage). Die Scrotalhaut ist im akuten Stadium hochrot verfärbt; gelegentlich beteiligen sich Perineum, Inguinalregion und Penis; bei der Transillumination ist der (normale) Hoden auszumachen. Wahrscheinlich handelt es sich um ein allergisches Phänomen (Qvist; Hanstead und John; Johnston).

Während die Entscheidung, ob ein Hoden-, oder aber ein Nebenhodentumor vorliegt, meist getroffen werden kann (s.u.), läßt sich häufig nicht einmal autoptisch sagen, ob eine Geschwulst vom spezifischen testiculären Gewebe und nicht vielleicht von den Hodenhüllen ausgegangen ist. Gewächse des Hodensacks können im allgemeinen sicher als solche abgegrenzt werden (s.u.).

## Physikalisch-technische Untersuchungsverfahren

a) Unabdingbar ist bei nachgewiesenem oder vermutetem Hodentumor die *Röntgenkontrolle der Thoraxorgane*, da (hämatogene) Lungenmetastasen verhältnismäßig häufig und gut verifizierbar sind. Die Aufnahmen werden im weiteren Verlauf in regelmäßigen zeitlichen Abständen bzw. bei klinischem Verdacht auf frischen oder entscheidend veränderten metastatischen Prozeß wiederholt.

Nachdem Bedenken wegen der Strahlenbelastung beim testiculären Malignom zurückgestellt werden dürfen, sollte immer das gesamte *Skeletsystem* röntgenologisch dargestellt werden.

Zur Hodentumordiagnostik gehört die Anfertigung eines *Ausscheidungsurogramms* (Infu-

sionsurogramms) mit Spätaufnahmen. Paraaortale metastatische Lymphknotenpakete geben sich von einem bestimmten Umfang an durch Dislozierung des proximalen Harnleiters mit lateraler Ausbiegung des subpelvinen Uretersegments, späterhin durch Pyelocaliektasie (Hydronephrose) infolge obstruierender Harntransportbehinderung oder als „stumme Niere" bei wenigstens über mehrere Wochen bestehender subtotaler bis totaler Harnsperre bzw. Versiegen der Harnsekretion zu erkennen. Gelegentlich sieht man eine Kippung oder Verlegung der Niere nach außen.

b) Die *Lymphographie* wird erst seit einigen Jahren in zunehmendem Maße bei der Diagno-

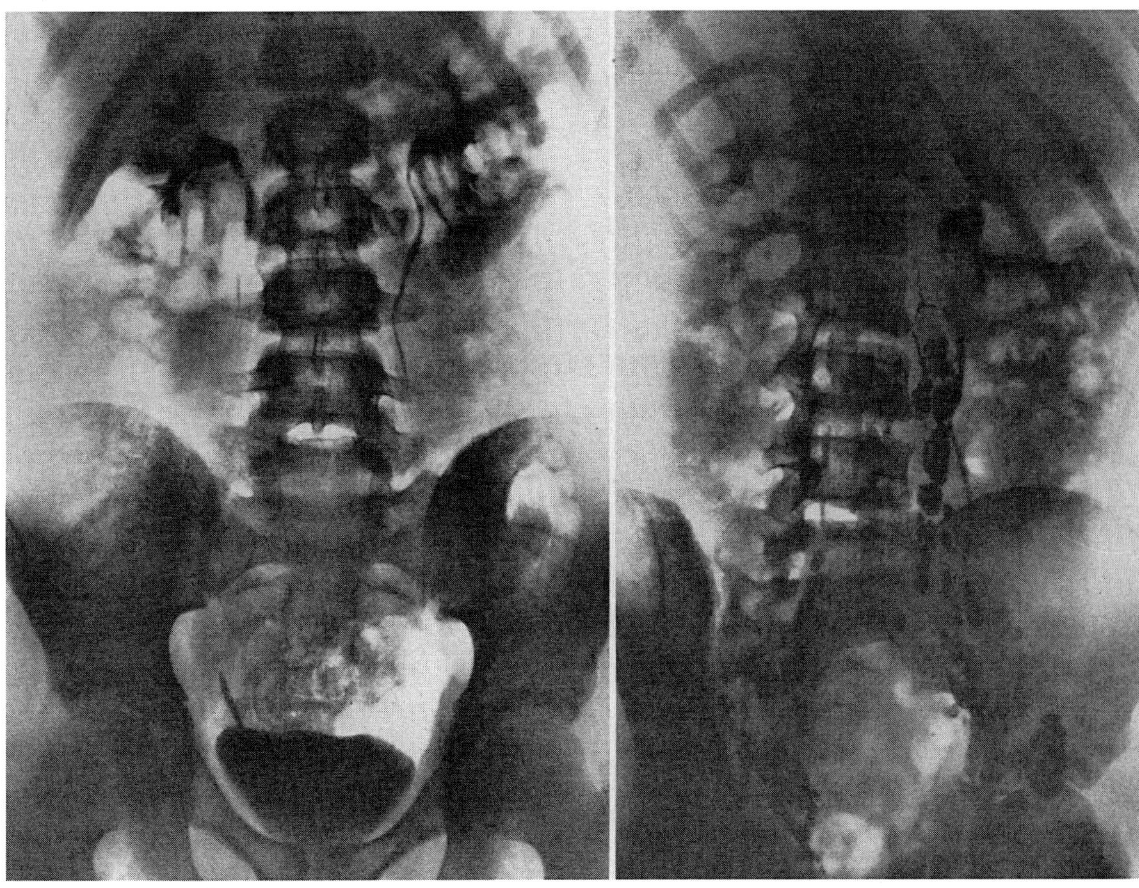

a               b

Abb. 260a u. b. Retroperitoneale Metastasierung bei Teratocarcinom (Manifestation im 21. Lebensmonat). a 4 Monate nach Orchidektomie [mit kombinierter (alternierender) cytostatischer und radiologischer Nachbehandlung]. Dislozierung des (linken) subpelvinen Uretersegments. b Lymphogramm (mit i.v. Urogramm) (Strahleninstitut der Universitätskliniken Mainz; Direktor: Prof. Dr. L. DIETHELM); s. Text

stik (bösartiger) Hodentumoren eingesetzt, ja als obligates Untersuchungsverfahren bei der Suche nach Absiedelungen bezeichnet (LANG-HAMMER). Wie im Abschnitt über die Metastasierung ausgeführt (s. o.), liegt die erste Lymphknotenstation relativ weit von der testiculären Primärgeschwulst entfernt, nämlich im Retroperitonealraum in der Nähe des Nierenstiels (Lymphnodi latero-aortici sinistri et dextri et praeaortici) und wird frühzeitig von den Hodenmalignomen (mit Ausnahme der chorionepitheliomatösen fast stets primär) über 4 bis 8 Lymphbahnen entlang der Vasa spermatica erreicht (ROUVIÈRE).

Die Demonstration tumoröser Alterationen ist insbesondere in Frühstadien nicht leicht (nach SEITZ-MANN und HALABY sowie COOK et al. werden in $^1/_3$ bis der Hälfte der intraoperativ gesicherten Fälle falsch

negative Diagnosen gestellt). Asymmetrie der paraaortalen Lymphknotenkette und fibrolipomatöse Degenerationsherde oder follikuläre Hyperplasien bzw. generell entzündlich-reaktive Phänomene, außerdem die (passagere, etwa 2 Wochen anhaltende) Größenzunahme der Lymphknoten (von 10—15%; WEISSLEDER et al.) durch die Kontrastmittelinjektion selbst erschweren die Beurteilung; hinzu kommt, daß einige Lymphknoten der ersten Instanz den eigentlichen paraaortalen Drüsen vorgeschaltet sein mögen (PELEGRINI et al.; CHIAPPA et al.) und deshalb durch die konventionelle Beckenlymphographie (intralymphatische Injektion des öligen Mediums am Fußrücken interdigital I/II nach Sichtbarmachung des Gefäßes durch subcutane Applikation von Patentblau) nicht überprüft werden können [die — nur zusätzlich auszuführende (BUSCH et al.; COOK et al.) — Hodenlymphographie ist beim Kind technisch kompliziert].

ZEIDMANN et al. haben gezeigt, daß zwischen carcinomatösem und normalem Lymphdrüsengewebe keine freie Kommunikation besteht. Die malignen

Strukturen gelangen also selbst nicht zur Darstellung, vielmehr erhält man typischerweise ein „negatives Bild" durch Unterbrechung oder Verdrängung der normalen Lymphbahnen sowie Stauungszeichen und Speicherungsdefekte mit Auflockerung bzw. großtropfiger Granulierung der Lymphknoten (Hohenfellner und Ludvik; Balogh et al.; Langhammer).

Die lymphographische Untersuchung fällt meist in die unmittelbar postoperative Phase, d. h. auf den Zeitpunkt, in dem die schwerwiegende Frage der Indikation zur Lymphadenektomie (s. u.) zu beantworten ist. Auch die präoperative Lymphographie wird geübt, und Chiappa et al. haben die intraoperative Methode (Injektion des Kontrastmittels in die Lymphgefäße des Samenstrangs) propagiert.

Da die Anfärbung der Lymphknoten während mehrerer Monate bis zu 2 Jahren bestehen bleibt, kann einerseits die Radikalität der Lymphadenektomie kontrolliert, andererseits bei Verzicht auf die Exstirpation des Lymphsystems dieses laufend überwacht werden (Weissleder et al.).

c) Die mittels der *Vasographie* (Ekman et al.; Zum Winkel; Marley) nachgewiesenen Tochtergeschwülste (Impressionen der Beckengefäße und der V. cava) sind meist sehr ausgedehnt und häufig nicht mehr operabel (Thelen).

d) Die technisch einfache *Radioisotopendiagnostik* (Szintigraphie) hat sich vorzüglich bei der Fahndung nach pelvinen und retroperitonealen Lymphknoten- und der Verifizierung von Lebermetastasen bewährt (Zum Winkel).

**Laboruntersuchungen.** a) Störungen des *Hormonhaushalts* bei der Geschwulstkrankheit der männlichen Keimdrüse sind seit Jahrzehnten (Zondek, 1923) sehr intensiv erforscht worden (s. Labhart). Im Kindesalter haben Hormonbestimmungen im Rahmen der Hodentumordiagnostik nur eine geringe Bedeutung; trotzdem ist es empfehlenswert, stets wenigstens von folgenden Substanzen die Ausscheidung mit dem Urin festzustellen:

1. Choriongonadotropin (HCG).

HCG wird ausschließlich in den Langhansschen Placentarzotten gebildet und (ebenso wie das hypophysäre Gonadotropin; FSH) mit den üblichen Schwangerschaftstests nachgewiesen.

2. 17-Ketosteroide.

Die Total-17-Ketosteroidexkretion im Harn (bis zum 10. Lebensjahr 0,5—3,0 µg/24 Std; danach rascher Anstieg auf 3—10 µg/24 Std im 15. Lebensjahr) repräsentiert beim Knaben fast ausschließlich die diversen Androgenmetaboliten der Nebennierenrinde, erhöht sich jedoch merklich bis deutlich bei gesteigerter Testosteroninkretion.

3. Oestrogene.

Ein Teil der Oestrogene (Oestradiol, Oestron und Oestriol) wird als Sulfat oder Glucuronid über die Nieren ausgeschieden, beim Knaben normalerweise in einer Mengen von weniger als 25 γ/24 Std.

4. Pregnandiol.

Das Auftreten von Harnpregnandiol, also der Mischung der Abbauprodukte von Progesteron (Placenta, Corpus luteum und Nebennierenrinde) und Desoxycorticosteron (Nebennierenrinde), ist beim Kind pathologisch.

Als sicher, wenn auch nicht durchweg quantitativ bedeutsam hormonaktive Hodentumoren, auf die mittels der Hormonbestimmungen im Harn ein Hinweis erhalten werden kann, sind genannt worden: (s. nebenstehendes Schema, S. 663).

Es muß betont werden, daß nur positive Ergebnisse einen diagnostischen oder differentialdiagnostischen Aussagewert besitzen. Fällt z. B. der Schwangerschaftstest positiv aus, ist dann allerdings ein trophoblastisches Teratocarcinom bzw. ein chorionepitheliomatöser Anteil an dem vorliegenden Keimdrüsentumor anzunehmen — ob der histopathologische Beweis nun gelungen ist oder nicht. Der Schwangerschaftstest darf indes nur bei intaktem gegenseitigem Hoden verwertet werden, weil der vollständige oder sehr weitgehende Verlust des normalen Keimdrüsengewebes bzw. der Untergang der Leydigschen Zwischenzellen — sei es nach Atrophie z. B. bei Retentio testis, nach Kastration oder auch tumoröser Destruktion — zur Erhöhung des Gonadotropin-(FSH-) Serumspiegels mit zuweilen positiver Schwangerschaftsreaktion führt (allerdings glaubt Hobson unter Verwendung von Xenopus laevis hypophysäres und chorionales Gonadotropin unterscheiden zu können).

Es wird vermutet, daß die Steigerung der FSH-Inkretion und -ausscheidung z. B. bei seminomatöser Neoplasie, die übrigens nach Orchidektomie vorhält, durch Stimulierung der Hypophyse (Rückkoppelungsprinzip) zustande kommt (Hamburger). Die Tatsache, daß hier kleine Oestrogenmengen die Gonadotropinüberproduktion normalisieren, spricht gegen die „Utilisationstheorie" von Heller und Nelson, die davon ausgeht, daß in diesen Fällen der normale laufende Gonadotropinverbrauch in den Gonaden weggefallen sei. Verständlicherweise ist die 17-Ketosteroidausscheidung mit dem Harn unter diesen Bedingungen, also wiederum vornehmlich bei Seminom, erniedrigt.

Muß der Wert der Hormonuntersuchungen bei der diagnostischen Abklärung von Hodentumoren auch gering veranschlagt werden, so gewinnt man mit einem eventuellen positiven Resultat doch eine zusätzliche Möglichkeit der Verlaufskontrolle insofern, als das Ausbleiben der Normalisierung (im allgemeinen innerhalb einer Woche) auf bereits erfolgte Absiedelung schließen läßt bzw. der Wiederanstieg der Hormonexkretion im Urin auf frische Aussaat oder Exacerbation der Sekundärgeschwulst hindeutet.

b) Cytologische und kulturelle Urinuntersuchungen sind bei einer durch retroperitoneale metastatische Lymphdrüsenwucherungen hervorgerufenen (subpelvinen) Harnwegsobstruktion angezeigt, um eine (sekundäre) Pyelonephritis nicht zu übersehen.

c) Ein urämisches Syndrom, u. a. mit Retention harnpflichtiger Substanzen im Serum und Störung des Elektrolyt- und Säuren-Basenhaushalts, wird

matöse Komponenten enthaltenden Mischgeschwülsten. Nach einer klinischen Regel sterben Patienten mit positiver Schwangerschaftsreaktion im Harn fast ausnahmslos innerhalb eines Jahres — welche therapeutischen Wege auch immer beschritten werden.

Vergleichbar ungünstig sind die Aussichten bei den (ebenfalls seltenen) malignen Formen der Leydig-Gruppe (s. o.) und überhaupt bei Malignität eines für gewöhnlich gutartigen Geschwulsttyps (Teratoma adultum; Sertoli-Gruppe).

Liegen nichtchorionepitheliomatöse (embryonale) Teratocarcinome vor, so wird nach den übereinstim-

|  | 17-Keto-steroide | Oestrogene | HCG | Pregnandiol |
|---|---|---|---|---|
| 1. Trophoblastisches Teratocarcinom (Chorionepitheliom) |  | + | + | + |
| 2. Leydig-Zelltumor (i.w.S.) | + | + |  |  |
| 3. Sertoli-Zelltumor (i.w.S.) |  | + |  |  |

höchst selten angetroffen, da die metastasenbedingte Verlegung des Ureters mit konsekutiver Aufhebung der Nierenfunktion meist nur einseitig vorkommt.

d) Anderweitige Laboruntersuchungen ergeben keine für Hodentumor spezifischen Veränderungen und entsprechen in fortgeschrittenen Stadien (Kachexie) den Befunden, wie sie ganz allgemein bei der bösartigen Geschwulstkrankheit erhoben werden (u. a. Anämie; BSG-Beschleunigung).

**Prognose.** Das Schicksal eines Patienten mit Hodenneoplasma bestimmt sich entscheidend danach, ob bei Behandlungsbeginn die metastatische Streuung bereits erfolgt ist oder nicht. Haben sich im Zeitpunkt der Entfernung der bösartigen Keimdrüsengeschwulst extratesticuläre Herde noch nicht gebildet, so kann die Prognose *quoad vitam* naturgemäß als unbelastet gelten.

Mehr als die Hälfte der kindlichen Hodentumorträger weisen jedoch bei Einleitung der Therapie schon Absiedelungen auf. Die Tumorart, bei der trotz des Bestehens von Tochtergeschwülsten die Heilungschancen relativ gut sind, nämlich das Seminom, wird vor der Pubertät nur vereinzelt beobachtet. Im Kindesalter ist dementsprechend die Prognose insgesamt schlechter als bei erwachsenen Patienten und hängt statistisch letztlich vorwiegend von der histopathologischen Natur des Malignoms ab, d. h. von der jeweiligen Tendenz zur Metastasierung. — Wenn auch gelegentlich die totale Ektomie der Sekundärtumoren gelingt, so wirkt sich dies auf die Erfolgsziffern kaum aus.

Die Prognose ist infaust beim (seltenen) trophoblastischen Teratocarcinom bzw. bei chorionepithelio-

menden Angaben in der Literatur annähernd jeder zweite Kranke geheilt — eine Quote, die gegenwärtig für das Kollektiv der kindlichen Patienten allein offenbar nicht zu erreichen ist.

**Therapie.** a) Ausnahmslos alle primären (gut- wie bösartigen) Hodengeschwülste und sämtliche in irgendeiner Weise auffälligen Testikel, für die das Vorliegen eines tumorösen Geschehens nicht absolut sicher ausgeschlossen werden kann, sind der *Orchidektomie* zuzuführen. Lediglich bei Beteiligung der Keimdrüse an einer Systemerkrankung (Leukose) kann der therapeutische Effekt auf die testiculäre Metastase abgewartet werden.

Das operative Verfahren richtet sich technisch nach dem Erfordernis, die Streuung des Neoplasmas über Blut- oder Lymphbahn sowie die lokale tumoröse Implantation während bzw. infolge des Eingriffes zu verhindern. Die Exstirpation der Keimdrüse wird deshalb als inguinale hohe Orchidektomie in Blutleere vorgenommen (s. Diagnostik — Probefreilegung, S. 656).

b) Problematisch und umstritten ist das weitere therapeutische Vorgehen in Hinsicht auf die Tumormetastasen. Sind Tochtergeschwülste im Bereich der regionären Lymphdrüsen nachgewiesen, aber nicht so ausgedehnt, daß ihre wenigstens subtotale Ausräumung dem zuständigen Operateur unmöglich erscheint, wird die *bilaterale retroperitoneale Adenektomie* [meist auf transperitonealem, seltener auf extraperitonealem (HINMAN; KIMBROUGH und COOK; NAGAMATSU et al.) oder transthorakalem Wege (COOPER et al.)] ausgeführt, eventuell unter Wegnahme einer Niere.

Der Vorschlag Leadbetters sowie Stehlins u. a.
Untersucher, in allen Fällen von malignem oder nicht
sicher benignem Hodentumor (außer Seminom und
Chorionepitheliom) die radikale transperitoneale des-
cendierende Lymphadenektomie von einem Mittel-
schnitt aus vorzunehmen (Böttger und Beach),
sofern die Sekundärtumoren nicht über den Nieren-
hilus hinaufreichen oder Fernmetastasen vorliegen,
hat noch keine allgemeine Anerkennung gefunden
(Lewis; Ekman et al.).

Handelt es sich um ein Seminom, verläßt man
sich auf die hohe Strahlensensibilität dieser speziellen,
im Kindesalter allerdings seltenen Geschwulstart und
verzichtet im allgemeinen auf die Adenektomie (nicht
so z.B. Patton und Mallis); sie unterbleibt besser
auch beim trophoblastischen Teratocarcinom (Chorionepitheliom), da hier durch keine therapeutische
Maßnahme die Prognose positiv beeinflußt werden
kann.

c) An einigen wenigen Patienten ist mit Erfolg
die *Lobektomie* bei isolierten Lungenmetastasen prak-
tiziert worden (Smith).

d) Die Indikation zur postoperativen *Strahlenbehandlung* ist in allen Fällen von Hodentumor gegeben, in denen die Gutartigkeit des
testiculären Prozesses nicht hat zweifelsfrei bewiesen werden können (nur beim trophoblastischen Teratocarcinom erübrigt sich die radiologische wie jede andere Therapie; bis heute ist
noch keine Heilung eines Kranken mit Chorionepitheliom mitgeteilt worden). Hierbei werden
stets die paraaortalen und iliacalen Lymph-
regionen, von einigen Autoren prophylaktisch
auch die mediastinalen und die (linken) supraclaviculären Lymphbahnen und -knoten, gezielt andere metastatische Herde (sonstige
Lymphknoten; Lunge, Leber, knöchernes Skelet usw.) angegangen.

Die Strahlenempfindlichkeit differiert je
nach Geschwulstart erheblich. Besonders gut
reagiert das Seminom, das allerdings beim Kind
nur vereinzelt vorkommt. Teratocarcinome erfordern extrem hohe Dosen, deren Bemessung

der Pädiater dem beteiligten Strahlentherapeuten überlassen muß.

Die Hochvoltbestrahlung mit ihrer geringeren
Belastung scheint deutliche Vorteile zu bieten (Höst
und Stokke; Smithers und Wallace; Schober). —
Selbstverständlich muß für die Abschirmung des
gesunden Hodens Sorge getragen und eine schwere
Schädigung der Niere und der epiphysären Strukturen der Wirbelsäule soweit möglich eingeschränkt
werden.

e) Von einem abschließenden Urteil über den
Wert und die optimale Anwendungsweise der
*Chemotherapie* ist man noch weit entfernt. Es
herrscht weitgehende Übereinstimmung, daß
die seit längerem übliche kombinierte Behandlung bösartiger Hodentumoren mit Operation
und Bestrahlung um die medikamentöse Therapie erweitert werden (und dabei in Anbetracht
der verhältnismäßig geringen Nebenwirkungen
und Komplikationsgefahren das Chorionepitheliom nicht unbedingt ausgeschlossen sein)
sollte. Sichere Heilungen metastasierender testiculärer Neoplasmen sind zwar nur beim Seminom erzielt worden — ein palliativer Effekt
bzw. eine Verlängerung der Überlebenszeit
rechtfertigt jedoch die Anwendung cytostatischer Mittel, zumal die Wirksamkeit einer
gleichzeitigen oder nachfolgenden Radiotherapie nicht beeinträchtigt wird.

Sehr verbreitet ist die „triple-drug"-(Intervall-)
Behandlung mit einem alkylierenden Agens (z.B.
Endoxan), einem Antimetaboliten (z.B. Methotrexat)
und Actinomycin D. Die letztgenannte Substanz
scheint den wesentlichsten Beitrag zur Tumorregres-
sion zu leisten; nach Mackenzie sind die Ergebnisse
bei alleinigem Einsatz von Actinomycin D besser als
bei Kombination mit anderen Cytostatica (ausgenommen das Seminom, das ausgezeichnet auf Alkylantien
anspricht).

Die Behandlungsversuche mit Sexualhormonen
(Oestrogene; Androgene) sind nach enttäuschenden
Resultaten aufgegeben worden.

## Geschwülste des Nebenhodens

Die bekanntgewordenen etwa 150 primären
Tumoren des Nebenhodens (Longo et al.;
Gray et al.; Waller) waren zu $^3/_4$ gutartig
(Mesotheliome, Adenomyome, Leiomyome,
Fibroangiome, Lymphangiome, Hämangiome).
Im Kindesalter werden am ehesten noch *Meso-
theliome* (Adenomatoidtumoren) gesehen (Sun-
darasivarao; Burros und Maycock; Went-
zell; Glenn), die auch im adulten Krankengut
überwiegen.

Die niemals malignen, im allgemeinen sehr kleinen,
langsam wachsenden adenomatoiden Nebenhoden-

geschwülste weisen ein fibromuskuläres, lymphocytär
infiltriertes Stroma auf und sind feingeweblich entweder netzförmig-pseudoglandulär oder solide gebaut.

Auch die *Teratome* des Nebenhodens (Crabtree; Eaton und Ferguson) sind meist gutartig; sie werden im allgemeinen vor dem
2. Lebensjahr gefunden und zeigen histopathologisch eine auffallende Dominanz embryonal-
retinaler Elemente (Clarke und Parsons).

Nebenhodencarcinome treten in allen Lebensaltern
extrem selten auf (Longo et al.) und haben eine
äußerst schlechte Prognose. Die Metastasierung folgt
den für das testiculäre Malignom geschilderten Lymph-

wegen (s.o.), außerdem muß mit einer Absiedelung über das venöse System gerechnet werden.

Die differentialdiagnostische Abgrenzung der Nebenhodentumoren gegen chronisch entzündliche Veränderungen, Hernien und Cysten bereitet oft große Schwierigkeiten, wie auch Geschwülste der Epididymis, des Samenstrangs und der Hodenhüllen nicht immer sicher auseinandergehalten werden können (THELEN).

Cysten der genannten Region sind meist peritonealen Ursprungs, d.h. auf unvollständige Verödung des Processus vaginalis zurückzuführen; außerdem kommen Spermatocelen (s.o.), Lymphcysten, Dermoidcysten, Reste von fetalen Gängen und Cysten nach Blutung vor. — Die Ausbildung einer symptomatischen Hydrocele ist nicht ungewöhnlich, oft sogar die einzige klinisch nachweisbare Veränderung.

Knotige Wucherungen von nebennierenrindenartigem Gewebe begleiten häufig ein adrenogenitales Syndrom.

Die für den bösartigen Hodentumor aufgestellten therapeutischen Regeln gelten in vollem Umfang für die maligne Nebenhodengeschwulst (Orchidektomie, Lymphadenektomie, Strahlenbehandlung, cytostatische Medikation); bei gesicherter Benignität genügt die Epididymektomie.

## Geschwülste des Samenstrangs

Über Samenstrangtumoren liegen etwa 300 Mitteilungen vor (DREYFUSS und GOODSITT). Im Kindesalter hat HIRSCH ein Rhabdomyosarkom, THOMPSON ein Hämangiom und GUEKDJIAN ein kavernöses Lymphangiom des Samenstrangs beobachtet. Die überwiegend bindegewebigen Neubildungen sind fast durchweg gutartig.

Bei Malignität setzt früh örtliche Invasion ein. Die Tochtergeschwülste entstehen in den iliacalen und paraaortalen Lymphdrüsen, hämatogen in Leber und Lunge.

Die lokal schmerzhaften, nach Infiltration ihrer Umgebung eventuell sehr ausgedehnten Tumoren sind differentialdiagnostisch vor allem von Hernien, Samenstranghydrocelen und Spermatocelen zu unterscheiden.

Benigne Samenstrangtumoren werden exstirpiert; die Sarkome verlangen ein radikales chirurgisches Vorgehen mit entsprechender radiologischer und cytostatischer Nachbehandlung wie bei den malignen testiculären Neoplasmen (allerdings sind die Fälle im Zeitpunkt der Abklärung größtenteils inoperabel).

## Geschwülste der Hodenhüllen

Es lassen sich Neubildungen der Tunica vaginalis von solchen der Tunica albuginea unterscheiden (THOMPSON; THELEN). Als gutartige (echte) Geschwülste der 1. (quantitativ bedeutenderen) Gruppe sind überwiegend Fibrome, auch Mesotheliome (BLACK et al.), ferner Adenome, Endotheliome, Lymphangiome und Lipome beschrieben worden.

Nicht selten treten die (meist sehr kleinen) benignen Tumoren multipel auf und sind gestielt bzw. warzenartig. Möglicherweise ist für einen Teil ursächlich eine chronisch-proliferative Periorchitis anzunehmen.

Die Prognose der Malignome, die von den Hodenhüllen ausgehen, ist auch bei radikaler operativer und konsequenter radiologischer und cytostatischer Therapie dubiös.

## Geschwülste des Hodensacks

Vereinzelt kommen als gutartige Neubildungen Fibrome, Lipome und Neurofibrome vor. Hämangiome, postnatal kaum sichtbar, wachsen oft zu Gebilden heran, die einen größeren Teil des Perineums einnehmen, um — nach Superinfektion oder ohne eine solche — noch vor Eintritt in das Schulalter der spontanen Rückbildung anheimzufallen.

Embryonale Neoplasmen, die späterhin manchmal maligne entarten, entstehen gelegentlich in der Raphe scrotalis (MICHAEL).

ZSCHAU hat eine angeborene Elephantiasis (ohne Lymphangiomatose) beschrieben.

Im Kindesalter gelangen Carcinome des Hodensacks noch seltener zur Beobachtung als scrotale Sarkome (Liposarkome; WALLER). Der „klassische" Schornsteinfegerkrebs und ähnliche „chemisch" induzierte Malignome sind auch im Erwachsenenalter sehr selten geworden.

Differentialdiagnostisch kommen u.a. Retentionscysten von Talgdrüsen in Frage.

Inguinale Lymphknotenmetastasen werden mit der malignen Primärgeschwulst excidiert und der Nachbestrahlung unterzogen (TOURENC und DONCHE-GAY).

## Geschwülste des Penis

Penistumoren sind fast ausschließlich epithelialer Herkunft und entsprechen im wesentlichen den cutanen Neoplasmen anderweitiger Lokalisation.

Dies gilt auch bezüglich der sog. Präcancerosen (Leukoplakie, „Bowen's disease"), wobei allerdings die Queyratsche Erythroplasie als spezifisch pineale Alteration angesehen wird. Das eigentliche (epidermoide) Peniscarcinom sitzt fast ausschließlich im Bereich der Glans und des Präputiums; der Penisschaft ist im allgemeinen erst im weiteren Verlauf sekundär beteiligt. Die Proliferation bietet entweder einen papillären oder (häufiger) einen ulcerierenden Aspekt und ist nur bei Superinfektion schmerzhaft. — Die Penissarkome gehören meist zu den Melanomen. — Endotheliome zeichnen sich durch besondere Bösartigkeit aus (Mecenas u. Woodruff).

Die lymphographisch zu verifizierenden Metastasen liegen subinguinal, inguinal und iliacal.

Ätiologisch spielen örtliche chronische Entzündungszustände (Balanitiden) und die ständige Einwirkung cancerogener Substanzen vor allem bei Phimose bzw. ungenügender Sexualhygiene die entscheidende Rolle. In Indien z. B. machen bei den Hindus die Peniscarcinome 25,6% aller Malignome der männlichen Bevölkerung aus, während dieser Prozentsatz bei den zumeist im 10. Lebensjahr circumcidierten Moslems derselben Landschaft nur 2,9 beträgt (Thelen). Bis heute ist erst ein einziger (66jähriger) Patient mit Peniscarcinom unter den — in der Neugeborenenperiode beschnittenen — Juden festgestellt worden (Dean).

Kini hat ein papilläres Adenocarcinom der Glans penis bei einem 2jährigen indischen Knaben diagnostiziert, Joelson über 3 vor dem 3. Lebensjahr manifestierte, früh metastasierende und auf den Schwellkörper übergreifende Penissarkome berichtet.

Als gutartige Penisgeschwülste werden Lipome, Fibrome, in Gestalt weicher, umschriebener Schwellungen gelegentlich Lymphangiome, außerdem Hämangiome auch in jüngeren Lebensaltern gefunden.

Letztere sind meist klein, manchmal multipel und erfordern lediglich im Falle rezidivierender Blutungen ein therapeutisches Eingreifen (Kauterisierung); sie bilden sich fast immer spontan zurück. Matthews hat ein kindliches Riesenhämangiom beschrieben, wobei die Penisspitze die Füße des Patienten erreichte.

Differentialdiagnostisch sind Condylomata acuminata, ferner die (schmerzhaften schnellwachsenden) Chancroide, Atherome und (präputiale, z. T. posttraumatische) Epithelcysten auszuschließen. Sarkome des Schwellkörpers können leicht mit Induratio penis plastica verwechselt werden.

Die chirurgische Behandlung, d. h. die mehr oder weniger ausgiebige Penisamputation, ist die Methode der Wahl. Ob regionäre Lymphdrüsenvergrößerungen tumoröser oder (infolge Superinfektion der Primärgeschwulst) entzündlicher Natur sind, läßt sich oft nur bioptisch klären.

## Geschwülste der Prostata

Während in der Urologie des Erwachsenenalters die Vorsteherdrüse dasjenige Organ ist, welches weitaus am häufigsten (gut- oder bösartiges) Tumorwachstum zeigt, sind bei Kindern insgesamt nur etwa 300 Geschwülste der Prostata mitgeteilt worden. In der Hälfte dieser Fälle waren die Patienten jünger als 10 Jahre (Gainsford). Beträgt das quantitative Verhältnis von Prostatasarkom zu -carcinom beim Manne etwa 1:1000, so überwiegen beim Knaben die Sarkome (etwa 5:1; Dagradi et al.) (die sog. Prostatahypertrophie — richtiger: Hyperplasie der paraurethralen Drüsen ist keine pädiatrische Erkrankung).

Vorwiegend handelt es sich um Rhabdomyosarkome und Fibrosarkome, die rasch und infiltrierend wuchern und frühzeitig lymphogen (inguinal, retroperitoneal) sowie hämatogen (Lunge, Leber, knöchernes Skelet) metastasieren.

Die klinische Symptomatik besteht in Dysurie, Harn- und Stuhlverhaltung, Meteorismus. Bei der rectalen Untersuchung tastet man vor(!) dem Darm (also anders als bei Neuroblastom und Teratom der Kreuzbeinhöhle) eine elastische, eventuell „fluktuierende" Masse. — Das Cysturethrogramm läßt eine Distorsion und Kompression der Harnröhre sowie eine Dislozierung der Harnblase nach ventral (-cranial) erkennen (die endoskopische Exploration ist meist nicht durchführbar). Ein rectaler Kontrasteinlauf gestattet, die Position der Geschwulst zum Dickdarm festzulegen.

Die Differentialdiagnose hat im Kindesalter praktisch nur den Prostataabsceß zu berücksichtigen, der mit schweren Allgemeinerscheinungen, hohem Fieber und sonstigen entzündlichen Reaktionen einhergeht (Williams und Martins).

Nur in Frühstadien kann man sich auf die Prostatektomie beschränken; meist muß die radikale Cystoprostatektomie (mit Ureterosigmoidostomie) oder die anteriore Exenteratio pelvis (nach Spaltung der Symphysis pubis) vorgenommen werden (WILLIAMS; DAGRADI et al.). Die Radiotherapie hat sich als eher die Progredienz des malignen Prozesses beschleunigend herausgestellt (WILLIAMS; DAGRADI et al.). Eine cytostatische Behandlung vermag die äußerst schlechte, nahezu infauste Prognose nicht günstiger zu gestalten.

## Literatur

ABELL, M. R., HOLTZ, F.: Testicular neoplasms in infants and children. I. Tumors of germ cell origin. Cancer (Philad.) 16, 965 (1963).

ABRAMJAN, A.: Tumeurs du testicule. XIII. Congrès de la Societé internationale d'Urologie, London 1964. Reports Vol. I, p. 69. Edinburgh and London: E. S. Livingstone 1964.

ALBERTINI, A. v.: Histologische Geschwulstdiagnostik. Stuttgart: Thieme 1955.

ALLEN, B., SKAIST, L.: Testicular tumors in infants and children: a case report. J. Urol. (Baltimore) 86, 795 (1961).

ANDERSON, R. E., HUSTON, C.: Tumors of the testicle in childhood. Amer. J. Surg. 95, 445 (1958).

ASKANAZY, M.: Die Teratome nach ihrem Bau, ihrem Verlauf, ihrer Genese und im Vergleich zum experimentellen Teratoid. Verh. dtsch. path. Ges. 11, 39 (1907).

AZZOPARDI, J. G., HOFFBRAND, A. V.: Retrogression in testicular seminoma with viable metastases. J. clin. Path. 18, 135 (1965).

— MOSTOFI, F. K., THEISS, E. A.: Lesions of testes observed in certain patients with widespread choriocarcinoma and related tumors. Amer. J. Path. 38, 207 (1961).

BABELOTZKI, H.: Über maligne Hodentumoren. Diss. Heidelberg 1961.

BALOGH, F., GOSFAY, S., MIHALECZ, K.: Über die Bedeutung der Lymphographie in der Diagnostik der Lymphknotenmetastasen urogenitaler Geschwülste. II. Lymphographische Untersuchungen bei genitalen Tumoren. Acta chir. Acad. Sci. hung. 6 (3), 315 (1965).

BAUER, K. H.: Das Krebsproblem. Berlin-Göttingen-Heidelberg: Springer 1963.

BEACH, P. D., BÖTTGER, P.: Diagnose und Behandlung der Hodentumoren. Urologe 1, 109 (1962).

BERTHRONG, M., GOODWIN, W. E., SCOTT, W. W.: Estrogen production by the testis. J. clin. Endocr. 9, 579 (1949).

BICHLER, K. H.: Gutartige Hodentumoren des Kindes. Arch. Kinderheilk. 173, 135 (1965).

BLACK, W. C., BENITEZ, R. E., BÜSING, O. R., HOJNOSKI, W.: Bizarre adenomatoid tumor of testicular tunics. Cancer (Philad.) 17, 1472 (1964).

BLUNDEN, K. E., RUSSI, S., BUNTS, R. C.: Interstitial cell hyperplasia or adenoma. J. Urol. (Baltimore) 70, 759 (1953).

BODIAN, M., WHITE, L. L. R.: Testicular tumours. Brit. Emp. Cancer Campgn Report 172 (1953).

BOEMINGHAUS, H.: Urologie. Operative Therapie, Klinik, Indikation. München: Werk-Verlag Dr. E. Banaschewski 1960.

BÖTTGER, P., BEACH, P. D.: Zur Operationstechnik des Hodenkarzinoms mit radikaler retroperitonealer bilateraler Lymphadenektomie. Urologe 1, 150 (1962).

BORMEL, P., MAYS, H. B.: Testicular tumors in infancy and childhood: report of two cases. J. Urol. (Baltimore) 86, 119 (1961).

BURROS, H. M., MAYCOCK, P. P.: Adenomatoid tumors of the epididymis: report of a case in a newborn. J. Urol. (Baltimore) 63, 712 (1950).

BUSCH, F. M., SAYEGH, E. S., CHENAULT, O. W.: Some uses of lymphangiography in the management of testicular tumors. J. Urol. (Baltimore) 93, 490 (1965).

CAMPBELL, M. F.: In: Cancer and allied diseases of infancy and childhood. Boston: Little, Brown & Co. 1960.

— Urology. Philadelphia: Saunders 1963.

— DEAN, A. L.: Cancers of genitourinary organs in children. J. Pediat. 15, 340 (1939).

CARROL, W. A.: Malignancy in cryptorchidism. J. Urol. (Baltimore) 61, 396 (1949).

CHAMPLIN, H. W.: Testicular tumors in identical twins. J. Amer. med. Ass. 95, 96 (1930).

CHARNY, C. W., WOLGIN, W.: Management of cryptorchism. Surg. Gynec. Obstet. 102, 177 (1956).

CHEVASSU, M.: Tumeurs du testicule. Paris: G. Steinheil 1906.

CHIAPPA, S., GALLI, G., BARBAINI, S., RAVASI, G., BAGLIANI, G.: La lymphographie peropérative dans les tumeurs du testicule. J. Radiol. Électrol. 44, 613 (1963).

CHRISTESON, W. W., NETTLESHIP, L.: Interstitial cell growth of the testis: evidence for origin of this cell from seminiferous epithelial cells. J. Urol. (Baltimore) 67, 350 (1952).

CLARKE, B. F., PARSONS, H.: An embryological tumor of retinal anlage involving the skull. Cancer (Philad.) 4, 78 (1951).

COLLINS, D. H., PUGH, R. C. B.: The pathology of testicular tumor: classification and frequency of testicular tumors. Brit. J. Urol. 36, Suppl. to No. 2, 1 (1964).

— SYMINGTON, T.: The pathology of testicular tumor. Brit. J. Urol. 36, Suppl. to No. 2, 52 (1964).

COOK, F. E., LAWRENCE, D. D., SMITH, J. R., GRITTI, E. J.: Testicular carcinoma and lymphangiography. Radiology 80, 175 (1963).

COOPER, J. F., LEADBETTER, W. F., CHUTE, R.: Thoracoabdominal approach for retroperitoneal gland dissection: its application to testis tumors. Surg. Gynec. Obstet. 90, 486 (1950).

668           E. STRAUB:

CRABTREE, E. G.: Malignancy of the epididymis. With report of a case of teratoma of the epididymis. J. Urol. (Baltimore) **50**, 733 (1943).

CROOK, J. C.: Morphogenesis of testicular tumours. J. clin. Path. **21**, 71 (1968).

CULP, D. A., FRAZIER, R. G., BUTLER, J. J.: Sertoli cell tumour in an infant. J. Urol. (Baltimore) **76**, 162 (1956).

CULP, O. S.: Adrenal heteropia: a survey of the literature and report of a case. J. Urol. (Baltimore) **41**, 303 (1939).

CUNNINGHAM, J. H.: New growth developing in undescended testicles. J. Urol. (Baltimore) **5**, 471 (1921).

DAGRADI, A., PIZZECCO, E., DAGRADI, V.: Leiosarkom der Prostata. Z. Kinderchir., Suppl. **6**, 253 (1969).

DALGAARD, J. B., HESSELBERG, F.: Interstitial cell tumours of the testis; two cases and survey. Acta path. microbiol. scand. **41**, 219 (1957).

DARGEON, H. W.: Tumors of childhood. New York: Hoeber 1960.

DAVIS, A. E.: Rhabdomyosarcoma of the testicle. J. Urol. (Baltimore) **87**, 148 (1962).

DEAN, A. L.: Cancer of the genito-urinary organs in children. In: Cancer in childhood. St. Louis: C. V. Mosby Co. 1940.

— DEAN, A. L., JR.: In: Urology, ed. by M. F. CAMPBELL. Philadelphia: Saunders 1963.

DEVENS, K., SEIDEL, P.: Hodentumoren im Kindesalter. Z. Kinderchir., Suppl. **6**, 315 (1969).

DHOM, G., WEGNER, TH.: Das Chorionepitheliom des Mannes. Mitt. Dienst G. B. K. Nordrh.-Westf. **4**, 168 (1966).

DIXON, F. J., MOORE, R. A.: Tumors of the male sex organs. A.F.I.P. Atlas of tumor pathology, Vol. VIII, 31 B and 32. Washington, D.C. 1952.

— — Testicular tumors: clinicopathologic study. Cancer (Philad.) **6**, 427 (1953).

DOEPFMER, R., NIENABER, W.: Die einseitige Hodendystopie (Kryptorchismus). Münch. med. Wschr. **106**, 2096 (1964).

DOMRICH, H.: Über Leistenhodencarcinom bei Zwillingen. Langenbecks Arch. klin. Chir. **197**, 848 (1940).

DOYLE, G. B.: Embryonal carcinoma of the testis in an infant. Brit. J. Urol. **27**, 287 (1955).

DREYFUSS, W., GOODSITT, E.: Tumors of the spermatic cord. J. Urol. (Baltimore) **84**, 658 (1960).

EATON, W. L., FERGUSON, J. P.: A retinoblastic teratoma of the epidymis. Cancer (Philad.) **9**, 718 (1956).

ECKERT, H., SMITH, J. P.: Malignant lymphoma of the testes. Brit. med. J. **1963 II**, 891.

EHLERS, P. N., OTT, G., SOEDER, E.: Hodentumoren (1943—1949). Langenbecks Arch. klin. Chir. **294**, 511 (1960).

EISENHUT, L., HOHENFELLNER, R.: Die Spätergebnisse der Kryptorchismusbehandlung und die resultierenden Folgerungen für die prophylaktische Medizin. Ann. paediat. (Basel) **203**, 157 (1964).

EKMAN, H., GIERTZ, G., JÖNSSON, G., NOTTER, G.: Tumours of the testicle: A report from Sweden on combined surgico-radiotherapeutic treatment. XIII. Congrès de la Societé internationale d'Urologie, London 1964. Reports vol. I, p. 26.

ENNUYER, A., GRICOUROFF, G., THIVET, M.: Les sarcoma lymphoreticulaires primaires et secondaires du testicule. Bull. Ass. franç. Cancer **47**, 355 (1960).

ERICSSON, N. O., IVEMARK, B., QVIST, O.: Testicular and paratesticular tumours in infants and children. Z. Kinderchir., Suppl. **6**, 308 (1969).

EVANS, R. W.: Developmental stages of embryo-like bodies in teratoma testis. J. clin. Path. **10**, 31 (1957).

FALKENBURG, L. W., KAY, M. N.: Fibrosarcoma of the epididymis in early childhood. Amer. J. Dis. Child. **87**, 486 (1954).

FASSBENDER, C. W., GUTTMANN, K. E.: Bösartige Hodengeschwülste. Klinik und Ergebnisse von Orchidektomie und Strahlentherapie. Zbl. Chir. **92**, 478 (1967).

FERGUSON, J. D.: Tumours of the testis. Brit. J. Urol. **34**, 407 (1962).

FIELD, T. E.: Testicular tumours in Army patients. M.D. thesis. Queen's Univ., Belfast 1963.

FRANK, G. L., KOTEN, J. W.: Melanotic hamartoma (retinal anlage tumour) of the epidydimis. J. Path. Bact. **93**, 549 (1967).

FRANZ, G.: Angeborenes Hodensarkom. Zbl. Gynäk. **82**, 275 (1960).

FRIEDMAN, N. B.: Choriocarcinoma of the testis and extragenital choriocarcinoma in man. Ann. N.Y. Acad. Sci. **80**, 161 (1959).

— MOORE, R. A.: Tumors of the testis: Report on 922 cases. Milit. Surg. **99**, 73 (1946).

GAINSFORD, W.: Malignant disease in infancy and childhood. Arch. Dis. Childh. **24**, 1 (1949).

GILBERT, G. G., HAMILTON, J. B.: Studies in malignant testis tumors. Surg. Gynec. Obstet. **71**, 731 (1940).

GLASER, S., WALLIS, H. R. E.: Torsion or spontaneous haemorrhagic infarction of testicle in newborn infant. Brit. med. J. **1954 II**, 88.

GLENN, J. F.: Adenomatoid tumors of the epididymis. Sth. med. J. **52**, 60 (1959).

GORDON-TAYLOR, G., WYNDHAM, N. R.: On malignant tumours of the testicle. Brit. J. Surg. **35**, 6 (1947).

GRAY, C. P., BIORN, C. L., DRINKER, H. R.: Tumors of the epididymis. J. Urol. (Baltimore) **86**, 620 (1961).

GREMMEL, H., SCHULTE-BRINKMANN, W.: Maligne Hodentumoren. Radiologe **4**, 209 (1964).

GUEKDJIAN, S. A.: Lymphangioma of the groin and scrotum. J. int. Coll. Surg. **24**, 159 (1955).

HAMBURGER, CHR.: On the nature of gonadotrophin in cases of malignant tumors of the testis. Acta path. microbiol. scand. **18**, 457 (1941).

HANSTEAD, B., JOHN, H. T.: Idiopathic scrotaloedema of children. Brit. J. Urol. **36**, 110 (1964).

HAUSFELD, K. F., SCHRANDT, D.: Malignancy of testis following atropyh. J. Urol. (Baltimore) **94**, 69 (1965).

HECKER, W. CH., HIENZ, H., DAUM, R., HOLLMANN, G.: Zum Kryptorchismusproblem. Dtsch. med. Wschr. **92**, 786 (1967).

HEDINGER, C.: Beidseitige Hodentumoren und kongenitales adrenogenitales Syndrom (Leydig-Zellen oder Nebennierenrindengewebe?). Schweiz. Z. allg. Path. **17**, 743 (1954).

HELLER, C. G., NELSON, W. O.: The testes-pituitary relationship in men. Recent Progr. Hormone Res. **3**, 329 (1948).

HENI, F.: Physiologie und Pathologie. In: Handbuch der Urologie. Berlin-Heidelberg-New York: Springer 1965.

HINMAN, F.: The principles and practice of urology. Philadelphia-London: W. B. Saunders 1935.

HIRSCH, E. F.: Rhabdo-myosarcoma of the spermatic cord (funiculus spermaticus). Amer. J. Cancer **20**, 398 (1934).

HOBSON, B. M.: The excretion of chorionic gonadotropin by men with testicular tumors. Acta endocr. (Kbh.) **49**, 337 (1965).

HÖST, H., STOKKE, T.: The treatment of malignant testicular tumors at the Norwegian Radium Hospital. Cancer (Philad.) **12**, 323 (1959).

HOFFMANN, J.: Female endocrinology. Philadelphia-London: W. B. Saunders 1945.

HOHENFELLNER, R., LUDVIK, W.: Die Lymphographie in der urologischen Diagnostik. Urologe **3**, 87 (1964).

HOUSER, R., IZANT, R. J., PERSKY, L.: Testicular tumors in children. Amer. J. Surg. **110**, 876 (1965).

HOWARD, R. P., SNIFFEN, R. C., SIMMONS, F. A., ALBRIGHT, F.: Testicular deficiency: a clinical and pathological study. J. Endocr. **10**, 121 (1950).

HUGGINS, C. B., ENTZ, F. H.: Absorption from normal tunica vaginalis testis, hydrocele and spermatocele. J. Urol. (Baltimore) **25**, 447 (1931).

JAMIESON, J. K., DOBSON, J. F.: The lymphatics of the testicle. Lancet **1910 I**, 493.

JOELSON, J. J.: Primary sarcoma of the penis. Surg. Gynec. Obstet. **38**, 150 (1924).

JOHNSTON, J. H.: Localized infarction of the testis. Brit. J. Urol. **32**, 97 (1960).

JULIEN, R.: Etude des tumeurs de testicule chez l'enfant. Thèse, Paris 1925.

KALLENBACH, G., DIETERICH, F.: Zur Ätiologie der Hodengeschwülste. Dtsch. Gesundh.-Wes. **34**, 1597 (1967).

KIMBROUGH, J. C., COOK, F. E.: Epidermoid cysts of the testicle. J. Amer. med. Ass. **151**, 275 (1953).

KINI, M. G.: Cancer of the penis in a child of 2 years. Indian med. Gaz. **79**, 66 (1944).

KLEINSMITH, L. I., PIERCE, G. B.: Multipotentiality of single embryonal carcinoma cells. Cancer Res. **24**, 1445 (1964).

KOEHLER, P. R., FABRIKANT, J. I., DICKSON, R. J.: Observations on the behaviour of testicular tumors with comments on racial incidence. J. Urol. (Baltimore) **87**, 577 (1962).

KOHLER, F. P.: An inquiry into the etiology of acute epididymitis. J. Urol. (Baltimore) **87**, 918 (1962).

KOLLER, TH.: Eine seltene Beobachtung von Pseudohermaphroditismus masculinus. Schweiz. med. Wschr. **73**, 191 (1943).

KRÜCKMANN, I.: Intersexualität bei beidseitigen tubulären Hodenadenomen. Virchows Arch. path. Anat. **298**, 619 (1937).

LABHART, A.: Klinik der inneren Sekretion. Berlin-Göttingen-Heidelberg: Springer 2. Aufl. 1971.

LANGHAMMER, H.: Die Lymphographie bei malignen Hodentumoren. Fortschr. Röntgenstr. **110**, 191 (1969).

LEADBETTER, W. F.: Treatment of testis tumors based on their pathological behaviour. Amer. med. Ass. J. **151**, 275 (1953).

LELONG, M., PETIT, P.: Les cryptorchidies (étude de 145 cas). Sem. Hôp. (Ann. Pédiat.) **42**, 249 (1966).

LEWIS, L.: Testis tumours. Advanc. Surg. **2**, 419 (1949).

— STOCKARD, C. G.: Feminizing testis tumors. J. Urol. (Baltimore) **64**, 518 (1950).

LONGO, O., FERRARIS, F., TORRESAN, O.: Contribution à l'étude des sarcoma lympho-reticulaires primaires et secondaires. Bull. Ass. franç. Cancer **49**, 94 (1962).

LOWRY, E. C., SOANES, W. A., FORBES, K. A.: Carcinoma of the bladder in children: case report. J. Urol. (Baltimore) **73**, 307 (1955).

LYNCH, K. M., SCOTT, W. W.: The lipid content of the Leydig cell and Sertoli cell in the human testis as related to age, benign prostatic hyperplasia, and prostatic cancer. J. Urol. (Baltimore) **64**, 767 (1950).

MACK, W. S.: The classification of male hypogonadism. Proc. roy. Soc. Med. **46**, 46 (1953).

MAGNER, D., CAMPBELL, J. S., WIGGLESWORTH, F. W.: Testicular adenocarcinoma with clear cells, occurring in infancy: a distinctive tumour. Canad. med. Ass. J. **86**, 485 (1962).

MALAMENT, M., JOHNSTON, W. W.: Spontaneous regression of pulmonary metastases arising from a testicular tumor. J. Urol. (Baltimore) **73**, 117 (1955).

MARCHAND-BONNET: Zit. in BICHLER, K. H.

MARIN-PADILLA, M.: Histopathology of the embryonal carcinoma of the testes. Arch. Path. **85**, 614 (1968).

MARLEY, A.: Simultaneous use of lymphorgaphy and cavography in exploration of tumors of the pelvic region. Ann. Radiol. **8**, 785 (1965).

MASCH, F.: Klinik, Behandlung und Prognose maligner Hodentumoren und ihrer Rezidive. Strahlentherapie. **113**, 217 (1960)

MASON-BROWN, J. J.: Surgery of childhood. Tumours of the testis. London: Edward Arnold Publ. Ltd. 1962.

MASSON, P.: Tumeurs humaines. Paris: Librairie Maloine 1956.

MATTHEWS, D. N.: Recent advances in paediatric surgery. London: Churchill 1963.

MAYERS, M. M.: Interstitial cell tumors of the testicle. A report of three cases. J. Urol. (Baltimore) **68**, 834 (1952).

MECENAS, H. J., WOODRUFF, M. W.: Hemangio-epithelioma of the male genitalia. J. Urol. (Baltimore) **87**, 560 (1962).

MEISSNER, F.: Kinderchirurgische Erkrankungen. Leipzig 1965.

MELICOW, M. M.: Classification of tumors of the testis. A clinical and pathological study based on 105 primary and 13 secondary cases in adults and 3 primary and 4 secondary cases in children. J. Urol. (Baltimore) **73**, 547 (1955).

— ROBINSON, J. N., IVERS, W., RAINSFORD, L. K.: Interstitial cell zumor of testis. Review of literature and report of case; discussion of gynecomastia and testosterone; incidence in animals and experimental production of interstitial cell tumors. J. Urol. (Baltimore) **62**, 672 (1949).

Melicow, M. M., Uson, A. C.: Dysgenetic gonadomas and other gonadal neoplasms in intersexes. Cancer (Philad.) **12**, 552 (1959).

Michael, P.: Tumors of infancy and childhood. Philadelphia-Montreal: J. B. Lippincott Co. 1964.

Michelson, L.: Studies of male fertility; bilateral lesions of the genital organs, simulating unilateral involvement. Fertil. and Steril. **3**, 316 (1952).

Michous, L.: Lyon méd. **132**, 1013 (1923).

Morris, J. M.: The syndrome of testicular feminization in male hermaphrodites. Amer. J. Obstet. Gynec. **65**, 1192 (1953).

Mostofi, F. K.: Infantile testicular tumors. Bull. N.Y. Acad. Med. **28**, 684 (1952).

Muntener, M., Töndury, G.: Zur Genese embryonaler Tumoren. Z. Kinderchir., Suppl. **6**, 11 (1969).

Myers, L. M.: Sex chromatin in teratomas. J. Path. Bact. **78**, 43 (1959).

Naef, J.: Hodentorsion im Kindesalter (60 Fälle). Helv. chir. Acta **28**, 632 (1961).

Nagamatsu, G. R.: A new extraperitoneal approach for bilateral retroperitoneal lymph node dissection in testis tumor. J. Urol. (Baltimore) **90**, 588 (1963).

Needham, J.: Biochemistry and morphogenesis. London: Cambridge Univ. Press 1942.

Newns, G. H.: Precocious sexual development due to an interstitial cell tumour of the testis. Brit. J. Surg. **39**, 379 (1952).

Nicholson, G. W.: Studies on tumour formation. London: Butterworth 1950.

Niwinska-Plocka, J.: Neoplasms of the testicle in new-born infants. Pol. Przegl. chir. **35**, 569 (1963).

Noordijk, J. A., Vervat, D.: Ungewöhnliche Tumoren des Urogenitalsystems. Z. Kinderchir., Suppl. **6**, 321 (1969).

Notter, G.: Die Behandlung maligner Testistumoren am Radiumhemmet, Stockholm. Bericht über 247 Patienten. Acta radiol. (Stockh.) **45**, 483 (1956).

Oberndorfer, S.: Die inneren männlichen Geschlechtsorgane. Handbuch der speziellen pathologischen Anatomie und Histologie, Bd. VI F. Berlin: Springer 1931.

Ormond, J. K., Best, J. W.: Prognosis of testicular tumors. J. Urol. (Baltimore) **60**, 272 (1948).

Ostrowski, S.: Über die Häufigkeit maligner Neubildungen im Retentionshoden. Zbl. Chir. **84**, 1327 (1959).

Patton, J. F., Mallis, N.: Tumors of the testis. J. Urol. (Baltimore) **81**, 457 (1959).

— Seitzman, D. N., Zone, R.: Diagnosis and treatment of testicular tumors. Amer. J. Surg. **99**, 525 (1960).

Paunier, J. P., Gandardjis, G.: Sarcoma lymphoreticulaire primaire du testicule. Radiol. clin. (Basel) **32**, 112 (1963).

Pelegrini, P., Margiotta, F., Ablerotanza, L., di Cagno, N.: Tentative di visualizzazione radiologica dei collettori linfatici del testicolo e delle linfoghanindole lomboaortiche. Gazz. int. Med. Chir. **63**, 1 (1963).

Peterson, W. F., Prevost, E. C., Edmunds, F. T., Hundley, J. M.: Morris, F. K. Epidermoid carcinoma arising in a benign cystic teratoma; a report of 15 cases. Amer. J. Obstet. Gynec. **71**, 173 (1956).

Peyron, A.: Faits nouveaux relatifs à l'origine et à histogénèse des embryones. Bull. Ass. franç. Cancer **28**, 658 (1939).

Pfarschner, W.: Maligne Hodentumoren im Säuglings- und Kindesalter. Zbl. Chir. **77**, 1093 (1952).

Phelan, J. T., Woolner, L. B., Hayles, A. B.: Testicular tumors in infants and children. Surg. Gynec. Obstet. **105**, 569 (1957).

Pick, L.: Über Neubildungen am Genitale bei Zwittern nebst Beiträgen zur Lehre von den Adenomen des Hodens und des Eierstockes. Arch. Gynäk. **76**, 191 (1905).

Pierce, G. B.: The pathogenesis of testicular tumors. J. Urol. (Baltimore) **88**, 573 (1962).

— Dixon, F. J.: Testicular teratomas. I. Demonstration of teratogenesis of multipotential cells. Cancer (Philad.) **12**, 573 (1959).

Pomer, F. A., Stiles, R. E., Graham, J. H.: Interstitial cell-tumour of the testis in children. Report of a case and review of the lietarture. New Engl. J. Med. **250**, 233 (1944).

Prym, P.: Spontanheilung eines bösartigen, wahrscheinlich chorionepitheliomatösen Gewächses im Hoden. Virchows Arch. path. Anat. **265**, 239 (1927).

Qvist, O.: Swelling of the scortum in infants and children and non-specific epididymitis. Aeta chir. scand. **110**, 417 (1956).

Raboch, J., Zahor, Z.: Ein Beitrag zum Studium der inkretorischen Hodenfunktion bei Kryptorchismus. Endokrinologie **33**, 160 (1956).

Rather, L. J., Gardiner, W. R., Frerichs, J. B.: Regression and maturation of primary testicular tumors with progressive growth of metastases; a report of six new cases and a review of the literature. Stanf. med. Bull. **12**, 12 (1954).

Ravich, R. A.: Hemorrhagic infarction of the testicle in the newborn. J. Urol. (Baltimore) **57**, 875 (1947).

Razek, P., Hardin, H. C.: Bilateral interstitial cell-tumor of the testis in children: report of a case observed for 14 years. J. Urol. (Baltimore) **74**, 628 (1955).

Reimers, C. R., Horne, R. C.: Interstitial cell tumor of the testis. Report of two cases. Amer. J. clin. Path. **19**, 1039 (1949).

Renner, W.: Untersuchungen an 68 nach Semikastration bestrahlten Seminompatienten mit und ohne Metastasen. Fortschr. Röntgenstr. **75**, 577 (1951).

Robinson, J. N., Engle, E. T.: Some observations on the cryptorchid testis. J. Urol. (Baltimore) **71**, 726 (1954).

Rössler, H.-J.: Ein Beitrag zum familiären Vorkommen von Lageanomalien der Hoden und maligner Entartung. Zbl. Chir. **85**, 2160 (1960).

Rosenthal, A. A.: Haemangioma of the testis in an infant. J. Urol. (Baltimore) **55**, 542 (1946).

Rouviere, H.: Anatomie des lymphatiques de l'homme. Paris: Masson & Cie. 1932.

Salm, R., Adlington, S. R.: Seminoma in identical twins. Brit. med. J. **1962** II, 964.

Sandblom, Ph.: Precocious sexual development produced by an interstitial cell tumor of the testis. Acta endocr. (Kbh.) **1**, 107 (1948).

SCHOBER, R.: Indikationen und Ergebnisse der Super-volt-Therapie in der Urologie. Urologe **2**, 177 (1963).

SCHULTE-BRINKMANN, W., HOHN, M.: Über Erfahrungen mit dem Zytostatikum „Endoxan". Strahlentherapie **121**, 625 (1963).

SCOTT, L. S.: Fertility in cryptorchidism. Proc. roy. Soc. Med. **55**, 1047 (1962).

SEITZMANN, D. M., HALABY, F. A.: Lymphangiography. An evaluation of its application. J. Urol. (Baltimore) **91**, 301 (1964).

SELYE, H.: Textbook of endocrinology. Montreal 1949.

SMITH, D.: General urology. Los Altos (Calif.): Lange Med. Publ. 1966.

SMITHERS, D. W., WALLACE, E. N. K.: Radiotherapy in the treatment of patients with seminomas and teratomas of the testicle. Brit. J. Urol. **34**, 422 (1962).

STAEHLER, W.: Klinik und Praxis der Urologie. Stuttgart: Thieme 1959.

STAUBITZ, W. J., JEWETT, T. C., MAGOSS, I. V., SCHENK, W. G., PHALAKORNKULE, S.: Management of testicular tumors in children. J. Urol. (Baltimore) **94**, 683 (1965).

STEHLIN, J. S., JONES, S., GRIGLER, C.: In: Treatment of cancer and allied diseases, Vol. VII, ed. by G. T. PACK and J. M. ARIEL. New York: Harper & Row 1962.

STEVENS, L. C.: The biology of teratomas including evidence indicating their origin from primordial germ cells. Ann. Biol. clin. **1**, fasc. 585 (1962).

STRAUB, E.: Probleme des pathologischen Hodenhochstandes. Mschr. Kindrheilk. **117**, 402 (1969).

SUMNER, W. A.: Malignant tumor of testis occurring 29 years after orchiopexy. J. Urol. (Baltimore) **81**, 150 (1959).

SUNDARASIVARAO, D.: The Müllerian vestiges and benign epithelial tumors of the epididymis. J. Path. Bact. **66**, 417 (1953).

TEFFT, M., VAWTER, G. F., MITUS, A.: Radiotherapeituc management of testicular neoplasm in children. Radiology **88**, 457 (1967).

TEILUM, G.: Classification of testicular and ovarian androblastoma and Sertoli cell-tumors. A survey of comparative studies with consideration of histogenesis, endocrinology and embryological theories. Cancer (Philad.) **11**, 769 (1958).

TEOH, T. B., STEWARD, J. K., WILLIS, R. A.: The distinctive adenocarcinoma of the infant's testis. An account of 15 cases. J. Path. Bact. **80**, 147 (1960).

THAMDRUP, E.: Macrogenitosomia caused by interstitial cell-tumor of the testis. A case of a $7^{1}/_{2}$ year old boy. Acta paediat. (Uppsala) **42**, 369 (1953).

THEISS, E. A., ASHLEY, D. J., MOSTOFI, F. K.: Nuclear sex of testicular tumors and some related obarian and extragonadal neoplasms. Cancer (Philad.) **13**, 323 (1960).

THELEN, R.: Operative Behandlung der Geschwülste des Penis, der Harnröhre, des Scrotums, der Hoden, der Nebenhoden, der Hodenhüllen und des Samenstranges. In: Therapie maligner Tumoren, Hämablastome und Hämoblastosen, Bd. 2. Hrsg. E. Holder. Stuttgart: Enke 1968.

THOMPSON, G. J.: Tumours of the spermatic cord, epididymis and testicular tunics. Surg. Gynec. Obstet. **62**, 712 (1936).

TIBBS, D. J.: Unilateral absence of the testis. Eight cases of true monorchism. Brit. J. Surg. **48**, 601 (1961).

TOURENC, E. R., DONCHE-GAY, G.: Le cancer du scrotum chez les décolleteurs. A propos de 21 cas. Ann. Chir. **18**, 610 (1964).

TWOMBLY, G. H.: Hormonally active tumors of the testes. In: S. SOSKIN, Progress in clinical endocrinology. New York: Grune & Stratton 1950.

WACHSTEIN, M., SCORZA, A.: Male pseudohermaphroditism. A type showing female habitus, absence of uterus, and male gonads, often associated with testicular tubular adenoma. Report of a case and review of the literature. Amer. J. clin. Path. **21**, 10 (1951).

WADDELL, R. W.: Testicular lymphoblastomas in children: report of a case and review of the literature. U. Jrol. (Baltimore) **85**, 956 (1961).

WALLER, J. I.: Adenomatoid tumors of the epididymis. Int. Coll. Surg. **40**, 449 (1963).

WANGENSTEEN, O. H.: The undescended testis: an experimental and clinical study. Arch. Surg. **14**, 663 (1927).

WARREN, S., OLSHAUSEN, K. W.: Interstitial cell growth of testicle. Amer. J. Path. **19**, 307 (1943).

WEISSLEDER, H., RENEMANN, H., BAUMEITSER, L.: Der diagnostische Wert lymphographischer Verlaufskontrollen. Fortschr. Röntgenstr. **104**, 14 (1966).

WENTZELL, R. T.: Adenomatoid tumors of the epididymis. J. Urol. (Baltimore) **73**, 845 (1955).

WIDOK, K., SCHMIEDT, E.: Seltene primäre und sekundäre intraskrotale Geschwülste. Z. Urol. **55**, 383 (1962).

WILKINS, L., FLEISCHMANN, W.: The influence of various androgenic steroids on nitrogen balance of growth. J. clin. Endocr. **6**, 383 (1946).

WILLIAMS, D. I. (ed.): Paediatric urology. London: Butterworths 1969.

— MARTINS, A.: Periprostatic haematoma and prostatic abscess in the neonatal period. Arch. Dis. Childh. **35**, 177 (1960).

WILLIS, R. A.: The borderland of embryology and pathology. London: Butterworth 1958.

WILSON, W. A., LITTLER, J.: Torsion of undescended testis. Brit. J. Surg. **41**, 302 (1953).

ZEIDMANN, I., COPELAND, B. E., WARREN, S.: Experimental studies in tothe spread of cancer in the lymphatic system. Cancer (Philad.) **8**, 123 (1955).

ZSCHAU, H.: Angeborene Elephantiasis penis et scroti. Dtsch. Z. Chir. **245**, 312 (1935).

ZUM WINKEL, K.: Radioisotopendiagnostik bei urologischen Tumoren. Urologe **3**, 158 (1964).

# Tumoren der weiblichen Geschlechtsorgane

E. ECKLER, Eckernförde

Alle Tumoren, die bei Kindern im Bereich der weiblichen Geschlechtsorgane vorkommen, sind relativ selten, manche zählen zu den Raritäten. BAUER u. OTT (1965) geben in einem Überblick über die Krebslokalisationen in den ersten 3 Lebensjahrzehnten den Anteil der weiblichen Geschlechtsorgane mit 1,4%, 6,1% und 21,8% an (Abb. 261). Dem entspricht etwa eine Angabe von DARGEON (1949): der Autor fand unter 506 malignen Tumoren des Kindesalters nur 12 im Bereich des weiblichen Geni-

kasuistische Angaben von Kliniken mit spezieller Erfahrung in der Behandlung tumorkranker Kinder erbeten. So konnten Fälle ausgewertet werden, die im Schrifttum noch nicht oder nur summarisch niedergelegt waren. Es bestätigte sich die allgemeine Annahme, daß viele Genitaltumoren, insbesondere benigne, bisher nicht veröffentlicht wurden.

Für die *Einteilung* der Tumoren der weiblichen Geschlechtsorgane bieten sich mehrere Möglichkeiten an.

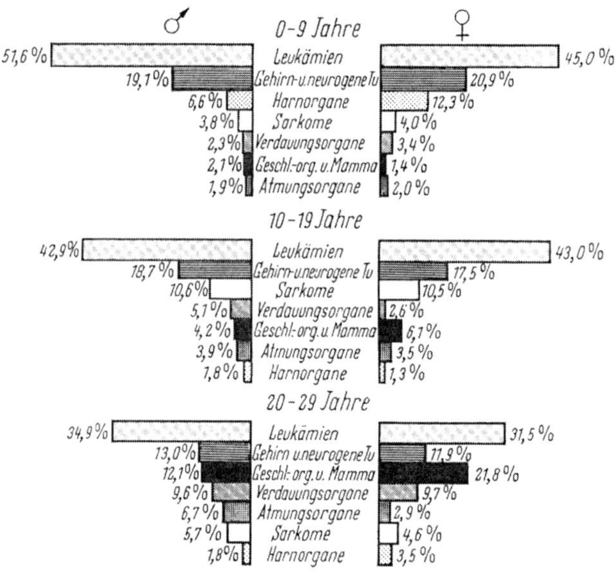


Abb. 261. Krebslokalisation in den ersten 3 Lebensjahrzehnten. (Nach BAUER u. OTT)

tale. Kein pädiatrischer Onkologe dürfte daher über größere Erfahrungen bei dieser Tumorgruppe verfügen, zumal sie sehr vielartig ist.

Der Überblick wird auch dadurch erschwert, daß es noch kein zentrales deutsches Tumorregister gibt und daß sich die Patienten auf die klinischen Fächer Pädiatrie, Gynäkologie, allgemeine bzw. Kinderchirurgie, Endokrinologie, Urologie und Strahlenheilkunde verteilen. Entsprechend ist das Schrifttum gestreut. Eine sehr instruktive Zusammenfassung vorwiegend des angloamerikanischen Schrifttums ist in HUFFMANs „Gynäkologie der Kindheit und Adoleszenz" (1968) enthalten.

Um unveröffentlichtes Krankengut für das vorliegende Kapitel mit zu erfassen, wurden

MARSDEN u. STEWARD (1968) haben die im Manchester-Kinder-Tumorregister und Manchester-Ovarial-Tumor-Register (Mädchen bis 16 Jahre) erfaßten Tumorarten nach *histologisch* definierten Gruppen abgehandelt (vgl. Tabelle 101). Die Vorzüge einer solchen Einteilung bestehen wohl darin, daß die für das Kindesalter typischen Tumoren und die histologischen Differentialdiagnosen sich gut abzeichnen; jedoch ergeben sich gewisse Überschneidungen und kommen wie in jedem regionalen Register mehrere seltene Tumorarten nicht vor.

Demgegenüber stehen *organbezogene* morphologische Einteilungen der Geschwülste, wie die von MARTIUS (1964). Diese Einteilung ist

Tabelle 101. *Einteilung der Tumoren des weiblichen Genitale im Kindesalter nach* MARSDEN *und* STEWARD

---

*Bindegewebstumoren*
 „embryonale Sarkome" („Rhabdomyosarkome")
 fibromatöse Tumoren (Fibrome und Fibrosarkome)

*Teratome und seltene nephrogenitale Tumoren*
 Ovarialteratome und verwandte Keimzelltumoren
 der Ovarien
  Cystische Teratome
  Solide Teratome
  Struma ovarii
  Dysgerminome
  Entodermalsinus-Tumoren
  Chorioncarcinome
  Gonadoblastome
 andere Ovarialtumoren
  Serosa-Tumoren
   papilläres seröses Cystadenom
   einfache oder multilokuläre seröse oder
    mucinöse Cystadenome
  Cystadenocarcinome
   mucinös
   papillär
  Brenner-Tumor
  Para-Ovarialtumoren
   Wolffscher Typ (Mesonephron-Tumoren)
   Tumoren aus ektopischem Nebennierengewebe
  mesenchymale „Sex-cord"-Tumoren
   Granulosa-Thecazelltumoren
   Androblastome (Arrhenoblastome)
  verschiedene Tumoren
   histologisch undiagnostizierbare maligne epi-
    theliale Tumoren
   reticuloendotheliale Systemerkrankungen
   Burkitts Lymphom

*Epitheliale* und andere *seltene nicht-epitheliale Tumoren*
 Carcinome
 andere

---

umfassend, jedoch kommt ein Teil der aufgeführten Geschwulstarten im Kindesalter nicht vor.

NELSON (1964), JONES u. HELLER (1966), HUFFMAN (1968) u. a. benutzen ebenfalls eine organbezogene Einteilung der Geschwülste, unter Beschränkung auf die beim Kind beobachteten Arten und unter Einschluß differentialdiagnostisch wichtiger nicht-neoplastischer Erkrankungen. Außerdem werden die mit Intersexualität verbundenen und die hormonell aktiven Geschwülste hervorgehoben (vgl. Tabelle 102).

1969 ist die 2. Ausgabe der „Illustrierten Tumor-Nomenklatur" der International Union Against Cancer (UICC) fünfsprachig erschienen. Sie bringt eine *histologische* Einteilung der



Tumoren mit repräsentativen histologischen Abbildungen (ohne Begleittext).

Allerdings sind die „Tumoren der exo- und endokrinen Drüsen sowie der epithelialen Oberflächen" entsprechend ihrem *anatomischen Sitz* unterteilt. In jedem Abschnitt stehen die gutartigen Tumoren vor den bösartigen. Nicht aufgenommen sind sog. Pseudotumoren (wie Cysten) und sog. präcanceröse Veränderungen.

Im folgenden werden die benignen, semimalignen und malignen Neoplasien des weiblichen Genitale bei Kindern nach dem *anatomischen Sitz* (äußeres Genitale, Vagina, Uterus, Ovarien und Tuben) gegliedert und nach der *morphologischen Bezeichnung* abgehandelt. Dabei wird auf die diskutierten Schemata (Tabellen 101 und 102), insbesondere das von HUFFMAN, sowie auf einige Modifikationen anderer Autoren eingegangen, da eine allgemeinverbindliche Einteilung und Nomenklatur noch nicht existieren.

Die *spezielle Diagnostik* ist bei der jeweiligen Tumorart angegeben. Einige Ausführungen über die Entwicklung der Geschlechtsorgane und ihre Fehlbildungen, über die *allgemeine Untersuchungsmethodik* und über Pseudotumoren (nach Übersichten von TANNER, 1962; BIERICH, 1964; NELSON, 1964; JONES u. HELLER, 1966; ZOLLINGER, 1969; MARTIUS, 1971; u. a.) werden jedoch vorangestellt, um das Verständnis der embryonalen bzw. hormonell aktiven Genitaltumoren und ihre differentialdiagnostische Abgrenzung gegenüber nicht-neoplastischen Erkrankungen zu erleichtern.

Trotz ihrer Seltenheit sind die Genitaltumoren in die *Differentialdiagnose* einzubeziehen, wenn ein Mädchen eine unklare Schwellung oder chronische „Entzündung" an den äußeren Genitalien, einen Gewebsvorfall, Ausfluß oder abnormen Blutabgang aus der Vagina, eine Vergrößerung des Leibes oder unklare Leibschmerzen, Zeichen der sexuellen Frühreife oder ein acceleriertes Körperwachstum aufweist.

Fast jede Art von Genitaltumoren kommt bei Kindern und Jugendlichen vor, mitunter enthält die Weltliteratur nur wenig Erkrankungsfälle. Etwa die Hälfte dieser Neoplasien ist potentiell „maligne", wenn man darunter auch die Störung vitaler Funktionen versteht.

Viele Neoplasien im Kindesalter bestehen aus unreifen oder dysontogenetischen Geweben. Benigne und maligne Tumoren wurden in fetalen Organen entdeckt. Gelegentlich wurde eine Tumorübertragung von der Mutter auf das Kind nachgewiesen. Diese Fakten können zu der Annahme führen, daß die meisten Tumoren aus *embryonalen* Zellen entstehen. Der *Mechanismus* der Neoplasie ist damit noch nicht geklärt; über auslösende Noxen ist wenig bekannt.

Tabelle 102. *Tumoren des weiblichen Genitale in der Kindheit und Adoleszenz nach* Huffman *

| | |
|---|---|
| *Tumoren der Vulva und Vagina*<br>  benigne:<br>    Hämangiome, Lymphangiom<br>    Labienpapillom<br>    Teratom des Perineums<br>    Myoblastom der Vulva<br>    Vaginalpolypen<br>  maligne:<br>    Sarkome der Vulva<br>    Carcinome der Vulva<br>    Rhabdomyosarkom der Vulva<br>    Carcinome der Vagina<br>    Mesodermale Mischtumoren der Vagina<br>      (Sarcoma botryoides)<br>*Tumoren des Uterus*<br>  benigne:<br>    Cervixpapillome<br>    Cervixmyom<br>    Myome des Corpus uteri<br>  maligne:<br>    Carcinome der Cervix (meist Adenocarcinom)<br>    Plattenepithelcarcinom der Cervix<br>    Mesodermaler Mischtumor der Cervix (Sarcoma<br>      botryoides)<br>    Carcinom des Corpus uteri<br>    Mesodermaler Mischtumor des Corpus uteri<br>*Ovarialtumoren*<br>  Ovarialcysten und -tumoren bei Neugeborenen<br>  benigne Neoplasien:<br>    Cystische Teratome (Dermoidcysten)<br>    Cystadenome:<br>      nichtpapilläre seröse |       papilläre seröse<br>      pseudomucinöse<br>    Fibrome und Myofibrome<br>  maligne Tumoren:<br>    Ovarialcarcinome:<br>      solide Carcinome<br>      seröse Cystadenocarcinome<br>      pseudomucinöse Cystadenocarcinome<br>      Krukenberg-Tumor des Ovars<br>    Ovarialsarkome<br>    maligne Teratome:<br>      solide Teratome<br>      maligne entartete cystische Teratome<br>    Dysgerminome<br>    andere<br>      (Mesonephrome, Mesoblastome, Germinal-<br>      tumoren, embryonale Carcinome, Ento-<br>      dermalsinustumoren . . .)<br>  hormonproduzierende Tumoren<br>    feminisierende:<br>      Granulosazelltumoren<br>      Thecazelltumoren<br>      Granulosathecazelltumoren<br>      Luteome<br>      andere<br>        (Mesenchymome: Gonadoblastom, Andro-<br>        blastom, Gonocytom)<br>    teratoides Choriocarcinom<br>    maskulinisierende:<br>      Arrhenoblastom<br>      Ovoblastom<br>      andere (Hiluszelltumoren) |

* Die nichtneoplastischen Geschwülste wurden hier weggelassen und bei den „Pseudotumoren" aufgeführt (s. S. 684 ff.).

# Entwicklung des menschlichen Eies, insbesondere der Geschlechtsorgane, und Entwicklungsstörungen

Nach der Befruchtung des Eies (s. Abb. 289, S. 717) entsteht durch Furchungsteilungen (*Blastogenese*) ein Keimbläschen mit 2 entwicklungsphysiologisch sich trennenden Zellarten. Die äußere Zellschicht (*Trophoblast*) bewirkt fermentativ die Einnistung des Eies und bildet den kindlichen Teil der Placenta. Die innere Zellschicht entwickelt vom Embryonalknoten aus die Keimscheibe, die aus Ektoderm und Entoderm besteht und flach an der Oberfläche des kleinen Dottersackes liegt. Die nächsten Entwicklungsstufen differenzieren das Mesoderm und über die Primitivorgane die Anlagen der bleibenden Organe (*Embryo- oder Organogenese*) zwischen dem 15. und 60. Tag. Das geordnete Wachstum der pluripotenten embryonalen Gewebe wird vermutlich durch spezifische *Organisator*-Zonen gesteuert (Willis, 1958).

Aus dem *Mesoderm* entstehen Muskeln, Skelet, Bindegewebe, Gefäßsystem und der Hauptteil des Urogenitalsystems. Ein Teil des unteren Genitaltraktes geht aus dem Ektoderm hervor.

Während der scheibenförmige Embryo rasch eine elongierte und dann unter Einrollung der Enden und Seiten zylindrische Gestalt bekommt, erfolgt im *mittleren* Teil des Mesoderms eine fortschreitende bilaterale Segmentierung („Somiten"). Der *seitlichste* Teil der Mesodermplatte teilt sich (Hüllen für Amnion und Dottersack). Zwischen ihm und den Somiten formiert das *intermediäre* Mesoderm den *Nierenstrang* (nephrogenic cord). Etwa 3 Wochen nach der

Konzeption entsteht die Vorniere (Pronephros) mit dem Vornierengang (Wolffscher Gang). Es folgt die Urniere (Mesonephros), der Wolffsche Gang bleibt als Urnierengang erhalten und dient als Ausscheidungsweg und später (6. Embryonalwoche) beim weiblichen Geschlecht als Bahn für den caudal vordringenden paramesonephrischen Gang (Müllerscher Gang). Mit dem Wachsen der bleibenden Niere (Metanephros) bildet sich die Urniere bis auf geringe Reste zurück, die bei Mädchen zum Ursprung benigner und maligner Neoplasien werden können.

In der Fetalzeit erreichen einige Organe die Funktionsreife, die übrigen erst Monate bis Jahre nach der Geburt. „Embryonale Tumoren" wie Fehlbildungen entstehen bevorzugt in der hochempfindlichen Embryonalphase, jedoch auch später, solange die Organanlagen noch unreife Gewebe enthalten.

Die Entwicklung der *Geschlechtsorgane* verläuft in mehreren „Perioden", deren Induktionsmechanismen erst zum Teil bekannt sind. Auf jeder Entwicklungsstufe können Fehlbildungen und Herde für Neoplasien auftreten.

1. In der *chromosomalen* Periode wird das genetische Geschlecht festgelegt.

Bei Beginn der Befruchtung besitzen die Gameten durch die 2 Reifeteilungen (Meiose) haploide Chromosomensätze (Spermien mit dem Geschlechtschromosom X oder Y, Oocyte mit Geschlechtschromosom X). Mit der Vereinigung der beiden Keimzellen wird der diploide Chromosomensatz wiederhergestellt: hinsichtlich der Geschlechtschromosomen XY oder XX. Für die normale Entwicklung der Ovarien sind 2 intakte X-Chromosomen und das Fehlen eines Y-Chromosoms Voraussetzung. Die normale Testesentwicklung setzt ein Y-Chromosom und ein einziges X-Chromosom voraus.

Gelegentlich trennen sich bei der Meiose in den männlichen Gameten das X- nicht vom Y- oder in den weiblichen Gameten das X- nicht vom X-Chromosom. Eine normale Zygote verliert evtl. ein Geschlechtschromosom. So entstehen Konstellationen wie X0 (Defizienztyp des Ullrich-Turner-Syndroms), XXY (Variante des Klinefelter-Syndroms). Bei Vorhandensein eines Y-Chromosoms ist die Entwicklungsrichtung männlich, bei Fehlen eines Y-Chromosoms weiblich. Diese und andere *Struktur- und Zahlanomalien der Geschlechtschromosomen* (Übersicht bei PFEIFFER, 1970; s.a. Handb. Kinderhk. Bd. I/1) führen zu Anomalien der Gonadendifferenzierung und körperlichen Merkmalen, die zum Teil endokrine Aus-

fallserscheinungen darstellen (primärer Hypogonadismus mit Vermehrung der Gonadotropine via Rückkoppelung). Dysgenetische Gonaden neigen zu maligner Entartung.

Beim *Turner*-Syndrom sind die Gonaden histologisch undifferenziert, ähnlich dem Ovarialstroma, und die inneren Genitalorgane weiblich entwickelt. In der „Pubertät" bleiben äußere Genitalien, Mammae und Behaarung rudimentär; keine Menstruation; Harn-Oestrogene erniedrigt, Gonadotropine vermehrt. Die Häufigkeit beträgt $0,2^0/_{00}$ der Lebendgeborenen und 60—80% der Mädchen mit Gonadendysgenesie.

2. *Gonadenperiode.* Urgeschlechtszellen, die vom Epithel des Hinterdarmes in das Gebiet medial der Urnierenfalte eingewandert sind, induzieren in der 5. Embryonalwoche die Anlage *indifferenter Gonaden.*

Diese besteht an der Oberfläche aus Cölomepithel mit dazwischenliegenden omnipotenten Keimzellen. Das darunterliegende proliferierende Mesenchym differenziert sich teils in epitheliale, teils in bindegewebige Richtung, es wird Bestandteil der Rinde und Kern des Markes.

Durch Markstimulation erfolgt bei einer Scheitelsteißlänge von 15—22 mm die *Differenzierung* zu *Hoden.* Etwas später, bei einer Länge von 20—25 mm (8.—10. Embryonalwoche), entstehen durch Rindenstimulation die *Ovarien* (Abb. 262).

Die weibliche Gonade zeigt in der Rinde Ovocyten (aus omnipotenten Keimzellen), umsäumt von Granulosazellen (aus Cölomzellen), und im übrigen Theca (aus Mesenchymzellen); das Markgewebe ist atrophisch. Im 5. Fetalmonat erkennt man die Primärfollikel (Primordialfollikel): Ovocyt und Hülle aus Follikelepithel (Membrana granulosa).

*Störungen* der gonadalen Periode liegen beim echten Hermaphroditismus und bei bestimmten seltenen Fällen von Pseudohermaphroditismus vor. Gemeinsam ist diesen Syndromen der *Intersexualität* die Diskrepanz zwischen dem Aspekt der äußeren Genitalen und der Morphologie der Gonaden.

Die Diagnose des *echten Hermaphroditismus* ist nur durch Gonadenbiopsie zu sichern: Ovo-testis oder Hoden und Ovar nebeneinander. Der Aspekt der äußeren Genitalien ist im allgemeinen zweideutig, kann aber auch männlich oder weiblich sein. Gewöhnlich ist das Geschlechtschromatin positiv und das Geschlechtschromosomenkomplement XX.

*Weiblicher Pseudohermaphroditismus* — XX, Rinde des Ovars ungenügend entwickelt — mit Hypoplasie oder Agenesie der inneren Genitalorgane wird in Verbindung mit Arrhenoblastom (s. S. 738) oder Stein - Leventhal - Syndrom (s. S. 686) angetroffen.

3. Die *Gonodukte* differenzieren sich aus den bei beiden Geschlechtern angelegten Wolffschen und Müllerschen Gängen, entsprechend dem gonadalen Geschlecht. Beim weiblichen Fetus proliferieren die Müllerschen Gänge zu Tuben, Uterus und Vagina; die Wolffschen Gänge werden resorbiert. Beim männlichen Fetus werden aus den Wolffschen Gängen Nebenhoden und Samenstrang gebildet; die Müllerschen Gänge werden abgebaut. *Induktoren* der männlichen Entwicklung des Gangsystems und des Sinus urogenitalis sind die Androgene der Hodenzwischenzellen und ein zweiter noch unbekannter Faktor des fetalen Hodens (Neumann), während die weibliche Entwicklung ohne hormonelle Einflüsse des Ovars erfolgt.

Giovanni et al., 1959; Wilkins et al., 1958; Wilkins, 1960; zit. nach Digeorge, 1964).

Die recessiv erblichen Fermentfehler der Nebennierenrinde bedingen bei beiden Geschlechtern eine Überschwemmung mit Nebennierenrindenandrogenen — frühestens in der 11. Fetalwoche —, deren Resultat das *kongenitale adrenogenitale Syndrom* (AGS) ist.

Mädchen mit AGS weisen eine Vermännlichung des Sinus urogenitalis und ein intersexuelles äußeres Genitale auf. Dabei kommen alle 5 Urogenitaltypen nach Prader vor. Diesem Pseudohermaphroditismus femininus gesellt sich ab Kleinkindesalter eine Pseudo-

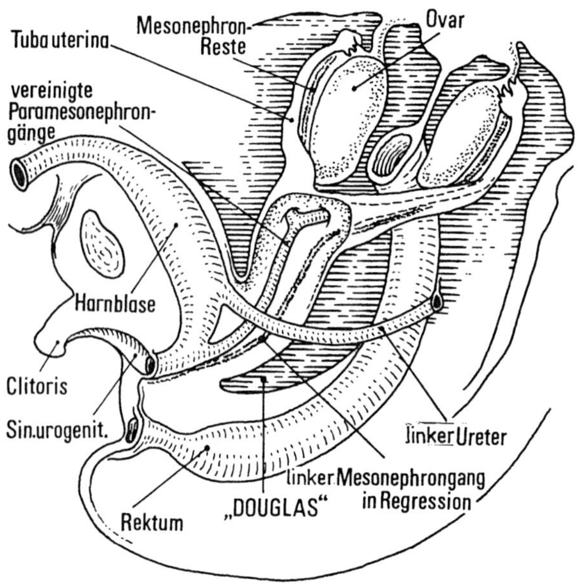



Abb. 262. Schematisches Querschnittsdiagramm der Urogenitalorgane eines menschlichen Embryo im Alter von etwa 10 Wochen. (Aus Huffman, 1968)

Unphysiologische Mengen von pränatalen Hypophysen- und Nebennierenrindenhormonen stören die Entwicklung von Gonodukten, Sinus urogenitalis oder äußerem Genitale, je nach dem Zeitpunkt der Einwirkung. Bei weiblichen Individuen (XX) kommt es durch vermehrte Oestrogene zu *Pubertas praecox* oder durch überhöhte Androgene zum *Pseudohermaphroditismus* [Pathogenese: iatrogen medikamentös, Fermentfehler der Nebennierenrinde, Arrhenoblastom oder Thecazelltumor der Mutter].

Der iatrogene Pseudohermaphroditismus femininus wird besonders auf *Progestationsmittel* zur Behandlung des drohenden Abortes zurückgeführt. Diese Androgen-, Oestrogen- und Progesteron-haltigen Präparate führen trotz breiter Anwendung jedoch nur gelegentlich zur Virilisierung. Daher wird angenommen, daß noch unbekannte Faktoren beteiligt sind (Bon-

pubertas praecox hinzu, wenn sie nicht durch eine Corticosteroid-Dauerbehandlung unterdrückt wird. Die Diagnose des AGS wird gesichert durch den positiven Sexchromatinbefund, die mäßig erhöhte Ausscheidung der 17-Ketosteroide und das stark erhöhte Pregnantriol oder Tetrahydro-11-desoxycortisol.

*4. Endokrine Einheit von Placenta und Fetus.* Im Trophoblasten der Placenta werden Choriongonadotropin (HCG=human chorionic gonadotropine), Oestrogene, Progesteron und ein Wachstumshormon-Prolactinkomplex gebildet. Diese Hormone gelangen sowohl in den mütterlichen Kreislauf als auch über die Nabelvene in den Fetus, der sie nach teilweiser Umwandlung über die Nabelarterien zur Placenta zurückführt. Die allgemeinen Stoffwechselwirkungen dieser Hormone werden für Entwicklung und Wachstum des Fetus genutzt, die spezifischen Hormonwirkungen dagegen zum Schutze des Fetus abgeblockt. Im fetalen Teil der Syntheseeinheit ist die sehr große *Nebenniere* (Rinde und deren Innenzone) Zentrum des Steroidstoffwechsels, s. Bd. I, Teil 1, S. 80ff.

*HCG* entspricht chemisch und biologisch weitgehend dem hypophysären Luteinisierungshormon. Der Nachweis von HCG wird mit den biologischen Schwangerschaftstesten sowie mit modernen immunologischen Methoden geführt. HCG ist etwa ab 3. Schwangerschaftswoche festzustellen mit Konzentrationsmaximum in der 8.—11. Woche, und anschließend raschem Abfall.

Bei den placentaren *Oestrogenen* (ansteigende Mengen ab 4. Schwangerschaftswoche) handelt es sich größtenteils um *Oestriol*, neben Oestron und Oestradiol. Die placentare Oestriolbildung setzt fetale Enzyme voraus.

Die placentare *Progesteron*-Bildung ist am langsamen Anstieg des Harn-Pregnandiols im Laufe der Schwangerschaft und an seinem raschen Abfall nach der Geburt zu erkennen. Der Fetus wandelt Progesteron in das weniger aktive 17-Hydroxyprogesteron und Pregnenolon um.

Der *Wachstumshormon-Prolactinkomplex* (auch human placental lactogen = HPL genannt) hat luteotrope und dem hypophysären Wachstumshormon ähnliche Wirkungen. Seine Konzentration nimmt im Verlaufe der Schwangerschaft im Serum und im Harn der Mutter zu.

*Fetale hypophysäre Gonadotropine* entstehen fakultativ schon ab 2. Monat und obligat in der 2. Hälfte der Gravidität; über ihre Rolle ist nichts Sicheres bekannt.

*Erfolgsorgane* der pränatalen Stimuli sind die fetalen Gonaden und Gonodukte und in der *späten Fetalzeit* der gesamte innere und äußere Genitalapparat.

Durch die Einwirkung von HCG schreitet die Follikelbildung und -reifung in den fetalen Ovarien fort. Die Primärfollikel nehmen an Zahl rasch zu, bis dieser Vorgang kurz nach der Geburt abgeschlossen ist. Ab 7. Fetalmonat erscheinen die hormonell aktiven Sekundärfollikel (Oestrogenproduktion in den Granulosazellen der Theca interna). Auch einzelne Tertiärfollikel und mitunter Luteinisierungen kommen vor.

Ovarielle und placentare *Oestrogene* bewirken beim weiblichen *Neugebornen* gut Pflaumengröße des Uterus (Schleimhaut entsprechend dem 18.—19. Cyclustag der reifen Frau) und große Labia minora, mehrschichtiges Vaginalepithel mit oberflächlicher Verhornung und Fluor albus. Der plötzliche Entzug der placentaren Oestrogene nach der Geburt kann eine manifeste oder okkulte Uterusblutung auslösen; Uterus und Labia minora werden wieder kleiner.

*Oestrogene und Prolactin* lassen die Brustdrüsen bei beiden Geschlechtern anschwellen, gelegentlich mit Sekretion. *Androgene* aus den fetalen Nebennieren führen zu einer mäßigen Vergrößerung von Clitoris und Labia majora und bei beiden Geschlechtern zu

Milien und evtl. Acne. Diese Veränderungen bilden sich 1—2 Wochen nach der Geburt zurück, entsprechend dem Absinken der Nebennieren-Androgene (Involution der Innenzone der Rinde, Dominanz der „enthemmten" Außenzone).

5. In *frühen Kindesalter* sind die *Gonaden ruhende* Organe. Entsprechend niedrig sind die meßbaren Spiegel der Geschlechtshormone. Ihr Anstieg ab 7. Lebensjahr kündigt die Pubertät an, wobei die Streubreite innerhalb Rassen, Familien und Individuen groß ist.

Beide Geschlechter scheiden zwischen 3 und etwa 12 Jahren *Pregnandiol* (Quelle: Progesteron der NNR) in kleinen Mengen aus; Anstieg in der Pubertät.

Plasmaspiegel und Harnausscheidung der *17-Ketosteroide* sind im Säuglings- und Kindesalter sehr niedrig (s. Bd. I); die NNR produziert fast ausschließlich Cortisol, Corticosteron und Aldosteron, entsprechend überwiegen im Spektrum der Harn-17-KS die Cortisolderivate. Der in der Pubertät einsetzende Funktionswandel der NNR („Adrenarche") führt zur Bildung von Steroiden mit Sexualhormoncharakter. Die Sekretionsprodukte sind Dehydroepiandrosteron, Androstendion und 11-Beta-Hydroxyandrosteron. Entsprechend ändert sich das Spektrum der 17-KS (s. Bd. I) im Harn, die insgesamt steil ansteigen.

Knaben und Mädchen scheiden kleine zunehmende Mengen von *Androgenen* und *Oestrogenen* (teilweise *adrenalen* Ursprungs) aus. Nach dem 11. Lebensjahr wird ein steilerer Anstieg und eine geschlechtsspezifische Divergenz dieser Hormone beobachtet (Abbildung 263). Hinzu kommt eine cyclische Ausscheidungsänderung der Oestrogene. Diese Befunde entsprechen der beginnenden Gonadenfunktion in der Pubertät.

In der Diskussion stehen heute *antiandrogene* und *antigonadotrope* Wirkungen bzw. Substanzen (Epiphysenwirkstoff, Thymushormon, Enzymsysteme der Gonaden). Die Hoden der Kinder besitzen Enzyme, die anfallendes Testosteron neutralisieren (KNORR, 1970). In der Pubertät würde dieser Enzymblock beseitigt.

Mit Hilfe *synthetischer* Antiandrogene — Cyproteronacetat (zugleich stark gestagen) und Cyproteron — konnten die *androgenabhängigen* Vorgänge tierexperimentell untersucht werden (ELGER et al., 1967). Danach sind Androgene erforderlich für Stabilisierung der Wolffschen Gänge, Wachstum der Prostata, Unterdrückung einer Vagina, männliche Gestaltung der äußeren Genitalorgane, Unterdrückung der Milchdrüse und Differenzierungsrichtung des Sexualzentrums. Dagegen sind *Androgen-unabhängig* Gonadendifferenzierung, Regression der Müllerschen Gänge und Descensus.

6. Der Anstoß zur *Pubertät* geht in Korrelierung hauptsächlich mit der Skeletreife vom *Sexualzentrum* im tuber cinereum aus. Die zentralen Reglerkreise für die Geschlechtshormone

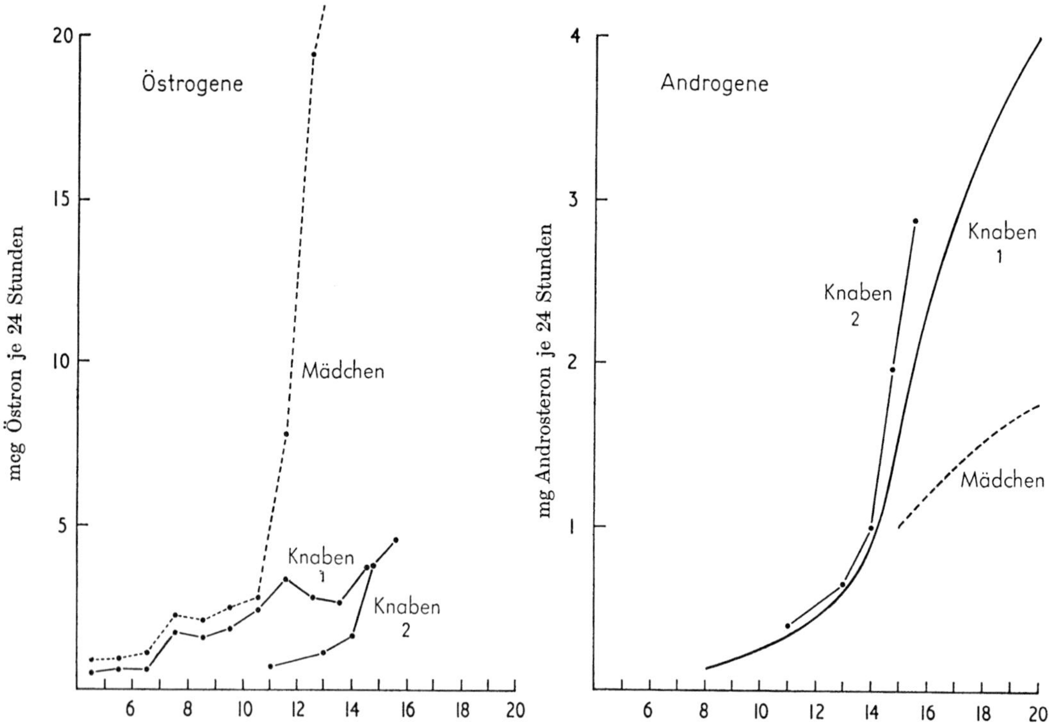


Abb. 263. Oestrogen- und Androgenwirkung des 24 Std-Urins von Knaben und Mädchen. Biologische Prüfung, Querschnittsangaben. (Nach J. M. Tanner, 1962)

regulieren sich auf höhere Stellwerte ein (Blunck, 1970). Das zentrale Relais im Hypothalamus wird im Alter zwischen 9 und 17 Jahren unempfindlicher gegen Sexualhormone und steigert deren Produktion mittels vermehrter Gonadotropinstimulierung (Bierich, 1970).

Die *hormonale Steuerung* der Gonaden erfolgt durch einen *Rückkoppelungsmechanismus:* Den *afferenten* Schenkel des Systems bilden die Blutspiegel der Sexualsteroide (auch der Empfängnis-verhütenden Mittel, der synthetischen Antiandrogene usw.). Der *efferente* Schenkel besteht aus Hypothalamus, Adenohypophyse und Keimdrüsen.

Ein Anstieg der Oestrogene bzw. des Testosteron im Blut hemmt die Aktivität der *Hypothalamushormone* (releasing hormones = RH). Niedrige Oestrogenspiegel fördern die Aktivität der RH.

Es handelt sich um das RH für das Follikel-stimulierende Hormon (FSHRH) und das RH für das luteinisierende Hormon (LHRH).

Die RH gelangen über ein neurovasculäres Überträgersystem in den Hypophysenvorderlappen (HVL), wo sie die Sekretion von Gonadotropinen anregen.

Die *gonadotropen Hormone* des HVL und zeitweilig das gonadotrope Hormon der Placenta bilden die nächste Stufe der Regulation.

Die $\beta$-Zellen des HVL erzeugen das *FSH* und das *LH* — identisch mit interstitial cell stimulating hormone (ICSH) —, deren reine Auftrennung im Harn schwierig ist. FSH führt zur Bildung der Sekundärfollikel (keine Reifung). LH stimuliert Thecaformationen zur Oestrogenbildung (keine Follikelreifung). FSH *und* LH bewirken Follikelreifung und -sprung sowie Corpus luteum (Oestrogenbildung, keine Progesteronbildung). Mit *Beginn* der Pubertät wird FSH nachweisbar, mindestens 1 Jahr vor der Menarche. Das LH wird später sezerniert.

In einer Gruppe der acidophilen Zellen des HVL wird das *luteotrope* Hormon (LTH) gebildet, Synonyma: lactotropes hypophysäres Hormon, Prolactin. LTH führt zur Progesteronbildung in Granulosa-Luteingewebe, wenn vorher FSH und LH sezerniert wurden (beim Menschen fraglich). Wie die Gonadotropine einzeln wirken, wurde hauptsächlich an hypophysektomierten Tieren geprüft.

In den *reifen Ovarien*, 3. Stufe der Regulation, werden periodisch die *Follikel*-Hormone = Oestrogene (Oestriol, Oestron und das biologisch 10mal stärkere 17 $\beta$-Oestradiol) und in den Thecaluteinzellen des *Corpus luteum* die Gestagene (Progesteron und Reduktionsprodukt 4-Pregnen, 20-α-ol, 3-on) produziert. In der 1. Hälfte eines Cyclus induzieren die Oestrogene die Proliferation der Uterusschleimhaut; in der 2. Hälfte induziert das Progesteron die Sekretion der Endometriumzellen, die Oestrogensekretion dauert mit niedrigen Spiegeln an.

Außer den 3 klassischen Oestrogenen gibt es mindestens noch 6 weitere (Bildung in Theca interna- und Granulosa-Zellen der Follikel, Veresterung in der Leber mit Glucuronsäure, Ausscheidung mit Harn und Galle).

Auch Androgene, hauptsächlich Androstendion, werden im Ovarium gebildet (vermutlich in Thecazellen und Hiluszellen).

Tabelle 103. *Reihenfolge des Auftretens der Reifezeichen bei Mädchen.* (Aus BIERICH, 1964)

| Alter | Reifezeichen bei Mädchen |
|---|---|
| 8—9 | Beginnendes Uteruswachstum |
| 10—11 | Brustknospen (Thelarche), Verbreiterung des Beckens |
| 11—12 | Beginnende Schambehaarung (Pubarche) |
| | Beginn des Längenwachstumsschubes |
| | Erstes Daumensesambein, Knospenbrust |
| | Wachstum der inneren und äußeren Genitalorgane |
| | Reifung der Vaginalschleimhaut |
| 12—13 | Rundung der Brüste |
| | Pigmentierung der Mamillen |
| | Axillarbehaarung |
| 13—14 | Menarche, zunächst anovulatorische Blutungen |
| 14—15 | cyclische ovulatorische Menses, Fertilität |
| 15—16 | Acne |
| 16—17 | Epiphysenfugenschluß, Wachstumsstillstand |

Die *körperlichen Pubertätsmerkmale* (Tabelle 103) lassen sich zum Teil einzelnen Hormonwirkungen zuordnen.

*Androgene* stimulieren den Pubertätswachstumsschub und die Schambehaarung (Pubarche), danach die Größenzunahme von Labia majora und Clitoris. *Oestrogene* induzieren die Entwicklung der Mammae (Thelarche) und der weiblichen Körperformen, danach das Wachstum von Uterus, Tuben, Vagina und Labia minora.

Die *Menarche* ist im Durchschnitt mit 13 Jahren zu erwarten, gefolgt von irregulären anovulatorischen Blutungen. Cyclische ovulatorische Menstruationen und Fertilität pflegen ab 14—15 Jahren einzutreten. Eine pathologische Variante bilden die sog. *juvenilen Blutungen;* zugrunde liegt eine Follikelpersistenz mit gesteigerter Proliferation des Endometriums, oft in Form der cystisch-glandulären Hyperplasie.

Postnatale unphysiologische Hormoneinwirkungen führen zu *Störungen der Pubertät* und betreffen vor allem die äußeren und die sekundären Geschlechtsmerkmale.

Die Syndrome „*isosexuelle echte Frühreife*" (Pubertas praecox) und „*isosexuelle inkomplette Frühreife*" (Pseudopubertas praecox) kommen bei Knaben durch Androgenvermehrung, bei Mädchen durch Oestrogenvermehrung zustande, wobei echte Frühreife Gonadotropinsekretion voraussetzt.

Andererseits gibt es *heterosexuelle* Veränderungen, wenn Knaben einer Oestrogenvermehrung oder Mädchen einer Androgenvermehrung ausgesetzt sind. Ursächlich kann bei Mädchen ein Genitaltumor (Arrhenoblastom), ein konstitutionelles Stein-Leventhal-Syndrom, eine Ovarzerstörung oder ein Nebennierenrindentumor vorliegen.

„*Frühreife*" ist zeitlich zu definieren als Auftreten der Menarche vor dem Alter von 8—9 Jahren und der sexuellen Entwicklung vor dem Alter von 6—7 Jahren.

Die *Pubertas praecox* wird durch eine vorzeitige Entwicklung der Keimdrüsen (Reifung des germinativen Epithels und der endokrinen Strukturen) ausgelöst. Voraussetzung ist, daß die hypothalamischen Neurohormone die Adenohypophyse zur Sekretion der Gonadotropine stimulieren, oder daß ein Tumor Gonadotropin produziert (z.B. das Choriocarcinom). Solche Mädchen haben eine abnorm frühe, aber sonst normale sexuelle Entwicklung mit Menstruationen *und* Ovulationen.

Die meisten Formen der Frühreife nehmen ihren Ausgang vom *Hypothalamus:* die cerebrale Frühreife im engeren Sinne mit pathoanatomisch faßbaren Befunden am Gehirn (diencephale Hamartome; andere Tumoren und Hydrocephali des 3. Ventrikels; Encephalitis) und die weitaus häufigere idiopathische Form ohne anatomisch faßbare Veränderungen.

Nach BIERICH (1968) sind mehr als 600 Fälle der *idiopathischen* Form veröffentlicht worden, selten bei Knaben (dominant erbliche Fälle), häufig bei Mädchen (sporadische Fälle). Klinisch führende Symptome: Wachstumsbeschleunigung, stark accelerierte Skeletreifung mit dem Resultat vorzeitigen Verschlusses der Epiphysenfugen (Minderwuchs), Brustentwicklung und Menarche gewöhnlich ab 3. Lebensjahr, im Vaginalabstrich deutlicher Oestrogeneffekt, nachweisbare Gonadotropinausscheidung in etwa 50% der Fälle und meist erhöhte 17-Ketosteroide im Harn (chromatographisch relativer und absoluter Anstieg der 11-Desoxy-17-Ketosteroide).

Ein klinisch gleicher Typ der Frühreife besteht beim sehr seltenen *Weil-Albright-Syndrom*, das durch flächenhaft segmentale braune Hautpigmentationen und polyostotische Knochendysplasie relativ leicht diagnostizierbar ist.

Von der Pubertas praecox abzugrenzen ist das Syndrom der *prämaturen Thelarche*. Es tritt relativ häufig im 1. und 2. Lebensjahr auf und besteht in vorübergehender Vergrößerung der Mammae. In der Mehrzahl der Fälle läßt sich ein mäßiger Oestrogeneffekt am Vaginalepithel und eine leicht vermehrte Oestrogenausscheidung nachweisen.

Die *Pseudopubertas praecox*, d.h. die abnorm frühe, sonst normale Entwicklung der sekundären Geschlechtsmerkmale, bei Mädchen einschließlich eines positiven Vaginalabstriches und regelähnlicher Blutungen, jedoch *ohne* Ovulationen, wird durch die vorzeitige Sekretion von Sexualsteroiden ausgelöst.

Im amerikanischen Schrifttum wird unter dem Dachbegriff „weibliche isosexuelle Frühreife" (feminine isosexual precocity) außer der Pubertas praecox (isosexual precocious true puberty) und der Pseudopubertas praecox (isosexual precocious pseudopuberty) noch eine 3. Definition verwandt: sie bezieht sich auf Mädchen mit sexueller Frühreife *ohne* Genitalblutungen (*isosexual precocious incomplete development*). Mädchen mit diesem Syndrom sind ätiologisch überwiegend der „konstitutionellen" (idiopathischen) Frühreife und der „kryptogenetischen" Frühreife zuzuordnen (HUFFMAN, 1968).

Eine Reihe von *Genitaltumoren*, besonders Granulosazelltumoren, aber auch *Ovarialcysten*,

erzeugen Oestrogene mit dem Effekt einer Pseudopubertas praecox.

Häufiger ist die Pseudopubertas praecox Folge eines *kongenitalen adrenogenitalen Syndroms*, das gelegentlich erst im Schulalter entdeckt wird.

*Nebennierenrindentumoren* mit *sexuell* prägenden Eigenschaften sind dagegen selten:

BIERICH (1965) beziffert in Zitierung seiner Übersicht von 1958 die betroffenen Mädchen auf 54, davon 49 mit Virilisierung, 0 mit Feminisierung und 5 mit Virilisierung *und* Feminisierung.

Außerdem wurden in der Gruppe der Tumoren mit *Cushing*-Symptomatik 7 Mädchen mit Cushing-Symptomen *und* Virilisierung *und* Feminisierung beobachtet.

Das klinische Bild der rein virilisierenden Tumoren ist sehr ähnlich dem des AGS. Für Tumor sprechen der postnatale Beginn und die mitunter sehr rasche Entwicklung der Symptome, die gewöhnlich excessive Ausscheidung der 17-Ketosteroide und der Nachweis von $3\beta$-Hydroxysteroiden oder Dehydroepiandrosteron.

Differentialdiagnostisch brauchbar ist ferner der Suppressionstest mit Corticosteroiden: Beim AGS sinken die 17-Ketosteroide im Harn auf normale Werte, während sie bei Tumoren unverändert hoch bleiben oder mäßig abfallen. Bei den Patientinnen mit zusätzlichen isosexuellen Frühreifezeichen ist auch die Oestrogenausscheidung vermehrt.

## Untersuchung des Genitale

Die *äußeren Genitalien* sind nach geeigneter Lagerung des Kindes (Abb. 264) hinsichtlich Farbe, Form, Größe, Lagebeziehung und Symmetrie zu betrachten. Die Öffnung, aus der der Urin fließt (evtl. Katheterisierung), die Durchgängigkeit des Hymen und die Spreizbarkeit der großen Labien sind zu prüfen. Die meist zentral gelegene Hymenalöffnung hat beim Neugeborenen einen Durchmesser von etwa 0,4 mm, vor der Menarche von etwa 1 cm. Die Größe der Clitoris schwankt beträchtlich. Es ist wichtig, eine Vergrößerung über die altersabhängigen Normgrenzen (Abb. 265) hinaus zu erkennen, da es sich um das 1. Symptom eines Androgen-produzierenden Ovarial- oder NNR-Tumors handeln kann.

Die Untersuchung des *inneren Genitale* erfordert ein abgestuftes Vorgehen je nach

diagnostischer Fragestellung und Alter des Kindes.

Vagina, Uterus und Tuben nehmen vom Kleinkindesalter bis zur Pubertät an Größe zu, wobei die durchschnittlichen jährlichen Wachstumsraten beträchtlich differieren, sowohl für das einzelne Organ als auch beim Vergleich der 3 Organe (Abb. 266). Die Ovarien vergrößern sich langsam zwischen Geburt und 7. Lebensjahr, dann rasch bis zum 12. Lebensjahr; um die Zeit der Menarche deszendieren sie außerdem in ihre endgültige Position.

Uterus und Ovarien kleiner Mädchen sind bei *rectaler* Untersuchung gewöhnlich nicht tastbar. Vergrößerungen dieser Organe oder Tumoren der Scheide können u.U. rectaldigital festgestellt werden.

Durch *einfache* sorgfältige *Palpation* des Abdomens lassen sich größere Resistenzen erfasen.

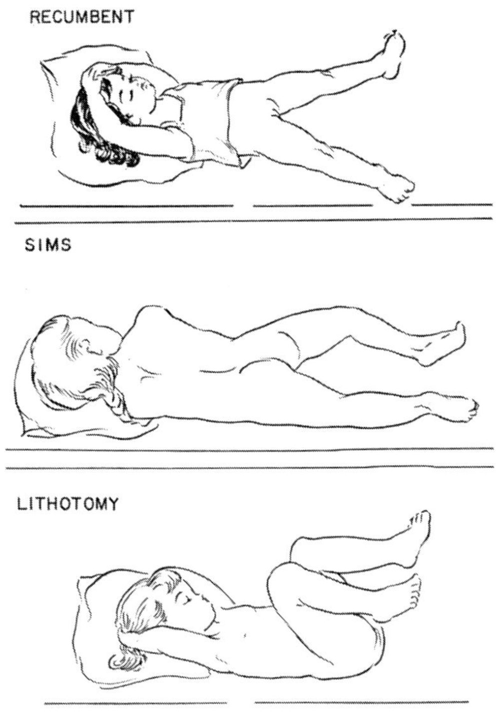



Abb. 264. Lagerungen für die gynäkologische Untersuchung. (Aus Huffman 1968)

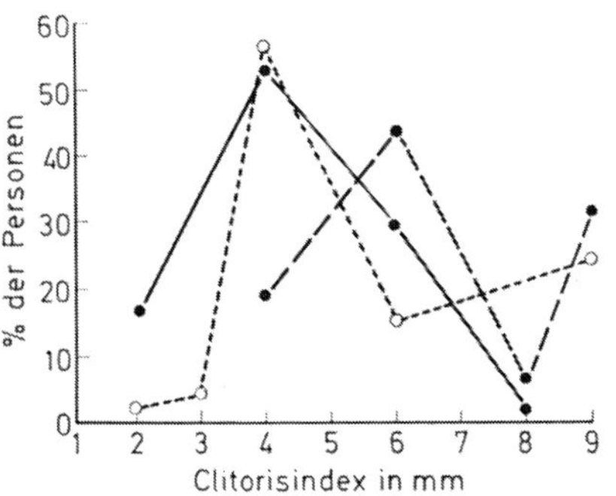



Abb. 265. Prozentuale Verteilung der Clitorisgröße.
Kinder im Alter von 6 Wochen bis 15 Jahren. Die
Kurven zeigen die allmähliche Größenzunahme der
Glans clitoridis während der Kindheit. •——• 6 Wochen bis 7 Jahre Clitorisindex = 4,35 mm; o------o
7—11 Jahre Clitorisindex = 5,21 mm; •——• 11 bis
14 Jahre Clitorisindex = 6,58 mm. (Von Huffman,
1968)

Beim Säugling und Kleinstkind vermögen
Palpation des Abdomens und rectale Untersuchung mehr zu leisten, wenn sie in Narkose
vorgenommen werden.

Die Inspektion der Vagina erfordert beim
Säugling und Kleinkind primär eine *Speculumuntersuchung*, da die vaginale Touchierunter-

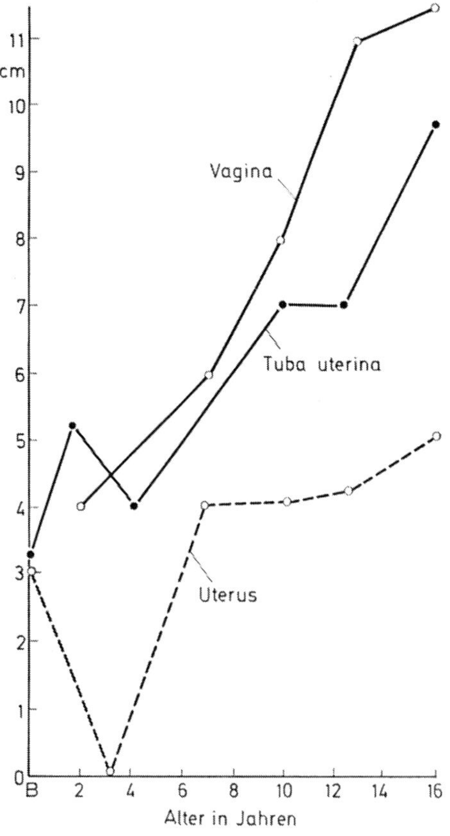



Abb. 266. Die Kurven zeigen die zunehmenden Län-
gen von Vagina, Uterus und Tuba uterina zwischen
Geburt und Pubertät. (Nach Fluhmann u.a.,
aus Huffman, 1968)

suchung vor der Menarche nicht möglich ist.
Mitunter genügt ein steriles Nasenspeculum,
um ohne Narkose eine Entzündung, einen
Fremdkörper oder Tumor zu erkennen und
Scheidenabstriche für die bakteriologische und
cytologische Untersuchung vorzunehmen.

Ist mit der Speculumuntersuchung keine
Klärung möglich oder die Einstellung der Portio vaginalis uteri notwendig, muß in *Allgemeinnarkose* (Intubation durch Anaesthesisten) ein
kleines *Vaginoskop* eingeführt werden. Die
Größe des Vaginoskops muß der Größe der
kindlichen Hymenalöffnung angepaßt sein
(Abb. 267). Bei dieser Gelegenheit kann die
Endometriumbiopsie versucht werden, sofern sie von differentialdiagnostischem Interesse ist. Unter Ausnutzung der Narkose sind
bei größeren Kindern auch *bimanuelle* und *recto-
vaginale* Tastuntersuchungen angezeigt und
geeignet, z.B. kleine Tumoren festzustellen.

Wenn die Narkoseuntersuchung und die Röntgendiagnostik (s. S. 682ff.) keine Klärung bringen, ist bei Tumorverdacht oder Erfordernis einer Gonadenbiopsie die *Probelaparotomie* berechtigt. Dabei sollte im Falle eines einseitigen Krankheitsprozesses die Biopsie der kontralateralen Gonade nicht vergessen werden.

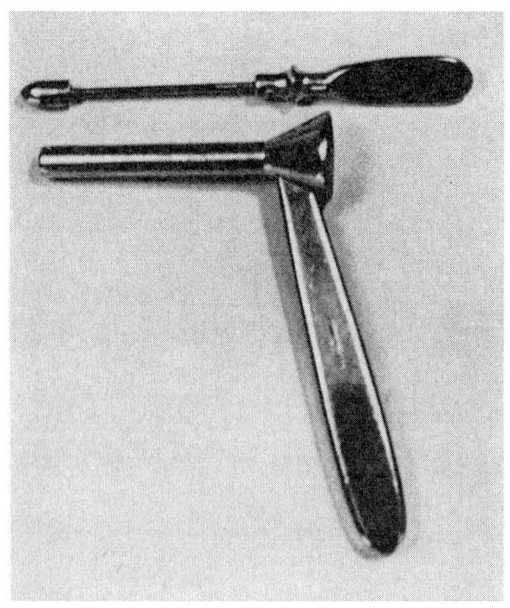

Abb. 267. Das Vaginoskop, eine Modifikation von Kellys Luft-Cystoskop, kann durch die Hymenalöffnung der meisten Säuglinge und Kinder eingeführt werden. (Aus Huffman, 1968)

Anstelle der Probelaparotomie wird eine für die Bedürfnisse der Gynäkologie modifizierte *Laparoskopie* (Cölioskopie nach Palmer, Pelviskopie nach Semm) auch bei Erkrankungen des Kindesalters empfohlen. Indikationen sind z.B. Amenorrhoe, Gonadendysgenesie, Hermaphroditismus und Frühreife, unklare Adnextumoren, Suche des Primärtumors bei Ascites, Beurteilung maligner Tumoren (Reaktion auf die Behandlung) und kleine operative Maßnahmen (Probeexcisionen, Punktion von Ovarialcysten). Die Laparoskopie erfordert Vollnarkose durch den Anaesthesisten.

Bei Verdacht auf einen hormonell aktiven Tumor ist es notwendig, alle in Betracht kommenden *Geschlechtshormone* in Blut und Harn zu analysieren. Wegen der meist komplizierten chemischen oder biologischen Hormonbestimmungsmethoden ist der Kliniker auf die Hilfe von Spezialinstituten und Forschungslaboratorien angewiesen. Hormonanalysen aus exstir-

pierten Tumoren sind für den einzelnen Erkrankungsfall wie für die Tumorforschung wertvoll. Für orientierende Untersuchungen der Drüsenfunktionen sind die Harnspiegel der Geschlechtshormone bzw. ihrer Metaboliten ausreichende Parameter. Über die Bestimmungsmethoden orientiert z.B. die Monographie von Tausk (1970).

*Indirekte* Prüfungen der Hormone haben ebenfalls diagnostischen Wert.

Die Messung der *Aufwachtemperaturen* (Basaltemperatur) gibt Aufschluß über die Progesteronbildung. Die cytologische Untersuchung der nach Papanicolaou gefärbten *Vaginalabstriche* („smear") und die histologische Untersuchung des Materials der *Endometriumbiopsie* dienen dem Nachweis von Oestrogen- wie Progesteroneffekten. Bei Kleinkindern kann zur Vermeidung eines Vaginalabstriches zunächst ein *Cytourogramm* (mit Zellfärbung nach Papanicolaou) versucht werden.

Oestrogeneffekte sind die Verhornung der Vagina und die Proliferationsphase der Uterusmucosa. Progesteroneffekte sind die Zunahme der abgestoßenen unverhornten Zellen der Vagina und die Sekretionsphase des Endometriums.

Bei *Mädchen nach der Menarche* nähert sich das diagnostische Vorgehen dem bei erwachsenen Frauen. Ein Adoleszentenspeculum soll gerundete Blätter haben, etwa 11 cm lang und 1 cm breit sein. Da bei Adoleszentinnen bereits mit Portiocarcinomen zu rechnen ist, haben auch die *Kolposkopie* nach Hinselmann, die *cytologische Frühdiagnostik* nach der Stadieneinteilung von Papanicolaou und die verschiedenen Techniken der *Gewebeentnahme* bestimmte Indikationen (s. Uteruscarcinom, S. 703).

Die Aufdeckung von Anomalien der *Geschlechtschromosomen* (vgl. Übersichtsarbeit von Pfeiffer, 1970) ist von Interesse, weil die zugehörigen klinischen Symptome zum Teil auch bei Genitaltumoren vorkommen und weil Kinder mit Gonadendysgenesie eine Disposition zu Tumoren der Gonaden besitzen (s. Bd. I).

Für die *Röntgendiagnostik* gynäkologischer Tumoren empfiehlt sich ein schrittweises Vorgehen, das auch zur Differentialdiagnose gegenüber retroperitonealen Tumoren geeignet ist (Lassrich, 1962, 1970; Willich, 1969; Technik bei Ebel u. Willich, 1968):

1. *Abdomenübersichtsaufnahme.* Sie zeigt gegebenenfalls weichteildichte Tumoren, Ver-

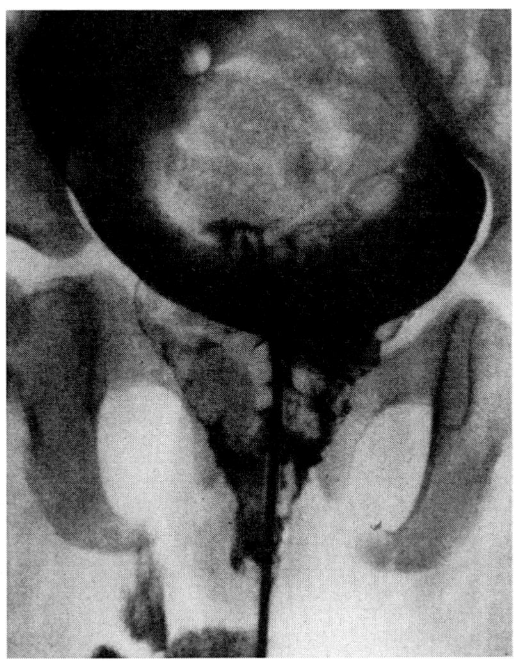

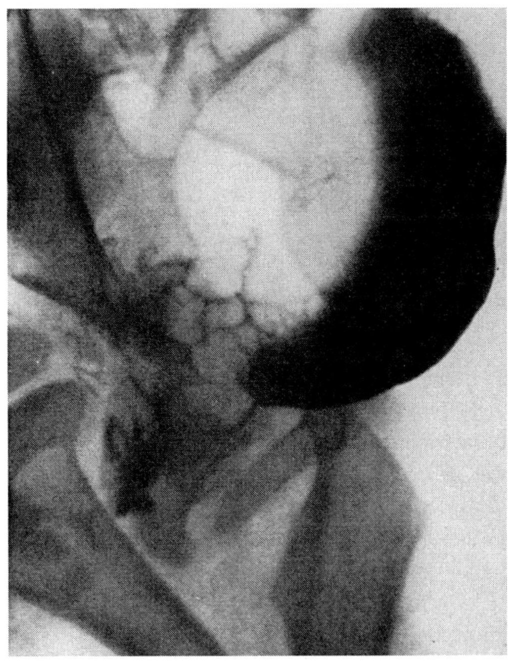

a         b

Abb. 268a u. b. Rhabdomyosarkom der Vagina (Hinterwand), M. B., 1¹/₂ Jahre. *Kolpocystographie:* Kombinierte Kontrastmittel-Luftfüllung der Blase, anschließend Kontrastfüllung der Vagina. Letztere ist von traubenförmigen Tumormassen ausgefüllt, die vom Kontrastmittel umflossen werden und pelottenartig von dorsal die Blase komprimieren, wodurch es zum Füllungsdefekt kommt. a Vorderbild. b Schräg seitliche Projektion. [Städtische Krankenanstalten Bremen, Professor-Heß-Kinderklinik (Direktor: Prof. Dr. W. HECK), Kinderchirurgische Klinik (Direktor: Prof. Dr. F. REHBEIN) und Zentralröntgeninstitut (Direktor: Prof. Dr. TH. HORNYKIEWYTSCH)]

kalkungen (besonders bei Teratomen) und Organverlagerungen. Verdrängte Darmschlingen weisen auf die Ausgangsseite eines Tumors hin.

2. *Intravenöses Urogramm.* Große Ovarialtumoren führen gewöhnlich zur Verdrängung der Ureter nach lateral, zur tiefsitzenden Ureterkompression mit Rückstauung in die Nierenhohlsysteme und zur Impression der Harnblase von cranial. Zusätzliche Seitenaufnahmen geben Aufschluß über Verdrängungen der Nieren und Ureter nach dorsal oder ventral sowie der Harnblase nach ventral.

3. *Retrograde Kolpographie* bzw. *Cysto-Kolpographie* ermöglichen vom Neugeborenenalter an die Klärung der anatomischen Verhältnisse bei Kindern mit Intersexualität, Hydrometrocolpos und Tumoren (z.B. charakteristische Füllungsdefekte beim Sarcoma botryoides, vgl. Abb. 268a und b eines eigenen Falles). Ein *Hystero-Salpingogramm* kommt evtl. durch Kolpographie zustande oder gezielt nach Sondierung des Cervicalkanals mit Ureterenkatheter.

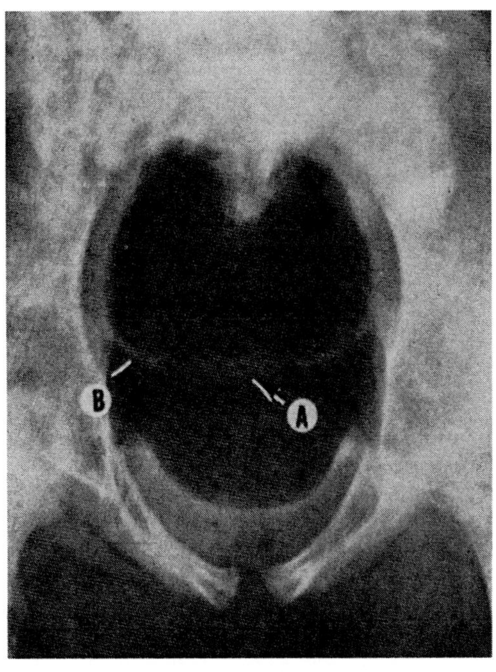

Abb. 269. Röntgenaufnahme nach Pneumoperitoneum. *A* Uterus; *B* rechtes Ovar. 5jähriges Kind. (Aus HUFFMAN, 1968)

4. Orale und rectale Kontrastmitteluntersuchungen sind nur in Einzelfällen angezeigt, um zusätzliche topographische Hinweise auf den Tumor oder seine Metastasen zu erhalten.

5. Pneumoperitoneum und Pneumoretroperitoneum (präsacrale Gasinsufflation) sind zur Unterscheidung einer Riesencyste von einem Ascites sowie zur Erkennung kleinerer Nebennierentumoren geeignet. HUFFMAN (1968) empfiehlt die „Beckenpneumographie" auch zur speziellen Information über das innere Genitale (Abb. 269) bei Pseudohermaphroditismus, Syndrom rudimentärer Gonaden, Vaginalagenesie, Verdacht auf kleine nicht tastbare Beckentumoren usw., und glaubt, damit oft eine Probelaparotomie vermeiden zu können.

6. Die *Gefäßdiagnostik*, die tumoröse Veränderungen *direkt* erfaßt, kommt bei klinisch und urographisch ungeklärten Erkrankungsfällen und zum Nachweis von Lymphknoten-Metastasen in Betracht.

Die *retrograde Aortographie* spielt nur bei der Differentialdiagnose der Genitaltumoren eine Rolle, z.B. zur Abgrenzung atypisch lokalisierter Phäochromocytome.

Die *Lymphographie* erweitert die diagnostischen Möglichkeiten bei vielen Genitaltumoren.

Die *Cavographie* ergänzt die Aortographie und die Lymphographie.

In der Monographie „Lymphography in cancer" von FUCHS et al. (1969) sind Untersuchungstechnik und mögliche Komplikationen, physiologische und pathologische Lymphknotenbefunde sowie erste Ergebnisse einer intralymphatischen Strahlen- und Chemotherapie ausführlich beschrieben. Lymphknotenmetastasen bei malignen Ovarialtumoren, bei Carcinomen der Cervix und des Corpus uteri, der Vagina und der Vulva sind mit reichhaltigem Bildmaterial abgehandelt.

KEMPMANN und WIDENOW (1970) teilen ebenfalls umfangreiche lymphographische Erfahrungen bei gynäkologischen Tumoren mit. Die Treffsicherheit beträgt etwa 80%. Allerdings wird erst eine fortgeschrittene lymphogene Metastasierung röntgenologisch nachweisbar. Unspezifische lymphographische Veränderungen nach Operation oder Bestrahlung sind schwer von Tumorinfiltrationen zu unterscheiden. In geeigneten Fällen sollte eine Lymphographie vor Operations- oder wenigstens Bestrahlungsbeginn erfolgen, um eine gezielte Behandlung zu ermöglichen. Die histologische Kontrolle des lymphographischen Befundes ist wünschenswert. Der lymphographischen Verlaufsbeobachtung bedürfen 1. kleine, fraglich tumorbedingte Speicherdefekte, bis die Diagnose geklärt ist, und 2. sicher befallene Lymphknoten, um die Wirksamkeit einer Therapie zu prüfen. Die Verlaufsbeobachtung ist bis zu einem Jahr lang durch einfache Röntgenaufnahmen möglich. Danach wird unter Umständen eine zweite Lymphographie erforderlich.

Obgleich diese Autoren hauptsächlich über erwachsene Patienten berichten, eignet sich die Lymphographie grundsätzlich für tumorkranke Kinder, wie die Erfahrungen bei Hodgkinscher Erkrankung (ALTMANN et al., 1962; ANGLESIO, 1969), abdominellen Neuroblastomen (GASQUET et al., zitiert nach WILLICH, 1969) und Seminomen (SCHWEISGUTH et al., 1968) zeigen.

Bei Säuglingen und Kleinkindern ist die Lymphographie wegen technischer Schwierigkeiten gewöhnlich nicht durchführbar. Sind solche Kinder von einem Tumor befallen, der infolge lymphogener Metastasierungsneigung eine schlechte Prognose hat, ist die prophylaktische Lymphknotenausräumung zu vertreten (HECKER et al., 1969).

7. *Ultraschall-Diagnostik.* In den letzten Jahren wurde diese Methode insbesondere wegen ihrer Ungefährlichkeit zum Nachweis abdomineller Tumoren eingesetzt.

Form, Lage, Größe und Konsistenz eines Tumors lassen sich beurteilen. Insbesondere ist eine Unterscheidung zwischen cystischer und solider Grobstruktur möglich. Die erkennbare Mindestgröße eines Tumors hängt von seiner Lage ab. Vorerst scheinen tiefliegende Tumoren erst von der Größe etwa eines Hühnereies an nachweisbar zu sein, was den Wert der Methode für die Frühdiagnose einschränkt.

## „Pseudotumoren"

Den gut- und bösartigen Neoplasien sind einige *nicht*-neoplastische Gebilde symptomatologisch sehr ähnlich. Sie werden hier als „Pseudotumoren" zusammengefaßt, um ihre differentialdiagnostische Abgrenzung von den Neoplasien zu erleichtern.

Am Hymenalrand, gewöhnlich dorsal, kommen bei etwa 6% der neugeborenen Mädchen „*Hymenalpolypen*" vor (NELSON).

Es handelt sich um gerundete oder fingerähnliche gestielte Anhängsel, die aus gut vascularisiertem Stroma und an der Oberfläche aus normalem Plattenepithel bestehen. Diese kleinen Entwicklungsanomalien bilden sich gewöhnlich innerhalb weniger Wochen spontan zurück. HUFFMAN (1968) betont, daß größere „hymenal tags" mit Neoplasien der Vulva verwechselt werden können, und rät zur Excision mit histologischer Untersuchung.

Bei Neugeborenen oder jungen Säuglingen wird gelegentlich eine große intraabdominelle oder am Introitus vaginae gelegene Masse festgestellt, die auf einer Ausweitung von Vagina und Uterus durch gestaute Flüssigkeit beruht.

Dieser *Hydrometrocolpos* ist Folge einer Vaginalatresie und einer vermehrten Sekretion der endometrialen und endocervicalen Drüsen. Die Diagnose wird durch Injektion eines Kontrastmittels in den Uterus gesichert. Wenn die Behandlung (Incision der Membran und Drainage) verzögert wird, besteht die Gefahr beidseitiger Ureterkompression, Hydronephrose und Anurie.

*Condylomata acuminata* (Feig- oder Feuchtwarzen) werden zu den Virustumoren beim Menschen gerechnet. Es handelt sich um fibroepitheliale maulbeer- oder blumenkohlförmige Wucherungen (Hypertrophie nicht Neoplasie) bei „chronischer Reizdurchfeuchtung" (KORTING). Sie kommen bei Kindern eher in der Vulva als in der Vagina vor.

HUFFMAN (1968) erwähnt 3 Kinder (4, 5 und 7 Jahre) mit Vaginalblutung aus nekrotischen Condylomata und empfiehlt trotz typischen histologischen Bildes langfristige Nachbeobachtung zum Ausschluß eines sarkomatösen Prozesses. Die verschiedenen Behandlungsverfahren (Kohlensäureschnee, Elektrocoagulation oder -fulguration, Diathermie, Podophyllin, Ausschabung oder Excision) erfordern sorgfältige Indikationen je nach Ausdehnung der Kondylome und Alter des Kindes.

In Vulva, Vagina und Ovarien kommen verschiedenartige *Cysten*, hauptsächlich „Retentionscysten", vor, die frei von selbständig proliferierenden Geweben sind (Tabelle 104). Symptomatologisch unterscheiden sie sich kaum von den blastomatösen Cysten (besonders im Bereich des Ovars), auch die chirurgische Behandlung ist die gleiche. Daher haben MARTIUS (1964), HUFFMANN (1968) u.a. diese nicht-neoplastischen Cysten unter den „Geschwülsten" abgehandelt.

Cysten der Vulva sind im Kindesalter selten, da die Talg- und Schweißdrüsen erst nach der Menarche aktiv werden. Auch die Bartholinschen Drüsen neigen erst nach der Pubertät zu Infektionen und damit zur Cystenbildung ihrer Ausführungsgänge.

*Epitheliale Einschlußcysten* können aus kleinen, unter der Mucosa ruhenden Stücken des Vulva- oder Vaginalepithels entstehen, wobei gewöhnlich ein Trauma auslösend ist. Sie erreichen im Durchmesser wenige Zentimeter, haben an der glatten Innenfläche Plattenepithel und als Inhalt käsiges Material. Behandlung: einfache Excision.

*Paraurethralgangcysten* werden selten in jedem Lebensalter angetroffen. Die Diagnose ergibt sich aus der Lokalisation in der Urethrovaginalwand des äußeren Drittels der Urethra und der histologischen Beschaffenheit. Bei entsprechender Größe prolabieren die glatten Cysten (Inhalt: opalescente Flüssigkeit) in das Vestibulum, komprimieren evtl. die Hymenalöffnung oder die Urethra und müssen dann vorsichtig excidiert werden. Kleine Cysten werden erst nach der Menarche entfernt.

Tabelle 104

---

*Nichtneoplastische Cysten*
der äußeren Geschlechtsteile:
    epitheliale Einschlußcysten
    Paraurethralcysten
    Cyste des Nuckschen Kanals
    Retentionscysten der Schweiß- und Talgdrüsen
    Hymenalcysten
    Bartholinsche Cysten
der Scheide:
    Cysten von Resten des Gartnerschen Ganges
    Cysten von Resten des Müllerschen Ganges
der Eierstöcke (Retentionscysten):
    „einfache und multilokuläre" Cysten
    Follikelcysten
    Corpus luteum-Cysten
    Thecaluteincysten
    Polycystisches Ovar

---

Eine *Hydrocele der Vulva* (Cyste des Nuckschen Kanals) ist eine cystische Schwellung eines persistierenden Überrestes des processus vaginalis im Bereich der großen Schamlippe. Sie kommt eher rechts als links vor und könnte mit einer Vestibulardrüsencyste, einem weichen Tumor (z.B. Lipom) oder einem Leistenbruch (Inhalt u.U. Ovar!) verwechselt werden. Therapie: Excision.

*Urnierengangcysten* [mesonephric (Gartner's) duct-cysts] sind Retentionscysten, gewöhnlich unilokular, und trotz relativer Seltenheit der häufigste Grund einer benignen Anschwellung der Vaginalwand bei Säuglingen, Kindern und Adoleszentinnen. Die Cyste kann beträchtliche Größe erreichen. Sie tritt dann unter Dehnung des Introitus aus der Vagina heraus (Abb. 270) und muß excidiert werden. Die dünne epitheliale Cystenwand ist adhärent mit der Vaginalschleimhaut.

Wenn Reste des embryonalen *paarigen Müllerschen Ganges* persistieren, bilden sich längsseits der Vagina ebenfalls *Cysten* (paramesonephric duct-cysts), die das typische ursprüngliche Säulenepithel aufweisen. Vorkommen: Selten bei Patientinnen jeden Alters.

Die nicht-neoplastischen *Ovarialvergrößerungen* sind relativ häufig.

*Kleine Follikelcysten*, umsäumt von Granulosazellen, findet man oft als histologischen Zufallsbefund beim Fetus bis zur reifen Frau. Es handelt sich meistens um atretische Follikel, die höchstens 10 mm Durchmesser erreichen, bevor sie sich zurückbilden.

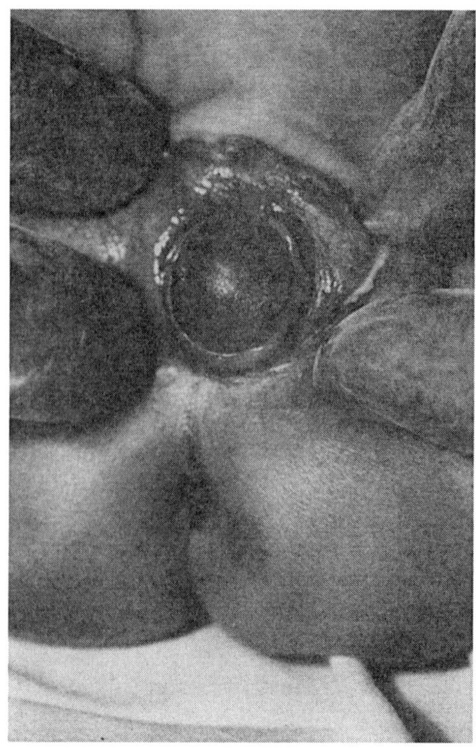

Abb. 270. Urnierengangcyste der Vagina eines Neugeborenen. Das Hymen bildet eine Leiste um den prolabierten Tumor. (Aus Huffman, 1968)

Persistierende atretische Follikel bilden ab Pubertät *große Follikelcysten* (Durchmesser bis 12 cm), die man mit einem Neoplasma verwechseln kann.

Von 992 Ovarialtumoren bei Mädchen unter 16 Jahren (Weltliteratur 1936—1966) waren 19% einfache, nicht-neoplastische Tumoren, gewöhnlich Follikelcysten (s. Tabelle 113, S. 709).

Nekrose, Hämorrhagie und Druck vereiteln oft die histologische Bestimmung der Cystenwand. Gelegentlich kommen sog. *Schokoladencysten* vor; der makroskopische Befund ist ähnlich dem der Endometriose, die jedoch histologisch sehr selten nachgewiesen wird.

Die *typische* Follikelcyste ist unilokular, kugelförmig, glatt, blaugrau und dünnwandig mit serösem oder blutigem Inhalt. Das Ovar

liegt plattenförmig der Außenfläche der Cyste an. Relativ häufig ereignet sich eine Torsion, die unbehandelt zu Nekrose und Blutung, evtl. zu Infektion und Ruptur führt. Mikroskopisch besteht die Cystenwand aus fibrösem Bindegewebe und einer dünnen Schicht von Granulosazellen, die bei Abplattung kaum von einem Cystadenom abzugrenzen sind.

Einem 12jährigen Mädchen mit apfelgroßer stielgedrehter Ovarialcyste links mußten Ovar *und* Tube wegen hochgradiger Infarzierung entfernt werden[1].

Ein *polycystisches Ovar* ist vor der Pubertät selten und, von Ausnahmen abgesehen, asymptomatisch. Bei Adoleszentinnen enthalten die Cysten jedoch manchmal *Granulosazellen* mit beträchtlichen Oestrogenmengen, die dysfunktionelle Uterusblutungen auslösen. Wenn die Granulosazellen degenerieren, hört die Blutung auf.

Das polycystische Ovar (oft bilateral) ist zwei- oder dreimal größer als ein normales, in der Konsistenz elastisch und an der Oberfläche knotig; es kann bei der rectoabdominalen Palpation als solides Neoplasma imponieren. Der Inhalt der bis 1 cm großen Follikelcysten ist gelb oder blutig-serös.

Große, blasse, polycystische Ovarien beiderseits in Verbindung mit Fettsucht, Amenorrhoe, Hirsutismus und Clitorishypertrophie werden als *Stein-Leventhal-Syndrom* bezeichnet. Teilresektion der Ovarien vermag in 70% der Fälle die Funktionsstörung aufzuheben. — Differentialdiagnostisch ist u.U. an einen maskulinisierenden Ovarialtumor zu denken.

*Cysten des Corpus luteum* treten nur nach der Ovulation auf. Die meisten Autoren haben sie zusammen mit den serösen Follikelcysten als „einfache Cysten" beschrieben.

In den normalen Ovarien von Adoleszentinnen und Frauen gibt es zuweilen *cystische Corpora lutea*, die gewöhnlich symptomlos sind. Wenn jedoch ein cystisches Corpus luteum Progesteron und Oestrogen länger als ein normales sezerniert, kommt es zu Amenorrhoe, Deciduareaktion, Erweichung und Vergrößerung des Uterus und Veränderungen der Brust. Der Rückbildung der Cyste kann eine abnorme, evtl. profuse Uterusblutung folgen.

Die *Corpus luteum-Cyste* (Luteincyste, Granulosaluteincyste) entsteht vermutlich durch Höhlenblutung und anschließende Hämatomverflüssigung. Die meisten Cysten (Durchmesser: mehrere cm) sind symptomlos. Ge-

---

[1] Chirurgische Universitätsklinik Hamburg (Direktor: Prof. Dr. F. Stelzner).

legentlich werden Amenorrhoe und nachfolgende irreguläre Uterusblutung, Torsion, Cystenruptur und -blutung beobachtet.

Bei einem *Neugeborenen* rupturierte unter der Geburt eine über hühnereigroße *Luteincyste* des linken Ovars; das papierdünn ausgezogene Ovar wurde zusammen mit der Cystenwand entfernt[1].

Bei Neugeborenen *diabetischer Mütter* (vermehrte Stimulation des HVL) wurden große Follikelcysten (HAMILTON, 1953) und auch luteinisierte Follikelcysten signifikant häufiger als bei anderen Neugeborenen festgestellt (AHLVIN u. BAUER, 1957).

Selten sind einfache *Ovarialcysten* mit *Pseudopubertas praecox* verbunden. Bei etwa 30 Kindern wurde dieses Zusammentreffen beobachtet; die Laparotomie ergab oestrogenproduzierende Follikelcysten, Corpus luteum-Cysten, multicystische Ovarien oder Cysten ohne Artdiagnose.

Bei einigen Kindern bildeten sich nach Cystenentfernung Frühreifezeichen und/oder abnorme Genitalblutungen zurück, bei anderen nicht (Literatur s. FORNARA, 1964; HUFFMAN, 1968). Der Eingriff hatte eher bei den großen, vor der Menarche seltenen Cysten Erfolg als bei den kleinen, die auch physiologischerweise vorkommen.

Ein Beispiel ist der Fall von REIS u. KOOP (1962): Wegen Frühreife seit dem 5. Lebensmonat wurde ein Mädchen im Alter von $1^8/_{12}$ Jahren operiert. Das linke monocystisch umgewandelte Ovar wurde ektomiert. Die Biopsie des rechten Ovars zeigte normale unreife Primordialfollikel. Die Symptome der Frühreife gingen zurück.

Die Deutung derartiger Therapieerfolge ist schwierig. Anscheinend wurde eine funktionelle Störung zwischen Hypophyse und Ovar korrigiert, ähnlich dem Effekt der Teilresektion der Ovarien beim Stein-Leventhal-Syndrom.

# Neoplasien
## Tumoren der Vulva

### Benigne Tumoren

*Hämangiome der Vulva* sind nicht ungewöhnlich bei Kindern. Sie vergrößern sich im allgemeinen proportional zu dem Wachstum des Kindes und haben nur selten „neoplastischen" Charakter.

*Capilläre* Hämangiome, bestehend aus unzähligen Capillaren, bilden entweder große „Portweinflecke" oder seltener umschriebene, evtl. höckerige Prominenzen, die leicht verletzlich sind. Sie gehen meistens spontan zurück.

*Kavernöse* Hämangiome, zusammengesetzt aus abnorm großen Gefäßen (im Gewebsschnitt fein-schwammartig) imponieren als kleine umschriebene Erhabenheiten oder liegen mehr subcutan. Traumatische profuse Blutungen kommen vor. Die chirurgische Ligatur der zuführenden Blutgefäße ist die Behandlung der Wahl.

Ein *benignes Lymphangiom* der linken großen Schamlippe eines 21 Monate alten Kindes wurde von MEIGS (1934) mitgeteilt.

Ein *Labien-Papillom* eines 12jährigen Mädchens (noch keine Menarche) wurde von HUFFMAN (1968) mitgeteilt. Der polypöse Tumor an der rechten kleinen Schamlippe verursachte Schmerzen sowie eine leichte Blutung aus einem nekrotischen Bezirk. Excision. Nachbeobachtung 18 Monate.

Ein *granuläres Myoblastom* der rechten großen Schamlippe bei einem 6jährigen Mädchen wurde von BISHOP u. WAGNER (1957) beschrieben. Der vermutlich aus perineuralen Fibroblasten entstehende Tumor ist im Vulvagewebe Erwachsener selten, bei Kindern eine Rarität. Behandlung: Ausgiebige Excision im Gesunden. Strahlenresistenz.

*Teratome des Perineums* sind Raritäten. LASH (1945) beobachtete bei einem Neugeborenen dorsal der hinteren Schamlippencommissur einen glatten, roten, glänzenden, cylindrischen Tumor (2,5 cm lang, 1 cm Durchmesser), der excidiert wurde. Heilung. Histologisch war die Cyste innen von Drüsen ähnlich denen der Rectumschleimhaut gesäumt und nach außen von Bindegewebe und Muskelfasern begrenzt. Ein ähnlicher Fall wurde von HUFFMAN (1968) mitgeteilt: 14 Monate altes Kind mit kleinem Tumor lateral der hinteren Schamlippencommissur.

### Maligne Tumoren

Eine Literaturzusammenstellung von HUFFMAN (1968) enthält 18, zum Teil anfechtbare Fälle von Sarkomen und Carcinomen der Vulva (Tabelle 105). Ferner erwähnen JONES u. HELLER (1966) ein 2 Monate altes Mädchen mit Melanom der Vulva, NORDIJK u. VERVAT (1969) ein 2jähriges Mädchen mit Sarkom und AREY (1964) ein 4jähriges Mädchen mit Plattenepithelcarcinom.

Die sehr seltenen *Carcinome* dürften in der Mehrzahl Adenocarcinome sein und von Paramesonephron- oder Mesonephronresten ausgehen, die sich bis in die Vulva erstrecken können. Soweit Verlaufsdaten bekannt sind,

---

[1] Kinderchirurgische Klinik Bremen (Direktor: Prof. Dr. F. REHBEIN).

Table 105. *Malignant tumors of the vulva in children between birth and 16 years of age*

| Author | Year reported | Age of patient | Diagnosis |
| --- | --- | --- | --- |
| KRISTER | 1871 | 6 years | Sarcoma |
| THOMAS | 1874 | 18 months | Recurrent fibroid (sarcoma ?)[a] |
| LANNOIS | 1883 | 5 years | Fibrosarcoma |
| MERZ | 1885 | 16 years | Carcinoma[b] |
| FILEUX | 1902 | 5 years | Sarcoma |
| PEYRACHE | 1905 | 8 months | Sarcoma |
| KRYSIEWICZ | 1906 | 4 years | Carcinoma of clitoris |
| KIMOSHITA | 1907 | 15 years | Epithelial cancer[c] |
| ROTHCHILD | 1912 | 10—15 years | Carcinoma |
| WATSON | 1914 | 3 years | Sarcoma |
| MORGAN | 1928 | 16 years | Unpigmented sarcoma |
| MORSE | 1930 | ? | Epithelial growth of clitoris[d] |
| AMOLSCH | 1937 | newborn | Sarcoma |
| HAUPTMAN and TAUSSIG | 1940 | 6 months | Sarcoma |
| HOGE and BENN | 1943 | 21 months | Adenocarcinoma |
| SERVICE and DERBYSHIRE | 1946 | 14 years | Sarcoma |
| SACREZ et al. | 1951 | 4 months | Rhabdomysarcoma |
| ST. GERMAIN | | 5 years | Carcinoma[e] |

[a] "Recurrent fibroid" commonly used term for sarcoma at that time.
[b] Quoted by ROTHCHILD (1912). Reference not available.
[c] Quoted by BALDWIN (1931). Reference not available.
[d] MORSE states case was reported. Reference not available. Perhaps that of KRYSIEWICZ.
[e] Quoted by LOORICH. Reference not given.

starben die Kinder nach Tumorexcision an Lokalrezidiven oder Metastasen. Im Fall von HOGE u. BENN (1943) wurde der Primärtumor trotz späten Behandlungsbeginnes durch Radiumspickung zerstört; Tod 14 Monate später an Lungenmetastasen.

Die nicht ganz so seltenen *Sarkome* der Vulva, darunter 1 Rhabdomyosarkom, führten soweit bekannt ebenfalls zum Tode durch örtliche Rezidive oder Metastasen (Lunge, Nieren, abdominale Lymphknoten) mit Ausnahme eines von KRISTER (1871) beschriebenen Erkrankungsfalles, der in Heilung ausging. Auch

der Patient von NORDIJK u. VERVAT mit „Sarkom, evtl. *Leiomyosarkom*" im linken Labium majus und kleiner Leistenlymphknotenmetastase war 1 Jahr nach Exstirpation der Knoten noch rezidivfrei.

Wahrscheinlich sind heute die Überlebenschancen größer, wenn jede chronisch wunde, geschwürige oder knotige Vulvaveränderung sofort bioptisch abgeklärt und im Falle der Malignität radikal exstirpiert wird. Auch die Ausräumung der regionalen Lymphknoten wird empfohlen. Eine Kombination mit Strahlen- und Chemotherapie ist zu diskutieren.

## Tumoren der Scheide

### Benigne Tumoren

„*Vaginalpolypen*" aus Granulationsgewebe oder fibroepitheliale Geschwülste vom Typ der *Papillome* sind bei Kindern außerordentlich selten.

NOVAK et al. (1954) beschrieben einen benignen *papillären Tumor* vermutlich mesonephrischer Herkunft bei einem 14 Monate alten Mädchen (Abb. 271). Excision, Heilung.

In mehreren publizierten Erkrankungsfällen wurden zunächst benigne Vaginalpolypen oder

-papillome angenommen, der Verlauf ergab jedoch Malignität, gewöhnlich Sarcoma botryoides.

### Maligne Tumoren

Die meisten bei Kindern beobachteten Malignome der Vagina sind Sarkome. Carcinome des Plattenepithels vom Erwachsenentyp kommen im Kindesalter kaum vor. Dagegen ist eine geringe Zahl von Adenocarcinomen bekannt geworden.

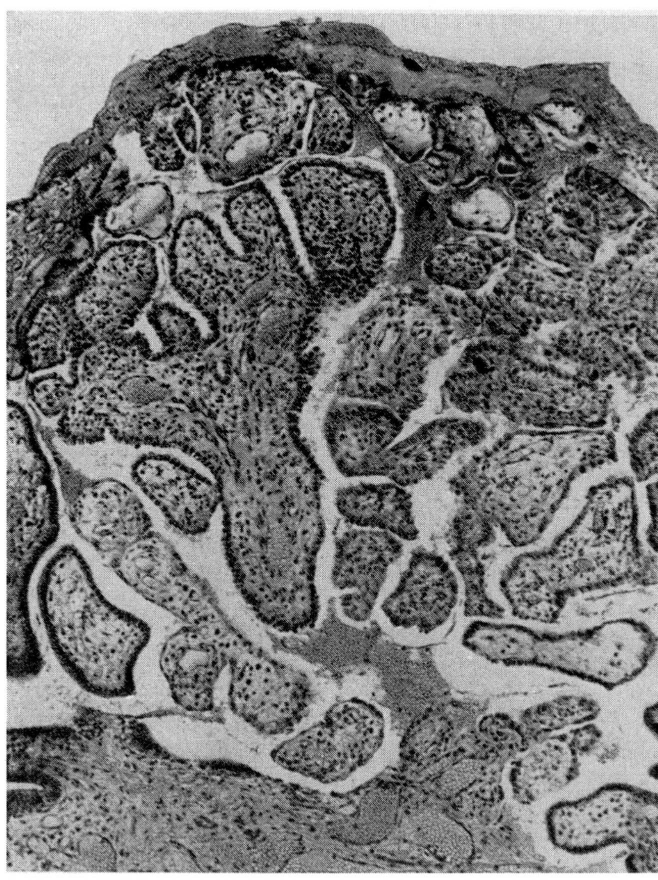

Abb. 271. Photomikrogramm eines papillären Tumors der oberen Vagina. Das histologische Bild spricht für mesonephrischen Ursprung und Benignität (auch in allen übrigen Schnitten). (H.-E., ×100.) (Aus NOVAK et al., 1954)

Table 106. *Carcinoma of the vagina of children between birth and 16 years of age*

| Reporter | Date of report | Age of patient | Diagnosis |
| --- | --- | --- | --- |
| HECKFORD | 1868 | 10 months | Medullary carcinoma |
| BUMM | 1908 | 8 months | Adenocarcinoma[a] |
| WARD | 1908 | 14 years | Carcinoma[b] |
| McDONALD | 1929 | 10 years | Adenocarcinoma |
| BALDWIN | 1931 | 14 years | Medullary squamous cell |
| LÖVGREN | 1931 | 17 months | Papillary carcinoma |
| MARSÁLEK | 1942 | 10 years | Mesonephric carcinoma [c] |
| STROINK | 1947 | 12 months | Mesonephric carcinoma [c] |
| PLATE | 1950 | 2 years | Mesonephric carcinoma |
| POTTER | 1952 | 2 months | "Malignant vaginal tumor" |
| NOVAK | 1954 | 15 months | Mesonephric carcinoma |
| NOVAK | 1954 | 14 months | Mesonephric carcinoma |
| CHAK et al. | 1962 | 17 months | Mesonephric adenocarcinoma |
| SCHÖNEICH | 1965 | 2 years | Mesonephric adenocarcinoma [d] |

[a] There is some question whether this is the same case as that included in Table 109.
[b] WARD stated case had been reported but gave no reference.
[c] Also reported by PLATE (1950).
[d] Survived tumor-free 12 years after treatment.

### Carcinome

Bis 1965 wurden nach Huffman 14 Erkrankungsfälle mitgeteilt (Tabelle 106). 10 Kinder erkrankten im 1. oder 2. Lebensjahr, die übrigen 4 zwischen 10 und 14 Jahren. Gewöhnlich gingen Vaginalblutung und Ausfluß der Entdeckung des Tumors voraus, mitunter mehrere Monate. Entscheidende diagnostische und therapeutische Maßnahmen erfolgten bei der Mehrzahl der Kinder erst, nachdem der Tumor aus der Scheide ausgetreten war. Die Tumoren werden als zottig, weich, bröckelig oder blumenkohlartig, als bohnen-, haselnuß-, walnußgroß oder die ganze Vagina ausfüllend beschrieben; Ausgang von der vorderen oder rechten Vaginalwand. Die klinischen Befunde sind somit sehr ähnlich denen beim Sarcoma botryoides, während die histologischen Unterschiede eindeutig sind.

Die histologischen Diagnosen der ältesten Veröffentlichungen sind uneinheitlich, ab 1942 weisen sie auf die Neoplasie von Urnierengewebe hin. Nach Huffman (1968) sind auch die Beschreibungen von McDonald (1929), von Lövgren (1931) und von Potter (1952) diesem Gewebstyp zuzuordnen. Eine Sonderstellung hat der Fall von Baldwin (1931): 14jährige Patientin mit medullärem Plattenepithelcarcinom.

12 der 14 in der Tabelle aufgeführten Kinder starben unbehandelt oder bald nach der Operation. Nur 2 Kinder hatten eine bessere Prognose:

2jähriges Kind mit einem bohnengroßen Tumor in der rechten Vaginalwand, nach ausgiebiger Excision und Radiumapplikation bei 1jähriger Nachbeobachtung noch wohlauf (Plate, 1950).

Ein im Alter von 2 Jahren mit Radium behandeltes Kind war bei 12jähriger Nachbeobachtung ohne Rezidiv; sekundäre Geschlechtsmerkmale und Menarche hatten sich normal entwickelt (Schöneich, 1965).

Hinzuzufügen ist das Carcinom eines 15jährigen Mädchens (Arey, 1964; keine weiteren Angaben).

Huffman (1968) empfiehlt nach Frühdiagnose eines Vaginacarcinoms die Radikalexstirpation von Vagina, Uterus und umgebendem Gewebe.

### Botryoides Rhabdomyosarkom

**Begriff und Bezeichnung, historische Daten.** Der erste publizierte Fall dürfte der von Guersant (1854) sein: ,,maligner Vaginalpolyp'' bei einem 13 Monate alten Mädchen. Der von Pfannenstiel (1892) geprägte Name ,,*Sarcoma botryoides*'' bezeichnet die polypöse,

traubenbeerenartige Gestalt, sagt jedoch nichts über die Abstammung der Geschwulst aus.

Trotz des typischen makroskopischen Aussehens ist die Feinstruktur der Geschwulst so variabel, daß McFarland (1935) 119 Synonyma im Schrifttum fand, darunter: mesodermaler Mischtumor, Rhabdomyosarkom, embryonales Sarkom, undifferenziertes Sarkom, Rundzellsarkom, Spindelzellsarkom, malignes Mesenchymom, Fibrosarkom, Myxofibrosarkom, Myosarkom, Leiomyosarkom, dysontogenetischer Tumor.

Unter Berücksichtigung der jahrzehntelangen Diskussion über die Pathobiologie (siehe S. 691) und der jüngsten Empfehlung der UICC sollte die Geschwulst heute botryoides *Rhabdomyosarkom* genannt werden. Dafür spricht auch, daß in lichtmikroskopisch undifferenzierten botryoiden Sarkomen des Kindes *elektronenmikroskopisch* myogene Zellentwicklungsformen festzustellen sind (Overbeck, 1967b).

**Häufigkeit.** Das botryoide Rhabdomyosarkom ist absolut gesehen selten und doch die häufigste maligne Neoplasie des Urogenitaltraktes junger Mädchen. Selbst an großen Tumorzentren kommt weniger als 1 Erkrankungsfall pro Jahr vor.

Daniel et al. (1959) beobachteten am Memorial Center for Cancer and allied Diseases in New York City von 1939—1958 nur 13 botryoide Sarkome der Vagina, davon 12 bei Kindern unter 7 Jahren.

Soule et al. (1968) beobachteten an der Mayo-Klinik 1950—1965 unter 133 Weichteilsarkomen bei Kindern bis zu 15 Jahren 22 Rhabdomyosarkome des Beckens, davon 11 des botryoiden Typs. Der Tumorursprung aus Harnblase oder Vagina wird nicht angegeben, bzw. wegen starker Beteiligung beider Organe in einigen Fällen als unklärbar bezeichnet.

Auch eine Übersicht von Bodian (1964) über 33 embryonale Sarkome des Urogenitalsinus beider Geschlechter (Hospital for Sick Children, Great Ormond Street, London, 1925—1962) ist nicht aufgeschlüsselt.

Nach Nürnberger sind bis 1928 etwa 60 Fälle, nach Labhardt bis 1955 etwa 100 Fälle und nach Overbeck bis 1967 weitere etwa 50 Fälle von vaginalem Rhabdomyosarkom bekannt geworden. Auch Huffman (1968) beziffert nach ,,unvollständigem'' Literaturüberblick die ,,Sarkome der Vagina und des Uterus'' bei Kindern mit mehr als 150 Fällen.

Die Literatur bis 1969 enthält folgende noch nicht erwähnte Kasuistik: 7 Fälle von Vervat (1966), 2 Fälle von Neidhardt (1968), je 1 Fall von Špleta u. Miejovsky (1966), Zawartka et al. (1968), VIRENQUE et al. (1968). Die eigene Umfrage förderte *2* Krankheitsfälle.

Unter Einschluß der unvollständig aufgeschlüsselten Mitteilungen dürfte die Gesamtfallzahl derzeit auf über 200 geschätzt werden.

**Altersdisposition.** Das Traubensarkom der Vagina tritt gelegentlich angeboren, überwiegend in den beiden ersten Lebensjahren und nur selten nach dem 5. auf. Nach McFARLAND (1935) war von 116 Patientinnen keine älter als 22 Jahre, 42 waren bis zu 2 Jahre alt.

**Pathobiologie.** Aufgrund des Nebeneinander von Elementen der quergestreiften Muskulatur und verschiedenen Sarkomgeweben wurde das vaginale Sarcoma botryoides des Kindes früher als *mesodermaler Mischtumor* aufgefaßt, identisch mit den Mischgeschwülsten der Cervix in der Geschlechtsreife und des Corpus uteri in der Menopause (SHAW, 1928[1]; SHACKMAN, 1950[2]; CREADICK, 1954[2]; OBER u. EDCOMB, 1954[2]; STERNBERG et al., 1954[2]; TAYLOR, 1958[1]; HERTIG u. GORE, 1960[2]; u.a.). Dabei wurde auf die Ähnlichkeit zwischen dem Submucosa-„Stroma" der kindlichen Vagina und dem Endometrium-Stroma des reifen Uterus hingewiesen; letzteres enthält pluripotente Zellen, die heterotope Gewebe bilden können.

Dagegen heben WILLIS (1958, 1962), DANIEL et al. (1959) u.a. die geringe Ausdifferenzierung, den Gehalt an myogenen Zellen und die Manifestierung des Tumors im frühen Kindesalter hervor und halten ihn für die spezielle Form eines *embryonalen Myosarkoms*. Er sei streng zu trennen von den mesodermalen Mischgeschwülsten des Uterus, die bei jungen und älteren Frauen vorkommen. Ähnlich ist die Auffassung von STOUT (1946), HORN u. ENTERLINE (1958) u.a., die das Sarcoma botryoides der Vagina zu den *embryonalen Rhabdomyosarkomen* rechnen. Diese kommen auch außerhalb des Sinus urogenitalis in verschiedenen Organen von Säuglingen und Kleinkindern vor; die Traubenform entwickelt sich nur in Hohlorganen. Noch umfassender ist die Bezeichnung *embryonales Sarkom*, die berücksichtigt, daß in einem Teil der Fälle keine quergestreiften Zellen gefunden werden (BODIAN, 1964; MARSDEN u. STEWARD, 1968; VERVAT, 1966).

HUFFMAN (1968) kommt bei der Diskussion der verschiedenen Thesen zu Folgerungen, die einige Gegensätze abschwächen: Die Vaginalsarkome der Kindheit und die Mischtumoren des Uterus sind eng verwandt, aber nicht identisch. Viele Vaginalsarkome bestehen aus myxomatösen und sarkomatösen Elementen, die dem *embryonalen Mesenchym* gleichen. Die Photomikrogramme von SHACKMAN (1950) und von DANIEL et al. (1959) beweisen die multizentrische Entstehung der Vaginalsarkome aus dem Submucosagewebe. Beim Embryo ist das Gebiet um den Sinus urogenitalis aus lockerem Mesenchym zusammengesetzt, welches das perivaginale, periurethrale, perivesicale, perirectale und Beckenbindegewebe bildet. Es ist anzunehmen, daß undifferenzierte Reste des

---

[1] Zitiert von HUFFMAN (1968).
[2] Zitiert von OVERBECK (1967a, b).

44*

fetalen Mesenchyms eine maligne Transformation erfahren (einschließlich heterotoper Myoblasten und quergestreifter Muskelzellen). Damit werden das Vorkommen gleichartiger Sarkome in Vagina und Harnblase und deren typische Ausbreitungstendenz sowie das Versagen einer nichtradikalen Therapie erklärt.

**Pathoanatomie.** Makroskopisch zeigt das Sarcoma botryoides multizentrische Wucherungen des paravaginalen Bindegewebes, die an der Basis schmal und kurz gestielt sind, sich lumenwärts strauchartig verzweigen und schließlich traubenartige Formen bilden. Die Trauben sehen gallertartig, graugelb, rosa oder dunkelrot aus. Ihre Konsistenz ist gewöhnlich fleischig. Die Oberfläche besteht aus normalem mehrschichtigem Plattenepithel, das gelegentlich durch Druckatrophie geschwürig zerfällt. *Histologisch* sieht man sarkomatöse Rund- und Spindelzellen (massiert in der subepithelialen Zone, herdförmig im Innern des Polypen) sowie Muskelzellen und Muskelfasern verschiedener Entwicklungsstadien (Abb. 262a und b, 273 und 274), die in ein Grundgerüst aus lockerem Bindegewebe mit kollagenen Fasern, interstitiellem Ödem und myxomatös entarteten Substanzen eingelagert sind.

Myoblasten ohne Querstreifung und jugendliche Muskelzellen, z.T. mit diskreter Querstreifung, werden bevorzugt in der subepithelialen Zone gefunden. Ausdifferenzierte Muskelfasern mit Querstreifung werden geflechtartig oder ungeordnet vorwiegend im Innern der Polypen angetroffen.

HORN u. ENTERLEIN (1958) und LAWRENCE et al. (1964) faßten die Berichte über die unterschiedlichen Formen der Rhabdomyosarkome zusammen und forderten zur Diagnose Zellen mit a) eosinophilem Plasma, b) langer streifenförmiger Gestalt und plumpen Enden, c) Kaulquappen- oder Tennisschläger-Form und d) Querstreifung. HORN und ENTERLEIN unterscheiden 1. pleomorphe und 2. alveolare Rhabdomyosarkome bei Erwachsenen sowie 3. embryonale und 4. botryoide Rhabdomyosarkome bei Kindern.

Weitere Aufschlüsse über die Morphogenese des Sarcoma botryoides der Vagina wurden durch *elektronenmikroskopische* Befunde erbracht (OVERBECK, 1967b): Die kleinkernigen, bei lichtoptischer Betrachtung undifferenzierten Sarkomzellen weisen häufig Myofilamente (Abb. 275) auf. Durch Bündelung und parallele Ausrichtung der Filamente formen sich Myofibrillen (Abb. 276). Ein Teil der Myofibrillen differenziert sich zu quergestreiften Muskelfibrillen (Abb. 277). Andere ausgereifte mesenchymale Gewebe oder epitheliale Geschwulstelemente konnten dagegen nicht nachgewiesen werden.

**Klinisches Bild.** Das erste Symptom ist in der Mehrzahl der Fälle entweder eine Vaginalblutung oder ein schmieriger Ausfluß als Folge von Erosion bzw. Zerfall und Infektion der Tumoroberfläche. Oft wird leider erst der Prolaps einer polypösen Masse (Abb. 278) als alarmierendes Symptom gewertet. VERVAT (1966) schildert einen intermittierenden Prolaps jeweils beim Töpfen des Kindes.

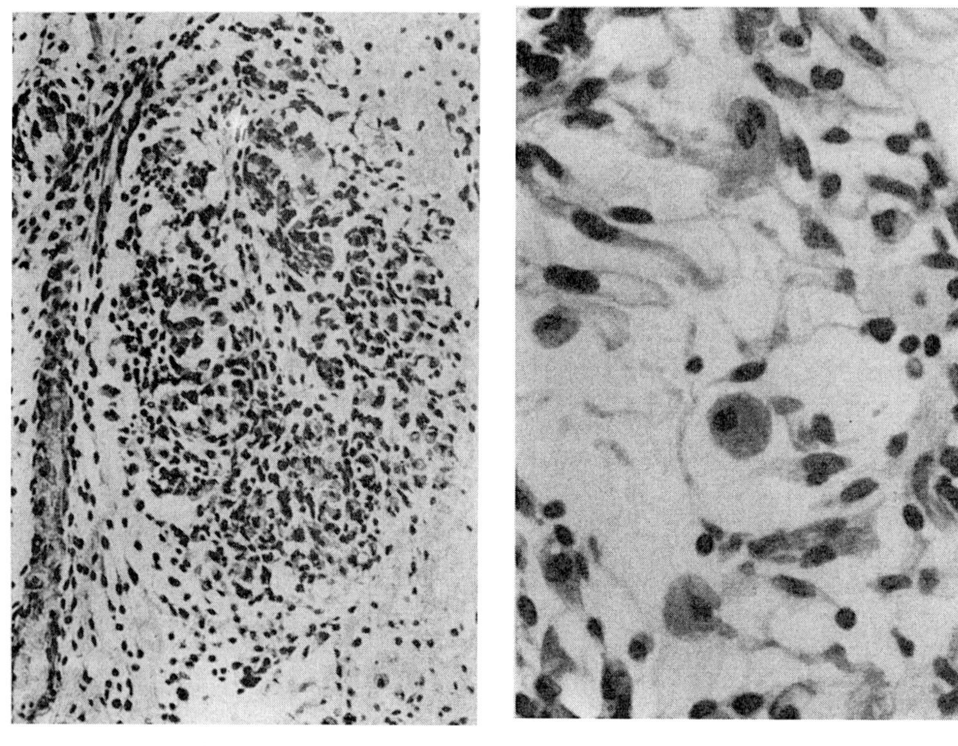

Abb. 272a                                                  Abb. 272b

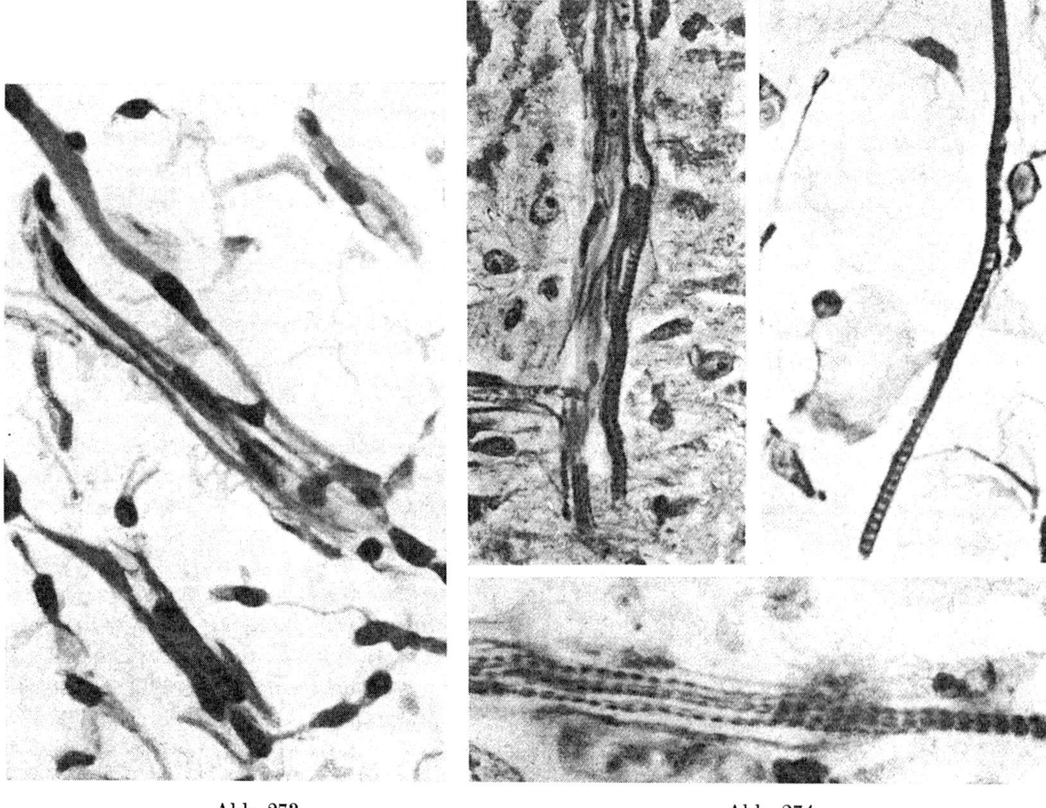

Abb. 273                                                   Abb. 274

Der Tumor geht typischerweise von der vorderen Vaginalwand nahe der Cervix aus. Er kann auch in der Hinterwand und gelegentlich in der rechten oder linken Seite der Vagina oder am Übergang zum Hymen entstehen. Nach Ausfüllung der Scheide erfolgt expansiv-destruierendes Wachstum in Richtung Vulva, Urethra, Harnblase, Rectum, Cervix uteri oder Bauchhöhle. Bei sehr starker Ausbreitung ist der primäre Tumorsitz (Vagina oder Harnblase) nicht mehr festzustellen. Weitere Symptome sind dann Miktionsbeschwerden, Harnverhaltung, Hämaturie, Pyurie, Subileus. Eine Tumorinfiltration des Beckens imponiert bei rectaler Untersuchung als mittelständige, derbe, höckerige Resistenz. Der Allgemeinzustand der Kinder ist lange gut.

Eine Metastasierung auf dem Blut- oder Lymphweg erfolgt gewöhnlich spät und kann zunächst klinisch stumm sein (s. Verlauf).

**Diagnose.** Jeder Scheiden-„Polyp" ist verdächtig auf ein Rhabdomyosarkom und erfor-

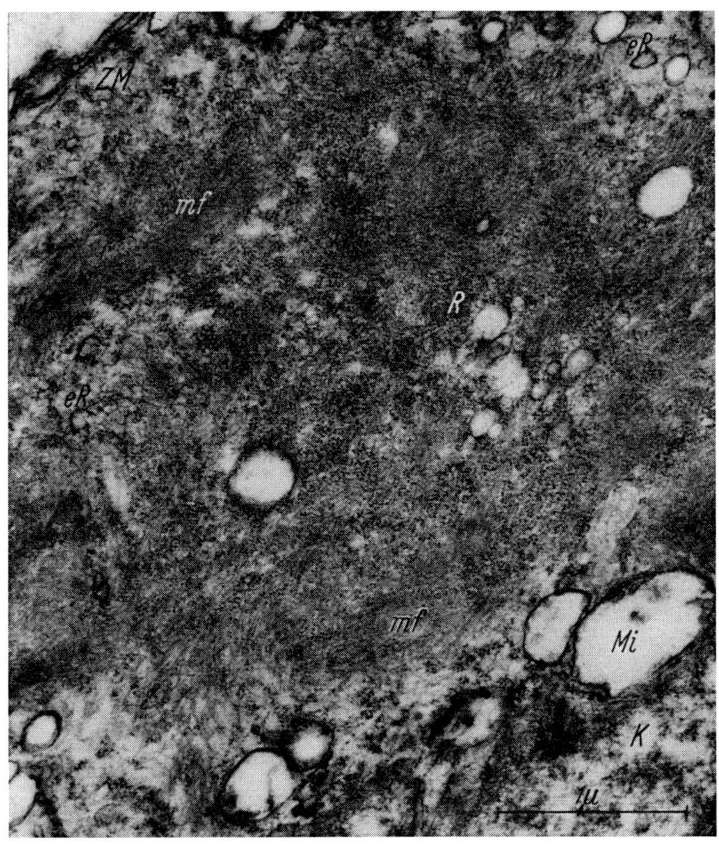


Abb. 275. Ausschnitt einer Rhabdomyosarkomzelle mit Bildungszentrum von Myofilamenten. Der an Ribosomen reiche Bildungsbezirk im Cytoplasma ist von locker und dicht gelagerten Myofilamenten und Filamentzügen ausgefüllt, die in der Randzone die Neigung zur Bündelung erkennen lassen. Die einzelnen Filamente sind zart und kontrastarm gezeichnet. Eine Querstreifung ist noch nicht vorhanden. *mf* Myofilamente; *R* Ribosomen; *eR* endoplasmatisches Reticulum; *Mi* Mitochondrien; *ZM* Zellmembran; *K* Zellkern. Vergr. 26240fach

---

Abb. 272—274. Typische histologische Bilder des botryoiden Rhabdomyosarkoms. Abb. 272 zeigt aus der oberflächlichen Tumorzone a) ein herdförmiges Myoblastenlager in Gefäßnähe (van Gieson, Vergr. 175fach) und b) einen Ausschnitt mit embryonalen Rhabdomyoblasten, jugendlichen myogenen Ausreifungsformen (teils wellenförmige Protoplasmabänder) und dazwischen undifferenzierte Rund- und Spindelzellen (H.E., Vergr. 565fach). In Abb. 273 sieht man Muskelfasern mit mittelständigem Kern und syncytialen Verbindungen, dazwischen eosinophile Protoplasmabänder (Fragmente von Muskelfasern); gelegentlich Andeutung von Querstreifung (H.-E., Vergr. 565fach). Abb. 274 zeigt Muskelfasern mit Querstreifung (Trichromfärbung nach MASSON-GOLDNER, Vergr. 715- bzw. 1080fach). (Aus OVERBECK, 1967a)

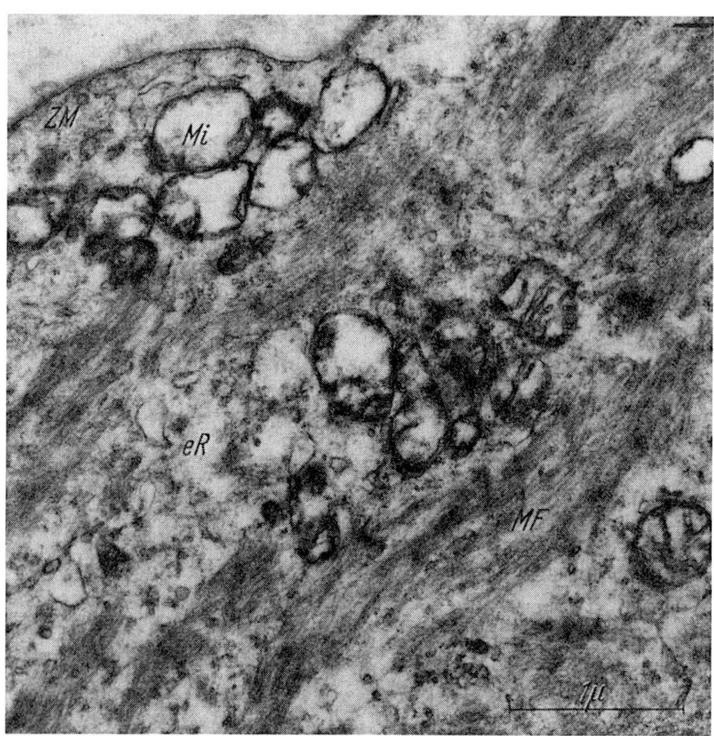


Abb. 276. Ausschnitt eines Rhabdomyoblasten in beginnender Myofibrillendifferenzierung. Unter fortschreitender Neubildung von Myofilamenten ist eine zunehmende Orientierung zu parallel gerichteten und dichten Filamentzügen in Form von Myofibrillen (*MF*) erfolgt. Die einzelnen Myofilamente sind kontrastreicher und weniger zart ausgebildet. Durch den Wechsel von helleren und dunkleren Myofibrillenabschnitten beginnt sich die Tendenz zur Querstreifung abzuzeichnen. Die Myofibrillendifferenzierung erfolgt unter Beteiligung der Mitochondrien und des endoplasmatischen Reticulums. Vergr. 24320fach

dert ausgiebige chirurgische Gewebeentnahme zur sorgfältigen histologischen Untersuchung. Bei oberflächlicher Probeexcision ergibt die Histologie u. U. nur myxomatöses Gewebe, bedeckt von einer normalen Epithelschicht. Bei Rezidiv eines Polypen ist Malignität anzunehmen.

Eine einfache Cystographie ist immer ratsam, auch wenn der Tumor im Introitus sichtbar ist. Verdrängungserscheinungen an der Harnblase lassen auf die Ausdehnung und bedingt auf die Malignität eines Tumors schließen.

Besteht nur ein blutig-seröser oder eitriger Fluor, sind Vaginalabstriche zur Klärung der Diagnose unzureichend. Mit Hilfe der Vaginoskopie oder der Kolpocystographie ist ein noch nicht prolabierter Tumor leicht zu entdecken.

Länger als 4 Tage andauernde Vaginalblutungen bei Neugeborenen sind ebenfalls tumorverdächtig.

Auch bei Störungen der Harnentleerung und bei Harnwegsinfektionen sollte an die Mög-

lichkeit eines Traubensarkoms der Vagina gedacht werden. Eine Tumorinfiltration des Beckens läßt sich bei Vornahme eines Röntgenkontrasteinlaufes u. U. an einer dorsoventralen Abplattung oder an einer Verdrängung des Rectum nach einer Seite erkennen. Ein größerer Tumor erscheint bereits auf der Abdomenleeraufnahme als Weichteilschatten. Im i.v.-Pyelogramm ist dann gewöhnlich eine Hydronephrose infolge Rückstau sowie ein mehr oder weniger symmetrisches Auseinanderweichen der caudalen Ureteranteile zu erkennen. Vgl. Abb. 279 eines eigenen Falles.

*Differentialdiagnostisch* sind benigne, nichtneoplastische Hymenalpolypen, kleine Myome, Fibrome und Cysten (von Resten des Gartnerschen Ganges) abzugrenzen. Als Rarität kommt auch ein großer benigner neoplastischer Vaginalpolyp vor.

**Verlauf.** Das unbehandelte Traubensarkom schreitet *lokal* rasch fort. Auch ohne Fernmetastasierung tritt der Tod innerhalb von

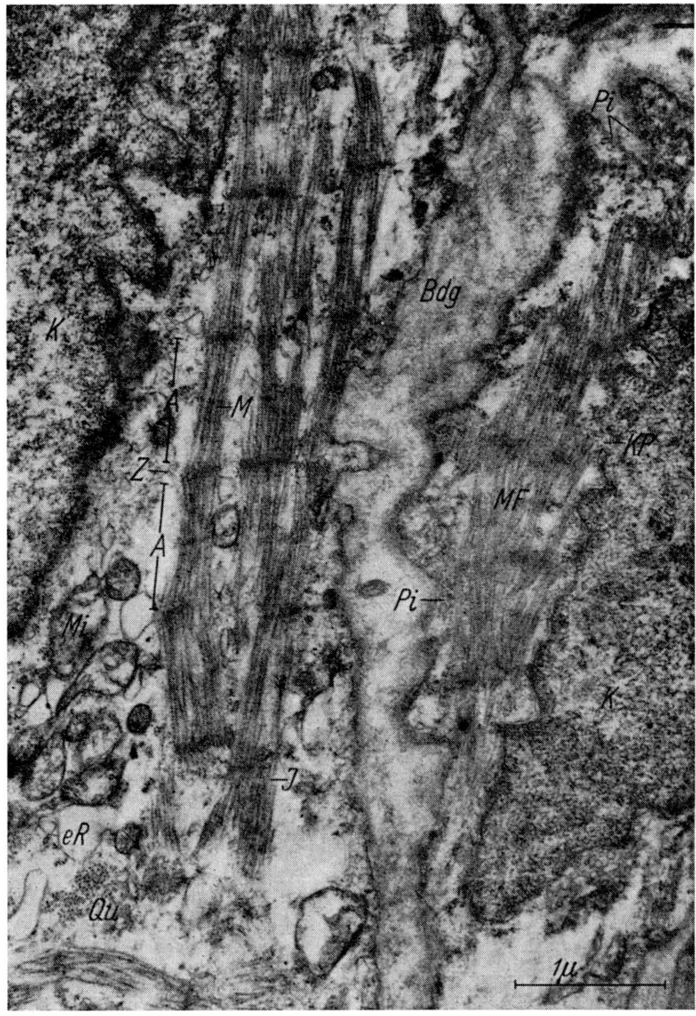

Abb. 277. Rhabdomyosarkomzellen mit weitgehend ausdifferenzierten Muskelfibrillen. Besonders in der linken Tumorzelle ist eine hohe Reifung zu quergestreiften Myofibrillen erfolgt. Die im Längsschnitt getroffenen Muskelfibrillen lassen die typische Querstreifung erkennen, die durch die Folge von breiten helleren A-Zonen (*A*) und schmalen dunklen Z-Streifen (*Z*) zustande kommt. Das in der Mitte der A-Zone gelegene schmale kontrastreiche M-Band (*M*) ist ebenso wie die schmale isotrope I-Zone (*I*) gelegentlich zu sehen. *Qu* Querschnitte durch Myofibrillen; *KM* Kernmembran; *KP* Kernporen; *Pi* Pinocytosebläschen im Bereich der Plasmamembran; *Bdg* Bindegewebe mit Grundsubstanz. Vergr. 20400fach
(Für die Überlassung der Abb. 272—277 wird Herrn Prof. Dr. med. L. OVERBECK gedankt)

1—2 Jahren, im Mittel wenige Monate nach Symptombeginn ein. Unmittelbare Todesursachen sind Tumorkachexie und/oder Komplikationen im Bereich der Nachbarorgane — besonders infizierte Hydronephrose und Urämie. Eine Metastasierung wurde bei etwa 50% der verstorbenen Kinder festgestellt; sie betrifft regionale Lymphknoten (inguinal, parametrial, des Beckens und paraaortal), Lungen, Leber, andere Bauchorgane, sehr selten Ovar, Skelet und andere Organe.

**Die Prognose** bleibt auch mit den heute verfügbaren Behandlungsmethoden sehr ernst, jedoch ist sie bei Frühdiagnose und -behandlung nicht infaust. Eine Zusammenstellung der mehr als 3 Jahre nach Behandlungsbeginn noch rezidivfreien Kinder (HUFFMAN, 1968; vgl. Tabelle 107) erlaubt den Schluß auf 22 Heilungen, davon 8 aus der älteren Literatur (bis 1943). Hinzukommen eine 21jährige geheilte Patientin von DANIEL et al. (1959), 1 wahrscheinlich geheiltes kleines Mädchen von RICHMOND (1953),

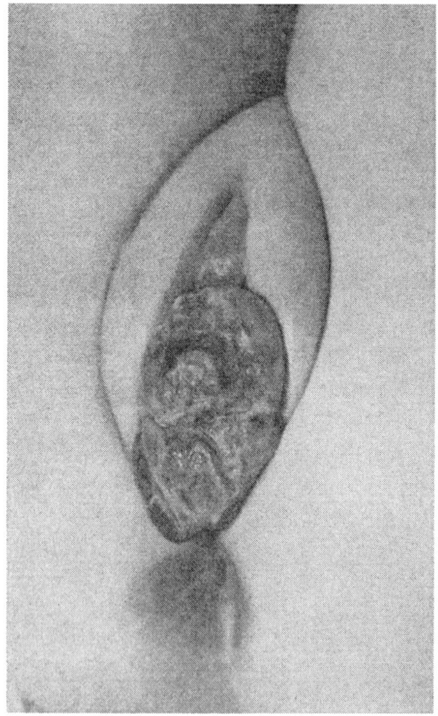

Abb. 278. Typischer Prolaps des Sarcoma
botryoides aus der Vagina eines Säuglings.
(Aus VERVAT, 1966)

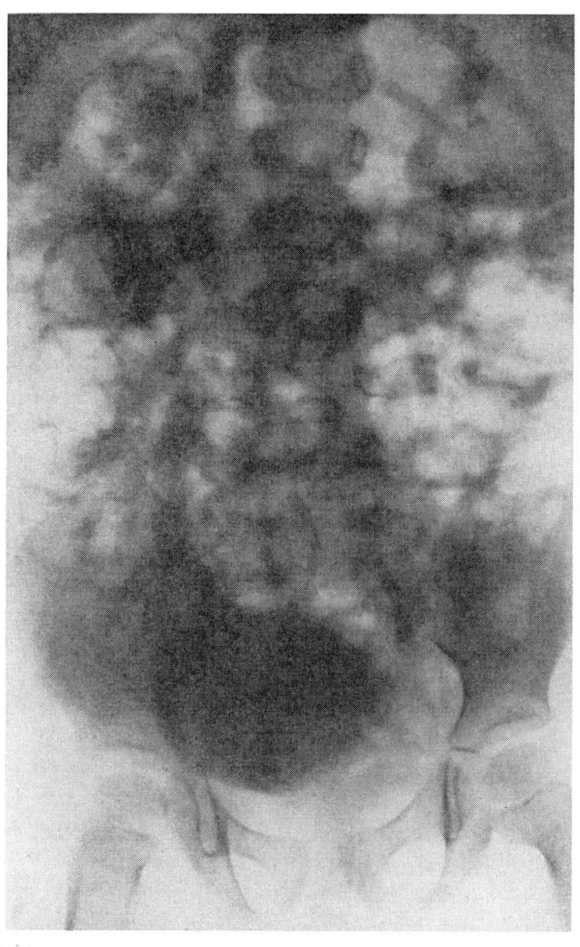

Abb. 279. Rhabdomyosarkom der Vagina, M. B., 2 Jahre (vgl. Abb. 268, S. 683). *Intravenöse Pyelographie*
10 Monate nach Entfernung von Uterus und Vagina, Bestrahlung und cytostatischer Behandlung mit zwi-
schenzeitlich gutem Befinden des Kindes. Deutlich angehobener Blasenboden, Rechtsverlagerung der
Blase, Pelotteneffekt von links unten her. Erweiterte Ureteren, geringe Dilatation auch der Hohlsysteme
beider Nieren (lokales Rezidiv mit Miktionsstörung und Rückstauung in beide Nieren)

1 geheiltes Mädchen von SOULE et al. (1959)
und 4 geheilte Mädchen (5 Jahre; 3 Säuglinge)
von VERVAT (1966). Die Heilungsquote aller
publizierten Fälle dürfte etwa 13% betragen.
Sie ist aber wesentlich größer, wenn man die
letzten sehr radikal behandelten Serien gesondert betrachtet: VERVAT (1966) 4 von 4 Patientinnen, RUTLEDGE u. SULLIVAN 4 von 5 Patientinnen.

Wegen der multizentrischen Anlage und
meist raschen Ausbreitungstendenz des Tumors
bedeutet einjährige Rezidivfreiheit eine wahrscheinlich günstige Prognose.

**Die Behandlung** ist nur aussichtsreich, wenn
bei kleinen Tumoren mindestens Vagina und

Uterus reseziert werden und bei größeren eine
Evisceratio pelvis erfolgt. Wenn irgend möglich, sollte ein Ovar belassen werden. Unter-
stützend kommen Bestrahlung und/oder Cytostatica in Betracht.

*Die Strahlentherapie* wird durch die „Strahlenresistenz" vieler, aber nicht aller botryoiden
Vaginalsarkome eingeschränkt. Nach Lokal-
excision und Radium wurden 3 Heilungen,
nach Röntgenbestrahlung 1 Heilung mitgeteilt
(Autoren: s. Tabelle 107). Je 1 Röntgennach-
bestrahlung (DUNSTER u. BENETT) und Vorbestrahlung (DANIEL et al., 21jährige Patientin)
in Verbindung mit ausgedehnten chirurgischen
Maßnahmen führten ebenfalls zur Heilung.

Table 107. *Mixed mesodermal tumors of vagina in patients surviving 3 or more years after treatment*

| Original reports of surgery | Follow-up | Date of report | Pt. age at time of R | Survival after operation | Type of treatment |
|---|---|---|---|---|---|
| VOLKMANN[a] | AMANN | 1907 | 2.5 years | 10 years | Local excision, recurrence re-excised |
| HALLE[b, c] | | ? | ? | 1 year | ? |
| GRIESIL and VEAU[b, c] | | ? | ? | 1 year | ? |
| DEMME and BOBES[b, c] | | ? | ? | 1 year | ? |
| REISACH | ENGLE-MANN | 1930 | 2 years | 13 years | Local excision, radium |
| MEIGS[d] | | 1934 | 2.5 years | 19 years | Radical hysterectomy and vaginectomy |
| DÖDERLEIN | ENGLE-MANN | 1939 | 1 year | 9 years | Local excision, radium |
| RANDALL | | 1943 | 8 years | 14 years | Local excision, radium |
| SHACKMAN | | 1950 | 4 years | 10 years | Exenteration |
| THORNTON and CARTER | | 1951 | | 3.5 years | X-ray |
| GROSS[e] | | 1953 | 16 months | 13 years | Hysterectomy and vaginectomy |
| RICHMOND | DANIEL et al. | 1953 | 15 months | 6 years | Radical hysterectomy and vaginectomy |
| DUNSTER and BENNET | | 1953 | 14 years | 8 years | Abdominal hysterectomy, salpingo-ovariectomy, partial vaginectomy, X-ray |
| WEBB | | 1955 | 13 years | 2 years | Operation |
| OBER et al. | DANIEL et al. | 1958 | 7 days | 3 years | Hysterectomy and vaginectomy |
| OBER et al. | DANIEL et al. | 1958 | 8 days | 3 years | Hysterectomy and vaginectomy |
| DANIEL et al. | | 1959 | 6 months | 7 years | Anterior pelvic, extenteration, vulvectomy |
| MARCUS | | 1960 | 16 years | 7 years | Abdominal total hysterectomy, bilateral salpingo-variectomy |
| RUTLEDGE and SULLIVAN | | 1967 | 2 years | 5 years | Exenteration and chemotherapy |
| RUTLEDGE and SULLIVAN | | 1967 | 15 years | 4 years | Exenteration |
| RUTLEDGE and SULLIVAN | | 1967 | 23 months | 18 months | Exenteration and chemotherapy |
| RUTLEDGE and SULLIVAN | | 1967 | 5 months | 2 years | Exenteration |

[a] First reported by SCHUCHARDT (1885).
[b] Reported by ADLER (1928).
[c] Reported by McFARLAND (1935).
[d] Follow-up by ULFELDER, personal communication (1966).
[e] Follow-up by GROSS, personal communication (1966).
[f] Follow-up by BRUNSCHWIG, personal communication (1966).

Röntgenbestrahlung und Chemotherapie waren bei 1 Kind mit Tumorrezidiv erfolgreich (RUT-LEDGE u. SULLIVAN, 1967).

Durch alleinige *chirurgische* Behandlung wurden bis 1967 17 Heilungen erzielt, 3 weitere durch chirurgische und Chemotherapie. Das Ausmaß der Eingriffe lag zwischen lokaler Excision (1 Fall), mehr oder weniger radikaler Hysterektomie und Vaginektomie (11 Fälle, davon 1 mit Chemotherapie) und Exenteration

(7 Fälle, davon 2 mit Chemotherapie). Heute dürfte die Wahl nur noch zwischen radikaler Hysterektomie plus Vaginektomie und Exenteration zu treffen sein.

Die repräsentative Serie von DANIEL et al. (1959) — 12 Kinder, davon noch 6 für eine große Operation geeignet — spricht zugunsten der Exenteration: 5 Kinder, mit Hysterektomie und Vaginektomie be-

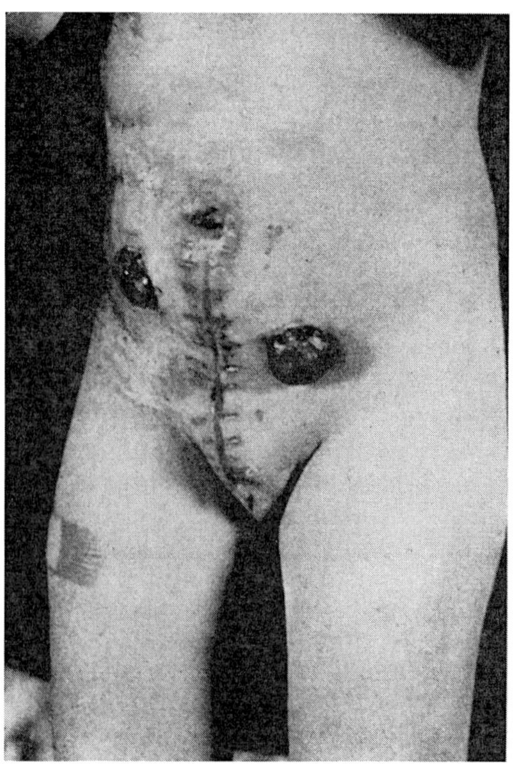

Abb. 280. Kind nach Exenteration wegen eines Sarcoma botryoides der Vagina. Abdomineller Harnauslaß (sigmoid conduit) und Colostomie funktionieren gut. Geeignete Auffangbeutel für die Exkremente ermöglichen dem Kind unbehinderte Teilnahme an Spiel und Schule. Später wird man eine funktionell genügende Vagina herstellen können. (Aus HUFFMAN, 1968)

handelt, starben sämtlich; bei 1 Kind wurde die vordere Beckenexenteration mit totaler Vulvektomie vorgenommen, es überlebte.

Die größten Erfahrungen mit der Exenteration dürften RUTLEDGE u. SULLIVAN (1967) haben. Ihre Ergebnisse gehen aus Tabelle 107 hervor. Das Behandlungsprogramm schließt ein: mehrtägige Vorbereitung des Kindes auf die Operation (Korrektur von Blutvolumen, Hb und abnormer Elektrolyte, Nahrungskarenz, Dauertropfinfusionen, Beseitigung von

Darmkeimen durch Neomycin) und Aufklärung der Eltern über das mögliche Ausmaß der Operation mit Vorstellung eines gleichartig operierten Kindes (Abb. 280); zeitgemäßer technischer Aufwand zur Überwachung des Kindes während und nach der Operation, Infusionstherapie etc.; Liftung des einen belassenen Ovars und Markierung mit Metall-Clips, um es für den Fall einer postoperativen Bestrahlung zu schützen (Entfernung der Clips nach Bestrahlungsende).

BODIAN (1964) fordert ebenfalls die komplette Excision des potentiellen Tumorfeldes; von 26 eigenen nicht näher aufgeschlüsselten Patienten mit Rhabdomyosarkom wurden 9 geheilt. Auch VERVAT (1966) verlangt den radikalen Eingriff, allerdings ohne obligate Entfernung von Harnblase und Harnröhre.

Zahlreiche *Cytostatica* wurden bei den Rhabdomyosarkomen (gleich welcher Organe) versucht: Thio-Tepa, Vincaleukoblastin, Vincristin, Mitomycin C, Amethopterin, Cyclophosphamid und Actinomycin D (Literatur bei NEIDHARDT, 1968), Trenimon (ZAWARTKA et al., 1968).

Insgesamt sind die Effekte der Chemotherapie bisher bescheiden. Allerdings wurde sie gewöhnlich erst bei inoperablen oder Rezidivfällen eingesetzt.

*Actinomycin D* (0,015 mg/kg/Tag an 5 aufeinanderfolgenden Tagen und Wiederholungskuren) scheint das Mittel erster Wahl zu sein (LANDBECK et al., 1969; TAN et al., 1959).

In der Arbeit von SOULE et al. (s. o.) ist ein Mädchen mit $3^1/_2$-Jahres-Heilung erwähnt, das nach totaler abdominaler Hysterektomie und Vaginektomie 1 Actinomycin D-Kur erhalten hatte.

WILBUR et al. (1971) empfehlen postoperativ Co[60] (—6 000 rad) und 2 Jahre lang Kuren mit *Vincristin, Actinomycin D und Cyclophosphamid.*

In den letzten Jahren wurde auch *Daunomycin* eingesetzt.

TAN et al. berichteten 1968 über ihre Erfahrungen an 17 Kindern im Alter von 4—13 Jahren mit fortgeschrittenen Stadien eines embryonalen Rhabdomyosarkoms (keine Angabe der Tumorlokalisation und des Geschlechtes), die 1 mg/kg/Tag während 5 Tagen und nach 3tägiger Pause weitere Injektionen bis zu einer Gesamtdosis von 8—10 mg/kg erhalten hatten. Bei 5 dieser Kinder wurde eine Teilremission von 1—4 Monaten Dauer beobachtet.

MASSIMO et al. (1968) sahen bei einem 9jährigen Kind mit botryoidem Sarkom keinen Daunomycineffekt.

RUTLEDGE u. SULLIVAN (1967) beobachteten bei einem Kind mit ausgedehntem Rezidiv des Vaginalsarkoms unter mehreren *Vincristin*-Kuren und Röntgenbestrahlung des Unterbauches eine Vollremission (Dauer bei Bericht 13 Monate).

Die neuen Erfolge einer individuellen intensiven Radiumbehandlung (Iridium 192) (FLAMANT, 1971; CHASSAGNE, 1971) und einer systematischen Chemotherapie (WILBUR et al., 1971) embryonaler Sarkome betreffen auch die Vaginaltumoren.

## Tumoren des Uterus

### Benigne Tumoren

Benigne Tumoren der Cervix (vgl. Tabelle 108) und des Uteruskörpers sind bei Kindern selten. Die bei Erwachsenen häufigen Schleimpolypen der Cervix kommen bei Mädchen unter 14 Jahren nicht vor.

*Cervix-Papillome* fallen durch eine Vaginalblutung oder einen übelriechenden Ausfluß auf.

schrieb 3 Patienten von 10, 14 und 16 Jahren. EWING (1942)[1] erwähnt LEOPOLD, der mehrere Myome bei Kindern gesehen habe. Auch die Angabe von VEIT (1907)[1] über Myome bei Jugendlichen ist ohne Altersangabe.

Multiple *Fibromyome* wurden bei einem 9jährigen Mädchen gefunden (SARAKI, angeführt von LYNCH, 1930)[1].

Tabelle 108. *Benigne Tumoren der Cervix bei Kindern* [a]

| Autor | Berichtsjahr | Alter des Patienten | Art des Tumors |
|---|---|---|---|
| HENNIG | 1878 | 2 Jahre | Polyp |
| TILLEAUX | 1887 | $1^7/_{12}$ Jahre | Myom |
| WHITEHOUSE | 1935 | 19 (13) Jahre | Polyp |
| JAMES | 1951 | 3 Jahre | polypoider Tumor |
| CRAIG | 1959 | Neugeborenes | Papillom oder polypoider Tumor |
| SELZER u. NELSON | 1962 | 3 Jahre | Papillom oder Polyp |
| NELSON | 1962 | 3 Jahre | Papillom oder Polyp |
| JANOVSKI u. KASDON | 1963 | $5^2/_3$ Jahre | polypoider mesonephrischer Tumor |
| HUFFMAN | 1968 | 6 Jahre | Papillom |

[a] Der 2.—7. Fall sind einer Tabelle von HUFFMAN (1968) entnommen (Literatur siehe dort).

Es handelt sich um weiche polypoide oder papillomatöse Tumoren mit teils myxomatösen, teils fibrösen Strukturen, bedeckt von endocervicalem Säulenepithel oder ektocervicalem Plattenepithel.

Die Behandlung bestand in lokaler Excision. Durch jahrelange Nachbeobachtung wurde die Benignität dieser Geschwülste bestätigt. Differentialdiagnostisch ist in erster Linie an ein botryoides Sarkom zu denken.

Ein *mesonephrischer Ursprung* des Polypen wird im Fall von JANOVSKI u. KASDON nach dem histologischen Bild angenommen und für 4 weitere Fälle der Literatur postuliert (zit. von JONES u. HELLER, 1966).

Ein *Cervix-Myom* wurde bei einem 19jährigen Mädchen entfernt, das ab 13 Jahren entsprechende Beschwerden gehabt habe (TILLEAUX).

*Myome des Corpus uteri* wurden bei Kindern sehr selten beobachtet. GUSSEROW (1886)[1] be-

### Maligne Tumoren

**Carcinome der Cervix** sind selten bei Mädchen unter 17 Jahren und ganz überwiegend *Adenocarcinome*. Plattenepithelcarcinome im Pubertätsalter sind jedoch seit etwa 15 Jahren keine Rarität mehr, wenn man das „Carcinoma in situ" einbezieht (FERGUSON, 1961). Die damit aufgeworfenen Probleme sind gesondert zu diskutieren (s. S. 703ff.). Auch die wenigen gesicherten Fälle von mesodermalem Mischtumor (S. botryoides) der Cervix nehmen eine Sonderstellung ein (s. S. 707).

**Häufigkeit und Altersdisposition.** Eine Zusammenstellung von HUFFMAN (1968) ergibt 32 Fälle (s. Tabelle 109). Von diesen wurden 8 bereits im Säuglingsalter und 6 im 2. und 3. Lebensjahr diagnostiziert; mit einer Ausnahme („maligner epithelialer Tumor") waren es Adenocarconime. Diesem Erkrankungsgipfel

[1] Zitiert von HUFFMAN (1968).

Table 109. *Carcinoma of cervix in children 16 years of age and younger*

| No. Author | Year | Age | Duration of symptoms | Survival | Diagnosis | Treatment |
|---|---|---|---|---|---|---|
| 1. GANGHOFNER [a] | 1888 | 8 years | 2—3 years | Died of variola | Medullary adenocarcinoma (CHIARI) | Excision, cautery |
| 2. LITTLE [b] | 1896 | 14 years | | ? | "Carcinoma" (no microscopic confirmation) | |
| 3. PHILLIPS [c] | 1907 | 3 years | | No | Adenocarcinoma, endothelioma | Hysterectomy |
| 4. BUMM [d] | 1909 | 7 months | | Died of pyelitis 8 weeks later | Adenocarcinoma (ASCHHEIM) | Hysterectomy |
| 5. GLOCKNER | 1908 | 7 years | 3 years | 4 years | Adenocarcinoma (R. MEYER, C. RUGE) | Hysterectomy |
| 6. FINDLEY | 1924 | 6 months | | 10 days | Adenocarcinoma | Hysterectomy |
| 7. AQUINAGA [e] | 1925 | 14 years | | Lost to follow-up after 13 months | Epithelial tumor of cervix | Cervical amputation and radium |
| 8. LISA and CORNWALL | 1926 | 16 years | | 5 months | Squamous cell carcinoma | Terminal case |
| 9. BONNER | 1927 | 13 years | 1 year | Lost to follow-up after 19 months | Adenocarcinoma (EWING) | Cautery, radium, X-ray |
| 10. McDONALD [f] | 1929 | 10 years | 2 years | No follow-up | Adenocarcinoma | Extensive—no treatment |
| 11. MORSE | 1930 | 10 years | 2 years | 1 year | Adenocarcinoma (EWING) | Extensive—no treatment |
| 12. KOHLHAAS | 1930 | 13 months | ? | 2 months | Malignant epithelial tumor | Symptomatic |
| 13. SCHEFFEY and CRAWFORD | 1932 | 22 months | ? | 7 weeks | Adenocarcinoma | X-ray |
| 14. GLASS [g] | 1933 | 16 years | ? | 3 years | Partly adeno, partly squamous carcinoma | |
| 15. LOCKHARDT | 1935 | 2 years | 13 months | No | Adenocarcinoma | |
| 16. LUDWIG | 1936 | 16 years | | Still living 5 years later | Adenocarcinoma | Cautery, radium, X-ray |
| 17. STOECKEL | 1939 | 10 months | ? | ? | Carcinoma adenomatosum | Radium |
| 18. WATERS | 1940 | 7 months | ? | 13 months | Adenocarcinoma | Radiation |
| 19. BOWING and McCULLOUGH | 1941 | 13 years | | Still living 6 years later | Adenocarcinoma | Cautery, radium |
| 20. SHAW [h] | 1941 | 15 years | | 8 months | Adenocarcinoma | |
| 21. SPEERT | 1947 | 12 years | ? | 15 months | Adenocarcinoma | Radium |
| 22. HECKEL | 1950 | 7 months | 1 month | 1 month | Adenocarcinoma | None—moribund on admission |
| 23. HECKEL | 1950 | 11 months | 4 days | Still living 6.5 years later | Adenocarcinoma | Hysterectomy |
| 24. PLATE | 1950 | 2 years | 4 months | ? | Glandular carcinoma | Partial excision, radium |
| 25. STOLL [i] | 1950 | 15 years | ? | 2.5 years | Mesonephric adenocarcinoma | Wertheim hysterectomy, radiation |

| 26. | Baber et al. | 1952 | 15 months | 4 months | 3 months | Adenocarcinoma endocervix | Laparotomy |
|---|---|---|---|---|---|---|---|
| 27. | Novak et al. | 1954 | 13 years | ? | 3 months | Mesonephric adenocarcinoma | None |
| 28. | Boyes et al. | 1956 | 11 months | 3 weeks | 11 months | Adenocarcinoma | Radiation |
| 29. | Mackles et al. | 1958 | 13 years | ? | ? | Mesonephric adenocarcinoma | Radiation |
| 30. | Daniel et al.[k] | 1959 | ? | ? | ? | Carcinoma | ? |
| 31. | Zaczek | 1963 | 11 months | ? | 2 years | Mesonephric adenocarcinoma | Hysterectomy |
| 32. | Huffman[l] | 1966 | 7 years | 6 months | Still living 3 years tumor free | Mesonephric adenocarcinoma | Hysterectomy, partial vaginectomy, partial lymphadenectomy |

[a] Same case mentioned by Mergelsberg: Über Uteruscarcinom im Kindesalter. Inaug.-Dissert. Friedrich Wilhelms Univ. zu Berlin, 1913.
[b] Perhaps should not be included without microscopic confirmation.
[c] Phillips reported case of Pfaundler's.
[d] Probably same case listed as vaginal in Table 106.
[e] Same case mentioned by Kehrer and Neumann: Mschr. Geburtsh. Gynäk. 81, 68 (1929).
[f] MacDonald's and Morse's cases are the same patient.
[g] Quoted by Pollack and Taylor; no reference..
[h] Quoted by Pollack and Taylor; no reference.
[i] Quoted by Plate.
[k] Daniel et al. (1959) mentions and illustrates a case of carcinoma of the cervix in an infant but information regarding case could not be obtained.
[l] No gross recurrence when examined Dec. 15, 1966, 4 years, 3 months postoperatively.

in der frühen Kindheit folgen einzelne Fälle (nur Adenocarcinome) im frühen Schulalter und ein zweiter Häufigkeitsgipfel in der Präpubertät und Pubertät. Zwischen 13 und 16 Jahren erkrankten 11 Mädchen, davon 7 an Adenocarcinomen, 2 an epithelialen Tumoren, 1 an Plattenepithelcarcinom und 1 an teils drüsigem, teils Plattenepithelcarcinom. Von den Adenocarcinomen werden 5 als „*mesonephrisch*" gekennzeichnet; je eines wurde im Säuglings- und Schulalter, 3 wurden in der Pubertät diagnostiziert.

Fawcett et al. (1966) teilen 5 weitere mesonephrogene Cervixcarcinome bei 7—14 Jahre alten Mädchen mit und vermuten, daß die meisten Adenocarcinome der Cervix in der Kindheit diese Histogenese haben.

Auch ein mitbeobachteter Fall[1] dürfte zu den mesonephrogenen Cervixcarcinomen gehören:

Ab $1\,^2/_{12}$ Jahren Blutungen aus der Scheide, 2 Monate später Klinikaufnahme, blutiger übelriechender Fluor, rectal mandarinengroßer höckeriger Tumor (bei leichtem Druck verstärkt sich Vaginalblutung). — Laparotomie (Kinderchirurg mit Gynäkologen): Tumor im Bereich der Cervix bzw. Portio, mit Uterus und Scheidenmanschette entfernt. Makroskopisch polypöser, grauweißer, weicher Tumor ($2 \times 2{,}5$ cm), Oberfläche nekrotisch. Mikroskopisch „Adenosarkom, ähnlich den Bildern bei Wilms-Tumor" (Prof. Scriba). 6 Monate nach Operation erneut Leibschmerzen, nach weiteren 2 Monaten an Bauchmetastasen mit Ascites zuhause verstorben (1. 9. 1964).

Pollock u. Taylor (1947), zitiert von Jones u. Heller (1966), ermittelten 30 Patienten mit Cervixcarcinomen aus der Literatur und einen eigenen, die in den beiden ersten Lebensjahrzehnten erkrankt waren, darunter 14 Mädchen unter 13 Jahren.

**Klinik.** Schmerzlose Vaginalblutung und Fluor (wäßrig bis eitrig) sind gewöhnlich die ersten Symptome. Sie bestanden in mehreren publizierten Krankheitsfällen mehrere Monate lang, ohne daß eine gynäkologische Untersuchung stattfand. Gelegentlich wurden nekrotische Gewebsteile aus der Scheide abgesondert. Mitunter war ein tastbarer Abdominaltumor der erste auffällige Befund. Nach der Menarche können auch unregelmäßige Blutungen auf einen Tumor hinweisen.

Der gynäkologische Untersuchungsbefund war in den meisten Fällen eindeutig: Großer, invasiv wachsender Cervixtumor, seltener pro-

[1] Kinderklinik und Kinderchirurgische Klinik der Städtischen Krankenanstalten Bremen.

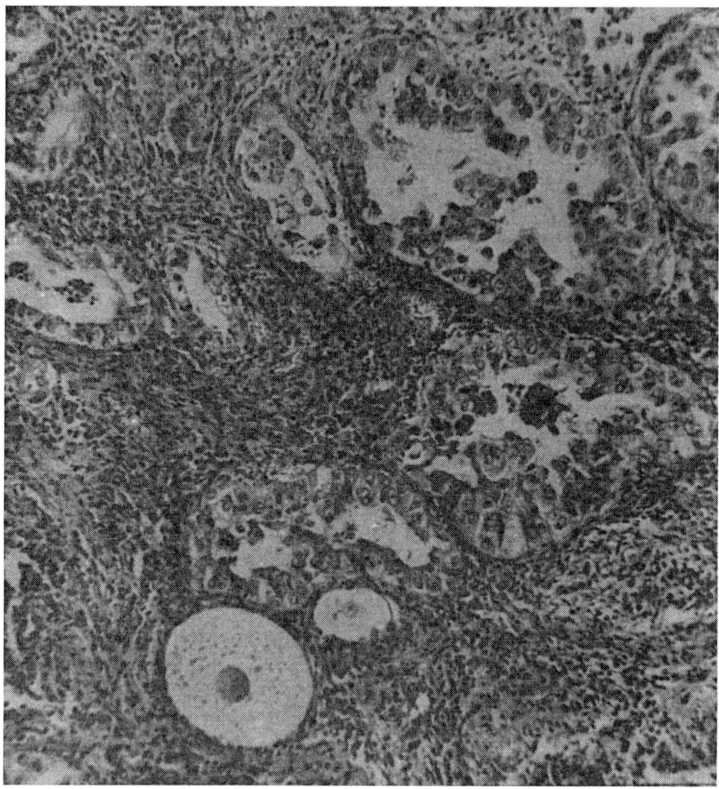

Abb. 281. Mesonephrisches Adenocarcinom der Cervix typisches histologisches Bild. 7 Jahre altes Kind
(Aus Huffman, 1968)

labierte bröckelige Masse; bei der Mehrzahl der Kinder war der Tumor schon über den Uterus hinausgewachsen.

Die mesonephrogenen Cervixcarcinome imponierten als Polypen, ähnlich dem Sarcoma botryoides.

**Pathologie.** Während bei Erwachsenen nur etwa 5% der Cervixcarcinome vom glandulären Typ sind, dominiert dieser im Kindesalter stark. Die bei Erwachsenen vorherrschenden Plattenepithelcarcinome sind bei Mädchen vor der Menarche fast unbekannt und in der Adoleszenz selten. Zwei Erklärungen werden angeboten. Speert (1947) hält die niedrigen und konstanten Oestrogenspiegel der Kinder für einen Stabilisierungsfaktor der Verbindungslinie zwischen cervicalem Platten- und Säulenepithel; die hohen cyclisch schwankenden Oestrogenspiegel der Erwachsenen wären dagegen ein Unruhefaktor, der bei etwas älteren Frauen die Entstehung von Plattenepithelcarcinomen begünstigen würde. Andere Autoren schuldigen eine Reihe von exogenen Noxen für die Genese des Plattenepithelcarcinoms der Cervix an (s. S. 703 ff.); diese Noxen entfallen im Kindesalter.

Aber selbst die Adenocarcinome der Kinder stimmen pathologisch-anatomisch nur zum Teil mit den Neoplasien überein, die vom endocervicalen Drüsenepithel der Erwachsenen ausgehen. Viele Autoren nehmen an, daß *Mesonephronreste in der lateralen Cervixwand*, die normalerweise bei vielen Neugeborenen und noch bei manchen Erwachsenen vorkommen, eher zum Tumorherd werden als die dünne inaktive endocervicale Mucosa der Kinder.

*Makroskopisch* variieren die Adenocarcinome der Kinder zwischen kleinen von der seitlichen Cervixwand ausgehenden „Polypen", grauweißen invasiven geschwürig-zerfallenden Tumoren (ähnlich wie bei Erwachsenen) und riesigen papillären Tumoren, die u. U. Vagina, kleines Becken und Abdomen anfüllen. *Mikroskopisch* charakteristisch sind drüsenähnliche Räume, umsäumt von sehr unregelmäßig angeordnetem neoplastischem Säulenepithel (vgl.

Abb. 281). In anderen Fällen ähneln die drüsigen Strukturen Glomeruli. Ein Tumor enthielt Psammomkörper (FAWCETT et al.).

Direkte Ausbreitung auf Nachbargewebe, regionale Metastasierung (Inguinallymphknoten) und Fernmetastasen (Lunge, Leber, Knochen) sind üblich.

**Die Diagnose** einer Cervixneoplasie ist nur mit Hilfe einer gynäkologischen Untersuchung einschließlich Biopsie zu stellen.

**Behandlung.** Da die publizierten Erkrankungsfälle meist fortgeschritten waren, kamen weniger Hysterektomien als lokale Excisionen bzw. Kauterisationen und Radium- oder Röntgenbestrahlungen zur Anwendung.

Von 32 Patienten (s. Tabelle 109) überlebten nur 4 mehr als 3 Jahre; 2 davon (13 und 16 Jahre alt) wurden nur mit Kauterisation und Radium behandelt, die übrigen, 2 Säuglinge, mit Hysterektomie bzw. zusätzlich partieller Vaginektomie (Fall 32). Diese 4 Heilungen betreffen Adenocarcinome, darunter ein sicheres mesonephrisches.

Ein in Tabelle 109 nicht erwähntes 14jähriges Mädchen mit Adenocarcinom war 1 Jahr nach Bestrahlung rezidivfrei (JONES u. HELLER, 1966).

Auch 3 Mädchen im Schulalter mit mesonephrogenem Carcinom aus der Serie von FAWCETT et al. (1966) waren 1—30 Jahre rezidivfrei; die Therapie der Wahl sei Totaloperation des Uterus und Entfernung der regionalen Lymphknoten.

## Mesodermale Mischtumoren der Cervix (Sarcoma botryoides)

Unzweideutig von der Cervix ausgehende Traubensarkome kommen am ehesten bei Adoleszentinnen und jungen Frauen vor. Nach HUFFMAN (1968) sind höchstens 18 Patienten unter 16 Jahren beobachtet worden.

**Klinik.** Die cervicalen Traubensarkome haben im Gegensatz zu den vaginalen einen langen dünnen Stiel. Gewöhnlich bestand mehrere Wochen lang ein blutiger Ausfluß, bevor der Tumor im Introitus erschien. In einigen Fällen fiel zuerst ein tastbarer Tumor im kleinen Becken auf.

**Pathologie.** Die polypösen Massen sprossen von einem einzigen festen Stiel. Mikroskopisch ist der Polyp von dünnem, normalem Cervixepithel bedeckt. Der zentrale Teil eines Tumorlappens besteht aus ödematösem, myxomatösem Gewebe, ähnlich dem embryonalen Mesenchym.

Die sarkomatösen Elemente sind kleine spindelförmige Zellen mit stark färbendem schmalem Cytoplasma und hyperchromatischen Kernen (mit wenigen Mitosen), pleomorphe vielkernige Riesenzellen und runde Zellen. Embryonale oder reife Muskelzellen werden in den meisten Tumoren gefunden. Ferner enthalten die botryoiden Tumoren der Cervix auch bei Kindern und Adoleszenten gelegentlich noch *andere heterotope* Gewebe, wie Knorpel, Knochen [z.B. Fall MARCUS (1960), 16jähriges Mädchen).

Metastasen wurden bei Autopsien häufig festgestellt, in Beckeneingeweiden und -lymphknoten, Harnblase, Rectum, Peritoneum, Abdominalorganen, Pleura und Lunge.

Hinsichtlich der *Histogenese* liegen zu wenige Studien vor, um Schlüsse zu ziehen.

**Die Prognose** ist ziemlich schlecht, ähnlich wie beim Sarcoma botryoides der Vagina, weil die Tumoren gewöhnlich spät erkannt werden. Wenige Patienten überlebten 3 Jahre.

Für die *Behandlung* gelten die gleichen Überlegungen wie beim Sarcoma botryoides der Scheide.

## Plattenepithelcarcinom der Cervix

Der jüngste Patient war ein 16jähriges Mädchen (LISA u. CORNWALL, 1926). Bei einem Mädchen gleichen Alters wurde ein Tumor mit Adenocarcinom- und Plattenepithelcarcinom-Anteilen beschrieben (GLASS, 1933).

FERGUSON (1961, 1967) teilt eine Anzahl positiver Cervical-smears und einige intraepitheliale Carcinome bei Adoleszentinnen mit. GREENE (1966), zitiert von HUFFMAN (1968), beobachtete neoplastische Zellen im Vaginalabstrich einer 15jährigen Gravida Mens I, Para-I, und nahm bei einem anderen 15jährigen Mädchen nach dem ersten Partus eine Hysterektomie wegen fraglich invasiven Plattenepithelcarcinoms vor (vgl. Abb. 282).

**Pathobiologie.** In der Adoleszenz dürften die gleichen *ätiologischen* Überlegungen gelten wie im Erwachsenenalter: Beginn des Coitus um die Pubertätsjahre, Tendenz zu zahlreichen Sexualpartnern, früher Beginn der Fortpflanzung, Abneigung gegen ärztlichen Beistand bei Aborten, bei Störungen im letzten Abschnitt der Schwangerschaft und gegen die Schwangerenfürsorge, ungünstige sozialökonomische Verhältnisse u.a.

Mehrere Autoren haben eine Beziehung zwischen Cervixcarcinom, Ehestand und *Geburtenzahl* angegeben.

Logan analysierte die jährlichen Todesraten an Cervixcarcinom in England und Wales 1948—1949 und fand eine direkte Beziehung zwischen Geburtenzahl und Häufigkeit des Cervixcarcinoms: die mittlere äquivalente Todesrate bezogen auf je 1 Million Unverheiratete, verheiratete Nulliparae und verheiratete Multiparae im Alter über 15 Jahre betrug 62, 111 und 142.

Cavanagh et al. (1966) fanden jedoch die Geburtenhäufigkeit und den Anteil der Nulliparae in der Gruppe mit intraepithelialem und in der mit invasivem Carcinom annähernd gleich und folgern: „Jede Frau bedarf des Krebs-Smears unabhängig von Alter und Geburtenzahl."

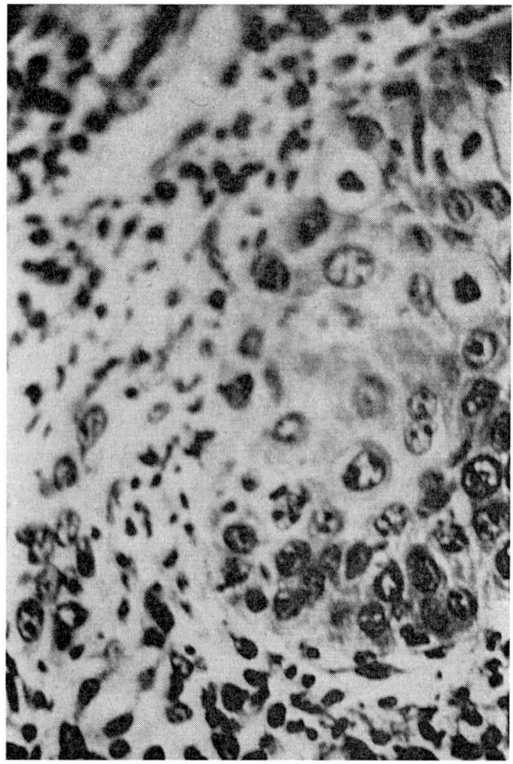

Abb. 282. Bezirk eines fraglich invasiven Plattenepithelcarcinoms (Cervixbiopsie einer 15jährigen 0-para 1-gravida). — Bei Hysterektomie mit 17 Jahren war die Läsion noch vorhanden. (Abbildung von Dr. R. Green, aus Huffman, 1968)

Ein vermehrter Befall an Cervixcarcinomen wurde von Deen et al. (1954) bei *Negerinnen* im Vergleich zu weißen Frauen angegeben. Jedoch ist nach Christopherson und Parker (1960) anzunehmen, daß nicht die rassischen, sondern die schlechten *sozial-ökonomischen* Bedingungen für den bevorzugten Befall von Negerinnen verantwortlich sind.

Maass et al. (1969) führten eine *epidemiologische* Untersuchung bösartiger Neubildungen in Hamburg 1960—1962 durch, um regionale Unterschiede der Krebsmortalität aufzudecken und sie mit bestimmten *soziologischen* Faktoren zu korrelieren. Geprüft wurden Einwohnerdichte, Industriedichte, Fruchtbarkeitsziffer[1] und Erwerbstätigendichte[2] bei Frauen.

Es ergaben sich hochsignifikante Unterschiede in der *regionalen* Verteilung aller Krebslokalisationen zusammen und für die Krebse der Genitalorgane (Collum und Corpus uteri, Ovar, Tube), des Magens, der Leber, der Gallenblase und der Atmungsorgane. Dagegen waren die Sterbefälle an Brust- und Darmkrebs nicht signifikant unterschiedlich verteilt.

Eine positive Korrelation bestand:

Zwischen der *Industriedichte* und der Mortalität an Carcinom des Collum (signifikant) und Corpus uteri sowie aller Krebslokalisationen zusammengenommen.

Zwischen der *Erwerbstätigendichte* und der Mortalität an Krebs der Brust und des Collum uteri sowie aller Organe zusammen.

Kein Parallelismus bestand zwischen Fruchtbarkeitsziffer und Krebssterblichkeit aller Lokalisationen, Mamma-, Collum-, Corpus- bzw. Ovarialcarcinom. Eine signifikant negative Korrelation bestand nur hinsichtlich des Ovarialcarcinoms.

Dabei ist zu berücksichtigen, daß in Hamburg die Geburtenziffer unter dem Durchschnitt für die BRD liegt.

In der BRD wird nur in Hamburg eine Statistik aller Krebserkrankungen und Krebssterbefälle auf freiwilliger Basis geführt. Da Mädchen und Frauen von 0—25 Jahren eine Altersgruppe bilden, sind für Kindheit und Adoleszenz keine näheren Aufschlüsse zu gewinnen.

Auch Dorn u. Cutler (1959), Runge (1959) (zit. nach Maas et al.) kamen zu der Annahme, daß sozial schwächer gestellte Frauen anfälliger sind für das Collumcarcinom, sozial besser gestellte dagegen mehr für das Mammacarcinom.

Erbliche Faktoren spielen nach Verschuer (1963) und nach Rotkin (1961) für den Gebärmutterhalskrebs keine Rolle.

In Bevölkerungskollektiven, in denen eine *Circumcision* durchgeführt wird, ist die Rate des Collumcarcinoms niedriger als in vergleichbaren Kollektiven ohne Circumcision (Wynder, 1957).

---

[1] Allgemeine Fruchtbarkeitsziffer: d.h. die Zahl der Lebendgeborenen im Jahre 1961 bezogen auf 10000 der weiblichen Einwohner Hamburgs im Alter von 15—45 Jahren.

[2] Erwerbstätigendichte: d.h. erwerbstätige Frauen in Hamburg 1961 bezogen auf 1000 der weiblichen Bevölkerung im Alter zwischen 15 und 65 Jahren.

Ebenso fanden SHÊ MING-PANG et al. (1962) Häufungen von früher Heirat, frühen Geburten, zahlreichen Schwangerschaften, Phimosen des Partners, emotionalen Stress-Situationen bei Cervixcarcinom-Patienten.

Nach einem neueren Bericht der Weltgesundheitsorganisation steht der Zusammenhang zwischen Portiocarcinom und Frühheirat in verschiedenen Statistiken nahezu fest, während Mehrgeburten und Aborte nur eine fragliche Rolle spielen (zit. nach MAAS et al.).

**Diagnose.** Da Blutabgänge keine Frühsymptome sind, wären für eine Frühdiagnose wie bei Erwachsenen jährliche Vorsichtsuntersuchungen unter Einsatz der Kolposkopie und Cytologie und gegebenenfalls die *histologische* Abklärung erforderlich.

Allgemeiner Untersuchungsplan für Patientinnen mit *positiver Vaginalcytologie* (z.B. nach CAVANAGH et al., 1966): Dorn-Biopsien der Cervix erfolgen in der Ambulanz. Falls eine Cervixläsion zur Zeit der smear-Abnahme vorhanden ist, findet die Biopsie gleichzeitig statt. Wenn der histologische Befund pathologisch, aber geringer als ein invasives Carcinom ist, werden stationär eine Conus-Biopsie und eine fraktionierte Curettage vorgenommen.

Falls Dorn- oder Conus-Biopsie ein *invasives* Carcinom ergeben, wird die Patientin sofort chirurgisch oder mit Bestrahlung behandelt.

**Verlauf.** Das Plattenepithelcarcinom der Cervix verläuft in der Pubertät kaum anders als im Erwachsenenalter.

**Therapie.** Im intraepithelialen Stadium des Cervixcarcinoms können die meisten Patienten durch totale Hysterektomie geheilt werden.

Nach HUFFMAN (1968) ist zu überlegen, ob man sich bei Adoleszentinnen mit einem intraepithelialen Carcinom mit der Cervixamputation begnügen kann, um die Fertilität zu erhalten. Die bei Erwachsenen diskutierte Chemotherapie (Bleomycin) von Frühstadien des Plattenepithelcarcinoms wäre, bei ausreichender Sicherheit, für jugendliche Patientinnen von besonderem Interesse.

**Prophylaxe.** 1945 zeigten PAPANICOLAOU und TRAUT den Wert von cytologischen Vaginalabstrichen (smears) für die Frühdiagnose des Uteruskrebses. Seither wurden durch breite Anwendung dieser einfachen Untersuchungsmethode mehr Cervixcarcinome in der prognostisch günstigen intraepithelialen Phase (in situ) entdeckt.



Zur verantwortlichen Kontrolle der Verlaufsbeobachtung eignet sich ein *Register für positive Cytologie*, wie es z.B. an der geburtshilflich-gynäkologischen Abteilung der Universität Miami mit Unterstützung des öffentlichen Gesundheitsdienstes der Vereinigten Staaten seit langem besteht und für die aufschlußreichen Untersuchungen von FERGUSON benutzt wurde.

FERGUSON berichtete 1961 über positive Krebs-smears bei 77 Teenagern in Miami, von denen die beiden jüngsten 14 Jahre alt waren. Als positiv wurden die Klassen III (verdächtig), IV und V nach PAPANICOLAOU bewertet und

Table 110. *Cervical disease diagnosis. 167 Teenagers*

| Diagnosis | No. patients |
|---|---|
| No pathologic diagnosis | 59 |
| Dysplasia | 43 |
| Intraepithelial carcinoma | 16 |
| Superficial invasion | 1 |
| Invasive carcinoma | 1 |
| No tissue diagnosis | 47 |
| Total | 167 |

Table. 111. *77 positive smear teenagers with 5 or more years tissue follow-up*

| | 1961 | 1966 |
|---|---|---|
| No pathologic diagnosis | 26 Pts. | 22 Pts. |
| Dysplasia | 20 | 27 |
| I.E. Ca. Cx. | 10 | 13 |
| Invasive Ca. | 0 | 0 |
| No tissue | 21 | 15 |

für Biopsie und histologische Untersuchung ausgewählt.

1967 teilte FERGUSON weitere Ergebnisse mit, die er bei 5jähriger Verlaufskontrolle der 77 früher positiven Teenager und bei routinemäßiger cytologischer Untersuchung bestimmter Gruppen von Adoleszenten gewonnen hatte. Letztere kamen zur gynäkologischen Untersuchung hauptsächlich wegen beginnender Schwangerschaft, Abort und verschiedener Unterbauchbeschwerden.

So wurden 167 Mädchen zwischen 13 und 19 Jahren mit positivem Krebs-smear herausgefunden. Sie kamen aus sozial schlecht gestellten Schichten, etwa 65% waren Negerinnen.

Tabelle 112. *Carcinome des Corpus uteri bei Mädchen unter 16 Jahren.*
(Modifiziert nach einer Tabelle von Huffman, 1968)

| Autor | Alter der Patienten (Jahre) | Tumorart (spätere Deutung) | Behandlung | Überleben nach Behandlung | Tumorausdehnung Bemerkungen |
|---|---|---|---|---|---|
| Rosenstein (1883) | 2 | Carcinosarkom (mesodermaler Mischtumor) | keine | 14 Tage | Uterus, Harnblase |
| Rössle (1912) | 10 | undifferenzierte embryonale Zellen (mesodermaler Mischtumor) | Exstirpation | 4 Monate | Uterus, kleines Becken, Abdomen |
| Biljajews (1913) | 10 | endometriales Cylinderzellcarcinom (mesodermaler Mischtumor) | | wenige Monate | Uterus, Vagina |
| Adams (1916) | $2^1/_2$ | glanduläres Uteruscarcinom (mesonephrogen) | | 6 Monate | Uterus und Abdomen (cystische hämorrhagische Tumormassen) |
| Kehrer u. Neumann (1929) | $1^1/_4$ | Corpuscarcinom (R. Meyer) (mesonephrogen oder mesodermaler Mischtumor oder Teratom) | Exstirpation (Uterus und Tumor) | 1 Woche | Uterus und Becken Tod an Peritonitis |
| Hirst (1929) | 15 (13)[a] | malignes Adenom des Endometrium | Hysterektomie | 10 Jahre | Uterus (s. Text) |
| Gilbert (1932) | 11 | Carcinom des Endometrium (Ewing) | supravaginale Hysterektomie Salpingo-Ovarektomie re. Nachbestrahlung | 6 Monate | re. Uterushälfte, re. Ovar Tod an Lungenmetastasen |
| Martins (1960) | 1 | Adenocarcinom des Endometrium (Ewing) (mesonephrogen) | Exstirpation von Vagina, Urethra, Harnblase, Uterus, Tuben, Ovarien und Beckenlymphknoten, Ureter-Colon-Anastomose | 5 Monate | Uterus, Vagina, Peritoneum, regionale Organmetastasen keine Autopsie |

[a] Mit 13 Jahren „benigne" Endometrium-Polypen entfernt (2mal).

150 der 167 Mädchen wurden wegen eines Klasse III-smears in das Register aufgenommen; in 12 Fällen war der erste smear Klasse IV und in 5 Fällen Klasse V. Die *Gewebsdiagnosen* der 167 Teenager zeigt Tabelle 110. Ein 19jähriges Mädchen hatte ein invasives Carcinom, ein zweites eine Krebsform, die Ferguson „superficial invasion" nennt. Die Zahl von 16 intraepithelialen Carcinomen und von 43 Dysplasien des Cervixepithels (teils schwer, teils leicht) ist hoch, möglicherweise weil viele der angenommenen epidemiologischen Faktoren auf diese Patientengruppe zutreffen. Die Gewebsstücke wurden entweder durch Dorn-Biopsie oder als Kegel gewonnen.

Die 77 Mädchen aus der ersten Veröffentlichung Fergusons geben nur einen Hinweis auf das *Schicksal von Teenagern mit einem positiven smear.* Bei 51 der Mädchen wurde die smear-Untersuchung 10mal wiederholt. Nur 15 Mädchen entzogen sich einer Kontrolle. Tabelle 111 vergleicht die Gewebsdiagnosen von 1961 mit den später (bis 1966) erhaltenen histologischen Kontrollen: Obgleich kein Mädchen ein invasives Carcinom bekam, besteht der Trend zu einer Verschlechterung: statt 10 jetzt 13 intraepitheliale Carcinome, statt 20 jetzt 27 Dysplasien. Ferguson folgert: Die positiven smears sind keine Zufallsbefunde, weil sie bei Verlaufsbeobachtung reproduzierbar sind und einige Patienten eine Verschlechterung auch der Gewebsdiagnose aufweisen. Die Kenntnisse über die Genese der Cervixneoplasie und ihre Cytologie nehmen zu. Mädchen und Frauen mit möglicherweise hohem Cervicalkrebsrisiko werden ausgewählt und prophylaktisch betreut, eventuell schon in der 2. Lebensdekade. Die Frühdiagnose wird verbessert.

### Carcinome des Corpus uteri

Es wurden nur sehr wenige Erkrankungsfälle beschrieben (s. Tabelle 112). Die Manifestation lag entweder im Kleinstkindesalter oder im späten Schulalter. Die Tumorprogression war rasch (Ausnahme: Fall HIRST); gleichzeitig mit Vaginalblutungen oder kurz danach wurden Resistenzen im Becken getastet. Trotz relativ radikaler Operationen ist nur 1 Heilung zu verzeichnen.

Die histologische Zuordnung dieser epithelähnlichen Neoplasien ist schwierig. In der Kindheit ist das paramesonephrische Epithel spärlich und inaktiv und daher nur ausnahmsweise Ausgangsort einer Neopasie. Einige der Fälle dürften dagegen *mesonephrischen* Ursprungs sein. Reste des Urnierenganges werden mitunter in der Seitenwand des Uterus gefunden.

### Mesodermaler Mischtumor des Corpus uteri

Diese Bezeichnung geht auf KEHRER (1906) zurück und bedeutet, daß die Tumoren aus dem Mesoderm entstehen und mindestens 2 heterotope Elemente enthalten.

Wie schon an anderer Stelle ausgeführt, haben manche Autoren die mesodermalen Mischtumoren des Corpus uteri mit den botryoiden Sarkomen (Rhabdomyosarkomen, Carcinosarkomen u. a.) der Vagina und der Cervix zusammengefaßt (s. S. 690ff., 703). Es bestehen jedoch Unterschiede: Die mesodermalen Mischtumoren des Corpus uteri treten eher bei älteren Frauen als bei jungen Frauen und Kindern auf und haben gewöhnlich weder eine traubenartige noch eine ausgesprochen polypöse Gestalt. Allerdings wird von mehreren Autoren angenommen, daß nur die eng begrenzte Uterushöhle ein traubenförmiges Wachstum verhindere.

Als typisch gilt der Fall von CRAIG (1958), später von TAYLOR (1958) beschrieben: 14jähriges Mädchen. Zuerst Bauchschmerzen, 10 Monate lang abnorme

Vaginalblutungen, dann tastbarer Beckentumor. Laparotomie: Tumoröser Uterus, Exstirpation. Uterus vollständig invertiert, vom Fundus ausgehender breitbasig-polypoider Tumor (s. Abb. 283); histologisch sarkomatös.

3 Fälle mit unsicherer Artdiagnose, die möglicherweise mesodermale Mischtumoren sind, wurden in der Tabelle der Korpuscarcinome mitaufgeführt. Auch eine Beobachtung von ANDREANI (1923), zitiert nach HUFFMAN (1968), über ein endotheliales Sarkom in einem Horn eines Uterus bicornatus könnte in die Gruppe der mesodermalen Mischtumoren gehören.

**Patho-anatomisch** ist die Mehrzahl der Tumoren relativ fest, knollig, undurchsichtig und glatt an der

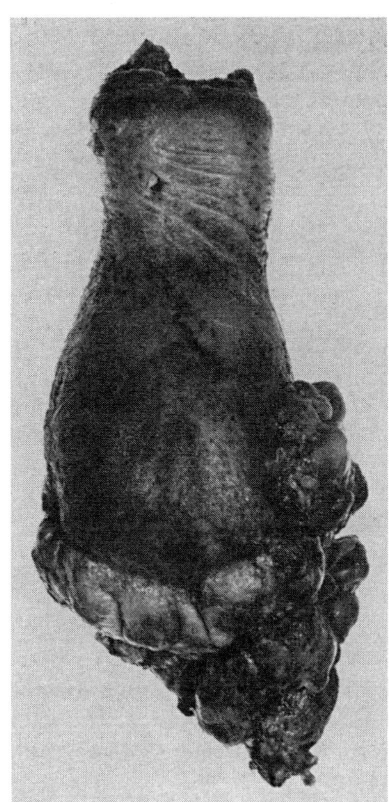

Abb. 283. Mesodermaler Mischtumor des Corpus uteri von 14jähriger Patientin. (Aus HUFFMAN, 1968)

Oberfläche. Im Schnitt imponiert ein rohfischähnliches, grau-weißes oder rosafarbenes Gefüge, gelegentlich mit hämorrhagischen und nekrotischen Bezirken. Große Tumoren infiltrieren das Myometrium. Histologisch sind in große Bezirke myxomatösen Gewebes und embryonalen Sarkomgewebes heterotope Elemente wie Myoblasten, gestreifte Muskulatur, Knorpel, Knochen oder Uterusdrüsen eingesprengt.

**Histogenese.** Das Mesenchym des embryonalen paramesonephrischen Ganges differenziert sich sowohl in Stroma- als auch in Drüsen-

gewebe. Wenn die mesodermalen Mischgeschwülste vom Stroma des Endometriums ausgehen (Pfannenstiel, 1892), ist eine Entdifferenzierung dieses Stromas zu pluripotentem
embryonalem Mesenchym anzunehmen.

**Die Verdachtsdiagnose** ist klinisch zu stellen,
wenn ein Kind vor der Menarche oder eine
Adoleszentin eine abnorme Uterusblutung hat

und der Uterus vergrößert ist bei unauffälliger
Vagina und Cervix. Die Diagnose wird durch
die histologische Untersuchung von Curettage-
Material oder durch direkte Tumorbiopsie gesichert.

Die Behandlung läßt nur bei früher Diagnose und radikaler Operation einige Erwar-
tungen zu.

## Ovarialtumoren — Übersicht

**Häufigkeit, Tumorart und Altersdisposition.**
Die Ovarialtumoren sind selten im Kindesalter
und in der Adoleszenz. Sie machen etwa 1%
aller Tumoren bei Kindern unter 15 Jahren aus
(Kaplan u. Hayem, 1963).

Der erste Literaturüberblick stammt von
Wiel (1905)[1], der 61 Ovarialtumoren bei Kindern sammelte. Weitere Sammelstatistiken
(1921, Downes[1]: 26 Fälle; 1932, Loeb u. Levy:
35 Fälle; 1937, Witzberger u. Agerty:
64 Fälle) ergaben bis 1937 186 Ovarialtumoren
bei Mädchen unter 10 Jahren.

1963 legte Groeber aus der Literatur
1948—1962 eine Zusammenstellung von 14 Serien einschließlich 13 eigener Fälle vor, das
waren 263 Ovarialtumoren bei Mädchen bis
zum vollendeten 15. Jahr. Bei der Mehrzahl
manifestierte sich der Tumor nach der Menarche; 98 Mädchen waren noch vor der Menarche (Serien von Darte, 1960; Forshall,
1960; Boles et al., 1961; Reis, 1962).

Unter Auswertung weiterer, zum Teil früher
nicht erfaßter oder nach 1963 publizierter
Serien ergaben sich nach Nielsen (1968) bis
Ende 1966 etwa 770 Ovarialtumoren, von
denen mindestens 200 *nach* der Menarche auftraten; nichtneoplastische Cysten sind eingeschlossen.

Huffman (1968) fand bei Durchsicht der
Literatur von 1865—1965 trotz Ausschluß
vieler unvollständiger Fallberichte (vor 1900)
*1372* gesicherte Ovarialtumoren bei Mädchen
unter 16 Jahren. Für die letzten *30 Jahre* (1935
bis 1966) ermittelte Huffman *992* Ovarialtumoren (vgl. Tabelle 113 und 114) bei Mädchen bis zu 16 Jahren.

Die Frequenz der Ovarialtumoren im Krankengut einzelner großer Kinderkliniken ergibt
folgendes Bild:

19 Fälle in 20 Jahren an der Kinderklinik
Zürich (Steck, 1954).

21 Fälle unter 100000 Aufnahmen in zwei
Kinderkrankenhäusern Liverpools (Forshall,
1960).

53 Fälle der Mayo-Klinik seit 1905 (Thompson et al., 1967).

40 Fälle in den Manchesterserien (Kinder-
tumorregister 1953—1963 und Ovarialtumorregister), davon 28 Teratome und verwandte
Keimzelltumoren und 12 andere Ovarialtumoren.

48 Fälle seit 1922 unter 160000 Aufnahmen
im Milwaukee Children's Hospital (Thatcher,
1963).

10 Fälle in 15 Jahren (1955—1969) an der
Kinderklinik und Kinderchirurgischen Klinik
Bremen, davon 7 benigne Tumoren (überwiegend Teratome) und 3 maligne (1 Teratom,
2 Sarkome) (eigene Mitbeobachtung).

Die meisten Statistiken betreffen benigne
und maligne Tumoren, die benignen überwiegen. Der Anteil der *malignen* Tumoren wird
von Witzberger et al. (1937) auf 38% veranschlagt, von Groeber (1963) auf 20% und von
Huffman auf etwa 33%. Breen u. Neubecker
(1967) werteten aus der Literatur von 1940 bis
1965 18 Serien aus und fanden bei einer Gesamtzahl von 465 Patienten unter 17 Jahren
106 = 22% mit malignen Ovarialtumoren. Die
Artdiagnosen dieser 106 Erkrankungsfälle zeigen ein Überwiegen der „*Keimzelltumoren*"
(66 Fälle), wozu maligne Teratome, Dysgerminome und embryonale Carcinome gerechnet
werden (s. Tabelle 115).

Eine ungewöhnlich hohe Anzahl maligner
Ovarialtumoren wurde am Tumorzentrum in
Villejuif von Schweisguth et al. (1968) beobachtet; es waren 36 Fälle (davon 31 seit 1950),
d.h. 2% aller malignen Tumoren des Kindesalters an diesem Institut. Die Mehrzahl der
Kinder war über 5 Jahre alt.

Groeber (1963) untersuchte bei den wichtigsten *Tumorarten* die *Altersverteilung* der Patienten (vgl. Abb. 284) *bis zu 14 Jahren.*

---

[1] Zitiert von Nielsen (1968).

Table 113. *Ovarian tumors in girls under 16 years of age (1935—1966)*[a]

*Non-neoplastic Tumors:*
| | |
|---|---|
| Simple and multilocular | 146 |
| Follicular | 36 |
| Cysts of corpus luteum | 8 |
| Theca lutein cysts | 3 |
| Polycystic ovary | 4 |

*Benign Nonhormone-producing Tumors:*
| | |
|---|---|
| Cystadenomas (unclassified) | 9 |
| Papillary cystadenomas | 5 |
| Serous cystadenomas | 12 |
| Pseudomucinous cystadenomas | 4 |
| Dermoids | 159 |
| Cystic teratomas | 22 |
| Teratomas (unclassified) | 73 |
| Fibromas | 4 |
| Hemangiomas | 2 |

*Malignant Nonhormone-producing Tumors:*
| | |
|---|---|
| Adenocarcinomas | 9 |
| Carcinomas (unclassified) | 122 |
| Carcinomas, papillary (unclassified) | 3 |
| Carcinomas, anaplastic | 4 |
| Carcinomas, undifferentiated | 38 |
| Carcinomas, pseudomucinous | 1 |
| Teratomas, malignant | 44 |
| Sarcomas (unclassified) | 13 |
| Lymphosarcomas | 2 |
| Fibrosarcoma | 1 |
| Adenosarcoma | 1 |
| Angiosarcoma | 1 |
| Sarcoma with precocity | 1 |
| Dysgerminomas | 64 |
| Dysgerminomas with choriocarcinoma | 3 |
| Seminomas | 9 |
| Mesonephromas | 4 |

*Hormone-producing Tumors:*
| | |
|---|---|
| Granulosa cell | 85 |
| Granulosa cell carcinomas | 5 |
| Granulosa-theca cell | 3 |
| Thecomas | 6 |
| Luteomas | 9 |
| Androblastoma | 1 |
| Gonadoblastoma | 1 |
| Gonadocytoma | 1 |
| Arrhenoblastoma | 3 |
| Choriocarcinoma | 21 |

*Special and Unclassified:*
| | |
|---|---|
| Hypernephroma | 1 |
| Germinomas | 2 |
| Unclassified | 47 |

| | |
|---|---|
| Total | 992 |

[a] Culled from 22 case series and individual case reports in world's literature *(Cumulative Index Medicus)* from January 1, 1936, to January 1, 1966. Terminology as listed by authors. The cases from Children's Memorial Hospital, Chicago, and the author's private practice are included in this compilation.

Table 114. *992 Ovarian tumors in girls under 16 years of age* [a] *(condensation of Table 113)*

| | |
|---|---|
| Teratomas (dermoids, malignant teratomas and unclassified) | 298 |
| Non-neoplastic (all types) | 197 |
| Benign neoplasms (special and unclassified) | 86 |
| Carcinomas (all types) | 177 |
| Sarcomas (all types) | 19 |
| Feminizing mesenchymomas (all types) | 110 |
| Virilizing mesenchymomas (all types) | 4 |
| Choriocarcinomas | 21 |
| Dysgerminomas and seminomas | 76 |
| Mesonephromas | 4 |
| | 992 |

[a] Undoubtedly many non-neoplastic cysts, benign teratomas and other benign neoplasms are not reported; however, most rare tumors do get into the literature.

Table 115. *Ovarian malignancy in children: a survey*[a]

| Pathologic diagnosis | Number | % |
|---|---|---|
| Malignant teratoma | 26 | 24.5 |
| Dysgerminoma | 26 | 24.5 |
| Emryonal carcinoma | 14 | 13.3 |
| Adenocarcinoma | 14 | 13.3 |
| Mixed germ cell | 8 | 7.5 |
| Sarcoma | 8 | 7.5 |
| Granulosa cell | 4 | 3.8 |
| Choriocarcinoma | 3 | 2.8 |
| Mesonephric adenosarcoma | 1 | 0.9 |
| Arrhenoblastoma | 1 | 0.9 |
| Pseudomucinous cystadenocarcinoma | 1 | 0.9 |
| Total | 106 | 100.0 |

[a] Based on a review of the literature, 1940—1965: References 1—18

Bei Patienten von 0—4 Jahren sind relativ häufig nichtneoplastische Cysten und Granulosazelltumoren, nicht selten auch Dermoidcysten und Dysgerminome.

In der Altersstufe 5—9 Jahre haben die Granulosazelltumoren ihre höchste Frequenz; Dermoidcysten, solide Teratome, Dysgerminome sind mit 30—40% vertreten.

In der Altersgruppe 10—14 Jahre sind alle Cystadenome sowie um 70% der Carcinome und Choriocarcinome manifestiert; 4 weitere Tumorarten haben hier den Häufigkeitsgipfel.

Bei *Neugeborenen* sind Pseudotumoren und benigne Neoplasien der Ovarien nicht ungewöhnlich, Malignome dagegen extrem selten. Nach HUFFMAN (1968) wurden abgesehen von einigen Fällen der alten Literatur (vor 1900) 3 seröse Cystome (GAIFAMI, 1919), 1 Cyst-

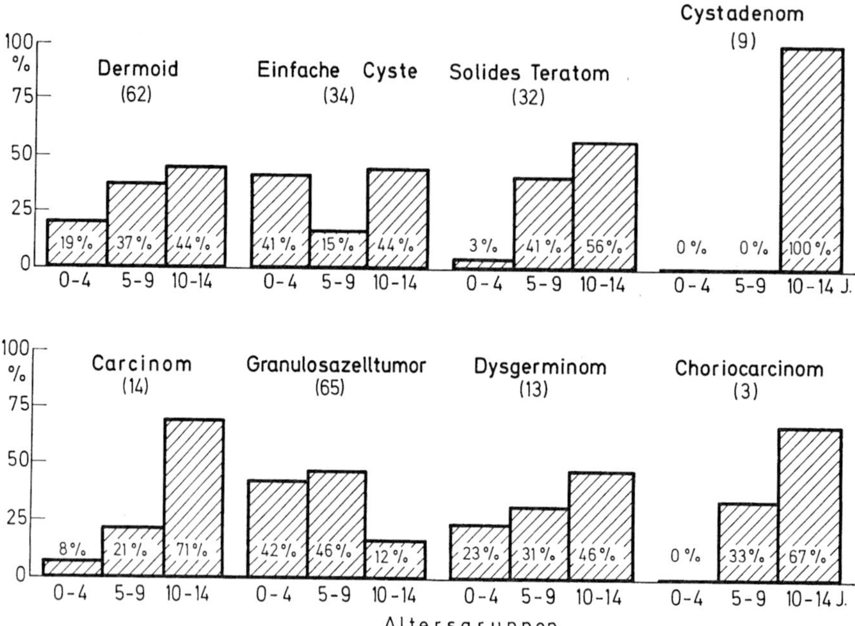

Abb. 284. *Altersincidenz* der *Tumorarten.* Die Zahlen in Klammern unter jeder Tumorart geben absolute Fallzahlen an. (Nach Groeber, 1963)

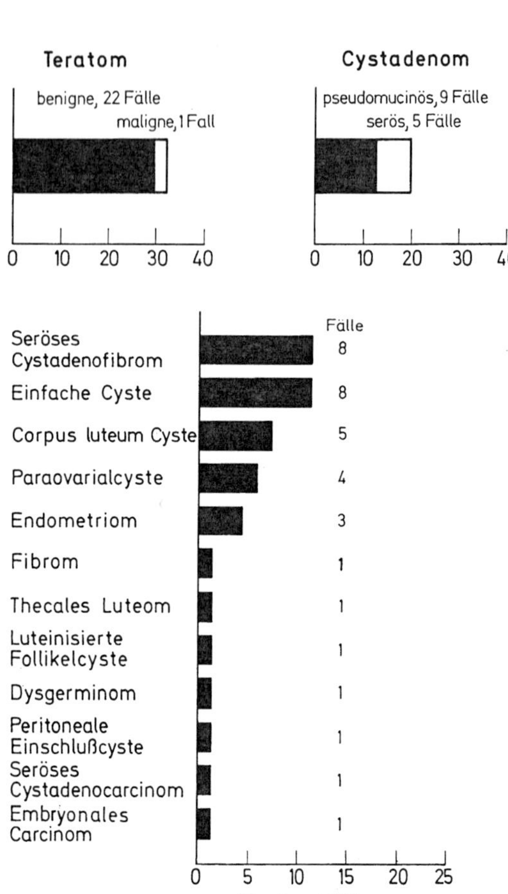

Abb. 285

Tabelle 116. *Vergleich der Häufigkeit von Ovarialtumoren in verschiedenen Altersstufen.* (Nach Heald et al., 1967)

| | Säuglinge und Kinder % | Adoleszenten % | Erwachsene % |
|---|---|---|---|
| Teratome und Dermoidcysten | 44 | 33 | 12 |
| Benigne seröse und mucinöse cystische Tumoren | 4 | 30 | 49 |
| Carcinome | 4 | 2 | 30 |
| Verschiedene Tumoren | 48 | 35 | 9 |

Es ist angegeben, wieviel % aller Kinder, Adoleszenten und Erwachsener an einer bestimmten Tumorart bzw. Gruppe von Tumorarten erkrankten. Für Säuglinge und Kinder wurde die Serie von Reis u. Koop (1962), für Erwachsene die Serie von Gault et al. (1954) zugrunde gelegt. Die Adoleszenten repräsentieren das Krankengut von Heald et al. (1967).

Abb. 285. *Artdiagnosen* von 72 *Ovarialtumoren* bei *Adoleszenten.* (Modifiziert nach Heald et al., 1967.) Es handelt sich um das Krankengut von 4 Bostoner Kliniken (1. 1. 48—31. 12. 57). Auf der Koordinate sind die beobachteten Tumorarten eingetragen. Auf der Abszisse ist der prozentuale Anteil einer bestimmten Tumorart an der Gesamtzahl der Fälle (72) abzulesen

adenom (BULFAMONTE, 1942) und 1 bilateraler Granulosazelltumor beschrieben (ZEMKE u. HERRELL, 1941). ÅSTEDT (1967) sammelte 32 Fälle, einschließlich großer Pseudotumoren.

Mehrere Autoren haben sich mit dem Vorkommen von Ovarialtumoren in der *Adoleszenz* befaßt. HEALD et al. (1967) eruierten an vier großen Bostoner Kliniken[1] in einer Dekade 71 Mädchen im Alter von 12—21 Jahren, die mit einem Ovarialtumor behaftet waren. Eine Patientin hatte 2 verschiedene Ovarialtumoren, eine einfache Cyste und ein Cystadenofibrom. Die Artdiagnosen dieser 72 Tumoren zeigt Abb. 285; sie werden mit je einer großen Serie von Ovarialtumoren bei Kindern und Erwachsenen verglichen (Tabelle 116). Dabei ergibt sich, daß Teratome bei Kindern und Adoleszenten wesentlich häufiger vorkommen als bei Erwachsenen, während seröse und mucinöse cystische Tumoren bei Kindern, Carcinome bei Kindern *und* Adoleszenten selten anzutreffen sind.

Trotz berechtigter Einwände gegen die Methoden der angestellten Vergleiche weist das Lebensalter eines Patienten mit Ovarialtumor auf die Tumorarten hin, mit denen in erster Linie zu rechnen ist.

**Pathobiologie.** Die große Mehrzahl der bei Kindern vorkommenden Ovarialtumoren entstammt der *Keimzelle* und gehört zu den embryonalen Tumoren. Epitheliome vom Erwachsenentyp sind sehr selten. Da viele Ovarialtumoren multiple Deutungen zulassen, muß der ganze Tumor anhand zahlreicher histologischer Schnitte untersucht werden. Besonders Tumoren mit geringem Differenzierungsgrad sind sehr schwer zu klassifizieren und auch schwierig als benigne oder maligne einzustufen.

LANGLEY (1968)[2] faßt die *Teratome* und die „*verwandten*" *Keimzelltumoren*, das sind Dysgerminome, Entodermalsinustumoren, Chorioncarcinome (Gonadotropinsekretion) und Gonadoblastome, als Gruppe zusammen. Bei den Dysgerminomen (Seminomen) ist eine Kombination mit anderen histologischen Typen nicht ungewöhnlich.

Unter den seltenen Tumoren des *Stromas* überwiegen die hormonell aktiven Granulosazelltumoren. Ihre Prognose ist meist günstig,

histologisch aber schwer zu bestimmen. LANGLEY bezeichnet die Tumoren der Granulosa und Theca sowie die Androblastome bzw. Arrhenoblastome (Androgenproduktion) als „sex-cord mesenchymal tumours".

Schließlich wird das Ovar relativ häufig von *Hämosarkomen* befallen, gewöhnlich sekundär — z.B. während hämatologischer Remissionen akuter Leukämien —, gelegentlich primär ( ?) beim Burkitt-Lymphom (BREW u. JACKSON, 1960).

**Klinisches Bild.** Die Symptome werden bei Patienten jeden Alters durch Größe, Lage, Benignität oder Malignität, evtl. Hormonproduktion und Adhärenz der Ovarialtumoren sowie durch akute Zwischenfälle bestimmt. Letztere betreffen Blutungen in das Innere des Tumors oder nach außen, Stieldrehung, Nekrose, Infektion und Perforation.

Bei Kindern sind nur kleine, hormonell inaktive Tumoren symptomlos. Die Enge des kindlichen Beckens bedingt, daß schon ein Ovarialtumor von mäßiger Größe Druck auf sensitive Gewebe ausübt, das Peritoneum dehnt, die Beckenligamente spannt und in das Abdomen aufsteigt (begünstigt durch die hohe Position der Ovarien). Langsam wachsende Tumoren sind eher asymptomatisch als rasch wachsende. Adoleszenten können wegen ihres weiteren Beckens auch größere Ovarialtumoren symptomlos tragen.

Die *Leitsymptome* eines Ovarialtumors sind Schmerz, tastbarer Becken- oder Bauchtumor und sexuelle Frühreife.

Die *Schmerzen* sind von sehr verschiedener Stärke. Wenn sie leicht und unbestimmt sind, mag der Tumor längere Zeit unentdeckt bleiben. Bei kleinen Kindern werden die Schmerzen gelegentlich um den Nabel lokalisiert, bei älteren Mädchen in einem unteren Quadranten des Abdomens oder suprapubisch. Auch das Gefühl eines Druckes im Becken gilt als typisch. Bei starken, kolikartigen Schmerzen, begleitet von einem peritonealen Reizzustand mit Erbrechen, wird im allgemeinen eine Appendicitis angenommen und bei sofortiger Operation mitunter ein stielgedrehter oder rupturierter Tumor entdeckt. Die Stieldrehung kommt bei Kindern häufiger vor als bei Erwachsenen. Infarzierung und Hämoperitoneum können folgen. In Intervallen auftretende Koliken können Ausdruck einer wiederholten Torsion nach spontaner Rückdrehung sein.

---

[1] Free Hospital for Women, Massachusetts General Hospital (Chir.), Peter Bent Brigham Hospital (Chir.), Children's Hospital Medical Center.

[2] In MARSDEN u. STEWARD (1968).

Gelegentlich wurde bei Neugeborenen eine Auftreibung des Abdomens infolge Ruptur einer Ovarialcyste beobachtet.

Der *Tumor* wird im Unterbauch getastet oder fällt durch umschriebene Vorwölbung des Bauches auf. Gelegentlich wächst der Tumor rapide. Die meisten Tumoren liegen in der Bauchhöhle und sind gut beweglich. Manchmal verursachen sie Diarrhoe oder Obstipation. Die Gestalt des Tumors erlaubt gewisse Rückschlüsse auf die Tumorart: Kugelform weist auf einhöhlige benigne Cysten hin, gelappte und knotige Oberfläche auf Krebs. Im allgemeinen läßt sich palpatorisch nicht feststellen, ob ein Tumor vom rechten oder vom linken Ovar ausgeht.

Kleine Tumoren entgehen zwar der abdominalen, aber kaum der rectoabdominalen Palpation. Bei Adoleszenten werden Ovarialtumoren öfter mit Hilfe der rectalen Untersuchung entdeckt. Kleine feste Resistenzen oder größere Knoten im „Douglas" sind verdächtig auf Metastasen.

Auch sehr große Ovarialtumoren machen diagnostische Schwierigkeiten. Eine riesige dünnwandige Cyste mit glatter Oberfläche kann einen Ascites vortäuschen.

Benigne Tumoren können durch *Adhäsionen* fixiert werden, zumal im Falle von Nekrose, Infektion oder Perforation.

Ein *Ascites* ist nicht ungewöhnlich und kein obligates Zeichen für Malignität. Jedoch sollten eine rasche Zunahme des Bauchumfanges, blutiger Ascites und Verwachsungen der Geschwulst mit den Nachbarorganen als mögliche Kriterien der Malignität gewertet werden.

Durch Druck eines Tumors auf den unteren *Harntrakt* entstehen Pollakisurie, gelegentlich Dysurie und selten Harnröhrenobstruktion. Große Ovarial- oder Paraovarialgeschwülste können zur Anspannung eines Ureters und damit zu schmerzhaftem Ureterspasmus führen. Eine seltene Komplikation ist die Ureterobstruktion mit nachfolgender massiver Hydronephrose; sie kommt am ehesten durch metastatische Ureterinfiltration zustande.

*Sexuelle Frühreife* ist das seltenere, bei Kleinkindern aber eindrucksvollste Syndrom. Sie muß sorgfältig analysiert werden, da sie durch unterschiedliche Mechanismen entsteht. Caussade et al. (1947; Literaturübersicht) fanden Frühreifezeichen bei 69 von 303 Kindern mit Ovarialtumoren, und zwar Ovarial-

cysten, Teratomen, Chorionepitheliomen und Granulosazelltumoren Pedowitz et al. (1955) fanden Frühreife in 62 Fällen von Granulosazelltumor, in 3 von Thecom, in 12 von Teratom und in 3 von Dysgerminom. Bei der überwiegenden Zahl dieser Tumoren handelt es sich um eine *Pseudopubertas praecox* infolge *Oestrogensekretion.*

Die chorio-epitheliomatöse Differenzierung einiger Teratome (Borushek et al., 1965; Cottier, 1957; Neigus, 1955) führt zur Sekretion von *Gonadotropin* und zur *echten Pubertas praecox.*

Eine *Virilisierung* durch Ovarialtumoren (Arrhenoblastom, Gonadoblastom, Lipoidzelltumor) ist ein extrem seltenes Ereignis. Der heute mögliche Nachweis des Plasma-*Testosteron*spiegels erleichtert die Diagnose (Amman et al., 1967).

**Komplikationen.** Eine *Stieldrehung* wird bei etwa 30% der Ovarialcysten und -neoplasien im Kindesalter beobachtet, auch bei Neugeborenen. Eine *langsame* Torsion kann symptomlos erfolgen; die späteren Symptome beruhen auf subakuter Entzündung und Adhäsionen. Die *akute* Torsion löst oft dramatische Symptome aus, insbesondere krampfartige Schmerzen auf der Seite des Tumors, Erbrechen und Durchfall, kurz darauf allgemeine Druckempfindlichkeit und Abwehrspannung des Abdomens mit generalisierten Bauchschmerzen, Auftreibung des Leibes und Zeichen des Schockes. Die Ursache der Torsion ist nicht genau bekannt. Langgestielte, cystische oder solide Tumoren neigen zur Torsion, zumal bei starken körperlichen Bewegungen der Kinder oder bei ungleichmäßigem Tumorwachstum.

Da die Torsion die Blutversorgung des Tumors ganz oder teilweise unterbricht, kommt es nacheinander zu Ödem, Blutung und massiver Nekrose, unbehandelt anschließend zu Gangrän, Infektion, Ruptur oder Perforation.

*Blutungen* ereignen sich bevorzugt bei Granulosazelltumoren und Cystadenomen. Die Begleitsymptome, die grundsätzlich ähnlich sind wie bei einer Stieldrehung, richten sich nach der Schwere der Blutung. Bei Adoleszenten ist die Differentialdiagnose gegenüber einer Extrauteringravidität mit Blutung manchmal sehr schwierig.

Der *Perforation* eines Ovarialtumors liegt eine Erosion der Cystenwand zugrunde (vgl. Abb. 286). Besonders papilläre Prozesse in einem serösen Cystadenom durchwachsen gerne die Cystenwand und breiten sich dann in der Peritonealhöhle aus. Auch pseudomucinöse Cystadenome entwickeln mitunter papilläre Prozesse, die perforieren und zum „Pseudomyxoma peritonei" führen.

Auch solide Bestandteile eines benignen cystischen Teratoms (Knochen, Zähne) können die Cystenwand perforieren, indem sie als Fremdkörper wirken. Weitere Folgen sind lokale Peritonitis, Adhäsionen mit Nachbar-

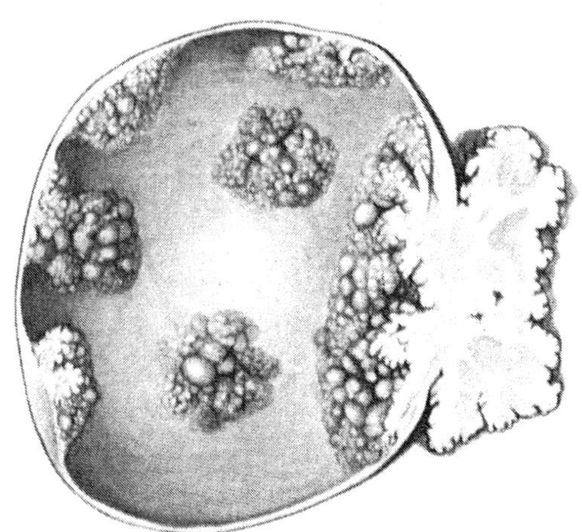

Abb. 286. Perforation einer Ovarialcystenwand (pseudomucinöses Cystadenocarcinom). (Aus HUFFMAN, 1968)

organen und u. U. neue Erosionen mit Fistelbildung zwischen Tumor und Nachbarorgan.

Selten werden *Rupturen* beobachtet; man versteht darunter das Bersten einer Cyste mit Entweichen ihres Inhaltes. Auslösend sind Torsion mit Blutung und Nekrose oder gelegentlich ein äußeres Trauma. Unter den Neoplasien neigen Cystadenome zur Ruptur. Die Begleitsymptomatik ist ähnlich wie bei der Perforation; u. U. entsteht ein Hämoperitoneum.

Zur *Infektion* von Ovarialtumoren kommt es entweder im Zuge einer Beckenentzündung bzw. Allgemeininfektion oder im Anschluß an andere Komplikationen wie Adhäsion und Tumorperforation (z. B. in den Darm bei Dermoiden). Es kann ein fluktuierender Absceß entstehen, der leicht mit einem appendicitischen Absceß zu verwechseln ist.

**Spezielle Diagnostik.** Innerhalb der *Röntgen*diagnostik (s. S. 682) weist das Zeichen von ROBINS u. WHITE (1940) auf ein Dermoid hin

(Abb. 287); es handelt sich um eine homogene Verschattung mit heller Randzone auf der Abdomenübersichtsaufnahme. Es ist von Nutzen, wenn andere Hinweise wie kalkeinlagernde Gewebe oder Zähne fehlen. Kleinere Ovarialtumoren lassen sich mit Hilfe des Pneumoperitoneums darstellen. Bei Verdacht auf einen hormonproduzierenden Tumor ist die röntgenologische Bestimmung des Knochenalters wichtig.

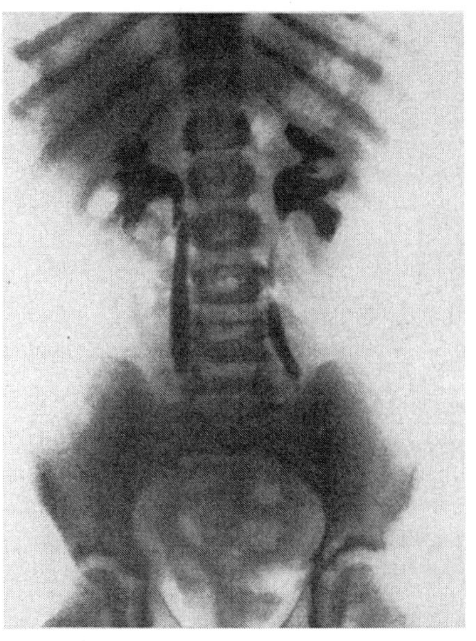

Abb. 287. Großer homogener Tumorschatten mit heller Randzone (Zeichen von ROBINS u. WHITE), außerdem Abflußbehinderung aus dem oberen Harntrakt bei Dermoid. (Aus KUNDERT, 1967)

Wenn die *Lymphographie* (s. S. 684) bei Ovarialtumoren angewandt wird, ist auf einige anatomische Gegebenheiten zu achten.

Die *normale Anatomie* zeigt efferente Lymphgefäße entlang den Ovarialarterien und -venen zu den paraaortalen Lymphknoten in Höhe von L 1/2, sowie häufig direkte Verbindungen der Ovariallymphgefäße mit den äußeren Iliacallymphknoten. Die efferenten Lymphgefäße der Tuben münden bei 15% der Frauen in einen der inneren Iliacallymphknoten. Diese Lymphknoten werden bei routinemäßiger Fußlymphographie nicht sämtlich bzw. nicht konstant dargestellt, wie Abb. 288 zeigt.

Bei Tumormetastasen sind Füllungsdefekte infolge Verdrängung des normalen kontrastgefüllten Lymphgewebes, ferner Obstruktion der Lymphzirkulation zu erwarten.

Zur Ergänzung ist die *Cavographie* erforderlich, da die rechte seitliche Aortenlymphknotengruppe lymphographisch nicht gefüllt werden kann.

Beide Untersuchungsmethoden ermöglichen in bestimmten Fällen eine Abgrenzung der therapeutischen Maßnahmen (Chirurgie, insbesondere Bestrahlung) und damit unter Umständen die Schonung des kontralateralen Ovars.

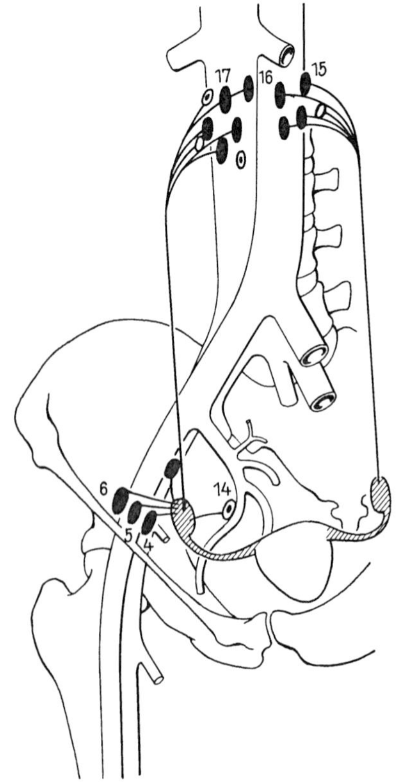


Abb. 288. Anatomie der regionalen Lymphknoten der Ovarien. (Aus Fuchs et al., 1969). *4* Lymphonodi iliaci externi mediales, *5* Lymphonodi iliaci externi intermedii, *6* Lymphonodi iliaci externi laterales, *14* Lymphonodi obturatorii, *15* Lymphonodi aortici sinistri, *16* Lymphonodi prae-retroaortici, *17* Lymphonodi aortici dextri. ● Routinemäßig dargestellt durch Lymphographie, ⊙ fakultativ dargestellt durch Lymphographie, ○ nicht dargestellt durch Lymphographie

**Laboratoriumsuntersuchungen.** Fieber und Leukocytose sind am ehesten bei Torsion, Ruptur oder Infektion eines Ovarialtumors zu erwarten. Der *24 Std-Urin* sollte vor jeder Operation gesammelt und kühl aufbewahrt werden für eine eventuelle biologische Untersuchung. Ergibt der Operationsbefund Hinweise auf einen hormonell aktiven oder allgemein auf einen malignen Tumor, wird der Harn auf alle Sexualhormone untersucht und damit eine

Grundlage für die biologische *Verlaufsbeobachtung* geschaffen.

**Differentialdiagnostisch** sind abgesehen von den *nichtneoplastischen Cysten* (s. S. 686ff.) alle anderen Ursachen für Leibschmerzen und Resistenzen im Abdomen oder kleinen Becken auszuschließen. Da die Mehrzahl der Ovarialtumoren vom rechten Ovar ausgeht, spielen akute *Appendicitis* und appendizitischer Absceß die größte Rolle. Danach folgen Lymphadenitis mesenterica, Darmverschluß oder -perforation, Invagination, Peritonitis, Meckelsches Divertikel mit Obstruktion, Harnwegsinfektionen und -steine. Eine gefüllte überdehnte Harnblase täuscht gelegentlich einen Tumor vor (bei Tumorverdacht immer katheterisieren!). Bei Adoleszenten sind auch „Mittelschmerz", Salpingitis, Gravidität und Extrauteringravidität in Betracht zu ziehen. Eine symptomlose Cyste im Abdomen kann eine Mesenterialcyste, ein riesiger Mucocolpos bei einem Säugling, ein Hämatocolpos mit Hämatosalpinx, eine Urachuscyste, ein Leber- oder Nierentumor sein.

Im Becken gelegene solide Ovarialtumoren können mit einem retroperitonealen Tumor, Douglas-Metastasen eines extragenitalen Primärtumors oder mit einer ektopischen Niere verwechselt werden. Die Differentialdiagnose der hormonproduzierenden Ovarialtumoren wurde auf S. 675ff. diskutiert.

**Therapie.** Der Behandlungsplan hängt von dem Zustand des Patienten und der Art des Tumors ab und sollte vor bzw. bei der Laparotomie sowie erneut nach Vorliegen des pathologisch-anatomischen Befundes diskutiert werden. Da die Struktur der verschiedenen Ovarialtumorarten bei Kindern und Erwachsenen sehr ähnlich ist, sollte der Operateur eines Kindes die gynäkologische Anatomie, Pathologie und Behandlungstechnik gut kennen.

Während der *Operation* werden wichtige Entscheidungen über die Ausdehnung des Eingriffes getroffen. Dabei ist das makroskopische Bild des Tumors der maßgebliche Anhaltspunkt für die Prognose. Eventuell führt ein histologischer Schnellschnitt zur weiteren Klärung. Die Täuschungsmöglichkeiten bei einer histologischen Schnellschnitt-Diagnostik der Genitaltumoren sind allerdings relativ groß.

Die Exploration des Abdomens bezieht sich besonders auf eventuelle Metastasen in Nachbarorganen, Lymphknoten und Peritoneum sowie auf das kontralaterale Ovar und den Uterus.

Der Uterus kann vergrößert sein bei Kindern mit hormonell aktiven Tumoren, er kann auch aplastisch oder hypoplastisch sein, z.B. bei Seminom-Patienten.

**Chirurgische Behandlung der benignen Tumoren.** Eine einfache nicht zu große Cyste wird excidiert unter Schonung des Ovars. Das gilt besonders für Dermoide und seröse Cystome.

Eine Punktion zur Verkleinerung einer Cyste ist kontraindiziert, da durch die Punktionswunde lebende Tumorzellen in das Peritoneum verschleppt werden können.

Bei der Entfernung großer Cysten sollte die gewöhnlich dünne, gedehnte Ovarialgewebsschicht möglichst erhalten werden, da eine Organrekonstruktion mit normaler Funktion zu erwarten ist.

Wenn das kontralaterale Ovar vergrößert ist, muß es gespalten werden zum Ausschluß eines kleinen Zweittumors. Bei benignen cystischen Teratomen, papillären serösen oder pseudomucinösen Cystadenomen wird die Spaltung des kontralateralen Ovars in jedem Fall gefordert (HUFFMAN, 1968; u.a.), da diese Tumoren zur Doppelseitigkeit tendieren.

Bei großen doppelseitigen benignen Ovarialtumoren ist es gelegentlich unmöglich, selbst ein winziges Stück Ovarialgewebe zu erhalten. Die bei Erwachsenen in solchen Fällen übliche Mitentfernung des Uterus sollte bei Kindern unterbleiben, da durch eine Hormontherapie in der Adoleszenz cyclische Uterusblutungen induziert werden, deren psychologische Bedeutung nicht zu unterschätzen ist.

Auch die Tube ist bei Entfernung eines Ovars möglichst zu schonen, da der Patient sie später vielleicht als „Reserve" benötigt.

Einseitige Tumoren mit papillären Bestandteilen sind *potentiell maligne*. Die Rezidivgefahr ist gering, wenn die papillären Wucherungen auf das Tumorinnere beschränkt sind und unter der Operation keine Tumorzellen nach außen gelangen. Unter dieser Voraussetzung würde die Ovarektomie genügen. Tumorperforation, Papillen an der Außenwand oder Ascites erfordern jedoch die vollständige abdominale Hysterektomie mit bilateraler Salpingo-Ovarektomie unabhängig vom Alter des Patienten (HUFFMAN, 1968).

**Chirurgische Behandlung maligner Tumoren.** Das notwendige Ausmaß der Eingriffe wird verschieden beurteilt. THOMPSON et al. (1967) empfehlen die Abtragung aller Reproduktions-

organe. Andere sind für ein möglichst konservatives Vorgehen (ABELL u. JOHNSON, 1965; BOLES u. HARDACRE, 1961; BREEN u. NEUBECKER, 1967; GROEBER, 1963; HUFFMAN, 1968; SCHWEISGUTH et al., 1968; u.a.). Denn es sei nicht bewiesen, daß „verstümmelnde" Operationen zu besseren Resultaten führen. Auch dürfe man bei Kindern im Interesse der Erhaltung der Ovarialfunktion kalkulierte Risiken eingehen. Bei einem malignen Tumor ist nach GROEBER u.a. die Beschränkung auf eine Oophorektomie zulässig, wenn der Tumor einseitig ist, seine Kapsel intakt ist und keine Metastasen zu erkennen sind. Dann sollte auch auf eine Nachbestrahlung verzichtet werden. Bei örtlicher Ausbreitung auf die Umgebung oder bei Metastasen sei jedoch die totale abdominale Hysterektomie, die bilaterale Salpingo-Oophorektomie und gegebenenfalls die Lymphadenektomie notwendig ungeachtet des Alters des Kindes. In solchem Falle sei auch die Nachbestrahlung indiziert, sie verlängere wie bei Erwachsenen die Überlebenszeit. Das Vorgehen im einzelnen wird bei den verschiedenen Tumorarten abgehandelt.

Gewöhnlich wird ein Ovarialtumor unerwartet anläßlich einer Laparotomie entdeckt, eher in einer allgemeinen chirurgischen als in einer gynäkologischen Abteilung. Bei Verdacht auf Malignität sollte ein Chirurg ohne spezielle Erfahrungen eher einen zweiten Eingriff nach Vorliegen der definitiven histologischen Diagnose ins Auge fassen als einen primär radikalen Eingriff ohne solche Absicherung.

Der Wert einer *ergänzenden Therapie* ist in Anbetracht der kleinen Fallzahlen schwer zu beurteilen. Indikationen für *Bestrahlung* und/ oder *Chemotherapie* bestehen bei malignen Teratomen, Dysgerminomen (Seminome), Chorionepitheliomen und anderen noch selteneren Malignomen.

Hinsichtlich der Bestrahlungsgrundsätze, -methodik und -ergebnisse bei Kindern mit gynäkologischen Krebsen wird auf die Übersichtsarbeit von D'ANGIO und TEFFT (1967) verwiesen.

Da Dysgerminome strahlenempfindlich sind und besonders zu Lymphknotenmetastasen neigen, vermag eine Lymphographie die Bestrahlungsindikationen zu präzisieren. Granulosazelltumoren sind als benigne anzusehen bis zum Beweis des Gegenteiles. Dann allerdings ist eine Bestrahlung zu erwägen; in einigen

Fällen wurde Strahlensensibilität beobachtet. Bei nicht klassifizierbaren Tumoren erscheint es nach radikaler chirurgischer Behandlung besser, auf eine Zusatztherapie zu verzichten; bei Lokalrezidiven oder Metastasen ist dagegen ein Behandlungsversuch mit allen Mitteln berechtigt.

Da ausreichende Erfahrungen über die Chemotherapie maligner gynäkologischer Tumoren im Kindesalter bisher nicht vorliegen, können keine Behandlungspläne aufgestellt werden. Grundsätzlich kommen alle gegen solide Tumoren wirksamen Cytostatica in Betracht; vgl. Eckler et al. (1968), Landbeck et al. (1969), Rehbein et al. (1969), u.a. Da bei Erwachsenen die Chemotherapie maligner Ovarialtumoren eine größere Rolle spielt, sind aus der einschlägigen umfangreichen Literatur ebenfalls Anhaltspunkte für die Behandlung von Kindern zu gewinnen. Die vorläufigen Erfahrungen einzelner Autoren bei Kindern werden bei der jeweiligen Tumorart erwähnt.

Wurden beide Ovarien durch den Tumor bzw. die therapeutischen Maßnahmen ausgeschaltet, setzt die *Substitutionstherapie* mit Oestrogen im Alter von 8—9 Jahren ein. Kriterien der Wirksamkeit sind die Befunde der Vaginal-smears und die Entwicklung der sekundären Geschlechtsmerkmale; durch röntgenologische Verlaufsbeobachtung der Skeletreifung kann eine Überdosierung mit der Gefahr vorzeitigen Epiphysenschlusses vermieden werden. Mit 13 Jahren beginnt die cyclische Therapie mit Oestrogen¹ und Progesteron zur Induzierung der Menarche.

## Teratome

Der *Begriff* beinhaltet heute ein embryonales Neoplasma, das aus einer Mischung von ortsfremden Geweben unterschiedlicher Reife besteht, die sich aus den 3 Keimblättern ableiten. Auch relativ reife Gewebe sind wie zufällig angeordnet, zu progressivem Wachstum und maligner Entartung befähigt.

Der Name „Dermoid" (oder Dermoidcyste) für die benignen cystischen Teratome ist wahrscheinlich eine falsche, aber bis heute weit verbreitete Benennung. Sie entstand wegen des besonders häufigen und augenfälligen Vorkommens von Epidermis und Anhängen. Jedoch sind nach Ansicht vieler Autoren in fast allen Teratomen Derivate aller 3 Keimblätter enthalten.

Die Vielartigkeit der Teratome hat zu verschiedenen Unterteilungen geführt, die sich am Reifegrad der Gewebe und der etwa parallel gehenden Prognose (je reifer, desto günstiger) orientieren. Eine relativ sichere Zuordnung ist nur histologisch möglich.

Groeber (1963) u.a. unterscheiden:
1. benigne cystische Teratome;
2. „solide" Teratome;
3. maligne Teratome.

Hamperl (1965):
1. Teratoma adultum oder coaetaneum (Entwicklungsstufe entsprechend den Geweben des Wirtes);
2. Teratoma embryonale (unreife embryonale Gewebe und Organanlagen).

Woolley et al. (1967):
1. Benigne (nur adultes Gewebe);
2. Embryonales Gewebe vorhanden;
3. Eindeutig malignes Gewebe nachweisbar.

Brown u. Langley (1968):
1. Cystische Teratome;
2. Solide Teratome:
   a) reif, gewöhnlich benigne;
   b) embryonal, gewöhnlich maligne.

Zollinger (1969):
1. Gutartige Teratome:
   a) epidermoidale (nur Epidermisabkömmlinge);
   b) dermoidale (Epidermis und Anhänge) = Dermoidcysten;
   c) zusammengesetzte = cystische benigne Teratome (Teratoma coaetaneum); oft als Dermoidcyste bezeichnet;
2. Embryonale = maligne Teratome.

Müntener u. Töndury (1969) rechnen mit Stevens (1962) zu den Teratomen:
1. Tumoren aus undifferenzierten, maligne entarteten, embryonalen Zellen (embryonales Carcinom).
2. Gemischte Tumoren mit embryonalen, unreifen Zellen und differenzierten, reifen Geweben (Teratocarcinom).
3. Tumoren, die aus verschiedenen reifen Geweben zusammengesetzt sind (benigne Teratome).

4. Aus Cytotrophoblast und Syncytiotrophoblast entstandene Tumoren (Choriocarcinom).

Zwischen diesen Formen kommen alle Übergänge vor.

**Pathobiologie.** Über die Histogenese der Teratome gibt es verschiedene Theorien und Fakten.

Nach alter Vorstellung zählen die Teratome zu den zusammenhängenden Doppelmißbildungen (Pagus) im Sinne wenig ausgebildeter (parasitärer) zweiter Individuen, wobei der Zwillingsanteil nur noch aus wenigen oder einem organisierten Gewebe bestehen

embryonalen „Organisatoren", 2. Abstammung von Keimzellen.

ad 1. ASKANAZY (1907)[1] nahm an, daß Teratome durch Morphogenese undifferenzierter fast eiwertiger Zellen zustande kommen. Nach BUDDE (1926)[1], NICHOLSON (1950)[1], u.a., die diese Theorie erweitert haben, würde ein Versagen der Kontrolle der primären embryonalen „Organisatoren" zu Herden ungeordneten Wachstums führen. Diese Herde differenzierten sich gemäß eigenen labilen Determinationen zu vielerlei Geweben ohne Beziehung zum normalen ortsständigen Gewebe. WILLIS (1958)

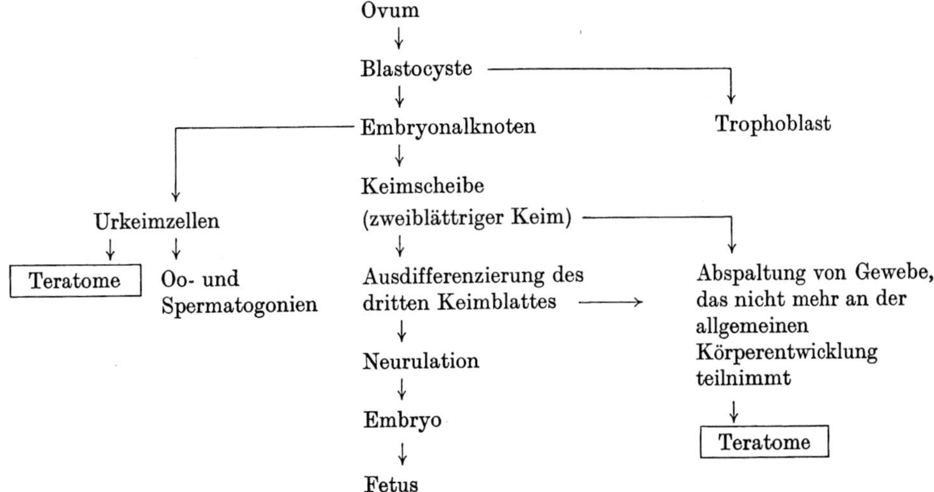


Abb. 289. Schema zur Darstellung der beiden Hypothesen der Teratomentstehung. Links die „amerikanische" Auffassung (STEVENS, PIERCE, KLEINSMITH, BEALS), rechts die „britische" (BUDDE, NEEDHAM, NICHOLSON, WILLIS, COLLINS, PUGH, SMITH). (Aus MÜNTENER u. TÖNDURY, 1969)

kann. Ein Pagus entsteht durch partielle Keimspaltung oder durch Verschmelzung von 2 Embryonalanlagen.

HAMPERL (1965), ZOLLINGER (1969) u.a. halten im Grundsatz an dieser Vorstellung fest, mit einer Reihe von Einschränkungen: Die Teratome erinnerten sehr an echte Geschwülste. Die Teratome in den Keimdrüsen könnten auf eine *Parthenogenese*, d.h. selbständige Weiterentwicklung von Keimzellen im fertigen Wirtsorganismus, zurückgehen. Die malignen, embryonalen Teratome würden vielleicht unmittelbar aus abgesprengten embryonalen Zellen hervorgehen.

Heute herrscht Übereinstimmung, daß die Teratome aus pluripotenten embryonalen Zellen entstehen. Über die Herkunft dieser Zellen (Abb. 289) gibt es jedoch zwei Theorien: 1. Versagen der Wirkung der spezifischen

stimmte diesen Annahmen zu und stellte anhand weiterer Indizien eine umfassende Organisatortheorie auf (s. Original).

Die Anhänger dieser Theorie sehen auch in dem Fehlen eines axialen Skeletes, echter Organe und Körperregionen Argumente gegen eine Teratomentwicklung aus Keimzellen. Gegen die Organisatortheorie sprechen aber nach der Übersichtsarbeit von MÜNTENER u. TÖNDURY (1969): Teratome finden sich häufiger in Gonaden als andernorts, Gonadenteratome zeigen bei der Maus und beim Menschen eine Geschlechtspräferenz, Gonadenteratome sind bei Hühnern und Mäusen induzierbar (z.B. mit Kupfersulfat), die „Organisation" kann auch bei Keimzellen verlorengehen (extrauterin verpflanzte befruchtete Mäuseeier).

[1] Zitiert von LANGLEY in MARSDEN u. STEWARD (1968).

ad 2. Die meisten Autoren nehmen an, daß die omnipotenten *Geschlechtszellen* der Keimdrüsen (Eizellen bzw. Spermatogonien) oder die *Urkeimzellen* Ausgangspunkte der Teratome sind. Diese Theorie stützt sich vor allem auf Tierexperimente (Stevens; Pierce; Dixon; Kleinsmith; Beals; zit. von Müntener u. Töndury, 1969). Zum Beispiel beobachtete Stevens (1967) nach der Transplantation von Keimleisten männlicher Embryonen in die Hoden ausgewachsener Tiere in einem hohen Prozentsatz Teratomentwicklung. Dagegen erzeugten beinahe keimzellfreie Keimleisten nur bei wenigen Empfängertieren Teratome. Die Ultrastrukturen von Urkeimzellen eines Mäusefetus und von embryonalen Carcinomzellen bei Maus und Mensch sind weitgehend identisch (Pierce u. Beals, 1964).

Die Entwicklung *extragonadaler* Teratome steht nicht im Widerspruch zur Abstammung von Keimzellen, wenn man die Keimversprengungstheorie der Tumorentstehung einbezieht, die im Tierversuch belegbar ist. Auf ihrer Wanderung vom Dottersack zu den Gonaden bleiben viele Urkeimzellen vorübergehend entlang der Embroynalachse liegen (Witschi, 1948)[1], wo sie u. U. persistieren und zum Herd eines extragonadalen Teratoms werden, z. B. auch im Nabelstrang oder in der Placenta; diese sehr seltenen Lokalisationen sind mit der Organisatortheorie nicht zu erklären.

Unter den extragonadalen Teratomen dominiert stark die sacrococcygeale Lokalisation, dabei sind Mädchen wesentlich häufiger als Knaben befallen. Gross et al. (1951)[1] erklären diese Geschlechtspräferenz mit der Entwicklungsgeschichte der Gonaden (Hoden in kürzerer, Ovarien in längerer Zeitspanne angelegt), die den Genitalzellen der Knaben weniger Gelegenheit zur Ektopie und evtl. Teratombildung gibt. Da Keimzelltumoren intra- oder extraembryonale Strukturen oder beide erwarten lassen, ist das Vorkommen eines Teratoms zusammen mit einem Choriocarcinom oder einem Entodermalsinustumor (Teilum, 1965) nicht überraschend. Ungeklärt ist nach wie vor der *Mechanismus*, durch den Keimzellen neoplastisch werden, wenn auch mehrere begünstigende Faktoren bekannt sind. Einerseits spielen *exogene Faktoren* eine Rolle, besonders Traumata und hormonale Einflüsse; bei Mäusen zeigte der erste Wurf 2mal weniger Teratome

als die weiteren Würfe (Stevens u. Mackensen, 1961)[2], beim Menschen ist die Teratomzahl in nichtdescendierten Hoden größer als in normal liegenden (Gilbert u. Hamilton, 1940; Dixon u. Moore, 1952)[2]. Andererseits handelt es sich um *Erbfaktoren:* bei der Maus Häufung spontaner Teratome bei Inzuchtstämmen sowie erhöhte Tumoranfälligkeit durch das Gen Steel (Stevens u. Mackensen, 1961)[2], beim Menschen unterschiedliche Teratomhäufigkeit bei Männern verschiedener Rassen (Dixon u. Moore, 1952)[2] sowie bei Männern und Frauen.

Die Befunde von *Chromosomen*-Untersuchungen geben ebenfalls Hinweise auf die Genese der Teratome. Die Zellen eines *Ovarialteratoms* enthalten 46 Chromosomen (Galton u. Benirschke, 1959[1]). Da Keimzellen haploid sind, müßten zwei Zellen verschmelzen oder eine Zelle ihre Chromosomen verdoppeln.

In Ovarialteratomen zeigen alle Zellen ein weibliches Kernmuster entsprechend dem Vorkommen ausschließlich von X-Chromosomen in der Eizelle. Die Hodenteratome weisen entweder ein weibliches oder ein männliches Kernmuster auf, entsprechend dem Vorkommen von X- und Y-Chromosomen in den Samenzellen (Hamperl, 1965). In etwa $1/_4$ der Fälle werden nebeneinander Zellbezirke mit weiblichem und mit männlichem Kerngeschlecht angetroffen (Myers, 1959). Aus den Geschlechtschromatinbefunden bei Teratomen (Übersicht: Taylor, 1965)[1] ist auf eine *Meiose* zur Zeit der frühen Embryogenese zu schließen. Untersuchungen der normalen menschlichen Meiose ergeben, daß beim weiblichen Geschlecht die erste Prophase bereits in der Fetalzeit erfolgt und die Zellen dann bis zur Ovulation gespeichert werden, wohingegen beim männlichen Geschlecht die Meiose erst in der Pubertät beginnt.

Die häufige sacrococcygeale Lokalisation der extragonadalen Teratome in Verbindung mit dem starken Überwiegen der Mädchen paßt zu der Hypothese, daß die Teratome aus Zellen entstehen, die eine Meiose durchlaufen haben.

Schließlich spricht die Kombination von Teratom und testiculärem Feminisierungs- bzw. Klinefelter-Syndrom für eine nicht nur zufällige Verbindung (Taylor)[1].

Viel diskutiert wurde die Bedeutung der sog. *embryoiden Körperchen* (embryoid bodies), die in Hoden- und Ovarialteratomen von Mensch und Maus vorkommen. Es handelt sich um Strukturen mit ekto- und entodermalen Bläschen und dazwischenliegendem Mesenchym, die Blastocystenstadien gleichen. Sie besitzen Entwicklungspotenzen wie embryonales Gewebe, sofern sie embryonale Carcinomzellen

---

[1] Zitiert von Langley in Marsden u. Steward (1968).

[2] Zitiert von Müntener u. Töndury (1969).

enthalten. Bei Transplantation auf reife Mäuse resultierten Teratocarcinome. Nach MÜNTENER u. TÖNDURY (1969; mit Literaturübersicht) sind die embryoiden Körperchen nicht Vorläufer des Teratoms, sie repräsentieren nur eine der verschiedenen Potenzen der Stammzelle (Keimzelle) des Teratoms.

**Häufigkeit.** Die Ovarialteratome stellen die zweithäufigste Lokalisation aller Teratome beider Geschlechter dar, hinter den sacrococcygealen. Die cystischen Ovarialteratome kommen weitaus häufiger vor als die soliden. Zum Beispiel beobachteten WOOLLEY et al. (1967) unter 15 Ovarialteratomen 13 gutartige und

Table 117. *Cystic teratomas—the relationship between size and age*

| Age | Number of cases | Mean size |
| --- | --- | --- |
| 2—6 years | 3 | 6.5 cm |
| 7—11 years | 5 | 11 cm |
| 12—16 years | 5 | 15 cm |

reife (d. h. meist cystische), 1 embryonales und 1 malignes, und stehen in den Manchester-Serien 14 cystischen Teratomen 5 solide gegenüber.

**Altersdisposition.** Das Alter bei Diagnosestellung reicht von der Neugeborenenzeit bis zum Ende der Kindheit bzw. Adoleszenz. Die Mehrzahl der Tumoren wird im Schulalter diagnostiziert; selten sind sie groß genug oder so symptomreich, daß sie schon im Säuglingsalter erkannt werden.

BROWN und LANGLEY haben bei 13 Mädchen mit cystischen Ovarialteratomen Lebensalter und Tumorgröße verglichen (Tabelle 117) und mit steigendem Lebensalter eine Größenzunahme der Tumoren gefunden. Daraus wird geschlossen, daß viele Teratome angeboren sind und progressiv mit den Kindern wachsen.

**Pathoanatomie.** Zu unterscheiden sind hauptsächlich die unilokularen Cysten („Dermoidcysten") und die Teratome mit überwiegend soliden Strukturen.

Die kugelige *unilokulare Cyste* besteht aus einer bindegewebigen Kapsel, die eine von Epidermis ausgekleidete, sekretgefüllte Höhle umgibt. Oft ragt ein breitbasiger Zapfen (Kopfhöcker) von der Tumorwand in das Lumen. Er besteht aus Haarfollikeln, Talg- und Schweißdrüsen, Fettgewebe und mitunter Nägeln, Knochen und Zähnen und ist mit dickem Plattenepithel bedeckt. Die abgestoßenen Epithelzellen, Haare und Drüsensekrete füllen als fettiger Brei die Lichtung der Höhle und dehnen sie allmählich cystisch aus. Die übrige Cystenwand ist glatt, jedoch gelegentlich granuliert oder zottig, mit fibrotischen und ver-

kalkten Bezirken in Wandverdickungen. An ulcerierten Stellen findet man chronisch-entzündliche Veränderungen.

Weitere mögliche Bestandteile sind Neuroglia, Knorpel, Bündel glatter Muskulatur, gastrointestinales und Respirationsepithel u. a. Mitunter enthalten die Cysten ganze, aber deformierte Organe. — Diese Gewebe sind reif.

Zu den benignen Teratomen zählt auch die nur aus Schilddrüsengewebe zusammengesetzte *Struma ovarii.*

Selten ist eine *sekundäre maligne Entartung* zu einem Basalzellcarcinom, Adenocarcinom oder Choriocarcinom.

Die Ovarialteratome mit überwiegend *soliden* Strukturen enthalten nur kleine multiple Cysten (Haare, Talg, seröse oder schleimige Flüssigkeit). Histologisch sind sie entweder ganz aus reifen Geweben zusammengesetzt, oft mit zahlreichen neuralen Elementen, oder sie enthalten unterschiedliche Mengen embryonalen Gewebes, besonders Neuroepithelium, embryonale Glia und primitives Mesenchym.

Die *histologische* Definierung der *Malignität* ist schwierig. Bei der Gewebeentnahme aus einem großen Tumor mit vielen verschiedenen Zelltypen wird leicht ein kleiner maligner Bezirk verfehlt. Bei unreifen embryonalen Strukturen ist es mitunter unmöglich, maligne Elemente von noch nicht differenzierten zu unterscheiden. Zum Beispiel sieht primitive Neuroglia wie ein Neuroblastom aus, sie metastasiert aber gewöhnlich nicht.

ABELL u. JOHNSON (1965) unterscheiden *partiell differenzierte* Teratome, bei denen man noch die Herkunft der Gewebe erkennt, und *embryonale* Teratome (embryonale Epitheliome) mit ausgedehnten Bezirken undifferenzierter Zellen.

Die Abb. 290—292 zeigen ein semisolides, die Abb. 293 ein malignes weiches Teratom.

Maligne solide Teratome sollten nicht verwechselt werden mit sekundärer maligner Entartung in einem benignen cystischen Teratom.

**Klinisches Bild.** Es gibt keine für Ovarialteratome spezifische Symptomatologie und auch keine sichere Unterscheidung zwischen cystischen und soliden Teratomen. Die Röntgenuntersuchung ermöglicht eine Verdachtsdiagnose, wenn auf der Abdomenübersichtsaufnahme Verkalkungen, Knochen oder Zähne nachweisbar sind, was für etwa 50 % der Ovarialteratome zutrifft. In manchen Serien sind rechtsseitige, in anderen linksseitige

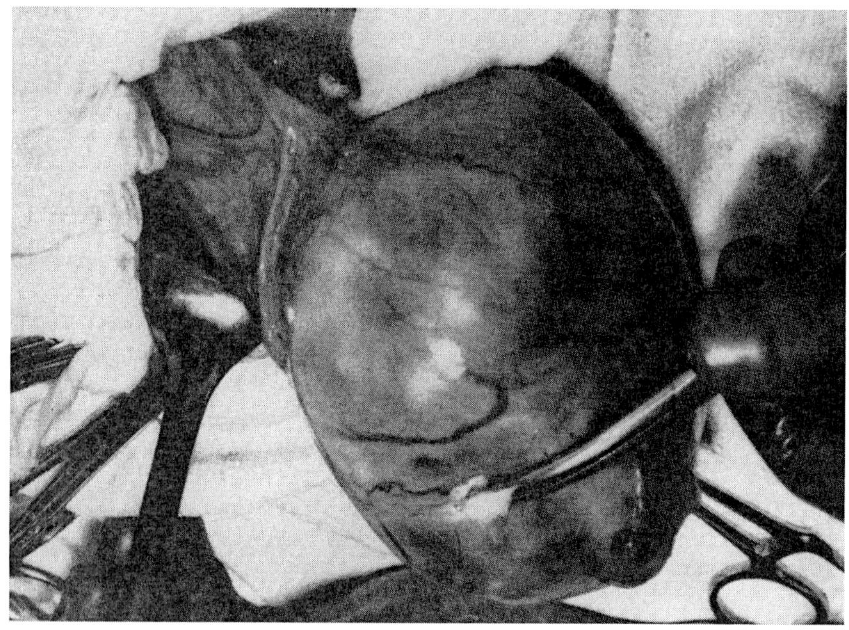

Abb. 290

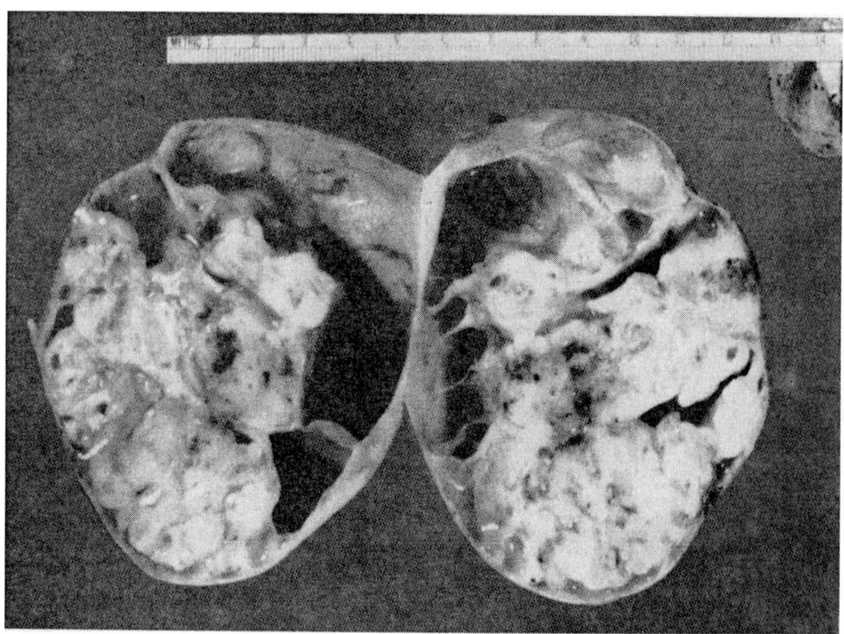

Abb. 291

Abb. 290 u. 291. Abb. 290 zeigt das Operationsbild eines nicht adhärenten semisoliden linksseitigen Ovarialtumors, Abb. 291 die Schnittflächen. (Aus Jones u. Heller, 1966)

Ovarialteratome häufiger. Bilaterale Tumoren machen bei Kindern etwa 12% der Fälle aus.

Gelegentlich wird gleichzeitig eine hämolytische Anämie beobachtet, die nur auf Tumorentfernung anspricht.

Kleine, langgestielte *solide Teratome* mit intakten Kapseln neigen zur *Torsion;* bei den großen, oftmals rapide gewachsenen Tumoren verhindern Adhärenzen die Stieldrehung. Die häufige Perforation führt zu weit verbreiteten

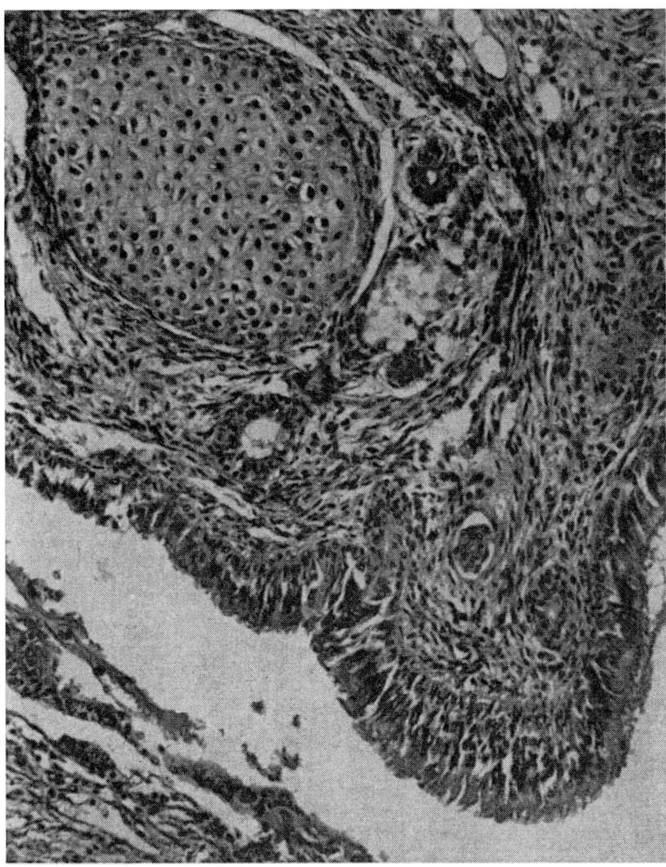

Abb. 292. Im Photomikrogramm sieht man Knorpel, Bronchialepithel und andere Gewebe (H.-E., ×200). Trotz der potentiellen Malignität eines semisoliden Teratoms wurde nur die einseitige Oophorektomie ausgeführt; das Mädchen war während 10jähriger Beobachtung wohlauf. (Aus JONES u. HELLER, 1966)

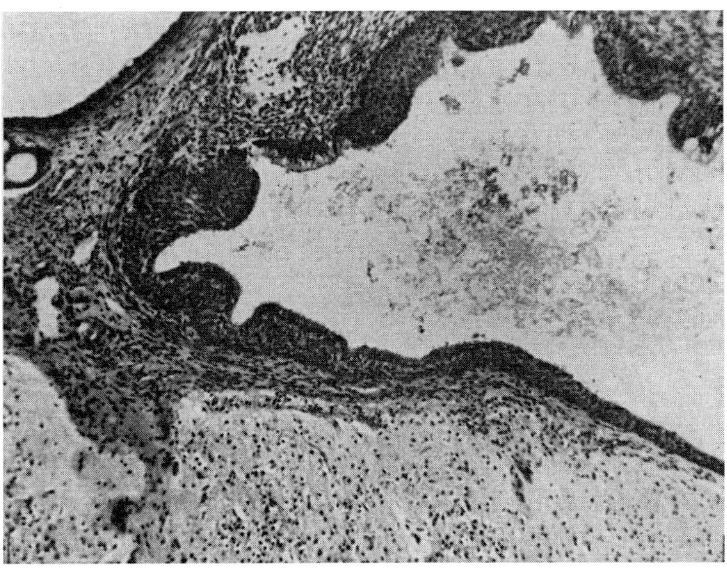

Abb. 293. *Malignes solides Ovarialteratom.* Man sieht embryonale Epithelstrukturen innerhalb einer sarkomähnlichen myxomatösen Matrix, die im unteren Teil des Photomikrogrammes an embryonales Bindegewebe erinnert. (Aus HUFFMAN, 1968.) An dieser Stelle möchte ich Herrn Prof. HUFFMAN für die freundliche Überlassung mehrerer Abbildungen besonders danken

Peritonealimplantaten, Ascites und Fernmetastasen (meist aus *einer* embryonalen Zellschicht, selten aus Derivaten aller 3 Keimblätter).

Maligne embryonale Teratome sind gelegentlich mit *sexueller Frühreife* verbunden infolge hormonell aktiver *choriocarcinomatöser* Elemente. Pedowitz et al. (1955) teilten 12 derartige Fälle mit, nur ein Patient überlebte längere Zeit.

Viele Publikationen vor 1935 über sexuelle Frühreife bei „Teratomen" betreffen nach Ansicht von Huffman (1968) wahrscheinlich Kombinationen von *Dysgerminomen* mit teratomatösen Choriocarcinomen (s. S. 735).

**Diagnose.** Die Diagnose wird durch die Operation und die histologische Untersuchung gesichert. Bei einem Teil der Patienten ist bereits durch den Röntgenbefund auf ein Teratom zu schließen, jedoch nicht auf dessen Prognose.

Die Differentialdiagnose betrifft Mischgeschwülste, die keine Teratome sind, und Mißbildungen, die keine Neoplasien sind (z.B. Heterotopien).

**Verlauf und Prognose** hängen hauptsächlich von der Tumorstruktur ab.

Die *gewöhnliche cystische* Form hat eine sehr gute Prognose. Zum Beispiel waren alle 13 Kinder der Manchester-Serien 3—12 Jahre nach der Tumorentfernung ohne Beschwerden.

Bei den *soliden* Ovarialteratomen gilt die Prognose als relativ günstig, wenn die Zellen gut differenziert bzw. unreife Zellen auf wenige Herde beschränkt sind. Mehrere Kinder mit peritonealen Implantaten reifer Neuroglia waren über 10 Jahre nach der Diagnose am Leben (Arey, 1964).

Feldmann u. Postoloff (1964) folgern aus dem Literaturstudium der soliden Teratome einen sehr unterschiedlichen Verlauf, eine Metastasierungsneigung in die regionalen Lymphknoten und eine hohe Sterblichkeitsquote ohne sichere Korrelation zu den histologischen Befunden.

Huffman (1968) folgert aus der Literatur, daß 59% der soliden Teratome maligne waren. Smeltzer (1941) fand in der Literatur 32 solide Teratome mit bekanntem Ausgang; 21 Patienten (= 65%) starben, die übrigen lebten seit 1—10 Jahren nach der Behandlung.

Sind Bezirke eines *embryonalen Carcinoms*, insbesondere hormonell aktive chorio-carcinomatöse Zellen vorhanden, ist die Prognose sehr

ernst. Nach Neigus (1955), Cottier (1957), Schuler u. Juhász (1960), Dargeon (1960), Neubecker u. Breen (1962), Borderon (1967) u. Schweisguth et al. (1968) ist bei diesen Mischgeschwülsten keine Heilung bekannt. Die örtlichen bzw. regionalen Rezidive, die Lungen- und Lebermetastasen führen innerhalb eines Jahres nach Manifestation der Erkrankung zum Tode.

**Therapie.** Die sofortige *chirurgische* Entfernung jedes Teratoms ist selbstverständlich. Bei vielen Patienten wird die *Oophorektomie* genügen. Die Mitentfernung der seitengleichen Tube hängt von der eventuellen Einbeziehung in den Tumor und von der Blutversorgung ab. Bei bilateralen Teratomen wird die *Excision* unter Belassung von Ovarialgewebe beiderseits angestrebt. Im Krankengut von Woolley et al. wurde 4mal die Oophorektomie und 10mal die Salpingo-Oophorektomie (1mal zusätzlich Excision eines kontralateralen Tumors) durchgeführt; 10 Kinder mit benignem Teratom waren 6—18 Jahre symptomfrei, 1 Kind mit embryonalem Teratom 7 Jahre und 1 Kind mit malignem Teratom $3^3/_4$ Jahre.

Von Irons, jr., et al. (1966), Brown u. Langley, u.a., wird bei benignen Teratomen nur die *Enucleierung* empfohlen. Verschiedene Autoren wenden ein, daß die Benignität makroskopisch und mitunter selbst histologisch nicht zu sichern ist und die Rezidivgefahr — z.B. infolge Tumorperforation — größer ist als bei Oophorektomie.

Auch *benigne* cystische Tumoren sollten nur *in toto* entfernt werden, da eine Drainage die Verschleppung und Implantierung primitiver Zellen zuläßt. Eine Ausnahme bilden nach Groeber (1963) einfache, *sehr große, bilaterale* Cysten, welche eine bilaterale Oophorektomie erfordern würden; hier wäre zur Erhaltung von Ovarialgewebe eine vorsichtige *Absaugung* und anschließende Excision möglichst der ganzen Cystenwand vernünftiger.

Bei *malignen* Teratomen empfehlen einige Autoren die beidseitige Salpingoophorektomie und totale Hysterektomie (z.B. Irons, jr., et al., 1966).

Über eine unterstützende *Röntgentherapie* (2 500—3 500 rad) maligner Teratome wurde von Lisa u. Hinton (1951), Dargeon (1960), Schweisguth et al. (1968), u.a. berichtet, ohne sichere Erfolge. D'Angio u. Teft (1967) haben die hohe Dosis von 4500—5000 rad auf begrenzte Volumen empfohlen.

In Analogie zu den Erfolgen bei Hodenteratomen der Erwachsenen haben SCHWEISGUTH et al. (1968) eine *Dreimittelchemotherapie* versucht.

**Fallbericht.** 12jähriges Mädchen. Am 17. 12. 65 Entfernung eines sehr großen cystischen *Ovarialtumors* links. Histologisch verschieden reife Gewebe und Zonen unreifen Nervengewebes. Keine postoperative Behandlung. Im April 1966 hypogastrischer Tumor links und Ascites. Laparoskopie mit Biopsie: Rezidiv. Keine Lungenmetastasen. Unter Actinomycin D täglich 400 µg 6 Tage lang, Amethopterin 10 mg und Cyclophosphamid 200 mg 21 Tage lang erhebliche Reduktion der Tumormasse und Austrocknung des Ascites. Leukopenie. — Zweite Behandlungsserie (gleiche Tagesdosen, 5 Tage lang). Im Juni 1966 Relaparotomie: Entfernung von 2750 g Tumor aus großem Netz und Peritoneum. — Weitere 3 Serien Chemotherapie mit gleichen Dosen unmittelbar postoperativ, im September 1966 und im Januar 1967. Klinischer Befund im Dezember 1967 normal, Röntgenaufnahme des Thorax o. B., normale Menses.

Dieser unerwartete Erfolg ermutigte SCHWEISGUTH et al. zu einer *systematischen*

*Chemotherapie* bei 3 Kindern mit *malignem Ovarialteratom*, die zur Zeit der Operation keine sichtbaren Metastasen hatten. Bei Nachbeobachtung über 11, 9 und 6 Monate kein Rezidiv.

Von einer cytostatischen Monotherapie metastasierter maligner Teratome sind dagegen allenfalls subjektive Besserung und Teilremission zu erwarten; auch die Kombination oder Alternierung mit Strahlentherapie scheint die Ergebnisse nicht zu verbessern. Dazu ein Beispiel[1]:

**Fallbericht.** Mit 12 Jahren doppelfaustgroßes cystisches Teratom (Haare und Zähne) des rechten Ovars nach Abpunktion entfernt. 6 Monate später blutiger Pleuraerguß (sympathicoblastom-ähnliche Zellen) und Weichteilschwellung über rechter Thoraxhälfte hinten; nach 3 *Cyclophosphamid*-Infusionen (je 675 mg) und Röntgenbestrahlungen Teilremission von etwa 6 Wochen Dauer. Dann Progredienz (Pleuraerguß rechts, Leberschwellung, Oberbauchtumor rechts), die unter *Vincristin* (6 × 2 mg) neben wesentlicher Besserung des AZ und EZ für etwa 6 Wochen teilweise reversibel war. Erneute Progredienz (u. a. Lymphknotenmetastasen rechte Halsseite und Brustwandmetastase: histologisch maligne epitheliale Strukturen) durch nochmalige Bestrahlung nicht aufzuhalten; Exitus 1 Jahr nach Primäroperation.

## Solides Ovarialcarcinom (embryonales Carcinom)

Der Tumor entstammt der Keimzelle und ist hochmaligne. Die Häufigkeit wird unterschiedlich angegeben (vgl. Tabelle 113, S. 709 und Tabelle 115, S. 709). Die Bezeichnung „embryonales Carcinom" soll nach TEILUM (1968) u. a. auf jene Tumoren beschränkt werden, die aus undifferenzierten neoplastischen embryonalen Zellen (sowohl des Extra-Embryoals des Embryo-Typs) zusammengesetzt sind.

Die *klinischen Befunde* und den Krankheitsverlauf von 10 Patienten unter 17 Jahren zeigt Tabelle 118 von BREEN u. NEUBECKER.

Die *Diagnose* wird gewöhnlich erst gestellt, wenn der Tumor ein fortgeschrittenes Stadium erreicht hat und abdominelle Beschwerden bei tastbaren Resistenzen zur Laparotomie führen.

*Makroskopisch* sind die Tumoren eiförmig, grauweiß, dünn eingekapselt und glatt. Nach der frühzeitig eintretenden Spontanperforation wird die Oberfläche höckerig und oft von papillären Massen besetzt, außerdem kommt es zu ausgedehnten Adhärenzen und Tumorinfiltrationen in die Nachbarorgane. Das Tumorinnere zeigt im Frühstadium graubraune und rote mehr feste oder mehr weiche bröckelige Gewebe, später sind irreguläre Hohlräume mit

serösem, blutigem oder schleimigem Inhalt typisch (Folgen von Nekrose und Blutung).

Das *histologische Bild* variiert. Es ähnelt dem embryonalen Hodencarcinom der Kinder. Charakteristisch ist ein loses Netz vielgestaltiger, kaum differenzierter Zellen. In einigen Bezirken sieht man epithelähnliche, gelegentlich papilläre Strukturen. Einzelne Ovarialcarcinome enthalten Komponenten verwandter Tumoren, z. B. eines Dysgerminoms.

*Die Prognose* wird als praktisch infaust angesehen aufgrund der zeitigen, vorwiegend regionalen Metastasierungsneigung. — Therapie s. S. 715 u. 716.

Eine Anzahl klinisch und pathoanatomisch ähnlicher, solider, maligner Ovarialtumoren, die ebenfalls hormonell inaktiv sind, wurde unter verschiedenen Namen beschrieben und zu klassifizieren versucht. Es handelt sich u. a. um Mesonephrome, Entodermalsinus-Tumoren, Mesoblastome, Germinome, Gonadoblastome. Unter praktisch-klinischen Gesichts-

---

[1] Gemeinsamer Patient der Kinderklinik der Medizinischen Akademie Lübeck (Direktor: Prof. Dr. H.-G. HANSEN) und der Universitätskinderklinik Hamburg (Direktor: Prof. Dr. K.-H. SCHÄFER).

Table 118. *Summary of data for 10 patients with embryonal carcinoma*

| Case No. AFIP No. | Age (years) and race | Symptoms (type and duration) | Operational findings and therapy | Follow-up and time since initial therapy |
|---|---|---|---|---|
| 1 105980 | 14 C | abdominal distention and pain, 1 month | $3 \times 2$ cm tumor right ovary; 6500 cm³ ascites; BSO; TAH | died in 5 months carcinomatosis |
| 2 355664 | 13 M | palp. mass, LLQ pain and temperature 100° 2 days | $23 \times 15 \times 11$ cm tumor left ovary with penetrating capsule; LSO | died in 3 months with metastatic lung, visceral perit., pelvic organs, kidney and retroperiton. lymph nodes |
| 3 634027 | 16 N | abdominal pain and chills and fever, 1 week | $16 \times 13 \times 6$ cm tumor left ovary adherent lateral pelvic wall, sigmoid and sacrum; BSO and TAH; postoperative X-irradiation | died in 8 months carcinomatosis |
| 4 773314 | 11 C | asymptomatic abdominal mass | 15 cm tumor right ovary adherent cul-de-sac; oophorect. | alive after 2 months with widespread pelvic metastasis |
| 5 898457 | 11 C | weakness 2 weeks | $15 \times 12 \times 8$ cm tumor right ovary; RSO; metastatic tumor umbilicus with widespread visceral and peritoneal implants; biop. peritoneal implants | alive after 7 months metastatic umbilicus, viscera and perit. |
| 6 928742 | 15 C | severe LLQ pain 24 hour | ruptured $16 \times 14 \times 6$ cm right ovarian tumor with hemoperit. and metastatic implants in cul-de-sac; RSO; radiation | died in 1 year, 7 months carcinomatosis |
| 7 233121 | 4 C | progressive enlargement abdominal mass 2 months | $17 \times 10 \times 6$ cm tumor right ovary; RSO | no follow-up |
| 8 806716 | 17 N | painless abdominal swelling 8 weeks post partum | $30 \times 20$ cm tumor left ovary; LSO; perit. metastases; cul-de-sac | died in 6 months carcinomatosis |
| 9 997213 | 16 C | dull RLQ pain and anorexia 2 days | $8.5 \times 6.5 \times 5.5$ cm tumor right ovary; RSO | no follow-up |
| 10 739380 | 12 C | abdominal distention | 16 cm tumor left ovary; LSO; widespread carcinomatosis | died in 7 months |

SO = Salpingo-oophorectomy; RSO = Right salpingo-oophorectomy; RO = Right oophorectomy; LSO = Left salpingo-oophorectomy; BSO = Bilateral salpingo-oophorectomy; Au = Radioactive gold; TAH = Total abdominal hysterectomy; LO = Left oophorectomy; LLQ = Left lower quadrant; RLGh = Right lower quadrant

punkten ist es angebracht, diese seltenen Tumorarten unter dem Dachbegriff *embryonales Carcinom* zusammenzufassen. Im folgenden wird kurz auf diese Fälle eingegangen.

Die *Mesonephrome* (Schiller, 1939) sind nach dem histologischen Bild benannt. Es wird durch zahlreiche kleine Hohlräume, besetzt mit glomerulusartigen Gebilden, bestimmt und von mesonephrischen Residuen abgeleitet (relativ benigner Typ). Ein anderer unregelmäßigerer „Mesonephrom"-Typ ist nach Teilum (1946, 1968) als hochmaligner Keimzelltumor aufzufassen.

Novak u. Woodruff (1959) sammelten 35 derartige Fälle, 3 davon betrafen Mädchen im Alter von 7, 12 und 16 Jahren (letaler Ausgang). Huffman (1968) zitiert Leveuf u. Hereaux (1926) sowie Forshall (1960), die je ein ovarielles Mesonephrom im Kindesalter beobachteten.

### Entodermalsinus-Tumoren (Mesoblastoma vitellinum)

gelten als Keimzelltumoren, die Dottersackstrukturen nachahmen. Teilum (1950, 1959, 1965) hat diese Tumorart, die extraembryonale Mesoblasten enthält, von den Mesonephron-tumoren abgetrennt. Sie ist gelegentlich Bestandteil eines reifen soliden Teratoms, einer Dermoidcyste, eines Dysgerminoms, Choriocarcinoms oder Gonadoblastoms.

Der Tumor tritt bevorzugt bei Jugendlichen und jüngeren Erwachsenen auf: Nach SANTESSON u. MARRUBINI (1957) unter 17 Patienten ($2^1/_2$—35 Jahre) 9 in der 2. Lebensdekade; nach NEUBECKER u. BREEN (1962) von 27 Patienten 15 zwischen 16 und 25 Jahren.

HUNTINGTON et al. (1963) nehmen bei 6 Hoden-, 2 Ovarial- und 2 retroperitonealen Tumoren eine gemeinsame Histogenese im Sinne TEILUMs an. Die Mädchen waren 7 und 8 Jahre alt und wurden oophorektomiert, das eine war noch nach 10 Jahren gesund, das andere bekam nach 6 Monaten Leber- und Peritonealmetastasen.

Die Manchester-Serien enthalten 3 Mädchen unter 12 Jahren mit Entodermalsinus-Tumoren des Ovars (in 1 Fall Ursprung evtl. sacrococcygeal); sie starben innerhalb eines Jahres (vgl. Abb. 294).

Die Tumoren sind strahlenresistent und rezidivieren praktisch alle mit tödlichem Ausgang.

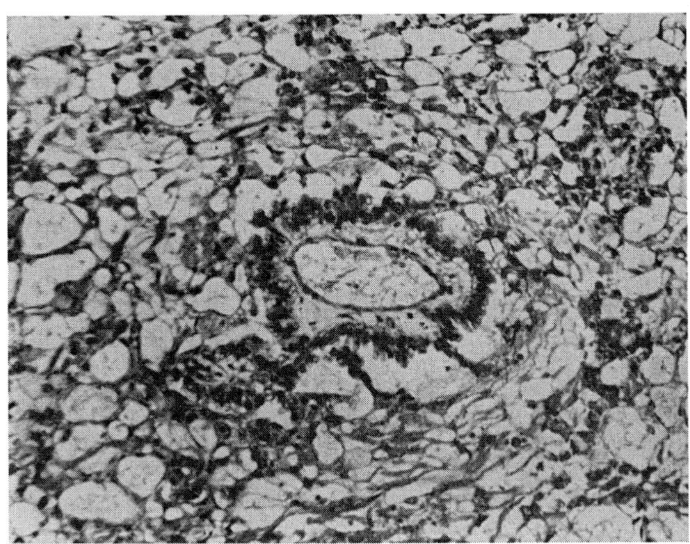

Abb. 294. *Entodermalsinus-Tumor* (histologisches Bild). In der Peripherie sieht man ein lockeres vacuolisiertes Netzwerk mesoblastischer Herkunft (ähnlich dem „Magma reticulare"). In der Bildmitte befinden sich perivasculäre Formationen vom Typ entodermaler Sinus. Andere Tumorabschnitte enthalten reichlich cystische Strukturen, äquivalent den Dottersackbläschen des frühen Embryo, und undifferenzierte embryonale Zellen. H.-E., ×120. (Aus MARSDEN u. STEWARD, 1968)

## Dysgerminom

**Die Bezeichnung** (ROBERT MEYER, 1931) weist auf den Ursprung des Tumors aus undifferenzierten embryonalen („dysgerminalen") Zellen und das Vorkommen bei beiden Geschlechtern hin (anfangs Disgerminom von dis = zwei; später allgemein Dysgerminom). BREEN u. NEUBECKER (1967), LANGLEY (1968) u. a. rechnen das Dysgerminom zur Gruppe der Keimzelltumoren. In der Literatur vor 1931 wurden die Bezeichnungen Seminom, Rundzellsarkom und embryonales Carcinom des Ovars verwandt. In reiner Form ist der Tumor mäßig maligne und hormonell inaktiv.

**Die Häufigkeit** innerhalb der Ovarialneoplasien der Kinder wird mit etwa 1% angegeben; unter den malignen Tumoren steht das Dysgerminom an 2. oder 3. Stelle. Die absolute Fallzahl beträgt nach JACKSON (1967) etwa 650 (alle Altersgruppen).

**Die Altersverteilung** zeigt Gipfel zwischen dem 10. und 30. Lebensjahr; rund 7% aller Fälle treten unter 10 und 38% zwischen 11 und 20 Jahren auf (MUELLER et al., 1950; Sammelstatistik von 427 Fällen). Die jüngsten Kinder mit einem Dysgerminom waren 7 Monate (BREEN u. NEUBECKER, 1967) und 2 Jahre alt (FEIN u. GOLDBERG, 1934).

**Pathoanatomie.** Die Konsistenz des Tumors ist elastisch oder weich, die Gestalt rund bis eiförmig — gelegentlich mit grober Lappung —, die Farbe außen gelbweiß. Im Schnitt sehen die Tumormassen graubraun hirnähnlich aus, daneben findet man mitunter multiple Hämorrhagien, gelbe fleckförmige Nekrosen oder cystische Degenerationen. Der histologische Befund zeigt große runde oder polymorphe Zellen mit blaßfärbendem granuliertem Plasma und runden hyperchromatischen Kernen (ähnlich den Keimzellen), in Inseln oder Strängen angeordnet, getrennt durch spärliches Bindegewebe mit charakteristischer Lymphocyteninfiltration; vgl. Abb. 295.

Der Tumor entspringt gewöhnlich in einem Ovar. Nach Kapselperforation erfolgt Infiltration in die Nachbarorgane und das andere Ovar, gelegentlich Metastasierung in die visceralen Bauchorgane oder entfernte Organe. Die retroperitonealen Lymphknoten

der Wahl sein; evtl. kann die Tube geschont werden. Die guten Behandlungsergebnisse (über 80% 5-Jahresheilungen) von Breen u. Neubecker (1967) sprechen für dieses Vorgehen. Auf eine Nachbestrahlung wird in „glatten" Fällen verzichtet, sofern eine regelmäßige Überwachung der Patienten gesichert ist. Bei Jugendlichen mit weitgehend abgeschlossenem Körperwachstum und bei Erwachsenen empfehlen D'Angio u. Tefft (1967) die Nachbe-

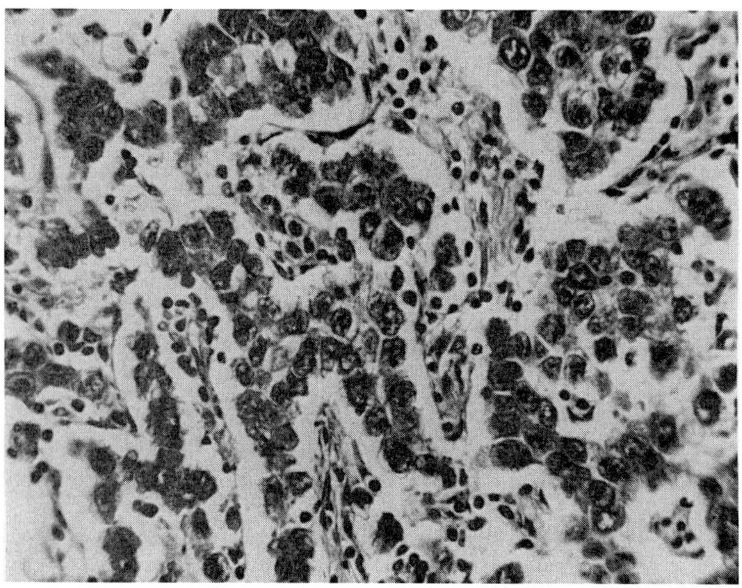

Abb. 295. Ovarielles Dysgerminom eines 12jährigen Mädchens. Typisches histologisches Bild mit Strängen großer Tumorzellen, getrennt durch Bindegewebssepten und Lymphocyteninfiltration. H.-E., ×380. (Aus Marsden u. Steward, 1968)

sind bevorzugt befallen. Nach der Sammelstatistik von Mueller et al. (1950) traten 50% der Dysgerminome im rechten Ovar, 35% im linken und 15% bilateral auf; Torsion ereignete sich bei 5% der Tumoren.

**Das klinische Bild** wird durch den gewöhnlich rasch wachsenden Tumor und die davon abhängigen Beschwerden bestimmt. Bei regionaler Ausbreitung kommen Symptome von seiten der Nachbarorgane hinzu.

**Differentialdiagnostische** Schwierigkeiten entstehen bei besonderen Verlaufsformen, z.B. bei unreinen Dysgerminomen mit Bestandteilen verwandter Tumoren, und gegenüber Gonadoblastomen.

**Behandlung und Verlauf.** Wenn im Kindesalter der Tumor gut eingekapselt und auf ein frei bewegliches Ovar beschränkt ist, dürfte die einseitige Salpingoophorektomie die Methode

strahlung auf ein Pfortaderfeld, das die lymphatischen Abflußgebiete einschließt; das gesunde Ovar muß mit allen Mitteln geschützt werden. Schweisguth et al. (1968) raten zur postoperativen Lymphographie, bevor über die weitere Behandlung entschieden wird; bei normalem Lymphogramm wird auf die Bestrahlung verzichtet, bei Lymphknotenmetastasen wird gezielt bestrahlt.

Huffman (1968) u.a. empfehlen in glatten Fällen mit histologisch gesicherter Diagnose (frozen section) die Tumorexcision und Nachbestrahlung einer Beckenhälfte. Brody (1961; Radiumhemmet Stockholm) teilte bei diesem Vorgehen 95% 5-Jahres-Überleben (60 Patienten) mit; 10 Frauen wurden später schwanger (15 normale Kinder, ein Abort, ein mißgebildetes Kind). Bei Tumorrezidiven konnte durch massive Bestrahlung noch die Hälfte der Patienten geheilt werden.

Thoeny et al. (1961) u.a. halten die totale Hysterektomie mit bilateraler Salpingoophorektomie und

Nachbestrahlung in jedem Falle für indiziert, unabhängig von der Ausdehnung der Geschwulst und vom Alter des Patienten.

Weitgehende Übereinstimmung besteht über die Behandlung komplizierter Erkrankungsfälle: Dysgerminome mit perforierter Kapsel, Adhäsionen, Ascites, sichtbaren Lymphknoten- oder anderen Metastasen erfordern die operative Entfernung aller Reproduktionsorgane und eine intensive Bestrahlung des ganzen Beckens sowie des vollständigen ovariellen Lymphabflußgebietes. Bei sehr ausgedehnten Tumoren und Rezidiven hat die Strahlentherapie den höchsten Stellenwert, da die Dysgerminome sehr strahlensensibel und strahlenkurabel sind. Jedoch ist mindestens *eine* Niere vor massiver Bestrahlung zu schützen, da Spättodesfälle an Strahlennephritis bekannt sind. Nach BRODY sinkt bei Tumoradhäsionen, -perforation oder Ascites die 5-Jahres-Überlebensquote auf 78% und bei metastasierten Tumoren auf 33%.

Insgesamt ungünstigere Resultate wurden von verschiedenen Autoren mitgeteilt, besonders bei Zusammenfassung von Einzelfällen und fehlender Aufschlüsselung des Ausbreitungsgrades der Tumoren: z.B. 50% 5-Jahres-Überleben in allen Altersgruppen (MORRIS u. SCULLY, 1958).

Daß auch im Falle von Metastasen nicht resigniert werden darf, zeigt das folgende durch Umfrage eruierte Beispiel[1] einer Heilung:

Bei einem 10jährigen Mädchen wurden 1961 wegen eines kindskopfgroßen Dysgerminoms des rechten Ovars beide Ovarien, Tuben und Uterus entfernt. 1963 fiel ein sehr großer Bauchtumor links auf, der samt der einbezogenen linken Niere entfernt werden konnte (histologisch zellreiches stark proliferierendes Dysgerminom mit Nekrosen). Nachbestrahlung des Tumorbereiches mit 2000 r und der paraaortalen Lymphabflußwege mit 1000 r. Seither kein Anhalt für Metastasen, normale Entwicklung.

**Besondere Fälle.** Eine *familiäre Häufung* von Ovarialdysgerminomen wurde nur von JACKSON (1967) beobachtet.

In einer jamaikanischen Familie hatte die Großmutter mütterlicherseits einen rasch zum Tode führenden nicht abgeklärten Abdominaltumor mit Ascites; die Mutter wurde während ihrer 6. Schwangerschaft wegen eines linksseitigen Ovarialtumors ovarektomiert (Chorionepitheliom und durch fibröses Gewebe davon getrenntes solides Dysgerminom); die Tochter (3. Kind, 6 Jahre vor Erkrankung der Mutter geboren) wurde im Alter von 12 Jahren wegen eines linksseitigen Ovarialtumors beiderseits ovarektomiert (beiderseits typisches Dysgerminom). Das bei ihr untersuchte Chromosomenkomplement war normal (46/XX).

Die vorwiegend in der älteren Literatur beschriebenen Symptome von *Pubertas praecox* oder Pseudopubertas praecox sind auf hormonproduzierende Elemente (Chorionepitheliom oder Granulosazelltumor) innerhalb der Dysgerminome zu beziehen.

Auch hormonell inaktive *fremde Bestandteile* in Dysgerminomen (Elemente eines soliden Teratoms, embryonalen Carcinoms, Gonadoblastoms u.a.) wurden vereinzelt beschrieben.

Ungewöhnlich ist der mir durch Umfrage bekanntgewordene Fall eines Kindes[2], das mit 5 Jahren wegen eines ,,*embryonalen Teratoms*'' zunächst rechts und Jahre danach wegen eines ,,*Dysgerminoms*'' links ovarektomiert werden mußte (cytostatische Nachbehandlung mit Cyclophosphamid: 40 g in 2 Jahren); seit bisher 9 Jahren ist das Kind rezidivfrei geblieben.

Besonderes Interesse hat die mehr als zufällige Häufung von Dysgerminomen bei *Intersexen* und bei jungen Frauen mit *Genitalhypoplasie* gefunden. Es gilt als sicher, daß der Tumor selbst keine endokrinen Störungen oder Wachstums- bzw. Genitalanomalien verursacht.

## Primär epitheliale Ovarialtumoren (Tumoren des Müllerschen Ganges)

,,Das Konzept der ,Müllerschen Tumoren' basiert auf der Annahme, daß das Oberflächenepithel des Ovars und das darunterliegende Stroma fähig sind, die morphologischen und funktionellen Merkmale des für Tuben, Endometrium und Cervix typischen Müllerschen Epithels zu reproduzieren'' (LUISI, 1968). Eine Reihe von Autoren (SCHILLER, 1940; BASSIS, 1960; HERTIG u. GORE, 1961, u.a.) hat zu dieser histogenetischen Deutung beigetragen. Allerdings wird diskutiert, ob vielleicht embryonale Reste des Müller-Ganges im Innern des Ovars (evtl. dorthin implantiert) Tumorursprung sind und ob einige mucinöse Tumorarten mit argentaffinen Zellen evtl. Teratome sind (GRAY, 1963).

Hierzu gehören folgende Tumorarten (HERTIG u. GORE, 1961): a) Seröses Cystadenom und Cystadenocarcinom; b) mucinöses Cystadenom

---

[1] Für die kasuistischen Daten dieser und anderer Patientinnen der Chirurgischen Universitätsklinik Hamburg (Direktor: Prof. Dr. F. STELZNER) danke ich Herrn Prof. Dr. V. BAY.

[2] Für die Daten möchte ich Herrn Prof. Dr. U. KÖTTGEN (Direktor) und Herrn Prof. Dr. M. NEIDHARDT (Oberarzt), Universitätskinderklinik Mainz, danken.

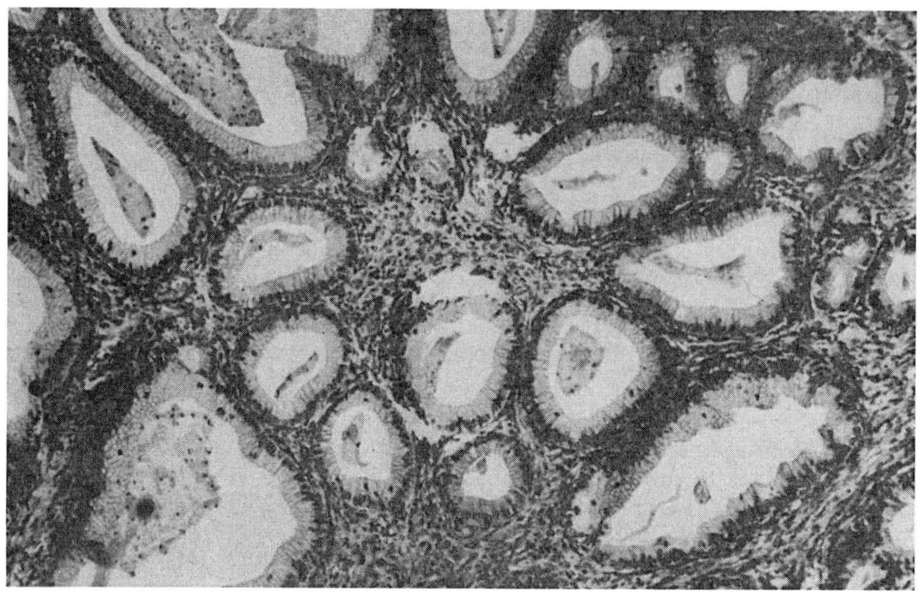

Abb. 296. Proliferierendes mucinöses Cystadenom, möglicherweise maligne, H.-E. (Aus Luisi, 1968)

und Cystadenocarcinom; c) Endometrium-cystom, benigne und maligne; d) Cystadeno-fibrom, benigne und maligne.

Eine Variante der seromucinösen Tumoren ist der Brenner-Tumor, eine Rarität bei Kindern. Fox (1942), zit. von Langley (1968) beschrieb ein 5jähriges Mädchen mit bilateralem Brenner-Tumor. *Cystadenome* aller Arten sind bei Erwachsenen und Adoleszenten die häufigsten Ovarialneoplasien. Bei Kindern kommen hauptsächlich *seröse* Cystadenome vor, gelegentlich als „Hydrops des Ovars" oder als „einfache bzw. multilokuläre Cysten" beschrieben.

Witzberger u. Agerty (1937) fanden unter 186 Kindern (bis zu 10 Jahren) mit Ovarialtumor 32% Cystadenome. Nach Kaplan et al. (1962) machen die Cystadenome 10% der Ovarialtumoren der Kinder aus. Huffman (1968) führt unter fast 1000 Ovarialtumoren (s. Tabelle 113) nur 30 benigne Cystadenome an (ohne „Cysten") sowie 4 Carcinome (3 papilläre, 1 pseudomucinöses). Seither wurden weitere Fälle publiziert, hervorzuheben sind 1 papilläres Adenocarcinom (Kilman et al., 1967) und 8 Cystadenofibrome (Heald et al., 1967; vgl. Abb. 285).

Die eigene Umfrage förderte 6 Erkrankungsfälle, darunter ein Neugeborenes mit apfelgroßem Cystom rechts (einschichtiges flimmerndes Cylinderepithel)[1], ein 5 Monate alter Säugling mit kindskopfgroßem serösem Cystom rechts (großes Abdomen seit 3. Monat)[2] und ein 10,5jähriges Mädchen mit 2400 g schwerem pseudomucinösem Cystom links[3]; alle 3 Kinder blieben nach Ovarektomie rezidivfrei.

Nichtpapilläre Cysten sind fast immer benigne, Cysten mit *papillären* Wucherungen *potentiell maligne* unabhängig vom histologischen Reifegrad.

Die operative *Behandlung* der nichtpapillären Cysten soll möglichst schonend sein. Im Falle papillärer Wucherungen, die auf das Tumorinnere beschränkt sind, genügt die Ovarektomie (geringe Rezidivquote). Tumoren mit perforierter Kapsel, Papillen an der Außenfläche oder in der Umgebung erfordern Radikaloperation. Bei Erwachsenen wird die postoperative Behandlung bösartiger Tumoren mit Bestrahlung (insbesondere radioaktives Gold intraperitoneal) und Cytostatica (besonders alkylierende Stoffe) durchgeführt.

**Pathoanatomie.** *Nichtpapilläre seröse Cystadenome* sind rund und außen glatt, im Innern durch dünne Wände gekammert und voll wäßrig-gelblicher Flüssigkeit. Histologisch besteht die Cystenwand aus fibrösem Stroma und kubischem bis zylindrischem einschichtigem Epithel (selten Flimmerepithel).

*Papilläre seröse Cystadenome* (häufig bilateral) wachsen langsam, neigen aber zur Perforation mit

[1] Kinderchirurgische Klinik Bremen (Direktor: Prof. Dr. F. Rehbein).

[2] Universitätskinderklinik Freiburg (Direktor: Prof. Dr. W. Künzer); für den Fallbericht möchte ich Herrn Dr. H. Jacobi danken.

[3] Chirurgische Universitätsklinik Hamburg (Direktor: Prof. Dr. F. Stelzner).

Ascites. Peritoneale seröse Papillomatose (krebsartig trotz benigner Struktur) oder maligne Gewebsumwandlung findet man bei Kindern selten.

Bei vollausgebildeten *serösen Cystadenocarcinomen* besetzen die papillären Wucherungen die Cystenkammern, die Außenfläche des Tumors und evtl. das ganze Becken sowie entferntere Bauchorgane. Charakteristisch sind breite Papillen mit multiplen Lagen atypischen Cylinderepithels bis anaplastischer Zellen, die auch Papillenstroma und Cystenwand durchsetzen. Die Tumorkonsistenz ist teils cystisch, teils solide.

Die *pseudomucinösen Cystadenome* (zu 10% bilateral) haben eine eiförmige, mitunter gelappte und zu riesigem Wachstum tendierende Gestalt; sie bestehen aus mehreren dickwandigen Kammern, gelegentlich aus zahllosen winzigen Hohlräumen. Das einschichtige hochzylindrische Epithel (Abb. 296) sezerniert ein geleeartiges Pseudomucin (Glykoproteid). Rupturen führen zu papillären Wucherungen an der Tumoraußenfläche und zum „Pseudomyxoma peritonei" (Rezidivneigung). Maligne Entartung — *pseudomucinöses Cystadenocarcinom* — ereignet sich sehr selten.

## Ovarialsarkome

In der älteren Literatur wurden häufig Ovarialsarkome beschrieben, nach 1935 nur noch selten (überwiegend *unklassifizierte* Sarkome, vgl. Tabelle 113).

In den Manchester-Serien wurde ein 3jähriges Mädchen mit *Rhabdomyosarkom* beobachtet. Die Frage ist, in diesem Falle wie in zwei mitbeobachteten Fällen[1] (s.u.), ob es sich nicht doch um Teratome handelt.

**Fallbericht.** K. G., geboren 10. 12. 53. Ab August 1966 Fieberschübe, einige Wochen später Auftreibung des Leibes. Einweisung am 8. 11. 66: Minderwuchs (Längenalter 8 Jahre, Skeletalter 12 Jahre), großer Bauchtumor (s. Abb. 297). Operation: Exstirpation des doppelfaustgroßen linksseitigen Ovarialtumors (an einigen Stellen cystisch, überwiegend massiv, Perforationsstelle). Histologisch „*polymorph*- bis *spindelzelliges*, z.T. *myxofibroplastisches Sarkom* mit regres-

[1] Kinderklinik (Direktor: Prof. Dr. W. HECK), Kinderchirurgische Klinik (Direktor: Prof. Dr. F. REHBEIN) und Zentralröntgeninstitut (Direktor: Prof. Dr. TH. HORNYKIEWYTSCH) der Städt. Krankenanstalten Bremen.

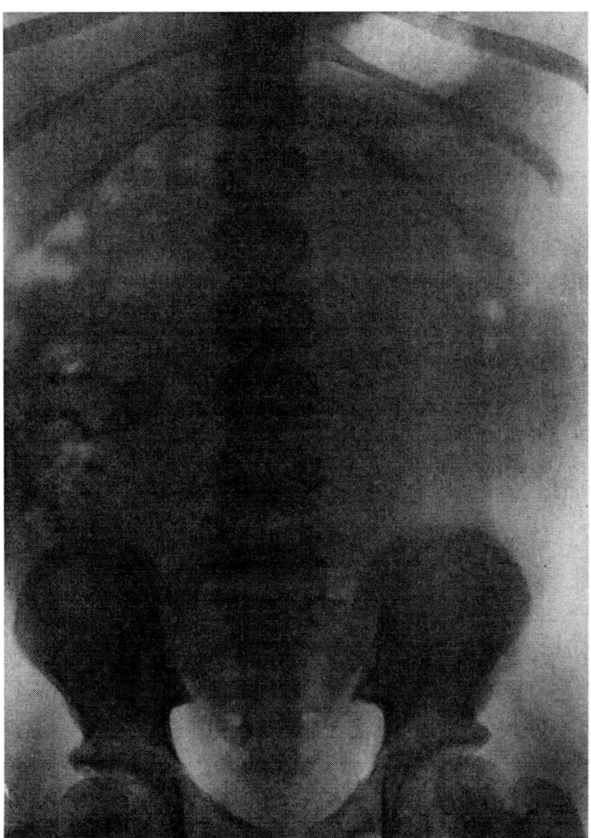

Abb. 297. Ovarialsarkom. K. G., 13 Jahre. Übersichtsaufnahme: Riesiger Weichteilschatten im linken Mittel-Unterbauch mit Verdrängung der Darmschlingen nach rechts und Anhebung der Magenblase. Innerhalb der Tumorverschattung finden sich feine Kalkstreifen

ziven Veränderungen" (Prof. Dr. Scriba). Postoperativ Cyclophosphamidstöße intravenös (2,5 g in 3 Monaten) und Telekobalt (4000 r). 4 Monate postoperativ Metastasen im ganzen Abdomen. Unter Telekobalt (2000 r), Actinomycin D, Methotrexat und Vincristin geringe Teilremission. Exitus 6 Monate postoperativ.

Im 2. Fall handelt es sich um ein spontan rupturiertes, stark blutendes inoperables Ovarialsarkom bei einem Säugling von 7 Monaten; Exitus nach Laparotomie. Der doppelfaustgroße, z.T. cystische Tumor ist histologisch zellreich und als wenig differenziertes *Rund- bis Spindelzellsarkom* gedeutet worden.

## Hormonproduzierende Ovarialtumoren

Es ist üblich, die hormonproduzierenden Ovarialtumoren wegen ihrer im Kindesalter sehr beeindruckenden Symptomatik als Gruppe zusammenzufassen. Dieses Vorgehen ist nicht ohne Schönheitsfehler, da gelegentlich bei gleicher Tumorstruktur hormonelle Aktivität vorhanden ist oder fehlt und die klinische Dignität verwandter Tumoren oder einer einzelnen Tumorart uneinheitlich ist. Auch die Histogenese der hormonproduzierenden Tumoren ist verschieden: Das primäre Choriocarcinom entstammt den Keimzellen. Thecome, Granulosazelltumoren, Arrhenoblastome und Lipidzelltumoren leiten sich vom Gonadenstroma ab (Breen u. Neubecker, 1967; u.a.),

Gonadoblastome enthalten Abkömmlinge sowohl der Keimzellen als auch des Gonadenstromas. Es handelt sich dabei um brauchbare Hypothesen.

Die Untergruppen „feminisierende" und „maskulinisierende" Ovarialtumoren sind ebenfalls unrein; gelegentlich vermag die gleiche Tumorart das eine *oder* das andere Syndrom auszulösen, und vereinzelt bewirkt ein Tumor eine Mischung beider Syndrome. Einige Autoren verwenden den Begriff „feminisierende Mesenchymome" für Granulosazell-, Granulosa-Thecazell- und Thecazelltumoren sowie „Luteome" und „Gonadoblastome".

## Feminisierende Tumoren

### Granulosazelltumor (Granulosa-Thecazelltumor)

Die Granulosazelltumoren bestehen aus Granulosa- und Thecazellen. Bei Kindern dominiert der Anteil der Granulosazellen, „Thecome" sind äußerst selten. Trotz dieser morphologischen Unterschiede bewirkt die Oestrogensynthese Übereinstimmung im klinischen Bild.

**Historische Daten.** Kussmaul beschrieb 1862 3 Fälle von „Sarkom" mit geschlechtlicher Frühreife, die später als Granulosazelltumoren angesehen wurden. Die klassische histologische Beschreibung gab v. Kahlden 1895.

**Altersdisposition und Häufigkeit.** Der Granulosazelltumor kommt in jedem Lebensalter vor. In der Kindheit ist er das zweithäufigste solide Ovarialneoplasma und das häufigste mit oestrogenbedingten Symptomen.

Bland u. Goldstein (1934) sammelten aus der Literatur 150 Fälle, davon 18 bei Mädchen unter 14 Jahren. Varangot (1937) fand unter 250 Fällen 12 im 1. Lebensjahrzehnt. Morris u. Scully (1958) bezifferten die publizierten Fälle auf etwa 1000, davon rund 50 bei Kindern vor der Pubertät.

Nach Eberlein et al. wurde 1960 eine Gesamtzahl von 60 sicheren und 30 wahrscheinlichen Granulosazelltumoren mit sexueller Frühreife erreicht. Nach

Fornara erhöht sich bis 1964 die Zahl der sicheren Fälle im Kindesalter auf 73, nach Huffman bis 1966 auf 93 (s. Tabelle 113).

Die mir zugängliche Literatur bis 1969 enthält weitere 23 Erkrankungsfälle bei Mädchen bis zu 16 Jahren, darunter 6 im Alter zwischen $1^1/_2$ und 5 Jahren (Gastin et al., 1966; Markov, 1965; Iturzaeta et al., 1967; Velona et al., 1966; Steiner, 1962).

Im frühen Kindesalter sind diese Tumoren sehr selten, auch wenn die Fallzahlen nach der Literatur divergieren:

Ricardoni (1940): 22 Fälle bei Kindern unter 3 Jahren (zit. von Fornara);

Guilleminet (1947): 27 derartige Fälle;

Lelong et al. (1955): 12 Fälle bei Kindern unter 5 Jahren, davon 5 bei Kindern unter 2 Jahren;

Fornara (1964): 8 Fälle bei Kindern unter 2 Jahren (publiziert zwischen 1953 und 1963).

Die zwei jüngsten Kinder waren ein 14 Wochen alter Säugling (Zemke u. Herrell, 1941) und ein Neugeborenes (bilaterales Granulosazell-Carcinom, zitiert von Åstedt, 1967).

**Klinisches Bild.** Das führende Syndrom ist die *Pseudopubertas praecox:* Körperwachstum mäßig acceleriert; Brüste groß, rund und fest, Brustwarzen prominent; spärliche Axillar- und Schambehaarung; äußere Genitalien wie in der Pubertät; weißer Fluor vaginalis gefolgt von irregulären oder cyclischen anovulatorischen „Menstruationen". Die psychische Entwicklung entspricht dem chronologischen Alter.

Blutungen aus der Vagina fanden sich in 56 von 62 Fällen (PEDOWITZ et al., 1955). Nach FORSHALL (1960) treten in 50% der Fälle cyclische Blutungen auf, die auf Schwankungen der Oestrogenspiegel beruhen. Manchmal erscheinen die Blutungen erst nach der Tumorentfernung und werden dann mit dem abrupten postoperativen Abfall der Oestrogenspiegel erklärt.

Bei Adoleszentinnen nach der Menarche wirkt sich die hormonelle Aktivität des Tumors wie bei erwachsenen Frauen aus: Mammavergrößerung, Uterusvergrößerung, Hyperplasie des Endometriums, evtl. Menorrhagien oder Metrorrhagien.

Wenn die Kinder durch sexuelle Frühreife auffallen, ist der Tumor gewöhnlich bereits im Unterbauch zu tasten. Es gibt jedoch auch kleine Tumoren, die der rectoabdominalen Untersuchung entgehen. Vereinzelt wurden hormonell inaktive Granulosazelltumoren beobachtet (FORNARA, 1964).

**Laborbefunde.** Die Oestrogene im Harn sind stark oder nur auf Werte der normalen Adoleszenz erhöht. Die 17-Ketosteroide im Harn sind normal oder leicht erhöht. Die Gonadotropinspiegel im Harn entsprechen oft den Normalwerten der Erwachsenen. „Diese Veränderung erscheint paradox, da man erwarten würde, daß die exzessive Produktion von Oestrogen (durch den Tumor) die hypophysäre Produktion von Gonadotropin unterdrückt" (DIGEORGE, 1964). *Vaginalcytologie* und *-histologie* sind vom Erwachsenentyp, ebenso die *Endometrium-Histologie*.

**Diagnose.** Inkomplette sexuelle Frühreife und tastbarer Abdominaltumor erlauben die Verdachtsdiagnose Granulosazelltumor. Wenn bei einem frühreifen Kind kein Tumor zu tasten ist und die Oestrogenwerte im Harn nicht deutlich erhöht sind, sollten wiederholte Untersuchungen, gegebenenfalls in Narkose, über mehrere Jahre erfolgen.

**Behandlung und Prognose.** Bei allen feminisierenden Mesenchymomen sollte das vom Tumor befallene Ovar (gewöhnlich mit Tube) entfernt werden. Kontrolle des kontralateralen Ovars ist ratsam. Eine Bestrahlung dürfte bei glatt operierten Kindern entbehrlich sein, wie mehrere Heilungen zeigen (GREENE u. PREUGEL, 1961; GROSS, 1953; zitiert von D'ANGIO u. TEFFT, 1967; u.a.).

Kapselperforation oder Übergreifen des Tumors auf die Umgebung erfordern beidseitige Salpingo-Ovarektomie und vollständige abdominale Hysterektomie sowie Nachbestrahlung.

D'ANGIO u. TEFFT (1967) empfehlen 4000 bis 4500 rad auf begrenzte Volumen (vgl. Dysgerminom) und 3000—3500 rad, falls das ganze Abdomen bestrahlt werden muß.

Die Symptome der Pseudopubertas praecox klingen innerhalb weniger Monate nach der Operation ab, ausgenommen bei Metastasen oder Rezidiv.

Rezidive sind relativ selten, treten aber u.U. noch Jahrzehnte nach der Entfernung des Primärtumors auf. Eine lebenslange Nachbeobachtung ist daher angezeigt. Bei Mädchen vor der Menarche eignet sich der Vaginalsmear zur Früherkennung einer erneuten Oestrogenstimulation.

BUSBY u. ANDERSON (1954) beziffern bei 5jähriger Nachbeobachtung die Mortalität auf 21% (Kollektiv von 96 Patienten, darunter 6 Kinder unter 10 Jahren); aufgeschlüsselt beträgt die Mortalität nur 11,2% bei unilateralem eingekapseltem Tumor, aber 75% bei bilateralen oder auf die Umgebung übergreifenden Tumoren. In diesem Krankengut beeinflußte auch der histologische Differenzierungsgrad die Prognose: bei gut differenzierten Tumoren 8,5%, bei schlecht differenzierten 75% Mortalität. Allerdings gilt im Kindesalter der histologische Befund nur als unsicherer Hinweis auf die Prognose.

Nach PEDOWITZ et al. (1955) starben 6 von 49 Kindern an Metastasen.

**Pathoanatomie.** Der gewöhnlich unilaterale freibewegliche Tumor ist makroskopisch eiförmig, von einer glatten glänzenden Kapsel umschlossen, von gummiartiger oder weicher Konsistenz. Die Größe ist sehr unterschiedlich. Adhärenzen oder Infiltrationen in die Nachbarorgane sprechen für stärkere Malignität. Auf der Schnittfläche überwiegen die soliden Tumoranteile, daneben kommen kleine Cysten und hämorrhagische Bezirke vor, Bindegewebszüge untergliedern den Tumor in Lappen von verschiedener Farbe (z.T. leuchtend gelb) und Konsistenz. Metastasen findet man bevorzugt im anderen Ovar, in den Becken- und Bauchlymphknoten. Gelegentlich sind Becken- und Bauchhöhle mit sarkomähnlichen Tumormassen ausgefüllt (eher bei Rezidiven als in Verbindung mit dem Primärtumor).

*Mikroskopisch* überwiegen die kleinen basophilen epithelähnlichen Granulosazellen, die trabeculär oder tubulär angeordnet sind. Daneben finden sich luteinisierte Stromazellen und manchmal sarkom- oder fibromähnliche Bezirke. Bei Kindern ist die Tendenz zur Ausdifferenzierung der Tumoren geringer als bei Erwachsenen; gelegentlich wird ein Granulosazell-„Carcinom" diagnostiziert.

Bei einer Patientin von Schweisguth et al. (1968) „waren die Diagnosen Granulosatumor, Lympho- oder Retikulosarkom und undifferenziertes Sarkom aus den gleichen Schnitten von gleich kompetenten Histologen angegeben worden".

Hochdifferenzierte Tumoren enthalten im Granulosazell-Lager winzige Hohlräume, umsäumt von großen eizellähnlichen Zellen (Call-Exner-Körperchen).

Langley (1968) beschreibt folgenden ungewöhnlichen Typ eines Granulosazelltumors:

Ein 6jähriges Mädchen wurde wegen Pseudopubertas praecox laparotomiert, dabei großer cysti-

beiden Zellarten, wurden bei 3 Kindern (20 Monate, 2 und 5 Jahre alt) beobachtet (Autoren s. bei Huffman, 1968). Klinisch bestand Pseudopubertas praecox.

## Thecazelltumor (Thecom)

Loeffler u. Priesel grenzten 1932 das „Fibroma thecocellulare xanthomatodes ovarii" von den eng verwandten Granulosazelltumoren ab. Die Tumorstruktur ist ähnlich der äußeren Theca des Graafschen Follikels. Benignität herrscht vor. Die erhebliche Oestrogenproduk-

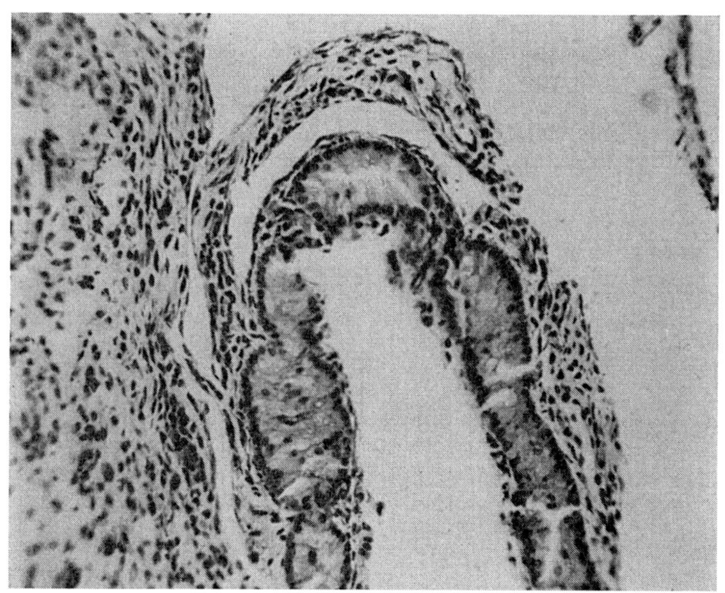

Abb. 298. Granulosazelltumor. Ein kleiner Tumorbezirk enthält tubuläre Strukturen, wie man sie ähnlich in Sertolizelltumoren findet. H.-E., ×210. (Aus Marsden u. Steward, 1968)

scher Tumor des linken Ovars, rechtes Ovar nicht auffindbar. Der Tumor bestand aus Hohlräumen von 2—3 cm Durchmesser, umsäumt von Granulosazellen; an solideren Stellen Inseln von Granulosazellen mit zahlreichen Call-Exner-Körperchen, an einer Stelle tubuläre Strukturen ähnlich denen in Sertolizelltumoren (Abb. 298). Postoperativ Rückbildung der Frühreife; ab 14 Jahren normale Menstruationen.

Sowohl die seltenen „reinen" Granulosazelltumoren, Thecazelltumoren und Luteome als auch die zahlenmäßig dominierenden Granulosa-Thecazelltumoren entstammen nach Geist (1935, 1938), Bassis (1960), Willis (1960) u.a. dem follikelbildenden Ovarialparenchym und stellen eine einzige *histogenetische* Klasse dar.

*Granulosa-Thecazelltumoren* im engeren Sinne, d.h. mit beträchtlichen Anteilen von

tion der Thecome führt bei Kindern zu einer starken Pseudopubertas praecox, bei Adoleszenten zu irregulären Menstruationen. Im Harn werden auch vermehrt Gonadotropine gefunden.

Eine **Altersdisposition** besteht für Frauen in der Menopause, Kinder und Jugendliche erkranken selten. Das jüngste Kind mit „Thecom" (histologisch eingestreute Granulosazellen) hatte ab 4. Lebensmonat Zeichen der Pseudopubertas praecox (Pedowitz et al., 1955).

Für die **Häufigkeit** der Thecome sind die Ermittlungen von Chomè u. Daniel (1957) aufschlußreich: Insgesamt 200 Fälle der Literatur und 2 eigene, davon 2 bei Kindern unter 10 Jahren und 7 bei Mädchen zwischen 10 und

20 Jahren; *malignes* Thecom nur bei 10 Patienten. Nach Fornara (1964), nach Nielsen (1968) und nach Huffman (1968) ist die Kasuistik über Thecome bei Kindern etwas umfangreicher: 12 weitere Fälle im 2.—9. Lebensjahr, darunter 5 Patienten mit Meigs-Syndrom (davon 3 ohne endokrine Störung). Außerdem wurden in den letzten Jahren vier weitere Erkrankungsfälle (3 vor der Pubertät) publiziert (Verger et al., 1965; Distefano et al., 1966; Heald et al., 1967; Nielsen, 1968).

Wenn *Ascites* und *Hydrothorax* (meist einseitig) in Verbindung mit einem Ovarialtumor auftreten und sich nach dessen Entfernung

gert sind. Oft werden Zellgruppen in Luteinelemente umgewandelt. Insgesamt ist das histologische Bild einförmig.

## Luteom

Das Luteom ist ein gutartiger Ovarialtumor dessen Zellmasse ausschließlich oder ganz überwiegend aus lutealen Zellen besteht, die Progesteron sezernieren. Luteinisierungseffekte sind an Endometrium (Sekretionsphase) und Vaginalschleimhaut (Abnahme der verhornenden, Zunahme der abgestoßenen unverhornten Zellen) nachzuweisen. Klinisch entwickelt sich eine Pseudopubertas praecox.

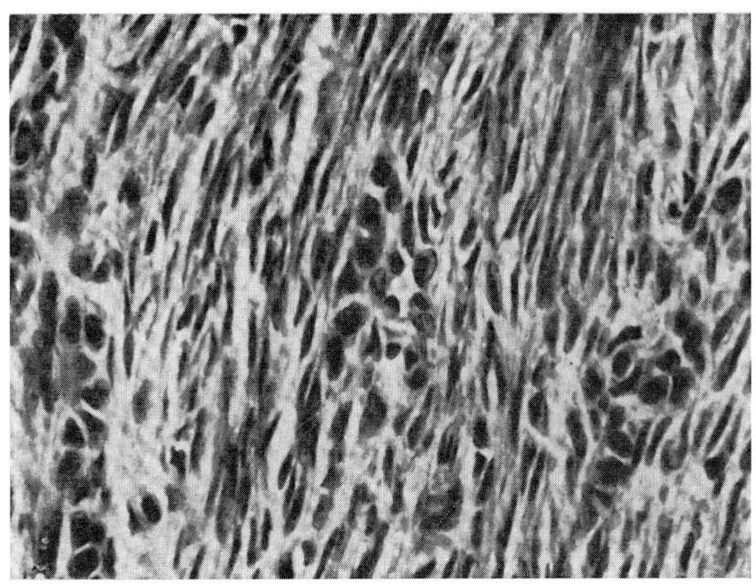

Abb. 299. Mikroskopisches Aussehen eines typischen Thecoms. (Aus Nielsen, 1968)

zurückbilden, spricht man seit 1937 von „*Meigs Syndrom*". Dieses Syndrom kann grundsätzlich bei allen Ovarialtumoren vorkommen, wurde aber im Kindesalter anscheinend nur bei Thecomen beobachtet.

*Makroskopisch* sind die Thecome eiförmig oder rund, grau oder gelbweiß mit buckeliger, aber glatter Oberfläche, fest eingekapselt und von derber Konsistenz. Auf der Schnittfläche sieht man leuchtend gelbe Bezirke innerhalb eines fibrösen Gerüstes sowie oft kleine cystische und nekrotische Bezirke.

*Histologisch* bestehen die Thecome aus lipoidhaltigen, breiten Spindelzellen oder polygonalen Zellen, die epitheloid aussehen und unregelmäßig in einem Maschenwerk von präkollagenem und faserigem Bindegewebe gela-

Ob der Tumor de novo entsteht oder beim Prozeß der Luteinisierung von Granulosa-Theca-Zellen, ist wahrscheinlich nicht zu klären (Campbell u. Danks, 1963).

Echte Luteome sind bei Erwachsenen sehr selten und bei Kindern eine Rarität.

Lloyd (1955) berichtet von einem Luteom im Kindesalter mit Frühreifezeichen ohne Beschreibung des histologischen Befundes.

Seckel u. Plotz (1955) referieren über 4 Fälle und den eigenen Fall eines organoiden Luteoms mit sexueller Frühreife durch Oestrogen- und Progesteronproduktion. Im eigenen Fall ging der klinisch nicht tastbare Tumor vom rechten Ovar aus und entsprach histologisch dem Granulosazelltyp mit großen luteinisierten Bezirken; auch die anderen Tumoren waren keine reinen Luteome.

Campbell u. Danks (1963) beobachteten ein *reines* Luteom mit Pseudopubertas praecox bei einem

10 Monate alten Säugling; 3 Monate nach Ovarektomie Brüste und Labia minora wieder normal.

Jones u. Heller (1966) schildern ein 5jähriges sexuell frühreifes Mädchen mit großem semisolidem „luteinisierendem Mesenchymom" des linken Ovars.

In anderen publizierten Fällen handelt es sich um Ovarialcysten mit Luteinisierungsbezirken, deren ursächliche Bedeutung für die gleichzeitige sexuelle Frühreife nur bei wenigen Kindern wahrscheinlich ist.

### Gonadoblastom (Gonocytom)

Die seltenen Gonadoblastome kommen überwiegend, wenn nicht ausschließlich in den Gonaden von *Intersexen* vor. Das Gonadoblastom ist ein Mischtumor aus großen Keimzellen, die den Dysgerminomzellen gleichen, mitunter mit

Table 119. *Types of gonocytoma.* (After Teter, 1961)

|  | I | II | III | IV |
|---|---|---|---|---|
| Germ cells | + | + | + | + |
| Sertoli-granulosa cells | ○ | + | + | ○ |
| Interstitial cells | ○ | ○ | + | + |
| Femininising |  | + | ○ | ○ |
| Masculinising |  | ○ | + | + |
| Sex chromatin |  | pos. | neg. |  |
| Calcification |  |  | + |  |

(Aus Marsden u. Steward, 1968)

Lymphocyteninfiltration und granulomatöser Reaktion, und aus kleinen Zellen des Gonadenstromas, z. B. Theca-Lutein- oder Leydig-Zellen und Granulosa- oder Sertoli-Zellen. Multiple Verkalkungen und Call-Exner-Körperchen kommen vor. Die Tumoren können bilateral auftreten und zumindest bei Erwachsenen metastasieren. Die hormonelle Aktivität ist unterschiedlich.

Scully (1953) identifizierte als erster zwei „Gonadoblastome" (mit Androgenaktivität) aus einer Gruppe von 14 Tumoren, die als Dysgerminom oder Arrhenoblastom klassifiziert waren.

1960 hat Teter derartige Tumoren als *„Gonocytome"* bezeichnet und in 4 Kategorien eingeteilt (Tabelle 119):

Gonocytom I entspricht dem gewöhnlichen Dysgerminom und ist hormonell inaktiv.

Gonocytom II kommt bei Mädchen mit normaler körperlicher und Genitalentwicklung vor und führt zu Pubertas oder Pseudopubertas praecox.

Gonocytom III entspricht Scullys Gonadoblastom. Es entwickelt sich in dysgenetischen Gonaden. Obgleich die Patienten geschlechtschromatin-negativ sind, wachsen sie als Mädchen auf, bekommen aber später Zeichen der Maskulinisierung. Die 17-Ketosteroid- und die Gonadotropinausscheidung kann erhöht sein. Philip u. Teter (1964) beschrieben 4 Patienten mit 46 Chromosomen und einem normal männlichen Komplement; bei dem 5. Patienten hatte das Blut 45 Chromosomen, die Haut hatte Mosaiks aus Zellen mit 45 und 46 Chromosomen.

Gonocytom IV geht mit Virilisierung einher, die den interstitiellen Zellen des Tumors oder evtl. der kontralateralen dysgenetischen Gonade zugeordnet wird.

Nach Langley gelingt es gelegentlich nicht, die Tumoren nach Teters Konzept zu klassifizieren; das Manchester Ovarialtumorregister enthält zwei derartige Fälle.

Fine et al. (1962) beschrieben ein „Gonadoblastom" des Ovars bei einer Patientin mit familiärer Gonadendysgenesie.

Borghi et al. (1962) sahen ein 11jähriges Mädchen mit der Vorgeschichte isosexueller Pubertas praecox seit dem 9. Lebensjahr und zunehmender Virilisierung mit Amenorrhoe ab 10 Jahren:

Bei Klinikaufnahme Entwicklungszustand entsprechend einer 16jährigen, Hirsutismus, Mammahypoplasie und Clitorishypertrophie. Kerngeschlecht negativ. 17-Ketosteroide 8,9 bzw. 9,6 mg/24 Std (55% Androsteron). Gonadotropin über 160 E. Der rechtsseitige Ovarialtumor wurde entfernt, die hormonchemische Untersuchung ergab Androgene und Gonadotropin (besonders ICSH). *Diagnose:* Gonadoblastom nach Scully (= Gonocytom III) mit diffusen Verkalkungen. Von der linken dysgenetischen Gonade wurde 1 Jahr später ein ähnlicher Tumor entfernt. 1964 berichten die Autoren, daß die inzwischen 17jährige Patientin wohlauf ist. Eine Chromosomenuntersuchung (Lymphknoten) ergab bei $^3/_5$ der Zellen 44 Autosomen und XO, bei etwa $^2/_5$ 44 Autosomen und XY und in wenigen anderen Zellen weniger als 45 Chromosomen; ein Mosaik XO/XY wurde angenommen.

Aus den bisher bekannten Chromosomenbefunden bei Gonadoblastomen folgern Borghi et al.: Patienten mit Mosaik XO/XY haben einen von Fall zu Fall verschiedenen Phänotyp. Alle weisen einen ziemlich normalen Uterus und dysgenetische „Hoden" auf; bei weiblichem Phänotyp besteht somit ein Pseudohermaphroditismus masculinus. Die Neoplasie dieser „Hoden" zu Gonocytom III oder IV wird auf ihre anomale Differenzierung und abdominale Retention zurückgeführt. Ein Mosaik XO/XY wird für alle chromatinnegativen Gonadoblastome postuliert.

FRASIER et al. (1964) fanden bei eineiigen, unauffällig weiblichen Zwillingen Gonadoblastome in Verbindung mit Gonadendysgenesie. Beide Zwillinge hatten 46 Chromosomen; 44 Autosomen, X- und Y-Gonosomen.

Der eine Zwilling wurde mit 6 Jahren wegen Pyelonephritis bei Obstruktion des rechten Ureters probelaparotomiert: Exstirpation eines großen soliden Teratoms vom rechten Ligamentum latum und eines kleineren linksseitigen Tumors, der ein Gonadoblastom in einem dysgenetischen Ovar war. Kerngeschlecht der Mundschleimhaut chromatin-negativ. Nachoperation: Subtotale Hysterektomie und beidseitige Gonadektomie. 18 Monate später Exitus infolge chronischer Glomerulonephritis; kein Tumorrezidiv. Die scheinbar gesunde Zwillingsschwester erwies sich ebenfalls als chromatin-negativ. Probelaparotomie: Beiderseits kleine Gonadoblastome und Gonadendysgenesie. Subtotale Hysterektomie und bilaterale Salpingogonadektomie. Bei 3jähriger Nachbeobachtung o. B.

Das „*Gynandroblastom*" (Geschlechtsstrangmesenchymtumor von unbestimmtem oder gemischtem Zelltyp) ist ein seltener Ovarialtumor des *gonadalen Stromas*.

Er enthält sowohl Sertoli-Zellen als auch Granulosa-Zellen und evtl. Leydig-Zellen, Theca-Zellen und luteinisierte Zellen.

Androgene oder oestrogene Aktivität oder beides kommen vor oder fehlen ganz. Das Neoplasma ist nur eine hochspezialisierte Form eines Sertoli-Leydig-Zell- oder Granulosa-Theca-Zell-Tumors. Die Gynandroblastome sind histologisch und klinisch *benigne* im Gegensatz zu dem unterschiedlichen Malignitätsgrad der artverwandten Tumoren.

Über ein ovarielles „*Androblastom*" (Sertolizelltumor) mit isosexueller Frühreife und Aldosteronismus berichteten EHRLICH et al. (1963).

Ein unklassifizierbarer „*gemischter*" *feminisierender* (ab 12. Lebensmonat) *Ovarialtumor* wurde von BOMPIANI et al. (1964) beschrieben unter Hervorhebung der Biosynthese der neoplastischen Hormone.

### Chorioncarcinom

**Definition.** Das Chorioncarcinom (Chorionepitheliom) ist ein sehr malignes, meist rasch wachsendes Neoplasma, das entweder aus den Produkten der Konzeption oder aus den Keimzellen der Gonaden beider Geschlechter entsteht; gelegentlich entspringt es extragonadal aus embryonalen Rest-Zellen in Mediastinum, Corpus pineale, Lungen, Magen, Harnblase und retroperitonealen Geweben (LI, 1967). Bei geschlechtsreifen Frauen ist der Uterus nach der Schwangerschaft Hauptsitz des primären Geschwulstwachstums (uterines Chorioncarcinom).

Bei Kindern weiblichen Geschlechts wird der Primärtumor gewöhnlich in einem Ovar gefunden, meist als *Mischtumor* (gewöhnlich teratoides Chorioncarcinom, gelegentlich zusammen mit Dysgerminom oder anderen Keimzelltumoren), ausnahmsweise auch in „reiner" Form. In jedem Falle ist das primäre Chorioncarcinom des Ovars als *Keimzelltumor* aufzufassen. Seine exzessive Choriongonadotropin-(HCG)-Sekretion löst bei Mädchen vor der Pubertät via Gonadenstimulation eine echte Frühreife aus. Allerdings werden nicht immer reife Ova erzeugt. Manche Autoren sprechen auch von Pseudopubertas praecox.

Die Chorioncarcinome verschiedenen Ursprungs sind zwar ähnlich im histologischen Bild, in der Produktion von HCG und in der Tendenz zur rapiden Disseminierung, aber sie unterscheiden sich wesentlich in ihren Wirt-Tumor-Beziehungen, im Ansprechen auf Cytostatica und damit in der Prognose.

**Häufigkeit.** Das ovarielle Chorioncarcinom der Kinder und Jugendlichen ist ein sehr seltener Tumor. HUFFMAN (1968) fand 11 Fälle in der Literatur vor 1935, danach 10 weitere Fallberichte (WITZBERGER u. AGERTY, 1937; FIKENTSCHER, 1937; TSCHERNE u. SCHÄFER, 1939; ODA et al., 1940; SORBA, 1946; OLIVER u. HORNE, 1948 und NEIGUS, 1955, bei Dysgerminom). Einige zusammen mit Frühreife beobachtete Sarkome, Carcinome und Dysgerminome der Ovarien dürften ebenfalls chorioncarcinomatöse Elemente enthalten haben. Eine Zusammenstellung feminisierender Ovarialtumoren durch PEDOWITZ et al. (1955) enthält u. a. 12 Teratome, 2 „Dermoidcysten" und 3 Dysgerminome.

Zugehörig sind wohl auch die folgenden Fälle: GARDNER (1957): 8jähriges Mädchen mit Brust- und Schamhaarentwicklung bei großem Ovarialteratom links (Darm- und Plattenepithel, Hirngewebe und Dysgerminomherde). Im ebenfalls entfernten rechten Ovar reifende Follikel. Exitus 4 Jahre später an Abdominalmetastasen.

LANGLEY (1968): Fortgeschrittenes Chorioncarcinom zusammen mit Gonocytom bei einem 14jährigen

Mädchen, Exitus an Hämatothorax infolge Lungenmetastasen. Autopsie: Großer Ovarialtumor links aus Gonocytomstrukturen; multiple hämorrhagische Metastasen in Lungen, Leber, Pankreas (Abb. 297) und Milz aus typischem Choriocarcinomgewebe.

Schuler u. Juhasz (1960): Chorioncarcinom eines Mädchens im 1. Lebensjahr.

Borushek et al. (1965): $4^1/_2$jähriges Negermädchen mit Vergrößerung der Brustdrüsen, Genitalblutungen, tastbarem Ovarialtumor links, starker Oestrogenaktivität (Vaginal-smear) und exzessivem Choriongonadotropintiter im Harn (120000—240000 Mäuseeinheiten). Histologisch embryonales Carcinom mit Herden von Teratocarcinom und Chorioncarcinom. Postoperativ Methotrexat intravenös. Abfall des Choriongonadotropins auf 0 am 40. Tag postoperativ, Wiederanstieg am 44. Tag. Trotz Drei-Mittelchemotherapie während 21 Tagen (Actinomycin D 0,05 mg/kg einmal wöchentlich, Chlorambucil 0,2 mg/kg täglich, Methotrexat 2,5 mg täglich) Tod an Lungenmetastasen 10 Monate postoperativ (keine Obduktion).

Jones u. Heller (1966): 10jähriges Mädchen, Feminisierung, Choriongonadotropintiter vor Operation 100000 IE/L. Solides linksseitiges Ovarialteratom mit Chorioncarcinombezirken. Nach Salpingooophorektomie und Radiogoldbehandlung Abfall des Choriongonadotropins auf 0, nach 4 Monaten Anstieg auf 150000 IE durch isolierte Lungenmetastase rechts, nach Lobektomie rund 4 Jahre lang Null-Titer, neuer Anstieg auf über 100000 IE infolge Tumorrezidivs im Abdomen (tödliche Disseminierung).

Zondek u. Finkelstein (1967) erwähnen in einer Arbeit über die Hormonbefunde bei den verschiedenen Chorioncarcinom-Primärlokalisationen 2 Mädchen mit ovariellem Tumorsitz. Ungewöhnlich ist die nur mäßige HCG-Erhöhung bei dem 9jährigen Mädchen. Der bei beiden Mädchen normale Oestriolwert wird damit erklärt, daß HCG an sich (ohne vorausgehende Stimulierung mit FSH) die Oestrogenproduktion der Ovarien in vivo nicht oder nur wenig anregt.

Auch in einem durch Umfrage ermittelten Fall[1], wahrscheinlich Dysgerminom mit teratomatösem Chorioncarcinom, bestand nur eine mäßige Gonadotropinerhöhung (anfangs 7,2 E, später maximal 15 E). Daher wurde von Pädiatern in den ersten Krankheitsmonaten (erste Frühreifezeichen ab $1^5/_{12}$ Jahren) eine „idiopathische Pubertas praecox" angenommen.

**Symptomatologie.** Sexuelle Frühreife und evtl. gleichzeitig Kachexie bei gewöhnlich gut tastbarem Ovarialtumor sind charakteristisch. Präoperativ sollte 24 Std-Harn gesammelt werden, um die Diagnose biochemisch zu sichern. Bei Adoleszentinnen ist die Diagnosestellung schwieriger, da Menstruationsstörungen, Mammahypertrophie, Unterbauchtumor und

---

[1] Für die Kasuistik möchte ich Herrn Dr. H. Würtenberger, Chefarzt der Kinderchirurgischen Klinik Dortmund, danken.

positive Harngonadotropinteste zunächst eine intra- oder extrauterine Schwangerschaft vermuten lassen. Die Klärung ist möglich mit Hilfe der Oestriolspiegel im Harn, die in der Frühschwangerschaft bereits stark erhöht, bei Chorioncarcinom aber normal oder nur leicht erhöht sind.

**Pathoanatomie.** Ovarialtumoren mit großen Chorioncarcinomanteilen sind *makroskopisch* gefäßreich, rund oder eiförmig (Oberfläche manchmal knotig), von roter Farbe mit braunen oder gelben Arealen (Hämorrhagie, Nekrose und Degeneration). Die Kapsel reißt leicht ein, Tumorinfiltrationen in die Umgebung sind daher üblich. Das kontralaterale Ovar wird bei Kindern erst sekundär befallen. Im gesunden Ovarialgewebe finden sich oft cystische Corpora lutea (Effekt der Tumor-Gonadotropine).

*Histologisch* spezifisch sind große runde oder polyedrische Zellen mit kleinen Kernen und hellem Cytoplasma, die in einem Syncytium aus langgestreckten, eosinophil färbenden Zellen liegen (Abb. 300).

**Die operative Behandlung** soll sich bei eingekapselten Tumoren auf die einseitige Salpingooophorektomie beschränken. Bei örtlicher Tumorausbreitung wird die Entfernung beider Ovarien mit Tuben, Uterus und allen erreichbaren Metastasen empfohlen. Da die Chorioncarcinome als *strahlenresistent* gelten, kann eine systematische Nachbestrahlung nicht empfohlen werden.

Unter **Cystostatica** wurden Remissionen, jedoch bisher keine Heilungen beobachtet.

Während das uterine Chorioncarcinom sehr gut auf Methotrexat, Actinomycin D, 6-MP, 6-diazo-5-oxo-L-norleucin und einige alkylierende Substanzen anspricht, sind die gonadalen und extragonadalen Chorioncarcinome mehr oder weniger resistent gegen alle Cytostatica, wenn diese *einzeln* gegeben werden (Li et al., 1958, 1960). Untersuchungen von Li (1967) u.a. zur Klärung dieses unterschiedlichen Ansprechens auf Cytostatica führten zu folgenden Ergebnissen:

1. Sekundäre Hormoneinflüsse (Androgen und Oestrogen) spielen anscheinend keine Rolle.

2. In Tierversuchen waren transplantierte uterine Chorioncarcinome folsäure-abhängiger als testiculäre Chorioncarcinome.

3. Durch die Kombination von drei teratogenen Substanzen — Chlorambucil, Metho-

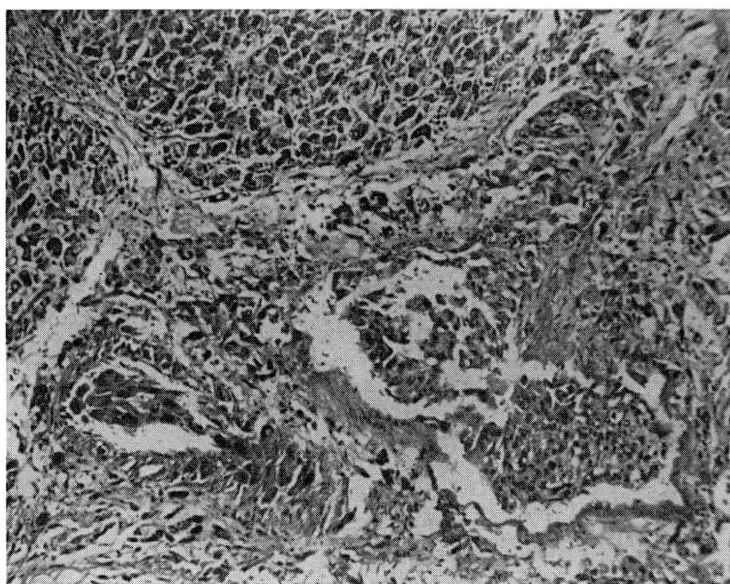

Abb. 300. O. T. R. 155. Metastase im Pankreas bei Chorioncarcinom des Ovars. Oben im Bild sieht man Pankreasgewebe, in der unteren Bildhälfte trophoblastisches Gewebe in Blutgefäßen. H.-E., ×75. (Aus MARSDEN u. STEWARD, 1968)

trexat und Actinomycin D — konnten bei verschiedenen metastasierenden Hodenkrebsen des Menschen, darunter Chorioncarcinom, Teratocarcinom, embryonales Carcinom und Seminom, in 50% der Fälle Remissionen sowie einzelne Heilungen erzielt werden. Mithramycin allein führte ebenfalls zu Remissionen.

4. Das metastasierte uterine Chorioncarcinom ist für die Patientin ein *homologes* Transplantat und damit theoretisch einer immunologischen Abstoßung unterworfen. Das testiculäre Chorioncarcinom ist für den Wirt ein *Auto*transplantat, eine immunologische Abstoßung ist nicht zu erwarten. Bei Frauen mit uterinem Chorioncarcinom war eine Transplantationsimmunität nicht nachzuweisen. Sie erlebten aber langfristige mit Cytostatica induzierte Tumorremissionen, die in Analogie zu Tierexperimenten (s. Original) für einen Synergismus zwischen dem cytotoxischen Effekt und einem unbekannten Immunmechanismus sprechen.

Da anscheinend keine prinzipiellen Unterschiede zwischen dem Chorioncarcinom der Hoden und dem der Ovarien bestehen, sollte eine cytostatische Intensivtherapie auch bei letzterem versucht werden. Wegen der Neigung der Chorioncarcinome zur Frühmetastasierung dürfte die Chemotherapie am ehesten wirksam sein, wenn sie sofort nach Sicherung der Diagnose einsetzt; Wiederholungskuren sind mindestens während des ersten postoperativen Jahres indiziert.

*Verlauf und Prognose* waren bisher in fast allen Fällen ungünstig durch Lokalrezidive, Nah- und Fernmetastasen, die üblicherweise innerhalb des ersten Jahres nach der Operation zum Tode führen. Nur PEDOWITZ et al. (1955) berichten von zwei überlebenden Patienten mit primärem Chorioncarcinom des Ovars. Zur Verlaufskontrolle sind die Harn-Gonadotropintiter geeignet, da die Metastasen fast immer hormonell aktiv sind.

## Maskulinisierende Tumoren

Zu den sehr seltenen maskulinisierenden Ovarialtumoren gehören Arrhenoblastome, Hiluszell-Tumoren, Nebennierenrest-Tumoren, Ovoblastome, einzelne Gynandroblastome, Androblastome, Granulosa-Thecazell-Tumoren und Luteome, Gonocytom III und IV (s. S. 734) sowie andere z.T. unklassifizierbare Tumoren. Die Namen „Arrhenoblastome", „maskulini-

Tabelle 120. *Arrhenoblastome bei Kindern und Jugendlichen*

| Autor | Alter des Patienten | Klinischer Befund | Tumor | Epikrise |
|---|---|---|---|---|
| Neumann (1925)[a] | 14 Tage | Pseudohermaphrodit | tubuläres Adenom | |
| Tuthill (1938)[a] | 16 Jahre | Virilisierung | „maligne Endometriose des Ovars" | |
| Flannery (1950)[a] | 14 Jahre | Amenorrhoe, Virilisierung | Arrhenoblastom | 8 Jahre symptomfrei, verheiratet, 1 Kind |
| Thomas et al. (1952)[a] | $11^3/_4$ Jahre | Virilisierung vergrößerte Brüste | orangegroß, cystisch, intermediärer Typ | 1 Monat post op. Menarche |
| Evans u. Jones (1955)[b] | 15 Jahre | Virilisierung | tennisballgroß, intermediärer Typ | 3 Jahre symptomfrei |
| Becker (1961)[a] | 4 Jahre | hormonell inaktiv | Arrhenoblastom | |
| Krone u. Kübler (1961)[b] | 14 Jahre | | männerfaustgroß, intermediärer Typ | Metastasen, Ascites |
| Lancos et al. (1962) | 14 Jahre | Amenorrhoe, Virilisierung | walnußgroß, intermediärer Typ | 7 Tage post op. Menstruation, $1^1/_2$ Jahre symptomfrei |
| O'Hern u. Neubecker (1962)[c] | 9 Jahre | Virilisierung | kleines Arrhenoblastom | |
| Novak u. Long (1965)[d] | 8 Jahre<br>6 Jahre<br>2 Jahre | | Arrhenoblastom<br>Arrhenoblastom<br>Arrhenoblastom | |
| Langley (1968) | 13 Jahre | fehlende Brustentwicklung, tiefe Stimme | cystisch, $\varnothing$ 20 cm intermediärer Typ (s. Abb. 298) | 6 Jahre symptomfrei |
| Levesque et al. (1952)[e] | 4 Jahre | Virilisierung | Arrhenoblastom | |

[a] Zitiert von Huffman (1968).
[b] Zitiert von Lancos et al. (1962).
[c] Zitiert von Jones u. Heller (1966).
[d] Enthalten im Ovarialtumorregister Philadelphia, das 1942 beginnt und 111 Pat. mit Arrhenoblastom aufführt.
[e] Zitiert von Ammann et al. (1967).

sierende Ovoblastome" und „Lipidzelltumoren" werden auch als Gruppenbezeichnungen verwandt.

Da eine verbindliche histogenetische Zuordnung noch aussteht, faßt Huffman (1968) alle diese Tumoren als „virilisierende Mesenchymome" zusammen. Ein gemeinsames klinisches Merkmal ist die Benignität bzw. geringgradige Malignität. Nach Tumorentfernung bilden sich die meisten Virilisierungssymptome zurück, zuletzt die Clitorishypertrophie; tiefe Stimme und Hirsutismus können andauern. Mit dem Wegfall der Tumorandrogene verläuft die Pubertät normal und ist die Fertilität intakt.

### Arrhenoblastome

**Die Bezeichnung** stammt von Robert Meyer (1925). Sie umfaßt eine Gruppe nahe verwandter Ovarialtumoren, die vermutlich von männlich determinierten fetalen Zellen des Ovarialmesenchyms ausgehen, strukturell dem Hodengewebe ähnlich sind und gewöhnlich Androgene erzeugen.

Nach UICC-Nomenklatur gliedern sich die Arrhenoblastome in a) testiculäres (tubuläres) Adenom, b) Sertolizell-Tumor, c) intermediärer Typ, d) sarkomatoider Typ und e) Sertoli-Leydig-Zell-Tumor.

**Pathoanatomie.** Das Neoplasma hat eine glatte Kapsel, ist häufig gelappt, von eher fester als weicher Konsistenz und gelegentlich polycystisch. Es wächst gewöhnlich langsam und befällt nur ein Ovar.

*Histologisch* findet man sehr variable Bilder, auch in ein und demselben Tumor. Die *gut differenzierten* Tumoren bestehen aus verschiedenen tubulären Strukturen, eingefaßt von

„Sertolizellen"; im Stroma dazwischen liegen Spindelzellen sowie normale interstitielle Ovarialzellen. Bei diesen gut differenzierten Tumoren fehlen oft endokrine Erscheinungen (speziell Virilisierung); eine sekundäre Pseudopubertas praecox durch oestrogen-produzierende Sertolizellen kommt vor.

Tumoren mit einem *mittleren Differenzierungsgrad* können verwirrende Muster zeigen: Sertolizellen als breite miteinander verbundene

insgesamt 240 Erkrankungsfälle, 8 Tumoren waren bilateral und 51 (21%) maligne.

Die bei Kindern und Jugendlichen beobachteten Tumoren sind in Tabelle 120 aufgeführt.

**Klinisches Bild.** Typischerweise handelt es sich um virilisierende Tumoren, jedoch kommen endokrine Inaktivität oder Oestrogenmanifestationen vor. Bei Adoleszentinnen zeigt sich zuerst eine Defeminisierung (Rückgang des

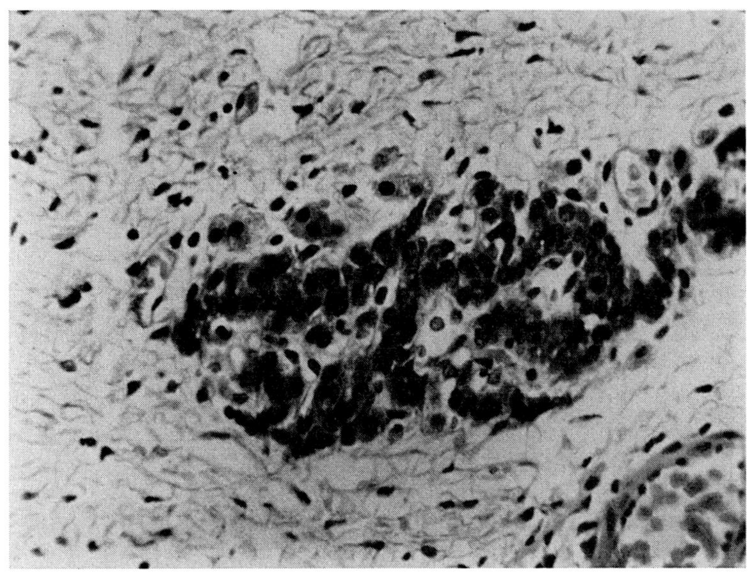

Abb. 301. CTR 112/56. 13jähriges Mädchen mit cystischem Arrhenoblastom des rechten Ovars von intermediärem Typ. Die Abbildung zeigt Stränge ziemlich dunkler Zellen mit schmalem Cytoplasma. Zwischen diesen Strängen und in deren Umgebung finden sich Zellen mit breiterem eosinophilem Cytoplasma und kleinen dunkleren Kernen; sie ähneln Leydig-Zellen. H.-E., ×120. (Aus MARSOEN u. STEWARD, 1968)

Balken oder solide Zellnester; gelegentlich kleine cystische Zwischenräume; Interstitium aus Leydig-Zellen, Spindelzellen und hyalinisiertem Kollagen (vgl. Abb. 301).

Die am *wenigsten differenzierten* Tumoren sind ähnlich einem Sarkom (ungeordnete Massen von großen ovoiden und spindelförmigen Zellen) oder Carcinom (epitheliale Zellen in soliden Strängen) und gehen mit Virilisierung einher.

Gut differenzierte Sertoli-Leydig-Zell-Tumoren sind gewöhnlich benigne. Rezidive oder peritoneale Metastasen kommen bei etwa 25% der weniger differenzierten Tumoren vor.

**Häufigkeit.** Die Arrhenoblastome sind sehr selten im Kindesalter; sie treten bevorzugt im empfängnisfähigen Alter auf. PEDOWITZ u. O'BRIEN (1960) fanden in der Weltliteratur

weiblichen Fettpolsters und der Brüste, Tieferwerden der Stimme, Prominenz des Adamsapfels), dann folgen die Virilisierungssymptome (Hirsutismus, viriler Charakter der Schambehaarung, Hypertrophie der Clitoris, Acne). Bei jüngeren Kindern setzt die Virilisierung unmittelbar ein.

Die 17-Ketosteroide im Harn sind im allgemeinen deutlich erhöht und lassen sich im Suppressionstest mit Cortison bzw. Dexamethason nicht normalisieren.

Die psychologische Untersuchung ergab bei der 14jährigen Patientin von LANCOS et al. (1962) eine maskuline Grundeinstellung, die $1^1/_2$ Jahre nach der Tumorentfernung noch andauerte.

Die Behandlung eines lokalisierten Tumors bei einem Kind beschränkt sich auf die unilaterale Salpingoophorektomie. Eine langfristige Nachbeobachtung ist erforderlich. Kommt es erneut zu Virilisierung und Anstieg der 17-Ketosteroide, ist Relaparotomie mit Radikaloperation angezeigt. Bei erwachsenen Frauen empfiehlt Novak (1952) sofort die radikale Operation.

## Lipidzelltumoren

Es handelt sich um extrem seltene Ovarialtumoren, die unter den Bezeichnungen Nebennierenrest-Tumor bzw. ovarielles Hypernephrom, maskulinisierendes Ovoblastom, Leydigzell- bzw. Hiluszell-Tumor und maskulinisierendes Luteom mitgeteilt wurden.

Histologisch sind sie hauptsächlich zusammengesetzt aus Nestern polygonaler Zellen mit klarem, lipidhaltigem Cytoplasma, die an die Zellen der Nebennierenrinde erinnern, sowie aus „Leydig-Zellen" oder Thecalutein-Zellen. Da die morphologische Unterscheidung dieser Zellen unmöglich sein kann, wurde die Gruppenbezeichnung „Lipidzelltumor" verwandt (Scully, 1963; Arey, 1964; u. a.). Endokrine Aktivität kann fehlen, Virilisierung ist charakteristisch. Wenn die Tumoren bei Mädchen vor der Pubertät auftreten, ist gelegentlich isosexuelle Pseudopubertas praecox, evtl. zusammen mit Virilisierung zu beobachten.

Die Tumoren können sehr groß werden, aber auch lange Zeit sehr klein bleiben. Metastasen wurden bei hormonell aktiven wie inaktiven Tumoren gefunden. Therapeutisch kommt bei Kindern die unilaterale Salpingoophorektomie in Betracht.

Page (1958) beschrieb ein 16jähriges Mädchen mit Amenorrhoe, Hirsutismus, tiefer Stimme, Acne und Clitorishypertrophie bei tastbarem Beckentumor. Der glatte solide rechtsseitige Ovarialtumor zeigte histologisch Lipoidstrukturen und wurde als *maskulinisierendes Ovoblastom* definiert. Kazacigil et al. (1964) deuteten den Ovarialtumor eines 6jährigen virilisierten Mädchens mit stark erhöhter 17-Ketosteroidausscheidung ebenfalls als *maskulinisierendes Ovoblastom*.

Scully (1964) teilte ein stromales *Luteom* des Ovars als bestimmten Typ eines Lipidzelltumors bei einem 8jährigen virilisierten Mädchen mit. Die Oestrogenausscheidung war normal.

Downes u. Knox (1924; zit. von Ammann et al., 1967) diagnostizierten ein *Hypernephrom* des Ovars bei einem $3^{1}/_{2}$jährigen Kind.

Curtis (1946; zit. von Huffman, 1968) beschrieb einen Ovarialtumor mit Übergang von *nebennierenähnlichen* epitheloiden Zellen in spindelförmige Zellen bei einer Matrix aus intercellulären Fibrillen.

Jones u. Scott (1958) beobachteten ein 15jähriges Mädchen mit *nebennierenähnlichem* Ovarialtumor. Klinisch bestanden Amenorrhoe (seit 1 Jahr), tiefe heisere Stimme, Hirsutismus und Clitorishypertrophie. Die 17-Ketosteroide waren leicht erhöht und durch Cortison nicht senkbar. Makroskopisch war der Tumor gut eingekapselt, solide, auf der Schnittfläche gelb.

Einzelne Patienten mit nebennierenähnlichen Ovarialtumoren wiesen zusätzlich Polycythämie, Blutdruckerhöhung und Glucosurie auf; diese Symptome wurden als Indizien für die angenommene Histogenese aus Nebennierenresten gewertet.

Morris u. Scully (zit. von Langley, 1968) berichteten 1958 von einem 4jährigen Mädchen mit Virilismus infolge eines *Leydig-Zell*-Tumors des Ovars.

Paschkis et al. (1958; zit. von Ammann et al., 1967) sahen ein 6jähriges Mädchen mit Virilisierung (17-Ketosteroide leicht erhöht) durch einen *Lipidzelltumor* des Ovars.

Der Bericht von Ammann et al. (1967) über ein $2^{1}/_{2}$jähriges stark virilisiertes Mädchen mit Lipidzelltumor des Ovars vom Typ des *Hiluszelltumors* enthält eingehende endokrinologische Daten.

Für Beratung und Korrekturen möchte ich Herrn Prof. Dr. W. Blunck, für Literaturhinweise Herrn H. J. Spaar herzlich danken.

## Literatur

Abell, D. R., Johnson, V. J.: Ovarian neoplasms in childhood and adolescence. Tumors of germ cell origin. Amer. J. Obstet. Gynec. **92**, 1059—1081 (1965).

Ahlvin, R., Bauer, W.: Luteinized cysts in ovaries of infants born of diabetic mothers. J. Dis. Child. **93**, 107 (1957).

Altmann, D., Shaver, W., Viamonte, M., Jr.: Lymphangiography in children. Amer. J. Dis. Child. **104**, 335—341 (1962).

Ammann, A. J., Kaufmann, S., Gilbert, A.: Virilizing ovarian tumor in a $2^{1}/_{2}$-year-old girl. J. Pediat. **70**, 5, 782—787 (1967).

Anglesio, E.: The treatment of Hodgkin's disease. UICC, Recent results in cancer research, vol. 18. Berlin-Heidelberg-New York: Springer 1968.

Arey, J. B.: In: Nelson, W. E., Textbook of pediatrics, p. 1534. Philadelphia-London: W. B. Saunders Comp. 1964.

Åstedt, B.: Ovarialtumörer hos nyfödda. Särtryck ur Nord. Med. **77**, 87—88 (1967).

Baldwin, L.: Primary carcinoma of the vagina in girl of Fourteen. Amer. J. Obstet. Gynec. **21**, 728 (1931).

Bassis, M. L.: An embryologically derived classification of ovarian tumours. J. Amer. med. Ass. **174**, 1316—1319 (1960).

Bauer, K. H., Ott, G.: Materia med. Nordmark **17**, 261 (1965). Zit. nach Hecker, W. Ch., Prinzipien in der Behandlung maligner Tumoren des Kindesalters. Chirurg **40**, 1 (1969).

BIERICH, J. R.: Endocrinologie. In: Entwicklungsphysiologie des Kindes, hrsg. von HEINRICH WIESENER. S. 295—333. Berlin-Göttingen-Heidelberg-New York: Springer 1964.
— Nebennierenrinden-Tumoren mit Wirkung auf die Sexualsphäre. Estratto da Minerva pediat. 17, 725—730 (1965).
— Pubertas praecox. Pädiat. Fortbildungskurse 23, 44—59 (1968).
— Pubertas praecox und Pubertas tarda. 16. Symposion der Dtsch. Ges. für Endokrinologie, 26.—28. 2. 1970, Ulm.
BISHOP, H. C., WAGNER, B. M.: Granular myoblastoma in childhood. Pediatrics 19, 858 (1957).
BLAND, P. E., GOLDSTEIN, L.: Granulosa-cell and Brenner tumor of the ovary. Amer. J. Obstet. Gynec. 28, 596 (1934).
BLUNCK, W.: Produktion und Stoffwechsel der übrigen Steroidhormone während der Präpubertät und Pubertät. 16. Symposion der Dtsch. Ges. für Endokrinologie, 26.—28. 2. 1970, Ulm.
BODIAN, M.: Die Pathologie der bösartigen Geschwülste im Kindesalter. Pädiat. Fortbildungskurse 13, 1—12. Basel-New York: Karger 1964.
BOLES, E. T., HARDACRE, J. M., NEWTON, W. A.: Ovarian tumors and cysts in infants and children. Arch. Surg. 83, 580—592 (1961).
BOMPIANI, A., ROVERSI, G. D., MONETA, E.: Biogenesi steroidea in un tumore femminilizzante dell'ovaio. Clin. pediat. (Perugia). Symposium internaz. sulla patologia del sasso nell'età infantile, 668 (1964).
BORDERON, J.-C.: Les tumeurs malignes de l'ovaire chez l'enfant. Thèse, Paris (1967).
BORGHI, A., MONTALI, E., BIGOZZI, O., GIUSTI, G.: Il gonadoblastoma (secondo SCULLY) alla luce delle indagini cromosomiche. Clin. pediat. (Perugia). Symposium internaz. sulla patologia dell sasso nell'età infantile, 553 (1964).
BORUSHEK, S., BERGER, I., ECHT, C., GOLD, J. J.: Functioning malignant germ cell tumor of the ovary in a $4^{1}/_{2}$ year old girl. Cancer (Philad.) 18, 1485—1488 (1965).
BREEN, J. L., NEUBECKER, R. D.: Ovarian malignancy in children with special reference to the germ cell tumors. Ann. N.Y. Acad. Sci. 142, 658—674 (1967).
BREW, D. ST. J., JACKSON, J. G.: Lymphosarcoma in the ovary in young African girls in Nigeria. Brit. J. Cancer, 14, 621 (1960).
BRODY, S.: Clinical aspects of dysgerminoma of the ovary. Acta radiol. (Stockh.) 56, 209 (1961).
BROWN, N. J., LANGLEY, F. A.: Teratomas and rare nephrogenital tumours. In: MARSDEN, H. B., STEWARD, J. K., Tumours in children, p. 250—283. Berlin-Heidelberg-New York: Springer 1968.
BULFAMONTE, J.-C.: Large ovarian cyst in new-born child. Amer. J. Surg. 55, 175 (1942).
BUSBY, T., ANDERSON, G. W.: Feminizing mesenchymomas of the ovary. Amer. J. Obstet. Gynec. 68, 1391 (1954).
CAMPBELL, P. E., DANKS, D. M.: Pseudoprecocity in an infant due to a luteoma of the ovary. Arch. Dis. childh. 38, 201 (1963).
CAUSSADE, L., FLORENTIN, P., NEIMANN, N.: Les néoplasies viscérales malignes de l'enfance (système nerveux excepté) volume des rapports XI congrès des pédiatres de langue française. Cartier ed., Lyon 167 (1947).
CAVANAGH, D., MCLEOD, ALLAN, G. W., FERGUSON, J. H.: Carcinoma of the cervix among women in their twenties. J. Amer. med. Ass. 195, 834—836 (1966).
CHASSAGNE, D.: Place et resultats de la curietherapie par fils d'ir 192 dans 20 cas de sarcomes embryonnaires. Meeting 1971, International Society of Pediatric Oncology, Mainz, 8th October.
CHOME, J., DANIEL, V.: Tumeurs solides de l'ovaire à morphologie thécale. Presse méd. 65, 343 (1957).
CHRISTOPHERSON, W. M., PARKER, J. E.: A study of the relative frequency of carcinoma of the cervix in the negro. Cancer (Philad.) 13, 711—713 (1960).
COTTIER, H.: Zur hormonalen Wirkung des Chorionepithelioma ovarii auf den kindlichen Organismus. Schweiz. Z. allg. Path. 20, 104—109 (1957).
CRAIG, J. M.: Tumors of the lower genito-urinary tract. Pediat. clin. N. Amer. 6, 490 (1959).
— Inversion of the uterus associated with a malignant tumour in a girl of 14 years of age. J. Obstet. Gynaec. Brit. Emp. 65, 497 (1958).
D'ANGIO, G. J., TEFFT, M.: Radiation therapy in the management of children with gynecologic cancers. Ann. N.Y. Acad. Sci. 142, 675—693 (1967).
DANIEL, W. W., KOSS, L. G., BRUNSCHWIG, A.: Sarcoma botryoides of the vagina. Cancer (Philad.) 12, 74—84 (1959).
DARGEON, H. W.: Ovarian tumors in childhood. Pediatrics 3, 773—776 (1949).
— Tumors of childhood, p. 252—257. New York: Hoeber 1960.
DARTE, J.: Ovarian tumors in the premenarchal child. Clin. Obstet. Gynec. 3, 187 (1960).
DEEN, J. E., Jr.: Zit. von CAVANAGH, D., et al.
DISTEFANO VELONA, G., MAUGERI, S., MELI, S., ARTALE, S.: Considerazioni sui mesenchimomi femminilizzanti dell'età infantile. Esposizione di due casi. Riv. pediat. sicil. 21, 299—323 (1966).
DUNSTER, M., BENETT, D.: Sarcoma botryoides of cervix. J. Obstet. Gynaec. 60, 85 (1953).
EBEL, Kl.-D., WILLICH, E.: Die Röntgenuntersuchung im Kindesalter. Berlin-Heidelberg-New York: Springer 1968.
EBERLEIN, W. E., BONGIOVANNI, A. M., JONES, J. B., YAKOVAC, W. C.: Ovarian tumors and cysts associated with sexual precocity. J. Pediat. 57, 484 (1960).
ECKLER, E., REHBEIN, F., BUSCHMANN, O., LANDBECK, G.: Heutiger Stand der Therapie maligner Tumoren des Kindes. Pädiat. Pädol. 4, 196—210 (1968).
EHRLICH, E. et al.: Zit. von BOMPIANI et al. (1964).
ELGER, W., BERSWORDT-WALLRABE, R. v., NEUMANN, F.: Der Einfluß von Antiandrogenen auf androgenabhängige Vorgänge im Organismus. Naturwissenschaften 54, 549—552 (1967).
FAWCETT, K. J., DOCKERTY, B., HUNT, A. B.: Mesonephric carcinomas and adenocarcinomas of the cervix in children. J. Pediat. 69, 104—110 (1966).
FEIN, M., GOLDBERG, R.: Embryonal carcinomas of ovaries. Int. J. med. Surg. 47, 530 (1934).

FELDMANN, H. J., POSTOLOFF, A. V.: Solid teratoma of the ovary in the young. A booby-trap for the surgeon. J. int. Coll. Surg. 41, 371—382 (1964).

FERGUSON, J. H.: Positive cancer smears in teenage girls. J. Amer. med. Ass. 178, 365—368 (1961).

— Why some adolescents need cytologic screening. Ann. N.Y. Acad. Sci. 142, 654—657 (1967).

FINE, G., MELLINGER, R. C., CANTON, J. N.: Gonadoblastoma occurring in patient with familial gonadal dysgenesis. Amer. J. clin. Path. 38, 615 (1962).

FLAMANT, F.: Étude retrospective de 195 cas de rhabdomyosarcomes de l'enfant. Meeting 1971, International Society of Pediatric Oncology, Mainz 8th October.

FORNARA, P.: I tumori femminilizzanti dell'ovaio nell'infanzia. Clin. pediat. (Perugia). Symposium internaz. sulla patologia del sasso nell'età infantile, 604 (1964).

FORSHALL, J.: Ovarian neoplasia in children. Arch. Dis. Childh. 35, 17—21 (1960).

FRASIER, D., BASHORE, R. A., MOSIER, H. D.: Gonadoblastoma associated with pure gonadal dysgenesis in monozygous twins. J. Pediat. (St. Louis) 64, 740—745 (1964).

FUCHS, W. A., DAVIDSON, J. W., FISCHER, H. W.: Lymphography in Cancer. Recent results in cancer research. Berlin-Heidelberg-New York: Springer 1969.

GARDNER, L. J.: Isosexual precocity in boys and girls. Pediat. clin. N. Amer. 872 (1957).

GASTIN, A., NÓBREGA, F. J., PINUS, J., ANDRADE CARVALNO, A. DE, JORGE, N., CARDOSA DE ALMEIDA, A. M.: Granulosazellentumor. Pediat. prát. (S. Paulo) 37, 351—358 (1966).

GEIST, S. H.: Theca-cell tumors. Amer. J. Obstet. gynec. 30, 480 (1935).

— Theca-cell tumors. Amer. J. Obstet. Gynec. 35, 39 (1938).

GEORGE, A. M. DI: Disorders of the gonads. Textbook of pediatrics, vol. 8, p. 1317—1319. Philadelphia-London: W. B. Saunders Comp. 1964.

GRAY, L. A.: Histogenesis of ovarian carcinoma. In: Progress in gynecology, vol. IV, p. 465—491. New York-London: Grune & Stratton 1963.

GROEBER, W. R.: Ovarian tumors during infancy and childhood. Amer. J. Obstet. Gynec. 86, 1027—1035 (1963).

GUÉRSANT, P.: Polypes du vagin chez une petite fille de treize mois. Monit. Hôp. 2, 187 (1854).

GUILLEMINET, M.: Etude thérapeutique. Les neoplasies viscérales malignes de l'enfance. Volume des rapports XI. Congr. des pédiatres de langue Française. Cartier éd., Lyon 339, 22—24 (1947).

HAMILTON, G.: Ovarian cysts in the newborn infant of diabetic mother. J. Obstet. Gynaec. 60, 533 (1953).

HAMPERL, H.: Lehrbuch der allgemeinen Pathologie und der pathologischen Anatomie. Berlin-Heidelberg-New York: Springer 1965

HEALD, F. P., CRAIG, J. M., PEN-MINGL-MING: Ovarian tumors in adolescence. Types and presenting features. Clin. Pediatr. 6, 401 (1967).

HECKER, W. CH., HOLLMANN, G., OTT, G.: Heutige Prinzipien in der Behandlung maligner Tumoren des Kindesalters und deren Ergebnisse. Chirurg 40, 8—13 (1969).

HERTIG, A. T., GORE, H.: Tumors of the female sex organs, sect. IX, fasc. 33, part 3. Washington, U.S.A.: Armed Forces Institute of Pathology, 1961.

HIRST, B.: Malignant growths of the uterus in young girls. Amer. J. Obstet. Gynec. 18, 104 (1929).

HOGE, R. H., BENN, V. A.: Carcinoma of the vulva and vagina in infancy. Amer. J. Obstet. Gynec. 46, 286 (1943).

HORN, R. C., ENTERLINE, H. T.: Rhabdomyosarcoma. A clinicopathological study and classification of 39 cases. Cancer (Philad.) 11, 181 (1958).

HUFFMAN, J. W.: The gynecology of childhood and adolescence. Philadelphia-London-Toronto: W. B. Saunders Company 1968.

HUNTINGTON, R. W., JR., MORGENSTERN, N. L., SARGENT, J. A., GIEM, R. N., RICHARDS, A., HANFORD, K. C.: Germinal tumors exhibiting the endodermal sinus pattern of TEILUM in young children. Cancer (Philad.) 16, 34—47 (1963).

Illustrated tumor nomenclature: UICC, Second revised edit. Berlin-Heidelberg-New York: Springer 1969.

IRONS, G. B., JR., HOGE, R. H., SALZBERG, A. M.: Ovarian teratomas in children. Clin. Pediat. (Philad.) 5, 3 (1966).

ITURZAETA, N., KENNY, F. M., SIEBER, W.: Precocious pseudopuberty due to granulosa cell tumor in three girls. Amer. J. Dis. Child. 114, 29—35 (1967).

JACKSON, ST. M.: Ovarian dysgerminoma in three generations? J. med. Genet. 4, No 2, 112—113 (1967).

JONES, H. W., HELLER, R. H.: Pediatric and adolescent gynecology. Baltimore: The Williams & Wilkins Company 1966.

JONES, H. W., JR., SCOTT, W. W.: Zit. von JONES u. HELLER (1966).

KAHLDEN, VON: Zit. von FORNARA (1964).

KAPLAN, M., HAYEM, F.: Les tumeurs de l'ovaire chez l'enfant. Pédatric (Lyon) 18, 177 (1963).

— — DRAPEAU, P., BOULLE, J., MAUGEY, F.: A propos d'une observation de kyste géant de l'ovaire chez une fille de 14 ans. Soc. Franc. de Pediatrie, p. 502—509 Reunion de Paris du 20 Nov. 1962.

KAZANCIGIL, T. R., ARTUNKAL, T., UNARIR, R., KAZANCIGIL, A.: Tumeurs virilisantes chez les petites filles. Etude comparÉe d'un masculinovoblastome de l'ovaire et d'un adénome surrénalien masculinisant. Ann. paediat. (Basel) 203, 206—214 (1964).

KEHRER, E.: Über heterologe mesodermale Neubildungen der weiblichen Genitalien. Mschr. Geburtsh. Gynäk. 23, 646 (1906).

KEMPMANN, G., WIDENOW, J.: Die Lymphographie bei gynäkologischen Tumoren. Med. Welt 21 (N.F.), 1145—1147 (1970).

KILMAN, J. W., WALDHAUSEN, J A., VELLIOS, F., BATTERSBY, J. S.: Ovarian tumors in infants and children. Amer. J. Surg. 113, 772—776 (1967).

KNORR, D.: Testosteron. 16. Symposion der Dtsch. Ges. für Endokrinologie, Ulm, 26.—28. 2. 1970.

KORTING, G. W.: Therapie der Hautkrankheiten, S. 81. Stuttgart-New York: Schattauer 1970.

KUNDERT, J. G.: Abflußbehinderung aus dem oberen Harntrakt bei gutartigen Ovarial-Tumoren. Z. Kinderchir. **5**, 268—271 (1967).

KUSSMAUL, A.: Über geschlechtliche Frühreife. Würzb. med. Z. **3**, 321 (1862).

LABHARDT, A.: Die Erkrankungen der Scheide. In: Biologie und Pathologie des Weibes, von SEITZ-AMREICH, Bd. IV, Teil I. München: Urban & Schwarzenberg 1955. Zit. nach OVERBECK, L. (1967a).

LÁNCOS, F., CSILLAG, M., KUBINYI, J.: Juveniles Arrhenoblastom. Acta paediat. Acad. Sci. hung .**3**, 279—284 (1962).

LANDBECK, G., BLÄKER, F., BOCK, P., KURME, A., WRIEDT, K.: Die zytostatische Behandlung maligner Tumoren im Kindesalter. Z. Kinderchir., Suppl. zu Bd. 6, 30 (1969).

LANG, W. R.: Pediatric and adolescent gynecology. Ann. N.Y. Acad. Sci. **142**, 678 (1967).

LANGLEY, F. A.: In: MARSDEN and STEWARD, Tumours in children, p. 260ff. Berlin-Heidelberg-New York: Springer 1968.

LASH, A.: Teratoma of the perineum in a newborn infant. Amer. J. Obstet. Gynec. **50**, 344 (1945).

LASSRICH, M. A.: Röntgendiagnostik bei retroperitonealen Tumoren. Mschr. Kinderheilk. **110**, 193 (1962).

— Die Röntgenuntersuchung des Harntraktes beim Kinde. Urologe **10**, 149—160 (1970).

LAWRENCE, W., JR., JEGGE, G., FOOTE, F. W., JR.: Cancer (Philad.) **17**, 361 (1964). Zit. nach MARSDEN and STEWARD.

LELONG, M., JOSEPH, R., VIALATTE, J., LE TAN-VINH, CANLORBE, P.: Tumeur de la granulosa chez une fille de 3 ans 1/2. Arch. franç. Pédiat. **12**, 708—716 (1955).

LI, M. C.: Chemotherapeutic and immunological considerations on the response of choriocarcinomas. UICC, Monograph Series, Choriocarcinoma, vol. 3, p. 138—145. Berlin-Heidelberg-New York: Springer 1967.

— HERTZ, R., BERGENSTAL, D. M.: Therapy of choriocarcinoma and related trophoblastic tumors with folic acid and purine antagonists. New Engl. J. Med. **259**, 66—74 (1958).

— et al. (1960): Zit. von LI (1967).

LISA, J., CORNWALL, L.: Carcinoma of the uterus in early life. Proc. N.Y. path. Soc. **26**, 46 (1926).

— HINTON, J. W.: Malignant ovarian teratoma in the first two decades of life. Amer. J. Surg. **81**, 453—459 (1951).

LLOYD, C.: Precocious puberty of the female type. J. clin. Endocr. **15**, 1518 (1955).

LOEB, M., LEVY, W.: Ovarian cysts and tumors in children under 10 years of age. Arch. Pediat. **49**, 651 (1932).

LOGAN, W. P. D.: Marriage and childbearing in relation to cancer of the breast and uterus. Lancet **264**, 1199—1202 (1953).

LUISI, A.: Malignant ovarian tumours of Mullerian origin: Some aspects. In: UICC Monograph Series, vol. 11, Ovarian cancer, edit. F. GENTIL and A. C. JUNQUEIRA. Berlin-Heidelberg-New York: Springer 1968.

MAAS, H., SACHS, H., PAUKA, B.: Epidemiologische Untersuchung bösartiger Neubildungen in Hamburg 1960—1962. Z. Krebsforsch. **73**, 1—45 (1969).

MacFARLAND, J.: Surg. Gynec. Obstet. **61**, 42 (1935). Zit. nach ZWEYMÜLLFR u. HOWANIETZ.

MARCUS, S.: Müllerian mixed sarcoma (sarcoma botryoides) of the cervix. Obstet. and Gynec. **15**, 47 (1960).

MARKOV, A. YA.: Some data on tumors of the reproductive organs in girls. Pediatriya (Mosk.) **44**, Nr. 12, 43—45 (1965).

MARSDEN, H. B., STEWARD, J. K.: Tumours in children. Recent results in cancer research, vol. 13. Berlin-Heidelberg-New York: Springer 1968.

MARTIUS, H.: Lehrbuch der Gynäkologie. Stuttgart: Georg Thieme 1964.

— KEPP, R., STAEMMLER, H. Y.: Lehrbuch der Gynäkologie. Stuttgart: Georg Thieme 1971.

MASSIMO, L., FORTUNA, E., FOSSATI-GUGLIELMONI, A.: The efficacy of a new antineoplastic antibiotic in the treatment of malignant tumours in children. Panminerva med. **10**, 401—404 (1968).

McDONALD, M. T.: Carcinoma of the uterus. J. biol. Med. **1**, 151 (1929).

MEIGS, J. V.: Tumors of the female pelvic organs. New York: Macmillan & Co. 1934.

MEYER, R.: Über einen Fall von doppelseitigem Ovotestis beim Neugeborenen. Arch. Gynäk. **123**, 675 (1925).

— The pathology of some special ovarian tumors and their relation to sex characteristics. Amer. J. Obstet. Gynec. **22**, 697 (1931).

MORRIS, J. M., SCULLY, R. E.: The endocrine pathology of the ovary. St. Louis: Mosby ed. 1958.

MUELLER, C., TOPKINS, P., LAPP, W. A.: Dysgerminoma of the ovary; analysis of 427 cases. Amer. J. Obstet. Gynec. **60**, 153 (1950).

MÜNTENER, M., TÖNDURY, G.: Zur Genese embryonaler Tumoren. Z. Kinderchir., Suppl. zu Bd.6, 11—29 (1969).

MYERS, L. M.: Sex chromatin in teratomas. J. Path. Bact. **78**, 43—55 (1959).

NEIDHARDT, M.: Das embryonale (Rhabdomyo-)Sarkom. Z. Kinderheilk. **103**, 169 (1968).

NEIGUS, J.: Ovarian dysgerminoma with chorionepithelioma. Report of a case. Amer. J. Obstet. Gynec. **69**, 838—847 (1955).

NELSON, W. E.: Textbook of pediatrics, vol. 8. Philadelphia-London: W. B. Saunders Company 1964.

NEUBECKER, R. D., BREEN, J. L.: Embryonal carcinoma of the ovary. Cancer (Philad.) **15**, 546—556 (1962).

NEUMANN, F.: Sexualdifferenzierung. 16. Symposion der Dtsch. Ges. für Endokrinologie, Ulm, 26.—28. 2. 1970.

NIELSEN, O. VAGN: Ovarian tumours in children. Report of a rare case, a thecoma in a 12-year-old girl. Acta obstet. gynec. scand. **47**, 119 (1968).

NOORDIYK, J. A., VERVAT, D.: Ungewöhnliche Tumoren des Urogenitalsystems. Z. Kinderchir. **6**, 321 (1969).

NOVAK, E.: Gynecology and obstetric pathology, p. 423. Philadelphia: Saunders 1952.

— WOODRUFF, Y.: Mesonephroma of the ovary. Amer. J. Obstet. Gynec. **77**, 632 (1959).

744      E. ECKLER:

NOVAK, E., WOODRUFF, Y., NOVAK, E. R.: Probable mesonephric origin of certain female genital tumors. Amer. J. Obstet. Gynec. **68**, 1222 (1954).

NÜRNBERGER, L.: Die Erkrankungen der Scheide. In: Handbuch der Gynäkologie von VEIT-STOECKEL, Bd. V, 2. Hälfte. Wiesbaden 1930. Zit. nach OVERBECK, L. (1967a).

OVERBECK, L.: Das Sarcoma botryoides oder Traubensarkom der Vagina beim Kind. Z. Geburtsh. Gynäk. **166**, 225—243 (1967a).

— Die Ultrastruktur des Sarcoma botryoides oder Traubensarkoms der Vagina beim Kind. Z. Geburtsh. Gynäk. **167**, 13—28 (1967b).

PAGE, S.: Masculinizing ovoblastoma of ovary. J. Obstet. Gynaec. Brit. Emp. **65**, 112 (1958).

PAPANICOLAOU, G. N., TRAUT, H. F.: Diagnosis of uterine cancer by the vaginal smear. New York: The Commonwealth Fund 1954.

PEDOWITZ, P., FELMUS, L. B., MACKAS, A.: Precocious pseudopuberty due to ovarian tumors. Obstet. gynec. Surg. **10**, 633 (1955).

— O'BRIEN, F. B.: Arrhenoblastoma of the ovarium. Obstet. and Gynec. **16**, 62 (1960).

PFANNENSTIEL, J.: Das traubige Sarkom der Cervix uteri. Virchows Arch. path. Anat. **127**, 305 (1892).

PFEIFFER, R. A.: Anomalien der Geschlechtschromosomen. Pädiat. Praxis **9**, 161—168 (1970).

PHILIP, J., TETER, S.: Zit. von MARSDEN, H. B., STEWARD, J. K.: Tumours in children (1968).

PIERCE, G. B., BEALS, T. F.: The ultrastructure of primordial germinal cells of the fetal testes and of embryonal carcinoma cells of mice. Cancer Res. **24**, 1553—1568 (1964).

PLATE, W. P.: Carcinoma of mesonephric duct. Gynaecologia (Basel) **130**, 203 (1950).

REHBEIN, F., WILLICH, E., ECKLER, E., BUSCHMANN, O., NAHNSEN, L., WILKENING, K.: Wilms-Tumoren, Neuroblastome und andere maligne Bauchtumoren des Kindesalters. Z. Kinderchir. **6**, 207 (1969).

REIS, R. L., KOOP, C. E.: Ovarian tumors in infants and children. J. Pediat. **60**, 1, 96 (1962).

RICHMOND, E. L.: Sarcoma botryoides of cervix. Amer. J. Obstet. **65**, 201 (1953). Zit. nach E. ZWEYMÜLLER u. HOWANIETZ.

ROBINS, J. A., WHITE, G.: Roentgen diagnosis of dermoid cysts of the ovary in the absence of calcification. Amer. J. Roentgenol. **43**, 30—34 (1940).

ROTKIN, H.: Zit. von MAAS et al., 1969.

RUTLEDGE, F., SULLIVAN, M.: Sarcoma botryoides. Ann. N.Y. Acad. Sci. **142**, 694 (1967).

SANTESSON, L., MARRUBINI, G.: Clinical and pathological survey of ovarian embryonal carcinomas-including so-called "mesonephromas" (SCHILLER), or "mesoblastomas" (TEILUM), treated at radium-hemmet. Acta obstet. gynec. scand. **36**, 399—419 (1957).

SCHILLER, W.: Mesonephroma ovarii. Amer. J. Cancer **35**, 1—21 (1939).

— Concepts of a new classification of ovarian tumors. Surg. Gynec. Obstet. **70**, 773 (1940).

— Histogenesis of ovarian mesonephroma. Arch. Path. **33**, 443—451 (1942).

SCHÖNEICH, R.: Vaginalcarcinom bei einem 2jährigen Kinde, bisher 12 Jahresheilung. Radiobiol. Radiother. (Berl.) **6**, 97 (1965).

SCHULER, D., JUHÁSZ, J.: Choriokarzinom bei einem weiblichen Säugling. Ann. paediat. (Basel) **105**, 57 (1960)

SCHWEISGUTH, O., LEMERLE, J., BORDERON, J.-C.: Les tumeurs malignes de l'ovaire chez l'enfant. Rev. franç. **63**, 195—199 (1968).

SCULLY, R. E.: In: The ovary, ed. by H. G. GRADY and D. E. SMITH, chapt. 9. Baltimore: Williams and Wilkins 1963.

— Stromal luteoma of the ovary. A Distinctive type of lipoid-cell tumor. Cancer (Philad.) **17**, 769 (1964).

— Gonadoblastoma. Cancer (Philad.) **6**, 455 (1953).

SECKEL, H. P. G., PLOTZ, E. J.: Sexual precocity due to estrogen and progesterone-producing organoid luteoma of the ovary. Z. Kinderheilk. **76**, 593 (1955).

SHACKMAN, R.: Sarcoma botrycides of the genital tract in female children. Brit. J. Surg. **38**, 26 (1950).

SHÈ MING-PANG, CHENG FENG-LING, LIU TUNG-HUA, TS'AI HAI-YING, LIU CHIH-MING, WU EI-RU: Zit. nach MAAS et al. (1969).

SMELTZER, M.: Solid teratoma of the ovary in the young girl. Amer. J. Obstet. and Gynec. **41**, 616 (1941).

SOULE, E. H., MAHOOR, G. H., MILLS, S. D., LYNN, H. B.: Soft-tissue sarcomas of infants and children: A clinicopathologic study. Mayo Clin. Proc. **43**, 313—326 (1968).

SPEERT, H.: Cervical cancer in young girls. Amer. J. Obstet. Gynec. **54**, 982 (1947).

ŠPLETA, B., MIEJOVSKÝ, P.: Sarcoma botryoides vaginae bei einem fünfjährigen Mädchen. Zbl. Gynäk. **88**, 714 (1966).

STECK, A. M.: Les tumeurs ovariennes chez l'enfant. Helv. paediat. Acta **9**, 69—88 (1954).

STEINER, M. M., HADAWI, S.: Granulosa-cell tumor of ovary with sexual precocity. Amer. J. Dis. Child. **104**, 380—384 (1962).

STEVENS, L. C.: The biology of teratomas including evidence indicating their origin from primordial germ cells. Ann. Biol. **1**, fasc. 11—12 (585—610 (1962).

STOUT, A. P.: Rhabdomyosarcoma of sceletal muscles. Ann. Surg. **123**, 447 (1946). Zit. nach NEIDHARDT, M. (1968).

— Tumors of the soft tissues. Atlas of tumor pathology, sect. II, fasc. 5. Washington, D.C.: Armed Forces Institute of Pathology 1953. Zit. nach NEIDHARDT, M. (1968).

TAN, C. T. C., DARGEON, H. W., BURCHENAL, J. H.: The effect of actinomycin D on cancer in childhood. Pediatrics **24**, 544—561 (1959).

— WOLLNER, N.: Clinical facts of daunomycin in children. With acute leukemia and other neoplastic diseases. Internat. Symposium on Daunomycin (49th Meeting), Rio de Janeiro (1968).

TANNER, J. M.: Die Endokrinologie der Pubertät, S. 190—203. In: Wachstum und Reifung des Menschen. Stuttgart: Georg Thieme 1962.

TAUSK, M.: Pharmakologie der Hormone. Stuttgart: Georg Thieme 1970.

TAYLOR, C.: Mesodermal mixed tumours of the female genital tract. J. Obstet. Gynaec. 65, 177 (1958).

TEILUM, G.: Gonocytoma; homologous ovarian and testicular tumors; I; with discussion of "mesonephroma ovarii". Acta path. microbiol. scand. 23, 242—251 (1946).

— "Mesonephroma ovarii" (SCHILLER). Extraembryonic mesoblastoma of germ cell origin in ovary and testis. Acta path. microbiol. scand. 27, 249—261 (1950).

— Endodermal sinus tumors of ovary and testis; comparative morphogenesis of so-called mesonephroma ovarii (SCHILLER) and extraembryonic (yolk-sac, allantois) structures of rat's placenta. Cancer (Philad.) 12, 1092 (1959).

— Classification of endodermal sinus tumour (Mesoblastoma vitellinum) and so-called "embryonal carcinoma" of the ovary. Acta path. microbiol. scand. 64, 407—429 (1965).

— Tumours of Germinal origin. UICC ovarian cancer, vol. 11, p. 58—73. Berlin-Heidelberg-New York: Springer 1968.

TETER, J.: A new concept of classification of gonadal tumours arising from germ cells (gonocytoma) and their histogenesis. Gynaecologia (Basel) 150, 84 (1960).

THATCHER, D. S.: Ovarian Cysts and tumors in children. Surg. Gynec. Obstet. 117, 477—483 (1963).

THOENY, R. H., DOCKERTY, M. B., HUNT, A. B., CHILDS, D. S., JR.: A study of ovarian dysgerminoma with emphasis on the role of radiation therapy. Surg. Gynec. Obstet. 113, 692 (1961).

THOMPSON, J. P., DOCKERTY, M. B., SYMMONDS, R. E., HAYLES, A. B.: Ovarian and parovarian tumors in infants and children. Amer. J. Obstet. Gynec. 97, 1059—1065 (1967).

TILLEAUX, P.: Epithelioma de l'ombilie. Ann. Gynéc. 27, 401 (1887).

VARANGOT, J.: Les tumeurs de la granulosa (folliculomes de l'ovaire). Thèsis. Paris: Louis Arnette 1937.

VELONA, G., DI MAUGERI, S., MELI, S., ARTALE, S.: Considerazioni sui mesenchimomi femminilizzanti dell'età infantile. Esposizione di due casi. Riv. pediat. sicil. 21, 299—323 (1966).

VERGER, LETAC, LASSERRE, J., KERMAREC, J., GUILLARD, J.-M., GIRARD: Sur un cas de tumeur féminisante de l'ovaire (thécome) chez une enfant de 2 ans 1/2. Arch. franç. Pédiat. 22, 745—751 (1965).

VERSCHUER, O.: Genetik der Tumoren. Internist (Berl.) 4, 392 (1963).

VERVAT, D.: A discussion of the rhabdo-myo-sarcoma botryoides of the genitourinary system. Z. Kinderchir., Suppl. zu 3, 121—126 (1966).

VIRENQUE, J., GAUBERT, J., BOUXSSOU, H., RIEU-LAPASSET, B.: Les sarcomes embryonnaires de l'enfant. Ann. Chir. 22, No 15—16/17—18, 979 (1968).

WILBUR, J. A., SUTOW, W. W., SULLIVAN, M. P., CASTRO, J. R., KAIZER, H., TAYLOR, H. G.: Successful treatment of rhabdomyosarcoma with combination chemotherapy and radiotherapy. Meeting 1971, International Society of Pediatric Oncology, Mainz, Germany, 8th October.

WILLICH, E., in: REHBEIN et al., Wilms-Tumoren, Neuroblastome und andere maligne Bauchtumoren des Kindesalters. Z. Kinderchir. 6, 207 (1969).

WILLIS, R. A.: The borderland of embryology and pathology. London: Butterworth & Co. 1958.

— The pathology of the tumors of children. Edinburgh-London: Oliver & Boyd 1962.

— Pathology of tumours 3rd. ed. London: Butterworth 1960.

WITZBERGER, C. M., AGERTY, H. A.: Ovarian tumors in infancy and childhood. Arch. Pediat. 54, 339 (1937).

WOOLLEY, M. M., GINSBURG, S., DICENSO, S., SNYDER, W. H., JR., MIRABAL, V. QU., LANDING, B. H.: Teratomas in infancy and childhood. Z. Kinderchir. 4, 290 (1967).

WYNDER, E. L.: Die Beschneidung in der Prophylaxe des Kollumkarzinoms. Dtsch. med. Wschr. 33, 1333 (1957).

ZAWARTKA, J., KLEMPOUS, J., KEMONA, Z., ORZECHOWSKI, T.: Sarcoma botryoides in a 15-month-old child. Pediat. pol. 43, 79 (1968).

ZEMKE, E., HERREL, W. E.: Bilateral granulosa cell tumors. Amer. J. Obstet. Gynec. 41, 704 (1941).

ZOLLINGER, H.-U.: Pathologische Anatomie. Allgemeine Pathologie, Bd. 1. Stuttgart: Georg Thieme 1969.

— Pathologische Anatomie. Spezielle Pathologie, Bd. 2. Stuttgart: Georg Thieme 1969.

ZONDEK, B., FINKELSTEIN, M.: Urinary excretion of gonadotropin and the estrogens in hydatidiform mole and choriocarcinoma. UICC Monograph-Series, Chorio-carcinoma, vol. 3, p. 84—92. Berlin-Heidelberg-New York: Springer 1967.

# Nachtrag zum Beitrag „Tumoren und tumoröse Affektionen des Pankreas"

## Glucagonbildende A-Zellgeschwülste des Inselorgans

### Von H.-M. Heinisch

Ob und in welchem Umfang die Triade *glucagonaktiver A-Zelltumor, diabetische Stoffwechsellage* und *Hauterscheinungen* wie Dermatitis, Ekzem oder Pemphigus foliaceus in ätiopathogenetischer Relation steht, kann bei dem momentanen Wissensstand insbesondere wegen der spärlichen Kasuistik, die bislang ausnahmslos Erwachsene betraf, nicht schlüssig beantwortet werden.

Darüber hinaus wird die Einschlägigkeit früher Kasuistiken sog. A-Zelltumoren mit den Erscheinungen der Hyperglykämie und Glucosurie von Foà und Galansino angezweifelt, da die A-Zellnatur derartiger Geschwülste bei dem damaligen Stand der feingeweblichen Sicherung strittig bleiben muß und ebenfalls auch mangels geeigneter Technik der Tumorhormonnachweis in keinem Fall erbracht werden konnte. Nach den genannten Autoren können derartige Stoffwechselstörungen auch dem Ausmaß der tumorösen Affektion des Pankreas und der Metastasen zur Last gelegt werden, ohne daß eine zwingende Notwendigkeit zur Annahme einer Hormonbildung durch das Tumorgewebe besteht, zumal A-Zelltumoren ohne endokrine Aktivitäten durchaus vorkommen (Behrendt).

Die schon länger vermutete Existenz glucagonaktiver Inseltumoren erhielt erstmals durch Untersuchungen von Gössner u. Korting, die im pharmakodynamischen Test mit dem Tumorextrakt aus einem metastasierenden Inselzellcarcinom vom A-Zelltyp eines 51jährigen Mannes mit Pemphigus foliaceus und terminalem Diabetes renalis eine blutzuckersteigernde Wirkung im Tierversuch nachweisen konnten, eine Grundlage. Neue diagnostische Möglichkeiten eröffneten sich mit der Entwicklung einer radioimmunchemischen Nachweismethode durch Unger et al. (1961). Bereits 1963 konnten Unger et al. über die Glucagondarstellung in Inseltumoren von 4 Erwachsenen, bei 2 Patienten auch in den Lebermetastasen, berichten. Schließlich gelang Unger neben der Hormonidentifikation im Tumorgewebe auch der Nachweis des erhöhten Glucagonspiegels im Plasma einer 42jährigen Frau mit bullös-ekzematoiden Hautveränderungen und mildem Diabetes mellitus (McGavran et al., 1966). Eine weitere Kasuistik eines A-Zelltumors mit konsekutivem schwerem Diabetes mellitus, dessen Entwicklung nach Meinung der Autoren durch den Tumor beeinflußt worden sein dürfte, wurde von Yoshinaga et al. mitgeteilt. Im Serum der 26jährigen Patientin konnten erhöhte glucagonanaloge Aktivitäten nachgewiesen werden, die die Autoren in dem Verdacht eines Zusammenhangs zwischen Tumor und Diabetes mellitus bestärkten.

Trotz der Problematik der Bedeutung des Glucagons für den Diabetes mellitus und der Rarität nachgewiesener funktionell aktiver Glucagonome sollte die genannte Symptomatik auch in der pädiatrischen Altersklasse zu diesbezüglichen Überlegungen bzw. Untersuchungen Anlaß geben. Inwieweit allerdings die Seltenheit von A-Zelltumoren auf der Möglichkeit ihrer Verkennung als insulinresistente Diabetesformen beruht (Vossschulte et al.), wird sich in Zukunft erweisen müssen. Einen einfachen Test bei Verdacht auf eine glucagonaktive Affektion stellt der verminderte oder fehlende Blutzuckeranstieg nach intravenöser Glucagonbelastung dar (McGavran et al.), der sich offensichtlich als Suchmethode eignet.

## Literatur


Behrendt, W.: Ein Beitrag zur Pathologie des A-Zellkarzinoms. Zbl. allg. Path. path. Anat. **104**, 199—204 (1963).

Foà, P. P., Galansino, G.: Glucagon: Chemistry and function in health and disease. Springfield (Ill.): C. C. Thomas 1962.

Gössner, W., Korting, G. W.: Metastasierendes Inselzellkarzinom vom A-Zelltyp bei einem Fall von Pemphigus foliaceus mit Diabetes renalis Dtsch. med. Wschr. **85**, 434—437 (1960).

McGavran, M. H., Unger, R. H., Recant, L., Polk, H. C., Kilo, C., Levin, M. E.: A glucagon-secreting alpha-cell carcinoma of the pancreas. New Engl. J. Med. **274**, 1408—1413 (1966).

Unger, R. H., Eisentraut, A. M., Lochner, J. d'V.: Glucagon-producing tumors of the islets of Langerhans. J. clin. Invest. **42**, 987—988 (1963).

— — McCall, M. S., Madison, L. L.: Glucagon antibodies and immunoassay for glucagon. J. clin. Invest. **40**, 1280—1289 (1961).

Vossschulte, K., Sailer, F. X., Schultis, K.: Diagnose und Therapie benigner Pankreastumoren. Dtsch. med. Wschr. **96**, 1461—1466 (1971).

Yoshinaga, T., Okuno, G., Shini, Y., Tsujii, T., Nishikawa, M.: Pancreatic A-cell tumor associated with severe diabetes mellitus. Diabetes **15**, 709—713 (1966).

# Handbuch der Kinderheilkunde
## in 9 Bänden
### Herausgegeben von H. Opitz und F. Schmid